LIVRO-TEXTO DA
SOCIEDADE BRASILEIRA DE
CARDIOLOGIA

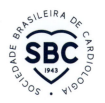

LIVRO-TEXTO DA SOCIEDADE BRASILEIRA DE
CARDIOLOGIA

EDITOR
Iran Castro

EDITORES ASSOCIADOS
Dalton Bertolim Précoma
Denilson Campos de Albuquerque
Fernando Bacal
Marcelo Queiroga
Oscar Pereira Dutra
Wolney de Andrade Martins

3ª
EDIÇÃO
revista e
atualizada

Copyright © Editora Manole Ltda., 2021, por meio de contrato com a Sociedade Brasileira de Cardiologia.

Logotipo   *Copyright* © Sociedade Brasileira de Cardiologia

Editora: Patrícia Alves Santana
Editora de arte: Anna Yue

Projeto gráfico: Departamento de arte da Editora Manole
Editoração eletrônica: Elisabeth Fucuda, Formato Editoração, Luargraf Serviços Gráficos
Ilustrações: Elisabeth Fucuda, Formato Editoração, Luargraf Serviços Gráficos, Ricardo Corrêa, Sírio José Braz Cançado
Capa: Ricardo Yoshiaki Nitta Rodrigues
Imagem de capa: Istockphoto.com

CIP-BRASIL. CATALOGAÇÃO NA PUBLICAÇÃO
SINDICATO NACIONAL DOS EDITORES DE LIVROS, RJ

L762
3. ed.

Livro-texto da sociedade brasileira de cardiologia / Abílio Augusto Fragata Filho .... [et al.] ; editor Iran Castro ; editores associados Dalton Bertolim Précoma ... [et al.]. - 3. ed. - Barueri [SP] : Manole, 2021.
    : il.

Inclui bibliografia e índice
ISBN 9786555760996

1. Cardiologia. 2. Sistema cardiovascular - Doenças. I. Fragata Filho, Abílio Augusto. II. Castro, Iran. III. Précoma, Dalton Bertolim.

20-67936

CDD: 616.12
CDU: 616.12

Leandra Felix da Cruz Candido - Bibliotecária - CRB-7/6135

Todos os direitos reservados.
Nenhuma parte deste livro poderá ser reproduzida, por qualquer processo, sem a permissão expressa dos editores.
É proibida a reprodução por xerox.

1ª edição – 2012
2ª edição – 2015
3ª edição – 2021

Direitos adquiridos pela:
Editora Manole Ltda.
Alameda América, 876
06543-315 – Santana do Parnaíba – SP – Brasil
Tel.: (11) 4196-6000
www.manole.com.br
https://atendimento.manole.com.br

Impresso no Brasil
Printed in Brazil

A Medicina é uma área do conhecimento em constante evolução. Os protocolos de segurança devem ser seguidos, porém novas pesquisas e testes clínicos podem merecer análises e revisões, inclusive de regulação, normas técnicas e regras do órgão de classe, como códigos de ética, aplicáveis à matéria. Alterações em tratamentos medicamentosos ou decorrentes de procedimentos tornam-se necessárias e adequadas. Os leitores, profissionais da saúde que se sirvam desta obra como apoio ao conhecimento, são aconselhados a conferir as informações fornecidas pelo fabricante de cada medicamento a ser administrado, verificando as condições clínicas e de saúde do paciente, dose recomendada, o modo e a duração da administração, bem como as contraindicações e os efeitos adversos. Da mesma forma, são aconselhados a verificar também as informações fornecidas sobre a utilização de equipamentos médicos e/ou a interpretação de seus resultados em respectivos manuais do fabricante. É responsabilidade do médico, com base na sua experiência e na avaliação clínica do paciente e de suas condições de saúde e de eventuais comorbidades, determinar as dosagens e o melhor tratamento aplicável a cada situação. As linhas de pesquisa ou de argumentação do autor, assim como suas opiniões, não são necessariamente as da Editora.

Esta obra serve apenas de apoio complementar a estudantes e à prática médica, mas não substitui a avaliação clínica e de saúde de pacientes, sendo do leitor – estudante ou profissional da saúde – a responsabilidade pelo uso da obra como instrumento complementar à sua experiência e ao seu conhecimento próprio e individual.

Do mesmo modo, foram empregados todos os esforços para garantir a proteção dos direitos de autor envolvidos na obra, inclusive quanto às obras de terceiros e imagens e ilustrações aqui reproduzidas. Caso algum autor se sinta prejudicado, favor entrar em contato com a Editora.

Finalmente, cabe orientar o leitor que a citação de passagens desta obra com o objetivo de debate ou exemplificação ou ainda a reprodução de pequenos trechos desta obra para uso privado, sem intuito comercial e desde que não prejudique a normal exploração da obra, são, por um lado, permitidas pela Lei de Direitos Autorais, art. 46, incisos II e III. Por outro, a mesma Lei de Direitos Autorais, no art. 29, incisos I, VI e VII, proíbe a reprodução parcial ou integral desta obra, sem prévia autorização, para uso coletivo, bem como o compartilhamento indiscriminado de cópias não autorizadas, inclusive em grupos de grande audiência em redes sociais e aplicativos de mensagens instantâneas. Essa prática prejudica a normal exploração da obra pelo seu autor, ameaçando a edição técnica e universitária de livros científicos e didáticos e a produção de novas obras de qualquer autor.

Editor

Iran Castro
- MD, MsC, PhD.
- Professor do Curso de Pós-graduação da Fundação Universitária de Cardiologia do Rio Grande do Sul.
- Diretor Científico do Instituto de Cardiologia do Rio Grande do Sul.
- Ex-presidente da Sociedade Brasileira de Cardiologia (SBC).

Editores associados

Dalton Bertolim Précoma

- Doutor em Cardiologia pela Universidade de São Paulo (USP).
- Mestre em Cardiologia pela Universidade Federal do Paraná (UFPR).
- Diretor do Departamento de Ensino e Pesquisa da Sociedade Hospitalar Angelina Caron.
- *Fellow* do American College of Cardiology e do European Society of Cardiology.

Denilson Campos de Albuquerque

- Professor Titular de Cardiologia da Faculdade de Ciências Médicas da Universidade do Estado do Rio de Janeiro (UERJ).
- Membro do *Board* Executivo da Cardiologia D'Or/ Rede D'Or São Luiz.
- Professor da Pós-graduação do Instituto D'Or de Pesquisa e Ensino (IDOR).

Fernando Bacal

- Diretor do Núcleo de Transplantes do Instituto do Coração (InCor) do Hospital das Clínicas da Faculdade de Medicina da Universidade de São Paulo (HCFMUSP).
- Coordenador do Programa de Insuficiência Cardíaca e Transplante do Hospital Israelita Albert Einstein (HIAE).
- Diretor Científico da Sociedade Brasileira de Cardiologia (SBC).

Marcelo Queiroga

- Presidente da Sociedade Brasileira de Cardiologia (SBC).
- Diretor do Departamento de Cardiologia Intervencionista do Hospital Alberto Urquiza Wanderley.
- Especialista em Cardiologia – TEC/SBC.
- Membro da Academia Paraibana de Medicina.

Oscar Pereira Dutra

- Professor Associado da UTI do Instituto de Cardiologia do Rio Grande de Sul.
- Especialista em Cardiologia pela Sociedade Brasileira de Cardiologia (SBC).
- Cardiointensivista do Instituto de Cardiologia do Rio Grande do Sul.
- *Fellow* da European Society of Cardiology, American Heart Association e American College of Cardiology.

Wolney de Andrade Martins

- Presidente da Sociedade de Cardiologia do Estado do Rio de Janeiro (SOCERJ).
- Professor Associado da Faculdade de Medicina da Universidade Federal Fluminense (UFF).
- Coordenador de Ensino, Pesquisa e Inovação do Complexo Hospitalar de Niterói.
- Doutor em Ciências (Cardiologia) pela Universidade de São Paulo.

Revisores

Bruno Pereira Valdigem
- Eletrofisiologista da Rede D´Or São Luiz, Hospital Israelita Albert Einstein (HIAE) e Instituto Dante Pazzanese de Cardiologia.
- Doutor em Ciências pela Universidade Federal de São Paulo (Unifesp).

Hugo Antonio Fontana Filho
- Médico do Instituto de Cardiologia do Rio Grande do Sul e do Hospital Moinhos de Vento.
- Especialista em Cardiologia e Ergometria pela Sociedade Brasileira de Cardiologia (SBC).

Isabela Bispo Santos da Silva Costa
- Doutoranda do Programa de Pós-graduação em Cardiologia da Universidade de São Paulo (USP).
- Especialista em Tomografia e Ressonância Magnética Cardiovascular pelo Instituto Dante Pazzanese de Cardiologia.
- Título de Especialista em Cardiologia pela Sociedade Brasileira de Cardiologia (SBC).
- Cárdio-Oncologista do Instituto do Câncer do Estado de São Paulo (ICESP) e Hospital Sírio-Libanês.

Pedro Vellosa Schwartzmann
- Doutor em Ciências Médicas pela Universidade de São Paulo (USP).
- Coordenador da UTI Cardiológica do Hospital Unimed – Ribeirão Preto.
- Professor Colaborador de Pós-graduação da USP-RP e da Universidade Federal de São Carlos (UFSCar).

Raphael Boesche Guimarães
- Especialista em Medicina Interna e Cardiologia.
- Mestre em Cardiologia.
- Rotineiro na Unidade de Terapia Intensiva e Professor Associado da UTI do Instituto de Cardiologia do Rio Grande de Sul.

AGRADECIMENTOS

A Sociedade Brasileira de Cardiologia e os Editores agradecem o apoio determinado, o suporte técnico e o incentivo dos seguintes colegas:

Alexandre Schaan de Quadros
Felipe Simão
Jadelson de Andrade

Jorge Ilha Guimarães
José Antônio F. Ramires
Maria da Consolação Vieira Moreira
Nelson Souza e Silva
Noedir A. G. Stolf
Pedro Alves Lemos Neto
Protásio Lemos da Luz

Autores

Abilio Augusto Fragata Filho
- Responsável pelo Laboratório de Doença de Chagas do Instituto Dante Pazzanese de Cardiologia de São Paulo.
- Doutor em Saúde Pública pela Universidade de São Paulo (USP).

Adalberto Menezes Lorga Filho
- Responsável pelo Setor de Arritmias e Eletrofisiologia do Instituto de Moléstias Cardiovasculares (IMC) – São José do Rio Preto, SP.
- Responsável pelo Setor de Eletrofisiologia e Ambulatório de Arritmias do Hospital de Base da Faculdade de Medicina de São José do Rio Preto, SP.
- Doutor em Cardiologia pelo Instituto do Coração (InCor) do Hospital das Clínicas da Faculdade de Medicina da USP (FMUSP).

Agnaldo Piscopo
- Médico Cardiologista e Intensivista.
- Diretor do Pronto-socorro do Hospital Irmandade da Santa Casa de Misericórdia de Araras, SP.
- Doutorando em Medicina/Tecnologia e Intervenção em Cardiologia no Instituto Dante Pazzanese de Cardiologia/Universidade de São Paulo (USP).

Alexander Romeno Janner Dal Forno
- Eletrofisiologista do Hospital SOS Cárdio – Florianopólis, SC.
- Especialista em Eletrofisiologia pela Sociedade Brasileira de Arritmias Cardíacas (SOBRAC).

Alexandre de Matos Soeiro
- Médico Assistente da Unidade de Emergência do Instituto do Coração (InCor) do Hospital das Clínicas da Faculdade de Medicina da Universidade de São Paulo (HCFMUSP).

- Médico Coordenador da Unidade Cardiológica Intensiva da BP Mirante (A Beneficência Portuguesa de São Paulo).

Alexsandro Alves Fagundes
- Especialista em Cardiologia pela Sociedade Brasileira de Cardiologia (SBC).
- Especialista em Estimulação Cardíaca Artificial pelo Departamento de Arritmias Cardíacas e Eletrofisiologia Clínica (DAEC)/Sociedade Brasileira de Arritmias Cardíacas (SOBRAC).
- Professor de Cardiologia do Curso de Medicina da Universidade do Estado da Bahia (UNEB).
- Diretor Científico da SOBRAC.

Alfredo José Mansur
- Diretor de Corpo Clínico do Instituto do Coração (InCor) do Hospital das Clínicas da Faculdade de Medicina da Universidade de São Paulo (HCFMUSP).
- Livre-docente em Cardiologia pela USP.

Álvaro Avezum
- Professor Livre-docente do Departamento de Cardiopneumologia da Universidade de São Paulo (USP).
- Diretor do Centro Internacional de Pesquisa do Hospital Alemão Oswaldo Cruz, São Paulo, SP.
- Pesquisador Associado Internacional do Population Health Research Institute, McMaster University, Canadá.
- At Large Board Member, World Heart Federation.

Ana Luíza Ferreira Sales
- Médica da Rotina do Serviço de Insuficiência Cardíaca e Transplante Cardíaco do Instituto Nacional de Cardiologia (INC).

- Médica da Clínica de Insuficiência Cardíaca do Hospital Universitário Pedro Ernesto (HUPE)/ Universidade do Estado do Rio de Janeiro (UERJ).
- Coordenadora do Programa de Insuficiência Cardíaca e Transplante Cardíaco do Complexo Hospitalar de Niterói (CHN).
- Médica da Rotina da Unidade de Pós-operatório do Hospital Pró-Cardíaco.
- Doutora em Ciências Médicas pela UERJ.

Ana Paula Marte Chacra
- Médica da Unidade Clínica de Lípides do Instituto do Coração (InCor) do Hospital das Clínicas da Faculdade de Medicina da Universidade de São Paulo (HCFMUSP).
- Doutora em Cardiologia pela FMUSP.

Ana Paula Tagliari
- Cirurgiã Cardiovascular pelo Hospital de Clínicas de Porto Alegre.
- Mestre em Ciências Cirúrgicas pela Universidade Federal do Rio Grande do Sul (UFRGS).
- Doutoranda pelo Programa de Pós-graduação em Cardiologia e Ciências Cardiovasculares da UFRGS.
- Doutorado sanduíche no University Hospital of Zurich.

André Feldman
- Coordenador de Cardiologia dos Hospitais São Luiz Rede d´Or em São Paulo.
- Médico Assistente da UTI Pós-operatória do Instituto Dante Pazzanese de Cardiologia.
- Doutor em Ciências Médicas pela Universidade de São Paulo (USP).
- Professor da Pós-graduação da USP/Instituto Dante Pazzanese de Cardiologia.

André Luiz Buchele d'Avila
- Diretor dos Serviços de Arritmia dos Hospitais Beth Israel Deaconess Medical Center – Boston, EUA, Harvard Medical School – Boston, EUA, e do Hospital SOS Cárdio – Florianópolis, SC.

André Luiz Langer Manica
- Mestre e Doutor em Cardiologia pelo Instituto de Cardiologia do Rio Grande do Sul/Fundação Universitária de Cardiologia.
- Cardiologista Intervencionista do Instituto de Cardiologia do Rio Grande do Sul e do Hospital Moinhos de Vento.
- Membro da Comissão Permanente de Certificação (CPC) da Sociedade Brasileira de Hemodinâmica e Cardiologia Intervencionista (SBHCI).

Andréa Araujo Brandão
- Professora Titular de Cardiologia da Universidade do Estado do Rio de Janeiro (UERJ).
- Doutora em Cardiologia pela Universidade Federal do Rio de Janeiro (UFRJ).

Angelo Amato Vincenzo de Paola
- Professor Titular e Chefe do Setor de Arritmias e Eletrofisiologia da Escola Paulista de Medicina (EPM) da Universidade Federal de São Paulo (Unifesp).

Antonio Carlos Bacelar Nunes Filho
- Supervisor da Unidade Coronariana do Hospital Israelita Albert Einstein (HIAE).
- Doutor em Cardiologia pelo HIAE.
- Coordenador da Residência Médica em Cardiologia do HIAE.

Antonio Carlos Palandri Chagas
- Professor Titular e Chefe da Disciplina de Cardiologia da Faculdade de Medicina do ABC (FMABC).
- Professor Livre-docente em Cardiologia da Faculdade de Medicina da Universidade de São Paulo (FMUSP).

Antonio José Lagoeiro Jorge
- Doutor em Ciências Cardiovasculares.
- Professor Adjunto de Clínica Médica da Universidade Federal Fluminense (UFF).
- Professor do Curso de Pós-graduação *stricto sensu* em Ciências Cardiovasculares da UFF.
- Coordenador do Curso de Pós-graduação *lato sensu* em Cardiologia da UFF.

Antonio Luiz Pinho Ribeiro
- Professor Titular do Departamento de Clínica Médica da Faculdade de Medicina da Universidade Federal de Minas Gerais (UFMG).
- Coordenador de Inovação e Pesquisa do Hospital das Clínicas da UFMG.
- Doutor em Medicina pela Faculdade de Medicina da UFMG.

Ari Mandil
- Coordenador do Serviço de Hemodinâmica e Cardiologia Intervencionista do Hospital Felício Rocho – Belo Horizonte, MG.
- Membro Titular da Sociedade Brasileira de Hemodinâmica e Cardiologia Intervencionista (SBHCI).

Audes Diógenes de Magalhães Feitosa
- Presidente do Departamento de Hipertensão Arterial (DHA)/Sociedade Brasileira de Cardiologia (SBC).

- Preceptor do Serviço de Hipertensão, MAPA e MRPA do Pronto-Socorro Cardiológico Universitário da Universidade de Pernambuco (PROCAPE/UPE).
- Investigador Principal do Instituto UNICAP de Pesquisa Clínica.

Auristela Isabel de Oliveira Ramos
- Chefe da Seção de Valvopatias do Instituto Dante Pazzanese de Cardiologia.
- Doutora em Ciências pela Faculdade de Medicina da Universidade de São Paulo (FMUSP).

Bruno Caramelli
- Professor Associado III da Faculdade de Medicina da Universidade de São Paulo (FMUSP).
- Diretor da Unidade de Medicina Interdisciplinar em Cardiologia do Instituto do Coração (InCor) do Hospital das Clínicas da Faculdade de Medicina da Universidade de São Paulo (HCFMUSP).
- Professor Livre-docente.

Carlos Eduardo Rochitte
- Professor Livre-docente e Doutor da RM e TC Cardiovascular do Instituto do Coração (InCor) do Hospital das Clínicas da Faculdade de Medicina da Universidade de São Paulo (HCFMUSP).
- Coordenador Acadêmico da RM e TC Cardiovascular do InCor-HCFMUSP.
- Coordenador da RM e TC Cardiovascular do Hospital do Coração (HCor).
- Médico da RM e TC Cardiovascular do Hospital Pró--Cardíaco – Rio de Janeiro, RJ.
- CEO da Rochitte Ressonância e Tomografia Cardíaca.
- Editor-chefe do *Arquivos Brasileiros de Cardiologia*.
- Presidente do Departamento de Imagem Cardiovascular da Sociedade Brasileira de Cardiologia (DIC/SBC) 2020-2021.

Carlos Manuel de Almeida Brandão
- Professor Colaborador da Faculdade de Medicina da Universidade de São Paulo (FMUSP).
- Médico Supervisor da Unidade Cirúrgica de Emergência do Instituto do Coração (InCor) do Hospital das Clínicas (HC) da FMUSP.
- Doutor em Cirurgia Torácica e Cardiovascular pela FMUSP.

Carlos Thiene Cunha Pachón
- Diretor do Serviço de Eletrofisiologia, Marca-passos e Arritmias Dr. Pachón – Hospital do Coração (HCor) e Hospital Sírio-Libanês.
- Especialista em Cardiologia pela Sociedade Brasileira de Cardiologia (SBC).
- Pós-graduação em Eletrofisiologia Invasiva pelo HCor.

- Pós-graduação em Marca-passos, Desfibriladores e Ressincronizadores pelo HCor.
- Título de Área de Atuação em Estimulação Cardíaca Eletrônica Implantável pela ABEC/DECA/SBCCV.

Carlos Vicente Serrano Jr.
- Livre-docente pela Faculdade de Medicina da Universidade de São Paulo (FMUSP).
- Professor Associado da FMUSP.
- Diretor da Unidade Clínica de Aterosclerose do Instituto do Coração (InCor) do Hospital das Clínicas da Faculdade de Medicina da Universidade de São Paulo (HCFMUSP).

Catarina Vasconcelos Cavalcanti
- Coordenadora da Cardiologia Pediátrica e Cardiopatias Congênitas no Adulto do Pronto--socorro Cardiológico de Pernambuco da Universidade de Pernambuco (PROCAPE/UPE).
- Título de Especialista em Cardiologia pela Sociedade Brasileira de Cardiologia (SBC).
- Certificado de Área de Atuação em Cardiologia Pediátrica pela Associação Médica Brasileira (AMB).
- Certificado de Área de Atuação em Ecocardiografia pela AMB.

Célia Maria Camelo Silva
- Chefe do Setor de Cardiologia Pediátrica da Disciplina de Cardiologia da Escola Paulista de Medicina da Universidade Federal de São Paulo (EPM-Unifesp).

Celso Amodeo
- Cardiologista e Nefrologista Colaborador do Setor de Cardiopatia Hipertensiva da Disciplina de Cardiologia da Universidade Federal de São Paulo (Unifesp).
- Doutor em Medicina pela Faculdade de Medicina da Universidade de São Paulo (FMUSP).

Charles Mady
- Professor Associado e Diretor do Grupo de Miocardiopatias do Instituto do Coração (InCor) do Hospital das Clínicas da Faculdade de Medicina da Universidade de São Paulo (HCFMUSP).

Cláudia Maria Vilas Freire
- Coordenadora do Ambulatório de Cardiopatia e Gravidez do Hospital das Clínicas da Universidade Federal de Minas Gerais (UFMG).
- Doutora em Ciências Aplicadas à Saúde do Adulto pela UFMG.

Claudio Tinoco Mesquita
- Editor-chefe do *International Journal of Cardiovascular Sciences*.

- Professor da Faculdade de Medicina da Universidade Federal Fluminense (UFF).
- Cientista da Fundação de Amparo à Pesquisa do Estado do Rio de Janeiro (FAPERJ).
- Médico Coordenador do Setor de Medicina Nuclear do Hospital Universitário Antonio Pedro (HUAP)/ UFF.
- Médico do Setor de Medicina Nuclear do Hospital Pró-Cardíaco e do Americas Medical City.

Cleonice de Carvalho Coelho Mota
- Professora Titular da Faculdade de Medicina da Universidade Federal de Minas Gerais (UFMG).
- Co-chair, WHF Taskforce on Rheumatic Heart Disease.
- Pós-doutorado.

Cristina Salvadori Bittar
- Doutoranda em Cardiologia pela Universidade de São Paulo (USP).
- Título de Especialista em Cardiologia pela Sociedade Brasileira de Cardiologia (SBC).
- Título de Especialista em Medicina Intensiva pela Associação de Medicina Intensiva Brasileira (AMIB).
- Médica Assistente da Cardio-oncologia do Instituto do Câncer do Estado de São Paulo (ICESP).
- Médica Assistente da Cardio-Oncologia do Instituto do Coração (InCor) do HCFMUSP.
- Médica Assistente da Unidade Avançada de Insuficiência Cardíaca (UAIC) do Hospital Sírio-Libanês.

Cristiano Faria Pisani
- Médico Eletrofisiologista Assistente da Unidade de Arritmia do Instituto do Coração (InCor) do Hospital das Clínicas da Faculdade de Medicina da Universidade de São Paulo (HCFMUSP).
- Doutor em Cardiologia pela FMUSP.

Dalton Bertolim Précoma
- Doutor em Cardiologia pela Universidade de São Paulo (USP).
- Mestre em Cardiologia pela Universidade Federal do Paraná (UFPR).
- Diretor do Departamento de Ensino e Pesquisa da Sociedade Hospitalar Angelina Caron.
- *Fellow* do American College of Cardiology e do European Society of Cardiology.

Daniel Born
- Responsável pelo Setor de Cardiopatia e Gravidez da Disciplina de Cardiologia da Escola Paulista de Medicina da Universidade Federal de São Paulo (EPM-Unifesp).

- Mestre e Doutor em Cardiologia pela EPM-Unifesp.

Daniel Mendes Pinto
- Doutor em Cirurgia pela Universidade Federal de Minas Gerais (UFMG).
- Coordenador da Cirurgia Vascular do Hospital Felício Rocho – Belo Horizonte, MG.

Danielle Menosi Gualandro
- Doutora em Ciências pela Faculdade de Medicina da Universidade de São Paulo (FMUSP).
- Professora Colaboradora do Departamento de Cardiopneumologia da FMUSP.
- Médica da Unidade de Medicina Interdisciplinar em Cardiologia do Instituto do Coração (InCor) do HCFMUSP.
- Presidente do Grupo de Estudos de Avaliação Perioperatória da Sociedade Brasileira de Cardiologia (GAPO/SBC).

Dário Celestino Sobral Filho
- Professor Associado, Livre-Docente de Cardiologia da Universidade de Pernambuco, Coordenador de Pós-Graduação e Pesquisa da Faculdade de Ciências Médicas da Universidade de Pernambuco, Coordenador do Centro de Estudos do Hospital Universitário Procape da Universidade de Pernambuco.
- Doutor em Cardiologia pela Universidade Federal do Rio Grande do Sul.

David Costa de Souza Le Bihan
- Coordenador em Cardiologia do Grupo Dasa – São Paulo.
- Médico da Seção de Ecocardiografia do Instituto Dante Pazzanese de Cardiologia.
- Médico do Hospital do Rim e Hipertensão da Universidade Federal de São Paulo (Unifesp).
- Doutor em Ciências pela Unifesp.

Eduardo Back Sternick
- Cardiologista pela Sociedade Brasileira de Cardiologia (SBC).
- Eletrofisiologista pela Sociedade Brasileira de Arritmias Cardíacas (SOBRAC).
- Doutor em Eletrofisiologia Cardíaca pela Universidade de Maastricht, Holanda.
- *Fellow* do Heart Rhythm Society.
- Coordenador da Unidade de Eletrofisiologia do Hospital Biocor.
- Coordenador da Unidade de Eletrofisiologia do Hospital Governador Israel Pinheiro – Belo Horizonte, MG.

Eduardo Benchimol Saad
- Coordenador do Serviço de Arritmias e do Centro de Fibrilação Atrial do Hospital Pró-Cardíaco e Hospital Samaritano Botafogo – Rio de Janeiro, RJ.
- Doutor em Cardiologia pela Universidade Federal do Rio Grande do Sul (UFRGS).

Eduardo Costa Duarte Barbosa
- Serviço de Hipertensão e Cardiometabolismo do Hospital São Francisco – Santa Casa de Porto Alegre.

Eduardo Dytz Almeida
- Cardiologista e Preceptor do PRM em Cardiologia do Instituto de Cardiologia e Hospital Moinhos de Vento.
- Mestre em Cardiologia pela Fundação Universitária de Cardiologia.

Eduardo Keller Saadi
- Chefe do Serviço de Cirurgia Cardiovascular do Hospital São Lucas da Pontifícia Universidade Católica do Rio Grande do Sul (PUC-RS).
- Professor Titular de Cirurgia Cardiovascular da Universidade Federal do Rio Grande do Sul (UFRGS)/ Hospital de Clínicas de Porto Alegre.
- Pós-doutor pelo Royal Brompton Hospital, Londres, Reino Unido.

Elizabeth Regina Giunco Alexandre
- Cardiologista do Hospital do Coração (HCor).
- Especialista em Cardiologia pela Sociedade Brasileira de Cardiologia (SBC).
- Especialização em Saúde da Mulher no Climatério pela Faculdade de Saúde Pública da Universidade de São Paulo (FSP-USP).

Emilio Hideyuki Moriguchi
- Professor da Faculdade de Medicina da Universidade Federal do Rio Grande do Sul (UFRGS).
- Coordenador do Ambulatório de Dislipidemias (MID) do Hospital de Clínicas de Porto Alegre (HCPA).
- Pós-doutorado pela Wake Forest University School of Medicine, Winston-Salem, EUA.
- *Fellow* da Wake Forest University School of Medicine, Winston-Salem, EUA.

Epotamenides Maria Good God
- Coordenador do Serviço de Cardiologia do Hospital SOCOR – Belo Horizonte, MG.
- Coordenador do Centro de Treinamento de Emergências Cardiovasculares da Sociedade Mineira de Cardiologia.
- Doutor em Cardiologia pela Universidade de São Paulo.
- *Fellow* da Sociedade Europeia de Cardiologia.

Erika Maria Gonçalves Campana
- Pesquisadora do Ambulatório de Hipertensão e Lípides da Universidade do Estado do Rio de Janeiro (UERJ).
- Professora Adjunta do Curso de Medicina da Universidade Iguaçu.
- Doutora em Medicina pela UERJ.

Estela Suzana Kleiman Horowitz
- Cardiologista e Ecocardiografista Pediátrica.
- Responsável pelos Transplantes Cardíacos Pediátricos do Instituto de Cardiologia do Rio Grande do Sul/ Fundação Universitária de Cardiologia.
- Mestre em Cardiologia.

Estêvão Lanna Figueiredo
- Especialista em Cardiologia pela Sociedade Brasileira de Cardiologia (SBC).
- Especialista em Clínica Médica pela Sociedade Brasileira de Clínica Médica (SBCM).
- Mestre em Clínica Médica pela Faculdade de Medicina da Universidade Federal de Minas Gerais (UFMG).
- Cardiologista do Instituto Orizonti e do Hospital Vera Cruz – Belo Horizonte, MG.

Euler Roberto Fernandes Manenti
- Doutor em Cardiologia pela Universidade Federal do Rio Grande do Sul (UFRGS).
- Gestor Cárdio Hospitalismo do Serviço de Cardiologia do Hospital Mãe de Deus.
- Coordenador de Oncocardiologia do Centro Integrado de Oncologia (CIO) do Hospital Mãe de Deus.
- Coordenador do Núcleo de Trombose e Doenças Hemorrágicas do CIO do Hospital Mãe de Deus.
- Médico Intensivista pela Sociedade Brasileira de Terapia Intensiva (SOBRATI).
- Pesquisador Clínico Diretor do Instituto de Medicina Vascular CORACENTRO.
- *Fellow* do American College of Cardiology.

Evandro Tinoco Mesquita
- Professor Titular de Cardiologia da Universidade Federal Fluminense (UFF).

Fabiana Goulart Marcondes Braga
- Pós-doutora pela Universidade de São Paulo (USP).
- Professora do Programa de Pós-graduação da USP.
- Cardiologista da Unidade Clínica de Transplante Cardíaco do Instituto do Coração (InCor) do Hospital das Clínicas da Faculdade de Medicina da Universidade de São Paulo (HCFMUSP).
- Diretora Científica do Departamento de Insuficiência Cardíaca da Sociedade Brasileira de Cardiologia.

Fabio Biscegli Jatene
- Professor Titular da Disciplina de Cirurgia Cardiovascular da Faculdade de Medicina da Universidade de São Paulo (FMUSP).
- Diretor da Divisão de Cirurgia Cardiovascular do Instituto do Coração (InCor) do Hospital das Clínicas da Faculdade de Medicina da Universidade de São Paulo (HCFMUSP).

Fabio Fernandes
- Médico Assistente do Grupo de Miocardiopatias do Instituto do Coração (InCor) do Hospital das Clínicas da Faculdade de Medicina da Universidade de São Paulo (HCFMUSP).
- Professor Livre-docente de Cardiologia da FMUSP.

Fabio Grunspun Pitta
- Médico da Unidade Clínica de Aterosclerose do Instituto do Coração (InCor) do Hospital das Clínicas da Faculdade de Medicina da Universidade de São Paulo (HCFMUSP).
- Médico do Programa de Cardiologia do Hospital Israelita Albert Einstein (HIAE).

Fábio Sândoli de Brito Junior
- Diretor do Serviço de Cardiologia Intervencionista do Hospital Sírio-Libanês.
- Coordenador do Programa de Intervenção em Cardiopatia Estrutural do Instituto do Coração (InCor) do Hospital das Clínicas da Faculdade de Medicina da Universidade de São Paulo (HCFMUSP).
- Professor Livre-docente da USP.

Fátima Dumas Cintra
- Professora Adjunta da Disciplina de Clínica Médica da Universidade Federal de São Paulo (Unifesp).
- Professora Livre-docente em Cardiologia da Unifesp.

Félix José Alvarez Ramires
- Professor Livre-docente da Faculdade de Medicina da Universidade de São Paulo (FMUSP).
- Médico da Unidade de Miocardiopatias do Instituto do Coração (InCor) do HCFMUSP.
- Coordenador do Programa de Insuficiência Cardíaca do Hospital do Coração (HCor).

Fernando Antonio Lucchese
- Médico Chefe do Serviço de Cardiologia e Cirurgia Cardiovascular da Santa Casa de Misericórdia de Porto Alegre.
- Diretor Médico do Hospital São Francisco e do Hospital da Criança Santo Antônio – Santa Casa de Misericórdia de Porto Alegre.
- Professor da Universidade Federal de Ciências da Saúde de Porto Alegre (UFCSPA).

Fernando Bacal
- Diretor do Núcleo de Transplantes do Instituto do Coração (InCor) do Hospital das Clínicas da Faculdade de Medicina da Universidade de São Paulo (HCFMUSP).
- Coordenador do Programa de Insuficiência Cardíaca e Transplante do Hospital Israelita Albert Einstein (HIAE).
- Diretor Científico da Sociedade Brasileira de Cardiologia (SBC).

Flávio Tarasoutchi
- Livre-docente pela Faculdade de Medicina da Universidade de São Paulo (USP).
- Diretor da Unidade Clínica de Valvopatias do Instituto do Coração (InCor) do HCFMUSP.
- Professor Colaborador da Cardiologia da FMUSP.
- Coordenador das Diretrizes de Valvopatia da Sociedade Brasileira de Cardiologia (SBC).

Francisco Antonio Helfenstein Fonseca
- Professor Adjunto Livre-docente da Disciplina de Cardiologia da Escola Paulista de Medicina da Universidade Federal de São Paulo (EPM-Unifesp).

Francisco Maia da Silva
- Mestre e Doutor em Cardiologia pela Pontifícia Universidade Católica do Paraná (PUC-PR).
- *Fellow* do American College of Cardiology.
- *Fellow* do European Society of Cardiology.
- Membro Titular da Sociedade Brasileira de Cardiologia (SBC).
- Professor Adjunto de Cardiologia da PUC-PR.
- Preceptor da Residência de Cardiologia da Santa Casa de Misericórdia de Curitiba.
- Chefe do Serviço de Cardiologia da Santa Casa de Misericórdia de Curitiba.
- Ex-presidente da Comissão Nacional de Julgamento de Título de Especialista em Cardiologia (CJTEC) da SBC.

Gilson Feitosa
- Professor Titular da Escola Bahiana de Medicina e Saúde Pública.
- Diretor de Ensino e Pesquisa do Hospital Santa Izabel da Santa Casa de Misericórdia da Bahia.
- Membro do Conselho Médico do Hospital Aliança.

Giovani Assumpção de Linhares
- Graduado pela Universidade de Passo Fundo (UPF) – Passo Fundo, RS.
- Residência Médica em Medicina Interna pelo Grupo Hospitalar Nossa Senhora da Conceição (GHC) – Porto Alegre, RS.

- Residência Médica em Cardiologia pelo Instituto de Cardiologia do Rio Grande do Sul.
- Residência Médica em Ecocardiografia pelo Instituto de Cardiologia do Rio Grande do Sul.
- Médico Ecocardiografista do Hospital São Vicente de Paulo e do Hospital de Clínicas de Passo Fundo.

Gláucia Maria Moraes de Oliveira
- Professora Assistente de Cardiologia da Universidade Federal do Rio de Janeiro (UFRJ).
- Coordenadora do Programa de Pós-graduação de Cardiologia da UFRJ.
- Coordenadora Adjunta de Pós-graduação, Programa de Relações Internacionais da Faculdade de Medicina da UFRJ.

Guilherme Fenelon
- Coordenador do Centro de Arritmia do Hospital Israelita Albert Einstein (HIAE).
- Professor Livre-docente em Cardiologia pela Universidade Federal de São Paulo (Unifesp).

Gustavo Glotz de Lima
- Diretor Secretário do Instituto de Cardiologia do Rio Grande do Sul/Fundação Universitária de Cardiologia.
- Chefe do Serviço de Arritmias do Instituto de Cardiologia do Rio Grande do Sul.
- Professor de Cardiologia do Departamento de Clínica Médica da Universidade Federal de Ciências da Saúde de Porto Alegre (UFCSPA).
- Ex-presidente e Membro do Conselho Deliberativo da Sociedade de Cardiologia do RGS (Socergs).
- Membro do Conselho Deliberativo da Sociedade Brasileira de Arritmias Cardíacas (SOBRAC).
- *Fellow* do American College of Cardiology.

Gustavo Luiz Gouvêa de Almeida Junior
- Doutor em Cardiologia pela Universidade Federal do Rio Grande do Sul (UFRGS).
- Mestre em Cardiologia pela Universidade do Estado do Rio de Janeiro (UERJ).
- *Fellow* do American College of Cardiology.
- *Fellow* da European Society of Cardiology.
- Coordenador da Unidade Coronariana da Casa de Saúde São José – Rio de Janeiro, RJ.

Humberto Andres Vaz
- Médico Intensivista e Cardiologista da Unidade de Tratamento Intensivo do Instituto de Cardiologia/ Fundação Universitária de Cardiologia do Rio Grande do Sul – Porto Alegre, RS.
- Mestre em Cardiologia pela Fundação Universitária de Cardiologia.

Iara Atié Malan
- Médica do Setor de Arritmias Cardíacas da Universidade Federal do Rio de Janeiro (UFRJ) e do Instituto Nacional de Cardiologia (INC).
- Doutora em Cardiologia pela Universidade Federal do Rio de Janeiro (UFRJ).

Isabel Cristina Britto Guimarães
- Professora Adjunta de Cardiologia Pediátrica do Departamento de Pediatria da Faculdade de Medicina da Bahia (Fameb) da Universidade Federal da Bahia (UFBA).
- Doutora em Medicina e Saúde pela Fameb/UFBA.
- Coordenadora do Serviço de Cardiologia Pediátrica do Hospital Ana Nery da UFBA.

Isabela Bispo Santos da Silva Costa
- Doutoranda do Programa de Pós-graduação em Cardiologia da Universidade de São Paulo (USP).
- Especialista em Tomografia e Ressonância Magnética Cardiovascular pelo Instituto Dante Pazzanese de Cardiologia.
- Título de Especialista em Cardiologia pela Sociedade Brasileira de Cardiologia (SBC).
- Cárdio-Oncologista do Instituto do Câncer do Estado de São Paulo (ICESP) e Hospital Sírio-Libanês.

Isabela Cristina Kirnew Abud Manta
- Médica Plantonista do Hospital Israelita Albert Einstein (HIAE) e do Hospital Estadual Mário Covas.
- Cardiologista do Hospital e Maternidade São Luiz Itaim.
- Instrutora Médica do Curso de Graduação em Medicina da Faculdade Israelita de Ciências da Saúde Albert Einstein.
- Cardiologista pelo Instituto do Coração (InCor) do Hospital das Clínicas da Faculdade de Medicina da Universidade de São Paulo (HCFMUSP) e pela Sociedade Brasileira de Cardiologia (SBC).

Ivan Romero Rivera
- Doutor em Medicina pela Universidade Federal de São Paulo (Unifesp).
- Professor Associado de Cardiologia da Universidade Federal de Alagoas (UFAL).
- Professor Adjunto de Cardiologia da Universidade Estadual de Ciências da Saúde de Alagoas (UNCISAL).

Izo Helber
- Coordenador Doutor do Setor de Cardiogeriatria da Disciplina de Cardiologia da Escola Paulista de Medicina da Universidade Federal de São Paulo (EPM-Unifesp).

- Presidente do Departamento de Cardiogeriatria da Sociedade Brasileira de Cardiologia (SBC).

Jacob Atié
- PhD em Eletrofisiologia Clínica pela Universidade de Limburgo, Holanda.
- Professor de Cardiologia da Universidade Federal do Rio de Janeiro (UFRJ).
- Chefe do Serviço de Eletrofisiologia da Clínica São Vicente.
- *Fellow* da Sociedade Europeia de Cardiologia.
- Ex-presidente da Sociedade Brasileira de Arritmias Cardíacas (SOBRAC).
- Ex-presidente do Conselho Deliberativo da SOBRAC.

Jefferson Curimbaba
- Mestre em Ciências Médicas – Área de Concentração em Saúde Humana – pelo Instituto de Assistência Médica ao Servidor Público Estadual de São Paulo "Francisco Morato de Oliveira" (HSPE--FMO).
- Médico Assistente do Serviço de Cardiologia do HSPE-FMO.

João Fernando Monteiro Ferreira
- Médico Assistente do Instituto do Coração (InCor) do Hospital das Clínicas da Faculdade de Medicina da Universidade de São Paulo (HCFMUSP).
- Professor da Disciplina de Cardiologia do Centro Universitário Saúde ABC.
- Presidente da Sociedade de Cardiologia do Estado de São Paulo (SOCESP).
- Doutor em Cardiologia pela FMUSP.

João Henrique Rissato
- Especialista em Cardiologia e Ecocardiografia pela Sociedade Brasileira de Cardiologia (SBC).
- Especialista em Miocardiopatias pelo Instituto do Coração (InCor) do Hospital das Clínicas da Faculdade de Medicina da Universidade de São Paulo (HCFMUSP).

João Manoel Rossi Neto
- Responsável pelo Ambulatório de Disfunção Ventricular e Transplante de Coração do Instituto Dante Pazzanese de Cardiologia.
- Doutor em Ciências pela Universidade de São Paulo (USP).

João Pimenta
- Médico do Serviço de Cardiologia do Hospital do Servidor Público Estadual de São Paulo (HSPE).
- Doutor em Medicina, Área de Clínica Médica.

João Ricardo Cordeiro Fernandes
- Cardiologista pela Sociedade Brasileira de Cardiologia (SBC) e pelo Instituto do Coração (InCor) do Hospital das Clínicas da Faculdade de Medicina da Universidade de São Paulo (HCFMUSP).
- Médico Assistente da Unidade de Valvopatias do InCor-HCFMUSP.

João Ricardo Michielin Santanna
- Doutor em Cardiologia.
- Cirurgião Cardiovascular do Instituto de Cardiologia do Rio Grande do Sul/Fundação Universitária de Cardiologia.
- Coordenador do Setor de Estimulação Cardíaca do Instituto de Cardiologia do Rio Grande do Sul/Fundação Universitária de Cardiologia.

José Carlos da Costa Zanon
- Especialista em Cardiologia e Ecocardiografia pela Sociedade Brasileira de Cardiologia (SBC).
- Professor de Semiologia e Cardiologia da Universidade Federal de Ouro Preto (UFOP).
- Diretor Científico do Departamento de Cardiogeriatria da SBC.
- *Fellow* da European Society of Cardiology.

José Carlos Moura Jorge
- Professor Titular de Cardiologia da Pontifícia Universidade Católica do Paraná (PUC-PR).
- Doutor em Cardiologia pelo Instituto do Coração (InCor) do Hospital das Clínicas da Faculdade de Medicina da Universidade de São Paulo (HCFMUSP).
- Coordenador do Laboratório de Eletrofisiologia de Curitiba.
- Responsável pela Residência de Cardiologia da Santa Casa de Misericórdia de Curitiba.
- *Fellow* do American College of Cardiology
- Membro da Heart Rhythm Society.

José Carlos Pachón Mateos
- Especialista em Arritmias, Eletrofisiologia e Estimulação Cardíaca Artificial pela North American Society of Pacing and Electrophysiology.
- Doutor e Pós-doutor em Cardiologia pela Universidade de São Paulo (USP).
- Professor Titular da Disciplina de Arritmias e Marca--passo da Pós-graduação da USP.
- Diretor do Serviço de Eletrofisiologia do Hospital do Coração de São Paulo (HCor).
- Membro do Conselho Editorial do Heart Rhythm Journal.
- Especialista em Arritmias Cardíacas e Eletrofisiologia pela Sociedade Brasileira de Arritmias Cardíacas (SOBRAC), em Cardiologia pela Sociedade Brasileira de Cardiologia (SBC), e em Estimulação

Cardíaca Artificial pela Sociedade Brasileira de Cirurgia Cardiovascular (SBCCV), Departamento de Estimulação Cardíaca Artificial (DECA) e Associação Médica Brasileira (AMB).

José Fernando Vilela-Martin
- Professor Adjunto Doutor da Faculdade de Medicina de São José do Rio Preto (FAMERP).
- Coordenador da Clínica de Hipertensão da FAMERP.
- Livre-docente em Cardiologia do Departamento de Cardiopneumologia da Faculdade de Medicina da Universidade de São Paulo (USP).

José Francisco Kerr Saraiva
- Professor Titular da Disciplina de Cardiologia da Faculdade de Medicina da Pontifícia Universidade Católica de Campinas (PUC-Camp).
- *Fellow* da European Society of Cardiology e do American College of Cardiology.
- Diretor de Promoção de Saúde da Sociedade Brasileira de Cardiologia (SBC).
- Diretor Clínico do Instituto de Pesquisa Clínica de Campinas.
- Membro do Departamento de Diabetes e Doença Cardiovascular da Sociedade Brasileira de Diabetes (SBD).

José Luiz Barros Pena
- Professor Adjunto da Pós-Graduação Stricto Sensu da Faculdade de Ciências Médicas de Minas Gerais (FCMMG).
- Coordenador da Residência e Especialização em Ecocardiografia do Hospital Felício Rocho – Belo Horizonte, MG.
- Coordenador do Conselho de Ex-presidentes do Departamento de Imagem Cardiovascular da Sociedade Brasileira de Cardiologia (DIC-SBC).
- Diretor Administrativo do Grupo de Estudos em Doenças Raras com Acometimento Cardíaco (GEDORAC).
- Doutor em Cardiologia pela Faculdade de Medicina da Universidade de São Paulo (FMUSP).

José Marcio Ribeiro
- Professor de Adjunto II da Faculdade de Ciências Médicas de Minas Gerais (FCMMG).
- Médico Assistente da Clínica Cardiológica do Hospital Felício Rocho – Belo Horizonte, MG.
- Doutor em Cardiologia pelo Instituto do Coração (InCor) do Hospital das Clínicas da Faculdade de Medicina da Universidade de São Paulo (HCFMUSP).
- *Fellow* do American College of Cardiology.
- Título de Especialista em Cardiologia pela Sociedade Brasileira de Cardiologia (SBC)/Associação Médica Brasileira (AMB).

- Título de Especialista em Terapia Intensiva pela Associação de Medicina Intensiva Brasileira (AMIB)/AMB.

José Marcos Moreira
- Mestre em Cardiologia pela Universidade Federal de São Paulo (Unifesp).
- Responsável pelo Serviço de Eletrofisiologia Cardíaca do Hospital do Servidor Público Estadual de São Paulo (HSPE).
- Membro da Sociedade Brasileira de Arritmias Cardíacas (SOBRAC).

José Rocha Faria Neto
- Doutor em Cardiologia pelo Instituto do Coração (InCor) do Hospital das Clínicas da Faculdade de Medicina da Universidade de São Paulo (HCFMUSP).
- Pós-doutorado pelo Atherosclerosis Research Center do Cedars-Sinai Medical Center, Los Angeles, EUA.
- Professor Titular de Cardiologia da Pontifícia Universidade Católica do Paraná (PUC-PR).

Juan Carlos Yugar Toledo
- Professor Doutor de Pós-graduação em Ciências Médicas da Faculdade de Medicina de São José do Rio Preto (FAMERP).

Juliana Rodrigues Soares Oliveira
- Cardiologista (Cardiologia da Mulher) na Maternidade Odete Valadares e Rede Mater Dei de Saúde.
- Cardiologista (Cardiologia Geral) no Hospital São Francisco de Assis.
- Cardiologista da Equipe de Transplante Cardíaco no Hospital das Clínicas da Universidade Federal de Minas Gerais (UFMG).
- Mestre pelo Programa de Medicina Tropical da UFMG.

Juliano Novaes Cardoso
- Doutor em Ciências pela Universidade de São Paulo.
- Médico Assistente do Grupo de Miocardiopatias do Instituto do Coração (InCor) do Hospital das Clínicas da Faculdade de Medicina da Universidade de São Paulo (HCFMUSP).

Jussara de Oliveira Pinheiro Duarte
- Médica Eletrofisiologista do Hospital Universitário Professor Edgar Santos da Universidade Federal da Bahia (UFBA).
- Eletrofisiologista pelo Instituto do Coração (InCor) do Hospital das Clínicas da Faculdade de Medicina da Universidade de São Paulo (HCFMUSP).
- Título de Especialista em Eletrofisiologia pela Sociedade Brasileira de Cardiologia (SBC)/Sociedade Brasileira de Arritmias Cardíacas (SOBRAC).

- Mestre pela Escola Bahiana de Medicina e Saúde Pública.

Lânia Romanzin Xavier
- Chefe do Serviço de Eletrofisiologia Clínica e Invasiva do Hospital Pequeno Príncipe.
- Chefe do Serviço de Dispositivos Eletrônicos em Pediatria do Hospital Pequeno Príncipe.
- Título de Especialista pela Sociedade Brasileira de Cardiologia (SBC)/Sociedade Brasileira de Arritmias Cardíacas (SOBRAC).

Leandro Ioschpe Zimerman
- Chefe do Setor de Arritmias Cardíacas do Hospital Moinhos de Vento e do Hospital de Clínicas de Porto Alegre (HCPA).
- Professor Titular da Faculdade de Medicina da Universidade Federal do Rio Grande do Sul (UFRGS).

Leopoldo Soares Piegas
- Coordenador do Programa de Cuidados Clínicos do Infarto Agudo do Miocárdio do Hospital do Coração (HCor).
- Professor Livre-docente pela Faculdade de Medicina da Universidade de São Paulo (FMUSP).

Lídia Zytynski Moura
- Professora Titular da Escola de Medicina da Pontifícia Universidade Católica do Paraná (PUC-PR).
- Doutora pela Faculdade de Medicina da Universidade de São Paulo (FMUSP).

Lucélia Batista Neves Cunha Magalhães
- Coordenadora de Medicina da UNESULBahia Faculdades Integradas.
- Doutora em Epidemiologia.

Ludhmila Abrahão Hajjar
- Livre-docente pela Faculdade de Medicina da Universidade de São Paulo (FMUSP).
- Doutora em Ciências pelo Programa de Pós--graduação em Anestesiologia da FMUSP.
- Título de Especialista em Medicina de Emergência pela Associação Brasileira de Medicina de Emergência (ABRAMEDE).
- Título de Especialista em Cardiologia pela Sociedade Brasileira de Cardiologia (SBC).
- Título de Especialista em Medicina Intensiva pela Associação de Medicina Intensiva Brasileira (AMIB)
- Professora Associada da Disciplina de Cardiologia do Departamento de Cardiopneumologia da FMUSP.
- Médica Supervisora da Cardio-oncologia no Instituto do Coração (InCor) do HCFMUSP.

- Coordenadora Médica da Cardio-oncologia no Instituto do Câncer do Estado de São Paulo (ICESP).
- Vice-coordenadora do Programa de Pós-graduação em Cardiologia da FMUSP.

Luis Augusto Palma Dallan
- Médico Assistente do Serviço de Hemodinâmica e Cardiologia Intervencionista do Instituto do Coração (InCor) do Hospital das Clínicas da Faculdade de Medicina da Universidade de São Paulo (HCFMUSP).
- Doutor em Cardiologia pela USP.
- Pós-doutorado em Cardiologia pela Case Western Reserve University/UH Cleveland Medical Center, EUA.

Luis Eduardo Paim Rohde
- Professor Associado de Medicina Interna da Faculdade de Medicina da Universidade Federal do Rio Grande do Sul (UFRGS).
- Cardiologista do Serviço de Cardiologia do Hospital de Clínicas de Porto Alegre (HCPA) e do Hospital Moinhos de Vento.
- Doutor em Medicina pela UFRGS.

Luiz Antonio Machado César
- Professor Livre-docente de Cardiologia da Faculdade de Medicina da Universidade de São Paulo (FMUSP).
- Professor Associado do Departamento de Cardiopneumologia da FMUSP.
- Diretor da Unidade de Coronariopatia Crônica do Instituto do Coração (InCor) do HCFMUSP.

Luiz Aparecido Bortolotto
- Diretor da Unidade Clínica de Hipertensão do Instituto do Coração (InCor) do Hospital das Clínicas da Faculdade de Medicina da Universidade de São Paulo (HCFMUSP).
- Professor Livre-docente do Departamento de Cardiologia da FMUSP.

Luiz Claudio Danzmann
- Doutor em Ciências Cardiovasculares pela Universidade Federal do Rio Grande do Sul (UFRGS).
- Professor de Clínica Médica da Universidade Luterana do Brasil.
- Coordenador do Time de Insuficiência Cardíaca do Hospital São Lucas da Pontifícia Universidade Católica do Rio Grande do Sul (PUC-RS).

Luiz Francisco Cardoso
- Superintendente de Pacientes Internados e Práticas Médicas do Hospital Sírio-Libanês.
- Professor Livre-docente pela FMUSP.

Luiz Pereira de Magalhães
- Coordenador do Serviço de Arritmia do Hospital Universitário Prof. Edgard Santos da Universidade Federal da Bahia (UFBA).
- Doutorando da Pós-graduação em Medicina da UFBA.

Manoel Fernandes Canesin
- Professor Titular de Cardiologia da Universidade Estadual de Londrina (UEL).

Marcelo Heitor Vieira Assad
- Mestre em Cardiologia pela Universidade do Estado do Rio de Janeiro (UERJ).
- *Fellow* do American College of Cardiology.
- *Fellow* do European Society of Cardiology.
- Coordenador do Serviço de Lípides e Diabetes do Instituto Nacional de Cardiologia.

Marcelo Imbroinise Bittencourt
- Doutor em Ciências Médicas pela Universidade do Estado do Rio de Janeiro (UERJ).
- Médico da Clínica de Insuficiência Cardíaca e Cardiomiopatias do Hospital Universitário Pedro Ernesto (HUPE)/UERJ.
- Consultor em Cardiogenética da GeneOne/DASA.

Marcelo Luiz Campos Vieira
- Professor Livre-docente em Cardiologia da Faculdade de Medicina da Universidade de São Paulo (FMUSP).
- Médico Assistente do Setor de Ecocardiografia do Instituto do Coração (InCor) do HCFMUSP.
- Médico Assistente do Setor de Ecocardiografia do Hospital Israelita Albert Einstein (HIAE).

Marcelo Westerlund Montera
- Doutor em Cardiologia pela Universidade de São Paulo (USP).
- Coordenador do Centro de Insuficiência Cardíaca do Hospital Pró-Cardíaco.
- *Fellow* do Tampa General Hospital, EUA.
- *Fellow* do American College Cardiology.
- *Fellow* da Sociedade Europeia de Cardiologia.
- *Fellow* da Associação Europeia de Insuficiência Cardíaca.

Marcely Gimenes Bonatto
- Cardiologista Especialista em Insuficiência Cardíaca e Transplante de Coração pelo Instituto do Coração (InCor) do Hospital das Clínicas da Faculdade de Medicina da Universidade de São Paulo (HCFMUSP).
- Responsável pelo Serviço de Insuficiência Cardíaca e Transplante de Coração do Hospital Santa Casa de Curitiba e Hospital do Rocio.

Marco Antonio Mota Gomes
- Professor Titular (Aposentado) de Cardiologia da Universidade Estadual de Ciências da Saúde de Alagoas (UNCISAL).
- Doutor Honoris Causa.

Marco Paulo Tomaz Barbosa
- Coordenador da Residência de Cardiologia do Hospital das Clínicas da Universidade Federal de Minas Gerais (UFMG).
- Doutor pela Faculdade de Medicina da UFMG.

Marcus Vinícius Bolívar Malachias
- Professor Adjunto da Faculdade de Ciências Médicas de Minas Gerais (FCMMG)/Fundação Educacional Lucas Machado (FELUMA).
- Doutor em Ciências pela Faculdade de Medicina da Universidade de São Paulo (FMUSP).
- Pós-doutor pelo Brigham and Woman's Hospital, Harvard Medical School, Boston, EUA.
- Governador do Capítulo Brasil do American College of Cardiology.
- Diretor Clínico do Instituto de Hipertensão Arterial de Minas Gerais.
- *Fellow* da European Society of Cardiology e do American College of Cardiology.
- Ex-presidente da Sociedade Brasileira de Cardiologia.
- Cardiologista do Biocor Instituto.

Marcus Vinicius Simões
- Professor Associado de Cardiologia do Departamento de Clínica Médica da Faculdade de Medicina de Ribeirão Preto da Universidade de São Paulo (FMRP-USP).
- Livre-docente em Cardiologia.

Maria Alayde Mendonça Romero Rivera
- Professora Associada de Cardiologia da Universidade Federal de Alagoas (UFAL).
- Responsável Técnica pelo Serviço de Cardiologia do Hospital Universitário da UFAL.
- Gerente da Divisão de Ensino e Pesquisa da Santa Casa de Misericórdia de Maceió.
- Doutora em Cardiologia pela Universidade Federal de São Paulo (Unifesp).

Maria Angélica Binotto
- Doutora em Cardiologia.
- Médica Assistente da Unidade Clínica de Cardiologia Pediátrica e Cardiopatia Congênita no Adulto do Instituto do Coração (InCor) do Hospital das Clínicas da Faculdade de Medicina da Universidade de São Paulo (HCFMUSP).

Maria Cristina Costa de Almeida
- Docente do Curso de Medicina do Centro Universitário de Belo Horizonte (UniBH).
- Ecocardiografista do Hospital João XXIII e Hospital Socor.
- Mestre em Saúde do Adulto pela Faculdade de Medicina da Universidade Federal de Minas Gerais (UFMG).

Maria Cristina de Oliveira Izar
- Professora Livre-docente do Setor de Lípides, Aterosclerose e Biologia Vascular da Disciplina de Cardiologia da Universidade Federal de São Paulo (Unifesp).
- Ex-presidente do Departamento de Aterosclerose da Sociedade Brasileira de Cardiologia (SBC).
- Diretora de Promoção e Pesquisa da Sociedade de Cardiologia do Estado de São Paulo (SOCESP).

Maria Elizabeth Navegantes Caetano Costa
- Diretora clínica, Professora de Habilidades Clínicas e Cardiodiagnóstico do Centro Universitário do Estado do Pará (CESUPA) e Centro Universitário Metropolitano da Amazônia (UNIFAMAZ).
- Mestre em Medicina pela Universidade Federal de São Paulo (Unifesp).

Marianna Deway Andrade Dracoulakis
- Doutora em Cardiologia pela Faculdade de Medicina da Universidade de São Paulo (FMUSP).
- Coordenadora da UTI Cardiológica do Hospital da Bahia.
- Presidente do Instituto de Ensino e Pesquisa do Hospital da Bahia.

Marília Harumi Higuchi dos Santos Rehder
- Doutora pela Faculdade de Ciências Farmacêuticas da Universidade de São Paulo (FCF-USP).
- *Fellowship* na Vanderbilt University, Nashville, EUA.
- Mestre pela Duke University, Durham, EUA.

Marília Izar Helfenstein Fonseca
- Médica Endocrinologista.
- Doutoranda em Epidemiologia pela Faculdade de Saúde Pública da Universidade de São Paulo (FSP--USP).

Mário Henrique Elesbão Borba
- Diretor Administrativo do Departamento de Espiritualidade e Medicina Cardiovascular da Sociedade Brasileira de Cardiologia (DEMCA/SBC).
- Presidente do Grupo de Estudos em Espiritualidade e Medicina Cardiovascular da Sociedade de Cardiologia do Rio Grande do Sul (GEMCA/SOCERGS).

Martino Martinelli Filho
- Professor Livre-docente pela Faculdade de Medicina da Universidade de São Paulo (FMUSP).
- Diretor da Unidade Clínica de Estimulação Cardíaca Artificial do Instituto do Coração (InCor) do Hospital das Clínicas da Faculdade de Medicina da Universidade de São Paulo (HCFMUSP).

Mauricio Ibrahim Scanavacca
- Diretor da Unidade Clínica de Arritmias do Instituto do Coração (InCor) do Hospital das Clínicas da Faculdade de Medicina da Universidade de São Paulo (HCFMUSP).
- Professor Livre-docente pela FMUSP.

Maurício Pimentel
- Eletrofisiologista Cardíaco do Hospital de Clínicas de Porto Alegre (HCPA).
- Doutor em Cardiologia pela Universidade Federal do Rio Grande do Sul (UFRGS).

Miguel Antonio Moretti
- Médico Assistente do Instituto do Coração (InCor) do Hospital das Clínicas da Faculdade de Medicina da Universidade de São Paulo (HCFMUSP).
- Doutor em Cardiologia.

Monica Cristina Rezende Fiore
- Coordenadora do Pós-operatório de Cirurgia Cardíaca Pediátrica do Real Hospital Português de Beneficência em Pernambuco.
- Médica da Enfermaria de Cardiopatias Congênitas e do Ambulatório de Cardiopatias Congênitas em Adolescentes e Adultos do Pronto-socorro Cardiológico de Pernambuco (PROCAPE).
- Ecocardiografista da Prefeitura de Recife.
- Especialista em Cardiologia – Área de Atuação em Cardiologia Pediátrica – pela Sociedade Brasileira de Cardiologia (SBC).

Nathalie Jeanne Magioli Bravo-Valenzuela
- Professora Adjunta de Cardiologia Pediátrica do Departamento de Pediatria da Faculdade de Medicina da Universidade Federal do Rio de Janeiro (UFRJ).
- Pós-doutora em Ciências da Saúde (Cardiologia Fetal) pela Universidade Federal de São Paulo (Unifesp).
- Doutora em Cardiologia pelo Instituto de Cardiologia do Rio Grande do Sul com período sanduíche na Universidade Johns Hopkins, Baltimore, EUA.

Odilson Marcos Silvestre
- Professor do Curso de Medicina da Universidade Federal do Acre (UFAC).

- Pós-doutor em Cardiologia pela Harvard Medical School, Boston, EUA.

Olga Ferreira de Souza
- Diretora Nacional de Cardiologia da Rede D'Or Hospitais.
- Doutora em Cardiologia pela Universidade Federal do Rio de Janeiro (UFRJ).
- *Fellow* da Sociedade Europeia de Cardiologia.
- Especialista em Cardiologia pela Sociedade Brasileira de Cardiologia (SBC).
- Especialista em Arritmia pela Sociedade Brasileira de Arritmias Cardíacas (SOBRAC).

Oscar Pereira Dutra
- Professor Associado da UTI do Instituto de Cardiologia do Rio Grande de Sul.
- Especialista em Cardiologia pela Sociedade Brasileira de Cardiologia (SBC).
- Cardiointensivista do Instituto de Cardiologia do Rio Grande do Sul.
- *Fellow* da European Society of Cardiology, American Heart Association e American College of Cardiology.

Otávio Rizzi Coelho
- Chefe da Unidade Coronária do Hospital das Clínicas da Universidade Estadual de Campinas (HC-Unicamp).
- Professor Associado de Cardiologia da Faculdade de Ciências Médicas (FCM) da Unicamp.

Otávio Rizzi Coelho-Filho
- Professor Assistente Doutor da Disciplina de Cardiologia da Faculdade de Ciências Médicas da Universidade Estadual de Campinas (FCM-Unicamp).
- Doutor em Cardiologia pela Unicamp.
- Mestre pela Harvard School of Public Health, Boston, EUA.

Pablo Maria Alberto Pomerantzeff
- Diretor da Unidade Cirúrgica de Cardiopatias Valvares do Instituto do Coração (InCor) do Hospital das Clínicas da Faculdade de Medicina da Universidade de São Paulo (HCFMUSP).
- Professor Associado Livre-docente da Disciplina de Cirurgia Torácica e Cardiovascular do Departamento de Cardiopneumologia da FMUSP.

Pai Ching Yu
- Doutora em Medicina pela Faculdade de Medicina da Universidade de São Paulo (FMUSP).
- Médica Pesquisadora da Unidade de Medicina Interdisciplinar em Cardiologia do Instituto do Coração (InCor) do HCFMUSP.

Paulo César Brandão Veiga Jardim
- Professor Titular de Cardiologia da Faculdade de Medicina da Universidade Federal de Goiás (UFG).
- Diretor Técnico do Hospital do Coração de Goiás.
- Doutor em Cardiologia pela Universidade de São Paulo (USP).

Paulo Eduardo Ballvé Behr
- Vice-Presidente do Departamento de Aterosclerose da SBC.
- Mestre em Cardiologia pelo Instituto de Cardiologia do Rio Grande do Sul.
- Coordenador do Centro de Lípides do Hospital São Lucas da Pontifícia Universidade Católica do Rio Grande do Sul (PUC-RS).

Paulo Ernesto Leães
- Chefe da Cardiologia do Serviço de Cardiologia do Hospital São Francisco da Santa Casa de Misericórdia de Porto Alegre.
- Doutor em Cardiologia pelo Programa de Pós-graduação da Universidade Federal do Rio Grande do Sul (UFRGS).

Paulo Magno Martins Dourado
- Doutor em Ciências e Pós-doutor em Cardiologia pela Universidade de São Paulo (USP).
- *Fellow* do American College of Cardiology, American Heart Association, American Society of Echocardiography e European Society of Cardiology.
- Médico Pesquisador do Laboratório de Hipertensão Experimental do Instituto do Coração (InCor) do Hospital das Clínicas da Faculdade de Medicina de São Paulo (HCFMUSP).
- Diretor Médico da Clínica Pró-Coração.

Paulo Zielinsky
- Chefe da Unidade de Cardiologia Fetal do Instituto de Cardiologia do Rio Grande do Sul.
- Professor Titular do Departamento de Pediatria da Universidade Federal do Rio Grande do Sul (UFRGS).

Pedro Pimentel Filho
- Especialista em Cardiologia pela Sociedade Brasileira de Cardiologia (SBC).
- Membro do Departamento de Aterosclerose da SBC e da Sociedade de Cardiologia do Estado do Rio Grande do Sul (SOCERGS).
- *Fellow* do American Heart Association.
- Membro da Sociedade Europeia de Cardiologia.
- Ex-presidente da SOCERGS.

Raphael Boesche Guimarães
- Especialista em Medicina Interna e Cardiologia.
- Mestre em Cardiologia.

- Rotineiro na Unidade de Terapia Intensiva e Professor Associado da UTI do Instituto de Cardiologia do Rio Grande de Sul.

Raul Dias dos Santos Filho
- Professor Associado do Departamento de Cardiopneumologia da Faculdade de Medicina da Universidade de São Paulo (FMUSP).
- Diretor da Unidade Clínica de Lípides do Instituto do Coração (InCor) do HCFMUSP.
- Pesquisador Sênior da Academic Research Organization do Hospital Israelita Albert Einstein (HIAE).

Regina Coeli Marques de Carvalho
- Cardiologista Intensivista do Hospital Geral de Fortaleza.
- Doutora em Cardiologia pela Universidade Federal do Rio Grande do Sul (UFGRS).

Renato Abdala Karam Kalil
- Professor Emérito do Programa de Pós-graduação da Fundação Universitária de Cardiologia/Instituto de Cardiologia do Rio Grande do Sul.
- Professor Titular de Clínica Cirúrgica da Universidade Federal de Ciências da Saúde de Porto Alegre (UFSCSPA).

Ricardo Alkmim Teixeira
- Presidente da Sociedade Brasileira de Arritmias Cardíacas (SOBRAC).
- Doutor em Ciências pela Faculdade de Medicina da Universidade de São Paulo (FMUSP).
- Professor de Cardiologia da Universidade do Vale do Sapucaí (UNIVAS) – Pouso Alegre, MG.
- Responsável pelo Serviço de Arritmias e Marca--passos do Hospital Renascentista – Pouso Alegre, MG.

Ricardo Mourilhe Rocha
- Professor Adjunto de Cardiologia da Faculdade de Ciências Médicas da Universidade do Estado do Rio de Janeiro (UERJ).
- Coordenador da Clínica de Insuficiência Cardíaca e Cardiomiopatias do Hospital Universitário Pedro Ernesto (HUPE)/UERJ.
- Médico da Rotina da Unidade Cardiointensiva do Hospital Pró-Cardíaco.
- Doutor em Ciências Médicas pela UERJ.
- *Fellow* do American College Of Cardiology.
- *Fellow* do European Society Of Cardiology.

Ricardo Pavanello
- Doutor em Ciências pela Universidade de São Paulo (USP).

- Chefe da Seção de Coronariopatias do Instituto Dante Pazzanese de Cardiologia.
- *Fellow* da European Society of Cardiology.

Ricardo Ryoshim Kuniyoshi
- Responsável pelo Serviço de Arritmias Cardíacas do Centrocor Vitória, ES.
- Eletrofisiologista do Vitória Apart Hospital.
- Doutor em Cardiologia pelo Instituto do Coração (InCor) do Hospital das Clínicas da Faculdade de Medicina de São Paulo (HCFMUSP).

Roberto Dischinger Miranda
- Doutor em Cardiologia pela Escola Paulista de Medicina da Universidade Federal de São Paulo (EPM-Unifesp).
- Ex-presidente do Departamento de Cardiogeriatria da Sociedade Brasileira de Cardiologia (DECAGE/SBC).
- Diretor Científico do Departamento de Hipertensão Arterial da SBC (DHA/SBC). Diretor Clínico do Instituto Longevità.
- Chefe do Serviço de Cardiologia da Disciplina de Geriatria da EPM-Unifesp.

Roberto Esporcatte
- Professor Associado de Cardiologia da Faculdade de Ciências Médicas da Universidade do Estado do Rio de Janeiro (FCM-UERJ).
- Presidente da Comissão de Residência Médica (COREME)/FCM/UERJ.
- Coordenador Médico da Unidade Cardiointensiva do Hospital Pró-Cardíaco.
- Presidente do Grupo de Estudos em Espiritualidade e Medicina Cardiovascular da Sociedade Brasileira de Cardiologia (GEMCA/SBC).

Roberto Estrázulas Mayer
- Cardiologista do Serviço de Hipertensão e Cardiometabolismo da Santa Casa de Misericórdia de Porto Alegre.
- Cardiologista pela Sociedade Brasileira de Cardiologia (SBC).

Roberto Kalil Filho
- Professor Titular da Disciplina de Cardiologia do Departamento de Cardiopneumologia da Faculdade de Medicina da Universidade de São Paulo (FMUSP).
- Diretor Geral do Centro de Cardiologia do Hospital Sírio-Libanês.
- Diretor da Divisão de Cardiologia Clínica, Presidente da Comissão Científica e Presidente do Conselho Diretor do Instituto do Coração (InCor) do HCFMUSP.

Roberto Rocha Corrêa Veiga Giraldez
- Médico do Instituto do Coração (InCor) do Hospital das Clínicas da Faculdade de Medicina da Universidade de São Paulo (HCFMUSP).
- Professor Colaborador Médico da USP.

Roberto Tofani Sant'Anna
- *Fellow* em Eletrofisiologia Clínica da Universidade de Montreal, Canadá.
- Responsável pelo Programa de Transplante Cardíaco do Instituto de Cardiologia do Rio Grande do Sul/ Fundação Universitária de Cardiologia.

Rogério Eduardo Gomes Sarmento-Leite
- Coordenador Associado do Núcleo de Cardiopatia Estrutural e Médico do Serviço de Cardiologia do Hospital Moinhos de Vento.
- Médico do Laboratório de Hemodinâmica e Cardiologia Intervencionista do Instituto de Cardiologia do Rio Grande do Sul.
- Professor Adjunto de Clínica Médica da Universidade Federal de Ciências da Saúde de Porto Alegre (UFCSPA).
- Diretor Administrativo da Sociedade Brasileira de Hemodinâmica e Cardiologia Intervencionista (SBHCI).

Ronaldo Altenburg Gismondi
- Professor Adjunto da Universidade Federal Fluminense (UFF).
- Coordenador da Cardiologia do Hospital Niterói D'Or.
- Editor Médico do Whitebook.
- Doutor e Pós-doutorado em Medicina.

Roney Orismar Sampaio
- Professor Colaborador de Cardiologia do Departamento de Cardiopneumologia da Faculdade de Medicina da Universidade de São Paulo (FMUSP).
- Doutor em Medicina pela FMUSP.
- Orientador Pleno no Programa de Pós-graduação em Cardiologia da FMUSP.
- Médico Cardiologista Clínico e Ecocardiografista Titulado pela Sociedade Brasileira de Cardiologia (SBC).
- Assistente da Unidade Clínica de Cardiopatias Valvares do Instituto do Coração (InCor) do HCFMUSP.

Rui Manuel dos Santos Póvoa
- Professor da Disciplina de Cardiologia da Universidade Federal de São Paulo (Unifesp).
- Doutor em Cardiologia pela Unifesp.

Salvador Rassi
- Professor Titular de Cardiologia da Faculdade de Medicina da Universidade Federal de Goiás (UFG).

Sarah Fagundes Grobe
- Preceptora na Residência Médica de Cardiologia do Hospital Santa Casa de Curitiba.
- Preceptora nas Disciplinas de Práticas Hospitalares e Urgências e Emergências da Pontifícia Universidade Católica do Paraná (PUC-PR).
- Especialista em Clínica Médica.
- Especialista em Cardiologia pela Sociedade Brasileira de Cardiologia (SBC).
- Doutoranda no Programa de Cardiologia do Instituto do Coração (InCor) do Hospital das Clínicas da Faculdade de Medicina da Universidade de São Paulo (HCFMUSP).

Sergio Timerman
- Doutor em Cardiologia pela Faculdade de Medicina da Universidade de São Paulo (FMUSP).
- Diretor do Centro de Parada Cardíaca e Ciências da Ressuscitação do Instituto do Coração (InCor) do Hospital das Clínicas da Faculdade de Medicina da Universidade de São Paulo (HCFMUSP).
- *Fellow* do American Heart Association, European Resuscitation Council, European Society of Cardiology, American College of Cardiology, American College of Cardiology.

Silas dos Santos Galvão Filho
- Especialista em Cardiologia pela Sociedade Brasileira de Cardiologia (SBC) – Áreas de Atuação em Eletrofisiologia (SOBRAC/SBC) e Estimulação Cardíaca (ABEC/DECA).
- Responsável pelo Ensino em Ritmologia Cardíaca da BP – A Beneficência Portuguesa de São Paulo.

Sílvia Casonato
- Médica Cardiologista e Ecocardiografista Fetal e Pediátrica no Instituto de Cardiologia do Rio Grande do Sul/Fundação Universitária de Cardiologia.
- Cardiologista Pediátrica pelo Instituto de Cardiologia do Rio Grande do Sul/Fundação Universitária de Cardiologia.
- Título de Especialista em Pediatria pela Sociedade Brasileira de Pediatria (SBP) e Certificado na Área de Atuação Cardiologia Pediátrica pela Sociedade Brasileira de Cardiologia (SBC).
- Título de Especialista em Ecocardiografia pela SBC.

Silvia Helena Cardoso Boghossian
- Coordenadora do Serviço de Arritmia, Eletrofisiologia e Estimulação Cardíaca dos Hospitais Samaritano-Barra e Américas Medical City.

- Médica do Serviço de Cardiologia do Hospital Universitário Pedro Ernesto (HUPE)/Universidade do Estado do Rio de Janeiro (UERJ).
- Doutor em Medicina pela UERJ.

Silvia Marinho Martins Alves
- Doutor pelo Instituto do Coração (InCor) do Hospital das Clínicas da Faculdade de Medicina da Universidade de São Paulo (HCFMUSP).
- *Fellow* do European Society of Cardiology.

Simone Rolim Fernandes Fontes Pedra
- Chefe da Seção Médica de Cardiologia Pediátrica e Cardiopatias Congênitas do Instituto Dante Pazzanese de Cardiologia.
- Coordenadora da Unidade Fetal do Hospital do Coração (HCor).
- Doutora em Ciências pela Universidade de São Paulo (USP).

Stephanie Itala Rizk
- Cardiologista pela Sociedade Brasileira de Cardiologia (SBC).
- Assistente da Cardio-oncologia do Instituto do Coração (InCor) do Hospital das Clínicas da Faculdade de Medicina da Universidade de São Paulo (HCFMUSP).
- Assistente da Cardio-Oncologia do Instituto do Câncer do Estado de São Paulo (ICESP)-HCFMUSP.
- Assistente da Equipe de Transplante Cardíaco do Hospital Sírio-Libanês.
- Cardiologista do Hospital Vila Nova Star.
- Doutoranda em Cardiologia na FMUSP.

Thatiane Facholi Polastri
- Enfermeira Coordenadora dos Cursos American Heart Association do Centro de Treinamento em Emergências Cardiovasculares do Instituto do Coração (InCor) do Hospital das Clínicas da Faculdade de Medicina da Universidade de São Paulo (HCFMUSP).
- Doutoranda pelo Programa de Pós-graduação em Gerenciamento em Enfermagem na Escola de Enfermagem da USP.

Thiago da Rocha Rodrigues
- Títulos de Especialista em Cardiologia pelo Ministério da Educação e Cultura (MEC) e Sociedade Brasileira de Cardiologia (SBC).
- Mestre em Medicina Interna pela Universidade Federal de Minas Gerais (UFMG).
- Proficiência em Arritmias Clínicas pela Sociedade Brasileira de Arritmias Cardíacas (SOBRAC).
- Médico Assistente do Serviço de Arritmias Cardíacas do Hospital Felício Rocho – Belo Horizonte, MG.

- Médico Assistente do Instituto Mineiro de Cardiologia.

Thiago de Souza Veiga Jardim
- Professor Adjunto de Cardiologia da Universidade Federal de Goiás (UFG).
- Coordenador do Pronto-socorro do Hospital do Coração de Goiás.
- Pós-doutorado em Pesquisa Clínica pela Harvard Medical School, Boston, EUA.

Tiago Costa Bignoto
- Professor do Programa de Doutorado no Instituto Dante Pazzanese de Cardiologia.
- Doutor em Ciências.

Tiago Luiz Luz Leiria
- Especialização em Eletrofisiologia pelo Hôpital du Sacré-Coeur Montreal, Canadá.
- Médico do Serviço de Eletrofisiologia do Instituto de Cardiologia do Rio Grande do Sul/Fundação Universitária de Cardiologia.
- Preceptor do Programa de Residência em Cardiologia Clínica do Instituto de Cardiologia do Rio Grande do Sul/Fundação Universitária de Cardiologia.
- Professor do Programa de Pós-graduação do Instituto de Cardiologia do Rio Grande do Sul/ Fundação Universitária de Cardiologia.
- Médico do Serviço de Cardiologia do Hospital de Clínicas de Porto Alegre (HCPA).

Valdir Ambrósio Moises
- Professor Associado Livre-docente da Disciplina de Cardiologia da Escola Paulista de Medicina da Universidade Federal de São Paulo (EPM-Unifesp).
- Médico Assessor em Cardiologia do Fleury Medicina e Saúde.
- Livre-docente.

Vera Maria Cury Salemi
- Médica Assistente da Unidade Clínica de Insuficiência Cardíaca do Instituto do Coração (InCor) do Hospital das Clínicas da Faculdade de Medicina da Universidade de São Paulo (HCFMUSP).
- Professora Livre-docente em Cardiologia pela USP.
- Professora Colaboradora do Departamento de Cardiopneumologia da USP.

Vitor Emer Egypto Rosa
- Médico da Unidade Clínica de Valvopatias do Instituto do Coração (InCor) do Hospital das Clínicas da Faculdade de Medicina da Universidade de São Paulo (HCFMUSP).
- Professor Colaborador do Departamento de Cardiopneumologia da FMUSP.

- Doutor em Cardiologia pela FMUSP.

Viviane Zorzanelli Rocha
- Médica Assistente da Unidade Clínica de Aterosclerose do Instituto do Coração (InCor) do Hospital das Clínicas da Faculdade de Medicina da Universidade de São Paulo (HCFMUSP).
- Doutora.

Walkiria Samuel Avila
- Professora Livre-docente do Departamento de Cardiopneumologia da Faculdade de Medicina da Universidade de São Paulo (FMUSP).
- Médica Assistente da Unidade de Cardiopatia Valvar do Instituto do Coração (InCor) do HCFMUSP.
- Coordenadora do Núcleo de Ensino e Pesquisa em Cardiopatia e Gravidez e Aconselhamento Reprodutivo da Unidade de Pesquisa Clínica do InCor-HCFMUSP.

Walter José Gomes
- Professor Titular de Cirurgia Cardiovascular da Escola Paulista de Medicina da Universidade Federal de São Paulo (EPM-Unifesp).

Washington Andrade Maciel
- Coordenador do Serviço de Arritmias e Estimulação Cardíaca do Instituto Estadual de Cardiologia Aloysio de Castro (IECAC).

- Mestre e Doutor em Cardiologia.

Weimar Kunz Sebba Barroso
- Professor Adjunto de Cardiologia da Faculdade de Medicina da Universidade Federal de Goiás (UFG).
- Professor do Programa de Pós-graduação em Ciências da Saúde da UFG.
- Coordenador da Liga de Hipertensão Arterial da UFG.
- Doutor.

Wilson Nadruz Junior
- Professor Associado de Cardiologia da Universidade Estadual de Campinas (Unicamp).
- Doutor em Clínica Médica pela Unicamp.
- Pós-doutorado pela Harvard Medical School, Boston, EUA.

Zilda Maria Alves Meira
- Professora Associada pela Faculdade de Medicina da Universidade Federal de Minas Gerais (UFMG).
- Doutora.

Sumário

Conteúdo complementar XXXV

Apresentação XXXVII

Prefácio XXXIX

Diretoria da Sociedade Brasileira de Cardiologia
(Gestão 2020/2021) XLI

SEÇÃO I ▪ EPIDEMIOLOGIA E PREVENÇÃO

1. Epidemiologia e prevenção cardiovascular .   2
   Dalton Bertolim Précoma
   Gláucia Maria Moraes de Oliveira

SEÇÃO II ▪ HIPERTENSÃO ARTERIAL

2. Hipertensão arterial: diagnóstico   12
   Audes Diógenes de Magalhães Feitosa
   Wilson Nadruz Junior
   Marco Antonio Mota Gomes

3. Tratamento da hipertensão arterial   18
   Weimar Kunz Sebba Barroso
   Marcus Vinícius Bolívar Malachias
   Paulo César Brandão Veiga Jardim

4. Hipertensão arterial secundária   25
   Celso Amodeo
   Luiz Aparecido Bortolotto

5. Hipertensão arterial resistente   34
   Rui Manuel dos Santos Póvoa
   Lucélia Batista Neves Cunha Magalhães

6. Hipertensão arterial em populações
   especiais   42
   Erika Maria Gonçalves Campana
   Roberto Dischinger Miranda
   Andréa Araujo Brandão

7. Comorbidades na hipertensão: diabete melito,
   insuficiência cardíaca, doença arterial coronariana,
   doença renal crônica e acidente vascular
   cerebral   50
   Juan Carlos Yugar Toledo
   Thiago de Souza Veiga Jardim
   Eduardo Costa Duarte Barbosa

8. Urgências e emergências hipertensivas   62
   José Marcio Ribeiro
   José Fernando Vilela-Martin

9. Hipertensão arterial na gestação   74
   Cláudia Maria Vilas Freire
   Juliana Rodrigues Soares Oliveira

SEÇÃO III ▪ DISLIPIDEMIA E ATEROSCLEROSE

10. Aterosclerose   86
    Francisco Antonio Helfenstein Fonseca
    Marília Izar Helfenstein Fonseca
    Maria Cristina de Oliveira Izar

11. Manejo das lipoproteínas na prevenção
    primária   92
    Antonio Carlos Palandri Chagas
    Paulo Magno Martins Dourado

12. Manejo das lipoproteínas na prevenção
    secundária   100
    José Francisco Kerr Saraiva
    Paulo Eduardo Ballvé Behr

13. Dislipidemias em crianças   113
    Viviane Zorzanelli Rocha
    Ana Paula Marte Chacra
    Marcelo Heitor Vieira Assad

14. Hipertrigliceridemia 125
José Rocha Faria Neto
Sarah Fagundes Grobe
Pedro Pimentel Filho

15. Causas secundárias de dislipidemia 134
Pedro Pimentel Filho
Emilio Hideyuki Moriguchi

16. Dislipidemias e tireoideopatias 140
Maria Cristina de Oliveira Izar
Marília Izar Helfenstein Fonseca

17. Diabete melito 144
Otávio Rizzi Coelho
Roberto Estrázulas Mayer

18. Obesidade............................ 157
Marília Izar Helfenstein Fonseca
Maria Cristina de Oliveira Izar

19. Hipercolesterolemia familiar 163
Raul Dias dos Santos Filho
Ana Paula Marte Chacra

SEÇÃO IV ▪ DOENÇA CORONARIANA AGUDA

20. Doença coronariana aguda: diagnóstico,
classificação e estratificação de risco 172
Marianna Deway Andrade Dracoulakis
Antonio Carlos Bacelar Nunes Filho

21. Métodos de reperfusão: angioplastia primária e
trombólise........................... 182
Leopoldo Soares Piegas
Euler Roberto Fernandes Manenti

22. Síndrome coronariana aguda não obstrutiva:
MINOCA 190
Fabio Grunspun Pitta
Roberto Rocha Corrêa Veiga Giraldez
Carlos Vicente Serrano Jr.

23. Antitrombóticos nas síndromes isquêmicas
agudas 199
Oscar Pereira Dutra
Roberto Rocha Corrêa Veiga Giraldez

24. Tratamento complementar na síndrome
coronariana aguda 205
Raphael Boesche Guimarães
Humberto Andres Vaz
Eduardo Dytz Almeida

SEÇÃO V ▪ DOENÇA CORONARIANA CRÔNICA

25. Doença coronariana crônica: diagnóstico e
tratamento clínico.................... 212
Luiz Antonio Machado César
Gilson Feitosa

26. Tratamento intervencionista em pacientes com
cardiopatia isquêmica estável 229
Rogério Eduardo Gomes Sarmento-Leite
André Luiz Langer Manica
Fábio Sândoli de Brito Junior

27. Revascularização cirúrgica do miocárdio ... 233
Walter José Gomes
Fabio Biscegli Jatene

SEÇÃO VI ▪ DOENÇAS DO MIOCÁRDIO, DOENÇA PERICÁRDICA E TUMORES CARDÍACOS

28. Definição e classificação das
cardiomiopatias 242
Evandro Tinoco Mesquita
Fabio Fernandes
Charles Mady
Abilio Augusto Fragata Filho

29. Cardiomiopatia dilatada 247
Charles Mady
João Henrique Rissato
Juliano Novaes Cardoso
Abilio Augusto Fragata Filho

30. Síndrome de Takotsubo................. 256
Marcelo Westerlund Montera
Gustavo Luiz Gouvêa de Almeida Junior
Claudio Tinoco Mesquita

31. Miocárdio não compactado.............. 266
Vera Maria Cury Salemi
José Luiz Barros Pena
Otávio Rizzi Coelho-Filho

32. Cardiomiopatia arritmogênica 273
Silvia Helena Cardoso Boghossian
Vera Maria Cury Salemi

33. Cardiomiopatia periparto................ 283
Odilson Marcos Silvestre
Marcus Vinicius Simões

34. Miocardite virótica 290
Marcelo Westerlund Montera
Félix José Alvarez Ramires

35. Doença pericárdica.................... 301
João Manoel Rossi Neto
Fabio Fernandes

SEÇÃO VII ▪ INSUFICIÊNCIA CARDÍACA

36. Insuficiência cardíaca – definição,
epidemiologia, classificação e etiologia..... 318
Silvia Marinho Martins Alves
Fabiana Goulart Marcondes Braga

37. Insuficiência cardíaca aguda: diagnóstico e manuseio terapêutico não farmacológico e farmacológico 326
Lídia Zytynski Moura
Marcely Gimenes Bonatto
Marcelo Westerlund Montera

38. Insuficiência cardíaca com fração de ejeção reduzida: mecanismos fisiopatológicos, diagnóstico e tratamento não farmacológico e farmacológico 338
Ricardo Mourilhe Rocha
Marcelo Imbroinise Bittencourt
Ana Luíza Ferreira Sales

39. Insuficiência cardíaca com fração de ejeção preservada e intermediária: mecanismos fisiopatológicos, diagnóstico e tratamentos não farmacológico e farmacológico 347
Evandro Tinoco Mesquita
Antonio José Lagoeiro Jorge
Luiz Claudio Danzmann
Salvador Rassi

40. Insuficiência cardíaca avançada............ 359
Luis Eduardo Paim Rohde
Fernando Bacal
Marcus Vinicius Simões

41. Cardiopatia chagásica crônica............. 371
Marco Paulo Tomaz Barbosa
Antonio Luiz Pinho Ribeiro

SEÇÃO VIII ▪ ARRITMIAS

42. Arritmias para o cardiologista clínico 382
Gustavo Glotz de Lima
Leandro Ioschpe Zimerman

43. Investigação das arritmias: da clínica aos métodos invasivos................... 389
Adalberto Menezes Lorga Filho
Luiz Pereira de Magalhães
Jussara de Oliveira Pinheiro Duarte

44. Tratamento farmacológico das arritmias: aspectos gerais e práticos 400
Dário Celestino Sobral Filho
Thiago da Rocha Rodrigues

45. Bradiarritmias: diagnóstico e tratamento ... 410
José Marcos Moreira
João Pimenta
Jefferson Curimbaba

46. Síndrome de Wolff-Parkinson-White e outras vias acessórias: diagnóstico e tratamento... 419
Jacob Atié
Iara Atié Malan
Washington Andrade Maciel
Eduardo Back Sternick

47. Fibrilação e *flutter* atrial: tratamento farmacológico 431
Leandro Ioschpe Zimerman
Guilherme Fenelon

48. Fibrilação e *flutter* atrial: tratamento não farmacológico, cardioversão elétrica e ablação por cateter 437
Eduardo Benchimol Saad
Fátima Dumas Cintra
Angelo Amato Vincenzo de Paola

49. Prevenção do tromboembolismo na fibrilação atrial............................... 445
Olga Ferreira de Souza
André Feldman

50. Taquicardias ventriculares 456
Cristiano Faria Pisani
André Luiz Buchele D'Avila
Mauricio Ibrahim Scanavacca

51. Canalopatias 466
Roberto Tofani Sant'Anna
Tiago Luiz Luz Leiria

52. Síncope: diagnóstico e tratamento........ 474
Fátima Dumas Cintra
Maurício Pimentel

53. Manuseio das arritmias na emergência e na terapia intensiva 481
Ricardo Ryoshim Kuniyoshi
José Carlos Moura Jorge

54. Morte súbita...................... 494
Alexsandro Alves Fagundes
Martino Martinelli Filho

55. Desfibrilador cardíaco implantável........ 502
José Carlos Pachón Mateos
Fernando Antonio Lucchese
Juan Carlos Yugar Toledo
Carlos Thiene Cunha Pachón

56. Marca-passos convencionais: indicações, programação e interferências 512
Ricardo Alkmim Teixeira
João Ricardo Michielin Santanna

57. Terapia de ressincronização cardíaca 526
Silas dos Santos Galvão Filho
Alexander Romeno Janner Dal Forno

SEÇÃO IX ▪ DOENÇAS VALVARES E FEBRE REUMÁTICA

58. Febre reumática...................... 536
Cleonice de Carvalho Coelho Mota
Zilda Maria Alves Meira

59. Estenose mitral 551
Flávio Tarasoutchi
Vitor Emer Egypto Rosa
Francisco Maia da Silva

60. Insuficiência mitral 556
Roney Orismar Sampaio
Auristela Isabel de Oliveira Ramos

61. Estenose aórtica 563
Marcelo Luiz Campos Vieira
Flávio Tarasoutchi

62. Insuficiência aórtica..................... 573
Valdir Ambrósio Moises
Luiz Francisco Cardoso

63. Valvopatias tricúspides 581
Tiago Costa Bignoto
David Costa de Souza Le Bihan

64. Tratamento cirúrgico das valvopatias....... 588
Renato Abdala Karam Kalil
Carlos Manuel de Almeida Brandão
Pablo Maria Alberto Pomerantzeff
Giovani Assumpção de Linhares

SEÇÃO X ▪ ENDOCARDITE INFECCIOSA

65. Endocardite infecciosa 600
Luiz Francisco Cardoso
João Ricardo Cordeiro Fernandes

66. Endocardite no pós-operatório........... 608
Ricardo Pavanello
Roney Orismar Sampaio

67. Tratamento cirúrgico da endocardite
infecciosa 612
Walter José Gomes
Pablo Maria Alberto Pomerantzeff

68. Prevenção da endocardite infecciosa 619
Alfredo José Mansur
Paulo Ernesto Leães

SEÇÃO XI ▪ CARDIOLOGIA PEDIÁTRICA E CARDIOPATIAS CONGÊNITAS DO ADULTO

69. Cardiopatias congênitas acianogênicas..... 626
Isabel Cristina Britto Guimarães
Maria Angélica Binotto

70. Cardiopatias cianogênicas 644
Célia Maria Camelo Silva
Nathalie Jeanne Magioli Bravo-Valenzuela

71. Cardiologia fetal 661
Paulo Zielinsky
Simone Rolim Fernandes Fontes Pedra

72. Insuficiência cardíaca na infância 682
Estela Suzana Kleiman Horowitz
Sílvia Casonato

73. Arritmia e morte súbita na cardiopatia
congênita 694
Lânia Romanzin Xavier
Tiago Luiz Luz Leiria

74. Adolescente e adulto com cardiopatia
congênita 703
Catarina Vasconcelos Cavalcanti
Monica Cristina Rezende Fiore

SEÇÃO XII ▪ CARDIOPATIA E GRAVIDEZ

75. Alterações hemodinâmicas no período
gestacional 716
Regina Coeli Marques de Carvalho

76. Cardiopatia congênita e gestação 724
Ivan Romero Rivera
Maria Alayde Mendonça Romero Rivera
Daniel Born

77. Doença valvar na gestação 736
Walkiria Samuel Avila
Maria Elizabeth Navegantes Caetano Costa

78. Tromboembolismo venoso na gravidez
e no puerpério 745
Maria Alayde Mendonça Romero Rivera
Elizabeth Regina Giunco Alexandre
Maria Cristina Costa de Almeida
Maria Elizabeth Navegantes Caetano Costa

SEÇÃO XIII ▪ RESSUSCITAÇÃO CARDIOPULMONAR DO BÁSICO AO AVANÇADO

79. Suporte básico de vida 756
Sergio Timerman
Thatiane Facholi Polastri
Agnaldo Piscopo

80. Suporte avançado de vida 764
Ronaldo Altenburg Gismondi
Isabela Cristina Kirnew Abud Manta

81. Cuidados pós-ressuscitação
cardiopulmonar 774
Luís Augusto Palma Dallan
Sergio Timerman

82. Time de resposta rápida 788
Agnaldo Piscopo

83. Treinamento de emergências cardiovasculares do
básico ao avançado (TECA) 794
Sergio Timerman
Manoel Fernandes Canesin
Thatiane Facholi Polastri

SEÇÃO XIV ▪ CARDIOGERIATRIA

84. Impacto da síndrome da fragilidade na doença cardiovascular 800
Izo Helber
José Carlos da Costa Zanon

SEÇÃO XV ▪ DOENÇAS SISTÊMICAS E ONCOLÓGICAS E O CORAÇÃO

85. O coração nas doenças sistêmicas 810
Estêvão Lanna Figueiredo
Epotamenides Maria Good God

86. Prevenção da cardiotoxicidade dos quimioterápicos 826
Isabela Bispo Santos da Silva Costa
Stephanie Itala Rizk
Roberto Kalil Filho
Ludhmila Abrahão Hajjar

87. Cardiomiopatia por quimioterápicos 834
Marília Harumi Higuchi dos Santos Rehder
Cristina Salvadori Bittar

SEÇÃO XVI ▪ AVALIAÇÃO PRÉ-OPERATÓRIA DA CIRURGIA NÃO CARDÍACA

88. Avaliação pré-operatória. Estratificação de risco de complicações cardiovasculares: os métodos e suas limitações 842
Bruno Caramelli
Pai Ching Yu
Danielle Menosi Gualandro
Carlos Eduardo Rochitte

89. Avaliação pré-operatória da cirurgia não cardíaca: AAS, clopidogrel e anticoagulantes orais para controle de problemas trombóticos e hemorrágicos 846
Danielle Menosi Gualandro
Pai Ching Yu
Alexandre de Matos Soeiro

SEÇÃO XVII ▪ AORTOPATIA

90. Doenças da aorta 858
Eduardo Keller Saadi
Ana Paula Tagliari

SEÇÃO XVIII ▪ VASCULOPATIAS

91. Doença arterial obstrutiva de membros inferiores 872
Daniel Mendes Pinto
Ari Mandil

SEÇÃO XIX ▪ TROMBOEMBOLISMO VENOSO

92. Trombose venosa 884
João Fernando Monteiro Ferreira
Miguel Antonio Moretti

93. Embolia pulmonar 892
Miguel Antonio Moretti
João Fernando Monteiro Ferreira

SEÇÃO XX ▪ ESPIRITUALIDADE

94. Espiritualidade e saúde 904
Roberto Esporcatte
Álvaro Avezum
Mário Henrique Elesbão Borba

SEÇÃO XXI ▪ COVID-19

95. Covid-19 912
Isabela Bispo Santos da Silva Costa
Gláucia Maria Moraes de Oliveira
Fernando Bacal

Índice remissivo 921

Conteúdo complementar

Esta obra contém conteúdo complementar disponibilizado em uma plataforma digital exclusiva. O prazo para acesso a esse material limita-se à vigência desta edição. Para ingressar no ambiente virtual, utilize o QR code abaixo:

Apresentação

É com satisfação que escrevo a apresentação do *Livro-texto da Sociedade Brasileira de Cardiologia*. Esta extraordinária obra, que resulta da grande cooperação entre os principais cardiologistas do Brasil, possibilitou a atualização da segunda edição após seis anos. Trata-se de uma obra que reúne os mais recentes avanços da especialidade, de forma concisa e, sem dúvidas, será de enorme valor para toda a comunidade cardiológica, sobretudo para quem está em busca de formação médica contínua e atualizada. Em outras palavras, constitui um livro-texto de cardiologia que atenderá os anseios da comunidade médica brasileira, que exprime o compromisso sedimentado no âmbito da Sociedade Brasileira de Cardiologia e seus departamentos científicos especializados.

O corpo editorial, liderado por Iran Castro, esmerou-se para preservar os fundamentos das edições anteriores, atualizando o conteúdo e trazendo os novos temas contemporâneos que espreitam a prática da cardiologia. Os editores reuniram um grupo muito qualificado de colaboradores, que em harmonia produziram um trabalho exitoso, resultando em capítulos sucintos, abrangentes, educativos e bem ilustrados.

Em síntese, os editores e os autores superaram todas as expectativas e produziram esta excelente obra. Como mencionei no primeiro parágrafo, eu o recomendo a todos aqueles que atuam no campo das doenças cardiovasculares. Estudiosos dedicados à ciência básica, clínica ou translacional, clínicos, residentes, pesquisadores e farmacologistas, todos poderão se beneficiar das informações encontradas em capítulos específicos, bem como da abrangência e profundidade do conhecimento apresentado nesta obra.

Marcelo Queiroga
Presidente da Sociedade Brasileira de Cardiologia

Prefácio

O *Livro-texto da Sociedade Brasileira de Cardiologia* se estabeleceu como referência na área. A segunda edição da obra continua a ser utilizada como fonte de consulta básica sobre os mais variados temas, principalmente os métodos diagnósticos. A nova edição demandava, evidentemente, atualização, e ao mesmo tempo necessitava contemplar uma faceta mais pragmática e objetiva em dimensões menores. Esse foi o norte dos trabalhos de elaboração da terceira edição, proposto pelas duas Diretorias em curso durante a elaboração do projeto.

Assim, uma nova versão foi conduzida com a finalidade de limitar o número de páginas, reduzir o número de referências bibliográficas e de autores, e nesse sentido houve um esforço máximo de compactação.

Para a nova versão, a Comissão Editorial indicou um nome de autor por tema, cuja missão foi redigir o texto de forma completa. Os autores contaram com a colaboração de colegas de acordo com a sua necessidade, contanto que fossem todos sócios adimplentes e detentores do título de Especialista da SBC, com reconhecida *expertise* na área.

Os editores, de forma democrática, escolheram os temas e os respectivos autores. Em seguida, um grupo de revisores foi designado para cumprir a árdua tarefa de compactar e formatar os capítulos na linha editorial proposta.

A Sociedade Brasileira de Cardiologia, na pessoa de seus Diretores, entre duas gestões, e da equipe de profissionais do seu estafe, desempenhou papel fundamental na execução desta nova edição, assim como a equipe da Manole, cuja dedicação incomensurável foi essencial para que tivéssemos este trabalho concluído.

Um agradecimento especial a Oscar Dutra e a Marcelo Queiroga, Presidentes da SBC, pela confiança em nós depositada. Agradecemos também aos revisores, que atuaram em ritmo acelerado ao analisar todo o material, criar sugestões e adaptar o texto ao modelo proposto. Vocês serão nossos sucessores nesta SBC acadêmica.

Lembramos que, a fim de mantermos o reduzido número de páginas, a Comissão Editorial decidiu por disponibilizar um limitado número de referências bibliográficas, sob a forma de Diretrizes e sugestões de leitura. Todas as referências consultadas pelos autores estão, porém, contempladas na edição eletrônica deste livro.

Boa leitura a todos!

Iran Castro
Editor

Dalton Précoma
Denilson Campos de Albuquerque
Fernando Bacal
Marcelo Queiroga
Oscar Pereira Dutra
Wolney de Andrade Martins
Editores Associados

Diretoria da Sociedade Brasileira de Cardiologia
(Gestão 2020/2021)

Marcelo Queiroga
Presidente

Celso Amodeo
Vice-Presidente

Ricardo Mourilhe Rocha
Diretor Financeiro

Fernando Bacal
Diretor Científico

Olga Souza
Diretora Administrativa

Harry Corrêa Filho
Diretor de Comunicação

Silvio Henrique Barberato
Diretor de Qualidade Assistencial

Leandro Ioschpe Zimerman
Diretor de Tecnologias da Informação

Nasser Sarkis Simão
Diretor de Relações Governamentais

João David de Souza Neto
Diretor de Relações com Estaduais e Regionais

Andréa Araújo Brandão
Diretora de Departamentos Especializados

José Francisco Kerr Saraiva
Diretor de Promoção de Saúde Cardiovascular – SBC/Funcor

David de Pádua Brasil
Diretor de Pesquisa

Ludhmila Abrahão Hajjar
Diretora Extraordinária de Ciência Tecnologia e Inovação

SEÇÃO I

EPIDEMIOLOGIA E PREVENÇÃO

1
Epidemiologia e prevenção cardiovascular

Dalton Bertolim Précoma
Gláucia Maria Moraes de Oliveira

DESTAQUES

- Tipos de prevenção.
- Prevenção populacional e individual.
- As maiores causas de taxa padronizada por idade dos anos de vida ajustados por incapacidade (DALY, *disability-adjusted life years*, na sigla em inglês) no *Global Burden of Disease* (GBD) de 2017 foram: cardiopatia isquêmica, violência interpessoal, lombalgia e acidente vascular cerebral.
- Hipertensão arterial, riscos dietéticos, aumento do LDL-colesterol (LDL-C) e aumento da massa corporal são as maiores causas de taxa de mortalidade padronizadas pela idade.
- O infarto do miocárdio possui a maior taxa de incidência no Brasil, e as doenças cardiovasculares (DCV) são responsáveis pelos maiores gastos em hospitalizações.

PREVENÇÃO CARDIOVASCULAR – CONTEXTO GERAL

Introdução

Há muitos anos, discutem-se os aspectos populacionais da prevenção de doença cardiovascular (DCV), as políticas governamentais de saúde, os aspectos socioeconômicos e outros fatores e estratégias que possam influenciar a redução das doenças. Geoffrey Rose, na década de 1990, já discutia que a mudança na abordagem de um fator de risco de toda uma população tinha mais impacto na taxa de mortalidade do que o tratamento apenas da população de alto risco. Com a evolução, a elaboração dos escores de estratificação de risco trouxe a possibilidade da inclusão das estratégias conforme os graus de risco. Esses algoritmos incluem gênero, idade, história familiar de aterosclerose e os clássicos fatores de risco. Um grande exemplo reside no tratamento do colesterol, o qual é flexível no tratamento de pessoas de baixo risco e, por outro lado, extremamente necessário aos de alto risco, que englobam os coronarianos, diabéticos etc., mesmo com níveis de colesterol não significativos.

Na década de 1970, o conceito de prevenção era considerado "evitar o desenvolvimento de um estado patológico e a terapêutica utilizada para limitar o curso da doença". Naquela época não se utilizava o termo "prevenção". Em 1978, Nightingale et al. citaram a diferença entre prevenção primária, secundária e terciária. Até essa época, não utilizavam a terminologia "fatores de risco", o que passou a ser considerado em 1998, quando a Organização Mundial da Saúde citou que a prevenção deveria abranger as medidas para diminuir as doenças e a redução dos "fatores de risco". Em 2006, a Organização Mundial de Médicos da Família (WONCA, de *World Organization of Family Doctors*, na sigla em inglês) define o termo "prevenção quaternária".

Tipos de prevenção

- Primária: promoção de saúde antes do desenvolvimento de doenças ou lesões.
- Secundária: detecção de doenças nos estágios precoces e assintomáticos.
- Terciária: reversão ou retardo do desenvolvimento de uma doença.
- Quaternária: ação tomada para identificar o paciente em risco de excesso da abordagem terapêutica, intervenções invasivas e desnecessárias.
- Primordial: prevenção de fatores socioeconômicos e ambientais que podem ter relação de causalidade com as doenças.

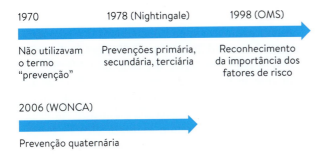

As conquistas proporcionadas em grande parte pela pesquisa clínica com os ensaios randomizados possibilitou relevante progresso nas duas últimas décadas, permitindo que novos medicamentos fossem incorporados, tais como os hipoglicemiantes, os redutores de colesterol, os anticoagulantes, para a insuficiência cardíaca, além de outros. Entretanto, esse cenário é específico a uma pequena camada da população inserida nesses estudos, não se aplicando à população geral. Os ensaios são direcionados à eficácia e segurança de uma terapêutica, e não às medidas preventivas para o desenvolvimento de determinada doença, haja vista a dificuldade em analisar características individuais e comunitárias que influenciem as respostas às intervenções. Portanto, esse conceito amplo de prevenção exige que façamos uma reflexão sobre em que nível devemos e podemos atuar.

O profundo conhecimento adquirido para o tratamento das doenças não teve o mesmo impacto na prevenção. O conhecimento é universal, mas ainda há um grande distanciamento geoeconômico entre os países e mesmo entre as regiões e os habitantes de um país, sendo visível a dificuldade encontrada entre os gestores políticos da saúde pública. Os fatores de risco, amplamente conhecidos e divulgados na população, possuem baixos índices de adesão às corretas medidas preventivas. Os altos índices de obesidade, sedentarismo e tabagismo são um exemplo da influência preocupante para o desenvolvimento das DCV.

A prevenção está se movendo em direção às bases populacionais, pois elas estão mais definidas e o conhecimento dos fatores predisponentes possui impacto amplo. O grande desafio está na efetiva aplicação desses métodos para a população e na adequada observância e seguimento dessas medidas preventivas.

Prevenção individual e populacional

Geoffrey Rose cita que a prevenção em um grande número de pessoas com baixo risco tem pouco impacto na prevalência das doenças, enquanto em um pequeno número de indivíduos de alto risco é maior, porém sem uma abrangência social adequada e a um custo muito elevado. São abordagens diferentes, e o exemplo de verdadeira "prevenção primordial" é a prevenção CV precoce, na abordagem dos fatores de risco, que prevenirão a aterosclerose e os eventos cardíacos na sequência. Zulman et al., utilizando os exemplos de Geoffrey Rose, mostraram que, ao aplicar um escore de risco multivariável, a redução de um fator de risco a um pequeno grau na população não foi eficaz quanto à redução num contingente menor de indivíduos de alto risco.

Existe um cenário amplo nas ações de saúde pública e estratégias de prevenção populacional, que envolve aspectos ecológicos, geopolíticos, socioeconômicos, etc. Algumas doenças, principalmente as infecciosas, se inserem mais nessa situação, principalmente as que necessitam de auxílio e cooperação internacional efetiva, rápida e em uma circunstância na qual não há tratamento definitivo, como a pandemia de COVID-19, impondo temor na população apesar da mortalidade menor do que as da DCV.

Na prevenção populacional e nas doenças crônico-degenerativas, que são o foco deste capítulo, as ações governamentais devem enfocar as doenças mais prevalentes e com menor taxa de observância ao tratamento por parte dos pacientes, como hipertensão arterial, dislipidemia, obesidade e diabete. Essas estratégias de prevenção populacional dependem muito da reestruturação social, do meio ambiente e da economia e exercem impacto na população, apesar de muito pouco para o indivíduo.

No aspecto individual, as ações de conscientização dos pacientes, levando em conta a adesão ao tratamento e até o aprimoramento do diagnóstico, representam grande desafio, porém de baixo custo, considerando a abordagem dos fatores de risco, que não necessita de tecnologia avançada.

Impacto do estilo de vida saudável na prevenção

O estudo *The Health Professionals Follow-up Study* (HPFS) estudou cinco hábitos saudáveis em 51.529 profissionais da saúde com idade entre 40 e 75 anos (média de 53 anos), associados a diminuição de risco na ordem de 87%. Esses hábitos saudáveis utilizados foram não fumar, fazer exercícios moderadamente vigorosos, > 30 min/dia, consumir bebidas alcoólicas até 30 g/dia e ter massa corporal < 25 kg/m².

O *The European Prospective Investigation into Cancer in Norfolk Prospective Population Study* examinou quatro hábitos saudáveis: não fumar, realizar atividade física moderada, consumir acima de cinco porções diárias de frutas e verduras e fazer uso moderado de álcool. Após 11 anos, o risco de mortalidade para todas as causas foi relacionado ao número de comportamentos saudáveis seguidos: um hábito: 1,39; dois hábitos: 1,95; três hábitos: 2,52; quatro hábitos modificados: 4.04.

O estudo *Postdam* considerou as variáveis atividade física acima de 210 min/semana; massa corporal < 30 kg/m²; dieta de frutas, vegetais e grãos integrais; menor consumo de carne vermelha. Após 7,8 anos, o risco de doença arterial coronariana diminuiu 78%, o risco de acidente vascular cerebral 50%, o risco de diabete melito 93%, e o de câncer, 36%.

O estudo INTERHEART foi realizado em 52 países dos cinco continentes, incluindo aproximadamente 30 mil indivíduos, sendo 15.152 casos e 14.820 controles. Foram levantadas questões referentes a nove fatores, entre eles lípides (apolipoproteínas), tabagismo, hipertensão arterial, diabete melito, obesidade pela relação cintura/quadril, atividade física, consumo de álcool, dieta e fatores sociais. De modo geral, essas associações representaram o risco de infarto do miocárdio, atribuíveis à população na ordem de 90% para o sexo masculino e 94% para o sexo feminino. Destes, cinco fatores, dentre eles os lipídeos, tabagismo, hipertensão arterial, diabete melito e obesidade, atribuíram risco à população na ordem de 80%, sobretudo nos países em desenvolvimento, para os mesmos gêneros e faixas etárias.

Muitos fatores de risco que fazem parte da Atualização de Prevenção Cardiovascular da Sociedade Brasileira de Cardiologia serão detalhados nos capítulos específicos deste livro.

EPIDEMIOLOGIA CARDIOVASCULAR NO BRASIL

Introdução

O Brasil é um país de renda média, com 8,5 milhões de km² e a quinta maior população do mundo, com cerca de 211,8 milhões de habitantes. Possui a décima segunda economia mundial, com produto interno bruto de US$ 1.398,4, de acordo com o Fundo Monetário Internacional.

No país, segundo o Instituto Brasileiro de Geografia e Estatística (IBGE), a expectativa de vida ao nascer em 2019 foi de 79,9 anos para mulheres e de 72,8 anos para homens, e o índice de desenvolvimento humano (IDH) de 2018 o classificou na 79ª posição, com IDH de 0,761.

De acordo com as estimativas do GBD 2017, as cardiopatias isquêmicas e o acidente vascular cerebral repre-

sentaram as duas maiores taxas de mortalidade padronizadas por idade, no Brasil, em 2017. As tendências de mortalidade do GBD 2015 para o país, de 1990 a 2015, demonstraram uma redução significativa, principalmente entre crianças menores de cinco anos. A redução da mortalidade por DCV foi maior nas regiões Sul, Sudeste e Centro-Oeste. O GBD 2016 descreveu que as taxas de mortalidade padronizadas por todas as causas de morte caíram 34% (II 95% = 33,4-34,5) de 1990 a 2016, enquanto a magnitude dos declínios variou entre os estados, refletindo melhorias socioeconômicas gerais. O estudo GBD 2016 observou que violência, diabete melito, acidentes de trânsito, doenças cardíacas hipertensivas, cardiomiopatia e miocardite foram causas de morte com a maior taxa de mortalidade padronizada por idade, conforme observado no *ranking* de 2017.

A taxa padronizada por idade dos DALY para todas as causas de morte diminuiu em 30,2% (95% II 27,7-32,8) de 1990 a 2016. Conforme o estudo do GBD 2016, os quatro principais fatores de risco para as mulheres foram: alto índice de massa corporal, pressão arterial sistólica alta, riscos alimentares e glicemia plasmática em jejum. Para os homens, observaram-se uso de álcool e drogas, pressão arterial sistólica alta, riscos alimentares e índice de massa corpórea alto.

Para os dois sexos no GBD 2017, os quatro DALY padronizados por idade mais relevantes, por causas de morte, foram cardiopatia isquêmica, violência interpessoal, lombalgia e acidente vascular cerebral. Por outro lado, os principais fatores de risco que contribuíram para os DALY em 2016 foram o uso de álcool e drogas, pressão alta e alto índice de massa corporal.

Influência dos fatores de risco nas doenças cardiovasculares

A hipertensão tem sido fator de risco com alta prevalência no mundo há muitos anos, além de ser o principal fator de risco para DCV na maioria dos países. Estimaram-se cerca de 45 milhões de hipertensos no Brasil em 2017. Em um estudo de 2018 para análise regional da prevalência de hipertensão no Brasil, mais de 35% da população adulta nas Regiões Sul e Sudeste apresentaram essa condição, enquanto na Região Norte a taxa era de pouco mais de 20%. As Regiões Nordeste e Centro-Oeste apresentaram prevalência, respectivamente, de 29,4 e 30,2%.

A Tabela 1 descreve a taxa de mortalidade padronizada por idade atribuível a fatores de risco, para DCV em 2017, de acordo com o GBD. A pressão arterial sistólica alta continuou sendo o principal fator de risco para DCV nesse estudo. No Brasil, de 1990 a 2017, a prevalência de pressão arterial sistólica alta aumentou de 16,9 (II 95% 16,5% a 17,3%) para 18,9 (II 95% 18,5% a 19,3%), com aumento anual de 0,4% na taxa padronizada por idade, principalmente em razão do envelhecimento.

TABELA 1 Taxa de mortalidade padronizada por idade e taxa de anos de vida ajustados por incapacidade (DALY) por idade, atribuível a fatores de risco para doenças cardiovasculares, Brasil (2017)

Fator de risco Valor (II 95%)	Taxa de mortalidade padronizada por idade	Taxa de DALY
Pressão arterial sistólica alta	94,8 (85,2; 104,5)	2.002,4 (1.813,0; 2.188,7)
Riscos dietéticos	78,2 (70,4; 85,8)	1.700,7 (1.543,1; 1.856,9)
LDL-colesterol aumentado	44,6 (35,7; 54,7)	1.107,3 (804,4; 1.422,8)
Elevado índice de massa corporal	42,4 (29,5; 56,7)	1.001,0 (859,5; 1.157,3)
Consumo de tabaco	29,9 (27,2; 32,5)	773,6 (705,8; 842,3)
Glicemia plasmática de jejum elevada	20,9 (15,2; 29,6)	405,7 (304,0; 549,7)
Baixo nível de atividade física	13,5 (7,0; 21,0)	282,3 (238,8; 328,3)
Poluição do ar	12,3 (10,4; 14,4)	249,1 (129,3; 389,2)
Função renal prejudicada	12,2 (10,4; 14,3)	208,8 (180,9; 239,4)
Outros riscos ambientais	9,2 (5,8; 12,7)	174,5 (105,2; 248,5)
Uso de álcool	3,9 (-1,2; 9,5)	135,6 (8,60; 270,9)

Prevalência e incidência de doenças cardiovasculares

A prevalência de DCV aumentou, no Brasil, de 4.214,2 (II 95% = 4.049,4; 4.391,3) em 1990 para 6.469,1 (II 95% = 6.208,6; 6.742,5) em 2017, por 100 mil habitantes, por sexo, com 53,5% (II 95% = 55,5; 51,5) de mudança nesse período. A prevalência de DCV foi maior no sexo masculino (4.258,5 [II 95% = 4.097,9; 4428,4] em 1990; 6.554,2 [II 95% = 6.296,3; 6.827,3] em 2017) do que no feminino (II 95% = 4.170,9 [II 95% = 3.996,7; 4.355,7] em 1990; 6.387,7 [II 95% = 6.109,4; 6667,3] em 2017). A porcentagem de mudança foi quase a mesma em ambos os sexos, 53,9 (56; 51,9) para homens e 53,1 (55,8; 50,5) para mulheres nesse período (Figura 1).

O infarto do miocárdio apresentou a maior taxa de incidência, mais de 300 casos por 100 mil habitantes, por ano, correspondendo a aproximadamente 0,2% na população adulta acima de 20 anos. As doenças coronarianas já representam cerca de 5% das despesas de hospitalização nos últimos anos. Houve incremento na prevalência de doença cardiovascular (DCV) de 271 (intervalo de incerteza de 95% [II]: 257-285) milhões em 1990 para 523 (II95% 497-550) milhões em 2019, e o número de mortes cresceu constantemente de 12,1 (II95%11,4-12,6) milhões em 1990, para 18,6 (II95%17,1-19,7) milhões em 2019, nas 21 regiões mundiais analisadas pelo *Global Burden of Disease* (GBD) em 2019. Estima-se que a prevalência irá aumentar no Norte da África e Ásia Ocidental, Ásia Central e Meridional, Leste e Sudeste Asiático, e América Latina e Caribe em razão do aumento e do envelhecimento da população. No Brasil, os anos de vida perdidos ajustados por incapacidade (*Disability-Adjusted Life Years* – DALYs) por doença isquêmica do coração (DIC), principal componente da mortalidade por DCV, variaram de 771,2 (II95% 679,4-866,3) por 100 mil no Amazonas a 2.416,2 (II95% 2.176,7-2686,2) por 100 mil no Rio de Janeiro, uma diferença de 103,2% dentro do país, com importantes variações regionais.

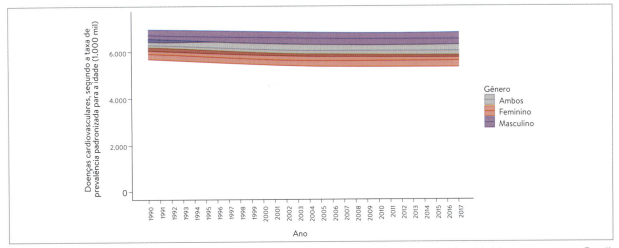

FIGURA 1 Taxa de prevalência padronizada por idade para doenças cardiovasculares, por 100 mil habitantes, por sexo, Brasil, 1990-2017, GBD 2017.

Fonte: Cardiovascular Statistics – Brazil 2020.

Mortalidade

As doenças crônicas não transmissíveis (DCNT) compreendem o principal grupo de causas de morte no mundo, responsáveis por mortes prematuras, perda da qualidade de vida, impactos econômicos e sociais adversos. Essas causas de morte são responsáveis por cerca de 70% das mortes globais, o que equivale a mais de 38 milhões de mortes anuais, superando significativamente as mortes por causas externas e as doenças transmissíveis.

O impacto da mortalidade por DCNT é ainda mais significativo nos países de baixa renda. Cerca de 80% das mortes por DCNT ocorrem em países de baixa ou média renda, onde 29% dos indivíduos têm menos de 60 anos, enquanto em países de alta renda apenas 13% são mortes prematuras.

De todas as mortes por DCNT no mundo, quase 45%, mais de 17 milhões, ocorrem como resultado de doenças do aparelho circulatório (DAC). No Brasil, o perfil epidemiológico das causas de morte é muito semelhante, onde as DCNT correspondem a 72%, as DAC a 30%, as neoplasias a 16% e as doenças respiratórias, a 6% dos óbitos.

Apesar dos números ainda altos, as taxas de mortalidade por DCV no Brasil diminuíram significativamente nos últimos anos. No início dos anos 1990, havia aproximadamente 350 mortes por 100 mil habitantes, e, nos últimos anos, essas taxas reduziram para pouco mais de 200 por 100 mil habitantes. As taxas de mortalidade por DAC são mais altas no sexo masculino em quase 100 mortes por 100 mil habitantes em toda a série analisada (Figura 2).

A redução anual da mortalidade por DAC no Brasil foi maior nos últimos anos da série analisada em homens e mulheres. Os estados com declínios mais consistentes nas taxas de mortalidade foram os das regiões Sul e Sudeste, que concentram as maiores populações e renda.

Carga de doenças

A doença cerebrovascular ainda exerce impacto essencial na geração de incapacidade física. Leva anualmente a 113 milhões de DALY, e 80% dos DALY ocorrem em países de baixa e média renda, como o Brasil. As taxas de DALY ajustadas por idade no Brasil variaram de mais de 6 mil anos por 100 mil habitantes, nos anos 1990, e diminuíram em números para pouco mais de 4 mil anos por 100 mil habitantes na última década. A região com as taxas mais altas de DALY foi o Sudeste, e as taxas mais baixas foram encontradas no Norte e no Nordeste (Figura 3).

Procedimentos médicos e custos econômicos da DCV

De 2008 a 2018, 10.041.906 procedimentos foram realizados pelo Sistema Único de Saúde (SUS). Destes, 8.922.693 foram procedimentos clínicos conduzidos por doença cerebrovascular, correspondendo a 46% (4.110.017) das hospitalizações, seguidos por insuficiência cardíaca com 32% (2.862.739), infarto agudo do miocárdio com 16% (1461388) e 3,6% por fibrilação atrial (321.866).

Dos 1.110.213 procedimentos cirúrgicos realizados, a angioplastia coronariana representou 60% (669.893), seguida pela cirurgia de revascularização do miocárdio (CRM), com 22% (244.105), e cirurgia valvar com 8% (88.280). A proporção de cirurgia de angioplastia/CRM em 2008 foi de 1,8 e aumentou para 3,8 em 2018 (Tabela 2). Durante o período, houve um aumento nos procedimentos relacionados ao infarto agudo do miocárdio e à síndrome coronariana aguda (cerca de 64%), enquanto as hospitalizações por insuficiência cardíaca diminuíram (cerca de 25%) (Tabela 3).

No estado mais rico e populoso do Brasil, São Paulo, as internações por insuficiência cardíaca na última década apresentaram taxas entre 11,7 e 15,1 interna-

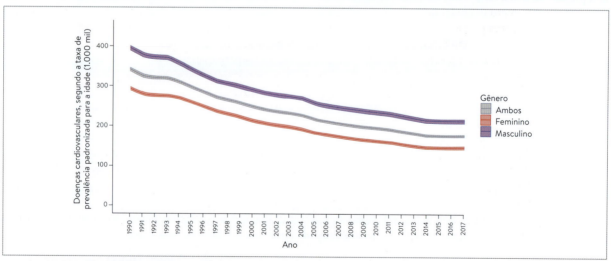

FIGURA 2 Taxa de mortalidade padronizada por idade por causas de morte, por 100 mil habitantes, por sexo, Brasil, 1990-2017.
Fonte: Cardiovascular Statistics – Brazil 2020.

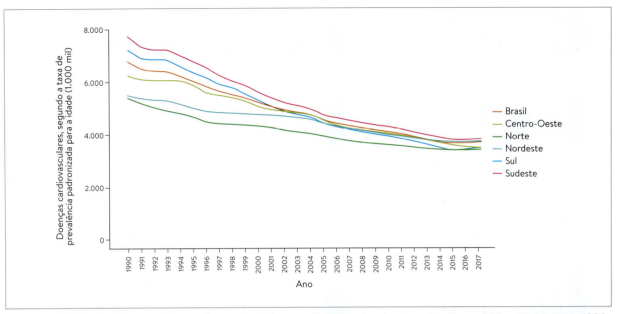

FIGURA 3 DALY de doenças cardiovasculares – taxa de mortalidade padronizada por idade, por 100 mil habitantes, 1990-2017, Brasil e regiões.
Fonte: Cardiovascular Statistics – Brazil 2020.

ções por 10 mil habitantes, uma redução em relação aos anos anteriores da série temporal analisada, uma vez que no final nos anos 1990 a mesma taxa foi de 27 hospitalizações por 10 mil habitantes. A mesma série temporal também analisou internações por acidente vascular cerebral com taxas de hospitalização entre 6,5 e 8,1 por 10 mil habitantes e com maior oscilação e sem redução significativa ao longo da série, uma vez que, no final dos anos 1990, as taxas eram de 6,2 a 8,9 por 10 mil habitantes.

Cerca de metade dos gastos com saúde no Brasil é financiada pelo governo. As DCV são o grupo de doenças que causam os maiores gastos com hospitalizações no SUS e geram o número mais significativo de pensões por invalidez e maior carga de morbidade para os pacientes. Em 2015, os gastos diretos estimados do setor público em hospitalizações e consultas para DCV no Brasil foram superiores a R$ 5 bilhões. Estima-se que os gastos com licenças temporárias ou permanentes para DCV superem os R$ 380 milhões.

De acordo com a American Heart Association, nos Estados Unidos, entre 2012 e 2030, projeta-se que 61% dos gastos diretos com saúde para DCV sejam atribuídos aos custos hospitalares. No Brasil, em 2012, US$ 608,9 milhões foram gastos pelo SUS em procedimentos terapêuticos de alta complexidade, realizados durante as internações por DCV, dos quais 34% foram associados à angioplastia coronariana e 25% à cirurgia de revascularização do miocárdio.

CONCLUSÕES

O processo da morte tem se transformado ao longo do tempo, com o aumento da urbanização, a industrialização e o crescimento econômico no Século XXI, tendo se modificado as formas de adoecer e morrer em todas as idades, no Brasil e no mundo. Nos últimos 150 anos, observam-se aumento na expectativa de vida e redução na taxa de mortalidade geral e de fertilidade. Doenças infecciosas foram substituídas por doenças crônico-degenerativas, como as causas de óbitos mais relevantes pelo desenvolvimento de vacinas, antibióticos e pelo envelhecimento da população.

Todavia, a desigualdade no Brasil é enorme: na população, na distribuição de renda e riqueza e no acesso aos sistemas de saúde. São necessários estudos que relacionem as taxas de mortalidade, prevalência, incidência e carga de doença com indicadores socioeconômicos de cada região. Essas relações são cada vez mais evidentes e indicam que se dê mais ênfase na melhoria das condições de vida das populações, a fim de reduzir a morbimortalidade CV de forma mais consistente e eficaz do que apenas com os programas verticais de controle isolado dos fatores de risco CV clássicos. Há que se modificar, portanto, o paradigma para o controle das DCV, cujas reduções não dependem só do setor de saúde, mas também de políticas sociais que incluam acesso a educação, emprego, redução dos riscos ambientais e proteção contra o empobrecimento evolutivo.

TABELA 2 Procedimentos pagos pelo Sistema Único de Saúde de 2008 a 2018, por grupos de procedimentos

Grupos de procedimentos	Insuficiência cardíaca	Cardiomiopatia hipertrófica	Cardiopatia isquêmica crônica	Infarto – clínico	Infarto – angioplastia	Síndrome coronariana aguda	Angioplastia coronariana	Cirurgia de revascularização	Doença cerebrovascular	Doença valvar	Cirurgia valvar	Valvoplastia mitral	Outras valvoplastias	Fibrilação atrial	Ablação de fibrilação atrial	Total
Total de procedimentos pagos pelo SUS	2.862.739	24.964	87.894	676.467	85.664	784.921	669.893	244.105	4.110.017	74.555	88.280	4.204	5.087	321.866	1.250	10.041.906

TABELA 3 Variação anual dos procedimentos pagos pelo Sistema Único de Saúde de 2008 a 2018, por grupos de procedimentos

Grupos de procedimentos	2008	2009	2010	2011	2012	2013	2014	2015	2016	2017	2018
Insuficiência cardíaca	298.474	297.763	289.110	284.844	264.469	254.285	243.913	240.832	236.358	230.297	222.394
Cardiomiopatia hipertrófica	2.092	2.363	2.459	2.302	2.357	2.293	2.370	2.230	2.250	1.997	2.251
Cardiopatia isquêmica crônica	12.393	9.743	9.300	8.497	8.000	7.197	7.581	6.403	6.317	6.171	6.292
Infarto – clínico	47.358	50.987	55.513	58.194	59.562	58.552	62.809	66.647	70.441	71.835	74.569
Infarto – angioplastia	7.648	6.362	6.262	6.033	5.865	6.055	7.135	8.524	10.195	10.774	10.811
Síndrome coronariana aguda	63.300	68.833	72.912	71.523	75.734	73.432	76.945	72.686	70.430	70.713	68.413
Angioplastia coronariana	38.635	45.648	49.492	55.931	60.959	63.838	66.492	66.550	69.802	73.971	78.575
Cirurgia de revascularização miocárdica	20.515	22.077	21.225	23.187	23.900	23.249	22.997	22.559	22.248	21.474	20.674
Doença valvar	6.596	7.621	6.749	7.149	7.195	6.790	6.756	6.520	6.660	6.183	6.336
Cirurgia valvar	8.045	8.344	7.745	8.297	8.518	8.176	8.130	7.937	7.756	7.758	7.574
Valvoplastia mitral	477	551	487	473	403	431	408	341	206	236	200
Outras valvoplastias	451	477	445	486	456	527	515	513	399	427	391
Fibrilação atrial	29.034	28.174	28.382	28.583	28.760	28.268	29.799	29.754	29.889	30.265	30.958
Ablação de fibrilação atrial	68	72	90	85	123	139	143	161	124	120	125

O QUE AS DIRETRIZES RECOMENDAM

- A DCV é a principal causa de morte no Brasil e no mundo, determinando aumento da morbidade e incapacidade ajustadas pelos anos de vida. Embora as taxas de mortalidade e DALY padronizadas por idade estejam diminuindo no Brasil, possivelmente como resultado de políticas de saúde bem-sucedidas, o número total destas está aumentando, principalmente pelo envelhecimento e adoecimento da população.

- A presença dos fatores de risco clássicos (hipertensão, dislipidemia, obesidade, sedentarismo, tabagismo, diabete e histórico familiar) aumenta a probabilidade pré-teste de DCV – com ênfase para a doença arterial coronariana – e norteia a prevenção primária e secundária. Vários outros fatores, incluindo questões sociodemográficas, étnicas, culturais, dietéticas e comportamentais, também podem explicar as diferenças na carga de DCV entre as populações e suas tendências ao longo das décadas. A implementação de políticas de saúde, entre elas, o estímulo aos hábitos de vida saudáveis, o acesso a medidas para a prevenção primária e secundária de DCV, associados ao tratamento de eventos CV, é essencial para o controle das DCV em todos os países, incluindo o Brasil.

- A Diretriz Brasileira de Prevenção da Sociedade Brasileira de Cardiologia – 2019 atualiza as estratégias de abordagem dos fatores de risco clássicos e discute novos conceitos, como a necessidade de agregar o conhecimento de fatores de risco emergentes – por exemplo, espiritualidade –, fatores socioeconômicos e ambientais, bem como estratégias adicionais, como o uso de vacinas.

DIRETRIZES

1. Arnett DK, Blumenthal RS, Albert MA, Buroker AB, Goldberger ZD, Hahn EJ, et al. 2019 ACC/AHA guideline on the primary prevention of cardiovascular disease: a report of the American College of Cardiology/American Heart Association Task Force on Clinical Practice Guidelines. J Am Coll Cardiol. 2019;74(10):e177-232.
2. Carvalho T, Milani M, Ferraz AS, Silveira ADD, Herdy AH, Hossri CAC, et al. Brazilian Cardiovascular Rehabilitation Guideline - 2020. Arq Bras Cardiol. 2020;114(5):943-87.
3. Précoma DB, Oliveira GMM, Simão AF, Dutra OP, Coelho OR, Izar MCO, et al. Atualização da Diretriz de Prevenção Cardiovascular da Sociedade Brasileira de Cardiologia – 2019. Arq Bras Cardiol. 2019;113(4):787-891.

 SUGESTÕES DE LEITURA

1. GBD Compare. Institute for Health Metrics and Evaluation. Disponível em: GBD https://vizhub.healthdata.org/gbd-compare/ (Internet). [Citado em 14 novembro, 2020.]
2. Nascimento BR, Brant LCC, de Oliveira GMM, Malachias MVB, Reis GMA, Teixeira RA, et al. Cardiovascular disease epidemiology in Portuguese-speaking countries: data from the Global Burden of Disease, 1990 to 2016. Arq Bras Cardiol. 2018;110(6):500-11.
3. Oliveira GMM, Brant LCC, Polanczyk, Biolo A, Nascimento BR, Malta DC. Cardiovascular Statistics – Brazil 2020. Arq Bras Cardiol. 2020;115(3):308-439.
4. Précoma DB, Oliveira GMM, Simão AF, Dutra OP, Coelho OR, Izar MCO, et al. Atualização da Diretriz de Prevenção Cardiovascular da Sociedade Brasileira de Cardiologia – 2019. Arq Bras Cardiol. 2019;113(4):787-891.
5. Ribeiro AL, Duncan BB, Brant LC, Lotufo PA, Mill JG, Barreto SM. Cardiovascular health in Brazil: trends and perspectives. Circulation. 2016;133(4):422-33.
6. Siqueira ADE, de Siqueira AG, Land MGP. Analysis of the economic impact of cardiovascular diseases in the last five years in Brazil. Arq Bras Cardiol. 2017;109(1):39-46.
7. Stevens B, Pezzullo L, Verdian L, Tomlinson J, George A, Bacal F. The Economic Burden of Heart Conditions in Brazil. Arq Bras Cardiol. 2018;111(1):29-36.
8. Yusuf S, Hawken S, Ôunpuu S, Dans T, Avezum A, Lanas F, et al. Effect of potentially modifiable risk factors associated with myocardial infarction in 52 countries (the INTERHEART study): case-control study. The Lancet. 2014;364(9438):937-52.

SEÇÃO II

HIPERTENSÃO ARTERIAL

2

Hipertensão arterial: diagnóstico

Audes Diógenes de Magalhães Feitosa
Wilson Nadruz Junior
Marco Antonio Mota Gomes

DESTAQUES

- A classificação da pressão arterial (PA) deve ser: ótima (≤ 120/80 mmHg), normal (PAS 120-129 mmHg e/ou PAD 80-84 mmHg), pré-hipertensão (PAS 130-139 mmHg e/ou PAD 85-89 mmHg), estágio 1 (PAS 140-159 mmHg e/ou PAD 90-99 mmHg), estágio 2 (PAS 160-179 mmHg e/ou PAD 100-109 mmHg) e estágio 3 (PAS ≥ 180 mmHg e/ou PAD ≥ 110 mmHg).

- Todos os adultos (≥ 18 anos) devem ter a PA no consultório medida e registrada em seu prontuário médico e estar cientes da PA.

- Caso a PA do consultório < 140/90 mmHg, é recomendada a medida anual da PA.

- O diagnóstico de hipertensão arterial (HA) deve ser baseado em medições repetidas da PA em consultório em mais de uma consulta ou pela medida de PA fora do consultório com MAPA e/ou MRPA, desde que essas medidas sejam viáveis.

- A medida da PA fora do consultório (MAPA ou MRPA) é especificamente recomendada para várias indicações clínicas, como a identificação da HA do avental branco e HA mascarada, quantificação dos efeitos do tratamento e identificação de possíveis causas de efeitos colaterais (p. ex., hipotensão sintomática). Valores normais: MRPA normal se < 130/80 mmHg, MAPA normal 24 h < 130/80 mmHg, vigília < 135/85 mmHg e sono < 120/70 mmHg.

INTRODUÇÃO

A hipertensão arterial (HA) é uma condição crônica definida por valores persistentemente elevados de pressão arterial (PA) que, se não devidamente controlada, gera repercussões sistêmicas causadas por lesões estruturais e/ou funcionais a órgãos-alvo (LOA). A HA é o principal fator de risco modificável para eventos cárdio e cerebrovasculares, como infarto agudo do miocárdio e acidente vascular encefálico. É considerada um importante problema de saúde pública por apresentar prevalência alta e crescente, baixos índices de controle e morbidade e mortalidade elevadas.

A avaliação inicial de um paciente com HA inclui a confirmação do diagnóstico, a suspeição e a identificação de causa secundária, além da avaliação do risco cardiovascular (CV). As LOA e doenças associadas também devem ser investigadas. Fazem parte dessa avaliação a medida da PA, história médica (pessoal e familiar), exame físico e investigação clínica e laboratorial. Por fim, propõem-se avaliações gerais a todos os hipertensos e avaliações complementares apenas para grupos específicos.

MEDIDA DA PRESSÃO ARTERIAL NO CONSULTÓRIO

A PA deve ser medida em toda avaliação médica, de qualquer especialidade e/ou demais profissionais da saúde devidamente capacitados. Esfigmomanômetros auscultatórios ou oscilométricos são os métodos preferidos para medir a PA no consultório. A PA deve ser inicialmente medida nos dois braços, utilizando um manguito de tamanho apropriado para a circunferência do braço.

Caso ocorra uma diferença > 15 mmHg da PA sistólica (PAS) entre os braços, observa-se risco CV aumentado e estima-se que essa diferença de PA esteja provavelmente relacionada à doença vascular ateromatosa. O braço com os valores mais elevados da PA deve ser usado para todas as avaliações subsequentes e para a decisão clínica. Nos idosos, diabéticos ou pessoas com possibilidade de hipotensão ortostática, a PA também deve ser medida em pé. A hipotensão ortostática é definida por uma redução de ≥ 20 ou de ≥ 10 mmHg, para a PAS e PAD, respectivamente, no 3º minuto de pé e está associada a risco aumentado de mortalidade e eventos cardiovasculares.

Os Quadros 1 e 2 resumem os procedimentos e etapas recomendados para a medida rotineira da PA no consultório.

QUADRO 1 Medição da pressão arterial no consultório

1. O paciente deve se sentar confortavelmente em um ambiente silencioso por 5 minutos antes das medições da PA. Deve ser instruído a não conversar durante a medição. Possíveis dúvidas devem ser esclarecidas antes ou depois do procedimento

2. Certifique-se de que o paciente NÃO:
   - Está com a bexiga cheia
   - Praticou exercícios físicos há pelo menos 60 minutos
   - Ingeriu bebidas alcoólicas, café ou alimentos
   - Fumou nos 30 minutos anteriores

3. Três medidas de PA devem ser realizadas, com intervalo de 1-2 minutos, e medidas adicionais somente se as duas primeiras leituras diferirem em > 10 mmHg. Registrar em prontuário a média das duas últimas leituras da PA, sem "arredondamentos", e o braço em que a PA foi medida

4. Medidas adicionais podem ter de ser realizadas em pacientes com valores instáveis da PA decorrentes de arritmias, como nas patentes com FA, nos quais métodos auscultatórios manuais devem ser usados, pois a maioria dos dispositivos automáticos não foi validada para a medida da PA em pacientes com FA*

5. Use o manguito adequado para a circunferência do braço

6. O manguito deve ser posicionado ao nível do coração, com a palma da mão voltada para cima, e as roupas não devem garrotear o braço. As costas e o braço devem estar apoiados, as pernas descruzadas e os pés apoiados no chão

7. Meça a PA nos dois braços na primeira visita. Use o braço com o valor mais alto como referência

(continua)

QUADRO 1 Medição da pressão arterial no consultório *(continuação)*

8. Na primeira consulta, exclua a possibilidade de hipotensão ortostática. As medições da PA em repouso e em pé também devem ser consideradas em visitas subsequentes em idosos, pessoas com diabete e pessoas com outras condições nas quais a hipotensão ortostática pode ocorrer com frequência

9. Registre a frequência cardíaca e use palpação de pulso para excluir arritmia

10. Informe o valor de PA obtido para o paciente

FA: fibrilação atrial; PA: pressão arterial; PAD: pressão arterial diastólica; PAS: pressão arterial sistólica.
* A maioria dos dispositivos automáticos não é validada para a medida da PA em pacientes com FA e registra a forma de onda de pressão sistólica individual mais alta em vez de uma média de vários ciclos cardíacos. Isso levará à superestimação da PA.

QUADRO 2 Etapas para a realização da medida da pressão arterial

1. Determinar a circunferência do braço no ponto médio entre acrômio e olécrano

2. Selecionar o manguito de tamanho adequado ao braço

3. Colocar o manguito, sem deixar folgas, 2-3 cm acima da fossa cubital

4. Centralizar o meio da parte compressiva do manguito sobre a artéria braquial

5. Estimar o nível da PAS pela palpação do pulso radial*

6. Palpar a artéria braquial na fossa cubital e colocar a campânula ou o diafragma do estetoscópio sem compressão excessiva*

7. Inflar rapidamente até ultrapassar 20-30 mmHg o nível estimado da PAS obtido pela palpação*

8. Proceder à deflação lentamente (velocidade de 2 mmHg por segundo)*

9. Determinar a PAS pela ausculta do primeiro som (fase I de Korotkoff) e, a seguir, aumentar ligeiramente a velocidade de deflação*

10. Determinar a PAD no desaparecimento dos sons (fase V de Korotkoff)*

11. Auscultar cerca de 20-30 mmHg abaixo do último som para confirmar seu desaparecimento e depois proceder à deflação rápida e completa*

12. Se os batimentos persistirem até o nível zero, determinar a PAD no abafamento dos sons (fase IV de Korotkoff) e anotar valores da PAS/PAD/zero*

PAD: pressão arterial diastólica; PAS: pressão arterial sistólica.
* Itens realizados exclusivamente na técnica auscultatória.

MEDIÇÃO DA PRESSÃO ARTERIAL FORA DO CONSULTÓRIO

A medição da PA fora do consultório refere-se ao uso da monitorização ambulatorial da pressão arterial (MAPA) ou da monitorização residencial da pressão arterial (MRPA). Elas fornecem um número maior de medidas da PA do que a técnica convencional no consultório e em condições mais representativas da vida cotidiana.

Monitorização residencial da pressão arterial (MRPA)

De acordo com as diretrizes brasileiras, a MRPA é a média de todas as medidas de PA realizadas com um monitor validado, calibrado, automático, do 2º ao 5º dia (as medidas do 1º dia/clínica são excluídas da média), com leituras de manhã e à noite, realizadas em um ambiente silencioso após 3 minutos de repouso, com o paciente sentado, com as costas e o braço apoiados.

Quando comparada com a PA no consultório, os valores da MRPA são geralmente mais baixos, e o valor para o diagnóstico de HA é $\geq$ 130/80 mmHg (Tabela 1). A MRPA fornece dados de PA mais reprodutíveis e está mais relacionada a LOA, particularmente HVE. As metanálises recentes indicaram ainda que a MRPA prediz melhor a morbimortalidade cardiovascular do que a PA no consultório. A MRPA também pode ter um efeito benéfico na adesão à medicação e no controle da PA, especialmente quando combinado com educação e aconselhamento. O telemonitoramento e os aplicativos de *smartphone* podem oferecer vantagens adicionais, como um auxílio à memória das medidas da PA e como uma maneira conveniente de armazenar e editar os dados da PA em um laudo digital.

Monitorização ambulatorial da pressão arterial (MAPA)

A MAPA fornece a média das leituras da PA durante o período de vigília, sono e geralmente de 24 horas. Normalmente, o dispositivo é programado para registrar a PA em intervalos de 15-30 minutos. Para o exame ter qualidade adequada, é necessário um mínimo de 16 medidas válidas durante a vigília e 8 durante o sono. Os valores da MAPA são, em média, inferiores aos valores da PA no consultório (Tabela 1).

TABELA 1	Definição de hipertensão de acordo com a pressão arterial no consultório, MAPA e MRPA	
Categoria	**PAS (mmHg)**	**PAD (mmHg)**
PA no consultório	$\geq$ 140	e/ou	$\geq$ 90
MAPA 24 horas	$\geq$ 130	e/ou	$\geq$ 80
Vigília	$\geq$ 135	e/ou	$\geq$ 85
Sono	$\geq$ 120	e/ou	$\geq$ 70
MRPA (MAPA 5 dias)	$\geq$ 130	e/ou	$\geq$ 80

MAPA: monitorização ambulatorial da pressão arterial; MRPA: monitorização residencial da pressão arterial; PA: pressão arterial; PAD: pressão arterial diastólica; PAS: pressão arterial sistólica.

A MAPA é melhor preditor de LOA do que a PA do consultório. Além disso, a média ambulatorial da PA de 24 horas demonstrou ter melhor relação com eventos não fatais ou fatais, e é um preditor de risco cardiovascular mais sensível do que a PA no consultório, como eventos coronarianos fatais e não fatais e acidente vascular cerebral (AVC). Normalmente a PA cai durante o sono, e os principais motivos para a ausência de queda da PA durante o sono são os distúrbios do sono, apneia obstrutiva do sono, obesidade, alta ingestão de sal em indivíduos sensíveis ao sal, hipotensão ortostática, disfunção autonômica, doença renal crônica, neuropatia diabética e idade avançada. A relação vigília/sono também é um preditor significativo de desfecho clínico, e pacientes com um descenso atenuado da PA durante o sono (ou seja, < 10% da média da PA no sono em relação à vigília) têm risco CV aumentado. Além disso, naqueles em que há descenso ausente da PA durante o sono, isto é, em que não há queda da PA durante o sono ou uma PA mais elevada que a PA da vigília, há um aumento substancial do risco. Paradoxalmente, há também evidências de aumento do risco em pacientes que apresentam descenso acentuado, ou seja, queda > 20% da PA durante o sono em relação à PA da vigília, embora a prevalência e a reprodutibilidade limitadas desse fenômeno dificultem a interpretação dos dados.

CLASSIFICAÇÃO

Os valores considerados normais de PA são arbitrários. Entretanto, valores que classificam o comportamento da PA em adultos por meio de medidas casuais ou de consultório estão expressos na Tabela 2. Considerando que os valores de PA obtidos por métodos distintos têm níveis de anormalidade diferentes, há que se considerar os valores de anormalidade definidos para cada um deles para o estabelecimento do diagnóstico (Tabela 1). Ressalta-se ainda

TABELA 2	Classificação da PA de acordo com a medição no consultório a partir de 18 anos de idade	
Classificação*	**PAS (mmHg)**	**PAD (mmHg)**
PA ótima	< 120	e	< 80
Normal	120-129	e/ou	80-84
Pré-hipertensão	130-139	e/ou	85-89
Estágio 1	140-159	e/ou	90-99
Estágio 2	160-179	e/ou	100-109
Estágio 3	$\geq$ 180	e/ou	$\geq$ 110

PA: pressão arterial; PAD: pressão arterial diastólica; PAS: pressão arterial sistólica.
* A classificação é definida de acordo com a PA da clínica e pelo nível mais elevado de pressão arterial, sistólica ou diastólica.
A hipertensão sistólica isolada, caracterizada pela PAS $\geq$ 140 mmHg e PAD < 90 mmHg, é classificada em 1, 2 ou 3, de acordo com os valores da PAS nos intervalos indicados.
A hipertensão diastólica isolada, caracterizada pela PAS < 140 mmHg e PAD $\geq$ 90 mmHg, é classificada em 1, 2 ou 3, de acordo com os valores da PAS nos intervalos indicados.

a tendência atual de diminuição progressiva dos valores considerados normais.

Quando utilizadas as medidas de consultório, o diagnóstico deverá ser sempre validado por medições repetidas, em condições ideais, em duas ou mais ocasiões, ou de maneira mais assertiva, realizando o diagnóstico com medidas fora do consultório (MAPA ou MRPA), excetuando-se aqueles pacientes que já apresentem LOA ou DCV detectada. A classificação é definida de acordo com a PA da clínica e pelo nível mais elevado de PA, sistólica ou diastólica.

Destacam-se a HA sistólica isolada, caracterizada pela PAS $\geq$ 140 mmHg e PAD < 90 mmHg, e a HA diastólica isolada, caracterizada pela PAS < 140 mmHg e PAD $\geq$ 90 mmHg, em que a HA do avental branco (HAB) é mais prevalente que na HA sisto-diastólica com medidas de consultório.

VANTAGENS E DESVANTAGENS DA MONITORIZAÇÃO AMBULATORIAL DA PRESSÃO ARTERIAL E DA MONITORIZAÇÃO RESIDENCIAL DA PRESSÃO ARTERIAL

A principal vantagem da MAPA e da MRPA é que elas permitem o diagnóstico de HAB e da HA mascarada (HM). As vantagens e desvantagens relativas à MAPA e à MRPA são apresentadas no Quadro 3.

Uma vantagem particularmente importante da MRPA é que ela é muito mais barata e, portanto, potencialmente mais disponível que a MAPA. Outra é que ela fornece várias medidas ao longo de vários dias ou períodos ainda mais longos, o que é clinicamente relevante porque a variabilidade da PA diária pode ter valor prognóstico independente. Por outro lado, a MAPA fornece medidas da PA durante as atividades rotineiras diárias e durante o sono.

HIPERTENSÃO DO AVENTAL BRANCO E HIPERTENSÃO MASCARADA

No diagnóstico da HA, é possível a identificação de vários fenótipos, por exemplo, a hipertensão do avental branco (HAB) e a hipertensão mascarada (HM). A HAB refere-se à condição em que a PA é elevada no consultório, mas é normal quando medida pela MAPA ou MRPA. Por outro lado, a HM refere-se a pacientes nos quais a PA é normal no consultório, mas é elevada quando medida por MRPA ou MAPA. O termo normotensão verdadeira (NV) é usado quando as medidas da PA no consultório e fora do

QUADRO 3 Comparação da monitorização ambulatorial da pressão arterial e da monitorização residencial da pressão arterial	
MAPA	**MRPA**
■ Pode identificar hipertensão do avental branco e mascarada ■ Melhor evidência prognóstica ■ Leituras noturnas ■ Medição em condições de vida real ■ Fenótipos de PA prognósticas adicionais ■ Uso nos pacientes com cognição prejudicada e nos raros casos de comportamento obsessivo ■ Informações abundantes de uma única sessão de medição, incluindo a variabilidade de curto prazo ■ Custo elevado e disponibilidade por vezes limitada ■ Pode ser desconfortável	■ Pode identificar hipertensão do avental branco e mascarada ■ Baixo custo e amplamente disponível ■ Medição em um ambiente doméstico, que pode ser mais relaxado do que o do consultório ■ Envolvimento do paciente na medição da PA ■ Facilmente repetido e usado por períodos mais longos para avaliar a variabilidade da PA no dia a dia ■ Somente PA em repouso ■ Potencial para erro de medição ■ Não tem leitura noturna*

MAPA: monitorização ambulatorial da pressão arterial; MRPA: monitorização residencial da pressão arterial; PA: pressão arterial.
* Técnicas estão sendo desenvolvidas para permitir a medição noturna da PA com dispositivos de MRPA.

consultório são normais e HA sustentada (HS) é usada quando ambas são anormais. Suas prevalências estimadas são demonstradas na Figura 1.

DIAGNÓSTICO DE HIPERTENSÃO

Como a PA pode ser altamente variável, o diagnóstico de HA não deve se basear em um único conjunto de medidas de PA em uma única consulta médica, a menos que a PA esteja substancialmente elevada (HA estágio 3) ou haja evidências claras de LOA (p. ex., hipertrofia do ventrículo esquerdo, acidente vascular encefálico, doença renal crônica ou retinopatia com exsudatos e hemorragias). Para todos os outros pacientes, as medidas repetidas da PA em visitas repetidas ao consultório têm sido uma estratégia de longa data para confirmar uma elevação persistente da PA.

As últimas diretrizes recomendam o uso de medidas de PA fora do consultório (p. ex., MRPA e/ou MAPA) como estratégia alternativa às medições repetidas de PA no consultório para confirmar o diagnóstico de HA, quando essas medidas são logística e economicamente viáveis (Figura 2 e Quadro 4).

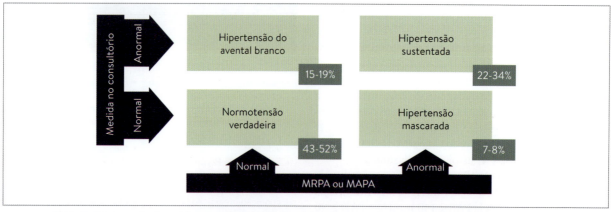

FIGURA 1 Diagnósticos possíveis na hipertensão arterial (fenótipos).

MAPA: monitorização ambulatorial da pressão arterial; MRPA: monitorização residencial da pressão arterial.

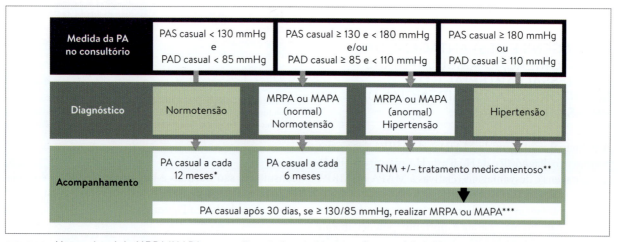

FIGURA 2 Uso racional da MRPA/MAPA para o diagnóstico de hipertensão arterial. A PA casual corresponde à PA aferida no consultório.

* Se PA casual < 120/80 mmHg, as medições de PA podem ser a cada 3 anos, ou menos, se houver oportunidade. ** Em alguns casos, é possível aguardar 3-6 meses de TNM antes de iniciar a medicação anti-hipertensiva. *** Se anormal, ajustar tratamento e considerar repetir medida domiciliar após 30 dias da mudança no tratamento.

PAS: pressão arterial sistólica; PAD: pressão arterial diastólica; TNM: tratamento não medicamentoso.

QUADRO 4 Indicações clínicas habituais para monitorização ambulatorial da pressão arterial ou monitorização residencial da pressão arterial
1. Condições em que a hipertensão do avental branco é mais comum, p. ex.: • Hipertensão estágio 1 no consultório • Elevação acentuada da PA no consultório sem LOA
2. Condições em que a hipertensão mascarada é mais comum, p. ex.: • Pré-hipertensão no consultório • PA normal no consultório em indivíduos com LOA ou com alto risco CV total
3. Avaliação da hipertensão resistente
4. Avaliação do controle da hipertensão, especialmente em pacientes de alto risco
5. Resposta exacerbada da PA ao exercício
6. Quando há considerável variabilidade da PA no consultório

QUADRO 4 Indicações clínicas habituais para monitorização ambulatorial da pressão arterial ou monitorização residencial da pressão arterial (*continuação*)
7. Avaliação de sintomas consistentes com hipotensão durante o tratamento
8. Indicações específicas para MAPA
9. Avaliação da PA durante o sono e o descenso vigília/sono (p. ex., suspeita de hipertensão noturna, apneia obstrutiva do sono, DRC, diabete, hipertensão endócrina ou disfunção autonômica)
10. Hipotensão postural e pós-prandial em pacientes não tratados e tratados

CV: cardiovascular; DRC: doença renal crônica; LOA: lesão de órgão-alvo; MAPA: monitorização ambulatorial da pressão arterial; MRPA: monitorização residencial da pressão arterial; PA: pressão arterial.

(continua)

O QUE AS DIRETRIZES RECOMENDAM

- Barroso WKS, Rodrigues CIS, Bortolotto LA, Gomes MAM, Brandão AA, Feitosa ADM, et al. Diretrizes brasileiras de hipertensão arterial – 2020. Arq Bras Cardiol. 2020;00(00):00.

- Nobre F, Mion Jr. D, Gomes MAM, Barbosa ECD, Rodrigues CIS, Neves MFT, et al. 6ª Diretrizes de monitorização ambulatorial da pressão arterial e 4ª diretrizes de monitorização residencial da pressão arterial. Arq Bras Cardiol. 2018;110(5Supl.1):1-29.

- Whelton PK, Carey RM, Aronow WS, Casey DE Jr, Collins KJ, Dennison Himmelfarb C, et al. 2017 ACC/AHA/AAPA/ABC/ACPM/AGS/APhA/ASH/ASPC/NMA/PCNA guideline for the prevention, detection, evaluation, and management of high blood pressure in adults: a report of the American College of Cardiology/American Heart Association task force on clinical practice guidelines. J Am Coll Cardiol. 2018;71:e127-248.

- Williams B, Mancia G, Spiering W, Agabiti Rosei E, Azizi M, Burnier M, et al.; ESC Scientific Document Group. 2018 ESC/ESH Guidelines for the management of arterial hypertension. Eur Heart J. 2018;39(33):3021-104.

 SUGESTÕES DE LEITURA

1. Feitosa ADM, Mota-Gomes MA, Barroso WS, Miranda RD, Barbosa ECD, Pedrosa RP, et al. Relationship between office isolated systolic or diastolic hypertension and white-coat hypertension across the age spectrum: a home blood pressure study. J Hypertens. 2020;38(4):663-70.
2. Feitosa ADM, Mota-Gomes MA, Miranda RD, Barroso WS, Barbosa ECB, Pedrosa RP, et al. Impact of 2017 ACC/AHA hypertension guidelines on the prevalence of white-coat and masked hypertension: a home blood pressure monitoring study. J Clin Hypertens (Greenwich). 2018;20(12):1745-7.
3. Hodgkinson J, Mant J, Martin U, Guo B, Hobbs FD, Deeks JJ, et al. Relative effectiveness of clinic and home blood pressure monitoring compared with ambulatory blood pressure monitoring in diagnosis of hypertension: systematic review. BMJ. 2011;342:d3621.
4. McManus RJ, Mant J, Franssen M, Nickless A, Schwartz C, Hodgkinson J, et al. Efficacy of self-monitored blood pressure, with or without telemonitoring, for titration of antihypertensive medication (TASMINH4): an unmasked randomised controlled trial. Lancet. 2018;391:949-59.
5. Stergiou GS, Parati G, McManus RJ, Head GA, Myers MG, Whelton PK. Guidelines for blood pressure measurement: development over 30 years. J Clin Hypertens. 2018;20;1089-91.

3
Tratamento da hipertensão arterial

Weimar Kunz Sebba Barroso
Marcus Vinícius Bolívar Malachias
Paulo César Brandão Veiga Jardim

 DESTAQUES

- Orientar tratamento não medicamentoso a todos: perda de peso, dieta DASH (*dietary approaches to stop hypertension*), dieta pobre em sódio (idealmente < 1,5 g/dia), rica em potássio, atividades físicas e redução da ingestão de álcool (máximo 1 dose/dia para mulheres e 2 doses/dia para homens).
- Fármacos de primeira linha: bloqueadores de receptores de angiotensina (BRA), inibidores da enzima conversora da angiotensina (IECA), antagonistas de canal de cálcio (ACC) e diuréticos (DIU).
- Quarto fármaco: espironolactona.
- Betabloqueadores (BB) geralmente reservados a situações especiais (doença arterial coronariana ou insuficiência cardíaca congestiva associadas).
- Em pacientes com hipertensão arterial (HA) estágio I, o tratamento poderá ser iniciado com monoterapia ou combinação de fármacos.
- Em HA estágios II e III, dar preferência à combinação de medicamentos.

TRATAMENTO NÃO MEDICAMENTOSO

Entende-se por tratamento não medicamentoso (TNM) da hipertensão arterial (HA) a adoção e o estímulo à prática de hábitos capazes de prevenir a elevação da pressão arterial (PA) em normotensos ou promover sua redução nos hipertensos. De fato, esses hábitos de vida saudáveis deveriam ser rotina na vida de todas as pessoas, portadoras ou não de doenças crônicas, pois são capazes de melhorar a qualidade e aumentar a expectativa de vida.

Cabe a todos nós, profissionais de saúde, reforçar esses aspectos e orientar os nossos pacientes sobre a importância desse cuidado com a saúde.

Tratamento não medicamentoso como prevenção primária e tratamento da hipertensão arterial

Genética, idade, sexo e etnia são fatores de risco para a HA não modificáveis. A prevalência da HA aumenta com a idade, acometendo aproximadamente 65% dos indivíduos acima de 60 anos. Em relação ao sexo, observa-se menor prevalência em mulheres até a menopausa, sendo que após os 60 anos há maior prevalência em mulheres. A prevalência é maior em negros.

Com relação aos fatores de risco modificáveis, a Tabela 1 descreve as orientações para seu controle, assim com os resultados esperados.

Quanto a fatores psicossociais e à espiritualidade, o treinamento em técnicas capazes de suprimir ou combater o estresse emocional parece ter impacto positivo especialmente na reatividade cardiovascular e na variabilidade da PA. Uma revisão sistemática de meditação transcendental também demonstrou a capacidade de reduções discretas na pressão arterial sistólica (PAS) e pressão arterial diastólica (PAD) e, ainda, em estudo com monitorização ambulatorial da PA, pacientes avaliados com questionários validados que apresentaram maiores níveis de espiritualidade tiveram menores valores pressóricos. De maneira geral, a busca pelo bem-estar espiritual e o desenvolvimento de domínios como o perdão e gratidão estão associados com reduções discretas nos valores da PA. Por outro lado, características psicológicas e comportamentais negativas como raiva e hostilidade tendem a promover aumento nos valores da PA.

TRATAMENTO MEDICAMENTOSO

O objetivo primordial do tratamento medicamentoso (TM) é, ao reduzir os valores da PA, promover maior proteção em face dos principais desfechos relacionados à HA. Para reduções de 10 mmHg na PAS e de 05 mmHg na PAD com fármacos, há concomitante redução no risco relativo de 37% para acidente vascular encefálico (AVE), 32% para doença arterial coronariana (DAC), 46% para insuficiência cardíaca (IC), 20 e 12% para mortalidade cardiovascular e total, respectivamente.

Apesar de boa parte dos estudos clínicos com fármacos ter sido desenhada em indivíduos com mais de 50 anos e alto risco cardiovascular, é preciso levar em consideração que o diagnóstico e o tratamento precoce da doença hipertensiva irá evitar o dano em órgãos-alvo e minimizar o risco residual. Portanto, é recomendado iniciar o TM mesmo nos estágios iniciais e risco baixo ou moderado tão logo seja feito o diagnóstico e igualmente buscar atingir as metas recomendadas.

Em relação à estratégia de tratamento, é sempre preferível optar por fármacos que apresentem as seguintes características: meia-vida longa o suficiente para permitir uma única tomada ao dia, baixa incidência de efeitos colaterais, evidência de redução das cifras pressóricas, boa capacidade de combinação com outras classes de anti-hi-

TABELA 1 Tratamento não medicamentoso no tratamento da hipertensão arterial			
FR	**TNM**	**Meta**	**Diferença de PAS obtida**
Aumento do peso	Reduzir peso/gordura corpórea	Atingir peso ideal. Meta: IMC < 25 kg/m² em adultos e < 27 kg/m² em idosos e CC < 90 cm em homens e < 80 cm em mulheres	– 5 mmHg
Dieta inadequada	Dieta tipo DASH	Dieta rica em frutas, vegetais, grãos e baixo teor de gordura. Redução de gordura saturada e trans	– 11 mmHg
Ingestão aumentada de sódio	Restrição de sódio na dieta	< 2 g/dia; ideal < 1,5 g ou pelo menos redução de 1 g/dia	– 5/6 mmHg
Ingestão reduzida de potássio	Dieta rica em potássio (aumentar ingestão de vegetais de cor verde-escura, feijões, ervilhas, banana, laranja, cenoura, beterraba, tomate, batata-inglesa e frutas secas)	3,5-5 g/dia	– 4/5 mmHg
Sedentarismo	Atividade física regular	Aeróbica 90/150 min caminhada	– 5/8 mmHg
		Resistência dinâmica 50-80% de 1 RM	– 4 mmHg
		Resistência isométrica 6 exercícios, 3 séries, 10 repetições por série	– 5 mmHg
Ingestão de álcool	Restringir o consumo de álcool	Para quem consome álcool: ■ Homens ≤ 2 drinques/dia (28 g de álcool) ■ Mulheres ≤ 1 drinque/dia (14 g de álcool)	– 4 mmHg

CC: circunferência da cintura; FR: fator de risco; IMC: índice de massa corporal; PAS: pressão arterial sistólica; RM: repetição máxima; TNM: tratamento não medicamentoso.
Fonte: adaptado de Whelton et al., 2018.

pertensivos e evidências de redução da morbidade e mortalidade cardiovascular ou de desfechos intermediários relacionados à doença hipertensiva.

As diretrizes mais recentes têm recomendado o início de tratamento farmacológico nos pré-hipertensos de risco cardiovascular alto. Nos hipertensos estágio I, o tratamento poderá ser iniciado com monoterapia ou associação de fármacos, neste caso preferencialmente em combinação fixa. Em todos os demais cenários, a combinação de fármacos é preferida.

As diretrizes da American Heart Association (AHA) orientam o tratamento baseado no risco cardiovascular calculado (Quadro 1).

São consideradas classes preferenciais para o tratamento da HA os bloqueadores dos receptores de angiotensina (BRA), inibidores da enzima conversora de angiotensina (IECA), antagonistas de canal de cálcio (ACC) e diuréticos (DIU). Os betabloqueadores (BB) constituem também uma opção, mas indicados em situações específicas da doença hipertensiva, como após síndromes coronarianas agudas, na insuficiência cardíaca com fração de ejeção reduzida (ICFER), na presença de arritmias supraventriculares ou no controle da frequência cardíaca (FC), quando, em geral, são usados em combinação a outros fármacos.

Outras classes de fármacos, como os alfabloqueadores, os simpatolíticos centrais, os antagonistas da aldosterona e os vasodilatadores diretos, apresentam poucos estudos clínicos ou evidências robustas de diminuição de desfechos, tendo ainda maior incidência de efeitos colaterais, ficando reservados para uso em pacientes que apresentem dificuldade no controle da PA mesmo em uso das classes preferenciais em combinação.

Monoterapia

As drogas que inibem o sistema renina angiotensina aldosterona (iSRAA) que são os BRA e os IECA, assim como os ACC e DIU são consideradas preferenciais na estratégia de tratamento em monoterapia. A monoterapia pode ser utilizada quando se necessita de uma redução pouco intensa da PA para o alcance da meta-alvo, em pacientes idosos ou frágeis.

Combinações

A estratégia de combinação dupla de fármacos já no início do tratamento da HA está baseada na maior efetividade em reduzir a PA, com menor incidência de efeitos colaterais e consequente aumento na adesão ao tratamento. Também existem evidências de que, em comparação com a monoterapia, promove maior redução dos desfechos cardiovasculares relacionados à doença hipertensiva. Sempre que possível, deve-se optar por combinações fixas de fármacos com mecanismos de atuação distintos (Figura 1).

Caso a meta de controle da PA não seja alcançada, deve-se evoluir para aumento de doses ou combinação tripla, sendo possível ainda novas combinações em casos de resistência ao tratamento. Para o paciente que já estiver em uso de um iSRAA associado à ACC e DIU e ainda necessitando de maior redução da PA sugere-se substituir o DIU (se for a hidrocloritiazida) por clortalidona ou indapamida. Se a taxa de filtração glomerular for < 30 mL/min, deve-se substituir o tiazídico por diurético de alça, como furosemida. Em geral, o quarto fármaco a ser adicionado é a espironolactona, e, caso haja intolerância a esta especialmente por efeitos antiandrogênicos, considerar substituir essa medicação por amilorida (Figura 2).

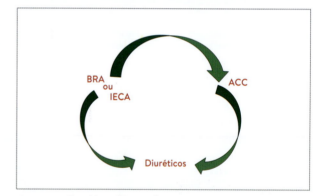

FIGURA 1 Combinações preferenciais para o tratamento da hipertensão arterial.

ACC: antagonistas dos canais de cálcio; BRA: bloqueadores dos receptores de angiotensina; IECA: inibidores da enzima conversora de angiotensina.
Fonte: adaptada de Barroso et al., 2020.

QUADRO 1		Tratamento (American Heart Association)
CR	NE	Recomendação
I	PAS: A PAD: C	Uso de medicações para baixar a pressão para prevenção secundária de eventos CV em pacientes com DCV: PAS média ≥ 130 ou PAD média ≥ 80. Para prevenção primária, usar calculadora CV *risk**: risco ≥ 10%, usar mesmas referências da prevenção secundária
I	C	Uso de medicações para baixar pressão para prevenção primária em pacientes com CV *risk** < 10% se PAS média ≥ 140 ou PAD média ≥ 90

CR: classe de recomendação; CV: cardiovascular; NE: nível de evidência; PAD: pressão arterial diastólica; PAS: pressão arterial sistólica.
* http://tools.acc.org/ASCVD-Risk-Estimator-Plus/#!/calculate/estimate/.

CLASSES DE MEDICAMENTOS ANTI-HIPERTENSIVOS (TABELA 2)

Bloqueadores dos receptores AT1 da angiotensina II

Antagonizam os efeitos de vasoconstrição, estímulo de proliferação celular e liberação de aldosterona pelo bloqueio do receptor AT1 da angiotensina II. Têm como diferencial uma baixa incidência de efeitos colaterais e, no tratamento da HA, especialmente em populações de alto risco CV, promovem redução da morbidade e da mortalidade, além de nefroproteção.

Inibidores da enzima conversora da angiotensina

Inibem a ação da enzima conversora de angiotensina, que atua convertendo a angiotensina I em II, e ainda reduzem a degradação da bradicinina, que é um potente vasodila-

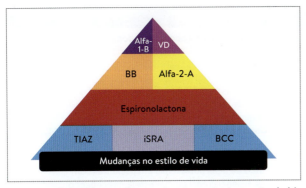

FIGURA 2 O octeto medicamentoso para tratamento da hipertensão arterial.

Alfa-2A: agonista alfa-2 central; alfa-1B: bloqueador alfa-1 adrenérgico; BB: betabloqueador; BCC: bloqueador do canal de cálcio; iSRA: inibidor do sistema renina-angiotensina; TIAZ: diurético tiazídico/tipo tiazídico; VD: vasodilatador arterial direto.

TABELA 2 Lista de medicamentos anti-hipertensivos disponíveis no Brasil

Classe e medicamento	Dose diária habitual (mg)	Frequência (número de doses/dia)	Comentários e recomendações
Diuréticos tiazídicos e similares			
Hidroclorotiazida	25-50	1	Doses mais elevadas dos tiazídicos e similares aumentam o efeito diurético sem aumentar o efeito anti-hipertensivo
Clortalidona	12,5-25	1	
Indapamida	1,5-3	1	
Diuréticos de alça			
Furosemida	20-240	1-3	Utilizado na IRC, na ICC e nos estados de retenção de líquidos (edemas)
Bumetanida	1-4	1-3	
Diuréticos poupadores de potássio			
Espironolactona	25-100	1-2	Pode provocar hiperpotassemia, particularmente na IRC e quando associada a inibidores da ECA ou BRA
Amilorida	2,5-5	1	Disponível unicamente associada à hidroclorotiazida
BCC di-hidropiridínicos			
Anlodipino	2,5-10	1	Evitar o uso em pacientes com insuficiência cardíaca com fração de ejeção reduzida. Pode provocar edema de membros inferiores relacionado à dose utilizada
Felodipino	2,5-10	1	
Nifedipino	10-60	1-3	
Nitrendipino	10-30	1	
Manidipino	10-30	1	
Lacidipino	2-6	1	
Lercanidipino	10-20	1	
Levanlodipino	2,5-5	1	
BCC não di-hidropiridínicos			
Verapamil	120-360	1-2	Evitar o uso em pacientes com insuficiência cardíaca com fração de ejeção reduzida. Evitar a associação com betabloqueadores e em pacientes com bradicardia
Diltiazem	80-240	1-2	

(continua)

SEÇÃO II ▪ HIPERTENSÃO ARTERIAL

TABELA 2 Lista de medicamentos anti-hipertensivos disponíveis no Brasil *(continuação)*

Classe e medicamento	Dose diária habitual (mg)	Frequência (número de doses/dia)	Comentários e recomendações
IECA			
Captopril	25-150	2-3	Evitar o uso em mulheres em idade fértil, pois há grande risco de malformações fetais e outras complicações na gestação Contraindicados em associação com outros inibidores do sistema renina-angiotensina-aldosterona, exceto espironolactona na ICC Risco de hiperpotassemia em pacientes com insuficiência renal ou que estejam recebendo suplementação de potássio
Enalapril	5-40	1-2	
Benazepril	10-40	1-2	
Lisinopril	10-40	1	
Fosinopril	10-40	1	
Ramipril	2,5-20	1-2	
Perindopril	4-16	1	
BRA			
Losartana	50-100	1-2	Mesmas recomendações feitas aos IECA
Valsartana	80-320	1	
Irbesartana	150-300	1	
Candesartana	8-32	1	
Olmesartana	20-40	1	
Telmisartana	20-80	1	
BB não cardiosseletivos			
Propranolol	80-320	2-3	A retirada abrupta dos BB deve ser evitada, pois pode provocar taquicardia reflexa e mal-estar
Nadolol	40-160	1	
Pindolol	10-60	1	Possui atividade simpatomimética intrínseca que proporciona menor bradicardia
BB cardiosseletivos			
Atenolol	50-100	1-2	
Metoprolol	50-200	1	
Bisoprolol	5-20	1	
Nebivolol	2,5-10	1	Ação vasodilatadora via óxido nítrico
Carvedilol	12,5-50	1-2	Efeito alfabloqueador produz menor bradicardia
Simpatolíticos de ação central			
Metildopa	500-2.000	2	
Clonidina	0,2-0,9	2	A retirada abrupta da clonidina pode provocar hipertensão rebote (crise hipertensiva) por liberação de catecolaminas na terminação sináptica
Rilmenidina	1-2	1-2	
Alfabloqueadores			
Prazosina	1-20	2-3	Iniciar com dose baixa antes de se deitar, pois pode provocar hipotensão ortostática. Aumentar progressivamente a cada 2 dias Há outros alfabloqueadores no mercado indicados exclusivamente para hipertrofia benigna de próstata (tansulosina, alfuzosina, silodosina)
Doxazosina	1-16	1	
Vasodilatadores diretos			
Hidralazina	50-200	2-3	Pode provocar retenção de sódio e água, hipervolemia e taquicardia reflexa. Deve ser usada em associação com diuréticos de alça. Síndrome lúpus-*like* em dose alta
Inibidores diretos de renina			
Alisquireno	150-300	1	Mesmas recomendações feitas aos IECA e BRA

BB: betabloqueadores; BCC: bloqueadores dos canais de cálcio; BRA: bloqueadores de receptores de angiotensina; ECA: enzima conversora da angiotensina; ICC: insuficiência cardíaca congestiva; IECA: inibidores da enzima conversora de angiotensina; IRC: insuficiência renal crônica.

tador. Também têm evidências científicas robustas de diminuição de desfechos cardiovasculares e nefroproteção.

Tantos os BRA quanto os IECA têm o uso contraindicado na gravidez pelo risco de complicações fetais e devem ser usados com cautela em adolescentes e mulheres em idade fértil.

Antagonistas dos canais de cálcio

Atuam reduzindo a resistência vascular periférica ao promoverem vasodilatação decorrente da diminuição da disponibilidade do cálcio na membrana de células musculares lisas arteriolares.

São classificados em dois tipos: os di-hidropiridínicos e não di-hidropiridínicos, sendo que o primeiro tipo é o mais indicado para o tratamento da há, pois exerce um efeito vasodilatador com mínima interferência na FC e função sistólica. Também apresentam estudos de desfechos com demonstração de redução de morbidade e mortalidade cardiovascular.

Diuréticos

Apesar de inicialmente apresentarem um leve efeito diurético com redução do volume circulante, o principal efeito anti-hipertensivo ocorre pela redução da resistência vascular periférica (RVP). Devem ser utilizados em doses baixas, devendo-se dar preferência aos tiazídicos similares, como a clortalidona e a indapamida, pois apresentam maior meia-vida e potência que a hidroclorotiazida. A clortalidona demonstrou redução de mortalidade em estudo clínico randomizado (ECR). O uso dos diuréticos de alça, assim como da espironolactona, está indicado nos indivíduos com redução da taxa de filtração glomerular e HA-resistente, respectivamente.

Betabloqueadores

Constituem uma classe de fármacos anti-hipertensivos com características distintas a depender da geração e atuam de forma complexa, com redução no débito e FC, na secreção de renina plasmática, promovendo ainda a readaptação dos barorreceptores e a diminuição da liberação de catecolaminas. Devem ser avaliados em relação a hidrossolubilidade, cardiosseletividade, atividade simpaticomimética intrínseca e ação vasodilatadora, pois, a depender dessas características, podem apresentar diferenciais importantes nas indicações específicas. Nesse particular, alguns BB de segunda e terceira gerações parecem ser vantajosos em relação aos mais antigos.

Podem ser usados com cautela nos portadores de asma brônquica e doença pulmonar obstrutiva crônica, desde que apresentem elevada cardiosseletividade, mas são contraindicados na presença de bloqueios atrioventriculares de segundo e terceiro graus.

Simpatolíticos de ação central

Promovem a diminuição da atividade simpática e do reflexo de barorreceptores por um estímulo nos receptores alfa-2 que resultam em redução expressiva da PA e também da FC. Promovem ainda discreta redução na resistência vascular periférica, no débito cardíaco e nos níveis plasmáticos de renina. Por apresentarem maior incidência de efeitos colaterais, em geral são utilizados em combinações com vários outros anti-hipertensivos para atingir a meta de controle ou em situações específicas, como no caso da gestação.

Alfabloqueadores

Promovem maior redução da PA na posição ortostática com taquicardia reflexa por um antagonismo competitivo dos receptores alfa-1 pós-sinápticos, mas, como monoterapia, têm um efeito hipotensor discreto. Além disso, promovem, pelo antagonismo alfa-1, o relaxamento da musculatura do assoalho prostático, o que os torna uma opção atraente em hipertensos com hipertrofia prostática benigna (HPB). São associados ao aumento de desfechos clínicos em pacientes com insuficiência cardíaca com fração de ejeção reduzida.

Vasodilatadores diretos

Atuam diretamente no relaxamento da musculatura lisa arterial, com consequente redução da RVP. Têm efeito hipotensor importante, mas elevada incidência de efeitos colaterais.

Inibidores diretos da renina

Promovem ação vasodilatadora em consequência da inibição direta da ação da renina e da formação de angiotensina II. Têm eficácia anti-hipertensiva demonstrada em monoterapia ou combinações, mas não existem evidências sobre redução de morbidade e mortalidade cardiovasculares.

ALVO TERAPÊUTICO

O Quadro 2 relaciona as metas a serem buscadas, segundo as diretrizes da Sociedade Europeia de Cardiologia (ESC).

QUADRO 2 Alvo terapêutico		
Recomendação	CR	NE
Primeiro objetivo < 140/90 mmHg; se bem tolerado, objetivar ≤ 130/80 mmHg	I	A
Em pacientes < 65 anos: alvo 120-129 mmHg, para a maioria	I	A
Em pacientes ≥ 65 anos: 130-139 mmHg Monitorizar atentamente efeitos adversos Alvo para todos, independentemente do risco	I	A
Alvo da PAD ≤ 80 mmHg para todos	IIa	B

CR: classe de recomendação; NE: nível de evidência.

O QUE AS DIRETRIZES RECOMENDAM

- Arnett DK, Blumenthal RS, Albert MA, Buroker AB, Goldberger ZD, Hahn EJ, et al. 2019 ACC/AHA Guideline on the primary prevention of cardiovascular disease: a report of the American College of Cardiology/American Heart Association Task Force on Clinical Practice Guidelines. J Am Coll Cardiol. 2019;74(10):e177-e232.

- Barroso WKS, Rodrigues CS, Bortolotto LA, Gomes MM, Brandão AA, Feitosa ADM, et al. Diretrizes Brasileiras de Hipertensão Arterial – 2020. Arq Bras Cardiol. 2020;00(00):00.

- Précoma DB, Oliveira GMM, Simão AF, Dutra OP, Coelho OR, Izar MCO, et al. Atualização da diretriz de prevenção cardiovascular da Sociedade Brasileira de Cardiologia – 2019. Arq Bras Cardiol. 2019;113(4):787-891.

- Whelton PK, Carey RM, Aronow WS, Casey DE Jr, Collins KJ, Dennison Himmelfarb C, et al. 2017 ACC/AHA/AAPA/ABC/ACPM/AGS/APhA/ASH/ASPC/NMA/PCNA Guideline for the prevention, detection, evaluation, and management of high blood pressure in adults: executive summary: a report of the American College of Cardiology/American Heart Association Task Force on Clinical Practice Guidelines. Hypertension. 2018;71(6):1269-324.

- Williams B, Mancia G, Spiering W, Rosei EA, Azizi M, Burnier M, et al. 2018 ESC/ESH Guidelines for the management of arterial hypertension: the task force for the management of arterial hypertension of the European Society of Cardiology (ESC) and the European Society of Hypertension (ESH). European Heart Journal. 2018;39:3021-104.

 ## SUGESTÕES DE LEITURA

1. Blood pressure lowering treatment trialists' collaboration. Blood pressure-lowering treatment based on cardiovascular risk a meta-analysis of individual patient data. Lancet. 2014;384(9943):591-8.
2. Carey RM, Muntner P, Bosworth HB, Whelton PK. Prevention and control of hypertension. JACC Health Promotion Series. JACC. 2018;72(11):1278-93.
3. Ettehad D, Emdin CA, Kiran A, Anderson SG, Callender T, Emberson J, et al. Blood pressure lowering for prevention of cardiovascular disease and death: a systematic review and meta-analysis. Lancet. 2016;387(10022):957-67.

NOTA DOS EDITORES

Este capítulo possui referências bibliográficas adicionais, recomendadas pelos autores, na plataforma digital complementar do livro. Por motivos de compactação, somente algumas delas estão aqui contempladas. Utilize o QR code abaixo para ter acesso a esse conteúdo:

4
Hipertensão arterial secundária

Celso Amodeo
Luiz Aparecido Bortolotto

DESTAQUES

- Avaliar as possibilidades de:
  - Hipertensão renovascular se início abrupto da hipertensão arterial (HA), antes dos 30 ou após os 50 anos, HA resistente e/ou refratária, presença de sopro epigástrico sistólico/diastólico, HA com insuficiência renal com ou sem assimetria renal, piora rápida da função renal após uso de inibidor da enzima conversora da angiotensina ou por bloqueador do receptor AT1 da angiotensina II e edema pulmonar sem causa aparente em paciente com HA.
  - Coarctação aórtica se presença de sopro cardíaco e diferença de pressão entre membros superiores e inferiores.
  - Síndrome da apneia obstrutiva do sono (SAOS) se sonolência diurna excessiva e roncos com pausas prolongadas.

- Hiperaldosteronismo primário provavelmente é a principal causa de HA secundária; potássio sérico baixo sugere o diagnóstico, porém normocalemia não o exclui; suspender espironolactona nas 4 semanas prévias à coleta para dosagem da atividade de renina e da aldosterona plasmática.

- A tríade clássica de feocromocitoma inclui: hipertensão paroxística com cefaleia, sudorese e palpitações.

- Medicamentos mais comumente causadores de HA: anticoncepcionais, anti-inflamatórios não hormonais, anoréticos, antidepressivos, psicotrópicos, imunossupressores, drogas ilícitas e as medicações usadas para tratamento de câncer, principalmente os inibidores do VEGF (fatores de crescimento vascular).

INTRODUÇÃO

Hipertensão arterial (HA) é o principal fator de risco para as complicações cardiovasculares. Enquanto a maioria dos pacientes hipertensos apresenta a forma primária de hipertensão (p. ex., interação entre fatores genéticos e estilo de vida inapropriado com dieta inadequada, sedentarismo), cerca de 5-10% apresentam a forma secundária, na qual é possível identificar o fator gerador ou agravante da pressão arterial (PA) elevada, que será passível ou não de tratamento. Quando esse fator é corrigido, a HA pode ser curada ou amenizada na dependência da presença de componente primário da hipertensão ou grau de comprometimento de órgãos-alvo.

Dentre as causas mais comuns de hipertensão secundária, destacam-se a doença renal parenquimatosa, a hipertensão renovascular, o hiperaldosteronismo primário e a apneia obstrutiva do sono, entre outras. Antes de pensar em causa secundária nos pacientes hipertensos de difícil controle, é importante conferir se a aferição foi realizada corretamente, a possibilidade de efeito do avental branco e se a terapia e a adesão estão adequadas.

Uma vez excluídos esses pontos que geram dificuldade na investigação diagnóstica devemos pensar na possibilidade de causas secundárias da HA (Quadro 1).

QUADRO 1 Sinais, sintomas e causas prováveis	
Sinais e sintomas	**Causa provável**
Roncos, sonolência diurna	Apneia obstrutiva do sono
HA resistente, hipocalemia com ou sem nódulo adrenal; relação aldosterona/renina elevada	Hiperaldosteronismo primário
Obesidade abdominal, tolerância à glicose alterada, hipertensão, hiperuricemia, esteatose hepática, dislipidemia	Síndrome metabólica
Exame de urina anormal (hematúria glomerular (dismórfica) ou presença de albuminúria/proteinúria, diminuição da TFGe, aumento de creatinina sérica ou alterações de imagem renal	Doença renal parenquimatosa
Sopro abdominal, assimetria renal, piora na função renal com IECA, edema agudo de pulmão sem causa aparente; hipertenso de difícil controle com diabete e fumante e doença arterial coronariana e/ou periférica	Doença renovascular (estenose de artéria renal de causa aterosclerótica)
Hipertensão resistente, hipertensão paroxística com cefaleia, sudorese e palpitações	Feocromocitoma
Pulsos femorais reduzidos, radiografia com alterações de porção inferior das costelas	Coarctação da aorta
Ganho de peso, fadiga, fraqueza, hirsutismo, amenorreia, face em "lua cheia", "corcova" dorsal, estrias purpúricas, obesidade central, hipopotassemia	Síndrome de Cushing
Fadiga, ganho de peso, perda de cabelo, hipertensão diastólica, fraqueza muscular	Hipotireoidismo
Intolerância ao calor, perda de peso, palpitações, hipertensão sistólica, exoftalmia, tremores, taquicardia	Hipertireoidismo
Litíase urinária, osteoporose, depressão, letargia, fraqueza muscular	Hiperparatireoidismo
Cefaleias, fadiga, problemas visuais, aumento de mãos, pés e língua	Acromegalia

HA: hipertensão arterial; IECA: inibidores da enzima conversora de angiotensina; TFGe: taxa de filtração glomerular estimada.

DOENÇA RENAL PARENQUIMATOSA

Define-se doença renal parenquimatosa (DRC) como todo quadro clínico que vem acompanhado de aumento da ecogenicidade parenquimatosa renal vista ao ultrassom ou por qualquer outro meio de imagem que identifique essa alteração, que pode ou não estar acompanhado por diminuição da taxa de filtração glomerular e/ou perda de proteína na urina. Quando esse quadro clínico renal é acompanhado por aumento da PA, uma investigação clínica adequada é necessária para identificar se a HA é causa ou consequência da disfunção renal. Dependendo do estágio da doença, nem sempre isso é possível: depende do momento em que ela é diagnosticada.

Portanto, fazem parte da investigação laboratorial a dosagem da creatinina sérica e o cálculo da taxa de filtração glomerular com complementação pelo exame de urina para observar possíveis anormalidades como presença de proteínas (albumina). Muitas vezes, o exame de urina não apresenta alterações, e a pesquisa específica de albuminúria detecta a perda dessa proteína. Como comentado anteriormente, a ultrassonografia, a tomografia computadorizada (TC) ou a ressonância magnética (RM) podem ser necessários na avaliação renal.

Outro exame que auxilia no diagnóstico é a biópsia renal, que está indicada quando, além da diminuição rápida da taxa de filtração glomerular estimada (TFGe), existe hematúria (com dismorfismo eritrocitário) e/ou proteinúria em níveis muito elevados compatíveis com síndrome nefrótica (> 3 g de proteína na urina de 24 horas).

Os principais mecanismos da HA na doença renal crônica são sobrecarga salina e de volume, além de aumento de atividade do sistema renina-angiotensina-aldosterona (SRAA) e disfunção endotelial. Os objetivos do tratamento da HA em pacientes com doença renal crônica são diminuir a progressão da doença renal nos estágios mais precoces e reduzir o risco cardiovascular em todos os estágios da doença. As metas de controle da PA em pacientes com DRC são mais baixas, e, para serem atingidas, são necessárias mudanças de hábitos de vida, incluindo adaptações da dieta (hipossódica e restrição proteica) e terapêutica medicamentosa, preferencialmente com inibidores da enzima conversora da angiotensina e bloqueadores de receptores da angiotensina II pelo maior benefício demonstrado na redução da progressão da insuficiência renal. Todos os anti-hipertensivos podem ser utilizados em pacientes com disfunção renal, e o uso de diuréticos é sempre necessário. O controle da PA, independentemente do tratamento, melhora o prognóstico cardiovascular desses pacientes.

HIPERTENSÃO RENOVASCULAR

A hipertensão renovascular (HARV) é uma das formas mais comuns de hipertensão secundária em populações selecionadas como nos pacientes hipertensos mais idosos com doença arterial coronariana e/ou periférica, diabéticos e fumantes. A HA nessas condições pode vir como de etiologia única, decorrente de isquemia renal, geralmente causada por uma lesão obstrutiva parcial ou completa de uma ou ambas as artérias renais. Outra possibilidade é a existência de hipertensão primária prévia, e esse componente secundário se sobrepõe e pode piorar o controle pressórico previamente existente.

A hipertensão renovascular pode ser causada por aterosclerose (a mais comum), displasia fibromuscular ou arterite. A lesão de etiologia aterosclerótica, responsável por até 90% dos casos, geralmente acomete o óstio ou o terço proximal da artéria renal, onde a doença que se instala é resultante da extensão de placas ateroscleróticas presentes na aorta. A displasia fibromuscular é mais frequente em mulheres jovens de cor branca. Entre os vários tipos de lesões por fibrodisplasia, a mais comum é aquela que envolve a camada média da parede do vaso, e geralmente seu acometimento é bilateral, envolvendo as porções distais da artéria renal. A arterite de Takayasu é a etiologia inflamatória mais comum em nosso meio, sobretudo em mulheres jovens, e geralmente as lesões vasculares estão presentes em outros territórios, como tronco braquiocefálico, carótidas e aorta.

A estenose da artéria renal (EAR) pode levar a uma redução no fluxo sanguíneo renal com isquemia resultante do rim afetado. As consequências dessa redução são um declínio na TFGe e a ativação do sistema renina-angiotensina-aldosterona (SRAA) com o desenvolvimento de HRV. Sua prevalência atinge 5% dos pacientes com HA. Apesar da alta prevalência em populações selecionadas, poucos estudos avaliaram sua prevalência na população geral, que parece ser baixa. Deve-se pensar em hipertensão renovascular se início abrupto da HA antes dos 30 ou após os 50 anos, HA resistente e/ou refratária, presença de sopro epigástrico sistólico/diastólico, HA com insuficiência renal com ou sem assimetria renal, piora rápida da função renal após o uso de inibidor da enzima conversora da angiotensina (IECA) ou por bloqueador do receptor AT1 da angiotensina II e edema pulmonar sem causa aparente em paciente com HA.

O rastreamento para o diagnóstico de EAR deve ser realizado na presença de uma ou mais das características acima listadas, e os seguintes exames, cujas sensibilidades e especificidades diagnósticas estão expostas na Tabela 1, podem ser indicados de acordo com a disponibilidade e a experiência do serviço. Os mais indicados nas principais recomendações são o ultrassom com Doppler de artérias renais, que mostra as alterações hemodinâmicas sugerindo uma EAR significativa, enquanto a angiotomografia e a angiorressonância mostram as lesões anatômicas.

- Cintilografia renal: pode ser realizada com ou sem captopril e em pacientes sem insuficiência renal, porém a sensibilidade e a especificidade do método sem o uso

TABELA 1 Testes não invasivos para detecção de hipertensão renovascular*		
Tipo de teste	**Sensibilidade (%)**	**Especificidade (%)**
Cintilografia com captopril	92-94	75-95
Ultrassom com Doppler	84-91	95-97
Angiotomografia digital	88	90
Angiorressonância*	90-95	95

* Na identificação de estenoses da artéria renal acima de 50%.

do captopril são mais baixas. Utiliza os radioisótopos I[131] ou 99mTc, permitindo a identificação dos portadores de EAR com HA ou insuficiência renal (nefropatia isquêmica) que eventualmente se beneficiarão com a revascularização do vaso comprometido, além de permitir avaliação morfológica e funcional, ocasionadas por alterações no fluxo, filtração e secreção tubular renal. A sensibilização com captopril produz vasodilatação da arteríola eferente, com consequente diminuição da filtração glomerular, agravando a assimetria funcional do rim com estenose de artéria renal ou aquele com o maior grau de estenose. A interpretação só é válida em pacientes com diurese adequada (2 mL/min). O teste, quando realizado em pacientes com TFGe inferior a 30 mL/min, apresenta sensibilidade e especificidade reduzidas.

- Ultrassonografia com Doppler de artérias renais: por seu caráter não invasivo e pelo baixo custo, é muito utilizada como método de triagem quando há suspeita de EAR. A diferença de velocidade entre a artéria renal, seus ramos e a aorta permite a detecção de estenoses hemodinamicamente significativas. Duas medidas quantitativas são utilizadas para diagnosticar a alteração de fluxo sanguíneo determinada pela estenose: a velocidade sistólica máxima e a velocidade diastólica final do fluxo sanguíneo ao nível do óstio, segmento medial e hilo renal. Uma vantagem do duplex é a utilização do índice resistivo como preditor de sucesso ou insucesso clínico após a revascularização renal. O Doppler é uma excelente opção para avaliar uma provável estenose de artéria renal em rim transplantado pela localização superficial do rim. Limitações do método incluem dificuldade de localizar as artérias renais em pacientes obesos, com cirurgia prévia, com presença de aneurisma da aorta, ou com grande conteúdo gasoso intestinal e a elevada dependência do operador.
- Angiotomografia computadorizada axial helicoidal com contraste possui alta sensibilidade e especificidade diagnóstica quando a lesão é superior a 50% do lúmen do vaso, com a vantagem de ser minimamente

invasiva. A presença de insuficiência renal diminui a sensibilidade e a especificidade do método e aumenta a chance de nefrotoxicidade dado o grande volume de meio de contraste utilizado.

- Angiorressonância: a angiografia por ressonância magnética com gadolíneo apresenta alta especificidade e sensibilidade e já foi considerada alternativa à arteriografia nos pacientes de maior risco para complicações com o contraste iodado, como os portadores de insuficiência renal crônica. A visualização de ramos distais intrarrenais pode ser difícil, sendo efetiva na avaliação de artérias tortuosas como as presentes na fibrodisplasia e as artérias de transplante renal, pois permite fazer o estudo arterial anatômico em 3 dimensões. Esse método, apesar de ser não invasivo e de mostrar nitidamente a anatomia da árvore arterial renal, apresenta alguns fatores limitantes, tais como: elevado custo, baixa disponibilidade, contraindicação para pacientes portadores de próteses, marca-passos e desfibriladores. É contraindicação absoluta a realização da angiorressonância em pacientes com doença renal estágios 4 e 5, dada a possibilidade da ocorrência de fibrose nefrogênica sistêmica pela utilização de meio de contraste à base de gadolínio.

O exame padrão-ouro para o diagnóstico de EAR é a arteriografia invasiva com contraste iônico, que está indicada na maioria das vezes para identificar a estenose e já com programação para possível intervenção. As diretrizes brasileiras de hipertensão de 2016 apresentam as indicações de arteriografia renal no mesmo procedimento de um cateterismo cardíaco quando este é indicado para a identificação de doença arterial coronária, para os pacientes que apresentam as características listadas acima. Após a identificação da EAR, o próximo passo é a indicação da correção da estenose nos casos selecionados ou a manutenção do tratamento clínico com medicações apropriadas, tanto anti-hipertensivas quanto para doença aterosclerótica, quando presente.

Historicamente, acreditava-se que correção da EAR cirurgicamente ou com o implante de stent reverteria o fluxo sanguíneo reduzido e diminuiria a ativação do SRAA, e consequentemente diminuiria significativamente a PA. Entretanto, alguns estudos mostraram que isso frequentemente não acontecia. São eles os estudos STAR (2009), ASTRAL (2009) e CORAL (2014). Com base nesses estudos, recomenda-se que todos os pacientes com EAR de etiologia aterosclerótica recebam terapia medicamentosa anti-hipertensiva e antilipêmica com nível de evidência IA. Recomendam ainda que, na presença de falha no tratamento medicamentoso com hipertensão refratária, piora da função renal, edema agudo de pulmão de repetição, insuficiência cardíaca intratável ou mesmo angina refratária, a revascularização deve ser considerada. O tratamento percutâneo com ou sem a colocação de stents é o preferido para correção das estenoses devido ao menor risco de complicações e período reduzido de internação quando comparado às técnicas cirúrgicas.

As EAR por fibrodisplasia devem ser tratadas apenas com angioplastia com balão sem colocação de *stents*. Por sua vez, a EAR por aterosclerose necessita da colocação de *stents*. As intervenções cirúrgicas da artéria renal oferecem os mesmos benefícios e têm as mesmas indicações clínicas das intervenções percutâneas (nível de evidência B), porém são mais indicadas quando existe oclusão total da artéria renal ou envolvimento concomitante da aorta que indique correção cirúrgica.

Diante de um quadro de EAR, é muito importante avaliar a situação e a evolução de três componentes: comportamento da PA antes e após a detecção da estenose, função renal, morfologia e tamanho e/ou volume renal. A intervenção para correção da estenose deve ser pensada quando se observam modificações e progressão no tempo em um desses três parâmetros. O intuito dessa intervenção tem como objetivo o controle da PA e/ou preservação da função renal.

COARCTAÇÃO DA AORTA

A coarctação da aorta é uma alteração congênita que leva à constrição da aorta geralmente justaductal, proximal ao canal arterial que afeta 1 em cada 1.550 crianças e responde por 8% das doenças cardíacas congênitas, sendo três vezes mais frequente no sexo masculino. É mais comum após a origem da artéria subclávia esquerda, na inserção do ligamento arterioso. Em cerca de 80% dos casos observa-se HA nos membros superiores. Costuma ser subdiagnosticada, com apresentação clínica variada, desde sintomas precoces ao nascimento (crítica) até assintomática na fase adulta, dependendo da localização e gravidade da coarctação. A apresentação em crianças difere da forma adulta no que se refere à evolução e ao prognóstico. Mesmo com a correção da coarctação, esses pacientes têm maior chance de desenvolver HA quando comparados com pessoas sem coarctação da aorta. A suspeita clínica baseia-se em sintomas (HA resistente ou refratária, fraqueza nas pernas aos esforços, manifestações de IC, angina, dissecção da aorta ou hemorragia cerebral) e no exame físico (HA em membros superiores com PA sistólica pelo menos 10 mmHg maior na artéria braquial em relação à artéria poplítea, ausência ou diminuição dos pulsos em membros inferiores e sopro sistólico interescapular e no tórax). O diagnóstico é feito por meio de exames de imagem: radiografia do tórax (aorta torácica com dilatações pré e pós-estenose, corrosão de bordas inferiores das costelas); ecocardiograma, que é o principal exame de rastreio; angiografia por TC ou RM são o padrão-ouro para avaliação e acompanhamento pós-intervenção. O tratamento se faz por procedimento endovascular com balão ou *stent*, podendo também a cirurgia ser uma opção terapêutica. A resposta da PA ao tratamento intervencionista depende da duração da HA antes da correção e da idade do paciente. Os medicamentos anti-hipertensivos de escolha são os betabloqueadores e os bloqueadores do sistema renina angiotensina (IECA ou BRA).

SÍNDROME DA APNEIA OBSTRUTIVA DO SONO

A síndrome da apneia obstrutiva do sono (SAOS) **é** caracterizada por eventos respiratórios obstrutivos repetitivos decorrentes de um colapso intermitente das vias aéreas superiores durante o sono, acarretando obstruções totais (apneias) e parciais (hipopneias). As causas são multifatoriais, sendo as mais prováveis o acúmulo de gordura, características craniofaciais e disfunção neuronal central com ativação do sistema nervoso simpático, além de inflamação sistêmica, aumento na produção de espécies reativas de oxigênio, disfunção endotelial, entre outras.

A prevalência da SAOS é alta na população geral (56%), mais frequente em homens (24,8%) que em mulheres (9,6%), sendo a causa mais prevalente de HA resistente. A apresentação da SAOS pode ser leve, moderada ou grave com base nos valores do índice de apneia/hipopneia (IAH):

- IAH < 5 eventos/h = ausência de SAOS.
- IAH 5-14,9 eventos/h = AOS leve.
- IAH 15-29,9 eventos/h = AOS moderada.
- IAH ≥ 30 eventos/h = AOS grave.

Existem evidências de que a associação entre SAOS e HA está relacionada com maior frequência de lesão de órgãos-alvo do que pacientes hipertensos sem SAOS.

O mecanismo de HA da SAOS parece estar relacionado com episódios repetitivos de dessaturação sanguínea do oxigênio, que pode atingir níveis < 50% com associação de retenção de CO_2, provocando estimulação de quimiorreceptores, causando estimulação simpática e vasoconstrição, com consequente aumento da PA. Esse mecanismo, persistindo por longo tempo, leva a alterações neurais, humorais e metabólicas que resultam em importante sonolência diurna e alterações cognitivas e predisposição a disfunção ventricular e insuficiência cardíaca.

O diagnóstico de certeza é feito pela polissonografia. Entretanto, questionários específicos podem auxiliar na suspeita clínica da SAOS em pacientes hipertensos (questionário de Berlim modificado e Epworth).

O tratamento da SAOS vai depender da gravidade de apresentação. Formas leves a moderadas podem ser tratadas com medidas conservativas, enquanto as formas mais graves ou a falências das formas conservativas demandam terapia mais agressiva, com modificações de estilo de vida e terapia adjunta com CPAP (pressão positiva das vias aéreas contínua) e/ou procedimentos cirúrgicos. O CPAP é reconhecido como padrão-ouro de tratamento naqueles pacientes com SAOS moderada a grave. Apresenta várias vantagens como primeira forma de tratamento: não invasivo, seguro, efetivo e fácil de aplicação. O tratamento demanda profissionais especializados na graduação da pressão positiva a ser iniciada e ajustes periódicos de acordo com a necessidade.

Vários procedimentos cirúrgicos têm sido propostos também para tratamento da SAOS. Dentre eles destacam-se: cirurgia bariátrica em suas mais diferentes formas, principalmente para pacientes com obesidade mórbida: cirurgias de orofaringe para pacientes com anormalidades orofaríngeas, como aumento tonsilar persistente, hipertrofia das coanas nasais e desvio de septo nasal. O tratamento efetivo e a consequente prevenção da dessaturação noturna acarretam diminuição da PA diurna e principalmente durante o sono, reduzindo assim o risco cardiovascular desses pacientes.

CAUSAS ENDÓCRINAS DE HIPERTENSÃO ARTERIAL

Alguns distúrbios endócrinos, por secreção excessiva de hormônios pela adrenal, tireoide ou paratireoide ou tumores endócrinos, podem causar, entre outras alterações, hipertensão, desde formas mais leves até formas mais graves, como situações de emergência hipertensiva. As causas endócrinas mais frequentes, que exigem maior atenção a fim de que se adote investigação e tratamento mais adequados, encontram-se descritas a seguir.

Hiperaldosteronismo primário

O hiperaldosteronismo primário (HAP) ocorre pela produção excessiva, inadequada e autônoma de aldosterona, um mineralocorticoide produzido na zona glomerulosa do córtex adrenal a partir da ação da enzima aldo-sintase, sendo regulado, primariamente, pela angiotensina II e pelo potássio sérico e, secundariamente, pelo hormônio adrenocorticotrófico (ACTH) e pelo sódio sérico. O HAP tem como etiologias mais frequentes o adenoma adrenal ou a hiperplasia adrenal uni ou bilateral, e mais raramente como forma monogênica, decorrente da fusão de partes dos genes *CYP11B1* e *CYP11B2*, resultando em um gene anômalo que determina a produção de aldosterona na zona fasciculada, sob estímulo do ACTH (glucocorticoide supressível).

O excesso da produção de aldosterona leva a um aumento da reabsorção de sódio no túbulo distal, com consequente retenção salina, que causa hipervolemia, clinicamente imperceptível, mas suficiente para desencadear aumento compensatório da resistência periférica, por vasocontrição, gerando HA. Pela ação no receptor mineralocorticoide, o excesso de aldosterona pode ocasionar, em muitos pacientes, diminuição do potássio sérico e suas consequências.

A prevalência de HAP pode alcançar de 5-20%, principalmente em pacientes com HA resistente, e muitos autores têm sugerido que HAP seja a causa mais frequente de hipertensão secundária. Há evidências recentes de que pacientes com HAP têm maior risco de eventos cardiovasculares do que pacientes com hipertensão primária.

Os dois principais achados clínicos do HAP são HA, sobretudo na forma de HA resistente, e hipocalemia, presente na maioria dos pacientes, mais frequentemente nos portadores de adenoma. No entanto, cabe lembrar que a hipocalemia pode não estar presente, por isso a investigação diagnóstica de HAP deve ser feita sempre em portadores de HA resistente, a despeito dos níveis de potássio sérico.

Quando a hipocalemia é mais grave (< 2,5 mEq/L), podem surgir sintomas como câimbras e fraqueza muscular, e em casos mais extremos até paralisia muscular. Um achado comum dos pacientes com HAP que apresentam hipocalemia é a alcalose metabólica secundária a excreção aumentada de hidrogênio.

Lesões hipertensivas de órgãos-alvo, como hipertrofia ventricular esquerda, são mais evidentes em pacientes com HAP do que em pacientes com hipertensão primária.

Os principais critérios clínicos que indicam investigação do HAP incluem HA resistente, ausência de história familiar e/ou, hipocalemia, espontânea ou excessiva induzida por diuréticos. Fluxograma do rastreamento diagnóstico de acordo com as VII diretrizes brasileiras de hipertensão é mostrado na Figura 1.

Em relações entre 30 e 100, indica-se a realização de testes confirmatórios, dentre os quais se destacam o teste

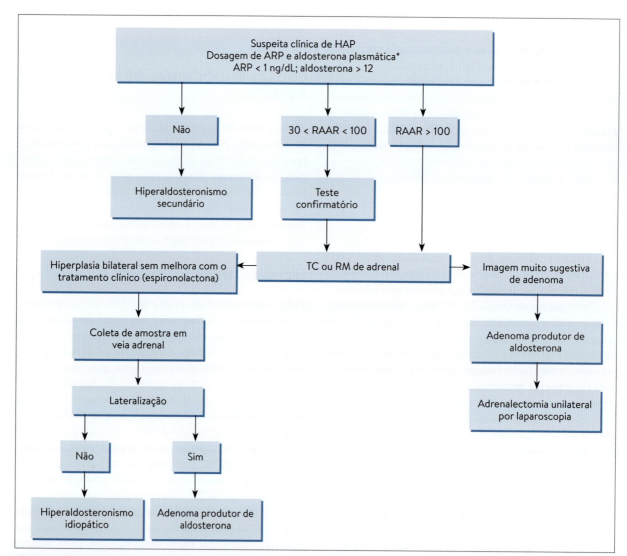

FIGURA 1 Fluxograma de investigação de hiperaldosteronismo primário.
* Suspender espironolactona por pelo menos 4 semanas.

ARP: atividade de renina plasmática; HAP: hiperaldosteronismo primário; RAAR: relação aldosterona/atividade de renina; RM: ressonância magnética; TC: tomografia computadorizada.

Fonte: modificado de Rimoldi et al., 2013.

da furosemida e o teste da sobrecarga salina. O teste de furosemida é feito com o paciente na posição supina. Após injeção endovenosa de 40 mg da medicação, coleta-se sangue para dosagem de ARP; valores abaixo de 2 ng/mL/h após a injeção são considerados como diagnóstico de HAP. O teste de sobrecarga salina é feito com expansão volêmica aguda de 2.000 mL de soro fisiológico infundidos em 4 horas, e coleta-se dosagem de aldosterona ao final. Se os níveis forem < 5,0 ng/dL, exclui-se o diagnóstico de HAP. O teste da infusão salina não deve ser realizado quando a função ventricular está deprimida ou quando há hipertrofia importante com restrição diastólica.

Após confirmado o diagnóstico de HAP, indica-se exame de imagem para identificação da etiologia, se adenoma ou hiperplasia de adrenais. A tomografia de adrenais com cortes finos ou a RM são os exames mais indicados.

Nos casos cuja imagem não evidencia adenoma ou hiperplasia, quando há nódulos pequenos bilaterais, pode-se indicar a cateterização seletiva das adrenais para coleta de amostras de sangue para dosagens de aldosterona e cortisol em centros especializados, pois há especificidades técnicas para o procedimento que tornam o método mais preciso.

A lateralização dos níveis de aldosterona ou da relação aldosterona/cortisol indica a presença de adenoma ou hiperplasia unilateral, passíveis de indicação cirúrgica.

Em relação ao tratamento, os objetivos principais são normalização ou melhor controle da PA, reversão das alterações cardiovasculares e normalização dos níveis de potássio sérico quando existir hipocalemia.

Para a maioria dos pacientes portadores de adenoma ou hiperplasia unilateral com secreção excessiva de aldosterona comprovada, recomenda-se a adrenalectomia unilateral, atualmente realizada por laparoscopia. A hipocalemia deve ser corrigida no período pré-operatório com o uso de espironolactona.

Para os pacientes com hiperplasia bilateral, recomenda-se o tratamento clinico com espironolactona nas doses de 50-300 mg por dia. Para pacientes que não toleram espironolactona, outros diuréticos poupadores de potássio, como a amilorida, podem ser utilizados. Recomenda-se a monitorização de níveis séricos de potássio e creatinina, além da aferição da PA após 4-6 semanas do início do tratamento medicamentoso, e anualmente no seguimento.

Cerca de metade dos pacientes submetidos a adrenalecomia torna-se normotensa, enquanto os demais, sobretudo aqueles com hipertensão resistente, permanecem hipertensos, necessitando de medicações (em geral em menor número), mas com melhor controle da PA em comparação ao pré-operatório.

Feocromocitomas

Feocromocitomas são tumores das células cromafins do eixo simpático-adreno-medular, produtores de catecolaminas, cuja liberação excessiva pode ser de forma persistente ou em picos. A maioria dos tumores é localizada nas adrenais, sendo 10% bilaterais e outros 10% malignos, enquanto cerca de 10-15% são extradrenais, isto é, paragangliomas. Os tumores malignos são caracterizados pela presença de metástases que acometem principalmente os ossos, nódulos linfáticos, fígado e pulmões. Os feocromocitomas familiares apresentam traço autossômico dominante ou são parte de síndromes decorrentes de mutações genéticas (neoplasia endócrina múltipla, doença de von Hippel-Lindau e neurofibromatose tipo 1).

A principal manifestação clínica dos feocromocitomas é a HA, paroxística ou sustentada, presente em mais de 90% dos casos. Os paroxismos de hipertensão são associados a sintomas adrenérgicos (taquicardia, sudorese, palidez) e podem ser precipitados por atividade física, estresse, evacuação, micção, indução anestésica, dilatação uterina durante a evolução da gravidez e uso de algumas medicações (antidepressivos tricíclicos, nicotina, opiáceos). Em casos mais raros, as crises hipertensivas podem se manifestar como acidente vascular encefálico, angina, infarto do miocárdio, edema agudo pulmonar, taquiarritmias graves e até morte súbita. Demais sintomas e sinais frequentemente encontrados são: cefaleia, sudorese, palpitações, palidez, variabilidade pressórica excessiva, ansiedade, náuseas, vômitos e perda de peso. Outros sintomas menos frequentes são tremores, dor abdominal, dor torácica, polidipsia, poliúria, rubor facial, dispneia, tonturas, convulsões e febre. A presença concomitante da tríade clássica de sintomas (cefaleia, sudorese e palpitações) com crise hipertensiva apresenta sensibilidade de 89% e especificidade de 67% para o diagnóstico de feocromocitoma. Diagnóstico diferencial é feito com crises de enxaqueca, sintomas da menopausa ou crises de pânico. Pacientes com feocromocitoma que apresentem sintomas de insuficiência cardíaca e alterações de repolarização difusas ao eletrocardiograma podem indicar a presença de miocardite induzida por excesso de catecolamina.

O diagnóstico bioquímico do feocromocitoma é feito pela evidência de excessiva liberação de substâncias adrenérgicas, sendo a dosagem de metanefrina plasmática livre a de maior sensibilidade e especificidade. Em nosso meio a disponibilidade para dosagem de metanefrina plasmática livre é restrita a alguns centros, e assim as dosagens mais indicadas são a dosagem de metanefrina urinária e, em casos de alta probabilidade, acrescenta-se a dosagem combinada de catecolaminas plasmáticas. A dosagem urinária de ácido vanilmandélico tem boa especificidade, mas apresenta a menor sensibilidade entre os métodos bioquímicos, pela influência significativa da dieta e de alguns medicamentos, sendo indicada apenas na total impossibilidade de realização dos demais exames. Testes de supressão em hipertensos (teste de clonidina) ou de estímulo em normotensos (teste do glucagon) podem ser indicados quando as determinações urinárias e plasmáticas não tenham sido esclarecedoras. O teste de supressão com clonidina é feito com dosagem de catecolaminas séricas antes e após 1 e 2 horas da administração de 0,200 mg de clonidina.

A RM é o método de escolha para identificação dos feocromocitomas por não utilizar contraste iônico e por apresentar excelente caracterização e resolução dos tecidos, particularmente na melhor identificação de tumores em localização adrenal e na avaliação das localizações extra-adrenais. Os feocromocitomas de localização adrenal exibem sinal de elevada intensidade em relação ao fígado, em tempo T2, que é característica específica do tumor quando visto em ressonância magnética. A TC com cortes finos (máximo 5 mm) também pode ser utilizada na impossibilidade de realizar a ressonância. Em geral, os feocromocitomas exibem centro hipodenso e bordas bem delimitadas, mas podem também se apresentar como uma massa sólida e de bordas irregulares. A cintilografia com metaiodobenzilguanidina (MIBG) marcada com iodo 131, que é captado pelos receptores de catecolaminas, é útil nos feocromocitomas extra-adrenais e na pesquisa de metástases e de recidivas tumorais.

O tratamento farmacológico deve ser iniciado assim que o diagnóstico clínico e bioquímico tenha sido feito, indicando-se a ressecção cirúrgica após a localização do tumor. O preparo clínico é fundamental para o sucesso do tratamento cirúrgico. O uso de bloqueadores alfa-1-adrenérgicos deve preceder em pelo menos 2 semanas a realização do procedimento cirúrgico. Em nosso meio, podemos utilizar o prazosin na dose inicial de 1 mg no período noturno, até no máximo 20 mg/dia, divididos em 2 ou mais tomadas, ou a doxazosina de 2-8 mg/dia. Os betabloqueadores são indicados principalmente na presença de taquicardia sintomática, e introduzidos apenas após o início do uso de alfabloqueadores. Os antagonistas dos canais de cálcio, os IECA e os simpaticolíticos centrais podem adicionalmente ser necessários na estabilização da PA antes da cirurgia.

A crise hipertensiva paroxística do feocromocitoma é uma emergência hipertensiva, e o tratamento deve ser feito com nitroprussiato de sódio endovenoso em infusão contínua, na dose de 0,5 a 10 mcg/min, ou fentolamina injetável quando disponível.

A remoção cirúrgica total do tumor é o tratamento recomendado, e cuidados intensivos no período operatório são fundamentais para reduzir as complicações da anestesia e da própria cirurgia. O bloqueio alfa-1 adrenérgico e hidratação adequados são fundamentais para um procedimento cirúrgico estável. Os pacientes submetidos à remoção total e precoce do feocromocitoma apresentam, em sua maioria, remissão total dos sintomas e resolução da HA sem necessidade de uso de anti-hipertensivos. Entretanto, alguns pacientes podem manter a HA em razão das alterações estruturais vasculares e funcionais renais, necessitando do uso de anti-hipertensivos continuamente para manter o controle pressórico. Nos feocromocitomas malignos, com metástases nas quais a ressecção não é possível, são indica-

das medidas como quimioterapia, embolização dos tumores, radioterapia ou, se necessário e possível, ablação com altas doses repetidas de metaiodobenzilguanidina marcada com iodo 131. A alfametil-p-tirosina, um inibidor da síntese de catecolaminas, é indicada na presença de metástases, pois pode reduzir o nível de catecolaminas circulantes e aliviar algumas manifestações clínicas da doença.

Outras causas de hipertensão endócrina

Também podem cursar com HA: hipertireoidismo ou hipotiroidismo, acromegalia, hiperparatireoidismo e síndrome de Cushing. Os sinais clínicos principais desses distúrbios estão apresentados no Quadro 2, que resume os testes diagnósticos principais.

QUADRO 2	Outras causas endócrinas de HA secundária	
Causas	Métodos de rastreamento	Diagnóstico/ localização
Síndrome de Cushing	Teste de supressão com dexametasona	Cortisol urinário (24 horas) ACTH plasmático TC abdome
Hipertireoidismo	Hormônios tireoideanos	TSH diminuído, tireoide aumentada
Hipotireoidismo	Hormônios tireoideanos	TSH aumentado, tireoide diminuída
Hiperparatireoidismo	Cálcio, fósforo e PTH séricos	Hipercalcemia, hipofosfatemia, PTH aumentado
Acromegalia	Hormônio de crescimento	Somatomedina – 1GF1

HA: hipertensão arterial; TC: tomografia computadorizada.

HIPERTENSÃO ARTERIAL INDUZIDA POR MEDICAÇÕES OU OUTRAS SUBSTÂNCIAS

Grande variedade de medicamentos ou substâncias químicas pode induzir à HA transitória ou persistente ou até mesmo interferir no tratamento. A HA induzida por medicamentos é reversível com a suspensão. Os mecanismos incluem retenção de líquido ou expansão do volume extracelular, ativação direta ou indireta do sistema nervoso simpático, ação direta sobre a musculatura lisa vascular ou lesão endotelial. Algumas substâncias podem desencadear quadros hipertensivos graves, às vezes com lesões irreversíveis em órgãos-alvo, além da persistência da HA mesmo após a suspensão do uso. Os efeitos hipertensivo desses agentes são mais pronunciados em pacientes com HA prévia, com doença renal crônica e nos idosos.

Entre as mais comuns, as que merecem destaque estão contempladas no Quadro 3.

QUADRO 3	Medicamentos e substâncias que podem induzir à HA

Substâncias químicas
- Cloreto de sódio (excesso de sal), alcaçuz ("licorice"), chumbo, lítio, álcool, cafeína

Medicamentos
- Hormônios: contraceptivos, estrógenos, andrógenos e anabolizantes
- Anti-inflamatórios não hormonais – inibidores de COX-2, inibidores de prostaglandinas
- Derivados do ergot: ergotamina, ergonovina
- Anorexígenos: anfepramona, sibutramina
- Antidepressivos: IMAO/tricíclicos/agonistas da serotonina
- Mineralocorticoides: fludrocortisona
- Antidepressivos: IMAO, agentes tricíclicos
- Simpatomiméticos: fenilefrina, pseudoefedrina (descongestionantes nasais)
- Imunossupressores: corticosteroides, ciclosporina, tacrolimo
- Anticancerígenos: inibidores da VEGF (bevacizumabe, sunitinibe, sorafenibe)
- Outras: eritropoetina, dissulfiram

Drogas ilícitas
- Estimulantes (anfetamina), *crack*, cocaína, *ecstasy*

HA: hipertensão arterial; IMAO: inibidores da monoamina oxidase; VEGF: fatores de crescimento vascular.

O QUE AS DIRETRIZES RECOMENDAM

- Barroso WKS, Rodrigues CIS, Bortolotto LA, Gomes MAM, Brandão AA, Feitosa ADM, Machado CA, et al. Diretrizes Brasileiras de Hipertensão Arterial – 2020. Arq Bras Cardiol. 2020;00(00):00.

- Malachias MVB, Plavnik FL, Machado CA, Malta D, Scala LCN, Fuchs S. 7ª Diretriz Brasileira de Hipertensão Arterial: Capítulo 1 - Conceituação, Epidemiologia e Prevenção Primária. Arq Bras Cardiol. 2016; 107(3 Suppl 3):1-6.

- Whelton PK, Carey RM, Aronow WS, Casey DE Jr, Collins KJ, Dennison Himmelfarb C, et al. 2017 ACC/AHA/AAPA/ABC/ACPM/AGS/APhA/ASH/ASPC/NMA/PCNA Guideline for the Prevention, Detection, Evaluation, and Management of High Blood Pressure in Adults: Executive Summary: A Report of the American College of Cardiology/American Heart Association Task Force on Clinical Practice Guidelines. Hypertension. 2018;71(6):1269-1324.

- Williams B, Mancia G, Spiering W, Rosei EA, Azizi M, Burnier M, et al. 2018 ESC/ESH guidelines for the management of arterial hypertension: the task force for the management of arterial hypertension of the European Society of Cardiology (ESC) and the European Society of Hypertension (ESH). Eur Heart J. 2018;39(Issue33):3021-104.

 ## SUGESTÕES DE LEITURA

1. Amodeo C, Nogueira AR, Pereira AA, Cordeiro Jr AC, Pimenta E, Borelli FA. Secondary systemic arterial hypertension. J Bras Nefrol. 2010;32(Supl):44-53.
2. Brandão AA, Amodeo C, Nobre F (eds.). Hipertensão. 2.ed. Rio de Janeiro: Elsevier; 2012. p.471-511.
3. Charles L, Triscott J, Dobbs B. Secondary hypertension: discovering the underlying cause. Am Fam Physician. 2017;96:453-61.
4. Herrmann SM, Textor SC. Renovascular hypertension. Endocrinol Metab Clin North Am. 2019;48:765-78.
5. Krieger EM, Lopes HF, Bortolotto LA, Consolim-Colombo FM, Giorgi DMA, Lima JJG, et al. (eds.). Hipertensão arterial: bases fisiopatológicas e prática clínica. São Paulo: Atheneu; 2013. p.567-642.
6. Rimoldi, SF, Scherrer U, Messerli FH. Secondary arterial hypertension: when, who, and how to screen? Eur Heart J. 2013;35:1245-54.

NOTA DOS EDITORES

Este capítulo possui referências bibliográficas adicionais, recomendadas pelos autores, na plataforma digital complementar do livro. Por motivos de compactação, somente algumas delas estão aqui contempladas. Utilize o QR code abaixo para ter acesso a esse conteúdo:

5
Hipertensão arterial resistente

Rui Manuel dos Santos Póvoa
Lucélia Batista Neves Cunha Magalhães

DESTAQUES

- Hipertensão não controlada apesar do uso de três classes de drogas, em dose máxima tolerada ou recomendada.
- Fatores de risco: sobrepeso/obesidade, ingesta grande de sal e etanol e história familiar.
- A prevalência varia de 9% a 18%.
- Causas removíveis mais frequentes: 5,6% de síndrome de apneia do sono, 2,4% de doença renovascular, 1,6% de parenquimatosa renal, 1,8% do uso de contraceptivo e 0,8% de doenças tireoidianas.
- O tratamento não farmacológico tem fundamental importância na redução da pressão arterial no paciente com hipertensão arterial resistente (HAR).
- A grande discussão se refere ao quarto fármaco a ser adicionado à tríplice combinação – espironolactona? Amilorida? Clonidina?
- O quinto fármaco nessa sequência com certeza deve ser o betabloqueador.
- Na escolha do sexto fármaco, pode-se utilizar a clonidina ou um vasodilatador direto. O mais indicado é a hidralazina.

INTRODUÇÃO

Hipertensão arterial resistente (HAR) significa, como o nome indica, que os valores pressóricos continuam altos a despeito do tratamento. Essa condição não é rara, e todos os profissionais de saúde devem estar atentos a ela. Implica alto risco de adoecimento e morte por comprometer, de forma intensa e rápida, os órgãos-alvo do paciente. Neste capítulo, vamos tratar de suas definições, causas, importância e, principalmente, como reconhecê-la e tratá-la adequadamente.

CRITÉRIO PARA DEFINIÇÃO

Existem várias definições de HAR, com relação a tipos, cifras tensionais e exigência de quais e quantas medicações estão em uso para definirmos tais critérios. Para simplificação, vamos adotar o critério mais comumente aceito.

A HAR é definida como pressão arterial (PA) não controlada apesar do uso de três ou mais medicações anti-hipertensivas de classes terapêuticas distintas, incluindo um diurético, tiazídico ou tiazídico-*like*, um bloqueador de canal de cálcio de ação prolongada e um bloqueador do sistema renina-angiotensina-aldosterona, podendo ser um inibidor da enzima conversora de angiotensina (IECA) ou bloqueador do receptor da angiotensina (BRA) – todos esses fármacos em doses máximas de segurança preconizadas e/ou de tolerância pessoal.

Como visto pela definição anterior, precisamos ter certeza de que a medida da PA esteja sendo realizada de forma correta, com equipamentos calibrados, e garantir a adesão à prescrição. Essa é a parte mais difícil de todas as exigências. Para que um indivíduo seja rotulado de hipertenso resistente, é preciso que ele esteja efetivamente usando essas medicações prescritas de forma disciplinada e regular, além do tratamento não medicamentoso já bem identificado. A adesão à prescrição é fundamental para a sua definição.

A HAR é suspeitada com o paciente sentado corretamente para a aferição no consultório e a PA em níveis ou iguais ou superiores a 140 mmHg de PA sistólica (PAS) ou 90 mmHg de PA diastólica (PAD) ou 130 mmHg para PAS e 85 mmHg para PAD em pacientes diabéticos e renais crônicos. Contudo, a PA medida pela monitorização ambulatorial da pressão arterial (MAPA) faz-se mandatória para confirmar o diagnóstico – mesmo com a percepção de que a MAPA tem limitações, como tamanho do manguito inadequado, movimentação do corpo durante as aferições, interferência no sono e, às vezes, um tempo curto para avaliar a sua variabilidade.

O método de medida ambulatorial continua a ser o padrão-ouro para esse diagnóstico de HAR por todas as associações europeias, americanas e canadenses de hipertensão arterial, tendo como premissa afastar a hipertensão do avental branco ou da capa branca. A MAPA, por ter um grande número de medidas casuais e ausência de preferência de dígito terminal, quando bem aferida, agrega muito valor no diagnóstico de HAR.

Embora a automedida domiciliar seja muito importante para afastar a hipertensão da capa branca e com ela se possam obter várias medidas, detectando inclusive melhor análise da variabilidade, a monitorização residencial da pressão arterial (MRPA) não pode substituir a MAPA como método-ouro no diagnóstico de HAR, especialmente pela ausência de medidas durante o sono, tão valiosas para mensurar a lesão de órgãos-alvo.

A pseudo-hipertensão é a causa de maior confusão com a HAR verdadeira. Nesse caso, a pseudo-hipertensão seria a condição da PA não controlada por não adesão à prescrição em quaisquer dos seus aspectos, por mensuração tecnicamente errada ou equipamento descalibrado. A revisão de 2014 da International Society of Hypertension mostrou que, em 1/3 dos que foram às triagens diagnosticados com PA elevada ao repetir as medidas dentro das recomendações, a PA estava normal. Experiências de internar o paciente para confirmar a HAR têm mostrado percentual bem maior de pseudo-hipertensão. Outra causa bem comum é a hipertensão arterial no consultó-

rio, apresentando valores elevados decorrentes de descarga adrenérgica pontual, chamada de hipertensão do avental branco (Quadro 1).

QUADRO 1 Diagnóstico da hipertensão arterial resistente

- Excluir hipertensão secundária (doenças parenquimatosas e vasculares renais)
- Afastar:

1. Doenças endócrinas como hiperaldosteronismo, feocromocitoma, disfunção tireoidiana, doenças da paratireoide

2. Coarctações ou estenoses arteriais

3. Vasculites, doenças autoimunes

4. Tumores cerebrais e doenças neuroendócrinas em qualquer território

---

FATORES ASSOCIADOS

Em um estudo de incidência, 205.750 pacientes que desenvolveram hipertensão, em um acompanhamento de 1,5 ano após iniciação do tratamento específico, foi de 1,9%, com uma taxa de 0,7 caso por 100 pacientes-anos de acompanhamento. Os que desenvolveram HAR tiveram diabete melito no período basal (17,7%), comparados com aqueles que respondiam ao tratamento. Em todos os estudos de acompanhamento, dos que desenvolvem HAR existe uma taxa de risco de duas a três vezes maior de mortalidade geral e de todas as formas de mortalidade cardiovascular.

FATORES DE RISCO

Sem dúvida o sobrepeso/obesidade, bem como a grande ingesta de sal e etanol e a história familiar, são fatores de risco para o aparecimento da HAR verdadeira.

EPIDEMIOLOGIA

A maioria dos estudos epidemiológicos de HAR falha em dois pontos fundamentais para avaliar a real prevalência dela: a inclusão da realização da MAPA e uma avaliação criteriosa da adesão ao tratamento prescrito por vezes, necessitando, como relatamos, de internamento hospitalar.

Vale ressaltar que avaliar a adesão é muito difícil na rotina médica e que trabalhos de cromatografia líquida de alto desempenho acoplado com espectrografia de massa com sangue e urina (padrão-ouro para avaliar a adesão ao tratamento prescrito), em 1.344 britânicos e checos, mostraram que as mulheres, os mais idosos e com maior número de anti-hipertensivos prescritos, tiveram menor adesão à prescrição de forma significativa. Em HAR, a não adesão aumenta sobremaneira o risco de eventos cardiovasculares fatais e não fatais. Assim, mesmo não sendo uma HAR verdadeira, o importante é reduzir as cifras tensionais.

O desenho ideal para a definição da prevalência real estimada da HAR verdadeira seria um grande estudo de coorte prospectiva de pacientes hipertensos com a PA controlada pela MAPA com doses altas de medicações – três ou mais, incluindo diurético. Esses estudos ainda não foram publicados, e a prevalência descrita advém de estudos observacionais e de ensaios clínicos baseados em desfechos.

Dentro dessa perspectiva, a prevalência de HAR varia de 9% a 18%, a depender do estudo. As variações são muito diferentes, por haver diferentes desenhos, populações e critérios de diagnóstico, sobretudo a não exclusão dos hipertensos pseudorresistentes. O maior estudo de metanálise para avaliar a prevalência de HAR foi de 2015. Uma compilação de 20 estudos, totalizando 961.035 indivíduos, mostrou uma prevalência média de 13,7% (intervalo de confiança [IC] 95% 11,2-16,2) e, dos trabalhos randomizados, de 16,7%. Contudo, dosagens subótimas, adesão insatisfatória à prescrição e hipertensão da capa branca não foram descartadas. Outro estudo de 2016 mostrou, quando afastadas hipertensão secundária e hipertensão da capa branca, que a prevalência cai para 8,2%, aumentando com a idade e o índice de massa corporal. É interessante ressaltar que, naqueles que aderiram às intervenções de estilo de vida e redução da pressão (indicada pela excreção urinaria de sódio < 100 mmol por 24 horas e um índice de massa de 18 a 25 kg/m²), a prevalência de HAR foi só de 0,8%. Daí concluímos que a HAR inerente é baixíssima.

CAUSAS

Assim, é preciso identificar as razões para a perda do controle da PA ou a ausência desse controle desde o início da condição. Podem-se identificar três dimensões da resistência: a do médico, a do paciente e a da condição de hipertensão por si.

A dimensão do médico se associa à do paciente e é bastante complexa, envolvendo muitos aspectos, como tempo de consulta muito curto, falta de compreensão exata do paciente quanto ao que tem e a como usar as medicações, a antecipação de alguns efeitos colaterais sintomáticos e o alto custo das medicações. Também se podem citar a ausência de equipe multidisciplinar para uma compreensão da sua condição crônica e geralmente assintomática, a hipertensão da capa branca (sem ter essa suspeita em mente e criar condutas para afastá-la), associações inadequadas sem efeitos sinérgicos e ausência do uso de diurético fundamental para um bom controle de cifras tensionais, além da inércia do médico em relação aos valores elevados na consulta.

A dimensão da hipertensão por si só envolve quatro caminhos patológicos básicos, porém imbricados: hiperaldosteronismo (atividade de aldosterona elevada), hipoxemia (baixa aguda e intermitente de oxigênio), ativação do sistema nervoso simpático e causas secundárias – principalmente doenças parenquimatosas ou vasculares renais, doenças endócrinas como disfunção tireoidiana, disfunções ou tumores da adrenal, paratireoide, coarctação vascular, vasculites, doenças autoimunes, tumores cerebrais e doenças neuroendócrinas em qualquer território.

Um estudo brasileiro de 2011, investigando causas removíveis de HAR, mostrou as causas mais frequentes: 5,6% de síndrome de apneia do sono, 2,4% de doença renovascular, 1,6% de doença parenquimatosa renal, 1,8% de uso de contraceptivo e 0,8% de doenças tireoidianas.

ETIOPATOGENIA E FISIOPATOLOGIA

Aumento da aldosterona plasmática ("hiperaldosteronismo")

Como já citado, o hiperaldosteronismo é a pedra angular no entendimento da patogênese da HAR. Os mecanismos são complexos e envolvem mais que a hipervolemia induzida pelo efeito da aldosterona na sua ação de reabsorção de sódio. Estudos concluíram que a aldosterona tem um efeito vasoconstritor direto na parede dos miócitos vasculares e desintegração da homeostase, condicionando uma tensão anormal e patológica própria. A aldosterona tem efeito direto tanto na hipertrofia celular quanto na fibrose miocárdica, além de envolver a remodelação vascular em todos os seus níveis.

Parece que o hiperaldosteronismo primário como causa da HAR implica a necessidade de instrumentos diagnósticos mais sensíveis do que a simples avaliação da atividade da renina plasmática e dos níveis de aldosterona. A determinação da taxa de aldosterona/atividade de renina plasmática tem sido útil para aumentar a chance de identificar o hiperaldosteronismo primário mesmo na ausência de hipocalemia. O uso de medicações anti-hipertensivas, hormônios e contraceptivos podem levar a resultados tanto falsos negativos como falsos positivos.

Mesmo na ausência de hiperaldosteronismo primário, o bloqueio do sistema renina-angiotensina-aldosterona parece fundamental no controle pressórico da HAR, indicando seu excesso em outras causas.

Apneia obstrutiva do sono

Estudos mostram que, dos pacientes com índices de apneia elevados, cerca de 60% têm hipertensão arterial. As razões são multifatoriais: aumento da atividade simpática, levando a aumento do débito cardíaco e aumento da resistência vascular periférica, bem como retenção de líquido secundária a hipóxia tecidual tanto pela ação da hipoxemia direta quanto pela elevação dos níveis de aldosterona. Um estudo mostrou que a causa mais comum de HAR é a síndrome de apneia do sono a partir de mais de 15 eventos de apneia por hora registrado.

Atividade do sistema nervoso simpático

Nos conhecimentos atuais, o sistema nervoso simpático (SNS) parece ser um protagonista da etiopatologia da HAR. Parece que a síndrome da apneia obstrutiva do sono, o hiperaldosteronismo e a obesidade abdominal em HAR são apresentações dessa atividade elevada. Outros mecanismos etiopatogênicos envolvem a perda da capacidade renal de excretar sódio e água (hipervolemia), como nas doenças renais crônicas e outras, como distúrbios locais da síntese de óxido nítrico, efeitos adversos de drogas como anti-inflamatórios não esteroides, os inibidores seletivos da cicloxigenase-2, glicocorticoides, ciclosporina, uso de vasodilatadores e consumo excessivo de sal por si mesmo.

ASPECTOS GENÉTICOS

Antes de entrar nos aspectos genéticos propriamente ditos da HAR, vale ressaltar que o entrelaçamento entre genes e o modo de vida é quase inevitável. A epigenética tem demonstrado de forma consistente e robusta esse imbricamento. Assim, deve-se sempre relativizar o componente genético de forma isolada. A variabilidade genética no sangue de genes reguladores de pressão (BP) e suas vias pode em parte explicar a variabilidade na resposta da PA aos anti-hipertensivos e contribuir para o fenótipo de HAR. A farmacogenômica está focada na identificação de fatores genéticos responsáveis pelas respostas diversificadas do indivíduo perante o tratamento da HAR. Existem poucos estudos nessa área ainda. Os poucos genes identificados foram limitados e permanecem em fase de prováveis candidatos.

APRESENTAÇÃO CLÍNICA

Em primeiro lugar, devem-se atender aos critérios de definição da HAR. É definida como PA não controlada ($\geq$ 140 mmHg de PAS e/ou $\geq$ 90 mmHg de PAD), apesar do uso de três ou mais medicações anti-hipertensivas de classes terapêuticas distintas e sinérgicas, incluindo um diurético – todos em doses máximas possíveis. Uma vez feito esse diagnóstico, é necessário realizar a MAPA para confirmar valores elevados e afastar hipertensão da capa branca. A avaliação é muito importante durante o sono. A MAPA é mais indicativa de eventos cardiovasculares que a medida em consultório e tem melhor valor prognóstico para avaliar o manejo clínico do tratamento que a medida casual em consultório. Estudo em idosos de 2004 mostrou que a PA normal em consultório não apresentou correspondência durante a automedida em domicílio, mostrando níveis elevados em domicílio e configurando a hipertensão arterial mascarada – uma outra condição que deve ser pensada.

Obesidade com sonolência noturna e roncos à noite sugerem apneia obstrutiva do sono. Em geral, os indivíduos com HAR verdadeira têm lesões em órgãos-alvo, especialmente nos rins, e a presença de hipertrofia ventricular esquerda. Assim, uma boa avaliação da função renal e um ecocardiograma são mandatórios. Além disso, apresentam na MAPA pouca redução da pressão durante o sono (*non-dipper*) quando em comparação aos que têm hipertensão elevada só na presença do médico ou do profissional de saúde.

Valores de potássio baixos podem levantar a suspeita de hiperaldosteronismo, e hipercalcemia, de hiperparatireoidismo. A ausência de pulsos periféricos, por sua vez, leva à suspeita de vasculites e coarctação da aorta, a depender do local. Fácies de acromegalia e síndrome de Cushing devem estar dentro da nossa atenção. Lembrar também do consumo excessivo de sal e/ou álcool.

Afastadas hipertensão da capa branca e hipertensão mascarada pela MAPA, bem como outros exames complementares descritos anteriormente, deve-se afastar a hipertensão secundária. Isso porque pode ser tratada cirurgicamente ou com medicações específicas, como o hipotireoidismo. Pode ser necessária, ainda, a suspensão de alguma medicação, como anti-inflamatórios, vasoconstritores nasais e contraceptivos, pomadas e uso transdérmico de anabolizantes de testosterona, estes os mais importantes e muitas vezes esquecidos.

Tendo identificada a HAR verdadeira, o tratamento deve ser agressivo, porém respeitando os sinais de hipofluxo, especialmente em idosos com hipotensão ortostática, cansaço e tonturas ao levantar de madrugada, no predomínio do sistema parassimpático ou de sintomas de hipofluxos equivalentes.

PROGNÓSTICOS

A HAR é um fenótipo de altíssimo risco. A PA mal controlada é um simples e mais importante fator de risco modificável para mortalidade e morbidade cardiovascular em todo o mundo. Tipicamente o hipertenso resistente tem níveis bem elevados das cifras tensionais por longos anos. Um estudo mostrou que o desfecho mais comum é o de morte por infarto do miocárdio, acidente vascular cerebral (geralmente hemorrágico), insuficiência cardíaca e insuficiência renal crônica quando comparados aos tratados e controlados.

Alguns estudos indicam que mesmo em pacientes com pressões controladas ocorrem processos intrínsecos que levam os pacientes a adoecer ou morrer mais cedo. Por isso, o tratamento deve começar precocemente, em especial enfatizando a prevenção primordial e a primária nos cuidados com esses indivíduos.

TRATAMENTO

O tratamento não farmacológico tem fundamental importância na redução da PA no paciente com HAR, cujos aspectos multifatoriais, à semelhança da hipertensão não resistente, corroboram essa premissa. É orientação fundamental a mudança do estilo de vida, principalmente o combate ao sedentarismo, redução do sal e do álcool. Diversos trabalhos demonstram o benefício consistente da restrição do sal na dieta, benefício maior no paciente com HAR, em virtude da grande ação da aldosterona na redução da excreção de sódio e água. Pimenta et al. compararam a restrição extrema de sódio na dieta de 50 mEq/dia durante 7 dias, com posterior alta ingestão de 250 mEq/dia em uma avaliação cruzada. A redução do sal induziu a uma redução substancial da PA de 20,1/9,8 mmHg de sistólica e diastólica, respectivamente, na pressão de 24 horas. Apesar do pequeno número de pacientes desse estudo, os dados sugerem que a boa porcentagem dos pacientes com HAR é sal-sensível, e sua redução pode trazer benefícios pressóricos – isso está bem consistente com o papel bem conhecido da aldosterona na patogênese da doença. O consumo diminuído do sal é mais eficaz em indivíduos afrodescendentes, idosos e com filtração glomerular diminuída.

He et al., em uma revisão sistemática com mais de 34 estudos que avaliaram o efeito da redução salina na dieta, mostraram queda de 5,8 mmHg na pressão sistólica (2,5-9,2; p < 0,001) associada à redução na excreção urinária de sódio de até 100 mmol em 24 horas, refletindo uma diminuição na ingesta de 6 g/dia. Por outro lado, a ingestão de potássio está inversamente relacionada à PA, e a suplementação reduziu a PA em ensaios randomizados. Apesar de não termos ensaios clínicos na HAR, para a hipertensão em geral são recomendados de 3.500 a 5.000 mg de potássio por dia.

Apesar de a mudança do estilo de vida proporcionar efeitos muito benéficos na hipertensão, na HAR a perda de peso e os exercícios físicos, apesar da nossa firme recomendação, ainda não foram avaliados de forma consistente. Entretanto, ainda que não existam evidências robustas na HAR, a perda ponderal deve ser incentivada nos obesos. Aqueles com índice de massa corporal $\geq$ 30 kg/m² têm 50% mais chances de não terem os níveis pressóricos controlados e necessitarem do uso de vários anti-hipertensivos para atingirem a meta pressórica. Já um IMC > 40 kg/m² triplica a chance da necessidade de vários fármacos anti-hipertensivos. Após a cirurgia bariátrica, os pacientes apresentaram redução de 30% do número de anti-hipertensivos e, aqueles que continuaram em tratamento clínico da obesidade, somente 12,4%. Apesar de não existirem evidências robustas do efeito da perda de peso nos hipertensos resistentes, as recomendações de perda de peso atendem ao bom senso e devem ser aplicadas.

Dentre todas as modificações de estilo de vida no paciente com hipertensão, a dieta DASH (*Dietary Approaches to Stop Hypertension*) fornece a redução mais significativa da PA em adultos (média menos 11 mmHg). Quando em combinação com restrição de sódio e/ou perda de peso, os efeitos na PA são aditivos. As outras dietas, como a mediterrânea e as vegetarianas ou veganas, também reduzem a PA, mas a DASH é a que mais reduz os níveis pressóricos. Embora não tenhamos nenhum estudo da dieta DASH na HAR, é consensual que ela diminui a PA e aumente os efeitos de outras mudanças no estilo de vida no hipertenso resistente.

A atividade física deve ser incentivada, pois, além de atenuar a ativação neuro-humoral, melhora a capacidade cardiorrespiratória e reduz a mortalidade nos hipertensos resistentes. Naqueles com a pressão muito elevada, sistólica $\geq$ 180 ou diastólica $\geq$ 110 mmHg, a atividade física deve ser adiada até que a otimização do tratamento medicamentoso promova a redução.

Outro aspecto importante na mudança do estilo de vida é a redução do consumo de álcool. Apesar de ainda não haver estudos nos resistentes, sabe-se que na hipertensão o álcool contribui muito para o não controle pressórico. Roerecke et al., em uma metanálise envolvendo 2.865 indivíduos, mostraram que a redução de 50% no álcool habitualmente ingerido diariamente provocou redução de 5,50 mmHg na PAS (IC 95%; 6,70 a 4,30) e de 3,97 mmHg na PAD (IC 95%; 4,70 a 3,25).

Nos pacientes com HAR e apneia obstrutiva do sono, o uso de pressão positiva contínua nas vias aéreas (CPAP) tende a induzir reduções relativamente modestas da PA, bem como na população geral de pacientes com hipertensão. Em uma comparação rigorosa do uso de CPAP com nenhum tratamento, em 194 indivíduos com HAR, o CPAP reduziu a diastólica de 24 horas em 3,2 mmHg e não teve efeito significativo na sistólica de 24 horas em geral. No entanto, o uso do CPAP foi de menos 4 horas/noite em 28% dos pacientes. Naqueles que usaram CPAP > 4 horas/noite, houve redução significativa da PAS e PAD de 24 horas de 4,4 e 4,1 mmHg, respectivamente. O benefício foi especialmente proeminente à noite, com reduções de 7,7 e 4,1 mmHg na sistólica e na diastólica, respectivamente. É importante ressaltar que houve uma correlação positiva e significativa entre o uso de CPAP e a redução da PA: os pacientes totalmente aderentes à CPAP (> 8 horas/noite) manifestaram uma redução na PAS de 24 horas > 10 mmHg.

TRATAMENTO MEDICAMENTOSO

Pela própria definição de HAR, o paciente deve estar já em uso de combinações eficazes de três ou mais medicamentos anti-hipertensivos. Embora as combinações específicas devam ser individualizadas de acordo com as comorbidades, intolerância a medicamentos anteriores, o regime inicial de três medicamentos deve ser padronizado tanto quanto possível, para incluir um inibidor do sistema-renina-angiotensina aldosterona (IECA ou BRA), um antagonista dos canais de cálcio, mais comumente anlodipino, e um diurético tiazídico de ação prolongada, de preferência clortalidona ou indapamida. A associação dessas três classes de fármacos se mostrou eficaz tanto em associação quanto individualmente para a redução da pressão e prevenção da mortalidade cardiovascular.

A grande discussão se refere ao quarto fármaco a ser adicionado à tríplice combinação. Existem dois grandes estudos avaliando o quarto fármaco: o estudo britânico PATHWAY-2 e o brasileiro ReHOT.

O estudo PATHWAY-2 (*The Prevention And Treatment of Hypertension With Algorithm based-therapy*) foi fundamental para incluir a espironolactona como o quarto fármaco. Acreditando que a HAR seja um estado heterogêneo, predominantemente causado pela retenção de sódio, foi escolhida a espironolactona (bloqueador dos receptores mineralocorticoides) como o diurético adicional. Além disso, alguns estudos utilizando a análise de séries de casos mostraram a efetividade em reduzir a PA, porém nunca comparada com os demais fármacos também utilizados nessa situação de não controle pressórico. Foi um estudo duplo-cego com 335 pacientes, controlado com placebo e cruzado (*crossover*), que incluiu pacientes com idades entre 18 e 79 anos e PAS $\geq$ 140 mmHg (ou $\geq$ 135 mmHg para os diabéticos), com a avaliação fora do consultório (com 18 medidas em 4 dias) com PAS $\geq$ 130 mmHg, em tratamento há mais de três meses com três fármacos anti-hipertensivos nas doses máximas toleradas. Os pacientes foram randomizados para o uso de espironolactona, bisoprolol, doxazosina ou placebo durante 12 semanas. O objetivo primário foi avaliar a diferença entre a PAS fora do consultório (avaliação residencial) entre a espironolactona e os outros dois fármacos e o placebo. A redução média na PAS no grupo espironolactona foi de -8,7 mmHg, superior ao placebo (IC 95% -9,72 a -7,69; $p < 0,0001$), superior à média dos outros dois fármacos (doxazosina e bisoprolol; -4,26 [IC 95% -5,13 a -3,38]; $p < 0,0001$) e superiores quando comparados individualmente. Quando em comparação com doxazosina, a redução foi de -4,03 mmHg (IC 95% -5,04 a -3,02; $p < 0,0001$) e *versus* o bisoprolol de -4,48 mmHg (IC 95% -5,50 a -3,46; $p < 0,0001$). O uso da espironolactona foi muito bem tolerado, e somente em seis pacientes houve aumento da creatinina sérica, que excedeu 6,0 mm mol/L.

Este estudo avaliando o melhor quarto fármaco na HAR foi fundamental para a mudança de conduta na prática clínica, trazendo dados robustos que convencem a mudança de estratégia no fluxograma do tratamento da hipertensão arterial, influenciando profundamente a diretriz europeia na sequência farmacológica. Entretanto, algumas perguntas ficaram sem resposta, principalmente relacionadas ao mecanismo pelo qual a associação de um segundo diurético agia de forma extraordinária na redução pressórica. Além disso, a dúvida persistia se a HAR é simplesmente um estado de retenção excessiva de sódio e se os benefícios da espironolactona poderiam ser replicados por outro diurético.

Com isso, Williams et al. continuaram o estudo, resultando no *PATHWAY-2 mechanisms*, no qual foi avaliado o efeito da amilorida na dosagem de 10 a 20 mg, outro diurético, nesse grupo de resistentes. Os resultados foram similares aos da espironolactona. Com isso, concluíram que a HAR é, predominantemente, uma situação clínica de retenção excessiva de sódio, caracterizada por baixos níveis de renina plasmática e níveis inapropriadamente elevados de aldosterona. Os benefícios da espironolactona e da amilorida se devem, primariamente, à ação diurética. Encontraram que uma proporção significativa de pacientes com secreção inapropriada de aldosterona se devia provavelmente a microadenomas produtores de aldosterona (normalmente não detectáveis pelos métodos convencionais de imagem), o que explicaria a resposta terapêutica superior da espironolactona ou da amilorida nesses casos.

O estudo brasileiro ReHOT (*Resistant Hypertension Optimal Treatment*), por sua vez, comparou a espironolactona com a clonidina, a qual não foi superior, mas com resultados muito semelhantes; porém, considerando os desfechos secundários, a espironolactona ainda é preferível como quarto fármaco (Figura 1).

O quinto fármaco nessa sequência com certeza deve ser o betabloqueador, caso o paciente já não o esteja tomando por alguma condição prévia, como doença coronariana, insuficiência cardíaca, arritmias, etc. Os mais indicados são os betabloqueadores de terceira geração, com efeitos vasodilatadores tais como o carvedilol e o nebivolol.

Caso ainda não se consiga atingir as metas pressóricas, há algumas outras classes de fármacos, porém ainda sem evidências de redução de morbidade e mortalidade mesmo com a redução pressórica. Isso ficou muito evidente com o uso de um antagonista seletivo da endotelina tipo A (darusentana).

Na escolha do sexto fármaco, pode-se utilizar a clonidina ou um vasodilatador direto. O mais indicado é a hidralazina, pois o minoxidil, em virtude dos efeitos adversos mais intensos e graves, deve ser reservado para quando há falha de todas as alternativas anteriores. A metildopa pode entrar nessa fase em situações especiais e individualizadas.

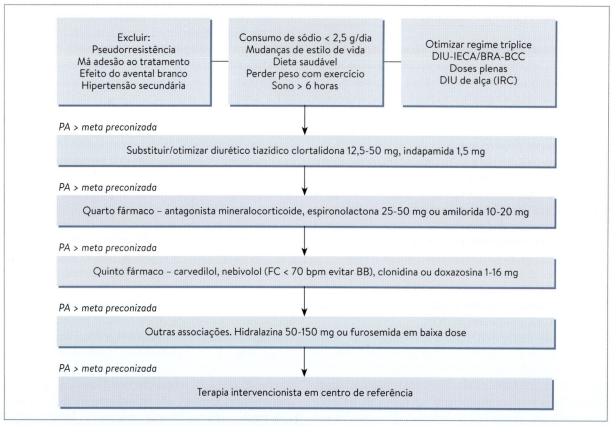

FIGURA 1 Fluxograma de tratamento da hipertensão arterial.

BCC: bloqueador dos canais de cálcio; BRA: bloqueador do receptor de angiotensina; DIU: diuréticos; FC: frequência cardíaca; IECA: inibidor da enzima conversora da angiotensina; IRC: insuficiência renal crônica; PA: pressão arterial.

Fonte: Yugar-Toledo et al., 2020.

O QUE AS DIRETRIZES RECOMENDAM

- Barroso WKS, Rodrigues CIS, Bortolotto LA, Gomes MAM, Brandão AA, Feitosa ADM, Machado CA, et al. Diretrizes Brasileiras de Hipertensão Arterial – 2020. Arq Bras Cardiol. 2020;00(00):00.

- Calhoun DA, Jones D, Textor S, Goff DC, Murphy TP, Toto RD, et al. Resistant hypertension: diagnosis, evaluation, and treatment. A scientific statement from the American Heart Association Professional Education Committee of the Council for High Blood Pressure Research. Circulation. 2008;117(25):e510-26.

- Carey RM, Calhoun DA, Bakris GL, Brook RD, Daugherty SL, Dennison-Himmelfarb CR, et al. Resistant hypertension: detection, evaluation and management: a scientific statement from the American Heart Association. Hypertension. 2018;72:e53-e90.

- Whelton PK, Carey RM, Aronow WS, Casey Jr DE, Collins KJ, Himmelfarb CD, et al. A guideline for the prevention, detection, evaluation and management of high blood pressure. A report of the American College of Cardiology/American Heart Association Task Force on Clinical Practice Guidelines. Hypertension. 2018;71:e13-e115.

- Williams B, Mancia G, Spiering W, Rosei EA, Azizi M, Burnier M, et al. 2018 ESC/ESH Guidelines for the management of arterial hypertension. Eur Heart J. 2018;39(33):3021-104.

- Yugar-Toledo JC, Moreno Júnior H, Gus M, Rosito GBA, Scala LCN, Muxfeldt ES, et al. Posicionamento Brasileiro sobre Hipertensão Arterial Resistente – 2020. Arq Bras Cardiol. 2020;114(3):576-96.

NOVOS TRATAMENTOS

Nos últimos anos, novas formas de tratamento intervencionista têm sido preconizadas, entretanto são todas experimentais e ainda não aplicáveis como terapêutica rotineira na população. A estimulação direta do seio carotídeo leva a aumento de atividade dele com consequente redução do fluxo simpático, resultando em redução da pressão. A denervação simpática renal por cateter de ablação reduz a atividade eferente renal e promove aumento do fluxo sanguíneo renal, diminuição da ativação do sistema renina-angiotensina-aldosterona e da retenção de sal e água, além de diminuição da atividade aferente renal com diminuição da ação simpática sobre o coração e os vasos. Em situações mais extremas, ainda existe a fístula arteriovenosa, que promove diminuição pressórica por redução na resistência periférica total, redução do volume sanguíneo, inibição do barorreflexo e liberação de peptídios natriuréticos. Todos esses procedimentos são experimentais, mas têm grandes expectativas em um futuro próximo.

SUGESTÕES DE LEITURA

1. Acelajado MC, Hughes ZH, Oparil S, Calhoun DA. Treatment of resistant and refractory hypertension. Circ Res. 2019;124(7):1061-70.
2. Hannah-Shmouni F, Gubbi S, Spence JD, Stratakis CA, Koch CA. Resistant hypertension: a clinical perspective. Endocrinol Metab Clin North Am. 2019;48(4):811-28.
3. Roerecke M, Kaczorowski J, Tobe SW, Gmel G, Hasan OSM, Rehm J. The effect of a reduction in alcohol consumption on blood pressure: a systematic review and meta-analysis. Lancet Publ Health. 2017;2(2):e108-e20.
4. Schiavon CA, Bersch-Ferreira AC, Santucci EV, Oliveira JD, Torreglosa CR, Bueno PT, et al. Effects of Bariatric Surgery in Obese Patients With Hypertension: The GATEWAY Randomized Trial (Gastric Bypass to Treat Obese Patients With Steady Hypertension). Circulation. 2018;137(11):1132-42.
5. Wei F-F, Zhen Z-Y, Huang Q-F, Staessen JA. Diagnosis and management of resistant hypertension: state of the art. Nature Rewiews. 2018;14(7):420-41.

NOTA DOS EDITORES

Este capítulo possui referências bibliográficas adicionais, recomendadas pelos autores, na plataforma digital complementar do livro. Por motivos de compactação, somente algumas delas estão aqui contempladas.
Utilize o QR code abaixo para ter acesso a esse conteúdo:

6
Hipertensão arterial em populações especiais

Erika Maria Gonçalves Campana
Roberto Dischinger Miranda
Andréa Araujo Brandão

DESTAQUES

- A incidência de hipertensão na infância e na adolescência tem aumentado substancialmente nos últimos anos e aumenta o risco de eventos cardiovasculares no adulto.
- O diagnóstico de HA na infância e adolescência será confirmado quando PAS e/ou PAD ≥ percentil 95 para o sexo, a idade e o percentil de altura, acrescido de 5 mmHg, em três ocasiões distintas.
- Achados que sugerem HAS primária: crianças mais velhas e adolescentes, obesidade ou sobrepeso, histórico familiar (HF) de HAS, assintomáticos.
- Achados que sugerem HAS secundária: início antes dos 6 anos, HA diastólica isolada, hipertensão noturna, HF de doença renal policística e quadro que possa sugerir etiologia (p. ex., hipocalemia e hiperaldosteronismo, cefaleia, taquicardia e sudorese, feocromocitoma, roncos, sonolência durante o dia e hiperatividade e SAOS, pressão arterial > em membros superiores do que em membros inferiores e coarctação aórtica).
- As modificações terapêuticas no estilo de vida são a abordagem de primeira escolha para o tratamento nesse grupo.
- O tratamento medicamentoso da HA em crianças e adolescentes deve ser reservado para os casos de falha na abordagem comportamental, não medicamentosa ou para pacientes com HA grave e/ou sintomática.
- A HA é uma doença altamente prevalente entre idosos, sendo a hipertensão sistólica isolada a forma de apresentação mais comum.
- Os critérios para diagnóstico e as metas de pressão arterial a serem alcançadas com o tratamento nesta população não são diferentes dos demais adultos.
- As evidências sugerem que um nível de PAD menor que 60 mmHg deve ser evitado pelo potencial de aumento do risco cardiovascular.
- Tratamento farmacológico mostrou benefícios inquestionáveis entre idosos, assim como as mudanças de estilo de vida.
- A alta carga de comorbidade, o maior risco de efeitos colaterais dos medicamentos, a fragilidade e o risco de queda devem ser considerados no manejo do paciente hipertenso idoso, que deverá ser individualizado.

HIPERTENSÃO ARTERIAL EM CRIANÇAS E ADOLESCENTES

Introdução

A prevalência de hipertensão arterial sistêmica (HAS) entre crianças e adolescentes brasileiros apresenta dados heterogêneos. Os principais estudos estão concentrados nas Regiões Sudeste e Nordeste. Estima-se que seja de 3-5%, enquanto a pré-hipertensão pode acometer até 15% dessa população. Esse conhecimento reforça a importância do diagnóstico de HAS mesmo na infância, diferenciando-a entre primária e secundária, para iniciar precocemente estratégias de tratamento que possam mudar a história natural da doença cardiovascular (DCV).

Definição e diagnóstico

A pressão arterial (PA) deve ser medida em todas as crianças maiores de 3 anos pelo menos uma vez por ano. Nas crianças menores de 3 anos, a avaliação da PA está indicada em condições especiais, listadas no Quadro 1.

QUADRO 1	Condições em que se recomenda a medida da PA antes de 3 anos de idade
Condição clínica	**Características principais**
Histórico neonatal	• Prematuridade (< 32 semanas) • Muito baixo peso ao nascer • Cateterismo umbilical • Outras complicações no período neonatal requerendo internação em UTI
Condições cardíacas	Presença de cardiopatia congênita (corrigida ou não)
Condições renais	• ITU de repetição • Hematúria ou proteinúria • Doença renal conhecida • Malformação urológica • História familiar de doença renal congênita
Histórico de transplantes	• Órgãos sólidos • Medula óssea
Outras condições	• Neoplasia • Tratamento com drogas que aumentam a PA • Outras doenças associadas à hipertensão (p. ex., neurofibromatose, esclerose tuberosa, anemia falciforme) • Evidência de aumento da pressão intracraniana

ITU: infecção do trato urinário; PA: pressão arterial; UTI: unidade de terapia intensiva.

O diagnóstico e a classificação da HAS na infância e adolescência é feito a partir de valores de PA maiores ou iguais ao percentil 95 para o sexo, idade e percentil de altura, acrescido de 5 mmHg, em três ocasiões distintas (Tabela 1).

TABELA 1	Classificação da hipertensão arterial em crianças e adolescentes	
Categoria	**0-16 anos PAS/PAD percentil**	**≥ 16 anos PAS/PAD (mmHg)**
Normal	< percentil 90	< 120/80
Pré-hipertensão	≥ percentil 90 a < percentil 95 ou < 120/80 mmHg (considerar o menor valor)	120-139/80-89
Hipertensão	≥ percentil 95	> 140/90
Hipertensão estágio 1	≥ percentis 95 a 99 + 5 mmHg	140-159/90-99
Hipertensão estágio 2	> percentil 99 + 5 mmHg	≥ 160/100
HSI	PAS ≥ percentil 95 e PAD < percentil 90	≥ 140/< 90

HSI: hipertensão sistólica isolada; PAD: pressão arterial diastólica; PAS: pressão arterial sistólica.

Os fenômenos de avental branco e mascaramento também são encontrados entre crianças e adolescentes. A prevalência de HAS do avental branco em crianças e adolescentes varia entre 22-32% nos diferentes estudos publicados. E a prevalência de HAS mascarada foi de 10%. Essas duas condições, HAS ao avental branco (HAB) e HAS mascarada (HM), estão associadas a maior ocorrência de hipertrofia ventricular esquerda. Dessa forma, a adequada avaliação da PA nessa população poderá envolver a medida de consultório e a utilização de métodos complementares de avaliação da PA, como a monitorização ambulatorial da pressão arterial (MAPA) ou a monitorização residencial da PA (MRPA). Ambos os métodos apresentam boa tolerabilidade e reprodutibilidade nessa faixa etária

Avaliação clínica e complementar na criança e no adolescente

De forma similar ao hipertenso adulto, nessa faixa etária a anamnese e o exame físico visam confirmar a elevação da PA, identificar possíveis causas secundárias, presença de lesões em órgãos-alvo e de outros de fatores de risco (FR) cardiovascular. Os exames complementares e as estratégias de avaliação de risco cardiovascular global em crianças e adolescentes não são diferentes daqueles recomendados para os indivíduos adultos (Quadro 2).

QUADRO 2 Exames complementares iniciais em crianças e adolescentes com hipertensão arterial

Situação clínica	Exames complementares recomendados
Todos os pacientes	Hemograma completo, perfil lipídico, ácido úrico sérico, glicemia de jejum, função renal e eletrólitos (incluindo cálcio, fósforo e magnésio), urina tipo 1 e urocultura, fundoscopia, radiografia de tórax, eletrocardiograma, ultrassonografia renal (< 6 anos ou naqueles que tiverem urina 1 ou função renal alteradas)
Crianças ou adolescentes obesos (IMC > p95)	Além dos realizados para todos os pacientes: hemoglobina glicada (para triagem de DM), transaminases (triagem de esteatose hepática)
Testes opcionais (de acordo com os achados da história clínica, exame físico e resultados de exames iniciais)	Além dos realizados para todos os pacientes: TSH, rastreamento para drogas, polissonografia (se roncos, sonolência diurna ou relato de apneia do sono), Doppler de artérias renais, ecocardiograma com Doppler, renina e aldosterona séricos, catecolaminas séricas ou urinárias

DM: diabete melito; IMC: índice de massa corporal; p: percentil de idade, sexo e altura.

A HAS secundária deverá ser investigada sempre que a avaliação clínica inicial indicar ou quando os níveis de PA forem muito elevados (> percentil 99), principalmente em crianças abaixo de 3 anos de idade. Achados que sugerem HAS secundária são início antes dos 6 anos, HA diastólica isolada, hipertensão noturna é mais comum, HF de doença renal policística e quadro clínico característico (hipocalemia e hiperaldostenorismo, cefaleia, taquicardia e sudorese e feocromocitoma, roncos, sonolência durante o dia e hiperatividade e síndrome da apneia obstrutiva do sono [SAOS], PA > em membros superiores [MMSS] que em membros inferiores [MMII] e coarctação aórtica). O Quadro 3 mostra as causas mais frequentes de HAS por faixa etária na infância e na adolescência.

Abordagem da hipertensão arterial na criança e no adolescente

A meta de PA a ser alcançada com o tratamento em crianças e adolescentes de forma geral são valores abaixo do percentil 95 para idade, sexo e altura (ou < 130/80 mmHg, ou o que for menor entre eles). Uma redução mais rigorosa da PA (< 90p ou < 130/80 mmHg, o que for menor entre eles) deve ser alcançada por crianças e adolescentes,

QUADRO 3 Causas mais frequentes de hipertensão arterial por faixa etária na infância e adolescência

Faixa etária	Causas de hipertensão
Recém-nascidos	Trombose da artéria renal, estenose de artéria renal, malformações congênitas renais, coarctação de aorta, displasia broncopulmonar
Lactentes – 6 anos	Doenças do parênquima renal, coarctação da aorta, estenose de artéria renal
6-10 anos	Estenose de artéria renal, doenças do parênquima renal, hipertensão primária
Adolescentes (> 10-18 anos)	Hipertensão primária, doenças do parênquima renal

de alto risco, ou seja, com múltiplos fatores de risco cardiovascular, lesão subclínica de órgãos-alvo, ou condições clínicas associadas como diabete, doença cardíaca. Nos portadores de doença renal crônica, a meta recomendada após a publicação do ESCAPE *Trial* é o percentil 50 da referência para MAPA (Tabela 2).

TABELA 2 Metas de pressão arterial em crianças e adolescentes

Categoria	Meta de PA*
População geral	< 95p
Alto risco	< 90p
Doença renal crônica	< 50p da MAPA

* Recomenda-se como meta o valor encontrado no percentil de idade, sexo e altura ou < 130/80 mmHg, o que for menor entre eles.
MAPA: monitorização ambulatorial da pressão arterial; p: percentil de idade, sexo e altura; PA: pressão arterial.

As mudanças de estilo de vida a serem implementadas em crianças e adolescentes são as mesmas dos hipertensos adultos. Ênfase deve ser dada à redução do peso corporal, pois essa condição apresenta forte correlação com a elevação da PA. Estudos clínicos evidenciam relação direta entre a perda de peso e a redução da PA, além de redução da resistência à insulina e melhora do perfil lipídico. Recomenda-se que haja regularidade na prática de exercícios 1 h/dia, que as atividades sejam divertidas e que o tempo de lazer sedentário seja menor que 2 h/dia.

A estratégia farmacológica nessa faixa etária deve ser reservada para aqueles em que as MEV não forem capazes de promover o controle satisfatório da PA, quando houver evidências de comprometimento de órgãos-alvo, mesmo subclínico, na presença de diabete melito (DM) tipo 1 ou tipo 2, quando for identificada uma causa secundária para a elevação da PA ou em casos de urgência ou emergência hipertensiva.

As principais classes de medicamentos que podem ser utilizadas com segurança nessa população podem ser vistas na Tabela 3. Recomenda-se iniciar a terapêutica far-

---

TABELA 3 Principais fármacos anti-hipertensivos permitidos em crianças e adolescentes

Medicamentos de primeira linha para o tratamento de HA crônica

IECA

- Contraindicações: gravidez e angioedema.
- Efeitos adversos comuns: tosse, cefaleia, tontura e astenia.
- Efeitos adversos graves: hipercalemia, insuficiência renal aguda, angioedema e toxicidade fetal.

Fármaco	Idade	Dose inicial	Dose máxima	Intervalo	Apresentação disponível no Brasil
Benazepril	≥ 6 anos	0,2 mg/kg/dia (aumentar 10 mg/dia)	0,6 mg/kg/dia (máx. 40 mg/dia)	1 x ao dia	Comprimido revestido – 5 ou 10 mg
Captopril	Neonatos	0,05 mg/kg/dia	6 mg/kg/dia	1 x ao dia até 6/6 h	Comprimido – 12,5 ou 25 ou 50 mg
Captopril	≥ 1 mês	0,05 mg/kg/dia	6 mg/kg/dia	8/8 h	Comprimido – 12,5 ou 25 ou 50 mg
Enalapril	≥ 1 mês	0,08 mg/kg/dia (aumentar 5 mg/dia)	0,6 mg/kg/dia (máx. 40 mg/dia)	1 x até 2 x ao dia	Comprimido – 5 ou 10 ou 250 mg
Lisinopril	≥ 6 anos	0,07 mg/kg/dia (aumentar 5 mg/dia)	0,6 mg/kg/dia (máx. 40 mg/dia)	1 x ao dia	Comprimido – 5 ou 10 ou 20 mg
Ramipril	–	1,6 mg/m^2 por dia	6 mg/m^2 por dia	1 x ao dia	Comprimido – 10 mg

BRA

- Contraindicações: gravidez.
- Efeitos adversos comuns: cefaleia e tontura
- Efeitos adversos graves: hipercalemia, IRA e toxicidade fetal.

Fármaco	Idade	Dose inicial	Dose máxima	Intervalo	Apresentação disponível no Brasil
Candersatan	1-5 anos	0,02 mg/kg/dia (aumentar 4 mg/dia)	0,6 mg/kg/dia (máx. 40 mg/dia)	1-2 x ao dia	Comprimido – 8 ou 16 ou 32 mg
Candersatan	≥ 6 anos e < 50 kg	4 mg/dia	16 mg/dia	1-2 x ao dia	Comprimido – 8 ou 16 ou 32 mg
Candersatan	≥ 50 kg	8 mg/dia	32 mg/dia	1-2 x ao dia	Comprimido – 8 ou 16 ou 32 mg
Irbesartan	6-12 anos	75 mg/dia	150 mg/dia	1 x ao dia	Comprimido – 150 ou 300 mg
Irbesartan	≥ 13 anos	150 mg/dia	300 mg/dia	1 x ao dia	Comprimido – 150 ou 300 mg
Losartana	≥ 6 anos	0,7 mg/kg/dia (aumentar 50 mg/dia)	1,4 mg/kg/dia (máx. 100 mg/dia)	1 x ao dia	Comprimido revestido – 12,5 ou 25 ou 50 ou 100 mg
Olmesartan	≥ 6 anos e < 35 kg	10 mg/dia	20 mg/dia	1 x ao dia	Comprimido revestido – 20 ou 40 mg
Olmesartan	≥ 35 kg	20 mg/dia	40 mg/dia	1 x ao dia	Comprimido revestido – 20 ou 40 mg
Valsartana	≥ 6 anos	1,3 mg/kg/dia (aumentar 40 mg/dia)	2,7 mg/kg/dia (máx. 160 mg/dia)	1x ao dia	Comprimido revestido – 40 ou 80 ou 160 ou 320 mg

(continua)

SEÇÃO II ▪ HIPERTENSÃO ARTERIAL

> **TABELA 3** Principais fármacos anti-hipertensivos permitidos em crianças e adolescentes *(continuação)*

Diuréticos tiazídicos

- Contraindicações: anúria.
- Efeitos adversos comuns: tontura e hipocalemia.
- Efeitos adversos graves: arritmia cardíaca, icterícia colestática, DM, pancreatite.

Fármaco	Idade	Dose inicial	Dose máxima	Intervalo	Apresentação disponível no Brasil
Clortalidona	≥ 1 mês	0,3 mg/kg/dia	2 mg/kg/dia (máx. 50 mg/dia)	1 x ao dia	Comprimido – 12,5 ou 25 ou 50 mg
Hidroclorotiazida	≥ 1 mês	1 mg/kg/dia	2 mg/dia (máx. 37,5 mg/dia)	1-2 x ao dia	Comprimido – 25 ou 50 mg

Bloqueadores dos canais de cálcio

- Contraindicações: hipersensibilidade aos bloqueadores dos canais de cálcio.
- Efeitos adversos comuns: rubor facial, edema periférico e tontura.
- Efeitos adversos graves: angioedema.

Fármaco	Idade	Dose inicial	Dose máxima	Intervalo	Apresentação disponível no Brasil
Anlodipino	1-5 anos	0,1 mg/kg/dia	0,6 mg/kg/dia (máx. 5 mg/dia)	1 x ao dia	Comprimido – 2,5 ou 5 ou 10 mg
Anlodipino	≥ 6 anos	2,5 mg/dia	10 mg/dia	1 x ao dia	Comprimido – 2,5 ou 5 ou 10 mg
Felodipino	≥ 6 anos	2,5 mg/dia	10 mg/dia	1 x ao dia	Comprimido revestido, de liberação prolongada – 2,5 ou 5 ou 10 mg
Nifedipino LP	> 1 mês	0,2-0,5 mg/kg/dia	3 mg/kg/dia (máx. 120 mg/dia)	1-2 x ao dia	Comprimido revestido, de liberação prolongada – 20 ou 30 ou 60 mg

Medicamentos de segunda linha para o tratamento de HA crônica

Fármaco	Classe	Dose inicial (mg/kg/dose)	Dose máxima (mg/kg/dia)	Intervalo
Propranolol	Betabloqueador	1-2	4 (máx. 640 mg/dia)	8-12 h
Atenolol	Betabloqueador	0,5-1	2 (máx. 100 mg/dia)	12-24 h
Espironolactona	Diurético poupador de potássio	1	3,3 (máx. 100 mg/dia)	6-12 h
Furosemida	Diurético de alça	0,5-2	6	4-12 h
Clonidina (crianças > 12 anos)	Agonista alfa-2 central	0,2	2 a 4	12 h
Prazosina	Bloqueador alfa-1 adrenérgico	0,05-0,1	0,5	8 h
Hidralazina	Vasodilatador direto	0,75	7,5 (máx. 200 mg/dia)	6 h
Minoxidil (< 12 anos)	Vasodilatador direto	0,2	50	6-8 h
Minoxidil (> 12 anos)	Vasodilatador direto	5	100	6-8 h

Medicamentos de uso parenteral para o tratamento de elevação aguda da PA

Fármaco	Dose	Intervalo (duração efeito)
Hidralazina (IV ou IM)	0,2-0,6 mg em *bolus* (máximo 20 mg)	4-12 h
Nitroprussiato de sódio	0,5-10 mc/kg/minuto	Durante a infusão
Labetolol	0,25-3 mg/kg/hora ou infusão em *bolus* 0,2-1 mg/kg, seguida de infusão	2-4 h
Nicardipina	1-3 mc/kg/minuto	30 minutos a 4 h

(continua)

TABELA 3 Principais fármacos anti-hipertensivos permitidos em crianças e adolescentes *(continuação)*		
Esmolol	Ataque: 100-500 mc/kg em *bolus*, seguido de infusão 50-300 mc/kg/minuto	10-30 minutos
Fentolamina	0,05-0,1 mg/kg em *bolus* (máximo 5 mg/dose)	15-30 minutos

BRA: bloqueadores dos receptores de angiotensina; DM: diabete melito; HA: hipertensão arterial; IECA: inibidor da enzima conversora da angiotensina; IM: intramuscular; IV: intravenoso; máx.: máxima; PA: pressão arterial.

Fonte: modificada da 7ª Diretriz Brasileira de Hipertensão e do Manual de Orientação Hipertensão arterial na infância e adolescência.

macológica com monoterapia, pois não há evidências que indiquem benefício da terapia combinada em crianças. Entretanto, vale ressaltar que o uso de combinações fixas pode ser interessante em adolescentes como alternativa para aumentar a adesão terapêutica.

Prevenção primária e perspectivas

A adoção de medidas de prevenção primária em jovens tem sido reconhecida como de enorme importância no cenário da abordagem das doenças cardiovasculares. Dessa forma, é fundamental empenhar-se em estratégias que previnam a elevação da PA na infância.

As medidas preconizadas para essa faixa etária concentram-se na adoção de hábitos saudáveis, que devem ser direcionados não só para os jovens, mas também para seus familiares. O início da farmacoterapia preventiva anti-hipertensiva pode ser considerado para crianças e adolescentes de alto risco cardiovascular com pré-hipertensão e risco elevado de progressão para a HAS sustentada e eventos cardiovasculares.

Conclusão

A medida da PA na criança e no adolescente reveste-se de grande importância no sentido de reconhecer a presença da HAS o mais cedo possível, diferenciando casos de HAS primária de secundária. Trata-se de um marcador simples, de fácil utilização, capaz de identificar precocemente indivíduos sob risco cardiovascular aumentado e para os quais medidas de prevenção devem ser estabelecidas desde fases precoces da vida.

HIPERTENSÃO ARTERIAL EM IDOSOS

Epidemiologia e importância da hipertensão arterial no idoso

A HAS é uma doença altamente prevalente em indivíduos idosos, tornando-se fator determinante na morbidade e mortalidade elevadas dessa população. O número de idosos vem aumentando em todo o mundo, principalmente a expectativa de vida "em vida", que representa o número de anos de vida adicionais esperado a partir de diferentes faixas etárias. Um idoso com 70 anos tem uma expectativa adicional de 15,3 anos de sobrevida (ou seja, expectativa de vida de 85,3 anos); já aos 80 anos a expectativa de vida adicional é de 9,6 anos, ou seja, tempo suficiente para obter benefícios com o tratamento da HAS.

As 7 diretrizes brasileiras de hipertensão arterial (2016) definem a presença de HAS como a elevação sustentada dos níveis pressóricos ≥ 140 e/ou 90 mmHg, sendo a classificação da HAS para idosos semelhante à de indivíduos mais jovens. Destaca-se a apresentação na forma de hipertensão sistólica isolada (HSI) como particularmente frequente entre os indivíduos de faixa etária mais avançada.

Diagnóstico e avaliação clínica do hipertenso idoso

A avaliação clínica de um paciente idoso apresenta características bem distintas da do paciente adulto jovem. É fundamental considerar a multiplicidade de doenças, algumas com sintomas semelhantes, que, com frequência, mascaram o quadro clínico. Além disso, é necessária rigorosa avaliação das condições cognitivas do paciente idoso. Os sintomas relacionados com a área cardiovascular merecem atenção especial pela possibilidade do exagero ou da omissão, motivados ambos pelo medo de doença.

Três aspectos são importantes na avaliação da PA em pacientes idosos: a presença de hipotensão ortostática, o hiato auscultatório e a pseudo-hipertensão.

- Hipotensão ortostática ou postural: queda de 20 mmHg na PAS e/ou 10 mmHg na PAD, dentro de 3 minutos, quando o paciente passa da posição supina para a ortostática. Dessa forma, recomenda-se a verificação da PA no idoso na posição sentada, deitada e em pé.
- Hiato auscultatório: desaparecimento dos ruídos de Korotkoff após ausculta do primeiro som (fase I de Korotkoff), com duração de até 40 mmHg, após o último som auscultado. Ao realizar a medida palpatória da PAS antecedendo a medida auscultatória, pode-se de maneira simples identificar o hiato auscultatório.

- Pseudo-hipertensão: pode surgir em idosos com arteriosclerose pronunciada, calcificação e enrijecimento da parede arterial. A suspeita deve ser lembrada diante de manifestações de hipotensão quando a PA estiver controlada ou em níveis normais, ou quando a pressão arterial sistólica está elevada, porém o paciente não apresenta lesão em órgãos-alvo. Para sua identificação, utiliza-se a manobra de Osler (permanência de artéria radial após a insuflação do manguito pelo menos 30 mmHg acima do desaparecimento do pulso radial).

Os fenótipos de HAB e HM tem incidência aumentada com a idade. A utilização da MAPA e da MRPA consiste em alternativa custo-eficaz para o adequado estabelecimento do diagnóstico da HAS em faixas etárias mais avançadas.

Assim como ocorre em todos os hipertensos, a investigação complementar básica no idoso, bem como os exames adicionais, devem ser realizados com base no exame clínico ou a partir dos resultados iniciais. A pesquisa de uma causa secundária para a HAS em idosos não constitui rotina e deverá seguir as mesmas recomendações dos hipertensos em geral, baseada na história e em exame clínico de suspeição. Entretanto, é de grande importância no caso dos idosos a atenção à polifarmácia, que pode incluir medicamentos capazes de elevar a PA.

Tratamento da hipertensão arterial no idoso

As metas de PA a serem alcançadas pelos pacientes idosos são semelhantes às praticadas em pacientes mais jovens. Uma PAD < 60 mmHg deve ser evitada pelo potencial de aumento do risco cardiovascular. Para os pacientes muito idosos (> 80 anos), as metas de PA a serem alcançadas com o tratamento anti-hipertensivo têm sido mais questionáveis. Estudos observacionais epidemiológicos têm sugerido uma desvantagem da mortalidade com a redução mais agressiva da PA (PAS < 120 mmHg) naqueles com mais de 80 anos. Porém, as evidências de metanálises não encontraram associação significativa entre terapia anti-hipertensiva e mortalidade.

O fluxograma para o tratamento da HAS nos idosos da 7ª Diretriz Brasileira de Hipertensão segue a mesma recomendação proposta para todos os indivíduos acima de 18 anos. As modificações no estilo de vida devem ser estimuladas em todos os idosos. As principais medidas a serem implementadas e que resultam em maior eficácia anti-hipertensiva são: redução do peso corporal, redução na ingestão de sódio, aumento na ingestão de potássio, dieta DASH, redução do consumo de bebidas alcoólicas e exercício físico regular.

A maioria dos estudos clínicos realizados em idosos hipertensos demonstrou de forma inequívoca a redução da PA e da morbidade e mortalidade cardiovasculares,

O QUE AS DIRETRIZES RECOMENDAM

- Barroso WKS, Rodrigues CIS, Bortolotto LA, Gomes MAM, Brandão AA, Feitosa ADM, et al. Diretrizes brasileiras de hipertensão arterial – 2020. Arq Bras Cardiol. 2020;00(00):00.

- Flynn JT, Kaelber DC, Baker-Smith CM, Blowey D, Carroll AE, Daniels SR, et al.; Subcommittee on Screening and Management of High Blood Pressure in Children. Clinical practice guideline for screening and management of high blood pressure in children and adolescents. Pediatrics. 2017;140(3):e20171904.

- Lurbe E, Agabiti-Rosei E, Cruickshank JK, Dominiczak A, Erdine S, Hirth A, et al. 2016 European Society of Hypertension guidelines for the management of high blood pressure in children and adolescents. J Hypertens. 2016;34(10):1887-920.

- Malachias MVB, Souza WKSB, Plavnik FL, Rodrigues CIS, Brandão AA, Neves MFT, et al. 7ª Diretriz brasileira de hipertensão arterial. Arq Bras Cardiol. 2016;107(3Supl3):1-83.

- Whelton PK, Carey RM, Aronow WS, Casey DE Jr, Collins KJ, Dennison Himmelfarb C, et al. 2017 ACC/AHA/AAPA/ABC/ACPM/AGS/APhA/ASH/ASPC/NMA/PCNA guideline for the prevention, detection, evaluation, and management of high blood pressure in adults: executive summary: a report of the American College of Cardiology/American Heart Association task force on clinical practice guidelines. Hypertension. 2018;71(6):1269-324.

- Williams B, Mancia G, Spiering W, Rosei EA, Azizi M, Burnier M, et al.; ESC scientific document group. 2018 ESC/ESH guidelines for the management of arterial hypertension: the task force for the management of arterial hypertension of the European Society of Cardiology (ESC) and the European Society of Hypertension (ESH). European Heart Journal. 2018;39:3021-104.

com todas as classes de fármacos. Os estudos HYVET e SPRINT sugerem que a redução a valores recomendados à população geral reduz o risco cardiovascular em idosos, fato que levou a diretriz americana a indicar que na maioria dos casos o alvo terapêutico deva ser o mesmo independentemente da idade (Quadro 4). Contudo, considerando as comorbidades comuns nessa faixa etária, o tratamento deve ser individualizado. Todas as classes de fármacos foram eficientes entre idosos, com exceção dos betabloqueadores, que não são elegíveis para monoterapia inicial.

QUADRO 4 Recomendações para o início do tratamento em idosos

CR	NE	Recomendação
I	A	Alvo da PAS < 130 mmHg para pacientes não institucionalizados ≥ 65 anos com PAS média 130 mmHg
IIa	C	Para pacientes ≥ 65 anos com comorbidades e limitada expectativa de vida, julgamento clínico e preferências do paciente devem ser analisadas na tomada de decisão

CR: classe de recomendação; NE: nível de evidência.

Fonte: adaptado de Whelton et al., 2018.

A hipertensão sistólica isolada (HSI) representa um desafio no tratamento dos pacientes idosos, entretanto os benefícios do tratamento dos pacientes com HSI, mesmo aqueles com PAD baixa, estão bem demonstrados. O racional para o manejo desses pacientes deve considerar as características individuais de cada indivíduo, como idade; existência de doença arterial coronariana (DAC); existência e frequência de quedas da PA; instabilidade postural; resultados de avaliação da PA fora do consultório; preferências dos pacientes; capacidade cognitiva, autonomia e fragilidade antes de prosseguir com a determinação dos objetivos e modalidades de tratamento.

É muito importante conhecer as interações medicamentosas entre os anti-hipertensivos e as medicações de uso contínuo observadas mais frequentemente.

Conclusão

A HAS representa importante fator de risco cardiovascular para indivíduos idosos, e a diminuição da PA tem se mostrado efetiva em reduzir eventos cardiovasculares fatais e não fatais. A estratégia terapêutica deve ser individualizada, considerando a presença de comorbidades, condições socioeconômicas, tolerabilidade ao medicamento, resposta individual da PA e manutenção da qualidade de vida.

SUGESTÕES DE LEITURA

1. Bartosh SM, Aronson AJ. Childhood hypertension: an update on etiology, diagnosis and treatment. Pediatr Clin North Am. 1999;46:235-52.
2. Cao DX, Tran RJC. Considerations for optimal blood pressure goals in the elderly population: a review of emergent evidence. Pharmacotherapy. 2018;38(3):370-81.
3. Fonseca FL, Brandão AA, Pozzan R, Campana EM, Pizzi OL, Magalhães ME, et al. [Overweight and cardiovascular risk among young adults followed-up for 17 years: the Rio de Janeiro study, Brazil]. Arq Bras Cardiol. 2010;94(2):207-15.
4. Group TET. Strict blood-pressure control and progression of renal failure in children. N Engl J Med. 2009;361(17):1639-50.
5. Gueyffier F, Bulpitt C, Boissel JP, Schron E, Ekbom T, Fagard R, et al. Antihypertensive drugs in very old people: a subgroup meta-analysis of randomized controlled trials. Lancet. 1999;353(9155):793-6.
6. Hansen ML, Gunn PW, Kaelber DC. Underdiagnosis of hypertension in children and adolescents. JAMA. 2007;298:874.
7. Horne RS, Yang JS, Walter LM, Richardson HL, O'Driscoll DM, Foster AM, et al. Elevated blood pressure during sleep and wake in children with sleep-disordered breathing. Pediatrics. 2011;128(1):e85-92.
8. Knopman DS, Gottesman RF, Sharrett AR, Tapia AL, David Thomas S, Windham BG, et al. Midlife vascular risk factors and midlife cognitive status in relation to prevalence of mild cognitive impairment and dementia in later life: the atherosclerosis risk in communities study. Alzheimers Dement. 2018;14(11):1406-15.
9. Rastas S, Pirttila T, Viramo P, Verkkoniemi A, Halonen P, Juva K, et al. Association between blood pressure and survival over 9 years in a general population aged 85 and older. J Am Geriatr Soc. 2006;54(6):912-8.
10. SPRINT MIND Investigators for the SPRINT Research Group, Williamson JD, Pajewski NM, Auchus AP, Bryan RN, Chelune G, Cheung AK, et al. Effect of Intensive vs standard blood pressure control on probable dementia: a randomized clinical trial. JAMA. 2019;321(6):553-61.
11. White WB, Marfatia R, Schmidt J, Wakefield DB, Kaplan RF, Bohannon RW, et al. Intensive versus standard ambulatory blood pressure lowering to prevent functional decline in the elderly (INFINITY). Am Heart J. 2013;165(3):258-65.e1.

NOTA DOS EDITORES

Este capítulo possui referências bibliográficas adicionais, recomendadas pelos autores, na plataforma digital complementar do livro. Por motivos de compactação, somente algumas delas estão aqui contempladas. Utilize o QR code abaixo para ter acesso a esse conteúdo:

7

Comorbidades na hipertensão: diabete melito, insuficiência cardíaca, doença arterial coronariana, doença renal crônica e acidente vascular cerebral

Juan Carlos Yugar Toledo
Thiago de Souza Veiga Jardim
Eduardo Costa Duarte Barbosa

DESTAQUES

Diabete melito	Insuficiência cardíaca	Doença arterial coronariana	Doença renal crônica	Acidente vascular cerebral
Importante fator de risco para doenças cardiovasculares e para doença renal	HA é o principal fator de risco para o desenvolvimento de insuficiência cardíaca	HA e DAC estão intimamente relacionadas	HA não controlada é fator de risco para DRC e associa-se à doença renal terminal	HA é um fator de risco modificável relacionado ao AVC isquêmico e/ou hemorrágico
Quadriplica o risco de complicações macrovasculares (IAM, AVC, DVP) e microvasculares (nefropatia e retinopatia)	Aumento da pós-carga leva a remodelação concêntrica do VE, deformação sistólica e disfunção diastólica e sistólica de VE	Aumento de 20 mmHg na PAS ou de 10 mmHg na PAD representa o dobro de risco de DAC	Contribuem para HAS a hiperativação do SRAA com progressão da lesão renal, elevação da PA e declínio da função renal	Tratamento anti-hipertensivo reduz o risco de AVC recorrente após AVC ou isquemia transitória
Os mecanismos que associam DM à HA são descritos	HA é responsável apenas por 25-30% da variação da massa do VE. Descrevem-se os fatores envolvidos na fisiopatologia da HVE	A idade é um fator determinante do risco	A redução da PA constitui a medida mais eficaz para redução do risco cardiovascular e atenuação da lesão renal em pacientes hipertensos com DRC	As metas de PA-alvo ou redução da linha de base pré-tratamento são incertas e devem ser individualizadas. PAS < 140 mmHg e PAD < 90 mmHg são razoáveis
Diabéticos hipertensos evidenciam elevação da PAS e atenuação do descenso noturno (padrão *non-dipper*) durante MAPA	As alterações estruturais e funcionais da HA podem evoluir para IC que se manifesta como ICFEP e ICFER	O manejo da HA no paciente com DAC visa reduzir o dano endotelial, estabilizar a placa e prevenir novo evento		
	O controle rigoroso da PA evita remodelação estrutural de VE e progressão para IC			

AVC: acidente vascular cerebral; DAC: doença arterial coronariana; DM: diabete melito; DRC: doença renal crônica; DVP: doença vascular periférica; HA: hipertensão arterial; HAS: hipertensão arterial sistêmica; IAM: infarto agudo do miocárdio; IC: insuficiência cardíaca; PA: pressão arterial; PAS: pressão arterial sistólica; PAD: pressão arterial diastólica; SRAA: sistema renina-angiotensina-aldosterona; VE: ventrículo esquerdo.

DIABETE MELITO

Introdução

Diabete melito (DM) e hipertensão arterial (HA) são importantes fatores de risco para doenças cardiovasculares e doença renal. Quando presentes no mesmo indivíduo, essa associação quadriplica o risco para o desenvolvimento de complicações macrovasculares (infarto do miocárdio, acidente vascular cerebral e doença vascular periférica), como também para complicações microvasculares (nefropatia e retinopatia diabéticas).

HA e DM compartilham alterações não adaptativas e interações complexas entre o sistema nervoso autônomo, forças mecânicas, sistema renina-angiotensina-aldosterona (SRAA), além de fatores individuais e ambientais, que também estão intimamente ligados à obesidade e suas consequências metabólicas.

Mecanismos fisiopatológicos

Os mecanismos que associam o DM a HA incluem:

- Resistência à insulina, inflamação, estresse oxidativo e disfunção endotelial, obesidade e liberação de adipocinas.
- Hiperatividade do sistema renina-angiotensina-aldosterona.
- Hiperativação do sistema simpático.
- Sistema endocanabinoide.
- Retenção de sódio e expansão volêmica.

A resistência à insulina como mecanismo central da fisiopatologia do DM está presente antes mesmo do início da fase clínica da doença, associando-se à obesidade central, denominada adiposidade visceral, perfil fenotípico que tem maior suscetibilidade à apoptose celular e à infiltração de macrófagos que modificam o estroma vascular local, acarretando maior infiltração de macrófagos e aumento da expressão de citocinas inflamatórias (fator de necrose tumoral-alfa [TNF-alfa], interleucina-6 [IL-6]), além de sintase induzível do óxido nítrico, responsáveis pelo estresse oxidativo.

Além dessas alterações pró-inflamatórias, os adipócitos hipertrofiados armazenam triglicérides, lipoproteínas de colesterol de baixa densidade (LDL-C), apolipoproteína B, e em menor proporção níveis de lipoproteína de alta densidade (HDL-C). Esse perfil, denominado "aterogênico", está associado a aumento da produção de leptina, diminuição da produção de adiponectina, níveis circulantes mais altos de ácidos graxos não esterificados (NEFA) e estresse oxidativo mitocondrial, que promove disfunção vascular. Essas alterações promovem um desequilíbrio entre substâncias vasoconstritoras (endotelina, angiotensina II) e vasodilatadoras (óxido nítrico, prostaciclina), fatores promotores e inibidores do crescimento, fatores pró-aterogênicos e antiaterogênicos, fatores pró-coagulantes e anticoagulantes, culminando com a disfunção endotelial.

Inflamação em baixo grau e disfunção endotelial promovem alterações estruturais na parede vascular, como proliferação celular, hipertrofia do músculo liso vascular, remodelação e apoptose. São modificações que interrompem o equilíbrio entre as proteínas da matriz extracelular, elastina, colágeno e metaloproteinases, alterando a complacência vascular e culminando com o envelhecimento vascular precoce, uma manifestação fenotípica da HA (Figura 1).

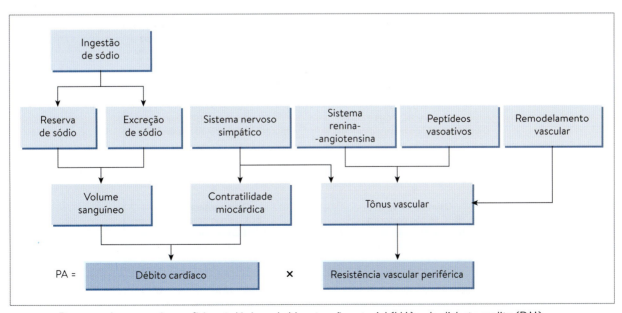

FIGURA 1 Resumos dos mecanismos fisiopatológicos da hipertensão arterial (HA) e do diabete melito (DM).

Causalidade

A relação de causalidade entre HA e DM foi descrita por Gress et al. no estudo ARIC, no qual os pacientes hipertensos em acompanhamento por um período de 6 anos apresentavam um risco relativo igual a 2,43 (intervalo de confiança de 95%, 2,16-2,73) de desenvolver DM independentemente da terapia anti-hipertensiva instituída. A prescrição de betabloqueadores aumentou a chance de desenvolver DM em 28%. Admite-se que a glicemia elevada em jejum desde o início da evolução do DM é um marcador de risco para HA (incidência 10,2% maior em 5 anos) após ajuste para fatores como idade, dislipidemia e uricemia.

Características especiais da pressão arterial em pacientes diabéticos hipertensos

Durante o sono, a monitorização ambulatorial da PA mostrou atenuação do descenso noturno (padrão *non-dipper*), tanto em pacientes com DM1 como com DM2. Essa alteração está associada a aumento do risco de acidente vascular cerebral (AVC) e infarto agudo do miocárdio (IAC).

Aumento da pressão arterial sistólica (PAS) constitui importante fator de risco para microalbuminúria e progressão da nefropatia, sendo a hipertensão sistólica isolada fortemente relacionada à evolução das complicações macro e microvasculares. Ocorre também aumento da sensibilidade ao sódio e retenção de volume extracelular, mesmo na ausência de nefropatia.

Abordagem terapêutica

Medidas não farmacológicas, como mudanças de estilo de vida e controle glicêmico, são recomendadas para pacientes diabéticos com valores de pressão arterial (PA) > 120/80 mmHg.

Alvo de PA < 140/90 mmHg, para a maioria dos pacientes diabéticos, mas limites mais rígidos PA < 130/80 mmHg devem ser considerados somente para pacientes com alto risco cardiovascular. Foi demonstrado que inibidores da ECA, BRA, bloqueadores dos canais de cálcio di-hidropiridínicos e diuréticos tiazídicos reduzem desfechos cardiovasculares e renais, sendo preferidos para o controle da PA. Para pacientes com albuminúria, um inibidor da enzima de conversão da angiotensina (ECA) ou bloqueadores receptores da angiotensina (BRA) deve fazer parte do regime anti-hipertensivo.

O tratamento anti-hipertensivo deve ser individualizado visando ao controle das comorbidades, ao benefício na extensão da doença aterosclerótica, insuficiência cardíaca, doença renal, retinopatia e controle dos eventos adversos. A Figura 2 sumariza esquema de prescrição de anti-hipertensivos em pacientes diabéticos.

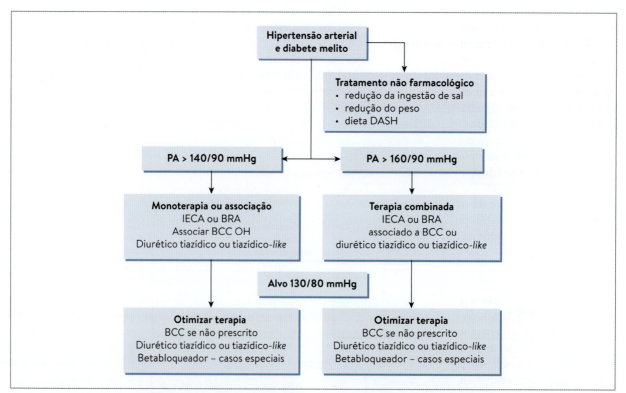

FIGURA 2 Esquema de prescrição de anti-hipertensivos em pacientes diabéticos.

BCC: bloqueadores dos canais de cálcio; BRA: bloqueadores dos receptores da angiotensina; DASH: *Dietary Approaches to Stop Hypertension*; IECA: inibidores da enzima conversora da angiotensina; PA: pressão arterial.

Conclusão

A hipertensão é o principal fator de risco modificável para as complicações macrovasculares e microvasculares do DM. Evidências de ensaios clínicos e metanálises apoiam a redução da PA para valores < 140/90 mmHg na maioria dos adultos com diabete. Alvos mais baixos de PA podem ser benéficos para pacientes selecionados com alto risco de doença cardiovascular.

Além das modificações no estilo de vida, a prescrição de associação de anti-hipertensivos é necessária para alcançar a meta de PA. Foi demonstrado que inibidores da ECA, BRA, bloqueadores dos canais de cálcio di-hidropiridínicos e diuréticos tiazídicos reduzem desfechos cardiovasculares e renais, sendo preferidos para o controle da PA. Para pacientes com albuminúria, um inibidor da ECA ou BRA deve fazer parte do regime anti-hipertensivo.

INSUFICIÊNCIA CARDÍACA

Introdução

A HA é o principal fator de risco para o desenvolvimento de insuficiência cardíaca (IC). Essa associação está bem estabelecida em importantes estudos epidemiológicos. No estudo *Framingham* observou-se que a HA precedia o aparecimento da insuficiência cardíaca em 91% dos pacientes no acompanhamento de 20 anos (média 14,1 anos), enquanto o CHS (*Cardiovascular health study*) assinalou uma proporção de 82%. Após ajuste para idade e outros fatores de risco, a HA aumentou o risco de IC duas vezes em homens e três vezes em mulheres.

O risco de IC para indivíduos com PA > 160/90 mmHg é duas vezes maior em comparação àqueles com PA < 140/90 mmHg. Resultados do CHS assinalam que em idosos (média de idade 73 anos) que não receberam terapia anti-hipertensiva o risco de IC em 10 anos de acompanhamento aumentou com a elevação da pressão arterial sistólica (PAS). Indivíduos com PAS < 120 mmHg apresentam menor risco.

O controle da PA e de outros fatores de risco para IC, como obesidade e DM, prolonga significantemente a sobrevida livre de eventos na IC.

Fisiopatologia

A cardiopatia hipertensiva se manifesta por remodelamento concêntrico ou hipertrofia do ventrículo esquerdo (HVE), mas com câmara de tamanho normal e fração de ejeção preservada. Por outro lado, o VE hipertrófico é mais rígido, exigindo pressões elevadas para preenchê-lo, levando à condição conhecida como disfunção diastólica.

A cardiopatia hipertensiva inclui o desenvolvimento de HVE, disfunção diastólica de VE, disfunção sistólica, insuficiência cardíaca com fração de ejeção preservada (ICFEP) e insuficiência cardíaca com fração de ejeção reduzida (ICFER).

Entre os diferentes mecanismos envolvidos na HVE, a elevação da PA é o principal gatilho. Todavia, a HA é responsável apenas por 25-30% da variação da massa do VE. Evidências indicam a presença de fatores de crescimento, citocinas e neuro-hormônios (angiotensina II, endotelina 1, catecolaminas, aldosterona, fator de crescimento insulina-*like* e outros) envolvidos na fisiopatologia da HVE. Aumento da rigidez aórtica, isquemia miocárdica decorrente do comprometimento da microcirculação coronariana, ingestão excessiva de sal e predisposição étnica/genética desempenham um papel relevante nesse processo dinâmico.

Estadiamento da doença cardíaca hipertensiva

Do ponto de vista clínico, a doença cardíaca hipertensiva pode ser dividida em quatro categorias com base no impacto fisiopatológico e clínico da hipertensão no coração, conforme mostra o Quadro 1.

QUADRO 1	Categorias de disfunção de VE
Grau I	Disfunção diastólica isolada do VE sem hipertrofia do VE
Grau II	Disfunção diastólica do VE com hipertrofia concêntrica do VE
Grau III	IC clínica (dispneia e edema pulmonar com fração de ejeção preservada – ICFEP)
Grau IV	Cardiomiopatia dilatada com IC e fração de ejeção reduzida (ICFER)

IC: insuficiência cardíaca; ICFER: insuficiência cardíaca com fração de ejeção reduzida; ICFEP: insuficiência cardíaca com fração de ejeção preservada; VE: ventrículo esquerdo.

Disfunção diastólica de VE

A disfunção diastólica é uma complicação muito mais comum da hipertensão crônica do que a disfunção sistólica. Pacientes com ICFEP têm mais hipertrofia de VE, lesões epicárdicas das artérias coronárias, rarefação microvascular coronariana e fibrose miocárdica do que os controles. O paciente com disfunção diastólica isolada evolui com sintomas de dispneia, intolerância ao esforço, retenção volêmica e edema pulmonar, sendo o quadro classificado como ICFEP desde que a função sistólica esteja preservada. O primeiro episódio de insuficiência cardíaca pode ser desencadeado por um aumento da volemia ou da PA. Um aumento significativo da pressão diastólica precede, em até 2 semanas, a descompensação aguda.

Disfunção sistólica de VE

A contratilidade alterada na HVE está relacionada às anormalidades estruturais e funcionais envolvendo matriz extracelular, tecido fibroso, vasculatura e cardiomiócitos.

Tratamento da hipertensão arterial para prevenção da IC

O controle rigoroso da PA evita remodelação estrutural de VE e progressão para IC. Os resultados do estudo SPRINT demonstraram que um alvo de PAS < 120 mmHg estava associado a uma redução de 38% do risco relativo de IC.

A identificação de hipertensos com alto risco de desenvolver IC hipertensiva é de extrema importância para prevenir a progressão da doença. A dilatação do átrio esquerdo é um marcador de disfunção diastólica de VE, que apresentou excelente correlação com concentrações plasmáticas elevadas de BNP em pacientes com ICFEP.

O tratamento anti-hipertensivo com foco na redução da progressão da cardiopatia hipertensiva para IC inclui a utilização das diferentes classes de fármacos anti-hipertensivos.

Para pacientes com ICFER inibidores da enzima conversora da angiotensina (IECA), bloqueadores dos receptores AT1 da angiotensina (BRA), betabloqueadores (BB) e antagonistas da aldosterona denominados antagonistas dos receptores mineralocorticoides (ARM) são fármacos bem estabelecidos, com redução de morbidade e da mortalidade.

Diuréticos tiazídicos como clortalidona e indapamida, amplamente usados no tratamento da HA e pouco utilizados no tratamento de IC, também reduzem a taxa de novos casos de IC de início recente quando comparados a placebo. Achado sugere que a redução da PA é o principal fator de prevenção de IC.

Em pacientes com ICFEP, nenhum tratamento demonstrou especificamente reduzir a morbidade e a mortalidade. O tratamento deve aliviar sintomas e melhorar a qualidade de vida. As descompensações cardíacas podem ser substancialmente reduzidas controlando a retenção de líquidos e o tratamento de fatores de risco e comorbidades. Os agentes utilizados no tratamento da ICFER, incluindo diuréticos tiazídicos e antagonistas do cálcio, estão indicados.

Recentemente, novos alvos de tratamento foram identificados, por exemplo, estimuladores da guanilato ciclase solúvel, nitratos inorgânicos, inibidor de receptor de neprilisina, inibidores de SGLT2, drogas anti-inflamatórias, antioxidantes direcionados às mitocôndrias e novas intervenções antifibróticas guiadas por micro-RNA. Inibidores SGLT2m, embora pequeno aumento no risco de infecções, amputação e cetoacidose euglicêmica seja preocupante na prescrição de iSGLT-2, os estudos Empa-Reg Outcome, Canvas e Declare-Timi 58 permitem afirmar que os iSGLT-2 são seguros e reduzem internação por IC e morte cardiovascular.

Conclusão

Em pacientes hipertensos, as alterações estruturais e funcionais decorrentes da doença cardíaca hipertensiva podem evoluir para IC, que se manifesta como ICFEP e ICFER. O controle da PA pode evitar a progressão da doença cardíaca hipertensiva e a instalação de IC.

No tratamento da IC secundária à HA, é importante avaliar os fatores precipitantes, como parte fundamental do tratamento. A manutenção do ritmo sinusal é de extrema importância, e na presença de fibrilação atrial o controle da frequência cardíaca.

DOENÇA ARTERIAL CORONARIANA

Introdução

A HA está relacionada a doença arterial coronariana (DAC). Metanálise demonstrou que o risco inicia com PAS >115 mmHg, sendo que um aumento de 20 mmHg na pressão sistólica ou de 10 mmHg na pressão diastólica representa o dobro de risco.

Estudo que reuniu coortes observacionais concluiu que reduções de pressão diastólica estão acompanhadas de redução de até 37% na incidência de doença coronariana.

A idade é um fator determinante do risco. Para adultos acima de 60 anos, a pressão sistólica é maior preditor de risco; em idades < 50 anos a pressão diastólica tem maior importância.

Há variados modos de expressão da doença aterosclerótica, mas todos podem ser explicados pela disfunção endotelial e pelo dano vascular. A redução da biodisponibilidade do óxido nítrico na parede vascular desencadeia o processo de alteração da parede endotelial.

Tratamento

A conduta clínica no hipertenso é diferente ao se considerar a doença coronariana primária ou secundária.

Na prevenção primária, a integridade da camada endotelial é o fator primordial a ser observado. A redução da pressão arterial é fundamental para a proteção do endotélio vascular.

O controle dos fatores de risco, apesar de demorados na redução pressórica, apresentam bons resultados econômicos; a terapia farmacológica traz resultados a curto prazo. Políticas públicas com educação sobre fatores de risco, incentivo à produção de alimentos saudáveis, incentivo a famílias terem hábitos de vida saudáveis, apoio para prática esportiva em espaços públicos e consultas regulares para controle pressórico são soluções importantes na prevenção primária da doença coronariana no paciente hipertenso.

Segundo a Diretriz de Hipertensão, pode-se iniciar a terapêutica no estágio I de risco baixo ou moderado com monoterapia ou terapia combinada para atingir a meta < 140/90 mmHg. No estágio II, deve-se iniciar com terapia combinada independentemente do risco cardiovascular. A combinação deve incluir um fármaco bloqueador do sistema renina-angiotensina e um diurético ou um bloqueador dos canais de cálcio.

O manejo da hipertensão na prevenção secundária é realizado com terapia farmacológica combinada. A combinação de bloquear o sistema renina-angiotensina-aldosterona, preferencialmente com inibidor da enzima de conversão pelos resultados do estudo EUROPA, associado ao betabloqueador, é a opção recomendada.

Metanálises têm demonstrado que na prevenção secundária da doença coronariana parece haver diferença entre os IECA e os BRA.

Conclusão

O manejo da HA no paciente com doença coronariana tem como objetivo reduzir o dano endotelial, na prevenção primária, e estabilizar a placa para evitar um novo IAM em quem já apresentou algum evento (prevenção secundária). O controle da HA deve ser realizado com rigor, e as metas devem ser atingidas. O uso de hipoglicemiantes deve ser considerado, assim como terapia antiplaquetária na prevenção secundária.

DOENÇA RENAL CRÔNICA

Introdução

A HA e um dos principais fatores associados a doença renal crônica (DRC) como causa e consequência. Sua prevalência em indivíduos no estudo CRIC (*Chronic Renal Insufficiency Cohort*) foi de 85,7%, e essa taxa está relacionada a piora da função renal.

Nessa relação cíclica, a HA não controlada é um fator de risco para o desenvolvimento de DRC e está associada a uma progressão acelerada para doença renal terminal (DRT). Por outro lado, a doença renal progressiva pode exacerbar a HA pela expansão de volume e pelo aumento da resistência vascular periférica. Além disso, HA e DRC são fatores de risco independentes para doenças cardiovasculares (DCV) como infarto do miocárdio, insuficiência cardíaca e acidente vascular encefálico.

É importante ressaltar que, do ponto de vista terapêutico, a redução da PA pode retardar o declínio da TFGe, atrasar a progressão para DRT e reduzir a incidência de DCV nesse grupo de pacientes.

Aproximadamente 30% dos casos de insuficiência renal crônica em estágio terminal são atribuídos a HA, principalmente na população afrodescendente, com tendência a ter um início precoce e uma progressão acelerada.

As repercussões cardiovasculares da DRC associada a HA são caracterizadas por hipertrofia ventricular esquerda, insuficiência cardíaca e doença arterial coronariana. Os pacientes que se encontram nos estágios avançados da doença renal crônica apresentam uma relação direta entre os valores de PA e mortalidade cardiovascular independentemente dos demais fatores de risco.

Aproximadamente 30% dos casos de insuficiência renal crônica em estágio terminal são atribuídos a HA, principalmente na população afrodescendente, com tendência a ter um início precoce e uma progressão acelerada.

As repercussões cardiovasculares da DRC associada a HA são caracterizadas por hipertrofia ventricular esquerda, insuficiência cardíaca e doença arterial coronariana, e os pacientes que se encontram nos estágios avançados da doença renal crônica apresentam uma relação direta entre os valores de PA e a mortalidade cardiovascular, independentemente dos demais fatores de risco.

Fisiopatologia

HA leva à DRC em razão dos efeitos deletérios que o aumento da PA promove sobre a vasculatura renal. A fisiopatologia dessa relação é complexa, iniciando-se com a carga pressórica sistêmica transmitida para o leito vascular renal e uma resposta local à elevação da pressão. Em condições normais, essa elevação da PA é impedida de atingir a microcirculação renal por mecanismos de autorregulação mediada por vasoconstrição da vasculatura glomerular, que permite a manutenção do fluxo renal e da pressão hidrostática dentro da normalidade. Quando a faixa de autorregulação é excedida, ocorre lesão renal, resultando em aumento da excreção de proteína na urina (microalbuminúria ou proteinúria).

Vários sistemas contribuem para o aumento da PA em pacientes com DRC, incluindo hiperativação do sistema simpático, ativação do sistema renina-angiotensina-aldosterona (SRAA) com produção excessiva de angiotensina II e aldosterona, que, em associação com a hiperatividade simpática, promovem progressão da lesão renal, elevação da PA e declínio da função renal.

Disfunção endotelial (redução da biodisponibilidade de óxido nítrico), estresse oxidativo e níveis elevados de endotelina também estão implicados na patogênese da hipertensão em pacientes com DRC. O aumento da rigidez arterial, também observado em pacientes com DRC, está implicado no desenvolvimento da HA, sendo mais um fator de risco independente para eventos de DCV.

Finalmente, distúrbios do metabolismo do cálcio, fósforo, vitamina D, alterações hidroeletrolíticas, estresse oxidativo, hipóxia renal e a própria uremia podem levar a uma progressão adicional da HA e da DRC. Os principais mecanismos fisiopatológicos são apresentados na Figura 3.

Proteinúria

A proteinúria é um importante marcador de lesão renal associado de forma independente à progressão da DRC e à incidência de DCV. A quantificação da proteinúria permite a estratificação desse risco e também pode ser utilizada como marcador de resposta ao tratamento (Figura 4).

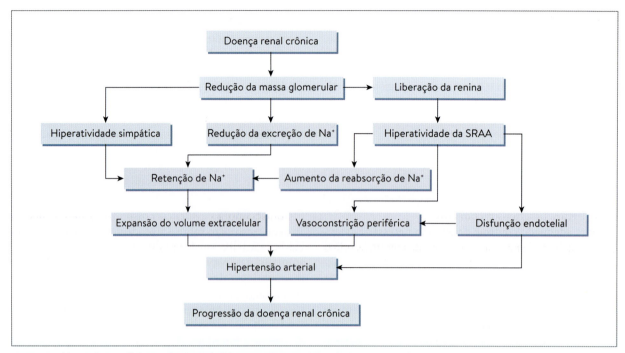

FIGURA 3 Mecanismos fisiopatológicos da hipertensão arterial e da doença renal crônica.
SRAA: sistema renina-angiotensina-aldosterona.

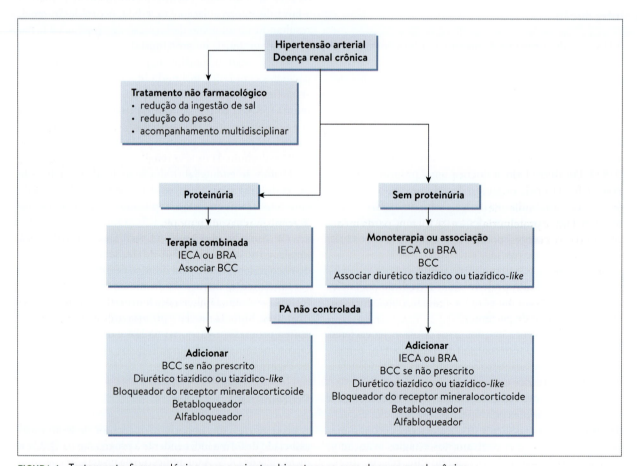

FIGURA 4 Tratamento farmacológico para pacientes hipertensos com doença renal crônica.
BCC: bloqueadores dos canais de cálcio; BRA: bloqueadores dos receptores da angiotensina; DRC: doença renal crônica; IECA: inibidores da enzima conversora da angiotensina.

A maneira mais prática de medir a proteinúria é a relação proteína/creatinina (RP/C) ou relação albumina/creatinina (RA/C), que pode ser obtida de uma amostra de urina isolada. Um valor de RA/C ≥ 3 mg/mmol é suficiente para o diagnóstico de DRC, independentemente da TFGe. A proteinúria diária total pode ser obtida por meio de uma coleta de urina de 24 horas.

Tratamento

A redução da PA constitui a medida mais eficaz para redução do risco cardiovascular e atenuação da lesão renal em pacientes hipertensos com DRC.

Para adequado controle da PA, são necessárias aferições adequadas da pressão. A maioria dos registros utiliza mensurações de PA em consultório para definir a estratégia terapêutica. Esses dados podem ser imprecisos pela falta de aferições repetidas e também pelo efeito do avental branco. Para identificá-lo e instituir tratamento apropriado, devem ser utilizados medidas de PA fora do consultório com métodos como a monitorização ambulatorial da PA (MAPA) e monitorização residencial da PA (MRPA).

As Diretrizes atuais de HA apoiam a aferição de PA fora do consultório para confirmar o diagnóstico de HA e a titulação de medicamentos anti-hipertensivos.

Tratamento não farmacológico

Em indivíduos recebendo medicação anti-hipertensiva, a redução da ingestão de sódio na dieta para um objetivo < 50 mmol/dia (3 g/dia de sal) diminuiu a PA sistólica aproximadamente 10 mmHg. Uma restrição para uma meta < 100 mmol/dia (6 g/dia de sal) também demonstrou redução na proteinúria em 25%, um efeito que dificilmente seria explicado apenas pela redução da PA.

A perda de peso é eficaz na redução da PA e da proteinúria e pode retardar a progressão da DRC. Em pacientes com excesso de peso (índice de massa corporal [IMC] > 27 kg/m²) com DRC e proteinúria (> 1 g/24 h), uma perda média de 4% do peso corporal pode reduzir a proteinúria em 30%.

Controle da PA para proteção renal

Os estudos que investigaram o efeito do controle-padrão *vs.* controle intensivo da PA em pacientes com DRC demonstraram redução da taxa de declínio da função renal com tratamento intensivo em pacientes com proteinúria basal > 1 g/dia. Potenciais benefícios do controle intensivo da PA sobre outros desfechos cardiovasculares permanecem em discussão.

Controle da PA para proteção cardiovascular

Os resultados do estudo SPRINT (*Systolic blood pressure intervention trial*), que comparou uma meta de PAS < 140 mmHg com uma meta mais intensiva, PAS < 120 mmHg em pacientes não diabéticos com alto risco de DCV, de-

monstrou redução significativa no desfecho primário, composto por infarto do miocárdio, síndrome coronariana aguda, AVC, insuficiência cardíaca ou morte por DCV no grupo de tratamento intensivo. Além disso, não houve efeito sobre os resultados renais, incluindo declínio da taxa da TFGe. Esse resultado sugere que o controle intensivo da PA reduz a morbidade e a mortalidade por DCV inclusive naqueles com DRC. É importante notar que os dados de acompanhamento estendido dos estudos MDRD e AASK também sugerem maior sobrevida livre de eventos cardiovasculares em longo prazo com a redução intensiva da PA e nenhuma alteração na taxa de progressão da DRC.

Entretanto, as evidências disponíveis não fornecem um consenso claro sobre o alvo ideal da PA para proteção cardiovascular e renal em hipertensos com DRC.

Tratamento farmacológico

Anti-hipertensivos que bloqueiam o SRAA (IECA e BRA) são considerados de primeira linha para o tratamento da HA no paciente com DRC, especialmente na presença de proteinúria/albuminúria. IECA e BRA induzem vasodilatação da arteríola eferente, que promove redução da pressão glomerular e reduz a proteinúria tanto em pacientes diabéticos como em não diabéticos.

Embora exista alguma evidência para apoiar o uso de inibidores da ECA ou BRA com antagonistas da aldosterona em situações especiais, como insuficiência cardíaca, pacientes com DRC que recebem esse regime devem ser monitorados rigorosamente para evitar hipercalemia.

Diuréticos estão indicados em pacientes com DRC, principalmente quando há sobrecarga de volume. A terapia com diuréticos também demonstrou redução do índice de massa do VE em pacientes com DRC.

Os diuréticos de alça devem ser preferidos quando a TFGe está reduzida na presença de sobrecarga de volume. Há evidências de que diuréticos tiazídicos e tiazídicos-*like* são eficientes anti-hipertensivos provavelmente mediante mecanismos vasodilatadores indiretos.

Os diuréticos geralmente devem ser evitados em pacientes com doença renal policística decorrente do crescimento acelerado do cisto e da perda da função excretora associada ao seu uso.

Os betabloqueadores reduzem efetivamente a PA na DRC em razão de seu efeito direto sobre a estimulação simpática renal e redução da liberação de renina.

A não adesão é uma das principais razões para controle inadequado da PA em pacientes com DRC. Aproximadamente 50% dos pacientes com DRC necessitam de 3 ou mais anti-hipertensivos para controlar sua PA, e muitos pacientes com DRC têm uma alta carga de comprimidos por causa de tratamento concomitante para acidose metabólica, hiperfosfatemia e outras complicações da DRC. A Figura 4 mostra o esquema de tratamento farmacológico para pacientes hipertensos com DRC.

Conclusão

A redução da PA na DRC diminui a progressão da doença e reduz desfechos cardiovasculares. A compreensão dos mecanismos fisiopatológicos que levam ao desenvolvimento de hipertensão nesse grupo de pacientes é útil para alcançar efetivamente proteção renal e cardiovascular.

ACIDENTE VASCULAR CEREBRAL

A HA tem sido o principal fator de risco modificável relacionado ao acidente vascular isquêmico e/ou hemorrágico.

O início da terapia com PA é indicado para pacientes não tratados previamente com AVC isquêmico ou AIT que, após os primeiros dias, tenham uma PA estabelecida ≥ 140 mmHg sistólica ou ≥ 90 mmHg diastólica (classe I; nível de evidência B). O início da terapia para pacientes com PA < 140 mmHg sistólica e < 90 mmHg diastólica tem benefício incerto (classe IIb; nível de evidência C).

O estudo *Post-Stroke Antihypertensive Treatment Study* (PATS) foi o primeiro ensaio clínico que demonstrou a eficácia do tratamento da hipertensão na prevenção secundária de acidente vascular encefálico (AVE). A PAS média (início do estudo) foi de 153 mmHg no grupo placebo e 154 mmHg no grupo da indapamida. Nos 24 meses (média) de acompanhamento, a PAS média caiu 6,7 e 12,4 mmHg nos grupos de placebo e indapamida, respectivamente. Ocorreu AVC recorrente em 44,1% dos pacientes do grupo placebo e 30,9% no grupo indapamida (redução do risco relativo [RRR], 30%; intervalo de confiança de 95% [IC], 14-43%).

Outro estudo de proteção contra AVC recorrente (PROGRESS) randomizou 6.105 pacientes com história de TIA ou AVC (isquêmico ou hemorrágico) para tratamento ativo com perindopril ou placebo.

Os pacientes atribuídos ao tratamento ativo poderiam receber perindopril sozinho ou perindopril mais indapamida em um *design* duplo-cego. Não havia elegibilidade pelo valor da PA. Nesse estudo, 65% dos pacientes usavam anti-hipertensivos previamente e apresentavam PA média > 160/95 mmHg, 35% não usavam anti-hipertensivos e apresentavam PA < 160/95 mmHg. O tratamento ativo reduziu a PAS em 9 mmHg e a PAD em 4 mmHg em comparação com o placebo. A PA apresentou maior redução com a combinação com indapamida, em comparação com placebo. A terapia ativa reduziu desfecho primário de AVC fatal ou não fatal em 28% (IC 95%, 17-38%).

Uma metanálise de estudos randomizados confirmou que os anti-hipertensivos reduzem o risco de AVC recorrente após AVC ou isquemia transitória.

As metas para o nível de PA-alvo ou redução da linha de base pré-tratamento são incertas e devem ser individualizadas, mas é razoável atingir uma pressão sistólica < 140 mmHg e uma pressão diastólica < 90 mmHg (classe IIa; nível de evidência B). Para pacientes com AVC lacunar recente, pode ser razoável ter como alvo uma PA sistólica de < 130 mmHg (classe IIb; nível de evidência B).

A combinação de anti-hipertensivos ideal é incerta, pois não há estudos comparando. Os estudos realizados indicam que os diuréticos ou a combinação de diuréticos e um inibidor da ECA reduz novos eventos (classe I; nível de evidência A). A escolha da droga e alvos específicos deve ser individualizada com base nas propriedades farmacológicas, mecanismo de ação e consideração de características do paciente para as quais agentes específicos são provavelmente indicados (classe IIa; nível de evidência B).

O QUE AS DIRETRIZES RECOMENDAM

- Barroso WKS, Rodrigues CIS, Bortolotto LA, Gomes MAM, Brandão AA, Feitosa ADM, Machado CA, et al. Diretrizes Brasileiras de Hipertensão Arterial – 2020. Arq Bras Cardiol. 2020;00(00):00.

- Comitê Coordenador da Diretriz de Insuficiência Cardíaca; Rohde LEP, Montera MW, Bocchi EA, Clausell NO, Albuquerque DC, Rassi S, et al. Diretriz brasileira de insuficiência cardíaca crônica e aguda. Arq Bras Cardiol. 2018;111(3):436-539. **Ver Anexo A.**

- de Boer IH, Bangalore S, Benetos A, Davis AM, Michos ED, Muntner P, et al. Diabetes and hypertension: a position statement by the American Diabetes Association. Diabetes Care. 2017;40(9):1273-84.

- Kernan WN, Ovbiagele B, Black HR, Bravata DM, Chimowitz MI, Ezekowitz MD, et al.; American Heart Association Stroke Council, Council on Cardiovascular and Stroke Nursing, Council on Clinical Cardiology, and Council on Peripheral Vascular Disease. Guidelines for the prevention of stroke in patients with stroke and transient ischemic attack: a guideline for healthcare professionals from the American Heart Association/American Stroke Association. Stroke. 2014;45(7):2160-236.

- Précoma DB, Oliveira GMM, Simão AF, Dutra OP, Coelho OR, Izar MCO, et al. Updated cardiovascular prevention guideline of the Brazilian Society of Cardiology – 2019. Arq Bras Cardiol. 2019;113(4):787-891.

- Whelton PK, Carey RM, Aronow WS, Casey DE Jr, Collins KJ, Dennison Himmelfarb C, et al. 2017 ACC/AHA/AAPA/ABC/ACPM/AGS/APhA/ASH/ASPC/NMA/PCNA guideline for the prevention, detection, evaluation, and management of high blood pressure in adults: a report of the American College of Cardiology/American Heart Association task force on clinical practice guidelines. J Am Coll Cardiol. 2018;71:e127-248.

- Williams B, Mancia G, Spiering W, Agabiti Rosei E, Azizi M, Burnier M, et al. 2018 ESC/ESH guidelines for the management of arterial hypertension: the task force for the management of arterial hypertension of the European Society of Cardiology and the European Society of Hypertension: the task force for the management of arterial hypertension of the European Society of Cardiology and the European Society of Hypertension. J Hypertens. 2018;36(10):1953-204.

SUGESTÕES DE LEITURA

1. Baker WL, Coleman CI, Kluger J, Reinhart KM, Talati R, Quercia R, et al. Systematic review: comparative effectiveness of angiotensin-converting enzyme inhibitors or angiotensin II-receptor blockers for ischemic heart disease. Ann Intern Med. 2009;151(12):861-71.

2. Gansevoort RT, Correa-Rotter R, Hemmelgarn BR, Jafar TH, Heerspink HJ, Mann JF, et al. Chronic kidney disease and cardiovascular risk: epidemiology, mechanisms, and prevention. Lancet (London, England). 2013;382(9889):339-52.

3. Messerli FH, Rimoldi SF, Bangalore S. The transition from hypertension to heart failure. Contemporary Update. 2017;5(8):543-51.

4. Petrie JR, Guzik TJ, Touyz RM. Diabetes, hypertension, and cardiovascular disease: clinical insights and vascular mechanisms. Canadian Journal of Cardiology. 2018;34(5):575-84. **Ver Anexo B**.

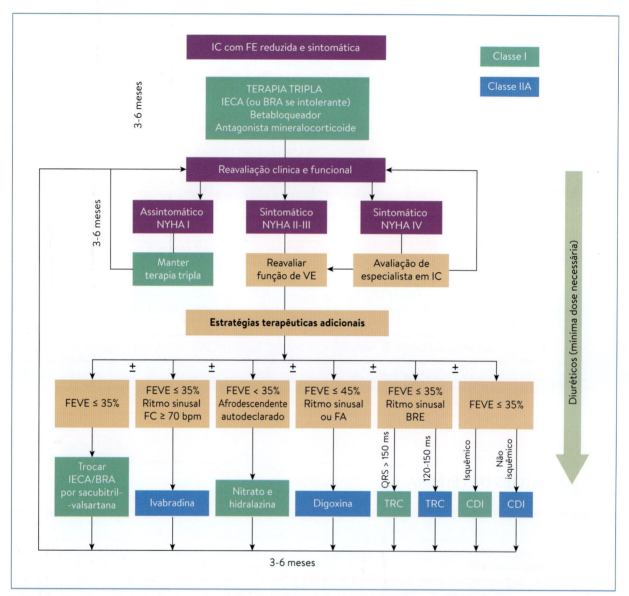

ANEXO A Algoritmo de tratamento da insuficiência cardíaca (IC) com fração de ejeção (FE) reduzida.

BRA: bloqueadores dos receptores da angiotensina; BRE: bloqueio de ramo esquerdo; CDI: cardiodesfibrilador implantável; FA: fibrilação atrial; FC: frequência cardíaca; FEVE: fração de ejeção do ventrículo esquerdo; IECA: inibidor da enzima conversora de angiotensina; NYHA: New York Heart Association; TRC: terapia de ressincronização cardíaca; VE: ventrículo esquerdo.

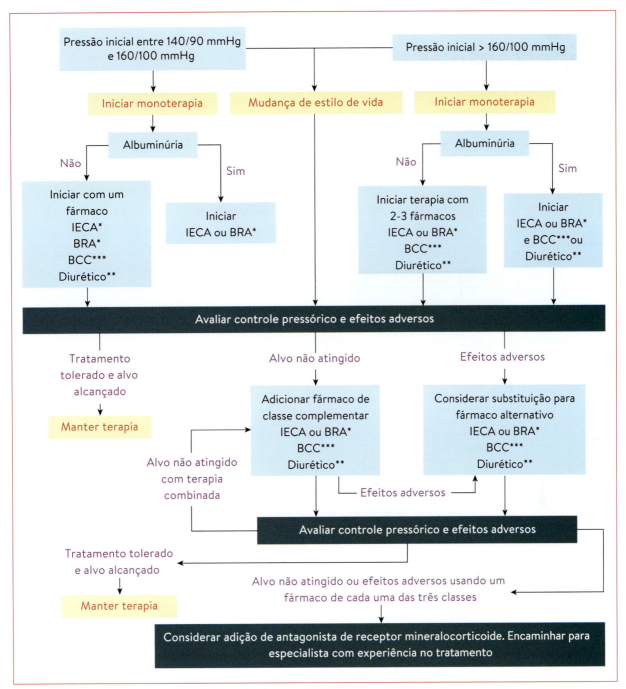

ANEXO B Recomendações para o tratamento de hipertensão confirmada em indivíduos com diabetes.

BCC: bloqueadores dos canais de cálcio; BRA: bloqueadores dos receptores da angiotensina; IECA: inibidores da enzima conversora de angiotensina.

* Um inibidor da ECA (IECA) ou BRA é sugerido para tratar hipertensão para pacientes com relação albumina/creatinina 30–299 mg/g de creatinina e fortemente recomendado para pacientes com relação albumina/creatinina > 300 mg/g creatinina.

** Diurético tiazídico-*like*; fármacos de ação prolongada que reduzem eventos cardiovasculares, como a clortalidona e a indapamida, têm preferência.

*** Bloqueadores di-hidropiridínicos dos canais de cálcio são indicados para reduzir a pressão arterial.

8

Urgências e emergências hipertensivas

José Marcio Ribeiro
José Fernando Vilela-Martin

DESTAQUES

- Crise hipertensiva: elevação aguda da pressão arterial sistólica (PAS) ≥ 180 mmHg e/ou pressão diastólica (PAD) ≥ 120 mmHg, que pode resultar ou não em lesões de órgãos-alvo mediadas pela hipertensão (LOMH).

- Urgência hipertensiva: elevação da PAS e/ou PAD sem LOMH e sem risco de morte iminente. Permite redução da pressão arterial (PA) em período de 24-48 horas com acompanhamento ambulatorial precoce.

- Emergência hipertensiva: elevação da PAS e/ou PAD com LOMH e risco imediato de morte. Requer redução rápida e gradual da pressão arterial em minutos a horas, com fármacos endovenosos.

- Um aumento súbito da PA pode ocasionar lesão de órgão-alvo antes de a PA atingir o limiar de 180 × 120 mmHg. Portanto, a gravidade da condição clínica não é determinada pelo nível absoluto da PA e sim pela magnitude da sua elevação. Assim, a definição numérica serve como um parâmetro de conduta, mas não deve ser usada como critério absoluto.

- O tratamento da emergência hipertensiva (EH) inclui redução gradual e cuidadosa da PA em 10-15% na primeira hora de tratamento e em 25% nas 2 horas seguintes ao início do tratamento na maioria das situações clínicas.

- É importante diferenciar as diversas situações de elevação da PA para melhor manuseá-las, porque o tratamento anti-hipertensivo depende do tipo de lesão de órgão-alvo, da farmacocinética e da farmacodinâmica dos fármacos a serem utilizados e da presença de comorbidades no paciente.

INTRODUÇÃO

A hipertensão arterial (HA) é uma condição clínica frequente, com prevalência de até 34% e grande mortalidade na população adulta. Admite-se que, em 2017, mais de 90 mil americanos tenham morrido em decorrência de hipertensão, com uma taxa de morte ajustada por idade de 23 mortes por 100 mil indivíduos. A maioria das pessoas com PA muito elevada (≥ 180 × 120 mmHg) não tem evidência de comprometimento de órgão-alvo mediado pela hipertensão(LOMH) e não requer intervenção imediata e tratamento agressivo. Esses pacientes com hipertensão grave assintomática correspondem a 5% das visitas aos serviços de emergência e podem ser controlados com medicação anti-hipertensiva oral, não requerendo hospitalização. Estima-se que cerca de 1% da população hipertensa possa desenvolver crise hipertensiva (CH) durante a vida, sendo a maioria dos casos considerada secundária ao tratamento inadequado ou baixa adesão ao tratamento. A elevação acentuada da PA em adultos, muitas vezes definida como CH, caracteriza-se por aumento da PAS ≥ 180 mmHg e/ou da pressão arterial diastólica (PAD) ≥ 120 mmHg, podendo ou não estar associada a LOMH – coração, cérebro, rins e artérias. A CH pode se apresentar como urgência hipertensiva (UH), situação que cursa sem LOMH, não apresenta risco de morte iminente e permite redução mais lenta dos níveis de PA em período de 24-48 horas ou EH, que se caracteriza por deterioração rápida da função de órgãos-alvo e risco imediato de morte, requerendo redução rápida e gradual dos níveis pressóricos em minutos a horas, com monitorização intensiva e uso de fármacos endovenosos (Quadro 1). CH responde por uma taxa variável de 0,45-0,59% de todos os atendimentos de emergência hospitalar e por 1,7% das emergências clínicas em estudo epidemiológico brasileiro. Acidente vascular cerebral (AVC) isquêmico e edema agudo de pulmão (EAP) são as situações mais encontradas nas EH. A Figura 1 mostra a prevalência da UH e EH em diferentes estudos populacionais.

O ritmo e a magnitude do aumento da PA podem ser tão importantes como o nível absoluto da PA quanto ao acometimento de órgãos-alvo. Em indivíduos não hipertensos que desenvolvem glomerulopatias agudas e eclâmpsia, a crise pode ocorrer mesmo com PAD em torno de 100-110 mmHg.

Situação frequentemente encontrada nos atendimentos hospitalares e ambulatoriais é a dos indivíduos assintomáticos ou oligossintomáticos (p. ex., cefaleia leve, ansiedade, tonturas) com elevação transitória da PA ($\geq$ 180 e/ou $\geq$ 120 mmHg), muitas vezes coincidindo com eventos emocionais ou de dor aguda, mas sem LOMH. Essa condição é caracterizada como pseudocrise hipertensiva (PH) e deve ser distinguida da UH. Comumente ocorre em hipertensos crônicos com baixa adesão ao tratamento anti-hipertensivo. Hipertensão grave ou de difícil controle é outra condição clínica que deve ser diferenciada da CH. Na HA de difícil controle, não existe evidência de LOMH aguda ou indicação de rápida redução da PA, situação semelhante à da PH e à da própria UH. A decisão terapêutica do médico deve se basear mais na avaliação clínica e na presença de LOMH do que nos valores da PA. Hipertensão maligna ou hipertensão acelerada são termos utilizados de forma intercambiável para designar um quadro que pode apresentar hipertensão grave, insuficiência renal, necrose fibrinoide de arteríolas renais, exsudatos hemorrágicos retinianos com ou sem papiledema e desfecho clínico rapidamente progressivo e fatal. A Figura 2 mostra as situações clínicas que cursam com elevações agudas da PA. Os Quadros 2 e 3 mostram as principais situações clínicas envolvidas nas UH e EH, respectivamente.

QUADRO 1 Definição de emergência e urgência hipertensiva

	Definição	Valores de pressão arterial
Emergência hipertensiva	Elevação aguda e acentuada da pressão arterial associada a lesão aguda ou piora de lesão de órgão-alvo*	PAS > 180 mmHg e/ou
Urgência hipertensiva	Elevação da pressão arterial sem evidência clínica e de exames complementares de lesão aguda de órgão-alvo*	PAD > 120 mmHg

* Lesão de órgão-alvo: encefalopatia hipertensiva, acidente vascular cerebral isquêmico e hemorrágico, hemorragia subaracnóidea, síndrome coronariana aguda, edema agudo de pulmão, dissecção aguda de aorta, hipertensão acelerada/maligna, hipertensão com múltiplos danos aos órgãos-alvo, crise catecolaminérgica, eclâmpsia.

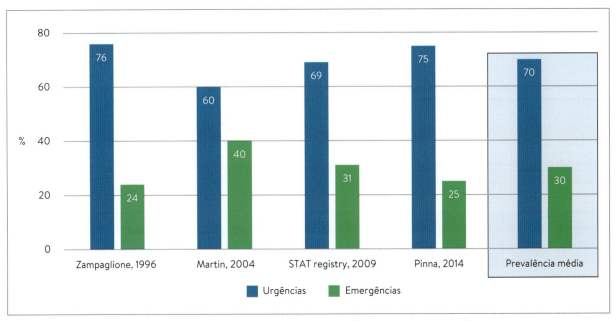

FIGURA 1 Prevalência de emergências e urgências hipertensivas em diferentes estudos populacionais.

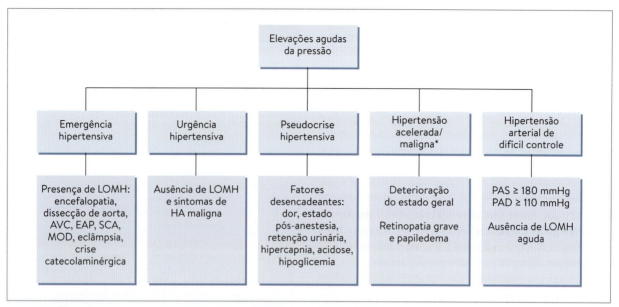

FIGURA 2 Situações que cursam com elevações agudas da pressão arterial.

* Termo em desuso.

AVC: acidente vascular cerebral; EAP: edema agudo de pulmão; HA: hipertensão arterial; LOMH: lesão de órgão-alvo mediada pela hipertensão; MOD: *hypertension with multi organ damage*; PAD: pressão arterial diastólica; PAS: pressão arterial sistólica; SCA: síndromes coronarianas agudas.

QUADRO 2 Situações que cursam com urgências hipertensivas
Hipertensão grave associada a algum dos fatores a seguir
▪ Insuficiência coronariana
▪ Insuficiência cardíaca
▪ Aneurisma de aorta
▪ Acidente vascular cerebral não complicado
▪ Epistaxe grave
▪ Queimaduras extensas
▪ Estados de hipocoagulabilidade
Vasculites sistêmicas
Perioperatório
▪ Pré-operatório em cirurgias de urgência
▪ Intraoperatório (cirurgias cardíacas, vasculares, neurocirurgias, feocromocitoma, etc.)
▪ Hipertensão estágio III no pós-operatório (transplante de órgãos, cirurgias cardíacas, cirurgias vasculares, neurocirurgias, etc.)
Crises adrenérgicas leves/moderadas
▪ Síndrome do rebote (suspensão súbita de inibidores adrenérgicos)
▪ Interação medicamentosa-alimentar (tiramina vs. inibidores da MAO)
▪ Consumo excessivo de estimulantes (anfetaminas, tricíclicos, etc.)
Na gestação
▪ Pré-eclâmpsia
▪ Hipertensão estágio III

MAO: monoamina oxidase.

QUADRO 3 Situações que cursam com lesões em órgãos-alvo caracterizando emergências hipertensivas: hipertensão grave associada a complicações agudas
Cerebrovasculares
▪ Encefalopatia hipertensiva
▪ Hemorragia intracerebral
▪ Hemorragia subaracnóidea
▪ Acidente vascular cerebral isquêmico
Cardiocirculatórias
▪ Dissecção aguda de aorta
▪ Edema agudo de pulmão com insuficiência ventricular esquerda
▪ Síndrome coronariana aguda
Renais
▪ Hipertensão acelerada/maligna, MOD
Crises adrenérgicas graves
▪ Crise de feocromocitoma
▪ Dose excessiva de drogas ilícitas (cocaína, *crack*, LSD)
Hipertensão na gestação
▪ Eclâmpsia
▪ Pré-eclâmpsia grave
▪ Síndrome HELLP
▪ Hipertensão grave em final de gestação

HELLP: hemólise, enzimas hepáticas elevadas e plaquetopenia; MOD: *hypertension with multi organ damage*.

FISIOPATOGENIA DA CRISE HIPERTENSIVA

A fisiopatogenia da CH decorre de um desequilíbrio entre o débito cardíaco e a resistência vascular periférica. Ocorre um aumento súbito e desproporcional no volume intravascular ou na resistência vascular periférica em resposta ao excesso de produção de catecolaminas, angiotensina II, vasopressina, aldosterona, tromboxano A2 (TXA2) e endotelina, ou produção reduzida de vasodilatadores endógenos (óxido nítrico, bradicinina e prostaciclina), que parece precipitar maior vasorreatividade e resultar em CH. A capacidade autorregulatória fica comprometida, particularmente no leito vascular cerebral e renal, resultando em isquemia local, o que desencadeia a liberação de substâncias vasoativas e inicia um ciclo vicioso de posterior vasoconstrição, proliferação miointimal e isquemia em órgãos-alvo. A ativação do sistema renina-angiotensina-aldosterona (SRAA) desempenha importante papel na fisiopatogenia da hipertensão grave e da CH. A angiotensina II tem efeitos citotóxicos diretos na parede do vaso por meio da ativação de expressão de genes para citocinas pró-inflamatórias, transcrição do fator nuclear κβ (NF-κβ) e indução de moléculas de adesão endotelial, contribuindo para lesão vascular e LOMH. A Figura 3 ilustra o mecanismo fisiopatogênico envolvido na elevação aguda da PA.

O nível de PA em que a LOMH aguda se inicia pode variar entre os indivíduos: normotensos têm ampla faixa de variação de PA (60-150 mmHg), sem que haja alteração do fluxo sanguíneo cerebral; em hipertensos, essa relação fica alterada de tal forma que o limite inferior de autorregulação é maior do que em normotensos, portanto reduções inapropriadas na pressão de perfusão cerebral podem acarretar piora da irrigação tecidual e, consequentemente, piora de uma área isquêmica viável. Por esse motivo, aconselha-se redução inicial da PA média (PAM) de no máximo 20-25%, por ser próxima dos níveis do limite inferior da autorregulação.

FATORES ASSOCIADOS AO DESENVOLVIMENTO DE CRISE HIPERTENSIVA

Identificar pacientes com maior risco de desenvolvimento de CH é importante para fins de prevenção primária ou secundária de eventos cardiovasculares. As médias de PAS e PAD e entropia aproximada de PAS (uma medida da teoria do caos) na pressão ambulatorial de 24 horas são preditores de risco para o aparecimento de CH. Alteração no padrão do ritmo circadiano vigília-sono também se associa a maior risco de LOMH (por cursar com ausência

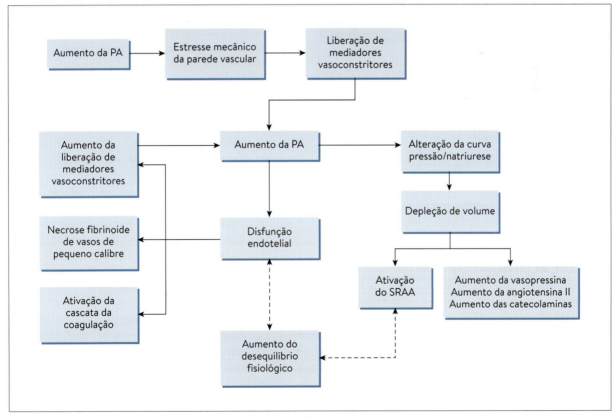

FIGURA 3 Mecanismos fisiopatogênicos envolvidos na crise hipertensiva.
PA: pressão arterial; SRAA: sistema renina-angiotensina-aldosterona.

de descenso noturno e disfunção endotelial) e pode estar envolvida no desencadeamento do processo de elevação aguda da PA. Doenças renais aumentam o risco de desenvolver hipertensão grave, enquanto a própria elevação da PA é um fator de agravamento da função renal. O dano vascular intrarrenal tem o potencial de reduzir o ritmo de filtração glomerular, agravar a proteinúria e a função renal pelo estabelecimento da nefropatia isquêmica. Hiperglicemia, tendência à hipocalemia e redução da função renal também estão presentes na CH, preferencialmente na EH. A concentração de metaloproteinase-9 está significantemente maior na CH, podendo ser um biomarcador ou mediador de vias fisiopatológicas em casos de elevações agudas da PA.

Indivíduos com UH acompanhados por até 5 anos apresentam maior sobrevida do que aqueles com EH (55,5 meses *vs.* 44,2 meses; p < 0,00005, respectivamente). Idade > 50 anos, sexo masculino e tabagismo são preditores de UH; enquanto idade > 62 anos, PAS > 190 mmHg e PAD > 120 mmHg são preditores de EH. Sexo feminino, maior índice de massa corpórea, presença de doença coronariana e cardiopatia hipertensiva, maior número de anti-hipertensivos e falta de adesão ao tratamento também são fatores de risco significativamente associados à CH. Esses achados são importantes, uma vez que marcadores de risco de CH podem definir pacientes que requeiram acompanhamento intensivo. O Quadro 4 mostra os principais fatores associados ao desenvolvimento de CH.

> **QUADRO 4** Fatores de risco para elevação aguda da pressão arterial

- Hipertensão arterial de longa duração
- Hipertensão pré-operatória e pós-operatória
- Doença renal
- Acidente vascular cerebral
- Trauma craniano
- Eclâmpsia
- Cocaína ou drogas ilícitas similares
- Interrupção súbita de betabloqueadores ou fármacos de ação central (p. ex., clonidina)
- Feocromocitoma

AVALIAÇÃO INICIAL

O paciente com EH recorre ao serviço médico como resultado de vários sintomas relacionados à elevação da PA. É importante salientar que somente a elevação da PA, sem a presença de LOMH aguda, pode representar uma pista para exclusão da EH e ajudar no diagnóstico de outras situações clínicas, como hipertensão crônica mal controlada por falta de adesão ao tratamento, hipertensão de difícil controle, urgência e PH. A história médica deve avaliar a medicação em uso e aquela utilizada sem prescrição médica. Se o paciente é portador de HA conhecida, rever a história da hipertensão, controle pressórico prévio, medicação anti-hipertensiva e dose utilizada, adesão ao tratamento e horário da última dose tomada. Esses fatores são importantes e devem ser avaliados antes do início do tratamento. Observar quanto ao uso de drogas recreacionais (cocaína, anfetaminas, fenciclidina) ou inibidores da monoamina oxidase. A confirmação da elevação da PA deve ser obtida pelo médico, com aferição da PA em ambos os braços utilizando técnica e equipamento adequados para o procedimento. O uso de manguito adequado é especialmente importante, pois manguito muito pequeno para o braço pode superestimar a PA em pacientes obesos. O exame físico deve ser dirigido na busca de LOMH avaliando pulsos em todas as extremidades, ausculta pulmonar para a evidência de edema pulmonar, ausculta cardíaca observando a presença de sopros e ritmo de galope, ausculta abdominal para avaliação de sopros em artérias renais, exame neurológico e fundoscopia. Cefaleia e alteração no nível de consciência são frequentes na encefalopatia hipertensiva, enquanto sinais neurológicos focais, principalmente sinais de lateralização, são incomuns na encefalopatia hipertensiva e mais sugestivos de AVC. Em pacientes com cefaleia intensa de início súbito, deve ser considerada a possibilidade de hemorragia subaracnoidea. Pela fundoscopia, a presença de sinais de retinopatia hipertensiva (alterações arteriolares, exsudatos, hemorragias ou papiledema) pode sugerir encefalopatia hipertensiva. Na avaliação do coração, identificar a possibilidade de síndrome coronariana aguda (SCA), atentando para sintomas atípicos como dispneia, tosse ou fadiga, que podem ser negligenciados. Se o quadro clínico sugere dissecção aguda de aorta (p. ex., dor torácica intensa, assimetria de pulsos, alargamento do mediastino na radiografia de tórax), a tomografia computadorizada (TC) ou a ressonância magnética (RM) de tórax são úteis no esclarecimento. Mesmo que o ecocardiograma transesofágico (ECO-TE) tenha alta sensibilidade/especificidade para o diagnóstico de dissecção de aorta, esse exame deve ser realizado após o controle adequado da PA. Em pacientes com EAP, o ecocardiograma transtorácico é útil na avaliação da disfunção sistólica transitória, regurgitação mitral ou disfunção diastólica. Idosos com insuficiência cardíaca podem evoluir com função sistólica normal, sendo tal condição secundária à disfunção diastólica, fato que impõe uma abordagem terapêutica diferenciada. Os exames a seguir relacionados são úteis na presença de LOMH associadas a sintomas ou sinais:

- Eletrocardiograma.
- Radiografia de tórax convencional.
- Exame de urina (rotineiro).
- Creatinina e eletrólitos séricos.
- Marcadores de necrose miocárdica (se houver suspeita de SCA).
- TC ou RM do cérebro (trauma no crânio, sintomas neurológicos, retinopatia hipertensiva, náuseas e vômitos, se presentes).

- TC ou RM de tórax com contraste ou ECO-TE (se houver suspeita de dissecção de aorta).

O Quadro 5 mostra a sequência de abordagem dos casos de CH. A Figura 4 mostra o fluxograma do atendimento dos pacientes com CH.

QUADRO 5 Sequência de abordagem do paciente com crise hipertensiva

1. Investigar fator desencadeante
2. Procurar sintomas ou situações que simulem crise hipertensiva: enxaqueca; labirintite; traumas físicos e dor; estresse emocional, profissional ou familiar; pseudocrise hipertensiva
3. Verificar antecedentes de hipertensão, tempo de evolução e uso de anti-hipertensivos (dose e adesão ao tratamento)
4. Investigar episódios anteriores semelhantes ao atual
5. Investigar uso de fármacos que interfiram na pressão arterial (anti-inflamatórios, corticoides, analgésicos, antidepressivos e moderadores do apetite)
6. Investigar uso ou abuso de álcool e/ou de tóxicos (cocaína, crack, LSD)
7. Investigar suspensão súbita de inibidores adrenérgicos (clonidina/betabloqueadores)
8. Investigar associação de doenças e/ou fatores de risco (diabetes, cardiopatias, nefropatia, tabagismo e dislipidemia)

(continua)

QUADRO 5 Sequência de abordagem do paciente com crise hipertensiva (continuação)

9. Proceder à investigação clínica de acordo com o sistema:
• SNC: cefaleia, tontura, alterações visuais e da fala, nível de consciência, agitação ou apatia, confusão mental, déficit neurológico focal, convulsões e coma
• SCV: dor torácica, sinais e sintomas de insuficiência ventricular esquerda, palpitações, ritmo cardíaco, ritmo de galope, dispneia, estase jugular, sopro carotídeo, pulsos periféricos e medida da PA (três medidas)
• Sistema renal: redução do volume urinário, edema, hematúria e disúria; exame de abdome: procurar massas pulsáteis e sopros abdominais
• Fundo de olho: vasoespasmo, cruzamentos arteriovenosos, artérias em fio de prata ou cobre, exsudatos duros e moles, hemorragia e papiledema
10. Investigação complementar (exames serão realizados conforme necessidade e direcionados para sistemas específicos para caracterizar lesões em órgãos-alvo):
• SNC: tomografia computadorizada, ressonância magnética cerebral
• SCV: eletrocardiograma, radiografia de tórax, ecocardiograma e enzimas cardíacas
• Sistema renal: urina tipo I, ureia, creatinina e eletrólitos

LSD: dietilamida do ácido lisérgico; PA: pressão arterial; SCV: sistema cardiovascular; SNC: sistema nervoso central.

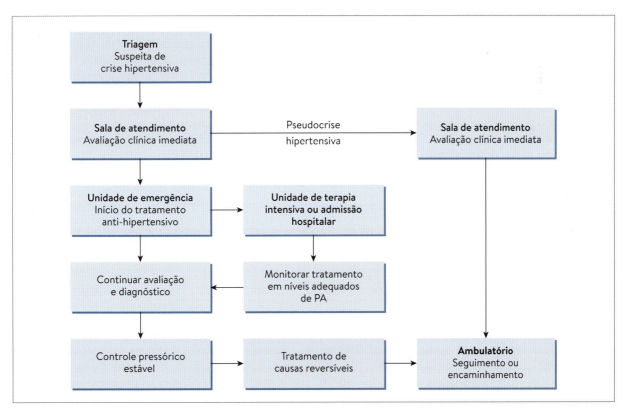

FIGURA 4 Fluxograma do atendimento de pacientes com crise hipertensiva.
PA: pressão arterial.

TRATAMENTO

Urgência hipertensiva

Essa condição de hipertensão grave assintomática ocorre frequentemente entre os pacientes hipertensos crônicos com baixa adesão ao tratamento farmacológico e/ou à dieta hipossódica. É importante, nessa situação, a exclusão de dano em órgão-alvo agudo ou em evolução, o que indicaria uma EH. A hipertensão grave deve ser confirmada por várias aferições da PA, utilizando-se técnica adequada.

A terapêutica pode ser instituída após um período de observação clínica em ambiente calmo e de pouca luminosidade, condição que ajuda a afastar situações de PH (resolvidas somente com repouso ou uso de analgésicos ou tranquilizantes). Essas medidas podem reduzir a PA sem a necessidade do uso de anti-hipertensivos. Se for necessário prescrever a medicação oral, ela deve reduzir gradualmente a PA em 24-48 horas, embora reduções mais lentas possam ser necessárias em hipertensos idosos, com maior risco de isquemia miocárdica ou cerebral resultante da excessiva e rápida redução da PA. O objetivo em curto prazo é reduzir a PA a $\leq 160 / \leq 100$ mmHg; entretanto, a PAM não deve ser reduzida em mais de 25-30% nas primeiras horas. Pacientes com risco iminente de eventos cardiovasculares (p. ex., aneurisma intracraniano ou aórtico conhecido) devem ter a PA reduzida no período de horas.

Podem ser usados medicamentos por via oral, como captopril, clonidina e betabloqueadores. O uso sublingual e oral de cápsulas de nifedipina de liberação rápida deve ser banido no tratamento das UH por não ser seguro nem eficaz e provocar reduções rápidas e acentuadas da PA, o que pode resultar em isquemia tecidual. As recomendações para a alta do paciente da observação médica incluem:

- Observar o paciente por algumas horas (4-6) após o controle da PA.
- Reconhecer causas desencadeantes reversíveis.
- Avaliar a adesão ao tratamento.
- Iniciar ou reintroduzir o tratamento prévio.

- Encaminhar o paciente para acompanhamento ambulatorial em curto período de tempo (poucos dias).

A Tabela 1 mostra os principais fármacos utilizados no tratamento das UH.

Emergência hipertensiva

Com melhores técnicas diagnósticas e novos fármacos anti-hipertensivos, houve redução na mortalidade relacionada à EH (80%, em 1928, *vs.* 10%, em 1989). É imprescindível reduzir rapidamente a PA, a fim de impedir a progressão das LOMH, admitir o paciente em unidade de terapia intensiva (UTI), usar anti-hipertensivos por via endovenosa (EV) e monitorizá-lo cuidadosamente para evitar a ocorrência de hipotensão. Recomenda-se redução gradual da PA $\leq 25\%$ na primeira hora, $160 \times 100\text{-}110$ mmHg nas 2-6 horas seguintes e, posteriormente, $< 140 \times 90$ mmHg em um período de 24-48 horas.

As EH devem ser abordadas observando-se os órgãos/sistemas acometidos pela hipertensão (cardiovascular, cerebral, renal ou outros), que devem ser caracterizados antes do início do tratamento específico. Devem ser observados:

- Sintomas neurológicos gerais (agitação, delírio, confusão mental, convulsão, distúrbios visuais); náuseas, vômitos (hipertensão intracraniana).
- Sintomas neurológicos focais (AVC isquêmico ou hemorrágico).
- Fundoscopia com hemorragia em chama de vela, exsudatos, papiledema (graus III ou IV de retinopatia hipertensiva), pode se associar à encefalopatia hipertensiva.
- Estado hiperadrenérgico – uso de anfetaminas, anti-inflamatórios não esteroides, fenciclidina, inibidores da monoamina oxidase, interrupção súbita do uso de agentes simpaticomiméticos (clonidina, betabloqueadores).
- Dor ou desconforto precordial, dispneia (SCA ou dissecção de aorta).
- Dispneia (EAP).
- Gravidez (pré-eclâmpsia/eclâmpsia).

TABELA 1 Principais fármacos anti-hipertensivos utilizados na urgência hipertensiva				
Fármacos	**Modo de administração e dosagem**	**Início (min)**	**Duração (horas)**	**Efeitos adversos**
Captopril (IECA)	25-50 mg via oral (repetir em 40-60 min S/N)	15-20	4-6	Hipotensão e insuficiência renal aguda (se estenose de artéria renal bilateral) Não administrar em gestantes
Propranolol (betabloqueador)	40-80 mg via oral (repetir após 1-2 h)	6	6-8	Bradicardia, broncoespasmo e BAV
Clonidina (agonista alfa-2 central)	0,2 mg inicial, depois 0,1 mg/h até 0,8 mg total	30-120	6-8	Boca seca, hipotensão e efeito rebote (em uso crônico)

BAV: bloqueio atrioventricular; IECA: inibidor da enzima de conversão da angiotensina.

- Dor aguda e intensa na região torácica posterior (dissecção de aorta).

O anti-hipertensivo parenteral ideal deve reverter alterações fisiopatológicas envolvidas, ter rápido início de ação, apresentar curva dose-resposta previsível com mínimo ajuste de dosagem, ter alta seletividade, não aumentar pressão intracraniana, ser prontamente reversível, apresentar baixo risco de hipotensão arterial, ser facilmente substituível por fármacos de uso oral e apresentar adequada relação entre custo e benefício. Os principais agentes disponíveis para o tratamento das EH são: nitroprussiato de sódio (NPS), nitroglicerina, esmolol e metoprolol. Trimetafano e fentolamina foram usados no passado e têm seu uso limitado atualmente para casos de EH induzida por excesso de catecolaminas (feocromocitoma). As principais recomendações terapêuticas das EH são relatadas a seguir e na Tabela 2. A Tabela 3 apresenta as propriedades farmacocinéticas e farmacodinâmicas dos principais anti-hipertensivos de uso parenteral nas EH.

Encefalopatia hipertensiva

Na encefalopatia hipertensiva a elevação súbita e/ou mantida da PA determina uma disfunção neurológica com sinais e/ou sintomas de edema cerebral. O mecanismo responsável é a falência da autorregulação da perfusão cerebral secundária à elevação súbita da PA acontecendo em formas graves de HA como a hipertensão acelerado-maligna, hipertensão com múltiplos danos aos órgãos-alvo (*hypertension with multi organ damage* – MOD) ou em hipertensos crônicos que cursam com acentuadas elevações tensionais. Os pacientes têm quadro clínico com início insidioso, podendo apresentar náuseas ou vômitos, cefaleia holocraniana, confusão mental, alterações no campo visual, visão turva, convulsões, hiper-reflexia e elevação significativa da PA. Entre os exames complementares destaca-se a RM como de maior valor. Podem ser encontrados anemia hemolítica, trombocitopenia, proteinúria, aumento da creatinina sérica e de enzimas hepáticas.

O objetivo do tratamento é reduzir a PAM em 10-20% na primeira hora e em torno de 25% ao final do primeiro dia de tratamento. Reduções maiores e rápidas da PA podem desencadear hipoperfusão cerebral por interferência nos mecanismos de autorregulação cerebral.

Os fármacos mais utilizados são: NPS, nicardipina, clevidipina, labetalol ou fenoldopam. Corticosteroides, manitol e anticonvulsivantes também podem ser necessários.

Acidente vascular cerebral hemorrágico

O AVC hemorrágico (AVCh) representa 15% dos casos de AVC. A elevação da PA pode aumentar a expansão do hematoma, piorar o prognóstico da recuperação neurológica e incrementar o risco de morte. Todavia, faltam evidências conclusivas para redução rápida da PA. Adotam-se as seguintes condutas para apresentação aguda (< 6 horas do início do AVCh):

1. PAS > 200 mmHg ou PAM > 150 mmHg: redução agressiva da PA com infusão EV de anti-hipertensivos e monitorização da PA contínua ou a cada 5 minutos.

TABELA 2 Principais emergências hipertensivas e suas condutas			
Condição clínica	**Tempo de redução e PA-alvo**	**1ª opção de tratamento**	**Opção alternativa**
Hipertensão maligna com ou sem LOMH ou insuficiência renal aguda	Várias horas, PAM: 20-25%	Labetalol, nicardipina	NPS
Encefalopatia hipertensiva	Imediata, PAM: 20-25%	Labetalol, nicardipina	NPS
AVCi agudo com comorbidades e PAS > 220 ou PAD > 120 mmHg	1 h, PAM: 15%	Labetalol, nicardipina	NPS
AVCi agudo com indicação de terapia trombolítica e PAS > 185 ou PAD > 110 mmHg	1 h, PAM: 15%	Labetalol, nicardipina	NPS
AVCh e PAS > 220 mmHg	Imediata, PAS > 130 e < 180 mmHg	Labetalol, nicardipina	NPS
SCA	Imediata, PAS < 140 mmHg	Nitroglicerina, labetalol	Metoprolol
EAP cardiogênico	Imediata, PAS < 140 mmHg	NPS ou nitroglicerina (diurético de alça)	
Dissecção aguda de aorta	Imediata, PAS < 120 mmHg e FC < 60 bpm	Esmolol e NPS ou nitroglicerina ou nicardipina	Labetalol ou metoprolol e NPS
Pré-eclâmpsia grave/HELLP	Imediata, PAS < 160 e PAD < 105 mmHg	Labetalol ou nicardipina e sulfato de magnésio	Metildopa, hidralazina Anlodipino

AVCh: acidente vascular cerebral hemorrágico; AVCi: acidente vascular cerebral isquêmico; EAP: edema agudo de pulmão; HELLP: *hemolysis, elevated liver enzymes, low platelets*; LOMH: lesão de órgão-alvo mediada pela hipertensão; NPS: nitroprussiato de sódio; SCA: síndrome coronariana aguda.

SEÇÃO II ■ HIPERTENSÃO ARTERIAL

TABELA 3 Propriedades farmacocinéticas e farmacodinâmicas dos principais anti-hipertensivos para uso parenteral em emergências hipertensivas

Fármacos	Modo de administração e dosagem	Início	Duração	Vantagens e Indicações	Desvantagens
Nitroprussiato de sódio (vasodilatador arterial e venoso, estimula a formação de GMPc)	Infusão contínua 0,5-10 mcg/kg/min	Imediato	1-2 min	Titulação	Intoxicação por tiocianato, hipotensão, náuseas, vômitos, espasmo muscular
* Esmolol (betabloqueador cardiosseletivo)	Ataque: 500 mcg/kg Infusão intermitente 25-50 mcg/kg/min ↑ 25 mcg/kg/min 10-20 min Máximo 300 mcg/kg/min	1-2 min	1-20 min	Dissecção de aorta	Náuseas, vômitos, BAV 1º grau, espasmo brônquico, hipotensão
* Fentolamina (bloqueador alfa- -adrenérgico)	Infusão contínua 1-5 mg Máximo 15 mg	1-2 min	3-5 min	Excesso de catecolaminas	Taquicardia reflexa
* Trimetafan (bloqueador ganglionar do SNS e do SNPS)	Infusão contínua 0,5-1,0 mg/min, aumento 0,5 mg/min até o máximo de 15 mg/min	1-5 min	10 min		Taquifilaxia
Nitroglicerina (vasodilatador arterial e venoso, doador de NO)	Infusão contínua 5-15 mg/h	2-5 min	3-5 min	Perfusão coronariana	Cefaleia, eficácia variável, taquifilaxia
Hidralazina (vasodilatador arterial direto)	Ataque: 10-20 mg, EV, ou 10-40 mg, IM, repetir cada 4-6 h	10-20 min	3-8 h	Eclâmpsia	Taquicardia, retenção hídrica, cefaleia, angina, piora da dissecção da aorta, náuseas, rubor, *rash* cutâneo, tontura
* Fenoldopam (agonista dopaminérgico)	Infusão contínua 0,1-1,6 mcg/kg/min	5-10 min	10-15 min	Perfusão renal	Cefaleia, náuseas, rubor
* Nicardipina (bloqueador dos canais de cálcio)	Infusão contínua 5-15 mg/h	5-10 min	1-4 h	Proteção SNC	Taquicardia reflexa, flebite, evitar em pacientes com ICC ou isquemia miocárdica
* Labetalol (alfa e betabloqueador)	Ataque: 20-80 mg, 10-10 min Infusão contínua 2 mg/min máximo 300 mg/24 h	5-10 min	2-6 h	Betabloqueador Vasodilatador	Náuseas, vômitos, BAV, espasmo brônquico, hipotensão ortostática
Enalaprilato (inibidor da ECA)	Infusão intermitente 1,25-5,0 mg 6/6h	15 min	4-6 h	ICC, IVE aguda	Hipotensão, insuficiência renal
Furosemida (diurético)	Infusão	5-10 min	30-90 min	ICC, IVE	Hipopotassemia

* Não disponíveis no Brasil.
BAV: bloqueio atrioventricular; EV: endovenoso; GMPc: guanosina monofosfato cíclico; ICC: insuficiência cardíaca congestiva; IM: intramuscular; IVE: insuficiência ventricular esquerda; NO: óxido nítrico; NPS: nitroprussiato de sódio; SNPS: sistema nervoso parassimpático; SNS: sistema nervoso simpatico.

2. PAS entre 150-220 mmHg, reduzir PA abaixo de 140 mmHg não apresenta benefícios para atenuar incapacidade grave ou mortalidade e é potencialmente perigoso. Considerar alvo de PAS < 180 mmHg.

Acidente vascular cerebral isquêmico

PA elevada ocorre em cerca de 80% dos pacientes com AVC isquêmico (AVCi). A PA frequentemente diminui espontaneamente em um período tão breve quanto 90-120 minutos durante a fase aguda do AVCi. Recomendam-se:

1. AVCi com indicação de trombólise, deve-se reduzir PA < 185 × 110 mmHg antes da terapia fibrinolítica. Se a PA permanecer acima de 185 × 110 mmHg, não usar trombolítico. PA deve ser mantida abaixo de 180 × 105 mmHg nas primeiras 24 horas após trombólise.

- Metoprolol 5 mg EV em 2-5 minutos. Repetir até o total de 15 mg. Dose máxima de 45 mg/dia.
- Labetalol 10-20 mg EV em 1-2 minutos. Repetir uma vez após 10-20 minutos até a dose máxima de 300 mg.
- Nicardipina EV 5 mg/h e titulação com acréscimo de 2,5 mg/h com intervalos de 5-10 minutos até a dose máxima de 15 mg/h. Alcançada a PA desejada, reduzir para 3 mg/h.
- Durante terapia de reperfusão com rTPA ou outro fármaco, monitorar PA a cada 15 minutos nas primeiras 2 horas; a cada 30 minutos durante 6 horas; e, após, de hora em hora por 16 horas.

2. PA ≥ 220 × 120 mmHg em indivíduos com comorbidades associadas (p. ex., dissecção de aorta, SCA, eclâmpsia, pós-trombólise e/ou ainda EAP), usar as mesmas medicações do item 1. Se não houver controle satisfatório ou PAD > 140 mmHg, usar NPS EV 0,5 mcg/kg/min com monitorização da PA, reduzindo-a em 10-15%.
3. PA ≥ 220 × 120 mmHg em indivíduos que não receberão trombolítico, não apresentarem comorbidades que necessitem de tratamento anti-hipertensivo, o benefício de iniciar ou reiniciar tratamento da hipertensão nas primeiras 48-72 horas é incerto. Parece ser prudente reduzir a PA em 15% durante as primeiras 24 horas após o início do AVCi.
4. Iniciar ou reiniciar a terapia anti-hipertensiva durante a hospitalização em pacientes com PA > 140 × 90 mmHg, que estejam neurologicamente estáveis, é seguro para melhorar o controle de PA a longo prazo.
5. Nos demais casos de AVCi, a redução da PA 5-7 dias após o evento tem efeitos neurológicos controversos, sendo necessária a individualização de cada caso. Vários dias após o AVCi, recomenda-se que a PAS esteja entre 120-130 mmHg e a PAD entre 70-79 mmHg.

Síndromes coronarianas agudas

Podem ser observadas elevações tensionais em pacientes com SCA, desencadeadas pelo aumento da resistência vascular periférica, que por sua vez aumenta o consumo de oxigênio do miocárdio devido ao aumento da tensão parietal do VE. Os nitratos EV são os fármacos de primeira escolha, pois reduzem a resistência vascular periférica, melhoram a perfusão coronariana e têm efeito venodilatador sistêmico, reduzindo a pré-carga e o consumo de oxigênio miocárdico. O uso de NPS deve ser evitado devido a um mecanismo de roubo desencadeado pela vasodilatação dos vasos coronarianos de resistência.

Nas primeiras 48 horas, a nitroglicerina EV pode ser utilizada para o tratamento da HA, isquemia persistente e insuficiência cardíaca sem, no entanto, excluir o uso de terapia com comprovada eficácia na redução de mortali-

dade, como os betabloqueadores ou inibidores do sistema renina-angiotensina-aldosterona. Os betabloqueadores podem ser usados em pacientes com SCA desde que não apresentem insuficiência cardíaca, baixo débito cardíaco, aumento do risco para choque cardiogênico ou outras contraindicações relativas ao betabloqueio.

Dissecção aguda de aorta

A dissecção aguda de aorta (PAS-alvo: 120 mmHg em 20 minutos) sempre deve ser considerada em pacientes com dor precordial e elevação da PA. A propagação da dissecção está relacionada à PA alta e à velocidade de ejeção ventricular. O uso isolado de agente vasodilatador (NPS) não é ideal, pois promove aumento da frequência cardíaca e da velocidade de ejeção aórtica, podendo propagar a dissecção. Assim, NPS deve ser associado ao betabloqueador (esmolol/metoprolol).

- Metoprolol: 5 mg, EV, em 2-5 minutos. Repetir até o total de 15 mg. Dose máxima de 45 mg/dia.
- Labetalol: 10 mg, EV, em 1-2 minutos. Repetir em 10-20 minutos até a dose máxima de 300 mg.
- Trimetafan: quando houver intolerância ao NPS ou, em razão de doença pulmonar obstrutiva crônica, houver contraindicação ao uso do betabloqueador.

Pré-eclâmpsia

A pré-eclâmpsia é uma síndrome hipertensiva específica da gravidez que ocorre após 20 semanas e se caracteriza por aumento da PA (≥ 140 × 90 mmHg) e proteinúria (> 300 mg/24 horas) em mulheres previamente normotensas. Ocorre em 5-8% das gestações, sendo mais frequente em primigestas, e representa importante causa de mortalidade materna e perinatal nos países em desenvolvimento.

Assim como a pré-eclâmpsia, a eclâmpsia é definida pela presença de elevação da PA e proteinúria associada a crises convulsivas. Os dois principais pontos-chave no tratamento da CH na gestação são:

- Estabilização da mãe, incluindo anti-hipertensivos EV seguros e apropriados para uso na gravidez, e indicação do parto.
- Bem-estar fetal confirmado por monitorização fetal e ultrassonografia (USG).

Pré-eclâmpsia/eclâmpsia associada à hipertensão arterial crônica

Essa suspeita deve ser lembrada quando surgir microalbuminúria (30-300 mg/urina de 24 horas ou 30-300 mg/g na relação albumina/creatinina em amostra de urina isolada) ou aumento de proteinúria preexistente, alteração clínica ou laboratorial característica de pré-eclâmpsia ou alteração dos níveis de PA preexistentes, após 20 semanas de gestação em portadora de HA crônica. Em razão da elevação da PA, recomendam-se anti-hipertensivos: agonista de ação central (metildopa), hidralazina oral, antagonista de canais de cálcio (nifedipina de ação prolongada, anlodipino) ou pindolol (betabloqueador com atividade simpatomimética intrínseca). O sulfato de magnésio é o fármaco de escolha tanto para o tratamento como para a prevenção das crises convulsivas. A paciente deve ser monitorada em relação ao débito urinário, reflexos patelares, frequência respiratória e saturação de oxigênio. O magnésio plasmático deve ser mantido entre 4-7 mEq/L e deve ser dosado na presença de insuficiência renal. Na suspeita de intoxicação por sulfato de magnésio, deve ser utilizado gluconato de cálcio.

Edema agudo de pulmão

Cerca de um terço dos pacientes com EAP por EH tem a função ventricular esquerda preservada. Isquemia miocárdica também pode estar presente nos casos de EAP associado à EH. O paciente deve ser acompanhado em UTI, medicado com fármacos por via EV, com monitorização e redução gradativa da PA. Nitroglicerina e NPS são fármacos utilizados com a finalidade de reduzir a pré e a pós-carga. O uso de diurético de alça também diminui a sobrecarga de volume e, consequentemente, a PA. Em alguns casos, o uso de pressão positiva contínua não invasiva de vias aéreas pode ser indicado para reduzir o edema pulmonar e o retorno venoso.

Uso de substâncias Ilícitas

As substâncias ilícitas que elevam a PA têm ação simpaticomimética ao potencializar o efeito das catecolaminas, tais como cocaína, *crack*, anfetaminas e *ecstasy*. A cocaína e o *crack* aumentam risco de AVC e de SCA. As anfetaminas aumentam a PA, causando taquicardia, palpitações, sudorese e arritmias. O uso crônico pode causar cardiomiopatia e infarto agudo do miocárdio por vasoespasmo arterial. O *ecstasy*, além do aumento da FC e PA, pode causar rabdomiólise e doença renal aguda. Um complicador dessas intoxicações, seja como EH ou UH, é a ingestão concomitante de altas doses de cafeína, presente em energéticos, nicotina ou álcool. Um traço comum entre essas intoxicações é o elevado nível de noradrenalina plasmática. O tratamento inclui o uso de betabloqueadores, alfabloqueadores e antagonistas dos canais de cálcio.

Hipertensão com múltiplos danos aos órgãos-alvo

A MOD é definida pelo envolvimento de três dos quatro sistemas a seguir: renal (rápida deterioração da função renal ou proteinúria), cardiopatia hipertensiva (hipertrofia ventricular esquerda importante ou disfunção sistólica, anormalidades da repolarização ventricular ou aumento de troponina) e manifestações neurológicas (AVCi, AVCh ou encefalopatia hipertensiva) e hematológicas (hemólise microangiopática), com ou sem a presença de alterações fundoscópicas (grau III ou IV). Ao comparar a hipertensão com MOD à hipertensão acelerada/maligna, observa-se que apresentam patogenia, significado clínico e prognóstico análogos, o que implica manejo clínico semelhante.

NOVOS AGENTES ANTI-HIPERTENSIVOS

Estudos recentes têm demonstrado a eficácia de novos agentes anti-hipertensivos que ainda não estão disponíveis no Brasil. O fenoldopam é um agonista dos receptores dopaminérgicos do tipo 1, que promove vasodilatação e redução da PA com manutenção da taxa de filtração glomerular. Melhora o fluxo plasmático renal, aumenta a depuração de creatinina e a excreção de sódio e água. O uso EV permite rápido início de ação; a infusão deve ser contínua, com dose inicial de 0,1 mcg/kg/min e aumentada com intervalos de 15 minutos até 1,6 mcg/kg/min, de acordo com a resposta na redução da PA. A clevidipina é um bloqueador dos canais de cálcio di-hidropiridínico de terceira geração que promove dilatação da musculatura lisa vascular e reduz a resistência vascular periférica, o volume sistólico e o débito cardíaco sem afetar o tônus venoso e/ou a frequência cardíaca. Tem curta duração de ação (1-2 min), deve ser iniciada na dose de 1-2 mg/h, em infusão contínua EV (pode-se dobrar a dose após 90 segundos do início e aumentá-la a cada 5-10 minutos, chegando até o máximo de 21 mg/h). Exibe alto grau de seletividade vascular, sem efeitos significativos sobre a contratilidade miocárdica e o sistema de condução, facilitando sua indicação. Clevidipina está contraindicada em pacientes com estenose aórtica grave (aumenta o risco de hipotensão grave).

CONCLUSÕES

Distinguir os diferentes tipos de situação que cursam com elevação da PA, quer seja aguda ou crônica, é o primeiro passo na segurança do tratamento de hipertensos graves. Assim, o fator prognóstico mais importante após o atendimento desses pacientes é o controle subsequente da PA. Para pacientes assintomáticos ou com PA cronicamente elevada sem LOMH, o objetivo do tratamento é o controle de longo prazo da HA. No caso da EH, a detecção precoce da elevação acentuada da PA e o diagnóstico apropriado das LOMH permite intervenção terapêutica imediata e apropriada com anti-hipertensivos de curta ação para evitar a progressão das lesões cerebral, cardiovascular e renal.

Conhecer efeitos adversos dos anti-hipertensivos EV e os possíveis danos orgânicos provocados pela rápida redução da PA é obrigatório. Geralmente, nos casos de EH, a terapêutica anti-hipertensiva por via oral deve ser iniciada o mais breve possível após a redução inicial da PA, visando promover controle gradual e crônico da HA. Caracterizar melhor cada tipo de EH e avaliar as variações individuais de cada grupo diagnóstico permite selecionar a melhor opção terapêutica disponível para uso clínico.

O QUE AS DIRETRIZES RECOMENDAM

- Barroso WKS, Rodrigues CIS, Bortolotto LA, Gomes MAM, Brandão AA, Feitosa ADM, Machado CA, et al. Diretrizes Brasileiras de Hipertensão Arterial – 2020. Arq Bras Cardiol. 2020;00(00):00.
- Malachias MVB, Barbosa ECD, Martim JF, Rosito GBA, Toledo JY, Passarelli O Júnior. 7ª Diretriz Brasileira de Hipertensão Arterial. Arq Bras Cardiol. 2016;107(3 Supl.3):79-83.
- Unger T, Borghi C, Charchar F, Khan NA, Poulter NR. 2020 International Society of Hypertension global hypertension practice guidelines. J Hypertens. 2020;38:982-1004.
- Whelton PK, Carey RM, Aronow WS, Casey DE Jr, Collins KJ, Dennison Himmelfarb C, et al. 2017 ACC/AHA/AAPA/ABC/ACPM/AGS/APhA/ASH/ASPC/NMA/PCNA Guideline for the prevention, detection, evaluation, and management of high blood pressure in adults: a report of the American College of Cardiology/American Heart Association Task Force on Clinical Practice Guidelines. Hypertension. 2018;71(6):e13-e115.
- van den Born BH, Lip GYH, Brguljan-Hitij J, Cremer A, Segura J, Morales E, et al. ESC Council on hypertension position document on the management of hypertensive emergencies. Eur Heart J. Cardiovasc Pharmacother. 2019;5(1):37-46.
- Vilela-Martin JF, Yugar-Toledo JC, Rodrigues MC, Barroso WKS, Carvalho LCB, González FJT, et al. Posicionamento luso-brasileiro de emergências hipertensivas: 2020. Arq Bras Cardiol. 2020;114(4):736-51.
- Williams B, Mancia G, Spiering W, Agabiti Rosei E, Azizi M, Burnier M, et al. 2018 ESC/ESH guidelines for the management of arterial hypertension. Eur Heart J. 2018;39:3021-104.

 SUGESTÕES DE LEITURA

1. Bortolotto LA, Silveira JV, Vilela-Martin JF. Crises hipertensivas: definindo a gravidade e o tratamento. Rev Soc Cardiol Estado de São Paulo. 2018;28(3):254-9.
2. Brathwaite L, Reif M. Hypertensive emergencies: a review of common presentations and treatment options. Cardiol Clin. 2019;37:275-86.
3. Paini A, Aggiusti C, Bertacchini F, Agabiti Rosei C, Maruelli G, Arnoldi C, et al. Definitions and epidemiological aspects of hypertensive urgencies and emergencies. High Blood Press Cardiovasc Prev. 2018;25(3):241-4.
4. Shah M, Patil S, Patel B, Arora S, Patel N. Trends in hospitalization for hypertensive emergency, and relationship of end-organ damage with in-hospital mortality. Am J Hypertens. 2017;30(7):700-6.
5. Valente FM, Andrade DO, Cosenso-Martin LN, Cesarino CB, Guimarães SM, Guimarães VB, et al. Plasma levels of matrix metalloproteinase-9 are elevated in individuals with hypertensive crisis. BMC Cardiovasc Disord. 2020;20(1):132.

NOTA DOS EDITORES

Este capítulo possui referências bibliográficas adicionais, recomendadas pelos autores, na plataforma digital complementar do livro. Por motivos de compactação, somente algumas delas estão aqui contempladas. Utilize o QR code abaixo para ter acesso a esse conteúdo:

9
Hipertensão arterial na gestação

Cláudia Maria Vilas Freire
Juliana Rodrigues Soares Oliveira

DESTAQUES

- É necessário classificar o tipo de hipertensão na gestação para guiar o tratamento e indicar o prognóstico da gestação.

- A hipertensão gestacional e a pré-eclâmpsia são quadros hipertensivos que se iniciam após a 20ª semana de gestação, caracterizadas por pressão arterial sistólica (PAS) ≥ 140 mmHg e/ou diastólica (PAD) ≥ 90 mmHg. Entretanto, a pré-eclâmpsia é acompanhada de sinais de acometimento sistêmico: proteinúria de 24 horas > 300 mg ou razão proteína/creatinina urinária > 30, plaquetopenia, alterações das enzimas hepáticas, sinais e sintomas do sistema nervoso central (cefaleia, alterações visuais e convulsão, no caso da eclâmpsia).

- Define-se hipertensão crônica na gestação quando a paciente é sabidamente hipertensa antes da gestação ou quando se diagnosticam PAS ≥ 140 mmHg e/ou PAD ≥ 90 mmHg antes da 20ª semana de gestação; cerca de 25% dessas pacientes terão complicações por associação à pré-eclâmpsia.

- O tratamento é sempre em equipe multidisciplinar e deve levar em consideração a idade gestacional e a gravidade do quadro, lembrando que o tratamento da pré-eclâmpsia/eclâmpsia é o parto.

- Pré-eclâmpsia grave: PA ≥ 160 x 110 mmHg, sintomas de disfunção neurológica, creatinina > 1,1 mg/dL, edema pulmonar, alteração de transaminases (maior que duas vezes o limite superior da normalidade), plaquetas < 100.000/mm³ e hemólise (estes três últimos itens associados caracterizam a síndrome HELLP).

- Os anti-hipertensivos são usados para reduzir os níveis pressóricos abaixo de 140 x 90 mmHg, sendo as drogas de primeira escolha metildopa, nifedipino e metoprolol, seguidos de hidralazina, clonidina e hidroclorotiazida.

- São anti-hipertensivos orais contraindicados na gestação e que deverão ser suspensos antes da concepção: atenolol, espironolactona, inibidores da enzima conversora de angiotensina (IECA) e os bloqueadores dos receptores da angiotensina (BRA).

- O anticonvulsivante de escolha na prevenção e no tratamento da eclâmpsia é o sulfato de magnésio.

- A pré-eclâmpsia/eclâmpsia pode recorrer em gestações subsequentes e está associada a aumento do risco cardiovascular futuro.

INTRODUÇÃO

A hipertensão arterial incide em cerca de 10% das gestações e representa importante causa de morbimortalidade materno-fetal. No Brasil, estima-se que as síndromes hipertensivas sejam a principal causa de morte materna, correspondendo a 20% dos óbitos. No mundo, representam a segunda causa de óbito materno, perdendo para as hemorragias. Estima-se que 4,6% das gestações sejam complicadas por pré-eclâmpsia.

Com o aumento da idade materna, da incidência de obesidade, hipertensão arterial e diabetes, estima-se que o número de gestações complicadas com síndromes hipertensivas continue em ascensão. A hipertensão na gestação está associada a desfechos desfavoráveis maternos e fetais, incluindo aumento do risco de acidente cerebral encefálico, insuficiência renal, edema agudo de pulmão, infarto do miocárdio, descolamento de placenta, crescimento intrauterino restrito, prematuridade, anomalias congênitas e morte intrauterina. Além disso, encontra-se bem estabelecido que mulheres que apresentaram síndromes hipertensivas durante a gestação apresentam risco cardiovascular aumentado.

A pressão arterial (PA) sofre flutuações ao longo da gestação em decorrência de alterações no débito cardíaco, resistência vascular sistêmica e volume plasmático. A redução na resistência vascular sistêmica acarreta queda de 10 mmHg na PA média no início da gestação com o nadir em torno de 18 a 19 semanas. Durante o terceiro trimestre, o aumento do débito cardíaco e volume plasmático causa o retorno da PA a valores semelhantes aos pré-gestacionais ou mesmo superiores. No período pós-parto, dor, drogas, excesso de fluidos e retorno da resistência vascular periférica podem aumentar a PA durante a primeira semana.

DIAGNÓSTICO

O diagnóstico de hipertensão arterial na gestação é realizado quando, em duas medidas separadas por pelo menos 4 horas, a pressão sistólica é ≥ 140 mmHg e/ou pressão diastólica é ≥ 90 mmHg. A hipertensão grave é definida quando os níveis estão ≥ 160 × 110 mmHg; estes níveis estão associados a aumento de risco de acidente vascular encefálico em gestantes.

A PA deve ser medida com o paciente sentado e em repouso de pelo menos cinco minutos. A medida pode também ser feita na posição de decúbito lateral esquerdo, não devendo diferir da obtida na posição sentada. A hipertensão do avental branco (HAB) e a hipertensão mascarada (HM) são apresentações comuns na gravidez e ocorrem em até um terço das gestantes; assim, a MAPA (monitorização ambulatorial da pressão arterial) e a MRPA (monitorização residencial da pressão arterial) são importantes ferramentas para o correto diagnóstico e decisão clínica, fundamentais para evitar o tratamento desnecessário e potencialmente lesivo ao feto.

CLASSIFICAÇÃO E DEFINIÇÕES

Os quadros a seguir definem primeiramente pré-eclâmpsia (Quadro 1) e, posteriormente, as diferentes formas de apresentação e características da hipertensão arterial sistêmica (HAS) durante o período gestacional (Quadro 2 e Figura 1).

QUADRO 1 Critérios diagnósticos de pré-eclâmpsia
Pressão arterial sistólica (PAS) ≥ 140 mmHg e/ou diastólica (PAD) ≥ 90 mmHg em pelo menos duas aferições, com diferença de no mínimo 4 horas e início de 1 ou mais dos seguintes*: • Proteinúria de 24 horas ≥ 0,3 g ou razão proteína/creatinina urinária ≥ 30 ou ≥ 2+ no exame qualitativo de urina (EQU) se anteriores não disponíveis • Plaquetas < 100.000/µL • Creatinina sérica > 1,1 mg/dL ou aumento de duas vezes em relação ao basal na ausência de doença renal • Enzimas hepáticas pelo menos duas vezes o limite da normalidade • Edema pulmonar • Início de cefaleia agudo e persistente que não cede com analgesia comum** • Alterações da visão

* Se a PAS for ≥ 160 mmHg ou a PAD ≥ 110 mmHg, pode-se confirmar com minutos.
** A resposta à analgesia não exclui pré-eclâmpsia.
Fonte: adaptado de American College of Obstetricians and Gynecologists' Committee on Practice Bulletins – Obstetrics; 2020.

QUADRO 2 Apresentações e características da hipertensão arterial sistêmica na gestação
Hipertensão crônica
• Início antes da 20ª semana de gestação • Na dúvida, solicitar monitorização ambulatorial da pressão arterial (MAPA) • Avaliação pré-concepção ou no diagnóstico durante a gestação: solicitar creatinina, relação proteína/creatinina ou proteinúria de 24 horas, enzimas hepáticas, hemograma • Suspender medicações teratogênicas • Atentar para a possibilidade de não ser diagnosticada no primeiro trimestre da gravidez pela queda fisiológica da PA nesse período • Associada a desfechos maternos e fetais adversos • 25% dessas pacientes desenvolverão o quadro de pré-eclâmpsia sobreposta • A mortalidade perinatal é de duas a quatro vezes maior nas gestações complicadas por hipertensão crônica se comparada à população obstétrica geral, atribuída ao aumento da indicação de parto pré-termo e de crescimento intrauterino restrito
Hipertensão crônica com pré-eclâmpsia sobreposta
• Início antes da 20ª semana de gestação + quadro de pré-eclâmpsia
Hipertensão gestacional
• Início após a 20ª semana de gestação, na ausência de proteinúria e anormalidades clínicas, bioquímicas e hematológicas • De 10% a 50% das mulheres inicialmente diagnosticadas com hipertensão gestacional desenvolvem pré-eclâmpsia em 1 a 5 semanas

(continua)

> **QUADRO 2** Apresentações e características da hipertensão arterial sistêmica na gestação (*continuação*)
>
> - O risco de pré-eclâmpsia é particularmente aumentado nas seguintes situações: diagnóstico com menos de 34 semanas de gestação, PAS média na MAPA > 135 mmHg e presença de ácido úrico elevado
> - Estão recomendadas a medida da PA uma a duas vezes por semana e a medida de proteinúria, plaquetas e enzimas hepáticas semanalmente, juntamente com a avaliação do *status* fetal
> - A hipertensão se resolve em 6 semanas pós-parto, recorre em torno de 20% nas gestações subsequentes e está associada a desenvolvimento de hipertensão ao longo da vida
>
> **Síndrome HELLP (hemólise, enzimas hepáticas elevadas e plaquetopenia)**
>
> - Ocorre em torno de 10% a 20% das mulheres com pré-eclâmpsia ou eclâmpsia e é considerada uma forma grave de pré-eclâmpsia
> - Apresenta-se, na maioria das vezes, com quadro de dor abdominal de forte intensidade, algumas vezes acompanhada de náuseas e vômitos
> - LDL > 600 UI/L, TGO e TGP duas vezes acima do limite da normalidade e plaquetas < 100.000 células/µL
>
> **Eclâmpsia**
>
> - Forma mais grave da pré-eclâmpsia, a qual inclui as manifestações sistêmicas da pré-eclâmpsia mais a presença de crise convulsiva tônico-clônica generalizada, que algumas vezes é precedida de pródromos (cefaleia ou hiper-reflexia), mas também pode acontecer subitamente sem sinais de alarme
> - 50% ocorre antes do parto e 90% até 1 semana depois do parto
> - Ocorre em até 3% das pacientes com pré-eclâmpsia com critérios de gravidade e sem uso de profilaxia com sulfato de magnésio
> - A recorrência nas futuras gestações é de 2%
> - Marcador de risco cardiovascular e diabete melito no futuro
>
> **Hipertensão no puerpério**
>
> - Pouco estudada: a retirada da placenta marca o momento em que o estímulo da produção de substâncias inflamatórias e vasoconstritoras cessa, levando a um retorno gradual da PA aos níveis prévios à gestação. No entanto, algumas dessas alterações inflamatórias e de vasoconstrição podem permanecer por alguns dias
> - A PA pode aumentar entre o terceiro e sexto dia de puerpério
> - A hipertensão costuma se resolver dentro de poucas semanas (média 16 +/- 9,5 dias), raramente persiste por mais que 3 meses; são raros os casos que persistem por 6 meses
>
> (*continua*)

> **QUADRO 2** Apresentações e características da hipertensão arterial sistêmica na gestação (*continuação*)
>
> - Nesse período, ainda há o risco de complicações da hipertensão; a pré-eclâmpsia pode se apresentar somente no puerpério. Há também o risco de eclâmpsia, e 32-44% das convulsões ocorrem no puerpério
> - Pode ser agravada ou prolongada por situações como sobrecarga de volume (hiper-hidratação) e uso de anti-inflamatórios não esteroides (vasoconstrição e retenção de sódio)
> - A terapia breve com furosemida (20 mg por via oral, uma ou duas vezes ao dia), após o segundo dia de pós-parto, quando começa a reabsorção do edema periférico, pode ajudar o controle pressórico em pacientes com hipertensão grave, especialmente se acompanhada de edema importante

TRATAMENTO DA HIPERTENSÃO ARTERIAL SISTÊMICA

Os anti-hipertensivos são indicados se hipertensão persistente (> 150 × 90 mmHg), com a finalidade de prevenir complicações clínicas maternas (acidente vascular encefálico, dissecção de aorta, edema agudo de pulmão, insuficiência renal), não havendo evidências nem de que o tratamento previna eclâmpsia nem de que o controle da HAS leve altere o curso da pré-eclâmpsia. Medidas não farmacológicas não estão bem definidas, exceto orientações para controle do peso e manutenção de atividades físicas regulares.

TRATAMENTO FARMACOLÓGICO

Independentemente da etiologia (hipertensão crônica, hipertensão gestacional, pré-eclâmpsia), existe consenso de que a hipertensão grave (PAS ≥ 160 mmHg ou PAD ≥ 110 mmHg) caracteriza uma emergência obstétrica e deve ser tratada imediatamente para a redução de eventos cerebrovasculares, cardíacos e renais, assim como mortes. Está associada à síndrome da encefalopatia posterior reversível (PRES), caracterizada por cefaleia, sintomas visuais, alteração da consciência, crises epilépticas e, ocasionalmente, déficits neurológicos focais. O prognóstico materno e fetal está correlacionado diretamente com o atendimento inicial prestado a essas gestantes e na transferência inter-hospitalar. Deve-se considerar a indicação de internação em unidades de terapia intensiva (UTI), de acordo com os seguintes critérios:

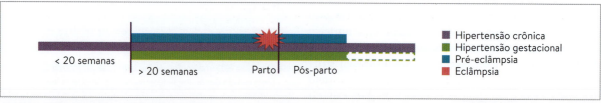

FIGURA 1 Hipertensão arterial na gestação.

gestantes com pré-eclâmpsia grave (PAS ≥ 160 mmHg e PAD ≥ 110 mmHg), com insuficiência respiratória com necessidade de assistência ventilatória mecânica, eclâmpsia, síndrome HELLP, oligúria, edema agudo de pulmão e complicações neurológicas. O princípio geral é a redução gradativa para níveis levemente aumentados, evitando reduções súbitas e redução de fluxo nas artérias uterinas. Um valor preciso de PA como alvo é menos claro na literatura. Os medicamentos recomendados para redução aguda da PA na gestação e disponíveis no Brasil são os seguintes:

- 1ª escolha: nifedipino 20 mg, 1 comprimido por via oral, a cada 20 minutos. Repetir a medicação se PA > 155 × 105 mmHg. Fazer no máximo três doses. Após 20 minutos da terceira dose de nifedipino e a persistência de hipertensão arterial, administrar droga de segunda escolha.
- 2ª escolha: hidralazina 5 mg por via intravenosa (até 20 mg), em *bolus*, lentamente, durante 1 a 2 minutos, repetida a cada 20 minutos (diluir 1 ampola de 20 mg em água destilada – 20 mL – e aplicar 5 mL). A queda na pressão sanguínea começa dentro de 10 a 30 minutos e dura de 2 a 4 horas.

Casos refratários (anti-hipertensivos de segunda linha)

- Nitroglicerina: considerar como droga de escolha na pré-eclâmpsia associada ao edema agudo de pulmão (infusão intravenosa de 5 mg/min; aumentar gradualmente a cada 3 a 5 minutos até uma dose máxima de 100 mg/min).
- Nitroprusseto de sódio: deve ser considerado como opção para controle da PA em situações excepcionais, como hipertensão refratária ou hipertensão grave com risco de vida. O tratamento prolongado com nitroprusseto de sódio está associado a um risco fetal pelo cianeto. O nitroprusseto deve ser iniciado com 0,25 µg/kg/min até o máximo de 4 µg/kg/min, e por não mais de 4 horas de infusão contínua.

Hipertensão não grave

Nos casos de HAS não grave (PAS < 160 mmHg e/ou PAD < 110 mmHg), o tratamento medicamentoso continua sendo alvo de discussão, com poucos estudos clínicos específicos. A maioria dos estudos combina pacientes com hipertensão crônica e hipertensão gestacional, entidades com diferentes mecanismos fisiopatológicos. A evidência mais robusta é a de que o tratamento da hipertensão na gestação reduza a ocorrência da hipertensão grave, não parecendo estar relacionado com a redução do risco gestacional. O controle da PA em pacientes com hipertensão gestacional e hipertensão crônica não mostrou melhora

de desfechos neonatais ou prevenção de pré-eclâmpsia sobreposta. O *CHIPS Trial* (*Control of Hypertension in Pregnancy Study*) foi desenhado especificamente para avaliar o efeito de um controle menos rigoroso (alvo de pressão diastólica 100 mmHg) *versus* controle mais rigoroso da PA (alvo de pressão diastólica de 85 mmHg) em gestantes hipertensas não proteinúricas com hipertensão não grave (PA 140 a 159/90 a 109 mmHg); os dois grupos tiveram taxas semelhantes do desfecho primário (perda gestacional ou necessidade de terapia intensiva neonatal por mais de 48 horas nos primeiros 28 dias de vida – 31% nos dois grupos) e do desfecho secundário (complicação materna séria 3,7 *versus* 2,0%, *odds ratio* 1,74, IC 95% 0,79-3,84). No entanto, o desenvolvimento de hipertensão grave ocorreu mais frequentemente no grupo de controle menos rigoroso (40,6% *versus* 27,5%, p < 0,001). Em uma metanálise da Cochrane de 2018 de 58 estudos incluindo 5.909 mulheres com hipertensão leve a moderada durante a gestação, o tratamento da hipertensão não afetou o risco de pré-eclâmpsia, morte neonatal, recém-nascidos pequenos para idade gestacional, prematuridade, mas reduziu pela metade a chance de hipertensão grave.

Embora alguns defendam que reduzir a chance de hipertensão grave na gestação não é por si só importante, porque ela pode ser identificada e tratada, a falência da identificação e do tratamento tem sido reconhecida como importante causa de morte materna. Com base na interpretação dos dados existentes (particularmente *CHIPS Trial*) e no reconhecimento da redução de morbidade materna associada ao tratamento da hipertensão grave, as recomendações das sociedades médicas são bastante heterogêneas para o manejo da hipertensão em mulheres gestantes.

A recomendação do nosso serviço é iniciar anti-hipertensivos com PAS ≥ 140 mmHg e/ou PAD ≥ 90 mmHg. O tratamento com os anti-hipertensivos visa manter a PA em torno 120 × 80 mmHg e deve ser reduzido ou cessado se PAD ≤ 80 mmHg. A queda abrupta da PA > 25% do valor inicial da PA materna aumenta o risco de hipoperfusão em órgãos-alvo materno e de baixo fluxo sanguíneo para o feto. O objetivo primário do tratamento da hipertensão na gestação é a prevenção do acidente vascular encefálico e a progressão da doença renal preexistente ou de outras lesões em órgãos-alvo, preservando a circulação uteroplacentária. Os níveis pressóricos devem ser correlacionados com o período gestacional em curso, observando-se as mudanças fisiológicas que ocorrem a cada trimestre gestacional, como o aumento da taxa de filtração glomerular que interfere na biodisponibilidade dos fármacos na gestação. Nas hipertensas crônicas, até o momento, não há provas suficientes que demonstrem que atingir ou manter um nível específico (ideal) da PA ou do uso de um anti-hipertensivo específico possa diminuir o risco do desenvolvimento de pré-eclâmpsia sobreposta.

Drogas anti-hipertensivas para uso crônico na gestação

Todos os anti-hipertensivos atravessam a barreira placentária. No Brasil, os medicamentos orais disponíveis e usualmente empregados são a metildopa, betabloqueadores (exceto atenolol), a hidralazina e os bloqueadores dos canais de cálcio (nifedipino, anlodipino e verapamil). A terapia anti-hipertensiva inicial deve ser feita com monoterapia, com as drogas de primeira linha. Caso o nível-alvo da PA não seja atingido, considera-se a associação aos medicamentos orais considerados de segunda escolha. As drogas consideradas de primeira linha são metildopa, bloqueadores dos canais de cálcio e os betabloqueadores (exceto atenolol). As drogas consideradas de segunda linha, por sua vez, são clonidina, hidralazina e diuréticos tiazídicos. Os anti-hipertensivos orais contraindicados na gestação que devem ser suspensos antes da concepção são o atenolol (associado a restrição do crescimento intrauterino e baixo peso placentário), a espironolactona (efeito antiandrogênico durante o desenvolvimento fetal), inibidores da enzima conversora de angiotensina (IECA) e os bloqueadores dos receptores da angiotensina (BRA) (associados à síndrome fetal do bloqueio do sistema renina-angiotensina, quando a exposição ocorre no segundo e terceiro trimestres – oligodrâmnio, insuficiência renal, hipoplasia pulmonar, restrição de crescimento intrauterino, hipotensão, contratura articular, anomalias de crânio – e a exposição no primeiro trimestre está associada a riscos, apesar de menores, de anomalia congênita cardíaca e do sistema nervoso central).

Drogas de primeira linha

- Inibidores do sistema nervoso simpático (agonista dos receptores alfa-2-adrenérgicos de ação central): diminuem a PA por reduzir a resistência periférica vascular e podem alterar a frequência e o débito cardíaco. A alfametildopa constitui a droga anti-hipertensiva mais bem estudada, segura e efetiva na gestação, além de ser primeira linha na hipertensão arterial na gravidez. Estudos mais recentes indicam que o tratamento com metildopa não afeta a pulsatilidade e os índices de resistência vascular no Doppler fetal. Estudo com crianças expostas à metildopa na gestação, acompanhadas até 7,5 anos, não demonstrou diferenças neurocognitivas, em comparação com grupo controle. O controle da PA é gradual, com duração média de 6 a 8 horas. Os efeitos colaterais mais comuns maternos, dose-dependentes, são sonolência e boca seca. Os efeitos adversos independentes da dose incluem a elevação das enzimas hepáticas em até 5% das mulheres e anemia hemolítica. A dose inicial recomendada é de 250 mg, 2 ou 3 ×/dia (dose máxima: 3 g/dia).
- Bloqueadores dos canais de cálcio (BCC): o nifedipino oral parece não ser teratogênico, e os ensaios clínicos demonstram que ele não afeta o fluxo sanguíneo na artéria umbilical. Os efeitos colaterais do uso de BCC na mãe incluem taquicardia, palpitações, edema periférico, dores de cabeça e rubor facial. A dose diária máxima deve ser de 120 mg, fracionada em três ou quatro tomadas. A administração pela via sublingual é contraindicada por determinar resposta hipotensora imprevisível, excessiva ativação autonômica e isquemia aguda do miocárdio. O anlodipino é muito pouco estudado na gestação, com apenas relatos de casos clínicos, e não demonstrou teratogenicidade.
- Betabloqueadores: nenhum deles tem sido associado à teratogenicidade. Restrição do crescimento intrauterino e baixo peso da placenta foram associados ao uso de atenolol, mas não com outros betabloqueadores. A exposição a qualquer betabloqueador está associada a risco de bradicardia neonatal e hipoglicemia neonatal. Podem causar sedação, distúrbios do sono e depressão na gestante. Com o propranolol há relatos de restrição do crescimento intrauterino, bradicardia e hipoglicemia neonatal, especialmente em doses altas (160 mg/dia). O labetalol, muito estudado na gestação, não é comercializado no Brasil.

Drogas de segunda linha

A clonidina apresenta, quando da interrupção abrupta do tratamento, aumento excessivo da PA (efeito rebote), e existem poucos estudos do seu uso durante a gestação. Um estudo randomizado comparou metildopa com clonidina na gestação, e não foi observada diferença no efeito hipotensor nem nos efeitos adversos. Estudos de farmacocinética sugerem necessidade de redução do intervalo das doses na gestação.

A hidralazina é predominantemente usada por via intravenosa no tratamento da hipertensão grave. Uma metanálise de 2003 sugere possível associação da hidralazina a eventos adversos no tratamento da hipertensão grave (hipotensão materna, descolamento de placenta, menor Apgar, reações adversas maternas). Existem estudos observacionais que atestam uma segurança relativa na gestação, no entanto a hidralazina está associada a taquicardia reflexa, sintomas lúpus-*like* materno e trombocitopenia fetal.

Um estudo prévio já demonstrou redução do volume plasmático com diuréticos na gestação, no entanto sem alteração dos desfechos materno-fetais. Uma metanálise com 7 mil gestantes não demonstrou efeito benéfico nem prejudicial. As preocupações são oligodrâmnio, distúrbios hidroeletrolíticos, redução do fluxo uteroplacentário, restrição do crescimento intrauterino, parto pré-termo, trombocitopenia, icterícia, sangramento. Os estudos disponíveis são tranquilizadores, inclusive, no efeito teratogênico dos diuréticos na gestação, apesar de não existir estudo randomizado. Como na pré-eclâmpsia o volume plasmático encontra-se reduzido, há a preocupação teórica de um efeito adicional. Nas pacientes que já faziam uso da medicação, a tendência é a manutenção.

Tratamento da pré-eclâmpsia

O tratamento definitivo da pré-eclâmpsia é o parto, e o melhor momento do parto é decidido com base na idade gestacional, gravidade da pré-eclâmpsia e condições maternas e fetais. Pré-eclâmpsia com sinais de gravidade, em geral, é indicação de parto, independentemente da idade gestacional, pelo alto risco de complicação materna. Nas gestantes com pré-eclâmpsia sem sinais de gravidade, é recomendada avaliação clínica duas vezes por semana, laboratorial uma vez por semana (plaquetas, função renal e enzimas hepáticas) e hospitalização e parto com 37 semanas, desde que sem sinais de gravidade durante a monitorização.

Prevenção e tratamento das convulsões
Sulfato de magnésio
O sulfato de magnésio ($MgSO_4$) é a droga de escolha na profilaxia e no tratamento das convulsões e está indicada na eclâmpsia, pré-eclâmpsia com sinais de gravidade e síndrome HELLP. Ensaios clínicos randomizados demonstram que o $MgSO_4$ é superior a hidantoína, diazepam e placebo para a prevenção da eclâmpsia e da recorrência das convulsões.

A profilaxia da crise convulsiva na pré-eclâmpsia com sinais de gravidade indica dose de ataque de 4 a 6 g IV de $MgSO_4$, em dose única (diluir de 8 a 12 mL da solução a 50% em 100 mL de soro glicosado a 5% e administrar em bomba de infusão em 30 minutos); dose de manutenção de 1 a 2 g/hora, IV (diluir de 12 a 24 mL da solução a 50% em 480 mL de soro glicosado a 5% e ministrar, com bomba de infusão contínua, 28 gotas/min ou 84 mL/h). Manter a medicação por 24 horas após o parto ou a última convulsão. Se função renal comprometida (creatinina sérica > 1,3 mg/dL), aplicar metade da dose de manutenção do $MgSO_4$.

Monitorização durante a administração de sulfato de magnésio

- Monitorizar: frequência respiratória, reflexos tendinosos e diurese.
- Se diurese < 30 mL/hora, reduzir a dose na ausência de sintomas.
- Suspender se diurese < 25 mL/hora, ausência de reflexos tendinosos, frequência respiratória < 16 irpm.
- Se houver mais de 6 horas entre o ataque e manutenção, fazer o ataque novamente.
- Diante dos valores dentro do limite da normalidade (diurese, reflexos tendinosos e frequência respiratória), deve-se reiniciar ou manter a dose.
- Depressão respiratória: administrar 1 g de gluconato de cálcio por via intravenoso e na parada respiratória, além de gluconato de cálcio, intubação endotraqueal e ventilação assistida.

Antídoto do sulfato de magnésio
Gluconato de cálcio 1 g (10 mL) por via intravenosa, em 10 minutos. Os níveis séricos do magnésio podem ser avaliados durante a infusão do $MgSO_4$. Os níveis séricos terapêuticos são de 4 mEq/L (terapêutico); níveis de 8 a 11 mEq/L levam à inibição dos reflexos tendinosos e > 10 mEq/L, à parada cardiorrespiratória. Os níveis de magnésio não precisam ser monitorizados em mulheres com função renal normal e sem sinais de toxicidade. Após as primeiras 24 horas de observação e avaliação, é necessário decidir por conduta conservadora ou interrupção de gestação. O parto é a única intervenção que leva a resolução da pré-eclâmpsia. O melhor momento para interromper a gravidez dependerá se a pré-eclâmpsia representar risco iminente de morte materna e fetal.

ESTIMATIVA DE RISCO E PREVENÇÃO

A ultrassonografia com Doppler pode ser uma ferramenta auxiliar. Por meio da avaliação da pulsatilidade e resistência nas artérias uterinas, esse exame pode classificar a gestante como de risco para desenvolvimento de pré-eclâmpsia. O exame deve ser realizado entre 20 e 22 semanas e tem boa correlação com pré-eclâmpsia tardia (> 34 semanas) e restrição do crescimento intrauterino. Já a ultrassonografia com Doppler, realizada no final do primeiro trimestre, tem menor acurácia, mas somada a história clínica e comorbidades pode ser útil em identificar as gestantes de maior risco e eleger as que necessitam de profilaxia para pré-eclâmpsia.

Muitas diferentes estratégias foram testadas para prevenção de pré-eclâmpsia, a maioria sem sucesso. Nenhuma intervenção se provou efetiva na população obstétrica geral. Em mulheres com alto risco de desenvolver pré-eclâmpsia, dose baixa de ácido acetilsalicílico tem efeitos preventivos, mas a magnitude do benefício é variável e depende do número de fatores de risco. Em gestantes com risco moderado e alto de pré-eclâmpsia, o ácido acetilsalicílico mostrou redução de aproximadamente 10-20% no risco de pré-eclâmpsia e desfechos desfavoráveis (prematuridade e restrição do crescimento intrauterino), além do excelente perfil de segurança materno-fetal. Questões sobre benefício/segurança persistem sobre o início antes da 11ª semana. A recomendação é o início na 12ª semana de gestação, idealmente < 16 semanas, não tendo benefício após o início dos sintomas de pré-eclâmpsia e não interferindo na progressão da doença. Se não iniciada antes da 16ª semana, o início nesse período (antes dos sintomas) pode ser efetivo.

Ainda não existe consenso sobre quando descontinuar o tratamento; alguns orientam cessar na 36ª semana ou de 5 a 10 dias antes da data esperada do parto para redução do sangramento, outros mantêm a droga até o parto. Nenhum efeito adverso materno e fetal foi provado com o uso de ácido acetilsalicílico até o parto. Dados recentes sugerem benefício de doses entre 100 e 150 mg, possivelmente 162 mg. Em 2017, um estudo com 1.776 pacientes utilizando 150 mg de ácido acetilsalicílico *versus* placebo iniciado entre 11 e 14 semanas mostrou um total de eventos (pré-eclâmpsia) de 1,6% no grupo do ácido contra 4,3% no grupo placebo (*odds ratio* de 0,38, IC 95% 0,2 a 0,74, $p = 0,004$), ratificando o efeito protetor do primeiro em gestantes de alto risco.

Com base nos dados existentes, recomendamos ácido acetilsalicílico em dose baixa para profilaxia de pré-eclâmpsia em gestantes de alto risco, sem um consenso no critério exato de alto risco. Vários algoritmos foram criados com diferentes fatores de risco, nenhum amplamente utilizado ou testado em população não selecionada. Recomenda-se iniciar o ácido com um fator de risco alto e mais de um fator de risco moderado. São fatores de risco alto: pré-eclâmpsia com desfecho adverso, gestação múltipla, hipertensão arterial crônica, diabete melito 1 ou 2, doença renal, doenças autoimunes (lúpus eritematoso sistêmico, síndrome do anticorpo antifosfolípide). São fatores de risco moderado: nuliparidade, obesidade (índice de massa corpórea > 30), história familiar de pré-eclâmpsia (mãe ou irmã), idade > 35 anos, história obstétrica ruim (pequeno para idade gestacional, prematuridade, baixo peso, mais de 10 anos de intervalo entre as gestações).

A reposição de cálcio (1,5 a 2 g/dia) reduz o risco de pré-eclâmpsia de forma efetiva apenas na subpopulação que tem baixa ingesta diária de cálcio (< 600 mg/dia). Há a dúvida se, em doses menores (1 g/dia), essa reposição seria

efetiva. A redução de peso pré-gestação em pacientes com sobrepeso ou obesas é recomendada, por ter uma variedade de benefícios reprodutivos, gestacional e da saúde em geral. Coortes de pacientes submetidas à cirurgia bariátrica evidenciam que a redução de peso em pacientes obesas reduz o risco de pré-eclâmpsia. Coortes de pacientes com pré-eclâmpsia evidenciaram que a perda de peso entre as gestações reduz o risco de pré-eclâmpsia recorrente em mulheres com peso normal, com sobrepeso e obesas.

PROGNÓSTICO

Mulheres com pré-eclâmpsia grave têm risco alto de recorrência (25-65%). O risco de pré-eclâmpsia em uma segunda gestação é menor (5-7%) para mulheres com pré-eclâmpsia sem sinais de gravidade na primeira gestação e menor do que 1% para mulheres com a primeira gestação normotensa.

Encontra-se bem estabelecido que mulheres que apresentaram síndromes hipertensivas durante a gestação apresentam risco aumentado para hipertensão arterial crônica, doenças cardiovasculares (p. ex., doença arterial coronariana, acidente vascular encefálico, insuficiência cardíaca, estenose aórtica, regurgitação mitral), diabete melito e doença renal ao longo da vida. O risco será particularmente alto se houver ocorrência em duas ou mais gestações ou se houver necessidade de interrupção da gestação antes da 34ª semana. Dessa forma, a história de síndrome hipertensiva na gestação atualmente representa um fator de risco cardiovascular independente (Quadro 3).

QUADRO 3 Hipertensão arterial na gestação

Idade gestacional do início da hipertensão	< 20 semanas	> 20 semanas			Pós-parto
Classificação diagnóstica	Hipertensão crônica (HAC)	Hipertensão gestacional	Pré-eclâmpsia/HELLP#/eclâmpsia*	Hipertensão crônica sobreposta	HA pós-parto
Quadro clínico Materno (M) Fetal (F)	M: PAS ≥ 140 mmHg e/ou PAD ≥ 90 mmHg ou HA preexistente Grave: ≥ 160/110 mmHg F: Afeta o desenvolvimento, especialmente nas hipertensas graves	M: PAS ≥ 140 mmHg e/ou PAD ≥ 90 mmHg sem manifestações sistêmicas F: NA	M: PAS ≥ 140 mmHg e/ou PAD ≥ 90 mmHg COM manifestações sistêmicas ■ Sinais: proteinúria (> 0,3 g/24 h); creatinina >1,1 mg/dL; elevação enzimas hepáticas#; plaquetas < 100.000#; hemólise# ■ Sintomas: dor abdominal, hipocôndrio direito; cefaleia intensa; AVE, cegueira; escotomas visuais * CONVULSÃO (eclâmpsia) Pré-eclâmpsia com sinais de gravidade: PA ≥ 160 x 110 mmHg e/ou sintomas neurológicos e/ou disfunção hepática ou renal ou HELLP# F: Disfunção uteroplacentária, CIUR, alteração do Doppler da artéria umbilical, natimorto	M: HA preexistente com piora do controle pressórico e associação ou progressão abrupta de lesão de órgão-alvo não existente F: Disfunção uteroplacentária, CIUR, alteração do Doppler da artéria umbilical, natimorto	■ Pode ser hipertensão gestacional ou PE ou HAC ■ Aparece entre 2 a 24 semanas PP ■ 30-40% das convulsões
Propedêutica pré-natal Materna (M) Fetal (F)	M: MAPA sn, afastar HA secundária, rotina laboratorial + razão proteína/creatinina F: Acompanhamento em PNAR	M: Rotina laboratorial + razão proteína/creatinina F: Acompanhamento em PNAR	M: Rotina laboratorial proteína/creatinina + proteinúria 24 h + provas função hepática + propedêutica neurológica (sn) F: PBF; USG obstétrica; cardiotocografia	M: Rotina laboratorial, razão proteína/creatinina + proteinúria 24 h + provas função hepática + propedêutica neurológica (sn) F: PBF; USG obstétrica; cardiotocografia	NA
Complicações Materna (M) Fetal (F)	M: PE/E; descolamento de placenta; IRA, AVE, EAP, IAM, DG F: CIUR; PIG; prematuridade, anomalias congênitas, mortalidade perinatal	M: Se HAS ≥ 160 x 110 mmHg, assemelha-se a PE grave F: PIG; CIUR; prematuridade	M- AVE; EAP; IAM; IRA; disfunção hepática; descolamento de placenta; morte; DG F: prematuridade; PIG; morte	M: semelhante a PE F: CIUR; PIG; prematuridade	PE; EAP; AVE; dissecção de aorta; IRA

(continua)

QUADRO 3 Hipertensão arterial na gestação (*continuação*)

Idade gestacional do início da hipertensão	< 20 semanas	> 20 semanas			Pós-parto
Classificação diagnóstica	**Hipertensão crônica (HAC)**	**Hipertensão gestacional**	**Pré-eclâmpsia/HELLP#/eclâmpsia***		**Hipertensão crônica sobreposta**	**HA pós-parto**
Tratamento	▪ Iniciar medicação se PA ≥ 140 mmHg/ 90 mmHg com alvo próximo a 120 x 80 mmHg ▪ Drogas de 1ª linha: metildopa; nifedipino; metoprolol ▪ Drogas de 2ª linha: clonidina, hidralazina e tiazídicos ▪ CUIDADO com reduções abruptas e ≤ 110 x 80 mmHg	▪ Iniciar medicação se PA ≥ 140 mmHg/90 mmHg com alvo próximo a 120 x 80 mmHg ▪ Drogas de 1ª linha: metildopa; nifedipino; metoprolol ▪ Drogas de 2ª linha: clonidina, hidralazina e tiazídicos ▪ CUIDADO com reduções abruptas e ≤ 110 x 80 mmHg	▪ PE não grave: Internação: iniciar medicação se PA ≥ 140 mmHg/90 mmHg com alvo próximo a 120 x 80 mmHg ▪ Pacientes estáveis, eventualmente, podem ser acompanhadas ambulatorialmente (2-3 x/semana) ▪ Drogas de 1ª linha: metildopa; nifedipino; metoprolol ▪ Drogas de 2ª linha: clonidina, hidralazina e tiazídicos ▪ CUIDADO com reduções abruptas e ≤ 110 x 80 mmHg ▪ PARTO: a decisão do momento do parto é obstétrica	▪ Pré-eclâmpsia grave/eclâmpsia/HELLP 1. Estabilização clínica 2. Sulfato de magnésio e 3. PARTO: é o tratamento adequado, entretanto, a decisão do momento do parto é obstétrica ▪ Anti-hipertensivos: nifedipino; hidralazina, EV ▪ 2ª opção: nitroglicerina e nitroprussiato de sódio	▪ Manter medicação em uso, internar a paciente e seguir as orientações do tratamento da PE/E com equipe multidisciplinar (obstetra, neonatologista, cardiologista)	▪ Geralmente, resolve-se em 10-25 dias, mas pode levar até 30 dias de PP e, raramente, até 3 meses ▪ Se assintomáticas e PAS < 160 x 110 mmHg, tratamento conservador ▪ Utilizar medicações compatíveis com amamentação, sn: enalapril; nifedipina ▪ Pode-se utilizar a furosemida para auxílio no controle da hipertensão, após o 2º dia de PP
Prognóstico Precoce (P) Tardio (T)	P: Persiste após os 42 dias de PP T: Aumenta RCV futuro; chance de PE/E em novas gestações	P: Resolve usualmente até 42º dia de PP; se não resolve, o diagnóstico muda para HAC T: Aumenta RCV futuro; chance de HA; PE/E em novas gestações	P: Resolve usualmente até 42º dia T: Aumenta RCV futuro; chance de PE/E em novas gestações		P: Melhora dos níveis pressóricos até 7 dias de PP e se estende após 42 dias de PP T: Aumenta RCV futuro; chance de PE/E em novas gestações	P: HA geralmente se resolve até 7 dias de PP nos casos de HG e PE/E, podendo se estender aos 42 dias T: Aumenta RCV futuro; chance de HAS
Prevenção	▪ AAS 100-150 mg/dia, iniciar 12-16 semanas ▪ Cálcio: apenas em população de baixa ingesta (< 600 mg/dia)	NA	NA		NA	NA

* Fatores de risco elevado: PE/E; HAC: doença renal crônica; gestação múltipla e doença autoimune; diabetes.
Fatores de risco moderado: obesidade; primeira gestação; idade >35 anos; história familiar de PE/E; história obstétrica ruim; mais de 10 anos da última gestação.
AAS: ácido acetilsalicílico; AVE: acidente vascular encefálico; CIUR: crescimento uterino restrito; DG: diabete gestacional; EAP: edema agudo de pulmão; F: fetal; HAC: hipertensão arterial crônica; HAS: hipertensão arterial sistêmica; IAM: infarto agudo do miocárdio; IRA: insuficiência renal aguda; M: materno; MAPA: monitorização ambulatorial da pressão arterial; NA: não se aplica; PA: pressão arterial; PBF: perfil biofísico fetal; PE/E: prê-eclâmpsia/eclâmpsia; PNAR: pré-natal de alto risco; PP: pós-parto; RCV: risco cardiovascular; sn: se necessário; USG: ultrassonografia.

O QUE AS DIRETRIZES RECOMENDAM

- ACOG Practice Bulletin N. 202: Gestational Hypertension and Preeclampsia. Obstet Gynecol 2019;133(1):e1-e25.
- American College of Obstetricians and Gynecologists' Committee on Practice Bulletins – Obstetrics. ACOG Practice Bulletin N. 203: Chronic Hypertension in Pregnancy. Obstet Gynecol. 2019;133(1):e26-e50.
- American College of Obstetricians and Gynecologists' Committee on Practice Bulletins – Obstetrics. Gestational Hypertension and Preeclampsia: ACOG Practice Bulletin, Number 222. Obstet Gynecol. 2020;135(6):e237-e260.
- Barroso WKS, Rodrigues CIS, Bortolotto LA, Gomes MAM, Brandão AA, Feitosa ADM, Machado CA, et al. Diretrizes Brasileiras de Hipertensão Arterial – 2020. Arq Bras Cardiol. 2020;00(00):00.
- Malachias MVB, Souza WKSB, Plavnik FL, Rodrigues CIS, Brandão AA, Neves MFT, et al. 7ª Diretriz Brasileira de Hipertensão Arterial. Arq Bras Cardiol. 2016;107(3Supl.3):1-83.
- Regitz-Zagrosek V, Roos-Hesselink JW, Bauersachs J, Blomström-Lundqvist C, Cífková R, De Bonis M, et al. 2018 ESC Guidelines for the management of cardiovascular diseases during pregnancy. Eur Heart J. 2018;39(34):3165-241.
- Whelton PK, Carey RM, Aronow WS, Casey Jr DE, Collins KJ, Himmelfarb CD, et al. 2017 ACC/AHA/AAPA/ABC/ACPM/AGS/APhA/ASH/ASPC/NMA/PCNA Guideline for the Prevention, Detection, Evaluation, and Management of High Blood Pressure in Adults: A Report of the American College of Cardiology/American Heart Association Task Force on Clinical Practice Guidelines. Hypertension. 2018;71(6):1269-324.

 ## SUGESTÕES DE LEITURA

1. Bramham K, Parnell B, Nelson-Piercy C, Seed PT, Poston L, Chappell LC. Chronic hypertension and pregnancy outcomes: Systematic review and meta-analysis. BMJ. 2014;348:1-20.
2. Duley L, Meher S, Jones L. Drugs for treatment of very high blood pressure during pregnancy. Cochrane Database Syst Rev. 2013;2013(7):CD001449.
3. Hutcheon JA, Lisonkova S, Joseph KS. Epidemiology of pre-eclampsia and the other hypertensive disorders of pregnancy. Best Pract Res Clin Obstet Gynaecol. 2011;25(4):391-403.
4. Magee LA, Von Dadelszen P, Rey E, Ross S, Asztalos E, Murphy KE, et al. Less-tight versus tight control of hypertension in pregnancy. N Engl J Med. 2015;372(5):407-17.

NOTA DOS EDITORES

Este capítulo possui referências bibliográficas adicionais, recomendadas pelos autores, na plataforma digital complementar do livro. Por motivos de compactação, somente algumas delas estão aqui contempladas. Utilize o QR code abaixo para ter acesso a esse conteúdo:

SEÇÃO III

DISLIPIDEMIA E ATEROSCLEROSE

10
Aterosclerose

Francisco Antonio Helfenstein Fonseca
Marília Izar Helfenstein Fonseca
Maria Cristina de Oliveira Izar

DESTAQUES

- A aterosclerose tem início precoce na vida e prediz eventos futuros.
- Disfunção endotelial e inflamação são a base fisiopatológica da aterosclerose e de suas complicações.
- Existe forte elo entre colesterol e aterosclerose, amplamente demonstrado em estudos observacionais, clínicos e genéticos.
- Biomarcadores inflamatórios estão associados com desfechos cardiovasculares, e terapias anti-inflamatórias específicas têm diminuído o risco residual (prova de conceito).
- Aterosclerose subclínica detectada por métodos de imagem, especialmente escore de cálcio coronário, prediz desfechos cardiovasculares e auxilia na decisão terapêutica.
- Mecanismos de complicações da aterosclerose: ruptura da placa e erosão endotelial têm sido descritas como formas mais frequentes de apresentação das síndromes coronarianas agudas.
- Importância da prevenção primordial, primária ou secundária dentro do *continuum* cardiovascular.

INTRODUÇÃO

As duas principais causas de morte em todo o mundo decorrem de complicações da aterosclerose, doença isquêmica do coração e acidente vascular cerebral.

Embora a aterosclerose tenha início muito precoce na vida, seu desenvolvimento é profundamente influenciado por fatores genéticos e ambientais, constituindo um grande desafio evitar sua progressão ou promover sua involução.

Seu desenvolvimento é geralmente difuso e associado com comprometimentos funcionais variáveis dos vasos, ocorrendo simultaneamente em artérias coronarianas e periféricas, limitando o valor de intervenções localizadas com base em testes diagnósticos por imagens.

Após a ocorrência de complicações aterotrombóticas, a recorrência de eventos é frequente, sendo necessário tratamento ampliado, muito mais rigoroso e especializado.

Além de evitar a morte, reduzir sequelas das obstruções trombóticas agudas é desafiador, pela velocidade de instalação de comprometimento miocárdico ou cerebral, mesmo com reperfusões cada vez mais precoces.

Ainda assim, a notável evolução do diagnóstico, trombólise e intervenções percutâneas trouxeram impressionante redução da mortalidade hospitalar e reduziram muito as complicações mecânicas da doença isquêmica aguda.

A visão do *continuum* cardiovascular com as progressivas alterações vasculares, precedendo as lesões de órgãos-alvo, não permitiu adequada evolução genômica do *Homo sapiens* em 300 mil anos de sua história para essa recente e muito maior longevidade, sugerindo que estratégias mais precoces devam ser implementadas ao longo da vida.

Estudos observacionais e de populações indígenas que vivem hoje como viviam nossos ancestrais mostraram que dieta saudável, atividade física regular e exposição a níveis de LDL-colesterol (LDL-C) ao redor de 90 mg/dL, ao longo da vida, para homens e mulheres, podem atenuar muito o desenvolvimento da aterosclerose.

Por outro lado, devido às dificuldades para mudanças efetivas e contínuas no estilo de vida das populações urbanas, pode ser necessário início mais precoce de terapia medicamentosa, não apenas para evitar desfechos cardiovasculares mas para prevenir o desenvolvimento dos fatores de risco associados com a aterosclerose.

HISTÓRIA NATURAL

A partir da metade do século passado, ficou evidente que a aterosclerose estava presente em crianças, especialmente a partir de três anos, e que lentamente as lesões iniciais (estrias gordurosas) progrediam e se tornavam placas fibrosas ainda em adultos jovens. Nas duas últimas décadas, grandes estudos observacionais, com longo período de duração, mostraram que as lesões iniciais estavam associadas com eventos cardiovasculares futuros. As associações de fatores de risco com aterosclerose e eventos futuros são mais evidentes a partir dos 9 anos. Sobrepeso ou obesidade se associam ao desenvolvimento de diabete, hipertensão, dislipidemia e aterosclerose subclínica. Embora vários estudos genéticos tenham sido conduzidos, a influência ambiental parece ser o principal determinante.

Em 2010, a American Heart Association (AHA) estabeleceu sete parâmetros para a medida da saúde cardiovascular: pressão arterial, glicemia, colesterol, índice de massa corpórea, atividade física, não fumar e dieta saudável. Em 2013, foram coletados dados de sete populações internacionais de adultos jovens, incluindo dados de cinco populações norte-americanas, uma finlandesa e outra australiana (The International Childhood Cardiovascular Cohort Consortium). Somente 1% da população apresentou controle dos sete parâmetros propostos pela AHA. O número de parâmetros de saúde obtido foi inversamente relacionado com a espessura da carótida, um parâmetro de avaliação de aterosclerose subclínica.

Mais recentemente, novos biomarcadores, incluindo a proteína C-reativa foram associados com aterosclerose subclínica em jovens.

Ao longo da vida, populações expostas a valores mais baixos de colesterol possuem prevalência muito menor de aterosclerose subclínica coronária ou mesmo desfechos cardiovasculares na vida adulta. Isso foi demonstrado em tomografias coronárias realizadas em adultos e idosos em populações indígenas, bem como em grandes estudos observacionais. Em ambos, valores de LDL-C ao redor de 90 mg/dL, para homens e mulheres, foram os valores médios encontrados naqueles com menor presença de aterosclerose e suas complicações.

Em adultos, a tomografia com escore de cálcio coronário pode adicionar importante valor prognóstico, particularmente para indivíduos considerados em risco intermediário. Nessa situação, por um lado, escore de cálcio zero e ausência de tabagismo, diabete ou antecedentes familiares de doença coronariana prematura sugerem boa evolução livre de desfechos ateroscleróticos, e pode-se postergar a prescrição de hipolipemiantes. Por outro lado, para escores de cálcio elevados tem sido sugerido o uso imediato de estatinas, até mesmo em doses máximas toleradas ou combinadas a outros hipolipemiantes. O uso no baixo risco, ou para pacientes em prevenção secundária e aqueles estratificados como alto risco, não justifica a exposição à tomografia ou mesmo para pesquisa de outros biomarcadores, pois, embora tenham valor adicional na informação prognóstica, a conduta clínica já está bem estabelecida. Estudo de base populacional confirmou o bom prognóstico de escore de cálcio zero, com repetição da tomografia após cinco anos com pouca informação adicional em acompanhamento da população por aproximadamente treze anos. O Quadro 1 resume as principais orientações de diretrizes recentes sobre a interpretação e a conduta com base no escore de cálcio coronário.

FISIOPATOLOGIA

Na metade do Século XIX, Rudolf Ludwig Karl Virchow descreveu a aterosclerose como uma combinação de respostas proliferativas e inflamatórias precedendo as alte-

---

QUADRO 1 Escore de cálcio coronário – recomendações atuais

- Pacientes em prevenção primária com ECC > 100 U Agatston ou placas na angiotomografia são considerados de alto risco cardiovascular (SBC-DA, 2017)
- Pacientes com diabetes em prevenção primária e ECC > 10 U Agatston ou placa na angiotomografia são considerados de alto risco cardiovascular (SBC-DA, SBEM, SBD, 2017)
- Escore de cálcio zero, sem diabete, tabagismo ou história familiar de DAC prematura, uso de estatina pode ser postergado (AHA/ACC, 2018)
- Escore de cálcio 1-99 U Agatston e ou percentil 75 ou superior, considerar uso de estatina, especialmente se idade > 55 anos (AHA/ACC, 2018)
- Escore de cálcio ≥ 100, iniciar estatina (AHA/ACC, 2018)

ECC: escore de cálcio coronário.

rações tardias degenerativas dos vasos. Pouco se evoluiu nos 100 anos seguintes, até que gradualmente o endotélio foi sendo redescoberto, inicialmente em modelos de lesão vascular, descrevendo-se importante papel na proliferação neointimal e na trombose. A seguir, o conceito de *no-reflow* foi sendo estabelecido em modelos experimentais de isquemia e reperfusão, mostrando o tempo como fator crucial de sucesso da reperfusão para evitar o comprometimento da microcirculação. Novamente, o papel do endotélio se mostrou relevante, pois, nas sucessivas etapas de isquemia e reperfusão, microtromboses e distúrbios da passagem do sangue nos vasos coronarianos foram determinantes do estado da microcirculação e recuperação do miocárdio isquêmico. A Figura 1 mostra os efeitos da lesão endotelial experimental promovendo intensa proliferação neointimal.

Um marco na evolução da compreensão do desenvolvimento da aterosclerose veio com contribuições de Russel Ross, aliando o conceito da disfunção endotelial com inflamação em todos os estágios da formação de placas até suas complicações.

Finalmente, as bases fisiopatológicas para a ocorrência do infarto agudo do miocárdio foram sendo descritas, principalmente com base em contribuições de Peter Libby, envolvendo sobretudo a ruptura da placa ou erosão endotelial, além do vasoespasmo da microcirculação e de vasos epicárdicos, que também constituem sua causa em algumas condições especiais.

A ruptura da placa ocorre principalmente entre pacientes que possuem placa aterosclerótica e infiltrado inflamatório no qual predominam subtipos celulares de maior fenótipo inflamatório (linfócitos Th1, monócitos M1). A presença de linfócitos que produzem interferon-gama reduz mecanismos celulares ateroprotetores, que incluem a mobilização de células musculares lisas da média para a íntima, modificação de seu fenótipo para células de síntese de colágeno e outras substâncias matriciais. Com a presença desses linfócitos Th1, essa ação é inibida e a capa fibrosa de tecido matricial fica mais delgada. Além disso, os linfócitos estimulam macrófagos a produzir enzimas que degradam o tecido matricial (metaloproteases de matriz), levando à vulnerabilidade da placa. As complicações da aterosclerose relacionadas com ruptura da placa estão associadas principalmente com oclusão total do vaso e infarto com supradesnivelamento do segmento ST.

No caso da erosão superficial do endotélio, o mecanismo inflamatório também está presente, mas decorre de infiltrado de neutrófilos com microfilamentos (*traps*) que contêm substâncias que aumentam o estresse do retículo endoplasmático, levando à apoptose do endotélio. Esse tipo de complicação da aterosclerose ocorre mais frequentemente em pacientes idosos, em portadores de diabete tipo 2 e mulheres. Geralmente estão associados com suboclusões coronárias, infarto sem supradesnivelamento do segmento ST. A Figura 2 exemplifica esses dois tipos de complicações da aterosclerose e formas de apresentação das síndromes coronarianas agudas.

A importância da inflamação na aterosclerose tem sido comprovada principalmente nas duas últimas décadas, tanto pela alta taxa de desfechos cardiovasculares em pacientes com aumento de biomarcadores inflamatórios, principalmente com proteína C-reativa de alta sensibilidade (PCRus) e interleucina 6. O estudo JUPITER mostrou que pacientes em prevenção primária da doença cardiovascular com elevação da PCRus apresentaram alta taxa de eventos cardiovasculares e maior benefício absoluto do tratamento com estatina. Entretanto, como o tratamento com a estatina reduzia simultaneamente o colesterol e a PCRus, não foi possível estimar qual a contribuição do tratamento isolado da inflamação. Mais recentemente, o estudo CANTOS trouxe dados que comprovaram o valor do tratamento da inflamação. Com o uso de anticorpo monoclonal humano altamente específico para bloqueio da interleucina 1-beta, uma terapia que reduz biomarcadores inflamatórios sem modificar níveis de colesterol, o estudo CANTOS reduziu desfechos cardiovasculares, tornando-se uma prova de conceito de que a aterosclerose é uma doença inflamatória e de que o tratamento da inflamação reduz suas complicações. Em 2019 foi mostrado, em pacientes após infarto agudo do miocárdio, que o tratamento com baixa dose de colchicina (anti-inflamatório) também reduz novos eventos cardiovasculares.

CONTINUUM CARDIOVASCULAR

Exposição ao longo da vida a níveis mais baixos de colesterol, como sugerido pelos estudos de randomização mendeliana, atenua muito a taxa de eventos na vida adulta. Da mesma forma, alguns fatores de risco, como hipertensão arterial, diabete, obesidade, hipercolestero-

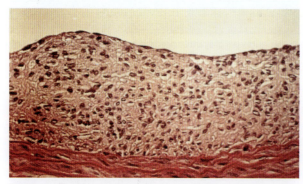

FIGURA 1 Espécimes de aorta de rato Wistar duas semanas após lesão endotelial por cateter-balão. Observa-se grande espessamento da íntima vascular (HE).

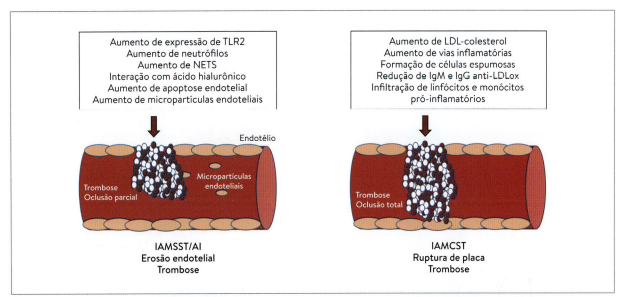

FIGURA 2 Duas vias preferenciais para as síndromes coronarianas agudas. A erosão endotelial envolve a ativação de vias inflamatórias ativadas pelo receptor *toll like* tipo 2 (TLR2) e neutrófilos que contêm microfilamentos (*neutrophil extracellular traps* – NETS). A erosão endotelial está associada com maior frequência à suboclusão coronária em pacientes idosos, mulheres e portadores de diabete tipo 2. A ruptura da placa está associada com infiltrado de linfócitos e macrófagos em um ambiente de desequilíbrio entre substâncias anti e pró-inflamatórias, geralmente em pacientes com hipercolesterolemia não tratada ao lado de estímulos imunológicos. A ruptura da placa se associa com maior frequência à oclusão total coronária.

IAMCST: infarto agudo do miocárdio com supradesnivelamento de segmento ST; IAMSST: infarto agudo do miocárdio sem supradesnivelamento do segmento ST; AI: angina instável.

mia ou tabagismo, deflagram múltiplos mecanismos para aterosclerose e complicações, como inflamação, disfunção endotelial, remodelamento vascular e cardíaco, bem como lesões em órgãos-alvo. Dentro do *continuum* cardiovascular proposto por Dzau & Braunwald, múltiplas oportunidades de intervenção podem ser feitas, para evitar as sequelas mais graves da aterosclerose e mortalidade cardiovascular.

Entretanto, grande parte dos estudos e estratégias terapêuticas têm sido direcionados para pacientes de muito alto risco, incluindo metas cada vez mais baixas de LDL-C, controle mais abrangente de fatores de risco, incluindo valores mais baixos de pressão arterial e uso de novos medicamentos anti-hiperglicemiantes. De fato, esse arsenal terapêutico tem mudado o desenvolvimento da aterosclerose e suas complicações, além de maior proteção cardíaca e renal. Todavia, alguns estudos têm sugerido que fatores de risco como hipertensão arterial, obesidade ou diabete podem ser prevenidos por tratamento farmacológico ou mudanças no estilo de vida. Assim, o conceito de prevenção secundária ou primária poderia ser ampliado para a prevenção primordial, ou seja, intervenções para prevenir o fator de risco.

Em uma visão mais atual do *continuum* cardiovascular, novos e importantes aspectos foram adicionados. A cada ano, aproximadamente 30 milhões de ondas pulsáteis passam pelas nossas artérias, e, após 3-4 décadas, é comum o remodelamento excêntrico dos vasos com redução de sua complacência e aumento da velocidade da onda de pulso. Clinicamente, aumento da pressão de pulso, especialmente quando medidas de pressões centrais são obtidas, é observado e se acompanha de ondas reflexas mais precoces, prejudicando o enchimento diastólico coronário, e se associa com comprometimento cerebral (encefalopatia de substância branca), renal (hipertensão glomerular/inflamação) e cardíaco (hipertrofia/isquemia). A Figura 3 ilustra essas alterações e renova as oportunidades para um controle mais precoce dos mecanismos que levam ao desenvolvimento da aterosclerose e suas complicações.

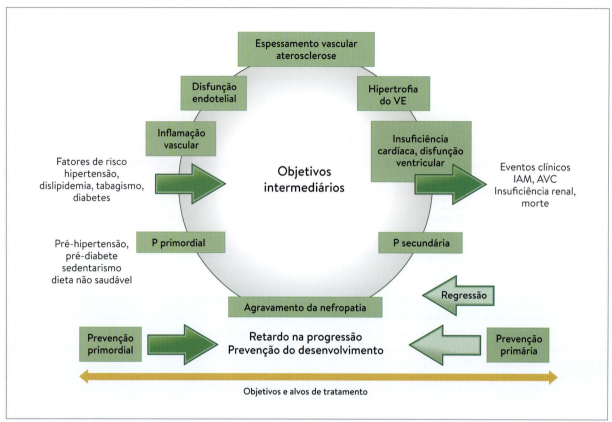

FIGURA 3 Nova visão do *continuum* cardiovascular. A exposição por décadas às ondas pulsáteis em nossas artérias se associa a progressivo remodelamento vascular, determinando redução de complacência. Com gradual incidência de fatores de risco clássicos, são agravadas a disfunção endotelial e a ativação de vias inflamatórias, contribuindo para a lesão de órgãos-alvo. A prevenção primordial constitui oportunidade de prevenir fatores de risco. A prevenção primária pode também ser estabelecida e prevenir as principais complicações da aterosclerose. Infelizmente, muitos pacientes somente iniciam terapias mais efetivas após a ocorrência de complicações da aterosclerose.

P: prevenção; VE: ventrículo esquerdo; IAM: infarto agudo do miocárdio; AVC: acidente vascular cerebral.

O QUE AS DIRETRIZES RECOMENDAM

- Faludi AA, Izar MCO, Saraiva JFK, Chacra APM, Bianco HT, Afiune A Neto, et al. Atualização da diretriz brasileira de dislipidemias e prevenção da aterosclerose – 2017. Arq Bras Cardiol. 2017;109(2 Supl 1):1-76.

- Grundy SM, Stone NJ, Bailey AL, Beam C, Birtcher KK, Blumenthal RS, et al. 2018 AHA/ACC/AACVPR/AAPA/ABC/ACPM/ADA/AGS/APhA/ASPC/NLA/PCNA guideline on the management of blood cholesterol: a report of the American College of Cardiology/American Heart Association Task Force on Clinical Practece Guidelines. J Am Coll Cardiol. 2019;73:e285-e350.

SUGESTÕES DE LEITURA

1. Crea F, Libby P. Acute coronary syndromes: the way forward from mechanisms to precision treatment. Circulation. 2017;136:1155-66.
2. Fonseca FA, Izar MCO. Fisiopatologia das síndromes coronarianas agudas. Rev Soc Cardiol Est S Paulo. 2016;26:74-7.
3. Ridker PM, Everett BM, Thuren T, MacFadyen JG, Chang WH, Ballantyne C, et al. Antiinflammatory therapy with canakinumab for atherosclerotic disease. N Engl J Med. 2017;377:1119-31.
4. Ridker PM, Libby P, MacFadyen JG, Thuren T, Ballantyne C, Fonseca F, et al. Modulation of the interleukin-6 Signalling pathway and incidence rates of atherosclerotic events and all-cause mortality: analyses from the canakinumab anti-inflammatory thrombosis outcomes study (CANTOS). Eur Heart J. 2018 Oct 7;39(38):3499-507.
5. Ross R. Atherosclerosis: an inflammatory disease. N Engl J Med. 1999;340:115-26.
6. Tardif JC, Kouz S, Waters DD, Bertrand OF, Diaz R, Maggioni AP, et al. Efficacy and safety of low-dose colchicine after myocardial infarction. N Engl J Med. 2019;381:2497-505.

NOTA DOS EDITORES

Este capítulo possui referências bibliográficas adicionais, recomendadas pelos autores, na plataforma digital complementar do livro. Por motivos de compactação, somente algumas delas estão aqui contempladas. Utilize o QR code abaixo para ter acesso a esse conteúdo:

11
Manejo das lipoproteínas na prevenção primária

Antonio Carlos Palandri Chagas
Paulo Magno Martins Dourado

DESTAQUES

- A doença aterosclerótica é silenciosa. Em cerca de metade dos pacientes, um evento coronariano agudo é a primeira manifestação dessa doença.

- Vários ensaios clínicos randomizados em grande escala e suas metanálises de estatinas em indivíduos de prevenção primária de alto, moderado e baixo risco, sem evidência clínica de doença arterial coronariana (DAC), demonstraram benefícios clínicos, incluindo infarto do miocárdio, acidente vascular cerebral (AVC) e morte cardíaca, bem como mortalidade total.

- A decisão de quem deve ser rastreado para dislipidemia pode variar com base em diferentes diretrizes.

- Todos os indivíduos em prevenção primária, especialmente aqueles com dislipidemia, devem ser aconselhados a atingir e manter um peso corporal desejável, praticar atividade física regular e adotar uma dieta prudente. A decisão sobre quando o tratamento com estatinas deve ser iniciado e a escolha da terapia farmacológica adjuvante de distúrbios lipídicos na prevenção primária de doenças cardiovasculares (DCV) são discutidas em detalhes.

- O excesso de LDL-colesterol (LDL-C), a suscetibilidade da LDL-C à oxidação, a presença de LDL-C oxidadas (LDLox) ou de anticorpos anti-LDLox são indicativos de estresse oxidativo vascular, o que resulta em disfunção endotelial, levando à gênese e à progressão da aterosclerose.

- Com base na estratificação de risco do paciente é que se estabelecem as metas terapêuticas primária (LDL-C) e secundária (colesterol não HDL e não HDL-C) a serem atingidas para o controle lipídico

- Outra ferramenta muito importante, embora não obrigatória, é o teste genético para hipercolesterolemia familiar (HF), para o estabelecimento do diagnóstico de casos suspeitos e o rastreamento de familiares dos casos-índice confirmados.

INTRODUÇÃO

O manejo das lipoproteínas na prevenção primária é uma ferramenta fundamental para o controle do processo de desenvolvimento da doença aterosclerótica. Dependendo de sua composição, as lipoproteínas podem acelerar ou retardar o desenvolvimento da aterogênese. São os principais veículos de transporte de lipídeos endógenos e exógenos com funções regulatórias, estruturais e energéticas, interagindo com as células endoteliais vasculares por meio de diversos receptores e transportadores localizados na membrana plasmática celular, dentro ou fora de regiões denominadas cavéolas, que regulam funções como tônus vascular, angiogênese, permeabilidade transendocitose e respostas a vários tipos de estresse.

A doença aterosclerótica é silenciosa. Em cerca de metade dos pacientes um evento coronariano agudo é a primeira manifestação dessa doença. A identificação de pacientes assintomáticos com maior predisposição é essencial para a prevenção primária e o adequado estabelecimento das estratégias de intervenção clínica. Pacientes que apresentam múltiplos fatores de risco cardiovasculares (CV), aterosclerose subclínica ou que tenham tido manifestações prévias de DCV apresentam risco elevado para eventos e podem ser classificados de forma diferenciada. O capítulo 1, "Epidemiologia e prevenção cardiovascular", aborda estes aspectos.

LIPOPROTEÍNAS DE BAIXA DENSIDADE

As LDL-C são as lipoproteínas mais abundantes e principais transportadoras de colesterol sanguíneo. São ricas em ácidos graxos poli-insaturados, sendo estes os principais substratos para peroxidação lipídica na presença de estresse oxidativo associado a distúrbios metabólicos como hiperlipidemia, hiperglicemia, resistência à insulina, diabete melito e aterosclerose. Assim o excesso de LDL-C, a suscetibilidade da LDL-C à oxidação, a presença de LDL-C oxidadas (LDLox) ou de anticorpos anti-LDLox são indicativos de estresse oxidativo vascular, o que resulta em disfunção endotelial, que leva à gênese e à progressão da aterosclerose.

A Diretriz Brasileira de Dislipidemias de 2017 trouxe mudanças na abordagem das dislipidemias. Uma delas foi a não obrigatoriedade do jejum para a realização da dosagem de colesterol total (CT) e da HDL-C, desde que o laboratório informe no laudo as diferentes situações, sem jejum ou com jejum de 12 horas. No que se refere aos triglicérides (TG), pode ocorrer incremento na ausência de jejum. Na hipertrigliceridemia, em particular com valor > 440 mg/dL, torna-se necessária uma nova coleta com jejum de 12 horas. A dosagem das apolipoproteínas (ApoA1 e ApoB) pode ser realizada em amostra sem jejum prévio, e os métodos imunoquímicos não sofrem a influência dos níveis de TG moderadamente elevados.

Há evidências de associação independente entre elevações de lipoproteína (a) [Lp(a)] e risco de DCV na população geral, que vai além do conteúdo lipídico da Lp(a), e se deve as suas propriedades pró-trombóticas e pró-inflamatórias. Para quantificação de suas concentrações plasmáticas, o padrão-ouro é a dosagem de Apo(a) massa por turbidimetria, nefelometria ou quimioluminescência, utilizando ensaios isoforma-insensitivos, que são pouco afetados pela heterogeneidade nas isoformas da Apo(a). Ele dispensa o jejum e fornece dados acurados. Sua análise não é recomendada de rotina para avaliação do risco de DCV na população geral, mas sua determinação deve ser considerada na estratificação de risco em indivíduos com história familiar de doença aterosclerótica de caráter prematuro e na HF. Considera-se valor elevado de Lp(a) acima de 50 mg/dL, equivalente a 80%; se o resultado for em nmol/L, deve-se multiplicar o resultado por 2,5, sendo considerados elevados valores de Lp(a) superiores a 125 nmol/L.

A Tabela 1 apresenta os valores referenciais do perfil lipídico com e sem jejum, de acordo com a avaliação do risco CV em adultos.

TABELA 1 Valores referenciais, conforme avaliação do risco cardiovascular estimado, para adultos acima de 20 anos			
Lípides	Com jejum (mg/dL)	Sem jejum (mg/dL)	Categoria de risco
Colesterol total	< 190	< 190	Desejável
HDL-C	> 40	> 40	Desejável
Triglicérides	< 150	< 175	Desejável
LDL-C*	< 130	< 130	Baixo
	< 100	< 100	Intermediário
	< 70	< 70	Alto
	< 50	< 50	Muito alto
Não HDL-C	< 160	< 160	Baixo
	< 130	< 130	Intermediário
	< 100	< 100	Alto
	< 80	< 80	Muito alto

LDL-C: colesterol da lipoproteína de baixa densidade; não HDL-C: colesterol não HDL-C. * Valores para LDL-C calculados pela fórmula de Martin.
Fonte: adaptado de Faludi et al., 2017.

Com base na estratificação de risco do paciente é que se estabelecem as metas terapêuticas primária (LDL-C) e secundária (colesterol não HDL e não HDL-C) a serem atingidas para o controle lipídico. Na estratificação, é considerada a presença ou a ausência de doença aterosclerótica manifesta ou subclínica, a presença de diabete, e o escore de risco global (ERG), com subsequente classificação do risco em quatro categorias possíveis: risco baixo (< 5%), intermediário (5-10% em mulheres e 5-20% em homens), alto (> 10% em mulheres e > 20% em homens) ou muito alto (DCV aterosclerótica manifesta, > 30%). Metas específicas para cada categoria foram definidas de acordo com a Tabela 1.

A Atualização da Diretriz de Prevenção da Aterosclerose Cardiovascular da Sociedade Brasileira de Cardiologia de 2019 manteve as mudanças na estratificação de risco CV de indivíduos já em uso de estatina incorporadas da Diretriz Brasileira de Dislipidemias de 2017. Devido à imprecisão do cálculo de risco nesses pacientes, a diretriz propõe o uso de fator de correção para CT no cálculo do escore de risco nesse contexto, derivado de estudos que compararam a eficácia de várias estatinas nas doses utilizadas e que admitem redução média de LDL-C de aproximadamente 30% com o tratamento. Essa mudança se aplica à maior parte dos pacientes que usam doses moderadas de estatinas. Dada a redução média de 30% do CT com estatinas, sugere-se multiplicar o CT por 1,43 em pacientes em uso dessas medicações. Já nos indivíduos sem tratamento para dislipidemia, propôs-se como meta a redução percentual no LDL-C e não HDL-C na abordagem inicial. Naqueles que já fazem uso de terapêutica hipolipemiante, a Atualização da Diretriz de Prevenção Cardiovascular de 2019 manteve a redução em valores absolutos para o LDL-C e não HDL-C com o tratamento estabelecidas pela Diretriz de Dislipidemias de 2017, conforme a Tabela 2.

TABELA 2 Redução percentual e metas terapêuticas absolutas do LDL-C e do colesterol não HDL para pacientes sem ou com o uso de hipolipemiantes

Risco	Sem hipolipemiantes	Com hipolipemiantes	
	Redução (%)	Meta de LDL-C (mg/dL)	Meta de não HDL-C (mg/dL)
Muito alto	> 50	< 50	< 80
Alto	> 50	< 70	< 100
Intermediário	30-50	< 100	< 130
Baixo	> 30	< 130	< 160

LDL-C: colesterol da lipoproteína de baixa densidade; não HDL-C: colesterol não HDL.
Fonte: adaptado de Faludi et al., 2017.

Hipercolesterolemia familiar

A hipercolesterolemia familiar é uma doença hereditária genética definida pela presença de níveis muito elevados de LDL-C e, consequentemente, aumenta o risco de desenvolvimento precoce de doença aterosclerótica, principalmente de evento coronariano. Todavia, a despeito de sua gravidade, é uma condição clínica que persiste subdiagnosticada e subtratada. A atualização da Diretriz Brasileira de Prevenção Cardiovascular de 2019 reforça que valores muito aumentados de colesterol podem ser indicativos de HF, uma vez excluídas as dislipidemias secundárias. Indivíduos adultos com valores de CT ≥ 310 mg/dL ou crianças e adolescentes ≥ 230 mg/dL devem ser avaliados para essa possibilidade. Existem vários escores clínicos para HF utilizados para estabelecer os critérios diagnóstico dessa doença, sendo que em nosso meio utilizamos frequentemente o escore de Dutch Lipid Clinic Network, e que é apresentado na Tabela 3. Outra ferramenta muito importante, embora não obrigatória, é o teste genético para HF, para o estabelecimento do diagnóstico de casos suspeitos e o rastreamento de familiares dos casos-índice confirmados.

TABELA 3 Critérios diagnósticos da hipercolesterolemia familiar (baseado nos critérios da Dutch Lipid Clinic Network [Dutch MEDPED])

Parâmetro	Pontos
Histórico familiar	
Parente de 1° grau portador de doença vascular/coronariana prematura (homem < 55 anos, mulher < 60 anos) OU Parente adulto de 1° ou 2° grau com CT > 290 mg/dL*	1
Parente de 1° grau portador de xantoma tendinoso e/ou arco corneano OU Parente de 1° grau < 16 anos com CT > 260 mg/dL*	2
Histórico clínico	
Paciente portador de doença arterial coronariana prematura (homem < 55 anos, mulher < 60 anos)	2
Paciente portador de doença arterial cerebral ou periférica prematura (homem < 55 anos, mulher < 60 anos)	1
Exame físico	
Xantoma tendinoso	6
Arco corneano < 45 anos	4
Nível de LDL-C (mg/dL)	
≥ 330 mg/dL	8
250-329 mg/dL	5
190-249 mg/dL	3
155-189 mg/dL	1
Análise do DNA	
Presença de mutação funcional do gene do receptor de LDL, da apoB100 ou da PCSK9*	8
Diagnóstico de HF	
Certeza se	> 8 pontos
Provável se	6-8 pontos
Possível se	3-5 pontos
Não é HF	< 3 pontos

* Modificado do Dutch MEDPED, adotando um critério presente na proposta do Simon Broome Register Group.
CT: colesterol total; HF: hipercolesterolemia familiar; LDL-C: colesterol da lipoproteína de baixa densidade.
Fonte: adaptado de Faludi et al., 2017, e Santos et al., 2012.

Tratamento das dislipidemias – terapia não farmacológica

O controle nutricional, a redução de peso e a manutenção de atividade física regular devem ser prescritas a todos os pacientes. As recomendações dietéticas para tratamento estão descritas na Tabela 4.

Tratamento medicamentoso com foco na hipercolesterolemia

A prevenção primária da DCV requer a avaliação de fatores de risco a partir da infância. Para os portadores de HF, é indicada uma estatina. A estatina deve ser considerada naqueles com histórico familiar precoce de DCV e LDL-C ≥ 160 mg/dL. Fatores que aumentam o risco de DCV devem ser considerados em todos os pacientes, e a intensidade de redução de LDL-C necessária determina a estratégia terapêutica. A Tabela 5 demonstra a intensidade do tratamento necessário para atingir os níveis de redução do LDL-C esperados.

As recomendações para o manejo dos lípides e as evidências que apoiam tais recomendações são apresentadas no Quadro 1.

Efeitos colaterais são raros no tratamento com estatinas, dentre os quais os efeitos musculares são os mais comuns, e podem surgir em semanas ou anos após o início do tra-

tamento. Variam desde mialgia, com ou sem elevação da creatinoquinase (CK), até a rabdomiólise. A dosagem de CK deve ser avaliada no início do tratamento ou quando a elevação da dose é necessária, na ocorrência de sintomas musculares (dor, sensibilidade, rigidez, câimbras, fraqueza e fadiga localizada ou generalizada) e na introdução de fármacos que possam interagir com estatina (grau de recomendação: IIa; nível de evidência: B). Já a avaliação basal das enzimas hepáticas (ALT e AST) deve ser realizada antes do início da terapia com estatina. Durante o tratamento, deve-se avaliar a função hepática quando ocorrerem sintomas ou sinais sugerindo hepatotoxicidade (fadiga ou fraqueza, perda de apetite, dor abdominal, urina escura

TABELA 4 Recomendações dietéticas para o tratamento das dislipidemias

Recomendações	LDL-C			Triglicérides	
	Dentro da meta e sem comorbidades* (%)	Acima da meta ou presença de comorbidades* (%)	Limítrofe 150-199 mg/dL (%)	Elevados 200-499 mg/dL (%)	Muito elevados > 500 mg/dL (%)
Perda de peso	Manter peso saudável	5-10	Até 5	5-10	5-10
Carboidrato (%VCT)	50-60	45-60	50-60	50-55	45-50
Açúcares de adição (%VCT)	< 10	< 10	< 10	5-10	< 5
Proteína (%VCT)	15	15	15	15-20	20
Gordura (%VCT)	25-35	25-35	25-35	30-35	30-35
Ácidos graxos trans (%VCT)	Excluir da dieta				
Ácidos graxos saturados (%VCT)	< 10	< 7	< 7	< 5	< 5
Ácidos graxos monoinsaturados (%VCT)	15	15	10-20	10-20	10-20
Ácidos graxos poli-insaturados (%VCT)	5-10	5-10	10-20	10-20	10-20
Ácido linolênico, g/dia	1,1-1,6				
EPA e DHA, g	–	–	0,5-1,0	> 2,0	> 2,0
Fibras	25 g, sendo 6 g de fibra solúvel				

* Comorbidades: hipertensão arterial sistêmica, diabetes, sobrepeso ou obesidade, circunferência da cintura aumentada, hipercolesterolemia, hipertrigliceridemia, síndrome metabólica, intolerância à glicose ou aterosclerose significativa.
DHA: ácido docosa-hexaenoico; EPA: ácido eicosapentaenoico; LDL-C: colesterol da lipoproteína de baixa densidade; VCT: valor calórico total.
O tempo de reavaliação após a implantação das medidas de modificações do estilo de vida deve ser de 3-6 meses.
Fonte: adaptado de Faludi et al., 2017.

TABELA 5 Intensidade do tratamento hipolipemiante

	Baixa	Moderada	Alta
Redução de LDL-C esperada com dose diária, %	< 30	30-50	≥ 50
Exemplos, doses diárias em mg	Lovastatina 20 Sinvastatina 10 Pravastatina 10-20 Fluvastatina 20-40 Pitavastatina 1	Lovastatina 40 Sinvastatina 20-40 Pravastatina 40-80 Fluvastatina 80 Pitavastatina 2-4 Atorvastatina 10-20 Rosuvastatina 5-10	Atorvastatina 40-80 Rosuvastatina 20-40 Sinvastatina 40 Ezetimiba 10

LDL-C: colesterol da lipoproteína de baixa densidade.
Obs.: o uso de ezetimiba isolado reduz entre 18 e 20% o LDL-C.
Fonte: adaptado de Faludi et al., 2017.

ou aparecimento de icterícia) (grau de recomendação: IIa; nível de evidência: B). A realização de análise de repetidas amostras de enzimas em pacientes assintomáticos incorre em custos adicionais sem benefícios aos pacientes.

As indicações para associação de outros hipolipemiantes estão descritas no Quadro 2.

QUADRO 1 Recomendações para o manejo dos lípides sanguíneos, grau de recomendação e nível de evidência		
Recomendação	Classe de recomendação	Nível de evidência
Indivíduos de muito alto risco CV: o LDL-C deve ser reduzido para < 50 mg/dL e o não HDL-C para < 80 mg/dL	I	B
Indivíduos de alto risco CV: o LDL-C deve ser reduzido para < 70 mg/dL e o não HDL-C para < 100 mg/dL	I	A
Indivíduos de alto e muito alto risco CV: sempre que possível e tolerado, deve-se dar preferência para o uso de estatina de alta intensidade ou ezetimiba associada a estatina (sinvastatina 40 mg ou outra estatina com potência pelo menos equivalente)	I	A
Indivíduos de risco CV intermediário: o LDL-C deve ser reduzido para < 100 mg/dL e o não HDL-C para < 130 mg/dL	I	A
Indivíduos de risco CV intermediário: sempre que possível e tolerado, deve-se dar preferência para o uso de estatina de intensidade pelo menos moderada	I	A
Indivíduos de baixo risco CV: a meta de LDL-C deve ser < 130 mg/dL e o não HDL-C < 160 mg/dL	I	A
Não é recomendado tratamento medicamentoso visando à elevação dos níveis de HDL-C	III	A
Indivíduos com níveis de triglicérides > 500 mg/dL devem receber terapia apropriada para redução do risco de pancreatite	I	A
Indivíduos com níveis de triglicérides entre 150-499 mg/dL devem receber terapia com base no risco CV e nas condições associadas	IIa	B

CV: cardiovascular; HDL-C: colesterol da lipoproteína de alta densidade; LDL-C: colesterol da lipoproteína de baixa densidade. O tempo de reavaliação após o tratamento medicamentoso deve ser de pelo menos 1 mês.
Fonte: adaptado de Faludi et al., 2017.

QUADRO 2 Indicações para associação de outros hipolipemiantes (não estatinas)		
Recomendação	Classe de recomendação	Nível de evidência
Ezetimiba		
Quando a meta do LDL-C não for atingida com o tratamento com estatinas na dose máxima tolerada em pacientes de muito alto risco	I	B
Quando a meta do LDL-C não for atingida com o tratamento com estatinas na dose máxima tolerada em pacientes em prevenção primária	IIb	C
Isolada ou associada a estatinas, constitui opção terapêutica em pacientes que não toleram doses recomendadas de estatinas	IIa	C
Pode ser empregada na esteatose hepática	IIb	C
Resinas		
Adição de colestiramina ao tratamento com estatinas pode ser recomendada quando a meta de LDL-C não é obtida apesar do uso de estatinas potentes em doses efetivas	IIa	C
Inibidores de PCSK9		
Indicado para pacientes com risco CV elevado, em tratamento otimizado com estatinas na maior dose tolerada, associado ou não à ezetimiba, e que não tenham alcançado as metas de LDL-C ou não HDL-C recomendadas	IIa	A

CV: cardiovascular; HDL-C: colesterol da lipoproteína de alta densidade; LDL-C: colesterol da lipoproteína de baixa densidade. Nos pacientes de muito alto risco e em algumas situações de alto risco, quando já houver o uso de estatina na dose máxima tolerada e ezetimiba, a adição de um inibidor de PCSK9 é razoável, embora a segurança no longo prazo (> 3 anos) ainda não esteja estabelecida e a custo-efetividade seja baixa de acordo com dados disponíveis até o momento.
Fonte: adaptado de Faludi et al., 2017.

LIPOPROTEÍNAS RICAS EM TRIGLICERÍDIOS

A hipertrigliceridemia é fator de risco independente para a DCV, em especial a DAC, por induzir à formação de radicais livres, inflamação, ativação dos leucócitos e disfunção endotelial. Contudo, há dúvidas se a hipertrigliceridemia é a causa da aterosclerose, já que os TG pouco se depositam nas paredes das artérias, ou se as alterações a ela associadas, como baixo HDL-C, partículas LDL-C pequenas e densas, resistência insulínica e aumento da coagulabilidade e hiperviscosidade sanguínea, predispõem à aterosclerose.

Tratamento medicamentoso com foco em hipertrigliceridemia

Após excluídas as causas secundárias para aumento de TG, como diabete melito, insuficiência renal, ingestão excessiva de álcool e uso de alguns medicamentos, e, após ajustadas as medidas comportamentais, deve-se considerar o tratamento medicamentoso da hipertrigliceridemia, segundo o Quadro 3.

As doses recomendadas dos fibratos disponíveis em nosso país e seus efeitos sobre o perfil lipídico são apresentados na Tabela 6.

LIPOPROTEÍNAS DE ALTA DENSIDADE

A HDL-C é uma lipoproteína antiaterogênica, e essa ação se deve principalmente à sua capacidade de remover colesterol de membranas de tecidos periféricos, transportando-os para o fígado, de onde é excretado do organismo, realizando o denominado transporte reverso do colesterol, além de exercer funções protetoras do endotélio por meio de suas ações antioxidantes, antitrombóticas e anti-inflamatórias e também promove vasodilatação via produção do óxido nítrico, por meio de diversos mecanismos como a regulação da eNOS na membrana, por meio da prevenção do desacoplamento da eNOS induzida

QUADRO 3 Indicação de fármacos para o tratamento da hipertrigliceridemia

Recomendação	Classe de recomendação	Nível de evidência
Fibratos		
Triglicérides acima de 500 mg/dL	I	A
Dislipidemia mista com predomínio de hipertrigliceridemia	IIa	B
Em paciente com diabetes e com TG > 200 mg/dL e HDLC < 35 mg/dL, a combinação de fenofibrato e estatina pode ser considerada quando as modificações do estilo de vida falharam	IIa	B
Ácido nicotínico (niacina)		
Não há evidência de benefício do fármaco em indivíduos com LDL-C controlado	III	A
Pode, excepcionalmente, ser utilizado em pacientes com HDL-C baixo isolado e como alternativa aos fibratos e estatinas, ou em associação com esses fármacos em portadores de hipercolesterolemia, hipertrigliceridemia ou dislipidemia mista resistente	IIa	A
Ácidos graxos ômega 3		
Ácidos graxos ômega 3 em altas doses (4-10 g ao dia) podem ser usados associados a outros hipolipemiantes em portadores de hipertrigliceridemia grave que não atingiram níveis desejáveis com o tratamento	I	A

HDL-C: colesterol da lipoproteína de alta densidade; LDL-C: colesterol da lipoproteína de baixa densidade; TG: triglicérides.
Fonte: adaptado de Faludi et al., 2017.

TABELA 6 Doses dos fibratos e alterações lipídicas (porcentagens médias)*

Fármacos	Dosagem (mg/dia)	Redução TG (%)	Aumento HDL-C (%)	Redução LDL-C (%)
Bezafibrato	200-600	30-60	7-11	Variável
Bezafibrato retard	400	30-60	7-11	Variável
Gemfibrozila	600-1.200	30-60	7-11	Variável
Gemfibrozila retard	500	30-60	7-11	Variável
Etofibrato	500	30-60	7-11	Variável
Fenofibrato	160-250	30-60	7-11	Variável
Ciprofibrato	100	30-60	7-11	Variável

HDL-C: colesterol da lipoproteína de alta densidade; LDL-C: colesterol da lipoproteína de baixa densidade; TG: triglicérides. * Efeitos dependentes da dose utilizada e do valor basal inicial de TG.
Fonte: adaptado de Faludi et al., 2017.

pela LDLox, desencadeamento da sinalização iniciada na membrana que resulta no aumento da atividade da eNOS. A HDL-C também atua regulando a massa da eNOS, e supõe-se que as alterações da sinalização intracelular provocadas pelo HDL-C sejam dependentes do efluxo do colesterol da membrana endotelial, uma vez que o aceptor do colesterol metilbetaciclodextrina (MBCD) mimetiza as ações do HDL-C.

Medicamentos que têm como alvo terapêutico o aumento do HDL-C, como os inibidores da CETP (*cholesteryl ester transfer protein*), foram desenvolvidos apenas recentemente. Nos ensaios clínicos, apesar de esses medicamentos aumentarem de forma significativa a concentração do HDL-C, a maior parte das substâncias desse grupo não conseguiu reduzir a incidência de eventos CV. O torcetrapibe, o dalcetrapibe e o evacetrapibe não demonstraram benefícios clínicos em pacientes portadores de DCV. Apenas o estudo REVEAL, com a utilização de anacetrapibe entre pacientes com doença vascular aterosclerótica que estavam recebendo terapia intensiva com estatina, demonstrou que o uso de anacetrapib resultou em menor incidência de eventos coronarianos maiores do que com o uso de placebo, com uma redução de 11% no risco relativo durante um período de acompanhamento de 4 anos de tratamento.

METAS LIPÍDICAS EM PREVENÇÃO PRIMÁRIA PARA INDIVÍDUOS COM SÍNDROME METABÓLICA E DIABETE MELITO

As estatinas são amplamente prescritas na prevenção primária da doença aterosclerótica e a elevada prevalência das dislipidemias.

A indicação das estatinas foi bem demonstrada em diversos ensaios clínicos randomizados (ECR) e metanálises como o *Cholesterol Treatment Trialists Collaboration* (CTT).

Entre 21 ECR comparando estatina e placebo, com um total de 129.526 indivíduos acompanhados por 4,8 anos, a redução de cada 40 mg/dL no LDL-C atenuou em 12% a incidência de eventos CV e em 20% as mortes por DAC. Ademais, as análises do CTT evidenciaram que a redução adicional do LDL-C com o uso de estatinas mais potentes apresenta efeito adicional na prevenção de eventos CV. Para cada redução de mais de 20 mg/dL nos níveis de LDL-C com o tratamento hipolipemiante mais intensivo, obteve-se uma redução de 19% na incidência de infarto do miocárdio não fatal, 31% de AVC isquêmico e de 28% a incidência de eventos CV maiores, combinados em 5 ECR com mais de 39 mil indivíduos.

Ainda mais, o uso de estatinas em pacientes com DAC promove a estabilização de placas ateroscleróticas, podendo até produzir sua regressão volumétrica, com uma relação aproximadamente linear não apenas entre a redução do LDL-C e a taxa de eventos CV, mas também entre o nível de LDL-C e a progressão do volume de ateroma em carótidas. Vale ressaltar que não somente a dose de estatina e a redução do LDL-C reduzem o risco CV, mas o tempo de uso das estatinas sugere também ter papel central na redução do risco de morte por causas CV e infarto do miocárdio não fatal.

Na prevenção primária, a redução de eventos vasculares é comparativamente menor do que na prevenção secundária, todavia robustamente custo-efetiva em pacientes diabéticos e não diabéticos com risco CV > 7,5% em 10 anos. Conforme observado na metanálise do CTT, uma redução do LDL-C em 80 mg/dL (com LDL-C inicial médio de 130-160 mg/dL) com regime efetivo de estatina por cerca de 5 anos em 10 mil pacientes em prevenção primária tipicamente previne 500 eventos vasculares (5% dos pacientes).

Não existe ECR que tenha investigado meta de LDL inferior a 70 mg/dL em prevenção primária. A subanálise do estudo JUPITER demonstrou que, quanto menor o nível de LDL-C atingido (< 50 mg/dL), maior a redução do risco tanto em diabéticos como em não diabéticos.

CONCLUSÕES

O conhecimento científico não deixa dúvidas quanto à relevância das dislipidemias como importante fator de risco CV. O manejo das lipoproteínas na prevenção primária cumpre importante papel na proteção CV, contudo medidas como uma dieta adequada são recomendadas para todos, e correlações benéficas são observadas entre a habilidade de preparar alimentos saudáveis e o consumo de escolhas alimentares igualmente saudáveis. No entanto, pesquisas vêm mostrando uma redução no hábito de cozinhar em alguns países, o que tem incentivado especialistas da área de saúde a pensar em estratégias de educação nutricional focadas nos nutrientes e em ferramentas como compra e armazenamento adequados de alimentos, planejamento e preparação de refeições em domicílio.

O controle das lipoproteínas na prevenção primária é uma das ferramentas mais robustas para redução do risco CV. A dislipidemia persiste como um dos fatores de risco mais comuns e potentes para perda de expectativa de vida, devido ao controle populacional subótimo da condição. Existe ampla evidência advinda de estudos genéticos e clínicos com estatinas e outros hipolipemiantes, demonstrando que níveis mais baixos de LDL-C se associam à redução proporcional de desfechos CV, incluindo infarto do miocárdio, AVC e morte CV.

O QUE AS DIRETRIZES RECOMENDAM

- Faludi AA, Izar MCO, Saraiva JFK, Chacra APM, Bianco HT, Afiune A Neto, et al. Sociedade Brasileira de Cardiologia. Atualização da Diretriz Brasileira de Dislipidemias e Prevenção da Aterosclerose – 2017. Arq Bras Cardiol. 2017;109(2 Suppl 1):1 76.

- Grundy SM, Stone NJ, Bailey AL, Beam C, Birtcher KK, Blumenthal RS, et al. 2018 AHA/ACC/AACVPR/AAPA/ABC/ACPM/ADA/AGS/APhA/ASPC/NLA/PCNA. Guideline on the Management of Blood Cholesterol: executive summary. J Am Coll Cardiol. 2018, Nov 3.pii:S0735-1097(18):39033-8.

- Précoma DB, Oliveira GMM, Simão AF, Dutra OP, Coelho OR, Izar MCO, et al. Atualização da Diretriz de Prevenção Cardiovascular da Sociedade Brasileira de Cardiologia – 2019. Arq Bras Cardiol. 2019; 113(4):787-891.

- Santos RD, Gagliardi AC, Xavier HT, Casella Filho A, Araújo DB, Cesena FY, et al; Sociedade Brasileira de Cardiologia. I Diretriz Brasileira de Hipercolesterolemia Familiar (HF). Arq Bras Cardiol. 2012;99(2 Suppl 2):1-28.

- Santos RD, Gagliardi AC, Xavier HT, Magnoni CD, Cassani R, Lottenberg AM; Sociedade Brasileira de Cardiologia. First guidelines on fat consumption and cardiovascular health. Arq Bras Cardiol. 2013;100 (Suppl 3):1-40.

- Simão AF, Précoma DB, Andrade JP, Correa FH, Saraiva JF, Oliveira GM, et al. Brazilian guidelines for cardiovascular prevention. Arq Bras Cardiol. 2013;101(6 Suppl 2):1-63.

 ## SUGESTÕES DE LEITURA

1. Baigent C, Keech A, Kearney PM, Blackwell L, Buck G, Pollicino C, et al. Cholesterol treatment trialists' (CTT) collaborators: efficacy and safety of cholesterol lowering treatment: prospective meta-analysis of data from 90,056 participants in 14 randomised trials of statins. Lancet. 2005;366(9493):1267-78. Erratum in: Lancet. 2005;366(9494):1358; Lancet. 2008;371(9630):2084.
2. Brunzell JD. Clinical practice. Hypertriglyceridemia. N Engl J Med. 2007;357(10):1009-17.
3. HPS3/TIMI55-REVEAL Collaborative Group, Bowman L, Hopewell JC, et al. Effects of anacetrapib in patients with atherosclerotic vascular disease. N Engl J Med. 2017;377(13):1217-27.
4. Navarese EP, Robinson JG, Kowalewski M, Kolodziejczak M, Andreotti F, Bliden K, et al. Association between baseline LDL-C level and total and cardiovascular mortality after LDL-C lowering: a systematic review and meta-analysis. JAMA. 2018;319(15):1566-79.
5. Polak R, Phillips EM, Campbell A. Legumes: health benefits and culinary approaches to increase intake. Clin Diabetes. 2015;33(4):198-205.

NOTA DOS EDITORES

Este capítulo possui referências bibliográficas adicionais, recomendadas pelos autores, na plataforma digital complementar do livro. Por motivos de compactação, somente algumas delas estão aqui contempladas. Utilize o QR code abaixo para ter acesso a esse conteúdo:

12

Manejo das lipoproteínas na prevenção secundária

José Francisco Kerr Saraiva
Paulo Eduardo Ballvé Behr

DESTAQUES

- O entendimento do manejo das lipoproteínas requer conhecimento do papel biológico dos lipídios e lipoproteínas e o papel de ambos na fisiopatologia da aterosclerose, além das evidências para os efeitos causais de lipídios e lipoproteínas no risco da doença cardiovascular (DCV) aterosclerótica.
- Aborda-se a medição laboratorial de lipídios e lipoproteínas.
- Evidências para os efeitos causais de lipídios e lipoproteínas no risco da DCV aterosclerótica.
- Recomendações para medir lipídios e lipoproteínas para estimar o risco de DCV aterosclerótica.
- Instruções aos pacientes com DCV, com alto risco de um evento DCV, de receberem orientações de mudança no estilo de vida, bem como terapia com estatinas e eventualmente ezetimiba e IPCSK9.
- Descrevem-se as modificações da dieta e do estilo de vida para melhorar o perfil lipídico plasmático.

LIPÍDIOS E LIPOPROTEÍNAS

Papel biológico dos lipídios e lipoproteínas

As lipoproteínas plasmáticas transportam lipídios aos tecidos para produção de energia, depósito lipídico, produção hormonal e formação de ácidos biliares.

As lipoproteínas consistem em colesterol esterificado e não esterificado, triglicerídeos (TG), fosfolipídios e componentes proteicos chamados apolipoproteína que atuam como componentes estruturais, ligantes para acoplamento ao receptor celular, e ativadores ou inibidores enzimáticos.

Existem 6 lipoproteínas maiores no sangue: quilomícrons, lipoproteínas de muito baixa densidade (VLDL), lipoproteínas de densidade intermediária (IDL), lipoproteínas de baixa densidade (LDL), lipoproteínas de alta densidade (HDL) e lipoproteína(a).

Papel dos lipídios e lipoproteínas na fisiopatologia da aterosclerose

Todas as lipoproteínas que contêm apolipoproteína B (ApoB) < 70 nm de diâmetro, incluindo lipoproteínas menores ricas em TG e suas partículas remanescentes, podem atravessar a barreira endotelial, especialmente na presença de disfunção endotelial, onde elas podem ficar presas após interação com estruturas extracelulares como os proteoglicanos. As lipoproteínas que contêm ApoB retidas na parede arterial provocam um processo complexo que leva a um depósito lipídico e ao início de um ateroma.

A contínua exposição a lipoproteínas que contem ApoB determina que partículas adicionais sejam retidas na parede arterial ao longo do tempo, e ao crescimento e progressão das placas ateroscleróticas. Na média, indivíduos com maiores concentrações de lipoproteínas contendo ApoB irão reter mais partículas e acumular lipídios mais rapidamente, resultando em crescimento mais rápido e maior progressão das placas ateroscleróticas.

Portanto, o risco de apresentar um evento cardiovascular (CV) aumenta mais rapidamente quanto mais lipoproteínas contendo ApoB ficam retidas na placa aterosclerótica e essas placas crescem.

Evidências dos efeitos causais de lipídios e lipoproteínas no risco da doença cardiovascular aterosclerótica

LDL-C e o risco de aterosclerose

O LDL-colesterol (LDL-C) plasmático é uma medida da massa de colesterol carreada por partículas de LDL, de longe as mais numerosas lipoproteínas que contêm ApoB, sendo uma estimativa da concentração de LDL circulante.

Estudos têm consistentemente demonstrado uma relação linear entre as mudanças absolutas no LDL-C plasmático e o risco de eventos CV (Figura 1).

A enorme consistência entre esses estudos, em adição à evidência biológica e experimental, fornece evidências convincentes de que o LDL-C é causalmente associado ao risco de eventos cardiovasculares, e que reduzir o LDL-C diminui o risco de eventos CV proporcionalmente à redução absoluta atingida no LDL-C.

Além disso, estudos de randomização mendeliana têm demonstrado que exposição por muitos anos a níveis mais baixos de LDL-C está associada a muito menor risco de eventos CV quando comparada com uma exposição mais curta a baixos níveis de LDL-C (como atingida, p. ex., em estudos randomizados).

Esses dados fornecem forte suporte ao conceito de que as partículas de LDL têm tanto um efeito causal como cumulativo no risco de eventos CV. Portanto, o efeito do LDL-C no risco de eventos CV parece ser determinado tanto pela magnitude quanto pela duração total de exposição ao LDL-C.

O benefício clínico de reduzir o LDL-C é determinado pela redução nas partículas circulantes de LDL estimada por ApoB, que usualmente é espelhada por uma redução do colesterol carreado por aquelas partículas.

Lipoproteínas ricas em triglicerídeos e o risco de aterosclerose

Partículas de VLDL ricas em TG e seus remanescentes carreiam a maioria dos TG circulantes. Dessa maneira, a concentração plasmática de TG reflete a concentração de lipoproteínas ricas em TG contendo ApoB.

Níveis plasmáticos elevados de TG estão associados com risco aumentado de eventos CV, mas essa associação torna-se nula após ajuste para o colesterol não HDL, uma estimativa da concentração total de todas as lipoproteínas que contêm ApoB.

Similarmente, reduzir TG com fibratos reduz o risco de eventos CV na mesma quantidade que as terapias de redução de LDL-C quando medidas por variação unitária do colesterol não HDL, sugerindo que o efeito dos TG plasmáticos nos eventos CV é mediada por mudanças na concentração de lipoproteínas ricas em TG como estimado pelo colesterol não HDL.

Estudos de randomização mendeliana sugerem que a associação entre TG plasmáticos e o risco de doença arterial coronariana (DAC) pode ser causal; entretanto,

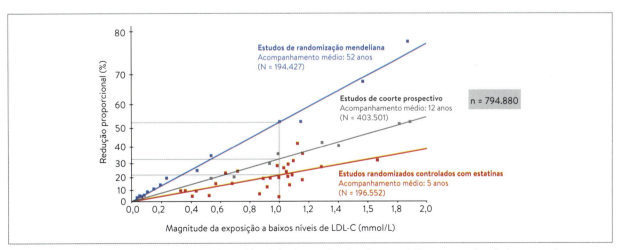

FIGURA 1 LDL-C e doença arterial coronária: epidemiologia, randomização mendeliana e estudos de intervenção.
Fonte: Ference et al., 2017.

essa evidência deve ser interpretada com cuidado porque quase todas as variantes associadas com TG também estão associadas com HDL-colesterol (HDL-C), LDL-C ou Lp(a).

Em conjunto, esses estudos sugerem fortemente que o efeito causal das lipoproteínas ricas em TG e seus remanescentes no risco de DCV é determinado pela concentração de partículas circulantes contendo ApoB, mais do que o conteúdo de TG.

HDL-C e o risco de aterosclerose

A associação inversa entre o HDL-C plasmático e o risco de eventos CV está entre as associações mais consistentes e reproduzíveis na epidemiologia observacional. Estudos de randomização mendeliana não fornecem evidências convincentes de que o HDL-C está causalmente associado com o risco de eventos CV. Essa evidência deve ser interpretada com cuidado, uma vez que a maioria das variantes genéticas associadas com HDL-C também está associada com mudanças direcionalmente opostas nos TG, LDL-C ou ambos, fazendo assim com que as estimativas do efeito do HDL-C no risco de eventos CV seja muito difícil.

Não há evidência derivada de estudos randomizados que o aumento terapêutico do HDL-C plasmático reduza o risco de eventos CV. O tratamento com dalcetrapibe, um inibidor do CTEP (*cholesteryl ester transfer protein*), aumentou o HDL-C sem qualquer efeito no LDL-C ou ApoB, mas não reduziu o risco de eventos CV maiores. De maneira semelhante, outros estudos com inibidores do CETP duplicaram os níveis de HDL-C, mas não reduziram o risco de eventos CV além do esperado para as modestas reduções nos níveis de ApoB.

Adicionalmente, inúmeros estudos randomizados têm demonstrado que infusão de miméticos do HDL aumentam as concentrações do HDL-C plasmático, mas não reduzem a progressão da aterosclerose medida pelo ultrassom intravascular.

Neste momento não há evidência genética ou de estudos randomizados que aponte que aumentar o HDL-C plasmático seja capaz de reduzir o risco de eventos CV. Se as terapias que alteram a função das partículas do HDL serão capazes de reduzir o risco de eventos CV, ainda não é conhecido.

Lipoproteína(a) e o risco de aterosclerose

Lp(a) é uma partícula de LDL com uma fração de apolipoproteína(a) ligada covalentemente ao seu componente de ApoB. Ela tem diâmetro < 70 nm e pode fluir livremente através da barreira endotelial, onde pode ficar retida – similar ao LDL – dentro da parede arterial e então pode aumentar o risco de eventos CV (Figura 2).

Efeitos pró-aterogênicos da Lp(a) também têm sido atribuídos a efeitos pró-coagulantes, uma vez que a Lp(a) tem estrutura similar à do plasminogênio, e tem efeitos

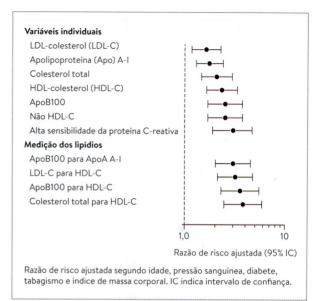

FIGURA 2 Risco cardiovascular ajustado de eventos cardiovasculares futuros: The Nurses Health Study.
Fonte: Ridker et al., 2005.

pró-inflamatórios mais provavelmente relacionados à carga de fosfolipídeos oxidados carreados pela Lp(a).

Embora maiores concentrações plasmáticas de Lp(a) estejam associadas com aumento do risco de eventos CV, este parece ser um fator de risco mais fraco para a maioria das pessoas que o LDL-C. Por outro lado, estudos de randomização mendeliana têm consistentemente demonstrado que a exposição ao longo da vida a níveis mais elevados de Lp(a) está fortemente e causalmente associada com risco aumentado de eventos CV. Estudos que avaliaram terapias que reduzem a Lp(a) entre 20-30% (incluindo niacina e inibidores da CETP) não têm oferecido evidências que possam reduzir Lp(a) ou reduzir o risco de eventos CV além daquele que seria esperado pela redução nas lipoproteínas que contém a ApoB. Dados recentes com inibidores da PCSK9 têm sugerido um possível papel para a redução da Lp(a) na redução do risco CV. Essa evidência conflitante parece ser mais bem entendida por meio de um estudo de randomização mendeliana que mostrou que o efeito causal da Lp(a) no risco de eventos CV é proporcional à mudança absoluta em seus níveis plasmáticos. Uma vez que cerca de 90% dos níveis de Lp(a) de uma pessoa são herdados, níveis extremamente elevados de Lp(a) podem representar uma nova desordem lipídica herdada que esteja associada com um risco CV extremamente elevado no decorrer da vida, sendo duas vezes mais prevalente que a observada na hipercolesterolemia familiar (HF) heterozigótica.

Sendo assim, a hipótese atual sugere que grandes reduções absolutas nos níveis de Lp(a) podem ser necessárias para produzir uma redução clinicamente significativa no risco de eventos CV.

Medição laboratorial de lipídios e lipoproteínas

A medição de lipídios e lipoproteínas é utilizada para estimar o risco de eventos CV e para guiar decisões terapêuticas. A quantificação de lipídios plasmáticos pode ser realizada no plasma, e a quantificação de lipoproteínas pode ser alcançada pela medição de seu componente proteico. Operacionalmente, as lipoproteínas são classificadas com base em suas densidades.

Medição das lipoproteínas

Considerando o importante papel causal das lipoproteínas que contêm ApoB no início e progressão da aterosclerose, a medida direta da concentração circulante de lipoproteínas aterogênicas que contêm ApoB para estimar o risco e guiar as decisões terapêuticas seria o ideal. Uma vez que todas as lipoproteínas que contêm ApoB – incluindo VLDL, partículas remanescentes ricas em TG e LDL – contém uma única molécula de ApoB, a quantificação de ApoB é capaz de estimar diretamente o número de partículas no plasma.

Métodos acurados, automatizados e pouco onerosos para a medição de ApoB estão disponíveis. Não é necessário jejum porque, mesmo no estado pós-prandial, quilomícrons contendo ApoB 48 representam < 1% da concentração total das lipoproteínas que contêm ApoB.

Adicionalmente, as *performances* analíticas dos métodos de medição da ApoB são superiores às medidas ou cálculo de LDL-C e não HDL.

Medição dos lipídios

Na prática clínica, a concentração das lipoproteínas plasmáticas não é usualmente medida diretamente, mas é estimada pela medida do seu conteúdo de colesterol. Colesterol total é distribuído primariamente entre as 3 classes maiores de lipoproteínas: VLDL, LDL, e HDL. Menores quantidades de colesterol também estão contidas em duas classes menores de lipoproteínas: IDL e Lp(a). O padrão de lipídios séricos mede a concentração de CT e HDL-C, bem como os TG. Com esses valores, a concentração de LDL-C pode ser estimada.

O LDL-C plasmático pode ser medido diretamente usando técnicas enzimáticas ou de ultracentrifugação, mas na prática ele é mais frequentemente calculado usando a fórmula de Friedewald.

Na população geral, LDL-C calculado e LDL-C direto apresentam correlações muito estreitas. Entretanto, o LDL-C calculado pode subestimar o LDL-C em concentrações de TG > 177 mg/dL. De modo similar, em níveis muito baixos, o LDL-C calculado pode ser enganoso, especialmente na presença de TG elevados.

Para evitar alguns dos problemas com a fórmula de Friedewald, algumas modificações para o cálculo do LDL-C têm sido sugeridas, mas ainda precisa ser provado se essas alterações são superiores à fórmula de Friedewald para a estimativa do risco CV.

É importante ressaltar que a medida direta do LDL-C também tem limitações, incluindo viés sistemático e imprecisão em pacientes com dislipidemia, especialmente para níveis de TG elevados.

Como alternativa para o LDL-C calculado, colesterol não HDL pode ser calculado (CT menos HDL-C), sendo uma medida do colesterol carreado por todas as lipoproteínas aterogênicas que contenham ApoB, incluindo partículas ricas em TG do VLDL e seus remanescentes.

Inúmeros métodos para a determinação da Lp(a) são disponíveis. A estrutura molecular complexa da Lp(a) e a variação no tamanho da Apo(a) têm sido um desafio para o desenvolvimento de métodos analíticos para a Lp(a). Os métodos disponíveis são, em diferentes graus, influenciados pela isoforma da Apo(a). Além disso, a concentração de Lp(a) é apresentada tanto como uma concentração molar (nmol/L) quanto como massa (mg/dL) pelos vários ensaios, e a conversão entre a concentração molar e a massa tem sido dependente da concentração e tamanho. Dessa maneira, é necessária a padronização entre os ensaios para estabelecer um método confiável e reprodutível para a quantificação da massa ou número de partículas da Lp(a).

Recomendações para medir lipídios e lipoproteínas para estimar o risco de doença cardiovascular aterosclerótica

O LDL-C plasmático deve ser medido para estimar o risco de eventos CV que podem ser modificados com terapias redutoras do LDL-C, e para identificar se níveis marcadamente elevados de LDL-C estão presentes e que possam sugerir alto risco de eventos CV no decorrer da vida devido à exposição cumulativa de altos níveis de lipoproteínas aterogênicas, como na HF.

TG plasmáticos devem ser avaliados para identificar pessoas que possam ter maior risco modificável de eventos CV do que aquele refletido pelo LDL-C devido à presença de uma concentração aumentada de lipoproteínas aterogênicas ricas em TG e seus remanescentes que contenham ApoB. Os TG plasmáticos servem também para identificar pessoas nas quais o LDL-C calculado ou diretamente medido possa subestimar o risco de eventos CV pela subestimação tanto da concentração das partículas circulantes de LDL quanto do conteúdo de colesterol carreado por essas partículas; isso pode ser especialmente relevante em pacientes com diabete melito (DM) ou síndrome metabólica (SM).

Em geral, concentrações de LDL-C, não HDL-C e ApoB são fortemente correlacionadas. Como resultado, na maioria das circunstâncias elas oferecem informações muito similares quanto ao risco de eventos CV. Entretanto, sob certas circunstâncias – incluindo entre pessoas com níveis elevados de TG, DM, obesidade ou níveis muito baixos de LDL-C –, o nível calculado ou diretamente medido de LDL-C pode subestimar tanto a concentração total de colesterol carreado pelo LDL quanto, mais importantemente, subestimar a concentração total de lipoproteínas que contêm ApoB, então subestimando o risco de eventos CV. Em cerca de 20% de pacientes pode haver discordância entre o LDL-C medido e níveis de ApoB.

A medida da Lp(a) deve ser considerada ao menos uma vez na vida, se disponível, para identificar pessoas que tenham herdado um nível extremamente elevado de Lp(a) ≥ 180 mg/dL (≥ 430 nmol/L) e que, portanto, tenham um risco CV muito elevado no decorrer da vida. Em adição, essa estratégia pode identificar pessoas com elevações menos extremas de Lp(a), que possam conferir maior risco de eventos CV, que não seja refletido pelos escores de risco, ou por outra anormalidade lipídica ou lipoproteica. A medida de Lp(a) também tem mostrado utilidade na reclassificação do risco CV sob certas condições e, portanto, deve ser considerada em pacientes que tenham uma estimativa de risco CV no decorrer de 10 anos entre moderado e alto.

Alvos e objetivos de tratamento

Existe considerável variabilidade individual na resposta a dieta ou a terapia medicamentosa em relação ao LDL-C, que é tradicionalmente usado para apoiar uma abordagem personalizada ao manejo.

A redução do risco CV deve ser individualizada, e esta pode ser mais específica se metas forem definidas. O uso de metas pode também auxiliar na comunicação entre paciente e médico. Essa estratégia também pode ser útil para facilitar a aderência ao tratamento, embora a hipótese ainda não tenha sido amplamente testada.

Por todas essas razões, a Diretriz da ESC e a Diretriz da Sociedade Brasileira de Cardiologia (SBC) mantêm a abordagem de obtenção de alvo terapêutico no manejo lipídico e os alvos terapêuticos são personalizados de acordo com o nível de risco CV total. Existe também evidência sugerindo que reduzir LDL-C além das metas que foram definidas nas diretrizes anteriores está associado com menos eventos CV. Portanto, parece apropriado reduzir o LDL-C a um nível tão baixo quanto possível, pelo menos em pacientes com risco CV muito elevado, e por essa razão o mínimo de redução de 50% é sugerido para a redução de LDL-C, juntamente com a obtenção da meta preconizada (Tabela 1).

A abordagem direcionada a um alvo lipídico é primariamente destinada a reduzir o risco aterosclerótico pela substancial redução do LDL-C, para níveis que têm sido obtidos nos grandes estudos de inibidores da PCSK9.

Sendo assim, para pacientes com muito alto risco CV, seja em prevenção secundária ou (eventualmente)

TABELA 1 Metas do LDL-colesterol de acordo com as faixas de risco, segundo diretriz da Sociedade Brasileira de Cardiologia

Risco	Redução (%)	Meta de LDL-C	Meta de não HDL-C
	Sem estatina	Com estatina	
Muito alto	> 50%	< 50 mg/dL	< 80 mg/dL
Alto	> 50%	< 70 mg/dL	< 100 mg/dL
Intermediário	30-50%	< 100 mg/dL	< 130 mg/dL
Baixo	> 30%	< 130 mg/dL	< 160 mg/dL

Fonte: Faludi et al., 2017.

na prevenção primária, a redução de LDL-C > 50% e um alvo de LDL-C < 55 mg/dL são recomendados na Diretriz da ESC. Na Diretriz da SBC, a meta lipídica nesse cenário é de LDL-C < 50 mg/dL.

Na Diretriz da ESC, para pacientes com doença aterosclerótica que apresentem um segundo evento CV dentro de 2 anos (não necessariamente do mesmo tipo que o primeiro evento) sob uso de dose máxima de terapia baseada em estatina, um alvo de LDL-C < 40 mg/dL pode ser considerado. Para pessoas com alto risco CV, uma redução de LDL-C ≥ 50% e um objetivo de LDL-C < 70 mg/dL são recomendados. Em pacientes com risco CV moderado, um alvo de LDL-C < 100 mg/dL deve ser considerado, enquanto para indivíduos com baixo risco um alvo < 116 mg/dL pode ser considerado (Tabela 2).

TABELA 2 Novas metas de LDL nas categorias de risco cardiovascular, segundo as Diretrizes Europeias ESC/EA 2019

Risco	Muito alto	Alto (2° evento)	Alto	Moderado	Baixo
10 anos	> 10%	> 10%	5-10%	1-5%	1-5%
Reduzir LDL	50%	50%	50%	50%	50%
Meta mg/dL	< 55	< 40	< 70	< 100	< 116

Fonte: adaptado de Mach et al., 2020.

Risco residual

Metanálise realizada com 21 ensaios clínicos de estatinas que continham 130 mil pacientes mostrou que o tratamento com estatina, em média, reduz o risco relativo de um grande evento vascular em 22% (Figura 3).

Embora essa seja uma diminuição substancial, estatisticamente significativa, há o risco de 78% remanescente

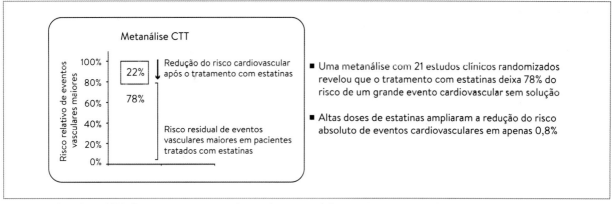

FIGURA 3 Queda de LDL-C com estatinas e redução do risco cardiovascular: risco residual.
Fonte: Cholesterol Treatment Trialists' (CTT) Collaboration et al., 2010.

residual, que não é tratado por meio de tratamento com estatina. Compreender a causa desse risco residual, e como ele pode ser tratado, vai ajudar a melhorar os resultados em pacientes de alto risco. Um separado da metanálise com estudos de cinco estatinas descobriu que o tratamento com alta dose de estatina reduziu ainda mais o risco absoluto de um evento cardiovascular em apenas 0,8%, em comparação com estatina em baixa dose. Assim, apesar das estatinas serem parte importante da redução do risco vascular, ainda não são suficientes.

Alvos secundários também têm sido definidos para colesterol não HDL e para a ApoB; essas recomendações recebem um grau moderado, uma vez que não têm sido extensivamente estudados em ECR. O alvo específico para não HDL-C deve ser 30 mg/dL mais elevado que o alvo de LDL-C correspondente; o ajuste da terapia lipídica de acordo com esses alvos secundários pode ser considerado em pacientes com muito alto risco CV após obtenção de um alvo de LDL-C, embora as vantagens clínicas dessa abordagem quanto aos desfechos ainda não tenham sido completamente confirmadas.

Quando alvos secundários são usados, as recomendações são: colesterol não HDL < 85 mg/dL, < 100 mg/dL, e < 130 mg/dL em muito alto, alto e moderado risco CV total, respectivamente. Para a ApoB são recomendados níveis < 65 mg/dL, < 80 mg/dL e < 100 mg/dL em muito alto, alto e moderado risco CV total, respectivamente.

Até então, alvos específicos para níveis de HDL-C ou TG não têm sido determinados em ensaios clínicos, embora aumentos no HDL-C possam predizer regressão da aterosclerose, e baixos níveis de HDL-C estão associados com maior mortalidade por DAC, mesmo na presença de baixos níveis de LDL. Os médicos devem usar julgamento clínico quando considerarem intensificação adicional do tratamento em pacientes com alto ou muito alto risco CV.

Modificações da dieta e do estilo de vida para melhorar o perfil lipídico plasmático

Ver na Tabela 4 do Capítulo "Manejo das lipoproteínas na prevenção primária" as modificações necessárias da mesma forma para prevenção secundária.

Peso corporal e atividade física

Uma vez que sobrepeso, obesidade, e – em particular – adiposidade abdominal frequentemente contribuem para dislipidemia, a ingesta calórica deve ser reduzida e o gasto energético aumentado naqueles com excesso de peso e/ou adiposidade abdominal. No caso de excesso de peso, a redução do peso corpóreo, mesmo que modesta (5-10% do peso corpóreo basal), melhora as anormalidades lipídicas e afeta favoravelmente os outros fatores de risco CV geralmente presentes em indivíduos dislipidêmicos. Enquanto os efeitos benéficos de redução de peso em desfechos substitutos e metabólicos têm sido demonstrados, os benefícios da perda de peso na mortalidade e desfechos CV são menos claros.

A redução de peso pode ser atingida pela redução do consumo de alimentos densos em energia, induzindo um déficit calórico de 300-500 kcal/dia. A intervenção deve combinar dieta e exercício; essa abordagem também acarreta o maior benefício na *performance* física e qualidade de vida. É sempre apropriado orientar pessoas com dislipidemia a realizar atividade física regular de moderada intensidade por > 30 min/dia, mesmo que não apresentem sobrepeso.

Drogas para o tratamento de dislipidemias

Estratégias para controlar colesterol plasmático
Embora os objetivos do LDL-C sejam alcançados com a monoterapia em muitos pacientes, uma proporção signi-

ficativa de pacientes em alto risco ou com níveis muito elevados de LDL-C necessita de tratamento adicional. Nesse caso, terapia combinada é boa opção. Em pacientes com muito alto risco e com alto risco que persiste apesar de serem tratados com doses máximas toleradas de estatina, a combinação com ezetimiba é recomendada e, se ainda não estiverem no alvo, a adição de um inibidor da PCSK9 é recomendada. Ainda, a adição de um inibidor da PCSK9 diretamente à estatina também é factível. O benefício clínico esperado do tratamento para reduzir o nível de LDL-C de qualquer pessoa pode ser estimado: vai depender da intensidade da terapia, do nível basal do LDL-C e do risco basal estimado de eventos CV.

Estatinas

Estatinas continuam sendo a primeira medicação usada para reduzir os níveis de LDL-C. Estatinas são inibidores competitivos do 3-hydroxy-3-methylglutaryl coenzima A (HMG-CoA) redutase, que afeta a etapa de controle da taxa de síntese do colesterol. A inibição da HMG-CoA redutase leva a um aumento da expressão do receptor hepático de LDL e aumento da depuração de LDL da circulação.

Metanálises de estudos randomizados e controlados têm demonstrado que, para cada redução de 39 mg por decilitro (1,0 mmol por litro) no nível de LDL-C, estatinas conferem reduções relativas nos eventos CV e mortalidade por todas as causas de 22 e 10%, respectivamente. Estratégias de tratamento com estatinas mais potentes conferem uma redução nos eventos CV maiores cerca de 15% superior àquela observada com regimes menos potentes.

Para a vasta maioria dos pacientes nos quais as estatinas são indicadas, os benefícios superam os riscos.

O risco de injúria muscular, incluindo rabdomiólise, associada com estatinas é muito baixo (< 0,1%), e o risco de grave injuria hepática é ainda menor (aproximadamente 0,001%). Existe um aumento modesto no risco de DM de 0,2% por ano (dependendo do risco basal pessoal para diabete), mas os benefícios das estatinas geralmente também pesam mais que os riscos para pacientes com diabete.

Há controvérsia a respeito da extensão da mialgia que é relacionada às estatinas. A taxa de mialgia é baixa em ensaios randomizados cegos, embora esses estudos geralmente tenham uma fase inicial para triagem de efeitos colaterais. Maiores taxas de mialgia são relatadas mais frequentemente na prática clínica, mas permanece incerto com que frequência os sintomas reportados são verdadeiramente atribuídos às estatinas ou a efeito "nocebo", no qual pacientes podem perceber efeitos colaterais de medicações que, na verdade, são causadas pela antecipação de efeitos negativos. Estudo em andamento, SAMSON (*Self-assessment method for statin side effects or nocebo*), poderá oferecer mais informações.

Uma vez iniciadas, estatinas geralmente devem ser continuadas por longo tempo. Os benefícios serão maiores no segundo, terceiro, e quarto anos que no primeiro ano de uso. O seguimento em longo prazo do estudo *West of Scotland coronary prevention study* mostrou que 5 anos de tratamento com estatina são capazes de conferir um legado de 20 anos de benefício contínuo.

Ezetimiba

Ezetimiba bloqueia o *Niemann–Pick C1-like 1 cholesterol transfer protein* para inibir a absorção intestinal e biliar de colesterol, levando a um aumento na expressão dos receptores hepáticos de LDL.

No estudo IMPROVE-IT (*Improved reduction of outcomes: Vytorin efficacy international trial*), pacientes com síndrome coronariana aguda cujos níveis de LDL-C eram menores que 125 mg/dL, a adição de ezetimiba a sinvastatina conferiu significativa redução no risco absoluto de eventos CV recorrentes de 2 pontos percentuais (constituindo uma redução no risco relativo de 6%). Esse achado se traduz em um número necessário para tratar (NNT) de 50 para prevenir 1 evento CV maior em 7 anos.

O nível mediano de LDL-C atingido foi 54 mg/dL no grupo recebendo sinvastatina e ezetimiba quando comparado com 70 mg/dL com sinvastatina isolada, fornecendo evidência de benefício adicional com redução adicional do nível de LDL-C. Ezetimiba é usada em pacientes que tenham efeitos colaterais inaceitáveis com estatinas, que tenham hipercolesterolemia primária grave ou que tenham redução insuficiente nos níveis de LDL-C quando em uso da dose máxima tolerada de estatina. Considerando que nenhum estudo clínico mostrou benefício com ezetimiba usada isoladamente, aqueles que usam ezetimiba devido a intolerância a estatina devem continuar a usar a dose máxima de estatina tolerada.

Inibidores da PCSK9

Mutações com ganho de função na PCSK9 são uma das causas de hipercolesterolemia familiar, e mutações com perda de função estão associadas com um fenótipo de menores níveis de LDL-C e menor risco de DAC que o verificado em pessoas que não tenham mutações com perda de função.

A enzima PCSK9 liga-se ao receptor de LDL para promover sua degradação hepática interna. Os inibidores da PCSK9 são anticorpos monoclonais injetados subcutaneamente que inativam a enzima PCSK9, o que por sua vez aumenta a disponibilidade dos receptores de LDL nos hepatócitos, promovendo assim a remoção do LDL-C da circulação. O resultado é uma dramática redução nos níveis de LDL-C de aproximadamente 60%. O inibidor da PCSK9 evolocumabe também reduz os níveis médios de lipoproteína(a) em torno de 27%.

O estudo FOURIER (*Further cardiovascular outcomes research with PCSK9 inhibition in subjects with elevated risk*) incluiu mais de 27 mil pessoas com DCV aterosclerótica estável e um nível de LDL-C de 70 mg/dL ou acima ou um nível de colesterol não HDL colesterol de 100 mg/dL ou maior apesar do uso de estatinas de moderada ou alta intensidade. Participantes foram randomizados para receber evolocumabe ou placebo. O desfecho primário foi morte por causas CV, infarto do miocárdio, acidente vascular cerebral, hospitalização por angina instável ou revascularização coronariana. No decorrer de um tempo mediano de 2,2 anos, o nível mediano de LDL-C baixou para 30 mg/dL em pessoas recebendo evolocumabe. Eles também tiveram uma taxa de eventos CV adversos maiores, que foi 1,5 ponto percentual mais baixo que a taxa entre aqueles que não estavam recebendo evolocumabe, correspondendo a uma redução relativa de eventos de 15%. As reduções absolutas no risco conferidas pelo evolocumabe foram maiores entre aqueles que tinham maior risco absoluto de eventos, como pessoas com doença arterial periférica, uma história de infarto recente ou múltiplos infartos do miocárdio, ou níveis elevados de lipoproteína(a). Entretanto, não foi observada significativa redução na mortalidade durante esse curto período de seguimento.

O estudo ODYSSEY OUTCOMES testou o benefício de alirocumabe em pacientes que tiveram síndrome coronariana aguda dentro do último ano e que tinham um nível de LDL-C de pelo menos 70 mg/dL, um nível de não HDL colesterol de pelo menos 100 mg/dL ou um nível de apolipoproteína B de pelo menos 80 mg/dL estando em uso de dose máxima tolerada de estatina. Cerca de 19 mil pacientes foram randomizados para receber alirocumabe ou placebo e foram seguidos para o desfecho primário de infarto do miocárdio, acidente vascular cerebral, morte por causas CV ou hospitalização por angina. O estudo incluiu uma estratégia de ajuste de dose para atingir um nível de LDL-C de 25-50 mg/dL. No seguimento mediano de 2,8 anos, o nível de LDL-C médio em pacientes recebendo alirocumabe foi 38 mg/dL. Também foi observada uma significativa redução absoluta no risco de 1,6 ponto percentual, representando uma redução relativa de 15%, para o desfecho primário. Também foi observada uma redução no risco absoluto de 0,6 ponto percentual na mortalidade por todas as causas, representando uma redução de 15% no risco relativo. A redução na morte por todas as causas não atingiu a definição pré-especificada para significância estatística.

Os inibidores da PCKS9 são usados para pacientes com alto risco (na prevenção secundária ou hipercolesterolemia grave primária) que tenham reações adversas às estatinas ou que tenham uma redução insuficiente nos níveis de LDL-C enquanto usam a dose máxima tolerada de estatina associada à ezetimiba. Parece haver uma relação linear entre a redução de LDL e o menor risco CV, mesmo em valores de LDL-C abaixo de 10 mg/dL, sem sinais iniciais de dano associado com níveis muito baixos de LDL-C. Segurança além de 3 anos não está bem estabelecida, e inibidores da PCSK9 podem não ser custo-efetivos.

Como discutido anteriormente em Diretriz da SBC, a meta lipídica nesse cenário é de LDL-C < 50 mg/dL. Os algoritmos para a obtenção das metas do LDL-C de acordo com o risco estabelecido pela SBC preveem após mudanças de estilo de vida a utilização de estatinas como estratégia inicial, seguidos da ezetimiba e inibidores da PCSK9 (Figura 4).

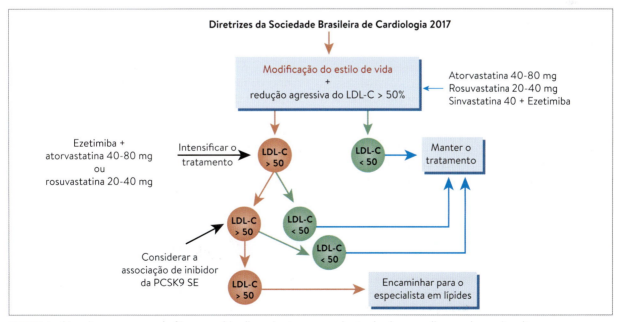

FIGURA 4 Algoritmo para uso de fármacos hipolipemiantes em paciente de risco cardiovascular muito alto.
Fonte: Faludi et al., 2017.

Estratégias para controlar triglicerídeos plasmáticos

Embora o risco CV seja aumentado quando os TG obtidos em jejum são > 150 mg/dL, o uso de drogas para reduzir os níveis de TG somente pode ser considerado em pacientes com alto risco quando TG são > 200 mg/dL e se os TG não forem reduzidos por medidas de estilo de vida. As intervenções farmacológicas disponíveis incluem estatinas, fibratos e ácidos graxos poli-insaturados (PUFA) ômega-3. Uma metanálise de 10 ensaios clínicos, incluindo pessoas tratadas com vários agentes que reduzem os TG séricos (fibratos, niacina e PUFA ômega-3), detectou uma redução de 12% nos desfechos CV.

Fibratos

São fármacos derivados do ácido fíbrico que agem estimulando os receptores nucleares denominados "receptores alfa ativados da proliferação dos peroxissomas" (PPAR-alfa). Esse estímulo leva ao aumento da produção e da ação da LPL, responsável pela hidrólise intravascular dos TG, e à redução da ApoC-III, responsável pela inibição da LPL. O estímulo do PPAR-alfa pelos fibratos também leva a maior síntese da ApoA-I e, consequentemente, de HDL.

Como consequência, os fibratos têm boa eficácia na redução dos níveis de TG em jejum, bem como TG pós-prandial e partículas remanescentes de lipoproteínas ricas em TG.

Os efeitos clínicos dos fibratos foram ilustrados principalmente por 6 RCT: *Helsinki heart study* (HHS), *Veterans affairs high density lipoprotein intervention trial* (VA-HIT), *Bezafibrate infarction prevention* (BIP), *Lower extremity arterial disease event reduction* (LEADER), *Fenofibrate intervention and event lowering in diabetes* (FIELD) e *Action to control cardiovascular risk in diabetes* (ACCORD). Nos ensaios com desfecho CV, a redução do risco pareceu proporcional ao grau de redução do colesterol não HDL.

Embora o estudo HHS tenha relatado redução significativa nos desfechos de DCV com o gemfibrozil, nem o FIELD nem os estudos do ACCORD envolvendo fenofibrato apresentaram redução nos desfechos CV. Foram relatadas reduções nas taxas de IAM não fatal, embora muitas vezes como resultado de análises *post-hoc*. Nesse contexto, o efeito foi mais evidente em pessoas em que houve a associação de níveis elevados de TG e baixos de HDL-C. Apenas um estudo, ACCORD, analisou o efeito de um fibrato como um tratamento associado à estatina (Figura 5).

Nenhum benefício global foi relatado em duas metanálises recentes. Resultados de outras metanálises sugerem redução dos principais eventos CV em pacientes com TG elevados e HDL-C baixo, em pacientes tratados com fibrato, mas sem diminuição da DCV ou mortalidade total.

Assim, a eficácia geral dos fibratos nos desfechos CV é muito menos robusta que a das estatinas. Recentemente, um novo modulador seletivo PPAR-a (pemafibrato) foi relatado ter eficácia acentuada na redução de TG. O estudo PROMINENT é um estudo de desfecho CV em andamento projetado para avaliar a eficácia do pemafibrato em cerca de 10 mil pacientes diabéticos de alto risco e que tenham a associação de altos níveis de TG e HDL-C baixo. No geral, os potenciais benefícios CV dos fibratos requerem confirmação adicional.

Ácidos graxos ômega-3

Ácidos graxos poli-insaturados de cadeia longa, que podem ser uma mistura de ácido eicosapentaenoico (EPA) e ácido docosaexaenoico (DHA), ou EPA isoladamente, reduzem os níveis de TG pela redução na produção de VLDL colesterol no fígado e em menor extensão por aumentar a liberação de VLDL-C da circulação. Pacientes com hipertrigliceridemia grave (níveis de TG > 500 mg/dL) necessitam ser tratados com 4 g por dia de ácidos gra-

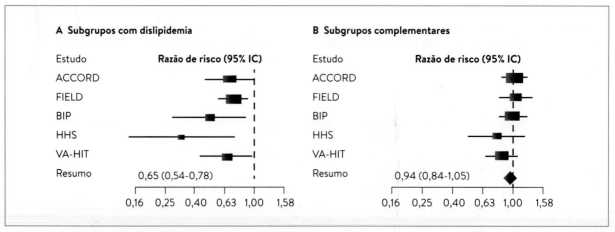

FIGURA 5 Uso de fibratos no tratamento da hipertrigliceridemia.

xos ômega-3 para reduzir os níveis de TG entre 20-30%. Estudos abertos anteriores, incluindo GISSI e JELIS, sugeriram benefício com o uso de ácidos graxos ômega-3 para a redução do risco de doença coronariana. Entretanto, duas metanálises recentes, que incluíram ensaios clínicos randomizados e controlados, não detectaram significativa redução em eventos vasculares com a terapia com ômega-3. O estudo VITAL e o estudo ASCEND, publicados em 2019 e 2018, respectivamente, também não demonstraram benefício com o uso de terapia com ômega-3 na dose de 1 g por dia quanto ao desfecho primário composto por eventos CV.

Recentemente, o estudo REDUCE-IT (*Reduction of cardiovascular events with icosapent ethyl–intervention trial*) demonstrou que, em pacientes com alto risco CV tratados com estatina e com níveis de TG em jejum entre 135-499 mg/dL, alta dose de um EPA na forma etil-éster, na dose de 2 g utilizada 2 vezes ao dia, reduziu significativamente o risco de eventos isquêmicos, incluindo morte CV em cerca de 25%, ao longo de um seguimento médio de 4,9 anos. REDUCE-IT incluiu pacientes com alto risco basal (DCV aterosclerótica conhecida ou DM associado a pelo menos um fator de risco vascular adicional). Considerando que a redução no risco CV obtida com EPA excedeu os benefícios antecipados da redução observada nos níveis de TG (aproximadamente 20%), outros mecanismos potencialmente benéficos, como efeitos anti-inflamatórios ou antitrombóticos, têm sido sugeridos. A droga utilizada nesse estudo é uma forma altamente purificada de EPA, e os achados do REDUCE-IT não devem ser generalizados para aplicar a recomendações quanto à suplementação dietética com óleo de peixe em geral.

No estudo STRENGTH (*Outcomes study to assess statin residual risk reduction with epanova in high cardiovascular risk patients with hypertriglyceridemia*), pesquisadores avaliaram se a combinação EPA + DHA, prescritos na dose de 4 g por dia, poderiam reduzir a taxa de eventos CV maiores em pacientes com hipertrigliceridemia e baixos níveis de HDL colesterol, em indivíduos com níveis controlados de LDL-C. Recentemente foi anunciado o término precoce do estudo devido à baixa probabilidade de benefício, fortalecendo a hipótese da ação benéfica diferenciada do EPA em relação ao DHA.

Outros agentes

O desenvolvimento das medicações discutidas acima e de novas alternativas terapêuticas, mais bem toleradas e com maior benefício clínico, tem levado a um declínio no uso de drogas mais antigas, como niacina e sequestrantes de ácidos biliares, que eram previamente a base da terapia lipídica. Assim, essas drogas não serão discutidas aqui. Da mesma forma, não serão abordadas drogas específicas para o tratamento da HF homozigótica, como a lomitapida e o mipomersen.

Terapias emergentes
Novas abordagens para reduzir o LDL-C
Inclisiran

Uma abordagem alternativa voltada para PCSK9 consiste em interferência de RNA. Inclisiran é um pequeno interferente no RNA projetado para atingir o RNA mensageiro da PCSK9 e então inibir a síntese de PCSK9. Portanto, diferentemente dos anticorpos monoclonais contra a PCSK9, inclisiran inibe a produção hepática do PCSK9 (intracelularmente).

A droga em sua formulação atual é eficaz quando administrada subcutaneamente a cada 3-6 meses. Em um ensaio de fase I e de fase II, a pequena molécula de RNA (siRNA) reduziu o LDL-C em até 50% e a redução foi dependente de dose.

Recentemente, três ensaios de fase 3 do inclisiran foram relatados. Em todos esses estudos, aproximadamente 90% dos pacientes foram tratados com estatina. Inclisiran 300 mg ou placebo foi administrado na fase inicial, após 3 meses, e a cada 6 meses depois. No estudo ORION-9, foram incluídos 482 pacientes com hipercolesterolemia familiar heterozigota. A média basal de LDL-C foi de 153 mg/dL em uso de uma estatina. No dia 510, o inclisiran reduziu o LDL-C em 47,9%, independentemente do genótipo subjacente. Os ensaios ORION-10 e ORION-11 tiveram desenho semelhante. Foram incluídos pacientes (n = 1.561 e n = 1.617, respectivamente) com doença CV estabelecida ou com alto risco CV. O inclisiran reduziu o LDL-C em 52,3 e 49,9% no dia 510. A ocorrência de um desfecho de segurança CV pré-especificado foi numericamente menor naqueles em uso de inclisiran.

Nos estudos ORION-9, –10 e –11, colesterol total e não HDL, apoB, TG e Lp(a) foram reduzidos, e o nível de HDL-C aumentou. Em todos os três estudos, eventos adversos foram semelhantes em ambos os braços de tratamento, e as reações do local de injeção foram mais comuns naqueles que receberam inclisiran, sendo nenhuma grave ou persistente.

Para avaliar desfechos CV está em andamento o estudo ORION-4, que planeja recrutar 15 mil pacientes com doença CV estabelecida. Inclisiran (ou placebo) será administrado na linha de base, após 3 meses, e a cada 6 meses por um total de 5 anos. O término está previsto para o ano de 2024.

Ácido bempedoico

O ácido bempedoico é uma molécula pequena, primeira da classe, de tratamento oral, que inibe a síntese de colesterol inibindo a ação da liase citrato ATP, uma enzima citosólica a montante de 3-hidroxi-3-metilglutaril coenzima A redutase.

O metabólito ativo requer uma enzima que não se pensa estar presente nos miócitos, de maneira que a ausência de efeitos colaterais que afetam o músculo é um potencial benefício dessa droga quando comparada com estatinas. Na monoterapia, o ácido bempedoico reduz os níveis de LDL-C em 30% e cerca de 50% em combinação com ezetimiba.

No estudo CLEAR *harmony*, pacientes que receberam dose máxima tolerada de estatina administrada com ácido bempedoico tiveram níveis significativamente menores de LDL-C que aqueles que receberam placebo (18% de diferença média), sem aumento nos eventos adversos.

A eficácia e a segurança do ácido bempedoico será mais bem avaliada no estudo CLEAR-OUTCOMES (*Evaluation of major cardiovascular events in patients with, or at high risk for, cardiovascular disease who are statin intolerant treated with bempedoic acid or placebo*), que já incluiu mais de 14 mil pacientes com alto risco CV que tenham efeitos adversos em resposta a estatinas e tenham um nível de LDL-C de 100 mg/dL ou maior. Sua conclusão está prevista para o final do ano de 2022.

Novas abordagens que têm como alvo o RNA mensageiro (RNAm)

Uma modalidade terapêutica inovadora, que tem como alvo o RNAm para reduzir a síntese de proteínas, no contexto das dislipidemias, está sendo testada.

Em relação às terapias tradicionais, esse tratamento baseado no RNAm possui vantagens, como a possibilidade de atuação específica na síntese da proteína de interesse e a aplicação em longos intervalos, de até 6 meses. As duas principais classes de drogas para reduzir a produção de proteínas pela ação no RNAm são:

1. Os oligonucleotídeos antissenso de fita simples (ASO, do inglês *antisense oligonucleotides*).
2. Os RNA interferentes pequenos de fita dupla (siRNA, do inglês *small interfering RNA*).

Ambas as medicações são administradas por via parenteral, ocorrendo liberação no citoplasma das células do tecido alvo, com ligação específica a uma sequência dentro do RNAm de interesse. Essa ligação leva à destruição do RNAm-alvo, com redução da tradução da proteína codificada.

No entanto, a entrada da droga no meio intracelular possui diversas barreiras, como a possibilidade de degradação por enzimas celulares e a dificuldade de penetração na membrana celular. Por isso, foram desenvolvidas diversas tecnologias nos últimos anos, como nanopartículas lipídicas para encapsular as drogas, uso de vetores virais e conjugação com ligantes específicos para melhorar as propriedades farmacocinéticas do medicamento. A conjugação com N-acetilgalactosamina (GalNAc) tem sido a estratégia mais promissora no campo da medicina CV, permitindo absorção altamente específica e rápida nos hepatócitos, uma vez que a GalNAc se liga a um receptor bastante expresso nas células do fígado, mas não em tecidos extra-hepáticos. Isso aumenta a potência do fármaco,

permitindo a utilização de doses menores, além de reduzir potenciais reações indesejadas, locais e sistêmicas. No cenário das dislipidemias aterogênicas, a terapia baseada em RNA tem 4 principais alvos de interesse:

1. Pró-proteína convertase subtilisina/quexina tipo 9 (PCSK9).
2. Apolipoproteína CIII (apoCIII).
3. Proteína 3 semelhante a angiopoietina (ANGPTL3).
4. Apolipoproteína(a) (Apo[a]).

O inclisiran, droga que leva à inibição da síntese da PCSK9, já foi destacado neste capítulo. A apoCIII é um regulador fundamental no metabolismo dos triglicérides, inibindo a lipase lipoproteica, enzima responsável pela quebra de triglicérides das VLDL e quilomícrons. Mutações com perda de função do gene APOC3 associam-se à redução de 40% do nível de triglicérides e de 40% no risco de DAC. Benefícios clínicos potenciais da redução de apoCIII podem ser mediados por menor acúmulo de lipoproteínas aterogênicas ricas em TG e por inibição de vias inflamatórias.

O volanesorsen, primeira droga com alvo no RNAm da apoCIII, é um ASO administrado por via subcutânea que já foi testado em indivíduos com níveis elevados de triglicérides e em pacientes com quilomicronemia familiar por deficiência da lipase lipoproteica, uma doença genética rara caracterizada por elevação importante da concentração de triglicérides e risco de pancreatite. Reduções significativas (> 70%) dos níveis de triglicérides foram relatadas, mas trombocitopenia e reações no local de injeção foram bastante comuns em pacientes com quilomicronemia familiar, além de aumento nos níveis de LDL-C.

Uma forma de volanesorsen conjugada com GalNAc (AKCEA-APOCIII-LRx), administrada a cada 1-4 semanas, mostrou perfil de segurança bem melhor em um estudo de fase 1/2a, além de boa eficácia na redução dos triglicérides (em até 77%) e diminuição das concentrações de colesterol total, colesterol não HDL e apolipoproteína B. Diferentes doses e regimes de administração estão sendo avaliados em um estudo de fase 2 (NCT03385239).

A ANGPTL3, produzida no fígado, inibe a lipase lipoproteica e a lipase endotelial, influenciando os níveis de triglicérides e de HDL-C. Também impacta a concentração de LDL-C por mecanismos desconhecidos. Mutações do gene ANGPTL3 com perda de função estão associadas a níveis mais baixos de HDL-C, LDL-C e triglicérides, bem como com menor chance de doença aterosclerótica. Em um estudo de fase 1, o AKCEA-ANGPTL3-LRx, ASO com alvo no RNAm da ANGPTL3 administrado por via subcutânea, demonstrou redução de 63% dos TG e 33% do LDL-C, sem detecção de efeitos colaterais graves. Aguarda-se a publicação de um estudo de fase 2 (NCT03371355). Além disso, um siRNA direcionado a

O QUE AS DIRETRIZES RECOMENDAM

- Brunzell JD, Davidson M, Furberg CD, Goldberg RB, Howard BV, Stein JH, et al.; American Diabetes Association; American College of Cardiology Foundation. Lipoprotein management in patients with cardiometabolic risk: consensus statement from the American Diabetes Association and the American College of Cardiology Foundation. Diabetes Care. 2008;31(4):811-22.

- Expert Dyslipidemia Panel of the International Atherosclerosis Society Panel members. An International Atherosclerosis Society Position Paper: global recommendations for the management of dyslipidemia – full report. J Clin Lipidol. 2014;8(1):29-60.

- Faludi AA, Izar MCO, Saraiva JFK, Chacra APM, Bianco HT, Afiune Neto A, et al. Atualização da diretriz brasileira de dislipidemias e prevenção da aterosclerose – 2017. Arq Bras Cardiol. 2017;109(2Supl.1):1-76.

- Grundy SM, Stone NJ, Bailey AL, Beam C, Birtcher KK, Blumenthal RS, et al. 2018 AHA/ACC/AACVPR/AAPA/ABC/ACPM/ADA/AGS/APhA/ASPC/NLA/PCNA Guideline on the management of blood cholesterol: a report of the American College of Cardiology/American Heart Association task force on clinical practice guidelines. J Am Coll Cardiol. 2019;73(24):3168-209.

- Lloyd-Jones DM, Morris PB, Ballantyne CM, Birtcher KK, Daly DD Jr, DePalma SM, et al. 2017 focused update of the 2016 ACC Expert Consensus Decision Pathway on the Role of Non-Statin Therapies for LDL-Cholesterol Lowering in the Management of Atherosclerotic Cardiovascular Disease Risk: a report of the American College of Cardiology task force on expert consensus decision pathways. J Am Coll Cardiol. 2017;70(14):1785-822.

- Mach F, Baigent C, Catapano AL, Koskinas KC, Casula M, Badimon L, et al.; ESC Scientific Document Group. 2019 ESC/EAS guidelines for the management of dyslipidaemias: lipid modification to reduce cardiovascular risk. Eur Heart J. 2020;41(1):111-88.

- Stone NJ, Robinson JG, Lichtenstein AH, Merz CNB, Blum CB, Eckel RH, et al. 2013 ACC/AHA guideline on the treatment of blood cholesterol to reduce atherosclerotic cardiovascular risk in adults: a report of the American College of Cardiology/American Heart Association task force on practice guidelines. Circulation. 2014;129:S1.

ANGPTL3 também está sendo testado em um estudo de fase 1 (NCT03747224).

Outro tipo de terapia direcionada a ANGPTL3 está sendo testada. Evinacumabe, um anticorpo monoclonal, tem mostrado diminuir TG, LDL-C, e níveis de Lp(a) em pacientes com HF homozigótica.

A Apo(a) é um componente da lipoproteína(a) (Lp[a]), a qual está relacionada a IAM, acidente vascular cerebral e estenose valvar aórtica. Até o momento, não existe um tratamento específico para reduzir os níveis de Lp(a).

Em um estudo de fase 2, o AKCEA-APO(a)LRx ou TQJ230, um ASO conjugado com GalNAc direcionado para o RNAm da Apo(a), reduziu o nível de Lp(a) em até 80%, sendo observadas reações no local da injeção em 27% dos casos. O TQJ230, administrado mensalmente pela via subcutânea, está sendo avaliado no ensaio de desfecho clínico Lp(a)HORIZON, que planeja recrutar 7.680 indivíduos com doença aterosclerótica e elevação de Lp(a) (NCT04023552).

Outra droga que tem como alvo o RNAm da Apo(a), o AMG 890, um siRNA conjugado com GalNAc, está sendo avaliada em estudos de fase 2 (NCT04270760 e NCT03626662).

Novas abordagens para aumentar o HDL-C

Embora estudos genéticos sugiram que os baixos níveis de HDL-C não são uma causa de doença CV, lançando dúvidas sobre as possibilidades de futuras opções de tratamento para elevar os níveis de HDL-C com atenuação de DCV, grandes desenvolvimentos na busca de agentes eficazes para elevar os níveis de HDL-C e ApoA1 com benefícios concomitantes em eventos CV estão no horizonte. Por um lado, o interesse é focado em peptídeos miméticos ApoA1 e formas recombinantes de HDL que têm potencial para remodelação de partículas *in vivo* de HDL e atividade cardioprotetora aprimorada.

Por outro lado, agentes que aumentam o catabolismo das lipoproteínas ricas em TG, como o oligonucleotídeo antissentido ao ApoC-III, e que levam a uma redução concomitante de TG (70%) e a uma elevação acentuada em HDL-C (40%), estão em desenvolvimento. É importante ressaltar, porém, que atualmente não temos compreensão da relação entre a modalidade de elevação dos níveis de HDL/ApoA-I e uma possível função antiaterogênica das partículas de HDL.

 SUGESTÕES DE LEITURA

1. Behr PEB, Moriguchi EH, Castro I, Bodanese LC, Dutra OP, Leães PE, et al. Indications of PCSK9 inhibitors for patients at high and very high cardiovascular risc. Arq Bras Cardiol. 2018;111(1):104-8.
2. Carrillo-Larco RM, Benites-Moya CJ, Anza-Ramirez C, Albitres-Flores L, Sánchez-Velazco D, Pacheco-Barrios N, et al. A systematic review of population-based studies on lipid profiles in Latin America and the Caribbean. ELife. 2020;9:e57980.
3. Cholesterol Treatment Trialists' (CTT) Collaboration, Baigent C, Blackwell L, Emberson J, Holland LE, Reith C, Bhala N, et al. Efficacy and safety of more intensive lowering of LDL cholesterol: a meta-analysis of data from 170,000 participants in 26 randomised trials. Lancet. 2010;376(9753):1670-81.
4. Ference BA, Ginsberg HN, Graham I, Ray KK, Packard CJ, Bruckert E, et al. Low-density lipoproteins cause atherosclerotic cardiovascular disease. 1. Evidence from genetic, epidemiologic, and clinical studies. A consensus statement from the European Atherosclerosis Society Consensus Panel. Eur Heart J. 2017;38(32):2459-72.
5. Malik J, Shabeer H, Ishaq U, Chauhan H Sr, Akhtar HF. Modern lipid management: a literature review. Cureus. 2020;12(7):e9375.
6. Ridker PM, Rifai N, Cook NR, Bradwin G, Buring JE. Non-HDL cholesterol, apolipoproteins A-I and B100, standard lipid measures, lipid ratios, and CRP as risk factors for cardiovascular disease in women. JAMA. 2005;294(3):326-33.
7. Rosenson RS, Hegele RA, Fazio S, Cannon CP. The evolving future of PCSK9 Inhibitors. J Am Coll Cardiol. 2018;72:314.
8. Toth S, Pella D, Fedacko J. Vaccines targeting PSCK9 for the treatment of hyperlipidemia. Cardiol Ther. 2020;9(2):323-32.

13
Dislipidemias em crianças

Viviane Zorzanelli Rocha
Ana Paula Marte Chacra
Marcelo Heitor Vieira Assad

DESTAQUES

- Os processos patológicos subjacentes relacionados à aterogênese, e alguns fatores de risco, como as desordens lipídicas, já podem ter início na infância.

- Aproximadamente 1 em 5 crianças e adolescentes entre 8 e 17 anos apresentavam alguma alteração lipídica.

- Estabeleceu-se a idade de 10 anos, ou entre 9 e 11 anos, como um período mais apropriado para a avaliação lipídica em crianças (rastreamento universal).

- Cerca de 50% das crianças com valores lipídicos anormais continuam com valores elevados na vida adulta.

- Em crianças/adolescentes sem fatores de risco cardiovascular e sem história de doença cardiovascular prematura na família, sugere-se a dosagem de perfil lipídico em jejum (ou medida do não HDL-C sem jejum), entre 9 e 11 anos, e novamente entre 17 e 21 anos.

- Em crianças/adolescentes com história familiar de doença cardiovascular precoce ou hipercolesterolemia significativa, recomenda-se a dosagem de um perfil lipídico, em jejum ou não, a partir dos 2 anos de idade.

- Em crianças/adolescentes com um ou mais fatores para doença cardiovascular prematura, sugere-se a dosagem de perfil lipídico quando o fator de risco é identificado, com rastreamento regular de dislipidemia.

- A primeira etapa no manejo das dislipidemias em crianças consiste na intervenção baseada em dieta e atividade física.

- As estatinas representam a primeira opção na terapia medicamentosa da hipercolesterolemia em crianças com critérios para farmacoterapia.

- Se o tratamento com a máxima dose tolerada de estatina não foi suficiente, outras terapias podem ser utilizadas, como inibidores de absorção de colesterol (ezetimibe) e sequestradores de ácidos biliares.

INTRODUÇÃO

A doença cardiovascular aterosclerótica permanece ainda hoje como primeira causa de morte no mundo, apesar de décadas de estudos e avanços, seja no controle de fatores de risco, seja nos tratamentos destinados a suas complicações. Dentre os diversos fatores de risco cardiovascular, destacam-se as alterações lipídicas séricas, ou seja, as dislipidemias. A evidência científica acumulada já demonstrou que a correção das dislipidemias, em particular a redução do LDL-C, reduz o risco de doença cardiovascular aterosclerótica.

Embora os eventos cardiovasculares ateroscleróticos usualmente se manifestem na vida adulta, os processos patológicos subjacentes relacionados à aterogênese, e alguns fatores de risco, como as desordens lipídicas, já podem ter início na infância.

Há cerca de 10 anos, a lipidologia pediátrica era dominada por desordens lipídicas genéticas, como a hipercolesterolemia familiar (HF), cujos afetados frequentemente já apresentam fenótipo completo na infância. Com a deterioração dos hábitos dietéticos e aumento do sedentarismo entre crianças e adolescentes nas últimas décadas, houve crescimento substancial do sobrepeso e obesidade e de suas nefastas consequências metabólicas, incluindo as dislipidemias, em particular TG altos e HDL-C baixo, que se tornaram problemas frequentes em consultórios de pediatria.

DEFINIÇÃO

As dislipidemias consistem em desordens do metabolismo de lipoproteínas, resultando nas seguintes anormalidades:

- Colesterol total (CT) aumentado.
- Colesterol da lipoproteína de baixa densidade (LDL-C) aumentado.
- Triglicérides (TG) aumentados.
- Colesterol da lipoproteína de alta densidade (HDL-C) reduzido.
- Colesterol não HDL-C (não HDL-C) aumentado.

Os níveis lipídicos e de lipoproteínas variam ao longo da infância, dependendo da idade e do sexo. Concentrações mais altas são observadas em bebês amamentados com leite materno. Níveis de CT e de LDL-C em geral diminuem em até 10-20% ou mais durante a puberdade. Com base nesse padrão de mudança das concentrações lipídicas ao longo do crescimento e maturação, estabeleceu-se a idade de 10 anos, ou entre 9 e 11 anos, como o período mais apropriado para a avaliação lipídica em crianças (rastreamento universal), já que essa faixa etária precede o início da puberdade na maioria das crianças.

Os valores de referência para os níveis dos lípides e das lipoproteínas plasmáticas na infância sugeridos pelo National Cholesterol Education Program (NCEP) Expert Panel on Cholesterol Levels in Children estão representados na Tabela 1.

TABELA 1 Valores lipídicos normais e anormais na infância

	Aceitáveis, mg/dL	Limítrofes, mg/dL	Anormais, mg/dL
CT	< 170	170-199	≥ 200
TG (0-9 anos)	< 75	75-99	≥ 100
TG (10-19 anos)	< 90	90-129	≥ 130
HDL-C	> 45	40-45	< 40
LDL-C	< 110	110-129	≥ 130
Não HDL-C	< 120	120-144	≥ 145

CT: colesterol total; TG: triglicérides; HDL-C: colesterol da lipoproteína de alta densidade; LDL-C: colesterol da lipoproteína de baixa densidade.
Os valores considerados anormais e limítrofes representam aproximadamente os percentis 95 e 75, respectivamente. Os valores anormais (baixos) para HDL-C representam aproximadamente o percentil 10.
Fonte: adaptado de Grundy et al., 2018.

PREVALÊNCIA

Nos EUA, dados do National Health and Nutrition Examination Survey (NHANES) 2011-2012 estimaram uma prevalência de 7,8% de níveis aumentados de CT em crianças com idade entre 8 e 17 anos. Nessa análise de 2011-2012, aproximadamente 1 em 5 crianças e adolescentes entre 8 e 17 anos apresentavam alguma alteração lipídica (CT, HDL-C ou não HDL-C).

O estudo brasileiro ERICA (*Study of Cardiovascular Risks in Adolescents*) avaliou dados obtidos de adolescentes brasileiros com idade entre 12 e 17 anos. Nesse estudo, as anormalidades lipídicas foram definidas como LDL-C ≥ 100 mg/dL, HDL-C < 45 mg/dL e TG ≥ 100 mg/dL. De um total de 38.069 adolescentes incluídos, mais de 24 mil apresentavam pelo menos uma anormalidade lipídica (64,7%), com 3,7% deles apresentando alterações nos 3 parâmetros. A combinação de desordens lipídicas mais prevalente foi a presença de TG altos e HDL-C baixo. Como esperado, quanto mais elevado o índice de massa corpórea dos adolescentes, maior a prevalência de desordens lipídicas combinadas.

ETIOLOGIA

Do ponto de vista etiológico, as dislipidemias podem ser classificadas em 3 grupos:

1. Dislipidemias por causas dietéticas (p. ex., hipercoles terolemia por consumo excessivo de gorduras saturadas e gordura trans).
2. Dislipidemias por causas secundárias, p. ex., aquelas associadas a outras condições ou doenças, como obesidade, diabete melito tipo 2, hipotiroidismo, síndrome nefrótica, entre outras (Quadro 1).
3. Dislipidemias genéticas:
   - Monogênicas: são condições em que a presença de uma variante patogênica é suficiente para desencadear todo o fenótipo, por exemplo, a HF e a hiperquilomicronemia familiar.
   - Poligênicas: são condições determinadas pela presença de múltiplas variantes genéticas de impacto individual discreto, mas que, em conjunto, podem resultar em fenótipo similar ao de uma dislipidemia monogênica, principalmente em associação a fatores ambientais desfavoráveis (como uma dieta inadequada).

JUSTIFICATIVA PARA O RASTREAMENTO DE DESORDENS LIPÍDICAS NA INFÂNCIA E ADOLESCÊNCIA

As dislipidemias com frequência iniciam-se na infância ou adolescência e podem contribuir de forma silenciosa para o desenvolvimento de aterosclerose precoce e consequentemente, doença cardiovascular prematura. No subgrupo de crianças com HF, em particular, diagnóstico e tratamento precoces são fundamentais para uma adequada prevenção de eventos cardiovasculares futuros. Estudo recente demonstrou que o uso de estatina iniciado na infância associou-se à redução da progressão da espessura médio-intimal carotídea, medida de aterosclerose subclínica, em crianças com HF.

Observações de estudos de autópsia como o *Bogalusa Heart Study* e o estudo multicêntrico *Pathobiological Determinants of Atherosclerosis in Youth* demonstraram claramente uma forte relação entre aterosclerose coronariana e fatores de risco em jovens. Fatores de risco como elevação do índice de massa corpórea, pressão arterial sistólica, tabagismo e também das concentrações de LDL-C e de TG mostraram-se significativamente correlacionados com a extensão das lesões ateroscleróticas em indivíduos jovens nesses estudos.

Diferentes estudos sugerem a persistência das desordens lipídicas observadas na infância até a vida adulta. Uma das análises do *Bogalusa Heart Study* mostrou que cerca de 50% das crianças com valores lipídicos anormais

---

QUADRO 1 Causas secundárias de dislipidemia em crianças

Exógenas

- Álcool
- Medicações:
  - Corticoide
  - Isotretinoína
  - Betabloqueadores
  - Alguns contraceptivos orais
  - Alguns agentes quimioterápicos
  - Alguns agentes antirretrovirais

Endócrinas/metabólicas

- Hipotiroidismo/hipopituitarismo
- DM tipos 1 e 2
- Gravidez
- Síndrome dos ovários policísticos
- Lipodistrofia
- Porfiria intermitente aguda

Renais

- Doença renal crônica
- Síndrome hemolítico-urêmica
- Síndrome nefrótica

Infecciosas

- Infecção bacteriana/viral aguda
- HIV
- Hepatite

Hepáticas

- Condições colestáticas/doença hepática obstrutiva
- Cirrose biliar
- Síndrome de Alagille

Doenças inflamatórias

- Lúpus eritematoso sistêmico
- Artrite reumatoide juvenil

Doenças de depósito

- Doença de depósito de glicogênio
- Doença de Gaucher
- Doença de depósito de cisteína
- Doença de Tay-Sachs juvenil
- Doença de Niemann-Pick

Outros

- Doença de Kawasaki
- Anorexia nervosa
- Transplante de órgão sólido
- Criança sobrevivente de câncer
- Progéria
- Hipercalcemia idiopática
- Síndrome de Klinefelter
- Síndrome de Werner

DM: diabete melito; HIV: vírus da imunodeficiência humana.
Fonte: adaptado de Expert Panel on Integrated Guidelines for Cardiovascular Health and Risk Reduction in Children and Adolescents, 2011.

continuam com valores elevados na vida adulta. Essa observação é muito relevante considerando a associação entre a exposição ao fator de risco e o risco de doença cardiovascular. Somando-se a essa evidência, diversos estudos de randomização mendeliana já demonstraram que a exposição a níveis baixos de LDL-C ao longo da vida (p. ex., em decorrência de variantes genéticas que causam perda de função do gene *PCSK9*) está associada a risco mais baixo de doença arterial coronariana, enquanto a exposição prolongada a níveis altos de LDL-C se associa a risco cardiovascular alto.

Assim, embora não haja estudos clínicos controlados randomizados avaliando a efetividade em longo prazo do rastreamento e do tratamento das desordens lipídicas na infância e dados que avaliem a custo-efetividade do rastreamento na população pediátrica, as constatações dos estudos anteriores somadas à possibilidade de identificação e tratamento precoces de indivíduos com HF ainda na infância formam o racional para o *screening* das desordens lipídicas já nessa fase.

RASTREAMENTO DE DESORDENS LIPÍDICAS NA INFÂNCIA E ADOLESCÊNCIA

Várias diretrizes, como a da American Academy of Pediatrics e a do American Heart Association/American College of Cardiology sugerem uma estratégia combinada de rastreamento universal e seletivo das desordens lipídicas na infância e adolescência.

Em crianças/adolescentes sem fatores de risco cardiovascular e sem história de doença cardiovascular prematura na família, sugere-se a dosagem de perfil lipídico em jejum (ou medida do não HDL-C sem jejum), entre as idade de 9-11 anos, e novamente entre 17-21 anos, com o objetivo de identificar anormalidade lipídicas moderadas ou graves. A evidência sugere que o uso isolado da história familiar de doença cardiovascular prematura ou de hipercolesterolemia como único fator para a avaliação lipídica nas crianças resulta em 30 a 60% de diagnósticos perdidos de dislipidemias entre crianças, justificando o rastreamento universal.

Em crianças/adolescentes com história familiar de doença cardiovascular precoce ou hipercolesterolemia significativa, recomenda-se a dosagem de um perfil lipídico, em jejum ou não, a partir dos 2 anos de idade.

Em crianças/adolescentes com 1 ou mais fatores para doença cardiovascular prematura (Quadro 2), sugere-se a dosagem de perfil lipídico quando o fator de risco é identificado, com rastreamento regular de dislipidemia.

QUADRO 2 Fatores de risco para o desenvolvimento de aterosclerose e doença cardiovascular precoce na infância

Fatores de risco tradicionais	Outras condições associadas a risco cardiovascular aumentado
Dislipidemia	HF
Obesidade	Doença renal crônica
DM tipos 1 e 2	Doença de Kawasaki
Hipertensão arterial	Câncer infantil
Tabagismo	Vasculopatia do transplante
História familiar de DCV prematura*	Defeitos cardíacos congênitos (coarctação de aorta, estenose aórtica, transposição de grandes vasos, anomalias congênitas de coronária)
	Cardiomiopatias (cardiomiopatia hipertrófica, p. ex.)
	Doenças inflamatórias crônicas (lúpus eritematoso sistêmico, artrite idiopática juvenil)
	Infecção pelo HIV
	Desordens depressivas ou bipolaridade

* Definida na presença de infarto agudo do miocárdio, angina, intervenções para doença arterial coronariana, morte súbita cardíaca ou acidente vascular cerebral em pai ou irmão < 55 anos e/ou mãe ou irmã < 65 anos de idade.
DCV: doença cardiovascular; DM: diabete melito; HF: hipercolesterolemia familiar; HIV: vírus da imunodeficiência humana.
Fonte: adaptado de www.uptodate.com/contents/dyslipidemia-in-children-definition-screening-and-diagnosis. Literature review current through August 2020.

ACOMPANHAMENTO MEDIANTE OS RESULTADOS DO PERFIL LIPÍDICO

Se os resultados vierem alterados, sugere-se a repetição dos exames para a confirmação do diagnóstico de dislipidemia e a definição dos próximos passos.

Caso o perfil lipídico revele valores aceitáveis (Tabela 1), não há necessidade de avaliação adicional.

Em caso de valores limítrofes, recomenda-se reforçar medidas de estilo de vida apropriadas, com as devidas adequações dependendo das condições médicas e fatores de risco dos pacientes. Em geral, recomenda-se a repetição dos testes em 1 ano.

Caso os testes mostrem a presença de dislipidemia, recomenda-se a realização de um novo teste para confirmação, dada a variação intraindividual considerável. O teste confirmatório deve ser realizado em jejum, e com 2 semanas a 3 meses do primeiro teste. Com a confirmação da dislipidemia, causas secundárias devem ser avaliadas (Quadro 1).

HIPERCOLESTEROLEMIA

Estratificação de risco

Assim como mencionado anteriormente, a aterosclerose pode se iniciar ainda na infância, geralmente exacerbada pela exposição a fatores associados a risco cardiovascular aumentado. A identificação e o tratamento precoces são importantes para todos os jovens, em particular para aqueles de alto risco. De acordo como o posicionamento mais recente do American College of Cardiology (2019), o risco cardiovascular pode ser atribuído a diversas exposições, podendo ser classificado como alto, moderado ou aumentado (*at risk*) (Quadro 3). As crianças inicialmente classificadas como de risco moderado ou aumentado (*at risk*) podem ser reclassificadas em uma categoria superior caso apresentem fatores de risco adicionais. Já as crianças com hipercolesterolemia isolada, ou seja, sem outros fatores ou condições de risco, são geralmente consideradas como de risco aumentado (*at risk*). A maioria das crianças será categorizada como de risco aumentado (*at risk*) ou de risco moderado, já que as condições de alto risco são incomuns na infância.

QUADRO 3	Classificação do risco cardiovascular
Categoria	**Condição**
Risco alto	• HF homozigótica • DM tipos 1 e 2 • Doença renal avançada • Doença de Kawasaki com aneurismas persistentes • Vasculopatia do transplante de órgão sólido • Sobrevivente de câncer (transplante de células-tronco)
Risco intermediário	• Obesidade grave • HF heterozigótica • Hipertensão arterial confirmada • Doença renal crônica pré-dialítica • Estenose aórtica ou coarctação de aorta • Sobrevivente de câncer com exposição a radiação de tórax
Risco aumentado (*at risk*)	• Obesidade • Resistência insulínica com comorbidades • Hipertensão do avental branco • Cardiomiopatias • Doenças inflamatórias crônicas (lúpus eritematoso sistêmico, artrite idiopática juvenil, doença inflamatória intestinal, HIV) • Sobrevivente de câncer infantil (quimioterapia cardiotóxica) • Doença de Kawasaki com aneurismas em regressão

DM: diabete melito; HF: hipercolesterolemia familiar; HIV: vírus da imunodeficiência humana.
Fonte: adaptada de De Ferranti et al., 2019.

Manejo baseado em risco

O tratamento da hipercolesterolemia (definida como um LDL-C ≥ 130 mg/dL ou um CT ≥ 200 mg/dL) consiste em: medidas não farmacológicas (modificação da dieta, atividade física, perda de peso quando necessário, evitar nicotina), que são adequadas a todos os pacientes com hipercolesterolemia; e terapia farmacológica, sobretudo estatinas, que é reservada a pacientes de alto risco e àqueles que não respondem de forma satisfatória às medidas de estilo de vida. A decisão em relação ao início do tratamento medicamentoso depende da idade da criança, da gravidade da dislipidemia e da presença de outros fatores de risco.

De acordo com o posicionamento do American College of Cardiology 2019, as considerações para o manejo dos fatores de risco cardiovascular, inclusive as desordens lipídicas, devem se basear nas categorias de risco já apresentadas (Figura 1).

- Passo 1: estratificação pela presença de doenças, ou seja, de acordo com as categorias de risco (alto, moderado ou aumentado).
- Passo 2: avaliação de outros fatores de risco cardiovascular e comorbidades: na presença de duas ou mais comorbidades, o paciente é posicionado na categoria de risco imediatamente superior.
- Passo 3: definições dos objetivos e intervenções específicos de cada categoria.
- Passo 4: terapia inicial: iniciar mudanças no estilo de vida (dieta saudável, atividade física diária, restrição das atividades sedentárias a < 2 horas por dia, perda de peso se necessário):
  - No risco moderado e no risco aumentado, a terapia inicial deve ser restrita a mudanças no estilo de vida.
  - No risco alto, as mudanças no estilo de vida e a farmacoterapia (para a doença em questão) são iniciadas simultaneamente.
- Passo 5: considerar terapia farmacológica para os riscos moderado e aumentado, caso os objetivos estabelecidos para essas categorias não sejam alcançados.

A decisão sobre o início da terapia medicamentosa deve se basear na média de resultados de 2 medidas do perfil lipídico, com intervalo de 2 semanas a 3 meses.

No caso de crianças ≥ 10 anos com hipercolesterolemia isolada e sem outros fatores ou condições de risco cardiovascular, o manejo consiste em mudanças de estilo de vida. Caso haja persistência de um valor de LDL-C ≥ 190 mg/dL após 6 meses de intervenções em estilo de vida, recomenda-se o início de tratamento com estatina, objetivando-se um LDL-C < 130 mg/dL quando sob esse tratamento.

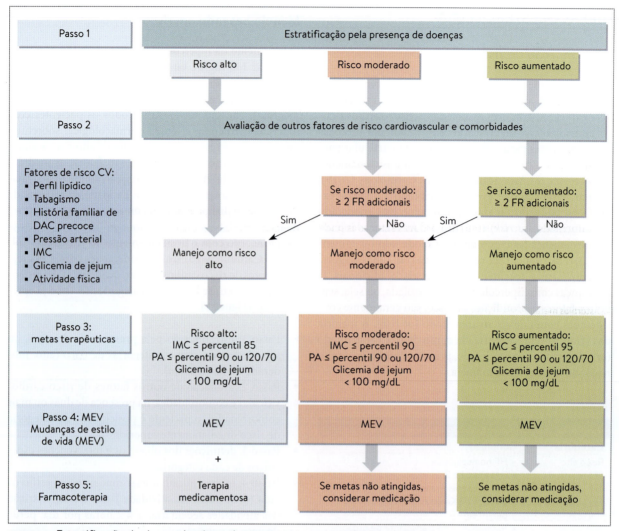

FIGURA 1 Estratificação de risco e algoritmo de tratamento para populações pediátricas.

CV: cardiovascular; DAC: doença arterial coronariana; FR: fator de risco; IMC: índice de massa corpórea; LDL-C: colesterol da lipoproteína de baixa densidade; MEV: mudanças de estilo de vida; PA: pressão arterial.

Fonte: adaptada de De Ferranti et al., 2019.

No caso de crianças ≥ 10 anos com hipercolesterolemia isolada e na categoria de risco aumentado, o manejo inicial também consiste em mudanças de estilo de vida. Caso haja persistência de um valor de LDL-C ≥ 160 mg/dL após 6 meses de intervenções em estilo de vida, recomenda-se o início de tratamento com estatina, objetivando-se um LDL-C < 130 mg/dL com esse tratamento.

No caso de crianças ≥ 10 anos com hipercolesterolemia isolada e na categoria de risco moderado, o manejo inicial também consiste em mudanças de estilo de vida. Caso haja persistência de um valor de LDL-C ≥ 160 mg/dL após 3 meses de intervenções em estilo de vida, recomenda-se o início de tratamento com estatina, objetivando-se um LDL-C < 130 mg/dL com esse tratamento.

No caso de crianças ≥ 10 anos com hipercolesterolemia e na categoria de risco alto, sugere-se um manejo baseado concomitantemente em intervenções de estilo de vida e tratamento medicamentoso com estatina, mediante LDL-C ≥ 130 mg/dL. Na vigência do tratamento com estatina, o alvo do LDL-C é < 100 mg/dL.

Crianças com hipercolesterolemia muito intensa (LDL-C ≥ 250 mg/dL) apresentam alto risco de uma dislipidemia primária e devem ser encaminhadas a um especialista, já que existe alta probabilidade de que necessitem de terapia farmacológica.

No caso de crianças < 10 anos, o manejo da hipercolesterolemia consiste basicamente em medidas de estilo de vida, a não ser em algumas situações em que a terapia medicamentosa pode ser considerada: presença de uma condição de alto risco cardiovascular; LDL-C > 400 mg/dL (sugerindo HF homozigótica ou HF heterozigótica grave); TG > 1.000 mg/dL, sinalizando uma hipertrigliceridemia genética; história familiar muito forte de doença cardiovascular aterosclerótica prematura.

Medidas de estilo de vida

A primeira etapa no manejo das dislipidemias em crianças consiste na intervenção baseada em dieta e atividade física.

A estratégia inicial para atingimento de metas não apenas de LDL-C, mas também de índice de massa corpórea, pressão arterial e glicemia de jejum deve incluir uma dieta rica em fibras derivadas de frutas e vegetais, grãos integrais, e rica em gorduras mono e poli-insaturadas, pobre em gorduras saturadas e sem gorduras trans.

A ingestão total de gorduras pode ser limitada a 30% das calorias totais, o consumo de gorduras saturadas pode ser limitado a 7-10% das calorias e o colesterol da dieta a 300 mg/dia. Essa composição dietética, sob a orientação de nutricionistas qualificados, pode resultar em níveis mais baixos de CT e LDL-C, menos obesidade e menor resistência insulínica. Os 20% remanescentes de ingestão de gordura devem incluir uma combinação de gorduras mono e poli-insaturadas, com limitação da ingestão de gordura trans ao mínimo possível.

Em crianças com hipercolesterolemia, uma dieta mais restrita pode ser considerada, baseada no consumo de gorduras saturadas ≤ 7% das calorias e no consumo de colesterol restrito a 200 mg/dia.

O uso de terapia com esteróis de plantas ou fitosteróis é usualmente reservado para crianças com HF que não atingiram os níveis desejáveis apenas com medidas de estilo de vida. Esses componentes reduzem a absorção de vitaminas lipossolúveis e betacaroteno, e assim crianças em uso desses suplementos devem tomar um polivitamínico diário.

Terapia medicamentosa

As estatinas representam a primeira opção na terapia medicamentosa da hipercolesterolemia em crianças com critérios para farmacoterapia. Existem diversas formulações aprovadas para uso em crianças. A escolha inicial do agente é geralmente baseada em potenciais interações com outros fármacos, preço e preferência do paciente. Deve-se iniciar o tratamento com dose baixa, dada 1 vez ao dia, de preferência à noite.

Diferentes estudos clínicos em crianças com hipercolesterolemia mostraram que a terapia com estatina, em comparação ao placebo, reduziu o LDL-C sem efeitos adversos significativos após anos de acompanhamento (Quadro 4). Em média, a redução dos níveis de LDL-C nesses estudos foi de 25-40 mg/dL.

Os efeitos adversos das estatinas são infrequentes e incluem miopatias, diabete melito tipo 2 de recente começo e elevação de enzimas hepáticas. Em estudos clínicos pediátricos, a incidência de efeitos colaterais com as estatinas foi baixa e a aderência ao tratamento foi geralmente boa.

Se o tratamento com a máxima dose tolerada de estatina não foi suficiente, outras terapias podem ser utilizadas, como inibidores de absorção de colesterol (ezetimibe, ainda que com evidência limitada em crianças) e sequestradores de ácidos biliares, e, em casos de HF homozigótica ou HF grave, inibidores de *PCSK9*, LDL-aférese, lomitapida e mipomersen.

Hipercolesterolemia familiar

A HF é uma condição genética caracterizada por níveis muito elevados de colesterol, geralmente desde a infância ou adolescência, e portanto por risco aumentado de doença arterial coronariana prematura. O diagnóstico de HF em crianças é baseado na presença de níveis elevados de LDL-C associada a história familiar de doença arterial coronariana (DAC) prematura e/ou história de hipercolesterolemia em um dos pais e/ou presença de mutação causadora de HF. A identificação de crianças com HF deve ser seguida de tratamento adequado ao diagnóstico. Todas as crianças com HF devem iniciar dieta com restrição de alimentos ricos em gorduras saturadas, sem gordura trans e rica em fibras. Deve-se também promover a prática de atividade física e a cessação do tabagismo.

Em geral, a HF é uma doença autossômica dominante causada pela presença de variantes patogênicas no gene do receptor de LDL (*LDLR*), resultando em receptores de LDL defeituosos ou ausentes, com consequente redução do *clearance* hepático do LDL. Além de mutações no gene *LDLR*, que representam as causas mais comuns de HF, mutações em outros genes, como *APOB* e *PCSK9*, também estão implicadas na gênese da doença. Mais raramente, o gene *LDLRAP1* também pode estar implicado em uma forma recessiva de HF. Todos os defeitos monogênicos resultam em deficiência da captação de LDL pelo fígado, e assim aumento de LDL-C na circulação. A herança de mutação de um dos pais leva à forma heterozigótica da HF, enquanto a herança de mutação do pai e uma da mãe leva à forma homozigótica.

A partir de 8 a 10 anos, as crianças com HF podem iniciar o uso de estatina, base do tratamento farmacológico da HF. Diversas estatinas são aprovadas para uso em crianças com HF. Nos EUA, as estatinas são aprovadas a partir da idade de 10 anos, com exceção da pravastatina, que é aprovada a partir dos 8 anos.

A terapia deve ser iniciada na menor dose recomendada, e aumentada de acordo com a redução do LDL-C e tolerabilidade. Embora não exista evidência para a definição de uma meta absoluta de LDL-C em crianças com HF, sugere-se idealmente uma redução de LDL-C de 50% em crianças com idade entre 8 e 10 anos, ou uma meta < 130 mg/dL a partir dos 10 anos de idade. A adição de outros fármacos, como o ezetimibe, pode ser necessária para o atingimento da meta proposta para crianças com

SEÇÃO III ▪ DISLIPIDEMIA E ATEROSCLEROSE

QUADRO 4 Segurança da terapia com estatinas em crianças e adolescentes com HF					
Primeiro autor, ano	N	Faixa etária, anos	*Follow-up* (semanas)	Placebo--controlado/ estatina/dose	Comentários de segurança
Knipscheer, 1996	72	8-16	12	Sim/pravastatina 5-20 mg	Bem tolerada, não afeta parâmetros bioquímicos de rotina ou o *status* hormonal refletido pelo TSH, ACTH ou cortisol
Stein, 1999	132	10-17	48	Sim/lovastatina 10-40 mg	Sem diferenças significativas em dados clínicos ou bioquímicos relacionados a *status* nutricional, hormonal ou crescimento
De Jongh, 2002	173	10-17	48	Sim/sinvastatina 10-40 mg	Sem evidência de qualquer efeito adverso no crescimento ou desenvolvimento puberal
McCrindle, 2003	187	10-17	26	Sim/atorvastatina 10-20 mg	Atorvastatina foi tão bem tolerada quanto placebo
Wiegman, 2004	214	8-18	104	Sim/pravastatina 20-40 mg	Sem efeitos adversos no crescimento, maturação sexual, níveis hormonais, fígado ou músculo
Clauss, 2005	54	10-17	24	Sim/lovastatina 20-40 mg	Sem alterações clinicamente significativas em sinais vitais, medidas antropométricas, níveis hormonais, duração do ciclo menstrual ou testes de função hepática ou muscular
Avis, 2010	177	10-17	12	Sim/rosuvastatina 5-20 mg	Rosuvastatina foi bem tolerada, sem aparente impacto adverso no crescimento ou desenvolvimento
Kusters, 2014	194	8-18	520	Não/pravastatina 20-40 mg	Não foram relatados efeitos adversos sérios no acompanhamento
Stein, 2017	14	6-18	24	Sim por 12 semanas; depois estudo aberto/rosuvastatina 20 mg	Crianças com HF homozigótica, em associação ou não com ezetimibe/LDL-aférese. Sem desistências por eventos adversos
Luirink, 2019	184 77 (irmãos não afetados)	14-31,7	20 anos	Não/terapia com estatina não especificada	4 pacientes descontinuaram a terapia por efeitos colaterais. Nenhum episódio de rabdomiólise, sem diferenças significativas nos resultados de função hepática ou níveis de CK, ou outros eventos adversos sérios

ACTH: hormônio adrenocorticotrófico; HF: hipercolesterolemia familiar; THS: hormônio estimulador da tireoide.
Fonte: adaptado de Rocha e Santos, 2018.

HF. O uso de inibidores de *PCSK9* e de outras terapias para HF é abordado em capítulo específico sobre hipercolesterolemia familiar.

HIPERTRIGLICERIDEMIAS

A hipertrigliceridemia é clinicamente definida como a presença de valores de TG séricos em jejum acima do percentil 95, ajustados por idade e sexo (Tabela 2). Dados de prevalência variam entre 5-15% na população geral americana, podendo atingir até 32% na população obesa.

A classificação laboratorial das hipertrigliceridemias na população pediátrica categoriza os valores de TG em normais, limítrofes, altos, muito altos, graves e muito

graves (Tabela 2). Concentrações de TG > 500 mg/dL são responsáveis por menos de 0,2% das hipertrigliceridemias em crianças, mas quando identificadas devem sinalizar forte suspeita da presença da síndrome de hiperquilomicronemia familiar (SQF) ou da síndrome de quilomicronemia multifatorial, resultante da coexistência de causas genéticas e secundárias.

A classificação etiológica da hipertrigliceridemia em crianças e adolescentes é um desafio, por ser frequentemente multifatorial, com fatores genéticos e ambientais que se sobrepõem e contribuem para a variabilidade fenotípica. Didaticamente, as hipertrigliceridemias podem ser classificadas em primárias e secundárias.

As hipertrigliceridemias primárias ou genéticas podem ser monogênicas ou poligênicas.

TABELA 2	Classificação das hipertrigliceridemias (mg/dL) em crianças e adolescentes					
Idade (anos)	Normal	Moderada	Alta	Muito alta	Grave	Muito grave
0-9	< 75	≥ 75-99	≥ 100-499	≥ 500-999	≥ 1.000-1.990	≥ 2.000
10-19	< 90	≥ 90-129	≥ 130-499	≥ 500-999	≥ 1.000-1.990	≥ 2.000

Fonte: adaptada de Shah e Wilson, 2015.

Hipertrigliceridemias monogênicas

Síndrome da quilomicronemia familiar (SQF):a SQF, antes classificada como tipo 1 na classificação de Fredrickson, representa uma mínima parcela (em torno de 2%) dos pacientes com hipertrigliceridemia primária. Tem prevalência estimada em 1-10 em 1 milhão. Trata-se de condição autossômica recessiva caracterizada pela presença de variantes patogênicas bialélicas no gene que codifica a lipase lipoproteica (*LPL*) ou um dos genes que codificam proteínas que interagem com a lipase lipoproteica e assim interferem na lipólise: *APOC2, APOA5, LMF1* e *GPIHBP1*. Variantes no gene *LPL* perfazem cerca de 80% dos casos. Os produtos desses genes são necessários para a lipólise dos quilomícrons e da VLDL mediada pela LPL. Entretanto, as concentrações de VLDL podem ser normais ou até baixas, já que a secreção da VLDL depende amplamente da chegada de TG ao fígado pelos remanescentes de quilomícrons. Assim, a SQF resulta em TG extremamente elevados, à custa de quilomícrons. Dados laboratoriais também demonstram reduções marcantes nas concentrações de HDL-C e LDL-C. Os homozigotos ou heterozigotos compostos ou duplo heterozigotos, que têm atividade da LPL ausente ou acentuadamente reduzida, apresentam concentrações séricas de TG que podem chegar a 10.000 mg/dL ou mais. Os sinais físicos podem incluir lipemia retinal e xantomas eruptivos, os últimos geralmente localizados nas nádegas e superfícies extensoras. A hepatoesplenomegalia decorre do acúmulo de quilomícrons no fígado e baço. Quando os níveis de TG excedem 1.000-2.000 mg/dL, o risco de pancreatite aumenta. Os bebês podem apresentar cólicas abdominais e deficiência de crescimento. Em crianças mais velhas, a pancreatite é altamente letal e, se recorrente, pode ser debilitante. A SQF pode se caracterizar por múltiplos episódios de pancreatite, levando a calcificação pancreática, diabete melito e esteatorreia, especialmente naqueles incapazes de se submeter a uma dieta com muito baixo teor de gordura.

Como os pais são heterozigotos para um dos genes implicados na SQF, o rastreamento dos irmãos da criança com essa condição é mandatório. O fenótipo lipídico dos pais heterozigotos ou dos irmãos pode variar de normal a hipertrigliceridemia grave.

Hipertrigliceridemias poligênicas ou multifatoriais

Mesmo dentro da categoria de hipertrigliceridemia grave, a maioria dos casos tem natureza poligênica. A hipertrigliceridemia poligênica pode resultar de carga excessiva de variantes comuns de pequeno efeito associadas a elevação de TG, e/ou de variantes heterozigotas raras de grande efeito nos genes associados a SQF, frequentemente associadas a fatores secundários que podem exacerbar a elevação dos TG. Também são chamadas de hipertrigliceridemias multifatorias (antigo tipo 5).

As hipertrigliceridemias leves a moderadas são também altamente poligênicas. A hipertrigliceridemia simples (antigo tipo 4) é similar à grave, mas com menor carga de determinantes genéticos.

Disbetalipoproteinemias

A disbetalipoproteinemia (antigo tipo 3) também tem uma fundação poligênica, mas com uma contribuição homozigótica da isoforma defectiva apoE2/E2 ou uma mutação dominante defectiva em apoE. A apoE serve como ligante para remoção dos remanescentes de quilomícrons, remanescentes de VLDL e das lipoproteínas de densidade intermediária (IDL), através dos receptores B/E que reconhecem a apoE. Também é denominada doença dos remanescentes. O diagnóstico laboratorial é sugerido pela presença de elevação do CT e dos TG, com valores de LDL-C e apoB normais ou baixos. O diagnóstico é confirmado pela elevação dos remanescentes das lipoproteínas na eletroforese de lipoproteínas, ou pela identificação da mutação genética da apoE. Achados clínicos distintos incluem xantomas palmares e xantomas túbero-eruptivos em cotovelos e joelhos. Apesar de as concentrações de LDL-C estarem normais ou reduzidas, indivíduos com disbetalipoproteinemia frequentemente apresentam risco cardiovascular elevado pelo aumento das partículas remanescentes.

Hipertrigliceridemias secundárias

Várias condições pediátricas (Quadro 5) são comumente associadas à hipertrigliceridemia, e as mais frequentes

QUADRO 5 Causas de hipertrigliceridemia
▪ Síndrome metabólica
▪ DM
▪ Excesso de ingestão de álcool
▪ Excesso de ingestão de calorias na forma de gordura ou de carboidrato simples
▪ Hepatite aguda
▪ Hipotireoidismo
▪ Hipercortisolismo
▪ Síndrome nefrótica
▪ Gestação
▪ Paraproteinemia

DM: diabete melito.

incluem fatores dietéticos como consumo excessivo de carboidratos refinados, gordura saturada e ácidos graxos trans. O resultado é o aparecimento precoce de doenças associadas como obesidade, resistência à insulina e diabete tipo 2, que têm em comum a presença de dislipidemia.

Depois de considerar as causas mais frequentes de hipertrigliceridemia na infância, (obesidade e diabete), é fundamental avaliar possíveis causas secundárias, como distúrbios do fígado, rim, glândulas endócrinas e doenças imunológicas, com base na história, exame físico e exames laboratoriais. Todos os medicamentos devem ser revisados em relação a efeitos sobre o perfil lipídico (Quadro 5), muitos dos quais se intensificam com a presença de outros fatores ambientais.

TRATAMENTO NÃO FARMACOLÓGICO

Em linhas gerais, a dieta é a recomendação inicial para pacientes com hipertrigliceridemia:

- 25-30% de calorias de gordura.
- 7% de calorias de gordura saturada.
- 10% das calorias de gordura monoinsaturada.
- Colesterol < 200 mg/dia.
- Evitar gorduras trans.
- Reduzir ingestão de açúcar simples.
- Aumentar dieta com peixes para aumentar os ácidos graxos ômega-3.

De acordo com os valores de TG, as recomendações incluem:

1. TG 125-299 mg/dL: encorajar estilo de vida saudável, com dieta e revisão da ingestão calórica; incentivar exercício físico; restringir uso de televisão, *videogame* e internet não escolar a 1 hora por dia ou menos; evitar o uso de álcool, estrógeno e anabolizantes.
2. TG 300-499 mg/dL: encorajar estilo de vida saudável, com dieta e revisão da ingestão calórica, e considerar farmacoterapia quando for refratário à dieta, na presença de HDL-C inferior a 35 mg/dL e de forte histórico familiar de doença cardiovascular prematura ou critérios para HFC.
3. TG 500-999 mg/dL: dieta, estimular estilo de vida saudável e considerar farmacoterapia pelo risco aumentado de pancreatite.
4. TG 1.000 mg/dL ou mais: dieta, incentivar estilo de vida saudável e instituir farmacoterapia.
5. TG acima de 1.000 mg/dL, à custa de quilomicronemia, resultante da redução de atividade da LPL: a dieta é a base terapêutica. A gordura deve ser restrita a 15% da ingestão diária. Como os triglicerídeos de cadeia média (TCM) são absorvidos diretamente pelos capilares e não contribuem para a formação de quilomícrons, o óleo de TCM pode ser incluído na dieta, para suporte calórico. Embora uma dieta vegetariana estrita possa reduzir a probabilidade de hipertrigliceridemia grave, é importante a prevenção de deficiências nutricionais, com a suplementação de ácido linoleico e vitaminas liposolúveis (A, D, E e K). O risco de pancreatite está presente, principalmente quando os níveis de TG estão elevados (a partir de 500 mg/dL), sendo recomendado monitoramento frequente.

TRATAMENTO FARMACOLÓGICO

O manejo farmacológico às vezes é necessário no tratamento da hipertrigliceridemia para redução do risco cardiovascular e redução do risco de pancreatite. Christian et al. descreveram o uso de agentes hipolipemiantes em uma população pediátrica incluindo crianças de 12-19 anos, sendo que 10,5% apresentavam TG acima de acima de 150 mg/dL. Entre pacientes com TG entre 150 e 499 mg/dL, 2,5% foram tratados com um agente hipolipemiante, e, entre aqueles com TG > 500 mg/dL, 16% receberam tratamento hipolipemiante. Fibratos foram os mais prescritos nos pacientes com hipertrigliceridemia grave, seguidos por estatinas e ácidos graxos ômega-3. Nenhuma das crianças de 5-11 anos com hipertrigliceridemia grave recebeu prescrição de agente dislipidêmico.

REDUÇÃO DO RISCO CARDIOVASCULAR

Evidências demonstram correlação entre alterações lipídicas na infância e risco cardiovascular elevado na vida adulta. Um grande aumento na prevalência da obesidade infantil tem sido fator causal e prevalente de dislipidemia nessa população. Se antes o foco era quase exclusivamente a identificação de crianças com LDL-C elevado, hoje o padrão predominante é associado a obesidade, elevação moderada a grave de triglicerídeos, LDL-C normal ou levemente elevado e HDL-C reduzido.

Essas alterações lipídicas caracterizam o perfil lipídico da síndrome metabólica, que predispõe a risco maior de doença cardiovascular e diabete na vida adulta.

Na presença de elevação intermediária de TG (150-499 mg/dL), o colesterol não HDL é um alvo terapêutico preferível.

Recomendação:
Em crianças acima de 10 anos, após 6 meses de mudança de estilo de vida intensivo:

- TG persistentemente elevados (150-499 mg/dL).
- LDL-C e não HDL-C acima dos percentis 95.
- Fator de risco presente.

Deve-se considerar o uso de estatinas.

REDUÇÃO DO RISCO DE PANCREATITE

Para pacientes com hipertrigliceridemias monogênicas, a dieta com restrição grave de gordura é a base do tratamento. Novos medicamentos estão disponíveis apenas para adultos (acima de 18 anos).

Nas dislipidemias poligênicas, com atividade residual da lipase, além da dieta restritiva, medicamentos como fibratos, niacina e ômega-3 podem ser considerados nos pacientes com TG persistentemente acima de 500 mg/dL, mas com avaliação caso a caso, pois esses medicamentos não são liberados para uso nessa população.

CONCLUSÕES

A presença de desordens lipídicas em crianças e adolescentes tem aumentado, em concordância com a deterioração do estilo de vida. A identificação seguida de manejo das dislipidemias na infância e adolescência é de extrema importância para reduzir o risco cardiovascular futuro desses indivíduos. A grande maioria dos casos, seja de colesterol aumentado, seja de TG elevados, pode ser manejada adequadamente por meio do cumprimento de hábitos saudáveis de vida, em particular alimentação equilibrada, prática de exercícios físicos e controle de peso. No entanto, são fundamentais o reconhecimento de

O QUE AS DIRETRIZES RECOMENDAM

- de Ferranti SD, Steinberger J, Ameduri R, Baker A, Gooding H, Kelly AS, et al. Cardiovascular risk reduction in high-risk pediatric patients: a scientific statement from teh American Heart Association. Circulation. 2019;139(13):e603-e634.

- Expert Panel on Integrated Guidelines for Cardiovascular Health and Risk Reduction in Children and Adolescents; National Heart, Lung, and Blood Institute. Expert panel on integrated guidelines for cardiovascular health and risk reduction in children and adolescents: summary report. Pediatrics. 2011;128 Suppl 5(Suppl 5):S213-56.

- Grundy SM, Stone NJ, Bailey AL, Beam C, Birtcher KK, Blumenthal RS, et al. 2018 AHA/ACC/AACVPR/AAPA/ABC/ACPM/ADA/AGS/APhA/ASPC/NLA/PCNA guideline on the management of blood cholesterol: a report of the American College of Cardiology/American Heart Association task force on clinical practice guidelines. J Am Coll Cardiol. 2019;73(24):e285-e350.

- Musunuru K, Hershberger RE, Day SM, Klinedinst NJ, Landstrom AP, Parikh VN, et al. Genetic testing for inherited cardiovascular diseases: a scientific statement from the American Heart Association. Genom Precis Med. 2020;13(4):e000067.

dislipidemias graves (geralmente de base genética) e seu devido tratamento, que deve incluir não apenas medidas de estilo de vida e remoção de causas secundárias, mas frequentemente o uso de terapia farmacológica.

SUGESTÕES DE LEITURA

1. Davis CL, Flickinger B, Moore D, Bassali R, Domel BS, Yin Z. Prevalence of cardiovascular risk factors in school children in a rural Georgia community. Am J Med Sci. 2005;330:53-9.
2. Defesche JC, Gidding SS, Harada-Shiba M, Hegele RA, Santos RD, Wierzbicki AS. Familial hypercholesterolaemia. Nat Rev Dis Primers. 2017;3:17093.
3. Expert Panel on Detection, Evaluation, and Treatment of High Blood Cholesterol in Adults. Executive Summary of The Third Report of The National Cholesterol Education Program (NCEP) Expert Panel on Detection, Evaluation, And Treatment of High Blood Cholesterol In Adults (Adult Treatment Panel III). JAMA. 2001;285(19):2486-97.
4. Rocha VZ, Santos RD. Safety of statin treatment in children with familial hypercholesterolemia: filling the gaps. Journal of Clinical Lipidology. 2018 Jan-Feb;12(1):12-5. PubMed PMID: 29287917.
5. Shah AS, Wilson DP. Primary hypertriglyceridemia in children and adolescents. Journal of Clinical Lipidology. 2015;9:S20-S28.
6. Sturm AC, Knowles JW, Gidding SS, Ahmad ZS, Ahmed CD, Ballantyne CM, et al.; Convened by the Familial Hypercholesterolemia Foundation. Clinical genetic testing for familial hypercholesterolemia: JACC Scientific Expert Panel. J Am Coll Cardiol. 2018;72(6):662-80.
7. Wiegman A, Gidding SS, Watts GF, Chapman MJ, Ginsberg HN, Cuchel M, et al. Familial hypercholesterolaemia in children and adolescents: gaining decades of life by optimizing detection and treatment. Eur Heart J. 2015;36(36):2425-37.

NOTA DOS EDITORES

Este capítulo possui referências bibliográficas adicionais, recomendadas pelos autores, na plataforma digital complementar do livro. Por motivos de compactação, somente algumas delas estão aqui contempladas.
Utilize o QR code abaixo para ter acesso a esse conteúdo:

14

Hipertrigliceridemia

José Rocha Faria Neto
Sarah Fagundes Grobe
Pedro Pimentel Filho

DESTAQUES

- A hipertrigliceridemia é diagnosticada quando os valores de triglicerídeos no plasma, dosados em jejum, estão acima de 150 mg/dL, ou acima de 175 mg/dL quando a coleta for realizada sem jejum.
- Apresenta causas adquiridas e hereditárias.
- A maioria dos pacientes não apresenta sintomas, exceto em algumas doenças hereditárias.
- O rastreamento pode ser feito a partir dos 20 anos e deve ser realizado a partir dos 40 anos.
- Apresenta metabolismo complexo e interdependente com outras lipoproteínas plasmáticas.
- A mudança no estilo de vida deve estar sempre presente no tratamento e ser estimulada em todas as consultas.

INTRODUÇÃO

As anormalidades nas lipoproteínas plasmáticas e os distúrbios do metabolismo lipídico estão entre os fatores de risco mais bem compreendidos e solidificados para o desenvolvimento da aterosclerose. Os lipídeos considerados biologicamente essenciais são fosfolipídeos, colesterol, ácidos graxos e triglicerídeos (TG). Os TG são formados por 3 ácidos graxos e 1 molécula de glicerol e são fonte de depósito energético acumulado no tecido adiposo e muscular.

METABOLISMO LIPÍDICO

As lipoproteínas plasmáticas são capazes de dissolver e transportar os lípides no plasma, e contêm em sua composição as apolipoproteínas. Estão subdivididas em dois grupos dependendo de sua composição ser rica em TG ou em colesterol. Entre as lipoproteínas ricas em TG, que costumam ser maiores e menos densas, existem os quilomícrons e as partículas de lipoproteína de densidade muito baixa (VLDL).

Os TG correspondem à maioria das gorduras consumidas pela alimentação, cerca de 66 g, se 30% das 2.000 kcal/dia consumidas por um indivíduo for gordura. Após a ingestão, as lipases pancreáticas decompõem os TG em ácidos graxos livres e os sais biliares emulsificam esses lipídeos, formando micelas. As micelas são absorvidas no intestino – processo facilitado pela proteína Niemann-Pick C1-*like* 1 – e são utilizadas para a formação dos quilomícrons. Esses quilomícrons têm a apolipoproteína B48 em sua composição e alcançam rapidamente a circulação através do sistema linfático. Durante o tempo em que circulam, os quilomícrons sofrem hidrólise pela ação da lipase lipoproteica e liberam ácidos graxos, glicerol e colesterol não esterificado que serão capturados pelas células musculares e adiposas. Seus remanescentes são então capturados pelo fígado e são capazes de formar partículas de VLDL, ricas em apolipoproteína B100. As partículas de VLDL contribuem para o transporte de lipídeos de origem hepática. São formadas e secretadas pelo fígado e liberadas na circulação periférica. O organismo requer triglicerídeos para atender às demandas de energia, e a secreção hepática de partículas de VLDL cumpre essa função. Sua formação depende da proteína de transferência de TG microssomal (MTP), que transfere o TG para a apolipoproteína B100. Na circulação periférica, os TG das VLDL, bem como os quilomícrons, são hidrolisados pela lipase lipoproteica, estimulada pela apolipoproteína C2 e bloqueado pela apolipoproteína C3. Os ácidos graxos liberados por esse processo são novamente redistribuídos e armazenados no tecido adiposo. Parte dos TG das VLDL e LDL-colesterol (LDL-C) são trocados por ésteres de colesterol vindos das partículas de HDL-colesterol (HDL-C), e esse processo é mediado pela proteína de transferência de éster de colesterol (CETP). As partículas de VLDL depletadas de TG são removidas pelo fígado e dão início à origem das partículas de IDL, que contêm apolipoproteína E. O catabolismo nesse processo lipídico continua pela lipase hepática até que ocorra a formação das partículas com maior potencial aterogênico, ricas em apolipoproteína B100, conhecidas como LDL-C. Habitualmente, os TG formam cerca de 4-8% do total da partícula de LDL-C. Contudo, níveis elevados de TG podem enriquecer as partículas de LDL-C e alterar a distribuição do seu núcleo lipídico, produzindo partículas de LDL-C menores e mais densas (Figura 1).

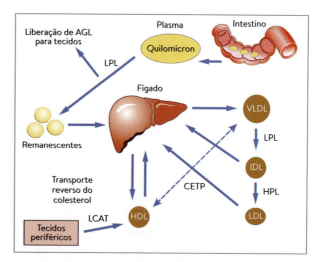

FIGURA 1 Metabolismo lipídico. Ciclos de transporte de lípides no plasma. As lipoproteínas participam de três ciclos básicos de transporte de lípides no plasma: (1) ciclo exógeno, no qual as gorduras são absorvidas no intestino e chegam ao plasma, sob a forma de quilomícrons, e, após degradação pela LPL, ao fígado ou a tecidos periféricos; (2) ciclo endógeno, em que as gorduras do fígado se direcionam aos tecidos periféricos; a VLDL é secretada pelo fígado e, por ação da LPL, transforma-se em lipoproteína de densidade intermediária e, posteriormente, em LDL, a qual carrega os lípides, principalmente o colesterol, para os tecidos periféricos; (3) transporte reverso do colesterol, em que as gorduras, principalmente o colesterol dos tecidos, retorna para o fígado; as HDL nascentes captam colesterol não esterificado dos tecidos periféricos pela ação da LCAT, formando as HDL maduras; por meio da CETP, ocorre também a transferência de ésteres de colesterol da HDL para outras lipoproteínas, como as VLDL.
AGL: ácidos graxos livres; CETP: proteína de transferência de éster de colesterol; HPL: lipase hepática; LCAT: lecitina-colesterol aciltransferase; LPL: lipase lipoproteica; VLDL: lipoproteína de densidade muito baixa.
Fonte: adaptada de Faludi et al., 2017.

DEFINIÇÃO

A hipertrigliceridemia pode ser resultante da diminuição da hidrólise dos TG das lipoproteínas pelas lipases lipoproteicas, do aumento da síntese de VLDL ou do aumento da ingestão na dieta. De modo geral, a doença é vista como poligênica e os fatores ambientais têm influência no aparecimento da dislipidemia.

O diagnóstico dos diferentes tipos de desordens das lipoproteínas depende de avaliações laboratoriais. Com base na dosagem de TG em jejum, os pacientes com hipertrigliceridemia podem ser distribuídos conforme a Tabela 1.

CAUSAS E MANIFESTAÇÕES CLÍNICAS

Na prática clínica, a hipertrigliceridemia pode ser categorizada em dois grupos, conforme a causa: distúrbios adquiridos ou distúrbios hereditários. Nos Quadros 1 e 2 são apresentados exemplos dessas duas condições.

TABELA 1 Classificação da hipertrigliceridemia
Normal: < 150 mg/dL
Hipertrigliceridemia leve: 150-499 mg/dL
Hipertrigliceridemia moderada: 500-885 mg/dL
Hipertrigliceridemia grave: > 885 mg/dL

QUADRO 1 Causas adquiridas de hipertrigliceridemia	
Distúrbios adquiridos	
Causas	Desordens
Metabólicas	Síndrome metabólica DM Lipodistrofia

(continua)

QUADRO 1 Causas adquiridas de hipertrigliceridemia (*continuação*)	
Hormonais	Hormônios sexuais
	Hormônio de crescimento
	Corticoides
	Hipotireoidismo
Renais	Glomerulopatias
	Doença renal crônica
Medicamentosas	Ácido retinoico
	Glicocorticoides
	Estrogênio
	Testosterona
	Diuréticos tiazídicos
	Betabloqueadores seletivos
	Imunossupressores
	Antirretrovirais
Estilo de vida	Sedentarismo
	Obesidade
	Tabagismo
	Alcoolismo
	Dieta rica em gorduras saturadas

DM: diabete melito.
Fonte: adaptado de Zipes et al., 2019.

QUADRO 2 Causas hereditárias de hipertrigliceridemia
Distúrbios hereditários
Quilomicronemia familiar
Hiperlipoproteinemia tipo V
Hiperlipidemia familiar combinada
Hipertrigliceridemia familiar
Disbetalipoproteinemia

Distúrbios adquiridos

Sempre que houver níveis muito elevados de TG, é recomendada a avaliação de uma causa secundária. Para os pacientes que apresentam uma história clínica sugestiva, deve-se considerar a hipertrigliceridemia como secundária a uma desordem metabólica, hormonal, renal, medicamentosa ou relacionada ao estilo de vida. Nesse cenário, é recomendado obter dosagem de creatinina, hormônio estimulador da tireoide (TSH), glicemia sérica e proteinúria.

Uma das principais causas de hipertrigliceridemia adquirida, o hipotireoidismo descompensado apresenta-se com níveis elevados de LDL-C e/ou TG séricos. A elevação do TSH é a resposta para o diagnóstico e também o tratamento, que costuma resolver a desordem lipídica com a reposição do hormônio tireoideano. Os estrogênios podem alterar os valores de TG por aumentar a produção hepática das partículas de VLDL, contudo a reposição hormonal não está indicada pela possibilidade de incremento no risco cardiovascular. Em pacientes com nefropatia proteinúrica, nota-se a elevação de LDL-C sobretudo pelo aumento da secreção de lipoproteínas hepáticas. No entanto, em pacientes renais crônicos, o padrão de dislipidemia é outro: há predomínio de TG, e os níveis de HDL-C estão reduzidos. A hipertrigliceridemia faz parte dos critérios diagnósticos da síndrome metabólica. A obesidade visceral, o aumento da pressão arterial e a disglicemia também compõem esse cenário e, rotineiramente, incrementam os valores séricos de TG, além de reduzir os valores de HDL-C. Em condições de hiperglicemia moderada a grave e obesidade, um aumento mais expressivo de TG pode ocorrer em decorrência da maior concentração de quilomícrons e VLDL. Diversos medicamentos podem alterar as lipoproteínas plasmáticas, e a grande maioria cursa com TG aumentados e HDL-C baixos. Entre os medicamentos mais comumente envolvidos estão: estrógeno via oral, tamoxifeno, betabloqueadores (exceto o carvedilol), glicocorticoides, imunossupressores, retinoides e antirretrovirais. O estilo de vida representa um dos fatores de risco com maior impacto sobre desfechos cardiovasculares. Obesidade, abuso de bebida alcóolica, dieta rica em gorduras saturadas e carboidratos, sedentarismo e tabagismo contribuem para todos os tipos de dislipidemia.

Distúrbios hereditários

Os distúrbios hereditários têm base genética e estão associados a níveis substancialmente altos de TG.

HIPERTRIGLICERIDEMIA GRAVE

A síndrome de quilomicronemia familiar (SQF) é uma doença rara, autossômica recessiva, caracterizada como hiperlipoproteinemia tipo I, com incidência de 1-2 casos por 1 milhão de indivíduos. Nesse fenótipo, ocorre um incremento significativo dos quilomícrons com níveis de TG acima de 880 mg/dL, os valores de VLDL não sofrem alterações, há ausência de apolipoproteína C2 e a atividade da lipase lipoproteica está reduzida ou ausente devido a mutações em ambos os alelos dessa enzima, em cerca de 80% dos casos. Mais raramente, as mutações podem ocorrer na apolipoproteína C2, GBIHBP1 ou LMF-1. Esses defeitos culminam com a falta de hidrólise de quilomícrons e VLDL, que se acumulam no plasma e permanecem circulantes mesmo após 12-24 horas de jejum. A SQF resulta da deficiência homozigótica na atividade da lipase lipoproteica e é caracterizada por xantomas eruptivos, lipemiarretinal, xerostomia, xeroftalmia, alteração comportamental e episódios frequentes de pancreatite. Portadores de SQF convivem com baixa qualidade de vida e desenvolvem problemas psicossociais, visto que a terapia mais eficaz para controle da doença está fundamentada em uma dieta rigorosa e sustentada com restrição de gordura. Fibratos, niacina e ácidos graxos apresentam pouco ou nenhum efeito sobre os TG. Terapias genéticas refletem resultados promissores em adultos com SQF e que apresentam episódios graves e recorrentes de pancreatite.

Em um distúrbio incomum, conhecido como hiperlipoproteinemia tipo V, não há deficiência completa da lipase lipoproteica ou da apolipoproteína C2 e o defeito implícito nesse fenótipo pode estar relacionado à apolipoproteína E4. Ocorre, então, uma superprodução de VLDL e quilomícrons, resultando em um aumento importante nos níveis de TG séricos. A patogênese dessa doença é multifatorial e envolve um estilo de vida não saudável.

HIPERTRIGLICERIDEMIA LEVE A MODERADA

A combinação de diversos defeitos genéticos somados a comportamentos e hábitos não saudáveis contribui para o fenótipo clínico da hiperlipidemia combinada familiar. É um distúrbio comum, sendo caracterizada pelo aumento dos níveis de LDL-C, apolipoproteína B, colesterol total e TG, e níveis baixos de HDL-C. Além disso, exige a identificação do problema em pelo menos um parente de primeiro grau. O distúrbio metabólico parece ocorrer pela produção excessiva de apolipoproteína B100 derivada do fígado e associado ao VLDL, e pelo aumento do fluxo de ácidos graxos para o fígado. Tem prevalência de 1 para cada 50 indivíduos e é responsável por parte dos casos de doença coronariana prematura. Mesmo assim, os pacientes raramente apresentam sintomas e sinais como xantomas, xantelasmas e arco corneano.

A hipertrigliceridemia familiar tem prevalência em torno de 1 para cada 100 indivíduos e costuma ocorrer pela interação de vários pares de genes e condições clínicas associadas, como obesidade, ingestão excessiva de álcool e hipertensão arterial. É uma doença heterozigótica e possui o fenótipo de hiperlipoproteinemia tipo IV. Os indivíduos acometidos por essa doença não manifestam sintomas e apresentam-se com níveis moderadamente elevados de triglicerídeos e VLDL séricos, além de LDL-C e HDL-C baixos e colesterol total normal ou aumentado. A produção hepática de VLDL está aumentada e a lipólise pela lipase lipoproteica está normal em condições basais.

A disbetalipoproteinemia familiar é uma desordem genética rara, resultante da anormalidade na apolipoproteína E2, que não consegue se ligar a receptores hepáticos e promove o acúmulo de partículas remanescentes de lipoproteínas, quilomícrons parcialmente catabolizados e VLDL no plasma. Corresponde ao fenótipo de hiperlipoproteinemia tipo III, e, laboratorialmente, há aumento de TG, VLDL e redução do HDL-C, sendo o cálculo do LDL-C pouco confiável nessa situação. Habitualmente, um fator adquirido contribui para os níveis mais altos de TG e colesterol. Com frequência, os pacientes apresentam doença aterosclerótica coronariana e acometimento vascular periférico precoce e são comuns alterações no exame físico, como a presença de xantomas túbero-eruptivos (Figura 2) e xantomas dos vincos palmares (Figura 3), patognomônicos da doença.

RASTREAMENTO

As dislipidemias requerem testes laboratoriais para seu diagnóstico, pois raramente cursam com sinais ou sintomas relacionados à doença. As indicações mais comuns para dosagem de TG incluem perfil de risco para doenças cardiovasculares, triagem de dislipidemias familiares e investigação etiológica da pancreatite aguda.

O rastreamento das alterações metabólicas é estimulado, pois permite a identificação de pacientes que podem se favorecer de intervenções que propõem a redução do risco

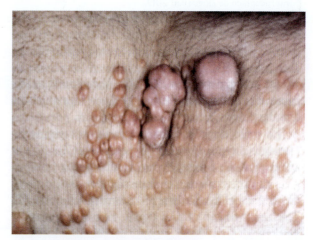

FIGURA 2 Xantomas túbero-eruptivos.
Fonte: UpToDate – hipertrigliceridemia.

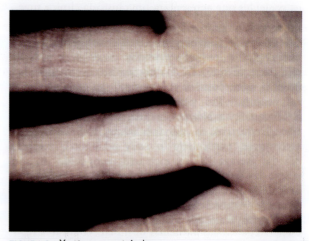

FIGURA 3 Xantomas estriados.
Fonte: UpToDate – hipertrigliceridemia.

cardiovascular. É aconselhado no primeiro atendimento envolvendo cuidados de prevenção à saúde, e, segundo a Atualização da Diretriz de Prevenção Cardiovascular da Sociedade Brasileira de Cardiologia, como avaliação rotineira dos fatores de risco cardiovasculares, podendo ser iniciada aos 20 anos e devendo ser feita entre 40-75 anos de idade.

Os testes genéticos são realizados somente nas situações em que há indícios clínicos e laboratoriais de síndrome de quilomicronemia familiar, visto que nos outros casos o tratamento seria, fundamentalmente, a mudança no estilo de vida acrescida da terapia medicamentosa padrão.

HIPERTRIGLICERIDEMIA E RISCO CARDIOVASCULAR

Embora a ação dos triglicerídeos no processo aterosclerótico tenha sido proposta em alguns cenários (impacto de níveis pré e pós-prandiais, avanço da aterosclerose e ocorrência de eventos cerebrovasculares e coronarianos), ainda hoje a relação causal entre TG e aterosclerose é fonte de incerteza, principalmente por resultados controversos em ensaios clínicos randomizados. Além disso, outras irregularidades metabólicas associam-se a níveis altos de TG, tais como HDL-C baixo, partículas de LDL-C pequenas e densas, hiperviscosidade sanguínea, disfunção endotelial e resistência insulínica, que por si sós poderiam aumentar o risco cardiovascular.

Há muitos anos, alguns estudos tentaram demonstrar a associação entre hipertrigliceridemia e doença coronariana, porém em grande parte das vezes o maior risco de desfecho esteve associado a outras lipoproteínas. Estudos explorando variantes genéticas nessa relação causal tentaram explicar se componentes das lipoproteínas ricas em TG aumentavam doença cardiovascular e, nesse cenário, obtiveram êxito. Os ensaios clínicos não tiveram resultados expressivos em seus desfechos e não incorporaram, na maioria das vezes, pacientes com hipertrigliceridemia grave, o que limita a extrapolação de resultados para a toda a população com hipertrigliceridemia. É plausível supor que os triglicerídeos modulem a resposta aterosclerótica, contudo não há ainda uma resposta se eles promovem diretamente a doença cardiovascular e se são um biomarcador real de risco. Com tantas publicações, sabe-se que partículas de VLDL e quilomícrons são pró-inflamatórias: seus remanescentes promovem inflamação endotelial e contribuem para a infiltração de monócitos na parede arterial. As lipoproteínas ricas em TG ativam o fator de necrose tumoral alfa, e as moléculas de adesão, como VCAM-1, e favorecem a aterosclerose. Além disso, a lipólise dessas lipoproteínas na superfície endotelial colabora para um efeito pró-coagulante e pró-apoptótico. Com isso, talvez a composição das lipoproteínas que carreiam TG possa ser mais importante nesse processo e ter implicação direta no desfecho cardiovascular do que somente o valor sérico de

TG. É importante ressaltar que o TG é apenas um componente de uma rica cadeia de lipoproteínas heterogêneas.

TRATAMENTO NÃO FARMACOLÓGICO

Os aspectos comportamentais de cada indivíduo devem ser investigados após um diagnóstico de dislipidemia. Hábitos alimentares e estilo de vida saudáveis são cruciais no tratamento das desordens metabólicas e devem ser insistentemente estimuladas pelo médico. Situações do dia a dia, potencialmente reversíveis, exacerbam diretamente a hipertrigliceridemia. Os efeitos da acentuada modificação no estilo de vida são responsáveis por um controle sustentado e efetivo nos níveis séricos das lipoproteínas.

- Alimentação: um padrão de alimentação saudável deve ser encorajado todo o tempo. Em pacientes com hipertrigliceridemia leve a moderada, sugere-se uma dieta hipocalórica com ênfase na menor ingestão de carboidratos com alto índice glicêmico, açúcar refinado e frutose. O consumo de frutose aumenta os níveis de TG pós-prandial e contribui para o aumento hepático da produção de VLDL. Nos casos de hipertrigliceridemia grave, o ponto crucial é a redução do consumo de gordura e álcool. Os ácidos graxos saturados da dieta devem ser substituídos por poli e monoinsaturados, e fontes animais são uma ótima opção de ômega-3.
- Controle do peso corporal: os valores de TG são bastante vulneráveis à variação do peso. A perda de peso pode resultar na redução de 20% dos níveis de TG, e reduções entre 5-10 kg costumam ser eficientes no controle da hipertrigliceridemia com magnitude de efeito importante.
- Bebida alcoólica: o consumo de álcool pode causar hipertrigliceridemia, bem como precipitar pancreatite em pacientes com níveis plasmáticos excessivamente altos. Nesse contexto, deve-se evitar o consumo, já que o excesso de etanol pode inibir a ação da lipase lipoproteica e a hidrólise de quilomícrons. Porém, a ingestão moderada de álcool em pacientes com concentrações plasmáticas intermediárias de TG tem efeitos menos claros, e o impacto nos níveis de TG pode ser limitado. De todo modo, é recomendado conter o consumo de bebida alcoólica em pacientes com hipertrigliceridemia.
- Atividade física: os exercícios físicos têm importante impacto na prevenção de doença cardiovascular, pois estimulam angiogênese, estabilizam o endotélio e melhoram a função vascular. A prática regular e moderada de exercícios aeróbicos e de resistência muscular 5 vezes por semana, durante 60 minutos, resulta em efeitos reconhecidos e significativos nos níveis plasmáticos de TG, podendo reduzir em até 33% as taxas de TG quando somada à dieta (Quadro 3).

SEÇÃO III ■ DISLIPIDEMIA E ATEROSCLEROSE

QUADRO 3 Impacto do tratamento não farmacológico na hipertrigliceridemia

Tratamento não farmacológico	Magnitude	Nível de evidência
Redução do peso	+++	A
Redução da ingestão de bebida alcóolica	+++	A
Redução da ingestão de açúcares simples	+++	A
Redução da ingestão de carboidratos	++	A
Aumento da atividade física	++	A
Substituição de ácidos graxos saturados por mono e poli-insaturados	++	B

Fonte: adaptado de Faludi et al., 2017.

TRATAMENTO FARMACOLÓGICO

Segundo a Atualização da Diretriz Brasileira de Dislipidemia e Prevenção de Aterosclerose, pacientes com risco de pancreatite (TG > 500 mg/dL) devem receber terapia medicamentosa para a hipertrigliceridemia concomitante às modificações do estilo de vida. Aqueles que apresentarem valores de TG entre 150-499 mg/dL devem receber tratamento conforme o risco cardiovascular individual.

Fibratos

Fibratos são agonistas de um fator de transcrição nuclear envolvido no metabolismo lipídico e na inflamação vascular, conhecido como receptor alfa ativado por proliferador de peroxissomos (PPAR-alfa). Essa ação é capaz de reduzir a concentração de apolipoproteína C3 e incrementar a produção e a ação de lipase lipoproteica. Representam a classe de medicamentos mais prescrita na hipertrigliceridemia, com capacidade para reduzir os valores de TG em até 60%. A grandeza do efeito dos fibratos relaciona-se diretamente com os valores plasmáticos de TG no momento do início do tratamento, ou seja, a eficácia tende a ser maior quanto maior forem os níveis basais.

Diversos ensaios clínicos correlacionaram diferentes fibratos com desfechos cardiovasculares. Estudos como *Helsinki heart study* (HHS), *Veterans affairs high density lipoprotein intervention trial* (VA-HIT) e *Bezafibrate infarction prevention* (BIP) compararam Gemfibrozil vs. placebo na prevenção primária, Gemfibrozil vs. placebo na prevenção secundária e Bezafibrato vs. placebo na prevenção secundária, respectivamente, porém não uti-

lizaram estatinas associadas no tratamento dos pacientes incluídos, o que inviabiliza a extrapolação dos dados hoje, visto que elas são o tratamento de escolha para as dislipidemias em todo o mundo.

Dois estudos avaliaram a eficácia de fibrato em pacientes diabéticos tipo 2, uma população com maior prevalência de elevação de triglicerídeos. Nesses estudos, *Fenofibrate intervention and event lowering in diabetes* (FIELD) e *Action to control cardiovascular risk in diabetes* (ACCORD), avaliou-se a ação do fenofibrato sobre desfechos cardiovasculares. Não houve benefícios na redução de desfecho primário mesmo na associação com sinvastatina, como ocorreu no estudo ACCORD. Mesmo após duas recentes revisões da Cochrane sobre o papel dos fibratos na prevenção primária e secundária de eventos cardiovasculares, o efeito parece ainda indefinido na mortalidade cardiovascular na era das estatinas, e sua indicação de uso está pautada em um possível risco residual.

A Atualização da Diretriz Brasileira de Dislipidemia e Prevenção de Aterosclerose recomenda que os fibratos sejam indicados para tratar níveis de TG > 500 mg/dL juntamente com medidas não farmacológicas; hipertrigliceridemia endógena refratária às medidas não farmacológicas; e dislipidemia mista com predomínio de hipertrigliceridemia. Os efeitos adversos relatados durante o tratamento são pouco frequentes, contudo pode haver mialgia, astenia, distúrbios gastrointestinais, litíase biliar, redução da libido, prurido e cefaleia, bem como a elevação reversível dos valores de creatinina e enzimas hepáticas. O uso de Gemfibrozil atualmente está contraindicado na associação com estatinas pelo alto risco de miotoxicidade, estando os outros fibratos quase livres dessa complicação.

Ômega-3

Os ácidos graxos ômega-3 são de origem vegetal e animal. O óleo de peixe, que contém os ácidos docosa-hexaenoico (DHA) e eicosapentaenoico (EPA), pode ser um adjuvante na terapia hipolipemiante em pacientes com hipertrigliceridemia, pois atuam reduzindo a síntese de VLDL e a secreção de apolipoproteína B. O sucesso do tratamento depende da dose: sabe-se que em altas doses, em torno de 2-4 g ao dia, o ômega-3 contribui para a redução dos níveis séricos de TG e discreto aumento do HDL-C. O benefício cardiovascular nos pacientes tratados com ômega-3 parecia não existir, com base nos ensaios clínicos disponíveis, especialmente na prevenção primária. Grande parte desse insucesso advém do tipo de ômega-3 utilizado nos estudos e das doses administradas. Um estudo de prevenção primária utilizou ômega-3 combinado (DHA + EPA) em homens com mais de 50 anos e mulheres com mais de 55 anos para avaliar desfecho cardiovascular e aparecimento de câncer invasivo.

Não houve benefício em nenhum dos desfechos. A mesma combinação de ômega-3 foi utilizada em diabéticos em prevenção primária e também não mostrou significância estatística na redução de desfechos. Em 2019, o estudo *Cardiovascular risk reduction with Icosapent Ethyl for hypertriglyceridemia* (REDUCE-IT) mudou o paradigma e a indicação do uso de ômega-3. Em uma apresentação altamente purificada de EPA, e em doses de 4 g ao dia, mais de 8 mil pacientes com diabete melito (DM) e alto risco cardiovascular ou com doença coronariana estabelecida em uso de estatinas foram randomizados para receber EPA vs. placebo. A randomização exigiu que os valores de LDL fossem entre 41-100 mg/dL e de TG entre 135-499 mg/dL. O uso de EPA na dose de 2 g duas vezes ao dia, por 5 anos, reduziu o risco de desfecho combinado de morte cardiovascular, infarto não fatal, revascularização miocárdica e angina instável. A redução do risco relativo de eventos isquêmicos para o desfecho primário foi de 30% e o de morte cardiovascular de 20%, com redução do risco absoluto de 0,9%. Houve melhora para o primeiro evento isquêmico, para eventos subsequentes e para cada desfecho isolado. O benefício do resultado pode ter ocorrido por efeitos metabólicos da droga, propriedades anti-inflamatórias por exemplo, e não somente pela redução dos TG, já que a magnitude dessa redução foi mediana e os valores de TG na inclusão não eram tão expressivos. A partir dessa análise, a Diretriz Europeia de Dislipidemia orienta que pacientes em prevenção secundária que mantiverem valores séricos de TG entre 135-499 mg/dL, apesar do uso de estatina, têm indicação do uso dessa formulação. No Brasil, a Atualização da Diretriz de Prevenção Cardiovascular da Sociedade Brasileira de Cardiologia recomenda que a suplementação de ômega-3 na forma de EPA, 4 g ao dia, pode ser feita em pacientes de prevenção secundária e TG entre 150-499 mg/dL apesar do uso de estatinas. A American Heart Association também reconheceu a relevância desses resultados e a importância do EPA no tratamento da hipertrigliceridemia.

Ácido nicotínico

Tem como função reduzir a síntese hepática de VLDL ao limitar a ação da lipase tecidual nos adipócitos, com consequente diminuição da liberação de ácidos graxos livres para a circulação. Seu uso não tem benefício em redução de desfechos cardiovasculares, mas é uma alternativa aos fibratos e estatinas nos pacientes com hipertrigliceridemia ou, ainda, como adjuvante a esses medicamentos em

pacientes refratários. Seu efeito sobre os TG séricos garante uma redução entre 20-50%. Entre os efeitos adversos mais comumente relatados, encontram-se o prurido e o rubor e, mais raramente, sangramentos, hiperuricemia, gastrite, hiperglicemia e hepatotoxicidade. A apresentação com liberação intermediária apresenta maior perfil de tolerabilidade, e recomenda-se o aumento gradual da dose, com intervalos de 4 semanas entre as titulações, e dose máxima atingida entre 1-2 g diários.

Novas terapias

Grande parte das novas propostas terapêuticas envolve terapia genética. Está sendo desenvolvido um anticorpo antiproteína 3 angiopoietina, chamado evinacumabe, que parece reduzir a atividade dessa proteína e, como consequência, os níveis de TG, LDL-C e Lp(a). Outra opção que está sendo testada é a produção de um oligonucleotídeo antissenso capaz de inibir a produção dessa mesma proteína. Conhecido como Volanersosen, esse medicamento é uma alternativa no tratamento de pacientes com síndrome quilomicronêmica familiar, pois reduz, além dos TG, os níveis de apolipoproteína C3.

A dislipidemia aterogênica é um enfoque atrativo para o aparecimento de terapias farmacológicas inovadoras. Com base no risco cardiovascular residual de pacientes que já estão adequadamente tratados, especialmente os que têm DM tipo 2, uma nova molécula está em fase avançada de estudo. Reconhecido como uma nova classe terapêutica, o SPPARM-alfa agonista parece ter maior potência e perfil de seletividade que o PPAR-alfa. Estudos pré-clínicos com essa nova droga mostraram maior redução de TG e aumento de HDL quando comparado com fenofibrato. Além disso, o Pemafibrato – como é conhecido – revelou benefícios fortes e sustentados na redução de lipoproteínas ricas em TG, remanescentes de colesterol e apo C3. Reduziu, também, a deposição de lipídeos na parede da aorta, garantiu homeostase glicêmica, apontou potentes efeitos anti-inflamatórios e foi seguro quanto aos efeitos hepáticos e renais. Após resultados animadores em modelo animal, está sendo realizado o estudo clínico PROMINENT, para avaliação de desfechos cardiovasculares em 10 mil pacientes diabéticos, com hipertrigliceridemia (200-499 mg/dL) e HDL-C baixo (≤ 40 mg/dL), em uso de estatinas (e/ou com LDL controlado), tratados com pemafibrato 0,2 mg duas vezes ao dia ou placebo. Um subanálise desse estudo avaliará a progressão da retinopatia nessa população (Quadro 4).

QUADRO 4 Indicações de tratamento farmacológico na hipertrigliceridemia

Medicamento	Classe de recomendação	Nível de evidência
Fibratos Triglicerídeos > 500 mg/dL Dislipidemia mista com predomínio de hipertrigliceridemia DM com TG > 200 mg/dL e HDL-C < 35 mg/dL em combinação com estatina	I IIa IIa	A B B
Ácido nicotínico Não há evidência de benefício, se o LDL-C estiver controlado Pode ser utilizado quando o HDL-C estiver isoladamente baixo e como alternativa aos fibratos e estatinas, ou em associação em paciente com hipertrigliceridemia, hipercolesterolemia ou dislipidemia mista refratária	III IIa	A A
Ômega-3 Pode ser usado em altas doses, associado a outros hipolipemiantes em paciente com hipertrigliceridemia grave e refratária Pacientes de alto risco cardiovascular, em uso de estatinas e com TG elevados, podem suplementar ômega-3 na formulação com EPA, na dose de 4 g ao dia, pois parece reduzir o risco de eventos isquêmicos, incluindo morte cardiovascular	I I	A B

DM: diabete melito; EPA: ácido eicosapentaenoico; HDL-c: colesterol da lipoproteína de alta densidade; LDL-c: colesterol da lipoproteína de baixa densidade; TG: triglicérides.
Fonte: adaptado de Précoma et al., 2019.

O QUE AS DIRETRIZES RECOMENDAM

- European Society of Cardiology/European Atherosclerosis Society guidelines: a contemporary population-based study. Eur Heart J. 2018;39:610-9.

- Faludi AA, Izar COM, Saraiva JFK, Chacra APM, Bianco HT, Afiune Neto A, et al. Atualização da diretriz brasileira de dislipidemia e prevenção da aterosclerose. Arq Bras Cardiol. 2017;109(2Supl.1):1-76.

- Grundy SM, Stone NJ, Bailey AL, Boca C, Birtcher KK, Blumenthal RS, et al. 2018 AHA/ACC/AACVPR/AAPA/ABC/ACPM/ADA/AGS/APhA/ASPC/NLA/PCNA guideline on the management of blood cholesterol: a report of the American College of Cardiology/American Heart Association task force on clinical practice guidelines. Circulation. 2019;139(25):e1082-e1143.

- Mach F, Baigent C, Catapano AL, Koskinas KC, Casula M, Badimon L, et al. 2019 ESC/EAS guidelines for the management of dyslipidaemias: lipid modification to reduce cardiovascular risk. European Heart Journal. 2020;41:111-88.

- Précoma DB, Oliveira GMM, Simão AF, Dutra OP, Coelho OR, Izar MCO, et al. Atualização da diretriz de prevenção cardiovascular da Sociedade Brasileira de Cardiologia – 2019. Arq Bras Cardiol. 2019;113(4):787-891.

SUGESTÕES DE LEITURA

1. Bhatt DL, Steg PG, Miller M, Brinton EA, Jacobson TA, Ketchum SB, et al. Cardiovascular risk reduction with Icosapent Ethyl for hypertriglyceridemia. N Engl J Med. 2019;380:11-22.
2. Fruchart JC, Santos RD, Aguilar-Salinas C, Aikawa M, Al Rasadi K, Amarenco P, et al. The selective peroxisome proliferator-activated receptor alpha modulator (SPPARM-alfa) paradigm: conceptual framework and therapeutic potential. Cardiovas Diabetol. 2019;18(1):71.
3. Madsen CM, Varbo A, Nordestgaard BG. Unmet need for primary prevention in individuals with hypertriglyceridaemia not eligible for statin therapy according to European Society of Cardiology/European Atherosclerosis Society guidelines: a contemporary population-based study. Eur Heart J. 2018 Feb 14;39(7):610-9.
4. Manson JE, Cook NR, Lee IM, Christen W, Bassuk SS, Mora S, et al. VITAL Research Group. Marine n-3 fatty acids and prevention of cardiovascular disease and cancer. N Engl J Med. 2019;380:23-32.
5. Rosenson RS, Eckel RH. Hypertriglyceridemia. UpToDate. Available: https://www.uptodate.com/contents/hypertriglyceridemia?search=hipertrigliceridemia&source=search_result&selectedTitle=1~150&usage_type=default&display_rank=1 (acesso novembro 2020).
6. Skulas-Ray AN, Wilson PSH, Brinton EA, Kris-Etherton PM, Richter CK, Jacobson TA, et al. Omega-3 fatty acids for the management of hypertriglyceridemia. Circulation. 2019;140:e673-e691.
7. Zipes DP, Libby P, Bonow RO, Mann DL, Tomaselli GF, Braunwald E, eds. Braunwald's heart disease: a textbook of cardiovascular medicine. 11.ed. Philadelphia: Elsevier; 2019.

NOTA DOS EDITORES

Este capítulo possui referências bibliográficas adicionais, recomendadas pelos autores, na plataforma digital complementar do livro. Por motivos de compactação, somente algumas delas estão aqui contempladas.
Utilize o QR code abaixo para ter acesso a esse conteúdo:

15

Causas secundárias de dislipidemia

Pedro Pimentel Filho
Emilio Hideyuki Moriguchi

DESTAQUES

- Diabete melito: a hiperlipidemia ocorre em associação com resistência à insulina, em geral com elevação de triglicerídeos e baixo HDL.
- Colangite biliar primária, marcada por hipercolesterolemia importante, com acúmulo da lipoproteína X.
- Síndrome nefrótica, com elevação importante do colesterol total e LDL.
- Doença renal crônica tem dislipidemia menos proeminente, com elevação do LDL e triglicerídeos e níveis baixos de HDL.
- Hipotireoidismo tipicamente eleva a LDL e muitas vezes os triglicerídeos. Recomenda-se avaliação para hipotireoidismo em todos os pacientes com dislipidemia.
- Obesidade se associa com muitas alterações deletérias do metabolismo, com alta concentração de LDL, VLDL e triglicerídeos, com HDL baixa.
- Tabagismo reduz a HDL, bem como suas propriedades funcionais ateroprotetoras.
- Consumo excessivo do álcool aumenta triglicerídeos.

INTRODUÇÃO

As lipoproteínas no plasma têm a função de transportar lipídeos aos tecidos para utilização de energia, deposição lipídica, produção de hormônios esteroides e formação de ácidos biliares. As liporoteínas consistem em colesterol livre e esterificado, triglicerídeos, fosfolipídeos e apolipoproteínas. Estas são proteínas de superfície e componentes estruturais que também fazem a ligação com receptores celulares e ativam ou inibem enzimas. As lipoproteínas (Lp) no sangue podem ser classificadas por densidade ou por composição. Por densidade em quilomícrons (QM), Lp de muito baixa densidade (VLDL), Lp de densidade intermediária (IDL), Lp de baixa densidade (LDL) e Lp de alta densidade (HDL). Na classificação por composição, há a lipoproteína "a" pequena, Lp(a), que é uma partícula de LDL com a proteína "a" na sua superfície. Alterações estruturais, do número (concentração) ou da função dessas lipoproteínas podem ser adquiridas por diversas causas, constituindo as "dislipidemias secundárias".

Uma *coorte* de 824 pacientes com dificuldade de tratamento da sua dislipidemia foi encaminhada para uma clínica especializada em lipídeos em um centro acadêmico nos EUA para avaliação. Além do perfil lipídico, foi criada uma planilha para avaliar dislipidemia secundária por um protocolo padronizado com testes laboratoriais, avaliação nutricional e história médica. Concluiu-se que 1/3 dos doentes tinham causas secundárias, ou seja, dislipidemia secundária é muito comum, e, em geral, as causas são multifatoriais. As causas mais comuns foram abuso de álcool seguido de diabete melito não controlado e albuminúria.

"Regra dos 4 D" para dislipidemia secundária:
1. Dieta: excesso da ingestão de gorduras saturadas, gorduras trans, colesterol, excesso de carboidratos (> 60%) álcool, excesso calórico = ganho de peso.
2. Drogas: exemplos de medicamentos que podem estar relacionados às dislipidemias. Eles são os glicocorticoides, estrógenos, progesterona, esteroides anabolizantes, inibidores de protease, ácido retinoico, tamoxifeno, ciclosporina, sirolimus, antipsicóticos, medicamentos para tratamento lipídico com efeitos secundários (óleo de peixe e fibratos aumentando LDL, resinas aumentando triglicerídeos, tiazolidinedionas reduzindo HDL).
3. Doenças: doença hepática obstrutiva, nefrose, doença renal crônica, doença por vírus da imunodeficiência adquirida (HIV), lúpus eritematoso sistêmico.
4. Distúrbios metabólicos: hipotireoidismo, diabete melito tipo 2, síndrome metabólica, gravidez, menopausa.

Em algumas situações, os pacientes podem ter uma condição clínica hereditária e podem desenvolver junto com uma causa secundária um agravamento de sua condição.

Por exemplo, um paciente com hipercolesterolemia familiar pode apresentar hipotireoidismo, tornando mais difícil o tratamento da LDL, além de ter o risco aumentado para miosite induzida por estatina. Outro exemplo: paciente com hipertrigliceridemia familiar pode passar por situações como uso de terapia hormonal (estrógeno) ou pode ter abuso do álcool, dieta muito gordurosa ou ter ganho de peso. Deve-se suspeitar fortemente de causa secundária para anormalidade lipídica em situações, como estas:

- Alteração lipídica nova ou progressiva sem história familiar.
- Piora de perfil lipídico até então controlado.
- Distúrbio lipídico refratário a tratamento convencional.
- Exacerbação importante e aguda em um distúrbio previamente leve.

EXAMES LABORATORIAIS

Os exames básicos para identificar causas secundárias são:

- TSH: para avaliar hipotireoidismo, com alteração de aumento de LDL, triglicerídeos e quilomícrons. A exclusão de hipotireoidismo é crucial antes de se iniciar tratamento medicamentoso das dislipidemias.
- Qualitativo de urina: análise do sedimento, para excluir síndrome nefrótica – em pacientes hipertensos e edematosos – com aumento do LDL.

- Glicemia de jejum/hemoglobina glicosilada: em pacientes com possível diabete melito tipo 2, com dislipidemia aterogênica.
- Perfil hepático: afastar doença hepática obstrutiva crônica. A fosfatase alcalina e as bilirrubinas são marcadores de colestase, e, além disso, as provas de função hepática são importantes na avaliação basal antes do uso de medicamentos.

As causas secundárias de dislipidemias estão apresentadas no Quadro 1.

QUADRO 1 Causas secundárias de dislipidemias
Causas clínicas comuns
- Aumento da gordura corporal, principalmente com adiposidade central
- Síndrome metabólica
- Resistência insulínica
- Composição nutricional (dieta)
- Atividade física limitada
- Tabagismo
- Consumo de álcool agudo ou substancial, especialmente com esteatose hepática
- Gravidez
- Anorexia nervosa
- Transplante, especialmente com uso de altas doses de imunossupressores
Doenças endócrinas
- Diabete melito não controlado
- Hipotireoidismo não tratado
- Lipodistrofia
- Síndrome de ovários policísticos
Doença renal
- Doença renal crônica
- Síndrome nefrótica
Doença hepática
- Hepatite com esteatose
- Colestase
- Cirrose biliar
- Colangite primária esclerosante (níveis de colesterol são diminuídos com cirrose)
- Estreitamento e malformação de dutos biliares (síndrome de Alagille)
Doença pancreática
- Pancreatite aguda pode resultar em insulinopenia, hiperglicemia e hipertrigliceridemia
Infecções
- HIV, especialmente se tratada com antirretrovirais
Doenças inflamatórias
- Lúpus eritematoso sistêmico
- Artrite reumatoide
Doenças de depósito
- Glicogenoses
- Doença de Gaucher
- Doença de depósito de cistina
- Doença juvenil de Tay-Sachs
- Doença de Niemann-Pick

(continua)

QUADRO 1 Causas secundárias de dislipidemias (*continuação*)

Outras
- Progéria
- Hipercalcemia idiopática
- Síndrome de Klinefelter
- Síndrome de Werner
- Doença de Kawasaki
- Porfiria aguda intermitente

HIV: vírus da imunodeficiência adquirida.

FATORES DIETÉTICOS E DE ESTILO DE VIDA

Dietas ricas em gorduras saturadas e gorduras trans aumentam os níveis de LDL. O ganho de peso também se associa com aumento do LDL, além de aumentar a resistência à insulina, que é a principal determinante da dislipidemia aterogênica, caracterizada por elevação dos triglicerídeos, diminuição da HDL e alteração no LDL com aumento de partículas pequenas e densas (Quadro 2).

HIPOTIREOIDISMO

É uma condição clínica muito comum. A alteração no colesterol depende do grau do hipotireoidismo. Níveis de TSH de 20 mU/L resultam em regulação para baixo dos receptores de LDL e aumento do colesterol. Também se sabe que a reposição hormonal reduz a Lp(a).

Sugerimos consultar o Capítulo "Dislipidemias e tireoidopatias".

SÍNDROME DE CUSHING

Nesta situação, a elevação persistente do cortisol estimula a produção hepática de partículas de VLDL. Além das anormalidades lipídicas, a ocorrência de diabete é maior.

VÍRUS DA IMUNODEFICIÊNCIA HUMANA

Nos estágios precoces da infecção por HIV, os níveis de colesterol são baixos, em geral, pela associação com alterações específicas das funções imunes. Com a terapia antirretroviral, ocorrem alterações características de resistência insulínica, com elevação de triglicerídeos e baixos níveis de HDL. Com a hipertrigliceridemia, há consequente aumento de partículas pequenas e densas de LDL.

QUADRO 2 Impacto das mudanças de estilo de vida nos níveis lipídicos

	Magnitude do efeito	Nível de evidência
Intervenções para reduzir CT e LDL		
▪ Evitar gordura trans	++	A
▪ Reduzir a gordura saturada	++	A
▪ Aumentar as fibras na dieta	++	A
▪ Uso de alimentos funcionais enriquecidos com fitosteróis	++	A
▪ Uso de levedura de arroz vermelho nutracêutico	++	A
▪ Reduzir o peso corporal excessivo	++	A
▪ Reduzir o colesterol dietético	+	B
▪ Aumentar a atividade física regular	+	B
Intervenções para reduzir triglicerídeos		
▪ Reduzir o peso corporal excessivo	+	A
▪ Reduzir o consumo de álcool	+++	A
▪ Aumentar a atividade física regular	++	A
▪ Reduzir a quantidade total de carboidratos na dieta	++	A
▪ Usar suplementos de gorduras n-3 poli-insaturadas	++	A
▪ Reduzir o consumo de mono e dissacarídeos	++	B
▪ Substituir a gordura saturada por gordura mono e poli-insaturada	+	B
Intervenções para aumentar HDL-colesterol		
▪ Evitar gorduras trans na dieta	++	A
▪ Aumentar a atividade física regular	++	A
▪ Reduzir o peso corporal excessivo	++	A
▪ Reduzir carboidratos na dieta e substituir por gorduras insaturadas	++	A
▪ Consumo modesto de álcool nos indivíduos que já o consomem	++	B
▪ Suspender o tabagismo	+	B

Magnitude do efeito: +++ ≥ 10%; ++ = 5-10%; + ≤ 5%.
CT: colesterol total; LDL: LDL-colesterol.

ANOREXIA NERVOSA

Estudos bioquímicos em mulheres com distúrbios alimentares mostram anormalidades como alterações das enzimas hepáticas na bulimia e hipercolesterolemia na anorexia nervosa, com aumento paradoxal dos níveis de colesterol.

PORFIRIA AGUDA INTERMITENTE

Em pacientes com porfiria assintomática a LDL pode estar elevada, mas parece haver aumento da HDL e da apoA-1, fato que pode atenuar o risco cardiovascular naquela situação.

DOENÇAS INFLAMATÓRIAS

Uma das principais causas de redução do HDL em pacientes hospitalizados são as doenças inflamatórias, com importante elevação dos marcadores de fase aguda. Junto com albumina e transferrina, o nível de HDL cai e depois retorna aos níveis basais dias após o fim da reação de fase aguda.

PARAPROTEINEMIA

Pode causar níveis muito baixos de HDL. O mecanismo para a grande deficiência do HDL pode estar relacionado aos anticorpos IgG ligados à HDL. A imunoglobulina IgG pode ligar-se à apoA-I, formando um complexo que é removido do organismo e reduzindo a concentração de HDL. A quimioterapia para a paraproteinemia pode elevar o HDL, na medida em que impede a formação desses complexos.

SÍNDROME DE OVÁRIOS POLICÍSTICOS

Ocorre em mulheres com hiperinsulinemia e resistência à insulina. As alterações são maiores nos níveis de HDL do que nos triglicerídeos. O tratamento com metformina e dieta nessas mulheres reduz o peso e a LDL de maneira efetiva e segura, além de aumentar os níveis de HDL.

DOENÇA RENAL CRÔNICA

É caracterizada por acúmulo de apoB rica em triglicerídeos e de apo C-III. A apoC-III inibe a ação da lipase lipoproteica (LLP), bloqueando a metabolização dos triglicerídeos. O aumento de apoC-III, a "marca" da dislipidemia renal, pode resultar de distúrbios na ação e no metabolismo da insulina. Achados recentes indicam que a apoCIII é um gatilho para uma cascata de eventos inflamatórios que podem resultar em disfunção endotelial e dano vascular.

DOENÇA HEPÁTICA E ESTEATOSE HEPÁTICA

O fígado é o centro do metabolismo das lipoproteínas, por isso há uma relação complexa entre dislipidemia e doença hepática crônica. Metanálises mostram que a esteatose hepática não alcoólica está associada com diabete melito tipo 2 e maior incidência de doença cardiovascular. Esteato-hepatite não alcoólica se associa frequentemente com fibrose hepática e com maior mortalidade, hepática e vascular. Hiperlipemia, lipotoxicidade e secreção inadequada de insulina são os responsáveis por esse aumento da mortalidade.

DOENÇA HEPÁTICA OBSTRUTIVA

Doença biliar obstrutiva pode causar hipercolesterolemia grave, resistente ao tratamento convencional. O único tratamento efetivo é na causa hepática ou biliar. Na cirrose biliar primária, há um nível elevado de colesterol livre que ocasiona xantomas. Isso se deve a uma lipoproteína especial, chamada "lipoproteína X" (Lp-X). Nos estágios iniciais, a LDL, a VLDL e a HDL estão elevadas. A Lp-X é uma forma anormal de LDL, virtualmente específica para colestase e também para a deficiência familiar da LCAT (lecitina colesterol aciltranferase).

Em doença hepatocelular aguda, como hepatite alcoólica ou viral, pode haver uma fase colestática com muitas alterações das lipoproteínas. Na cirrose sem colestase, os pacientes não são em geral hiperlipidêmicos, e, nos casos avançados, o colesterol e a apoB podem estar diminuídos.

SÍNDROME NEFRÓTICA

Os pacientes se apresentam com hipercolesterolemia, hipertensão e edema. Há queda dos níveis séricos de albumina e proteinúria. Com o aumento da proteinúria, a LDL elevada se acompanha de hipertrigliceridemia. Há também aumento da Lp(a).

A anormalidade principal é a produção hepática aumentada de lipoproteínas, induzida em parte pela diminuição da pressão oncótica do plasma. Mas também há uma redução no catabolismo das lipoproteínas.

ANTICORPOS MONOCLONAIS NA HIPERLIPIDEMIA TIPO III

Uma forma adquirida de hiperlipidemia tipo III pode estar associada com mieloma e imunocomplexos Ig-lipoproteínas. Casos em que a imunoglobulina se liga à VLDL do paciente, com dislipidemia refratária e xantomas. Tratada com quimioterapia, há melhora no colesterol e triglicerídeos.

MEDICAMENTOS COMO CAUSA

A interação mais importante de medicação com dislipidemia acontece nos triglicerídeos, podendo provocar exacerbações relevantes. Existem listas de medicamentos que causam hipertrigliceridemia, muitas vezes grave, podendo ocasionar pancreatite em indivíduos suscetíveis. Elas incluem estrógenos, colestiramina ou colestipol (resinas, de forma geral), contraceptivos orais contendo progesterona de "segunda geração", danazol, tamoxifeno, clomifeno, betabloqueadores, diuréticos tiazídicos, ciclosporina, isotretinoina, antipsicóticos e glicocorticoides.

Outros medicamentos podem ter perfil "favorável" nos lipídeos, por exemplo alfabloqueadores, estrógenos, terapia de reposição hormonal, anticoncepcionais orais combinados de progesterona de "terceira geração", moduladores seletivos dos receptores de estrógenos, hormônio do crescimento e ácido valproico (Quadros 3 e 4).

CONCLUSÕES

Dislipidemia secundária é muito frequente e um desafio diário na prática clínica.

Dieta, fármacos, drogas, doenças e distúrbios metabólicos podem causar alterações nos níveis lipídicos. Dislipidemias adquiridas podem necessitar tratamento com medicações que podem ser evitadas ou minimizadas quando se maneja a causa adequadamente. A revisão de uma causa potencial de dislipidemia secundária requer história e avaliação clínica minuciosas, indispensáveis para promover uma boa abordagem e um resultado clínico satisfatório.

QUADRO 3 Fármacos que podem aumentar os níveis de LDL-colesterol

Hormônios
▪ Esteroides anabolizantes (testosterona)
▪ Glicocorticoides
▪ Algumas formas de progesterona
▪ Danazol

(continua)

QUADRO 3 Fármacos que podem aumentar os níveis de LDL-colesterol *(continuação)*

Farmacoterapias cardiometabólicas
▪ Amiodarona
▪ Diuréticos tiazídicos
▪ Rosiglitazona
▪ Fibratos quando administrados em pacientes com hipertrigliceridemia grave
▪ Ácido docosa-hexaenoico quando administrado a pacientes com importante hipertrigliceridemia
Outras farmacoterapias
▪ Isotretinoína
▪ Medicamentos imunossupressores (ciclosporina)
▪ Inibidores de sódio-glicose cotransportador 2

QUADRO 4 Fármacos que podem aumentar os níveis de triglicerídeos

Hormônios ou agentes com ação semelhante
▪ Estrógenos orais
▪ Alguns anticoncepcionais orais
▪ Glicocorticoides
▪ Tamoxifeno
▪ Raloxifeno
Farmacoterapias cardiometabólicas
▪ Betabloqueadores não seletivos
▪ Diuréticos tiazídicos
▪ Sequestradores de ácidos biliares
Uso de drogas
▪ Álcool
▪ Maconha (*Cannabis*)
Agentes imunossupressores
▪ Ciclosporina
▪ Sirolimus
▪ Interferon
Agentes antineoplásicos
▪ L-asparaginase
▪ Ciclofosfamida
Outras farmacoterapias
▪ Retinoides
▪ Inibidores da protease
▪ Rosiglitazona
Medicamentos neurológicos e psiquiátricos
▪ Clozapina, olanzapina, quetiapina
▪ Fenotiazinas e risperidona com menor efeito

O QUE AS DIRETRIZES RECOMENDAM

- Faludi AA, Izar MCO, Saraiva JFK, Chacra APM, Bianco HT, Afiune NA, et al. Atualização da Diretriz Brasileira de Dislipidemias e Prevenção da Aterosclerose – 2017. Arq Bras Cardiol. 2017;109(2 Suppl 1):1-76.

- Mach F, Baigent C, Catapano AL, Koskinas KC, Casula M, Badimon L, et al.; ESC Scientific Document Group. 2019 ESC/EAS Guidelines for the management of dyslipidaemias: lipid modification to reduce cardiovascular risk. Eur Heart J. 2020;41(1):111-188.

SUGESTÕES DE LEITURA

1. Attman PO, Samuelsson O. Dyslipidemia of kidney disease. Curr Opin Lipidol. 2009 Aug;20(4):293-9.
2. Bodogni G, Gastaldelli A, Foschi FG. Fatty liver, cardiometabolic disease and mortality. Curr Opin Lipidol. 2020;31(1):27-31.
3. Rosenson RS. Secondary causes of dyslipidemia. European Heart Journal. Up To Date; 2019. Available in: www.uptodate.com.
4. Stone NJ. Secondary causes of dyslipidemia. In: Ballantyne C. Clinical lipidology: a companion to Braunwald's heart disease. Philadelphia: Elsevier; 2009.
5. Vodnala D, Rubenfire M, Brook RD. Secondary causes of dyslipidemia. Am J Cardiol. 2012;110:823.

16
Dislipidemias e tireoideopatias

Maria Cristina de Oliveira Izar
Marília Izar Helfenstein Fonseca

DESTAQUES

- Os distúrbios da tireoide podem se associar a aumentos ou reduções de colesterol total e do colesterol da lipoproteína de baixa densidade.
- O hipertireoidismo está relacionado à redução nas concentrações de colesterol, enquanto o hipotireoidismo associa-se a um discreto aumento nos parâmetros lipídicos, particularmente nas concentrações de LDL-colesterol (LDL-C) e de lipoproteína (a).
- No hipotireoidismo, existe aumento da oxidação da LDL, favorecendo o processo aterogênico.
- A hiperlipidemia no hipotireoidismo deve-se principalmente à diminuição de receptores de LDL (LDLR), causa secundária de dislipidemia.
- As tireoideopatias alteram ainda a pressão arterial, a complacência vascular e a função endotelial, a trombogenicidade e a função cardíaca, que são, em geral, revertidas com o tratamento específico do distúrbio tireoidiano.
- O tratamento da dislipidemia no hipotireoidismo só deve ser realizado após a regularização dos níveis hormonais.

INTRODUÇÃO: FISIOLOGIA DA FUNÇÃO TIREOIDIANA

A função tireoidiana é regulada pelo eixo hipotálamo-hipófise-tireoide por um mecanismo clássico de retroalimentação em alça. O hormônio liberador de tireotrofina (TRH) é secretado no hipotálamo e estimula a hipófise anterior a produzir o hormônio tireoestimulante (TSH), que, por sua vez, estimula a glândula tireoide a liberar o hormônio tireoidiano (HT). Os níveis de HT regulam a produção e a liberação de TRH e TSH. O TSH tem uma relação *log-linear* com os níveis de tetraiodotiroxina (T4), e mesmo pequenas variações nas concentrações de HT levam a grandes mudanças no TSH, por isso o TSH sérico é um marcador robusto dos HT. Os dois principais HT iodinados são o T4 e a tri-iodotironina (T3), que possuem efeitos biológicos, sendo o T3 mais potente que o T4. A tireoide produz 100% do T4 circulante e cerca de 20% do T3. Os outros 80% são provenientes da deiodinação periférica do T4 em T3 pela ação de deiodinases. Uma vez liberados na circulação, os HT são capazes de se ligar de forma reversível a proteínas plasmáticas. Apenas os HT em sua forma livre são biologicamente ativos. Em várias situações clínicas o *feedback* negativo da regulação da função tireoidiana pode não ocorrer, como no infarto do miocárdio ou na insuficiência cardíaca, o que resulta em redução de HT sem a concomitante elevação de TSH. Essa condição é reconhecida como a síndrome do eutireóideo doente e não requer tratamento da condição tireoidiana, apenas da condição de base.

DIAGNÓSTICO

O diagnóstico de disfunções tireoidianas deve ser feito com a dosagem dos níveis de TSH e de HT (T3 e T4). Com os ensaios de TSH de alta sensibilidade, o clínico pode detectar mudanças discretas na função tireoidiana, trazendo o conceito de doença subclínica da tireoide, em que apenas alterações de TSH são observadas, sem concomitante alteração dos níveis séricos de HT (redução dos HT no caso do hipotireoidismo e aumento dos HT no caso de hipertireoidismo). O hipotireoidismo na sua forma clínica, em contrapartida, é diagnosticado quando níveis elevados de TSH são observados em conjunto com reduções nos níveis de HT, particularmente T4 livre. Já o hipertireoidismo é diagnosticado quando níveis de TSH são suprimidos ou reduzidos (segundo valor de referência do laboratório), com aumento dos níveis de HT.

EFEITOS LIPÍDICOS

Os distúrbios da tireoide podem se associar a aumentos ou reduções de colesterol total e do colesterol da lipoproteína de baixa densidade (LDL-C), particularmente nas suas formas clínicas estabelecidas, ou seja, quando alterações nos níveis de HT já são observadas. O hipertireoidismo associa-se à redução das concentrações de colesterol, situação que é revertida quando o eutireoidismo se restabelece. Já o hipotireoidismo pode estar associado a um discreto, mas significante, aumento nos parâmetros lipídicos, particularmente nas concentrações de LDL-C. A hiperlipidemia no hipotireoidismo clínico deve-se à diminuição de receptores de LDL (LDLR), resultando em menor *clearance* de colesterol no fígado e menor atividade da enzima colesterol 7-alfa-hidroxilase, que é ativada pelos HT, além de menor atividade da HMG-CoA redutase. Além disso, no hipotireoidismo existe aumento da oxidação da LDL, que favorece o processo de aterogênese, o qual é revertido com o tratamento de reposição com levotiroxina. Adicionalmente, pode haver aumento da absorção de colesterol por ação do hormônio tireoidiano nos transportadores Niemann-Pick C1-*like* 1 (NPC1L1). Já a hipertrigliceridemia aparece em decorrência do aumento da produção hepática das partículas de VLDL. Dessa forma, o hipotireoidismo é uma das causas secundárias de dislipidemia, que deve ser sempre lembrada e afastada. Também a lipoproteína (a), um potente marcador de aterogênese, inflamação e oxidação de lipoproteínas, pode sofrer aumento no hipotireoidismo clínico, sendo que seus valores diminuem com a reposição hormonal.

Os efeitos do hipotireoidismo subclínico (HSC) na hiperlipidemia são menos claros, podendo haver aumento menos marcante do colesterol total, do LDL-C e dos triglicérides, particularmente quando níveis de TSH se encontram > 10 mU/L. Com relação ao tratamento, uma revisão de 6 ensaios clínicos randomizados concluiu que a levotiroxina para o HSC não tinha efeitos na redução do colesterol, mas sugeriu uma tendência à redução quando esses níveis estavam acima de 155 mg/dL, em uma análise de subgrupos. Estudos subsequentes sugeriram que a redução do LDL-C foi de aproximadamente 11,6 mg/dL. Assim, se existe associação, esta é fraca, com o HSC contribuindo para uma pequena elevação no LDL-C, variando entre 3-15 mg/dL. Porém, essas alterações poderiam contribuir para o alto risco de eventos cardiovasculares observado nessa população.

DOENÇA TIREOIDIANA E FATORES DE RISCO CARDIOVASCULAR

No hipertireoidismo subclínico e clínico pode haver aumento da espessura da íntima média carotídea e comprometimento da função vascular. Já no hipotireoidismo, tanto clínico como subclínico, pode haver disfunção endotelial, reversível após reposição com hormônio tireoidiano, bem como aumento da velocidade de onda de pulso, marcador de rigidez arterial.

Vários fatores podem contribuir para a disfunção endotelial e rigidez vascular no hipotireoidismo clínico e subclínico, incluindo a hiperlipidemia e o estado pró-inflamatório. No estudo de Rotterdam, a calcificação aórtica e a prevalência de infarto do miocárdio foram maiores em pacientes com hipotireoidismo subclínico com anticorpos antitireoide positivos do que naqueles com hipotireoidismo subclínico isoladamente. Tanto a hiperlipidemia como os anticorpos antitireoide reduzem a expressão da enzima óxido nítrico sintase endotelial, e assim comprometem a resposta vasodilatadora do endotélio; acrescida a isso há a perda do efeito vasodilatador de T3.

Tanto o hipotireoidismo clínico como o subclínico têm sido associados a aumento de marcadores de trombogênese (fibrinogênio e fator X). No hipertireoidismo os pacientes têm níveis maiores de fator de von Willebrand, comparados a pacientes em eutireoidismo, o que leva à maior formação de trombo plaquetário, que pode ser revertido com o tratamento. O aumento de eventos cerebrovasculares trombóticos, no hipertireoidismo, pode ser explicado pelo aumento de marcadores de trombose, mas também por alterações na árvore vascular ou ainda por maior risco de fibrilação atrial.

Já no hipotireoidismo são descritos tanto estado pró-trombótico como aumento da fibrinólise. Parece que o hipotireoidismo moderado se associa mais à hipercoagulabilidade, e o acentuado a maior fibrinólise por diminuição do fator ativador do plasminogênio (TPA). No hipotireoidismo subclínico predomina o estado de hipercoagulabilidade por aumento da atividade do fator VII e da relação entre a atividade do fator VII/antígeno fator VII, redução de antitrombina III, aumento de fibrinogênio, fator VII e PAI-1 (inibidor do ativador de plasminogênio). O aumento do estado trombogênico pode explicar em parte o maior risco de eventos cardiovasculares e morte nesses pacientes com hipotireoidismo subclínico. Assim, tanto o excesso como a falta de hormônio tireoidiano podem alterar as vias de coagulação, embora não se saiba a relevância clínica desses fenômenos.

O Quadro 1 mostra os efeitos da disfunção tireoidiana nos fatores de risco cardiovascular.

TRATAMENTO DA DISLIPIDEMIA NAS DISFUNÇÕES TIREOIDIANAS

Recomendações da Atualização da Diretriz Brasileira sobre Dislipidemias e Prevenção da Aterosclerose

No hipertireoidismo clínico, a correção do distúrbio tireoidiano reverte as alterações lipídicas, enquanto os efeitos do tratamento do hipertireoidismo subclínico não são tão claros. Enquanto isso, a reposição com levotiroxina no hipotireoidismo clínico reduz o colesterol total, LDL-C, ApoB, Lp(a), sem efeitos no HDL-C, Apo A1 ou nos triglicérides. No caso de falha de resposta, ou resposta insuficiente, deve-se considerar a presença de dislipidemia concomitante. Já o efeito da reposição hormonal sobre o perfil lipídico no hipotireoidismo subclínico apresenta resultados divergentes, com alguns trabalhos mostrando benefício e outros sem efeito.

O tratamento com estatinas não está contraindicado para esses indivíduos, mas a estatina deve ser iniciada após a regularização dos níveis hormonais, particularmente quando hipotireoidismo francamente estabelecido, em função do risco aumentado de miosite nesses pacientes. Existe maior prevalência de hipotireoidismo nos pacientes intolerantes à estatina. A simples reposição hormonal pode corrigir a dislipidemia induzida pelo hipotireoidismo. Mesmo assim, alguns indivíduos permanecem dislipidêmicos, demonstrando a coexistência da dislipidemia primária. No caso, o perfil lipídico precisa ser reavaliado após atingido o eutireoidismo para se estabelecer a necessidade de tratamento adicional.

TRATAMENTO DA DISFUNÇÃO TIREOIDIANA NA VIGÊNCIA DE DISLIPIDEMIA

Recomendações do Departamento de Tireoide da Sociedade Brasileira de Endocrinologia e Metabologia

Na vigência de dislipidemia, recomenda-se tratar o hipotireoidismo clínico e subclínico por meio da reposição de levotiroxina quando os níveis de TSH estiverem acima de 10 mU/L, objetivando atingir o eutireoidismo e reduzir o risco cardiovascular desses indivíduos. O hipertireoidismo clínico deve ser tratado por meio do bloqueio da produção dos HT, iodoterapia ou de forma cirúrgica, individualmente, com o objetivo de normalização dos HT. Já o tratamento do hipertireoidismo subclínico é mais controverso, mas atualmente se aceita tratar indivíduos idosos, com osteoporose, arritmias ou risco cardiovascular aumentado, principalmente quando níveis de TSH < 0,1 mU/L.

QUADRO 1	Efeitos da disfunção tireoidiana nos lípides e em fatores de risco cardiovascular	
	Hipertireoidismo e hipertireoidismo subclínico	**Hipotireoidismo e hipotireoidismo subclínico**
Parâmetros lipídicos	Leve redução	▪ Aumento do colesterol total ▪ Aumento do LDL-C
Hipertensão	▪ Hipertensão sistólica ▪ Aumento da pressão de pulso	Hipertensão diastólica
Disfunção endotelial	▪ Produção excessiva de óxido nítrico ▪ Reatividade vascular aumentada ▪ Aumento da espessura da íntima média carotídea* ▪ Aumento da rigidez arterial* * Se a doença não for tratada por longo período	▪ Comprometimento da dilatação endotélio--dependente ▪ Aumento da rigidez arterial
Trombogenicidade	▪ Aumento do fibrinogênio* ▪ Aumento do fator de von Willebrand* * Na doença clinicamente manifesta	Não é claro
Função cardíaca	▪ Aumento do risco de arritmias* ▪ Aumento do átrio, da massa do ventrículo esquerdo* ▪ Disfunção diastólica* * Se não tratado por longo período	Disfunção sistólica e diastólica no repouso e durante exercícios

LDL-C: colesterol da lipoproteína de baixa densidade.

CONCLUSÕES

O metabolismo lipídico é influenciado pelos hormônios tireoidianos, e mesmo mudanças sutis na função tireoidiana podem levar a dislipidemias. O hipotireoidismo é uma causa secundária de dislipidemia que deve ser sempre incluída no diagnóstico diferencial. Além das modificações no perfil lipídico, as tireoideopatias alteram a pressão arterial, a complacência vascular e a função endotelial, a trombogenicidade e a função cardíaca, que em geral são revertidas com o tratamento específico da alteração tireoidiana. O tratamento da dislipidemia no hipotireoidismo só deve ser realizado após a regularização dos níveis hormonais.

O QUE A DIRETRIZ RECOMENDA

- Faludi AA, Izar MCO, Saraiva JFK, Chacra APM, Bianco HT, Afiune Neto A, et al. Atualização da Diretriz Brasileira de Dislipidemias e Prevenção da Aterosclerose – 2017. Arq Bras Cardiol. 2017;109(2Supl. 1):1-76.

SUGESTÕES DE LEITURA

1. Canaris GJ, Manowitz NR, Mayor G, Ridgway EC. The Colorado thyroid disease prevalence study. Arch Intern Med. 2000;160:526-34.
2. Danzi S, Klein I. Thyroid hormone and blood pressure regulation. Curr Hypertens Rep. 2003;5:513-20.
3. Duntas LH. Thyroid disease and lipids. Thyroid. 2002;12:287-93.
4. Hak AE, Pols HA, Visser TJ, Drexhage HA, Hofman A, Witteman JC. Subclinical hypothyroidism is an independent risk factor for atherosclerosis and myocardial infarction in elderly women: the Rotterdam study. Ann Intern Med. 2000;132:270-8.
5. Maia AL, Scheffel RS, Meyer ELS, Mazeto GMFS, Carvalho GA, Graf H, et al. The Brazilian consensus for the diagnosis and treatment of hyperthyroidism: recommendations by the Thyroid Department of the Brazilian Society of Endocrinology and Metabolism. Arq Bras Endocrinol Metab. 2013;57:205-32.
6. Muller B, Tsakiris DA, Roth CB, Guglielmetti M, Staub JJ, Marbet GA. Haemostatic profile in hypothyroidism as potential risk factor for vascular or thrombotic disease. Eur J Clin Invest. 2001;31:131-7.
7. Pearce EN. Update in lipid alterations in subclinical hypothyroidism. J Clin Endocrinol Metab. 2012;97(2):326-33.
8. Sgarbi JA, Teixeira PFS, Maciel LMZ, Mazeto GMFS, Vaisman M, Montenegro Junior RM, et al. The Brazilian consensus for the clinical approach and treatment of subclinical hypothyroidism in adults: recommendations of the Thyroid Department of the Brazilian Society of Endocrinology and Metabolism. Arq Bras Endocrinol. 2013;57:166-83.
9. Villar HC, Saconato H, Valente O, Atallah AN. Thyroid hormone replacement for subclinical hypothyroidism. Cochrane Database Syst Rev. 2007;(3):CD003419.

NOTA DOS EDITORES

Este capítulo possui referências bibliográficas adicionais, recomendadas pelos autores, na plataforma digital complementar do livro. Por motivos de compactação, somente algumas delas estão aqui contempladas.
Utilize o QR code abaixo para ter acesso a esse conteúdo:

17

Diabete melito

Otávio Rizzi Coelho
Roberto Estrázulas Mayer

DESTAQUES

- O diabete melito (DM) é uma doença altamente prevalente.
- A principal causa de mortalidade é a doença cardiovascular em 60% dos casos.
- Requer tratamento multidisciplinar.
- Há duas classes farmacológicas que mudam a história natural da doença.

INTRODUÇÃO

Diabete melito (DM) é uma desordem crônica caracterizada por desbalanço metabólico determinado por diversas alterações fisiopatológicas que determinam secreção inadequada de insulina e/ou resistência periférica à ação desta, resultando em níveis glicêmicos persistentemente elevados, predispondo a uma série de complicações que classicamente são divididas em microvasculares (retinopatia, nefropatia e neuropatia) e macrovasculares (doença arterial coronariana, doença cerebrovascular, doença arterial periférica e insuficiência cardíaca), ambas associadas com diminuição da qualidade de vida e de expectativa de vida (Figura 1).

CLASSIFICAÇÃO

Apesar de várias apresentações fenotípicas, podemos classificar o DM em dois principais subgrupos, baseados no processo fisiopatogênico subjacente principal à hiperglicemia (Quadro 1). Dessa forma, classifica-se a doença em tipo 1 (DM1, cerca de 5-10% dos casos), decorrente de processo de dano imunológico às células betapancreá-

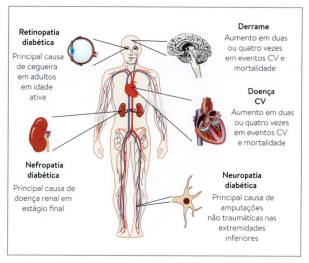

FIGURA 1 Complicações a longo prazo do diabete. Consequências da hiperglicemia prolongada.
CV: cardiovascular(es).
Fonte: National Diabetes Statistics Report, 2014.

ticas com deficiência quantitativa de secreção de insulina; e tipo 2 (DM2), correspondendo a 90% dos casos, em que há níveis variáveis de resistência tissular à insulina, secreção variável de insulina (que em fases iniciais pode estar até aumentada e nas fases mais avançadas está comumente diminuída) e aumento na produção hepática de glicose.

Além dessas duas categorias, o DM pode ocorrer em associação com outras situações clínicas, como uso de medicações (p. ex., corticosteroides, diuréticos, antineoplásicos), mutações genéticas específicas (Mody – *maturity-onset diabetes of youth*), síndromes clínicas hereditárias (Turner, Klinefelter, Down) e doenças endócrinas específicas (acromegalia, Cushing, feocromocitoma) (Quadro 1).

Uma nova classificação do DM baseada no fenótipo de apresentação foi proposta por Ahlquist e colaboradores em 2018, dividindo o DM em adultos em 5 *clusters*: *severe autoimmune diabetes* (SAID); *severe insulin-deficient diabetes* (SIDD); *severe insulin-resistant diabetes* (SIRD); *mild obesity-related diabetes* (MOD) e *mild age-related diabetes* (MARD), levando em consideração a forma de apresentação, a fisiopatologia e a incidência de complicações. Essa classificação vem progressivamente sendo adotada por autores.

EPIDEMIOLOGIA

A rápida urbanização, associada a um estilo de vida sedentário, com consequente aumento na prevalência de obesidade, bem como com o envelhecimento da pirâmide etária, tem sido implicada no aumento da prevalência do DM nos diversos países desenvolvidos ou em desenvolvimento. Em 2017 a Internacional Diabetes Federation (IDF) avaliou que 9% da população adulta mundial teria DM, 50% dos casos não diagnosticados, prevendo um aumento acentuado nas próximas décadas (Figura 2).

No Brasil, um estudo realizado pelo Brazilian Cooperative Group on the Study of Diabetes Prevalence no início da década de 1990 estimou que 7,6% da população adulta era diabética. Entretanto, um estudo em servidores de universidades públicas na faixa de 35-74 anos (estudo Elsa) determinou uma prevalência de 20% de DM, metade dos casos sem diagnóstico prévio; 63% apresentavam sobrepeso ou obesidade.

QUADRO 1	Classificação do diabete melito (DM)
Tipo 1	Decorrente de agressão autoimune às células betapancreáticas, levando à deficiência absoluta de secreção de insulina
Tipo 2	Há progressiva perda de secreção de insulina, mas associada a um cenário de resistência à ação periférica
Gestacional	Em geral, ocorre no segundo ou terceiro trimestre de gestação e não se associa à existência de diabete prévio à gestação
Secundário a outras causas	Síndromes monogênicas, doenças do pâncreas exócrino, induzido por drogas (p. ex., glicocorticoides, tratamento de aids, antineoplásicos)

Aids: síndrome de imunodeficiência adquirida.
Fonte: ADA Standards of Medical Care in Diabetes, 2020.

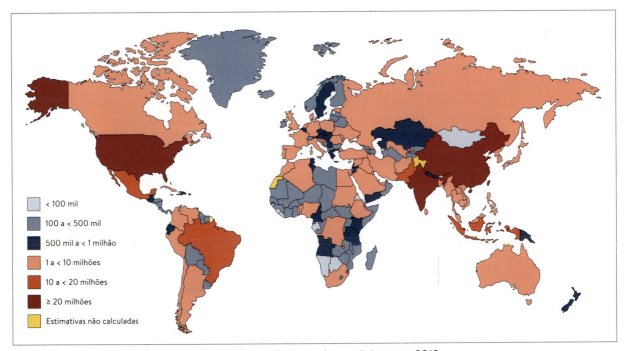

FIGURA 2 Total aproximado do número de adultos (20-79 anos) com diabete em 2019.
Fonte: Atlas IDF, 2019.

A doença cardiovascular (DCV) é a principal causa de morte no DM, sendo responsável por 60% da mortalidade. O indivíduo diabético tem 2-4 vezes mais probabilidade de apresentar doença arterial coronariana (DAC), acidente vascular cerebral (AVC) e doença arterial periférica (DAP). Muitas vezes essas complicações antecedem em vários anos o estabelecimento do diagnóstico de DM (Figura 3). As complicações microvasculares (retinopatia, nefropatia e neuropatia) estão associadas mais intimamente ao tempo de evolução do DM e ao nível de descontrole metabólico crônico, sendo importante causa de morbidade. A retinopatia diabética é a principal causa de cegueira, e a nefropatia diabética, a principal causa de necessidade de terapia renal substitutiva.

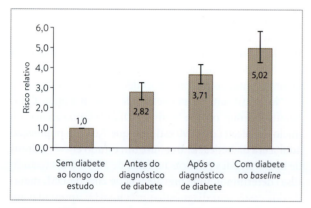

FIGURA 3 Relação temporal entre AVC e IAM e diagnóstico de DM.

AVC: acidente vascular cerebral; DM: diabete melito; IAM: infarto agudo do miocárdio.

Fonte: HU FB et al. Dia Care. 2002;25:1129-34.

FISIOPATOLOGIA

Muitas anormalidades metabólicas têm sido descritas como participantes dos mecanismos fisiopatológicos implicados na gênese do DM2. Dois destes são considerados primordiais: 1) resistência à ação da insulina; 2) falência de células betapancreáticas.

A insulina atua perifericamente, determinando a entrada de glicose para o intracelular, principalmente para as células musculares e adiposas, ao mesmo tempo que promove a inibição da produção hepática de glicose. Tais ações contribuem para a manutenção de níveis glicêmicos dentro de uma faixa estreita, tanto no período de jejum como no pós-prandial. Alterações de ordem genética, étnica, nutricional e ocupacional causam alterações na sinalização do receptor de insulina e desencadeiam: redução da captação periférica de glicose; liberação de ácidos graxos livres; produção pós-prandial de glicose pelo fígado por não supressão do glucagon; gliconeogênese hepática aumentada no jejum, dentre outras alterações fisiopatológicas.

Na tentativa de manter a homeostase dos níveis glicêmicos, há um hiperinsulinismo compensatório inicial durante um tempo variável, seguido por uma falência gradativa das células beta determinadas por glicotoxicidade, lipotoxicidade, estresse oxidativo, deposição de amilina, desdiferenciação e apoptose com o passar do tempo e progressão da doença (Figura 4).

Outros mecanismos participam também da fisiopatogênese e são alvo de intervenção terapêutica: redução do efeito incretina; ação não suprimida de glucagon; aumento da reabsorção renal de glicose; menor efeito anorético da insulina. Tais fatores ficaram classicamente conhecidos como octeto de De Fronzo (Figura 5).

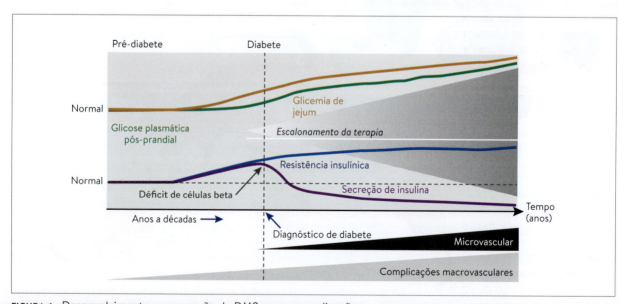

FIGURA 4 Desenvolvimento e progressão do DM2 e suas complicações.

Fonte: adaptada de Ryden L et al. Eur Heart J. 2013;34:3035-87.

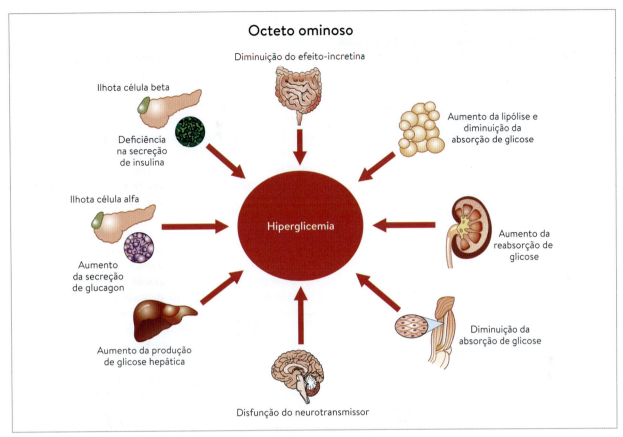

FIGURA 5 Octeto de De Fronzo.
Fonte: adaptada de De Fronzo RA. Diabetes. 2009;58:773-95.

APRESENTAÇÃO CLÍNICA E DIAGNÓSTICO

A apresentação clássica de poliúria, polidipsia e perda de peso ocorre quando o limiar renal de excreção de glicose é atingido, ocorrendo glicosúria e diurese osmótica quando os níveis de glicemia estão acima de 180 mg/dL. Dessa forma, o paciente pode permanecer anos com níveis glicêmicos elevados sendo assintomático; o diagnóstico ocorre durante exames laboratoriais de rotina ou intercorrências clínicas.

Embora os sintomas do DM sejam decorrentes dos níveis de glicemia, a morbidade e a mortalidade são mais decorrentes de complicações vasculares (DAC, AVC, DAP e insuficiência cardíaca – IC). A doença arterial periférica é a forma mais comum de apresentação clínica do DM2, seguida pela insuficiência cardíaca, IAM e AVC (Figura 6). Menor número de pacientes terá como forma clínica inicial a doença microvascular.

O diagnóstico laboratorial do DM é realizado por meio de determinação da glicemia de jejum (GJ), teste de tolerância oral a glicose de 2 horas (TTOG) e determinação de hemoglobina glicosilada (HbA1C) (Figura 7).

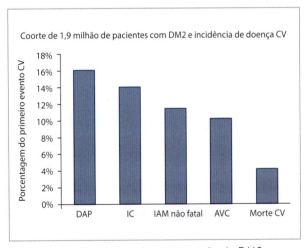

FIGURA 6 Formas clínicas de apresentação do DM2.
AVC: acidente vascular cerebral; CV: cardiovascular; DAP: doença arterial periférica; DM2: diabete melito tipo 2; IAM: infarto agudo do miocárdio.

Fonte: Shah et al. Lancet diabetes endocrino. 2015;3:105-13, Appendix; Scirica. N Engl J Med. 2013;369:1317-26; Berl et al. Ann Intern Med. 2003;138:542-9.

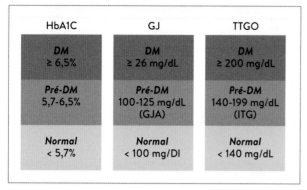

FIGURA 7 Critérios diagnósticos para DM2 e pré-DM. Os níveis de glicemia se estendem por um continuum de risco aumentado de DM.

DM: diabete melito; GJ: glicemia em jejum; GJA: glicemia em jejum alterada; HbA1C: hemoglobina glicosilada; ITG: intolerância à glicose oral; TTGO: teste de tolerância à glicose oral.

Fonte: adaptada de American Diabetes Association, 2018.

Pacientes com DM2 podem ter apresentação clínica grave decorrente de desidratação intensa, níveis glicêmicos muito elevados (em geral acima de 400 mg/dL), alteração de sensório e alterações hidreletrolíticas, em geral concomitantes com infecções, trauma ou cirurgia de urgência ou emergência, sendo denominada síndrome hiperglicêmica hiperosmolar. Em pacientes com DM1 essa mesma apresentação costuma estar associada à acidose metabólica e cetonemia, sendo denominada cetoacidose diabética.

É frequente a associação de DM2 e síndrome metabólica, sendo essa condição um marcador de resistência à ação da insulina e estado pró-inflamatório e pró-trombótico.

É importante salientar que o diagnóstico de pré-diabete já está associado a aumento na chance de doença micro e macrovascular, como podemos ver na Figura 3, de uma coorte de pacientes do Reino Unido mostrando o aumento do risco cardiovascular na condição de pré-DM.

ESTRATIFICAÇÃO DE RISCO CARDIOVASCULAR

O paciente diabético poderá apresentar-se em qualquer estágio de evolução de sua doença, sendo importante no início do tratamento e no decurso da evolução da doença a estratificação do risco cardiovascular (RCV) – ver Tabela 1.

Para o estabelecimento do risco cardiovascular levaremos em conta uma série de fatores, como idade, sexo, duração do DM, fatores de risco agravantes (estratificadores de risco), presença de doença aterosclerótica subclínica ou estabelecida e evidência de doença microvascular instalada.

Estratificadores de risco: o tempo de duração de DM superior a 10 anos está associado a aumento do risco cardiovascular. No sexo masculino, a doença aterosclerótica é mais precoce, estabelecendo-se como ponto de corte a idade de 49 anos, a partir da qual o risco aumenta; em mulheres o ponto de inflexão é 56 anos (Quadro 2).

Doença aterosclerótica subclínica: o escore de cálcio coronariano (CAC) é um método de fácil emprego e que agrega valor e capacidade de reclassificação de risco em pacientes de prevenção primária para DCV, particularmente no paciente diabético. Quanto maior o CAC, maior o RCV. Em pacientes diabéticos com CAC acima de 10 unidade Agatston, é maior a probabilidade de morte e eventos cardiovasculares futuros, sendo classificados como alto risco (Quadro 3).

Doença aterosclerótica: a avaliação de pacientes diabéticos assintomáticos para determinação de isquemia silenciosa e/ou determinação de lesões anatômicas obstrutivas na angiotomografia de coronárias não reduziu eventos e não modificou prognóstico, não sendo recomendada rotineiramente (Quadro 4).

O eletrocardiograma de repouso (ECG), sendo um método de baixo custo e de grande disponibilidade, deve ser incorporado à avaliação inicial do paciente diabético.

TABELA 1 Risco cardiovascular no DM2

Categorias de risco cardiovascular em pacientes com diabete			
Baixo	< 10	Homem < 38 Mulher < 46	Sem ER, DASC e DACL
Intermediário	10-20	Homem 38-49 Mulher 46-56 Homem < 49	
Alto	20-30	Mulher > 56 anos ou qualquer idade se ER ou DASC	ER, DASC Sem DACL
Muito alto	> 30	Qualquer idade se DACL	DACL

DAC: doença arterial coronariana; ER: estratificadores de risco; DASC: doença aterosclerótica subclínica; DACL: doença aterosclerótica clínica.

Fonte: adaptada de Diretriz Brasileira Baseada em Evidências sobre Prevenção de Doenças Cardiovasculares em Pacientes com Diabetes: Posicionamento da Sociedade Brasileira de Diabetes (SBD), da Sociedade Brasileira de Cardiologia (SBC) e da Sociedade Brasileira de Endocrinologia e Metabologia (SBEM).

QUADRO 2 Fatores estratificadores de risco

Estratificadores de risco

- Idade > 49 anos para homens ou > 56 anos para mulheres
- Duração do diabete superior a 10 anos*
- História familiar de doença arterial coronariana prematura[†]
- Presença de síndrome metabólica definida pelo IDF[‡]
- Hipertensão arterial tratada ou não tratada
- Tabagismo vigente[§]
- Taxa de filtração glomerular estimada abaixo de 60 mL/min/1,73 m²
- Albuminúria > 30 mg/g de creatinina
- Neuropatia autonômica
- Retinopatia diabética

* Válido para pacientes com início do diabetes após os 18 anos de idade. [†] História familiar de doença coronariana prematura é definida pela presença de eventos coronarianos em parentes de primeiro grau (pai, mãe ou irmãos) antes dos 55 anos de idade para homens ou 65 anos para mulheres. [‡] A definição da IDF de síndrome metabólica consiste em: circunferência abdominal ≥ 94 cm para homens e ≥ 80 cm para mulheres e dois ou mais dos seguintes critérios: (1) triglicérides ≥ 150 mg/dL para homens e mulheres; (2) HDL-C < 40 mg/dL em homens e < 50 mg/dL em mulheres; (3) pressão arterial ≥ 130/85 mmHg ou tratamento para hipertensão; e (4) glicemia em jejum ≥ 110 mg/dL. [§] Tabagismo vigente é definido quando o último episódio ocorreu em menos de 1 ano antes do momento da estratificação.
IDF: International Diabetes Federation.

QUADRO 3 Doença aterosclerótica subclínica

- Escore de cálcio arterial coronariano > 10 U Agatston
- Placa carotídea (espessura íntima média > 1,5 mm)
- Angiotomografia coronariana computadorizada com presença de placa
- Índice tornozelo-braquial < 0,9
- Aneurisma da aorta abdominal

QUADRO 4 Doença aterosclerótica clínica

- Síndrome coronariana aguda
- Infarto agudo do miocárdio ou angina instável
- Angina estável ou antecedente de infarto agudo do miocárdio
- Acidente vascular cerebral aterotrombótico ou ataque isquêmico transitório
- Revascularização coronariana, carotídea ou periférica
- Insuficiência vascular periférica ou amputação de membros
- Doença aterosclerótica grave (estenose > 50%) em qualquer território vascular

No estudo UKPDS, cerca de 20% dos pacientes diabéticos apresentaram IAM silencioso ao ECG durante avaliação periódica.

A detecção de isquemia silenciosa em pacientes diabéticos, como forma de triagem e modificação de conduta de forma a incrementar prognóstico, foi testada no estudo Misad mediante triagem inicial com ergometria, estudos Diad e Dynamit com cintilografia miocárdica e Factor-64 mediante uso de angiotomografia de coronárias. Em todos esses ensaios clínicos, não houve alteração de prognóstico, não estando recomendado de forma rotineira.

Entretanto, devemos considerar realizar investigação propedêutica adicional quando na presença de alterações isquêmicas ao ECG de repouso, pacientes com sintomas atípicos, evidência de doença vascular associada (sopros arteriais, DAP, AVC/AIT prévios) e escore de cálcio acima de 400 unidades Agatston.

TRATAMENTO

O estudo Steno-2 pautou de forma definitiva a abordagem do paciente diabético, mostrando a importância e o sucesso de uma abordagem multifatorial, já no início do tratamento, que englobasse as seguintes intervenções: mudanças de estilo de vida, controle glicêmico, controle da pressão arterial, controle da dislipidemia e terapia antiplaquetária (Figura 8).

Mudanças de estilo de vida

A cessação do tabagismo é fundamental para a redução do RCV do paciente diabético. A maioria dos pacientes com DM2 tem sobrepeso ou obesidade, sendo muito importante a perda de, pelo menos, 5% do peso corporal. Recomendam-se exercícios aeróbicos moderados, 30 minutos por dia na maioria dos dias (meta mínima de 150 minutos/semana), assim como exercício resistido 2-3 vezes por semana, para melhorar a força e o equilíbrio em longo prazo.

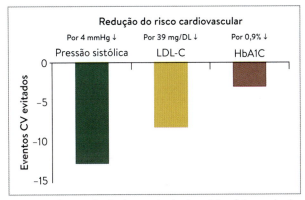

FIGURA 8 Importância dos controle dos vários fatores de risco. Benefício de intervenções diferentes por 200 pacientes diabéticos tratados por 5 anos. Dados derivados de diferentes populações de pacientes.
HbA1C: hemoglobina glicosilada.
Fonte: Sattar N. Diabetologia. 2013;56(4):686-95.

Controle glicêmico

Os estudos iniciais que avaliaram a hipótese de controle glicêmico mais intensivo em pacientes com DM2 recentemente diagnosticado mostraram uma significativa redução na incidência de eventos microvasculares, sem clara redução de desfechos cardiovasculares. O prolongamento do período de observação desses estudos mostrou que os pacientes inicialmente tratados de forma mais intensiva apresentavam menor incidência de IAM, AVC e morte CV em períodos de acompanhamento superiores a 10 anos. Esse fato introduziu o conceito de *memória metabólica ou efeito legado* e ressalta a necessidade do controle metabólico precoce para o melhor prognóstico.

Já os estudos cuja população era constituída por diabéticos com maior tempo de evolução de doença, avaliando o controle glicêmico intensivo *vs.* terapia-padrão (Accord, Advance e VADT), também só mostraram redução de eventos microvasculares, sem modificação dos desfechos CV. Além disso, no estudo Accord, foi observado possível aumento de mortalidade, atribuída a maior ocorrência de episódios de hipoglicemia grave. Tais achados introduzem o conceito de *individualização de meta glicêmica*: HbA1C menor que 7% em pacientes jovens, com menor duração de doenças, sem complicações ou comorbidades; HbA1C maior que 7% em pacientes mais idosos, com doença de duração prolongada e risco alto de hipoglicemia.

Várias classes farmacológicas são disponíveis para o tratamento do DM2, com diferenças no mecanismo de ação, potência, efeito sobre o peso, risco de hipoglicemia e evidência epidemiológica de benefício cardiovascular.

Metformina: é uma biguanida que atua reduzindo a produção hepática de glicose e aumentando a captação pelo tecido muscular. Trata-se de um agente potente, com quedas de até 1,5% na HbA1C, diminuindo a glicemia e o peso sem causar hipoglicemia. Adicionalmente, é uma droga de baixo custo, amplamente disponível. Seu uso pode causar sintomas gastrointestinais (desconforto abdominal, náuseas, cólicas e diarreia), o que em uma percentagem de pacientes leva à suspensão do uso. Seu uso crônico também pode levar à deficiência de vitamina B12, que deve ser dosada durante a reavaliação desses pacientes.

Inibidores do cotransportador de sódio-glicose 2 (iSGLT-2)

Atuam no túbulo contorcido proximal do néfron, inibindo a bomba de cotransporte de sódio e glicose, reduzindo a reabsorção de glicose, causando glicosúria, diurese osmótica e natriurese. Causam diminuição da glicemia de forma independente da secreção de insulina, perda de peso, aumento da diurese, redução da pressão arterial, uricosúria, inibição da bomba de troca iônica Na-K, me-

lhora do metabolismo miocárdico e diminuição da hiperfiltração renal por constrição da arteríola aferente.

Como efeitos adversos, há aumento no risco de infecções micóticas urogenitais (vaginite e balanopostite), hipovolemia e desidratação (especialmente quando associados a diuréticos de alça ou situações de menor ingestão de líquidos). Um dos fármacos da classe, a canaglifozina, foi implicado no aumento de amputações de membros inferiores no estudo Canvas, o que não foi observado com outros iSGLT-2.

Uma complicação rara é a cetoacidose euglicêmica, em geral desencadeada por intercorrência infecciosa e/ou gastrointestinal, desidratação, ingesta inadequada de carboidratos e uso excessivo de álcool. A suspensão da medicação e a hidratação adequada, além de alta suspeição diagnósticas, são importantes para a resolução do quadro.

Três estudos clínicos pivotais, Empa-Reg Outcome, Canvas e Declare-Timi 58, permitem afirmar que os iSGLT-2 são seguros, reduzem a mortalidade e desfechos cardiovasculares, previnem IC e reduzem a progressão da doença renal (Figura 9). Em todos esses estudos pivotais, o uso dessa recente classe de medicamentos esteve associado com acentuadas reduções das ocorrências de desfechos relacionados com IC. Interessantemente, a redução da internação por IC e morte CV ocorreu não apenas em pacientes com DM com doença macrovascular estabelecida, mas também em indivíduos diabéticos apenas com fatores de risco.

Agonistas de GLP-1

São medicações que acentuam o efeito incretínico, simulando o efeito do hormônio GLP-1 secretado após ingesta alimentar. Esse hormônio atua nas células betapancreáticas, aumentando a secreção de insulina e suprimindo a secreção de glucagon. Há redução de glicemia de jejum, pós-prandial, aumento do tempo de esvaziamento gástrico, saciedade precoce, redução de apetite e perda de peso.

São drogas de uso subcutâneo (exceto a semaglutide, que tem uma formulação oral ainda não comercializada no Brasil) e têm como efeitos adversos mais comuns náuseas, vômitos, diarreia, aumento dos casos de colecistite e perda de peso.

Os estudos pivotais Leader, Sustain-6, Harmony e Rewind foram estatisticamente significativos e compõem forte evidência epidemiológica para o uso dessas medicações (Tabela 2).

Inibidores da dipeptidil peptidase 4

A dipeptidil peptidase 4 (DPP-4) degrada o GLP-1 e GIP endógenos, bloqueando e encurtando seu efeito incretinomimético. A inibição dessa enzima causa um aumento dos níveis de GLP-1, aumentando seus efeitos fisiológicos, causando aumento na secreção de insulina

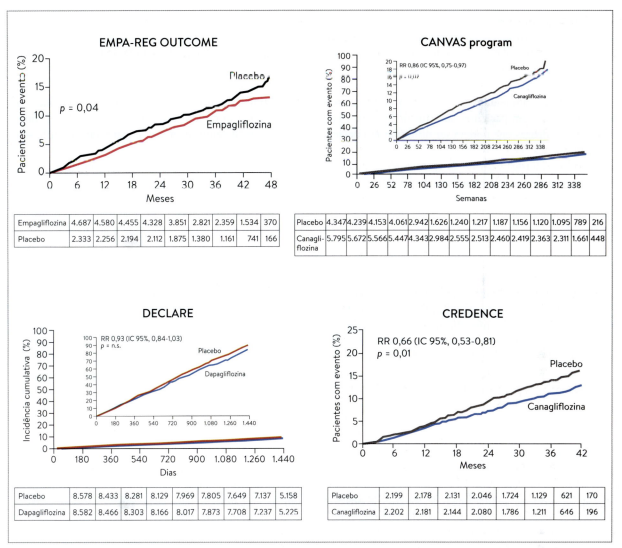

FIGURA 9 Inibidores de SGLT-2: efeitos sobre desfecho primário.

AVC: acidente vascular cerebral; IAM: infarto agudo do miocárdio.

Fonte: Zinman B et al. N Engl J Med. 2015;373:2117-28; Neal B et al. N Engl Med. 2017;377:644-56; Wiviott SD et al. N Engl J Med. 2019;380:347-57; Perkovic V et al. N Engl J Med. 2019;380:2295-306.

TABELA 2 Metanálise de desfechos primários de agonistas GLP-1

Trials	Pacientes	Eventos	Pesos	RR (IC 95%)
ELIXA	6.068	805	13,4	1,02 (0,89, 1,17)
LEADER	9.340	1.302	21,1	0,87 (0,78, 0,97)
SUSTAIN 6	3.297	254	4,1	0,74 (0,58, 0,95)
EXSCEL	14.752	1.744	28,9	0,91 (0,83, 1,00)
HARMONY	9.463	766	12,8	0,78 (0,68, 0,90)
REWIND	9.901	1.257	19,7	0,88 (0,79, 0,99)
Total				0,88 (0,84, 0,93)

Fonte: Zelnicker et al. Circulation. 2019;2022.

mediada pelo alimento e redução dos níveis de glucagon. Há queda dos níveis de glicemia sem hipoglicemia e sem ganho de peso. Como são drogas que acentuam o efeito fisiológico, tem potência menor, com redução da HbA1C de 0,7%.

Essas drogas aumentam o risco de pancreatite e estão contraindicadas em pacientes com história prévia dessa doença. São drogas que podem ser utilizadas em pacientes com doença renal crônica (DRC), algumas delas necessitando de ajuste de dose. Várias delas têm estudos de segurança cardiovascular, mas sem evidências de benefícios em desfechos cardiovasculares.

Sulfonilureias

Atuam como secretagogos de insulina no nível das células betapancreáticas por ação nos canais de potássio dependentes de ATP. Sua atuação independe da alimentação, são drogas potentes, que causam reduções de HbA1C da ordem de 1,5%, causam hipoglicemia e ganho de peso.

Os representantes mais recentes dessa classe têm estudos de desfecho CV. No estudo Advance, a glicazida mostrou redução de nefropatia (RR 0,79, IC 95% > 0,66-0,93; $p = 0,006$) com segurança cardiovascular. No estudo Carolina, a glimepirida mostrou equivalência em segurança CV com relação à linagliptina.

PIOGLITAZONA

A pioglitazona é um agonista de receptor ativado por proliferadores de peroxissomos alfa (PPAR-ALFA). Modula a transcrição genética nuclear de uma série de genes, aumentando a sensibilidade de adipócitos e hepatócitos à ação da insulina, sem causar hipoglicemia. Há melhora da função endotelial, diminuição de marcadores de inflamação, redução de triglicerídeos e benefício na esteatose hepática. É uma droga potente, com reduções persistentes de HbA1C de 1-1,5%.

A pioglitazona determina aumento de peso à custa de aumento da gordura não visceral, retenção hidrossalina, piora ou desencadeamento de IC e aumento das chances de fraturas ósseas.

O estudo Proactive avaliou pacientes com DM2 e DCV estabelecida e mostrou redução de desfecho primário (morte, IAM, AVC, revascularizações ou amputações arteriais) em 10%, sem lograr significância estatística. Na avaliação do desfecho secundário que foi MACE (morte, AVC, IAM) houve redução de 16% (p=0,027). O estudo Iris avaliou o uso em pacientes sem DM2, mas com resistência à insulina demonstrada por HOMA-IR e história prévia de AVC/AIT. Houve redução de IAM e AVC em 24% (IC 95% 0,62-0,93; $p = 0,007$).

Insulina

No momento do diagnóstico do DM2 já há cerca de 50% de perda de células betapancreáticas. Com a evolução da doença essa perda pode se acentuar, levando à necessidade do uso de insulina para o controle metabólico. Insulinas de ação rápida, ação intermediária (NPH) ou de longa ação (detemir, degludec e glargina) são utilizadas. Em uma fase inicial recomenda-se o uso de insulina basal de longa ação ou intermediária, com o objetivo de redução da glicemia de jejum.

O estudo Origin avaliou a insulina basal (glargina) em 12.537 pacientes DM e RCV aumentado (IC foi critério de exclusão) e mostrou que glargina foi segura e neutra do ponto de vista de desfechos cardiovasculares. O estudo Devote comparou duas insulinas de longa ação, glargina *vs.* degludec. Houve equivalência na incidência de eventos CV, mas com menor número de eventos de hipoglicemia no grupo da degludec.

Cirurgia metabólica

O tratamento cirúrgico para redução de peso corporal foi iniciado em 1952, sendo incialmente denominado cirurgia bariátrica. Uma vez que seu intuito cirúrgico é, além da perda de peso, a diminuição do risco cardiovascular, a cirurgia recebe mais recentemente a denominação de cirurgia metabólica. No paciente diabético, a perda de peso e o controle metabólico são as duas principais indicações cirúrgicas em virtude da frequente falência do tratamento clínico e reganho de peso. A taxa de remissão do diabete foi de 43% em metanálise de 26 estudos.

A cirurgia metabólica poderá ser considerada uma opção no tratamento do paciente diabético obeso com controle glicêmico inadequado.

PRÉ-DIABETE

Como mencionado previamente, o risco cardiovascular já está elevado nessa situação clínica, e as intervenções são para diminuí-lo e evitar a progressão para o DM2, que ocorre em 30% dos casos. As medidas de modificação de estilo de vida são altamente eficazes na prevenção da evolução ao DM2. Dois estudos principais, DPP e DPS, mostraram redução na incidência de DM2 em 58% em 3 anos, de 34% ao longo de 10 anos e de 27% após 15 anos (DPP), enquanto no estudo DPS a redução foi de 43% ao longo de 7 anos. Vários agentes farmacológicos, como metformina, acarbose, orlistate e agonistas de GLP-1, retardam ou previnem a evolução para DM-2, entretanto somente a metformina foi testada de forma consistente (redução de 31% em 3 anos, no estudo DPP).

FLUXOGRAMA DE TRATAMENTO DO PACIENTE COM DM2

Na figura a seguir está demonstrado o fluxograma recomendado pela American Diabetes Association (ADA) na sua diretriz de 2020. Essa diretriz, em contraste com a de 2019 da Sociedade Europeia de Cardiologia (ESC) em associação com a Associação Europeia para o Estudo da Diabete (EASD), continua mantendo a metformina em conjunto com as medidas de estilo de vida, como o primeiro passo no tratamento do DM2. O papel da metformina como droga inicial no tratamento do DM2 tem vários argumentos favoráveis: é usada no pré-DM; 75% dos pacientes dos ensaios clínicos faziam uso da metformina como medicação de base; efeitos extra-hipoglicemiantes como melhora da função endotelial e diminuição do estresse oxidativo: baixo custo e anos de experiência clínica acumulada têm sido salientados por diversos autores.

A decisão da droga posterior à metformina deverá ser baseada na presença de doença cardiovascular estabelecida ou indicadores de alto risco, doença renal estabelecida ou insuficiência cardíaca (IC), independentemente da hemoglobina glicosilada de base ou alvos individualizados de HbA1C.

A diretriz da ADA de 2020 (Figura 10) salienta que, na presença de IC (particularmente com fração de ejeção menor que 45%) ou DRC (depuração de creatinina endógena – DCE estimada abaixo de 60 mL/min mas acima de 30 mL/min, relação albumina/creatinina acima de 30 mg/g), uma medicação da classe dos iSGLT-2 deve ser a escolha preferencial.

CONTROLE DA PRESSÃO ARTERIAL

A associação entre hipertensão arterial sistêmica (HAS) e DM2 é bastante comum. Pacientes hipertensos têm risco 250% maior de DM2, e 60% dos pacientes diabéticos têm HAS associada. A presença de HAS no paciente diabético aumenta o risco de IAM, AVC, doença microvascular e morte. O estudo UKPDS mostrou que o controle intensivo da pressão arterial em níveis menores que 150/85 mmHg diminuiu em 32% o risco de morte, 44% o risco de AVC e 37% o risco de complicações microvasculares.

Alvo pressórico

O alvo pressórico ideal para o controle da HAS no paciente diabético é controverso e varia conforme as diretrizes de diversas sociedades do mundo. O estudo Accord BP avaliou o tratamento da PA em duas metas: menor que 120/80 mmHg *vs.* menor que 140/90 mmHg. Não houve redução de MACE, mas houve redução de AVC (1,1% de redução absoluta, com NNT de 90) à custa de um aumento de efeitos adversos (hipotensão, síncope e perda de função renal).

Em uma metanálise de 13 estudos randomizados envolvendo pacientes com pré-DM e DM, uma redução de pressão sistólica para níveis de 131-135 mmHg reduziu a mortalidade total em 13%, enquanto controle mais intensivo (sistólica menor que 130 mmHg) foi associado a uma redução de AVC, sem efeito em outros eventos. A redução pressórica para níveis menores que 130 mmHg beneficiou pacientes de alto risco para evento cerebrovascular. Para recomendações específicas sobre tratamento da HAS, recomenda-se o capítulo específico.

MANEJO DA DISLIPIDEMIA

Nos pacientes com DM é frequente a associação de colesterol total aumentado, LDL-colesterol (LDL-C) elevado, HDL-colesterol (HDL-C) baixo, triglicerídeos elevados e partículas de LDL-C pequenas e densas, altamente aterogênicas. O colesterol não HDL engloba o colesterol de todas as partículas aterogênicas, sendo obtido a partir da subtração do HDL-C do colesterol total, sendo um preditor melhor de eventos que o LDL-C, especialmente em pacientes com triglicerídeos elevados.

No grupo de pacientes de alto risco cardiovascular, a redução do LDL-C e o benefício na prevenção de eventos CV foi amplamente estudada. O estudo Cards, encerrado precocemente por eficácia, estudou 2.838 pacientes diabéticos sem DAC e com 1 fator ao menos de risco (microalbuminúria, retinopatia, HAS ou tabagismo) e que foram randomizados para uso de atorvastatina 10 mg *vs.* placebo. Houve redução do desfecho primário (evento coronariano agudo, revascularização coronariana ou AVC) de 37% com um NNT de 1 evento evitado a cada 27 pacientes tratados por 4 anos.

Metanálise de 14 ensaios clínicos, com mais de 18 mil pacientes com DM2, concluiu que o uso de estatinas reduz 20% o risco de eventos para cada redução de 39 mg/dL do LDL-C, em 5 anos de acompanhamento, com redução de eventos coronarianos, AVC e revascularização.

O benefício de redução intensiva do LDL-C também foi demonstrado em 2 estudos clínicos que utilizaram drogas adicionais às estatinas – estudo Fourier com uso de evolocumabe e o Improve-It com ezetimiba. Com base nesses dados estabeleceu-se a meta de LDL-C menor que 50 mg/dL em pacientes de muito alto risco cardiovascular (ver Tabela 3 e capítulo sobre dislipidemias).

A hipertrigliceridemia deve ser abordada por meio de intervenções dietéticas e de estilo de vida, principalmente perda de peso, abstinência de álcool e atividade física. Deve-se descartar doenças concomitantes de tireoide, doença renal ou hepática crônica e efeitos de fármacos. A adição de fibratos a estatinas não alterou eventos e aumentou o risco de toxicidade do tratamento.

154 SEÇÃO III ■ DISLIPIDEMIA E ATEROSCLEROSE

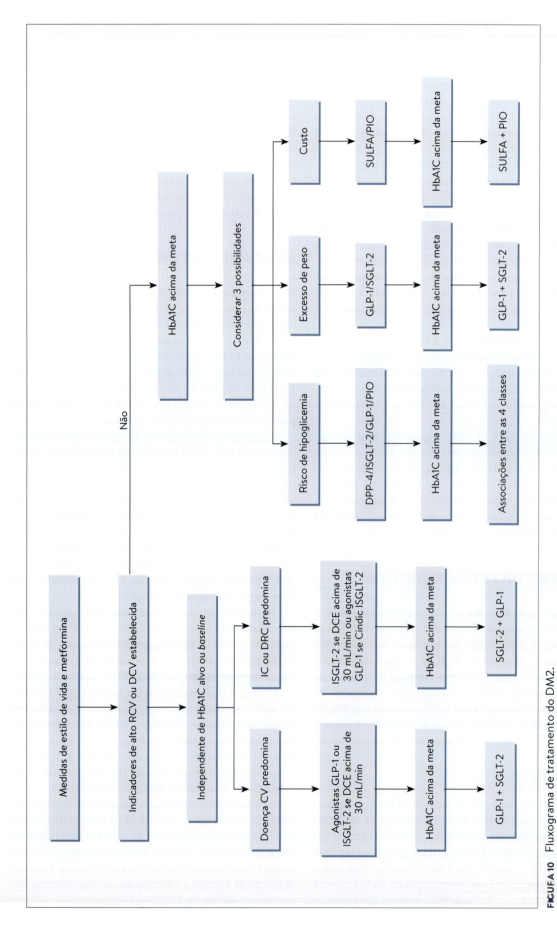

FIGURA 10 Fluxograma de tratamento do DM2.

CV: cardiovascular; DCE: depuração de creatinina endógena; DCV: doença cardiovascular; DM2: diabete melito tipo 2; DRC: doença renal crônica; GLP-1: peptídeo semelhante a glucagon 1; HbA1C: hemoglobina glicosilada; IC: insuficiência cardíaca; ISGLT-2: inibidores do cotransportador de sódio-glicose 2; PIO: pioglitazona; RCV: risco cardiovascular; SGLT-2: cotransportador de sódio-glicose 2; SULFA: sulfonilureias.

TABELA 3 Metas lipídicas em pacientes diabéticos

Categoria de risco	Recomendação de estatinas	Sem estatina	Com estatina	
		% de redução	Meta de LDL (mg/dL)	Meta de não HDL (mg/dL)
Baixo	Opcional	30-50%	< 100	< 130
Intermediário	Recomendada	30-50%	< 100	< 130
Alto	Forte	> 50%	< 70	< 100
Muito alto	Mandatória	> 50%	< 50	< 80

LDL: lipoproteína de baixa densidade. Colesterol não HDL: soma do colesterol contido em todas as partículas aterogênicas, calculado subtraindo-se o HDL do valor do colesterol total.
Fonte: Bertoluci et al., 2017.

Mais recentemente, uma abordagem farmacológica chamou a atenção, por meio do uso de ômega-3 altamente purificado e em altas doses, icosapentil. O estudo Reduce-It estudou 8.179 pacientes recebendo estatinas e que apresentavam triglicerídeos moderadamente elevados (135-499 mg/dL, com média de 216 mg/dL) e doença cardiovascular estabelecida ou DM2 associado a outros fatores de risco. Os pacientes foram randomizados para placebo ou icosapentil 2 g duas vezes ao dia (com alimento). Houve 25% de redução no desfecho primário ($p = 0,001$) composto de morte cardiovascular, IAM, AVC, revascularização coronariana ou angina instável; com redução de 20% na mortalidade cardíaca ($p = 0,03$). Os resultados desse estudo não devem ser extrapolados para outras formulações de ômega-3 disponíveis no mercado.

ANTIPLAQUETÁRIOS

Ácido acetilsalicílico

O ácido acetilsalicílico (AAS) tem se mostrado efetivo na redução de morbidade e mortalidade cardiovascular em pacientes de muito alto risco CV, com IAM e AVC prévios, em prevenção secundária e uma recomendação forte para seu uso. Já em prevenção primária, as evidências são bem menos estabelecidas.

O Anti-thrombotic Trialists Collaboration publicou uma metanálise de 6 grandes estudos com AAS em prevenção primária, com análise de mais de 95 mil pacientes, 4 mil deles diabéticos. Foi observada redução de eventos vasculares de 12%, principalmente por prevenção de IAM. Enquanto os desfechos de mortalidade CV e AVC não apresentaram modificações significativas, houve aumento de sangramentos não fatais, principalmente gastrointestinais. Tais achados foram corroborados por outros ensaios clínicos recentes e não apoiam o uso do AAS em prevenção primária.

Antagonistas P2Y12

Seu uso em combinação com AAS por ao menos 12 meses está recomendado após síndromes coronarianas agudas (SCA).

Em pacientes diabéticos com IAM prévio (1-3 anos antes), a adição de ticagrelor ao AAS reduz significativamente o risco de eventos isquêmicos recorrentes e morte CV.

Inibidores Xa

Em pacientes com DAC ou DAP, com ou sem diagnóstico de DM2, a combinação de AAS 100 mg com rivaroxabana 2,5 mg duas vezes ao dia reduziu no estudo Compass, que avaliou 10.341 pacientes com DM, o desfecho primário de MACE em 26% (RR 0,74, IC 0,61-0,90, $p = 0,002$) e a mortalidade de todas as causas em 19% (RR 0,81, $p = 0,05$), com aumento na taxa de sangramento não fatal. O benefício clínico líquido aparentemente foi maior no grupo de pacientes diabéticos, pois tinham maior risco absoluto.

O QUE AS DIRETRIZES RECOMENDAM

- Bertoluci MC, Moreira RO, Faludi A, Izar MC, Schaan BD, Valerio CM, et al. Brazilian guidelines on prevention of cardiovascular disease in patients with diabetes: a position statement from the Brazilian Diabetes Society (SBD), the Brazilian Cardiology Society (SBC) and the Brazilian Endocrinology and Metabolism Society (SBEM). Diabetol Metab Syndr. 2017;9:53.

- Cosentino F, Grant PJ, Aboyans V, Bailey CJ, Ceriello A, Delgado V, et al.; ESC Scientific Document Group. 2019 ESC Guidelines on diabetes, pre-diabetes, and cardiovascular diseases developed in collaboration with the EASD. Eur Heart J. 2020;41(2):255-323.

- Standards of Medical Care in Diabetes – 2020 [Internet]. Diabetes Care. American Diabetes Association; 2020 [cited 2020 May 19]. Available in: https://care.diabetesjournals.org/content/43/Supplement_1/S224.

SUGESTÕES DE LEITURA

1. Bhatt DL, Bhatt DL, Eikelboom JW, Connolly SJ, Steg G, Université GS, et al. The role of combination antiplatelet and anticoagulation therapy in diabetes and cardiovascular disease: insights from the COMPASS trial. Circulation. 2020;141(23):1841-54.
2. Katsiki N, Ferrannini E, Mantzoros C, New American Diabetes Association (ADA)/European Association for the Study of Diabetes (EASD) guidelines for the pharmacotherapy of type 2 diabetes: placing them into a practicing physician's perspective. Metabolism. 2020;1070.
3. McGuire DK, Marx N, Chandler C. Diabetes in cardiovascular disease: a companion to Braunwald's heart disease. Philadelphia: Elsevier Saunders; 2015.
4. Palladino R, Tabak AG, Khunti K, Valabhji J, Majeed A, Millett C, et al. Association between pre-diabetes and microvascular and macrovascular disease in newly diagnosed type 2 diabetes. BMJ Open Diabetes Res Care. 2020;8(1):e001061.

18
Obesidade

Marília Izar Helfenstein Fonseca
Maria Cristina de Oliveira Izar

DESTAQUES

- A obesidade é uma doença crônica, de etiologia complexa e multifatorial, que atinge proporções epidêmicas nos dias de hoje e deve ser considerada um problema de saúde pública.

- Estima-se que 19,8% da população adulta brasileira apresente obesidade e 55,7% excesso de peso, o equivalente a mais de 30 e mais de 80 milhões de indivíduos.

- Entre crianças de 5-9 anos, a prevalência de excesso de peso atinge 34,8% dos meninos e 32,0% das meninas.

- A etiologia da obesidade é complexa e multifatorial, resultando da interação de genes, ambiente, estilo de vida e fatores emocionais.

- A obesidade comum tem origem poligênica, sendo o ambiente moderno "obesogênico" um potente estímulo para a obesidade no indivíduo geneticamente predisposto.

- O diagnóstico de obesidade é feito com base na avaliação do índice de massa corporal (IMC), calculado pelo peso corporal em quilogramas dividido pelo quadrado da altura em metros. No entanto, o IMC não permite avaliar a distribuição da gordura corporal nem permite distinção entre massa gorda e massa magra, podendo subestimar a gordura nos idosos e superestimar em indivíduos jovens musculosos.

- O tratamento não farmacológico inclui mudança de estilo de vida, prática regular de exercícios físicos, alimentação saudável, cessação do tabagismo e diminuição do consumo de bebidas alcoólicas.

- O tratamento farmacológico está indicado em pacientes com história prévia de falha na perda de peso com medidas exclusivas não farmacológicas, quando IMC ≥ 30 kg/m² ou IMC ≥ 27 kg/m² na presença de comorbidades.

- Em nosso país, são aprovados os fármacos: sibutramina, orlistate e o agonista do receptor de GLP-1, liraglutida.

- A cirurgia bariátrica é reservada aos pacientes com IMC ≥ 40 kg/m² ou ≥ 35 kg/m² na presença de comorbidades associadas ao excesso de peso.

- Entre as técnicas recomendadas estão: banda gástrica ajustável, gastrectomia vertical, derivação gástrica com reconstituição do trânsito intestinal em Y de Roux – ou *bypass* gástrico – e derivações bileopancreáticas à Scopinaro e com *duodenal switch*.

INTRODUÇÃO

A obesidade é uma doença crônica, de etiologia complexa e multifatorial, que atinge proporções epidêmicas nos dias de hoje e deve ser considerada um problema de saúde pública. Dados recentes da Organização Mundial da Saúde (OMS) sugerem que a obesidade acomete 13% da população mundial. Enquanto isso, no Brasil, a prevalência de obesidade vem crescendo nos últimos anos, inclusive na faixa etária pediátrica. Segundo a última pesquisa de Vigilância de Doenças Crônicas por Inquérito Telefônico (VIGITEL 2018), estima-se que 19,8% da população adulta brasileira apresente obesidade e 55,7% excesso de peso, o equivalente a mais de 30 e mais de 80 milhões de indivíduos, respectivamente, números bastante alarmantes. Entre crianças de 5-9 anos, a prevalência de excesso de peso segundo dados da Pesquisa de Orçamento Familiar (POF 2008-2009) atinge 34,8% dos meninos e 32% das meninas, significativo crescimento em relação a anos anteriores, sugerindo grande repercussão nas próximas gerações. Assim, há necessidade de maior entendimento da complexa fisiopatologia, reconhecimento da real condição de doença crônica e dos impactos que a obesidade pode causar, no curto, médio e longo prazos.

A obesidade caracteriza-se por excesso de gordura corporal e está associada a risco de complicações cardiovasculares e metabólicas. Consiste no principal fator de risco para diabete melito tipo 2 (DM2), além de associar-se fortemente com hipertensão, dislipidemia, síndrome metabólica, eventos cardiovasculares maiores e morte. A obesidade centrípeta, ou abdominal, é ainda mais associada a risco cardiovascular do que o excesso de peso global. Outras complicações associadas à obesidade incluem risco aumentado para alterações do sistema digestivo (p. ex., colelitíase, esteatose/esteato-hepatite, pancreatite, refluxo gastroesofágico), respiratório (p. ex., apneia obstrutiva do sono e hipoventilação alveolar), urogenital e reprodutivo (p. ex., anovulação, infertilidade, síndrome de ovários policísticos, hipogonadismo masculino e incontinência urinária), musculoesquelético (p. ex., osteoartrose), além do maior risco de neoplasias e doenças neuropsiquiátricas.

A sobrevivência do ser humano dependeu por muito tempo da sua capacidade de armazenar energia no tecido adiposo e de utilizar esses depósitos em situações de privação calórica. A obesidade é um problema recente na evolução da espécie humana, pois resulta de oferta excessiva de alimentos e estilo de vida moderno em um organismo adaptado ao longo dos séculos para a situação justamente oposta. A industrialização dos alimentos, seu consumo em alta quantidade e velocidade, a baixa ingesta de verduras e alimentos nutricionalmente ricos, associado ao sedentarismo da sociedade moderna, contribuíram para a epidemia de obesidade observada atualmente. Portanto, faz se necessário combate vigoroso contra essa doença,

por meio de conscientização da população geral, medidas preventivas e tratamento adequado.

FISIOPATOLOGIA

A etiologia da obesidade é complexa e multifatorial, resultando da interação de genes, ambiente, estilo de vida e fatores emocionais.

Em condições fisiológicas, observa-se tendência à manutenção da estabilidade do peso corporal na maior parte dos seres humanos. Desbalanço entre ingesta calórica e gasto energético ocorre na gênese da obesidade. O balanço entre a ingestão alimentar e o gasto energético é regulado pelo sistema nervoso central (SNC), que recebe vários sinais periféricos provenientes do fígado (nutrientes), tecido adiposo (leptina, adiponectina), pâncreas (insulina, amilina, glucagon, polipeptídeo pancreático), trato gastrointestinal [grelina, peptídeo semelhante ao glucagon tipo 1 (GLP-1), colecistocinina, peptídeo YY e oxintomodulina] e sistema gustatório, os quais indicam como estão as reservas de energia corporal e influenciam o comportamento alimentar. Esses sinais chegam ao SNC por via sanguínea, atravessando a barreira hematoencefálica, e ligando-se a receptores específicos em neurônios hipotalâmicos: NPY/AgRP (neurônios orexigênicos) e POMC/CART (neurônios anorexigênicos) [neurônios de primeira ordem]. Desses neurônios partem conexões para outros núcleos hipotalâmicos que também participam da regulação do apetite [neurônios de segunda ordem]. Outra via de percepção desses sinais periféricos inclui ligação a receptores localizados no tronco cerebral e em aferentes vagais. O córtex e o sistema límbico participam desses mecanismos proporcionando a interação entre os estímulos internos e aqueles provenientes do meio ambiente. A integração cerebral de todas essas vias de sinalização resulta em respostas comportamentais, autonômicas e endócrinas com o objetivo de preservar o equilíbrio energético.

Entretanto, vale lembrar que o indivíduo não se alimenta apenas em resposta biológica ao sistema homeostático do balanço energético descrito acima. Existe influência de um sistema de prazer e recompensa (sistema "hedônico"), que se apresenta muitas vezes de forma semelhante ao vício, como na drogadição, e age muitas vezes de forma independente do controle homeostático. Ou seja, muitas vezes comemos por vontade de comer e não necessariamente por fome. Neurotransmissores, como a dopamina, a serotonina e o próprio sistema endocanabinoide e opioide, parecem estar relacionados com mecanismos de motivação e recompensa envolvidos no controle do apetite hedônico.

FATORES DE RISCO

De maneira geral, a obesidade comum tem origem poligênica, sendo o ambiente moderno "obesogênico" um potente estímulo para a obesidade no indivíduo geneticamente predisposto. A diminuição dos níveis de atividade física e o aumento da ingestão calórica consistem nos fatores determinantes ambientais mais fortes. Mudanças comportamentais são mecanismos influenciadores de ganho de peso ao provocarem alterações de hábitos sociais e do estilo de vida. A vida moderna exige sobrecarga pessoal e profissional, resultando em diminuição do número de refeições realizadas em casa, aumento compensatório da alimentação em redes de *fast-food*, necessidade de realizar refeições em curto espaço de tempo e ainda aumento do tamanho das porções em resposta ao estresse e sobrecarga individual, que, em conjunto com o aumento da ingesta de alimentos altamente calóricos e palatáveis, leva a mecanismos de redução de saciedade e aumento de apetite, culminando com ganho de peso. Outros fatores classicamente associados a ganho de peso incluem: gestação, menopausa, casamento, cessação do tabagismo, mudança profissional e interrupção de prática de exercício físico. Privação de sono, poluição do ar e disruptores endócrinos também parecem exercer influência no ganho de peso.

DIAGNÓSTICO

De maneira geral, o diagnóstico atual de obesidade é feito com base na avaliação do IMC, calculado pelo peso corporal em quilogramas dividido pelo quadrado da altura em metros. A Tabela 1 traz o critério diagnóstico de baixo peso, eutrofia (ou peso normal), sobrepeso e graus de obesidade. O ponto de corte para adultos baseia-se na associação entre IMC e doenças crônicas ou mortalidade por qualquer causa e foi estabelecido para indivíduos de descendência europeia. Vale reforçar que para certas etnias, como para asiáticos, os níveis de corte são diferentes, havendo também outra classificação de sobrepeso e obesidade em crianças segundo gráficos de percentis para idade e sexo. Para os idosos ≥ 60 anos, considera-se o IMC normal entre 22-27 kg/m^2 pela diminuição de massa magra e maior risco de sarcopenia (diminuição de massa, força e desempenho muscular, e incapacidade física).

Uma limitação do IMC é que não permite avaliar a distribuição da gordura corporal nem permite distinção entre massa gorda e massa magra, podendo subestimar a gordura nos idosos e superestimá-la em indivíduos jovens musculosos. Assim, medidas antropométricas de distribuição de gordura, como as medidas da circunferência abdominal, do pescoço, da panturrilha, relação cintura/quadril e da prega cutânea, podem ser empregadas de forma adicional. Outros exames também podem ser empregados, como medidas da gordura por ressonância magnética (RM) ou tomografia computadorizada (TC), absorciometria com radiografia de dupla energia (dexa), ultrassonografia (USG), bioimpedância e calorimetria indireta. Os métodos acima descritos não estão disponíveis de forma rotineira na maioria dos serviços e são utilizados em ambiente de pesquisa, exceção feita às medidas antropométricas. A medida da distribuição de gordura é importante na avaliação de sobrepeso e obesidade pois a gordura visceral (intra-abdominal) é um fator de risco potencial para a doença cardiovascular, independentemente da gordura corporal total. Portanto, o ideal é que o IMC seja usado em conjunto com outros métodos de determinação de gordura corporal, por exemplo, a medida da circunferência abdominal, medida antropométrica obtida em avaliação clínica que apresenta baixo custo e comprovadamente associa-se a risco de outras morbidades e morte por todas as causas.

A aferição da circunferência abdominal, feita no ponto médio entre o rebordo costal inferior e a crista ilíaca, é o método antropométrico que reflete de forma indireta o conteúdo de gordura visceral. Solicita-se ao paciente em posição supina que inspire profundamente, e ao final da expiração deve ser realizada a medida. Entretanto, os valores de cintura abdominal que determinam o risco cardiometabólico variam, dependendo da população estudada. Embora controverso, considera-se que sejam adotados para a população brasileira valores de normalidade da circunferência de cintura semelhantes à proposta para sul-asiáticos, < 90 cm para homens e < 80 cm para mulheres, conforme sugestão da International Diabetes Federation.

Com o diagnóstico clínico da obesidade, é importante investigar a presença de outras morbidades associadas ao

TABELA 1 Classificação do peso corporal em adultos, asiáticos e idosos segundo proposta da Organização Mundial de Saúde e da Associação Brasileira de Estudos em Obesidade e Sobrepeso

Classificação	IMC (kg/m^2) para adultos	IMC (kg/m^2) para asiáticos	IMC (kg/m^2) para idosos	Risco de doenças associadas
Baixo peso	< 18,5	< 18,5	≤ 22,0	Normal ou elevado
Peso normal	18,5-24,9	18,5-22,9	22,1-26,9	Normal
Sobrepeso	25,0-29,9	23,0-27,5	27,0-29,9	Pouco elevado
Obeso grau I	30,0-34,9	27,6-34,9	30,0-34,9	Elevado
Obeso grau II	35,0-39,9	35,0-39,9	35,0-39,9	Muito elevado
Obeso grau III	≥ 40,0	≥ 40,0	≥ 40,0	Muitíssimo elevado

IMC: índice de massa corporal.

excesso de peso, como pré-diabete, dislipidemia e esteatose hepática, dentre outras.

TRATAMENTO NÃO FARMACOLÓGICO

Todos os indivíduos com sobrepeso ou obesidade devem ser orientados a mudar seu estilo de vida, praticar exercícios físicos regularmente, alimentar-se de forma saudável, parar de fumar e diminuir a ingesta de bebida alcóolica. A prática regular de atividade física deve incluir pelo menos 150 min/sem, combinando exercícios aeróbicos e resistidos. Em paralelo, uma dieta planejada individualmente para criar um déficit diário de 500 kcal deve ser parte integrante de programas de perda de peso objetivando uma diminuição de 0,5-1 kg por semana, com metas realistas. Reduzir a quantidade de gordura da dieta, em uma dieta hipocalórica, é uma maneira prática de diminuir a ingestão calórica e induzir a perda de peso. Dietas que contenham 1.200 kcal/dia para mulheres e 1.500 kcal/dia para homens, independentemente da composição de macronutrientes, frequentemente levam à perda de peso. De maneira geral, a melhor dieta é aquela que o paciente consegue seguir, pois todas apresentam perda de peso semelhante no longo prazo. Grande porcentagem de pacientes recupera o peso perdido: 50% recuperam o peso pré-tratamento em 12 meses e a maioria, em 5 anos. Ou seja, mudanças sustentadas no estilo de vida são fundamentais para a manutenção da perda de peso.

TRATAMENTO FARMACOLÓGICO

O tratamento farmacológico está indicado em pacientes com história prévia de falha na perda de peso com medidas exclusivas não farmacológicas, quando IMC $\geq$ 30 kg/m² ou IMC $\geq$ 27 kg/m² na presença de comorbidades. O objetivo do tratamento visa à perda de peso e à manutenção do peso perdido de no mínimo 5% do peso corporal total, que já se mostra suficiente para reduzir o risco cardiovascular e trazer benefícios cardiometabólicos. Caso o paciente não apresente perda de pelo menos 5% do peso corporal em 3 meses de tratamento em dose plena da medicação, recomenda-se suspensão e reavaliação da terapêutica, a chamada *stop rule*. As opções de tratamento farmacológico disponíveis no Brasil estão apresentadas na Tabela 2.

Sibutramina

A sibutramina consiste em medicação de ação central que age inibindo a recaptação de serotonina e noradrenalina na fenda sináptica e com isso promove aumento da saciedade e redução do apetite, culminando com a redução da ingesta calórica. Estudos em animais evidenciaram pequena ação termogênica adicional. Metanálises sugerem que a sibutramina leve a perda média de 4 kg no peso corporal no médio a longo prazo. O principal estudo que avaliou a eficácia e a segurança da sibutramina na manutenção da perda de peso foi o estudo STORM (*Sibutramine trial of obesity reduction and maintenance*), que incluiu cerca de 600 indivíduos obesos e demonstrou maior manutenção de peso entre os pacientes que usaram sibutramina em comparação com o placebo em 2 anos de seguimento. Mais recentemente, o estudo SCOUT (*Sibutramine cardiovascular outcome trial*) incluiu aproximadamente 10 mil pacientes de alto risco cardiovascular com excesso de peso e objetivou avaliar a segurança cardiovascular da sibutramina em comparação ao placebo. Observou-se aumento de desfechos cardiovasculares maiores em 16% com o tratamento com a sibutramina (desfecho composto de morte cardiovascular, infarto do miocárdio ou acidente vascular cerebral não fatais, parada cardiorrespiratória revertida), o que levou à retirada do medicamento do mercado mundial. Diversas críticas são cabíveis ao estudo SCOUT, a principal delas a de que o estudo incluiu justamente uma população que apresentava contraindicação para uso de sibutramina

TABELA 2 Medicamentos antiobesidade disponíveis no Brasil			
	Sibutramina	Orlistate	Liraglutida
Mecanismo de ação	Inibidor da receptação de serotonina e noradrenalina	Inibidor da lipase pancreática	Agonista do receptor de GLP-1
Dose diária	10-15 mg, VO, 1x/dia	60-120 mg, VO, nas refeições até 3 x/dia	3 mg, SC, 1 x/dia
Indicação	IMC $\geq$ 30 kg/m² ou $\geq$ 27 kg/m² na presença de comorbidades		
Contraindicação	Doença cardiovascular ou psiquiátrica, hipersensibilidade	Síndrome de má absorção, colestase, hipersensibilidade	História pessoal ou familiar de carcinoma medular de tireoide ou NEM-2
Efeitos colaterais	Boca seca, cefaleia, insônia, irritabilidade, constipação, aumento da PA e FC	Diarreia, esteatorreia, flatulência, urgência fecal, dor abdominal	Náusea, vômito, diarreia, constipação

GLP-1: peptídeo semelhante ao glucagon do tipo 1; VO: via oral; SC: subcutâneo; PA: pressão arterial; FC: frequência cardíaca; NEM-2: neoplasia endócrina múltipla do tipo 2.

(doença cardiovascular estabelecida ou DM 2 + pelo menos 1 fator de risco, conferindo alto risco cardiovascular), e mesmo indivíduos que não apresentaram perda de peso foram mantidos na medicação no longo prazo. O Brasil é atualmente o único país do mundo a comercializar a sibutramina sob preenchimento de termo de responsabilidade do prescritor pelo paciente, e prescrição controlada por receita azul B2. A avaliação de risco-benefício faz-se necessária na consideração da prescrição da sibutramina como tratamento antiobesidade. O tratamento inicial recomendado é de 10 mg ao dia, pela manhã, e a dose máxima aprovada é de 15 mg ao dia.

Orlistate

O orlistate inibe a ação da lipase pancreática, promovendo redução da absorção de aproximadamente 30% das gorduras ingeridas pela dieta, não absorvidas, que são então eliminadas nas fezes, acarretando, portanto, um déficit calórico. Metanálises sugerem que o orlistate leve a perda média de 3 kg no peso corporal no médio a longo prazo. Efeitos adicionais do fármaco no sistema metabólico foram observados e incluem: redução da circunferência de cintura, dos níveis de pressão arterial sistólica (PAS) e diastólica (PAD), diminuição do colesterol total (CT), LDL-colesterol (LDL-C) além de redução de glicemia de jejum (GJ) e hemoglobina glicada (HbA1c). O estudo XENDOS (*Xenical in the prevention of diabetes in obese subjects*) confirmou que o orlistate, em combinação com mudança de estilo de vida, é capaz de promover perda de peso sustentada e reduzir a progressão para DM2 em 4 anos de seguimento em comparação ao placebo. O medicamento deve ser administrado por via oral durante ou até 1 hora após as refeições, período em que ocorre a secreção das lipases intestinais, e seu efeito é máximo quando utilizado na dose de 120 mg 3 vezes/dia, nas principais refeições. Sua absorção sistêmica é mínima, de apenas 1%, estando sua ação principal restrita ao trato gastrointestinal, sem efeitos sistêmicos observados.

Liraglutida

A liraglutida consiste em agonista do receptor de GLP-1, com alta homologia ao GLP-1 humano, que atua no hipotálamo reduzindo fome, aumentando a saciedade, resultando em redução da ingesta calórica e perda de peso. Embora controverso, alguns estudos sugerem ação da liraglutida no aumento do metabolismo energético. Além da redução da ingestão calórica, o tratamento com liraglutida está associado a mudança na preferência dos alimentos, reduzindo a preferência por doces e alimentos altamente palatáveis, o que também poderia contribuir para a perda de peso. Estudos recentes mostram que o tratamento com liraglutida na dose de 3 mg/dia, em combinação com a mudança no estilo de vida, promove redução média de 9%

do peso corporal em completadores de 1 ano de seguimento do estudo *SCALE obesity and prediabetes*. Metanálises mostram reduções da ordem de 5 kg com liraglutida subtraindo-se o efeito placebo. Além do efeito no peso, a liraglutida ainda promove reduções na circunferência de cintura, PAS, PAD, GJ, HbA1c e melhora de parâmetros lipídicos (redução de CT, LDL-C, triglicérides e aumento de HDL-colesterol). Após 3 anos de seguimento de pacientes portadores de pré-diabete, a liraglutida foi ainda capaz de reduzir em 80% a incidência de novos casos de DM2 em comparação ao placebo. A medicação é segura do ponto de vista cardiovascular, e está recomendado escalonamento progressivo da dose, iniciando com 0,6 mg subcutâneo 1x/dia, aumentando-se semanalmente (ou a cada 15 dias, se náusea) em 0,6 mg até atingir a dose de 3 mg/dia. A titulação da dose se faz necessária com o objetivo de aumentar a tolerabilidade e diminuir o efeito colateral gastrointestinal, que em geral é leve e transitório.

Outras opções farmacológicas

Medicamentos catecolaminérgicos estimulantes derivados de anfetamina, como dietilpropiona, femproporex e mazindol, não mais são liberados para comercialização no Brasil. A lorcaserina, um agonista seletivo do receptor 5HT-2c serotoninérgico, foi comercializada no Brasil por curto espaço de tempo entre 2019 e 2020 e recentemente foi retirada do mercado mundialmente devido a desbalanço em casos de câncer observados em estudo de seguimento de longo prazo. Novas opções de medicamentos ainda estão em estudo e devem chegar ao país nos próximos anos.

TRATAMENTO CIRÚRGICO

O tratamento cirúrgico da obesidade está indicado em indivíduos com IMC $\geq$ 40 kg/m^2 ou $\geq$ 35 kg/m^2 na presença de comorbidades associadas ao excesso de peso. De acordo com o Conselho Federal de Medicina, morbidades que ameaçam a vida e podem indicar necessidade de cirurgia incluem: diabete, apneia do sono, hipertensão arterial, dislipidemia, doenças cardiovasculares incluindo doença arterial coronariana, infarto de miorcárdio, angina, insuficiência cardíaca congestiva, acidente vascular cerebral, hipertensão e fibrilação atrial, cardiomiopatia dilatada, *cor pulmonale* e síndrome de hipoventilação, asma grave não controlada, osteoartroses, hérnias discais, refluxo gastroesofageano com indicação cirúrgica, colecistopatia calculosa, pancreatites agudas de repetição, esteatose hepática, incontinência urinária de esforço na mulher, infertilidade masculina e feminina, disfunção erétil, síndrome dos ovários policísticos, veias varicosas e doença hemorroidária, hipertensão intracraniana idiopática (*pseudotumor cerebri*), estigmatização social e depressão. Precauções para a indicação cirúrgica incluem: exclusão de causas secundárias de obesidade, como síndrome de Cushing, ausência de uso de drogas ilícitas ou alcoolismo, quadros psicóticos ou demenciais graves ou moderados. Faz-se necessária também a compreensão por parte do paciente e dos familiares dos riscos e das mudanças de hábitos inerentes a uma cirurgia de grande porte sobre o tubo digestivo e da necessidade de acompanhamento pós-operatório com a equipe multidisciplinar em longo prazo, com mudanças radicais no estilo de vida.

Entre as técnicas atualmente recomendadas para a cirurgia estão: banda gástrica ajustável, gastrectomia vertical, derivação gástrica com reconstituição do trânsito intestinal em Y de Roux – ou *bypass* gástrico – e derivações bileopancreáticas à Scopinaro e com *duodenal switch*. O balão intragástrico, instalado mediante procedimento endoscópico, pode ser uma alternativa transitória de controle do peso corporal. A redução expressiva de peso corporal, por volta de 50% ou mais de perda de excesso de peso, induzido pela cirurgia bariátrica, promove melhora das comorbidades relacionadas à obesidade, do estado psicossocial e da qualidade de vida. Vale ressaltar a necessidade de suplementação vitamínica e a existência de riscos associados ao procedimento cirúrgico e à técnica, com possibilidade de complicações no curto, médio e longo prazo, embora pouco frequentes.

CONCLUSÕES

A obesidade é uma doença crônica, associada a complicações cardiovasculares, dentre outras. Como toda doença crônica, seu reconhecimento precoce é fundamental e merece tratamento adequado. Mudanças radicais de estilo de vida são fundamentais e devem ser mantidas no longo prazo, em conjunto com tratamento farmacológico. Em casos específicos, o tratamento cirúrgico deve ser indicado. Para o futuro, é necessária a conscientização da população para que se adotem hábitos saudáveis de vida, objetivando a prevenção do excesso de peso e suas morbidades relacionadas.

O QUE AS DIRETRIZES RECOMENDAM

- American Diabetes Association. Obesity management for the treatment of type 2 diabetes: standards of medical care in diabetes: 2020. Diabetes Care. 2020;43(Supp 1):S89-S97.
- Apovian CM, Aronne LJ, Bessesen DH, McDonnell ME, Murad MH, Pagotto U, Ryan DH, Still CD. Pharmacological management of obesity: an endocrine society clinical practice guideline. The Journal of Clinical Endocrinology & Metabolism. 2015;100(issue 2):342-62.
- Associação Brasileira para o Estudo da Obesidade e da Síndrome Metabólica. Diretrizes brasileiras de obesidade 2016. Disponível em: https://abeso.org.br/wp-content/uploads/2019/12/Diretrizes-Download-Diretrizes-Brasileiras-de-Obesidade-2016.pdf.

 SUGESTÕES DE LEITURA

1. Instituto Brasileiro de Geografia e Estatística – IBGE. Pesquisa de Orçamento Familiar 2008. Disponível em: https://biblioteca.ibge.gov.br/visualizacao/livros/liv45419.pdf (acesso 4 abr 2020).
2. James WP, Astrup A, Finer N, Hilsted J, Kopelman P, Rossner S, et al. Effect of sibutramine on weight maintenance after weight loss: a randomised trial. STORM study group. x'. Lancet. 2000;356:2119-25.
3. James WPT, Caterson ID, Coutinho W, Finer N, Van Gaal LF, Maggioni AP, et al. Effect of sibutramine on cardiovascular outcomes in overweight and obese subjects. N Engl J Med. 2010;363:905-17.
4. Le Roux CW, Astrup A, Fujioka K, Greenway F, Lau DCW, Van Gaal L, et al. 3 years of liraglutide versus placebo for type 2 diabetes risk reduction and weight management in individuals with prediabetes: a randomised, double-blind trial. Lancet. 2017;389:1399-409.
5. Mancini M. Tratado de obesidade. Rio de Janeiro: Guanabara Koogan; 2015.
6. Ministério da Saúde. VIGITEL Brasil 2018: vigilância de fatores de risco e proteção para doenças crônicas por inquérito telefônico. Disponível em: https://portalarquivos2.saude.gov.br/images/pdf/2019/julho/25/vigitel-brasil-2018.pdf (acesso 4 abr 2020).
7. Rucker D, Padwal R, Li SK, Curioni C, Lau DC. Long term pharmacotherapy for obesity and overweight: updated meta-analysis. BMJ. 2007;335:1194-9.
8. Singh AK, Singh R. Pharmacotherapy in obesity: a systematic review and meta-analysis of randomized controlled trials of anti-obesity drugs. Expert Rev Clin Pharmacol. 2020;13:53-64.
9. Torgerson JS, Hauptman J, Boldrin MN, Sjostrom L. Xenical in the prevention of diabetes in obese subjects (XENDOS) study: a randomized study or orlistat as an adjunct to lifestyle changes for the prevention of type 2 diabetes in obese patients. Diabetes Care. 2004;27:155-61.
10. World Health Organization. Global Health Observatory (GHO) data: overweight and obesity. Available from: https://www.who.int/gho/ncd/risk_factors/overweight_obesity/obesity_adults/en/ (acesso 4 abr 2020).

19
Hipercolesterolemia familiar

Raul Dias dos Santos Filho
Ana Paula Marte Chacra

DESTAQUES

- A hipercolesterolemia familiar (HF) é doença autossômica dominante que afeta entre 1/250-1/310 pessoas em sua forma heterozigótica.
- A HF associa-se a 10-13 vezes mais doença aterosclerótica cardiovascular do que na população em geral. Além disso, causa doença precoce.
- A forma homozigótica, embora rara, pode levar a doença cardiovascular já na primeira ou segunda décadas de vida.
- Na maioria das vezes, a HF é causada por defeitos no gene do receptor da LDL, o que leva a acúmulo de LDL-colesterol (LDL-C) no sangue.
- Suspeita-se de HF quando o LDL-C é > 190 mg/dL e > 160 mg/dL, respectivamente, em adultos e crianças/adolescentes e quando há história familiar de doença cardiovascular precoce e dislipidemia.
- Uma vez diagnosticado um caso-índice, deve-se avaliar o perfil lipídico ou genético dos familiares, no que se denomina triagem em cascata, pois 1 em cada 2 familiares será afetado.
- O risco cardiovascular na HF é heterogêneo e dependente não apenas do colesterol elevado, mas também de outros fatores de risco.
- A detecção da aterosclerose subclínica coronária pode ser útil na estratificação do risco cardiovascular em portadores de HF.
- Portadores de HF necessitam de intenso tratamento com estatinas, ezetimiba e inibidores de *PCSK9* em razão dos elevados valores de LDL-C.
- As formas homozigóticas necessitam de tratamentos especializados.

INTRODUÇÃO

A hipercolesterolemia familiar (HF) é uma doença autossômica dominante que reduz o catabolismo da lipoproteína de alta densidade (LDL), sendo caracterizada por elevação do LDL-colesterol (LDL-C) desde o nascimento, doença aterosclerótica coronária usualmente 15-20 anos mais precoce e 10-13 vezes mais frequente do que na população em geral. Além disso, há forte história familiar de dislipidemia e de eventos cardiovasculares. Estima-se que a HF afete em torno de 1 para 250-310 pessoas na população geral, exceto em lugares onde existam efeitos fundadores, como na África do Sul (africâneres e indianos), Quebec (franco-canadenses) e Líbano (cristãos libaneses). Esses dados sugerem uma prevalência mundial aproximada de até 34 milhões de pacientes com HF, sendo que apenas cerca de 10% dos casos teriam sido identificados.

A HF é classicamente dividida nas formas heterozigóticas, quando apenas um alelo, geralmente do gene do receptor da LDL (*LDLR*), é afetado, o que leva a aumentos do LDL-C de 2 a 3 vezes os valores normais, porém mais raramente (1 caso para 300 mil a 1 caso para 1 milhão) pode se manifestar como a extremamente grave forma homozigótica, quando 2 alelos dos 3 genes denominados canônicos [*LDLR*, apolipoproteína B (*APOB*), pró-proteína convertase subtilisina kexina 9 (*PCSK9*)], ou o da proteína adaptadora do receptor da LDL (*LDLRAP-1*), são afetados. A forma homozigótica caracteriza-se usualmente por valores de LDL-C cerca de 4-5 vezes o valor normal, doença coronariana na primeira ou segunda décadas de vida e doença da valva aórtica ou supra-aórtica.

A HF precisa ser diagnosticada e tratada precocemente com medicamentos hipolipemiantes, usualmente em doses elevadas e em associação, para prevenção da aterosclerose precoce. Além disso, os familiares de um caso índice precisam ser avaliados, no que se denomina rastreamento em cascata, já que 1 em cada 2 indivíduos nas famílias serão afetados.

ETIOLOGIA E FISIOPATOLOGIA

A HF é uma enfermidade de padrão autossômico dominante, com penetrância de quase 100%, o que significa que, nas famílias, 50% dos parentes serão afetados, e que decorre principalmente de variantes de perda de função do *LDLR*. A redução da atividade ou do número dos receptores leva a menor remoção da LDL pelo fígado, causando consequente acúmulo dessas partículas no sangue desde o nascimento. Por conseguinte, haverá maior predisposição ao desenvolvimento da aterosclerose precoce.

Menos frequentemente, pode ser causada por variantes nos genes *APOB*, o que leva a menor afinidade da apolipoproteína B pelo receptor da LDL ou a ganho de função no gene *PCSK9*, o que acelera o catabolismo do receptor e a menor capacidade de remoção da LDL do sangue. Cerca de 90-95% dos casos de HF se devem a variantes do gene *LDLR*. Foram descritos mais de 1.600 defeitos nos genes *LDLR* associados com a doença.

Mais a raramente a doença pode ser causada por mutações nos genes *LDLRAP-1*, *STAP1* e *APOE*, entre outros. A gravidade da apresentação clínica da HF geralmente depende do defeito genético, sendo mais grave nos casos de homozigose (quando 2 alelos dos genes canônicos são afetados), ou nas formas heterozigóticas, quando as variantes do *LDLR são consideradas nulas (atividade do receptor da LDL de captar a LDL < 2%).*

Consequências clínicas

A HF é caracterizada por concentrações elevadas de LDL-C desde o nascimento, e o excesso de colesterol sanguíneo leva à formação de xantomas tendinosos, arco corneano, ateromas nas coronárias, aorta, carótidas e artérias periféricas. Nos casos graves, usualmente nas formas homozigóticas, a HF também pode causar doença valvar aórtica (insuficiência e estenose, com predominância desta última) e estenose supra-aórtica.

DIAGNÓSTICO

Diagnóstico clínico

Na forma heterozigótica da HF, usualmente os valores de colesterol total variam entre 290-500 mg/dL, e na forma homozigótica habitualmente entre 600-1.000 mg/dL. Entretanto, esses valores podem variar dependendo dos defeitos genéticos e de fatores externos, como alimentação e excesso de peso, entre outros. Normalmente se deve suspeitar da presença de HF quando um indivíduo apresenta valores de LDL-C > 190 e > 160 mg/dL, respectivamente, em adultos e crianças/adolescentes. Entretanto, é importante enfatizar que, mesmo com valores extremos de LDL-C (>190 mg/dL ou > do percentil 95% da população), cerca de somente 2% dos casos serão resultantes de doença autossômica dominante, ou seja, HF. Na maioria das vezes, a hipercolesterolemia será de causa poligênica, secundária (hipotireoidismo, icterícia obstrutiva, síndrome nefrótica) ou desconhecida. Contudo, é importante enfatizar que história familiar de dislipidemia e/ou doença aterosclerótica cardiovascular precoces e hipercolesterolemia na infância sugerem fortemente a presença de HF.

No Brasil, o diagnóstico clínico da HF deverá ser feito pelo critério da rede das clínicas de lípides da Holanda (DLCN) de acordo com as diretrizes brasileiras de dislipidemia e prevenção da aterosclerose e de hipercolesterolemia familiar (Tabela 1).

Os critérios DLCN valorizam e atribuem pontos à história pessoal e familiar de hipercolesterolemia e doença cardiovascular precoces, valores de colesterol no caso índice e familiares, presença de estigmas cutâneos de depósito de colesterol, como xantomas tendinosos e arco corneano, e finalmente a presença de uma variante genética patogênica ou possivelmente patogênica quando o teste genético é disponível. Segundo os critérios DLCN, existem quatro categorias diagnósticas de acordo com o sistema de pontos: < 3 pontos, ausência de HF; 3-5 pontos, diagnóstico possível de HF; 6-8 pontos, diagnóstico provável de HF; > 8 pontos, diagnóstico de HF definitivo.

Diagnóstico molecular

O diagnóstico molecular da HF realiza-se pela pesquisa de variantes usualmente nos genes *LDLR*, *APOB* e *PCSK9* (genes canônicos) por uso de sequenciamento de nova

TABELA 1	Critérios diagnósticos de HF heterozigótica com base nos critérios da DLCN	
Parâmetro		**Pontos**
História familiar		
Parente de 1º grau portador de doença vascular/coronariana prematura (homens < 55, mulheres < 60 anos) *OU*		1
Parente adulto com colesterol total > 290 mg/dL*		1
Parente de 1º grau portador de xantoma tendíneo e/ou arco corneano *OU*		2
Parente de 1º grau < 16 anos com colesterol > 260 mg/dL*		2
História clínica		
Paciente portador de doença coronariana prematura (homens < 55, mulheres < 60 anos)		2
Paciente portador de doença cerebral ou periférica prematura (homens < 55, mulheres < 60 anos)		1
Exame físico		
Xantoma tendíneo		6
Arco corneano < 45 anos		4
Níveis de LDL-C (mg/dL)		
≥ 330		8
250-329		5
190-249		3
155-189		1
Análise do DNA		
Presença de mutação funcional do gene do receptor de LDL, Apo B-100 ou *PCSK9**		8
Diagnóstico de HF		
Certeza se		> 8
Provável se		6-8
Possível se		3-5

* Modificado de Dutch Lipid Clinic Network, adotando um critério do Simon Broome Register Group.
HF: hipercolesterolemia familiar; DLCN: Dutch Lipid Clinic Network; LDL-C: LDL-colesterol.

geração (NGS) e por técnicas de MLPA (amplificação de sonda dependente de ligadura multiplex) para determinação do número de cópias das variantes. Além disso, como citado anteriormente, quando não são encontradas variantes nos 3 genes canônicos, podem também ser encontradas variantes patogênicas nos genes APOE (apolipoproteína E), STAP1 (proteína adaptadora de transdução de sinal 1) e LAL (lipase ácida lisossomal). Nos casos dos fenótipos compatíveis com a HF homozigótica onde não se encontram as variantes nos genes canônicos, devem-se sequenciar também os genes com transmissão autossômica recessiva, como o *LDLRAP-1* (que causa a hipercolesterolemia autossômica recessiva ou ARH) e os ABCG5 e ABCG8, que causam a sitosterolemia.

Em cerca de 20% dos casos de fenótipo compatível com a HF heterozigótica nos quais não se encontram os defeitos autossômicos dominantes, o fenótipo pode ser explicado pelo acúmulo de defeitos em vários genes com pequeno efeito sobre o LDL-C, mas que, quando agrupados, levam à hipercolesterolemia. Esse fato pode ser documentado pela determinação dos denominados escores poligênicos. A denominada hipercolesterolemia poligênica, embora possa causar um fenótipo compatível com a HF heterozigótica, não tem o mesmo grau de transmissão das formas autossômicas dominantes para os familiares. Ou seja, menos de 50% dos familiares terão hipercolesterolemia. Além disso, embora exista evidência de que a hipercolesterolemia poligênica predisponha a aterosclerose, esta última geralmente ocorrerá menos frequentemente do que na forma autossômica dominante. Logo, é importante separar as duas formas de hipercolesterolemia, a HF e a hipercolesterolemia poligênica; embora ambas possam causar fenótipos similares, são duas doenças diferentes com prognósticos e transmissão familiar díspares.

Rastreamento em cascata

Pela transmissão autossômica dominante, os familiares de um caso suspeito de HF (caso índice) devem ser avaliados para o perfil lipídico e/ou teste genético, se este último estiver disponível. Em rodadas de rastreamento, os parentes de primeiro grau identificados com HF passam a ser os casos índices, e seus parentes começam a ser rastreados. Embora a cascata clínica seja importante (avaliação do perfil lipídico), já foi demonstrado que a cascata genética é a estratégia mais custo-efetiva para a identificação de indivíduos portadores de HF. Seu custo cai bastante em relação à avaliação do caso índice pois será pesquisada apenas a variante causal nos familiares suspeitos. Uma vez esgotada a análise dos familiares de primeiro grau, passa-se à análise dos familiares de segundo grau, e assim por diante. Em nosso país, o programa Hipercol Brasil, realizado no Instituto do Coração do Hospital das Clínicas da Faculdade de Medicina da USP, já diagnosticou mais de 1.500 indivíduos afetados. Entretanto, esse número é muito pequeno considerando o provável número de portadores da doença no país, estimado em 1/263 pessoas de acordo com o estudo ELSA-Brasil. Os casos afetados devem ser tratados para evitar eventos cardiovasculares no futuro.

HISTÓRIA NATURAL

A HF leva a doença aterosclerótica cardiovascular agressiva e prematura, sendo responsável por cerca de 5-10% dos casos de doença arterial coronariana em indivíduos abaixo dos 55 anos. Sem tratamento, 50% dos homens heterozigotos desenvolverão doença arterial coronariana antes dos

50 anos e 100% aos 70 anos. Já entre as mulheres heterozigóticas, 12% terão alguma manifestação de doença coronariana aos 50 anos e 74%, aos 70 anos. Cerca de 85% dos homens e 50% das mulheres com HF heterozigótica terão um evento cardiovascular antes dos 65 anos de idade. Mesmo em crianças e adolescentes com HF heterozigótica, já se pode detectar aumento significativo da espessura da camada íntima-média (cIMT) das artérias carótidas. O território coronário é o mais atingido, seguido pelo território arterial periférico e mais raramente pelo cerebrovascular. Nos casos de HF homozigótica, a doença cardiovascular aterosclerótica pode se manifestar entre a primeira e a segunda décadas de vida. Além disso, nestes é frequente a calcificação da valva aórtica, o que pode causar inicialmente insuficiência e posteriormente estenose e ateromatose da aorta ascendente, levando em alguns casos a estenose supra-aórtica e a obstruções dos óstios das artérias coronárias. O excesso de colesterol no sangue pode levar também à formação de xantomas nos tendões extensores, sendo o mais característico o do tendão de Aquiles, xantomas cutâneos, xantelasmas e arco corneano, este último valorizado em pessoas com menos de 45 anos de idade.

Heterogeneidade do risco cardiovascular

Embora a HF associe-se a risco relativo 10-13 vezes maior de doença aterosclerótica cardiovascular do que na população em geral, esse risco é heterogêneo. O risco de doença cardiovascular é maior nos sujeitos mais jovens em comparação com as populações sem HF. Por exemplo, em um registro norueguês incluindo 5.518 pacientes com FH confirmada por genotipagem, a taxa de mortalidade padronizada para mortes por doenças cardiovasculares totais ocorrendo fora do hospital foi de 12,35 (intervalo de confiança IC de 95% 5,14-29,70) para aqueles com idade de 20-39 anos e que diminuiu para 2,17 (IC 95% 1,17-4,03) e 1,19 (IC 95% 0,53-2,65), respectivamente, nas faixas etárias de 40-59 e 60-69 anos. Isso decorre do fato de indivíduos portadores de HF mais suscetíveis desenvolverem doença cardiovascular antes de outros e pelo aumento natural da doença aterosclerótica em indivíduos sem HF com o passar dos anos.

Fatores de risco e doença aterosclerótica cardiovascular em portadores de HF

Apesar do papel indiscutível desempenhado pelo LDL-C elevado na HF (valores > 310 mg/dL ou início do tratamento > 40 anos geralmente indicam risco cardiovascular bem mais alto), outros fatores de risco desempenham um papel importante para o risco cardiovascular na população com HF. Um estudo de coorte holandês retrospectivo incluiu 2.400 pacientes com HF e mostrou que o sexo masculino (risco relativo – RR 2,82, IC 95% 2,37-3,36), tabagismo (RR 1,67, IC 95% 1,40-1,99), hipertensão arterial (RR 1,36, IC 95% 1,06-1,75), diabete melito (RR 2,19,

IC 95% 1,36-3,54) e HDL-C baixo (RR 1,37, IC 95% 1,15-1,63) associam-se de forma independente com a doença cardiovascular na HF. Uma revisão sistemática e metanálise de 27 estudos com 41.831 participantes e 6.629 eventos ateroscleróticos cardiovasculares confirmou a importância dos fatores de risco clássicos. Os autores mostraram que idade (*odds ratio* – OR: 1,07; IC 95%: 1,03-1,10), sexo masculino (OR: 1,95; IC 95%: 1,68-2,23), hipertensão arterial (OR: 2,11; IC 95%: 1,64-2,58), diabete (OR: 1,95; IC 95%: 1,33-2,57), índice de massa corporal elevado (OR: 1,04; IC 95%: 1,03-1,05), tabagismo (OR: 1,71; IC 95%: 1,30-2,12), lipoproteína(a) [Lp (a)] (OR: 1,90; IC 95%: 1,10-2,71), HDL-C baixo (OR: 1,39; IC 95%: 1,24-1,53) e história familiar de doença cardiovascular (OR: 1,83, IC 95%: 1,58-2,07) se associaram de forma independente.

Além dos clássicos fatores citados acima, dois biomarcadores devem receber consideração especial na avaliação do risco cardiovascular na HF: presença de xantomas de tendão e elevação da Lp(a) no sangue. A presença de xantomas de tendão geralmente é uma marcadora de exposição a valores muito altos de LDL-C por muito anos. Em nossa casuística, ela se associou à extensão da doença coronariana subclínica avaliada por escores tomográficos. Uma metanálise mostrou que pacientes com HF com xantomas apresentavam prevalência 3 vezes maior de doença cardiovascular aterosclerótica do que pacientes sem xantomas.

A Lp(a) consiste em uma partícula LDL com uma apolipoproteína adicional denominada apolipoproteína(a) [apo(a)] que está covalentemente ligada à apolipoproteína B-100 (*ApoB*) da partícula LDL. Concentrações plasmáticas de Lp(a) são determinadas principalmente pelo gene *LPA*. Níveis elevados de Lp(a) são marcadores independentes para infarto do miocárdio, acidente vascular cerebral e estenose da valva aórtica na população em geral. Existem muitas evidências de que a Lp(a) alta também aumente o risco cardiovascular na HF. No SAFEHEART (estudo espanhol de hipercolesterolemia familiar). a elevação da Lp(a) foi preditora independente de doença aterosclerótica cardiovascular (OR: 1,007; IC 95%: 1,004 -1,011; $p < 0,0001$).

Embora úteis para a população geral, os escores de risco, como o de Framingham ou o ACC/AHA não devem ser usados em portadores de HF, já que não consideram exposição ao colesterol alto desde o nascimento. A SAFEHART-RE é uma equação própria para avaliar o risco cardiovascular na HF no prazo de 5-10 anos com base no aumento da idade, sexo masculino, história de doença cardiovascular, hipertensão arterial, aumento do índice de massa corporal, tabagismo ativo e níveis de LDL-C e Lp(a)*. Essa equação, embora apresente excelente discriminação de risco (índice C de Harrell = 0,8), necessita ser validada na população brasileira.

---

* Ver: https://www.colesterolfamiliar.org/en/safeheart-risk-equation/estimation-of-cardiovascular-events-risk/

Aterosclerose subclínica

A calcificação da artéria coronária (CAC) identificada pela tomografia computadorizada (TC) cardíaca não contrastada reflete o grau de carga da placa aterosclerótica coronária, e há evidências indiscutíveis de que o escore de cálcio coronário é um biomarcador, independentemente do risco de eventos cardiovasculares na população em geral. Indivíduos com CAC zero têm baixo risco de sofrer um evento de coronário em 10 anos; por outro lado, indivíduos com pontuações de cálcio muito altas (> 400 unidades Agatston) têm risco de doença coronariana semelhante ao de pacientes de prevenção secundária (geralmente > 2% ao ano). Indivíduos com HF costumam apresentar maior frequência e gravidade da CAC em comparação com indivíduos não afetados. Em nossa experiência, Miname et al. incluíram um total de 206 indivíduos HF comprovados molecularmente, submetidos à terapia padrão para redução de lipídios e acompanhados por uma mediana de 3,7 anos (intervalo interquartil: 2,7-6,8 anos). A CAC estava presente em 105 (51%), fato também observado em outras coortes, sendo que 15 eventos cardiovasculares (7,2%) foram documentados. Os indivíduos com CAC zero não apresentaram um evento cardiovascular; por outro lado, a presença de CAC foi associada à ocorrência de eventos clínicos de forma independente. Esses resultados indicam que o CAC pode melhorar a estratificação de risco cardiovascular em indivíduos com HF. De fato, dados de uma recente metanálise com 1.176 adultos portadores de HF heterozigótica e em uso de terapia hipolipemiante (LDL-C residual médio 158 mg/dL) mostram que a CAC estava ausente em 45% (IC 95% 34%-55%) dos casos.

Além de maior carga de CAC, portadores de HF também podem apresentar maior gravidade dos achados na angiotomografia de coronárias. Perez de Isla et al., em um subestudo de imagem da coorte SAFEHART, mostraram que, em 440 indivíduos com HF (média de idade 46,4 anos, 52% mulheres) totalmente assintomáticos para doença coronariana que obstruções luminares de 50-70% e > 70% foram encontradas respectivamente em 16 e 6% dos indivíduos estudados.

Esses dados sugerem que, mesmo com alto risco cardiovascular e elevada presença de aterosclerose subclínica, existe heterogeneidade na carga de placa aterosclerótica em portadores de HF. Considerando os elevados custos dos inibidores de PCSK9 em nosso meio, a presença da CAC e/u placas ateroscleróticas poderiam ser úteis para identificar indivíduos que necessitem de reduções mais intensivas do LDL-C com esses medicamentos. O contrário também seria verdadeiro: a ausência de CAC ou placas poderia indicar um grupo de indivíduos a ser tratado somente com estatinas e ezetimiba. Contudo, mais estudos são necessários para provar essa premissa.

Além da avaliação da aterosclerose nas artérias coronárias, a detecção do aumento da espessura da camada íntima-média das artérias carótidas (cIMT) pode ser útil para identificar a presença de aterosclerose subclínica em portadores de HF. A determinação da cIMT tem papel relevante principalmente em indivíduos jovens com HF, sendo que aumentos da espessura da cIMT já são detectados em crianças e adolescentes com HF em comparação a seus irmãos e irmãs não afetados. Estudos randomizados de intervenção mostram que o uso precoce de redutores de colesterol reduz a progressão e normaliza a evolução da cIMT, fato que é considerado uma das justificativas para tratamento precoce de crianças e adolescentes com HF.

TRATAMENTO

Há unanimidade de que o LDL-C elevado é a principal causa do risco cardiovascular em portadores de HF, logo este deverá ser tratado precocemente. Em razão dos valores muito elevados do LDL-C, há dificuldade em atingir as metas recomendadas pelas diretrizes de prevenção da aterosclerose. Dados do registro SAFEHEART mostram que valores de LDL-C < 100 mg/dL e < 70 mg/dL foram alcançados em apenas 22,4 e 4,7%, respectivamente, dos portadores de HF heterozigótica, apesar do uso de estatinas e ou ezetimiba. Estudos observacionais e subgrupos de estudos randomizados mostram, contudo, que a redução do LDL-C, mesmo que não seja a ideal, previne eventos cardiovasculares e mortalidade na HF heterozigótica.

A Tabela 2 faz um resumo da avaliação do risco cardiovascular e das metas do LDL-C em portadores de HF. Os indivíduos considerados portadores de HF grave devem ser tratados de forma agressiva.

Em portadores de HF, a recomendação é de que o LDL-C seja reduzido inicialmente em pelo menos 50%, e para isso serão necessárias doses elevadas de estatinas potentes como atorvastatina (40-80 mg) ou rosuvastatina (20-40 mg), geralmente associadas a ezetimiba. Posteriormente, haverá a tentativa de se reduzir o LDL-C para as metas propostas nas diretrizes de dislipidemias e prevenção da aterosclerose, sobretudo nos casos mais graves. Entretanto, como visto acima, dificilmente serão atingidas as metas de LDL-C, sendo então necessário o uso de terapias adjuvantes, como os inibidores da PCSK9. Do ponto de vista do mundo real, deve-se tentar reduzir o LDL-C o máximo possível com as terapias disponíveis. De fato, os inibidores da PCSK9 revolucionaram o tratamento da HF heterozigótica. Tanto o evolocumabe (injeções subcutâneas de 140 mg a cada 15 dias ou 420 mg 1vez ao mês) como o alirocumabe (injeções subcutâneas de 150 mg a cada 15 dias), que são anticorpos monoclonais contra a PCSK9, levam a reduções adicionais de LDL-C de 50-60% em adultos portadores de HF heterozigótica. Dados recentes mostram que o evolocumabe mantém seu efeito hipolipemiante de forma segura sem o aparecimento de

SEÇÃO III ■ DISLIPIDEMIA E ATEROSCLEROSE

TABELA 2 Risco cardiovascular e metas de LDL-C em portadores de HF

Critérios	Recomendação de tratamento
a. Na apresentação (LDL-C LDL não tratado): LDL-C > 400 mg/dL ou LDL-C > 310 mg /dL e uma característica de alto risco ou LDL-C > 190 mg/dL e 2 características de alto risco	A meta realista é reduzir o LDL-C em ≥ 50%; o objetivo ideal é atingir o LDL-C < 100 mg/dL
b. Presença de aterosclerose subclínica avançada: escore de CAC > 100 unidades de Agatston ou > 75º percentil para idade e sexo; ou angiotomografia com obstruções > 50% ou presença de placas não obstrutivas em mais de um vaso	
c. Presença de doença cardiovascular aterosclerótica clínica: doença cardiovascular aterosclerótica clínica definida como infarto do miocárdio prévio, angina, revascularização coronária, acidente vascular cerebral isquêmico não embólico ou ataque isquêmico transitório e claudicação intermitente	A meta realista é reduzir o LDL-C em ≥50%; o objetivo ideal é atingir LDL-C < 70 mg/dL ou < 50 mg/dL. A meta realista é reduzir o LDL-C em ≥ 50%; o objetivo ideal é atingir LDL-C < 70 mg/dL ou < 50 mg/dL

Os biomarcadores ou condições de alto risco são: idade > 40 anos sem tratamento; fumar; sexo masculino; lipoproteína(a) > 75 nmol/L (50 mg/dL); HDL-C HDL < 40 mg/dL; hipertensão; DM; história familiar de doença cardiovascular precoce em parentes de primeiro grau (idade < 55 anos em homens e < 60 anos em mulheres); doença renal crônica (ou seja, taxa de filtração glomerular estimada < 60 mL/min por 1,73 m^2; e IMC > 30 kg/m^2.
Escores de cálcio coronário calculados usando critérios do Estudo Multiétnico de Aterosclerose (MESA).
LDL-C: LDL-colesterol; CAC: calcificação da artéria coronária; HDL-C: HDL-colesterol; HF: hipercolesterolemia familiar; DM: diabete melito; IMC: índice de massa corpórea.
Fonte: adaptado da definição das formas graves de hipercolesterolemia de acordo com a Sociedade Internacional de Aterosclerose (IAS) e metas de tratamento da SBC.

anticorpos neutralizadores em um acompanhamento de até 5 anos. Dessa forma, a associação dessas três classes de drogas controlará o LDL-C entre 60-70% dos casos (LDL-C < 70 mg/dL).

Nos casos de HF homozigótica, as respostas tanto às estatinas como aos inibidores da *PCSK9* são bem mais modestas, usualmente redução de 20-40% quando combinados, com a resposta dependente do tipo de variante genética que causou a doença. Considerando que esses pacientes têm valores de LDL-C de 4-5 vezes o normal, a maioria dos casos ainda persistirá com concentrações extremamente elevadas de colesterol no sangue e consequentemente alto risco cardiovascular. Dessa forma, na HF homozigótica são necessários medicamentos ou procedimentos que reduzam o LDL-C de maneira independente da expressão do receptor da LDL (modo principal de ação das estatinas, ezetimiba e inibidores de *PCSK9*). A lomitapida é um fármaco que reduz a produção de VLDL e consequentemente a de LDL por inibir a proteína microssomal de transferência de triglicérides (MTP), fato que reduz o LDL-C entre 40-50% em portadores de HF homozigótica. Contudo, não é aprovado no Brasil. Mais recentemente foi demonstrado que o anticorpo monoclonal contra a ANGPTL3 (proteína similar a angiopoietina-3) evinacumabe reduziu o LDL-C em 47% em portadores de HF homozigótica refratários a estatinas, ezetimiba, inibidores da *PCSK9* e/ou lomitapida. Esse medicamento poderá ser o futuro do tratamento dessa forma grave da HF. Atualmente o procedimento mais adequado para a HF homozigótica é a LDL aférese, na qual a filtração do sangue remove tanto LDL como Lp(a). Esse procedimento deverá ser realizado semanalmente ou a cada 15 dias e tem custo muito elevado.

Em crianças e adolescentes, estatinas e ezetimiba são aprovadas a partir dos 8-10 anos de idade, dependendo do medicamento. Os inibidores de *PCSK9* como o evolocumabe reduzem o LDL-C em cerca de 40% adicionais às estatinas em pacientes pediátricos. Existe evidência de um estudo prospectivo holandês de que o tratamento precoce dos casos graves com estatinas (usualmente LDL-C > 190 mg/dL) não apenas reduz a progressão da aterosclerose subclínica medida pela cIMT mas também sugere que previna eventos cardiovasculares. Nesse estudo, as crianças e os adolescentes que se tornaram adultos, após acompanhamento médio de 20 anos, tiveram significativamente menos eventos cardiovasculares em comparação com seus pais, que não haviam recebido tratamento no passado. Nos casos de HF homozigótica, o tratamento deverá ser iniciado ao diagnóstico, independentemente da faixa etária. Nem os inibidores de *PCSK9* nem a lomitapida foram aprovados até 2020 para pacientes pediátricos, mas são utilizados em casos graves de HF de forma compassiva (Quadro 1).

QUADRO 1 Tratamento

Em adultos	■ Atorvastatina ou rosuvastatina em doses altas, geralmente associadas à ezetimiba ■ Inibidores de *PCSK9* (alirocumabe e evolocumabe) ■ Lomitapida ■ Evinacumabe (?) ■ LDL aférese a cada 15 dias
Em crianças (8-10 anos)	■ Atorvastatina ou rosuvastatina em doses altas, geralmente associadas à ezetimiba ■ Inibidores de *PCSK9* (evolocumabe) e lomitapida uso compassivo

O QUE AS DIRETRIZES RECOMENDAM

- Faludi AA, Izar MCO, Saraiva JFK, Chacra APM, Bianco HT, Afiune Neto A, et al. Atualização da diretriz brasileira de dislipidemias e prevenção da aterosclerose – 2017. Arq Bras Cardiol. 2017;109(2 Supl1):1-76.

- Mach F, Baigent C, Catapano AL, Koskinas KC, Casula M, Badimon L, et al.; ESC Scientific Document Group. 2019 ESC/EAS Guidelines for the management of dyslipidaemias: lipid modification to reduce cardiovascular risk. Eur Heart J. 2020;41(1):111-88.

- Santos RD, Gidding SS, Hegele RA, Cuchel MA, Barter PJ, Watts GF, et al.; International Atherosclerosis Society Severe Familial Hypercholesterolemia Panel. Defining severe familial hypercholesterolaemia and the implications for clinical management: a consensus statement from the International Atherosclerosis Society Severe Familial Hypercholesterolemia Panel. Lancet Diabetes Endocrinol. 2016;4(10):850-61.

 SUGESTÕES DE LEITURA

1. Beheshti SO, Madsen CM, Varbo A, Nordestgaard BG. Worldwide prevalence of familial hypercholesterolemia: meta-analyses of 11 million subjects. J Am Coll Cardiol. 2020;75:2553-66.
2. Miname MH, Santos RD. Reducing cardiovascular risk in patients with familial hypercholesterolemia: risk prediction and lipid management. Prog Cardiovasc Dis. 2019;62:414-22.
3. Mszar R, Grandhi GR, Valero-Elizondo J, Virani SS, Blankstein R, Blaha M, et al. Absence of coronary artery calcification in middle-aged familial hypercholesterolemia patients without atherosclerotic cardiovascular disease. JACC Cardiovasc Imaging. 2020;13(4):1090-2.
4. Raal FJ, Rosenson RS, Reeskamp LF, Hovingh GK, Kastelein JJP, Rubba P, et al.; ELIPSE HoFH Investigators. Evinacumab for homozygous familial hypercholesterolemia. N Engl J Med. 2020;383(8):711-20.
5. Ramaswami U, Humphries SE. Management of familial hypercholesterolaemia in childhood. Curr Opin Pediatr. 2020;32(5):633-40.
6. Santos RD, Stein EA, Hovingh GK, Blom DJ, Soran H, Watts GF, et al. Long-Term Evolocumab in Patients With Familial Hypercholesterolemia. J Am Coll Cardiol. 2020;75(6):565-74.
7. Santos RD, Ruzza A, Hovingh GK, Wiegman A, Mach F, Kurtz CE, et al.; HAUSER-RCT Investigators. Evolocumab in pediatric heterozygous familial hypercholesterolemia. N Engl J Med. 2020;383(14):1317-27.

NOTA DOS EDITORES

Este capítulo possui referências bibliográficas adicionais, recomendadas pelos autores, na plataforma digital complementar do livro. Por motivos de compactação, somente algumas delas estão aqui contempladas. Utilize o QR code abaixo para ter acesso a esse conteúdo:

SEÇÃO IV

DOENÇA CORONARIANA AGUDA

20

Doença coronariana aguda: diagnóstico, classificação e estratificação de risco

Marianna Deway Andrade Dracoulakis
Antonio Carlos Bacelar Nunes Filho

DESTAQUES

- A dor torácica é a queixa mais frequente em pacientes com síndrome coronariana aguda (SCA), e sua caracterização auxilia no diagnóstico diferencial.
- O eletrocardiograma (ECG) de repouso deve ser realizado em até 10 minutos em todos os pacientes com suspeita de SCA.
- Apesar de poder ser normal ou ter alterações inespecíficas em uma parcela dos pacientes com SCA, o ECG permite a identificação imediata dos pacientes com infarto agudo do miocárdio (IAM) com supradesnivelamento do segmento ST e a rápida implementação do seu manejo específico.
- Os marcadores de necrose miocárdica (MNM) são mandatórios nos pacientes com suspeita de SCA, sendo a troponina ultrassensível (TAS) o marcador com maior acurácia.
- Os algoritmos que utilizam a TAS permitem uma definição mais precoce e segura de pacientes com baixo risco de eventos cardiovasculares e aumentam a probabilidade de diagnóstico de IAM.
- O diagnóstico diferencial de pacientes com dor torácica inclui outras doenças cardíacas e não cardíacas e deve ser considerado durante a avaliação diagnóstica.
- Nos pacientes com diagnóstico estabelecido de SCA, a estratificação de risco pode ser feita por meio da aplicação de escores de risco validados.
- A estratificação de risco pode auxiliar na decisão de avaliação angiográfica invasiva e na determinação prognóstica.
- Os pacientes considerados de muito alto risco devem ser preferencialmente submetidos à angiografia invasiva em menos de 2 horas da admissão, e os de alto risco, em menos de 24 horas.
- Os pacientes de moderado risco podem ser submetidos à angiografia invasiva em até 72 horas, e os de baixo risco, preferencialmente, à estratificação não invasiva, com a realização de angiotomografia de artérias coronarianas ou métodos funcionais.
- A integração de história clínica, exames diagnósticos e estratificadores de risco é essencial no manejo dos pacientes com suspeita de SCA.

INTRODUÇÃO

Atualmente responsável por mais de 300 mil mortes por ano no Brasil, sendo a principal causa de morbidade e mortalidade nesse país e no mundo, a doença coronariana aguda compreende um espectro de doenças, com fisiopatologia comum, que inclui as síndromes coronarianas agudas sem supradesnivelamento do segmento ST (SCASST) e o infarto agudo miocárdio com supradesnivelamento do segmento ST (IAMCST). O diagnóstico precoce e a instituição correta do tratamento estão associados à redução da letalidade tanto na fase intra-hospitalar quanto em médio e longo prazos.

DIAGNÓSTICO

Quadro clínico

A manifestação clínica pode ser espectral (desde quadros oligossintomáticos até a parada cardiorrespiratória), porém mais frequentemente a queixa inicial é a dor torácica. Ela deve ser caracterizada de acordo com: localização, irradiação, duração e sinais e sintomas associados. Essas características permitem diferenciar a dor em quatro tipos:

1. Dor definitivamente anginosa: dor ou desconforto em aperto ou queimação, em repouso, ou desencadeada pelo esforço ou estresse, com irradiação para o ombro, mandíbula ou face medial dos membros superiores. Não são necessários exames complementares para a definição diagnóstica.
2. Dor possivelmente anginosa: tem algumas características da dor típica, mas outras não. A SCA é o diagnóstico mais provável, porém necessitando de outros exames para confirmar.
3. Dor provavelmente não anginosa: sem as características de uma dor típica, tornando o diagnóstico de SCA menos provável, porém necessitando de outros exames para afastar.
4. Dor definitivamente não anginosa: não apresenta nenhuma característica de dor típica e tem diagnóstico diferencial provável ou definitivo, não necessitando de outros exames para descartar SCA.

Alguns pacientes com suspeita de SCA podem chegar com sintomas prolongados em repouso associados à instabilidade elétrica e hemodinâmica, enquanto outros podem chegar com sintomas equivalentes como dispneia e palpitações. Essas manifestações atípicas devem ser valorizadas, especialmente, em pacientes com múltiplos fatores de risco para doença arterial coronariana e em alguns subgrupos como mulheres e idosos.

Apesar de o exame físico desses pacientes com SCA ser frequentemente inalterado, o achado de sinais de insuficiência cardíaca aguda (frequência cardíaca elevada, presença de B3, sopro sistólico e ausculta pulmonar com sinais de congestão) podem significar complicações potencialmente graves e definem o paciente como de muito alto risco, necessitando de diagnóstico e tratamento imediatos.

Nos pacientes com IAMCST, a classificação de Killip, baseada nos achados do exame físico (Quadro 1), tem valor prognóstico. Os pacientes com Killip ≥ II têm maior mortalidade intra-hospitalar e em longo prazo.

QUADRO 1 Classificação de Killip	
Sinais	Killip
Sem evidências de insuficiência cardíaca	I
Achados de IC (B3, estertores crepitantes < 1/3, estase de jugular)	II
Edema agudo de pulmão	III
Choque cardiogênico	IV

O exame físico pode também ser útil para o diagnóstico diferencial da causa de dor torácica como o achado de assimetria de pressão arterial (PA) e pulsos ou sopro diastólico em foco aórtico (síndrome aórtica aguda), atrito pericárdico (pericardite aguda), sopro sistólico em foco aórtico (estenose aórtica grave), presença de alterações cutâneas (herpes-zóster), ausência de murmúrio vesicular (pneumotórax ou derrame pleural), entre outros.

Exames complementares para diagnóstico

O eletrocardiograma de repouso (ECG) de 12 derivações deve ser realizado em todo paciente admitido no serviço de emergência hospitalar ou pré-hospitalar com suspeita de SCA. Recomenda-se que o ECG seja feito e interpretado em até 10 minutos do primeiro contato médico com o paciente.

Nesse contexto clínico, a presença de supradesnivelamento do segmento ST ≥ 1,0 mm em duas ou mais derivações contíguas ou bloqueio de ramo esquerdo novo ou presumidamente novo define o diagnóstico de IAMCST. Nas derivações V2 e V3, existem critérios específicos a depender do gênero e idade:

- Homens com < 40 anos ≥ 2,5 mm.
- Homens com ≥ 40 anos ≥ 2 mm.
- Mulheres ≥ 1,5 mm.

A presença de bloqueio de ramo direito em pacientes com suspeita clínica de IAM confere um mau prognóstico e pode dificultar o diagnóstico de IAMCST. Assim, pacientes com suspeita de IAM e BRD devem ser considerados para estratificação invasiva e angioplastia primária quando indicado.

Quando houver supradesnivelamento de ST na parede inferior (DII, DIII e aVF), deve-se complementar com as derivações precordiais direitas (V3R e V4R) com o objetivo de avaliar se há comprometimento do ventrículo direito (VD) associado. Quando houver supradesnivelamento de ST na parede lateral, deve-se complementar com as derivações V7 e V8 para avaliar o comprometimento da parede posterior. Na presença de dor torácica e infradesnível de ST em V1, V2, V3, complementar com V7 a V9 para afastar supradesnivelamento de ST em parede posterior, sendo que a presença de supradesnivelamento de ST ≥ 0,5 mm já é critério diagnóstico de IAMCST. A presença de supradesnivelamento de avR e V1 associado a infradesnível do segmento ST inferolateral é altamente sugestivo de IAMCST envolvendo o tronco da coronariana esquerda ou descendente anterior proximal.

A presença de marca-passo pode mascarar o supradesnivelamento de ST e outras alterações isquêmicas, devendo-se ficar atento para a adequada interpretação do quadro clínico.

Os pacientes com suspeita de SCA, porém sem critérios eletrocardiográficos de IAMCST, podem apresentar ECG normal ou alterações inespecíficas em até 1/3 dos casos. No entanto, a presença de infradesnivelamento do segmento ST ≥ 0,5 mm em duas ou mais derivações contíguas, novo ou transitório, a inversão da onda T (≥ 2 mm) ou presença de onda T bifásica (*plus-minus*) em V2-V3 (síndrome de Wellens) aumentam a probabilidade do diagnóstico e são marcadores de risco independentes.

Os marcadores de necrose miocárdica (MNM) são necessários e úteis para o diagnóstico e a estratificação de risco e devem ser solicitados no atendimento inicial dos pacientes com SCA. No entanto, os pacientes com critérios clínicos e eletrocardiográficos de IAMCST não necessitam de outros recursos diagnósticos, inclusive a dosagem dos MNM não deve retardar as estratégias de reperfusão, que devem ser imediatamente instituídas e serão mais bem detalhadas em capítulo específico.

Os MNM (Tabela 1) mais utilizados são as troponinas, destacando-se o melhor desempenho da troponina de alta sensibilidade (TAS). As troponinas são consideradas os MNM mais específicos, e a TAS a mais sensível e acurada. O uso da TAS no algoritmo diagnóstico permite reclassificar cerca de 20% dos diagnósticos de SCASST. Para cada *kit* de TAS utilizado, devem ser padronizados os valores de referência como muito baixo, baixo, moderado e alto, bem como da variação significativa entre as coletas.

A troponina começa a se elevar com 2-4 horas do início dos sintomas, sendo que a TAS já pode ser detectada com 1 hora. A troponina alcança seu valor máximo entre 12-24 horas e normaliza-se com 5-14 dias. Quando a TAS não está disponível, a CK-MB, apesar de menos acurada,

pode ser utilizada em conjunto com a troponina T como marcador de reinfarto em virtude de seu decaimento precoce. Sua elevação é esperada a partir de 4-6 horas do início dos sintomas, com pico em 24 horas e normalização em até 48-72 horas.

TABELA 1	Marcadores de necrose miocárdica		
MNM	**Início**	**Pico**	**Normalização**
TAS	1-2 horas		
Troponina	2-4 horas	12-24 horas	5-10 dias
CK-MB	4-6 horas	12-24 horas	48-72 horas

MNM: marcadores de necrose miocárdica; TAS: troponina de alta sensibilidade.

Diagnóstico diferencial

A queixa de dor torácica com ou sem alteração de ECG e/ou MNM é uma causa frequente de atendimento nos serviços de emergência. Estima-se que 30-40% desses atendimentos resultem no diagnóstico de SCA, 15% outras condições cardíacas e 50% de causas não cardíacas (Quadro 2). A história clínica e o exame físico podem direcionar para outras possibilidades, sendo que algumas vezes outros exames são necessários para o diagnóstico, como radiografia do tórax, ECG e angiotomografia.

QUADRO 2	Diagnósticos diferenciais da síndrome coronariana aguda
Miopericardite aguda	Causas cardíacas
Síndrome de Takotsubo	
Estenose aórtica	
Taquiarritmias	
Insuficiência cardíaca	
Dissecção aguda de aorta	Causas não cardíacas
Embolia pulmonar	
Pneumotórax	
Pneumonia	
Espasmo esofagiano	
Síndrome dispéptica	
Dor osteomuscular	
Herpes-zóster	

Classificação

A SCA deve ser classificada em dois tipos, de acordo com os achados do ECG (Quadro 3), em:

1. IAMCST.
2. SCA SST, que deve ser reclassificada de acordo com os MNM em:

    A. Angina instável (MNM negativo).
    B. IAM SST (MNM positivo).

Algoritmo para diagnóstico de síndrome coronariana aguda

Existem vários algoritmos sendo utilizados para o diagnóstico de SCA no serviço de emergência, variando de acordo com os recursos diagnósticos disponíveis. No algoritmo aqui proposto (Figura 1):

1. Avaliação imediata do quadro clínico (queixa, história prévia e exame físico), com caracterização da tipicidade da apresentação.
2. Realização e interpretação do ECG em até 10 minutos, diferenciando-os em IAMCST e suspeita de SCASST. Os pacientes com IAMCST devem seguir seu algoritmo específico. Se recorrência de dor, o ECG deve ser repetido.
3. Nos pacientes com suspeita de SCASST, se quadro instável, classificar como muito alto risco e realizar estratificação invasiva de urgência em < 2 horas.
4. Nos demais pacientes com suspeita de SCASST, realizar dosagem de MNM.
5. Para pacientes elegíveis e em centros com disponibilidade, dosagem de TAS com 0 hora e repetir 1 hora

QUADRO 3 Classificação da síndrome coronariana aguda

Dor torácica			
ECG	~	~^~	~~
MNM	−	+	++
Diagnóstico	Diagnóstico diferencial/angina instável	IAMSST	IAMCST

ECG: eletrocardiograma; IAMCST: infarto agudo do miocárdio com supradesnivelamento do segmento ST; IAMSST: infarto agudo do miocárdio sem supradesnivelamento do segmento ST; MNM: marcadores de necrose miocárdica.

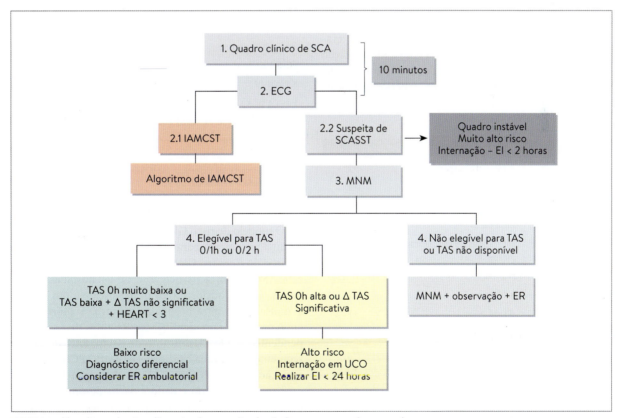

FIGURA 1 Algoritmo de atendimento da suspeita de síndrome coronariana aguda.

ECG: eletrocardiograma; EI: estratificação invasiva; ER: estratificação de risco; IAMCST: infarto agudo do miocárdio com supradesnivelamento de ST; MNM: marcadores de necrose miocárdica; SCASST: síndrome coronariana aguda sem supradesnivelamento de ST; TAS: troponina de alta sensibilidade; UCO: unidade coronariana.

SEÇÃO IV ▪ DOENÇA CORONARIANA AGUDA

ou 2 horas após. Para pacientes não elegíveis, ou em serviços sem disponibilidade, seguir com dosagem de MNM (com pelo menos 6 horas do início do quadro clínico), observação e estratificação.

6. Aplicação do escore HEART (Tabela 2).

A. Se início do quadro clínico > 3 horas e TAS 0 hora muito baixo ou TAS 0 hora baixo e variação baixa 0-2 ou 0-3 horas → baixo risco. Nesses pacientes, recomenda-se a utilização do escore HEART (Tabela 2). Se escore < 3, afastar diagnóstico diferencial e considerar estratificação de risco não invasiva ou manejo ambulatorial.

B. Em pacientes com escore HEART ≥ 3, seguir com observação e estratificação de risco. Em pacientes com TAS 0 hora alta ou variação significativa 0-2 ou 0-3 horas → alto risco: internação, preferencialmente em leito de unidade coronariana e realizar estratificação de risco, invasiva < 24 horas.

Estratificação de risco baseada em escores

A avaliação dos riscos isquêmico e hemorrágico deve ser feita no atendimento inicial de todo paciente com diagnóstico de SCA, devendo ser repetida sempre que houver mudança do quadro clínico. A estratificação do risco auxilia na determinação do prognóstico e na conduta terapêutica. Além do julgamento clínico com a identificação de preditores individuais de risco (como idade avançada, história prévia, apresentação clínica, critérios eletrocar-

diográficos e de MNM), existem diferentes modelos multivariados, sendo os mais usados atualmente os escores TIMI e o modelo de risco GRACE.

IAMCST

De acordo com dados de 41.021 pacientes incluídos no estudo GUSTO, os principais preditores independentes de risco nos pacientes com IAMCST foram dados demográficos, tamanho do IAM, fatores de risco e complicações intra-hospitalares.

O escore TIMI de risco para pacientes com IAMCST (Tabela 3) é uma ferramenta simples, calculável à beira-leito. Esse escore foi derivado de uma população de 14.114 pacientes admitidos com IAMCST e elegíveis para terapia fibrinolítica e avaliou mortalidade em 30 dias. Sete fatores de risco foram identificados, e a determinação do risco é feita pela soma simples desses fatores. Quanto maior a soma, maior o risco de mortalidade em 30 dias.

TABELA 3 Escore TIMI de risco – IAMCST	
Fatores de risco - TIMI – IAMCST	**Pontos**
Idade ≥ 75 anos	3
Idade 65-74 anos	2
História de DM, HAS ou angina	1
PAS < 100 mmHg	3
FC > 100 bpm	2
Killip II-IV	2
Peso < 67 kg	1
Supradesnivelamento de ST anterior ou BRE	1
Tempo para reperfusão > 4 horas	1

DM: diabete melito; BRE: bloqueio de ramo esquerdo; HAS: hipertensão arterial sistêmica; IAMCST: infarto agudo do miocárdio com supradesnivelamento do ST.

O modelo de risco GRACE é mais complexo e precisa de uma ferramenta para ser calculado. Foi desenvolvido a partir do Registro Global de SCA (incluindo IAMCST e SCASST) com a participação de 94 hospitais em 14 países. Dois modelos foram desenvolvidos: um avaliou a mortalidade intra-hospitalar e outro, a mortalidade em 6 meses. Foram identificados 8 fatores de risco independentes: idade, classificação de Killip, PAS, desvio do segmento ST, parada cardiorrespiratória (PCR) na apresentação, creatinina sérica, MNM elevados e frequência cardíaca. O resultado é dado a partir de um algoritmo, preferencialmente calculado pelo próprio site (https://www.outcomes-umassmed.org/grace/acs_risk2/index.html).

TABELA 2 Escore HEART – avaliação de dor torácica		
História clínica	Altamente suspeita	+2
	Moderadamente suspeita	+1
	Pouco suspeita	0
ECG	Infra de ST	+2
	Alterações de repolarização inespecíficas	+1
	Normal	0
Idade	≥ 65 anos	+2
	45-64 anos	+1
	< 45 anos	0
Fatores de risco	Nenhum	0
	1 ou 2 fatores	+ 1
	≥ 3 ou doença aterosclerótica	+ 2
Troponina inicial	> 3 x valor normal	+2
	1-3x valor normal	+1
	≤ normal	0

ECG: eletrocardiograma.

SCASST

Alguns pacientes com SCASST já se apresentam com critérios de muito alto risco na admissão, com evidências de isquemia recorrente em repouso, instabilidade elétrica e/ou hemodinâmica. Esses pacientes devem ser imediatamente submetidos a angiografia invasiva e tratamento visando a estratégias de reperfusão e estabilização clínica.

Os demais pacientes devem ser estratificados utilizando-se um dos escores de risco validados: TIMI para SCASST (Tabela 4) e modelo de risco GRACE.

O escore TIMI de risco para pacientes com SCASST é uma ferramenta simples, calculável à beira-leito. O escore foi derivado dos dados dos pacientes incluídos nos estudo TIMI 11B e validado nos pacientes do estudo ESSENCE. Sete variáveis de risco foram identificadas, e a determinação de risco é feita pela soma dessas variáveis. Escores ≥ 3 pontos classificam o paciente como risco moderado ou alto, e tem valor prognóstico no risco de morte e eventos isquêmicos recorrentes.

TABELA 4 Escore TIMI de risco – SCASST	
Fatores de risco – escore TIMI de risco – SCASST	Pontos
Idade ≥ 65 anos	1
História de ≥ 3 fatores de risco	1
DAC prévia (estenose ≥ 50%)	1
≥ 2 episódios de angina < 24 horas	1
Uso prévio de AAS > 7 dias	1
Infradesnivelamento de ST ≥ 0,5 mm	1
MNM positivo	1

AAS: ácido acetilsalicílico; DAC: doença arterial coronariana; MNM: marcadores de necrose do miocárdio; SCASST: síndrome coronariana aguda sem supradesnivelamento de ST.

Apesar de ser uma ferramenta mais complexa, o modelo de risco GRACE tem uma capacidade discriminatória maior que outros escores de risco para definir prognóstico. Como já descrito para os pacientes com IAMCST, foram identificados 8 fatores de risco independentes (dados coletados na admissão): idade, classificação de Killip, PAS, desvio do segmento ST, parada cardiorrespiratória (PCR) na apresentação, creatinina sérica, MNM elevados e frequência cardíaca. O resultado é dado a partir de um algoritmo, preferencialmente calculado pelo próprio *site* (www.outcomes-umassmed.org/grace/acs_risk2/index.html). O escore GRACE > 140 identifica pacientes com SCASST de alto risco para os quais se recomenda estratificação invasiva precoce (< 24 horas), preferencialmente.

Risco de sangramento

Os pacientes com SCA que evoluem com episódios hemorrágicos graves têm pior prognóstico. Por isso, o risco de sangramento deve ser avaliado, em conjunto com o risco isquêmico, na admissão e reavaliado quando houver mudança no quadro clínico ou de estratégia terapêutica. O objetivo maior é identificar pacientes de alto risco e instituir medidas que minimizem esse risco (p. ex., uso de acesso radial, evitar inibidores da glicoproteína IIb/IIIa, entre outras). O escore mais utilizado é o CRUSADE, que identificou oito fatores independentes de risco para sangramento grave intra-hospitalar (frequência cardíaca, PAS, hematócrito, *clearance* de creatinina, sexo, sinais de insuficiência cardíaca, doença vascular prévia e diabete) e foi validado em uma coorte de 17.857 pacientes com SCASST. Seu cálculo é feito por meio de um nomograma e mais facilmente calculado eletronicamente. Sua principal limitação é a não validação para pacientes com IAMCST. Outro escore de risco utilizado foi derivado dos ensaios clínicos randomizados ACUITY e HORIZONS-AMI e incluiu 17.421 pacientes. Leva em consideração a apresentação clínica (IAMCST ou SCASST), medicações antitrombóticas, sexo, idade, creatinina sérica, contagem de leucócitos e presença de anemia.

Recentemente, o escore ARC-HBR (*Academic research consortium for high bleeding risk*) foi criado e reúne critérios de ensaios clínicos que incluíram pacientes com alto risco de sangramento. Esse escore ainda precisa ser adequadamente validado. A presença de 1 critério maior ou 2 critérios menores define o paciente como portador alto risco de sangramento (Quadro 4).

QUADRO 4 Critérios maiores e menores para risco de sangramento pelo ARC-HBR	
Maior	Menor
Indicação de ACO	Idade ≥ 75 anos
DRC avançado (ClCr < 30 mL/min)	DRC moderado (ClCr 30-59 mL/min)
Hb < 11 g/dL	Hb 11-1,9 g/dL para homens ou 11-11,9 g/dL para mulheres
Sangramento espontâneo que requer hospitalização ou transfusão < 6 meses ou a qualquer tempo se recorrente	Sangramento espontâneo que requer hospitalização ou transfusão < 6 meses ou a qualquer tempo, se recorrente que não preenche critério maior
Plaquetopenia < 100 mil	Uso crônico de Aines ou esteroides
Diátese sanguínea crônica	AVC isquêmico < 6 meses que não preenche critério maior

(continua)

SEÇÃO IV ▪ DOENÇA CORONARIANA AGUDA

QUADRO 4 Critérios maiores e menores para risco de sangramento pelo ARC-HBR *(continuação)*

Maior	Menor
Cirrose hepática com hipertensão portal	
Neoplasia maligna ativa < 12 meses	
Hemorragia intracraniana espontânea prévia	
Hemorragia intracraniana traumática < 12 meses	
Malformação AV intracraniana	
AVC isquêmico moderado ou grave < 6 meses	
Cirurgia maior recente ou trauma < 30 dias	
Grande cirurgia não adiável	

ACO: anticoagulante oral; Aines: anti-inflamatórios não esteroidais; AV: arteriovenosa; AVC: acidente vascular cerebral; DRC: doença renal crônica; Hb: hemoglobina; ClCr: *clearance* de creatinina.

Estratificação de risco invasiva

Os pacientes portadores de IAMCST devem ser preferencialmente encaminhados, em caráter de urgência, para o cateterismo com o objetivo de identificar e tratar a artéria culpada em tempo inferior a 60 ± 30 minutos. Os pacientes submetidos a terapia trombolítica devem ser encaminhados pata o cateterismo de urgência se houver necessidade de terapia de resgate ou podem ser encaminhados para estratificação de risco após trombólise com sucesso.

Nos pacientes com SCASST de moderado ou alto risco pela classificação clínica, a estratificação invasiva deve ser a primeira escolha. Diversos estudos clínicos randomizados comparando a estratégia invasiva de rotina vs. selecionada demonstraram os benefícios da estratégia invasiva na redução de desfechos clínicos maiores. Metanálise de 2010, incluindo 3 grandes estudos (RITA3, FRISC II e ICTUS) incluindo 5.467 pacientes, demonstrou redução significativa de 3,2% no risco absoluto de ocorrência de IAM e morte cardiovascular.

Além disso, o cateterismo pode auxiliar na estratificação de risco, visto que até 20% dos pacientes com SCASST podem ter coronárias normais ou sem lesões obstrutivas, com melhor prognóstico. Por outro lado, cerca de 40-80% podem ter obstruções em múltiplos vasos, e a DA proximal está acometida em 40% dos pacientes com SCA. A realização de métodos auxiliares no cateterismo, como ultrassom intracoronário (USIC), tomografia de coerência óptica (OCT) e medidas de reserva de fluxo (FFr e iFR), podem incrementar na avaliação diagnóstica e prognóstica, auxiliando na decisão terapêutica desses pacientes com SCA.

O tempo sugerido para realização do cateterismo varia de acordo com a classificação de risco inicial da SCA (Tabela 5):

▪ IAMCST: muito alto risco.
▪ SCASST de muito alto risco: apresentação com instabilidade hemodinâmica ou sinais de choque cardiogênico, dor torácica recorrente e refratária ao tratamento, instabilidade elétrica (arritmias ventriculares ou taquiarritmias instáveis) e alterações dinâmicas e recorrentes de ST-T.
▪ SCASST alto risco: MNM positivo, alteração de ST-T, GRACE > 140, TIMI ≥ 5.
▪ SCASST moderado risco: diabete, insuficiência renal, FE < 40%, angina pós-IAM, CABG ou ATC prévia, GRACE 109-140, TIMI 3-4.
▪ SCA baixo risco: nenhuma das características.

TABELA 5 Tempo sugerido para realização de estratificação invasiva na SCA

	Tempo para EI	Opção
IAMCST	< 60 ± 30 minutos	
SCASST		
Muito alto risco	< 2 horas	
Alto risco	< 24 horas	
Moderado risco	< 72 horas	Não invasiva
Baixo risco	EI selecionada em < 72 horas	Não invasiva

EI: estratificação invasiva; IAMCST: infarto agudo do miocárdio com supradesnivelamento de ST; SCA: síndrome coronariana aguda; SCASST: síndrome coronariana aguda sem supradesnivelamento de ST.

Estratificação não invasiva com exames complementares

O objetivo principal da estratificação complementar não invasiva é identificar pacientes de maior risco que poderiam se beneficiar da estratégia invasiva seguida de revascularização. A avaliação complementar ainda fornece informações prognósticas e que auxiliam na definição terapêutica.

O ecocardiograma transtorácico (ECO TT) é o método de escolha para avaliação de rotina da função ventricular esquerda e pode identificar alterações sugestivas de isquemia e necrose, devendo ser feito em todo paciente hospitalizado por SCA. A presença de disfunção sistólica e diastólica do ventrículo esquerdo (VE) e a presença de complicações mecânicas são fortes marcadores de pior prognóstico. Sua realização é indicada de urgência quando há sinais e sintomas de insuficiência cardíaca, instabilidade hemodinâmica ou suspeita de complicações mecânicas. Além disso, o ECO TT permite auxiliar no diagnóstico diferencial de SCA como na dissecção de aorta, derrame pericárdico, estenose aórtica, embolia pulmonar.

Os métodos funcionais para avaliação de isquemia miocárdica podem ser realizados em pacientes com SCASST de baixo risco sem recorrência de angina, sinais de insuficiência cardíaca, elevação dos MNM e alterações dinâmicas do ECG. Em alguns subgrupos especiais de pacientes (comorbidades significativas, fragilidade) ou diante de julgamento clínico individualizado também podem ser uma estratégia inicial em pacientes com SCASST. Desde que o paciente esteja estável, os métodos funcionais podem ser realizados de forma segura 12-24 horas após o diagnóstico inicial e são úteis na estratificação de risco.

Achados de alto risco indicam a necessidade de estratégia invasiva na internação índice. Os exames funcionais de eleição são associados a métodos de imagem e devem levar em consideração as características do paciente (janela acústica, tolerância a contraste) e do serviço (*expertise*, custos e disponibilidade). Os exames funcionais mais utilizados são (Quadro 5):

- Teste ergométrico (TE): apesar de ser um procedimento de baixo custo, muito disponível e apresentar baixo risco no paciente estável, algumas condições (a exemplo de baixa capacidade funcional e alterações no ECG basal) reduzem a acurácia do exame.
- Ecocardiografia de estresse: nos pacientes com janela acústica adequada, sem contraindicações para uso da dobutamina, é considerado seguro e com boa acurácia quando realizados por profissionais com experiência com o método. O uso do contraste, especialmente em pacientes com limitação de janela, pode aumentar a acurácia do método em identificar alterações de motilidade segmentar.
- Cintilografia miocárdica: método muito utilizado para estratificação não invasiva nesse cenário. A informação simultânea da perfusão miocárdica e da função ventricular mediante cintilografia sincronizada com o ECG é muito importante, pois tanto o valor absoluto da FEVE como a extensão do defeito de perfusão têm acentuado valor preditivo para ocorrência de eventos cardíacos futuros.
- Ressonância cardíaca de estresse: apesar de ser um método de ótima acurácia, permitir avaliação simultânea da função ventricular, da presença e tamanho da área de cicatriz e não utilizar radiação, tem custo mais elevado e ainda pouca disponibilidade. Pacientes com dor torácica e ressonância negativa para

isquemia têm ótimo prognóstico em curto e médio prazo.

QUADRO 5	Principais critérios de alto risco nos exames funcionais	
Exame	Critérios de alto risco
Teste ergométrico	Angina e/ou infradesnível do ST ≥ 2 mm com baixa carga de esforço (≤ 5 MET) e queda da PA e/ou FC durante o incremento do esforço
Cintilografia miocárdica repouso/estresse	FE < 35%, > 10% área de isquemia, dilatação do VE ou queda da FE no estresse
Ecocardiograma com estresse	FE < 35%, ≥ 5 segmentos com isquemia, isquemia com baixo nível de estresse (dobutamina ≤ 10 mckg/kg/minutos ou FC < 120 bpm), dilatação ou queda da FE > 5% com o estresse

FC: frequência cardíaca; PA: pressão arterial.

A angiotomografia de artérias coronárias vem sendo cada vez mais incorporada ao fluxo de estratificação de risco não invasiva em pacientes com SCASST de baixo e moderado risco. Em virtude de seu alto valor predito negativo (> 90%) nessa população, tem a possibilidade de excluir doença coronariana obstrutiva significativa e permitir alta precoce. O valor preditivo positivo também pode ser considerado satisfatório, sendo estimado em 88%. A seleção adequada dos pacientes (excluindo pacientes com DAC prévia conhecida, intensa calcificação coronariana, *stents* prévios, ritmo irregular com FC elevada) pode melhorar o valor preditivo positivo e negativo do método. A baixa disponibilidade como exame de urgência, elevado custo e necessidade de contraste iodado podem limitar sua utilização. Seu valor prognóstico em combinação ao protocolo que utiliza a TAS para descarte rápido direto da emergência ainda precisa ser validado.

CONCLUSÕES

Os pacientes com SCA compõem um grupo heterogêneo. O diagnóstico preciso e precoce, a adequada classificação e estratificação de risco permitem a implementação de medidas terapêuticas adequadas para cada perfil de pacientes, com o objetivo de reduzir as complicações cardiovasculares em curto e longo prazo (Figura 2).

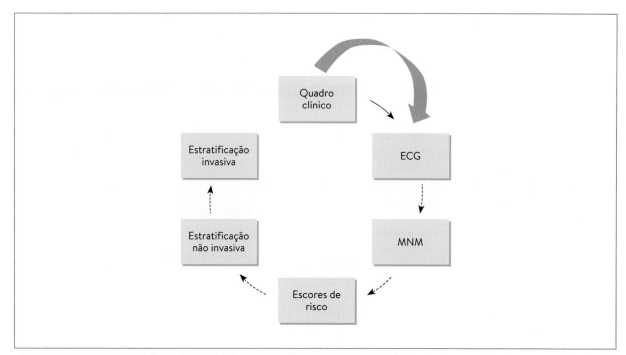

FIGURA 2 Fluxograma integrado para diagnóstico, classificação e estratificação de risco em síndrome coronariana aguda.
ECG: eletrocardiograma; MNM: marcadores de necrose do miocárdio; SCA: síndrome coronariana aguda.

O QUE AS DIRETRIZES RECOMENDAM

- Avezum Junior Á, Feldman A, Carvalho ACC, Sousa ACS, Mansur AP, et al. V diretriz da Sociedade Brasileira de Cardiologia sobre tratamento do infarto agudo do miocárdio com supradesnível do segmento ST [V Guideline of the Brazilian Society of Cardiology on acute myocardial infarction treatment with ST segment elevation]. Arq Bras Cardiol. 2015;105(2Suppl1):1-105.

- Collet JP, Thiele H, Barbato E, Barthélémy O, Bauersachs J, Bhatt DL, et al.; ESC Scientific Document Group. 2020 ESC Guidelines for the management of acute coronary syndromes in patients presenting without persistent ST-segment elevation. Eur Heart J. 2020:ehaa575.

- Merchant RM, Topjian AA, Panchal AR, Cheng A, Aziz K, Berg KM, et al.; Adult Basic and Advanced Life Support, Pediatric Basic and Advanced Life Support, Neonatal Life Support, Resuscitation Education Science, and Systems of Care Writing Groups. Part 1: Executive Summary: 2020 American Heart Association Guidelines for Cardiopulmonary Resuscitation and Emergency Cardiovascular Care. Circulation. 2020;142(16_suppl_2):S337-S357.

SUGESTÕES DE LEITURA

1. Fox K, Achenbach S, Bax J, Cosyns B, Delgado V, Dweck MR, et al. Multimodality imaging in cardiology: a statement on behalf of the task force on multimodality imaging of the European Association of Cardiovascular Imaging. Eur Heart J. 2019;40(6):553-8.
2. Fox KA, Clayton TC, Damman P, Pocock SJ, Winter RJ, et al. Long-term outcome of a routine versus selective invasive strategy in patients with non-ST-segment elevation acute coronary syndrome a meta-analysis of individual patient data. J Am Coll Cardiol. 2010;55(22):2435-45.
3. Malta DC, Moura L, Prado RR, Escalante JC, Schmidt MI, Duncan BB. Mortalidade por doenças crônicas não transmissíveis no Brasil e suas regiões, 2000 a 2011. Epidemiol Serv Saúde. 2014;23(4):599-608.
4. Urban P, Mehran R, Colleran R, Dominick JA, Byrne RA, Capodanno D, et al. Defining high bleeding risk in patients undergoing percutaneous coronary intervention: a consensus document from the Academic Research Consortium for High Bleeding Risk. Eur Heart J. 2019;40:2632-53.
5. Vicent L, Velásquez-Rodríguez J, Valero-Masa MJ, Díez-Delhoyo F, González-Saldívar H, Bruña V, et al. Predictors of high Killip class after ST segment elevation myocardial infarction in the era of primary reperfusion. Int J Cardiol. 2017;248:46-50.

NOTA DOS EDITORES

Este capítulo possui referências bibliográficas adicionais, recomendadas pelos autores, na plataforma digital complementar do livro. Por motivos de compactação, somente algumas delas estão aqui contempladas.
Utilize o QR code abaixo para ter acesso a esse conteúdo:

21
Métodos de reperfusão: angioplastia primária e trombólise

Leopoldo Soares Piegas
Euler Roberto Fernandes Manenti

DESTAQUES

- O objetivo principal do tratamento na fase aguda do infarto do miocárdio é a reperfusão do vaso coronário responsável.
- A angioplastia primária é o tratamento indicado. Quando não puder ser realizado dentro dos tempos preconizados (90 minutos em hospitais capacitados; 120 minutos nas transferências), a fibrinólise farmacológica deve ser aplicada.
- Nos pacientes multiarteriais, a reperfusão completa, quando indicada, deve ser perseguida durante o evento índex (hospitalar ou logo após).
- A dupla terapia antiplaquetária com ácido acetilsalicílico e um inibidor do receptor P2Y12 (ticagrelor e prasugrel preferencialmente) é indicada na manutenção.
- Os inibidores da glicoproteína IIb/IIIa são atualmente indicados em raros casos.
- Sempre que possível, deve ser utilizado o acesso pela artéria radial.
- Não existe indicação atual para aspiração de trombo durante o procedimento.
- A ICP (intervenção coronariana percutânea) primária é o método preferido de reperfusão miocárdica.
- Deve ser realizada em, no máximo, 120 minutos do primeiro contato médico.
- As vantagens da ICP primária em comparação a fibrinolíticos são anuladas pela demora de mais de 90 minutos para o início da reperfusão.
- Os desafios para a realização da ICP primária em tempo hábil e a facilidade da administração de fibrinolíticos abriram caminho para novas estratégias de reperfusão, que combinam uso rápido de fibrinolíticos com intervenção coronariana, e surgiram para superar as limitações de cada tratamento.
- A modalidade de reperfusão farmacoinvasiva é a modalidade preferível quando a ICP primária não pode ser realizada em tempo hábil.

INTERVENÇÃO CORONARIANA PERCUTÂNEA PRIMÁRIA

Há cerca de 50 anos, a relação entre o infarto agudo do miocárdio (IAM) e a oclusão da artéria coronária responsável pela irrigação foi definitivamente elucidada. Nos últimos 30 anos, esse conhecimento levou à técnica de reperfusão miocárdica, revolucionando o tratamento do IAM com supradesnivelamento do segmento ST (IAMCSST). Inicialmente empregando fármacos por via intracoronariana, evoluindo para administração intravenosa e posteriormente à recanalização mecânica com cateteres intracoronarianos e implante de *stents*, inicialmente não revestidos e após farmacológicos. A evolução dessas técnicas preservou o miocárdio, reduziu complicações hospitalares e após alta, assim como a mortalidade inicial e tardia. Atualmente, em centros capacitados, a intervenção coronariana percutânea (ICP) primária com implante de *stents* coronarianos farmacológicos tornou-se estratégia terapêutica mais eficiente do que a fibrinólise farmacológica para o tratamento do IAMCSST com menos de 12 horas de evolução. A estratégia de ICP primária também deve ser considerada em pacientes com sintomas persistentes com > 12 horas e na presença de: evidência de eletrocardiograma (ECG) com isquemia progressiva; dor persistente ou recorrente com alterações dinâmicas do ECG; sintomas e sinais de insuficiência cardíaca, choque ou arritmias malignas. Centros capacitados necessitam não apenas de um intervencionista experiente, mas também um suporte médico-hospitalar em condições de conduzir a logística necessária para o sucesso do tratamento. Taxas de mortalidade baixas têm sido observadas em hospitais com altos volumes de ICP primária.

O chamado tempo porta-balão, aquele decorrido entre a chegada ao hospital capacitado a realizar a ICP primária e a recanalização da artéria responsável pelo infarto (ARI), tem como meta o tempo < 90 minutos. Existe uma tendência a encurtar esse tempo para ≤ 60 minutos, alvo nem sempre fácil de ser alcançado pelos serviços. Convencionou-se ainda recentemente o tempo de ≤ 120 minutos para pacientes transferidos entre hospitais e que seria contado a partir do diagnóstico do IAM até a desobstrução da ARI. Quando esses limites de tempo são ultrapassados, recomenda-se a fibrinólise farmacológica.

A ICP primária é capaz de restabelecer o fluxo coronariano epicárdico normal (TIMI grau 3) em mais de 90% dos pacientes, associado a reduzidas taxas de isquemia recorrente e reinfarto, sem o risco da ocorrência de complicações hemorrágicas graves, como acidente vascular cerebral (AVC).

A diretriz da SBC para tratamento do IAMCSST traz como indicação classe I e nível de evidência A a seguinte recomendação: "pacientes com diagnóstico de IAM com sintomas iniciados < 12 horas, com persistência de elevação do segmento ST ou evidência presumida de BRE recente, com a viabilidade de efetivar o procedimento com retardo < 90 minutos após o diagnóstico, em centros habilitados, com atendimento disponível, 24 horas por dia, 7 dias da semana". A Diretriz da European Society of Cardiology, concordante com essa indicação, acrescenta ainda que "os *stents* eluídos com drogas (DES) na ICP primária reduzem o risco de revascularização repetida do vaso alvo em comparação com os *stents* não eluídos; assim como a nova geração de DES mostrou segurança

superior e eficácia preservada ou mesmo superior na comparação com a 1ª geração de DES, em particular com menores riscos de trombose de *stent* e IAM recorrente.

A Diretriz Americana da AHA/ACC com indicações semelhantes às anteriores mantém, como a brasileira, o tempo porta-balão de 90 minutos e ressalta que o procedimento deve ser realizado em laboratórios que realizem pelo menos 200 procedimentos anuais, sendo 36 de ICPP, e que o operador realize mais de 75 procedimentos por ano, e ainda que o hospital tenha capacitação para realizar cirurgia cardíaca.

Pela situação de emergência em que é realizado o procedimento, a reserva de fluxo fracionada (FFR) para avaliar lesão em artéria não culpada não é utilizada durante o procedimento. Poderá ser empregada em procedimentos estagiados antes ou após a alta hospitalar.

Angiografia em pacientes com doença renal crônica

Pacientes com doença renal crônica (DRC) com ou sem diabete melito que se submetem a angiografia estão em alto risco para agravamento de nefropatia induzida pelo contraste. A seleção de um agente de contraste que possa minimizar esse risco é fundamental. São indicados e são preferidos os contrastes isomolares (nível de evidência: A).

Aspectos nos procedimentos durante a ICP primária

Rota de acesso

Nos últimos anos, vários estudos forneceram evidências robustas em favor da abordagem pela artéria radial, sendo esse o acesso arterial padrão na ICP. Pacientes submetidos a ICP primária no IAMCSST também se beneficiaram do emprego dessa técnica, minimizando eventos hemorrágicos adversos pelo acesso transradial em substituição ao transfemoral. O acesso radial está associado a menores riscos de sangramento no local, complicações vasculares e necessidade de transfusão, bem como de mortalidade.

Aspiração de trombos

Alguns estudos pequenos sugeriram que poderia haver benefícios com aspiração de trombos durante o procedimento de ICP primária. Nos estudos realizados para avaliar a superioridade da aspiração manual de trombos rotineiramente realizada, *versus* ICP primária convencional, não se detectou benefício nos resultados clínicos com a estratégia de aspiração rotineira dos trombos. No grupo com carga trombótica alta, observou-se tendência à redução da morte cardiovascular e aumento no AVC ou ataque isquêmico transitório (AIT), favorecendo neste subgrupo de alto risco uma justificativa para futuros ensaios utilizando tecnologias de a aspiração de trombos

SEÇÃO IV ■ DOENÇA CORONARIANA AGUDA

aprimoradas. Nas intervenções rotineiras, não existe indicação na atualidade para emprego dessa técnica.

Revascularização coronariana multiarterial

A doença coronariana multiarterial é comum (aproximadamente 50%) em pacientes com IAMCSST. As evidências indicando a necessidade de revascularização completa versus a revascularização apenas da ARI têm sido conflitantes nesses pacientes, com alguns estudos sugerindo um aumento, nos eventos adversos, como mortalidade, enquanto outros sugeriram melhor evolução com o tratamento conjunto da ARI e lesões adicionais.

O estudo COMPLETE demostrou que, entre pacientes com IAMCSST e doença arterial coronariana multiarterial, uma estratégia de ICP primária de rotina no tratamento da ARI e de artérias com lesões significativas com o objetivo de obter uma revascularização completa, realizada durante a internação *index* ou logo após a alta, foi superior à estratégia de tratamento isolado da ARI na redução do risco de morte cardiovascular ou novo IAM, bem como a revascularização orientada por isquemia, em um acompanhamento de 3 anos. É provável que futuras atualizações das diretrizes passem a recomendar como classe I o tratamento conjunto das lesões multiarteriais significativas e não mais como atualmente indicação classe IIb.

Recomendações para o uso de glicoproteínas antagonistas do receptor IIb/IIIa

Grande parte das evidências favorecendo o uso intravenoso dos antagonistas do receptor IIb/IIIa no tratamento do IAMCSST foi estabelecida na era que antecedeu o emprego da terapia oral de dupla antiagregação plaquetária (DAAP).

O manejo atual do IAMCSST envolve seguidamente a combinação de antiplaquetários (aspirina, clopidogrel, ticagrelor e prasugrel) muitas vezes necessitando associações com anticoagulantes. Nesse cenário, o uso de inibidores de glicoproteína IIb/IIIa (abciximab e tirofiban, em nosso meio, visto não dispormos de eptifibatide), muito utilizados antes da introdução da DAAP oral, tornou infrequente seu uso, pelo maior risco de sangramentos. Estudos comparativos em pacientes em uso de aspirina e clopidogrel não identificaram diferenças na eficácia, e em alguns houve até aumento de sangramentos. O abciximab pode ser utilizado em casos selecionados com alta carga trombótica visualizada durante a intervenção, sempre ponderando a relação risco/benefício pelo potencial aumento do risco hemorrágico.

Inibição plaquetária

Pacientes submetidos à ICP primária devem receber aspirina associada a um inibidor P2Y$_{12}$ (clopidogrel, prasu-

grel ou ticagrelor). Essa DAAP oral permite o bloqueio das vias de ativação plaquetária exacerbadas pelo processo trombótico. Pacientes com IAMCSST que serão submetidos a ICP primária deverão receber de imediato a dose recomendada de aspirina, seguida por um inibidor do receptor P2Y$_{12}$ (Tabela 1). Quando a escolha for pelo prasugrel, diferente do IAM sem supradesnivelamento de ST, não há necessidade de aguardar pela avaliação da anatomia coronariana para fazer sua administração. Após o diagnóstico, os dados disponíveis sugerem que a administração da DAAP será melhor quanto mais precocemente for realizada. Os estudos realizados consideraram prasugrel e ticagrelor mais eficientes que o clopidogrel. Esses fármacos têm início de ação mais rápido, maior potência, sendo superiores ao clopidogrel em desfechos clínicos.

O prasugrel é contraindicado em pacientes com AVC/AIT prévios, e seu uso geralmente não é recomendado em pacientes com > 75 anos ou com peso < 60 kg. Excepcionalmente nessas duas situações, pode ser utilizado com a dose de manutenção reduzida para 5 mg. Ticagrelor pode causar dispneia transitória no início de terapia, que não está associada com anormalidades pulmonares, e raramente leva à interrupção permanente. O prasugrel e o ticagrelor devem ser evitados em pacientes com AVC hemorrágico prévio, em uso anticoagulantes orais ou com doença hepática moderada a grave pelo risco de sangramentos.

TABELA 1	Doses de antiplaquetários		
Agente	Dose de ataque	Manutenção	Observações
Aspirina	150-300 mg	75-100 mg/dia	
Clopidogrel	600 mg	75 mg/dia	
Prasugrel	60 mg	10 mg/dia	< 60 kg ou > 75 anos: 5 mg (manutenção)
Ticagrelor	180 mg	90 mg 2x/dia	
Abcximab	0,25 mg/kg/ IV	0,125 mcg/kg/ min/IV/12 h	

Anticoagulação

Em nosso meio, a anticoagulação rotineira durante a ICP primária tem empregado a heparina não fracionada (HNF), visto não dispormos no Brasil de bivalirudina, outro anticoagulante também empregado nessa indicação. A dosagem recomendada é de 70-100 U/kg. Não existem recomendações específicas para monitorar a anticoagulação nessa indicação, embora o tempo de coagulação ativado possa ser empregado durante o exame. Embora não existam estudos controlados avaliando a HNF na ICP primária, a experiência acumulada na prática com esse agente é vasta e tem sido adotada pela maioria dos serviços ao redor do mundo. O fondaparinux não é empregado com essa indicação pelo risco maior de obstrução da artéria coronária durante o tratamento.

Em uma metanálise de 23 estudos de ICP (30.966 pacientes, 33% com ICP primária), a enoxaparina foi associada a uma redução significativa na mortalidade em comparação com a HNF. Esse efeito foi particularmente significativo nos casos de ICP primária, associando-se a grande redução nos sangramentos. Com base nesses estudos, a enoxaparina pode ser também considerada no tratamento do IAMCSST.

Na rotina, a terapia anticoagulante não é indicada no período pós-ICP primária, exceto quando há uma indicação individualizada para anticoagulação com dose plena (p. ex., na fibrilação atrial, presença de válvulas mecânicas ou trombos) ou em doses profiláticas na prevenção do tromboembolismo venoso em pacientes que necessitam de repouso prolongado.

Fibrilação atrial

Estudos recentes mostram que cerca de 15% dos pacientes com fibrilação atrial (FA) têm histórico de IAM ou tem doença arterial coronariana, estando sujeitos a apresentar síndrome coronariana aguda (SCA). Entre 5-15% dos pacientes com FA exigirão um implante de *stent* em algum momento da sua existência. Esse cenário requer uma avaliação cuidadosa do necessário tratamento antitrombótico, para FA, e antiplaquetário, para o *stent*, equilibrando risco de sangramento, risco de AVC e risco da SCA.

Esses pacientes necessitam da prescrição de um anticoagulante oral associado à terapia antiplaquetária, muitas vezes tripla terapia, o que aumenta o risco de hemorragia. Metanálise envolvendo 30.866 pacientes com SCA recente avaliou os efeitos da adição da terapia anticoagulante oral de ação direta (DOAC em língua inglesa) com a terapia antiplaquetária isolada ou dupla. Em pacientes com SCA recente, a adição de um DOAC à terapia antiplaquetária resulta na redução modesta de eventos cardiovasculares, mas em um aumento substancial da hemorragia, mais pronunciada quando DOAC são combinados com DAAP.

Em pacientes com FA e SCA, e naqueles com FA que receberam um *stent* coronariano, está justificada a terapia de combinação tripla de curto prazo, de um DOAC associado a clopidogrel e aspirina.

A indicação atual para pacientes com FA que receberam *stent* após SCA (IAMCSST incluído) e que apresentem:

A. Baixo risco de sangramento: tripla terapia com um DOAC (dabigatrana, rivaroxabana, apixabana ou edoxabana) associado a aspirina e clopidogrel durante 6 meses (IIa B); dupla terapia (com aspirina ou clopidogrel) associada a um DOAC por 6 meses (IIa B); e um DOAC isolado pelo resto da existência (I B).

B. Alto risco de sangramento: tripla terapia por 1 mês (IIa B); dupla terapia por 9 meses (IIa C); e um DOAC isolado pelo resto da existência (I B).

As doses recomendadas são para aspirina 75-100 mg/dia, clopidogrel 75 mg/dia, dabigatrana 120 ou 150 mg/2 x ao dia; rivaroxabana 20 mg/dia; apixabana 5 mg/2 x ao dia; edoxabana 60 mg/dia. Doses de DOAC poderão variar conforme indicações de bula. Prasugrel e ticagrelor não são indicados como substitutos do clopidogrel.

REPERFUSÃO FARMACOLÓGICA: FIBRINOLÍTICOS

O uso de fibrinolíticos foi o primeiro tratamento eficaz de reperfusão a ser implementado sistematicamente para o manejo inicial do IAMCSST, inicialmente com a estreptoquinase. A evolução na farmacologia dos fibrinolíticos foi marcada pela chegada dos fibrinolíticos fibrino-específicos: alteplase e a tenecteplase. O tenecteplase é o único fibrinolítico disponível para uso em *bolus* intravenoso. As diferenças entre os fibrinolíticos estão disponíveis no Quadro 1, e as doses para utilização desses fármacos estão descritas no Quadro 2 (recomendações das diretrizes).

Restauração imediata do fluxo sanguíneo ao miocárdio é essencial para reduzir a mortalidade e para preservar o miocárdico – "tempo é músculo". A terapia fibrinolítica é recomendada nas primeiras 12 horas do início dos sintomas, quando a ICP primária não possa ser realizada em um intervalo de tempo de 120 minutos entre o primeiro contato médico e o início do procedimento. Quanto maior for o tempo entre o início dos sintomas e o primeiro contato médico (particularmente após a terceira hora), mais atenção deve ser dada à transferência para ICP primária, em oposição à administração de terapia fibrinolítica, porque o benefício clínico da fibrinólise diminui à medida que o tempo entre o início dos sintomas e o início de reperfusão aumenta. Os Quadros 3 e 4 sumarizam as principais indicações e contraindicações da terapia com fibrinolítico de acordo com a diretriz brasileira.

ANTIPLAQUETÁRIOS E ANTICOAGULANTES

Antiplaquetários e anticoagulantes são drogas adjuvantes fundamentais ao processo da reperfusão farmacológica. Abrir e manter a artéria coronária aberta é um axioma da reperfusão miocárdica. Aspirina, para tanto, deve ser administrada logo a seguir ao diagnóstico de IAMCSST,

SEÇÃO IV ▪ DOENÇA CORONARIANA AGUDA

QUADRO 1 Comparação entre os fibrinolíticos

Agente	Fibrino--específico	Metabolismo	Meia--vida (minutos)	Reação alérgica
SK	–	Hepático	18-23	Sim
tPS	++	Hepático	3-8	Não
TNK-tPA	+++	Hepático	18-20	Não

SK: estreptoquinase; TNK-tPA: tenecteplase; tPA: alteplase.
Fonte: adaptado de Goodman et al., 2008.

QUADRO 2 Regime de doses dos fibrinolíticos

Agente	Tratamento	Terapia antitrombótica
SK	1,5 milhão UI mL de SG 5% ou SF 0,9 em 30-60 minutos	HNF ajustada ao peso por 48 horas ou enoxaparina por até 8 dias
tPA	15 mg EV em *bolus*, seguidos por 0,75 mg/kg em 30 minutos e, então, 0,50 mg/kg em 60 minutos A dose total não deve exceder 100 mg	HNF ajustada ao peso por 48 horas ou enoxaparina por até 8 dias
TNK-tPA	Bolo único: ▪ 30 mg se < 60 kg ▪ 35 mg se entre 60 kg e < 70 kg ▪ 40 mg se entre 70 kg e < 80 kg ▪ 45 mg se entre 80 kg e < 90 kg ▪ 50 mg se > 90 kg de peso Em pacientes > 75 anos, deve-se considerar o uso de metade da dose calculada de acordo com o peso*	HNF ajustada ao peso por 48 horas ou enoxaparina por até 8 dias

Aspirina e clopidogrel devem ser dados para todos, desde que não haja contraindicação ao seu uso

* Após os resultados do estudo STREAM, tem sido recomendada a utilização de metade da dose habitualmente calculada pelo peso em pacientes com idade superior a 75 anos que serão submetidos à administração de TNK-tPA. SK: estreptoquinase; SG: soro glicosado; SF: soro fisiológico; HNF: heparina não fracionada; tPA: alteplase; EV: via endovenosa; TNK-tPA: tenecteplase.

Fonte: adaptado de Piegas et al., 2015.

em única dose oral de 200 mg; uma dose diária de 100 mg deve ser mantida pelo tempo mínimo de 1 ano.

O clopidogrel, inibidor dos receptores $P2Y_{12}$, quando adicionado à aspirina, reduz o risco de eventos cardiovasculares e mortalidade geral em pacientes tratados com fibrinolíticos e deve ser adicionado à aspirina como adjuvante à terapia. Uma dose de carga de 300 mg e, a seguir,

QUADRO 3 Indicação para o uso de fibrinolíticos no IAMCSST

Procedimento: uso de fibrinolíticos	Classe	Nível de evidência
Dor sugestiva de IAM ▪ Duração > 20 minutos e < 12 horas, não responsiva a nitrato sublingual ▪ ECG ▪ Supradesnivelamento do ST > 1 mm em pelo menos duas derivações precordiais contíguas ou duas periféricas adjacentes ▪ Bloqueio de ramo (novo ou presumidamente novo) ▪ Impossibilidade de realizar reperfusão mecânica em tempo adequado Ausência de contraindicação absoluta Em hospitais sem recursos para realizar imediata intervenção coronariana (dentro de 90 minutos)	I	A
TNK-tPA ou tPA são preferíveis à SK	IIa	B

ECG: eletrocardiograma; IAM: infarto agudo do miocárdio; IAMCSST: infarto agudo do miocárdio com supradesnivelamento do segmento ST; SK: estreptoquinase; TNK-tPA: tenecteplase.

Fonte: adaptado de Piegas et al., 2015.

QUADRO 4 Contraindicações aos fibrinolíticos

Contraindicações absolutas	Contraindicações relativas
Qualquer sangramento intracraniano prévio	História de AVC isquêmico > 3 meses ou doenças intracranianas não listadas nas contraindicações absolutas
AVC isquêmico nos últimos 3 meses	Gravidez
Dano ou neoplasia no sistema nervoso central	Uso atual de antagonistas da vitamina K; quanto maior o INR, maior o risco de sangramento
Trauma significativo na cabeça ou rosto nos últimos 3 meses	Sangramento interno recente < 2-4 semanas
Sangramento ativo ou diátese hemorrágica (exceto menstruação)	Ressuscitação cardiopulmonar traumática e prolongada ou cirurgia de grande porte < 3 semanas
Qualquer lesão vascular cerebral conhecida (malformação arteriovenosa)	Hipertensão arterial não controlada (pressão arterial sistólica > 180 mmHg ou diastólica > 110 mmHg)
Dissecção aguda de aorta	Punções não compressíveis
Dicrasia sanguínea	História de hipertensão crônica importante e não controlada
	Úlcera péptica ativa
	Exposição prévia à estreptoquinase (somente para estreptoquinase)

AVC: acidente vascular cerebral; INR: *International Normalized Ratio*.
Fonte: adaptado de Piegas et al., 2015.

manter 75 mg/dia, por pelo menos 1 ano. Recentemente, foi publicado o estudo TREAT – *Ticagrelor versus clopidogrel in patients with STEMI treated with fibrinolysis* –, que comparou o uso de ticagrelor ao do clopidogrel em pacientes tratados com fibrinolíticos. O ticagrelor não foi superior ao clopidogrel na redução de eventos cardiovasculares, e as taxas de sangramento maior, fatal e intracraniano foram semelhantes entre os dois grupos.

Anticoagulantes devem ser administrados com fibrinolíticos por um tempo mínimo de 48 horas, ou no período de hospitalização, ou até que a revascularização seja efetuada. Podem ser utilizadas HNF, heparinas de baixo peso molecular ou fondaparinux, sendo a escolha baseada na idade, no peso corporal, na função renal e na disponibilidade.

O estudo EXTRACT-TIMI 25 relata uma redução de 17% nas taxas de infarto do miocárdio, bem como morte em 30 dias com o uso de enoxaparina em comparação com HNF. Foi observado aumento nas taxas de sangramento maior no grupo que utilizou enoxaparina; porém, quando foi estimado o benefício clínico líquido, analisando desfechos compostos por morte, IM, hemorragia cerebral não fatal, o uso de enoxaparina revelou vantagens. O fondaparinux foi testado no OASIS-6 e mostrou-se superior, nesse cenário, na prevenção de morte, reinfarto e sangramento, especialmente em pacientes que receberam estreptoquinase. O Quadro 5 apresenta as recomendações das diretrizes sobre o uso de antitrombóticos e anticoagulantes no IAMCSST submetidos à reperfusão farmacológica.

ESTRATÉGIA FARMACOINVASIVA: COMBINANDO FIBRINÓLISE COM INTERVENÇÃO CORONARIANA PERCUTÂNEA

A reperfusão farmacológica e a reperfusão mecânica por muito tempo foram consideradas estratégias antagônicas e competitivas. Os desafios para a realização da ICP primária em tempo hábil e a facilidade da administração de fibrinolíticos no primeiro contato médico estimularam pesquisadores a investigar se essas duas estratégias poderiam ser combinadas, com segurança, para superar as limitações de cada tratamento. Quando foi analisada a disponibilidade para a realização de ICP primária no cenário do IAMCSST, ficou claro que, mesmo em países de alta renda, o método é disponível de maneira desigual.

Estima-se que, no Brasil, apenas 15% dos hospitais tenham laboratórios de hemodinâmica integralmente disponíveis 24 horas por dia, sete dias por semana, sendo geralmente limitados em recursos humanos, infraestrutura e logística. Recentemente, foi publicado o estudo sobre as desigualdades no atendimento do IAMCSST no Brasil. O tempo médio entre o início dos sintomas e a chegada ao

QUADRO 5 Anticoagulantes no paciente com IAMCSST		
Procedimento: uso de anticoagulantes em pacientes com IAMCSST	**Classe**	**Nível de evidência**
HNF 60 UI/kg EV (ataque), máximo 4.000 UI, seguindo por infusão contínua de 12 UI/kg/hora, máximo de 1.000 UI/hora, inicialmente. Manter por um período mínimo de 48 horas com ajustes na infusão para que o TTPa permaneça entre 1,5-2 vez o controle	I	A
Enoxaparina 30 mg EV em *bolus*, seguida de 1 mg/kg SC a cada 12 horas durante 8 dias ou até a alta hospitalar em pacientes com menos de 75 anos. Não administrar a dose EV em pacientes acima de 75 anos e manter enoxaparina 0,75 mg/kg SC a cada 12 horas. Utilizar 1 mg/kg ao dia com depuração de creatinina ≤ 30 mL/min	I	C
Fondaparinux 2,5 mg EV seguido de 2,5 mg SC uma vez ao dia durante 8 dias ou até a alta hospitalar	IIa	B

EV: endovenosa; IAMCSST: infarto agudo do miocárdio com supradesnivelamento do segmento ST; SC: subcutâneo.
Fonte: adaptado de Piegas et al., 2015.

hospital com capacidade para realizar ICP primária foi maior nos pacientes do Sistema Único de Saúde (SUS) em comparação aos usuários do sistema privado (25,4 ± 36,5 *vs.* 9,0 ± 21 horas, respectivamente); as taxas de ICP primária foram baixas nos dois grupos, mas significativamente mais baixas nos pacientes do SUS (45 *vs.* 78%), bem como a taxa de mortalidade em 30 dias (11,9 *vs.* 5,9%). Com os dados apresentados, detectou-se que a desigualdade social impõe ainda, na atualidade, menor acesso a ICP primária e, consequentemente, um incremento na mortalidade nos pacientes com menor poder aquisitivo.

Os estudos que avaliaram a abordagem farmacoinvasiva foram compostos por pacientes com IAMCSST atendidos em cenário de impossibilidade e/ou retardo para realizar ICP primária. O estudo STREAM avaliou pacientes com IAMCSST no início dos sintomas, sendo randomizados para fibrinólise com tenecteplase administrado em *bolus* único, combinado com enoxaparina, clopidogrel e aspirina; foi executado cateterismo cardíaco dentro de 6-24 horas, ou transferência para ICP de resgate, se a reperfusão falhasse dentro de 90 minutos da fibrinólise – o comparador era ICP primária realizada de acordo com as diretrizes locais. Ao final do estudo, observou-se que ambos os grupos não apresentaram diferença estatisticamente significativa com relação ao desfecho primário. A taxa de AVC do tipo hemorrágico, inicialmente mais elevada no grupo fibrinolítico, após o ajuste da dose de fibrinolítico em idosos não mais apresentou diferença estatisticamente significativa entre os grupos. Observou-se ainda que, de cada três pacientes que recebiam fibrinolítico, apenas um necessitou ser submetido a uma ICP de resgate, por não ter alcançado critérios de reperfusão miocárdica. Os autores concluíram que, em pacientes com IAMCSST e atendidos nas primeiras 3 horas, durante as quais a realização de ICP primária não seja factível em até 60 minutos, a administração de trombolítico fibrino-específico (TNK-tPA), seguida de transferência a um serviço para realização de ICP, entre 6-24 horas, deve ser considerada.

O estudo EARLY-MYO, um estudo clínico que comparou uma estratégia farmacoinvasiva, com meia dose de alteplase versus ICP primária em pacientes com IAMCSST ≤ 6 horas após o início dos sintomas, mas com um atraso esperado relacionado à ICP primária, mostrou que: em pacientes com IAMCSST, que se apresentem ≤ 6 horas após o início dos sintomas e com um atraso esperado relacionado à ICP, uma estratégia farmacoinvasiva com meia dose de alteplase e ICP oferece reperfusão epicárdica e miocárdica mais completa quando comparada à ICP primária.

Uma recente metanálise comparou quatro tipos de reperfusão: ICP primária, fibrinolíticos, ICP facilitada e estratégia farmacoinvasiva. O principal achado desse estudo, salientam os autores, é que a abordagem farmacoinvasiva é mais segura e mais eficaz do que a terapia fibrinolítica e a ICP facilitada. Esses achados têm implica-

O QUE AS DIRETRIZES RECOMENDAM

- Anderson JL, Adams CD, Antman EM, Bridges CR, Califf RM, Casey DE Jr, et al.; American College of Cardiology; American Heart Association Task Force on Practice Guidelines (Writing Committee to Revise the 2002 Guidelines for the Management of Patients With Unstable Angina/Non-ST-Elevation Myocardial Infarction); American College of Emergency Physicians; Society for Cardiovascular Angiography and Interventions; Society of Thoracic Surgeons; American Association of Cardiovascular and Pulmonary Rehabilitation; Society for Academic Emergency Medicine. ACC/AHA 2007 guidelines for the management of patients with unstable angina/non-ST-Elevation myocardial infarction: a report of the American College of Cardiology/American Heart Association Task Force on Practice Guidelines (Writing Committee to Revise the 2002 Guidelines for the Management of Patients With Unstable Angina/Non-ST-Elevation Myocardial Infarction) developed in collaboration with the American College of Emergency Physicians, the Society for Cardiovascular Angiography and Interventions, and the Society of Thoracic Surgeons endorsed by the American Association of Cardiovascular and Pulmonary Rehabilitation and the Society for Academic Emergency Medicine. J Am Coll Cardiol. 2007;50(7):e1-e157.

- Antman EM, Anbe DT, Armstrong PW, Bates ER, Green LA, Hand M, et al.; American College of Cardiology/American Heart Association Task Force on Practice Guidelines (Writing Committee to Revise the 1999 Guidelines for the Management of Patients With Acute Myocardial Infarction). ACC/AHA guidelines for the management of patients with ST-elevation myocardial infarction--executive summary: a report of the American College of Cardiology/American Heart Association Task Force on Practice Guidelines (Writing Committee to Revise the 1999 Guidelines for the Management of Patients With Acute Myocardial Infarction). Circulation. 2004;110(5):588-636.

- Ibanez B, James S, Agewall S, Antunes MJ, Bucciarelli-Ducci C, Bueno H, et al.; ESC Scientific Document Group. 2017 ESC Guidelines for the management of acute myocardial infarction in patients presenting with ST-segment elevation: The Task Force for the management of acute myocardial infarction in patients presenting with ST-segment elevation of the European Society of Cardiology (ESC). Eur Heart J. 2018;39(2):119-177.

- Kushner FG, Hand M, Smith SC Jr, King SB 3rd, Anderson JL, Antman EM, et al.; American College of Cardiology Foundation/American Heart Association Task Force on Practice Guidelines. 2009 Focused Updates: ACC/AHA Guidelines for the Management of Patients With ST-Elevation Myocardial Infarction (updating the 2004 Guideline and 2007 Focused Update) and ACC/AHA/SCAI Guidelines on Percutaneous Coronary Intervention (updating the 2005 Guideline and 2007 Focused Update): a report of the American College of Cardiology Foundation/American Heart Association Task Force on Practice Guidelines. Circulation. 2009;120(22):2271-306.

- Piegas LS, Timerman A, Feitosa GS, Nicolau JC, Mattos LAP, Andrade MD, et al. V Diretriz da Sociedade Brasileira de Cardiologia sobre tratamento do infarto agudo do miocárdio com supradesnível do segmento ST. Arq Bras Cardiol. 2015;105(2):1-105.

ções clínicas significativas no manejo inicial dos pacientes com IAMCSST, principalmente em locais ou situações em que não haja possibilidade de oferecer ICP primária na janela de tempo permitida. As recomendações das diretrizes brasileiras para abordagem farmacoinvasiva e da fibrinólise pré-hospitalar estão nos Quadros 6 e 7.

QUADRO 6 Reperfusão farmacoinvasiva

Procedimento: terapia farmacoinvasiva	Classe	Nível de evidência
Administração de TNK-tPA seguida de ICP entre 6-24 horas em pacientes com diagnóstico de IAMCSST nas primeiras 3 horas do início do quadro e na impossibilidade de realizar ICP primária em até 60 minutos	IIa	B

EV: endovenosa; IAMCSST: infarto agudo do miocárdio com supradesnivelamento do segmento ST; ICP: intervenção coronariana percutânea; TNK-tPA: tenecteplase.
Fonte: adaptado de Piegas et al., 2015.

QUADRO 7 Fibrinólise pré-hospitalar

Procedimento: fibrinólise pré-hospitalar	Classe	Nível de evidência
Administração de fibrinolíticos na impossibilidade de ICP ou expectativa de transporte/transparência (tempo "primeiro contato médico-balão") > 120 minutos para hospital com ICP	I	B
Estratégia farmacoinvasiva, fibrinólise farmacológica seguida de ICP após 3-24 horas	IIa	B

ICP: intervenção coronariana percutânea.
Fonte: adaptado de Piegas et al., 2015.

SUGESTÕES DE LEITURA

1. Berwanger O, Lopes RD, Moia DDF, Fonseca FA, Jiang L, Goodman SG, et al. Ticagrelor versus clopidogrel in patients with STEMI treated with fibrinolysis: TREAT Trial. J Am Coll Cardiol. 2019;73(22):2819-28.
2. European Society of Cardiology. ESC guidance for the diagnosis and management of CV disease during the COVID-19 pandemic. Eur Heart J. 2020, last updated on 21 April 2020.
3. Fazel R, Joseph TI, Sankardas MA, Pinto DS, Yeh RW, Kumbhani DJ, et al. Comparison of reperfusion strategies for ST-segment-elevation myocardial infarction: a multivariate network meta-analysis. J Am Heart Assoc. 2020;9(12):e015186.
4. Goodman SG, Menon V, Cannon CP, Steg G, Ohman EM, Harrington RA. Acute ST-segment elevation myocardial infarction: American College of Chest Physicians Evidence-Based Clinical Practice Guidelines (8th Edition). Chest. 2008;133(6 Suppl.):708S-75S.
5. Mehta SR, Wood DA, Storey RF, Mehran R, Bainey KR, Nguyen H, et al.; COMPLETE Trial Steering Committee and Investigators. Complete revascularization with multivessel PCI for myocardial infarction. N Engl J Med. 2019;381(15):1411-21.

NOTA DOS EDITORES

Este capítulo possui referências bibliográficas adicionais, recomendadas pelos autores, na plataforma digital complementar do livro. Por motivos de compactação, somente algumas delas estão aqui contempladas. Utilize o QR code abaixo para ter acesso a esse conteúdo:

22
Síndrome coronariana aguda não obstrutiva: MINOCA

Fabio Grunspun Pitta
Roberto Rocha Corrêa Veiga Giraldez
Carlos Vicente Serrano Jr.

DESTAQUES

- O infarto agudo do miocárdio sem lesão coronariana obstrutiva (MINOCA) preenche os critérios para infarto agudo do miocárdio (IAM), mas com obstrução coronariana < 50% na coronariografia.

- Para o diagnóstico de MINOCA, devem-se afastar: 1) outras causas de elevação de troponina (embolia pulmonar, sepse etc.); 2) lesões coronarianas que podem ser subdiagnosticadas (estenoses distais, oclusão de pequenos ramos) e 3) causas não isquêmicas que levam à injúria aguda (miocardite).

- Essa condição está presente em 5-6% dos pacientes com IAM.

- Os pacientes abaixo de 50 anos têm prevalência aumentada, principalmente as mulheres.

- O quadro clínico é muito semelhante ao dos pacientes com IAM habitual associado a lesões coronarianas > 50% (IAM-CAD), apresentando-se com alterações semelhantes no eletrocardiograma (ECG), mas de forma geral as alterações no ECG e da troponina são mais sutis.

- MINOCA é um diagnóstico sindrômico, sendo fundamental a realização de uma investigação etiológica do evento (tromboembólica, dissecção espontânea de coronária, vasoespasmo, angina microvascular etc.).

- O tratamento pode variar de acordo com a etiologia que provocou o MINOCA.

- Os pacientes com MINOCA terão melhor prognóstico quando comparados com IAM-CAD com menor incidência de complicações, como arritmias malignas, insuficiência cardíaca e morte súbita.

- A ressonância magnética de coração (RMC) é importante na avaliação diagnóstica desses pacientes, pois consegue diferenciar cardiomiopatia isquêmica de não isquêmica.

INTRODUÇÃO

O termo infarto agudo do miocárdio sem lesão coronariana obstrutiva (MINOCA) se aplica aos pacientes que se apresentam com quadro clínico compatível com infarto agudo do miocárdio (IAM) pelos critérios da quarta definição universal de infarto, entretanto a coronariografia não revela obstrução coronariana maior que 50% em vasos epicárdicos, ou seja, a ruptura de placa aterosclerótica com obstrução grave do lúmen coronariano não é o substrato fisiopatológico para o evento. Essa condição corresponde a aproximadamente 5-6% dos pacientes com infarto submetidos a coronariografia.

Apesar da ampla discussão e de várias publicações acerca do tema, muitos clínicos ainda insistem em descartar IAM após a coronariografia afastar lesões obstrutivas. Tal conduta está associada ao fato de a investigação de MINOCA exigir a solicitação de exames muito específicos que nem sempre estão disponíveis nos diferentes centros de atendimento onde o diagnóstico ocorre. Muitas etiologias podem provocar MINOCA, logo é fundamental uma abordagem sistematizada para a realização do diagnóstico correto e um tratamento adequado. As sociedades americana e europeia de Cardiologia publicaram recentemente suas diretrizes em relação ao tema na tentativa de padronizar a conduta dessa doença.

EPIDEMIOLOGIA

A prevalência de MINOCA é de aproximadamente 5-6%, mas esse número pode variar de 5-15% de acordo com a população analisada. Os pacientes com MINOCA costumam apresentar alterações discretas no eletrocardiograma (ECG), mas eventualmente podem apresentar supradesnivelamento do segmento ST. As elevações de troponina, em geral, são de menor magnitude quando comparadas aos doentes com IAM por obstrução de artérias coronárias.

Uma vez que nem sempre a doença aterosclerótica está associada à fisiopatologia do MINOCA, os pacientes são mais novos que aqueles que apresentam IAM-CAD. Outra característica interessante é o fato de que a maior parte dessa população é formada por mulheres, em contrapartida ao IAM-CAD, no qual as mulheres representam apenas 25% dos doentes.

Outras comorbidades, como dislipidemia, hipertensão arterial sistêmica, tabagismo e diabete, também são menos frequentes no MINOCA quando comparado ao IAM clássico. De forma geral, o MINOCA deve ser aventado sempre que ocorrer IAM em um paciente jovem e/ ou com poucos fatores de risco para aterosclerose.

DEFINIÇÃO

"MINOCA" é a sigla de *myocardial infarction with non--obstructive coronary arteries*. Como o nome sugere, é fundamental a documentação clínica do IAM com comprovação anatômica (por cateterismo ou angiotomografia de artérias coronárias) da ausência de lesões coronarianas obstrutivas. Importante salientar que a quarta definição universal de infarto afirma que a elevação de troponina acima do percentil 99 com quadro clínico compatível no cenário confirma o diagnóstico de IAM. No entanto, na ausência de doença coronariana e se não houver diagnósticos alternativos claros como miocardite ou embolia pulmonar, o diagnóstico de MINOCA é razoável. Trata-se de um diagnóstico sindrômico, assim como o da insuficiência cardíaca, e uma árdua investigação deve ser iniciada em busca da etiologia específica que provocou o MINOCA, já que cada etiologia terá um tratamento específico.

Algumas particularidades do MINOCA devem ser reforçadas:

1. Pacientes com MINOCA apresentam melhor prognóstico que os pacientes com IAM aterotrombótico.
2. Várias etiologias ateroscleróticas e não ateroscleróticas com mecanismos heterogêneos levam ao MINOCA.
3. A entidade é pouco estudada com pouca evidência guiando sua investigação e terapêutica.

A elevação de troponina é fundamental para o diagnóstico de MINOCA, entretanto se deve levar em consideração que as troponinas de alta sensibilidade são órgão-específicas, mas não doença-específicas, e se alteram em diversas doenças do coração como miocardites, embolia pulmonar, insuficiência cardíaca, entre outras. Para todas as condições clínicas que elevam a troponina acima do percentil 99 com variação em dosagens seriadas na ausência de isquemia, usa-se o termo "injúria miocárdica aguda". É fundamental ressaltar que para o diagnóstico de infarto a isquemia é responsável pela injúria miocárdica.

A Sociedade Europeia de Cardiologia definiu MINOCA em 2018, conforme os critérios a seguir.

CRITÉRIOS PARA MINOCA

Detecção de variação de troponina com pelo menos 1 valor acima do percentil 99 e evidência de desbalanço entre oferta e consumo de oxigênio (isquemia) sem relação com aterotrombose aguda coronariana na ausência de obstrução coronariana ≥ 50% e pelo menos um dos fatores a seguir:

- Sintomas de isquemia miocárdica aguda.
- Nova alteração ao ECG.
- Desenvolvimento de onda Q.
- Exame de imagem evidenciando nova perda de viabilidade miocárdica ou nova disfunção segmentar em padrão consistente com etiologia isquêmica.

Devem-se excluir:
- Outras causas clínicas que elevam troponina sem isquemia (sepse, embolia pulmonar).
- Doença coronariana obstrutiva não diagnosticada (obstrução de pequenos vasos, como septais e diagonais e oclusões distais).
- Mecanismos não isquêmicos de lesão do miócito que podem mimetizar infarto do miocárdio (miocardite).

O corte de 50% para se considerar uma lesão obstrutiva é arbitrário e passível de críticas. Embora uma lesão obstrutiva seja um conceito patofisiopatológico que deveria estar associado sempre à avaliação fisiológica dessa lesão, a pesquisa de isquemia (seja por meio de métodos invasivos como reserva de fluxo fracionado [FFR] durante o procedimento ou métodos não invasivos como cintilografia) nem sempre é realizada para a tomada de decisão na coronariografia, e as condutas habitualmente são embasadas pela estimativa visual da lesão. Essa abordagem é subjetiva e sujeita a variação entre diversos observadores.

Com base em uma abordagem pragmática, devem-se dividir os pacientes com MINOCA em dois grupos, de acordo com a gravidade da obstrução coronariana na coronariografia.

1. Pacientes com obstrução < 30%, coronárias angiograficamente normais ou mínima irregularidade luminal.
2. Pacientes com obstrução ≥ 30-50%, coronárias com obstrução leve a moderada na coronariografia.

Esta divisão arbitrária é importante, uma vez que, quanto maior a evidência de aterosclerose na angiografia, pior o prognóstico do paciente. Existe pouca evidência científica para o uso da FFR nos pacientes com MINOCA e lesões moderadas, mas seu uso pode ser empregado nas lesões duvidosas, com base no fato de que, entre pacientes com doença coronariana estável, 25% dos casos apresentam lesões moderadas e entre 30-50% daqueles com estenose apresentavam isquemia no FFR. Para considerar um evento como MINOCA, o FFR dessas lesões suspeitas deve ser > 0,8.

ETIOLOGIAS

Disfunção de placa

A disfunção de placa engloba ruptura de placa, erosão de placa e nódulos calcificados. A placa disfuncional é gatilho para trombose que provoca IAM por embolização distal, vasoespasmo associado ou, eventualmente, trombose com reperfusão espontânea. Logo, nessa situação, apesar de a aterosclerose estar presente, não leva a obstrução do lúmen coronariano. Algumas características angiográficas sugerem a disfunção de placa, como pequenos defeitos de enchimento do vaso ou *haziness*. A melhor forma de definir a disfunção de placa é por meio de métodos de imagem intracoronarianos, como tomografia de coerência ótica (OCT) ou ultrassom intracoronariano (IVUS). A disfunção de placa ocorre em aproximadamente 1/3 dos pacientes com MINOCA. Vale frisar que ruptura e erosão de placa foram reportadas apenas em pacientes com alguma evidência de aterosclerose na angiografia coronariana como irregularidades luminais ou estenoses coronarianas inferiores a 50%. Tendo em vista a possibilidade de disfunção de placa em pacientes com MINOCA, é recomendado utilizar IVUS ou OCT nos pacientes com IAM sem evidência de obstrução maior que 50% na angiografia. A OCT tem melhor resolução, sendo o exame de escolha.

Vasoespasmo

Espasmo coronariano é uma intensa vasoconstrição (> 90%) de uma artéria coronária epicárdica que provoca comprometimento do fluxo sanguíneo para o miocárdio. Pode ocorrer em resposta a drogas como cocaína e fluorouracil, que provocam intensa hiper-reatividade da camada média da artéria. Eventualmente o vasoespasmo pode ser espontâneo por disfunções do tônus vasomotor da artéria. Uma forma comum de apresentação é a angina

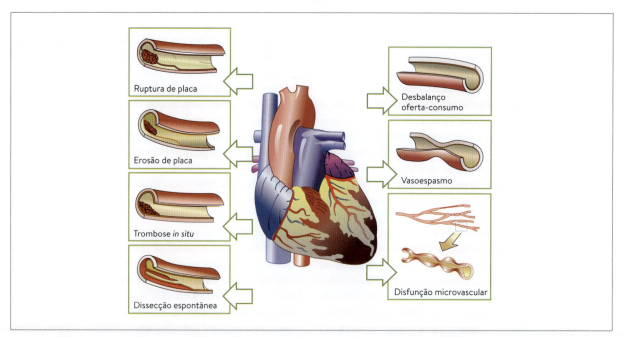

FIGURA 1 Etiologias do infarto agudo do miocárdio sem lesão coronariana obstrutiva (MINOCA).
Fonte: Tamis-Holland et al., 2019.

de repouso associada a supradesnivelamento transitório do ECG, chamada de angina vasoespástica ou angina de Prinzmetal. Esta forma de apresentação também pode ocorrer pelo vasoespasmo no local de uma placa obstrutiva. Episódios prolongados de vasoespasmos podem levar a injúria miocárdica com elevação de troponina e consequentemente a MINOCA.

O diagnóstico necessita de documentação na angiografia do vasoespasmo coronariano. É possível documentar o vasoespasmo espontâneo, entretanto frequentemente é necessária a realização de testes provocativos para estabelecer o diagnóstico. O padrão-ouro é a injeção de altas doses de acetilcolina intracoronariana durante o cateterismo com a documentação do vasoespasmo. É fundamental a realização do teste com absoluta monitorização, e o ideal é a documentação do espasmo antes que ocorram alterações eletrocardiográficas, evitando-se, assim, novo infarto. Logo após a documentação do espasmo, administra-se nitrato intracoronariano para reverter o quadro. Com essa técnica não há registro de morte no exame, entretanto podem ocorrer bradi ou taquiarritmias em até 6% dos casos durante a indução do vasoespasmo.

Disfunção microvascular coronariana

A microcirculação coronariana (vasos com diâmetro < 0,05 mm) é de difícil visualização pelo cateterismo, mesmo assim representa 70% da resistência coronariana na ausência de obstruções. A disfunção microvascular pode contribuir para a ocorrência de MINOCA e é dividida em causas endotélio-dependentes e disfunção-independentes.

A presença dessa doença foi muito bem descrita no cenário da síndrome coronariana crônica. Sua definição inclui pacientes com desconforto torácico, ausência de obstrução coronariana e redução do fluxo coronariano. Redução do fluxo coronariano pode ser determinada por qualquer um dos seguintes fatores:

- Reserva de fluxo coronariano < 2 em teste de vasodilatação (com adenosina, p. ex.).
- Evidência de espasmo microvascular diagnosticado durante teste provocativo com acetilcolina com dor torácica e alterações eletrocardiográficas na ausência de espasmo de artéria epicárdica.
- Redução do fluxo coronariano medido por medida de TIMI corrigido quadro a quadro. Essa alteração é conhecida como fenômeno de fluxo lento/*slow flow*, fenômeno angiográfico que pode ocorrer espontaneamente e é caracterizado pela passagem demorada do contraste na angiografia, necessitando de mais de 3 batimentos cardíacos para encher o vaso em repouso.

A disfunção microvascular coronariana está presente em 30-50% dos pacientes com desconforto torácico na ausência de doença obstrutiva coronariana. Essa condição é mais comum em mulheres e em pacientes com fatores de risco cardiovascular como idade avançada, diabete, hipertensão, tabagismo e dislipidemia. A disfunção microvascular pode ser causa de isquemia, mas também consequência de algum tipo de injúria miocárdica. Logo, ainda não está completamente estabelecido o papel da disfunção microvascular no MINOCA, com poucos estudos avaliando tal condição nesses pacientes.

Embolia/trombose coronariana

A trombose pode contribuir para o mecanismo do IAM no contexto de disfunção de placa ou espasmo coronariano, ou pode ser a causa do IAM na ausência desses fatores. Pode ser causada por trombofilias hereditárias ou desordens trombóticas adquiridas. Já a embolia coronariana pode ocorrer de trombos da própria coronária ou da circulação sistêmica.

A embolia coronariana leva ao MINOCA quando acomete a microcirculação; já a trombose é causa de MINOCA quando ocorre reperfusão da coronária, levando a uma angiografia com obstrução inferior a 50% no vaso culpado. As tromboses e embolias coronarianas podem ocorrer na presença ou ausência de uma condição de hipercoagulabilidade. Algumas condições clínicas, como endocardite, doenças valvares, fibrilação atrial, tumores cardíacos e trombo em ventrículo esquerdo, podem justificar MINOCA por embolia. No Quadro 1 são apresentadas as causas associadas a condições de hipercoagulabilidade que levam a trombose/embolia.

DISSECÇÃO ESPONTÂNEA DE ARTÉRIA CORONÁRIA

A dissecção espontânea de artéria coronária (SCAD) é uma causa de infarto não relacionada a aterosclerose prevalente em mulheres com menos de 50 anos. Sua prevalência vem aumentando, tendo em vista o aumento do uso de reposição hormonal e de anticoncepcionais pelas mulheres, além da melhora dos métodos de imagem que possibilitam o diagnóstico de casos que antes ficavam sem causa para o IAM. Eventualmente, ocorre algum

QUADRO 1 Condições de hipercoagulabilidade	
Hereditárias	**Adquiridas**
Fator V de Leiden	Púrpura trombocitopênica trombótica
Doença de von Willebrand	HIT
Deficiência de proteína C	Neoplasias mieloproliferativas
Deficiência de proteína S	SAF

HIT: trombocitopenia induzida por heparina; SAF: síndrome do anticorpo fosfolípide.

grau de obstrução ao fluxo coronariano, mas em algumas situações a artéria parece normal pela delaminação gradual do vaso, dificultando o diagnóstico. Com a melhora dos métodos de imagem intracoronariano como OCT e IVUS, vem ocorrendo um aumento nesse diagnóstico à custa dos casos de difícil visualização na angiografia, mas que são esclarecidos por meio dessas ferramentas.

A obstrução do fluxo coronariano é gerada pela separação da camada média e adventícia do vaso associada a hematoma intramural, que pode ocluir a luz da artéria. A SCAD incide em uma única artéria ou em múltiplos vasos ao mesmo tempo, inclusive em diferentes territórios arteriais, por exemplo, coronária e carótida simultaneamente. O motivo da SCAD ainda é mal esclarecido, mas a fibrodisplasia muscular frequentemente está presente em outros leitos arteriais quando se realiza ampla pesquisa. Mudanças na composição da camada média intimal ocorrem por alterações hormonais e pela gravidez e, no parto, parecem estar presentes. De forma geral, o tratamento é conservador, com ácido acetilsalicílico e eventualmente clopidogrel e estatina em casos selecionados. A revascularização percutânea ou cirúrgica é reservada para casos de oclusão total do vaso (IAM com supra-ST), presença de instabilidade elétrica ou hemodinâmica, dor refratária e anatomia desfavorável (lesão em tronco de coronária esquerda/óstio de artéria circunflexa e descendente anterior simultaneamente). O implante de *stent* pode levar ao aumento e à propagação da dissecção, por isso é reservado para situações específicas.

Desbalanço entre oferta e consumo

A definição de IAM tipo 2 pela quarta definição universal de infarto do miocárdio engloba os eventos secundários a um desequilíbrio isquêmico entre a oferta e consumo de oxigênio pelo músculo cardíaco. Tal definição inclui, além de alguns mecanismos descritos anteriormente (como vasoespasmo, trombose de coronária, dissecção espontânea de coronária), condições sistêmicas que resultam em desbalanço entre oferta e consumo (anemia, sepse, tireotoxicose, taqui/bradiarritmias, hipotensão). Nesse cenário, pode ou não haver lesão coronariana, mas o evento não foi causado por um mecanismo aterotrombótico. Eventualmente esse diagnóstico pode ser difícil – por exemplo, na situação de um paciente com obstrução crônica de 80% em uma artéria que sofre um insulto clínico como hipotensão. Para firmar o diagnóstico de IAM tipo 2 é fundamental que haja sintomas ou sinais de isquemia, além da elevação da troponina acima do percentil 99 com variação nas coletas seriadas, portanto não basta a elevação de troponina em contexto clínico de sepse ou anemia. Quando ocorre elevação de troponina com variação acima do percentil 99 sem sinais ou sintomas de isquemia, o diagnóstico é de injúria miocárdica aguda. O IAM associado a taquiarritmia é uma das causas comuns de IAM tipo 2, embora às vezes seja difícil distinguir se a taquiarritmia é uma causa ou consequência do evento MINOCA em determinado paciente. Em geral, o diagnóstico de IAM tipo 2 em pacientes com MINOCA é feito quando existe uma causa plausível (p. ex., taquicardia, anemia, hipotensão) na ausência de modalidades de imagem clínica, angiográfica ou invasiva, que, de outra forma, apoiariam um diagnóstico alternativo.

INVESTIGAÇÃO DIAGNÓSTICA

A investigação do pacientes com suspeita de IAM e lesões não obstrutivas deve começar com avaliação cuidadosa do contexto clínico, se este é sugestivo de IAM, e exclusão de causas de injúria miocárdica aguda, que muitas vezes podem ter apresentação semelhante a um IAM, como embolia pulmonar e miocardite, e causas de injúria associadas a descompensação clínica, nas quais a elevação de troponina reflete a gravidade da doença de base, por exemplo, em um quadro séptico, choque hemorrágico ou crise tireotóxica. Se IAM continuar a ser a principal hipótese após esse passo inicial, deve-se rever atentamente a coronariografia em busca de lesões sutis que podem ser negligenciadas em uma primeira avaliação, como estenose ou oclusão de vasos distais ou de pequenos ramos de artérias principais.

A RMC é um exame complementar que, se disponível, pode excluir miocardite, síndrome de Takotsubo e outras cardiomiopatias, além de fornecer a imagem confirmatória do IAM por meio de realce transmural ou subendocárdico. Outra etapa importante é a solicitação de exames laboratoriais ou de imagem relacionados às principais suspeitas etiológicas associadas ao MINOCA, por exemplo, pesquisa de trombofilias em caso de fenômenos tromboembólicos ou pesquisa de fibrodisplasia muscular em caso de SCAD.

A Figura 2 ilustra um fluxograma sugerido pela Associação Americana de Cardiologia, e a Figura 3, um fluxograma sugerido pela Sociedade Europeia de Cardiologia, ambos para auxiliar a investigação diagnóstica no MINOCA.

TRATAMENTO

As diretrizes que embasam o manejo do IAM-CAD são muito bem definidas e respaldadas por estudos clínicos randomizados. O mesmo não acontece com o tratamento do MINOCA, que apresenta pouca evidência baseada na literatura e se ancora na opinião de especialistas. Esse tratamento consiste em:

1. Suporte de emergência.
2. Investigação etiológica.
3. Estratégias cardioprotetoras.
4. Terapias direcionadas para a etiologia.

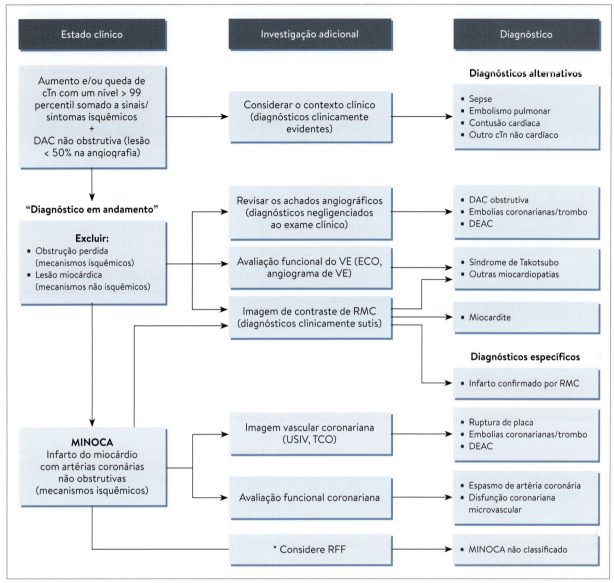

FIGURA 2 Investigação diagnóstica do infarto agudo do miocárdio sem lesão coronariana obstrutiva (MINOCA).

cTn: troponina cardíaca; DAC: doença obstrutiva crônica; DEAC: dissecção espontânea de artéria coronária; ECO: ecocardiograma; MINOCA: infarto agudo do miocárdio sem lesão coronariana obstrutiva; RFF: reserva de fluxo fracionada; RMC: ressonância magnética cardíaca; TCO: tomografia de coerência óptica; USIV: ultrassonografia intravascular; VE: ventrículo esquerdo.

Fonte: Tamis-Holland et al., 2019.

Suporte de emergência

Esta etapa do tratamento se limita ao suporte às condições ameaçadoras à vida, como arritmias e manejo do choque cardiogênico na fase aguda do MINOCA. Embora a revascularização seja a principal medida no IAM-CAD, quando se trata de MINOCA nem sempre isso é possível ou necessário. Além do tratamento do sintoma (cardioverter uma taquicardia ventricular, p. ex.), muitas vezes é necessário já direcionar o tratamento para a causa etiológica, por exemplo, um vasoespasmo levando a instabilidade elétrica deve ser tratado com vasodilatadores coronarianos. Por outro lado, uma trombose coronariana deve ser imediatamente submetida a reperfusão coronariana, caso a manifestação seja supra-ST no ECG.

Investigação etiológica

O diagnóstico etiológico terá impacto direto no tratamento, logo uma ampla investigação deve ser realizada, muitas vezes sendo necessários exames específicos com o objetivo de excluir situações sutis que podem ser encaradas, como MINOCA na coronariografia, identificar

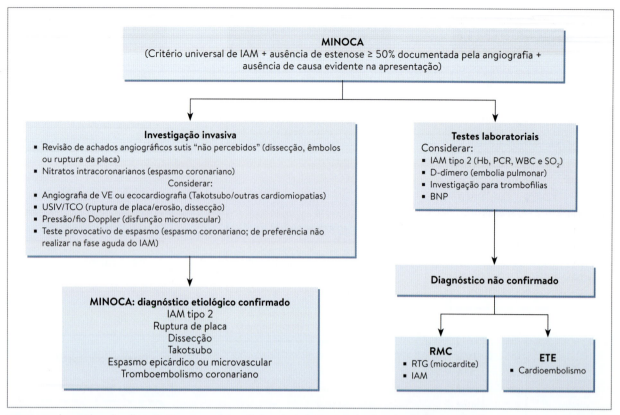

FIGURA 3 Investigação diagnóstica e conduta clínica do infarto agudo do miocárdio sem lesão coronariana obstrutiva (MINOCA).

BNP: peptídeo natriurético do tipo B; ETE: ecocardiograma transesofágico; Hb: hemoglobina; IAM: infarto agudo do miocárdio; PCR: proteína C-reativa; RMC: ressonância magnética cardíaca; RTG: realce tardio com gadolínio; SO_2: saturação de oxigênio; TCO: tomografia de coerência óptica; USIV: ultrassonografia intravascular; VE: ventrículo esquerdo; WBC: contagem de células brancas (leucograma).

Fonte: Agewall et al., 2017.

---

a causa exata que provocou o MINOCA ou diagnósticos diferenciais de MINOCA.

A. Revisão da coronariografia:
   - Oclusão/estenoses de sub-ramos de artérias coronárias (IAM-CAD).
   - Identificação de SCAD (MINOCA).
   - Identificação de trombose/embolia (MINOCA).
B. Ressonância magnética de coração:
   - Síndrome de Takotsubo (cardiomiopatia não MINOCA).
   - Miocardites (cardiomiopatia não MINOCA).
   - Diagnóstico de infarto nas etiologias de MINOCA.
C. IVUS/OCT:
   - Identificação de SCAD (MINOCA).
   - Auxílio na avaliação da integridade do endotélio e ausência de placa aterosclerótica podem ajudar no diagnóstico de trombose/embolia coronariana (MINOCA).
   - Identificação de disfunção de placa com infarto por doença aterosclerótica sem causar obstrução > 50% (MINOCA).
D. Pesquisa de trombofilias:
   - Suspeita de trombose/embolia coronariana (MINOCA).
E. Revisão da história e exames laboratoriais gerais:
   - Desbalanço de oferta e consumo (com imagem compatível de IAM na RMC sem lesão coronariana na coronariografia):
     - Anemia.
     - Sepse.
     - Tireotoxicose.

Terapias cardioprotetoras

No IAM-CAD, a importância da terapia antitrombótica associada a estatina de alta potência, betabloqueadores nos primeiros anos pós-evento e inibidores da enzima conversora da angiotensina (IECA)/bloqueadores dos receptores da angiotensina II (BRA) em casos específicos está respaldada pela literatura e incorporada à prática diária dos cardiologistas e clínicos que prestam atendimento a esses pacientes. No MINOCA o protagonismo da aterosclerose nem sempre está presente, o que coloca em dúvida o uso dessas medicações. O uso dessas medicações estará direcionado à etiologia do MINOCA. Em pacientes com disfunção de placa segue o tratamento de IAM-CAD. Já em casos por trombose/embolia devem-se discutir a necessidade de anticoagulação oral e o período dessa terapêutica, indefinido ou 3-6 meses. Nesse cenário, o benefício das estatinas se limita aos pacientes com dislipidemia ou aterosclerose em outros territórios. Em pacientes com vasoespasmo, devem-se priorizar os vasodilatadores coronarianos como nitratos e bloqueadores de canal de cálcio e evitar os betabloqueadores. Já nos pacientes que, independentemente do mecanismo que levou ao MINOCA, evoluem com disfunção ventricular ou extensa área de fibrose, os betabloqueadores e bloqueadores do sistema renina-angiotensina devem ser empregados como em quaisquer pacientes com insuficiência cardíaca isquêmica com fração de ejeção reduzida.

Terapias direcionadas à etiologia do MINOCA

- Disfunção de placa: esses pacientes devem receber terapia semelhante à destinada àqueles com IAM-CAD: dupla antiagregação plaquetária por pelo menos 1 ano, estatina de alta potência, betabloqueadores no primeiro ano. O implante de *stent* na lesão culpada não está respaldado pela literatura.

- Vasoespasmo de artéria coronária epicárdica: bloqueadores de canal de cálcio são a principal terapêutica nessa população, tendo em vista seu mecanismo de ação e sua eficácia no controle de angina nos pacientes com angina vasoespástica. Em casos refratários ao uso dessa medicação, pode-se associar um segundo bloqueador de canal de cálcio, desde que este atue por outra via (um bloqueador de cálcio di-hidropiridínico e um não di-hidropiridínico). O uso de nitratos de curta duração no episódio agudo é bem documentado, mas os nitratos de longa ação carecem de evidência de benefício.

- Disfunção microvascular: essa etiologia é um grande desafio no controle dos sintomas, uma vez que a revascularização não é uma opção e antianginosos convencionais são menos efetivos que em vasos epicárdicos. Os antianginosos que se mostraram mais efetivos foram os betabloqueadores e os bloqueadores de canal de cálcio, enquanto os nitratos não controlaram tão bem os sintomas dessa população. Algumas terapias que atuam na melhora da função endotelial podem ser efetivas, como: estatinas; IECA/BRA; ou por meio da vasodilatação microvascular, como a ranolazina.

- Trombose/embolia coronariana: existe grande controvérsia se pacientes com essa etiologia devem ser submetidos a anticoagulação permanente ou terapia antiplaquetária. Em geral, dá-se preferência aos anticoagulantes. Algumas condições, como púrpura trombocitopênica trombótica (PTT), necessitam de terapias adicionais, como plasmaférese associada a corticoides e até rituximabe. Pacientes com plaquetopenia induzida por heparina devem evitar novas exposições a essa medicação.

- Dissecção espontânea de coronária: não existem estudos randomizados para guiar a terapia. Na fase aguda deve-se evitar o implante de *stent*, a menos que o paciente esteja instável clinicamente ou se apresente com supradesnivelamento de ST. A maior parte dos segmentos dissecados apresentará cicatrização espontânea, e a revascularização percutânea pode favorecer o aumento da dissecção ou a formação de hematomas intramurais. A terapia mais bem estabelecida até o momento é o uso de ácido acetilsalicílico e de betabloqueadores. A introdução de um segundo antiplaquetário e anticoagulante se mantém controversa. Deve-se enfatizar que exercício físico e gravidez podem favorecer novas dissecções.

- Desbalanço entre oferta e consumo: o tratamento deve basear-se na causa do desbalanço, como correção da anemia, tratamento do choque ou correção da tireotoxicose. As medidas cardioprotetoras adicionais, como betabloqueadores e IECA/BRA, dependerão da extensão da fibrose e disfunção ventricular provocadas pelo evento.

PROGNÓSTICO

O prognóstico desses pacientes depende da causa de base que provocou o MINOCA, mas diversos estudos mostram que pacientes com MINOCA apresentam menor taxa de complicações quando comparados com pacientes com IAM-CAD. Entretanto, essa população apresenta uma taxa de evento maior quando comparada à população geral sem doença cardiovascular. A taxa de angina em pacientes com MINOCA é de 25% no primeiro ano pós-evento, similar à encontrada nos pacientes com IAM-CAD.

Vale ressaltar que esses dados não são consistentes em todos os estudos. No estudo VIRGO, pacientes com MINOCA tiveram mortalidade em 1 mês e 1 ano semelhante aos pacientes com IAM-CAD. Já o registro coreano de infarto afirma que pacientes com MINOCA apresentam o mesmo risco de evento cardiovascular combinado que pacientes com IAM-CAD e coronariopatia uni ou biarterial.

Os preditores de mortalidade intra-hospitalar são similares entre pacientes com MINOCA e IAM-CAD (idade avançada, disfunção renal, magnitude de elevação da troponina, pressão arterial, frequência cardíaca, presença de doença arterial periférica). Um dado interessante é que a presença de elevação do segmento ST e insuficiência cardíaca com choque na apresentação foram associadas a maior mortalidade hospitalar nos pacientes com MINOCA quando comparadas à IAM-CAD.

CONCLUSÕES

MINOCA é uma condição desafiadora e composta por uma gama de etiologias com prevalência de 5-6% de todos os pacientes com IAM. Com o uso das troponinas de alta sensibilidade e dos novos métodos de imagem, como RM, angiotomografia de artérias coronárias e métodos de imagem intracoronariano como IVUS e OCT, a tendência é que ocorra um aumento dos casos de MINOCA. É fundamental o diagnóstico etiológico que levou à MINOCA, uma vez que tem impacto direto na estratégia terapêutica empregada. Por exemplo, bloqueadores de canal de cálcio são a droga de escolha para MINOCA por vasoespasmo, enquanto a anticoagulação (muitas vezes por tempo indeterminado) deve ser iniciada nos pacientes com evento tromboembólico. Nos pacientes com MINOCA sem causa etiológica óbvia após avaliação inicial e ecocardiograma, é recomendada RMC para esclarecimento diagnóstico. Uma investigação de MINOCA deve ser feita apenas naqueles pacientes que preencheram os critérios da quarta definição universal de infarto com coronárias sem lesões obstrutivas e sem outra entidade clínica presente que justifique injúria miocárdica aguda (p. ex., miocardite).

O QUE A DIRETRIZ RECOMENDA

- Thygesen K, Alpert JS, Jaffe AS, Chaitman BR, Bax JJ, Morrow DA, et al.; Executive Group on behalf of the Joint European Society of Cardiology (ESC)/American College of Cardiology (ACC)/American Heart Association (AHA)/World Heart Federation (WHF) Task Force for the Universal Definition of Myocardial Infarction. Fourth Universal Definition of Myocardial Infarction (2018). J Am Coll Cardiol. 2018;72(18):2231-64.

SUGESTÕES DE LEITURA

1. Agewall S, Beltrame JF, Reynolds HR, Niessner A, Rosano G, Caforio ALP, et al. ESC working group position paper on myocardial infarction with non-obstructive coronary arteries. European Heart Journal. 2017;38(3):143-53.
2. DeWood MA, Spores J, Notske R, Mouser LT, Burroughs R, Golden MS, et al. Prevalence of total coronary occlusion during the early hours of transmural myocardial infarction. N Engl J Med. 1980;303(16):897-902.
3. DeWood MA, Stifter WF, Simpson CS, Spores J, Eugster GS, Judge TP, et al. Coronary arteriographic findings soon after non-Q-wave myocardial infarction. N Engl J Med. 1986;315(7):417-23.
4. Pasupathy S, Air T, Dreyer RP, Tavella R, Beltrame JF. Systematic review of patients presenting with suspected myocardial infarction and nonobstructive coronary arteries. Circulation. 2015;131(10):861-70.
5. Safdar B, Spatz ES, Dreyer RP, Beltrame JF, Lichtman JH, Spertus JA, et al. Presentation, clinical profile, and prognosis of young patients with myocardial infarction with nonobstructive coronary arteries (MINOCA): results from the VIRGO study. J Am Heart Assoc. 2018;7:e009174.
6. Tamis-Holland JE, Jneid H, Reynolds HR, Agewall S, Brilakis ES, Brown TM, et al. Contemporary diagnosis and management of patients with myocardial infarction in the absence of obstructive coronary artery disease: a scientific statement from the American Heart Association. Circulation. 2019;139(18):e891-e908.

23

Antitrombóticos nas síndromes isquêmicas agudas

Oscar Pereira Dutra
Roberto Rocha Corrêa Veiga Giraldez

DESTAQUES

- Aterosclerose é uma doença panvascular que envolve artérias coronárias, cerebrais e periféricas.
- Existe um ponto comum na evolução da aterosclerose: a alteração morfofuncional, que culmina com a oclusão parcial ou total do vaso e a consequente oclusão pelo processo trombótico.
- A oclusão depende basicamente dos elementos que mobilizam a cascata da coagulação.
- Síndromes isquêmicas agudas (SIA) são situações clínicas da ativação desse sistema (plaqueto-dependentes, trombina-dependentes).
- Antitrombóticos são úteis e necessários para bloquear o processo fisiopatológico, dependente da ativação do sistema da coagulação.

INTRODUÇÃO

O endotélio representa a interface entre a circulação sanguínea e a parede vascular. Sua integridade faculta o controle da homeostase e da inflamação. Substâncias vasoativas são produzidas nesse nível, por exemplo, o óxido nítrico (NO), que antagoniza a ação da acetilcolina (ACh). A liberação do NO promove inibição da atividade plaquetária, bem como adesão e agregação das plaquetas; reduz a adesão leucocitária e a vasodilatação das células musculares lisas. O processo de disfunção endotelial (DE) promove um desbalanço entre substâncias vasoativas – dilatadoras ou vasoconstritoras. Os passos da trombose endógena incluem a ativação da cascata de coagulação e ativação plaquetária, chaves da fisiopatologia das síndromes isquêmicas agudas (SIA). As plaquetas, especificamente, servem como ponto crítico e assumem o papel dos primeiros respondedores pós-injúria do endotélio vascular, consequente a interação com constituintes subendoteliais. A ativação plaquetária também promove a liberação de citocinas inflamatórias, bem como a ativação da cascata da coagulação, o que leva à formação de trombo intravascular.

As SIA envolvem amplo espectro de situações clínicas, mas com um mecanismo fisiopatológico comum – a trombose intravascular –, dessa forma angina instável (AI), infarto agudo do miocárdio sem supradesnivelamento do segmento ST (IAMSSSST) e infarto agudo do miocárdio com supradesnivelamento do segmento ST (IAMCSSST).

ESTRATÉGIAS DE TRATAMENTO NAS SÍNDROMES ISQUÊMICAS AGUDAS

Anticoagulação, em adição à terapêutica antiplaquetária, é a conduta de primeira linha de pacientes admitidos com essas apresentações clínicas.

O racional para uso é vinculado à possibilidade de implementar inibição duas vezes mais potente – antagoniza cascata de trombose em atividade e facilita a intervenção primária percutânea (ICP).

Nas últimas décadas vários estudos randomizados, controlados, avaliaram a eficácia e a segurança pré-hospitalar, periprocedimentos da administração de heparina não fraccionada (HNF), heparina de baixo peso molecular (HBPM), fondaparinux e bivalirudina para redução da mortalidade cardiovascular (CV).

O risco de sangramento é comum a qualquer regime envolvido. Faz-se necessária a análise criteriosa de balanço entre risco maior ou menor quanto à ocorrência.

Pacientes com diagnóstico suspeito de SIA necessitam de avaliação e tratamento para o processo isquêmico em evolução.

Nos IAMCSSST, a imediata reperfusão está associada a melhora de desfechos clínicos maiores – reinfarto, mortalidade. Essa situação permite o uso de trombolíticos, angioplastia primária (AP) ou cirurgia de revascularização (CRM), o que pode ser considerado estratégia invasiva precoce, e, se não disponível, uma estratégia guiada por isquemia. Necessariamente, há a interação entre o meio reperfusional e terapêutica antitrombótica a montante, evidentemente dependendo do *status* diagnóstico (IAM CSSST ou IAM SSST), bem como do estadiamento – pré, peri ou pós-procedimento. Procedimentos rapidamente realizados (ICP) não mostram diferenças significativas temporalmente; no entanto, em outros cenários (AI ou IAMSSSST) poderá haver distintas condutas nos períodos pré e periprocedimento.

ANTICOAGULAÇÃO NAS SÍNDROMES ISQUÊMICAS AGUDAS: CONTROLE DA TROMBOSE E OTIMIZAÇÃO DA INTERVENÇÃO PRIMÁRIA PERCUTÂNEA

Trombose intravascular é achado comum nas diferentes formas de apresentação das SIA, ocluindo parcial ou totalmente o vaso culpado, que representa resposta vascular, celular e plasmática à ruptura de placa aterosclerótica. Aqui colágeno, fator de von Willebrand fator tecidual, desencadeia e perpetua o processo trombótico, de maior ou menor magnitude, vinculados, especialmente, ao contexto plaquetário. Esse processo é autossustentado por um contínuo recrutamento de plaquetas, com ponto final na elevação de atividade da glicoproteína (GP IIbIIIa), tromboxane A2 (Th2), adenosina difosfato (ADP) e trombina. Com base nessas informações, é claro que a ICP acontecerá no campo de altíssima trombose intravascular e portanto com aumento de risco isquêmico (trombose aguda de *stent*). Antitrombóticos são necessários para prevenir ativação plaquetária e adesão concomitante, graças à ati-

vidade das ciclo-oxigenases e P2Y12 e ao bloqueio da atividade de trombina.

Dentre os anticoagulantes, a HNF detém a constância de seu imediato uso e rápida resposta nesse quesito. Sua ação está vinculada à inibição direta de trombina e fator Xa e ligamento a antitrombina III (ATIII). A HNF tem importantes limitações: 1. Alta variabilidade no peso da cadeia, o que determina pobre definição da dose ótima. Dessa forma, níveis terapêuticos mais difíceis de alcançar. 2. Após descontinuação existe um efeito pró-trombótico, por *rebound* da geração de trombina. 3. Trombocitopenia, complicação importante no contexto de alto risco do IAM. Por outo lado, enoxaparina (HBPM) tem vida média maior, efeitos mais estáveis e previsíveis e menos indução de trombocitopenia ondaparinux, pentassacárideo sintético; age como inibidor direto do FXa. Seu uso enfrenta limitações na ICP.

ANTICOAGULAÇÃO NAS SIA SSST: RACIONAL E EVIDÊNCIAS

No momento atual, a HNF constitui a droga mais usada nesse cenário, conjuntamente com a aspirina, resultando na redução de 33% de morte e outros desfechos isquêmicos, com recomendação IB nas diretrizes europeia e americanas.

Permanece sendo o regime terapêutico mais utilizado quando a investigação invasiva faz-se necessária precocemente (Quadros 1 e 2).

ANTICOAGULANTES ORAIS

O risco adicional de novos eventos pós-tratamento convencional das síndromes isquêmicas (aspirina + inibido-

QUADRO 1		
Medicação	Dose	Particularidades
HNF	60 mg/kg dose inicial Protamina 1 mg neutraliza 100 U HNF	A intensidade do ajuste deve ser implementada com base na TTPa 1,5-2 vezes valor normal
Enoxaparina	1 mg/kg 12/12 horas Deve-se evitar ajuste da taxa de filtração glomerular inferior a 30, dose única abaixo de 15	Não necessita de controle de nível sérico
Fondaparinux	Dose única 30 mL/kg 1,73 m²	Utilizar com heparina no contexto de SIA

HNF: heparina não fracionada; TTPa: tempo de tromboplastina parcial ativada; SIA: síndrome isquêmica aguda.

QUADRO 2

	Heparina não fracionada	Enoxaparina	Fondaparinux	Bivaluridina
Mecanismo de ação	Antitrombínico mediado por FII e FX	Antitrombínico mediado por FX > FII	Antitrombínico mediado por FX	Inibidor direto de trombina (II)
Dosagem	Fibrinólise: • 60 U kg (máx. 4.000 U) + 12 U kg hora (máx. 1.000 U hora) • Trlar com TTPa por 48 horas ICP + IGP: • 50-70 U bolus • Monitorar TCA ICP sem IGP: • 70-100 U kg • TCA terapêutico	Fibrinólise: • < 75 anos 30 mg IV e 30 minutos após 1 mg SC de 12/12 horas (máx. 100 mg). • > 75 anos sem bolus, 0,75 mg kg SC 12/12 horas (máx. 75 mg) • ClCr < 30 mL IV, se > 75 anos não usar, então 1 mg de 24/24 horas • Duração durante hospitalização ou 8 dias ou então até a revascularização SIA SSST: • 1 mg SC 2x/dia durante hospitalização ou revascularização ICP primária: • 0,5-0,75 mg kg bolus IV sem anticoagulação prévia • 0,3 mg kg IV se a última dose SC foi > 8 horas	Fibrinólise: • 2,5 mg IV e então 2,5 mg dia • SC no dia seguinte – 8 dias ou até alta hospitalar SIA SSST: • 2,5 mg SC durante hospitalização ou até revascularização PCI: não recomendado	SIA: • 0,15-2 mg kg horas IV triado por TTPa ICP: • 0,75 mg kg IV bolus + 1,75 mg kg horas
Monitorização	TTPa, anti-Xa ou TCA (200-250 s durante a ICP com IGP ou 250-300 s sem IGP) Ht Hgb e plaquetas	Função renal, Ht Hgb, plaquetas e anti-Xa	Função renal, Ht Hgb	TPPa e TCA, função renal, Ht e Hgb
Início de ação	Imediato	• IV: imediato • SC: 2 horas	• IV: imediato • SC: 2 horas	Imediato
Duração	1-2 horas	• IV: 6 horas • SC: 12 horas (> com insuficiência renal)	17-21 horas (maior com função renal alterada)	1-3 horas com base na função renal

ICP: intervenção primária percutânea; IV: intravenoso; SC: subcutâneo; SIA: síndrome isquêmica aguda; SSST: sem supradesnivelamento do segmento ST; TTPa: tempo de tromboplastina parcial ativada.

res P2Y12) implica a necessidade de tratamento adjuvante, visto que os níveis de trombina permanecem elevados por tempo estimado de 9-12 meses, o que torna as plaquetas pronas para desencadear complicações tardias. Com base nessa premissa, um importante número de drogas anticoagulantes de uso oral foi analisado (dabigratana, rivaroxabana, apixabana, endoxabana) no conceito fisiopatológico de bloqueio da atividade trombínica.

O desenvolvimento de anticoagulantes orais não antagonistas da vitamina K, os populares DOAC, renova o conceito estratégico da dupla inibição na cascata de coagulação.

Inúmeros estudos com essa ideia básica foram desenvolvidos (APPRAISE-2, RE-DEEM), e os resultados foram frustrantes, pela inadequação das doses nesse cenário. O estudo GEMINI-ACS de fase 2 sinalizou o acerto na correção de doses, o que proporcionou a realização de ATLAS ACS 2 (TIMI 51), no qual pacientes foram analisados com doses de 2,5-5 mg de rivaroxabana em 2 vezes ao dia, permitindo obter dados de redução de eventos isquêmicos à custa de menores sangramentos, abrindo caminho para a associação dessas drogas com antiplaquetários.

ANTICOAGULANTES ORAIS ASSOCIADOS A DROGAS ANTIPLAQUETÁRIAS NO CENÁRIO DA FIBRILAÇÃO ATRIAL E INTERVENÇÃO CORONARIANA PERCUTÂNEA PRIMÁRIA

Seus representantes foram adequadamente testados:

- Rivaroxabana (PIONER AF PCI).
- Dabigatrana (REDUAL trial).
- Apixabana (AUGUSTUS trial).
- Edoxabana (ENTRUST AF-PCI trial).

Todos com diferentes desenhos, mas demonstrando segurança quando da associação com antiplaquetários (inibidores dos receptores P2Y12 + AAS) pelo tempo aproximado de 1 ano.

PLAQUETAS E TROMBOGÊNESE

A alteração morfofuncional do endotélio ocorre por meio de substâncias ali liberadas: colágeno tipo IV, fibrinogênio, fibronectina, todos estimulantes do processo de agregação plaquetária.

Cabe lembrar que as plaquetas têm heterogeneidade de estrutura e função. Plaquetas maiores e densas têm maior potencial, o que também determina um volume maior de receptores tipo GP VI.

A vasculatura endotelial previne, continuamente, a agregação plaquetária via múltiplos mecanismos – ectonucleotidases (degradando ATP e ADP), trombomodulina (inativa a trombina) e liberação de prostaglandinas (PGI2, conhecida como prostaciclina) e de óxido nítrico (NO).

PGI 2 e NO suprimem a maioria dos processos de ativação plaquetária – adesão, formação de pseudópodos, secreção, agregação, e atividade pró-coagulante.

O modelo de trombose indica que o colágeno induz a ativação plaquetária e a formação de trombo e é influenciado pela grande geração de trombina, via fator tecidual (FT).

O FT tem ampla expressão na musculatura lisa subendotelial e macrófagos nesse local, o que limita a extensão de sua ação. Por outro lado, as reações induzidas por colágeno e FT são consideradas, em parte, comuns à hemostasia e à trombose.

A heterogeneidade deve-se à exposição das plaquetas a diferentes níveis de colágeno e trombina.

Considerando os receptores de GPVI e PAR1 e PAR4 como os principais na bioativação plaquetária, dependentes do colágeno e da trombina, respectivamente, reiteram-se caminhos comuns entre plaquetas e os caminhos de ativação da coagulação. Entretanto, essa interação difere quando consideramos hemostasia (processo rápido e baixo *shear stress*), trombose arterial (processo rápido e alto *shear stress*) e trombose venosa (processo lento e estase).

TERAPÊUTICA FOCADA NAS PLAQUETAS

O processo fisiopatológico das síndromes isquêmicas agudas vincula-se fortemente ao sistema plaquetário, sendo portanto necessário ter nos antiplaquetários a principal ação para tratamento da doença, bem como na prevenção de aterotrombose. De outro lado, o sistema de coagulação deve ser feito de forma concomitante.

Antiplaquetários

A. Ácido acetilsalicílico (AAS): bloqueia a formação de tromboxano A2, interferindo no metabolismo do ácido aracdônico e de ciclo-oxigenase 1 (COX-1), parte integrante no processo da agregação plaquetária. Posologia: dose de ataque 150-300 mg, seguida de 75-100 mg diária.

B. Inibidores do receptor P2Y12: inibição da mediação da ativação plaquetária, via receptores da ação de ADP, promovem a redução de ação desses receptores, com consequente menor amplificação e menor estabilização. Interferem no nível de fibrinogênio e bloqueio parcial dos receptores de IIb IIIa. Principais representantes: clopidogrel, prasugrel e ticagrelor.

São indicados em SIA, em terapia dupla, pelo menos 12 meses, salvaguardados riscos de eventos isquêmicos x eventos hemorrágicos (Quadros 3 e 4).

Inibidores dos receptores de glicoproteína IIb IIIa

Receptores abundantes na superfície das plaquetas, quando ativados estabelecem uma forte ligação com o fibrinogênio. São essenciais para a adesão e a agregação plaquetária. Os fármacos disponibilizados (tirofiban, abiximab, epifibatide) apresentam alto risco de sangramento, por isso existe uma limitação temporal no seu uso. A ativação plaquetária induz a modificações conformacionais da plaqueta, o que promove a ativação desses receptores.

Antagonistas dos receptores de PAR-1

Estes receptores são o sítio de ação da trombina, altamente ativos no processo de formação do coágulo.

Seu representante mais testado foi o vorapaxar, nos estudos TRA 2P-TIMI 50, estudo suspenso em razão da taxa elevada de AVC no braço da droga junto com o uso de outro antiplaquetário (clopidogrel, AAS). Entretanto,

QUADRO 3	
Medicação	**Dose**
Clopidogrel	Dose de ataque 600 mg, seguida de 75 mg diários → ICP Dose de ataque 300 mg, seguida de 75 mg → trombólise
Ticagrelor	Dose de ataque 180 mg, seguida de 90 mg em duas tomadas diárias
Prasugrel	Dose de ataque 60 mg, seguida de 10 mg diários

QUADRO 4	Principais fármacos antiplaquetários					
		Mecanismo	Meia-vida	Duração	Administração	Indicação
Aspirina	Aine	Bloqueio COX	Dose-dependente	10 dias	Oral 1 x/dia	Prevenção secundária SIA + ICP
Clopidogrel	Tienopiridínico A.P2Y2	Bloqueio competitivo irreversível P2Y2	6 horas	5-7 dias	Oral 1 x/dia	SIA + ICP Pós-ICP Alto risco
Prasugrel	Tienopiridínico Inibidor de P2Y2	• Bloqueio competitivo irreversível • P2Y2	7 horas	7-10 dias	Oral 1 x/dia	SIA + ICP
Ticagrelor	Triazolopiridina Inibidor de P2Y2	• Bloqueio não competitivo de P2Y2 • Reversível	8-12 horas	3-5 dias	Oral 2 x/dia	SIA + ICP
Abciximab	Inibidor do receptor GP IIb IIIa	• Anticorpo monoclonal • Alta afinidade pelo receptor	4 horas	Função plaquetária recuperada em 24-48 horas	Intravenoso	SIA + ICP ICP com alta carga trombótica
Tirofiban	I.GP IIb IIIa	Bloqueio reversível do receptor IIb IIIa	2 horas	Função plaquetária recuperada em 4-8 horas pós-suspensão	Intravenoso	SIA + ICP ICP Alta carga trombótica
Epifibatide	I.GP IIb IIIa	Bloqueio reversível do receptor IIb IIIa	2,5 horas	Função plaquetária recuperada em 4-8 horas pós-suspensão	Intravenoso	SIA + ICP ICP Alta carga trombótica
Vorapaxar	Antagonista do receptor PAR1	Bloqueio reversível PAR 1	5-13 dias	Recuperação da função plaquetária (50%) em 4 semanas	Oral 1x/dia	História de IAM e DAP

Aine: anti-inflamatório não esteroide; COX: ciclo-oxigenase; DAP: doença arterial periférica; IAM: infarto agudo do miocárdio; SAI: síndrome isquêmica aguda; ICP: intervenção coronariana percutânea.

no braço placebo houve redução de eventos compostos em 3 anos (morte cardiovascular, IM e AVC). Indutor de aumento nas taxas de hemorragia intracerebral, dessa forma está contraindicado em pacientes com história prévia de AVC, ataques isquêmicos transitórios ou hemorragia intracerebral.

Em pacientes com doença arterial periférica (DAP) foram associados com redução de isquemia em membros inferiores e redução na necessidade de revascularização.

SEGUNDO AS DIRETRIZES

- Prasugrel deverá ser considerado em preferência ao ticagrelor nas SIA SSST que irão ser submetidas a ICP.
- Não é recomendado administrar rotineiramente (pré-tratamento) inibidores de receptores P2Y12 em pacientes cuja anatomia coronariana não seja conhecida

e nos quais exista a possibilidade de intervenção invasiva.

- Em pacientes com SIA SSST que não podem realizar estratégia invasiva precoce, pré-tratamento com inibidores de receptores P2Y12 é facultado, dependendo do risco de sangramento.
- O desescalonamento de P2Y12 (isto é, troca de prasugrel ou ticagrelor por clopidogrel) pode ser considerado uma alternativa, principalmente naqueles pacientes que apresentem alto risco trombótico, em fase de periprocedimento.

CONCLUSÕES

A terapêutica antitrombótica permanece a principal meta para reduzir a aterotrombose e estabilizar o processo em si, comum a doença isquêmica cardíaca, bem como cerebral e periférica (Quadro 5).

QUADRO 5 — Estudos que mudaram a prática clínica

Estudo	SIA	Número de pacientes	Tratamento	Resultados principais
CURE	IAM SSST	12.562	Clopidogrel ou placebo iniciado 24 horas pós-evento e mantido por 3-12 meses	- 12 meses redução de mortalidade, novo IAM e AVC no grupo ativo - Sangramento maior
CLARITY	IAM CSST	3.491	Clopidogrel ou placebo tratados com fibrinólise indicados para ICP 48-192 horas pós-uso da droga do estudo	- Taxa de mortalidade, novo IAM, trombose de stent menor no grupo ativo - Achados semelhantes após 30 dias
OASIS 5	SIA SSST	20.078	Fondaparinux vs. enoxaparina 8 dias	- Em 9 dias taxa de MACE similar nos grupos - Menor sangramento no grupo de fondaparinux - 30 dias e 180 dias – taxa de MACE menor no grupo da fondaparinux
OASIS 6	IAM CSST	12.092	Fondaparinux vs. placebo – 9 dias	- Menor taxa de MACE no grupo fondaparinux aos 30 e 180 dias
TRITON-TIMI 38	IAM CSST	13.608	2 grupos com drogas ativas (prasugrel vs. clopidogrel)	- Taxa de MACE menor no grupo prasugrel aos 6-15 meses - Taxa maior de sangramentos no grupo prasugrel - Taxa de sangramento intracranial similar entre os grupos
PLATO	- IAM CSST - SIA SSST	18.624	Ticagrelor clopidogrel por 6-12 meses	- 6-12 meses MACE menor no grupo ticagrelor - Sangramento aumentado no grupo ticagrelor

AVC: acidente vascular cerebral; IAM: infarto agudo do miocárdio; CSST: com supradesnivelamento do segmento ST; SAI: síndrome isquêmica aguda.

O QUE AS DIRETRIZES RECOMENDAM

- Collet JP, Thiele H, Barbato E, Barthélémy O, Bauersachs J, Bhatt DL, et al.; ESC scientific document group. 2020 ESC guidelines for the management of acute coronary syndromes in patients presenting without persistent ST-segment elevation. Eur Heart J. 2020:ehaa575.

- Merchant RM, Topjian AA, Panchal AR, Cheng A, Aziz K, Berg KM, et al.; Adult Basic and Advanced Life Support, Pediatric Basic and Advanced Life Support, Neonatal Life Support, Resuscitation Education Science, and Systems of Care Writing Groups. Part 1: Executive Summary: 2020 American Heart Association Guidelines for Cardiopulmonary Resuscitation and Emergency Cardiovascular Care. Circulation. 2020;142(16_suppl_2):S337-S357.

 SUGESTÕES DE LEITURA

1. Camarero TG, de la Torre Hernández JM. Antithrombotic treatment after coronary intervention: agreement and controversy. Eur Cardiol. 2020;15:1-8.
2. Franchi F, Angiolillo DJ. Novel antiplatelet agents in acute coronary syndrome. Nat Rev Cardiol. 2015;12:30-47.
3. Kerneis M, Talib U, Nafee T, Daaboul Y, Pahlavani S, Pitliya A, et al. Triple antithrombotic therapy for patients with atrial fibrillation undergoing percutaneous coronary intervention. Prog Cardiovasc Dis. 2018;60(1-5):524-30.
4. Meijden P, Heemskerk J. Platelet biology and function: new concepts and clinical perspectives. Nat Rev Cardiol. 2019;16:165-79.
5. Serrano Jr. CV, Soeiro AM, Leal TCAT, Godoy LC, Biselli B, Hata LA, et al. Posicionamento sobre antiagregantes plaquetários e anticoagulantes em cardiologia – 2019. Arq Bras Cardiol. 2019;113(1):111-34.
6. Szummer K, Jernberg T, Vallentin L. From early pharmacology to recent pharmacology interventions in acute coronary syndrome. JACC. 2019;74:1618-36.
7. Zeitouni M, Kerneis M, Nafee T, Collet JP, Silvain J, Montalescot G. Anticoagulation in acute coronary syndrome – state of the art. Prog Cardiovasc Dis. 2018;60(4-5):508-13.

24

Tratamento complementar na síndrome coronariana aguda

Raphael Boesche Guimarães
Humberto Andres Vaz
Eduardo Dytz Almeida

DESTAQUES

- A doença arterial coronariana persiste como uma das principais causas de óbito.
- É altamente recomendável abordagem abrangente, compreendendo aconselhamento de atividade física regular, aconselhamento nutricional, controle dos fatores de risco, avaliação biopsicossocial, adesão terapêutica e educação do paciente para auxiliar na cessação do tabagismo.
- Recomenda-se a vacinação anual contra *influenza* para todos os pacientes com doença cardiovascular.

INTRODUÇÃO

Apesar dos avanços tecnológicos e evidências científicas robustas, a doença arterial coronariana (DAC) persiste como uma das principais causas de óbito. Pacientes que sofrem de síndrome coronariana aguda (SCA) apresentam alto risco de recorrência de morte prematura, fato que indica claramente a necessidade de implantação de programas de prevenção secundária de alta qualidade. Realizar medidas de prevenção secundária após síndrome coronariana visa retardar o progresso da doença cardiovascular estabelecida, implementar a qualidade de vida e reduzir o risco de recorrência da doença. É altamente recomendável abordagem abrangente, compreendendo aconselhamento de atividade física regular, aconselhamento nutricional, controle dos fatores de risco, avaliação biopsicossocial, adesão terapêutica e educação do paciente para auxiliar na cessação do tabagismo.

De acordo com as Diretrizes Brasileiras de Cardiologia, são recomendadas a cessação do tabagismo e a prevenção da exposição ao meio ambiente do consumo do tabaco no trabalho e no lar. Acompanhamento, encaminhamento a programas específicos ou farmacoterapia, incluindo reposição de nicotina, são úteis, associados às clássicas estratégias não farmacológicas (nível de evidência: B).

OXIGÊNIO

É indicada sua administração em pacientes com saturação de oxigênio < 94%, congestão pulmonar ou na presença de desconforto respiratório. Quando utilizada de forma desnecessária, a administração de oxigênio por tempo prolongado pode causar vasoconstrição sistêmica, aumento da adesão plaquetária, da resistência vascular sistêmica, além de elevação da pressão arterial.

TABAGISMO

Pacientes que permanecem fumando após evento (SCA) apresentam taxa de recorrência de novos eventos aproximadamente 5 vezes maior. Orientação adequada e avaliação por equipe multidisciplinar melhoram a adesão ao tratamento, além da reposição de nicotina, que visa minimizar os sintomas associados à retirada do cigarro. A bupropiona demonstra eficácia quando associada à terapia comportamental na suspensão do tabagismo. A vareniclina é um agonista parcial do receptor nicotínico neuronal central receptor com atividade agonista parcial da nicotina, reduzindo efeitos de abstinência.

OBESIDADE

Existem correlações diretas com aumento de peso e incremento de processos de calcificação arterial coronariana. Além disso, a obesidade central se associa a um estado pró-inflamatório e pró-trombótico. O estudo de Framingham demonstra que a obesidade é fator de risco independente para DAC.

SEDENTARISMO

A atividade física aumenta a sensibilidade à insulina e reduz o risco de desenvolver diabete melito (DM) não dependente de insulina. A prática de exercícios promove ainda a elevação do HDL-c. A prática regular de exercícios físicos em pacientes após infarto do miocárdio demonstra redução significativa do risco de morte cardiovascular. Há evidências de que o aumento da capacidade funcional pode aumentar a expectativa de vida. A diretriz de reabilitação cardiopulmonar da Sociedade Brasileira de Cardiologia recomenda a inclusão de atividade física no tratamento do cardiopata (classe A; nível de evidência 1).

CONTROLE GLICÊMICO

Diante da evidência observacional de que há relação linear entre hemoglobina glicada (HbA1c) e doenças cardiovasculares, pesquisas apontam que o controle glicêmico (HbA1c 6,5-7%) é fundamental na prevenção secundária dos pacientes acometidos com SCA em relação a eventos macro e microvasculares; porém, metas < 6,5% aumentaram risco de morte no estudo ACCORD e não trouxeram benefícios cardiovasculares.

VACINA CONTRA *INFLUENZA*

Recomenda-se a vacinação anual contra *influenza* para todos os pacientes com doença cardiovascular.

NITRATOS

As diretrizes brasileiras recomendam o uso de nitratos para pacientes com SCA sem supradesnivelamento do segmento ST que apresentem risco moderado a alto, assim como naqueles pacientes com infarto agudo do miocárdio (IAM) com supradesnivelamento de ST que se apresentem com dor torácica persistente, sinais de insuficiência cardíaca ou hipertensão (CR I NE C).

QUADRO 1 Uso dos nitratos nas síndromes coronarianas agudas

Apresentações:
- Sublingual: dinitrato de isossorbida 5 mg, mononitrato de isossorbida 5 mg, nitroglicerina 0,4 mg
- Intravenosa: nitroglicerina (diluição em 250 mL de SF 0,9% ou SG 5%)

Posologia:
- Sublingual: até 3 doses espaçadas por ao menos 5 minutos
- Intravenosa: início a 5 ou 10 mcg/min com titulação progressiva de dose a cada 10 minutos até a melhora sintomática, observando PA e FC. Deve-se retornar à dose anterior em caso de (1) PA sistólica < 100, (2) queda de PA > 20 mmHg na progressão de dose ou (3) aumento da FC em mais de 10% do basal. Deve-se manter por 24-48 horas após a resolução do quadro de dor ou até a revascularização (quando indicada). A suspensão deve ser gradual

Contraindicações e cuidados:
1. Os nitratos são contraindicados se houve uso de sildenafila nas últimas 24 horas ou tadalafila nas últimas 48 horas (CR III NE C)
2. PA sistólica < 90 mmHg
3. Infarto de ventrículo direito (IAM com supradesnivelamento de ST): os nitratos são contraindicados nesse cenário pelo risco de choque
4. Posição sentada ou em decúbito dorsal: o uso de nitrato em pacientes em ortostatismo pode provocar síncope

Efeitos adversos mais comuns:
- Rubor facial
- Cefaleia
- Hipotensão e hipotensão postural
- Taquifilaxia
- Vômitos

FC: frequência cardíaca; IAM: infarto agudo do miocárdio; PA: pressão arterial; SG: solução de glicose.

INIBIDORES DO SISTEMA RENINA--ANGIOTENSINA-ALDOSTERONA

Os inibidores da enzima conversora da angiotensina (IECA) devem ser considerados no tratamento de pacientes com DAC, independentemente do cenário de apresentação (Quadro 2).

QUADRO 2 Uso dos inibidores do SRAA nas síndromes coronarianas agudas

Inibidores da ECA (preferencial):
- Captopril 6,25 mg (dose inicial). Dose-alvo 50 mg, 3 x/dia
- Enalapril 2,5 mg 2 x/dia (inicial). Dose-alvo 10 mg, 2 x/dia
- Ramipril 2,5 mg 2 x/dia (inicial). Dose-alvo 5 mg 2, x/dia
- Lisinopril 5 mg 1 x/dia (inicial). Dose-alvo 10 mg, 1 x/dia
- Trandolapril 1 mg 1x/dia (inicial). Dose-alvo 4 mg, 1 x/dia

Bloqueadores do receptor da angiotensina 1:
- Valsartana 40 mg, 1 x/dia (inicial). Dose-alvo 160 mg, 1 x/dia
- Telmisartana 40 mg, 1 x/dia (inicial). Dose-alvo 80 mg, 1 x/dia

Contraindicações e cuidados:
- Hipotensão sintomática, particularmente em pacientes idosos, previamente hipotensos e naqueles com insuficiência cardíaca. Nestes casos, iniciar com menores doses
- Lesão renal aguda: é comum ocorrer aumento discreto da Cr sérica (< 0,3 mg/dL) após a introdução de inibidores do SRAA. Pioras mais acentuadas ou com significado clínico (redução de diurese, hipercalemia) devem motivar redução de dose ou suspensão. Toleram-se níveis de potássio até 5,5 mEq/L
- Tosse seca persistente (predominantemente com IECA). Pode surgir entre 1 semana e 6 meses da terapia. Geralmente requer troca para um BRA. Após a descontinuação, os sintomas podem persistir por até 1 semana
- Angioedema (predominantemente com IECA): raro, mas exige a suspensão imediata do IECA. Pode não apresentar relação temporal com o início da medicação

Cr: creatinina; IECA: inibidores da enzima de conversão da angiotensina; SRAA: sistema renina-angiotensina-aldosterona. .

Os estudos SOLVD, SAVE e CONSENSUS pavimentaram o uso dessa classe em pacientes com fração de ejeção reduzida, sendo o SAVE em pacientes com disfunção ventricular pós-IAM. No cenário da angina instável e das SCA sem supradesnivelamento do segmento ST, não há ensaios clínicos específicos sobre o uso dos IECA na fase aguda, contudo a indicação deriva de estudos que utilizaram essa classe em prevenção secundária.

O estudo HOPE investigou o ramipril (dose-alvo 10 mg/dia) em pacientes sem disfunção ventricular e com alto risco cardiovascular, muitos em prevenção secundária de eventos coronarianos. O estudo foi interrompido precocemente em decorrência de uma redução no desfecho composto de morte cardiovascular (14 *vs.* 17,8%), demonstrando um número necessário para tratar (NNT) de 27. Nesse estudo, o benefício do ramipril se iniciou já no primeiro ano e foi consistente em cada componente do desfecho primário. O estudo EUROPA investigou o perindopril em pacientes com DAC estável e também demonstrou redução de desfechos cardiovasculares na análise final. Já o estudo PEACE investigou pacientes com menor risco com trandolapril, mas não conseguiu demonstrar benefício dessa estratégia. Em virtude do tamanho amostral pequeno do estudo, aventou-se a possibilidade de erro tipo II, posteriormente corroborada por metanálise que incluiu os três estudos (HOPE, EUROPA e PEACE). A conclusão parece ser a de que o benefício

dos IECA é universal, porém diretamente proporcional ao risco basal de recorrência de eventos. Dessa forma, a recomendação das diretrizes brasileiras é de uso dos IECA em pacientes com SCA de risco intermediário a alto (CR IIb NE B). O uso no contexto de baixo risco deve levar em consideração as características e comorbidades de cada paciente.

O uso de bloqueadores do receptor da aldosterona (BRA) fica reservado somente àqueles casos de intolerância aos IECA, sendo a valsartana e a telmisartana as alternativas investigadas em ensaios clínicos.

BETABLOQUEADORES

Os betabloqueadores (Quadro 3) são capazes de reduzir o consumo miocárdico de oxigênio por meio da redução

QUADRO 3 Uso dos betabloqueadores nas síndromes coronarianas agudas

Posologias:
- Propranolol 20 mg, 8/8 horas (inicial). Dose-alvo 40-80 mg, 8/8 horas
- Metoprolol 25 mg, 12/12 horas (inicial). Dose-alvo 50-100 mg, 12/12 horas
- Carvedilol 3,125 mg, 12/12 horas (inicial). Dose-alvo 25 mg, 12/12 horas
- Atenolol 25 mg, 1x/dia (inicial). Dose-alvo 50-100 mg, 1 x/dia
- Bisoprolol 1,25 mg, 1x/dia (inicial). Dose-alvo 10-20 mg, 1 x/dia
- Metoprolol, IV, 5 mg. Dose inicial administrada em 1-2 minutos, podendo ser repetido até a dose total de 15 mg. Esse uso demanda cautela em decorrência do risco de choque, sendo reservado para casos muito bem selecionados

Cuidados:
- Coexistência de disfunção ventricular: a indicação que prevalece é aquela relacionada à insuficiência cardíaca, com uso dos betabloqueadores bisoprolol, metoprolol succinato ou carvedilol
- Doença pulmonar obstrutiva crônica: a preferência recai sobre os betabloqueadores seletivos: metoprolol e bisoprolol. Deve-se atentar para a ocorrência de broncoespasmo

Contraindicações e cuidados
- Frequência cardíaca < 60 bpm
- Pressão arterial sistólica < 100 mmHg
- História de asma (relativo)
- BAV total
- BAV de segundo grau
- BAV de primeiro grau com intervalo PR > 240 ms
- Doença arterial periférica grave (relativo)

Efeitos adversos comuns:
- Fadiga (predominantemente nos primeiros dias de uso)
- Bradicardia
- Depressão (predominantemente nos betabloqueadores lipossolúveis)
- Broncoespasmo
- Distúrbios de sono
- Disfunção erétil

BAV: bloqueio atrioventricular; IV: intravenoso.

da pressão arterial, da frequência cardíaca e do inotropismo. Além disso, reduzem a incidência de arritmias na fase aguda das síndromes coronarianas agudas. Seu uso está consagrado no cenário da DAC com disfunção ventricular, com redução de mortalidade comprovada. Contudo, seu benefício nas SCA sem disfunção ventricular é menos robusto, com evidência de redução na recorrência de SCA, mas não de redução de mortalidade.

O momento e a via de administração dos betabloqueadores foram assunto de controvérsia por muitos anos. Os estudos ISIS-1 (atenolol) e TIMI II (metoprolol) documentaram redução de eventos cardiovasculares com a administração precoce desses medicamentos por via intravenosa (IV). Contudo, esses estudos pré-datam a era da reperfusão. Os estudos GUSTO TIMI IIb e COMMIT/CCS-2 contrapuseram essa evidência, demonstrando não haver benefício da administração IV precoce dessas medicações na era da reperfusão, com risco adicional de hipotensão e choque. Ainda que o estudo COMMIT tenha sido criticado pela dose elevada de betabloqueador administrada mesmo em pacientes com pressão arterial limítrofe, a ausência de benefício clínico sugere que o uso rotineiro dessa via de administração não está indicado (CR III NE A). Dessa forma, está indicado o uso de betabloqueadores por via oral nas primeiras 24 horas da SCA, respeitando as contraindicações, e o uso da via IV fica reservado para casos selecionados.

ANTAGONISTAS DOS CANAIS DE CÁLCIO

Os antagonistas dos canais são uma classe heterogênea de medicações, com mecanismos de ação distintos. Dividem-se em derivados di-hidropiridínicos (nifedipino e anlodipino) e não di-hidropiridínicos (verapamil, uma fenilalquilamina, e diltiazem, um benzodiazepínico). O efeito comum a todos é o bloqueio dos canais de cálcio tipo L, reduzindo o influxo de cálcio pela membrana celular e consequentemente reduzindo o tônus vascular. Portanto, todos são vasodilatadores. Os não di-hidropiridínicos apresentam o efeito adicional de redução da atividade do nó sinusal e da velocidade de condução atrioventricular, gerando redução da frequência cardíaca, assim como da contratilidade, levando a uma redução do consumo de oxigênio. Por este último mecanismo, o verapamil e o diltiazem são contraindicados em pacientes com disfunção ventricular.

Essa classe de medicação é eficaz no controle de sintomas de angina, contudo não apresenta o benefício da redução de eventos cardiovasculares (angina, infarto e óbito). Por esse motivo, reserva-se o uso dessa classe para pacientes intolerantes aos betabloqueadores, respeitando as contraindicações (CR I NE B), ou com sintomas persistentes mesmo com betabloqueadores. São particular-

mente úteis nos casos de angina vasoespástica, sendo a terapia de escolha nesses casos (CR I NE B).

REDUÇÃO DE LIPÍDIOS

A redução dos níveis de colesterol é a pedra fundamental no tratamento complementar da DAC, independentemente do cenário de apresentação. Múltiplos ensaios clínicos comprovaram que a redução dos níveis de colesterol, particularmente com o uso de estatinas, diminui significativamente a incidência de eventos cardiovasculares. Os primeiros estudos sobre o tema investigaram estatinas hoje consideradas de menor potência (pravastatina e sinvastatina), posteriormente sobrepujadas pelas estatinas com maior potência redutora de LDL (rosuvastatina, atorvastatina e pitavastatina).

Os estudos CARE (pravastatina) e MIRACL (atorvastatina) demonstraram redução de eventos coronarianos e de morte cardiovascular, documentando o papel das estatinas na prevenção secundária de DAC. Posteriormente, no intuito de investigar a potência do tratamento, o estudo *A to Z* investigou dois esquemas de dose de sinvastatina (40-80 mg *vs.* 20 mg), documentando que o aumento na intensidade do tratamento se traduzia em maior benefício em redução de desfechos cardiovasculares. Corroborando esse achado, o estudo PROVE-IT TIMI 22 investigou atorvastatina 80 mg *vs.* pravastatina 40 mg e comprovou novamente uma redução de desfechos. Mesmo em pacientes com níveis de LDL considerados normais na admissão (< 70 ou < 100 mg/dL), houve benefício adicional na utilização de estatinas. O estudo IMPROVE-IT avaliou a adição de ezetimiba à sinvastatina, demonstrando redução modesta de desfechos. A

QUADRO 4 Uso dos bloqueadores do canal de cálcio nas síndromes coronarianas agudas

Posologias:
- Nifedipino 10-20 mg, 3 x/dia
- Verapamil 80-120 mg, 3 x/dia
- Diltiazem 60 mg, 3-4 x/dia
- Anlodipino 5-10 mg, 1 x/dia

Cuidados:
- Disfunção ventricular: somente o anlodipino pode ser utilizado neste cenário
- Uso concomitante de digoxina com verapamil e diltiazem: risco elevado de toxicidade da digoxina
- Doença do nó sinusal: podem desencadear quadro de síncope

Efeitos adversos:
- Cefaleia
- Constipação
- Tonturas
- Rubor facial
- Hipertrofia gengival (raro)

maior crítica a esse trabalho está no fato de não ter sido utilizada estatina de alta potência no grupo comparação, o que limita a indicação dessa terapia.

Mais recentemente, os estudos ODYSSEY e FOURIER testaram anticorpos monoclonais inibidores da enzima PCSK9 como terapia adicional às estatinas de alta potência em pacientes com elevado risco cardiovascular. Ambos conseguiram documentar redução modesta de desfechos cardiovasculares, contudo com a limitação de custo dessa terapia. Dessa forma, os iPCSK9 ficam reservados a pacientes de risco mais elevado que persistem com LDL > 100 mg/dL a despeito do uso de estatinas de alta potência.

O início da terapia com estatinas é feito costumeiramente nas primeiras horas de internação. O estudo SE-CURE-PCI buscou investigar se o uso de atorvastatina pré-angiografia coronariana em pacientes com SCA se traduziria em redução adicional de desfechos cardiovasculares. O estudo foi negativo em sua análise principal. Uma análise de subgrupo sugeriu a possibilidade de benefício somente naqueles pacientes que foram submetidos à angioplastia.

Dessa forma, as estatinas devem ser iniciadas tão logo seja possível após uma SCA e mantidas indefinidamente na maior dosagem tolerada pelo paciente e dando preferência àquelas de alta potência redutora de LDL. Nos casos em que o LDL persiste elevado a despeito do uso dessas medicações, a associação de ezetimiba ou de inibidores da PCSK9 pode ser considerada (contudo já no cenário estável).

QUADRO 5 Uso de terapias redutoras de lipídios nas síndromes coronarianas agudas

Posologias

Alta potência:
- Atorvastatina 40-80 mg/dia
- Rosuvastatina 20-40 mg/dia
- Pitavastatina 2-4 mg/dia

Moderada potência:
- Sinvastatina 40 mg
- Pravastatina 20-40 mg

Efeitos adversos:
- Mialgias e rabdomiólise
- Toxicidade hepática
- Piora de níveis glicêmicos
- Cefaleia
- Fadiga
- Tonturas
- Distúrbios do sono

ANTIAGREGANTES PLAQUETÁRIOS

Com relação à prevenção de eventos cardiovasculares (CV) maiores, o uso de antiagregantes plaquetários iso-

lados ou em combinação deve ser optado com base na evidência de redução de desfechos *vs.* o risco de sangramento. A escolha e o tempo de terapia devem basear-se no risco CV individual de cada paciente em face de seu risco de sangramento e do benefício esperado.

A terapia com aspirina ainda é considerada chave para pacientes com SCA, independentemente do cenário clínico e da estratégia de tratamento conservador, intervenção coronariana percutânea (ICP) ou cirurgia de revascularização miocárdica (CRM). Em síntese, pacientes com SCA demonstram falta de benefício com altas doses de manutenção de aspirina pela ausência de relação dose-resposta e pela maior incidência de sangramento gastrointestinal.

Em comparação com a monoterapia, a associação de aspirina e inibidores P2Y12 fornece redução incremental significativa de eventos em pacientes com SCA e é considerada a pedra angular do tratamento antiplaquetário de forma independente da estratégia adotada.

As diretrizes atuais recomendam doença arterial periférica (DAP) com aspirina de baixa dose (75-100 mg/dia) e um inibidor dos receptores P2Y12 (clopidogrel ou ticagrelor) durante 12 meses para pacientes com SCA tratados de forma conservadora (classe I). Embora o uso de ticagrelor sobre clopidogrel pareça razoável (classe IIa), a administração de prasugrel ainda não é recomendada (classe III). A DAP de longo prazo pode ser considerada para pacientes selecionados que toleraram o regime durante os primeiros 12 meses sem sangramento (classe IIb). Cabe lembrar que pacientes com SCA submetidos a tratamento conservador representam uma população altamente heterogênea, e a generalização de recomendações sobre a duração da DAP para pacientes com SCA tratados com ICP é questionável em vista das evidências disponíveis atuais.

SEGUNDO AS DIRETRIZES

- São recomendadas a cessação do tabagismo e a prevenção da exposição ao meio ambiente do consumo do tabaco no trabalho e no lar. Acompanhamento, encaminhamento a programas específicos ou farmacoterapia, incluindo reposição de nicotina, são úteis, associadas às clássicas estratégias não farmacológicas (nível de evidência: B).
- IECA rotineiramente em todos os pacientes com infarto IIA A.
- Bloqueadores dos receptores AT1 para casos de intolerância aos IECA IA.
- Dose máxima de estatina de alta potência na admissão hospitalar, com ajuste posterior para LDL-colesterol (LDL-C) < 70 mg/dL IA.
- Hipolipemiantes – fibratos na hipertrigliceridemia e HDL reduzido IIa A.

O QUE AS DIRETRIZES RECOMENDAM

- Avezum Junior Á, Feldman A, Carvalho AC, Sousa ACS, Mansur AP, Bozza AEZ, et al. V diretriz da Sociedade Brasileira de Cardiologia sobre tratamento do infarto agudo do miocárdio com supradesnível do segmento ST. V guideline of the Brazilian Society of Cardiology on acute myocardial infarction treatment with ST segment elevation. Arq Bras Cardiol. 2015;105(2Suppl.1):1-105.

- Collet JP, Thiele H, Barbato E, Barthélémy O, Bauersachs J, Bhatt DL, et al.; ESC Scientific Document Group. 2020 ESC Guidelines for the management of acute coronary syndromes in patients presenting without persistent ST-segment elevation. Eur Heart J. 2020 Aug 29:ehaa575.

- Levine GN, Bates ER, Bittl JA, Brindis RG, Fihn SD, Fleisher LA, et al. ACC/AHA guideline focused update on duration of dual antiplatelet therapy in patients with coronary artery disease: a report of the American College of Cardiology/American Heart Association task force on clinical practice guidelines. J Am Coll Cardiol. 2016;2016:1082-115.

- Merchant RM, Topjian AA, Panchal AR, Cheng A, Aziz K, Berg KM, et al.; Adult Basic and Advanced Life Support, Pediatric Basic and Advanced Life Support, Neonatal Life Support, Resuscitation Education Science, and Systems of Care Writing Groups. Part 1: Executive Summary: 2020 American Heart Association guidelines for cardiopulmonary resuscitation and emergency cardiovascular care. Circulation. 2020;142(16_suppl_2):S337-S357.

- Roffi M, Patrono C, Collet J-P, Mueller C, Valgimigli M, Andreotti F, et al. 2015 ESC guidelines for the management of acute coronary syndromes in patients presenting without persistent ST-segment elevation. Eur Heart J. 2016;37:267-315.

- Antagonistas do cálcio (diltiazem/verapamil) para casos de contraindicação aos betabloqueadores e na ausência de disfunção sistólica ventricular esquerda IIa C.
- Anticoagulantes orais rotineiros IIB.

 ### SUGESTÕES DE LEITURA

1. Motovska Z, Hlinomaz O, Miklik R, Hromadka M, Varvarovsky I, Dusek J, et al. Prasugrel versus ticagrelor in patients with acute myocardial infarction treated with primary percutaneous coronary intervention: multicenter randomized PRAGUE-18 study. Circulation. 2016;134(21):1603-12.
2. Udell JA, Bonaca MP, Collet JP, Lincoff AM, Kereiakes DJ, Costa F, et al. Long-term dual antiplatelet therapy for secondary prevention of cardiovascular events in the subgroup of patients with previous myocardial infarction: a collaborative meta-analysis of randomized trials. Eur Heart J. 2016;37(4):390-9.

NOTA DOS EDITORES

Este capítulo possui referências bibliográficas adicionais, recomendadas pelos autores, na plataforma digital complementar do livro. Por motivos de compactação, somente algumas delas estão aqui contempladas.
Utilize o QR code abaixo para ter acesso a esse conteúdo:

SEÇÃO V

DOENÇA CORONARIANA CRÔNICA

25
Doença coronariana crônica: diagnóstico e tratamento clínico

Luiz Antonio Machado César
Gilson Feitosa

DESTAQUES

- A isquemia miocárdica é uma das causas de desconforto no peito em adultos.
- O paciente com angina geralmente tem um histórico bastante típico, mas muitos (até 70% em mulheres) sem obstruções significativas da árvore coronariana.
- A angina caracteriza-se mais como dor ou desconforto, pressão, aperto, constrição, asfixia, queimação, aperto, nó na garganta ou no peito do que dor em pontada ou alfinetadas.
- O episódio de angina é tipicamente gradual no início. Uma vez presente, é constante e não muda de posição ou com a respiração.
- A angina não é sentida em um local específico, mas geralmente é um desconforto difuso que pode ser difícil de localizar.
- A angina geralmente é desencadeada por atividades e situações que aumentam a demanda de oxigênio no miocárdio.
- A angina geralmente dura de 2 a 5 minutos, mas pode durar até 20 minutos.
- É frequentemente associada a outros sintomas; os mais comuns são redução da capacidade funcional, falta de ar e náusea.
- Durante um episódio de isquemia miocárdica, geralmente o exame cardiovascular é normal ou pode haver taquicardia, hipertensão, sons (B3 ou B4) e sopros cardíacos anormais novos ou alterações em um sopro preexistente.

INTRODUÇÃO

A doença arterial coronariana crônica (DAC) é caracterizada pelo acúmulo de placas ateroscleróticas nas artérias coronarianas epicárdicas. Síndrome coronariana crônica (SCC) é um termo recentemente utilizado que define de forma mais abrangente as diferentes fases evolutivas da DAC, excluindo as situações nas quais a trombose coronariana aguda domina a apresentação clínica, isto é, as síndromes coronarianas agudas (SCA). Os cenários clínicos mais frequentemente encontrados nos pacientes com SCC são:

1. Pacientes com suspeita de DAC e sintomas anginosos estáveis e/ou dispneia.
2. Pacientes com início recente de insuficiência cardíaca ou disfunção ventricular e suspeita de DAC.
3. Pacientes assintomáticos ou sintomáticos com sintomas estáveis e uma SCA há menos de 1 ano ou com revascularização recente.

4. Pacientes sintomáticos ou assintomáticos com o diagnóstico inicial ou revascularização há mais de 1 ano.
5. Pacientes com angina e suspeita de doença microvascular ou vasoespástica; pacientes assintomáticos diagnosticados por meio de rastreamento.

O diabete melito (DM) é fator de risco associado à doença arterial coronariana (DAC) crônica estável, e confere risco aumentado para eventos cardiovasculares e morte nos indivíduos afetados pela doença comparativamente aos não diabéticos. As taxas de mortalidade cardiovascular chegam a ser 3 vezes maiores em homens diabéticos e 2-5 vezes maiores em mulheres diabéticas. Aproximadamente 20-30% dos pacientes com DAC apresentam DM conhecida, e, quando os restantes são investigados com um teste oral de tolerância à glicose, até 70% terão um diagnóstico de DM ou intolerância à glicose.

FISIOPATOLOGIA

A fisiopatologia da angina estável foi atribuída, por muito tempo, principalmente à obstrução de uma ou mais coronarianas epicárdicas (doença macrovascular). Todavia, cada vez mais se observa que muitos pacientes com quadro clínico de angina e/ou com isquemia miocárdica em testes funcionais não apresentam a clássica obstrução ≥ 50% em artérias coronarianas, mas sim obstruções menores e mesmo ausência de lesões à cinecoronariografia, e disfunção microvascular ou espasmo de coronarianas. Com a utilização não só da cinecoronariografia, mas também da angiotomografia computadorizada das artérias coronarianas, chega-se a expressivo número de indivíduos, principalmente mulheres, que não têm a DAC com obstruções. A Figura 1 mostra essa proporção de acordo com avaliação recente.

O que nos faz supor que as alterações do tônus vascular, com aumento deste, ou alterações das respostas da microcirculação, podem provocar alterações de fluxo coronariano.

A isquemia miocárdica pode ser definida como uma situação clínica patológica na qual o sistema arterial coronariano não tem a capacidade fisiológica de suprir adequadamente, aguda ou cronicamente, as necessidades miocárdicas de demanda de oxigênio (O_2) e metabólitos. É um desequilíbrio entre oferta e consumo de O_2 e insumos (glicose).

A circulação coronariana é diferente das demais, pois é responsável por propiciar a contração ventricular, e assim a pressão arterial sistêmica e, ainda, ao mesmo tempo, a sua própria perfusão. No caso do ventrículo esquerdo, a perfusão ocorre predominantemente na diástole e é limitada durante a sístole. Durante a diástole, o fluxo arterial coronariano aumenta com um gradiente transmural que favorece a perfusão dos vasos subendocárdicos. A contração miocárdica durante a sístole aumenta a pressão sobre os ramos transmurais das artérias coronarianas do ventrículo esquerdo, levando até a ausência momentânea de fluxo nas artérias epicárdicas. Nesse momento, o fluxo de sangue é muito baixo especialmente na região subendocárdica.

Em contraste com a maioria dos outros leitos vasculares, a extração de oxigênio do miocárdio é quase máxima em repouso, com uma média de cerca de 75% do teor de oxigênio arterial. A capacidade de aumentar a extração de oxigênio como meio para aumentar a entrega de oxigênio está limitada a circunstâncias associa-

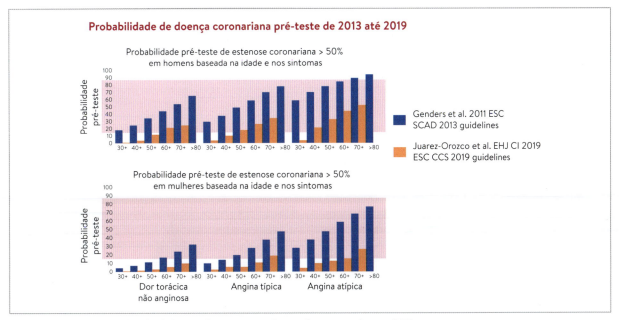

FIGURA 1 Nova probabilidade de haver doença com obstrução coronariana > 50%, por sexo.

das com ativação simpática e isquemia subendocárdica aguda. A tensão de oxigênio venoso coronariano (PvO$_2$) só pode diminuir de 25 para cerca de 15 torr. Por causa da alta extração de oxigênio em repouso, o aumento no consumo de oxigênio pelo miocárdio (MVO$_2$) é principalmente atendido por aumentos proporcionais no fluxo coronariano e oferta de oxigênio. Isso se dá pela vasodilatação da microcirculação mantendo o fluxo necessário, por exemplo, durante um esforço físico, e que permite um aumento de até 4-5 vezes o fluxo coronariano. Dessa forma, o fluxo coronariano, que em repouso é de 0,7-1,0 mL/min/gm (g) de tecido miocárdico, mantém-se constante dentro de uma faixa grande de variação da pressão arterial, contraindo-se ou relaxando-se as arteríolas que controlam o fluxo para os capilares, ou seja, a microcirculação coronariana. Esse fenômeno é chamado de autorregulação, e, mesmo na presença da obstrução de uma artéria coronariana, com queda da pressão após a lesão e pressão arterial coronariana reduzida abaixo da pressão aórtica, a vasodilatação permite que se mantenha o fluxo normal, ao menos em repouso, com o consumo de oxigênio pelo miocárdio permanecendo constante. Todavia, quando a pressão cai para o limite inferior da autorregulação, as artérias coronárias de resistência estão maximamente vasodilatadas por estímulos intrínsecos e o fluxo torna-se dependente somente da pressão na artéria epicárdica pós-obstrução, que depende também da pressão na aorta, o que pode resultar no aparecimento de isquemia subendocárdica em qualquer demanda de O$_2$, além do basal em repouso. Essa situação ocorre quando há lesão > 95% sem a presença de circulação colateral para esse mesmo território (Figura 2).

O fluxo coronariano de repouso sob condições hemodinâmicas normais pode aumentar entre 4-5 vezes durante vasodilatação. A capacidade de aumentar o fluxo acima de valores de repouso, em resposta à vasodilatação farmacológica, é denominada reserva coronariana (Figura 3). A Figura 4 resume a fisiologia coronariana.

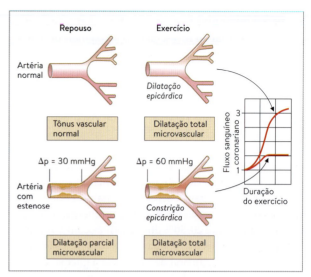

FIGURA 3 Comportamento das artérias coronárias desde epicárdicas até a microcirculação, nas situações: normal e com doença obstrutiva. As curvas correspondem ao máximo fluxo sanguíneo possível em cada situação.

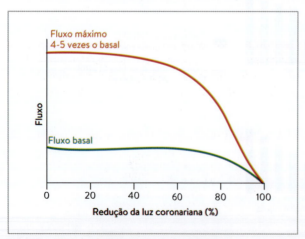

FIGURA 2 Fisiologia da circulação coronariana.

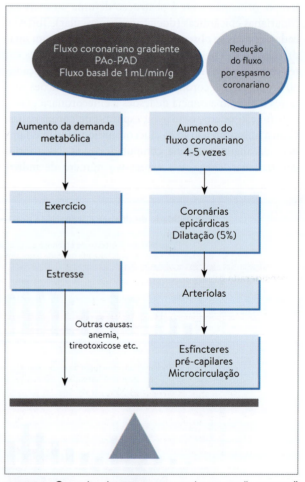

FIGURA 4 Conceito da reserva coronariana e seu "consumo" com a presença de obstrução no leito coronariano.

PAo: pressão na aorta; PAD: pressão no átrio direito.

O espasmo coronariano é um fator importante no desenvolvimento das síndromes isquêmicas do miocárdio. Pode ocorrer em segmentos arteriais previamente lesados por doença aterosclerótica ou em coronarianas angiograficamente normais.

O Quadro 1 resume as alterações mais frequentes relacionadas à isquemia miocárdica, como a adenosina, que promove vasodilatação, bem como outras que são liberadas durante a isquemia e também podem exacerbá-la.

Além da frequência cardíaca (FC), determinantes do consumo de oxigênio pelo miocárdio são a tensão parietal e o estado de contratilidade.

A contratilidade do miocárdio e o estresse na parede não podem ser medidos clinicamente. Como resultado, a demanda miocárdica de oxigênio é estimada clinicamente pelo produto de multiplicação (também chamado de duplo produto) da FC e da pressão arterial sistólica (DP = FC x PAS). Os pacientes portadores de doença arterial coronariana experimentam angina de forma reprodutível durante o teste de esforço quando a capacidade funcional excede seu limiar de angina ou um valor absoluto do duplo do produto.

Aporte ou fornecimento de oxigênio ao miocárdio

Os principais determinantes do suprimento de oxigênio são a capacidade de transporte de oxigênio no sangue, que é afetada por uma variedade de fatores, incluindo tensão de oxigênio e concentração de hemoglobina; o grau de liberação de oxigênio da hemoglobina para os tecidos (relacionado aos níveis de 2,3-difosfoglicerato); e o fluxo sanguíneo da artéria coronariana entregue ao miocárdio. Este último é influenciado por:

- Diâmetro e tônus da artéria coronariana (resistência).
- Fluxo sanguíneo colateral.
- Pressão de perfusão, que é determinada pelos gradientes de pressão da aorta para as artérias coronarianas. O fluxo sanguíneo coronariano do epicárdio para os capilares endocárdicos é em grande parte determinado pela pressão diastólica final do ventrículo esquerdo.
- FC, que afeta a duração da diástole.

QUADRO 1 Alterações mais frequentes que exacerbam a isquemia miocárdica
Metabólitos envolvidos no tônus coronariano
▪ Adenosina
▪ Prostaciclina
▪ Tromboxano A2 plaquetário
▪ NO – Fator relaxante derivado do endotélio
Estes metabólitos, reagindo com o endotélio íntegro, são "sensores que respondem às alterações de fluxo"

NO: óxido nítrico.

Relembrando, sabe-se que o fluxo da artéria coronariana ocorre principalmente durante a diástole. A porcentagem de tempo diastólico diminui à medida que a FC aumenta. Assim, a FC é um fator determinante para a demanda e o suprimento de oxigênio.

Há que considerar na fisiopatologia da doença arterial coronariana os seguintes fenômenos: o atordoamento miocárdico e o miocárdio hibernante.

- Conceito de miocárdio atordoado ou *stunned*: anormalidade de contração miocárdica que persiste por algum tempo depois de um episódio coronariano isquêmico agudo, mesmo a despeito da restauração do fluxo coronariano.
- Distúrbios da função sistólica e diastólica.
- O grau de "atordoamento" do miocárdio é proporcional ao tempo de duração da isquemia.
- Atordoamento precoce: dura algumas horas.
- Atordoamento tardio: demora dias ou semanas para a função ventricular voltar ao normal.
- Conceito de miocárdio "hibernante": é uma disfunção contrátil persistente em repouso que está associada com fluxo coronariano reduzido. Existe músculo vivo (viabilidade miocárdica) mas sem contração. A disfunção pode ser revertida quando o fluxo coronariano é restabelecido.
- Os conceitos de miocárdio atordoado (*stunned*) e hibernante implicam que nem toda disfunção ventricular em pacientes com doença arterial coronariana é necessariamente irreversível.

A angina é uma sensação de desconforto que se refere aos dermátomos correspondentes que fornecem nervos aferentes simpáticos aos mesmos segmentos da medula espinhal que o coração. Além disso, a estimulação de receptores sensoriais em diferentes regiões do miocárdio resulta na transmissão pela mesma via neural. Esses atributos são responsáveis por duas características típicas da angina: muitas vezes é um desconforto difuso sentido no peito, pescoço, mandíbula e braço (normalmente o braço esquerdo, embora alguns pacientes experimentem desconforto no direito). A maioria dos pacientes apresenta angina na mesma distribuição, independentemente de qual área do miocárdio é isquêmica. A dor anginosa pode ser modificada após cirurgia cardíaca, que pode interromper e alterar o suprimento neural do coração.

Oferta reduzida

A causa mais comum de isquemia miocárdica é a obstrução coronariana. Outras condições clínicas associadas à diminuição no suprimento decorrente de doença em uma ou mais artérias coronarianas incluem vasoespasmo da artéria coronariana, doença microvascular coronariana, fibrose, embolia, dissecção e arterite, e muito raramente ponte miocárdica. A hipertrofia ventricular esquerda pode resultar em redução no fluxo sanguíneo subendocárdico e no suprimento de oxigênio, que também pode resultar em angina. Isso pode ser particularmente importante na hipertensão arterial, que pode aumentar a pressão diastólica final do ventrículo esquerdo, resultando em comprometimento do fluxo capilar subendocárdico.

Outros exemplos de suprimento inadequado incluem choque (qualquer causa), hipoxemia, anemia e angina pós-prandial, resultantes de uma redistribuição do fluxo sanguíneo para longe de territórios supridos por artérias coronarianas gravemente estenosadas para aqueles supridos por artérias menos doentes ou normais (fenômeno de roubo).

Hoje sabe-se, como visto acima, que até 60-80% dos pacientes sem obstruções significativas das artérias coronarianas, embora com aterosclerose, têm como mecanismo de isquemia, com ou sem angina, o espasmo coronariano, ou o aumento do tônus de contração da musculatura lisa nas coronarianas epicárdicas e/ou a disfunção da microcirculação coronariana. Esses mesmos mecanismos coexistem também na presença de obstruções coronarianas.

Demanda aumentada

As condições clínicas associadas ao aumento da demanda miocárdica de oxigênio incluem qualquer situação em que haja aumento de catecolaminas ou tônus simpático, como com esforço vigoroso ou estresse mental, taquicardia por qualquer motivo, hipertensão, hipertrofia ventricular esquerda (com doença cardíaca hipertensiva ou estenose aórtica) e hipertrofia ventricular direita (com hipertensão pulmonar).

QUADRO CLÍNICO

Descrição

A isquemia miocárdica e, consequentemente, a angina ocorrem quando a demanda de oxigênio miocárdico excede a suplência. A angina se define da seguinte forma:

- Angina típica: 1) desconforto ou dor retroesternal/em tórax (na mandíbula, face anterior do pescoço, borda interna do braço esquerdo ou ambos os braços); 2) desencadeada por exercício ou estresse emocional; 3) alivia-se com cessar o desencadeante ou nitrato sublingual.
- Angina atípica: presença de duas das três características acima.
- Dor torácica de improvável origem cardíaca: presença de somente uma ou nenhuma das características anteriores.

Angina de peito clássica é descrita como pressão, peso, aperto ou constrição no centro ou à esquerda do peito, precipitada pelo esforço ou estresse emocional e aliviada pelo descanso. Geralmente, é descrita como dor constritiva.

- Em alguns pacientes a isquemia miocárdica pode se manifestar com falta de ar por esforço, náusea, diaforese ou fadiga, em vez de desconforto no peito.
- A apresentação inicial de isquemia miocárdica com angina pode ser de padrão estável ou SCA. Pacientes com início recente, menos de 2 meses e principalmente menos de 1 mês de desconforto no peito, manifestação em repouso ou frequente e mais prolongado (mais de 20 minutos) devem ser avaliados em uma unidade de dor torácica quanto à possibilidade de uma SCA. O início recente não é necessariamente uma SCA, principalmente se o padrão de ocorrência é estável e previsível.

Na história

- Elementos importantes incluem características do desconforto, sintomas associados, fatores precipitantes e informações de história social e familiar.
- Qualidades típicas da dor anginosa: geralmente caracterizada mais como um desconforto do que dor; gradual ao iniciar e aliviar; duração curta de alguns minutos; não se altera com respiração ou posição; a localização não é sentida em um local específico, mas geralmente é um desconforto difuso que pode ser difícil de localizar. Pelo fato de os dermátomos C5-6 e T1-T6 fornecerem nervos aferentes aos mesmos segmentos da medula espinhal que o coração, a angina pode ter irradiação para outras partes do corpo, incluindo o abdome superior (epigástrico), ombros, braços (parte superior e antebraço), punho, dedos, pescoço e garganta, mandíbula e dentes inferiores e raramente para a região interescapular. A radiação para os dois braços é um forte preditor de que a dor é de origem isquêmica do miocárdio. A localização e a radiação da angina geralmente são as mesmas. Ocasionalmente, a localização e a radiação, mas não a qualidade, podem ser diferentes após a cirurgia de revascularização do miocárdio pela interrupção da inervação neural do coração.
- Dor nas costas isolada é incomum em pacientes com angina. No entanto, isso pode ser observado com uma dissecção aórtica que também envolve as artérias coronarianas (Figura 5).

Fatores desencadeantes

- A angina é desencadeada por fatores provocadores que incluem atividades e situações que aumentam a demanda de oxigênio no miocárdio, incluindo atividade física, frio, estresse emocional, relações sexuais, refeições ou ao deitar por aumento no retorno venoso e estresse parietal. Neste último caso, quase sempre pela insuficiência cardíaca já presente, levando à retenção hidrossalina.

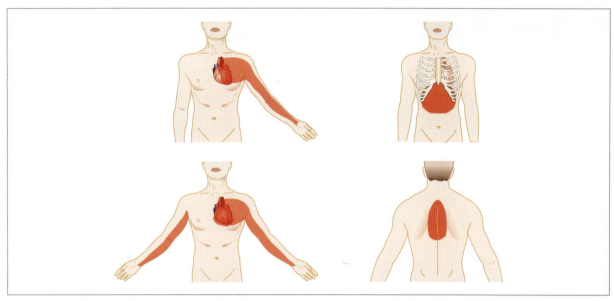

FIGURA 5 Irradiações mais comuns da angina. Eventualmente o local da irradiação pode ser isoladamente o próprio sítio do desconforto. A irradiação para ambos os membros superiores confere uma chance sete vezes maior de ser sintoma de isquemia miocárdica comparada à irradiação mais comum (somente para o membro superior esquerdo).

- No histórico, pesquisar uso de cocaína ou outras drogas, pois podem desencadear isquemia miocárdica.
- A angina ocorre mais comumente pela manhã em razão do aumento diurno no tônus simpático. A atividade simpática aumenta a FC, a pressão arterial, o tônus de todas as artérias e a resistência vascular e promove a agregação plaquetária (resultando na liberação de substâncias vasoativas, como serotonina e tromboxano A2).

Duração

A angina clássica geralmente é atenuada com a interrupção do fator provocador. Angina geralmente dura de 2-5 minutos. Geralmente, não dura mais de 20 minutos, a menos que o paciente esteja enfrentando uma SCA.

Alívio

Fatores que reduzem o consumo de oxigênio miocárdico ou aumento da suplência contribuem para o alívio da dor anginosa. Inclui-se a cessação da atividade física ou a finalização de fator provocante. O uso de nitratos e a volta à posição sentado aliviam o desconforto da angina, embora a resposta de alívio com os nitratos não seja diagnóstica, pois também aliviam os sintomas de espasmo esofágico ou outras doenças digestivas. Situações que mimetizam a dor anginosa incluem as listadas no Quadro 3.

Sintomas associados

A angina pode se associar à dispneia (associada a pior prognóstico), e também podem acontecer eructações,

QUADRO 2 Condições que provocam ou exacerbam isquemia

Diminuição de oxigênio	
Não cardíacas	- Hipertermia, hipertireoidismo, toxicidade simpaticomimética (p. ex., uso de cocaína) - Hipertensão, ansiedade, fístulas arteriovenosas
Cardíacas	- Cardiomiopatia hipertrófica, estenose aórtica, cardiomiopatia dilatada, taquicardia ventricular e supraventricular
Aumento da demanda de oxigênio	
Não cardíacas	Anemia, hipoxemia, pneumonia, asma, doença de obstrução pulmonar crônica, hipertensão pulmonar, fibrose pulmonar intersticial, apneia obstrutiva do sono, doença falciforme, toxicidade simpaticomimética (p. ex., uso de cocaína), hiperviscosidade, policitemia, leucemia, trombocitose, hipergamaglobulinemia
Cardíacas	- Estenose aórtica - Cardiopatia hipertrófica

QUADRO 3 Situações que mimetizam a dor anginosa

Esofágica (esofagite, espasmo esofágico, hérnia de hiato) - Úlcera péptica - Gastrite - Colecistite
Neuromusculoesquelética - Costocondrite (síndrome de Tietze) - Dor na parede torácica
Radiculite torácica ou cervical

(continua)

SEÇÃO V ■ DOENÇA CORONARIANA CRÔNICA

QUADRO 3   Situações que mimetizam a dor anginosa (continuação)
Artropatia de ombro torácica/respiratória
• Pneumotórax
• Mediastinite
• Pleurite
Câncer em tórax
• Psicogênica
Doença valvar aórtica (estenose e insuficiência)
• Cardiopatia hipertrófica (obstrutiva ou não) dilatada
• Pericardite
Dissecção e aneurisma
• Prolapso da valva mitral
• Tromboembolismo pulmonar
Hipertensão pulmonar

náusea, dificuldade digestiva, diaforese, tontura e fadiga. No entanto, esses sintomas podem ser observados com outras etiologias para dor no peito, principalmente causas gastrointestinais.

- É comum que pacientes com DM, que geralmente apresentam disfunção autonômica (simpática), experimentem "isquemia silenciosa". Nessa situação, eles podem experimentar os sintomas acima associados à isquemia na ausência do desconforto no peito pela falha na transmissão de impulsos neurais do coração para a medula espinhal.
- A avaliação dos fatores de risco e a história familiar são de fundamental importância. Angina de peito pode ser classificada em classes 1-4 de acordo com o nível de atividade que produz angina; no entanto, como apontado na classificação da Canadian Cardiovascular Society, alguns pacientes, especialmente aqueles com angina classes III e IV, podem sentir dor no peito ocasionalmente em repouso, o que geralmente se resolve espontaneamente ou com o uso de nitroglicerina sublingual.

EXAME FÍSICO

- No momento da crise anginosa costuma ser acompanhado de taquicardia, que pode ser mascarada pelo uso de betabloqueadores ou antagonistas dos canais de cálcio.
- Elevação da pressão arterial sistólica em resposta à isquemia e à estimulação de quimiorreceptores situados na artéria descendente anterior, mediados pela serotonina secretada como resultado da agregação plaquetária associada à angina.
- Comprometimento isquêmico da musculatura papilar mitral pode determinar sopro sistólico mitral durante a isquemia.

- Disfunção ventricular esquerda transitória durante o episódio isquêmico pode determinar aparecimento transitório de 3ª ou 4ª bulhas.

EXAMES COMPLEMENTARES

A mudança da prevalência de obstruções nas artérias coronarianas, mesmo utilizando a cinecoronariografia e mais recentemente com a angiotomografia de artérias coronarianas, mostra uma probabilidade bem menor hoje de encontrar obstruções. Isso tem impacto na maneira como se deve proceder à investigação de indivíduos com sintomas. Esses, na maioria das vezes hoje em dia, não têm angina típica mas atípica, fazendo com que muitos tenham a doença aterosclerótica com mecanismos outros que não as obstruções, como visto na fisiologia. Talvez esse seja um dos motivos da queda da prevalência de obstruções, ou seja, sintomas atípicos levam a menor chance de haver obstrução, especialmente com o aumento da realização de exames. Em alguns locais, como nos EUA, estudos correlacionam menor achado de obstruções ateroscleróticas com uso mais generalizado de ácido acetilsalicílico e principalmente estatinas na população em geral.

Algum tipo de teste de estresse, em um percentual dos pacientes, é realizado com o objetivo de prognóstico.

A tabela contemporânea que estabelece a probabilidade pré-teste baseada na idade, sexo e característica da dor, publicada na diretriz europeia de SCC (doença arterial coronariana estável) (Tabela 1), dá algumas direções de quais pacientes devem usar os testes como método isolado, associado ou até mesmo os que não se beneficiam dele. Mas essa tabela é diferente da então anterior, de Forrester-Diamond. Com novos dados epidemiológicos, reajustou-se a capacidade de afastar doença obstrutiva ou de confirmar, bem como a validade de vários testes. Basicamente, o cálculo pré-teste que dá a probabilidade de encontrar obstrução coronariana não mudou. Ainda se utilizam as variáveis clínicas preditoras de risco de infarto, eventualmente associadas a exames outros como escore de cálcio coronariano. A seguir, constam as faixas de probabilidade e os exames.

- Probabilidade < 15%: não necessita de avaliação adicional.
- Probabilidade entre 15 e 85%: em razão da ampla disponibilidade, do baixo custo e do bom valor preditivo negativo, pode-se usar a ergometria como método isolado. Mas esse exame depende de um teste com FC no mínimo submáxima e idealmente máxima. E não afasta a presença de aterosclerose nem de lesões moderadas. Um exame que recebe maior relevância em pacientes com probabilidade intermediaria é a angiotomografia computadorizada. A

CAPÍTULO 25 ▪ DOENÇA CORONARIANA CRÔNICA: DIAGNÓSTICO E TRATAMENTO CLÍNICO   **219**

TABELA 1   Probabilidade pré-teste de DAC obstrutiva em 15.185 pacientes conforme idade, sexo e tipo de sintoma. Análise de estudos em conjunto de dados atuais

Idade	Angina típica		Angina atípica		Dor não anginosa		Dispneia	
	Homem	Mulher	Homem	Mulher	Homem	Mulher	Homem	Mulher
30-39	3%	5%	4%	3%	1%	1%	3%	0%
40-49	22%	10%	10%	6%	3%	2%	12%	3%
50-59	32%	13%	17%	6%	11%	3%	20%	9%
60-69	44%	16%	26%	11%	22%	6%	27%	14%
70+	52%	27%	34%	19%	24%	10%	32%	12%

DAC: doença arterial coronariana crônica.

EXAMES COMPLEMENTARES

Eletrocardiograma	Um ECG obtido quando o desconforto torácico está presente geralmente mostra o ponto J e a depressão do segmento ST, o que indica isquemia subendocárdica. Quando o paciente estiver assintomático, o eletrocardiograma é normal em ao menos 50% dos pacientes
Radiografia de tórax	Útil para afastar doença pulmonar, outras alterações de arcabouço ósseo, alterações mediastinais, tamanho da aorta etc.
Biomarcadores cardíacos (p. ex., troponina)	Não indicados na angina estável. Úteis na piora dos sintomas ou em episódios eventuais prolongados para afastar dano miocárdico
Hemograma, bioquímica geral, com Hb glicada e TSH	Para afastar fatores agravantes, como anemia, alterações de tiroide, DM e alterações renais, que são fatores de risco e também indicam maior gravidade da doença
Perfil lipídico	Deve ser avaliado em qualquer paciente com suspeita de DAC para estabelecer o perfil de risco do paciente e determinar a necessidade de tratamento
Teste ergométrico	O teste ergométrico tem limitações para confirmar ou afastar doença coronariana obstrutiva. A maior utilidade é o valor do prognóstico em pacientes com alta probabilidade de doença pela história com presença de fatores de risco. Mas é utilizado como método inicial, especialmente quando não há possibilidade de métodos de imagem. A capacidade de detecção de alterações depende de se atingir ao menos a FC submáxima e de preferência a FC máxima. Muito útil para avaliar limitações de atividades físicas, limiar de angina e, em alguns casos, para avaliar a resposta à terapêutica de forma objetiva
Angiotomografia de artérias coronárias e escore de cálcio	Em indivíduos sem sintomas, o escore de cálcio é útil para reclassificar, para cima ou para baixo, a chance de eventos (infarto em especial) e, portanto, para orientar o início do uso de estatina quando há dúvida especialmente em indivíduos com menos de 50 anos. Já a angiotomografia continua sendo o método preferencial quando há baixa probabilidade de doença obstrutiva, tendo alta acurácia para afastar obstruções ou para colocar o indivíduo no grupo de alto risco. Sua maior utilidade, quando disponível, é na dúvida sobre a ocorrência de obstrução, sendo de pouca ou nenhuma utilidade quando há alta probabilidade de haver DAC pela avaliação clínica e de exames básicos citados
Métodos de imagem (medicina nuclear, ecocardiografia com estresse)	Esses métodos têm acurácia próxima à da angiotomografia para confirmar DAC e são úteis por avaliarem funcionalmente a presença de isquemia miocárdica e sua extensão
Outros métodos, como escore de Ca++, índice tornozelo-braquial, US de carótidas	Não há indicação de rotina para esses exames. Na verdade, US de carótidas e troponina tem recomendação III, ou seja, não deve ser realizada em assintomáticos, nem em portadores sabidos de DAC. Seu uso deve ocorrer em casos selecionados para avaliação eventual

DAC: doença arterial coronariana crônica; DM: diabete melito; ECG: eletrocardiograma; FC: frequência cardíaca; Hb: hemoglobina; TSH: hormônio estimulante da tireoide; US: ultrassonografia.

rigor, a escolha do método de avaliação – funcional ou anatômico – dependerá da disponibilidade de sua utilização.

▪ Probabilidade > 85%: nessa população de alta probabilidade de haver obstrução coronariana, em caso de sintomas limitantes, deve-se indicar a CINE.

A Figura 6 apresenta um algoritmo que exprime as possibilidades de investigação de acordo com a probabilidade pré-teste de uma pessoa ter DAC com obstruções > 50%. Isso depende sempre das disponibilidades locais e da *expertise* de quem realiza os exames com mais de uma possibilidade. Ssempre devem ser utilizadas as probabilidades de escores conhecidos para estimar a probabilidade pré-teste.

TRATAMENTO DA ANGINA ESTÁVEL

Modificação no estilo de vida

- Parar de fumar: usando estratégias farmacológicas e comportamentais para ajudar os pacientes a parar de fumar.
- Evitar fumo passivo.
- Dieta saudável rica em vegetais, frutas e cereais integrais.
- Reduzir o sal.
- Reduzir carboidratos.
- Limite de gordura saturada a < 10% da ingestão total.
- Limite de álcool a < 100 g/semana ou 15 g/dia.
- Atividade física de 30-60 minutos ao dia 5 dias na semana de intensidade moderada.
- Peso saudável (< 25 kg/m^2) com redução de ingestão de calorias e aumento da atividade física.

- A atividade sexual é de baixo risco para pacientes estáveis, não sintomáticos em níveis de atividade baixa a moderada.
- A vacinação para *influenza* em indivíduos acima de 65 anos reduz a incidência de infarto, melhora o prognóstico na insuficiência cardíaca e diminui a mortalidade. Assim, pode melhorar a prevenção de infarto em pacientes com DAC, e é indicada anualmente.
- As modalidades de tratamento invasivo e não invasivo estão disponíveis para pacientes com angina de peito estável.

Terapia medicamentosa para reduzir infarto e morte

Os principais objetivos da terapia são aliviar os sintomas, aumentar o tempo de caminhada sem angina e melhorar a qualidade da vida com drogas antianginosas e modificações no estilo de vida. Tendo em mente que as terapêuticas de intervenção coronariana, percutânea e em especial a cirúrgica reduzem infarto e morte em uma parcela pequena de pacientes com quadros estáveis, na maioria das vezes esses tratamentos são indicados para tratar sintomas, na ausência de adequada resposta à terapêutica antianginosa. As exceções são as lesões de TCE > 50% com sintomas e/ou isquemia, ou > 70%, já na presença de disfunção ventricular e, na maioria das vezes, com doença multiarterial e lesões nas origens das 3 artérias princi-

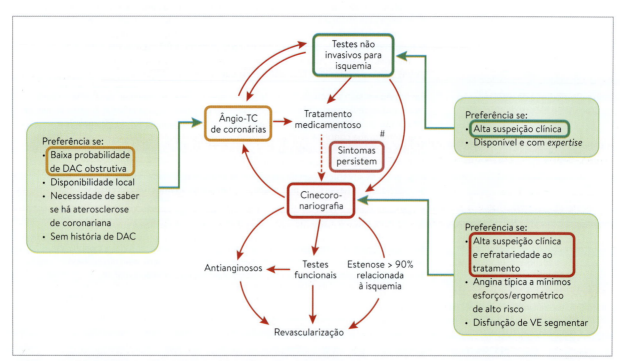

FIGURA 6 Possibilidades de investigação de acordo com a probabilidade pré-teste de uma pessoa ter DAC com obstruções >50%. Isto depende sempre das disponibilidades locais e da *expertise* de quem realiza os exames com mais de uma possibilidade. #- considerar doença microvascular/espasmos.

TERAPIA MEDICAMENTOSA

Baixas doses de AAS (75-100 mg/dia)	Todos os pacientes, exceto os com contraindicações específicas	Classe I, nível A
Clopidogrel	Como alternativa aos que não podem usar AAS	Classe IIa, nível B
Estatinas	Todos os pacientes com doença arterial coronariana. Meta de LDL-colesterol abaixo de 50 mg/dL	Classe I, nível A
Estatinas em altas doses	Pacientes de alto risco com DAC comprovada	Classe IIa, nível B
Fibratos	Pacientes com HDL baixo e triglicerídeos elevados com DM ou síndrome metabólica	Classe IIb, nível B
IECA	Pacientes com concomitante indicação – disfunção do VE, sintomas de insuficiência cardíaca, após IAM	Classe I, nível A
	Todos com DAC comprovada	Classe IIa, nível B

AAS: ácido acetilsalicílico; DAC: doença arterial coronariana crônica; DM: diabete melito; HDL: lipoproteína de alta densidade; IAM: infarto agudo do miocárdio; IECA: inibidores da enzima conversora de angiotensina; VE: ventrículo esquerdo.

pais (coronária descendente anterior, coronária direita e circunflexa). Também quando há comprometimento de origem de artéria descendente anterior com grande área em risco. Além dessas circunstâncias, há a necessidade de individualizar a indicação caso a caso, na ausência de sintomas limitantes, considerando a escolha do paciente, as provas funcionais após as mudanças dos hábitos de vida e a redução dos fatores de risco, inclusive com medicações e a medicação antianginosa otimizada.

Terapia medicamentosa para reduzir episódios anginosos e aumentar a capacidade funcional

A terapia medicamentosa antianginosa convencional para controlar os sintomas envolve o uso de nitratos sublinguais para as crises de angina e de nitratos por via oral para uso prolongado, betabloqueadores, bloqueadores dos canais de cálcio (BCC), di-hidropiridínicos (nifedipina, anlodipino), nicorandil, ivabradina, ranolazina e trimetazidina. Os betabloqueadores têm ainda sido considerados a classe inicial de tratamento, pela experiência de uso há anos e porque foram testados pós-infarto com benefícios comprovados em períodos que variaram nos estudos de 1 mês a 2,5 anos, embora sem benefícios na fase crônica da doença em termos de morbidade e mortalidade. Por antiguidade, também se usam os antagonistas de cálcio, no caso dos di-hidropiridínicos, quase sempre associados ao betabloqueador, ou então o verapamil ou o diltiazem, ambos de grupos diferentes tendo efeito de redução também da FC, em especial o verapamil. Esses medicamentos têm efeito na PA pela vasodilatação. A ivabradina tem efeito exclusivo na redução da FC por ação específica nas correntes I_f no nó sinusal e sem efeito na pressão arterial. E os fármacos que têm efeito outro, sem reduzir FC nem pressão arterial, e que são: o nico-

randil, a trimetazidina e a ranolazina. A trimetazidina é agora também considerada um inotrópico positivo por efeito mitocondrial. Como esses 3 fármacos não têm efeito hemodinâmico, podem ser associados aos outros sem que haja potencialização de queda de pressão ou redução da FC.

Embora esses medicamentos antianginosos efetivamente possam controlar a angina e melhorar a tolerância ao exercício, nenhum estudo demonstrou terem algum impacto em desfechos cardíacos graves em pacientes com angina estável. Uma metanálise falhou em demonstrar que os betabloqueadores reduzam a mortalidade ou infarto do miocárdio, em pacientes sem infarto do miocárdio pregresso, mesmo assim ainda são recomendados como terapia de primeira linha nas diretrizes para tratar pacientes com angina.

Nitratos

Os nitratos são potentes venodilatadores que levam a um retorno venoso reduzido ao coração e, assim, diminuem a pré-carga, reduzindo a pressão e volume ventricular, com consequente redução do consumo de oxigênio do miocárdio. Esse efeito dos nitratos é mais proeminente em posição sentado ou em pé. Além disso, aumentam a perfusão subendocárdica em decorrência da menor pressão diastólica final do ventrículo esquerdo e aumentam o fluxo sanguíneo coronariano dilatando preferencialmente a artéria coronariana estenótica e impedindo espasmo arterial pela disfunção endotelial na aterosclerose. Em doses mais altas, os nitratos também reduzem a pós-carga por meio da vasodilatação arterial; no entanto, esses efeitos circulatórios dos nitratos são marcadamente atenuados com seu uso contínuo. Efeitos vasodilatadores dos nitratos são independentes do endotélio e passam por bioconversão de nitratos em óxido nítrico (NO) na parede do vaso. O NO aumenta o monofosfato de guanosina

RECOMENDAÇÕES FARMACOLÓGICAS PARA REDUZIR SINTOMAS

MEDICAMENTO	AÇÃO	COMENTÁRIO	RECOMENDAÇÃO
Nitratos de curta duração	Venodilatação, redução do enchimento diastólico; aumento da perfusão subendocárdica	Sublingual para profilaxia da crise ou na crise de angina	I C
Nitratos de longa duração		Oral transdérmico, leva à taquifilaxia	I C
Betabloqueadores	Reduz a demanda de O_2, FC, contratilidade e PA	• Seletivos para o receptor B1 • Ajustar doses • Podem piorar angina vasoespástica	I A para reduzir reinfarto, na terapia até 2,5 anos após um infarto
Agentes metabólicos	Aumentam a utilização de glicose em relação ao metabolismo de ácidos graxos	• Limitados efeitos hemodinâmicos • Trimetazidina não disponível universalmente	IIa B
Bloqueadores dos canais de cálcio	• Vasosseletivos • Dilatação vascular sistêmica e coronariana • Heterogêneos em relação à FC	• Reduzem sintomas e aumentam exercício ~betabloqueadores • Efetivos no espasmo coronariano	I A
Abridores de canais de potássio	Ativam canais de K^+	Nicorandil – redução de MACE	I C
Redutores de FC	Reduzem a FC via inibição de canais If no nó sinusal	Tão efetivos quanto betabloqueadores	IIa B

FC: frequência cardíaca; MACE: eventos cardiovasculares maiores; PA: pressão arterial.

cíclico (BPF) e produz vasorrelaxamento por redução do cálcio citosólico na parede do vaso.

Comprimidos de nitroglicerina usados por via sublingual e oral ou *spray* são absorvidos rapidamente e, quando tomados profilaticamente, melhoram a tolerância ao exercício e reduzem a isquemia miocárdica. Seu uso geralmente alivia a angina de esforço ou emocional.

Os nitratos sublinguais (isossorbida 5 mg ou propatilnitrato 10 mg por via sublingual) possuem ação rápida (1-3 minutos) que perdura por até 30-45 minutos, administrados na posição sentada. Os nitratos de ação rápida podem ser usados preventivamente diante de situações sabidamente provocadoras de angina como um esforço para subir escadas, relação sexual, estresse emocional e outras.

O dinitrato de isossorbida sublingual (ISDN) também aumenta a distância da caminhada livre de angina, mas seus efeitos são mais lentos, portanto seu uso para resultados imediatos não é recomendado.

A isossorbida administrada por via oral tem biodisponibilidade variável, que também é influenciada pelos alimentos. Doses iniciais (30-240 mg) diminuíram a pressão sanguínea e aumentam a duração do exercício em pacientes com angina estável, em até 8 horas. No entanto, quando usado 4 vezes ao dia, pode haver acentuada atenuação dos efeitos antianginosos após 1 semana de tratamento. A tolerância também se desenvolve quando a isossorbida é usada 3 vezes ao dia ou mesmo como um regime de 2 vezes

ao dia. O mononitrato de isossorbida-5 (IS-5-MN) é um metabólito de dinitrato de isossorbida e fornece concentrações plasmáticas uniformes após administração oral inicial e repetida, com pequenas variações nos níveis plasmáticos entre indivíduos, e sua biodisponibilidade não é influenciada pelos alimentos. Doses iniciais reduzem a pressão sanguínea e aumentam tolerância ao esforço em pacientes com angina. Contudo, a tolerância se desenvolve rapidamente com administração de 4 vezes ao dia e 2 vezes ao dia.

Os adesivos de nitroglicerina são igualmente eficazes em aumentar tolerância ao exercício, mas seu uso ininterrupto leva ao desenvolvimento de tolerância rápida.

Em longo prazo os nitratos levam a disfunção endotelial, ativação simpática e do sistema renina-angiotensina, o que se traduz em tolerância. Porém, há uma exceção, que é o tetranitrato de pentaeritritol, não disponível em nosso meio. Por esse motivo, na diretriz brasileira, foram considerados terapia de terceira linha, muito embora em todas as outras esteja ao lado dos demais na 2ª linha.

A única maneira de tentar reduzir a tolerância ao nitrato é usá-los de forma intermitente, com intervalos livres de nitratos por 12 a 14 horas, e com adesivos, aplicando de manhã e removendo à noite.

Betabloqueadores

Os betabloqueadores previnem a isquemia miocárdica e a angina por meio da redução da demanda miocárdica.

POSSÍVEIS EFEITOS ADVERSOS DOS NITRATOS
Riscos
▪ Risco de hipotensão grave com o uso simultâneo com inibidores da fosfodiesterase (sildenafila, tadalafila, vardenafila).
Armadilha
▪ Uso de nitrato na posição ortostática pode provocar hipotensão e síncope. Recomenda-se uso sentado
Complicações
▪ Rubor facial e dores de cabeça foram experimentados por quase 20% dos pacientes que recebem nitratos.
▪ Taquifilaxia - a única maneira de reduzir a tolerância aos nitratos é usá-los de forma intermitente, com intervalos livres de nitrato antes da dose matinal e com adesivos para aplicação pela manhã e remoção à noite. Mesmo assim, a longo prazo, a taquifilaxia acontece.
Reações muito comuns (ocorrem em mais de 10%)
▪ Vermelhidão na pele, dores de cabeça, enjoos, nervosismo, hipotensão ortostática, taquiarritmia e vômito.
Reações incomuns (ocorrem entre 0,1% e 1%)
▪ Síncopes
Reações muito raras (ocorrem em menos de 0,01%)
▪ Metemoglobinemia, hipotensão postural, náusea, vômito, fraqueza, insônia, palidez, sudorese e choque, erupção cutânea e/ou dermatite esfoliativa.

Também aumentam o fluxo diastólico por aumentarem o tempo de diástole. Determinam redução da FC, do débito cardíaco e da fração de ejeção de sangue; inibição da liberação de renina pelas células justaglomerulares; inibição da atividade simpática pelo SNC; redução do retorno venoso e do volume plasmático; diminuição da volemia; geração de NO (apenas nebivolol); melhora da complacência vascular; redução do tônus vascular; readaptação dos barorreceptores; atenuação da resposta pressórica às catecolaminas (epinefrina e norepinefrina) com exercício e estresse.

São categorizados como cardiosseletivos os que bloqueiam predominantemente os receptores beta-adrenérgicos. Os demais chamados inespecíficos bloqueiam igualmente os receptores adrenérgicos beta-1 e beta-2. A escolha sofre influência de propriedades não cardíacas. Atenolol e nadolol são menos lipossolúveis e em baixas doses são cardiosseletivos e podem apresentar efeitos colaterais como depressão, distúrbios do humor e fadiga por sua ação no SNC. Eles bloqueiam preferencialmente os receptores beta-1, levando à redução da FC, condução nodal atrioventricular e contratilidade miocárdica, e evitam o bloqueio dos receptores beta-2, responsáveis pela dilatação brônquica e pela dilatação arterial periférica. O nebivolol, um agente betabloqueador cardiosseletivo, provoca vasodilatação mediada pelo NO e possui menor ação inotrópica negativa que os demais.

Bloqueadores dos canais de cálcio

Os BCC não hidropiridínicos (DHP) (verapamil e diltiazem), agentes bloqueadores do canal T (mibefradil) e bepridil inibem o nó sinoatrial e atrioventriculares e, portanto, também reduzem demanda miocárdica de oxigênio. Tanto o diltiazem como o verapamil reduzem a contratilidade miocárdica e o aumento da FC durante o exercício, mas essa redução é menos pronunciada em comparação com o tratamento com betabloqueadores.

Nifedipina, anlodipino, felodopina e nisoldipina não afetam o sistema sinoatrial ou nó atrioventricular; portanto seu mecanismo de ação é principalmente por dilatação das artérias coronarianas e a reduzindo resistência

POSSÍVEIS EFEITOS ADVERSOS DOS BETABLOQUEADORES
Riscos
▪ Os efeitos adversos dos betabloqueadores dependem do subtipo do receptor, mas, de maneira geral, são: fadiga, bradicardia e dispneia de exercício, ou seja, a capacidade de exercício está diminuída. E isso explica muitos dos sintomas de quem os toma: depressão (quanto mais lipossolúvel for o betabloqueador, mais atravessará a barreira hematoencefálica e terá ação sobre o SNC), disfunção sexual, crises de asma e distúrbios do sono.
Armadilha
▪ Os betabloqueadores são contraindicados em casos de pacientes com asma, bloqueio atrioventricular de 2º e 3º graus; e eventualmente na doença pulmonar obstrutiva crônica. Podem determinar aumento de triglicérides e diminuição do HDL e o podem piorar sintomas na doença vascular periférica arterial obstrutiva.
Complicações
Principais interações entre alguns betabloqueadores e algumas classes/medicamentos:
▪ Hipoglicemiantes x propranolol e atenolol: mascara os sinais da hipoglicemia.
▪ Antidepressivos x propranolol: diminui os efeitos inotrópicos negativos do propranolol; digoxina x atenolol e metoprolol: aumenta a toxicidade da digoxina e pode causar bloqueio atrioventricular.
▪ Alguns anti-inflamatórios não esteroides x propranolol: reduz o efeito anti-hipertensivo.
▪ Varfarina x propranolol e atenolol: aumenta os níveis plasmáticos da varfarina e aumenta o tempo de protrombina e a razão normalizada internacional, respectivamente.
▪ Inibidores da enzima conversora de angiotensina, diuréticos tiazídicos e bloqueadores alfa-1 adrenérgicos x propranolol: aumenta o efeito anti-hipertensivo.

vascular periférica e, assim, reduzindo a demanda de oxigênio miocárdico e aumentando o aporte de fluxo sanguíneo coronariano. Os CCB exercem suas ações inibindo o influxo de cálcio nos canais de cálcio do tipo L, encontrados no músculo cardíaco e no músculo liso vascular. O influxo de cálcio através desses canais é responsável pelo acoplamento excitação-contração dos músculos lisos cardíacos e vasculares, bem como pelos potenciais de marca-passo no nó sinoatrial e condução através do nó atrioventricular. Todos os BCC inibem a corrente de cálcio do tipo L no músculo liso arterial em baixas concentrações e, portanto, dilatam as artérias coronárias.

Um efeito antianginoso importante é a vasodilatação coronariana e a prevenção de espasmo das artérias coronarianas. A redução da pós-carga dos BCC não DHP, assim como o efeito supressor no nó sinoatrial e no miocárdio, também contribuem para a atividade antianginosa.

Os CCB são um tratamento alternativo eficaz para a angina de peito. As preparações e doses usadas na angina são:

- Diltiazem (liberação rápida) 60-120 mg cada 6 horas. Todas as preparações de diltiazem são contraindicadas em bloqueio AV de 2º e 3º graus e disfunção sistólica do ventrículo esquerdo.
- Diltiazem (liberação lenta) 80-240 mg cada 12 horas.
- Diltiazem (ação prolongada) 120-420 mg cada 24 horas (240-360 mg é a dose mais eficaz).
- Verapamil (liberação rápida) 80-120 mg cada 8 horas. Contraindicado no bloqueio AV de segundo e terceiro graus e disfunção de VE. Constipação é um problema em idosos.
- Verapamil (liberação sustentada) 180-480 mg cada 24 horas.
- Di-hidropiridínicos: nifedipina (liberação lenta) 30-120 mg cada 24 horas. Evitar na estenose aórtica (aplicável a todas as di-hidropiridinas).
- Anlodipino 5-10 mg a cada 24 horas.
- Nisoldipina (ação prolongada) 20-40 mg a cada 24 horas.
- Felodipino 10-20 mg a cada 24 horas.

Eventos adversos observados foram observados com os ACC. Precauções devem ser tomadas na insuficiência cardíaca (fração de ejeção < 35%) e em pacientes com infarto do miocárdio prévio ou angina instável.

O edema periférico associado com os ACC é um efeito adverso relativamente comum, sendo menos frequente com o verapamil, e está relacionado com a redistribuição do fluido do espaço vascular dentro do interstício.

Por outro lado, o edema é menos comum quando o ACC di-hidropiridínico é dado com um inibidor da enzima conversora da angiotensina (IECA). Esse efeito relaciona-se provavelmente com a venodilatação induzida pelo IECA, que auxilia a remoção do fluido sequestrado no leito capilar pela dilatação arteriolar promovida pelo ACC.

POSSÍVEIS EFEITOS ADVERSOS DOS BLOQUEADORES DOS CANAIS DE CÁLCIO

Riscos

- Variam conforme o agente utilizado. Os principais incluem cefaleia, tontura, rubor facial, que são mais frequentes com di-hidropiridinas de ação curta, além de edema de extremidades e raramente hipertrofia gengival. Outros incluem náuseas, diarreia, obstipação, hipotensão ortostática, bradicardia.

Armadilha

- Piora da insuficiência cardíaca e em altas doses até parada cardíaca (verapamil e diltiazem).
- Principais interações medicamentosas dos antagonistas dos canais de cálcio: verapamil e diltiazem aumentam os níveis de digoxina.
- Bloqueadores de H2: aumentam os níveis dos antagonistas dos canais de cálcio.
- Ciclosporina: aumenta o nível de ciclosporina, à exceção de anlodipino e felodipino.
- Teofilina prazosina: níveis aumentados com verapamil.
- Moxonidina: hipotensão.

Complicações

- O verapamil e, em menor grau, o diltiazem podem reduzir a contratilidade e a condutibilidade do coração. Em consequência, são relativamente contraindicados a pacientes que estão tomando betabloqueadores e são contraindicados nos que possuem grave disfunção sistólica do ventrículo esquerdo, doença do nó sinusal e bloqueio atrioventricular de segundo ou terceiro graus.
- Os di-hidropiridínicos de ação curta são contraindicados na insuficiência cardíaca. Os di-hidropiridínicos de ação prolongada (como anlodipino e felodipino) são seguros quando administrados para anginosos ou hipertensos com insuficiência cardíaca.

Ivabradina

Atua por inibição das correntes iônicas If durante a despolarização da membrana celular, age especificamente no nó sinoatrial, reduzindo a FC em repouso e durante o exercício, tal qual os betabloqueadores, mas sem nenhum outro efeito no miocárdio ou na vasculatura sistêmica. Assim, não afeta os níveis pressóricos, a contratilidade miocárdica, a condução intracardíaca e a repolarização ventricular.

Sua ação bradicardizante prolonga a diástole, melhorando o fluxo sanguíneo coronariano. Atua tanto ao esforço como em repouso. Sua eficácia antianginosa tem sido demonstrada à semelhança de betabloqueador (atenolol) e dos bloqueadores dos canais de cálcio (anlodipino). O estudo BEAUTIFUL 20 demonstrou que a ivabradina reduz a ocorrência de infarto e a necessidade de revascularização em um subgrupo de pacientes com DAC associada à disfunção ventricular, particularmente os com FC em repouso igual ou superior a 70 bpm. Na população geral do estudo, incluindo indivíduos com menor FC em repouso, não ocorreu o mesmo benefício.

No estudo SIGNIFY de portadores de DAC sem insuficiência cardíaca o acréscimo de ivabradina ao tratamento habitual não trouxe benefícios. A ivabradina pode ser utilizada como alternativa em pacientes que não toleram betabloqueadores, naqueles com diabete, pois não interfere no metabolismo da glicose, e *principalmente* associada a betabloqueador naqueles que não reduzem a FC abaixo de 70; limitada à dose máxima de 7,5 mg 2 vezes ao dia, observando-se com cuidado a FC.

Indicações para ivabradina:

1. Em pacientes com angina estável sintomática em uso de betabloqueadores, ou associados a outros agentes antianginosos *(exceto com verapamil e diltiazem)*. Ex-

O QUE AS DIRETRIZES RECOMENDAM

- Cesar LA, Ferreira JF, Armaganijan D, Gowdak LH, Mansur AP, Bodanese LC, et al. Diretriz de Doença Coronária Estável. Arq Bras Cardiol 2014; 103(2Supl.2): 1-59.

- Cesar LA, Mansur AP, Ferreira JF. Resumo Executivo da Diretriz de Doença Coronária Estável. Arq Bras Cardiol 2015; 105(4):328-38. **Veja a seguir** Ⓐ

- Algoritmo para tratamento medicamentoso da angina estável com agentes antianginosos para alívio de sintomas e melhora na qualidade de vida. Detalhes, graus de recomendação e nível de evidência: ver texto ABC diretriz angina estável. **Veja a seguir** Ⓑ

- 2019 ESC Guidelines for the diagnosis and management of chronic coronary syndromes: The Task Force for the diagnosis and management of chronic coronary syndromes of the European Society of Cardiology (ESC). Eur Heart J. 2019;00:1-71. **Veja a seguir** Ⓒ

- American College of Cardiology Foundation, American Heart Association, American College of Physicians, American Association for Thoracic Surgery, Preventive Cardiovascular Nurses Association, Society for Cardiovascular Angiography and Interventions, Society for Thoracic Surgeons focused update of an earlier guideline for the diagnosis and management of patients with stable ischemic heart disease. J Am Coll Cardiol. 2014;64(18):1929.

- Greenland P, Alpert JS, Beller GA, Benjamin EJ, Budoff MJ, Fayad ZA, et al; American College of Cardiology Foundation, American Heart Association Task Force on Practice Guidelines. 2010 ACCF/AHA guideline for assessment of cardiovascular risk in asymptomatic adults: executive summary: a report of the American College of Cardiology Foundation/American Heart Association Task Force on Practice Guidelines. Circulation. 2010;122:2748-64.

- Antman EM, Anbe DT, Armstrong PW, et al. ACC/AHA guidelines for the management of patients with ST-elevation myocardial infarction – executive summary: a report of the American College of Cardiology/American Heart Association Task Force on Practice Guidelines (Writing Committee to Revise the 1999 guidelines for the management of patients with acute myocardial infarction). Circulation. 2004;110:588.

- Fihn SD, Blankenship JC, Alexander KP, et al. 2014 ACC/AHA/ AATS/PCNA/SCAI/STS focused update of the guideline for the diagnosis and management of patients with stable ischemic heart disease: a report of the American College of Cardiology, American Heart Association Task Force on Practice Guidelines, and the American Association for Thoracic Surgery, Preventive Cardiovascular Nurses Association, Society for Cardiovascular Angiography and Interventions, and Society of Thoracic Surgeons. J Am Coll Cardiol. 2014;64:192.

- Cosentino F, Grant PJ, Aboyans V, Bailey CJ, Ceriello A, Delgado V, et al. 2019 ESC Guidelines on diabetes, pre-diabetes, and cardiovascular diseases developed in collaboration with the EASD. Eur Heart J. 2020;41(2):255-323.

- Fihn SD, Gardin JM, Abrams J, et al. 2012 ACCF/AHA/ACP/ AATS/PCNA/SCAI/STS guideline for the diagnosis and management of patients with stable ischemic heart disease: a report of the American College of Cardiology Foundation/ American Heart Association task force on practice guidelines, and the American College of Physicians, American Association for Thoracic Surgery, Preventive Cardiovascular Nurses Association, Society for Cardiovascular Angiography and Interventions, and Society of Thoracic Surgeons. Circulation. 2012;126:e354.

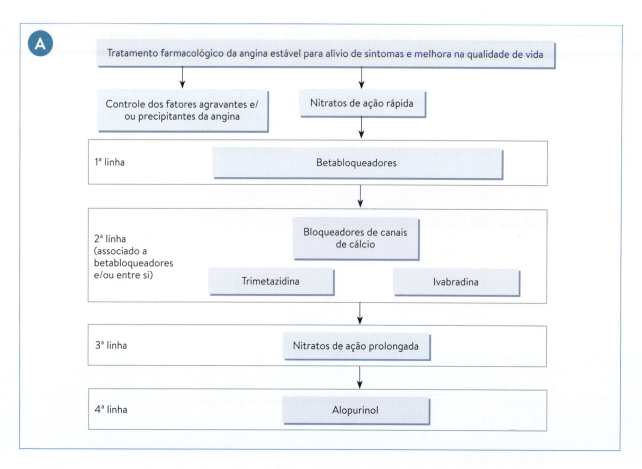

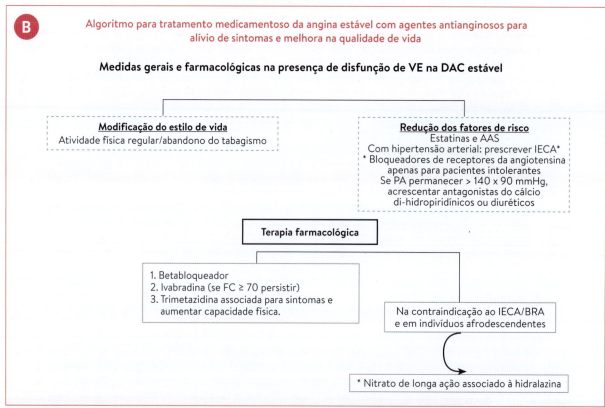

AAS: ácido acetilsalicílico; BRA: bloqueadores dos receptores de angiotensina; FC: frequência cardíaca; IECA: inibidores da enzima de conversão de angiotensina; PA: pressão arterial.

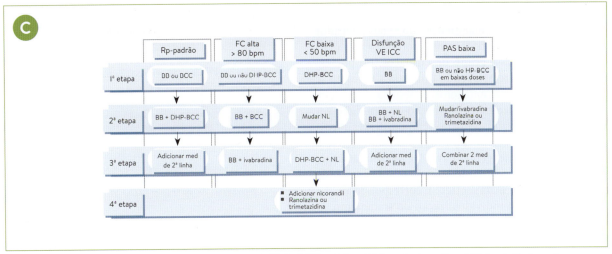

BB: betabloqueadores; BCC: bloqueadores dos canais de cálcio; DHP: di-hidropiridina; FC: frequência cardíaca; ICC: insuficiência cardíaca congestiva; NL: PAS: pressão arterial sistólica; VE: ventrículo esquerdo.

cepcionalmente, pode ser utilizada isoladamente. O grande benefício com seu uso ocorre na presença de insuficiência cardíaca de origem isquêmica, com benefícios na redução da internação hospitalar naqueles pacientes com FC > 70 bpm e com impacto em mortalidade naqueles pacientes com FC > 75 bpm, como demonstrado no estudo SHIFT. Grau de recomendação: IIa. Nível de evidência: B.

2. Em pacientes com angina estável sintomática, intolerantes ao uso de betabloqueadores, isoladamente ou associada a outros agentes antianginosos. Grau de recomendação: IIa. Nível de evidência: B.
3. Em pacientes com angina estável, disfunção de VE (FEVE < 40%) e FC ≥ 70 bpm, em terapia clínica otimizada. Grau de recomendação: I. Nível de evidência: B.

COMPLICAÇÕES

- Distúrbios visuais ocorreram em 14,8% dos pacientes recebendo 10 mg de ivabradina 2x/dia – sensações de pontos luminosos especialmente ao sair de ambiente escuro para claro que são reversíveis na maioria das vezes ao longo do tempo ou com a suspensão do uso do fármaco.
- Maior incidência de fibrilação ocorre especialmente com frequências cardíacas mais baixas, especialmente 50 bpm em repouso.

Nicorandil

Nicorandil é um éster de nicotinamida da porção nitrato e abridor de canais de potássio sensíveis a adenosina. Isso aumenta o fluxo sanguíneo coronariano, evita espasmo da artéria coronariana e produz vasodilatação arterial com redução da pressão arterial.

O medicamento foi aprovado para uso clínico no Japão e em muitos países europeus com base em pequenos ensaios clínicos randomizados em pacientes com angina estável e no resultado da IONA (*Impacto de Nicorandil em Angina*), realizado em pacientes com angina estável.

Foi um estudo de desfecho misto, principalmente pela ocorrência de angina instável sem efeito na mortalidade cardíaca. Esse fato, juntamente com resultados de estudos bem planejados controlados por placebo da Austrália e dos EUA que não confirmaram a eficácia antianginosa do nicorandil em comparação com o placebo, levou a empresa farmacêutica a decidir não submeter à Food and Drug Administration (FDA) a aprovação de nicorandil para tratar angina nos Estados Unidos.

Foi usado em outros países em vez de nitratos em combinação com betabloqueadores com algum sucesso, mas faltam estudos randomizados adequados para fazer uma recomendação por seu uso rotineiro no tratamento da angina.

COMENTÁRIO SOBRE AS DIRETRIZES

Independentemente de primeira ou segunda e eventualmente terceira linha de antianginosos, e independentemente de qualquer esquema, seja por etapas ou por linha inicial de indicação que se proponha, o que sempre está nos textos de forma pormenorizada, todavia "escondido", mas não está nos esquemas de tratamento em figuras, é que "a melhor estratégia depende da fisiopatologia presente em cada caso". Precisamos considerar a presença ou não de obstruções, da possibilidade de doença da microcirculação, ou vasoespasmo, ou tônus vasomotor aumentado. É esse conjunto que mais determina a escolha dos antianginosos. É verdade que muitos advogam a manutenção do betabloqueador como opção inicial do tratamento, porque se tem mais experiência com esse grupo de fármacos, ou por estar há muito mais tempo sendo utilizado. O mesmo se diga dos nitratos e dos antagonistas de canais de cálcio. Porém, "quando não há confirmação de benefício em morbidade e mortalidade para nenhum desses medicamentos até o momento", a proposição da estratégia de combinações inteligentes baseadas na fisiopatologia da angina e das doenças de base associadas em cada paciente faz muito mais sentido. E corresponde ao que conhecemos como individualização do tratamento. O Professor Roberto Ferrari e colaboradores propuseram essa ideia, tal como no tratamento da hipertensão, de pensar o tratamento com as associações possíveis e as desaconselhadas. Isso está explicitado no texto da recentemente publicada diretriz da Sociedade Europeia de Cardiologia (SCC). No caso da Diretriz brasileira de doença coronária crônica, de 2014, considerou-se o que há na literatura quanto a tratamento com possibilidade de trazer benefício ou malefício. Nesse caso, o dos nitratos orais disponíveis e em uso prolongado, há um único estudo demonstrando maior mortalidade com seu uso e um artigo extenso de revisão demonstrando os motivos para tal achado. Mas foi considerado também o betabloqueador como tratamento inicial em não havendo contraindicação.

SUGESTÕES DE LEITURA

1. Bhatt DL, Steg PG, Mehta SR, Leiter LA, Simon T, Fox K, et al. Ticagrelor in patients with diabetes and stable coronary artery disease with a history of previous percutaneous coronary intervention (THEMIS-PCI): a phase 3, placebo-controlled, randomised trial. Lancet. 2019;394(10204):1169-80.
2. Eikelboom JW, Connolly SJ, Bosch J, Dagenais GR, Hart RG, Shestakovska O, et al. Rivaroxaban with or without aspirin in stable cardiovascular disease. N Engl J Med. 2017;377(14):1319-30.
3. Maron DJ, Hochman JS, Reynolds HR, Bangalore S, O'Brien SM, Boden WE, et al.; ISCHEMIA Research Group. Initial invasive or conservative strategy for stable coronary disease. For the Ischemia Research Group. N Engl J Med. 2020;382:1395-407.
4. Rosenstock J, Perkovic V, Johansen OE, Cooper ME, Kahn SE, Marx N, et al. Effect of linagliptin vs placebo on major cardiovascular events in adults with type 2 diabetes and high cardiovascular and renal risk: The CARMELINA Randomized Clinical Trial. JAMA. 2019;321(1):69-79.
5. Zelniker TA, Wiviott SD, Raz I, Im K, Goodrich EL, Furtado RHM, et al. Comparison of the effects of glucagon-like peptide receptor agonists and sodium-glucose cotransporter 2 inhibitors for prevention of major adverse cardiovascular and renal outcomes in type 2 diabetes mellitus. Circulation. 2019;139(17):2022-31.

NOTA DOS EDITORES

Este capítulo possui referências bibliográficas adicionais, recomendadas pelos autores, na plataforma digital complementar do livro. Por motivos de compactação, somente algumas delas estão aqui contempladas.

Utilize o QR code abaixo para ter acesso a esse conteúdo:

26
Tratamento intervencionista em pacientes com cardiopatia isquêmica estável

Rogério Eduardo Gomes Sarmento-Leite
André Luiz Langer Manica
Fábio Sândoli de Brito Junior*

DESTAQUES

- A intervenção coronariana percutânea apresenta-se como principal estratégia de revascularização miocárdica em pacientes com doença arterial coronariana estável, sobretudo naqueles que permanecem sintomáticos apesar da terapia medicamentosa otimizada.

- Os resultados dos estudos em relação ao benefício ou não na terapêutica invasiva ao tratamento medicamentoso otimizado são aqui descritos detalhadamente.

- Em se tratando de uma doença com múltiplas facetas, a melhor abordagem terapêutica sempre será a customizada e adequada ao perfil e às características clínicas e anatômicas de cada paciente.

INTRODUÇÃO

A angioplastia coronariana com implante de *stent* tem evoluído significativamente ao longo das últimas décadas. O desenvolvimento e a melhora dos materiais e dispositivos determinaram importante incremento na segurança e no sucesso dos procedimentos em curto e longo prazos. Dados do American College of Cardiology (ACC) demonstram elevada taxa de sucesso (maior de 96%), definida como ausência de morte, infarto agudo do miocárdio e necessidade de revascularização de urgência, em pacientes submetidos à angioplastia com implante de *stent*. Dispositivos eluidores de fármacos de segunda e terceira geração apresentam taxas de reestenose de aproximadamente 5%, em um período de acompanhamento médio de 5 anos, o que determina o sucesso da revascularização a longo prazo.

Em diversos cenários clínicos e anatômicos, a indicação da angioplastia permanece controversa e ainda carece de maior robustez das evidências clínicas disponíveis.

Atualmente, a intervenção coronariana percutânea apresenta-se principalmente como principal estratégia de revascularização miocárdica em pacientes com doença arterial coronariana estável, sobretudo naqueles que permanecem sintomáticos apesar da terapia medicamentosa otimizada.

TRATAMENTO INTERVENCIONISTA VS. TRATAMENTO MEDICAMENTOSO

Muitos dos estudos comparativos entre o tratamento medicamentoso e a angioplastia coronariana com implante de *stent* apresentam grande relevância clínica, mas têm

---

* Os autores agradecem a estimada colaboração do Dr. Guilherme Bratz na elaboração deste conteúdo.

aplicabilidade limitada, pois avaliaram *stents* de gerações iniciais e regimes de tratamentos farmacológicos não otimizados, além de contar com um número reduzido de pacientes.

Diante do contexto de doença arterial coronariana estável, a maior parte das evidências disponíveis demonstra que a intervenção coronariana percutânea promove melhor controle da angina, aumento na capacidade e tolerância à realização de exercícios e melhora da qualidade de vida em comparação com o tratamento farmacológico isolado. Entretanto, ainda não se havia demonstrado redução de mortalidade ou da incidência de infarto agudo do miocárdio em pacientes com doença arterial coronariana estável.

Um dos principais estudos com estratégia de revascularização miocárdica nesse cenário, o COURAGE, randomizou 2.287 pacientes com lesões coronarianas ≥ 80% e sintomáticos ou lesões ≥ 70% com evidências de isquemia por algum método para receber tratamento medicamentoso otimizado associado à angioplastia *vs.* tratamento medicamentoso otimizado isolado. Após um período médio de acompanhamento de 4,6 anos, evidenciou-se que morte ou infarto agudo do miocárdio (IAM) ocorreram com a mesma frequência em ambos os grupos. Todavia, foi demonstrado que os pacientes submetidos à angioplastia apresentaram menor frequência e recorrência de angina nos primeiros 3 anos de acompanhamento. Somado a isso, no grupo em tratamento medicamentoso, 16,5% dos pacientes necessitaram de revascularização no primeiro ano de acompanhamento e outros 16,1% dos pacientes realizaram *cross-over* para o grupo intervenção com necessidade de revascularização entre o primeiro e o sétimo ano, corroborando os achados de redução de sintomas e melhora da qualidade de vida com a abordagem invasiva.

Com o intuito de avaliar pacientes diabéticos que apresentam maior risco de eventos cardiovasculares e que por muitas vezes se apresentam sem sintomas ou com sintomatologia atípica, foi desenvolvido o estudo BARI-2D. Foram randomizados 2.368 pacientes para comparação de revascularização miocárdica *vs.* tratamento clínico otimizado. Em relação ao total, 17% dos pacientes eram assintomáticos, 21,4% não tinham angina (interpretado como equivalente anginoso), 8,6% tinham angina classe III ou IV e apenas 9,5% apresentavam quadro de angina instável. A despeito do maior risco cardiovascular, os resultados não evidenciaram redução de mortalidade com a abordagem invasiva. A sobrevida livre de eventos foi de 88,3% dos pacientes no grupo revascularização e 87,8% no grupo de tratamento medicamentoso (*p* = 0,97) em um período médio de acompanhamento de 5,3 anos. Deve-se levar em consideração, porém, que a maioria dos indivíduos tratados recebeu *stents* eluidores de fármacos de primeira geração. Estes contavam com a adição de polímeros duráveis, que sabidamente determinam maior

risco de trombose, devido à incapacidade de reendotelização a longo prazo, e à eluição de drogas (paclitaxel) com menor capacidade de redução da proliferação neointimal.

Uma das hipóteses levantadas nessa época era de que havia a necessidade de avaliação funcional das lesões diagnosticadas pelo cateterismo cardíaco. A estratificação invasiva puramente anatômica apresenta significativa limitação na identificação da gravidade das obstruções coronarianas. A avaliação funcional da gravidade das lesões realizada pelos métodos invasivos de avaliação do fluxo e pressão coronariana por métodos de hiperemia (FFR) e repouso (iFR) é considerada, hoje, o melhor balizador para indicação de revascularização percutânea. Nesse contexto, a indicação de revascularização guiada por fisiologia invasiva associada ao tratamento medicamentoso otimizado foi avaliada no estudo FAME-2. Os pacientes com uma ou mais lesões estenóticas ≥ 50%, nas quais foi identificado FFR ≤ 0,8, foram randomizados para receber angioplastia associada a tratamento medicamentoso otimizado ou tratamento medicamentoso otimizado isolado. O objetivo inicial era avaliar o desfecho primário composto de morte por qualquer causa, IAM ou necessidade urgente de revascularização em um grupo de 1.632 pacientes com um acompanhamento mínimo de 2 anos. Contudo, nos primeiros 7 meses de randomização e com um total de 1.220 pacientes incluídos, esse estudo foi encerrado por evidenciar uma importante redução (68%) no risco relativo (RR) de ocorrência do desfecho primário para os pacientes submetidos à angioplastia (p < 0,001). Esses achados foram primordialmente baseados na significativa diminuição de eventos de revascularização de urgência, nos quais pelo menos 50% dos indivíduos se apresentaram com infarto agudo do miocárdio ou angina instável de alto risco. Com base nesses achados, as diretrizes atuais recomendam o uso seletivo de tal ferramenta para guiar angioplastia de lesões estenóticas moderadas com obstruções luminais entre 50-80%.

Muitos trabalhos sugerem benefício na realização de procedimento invasivo com vistas à redução de sintomas. Porém, da mesma maneira que outras intervenções terapêuticas, os procedimentos intervencionistas podem apresentar o conhecido efeito placebo, podendo vir a impactar nos resultados demonstrados. Não havia, até o momento, nenhum ensaio clínico com um grupo controle "cegado" para o braço intervenção e que neutralizasse o peso do viés desse efeito sobre os resultados obtidos. Foi então desenvolvido o estudo ORBITA.

Este foi, até o momento, o primeiro e único estudo comparativo com um grupo submetido à terapia medicamentosa otimizada associada à angioplastia e um grupo controle com terapia medicamentosa otimizada associada à realização de uma simulação de angioplastia coronariana. Incluindo um total de 200 pacientes, os pesquisadores visaram reduzir o "efeito placebo" do procedimento invasivo ao submeter os pacientes do grupo controle a um procedimento "cego" de cateterismo, mas sem a realização de revascularização com implante de *stents*. O objetivo primário foi a avaliação do incremento no tempo de exercício entre os grupos testados. Apesar dos diversos vieses relacionados à metodologia e das críticas sofridas em relação ao objetivo primário (avaliação do tempo de exercício e não especificamente angina), o resultado sugeriu não haver benefício em associar a terapêutica invasiva ao tratamento medicamentoso otimizado. Interessante, entretanto, observar que, ao final do período de observação, 85% dos pacientes no grupo placebo realizaram *crossover* para o grupo intervenção por necessidade de revascularização miocárdica percutânea. Outra consideração importante se deve ao fato de que os pacientes foram clinicamente acompanhados de forma intensa e frequente, com consultas realizadas por telefone até três vezes por semana, o que é muito diferente do verificado na prática clínica de mundo real. Outro aspecto que deve ser salientado é que o tratamento clínico otimizado, com a utilização de múltiplos fármacos, é difícil de ser reproduzido em nível ambulatorial em longo prazo, uma vez que eles determinam inúmeros paraefeitos durante o acompanhamento clínico, além das questões socioeconômicas envolvidas.

Apesar de todos esses achados, persistia ainda a dúvida em relação ao benefício do tratamento intervencionista em pacientes com evidência de isquemia grave e comprometimento multiarterial. Esse grupo de pacientes geralmente sempre foi excluído dos grandes estudos devido ao alto risco cardiovascular e maiores dificuldades de inclusão e randomização. Nesse contexto, foi publicado recentemente o estudo ISCHEMIA. Financiado pelo National Heart, Lung and Blood Institute (NHLBI), foi desenhado para testar a hipótese de que o uso de uma estratégia invasiva de rotina, com cateterismo cardíaco, seguido de revascularização (angioplastia coronariana percutânea ou cirurgia de revascularização miocárdica) associada a tratamento clínico medicamentoso, seria superior à estratégia conservadora em pacientes com isquemia miocárdica considerada moderada a grave em testes não invasivos. Esse foi, até o momento, o maior ensaio clínico comparando estratégias alternativas de tratamento em pacientes com doença coronariana estável, com um total de 5.179 pacientes de 320 centros arrolados em 37 países. É importante salientar que todos os pacientes foram submetidos a tomografia de coronária para confirmação da presença de doença aterosclerótica coronariana, e que houve exclusão dos indivíduos com lesões graves envolvendo o tronco da coronária esquerda.

Entretanto, durante a realização do estudo, em razão da menor incidência que a esperada para desfechos inicialmente propostos (morte cardiovascular e infarto agudo do miocárdio), houve uma redução do poder estatístico do *trial* e necessidade de adição de três novos desfechos: hospitalização por angina instável, internação por insuficiência cardíaca ou parada cardíaca ressuscitada. Além disso, foram também incluídos pacientes baseados exclusivamente nos achados de isquemia em testes de esforço em esteira rolante. Método este que hoje não é recomendado como boa ferramenta para avaliação de isquemia. Ao final, observou-se não haver diferença estatística significativa entre as estratégias invasivas e de tratamento conservador em relação ao desenvolvimento do desfecho primário em um período de 4 anos de acompanhamento. Todavia, é importante salientar que, assim como estudos previamente realizados, por exemplo o COURAGE, ocorreu um *crossover* de aproximadamente 20% dos indivíduos inicialmente alocados no grupo do tratamento clínico otimizado, nos quais foi necessária a realização de procedimentos de revascularização. Além disso, durante o acompanhamento foi observada maior taxa de morte cardiovascular e infarto agudo do miocárdio no grupo conservador quando comparado ao grupo submetido à estratégia invasiva, 18,2% *vs.* 16.4% respectivamente (*hazard ratio* –1,8, IC 95%, –4,7-1), sugerindo que o estudo possa ter sido suspenso precocemente antes de evidenciar benefício para o grupo intervenção. Outros aspectos importantes que devem ser avaliados é o fato de ter excluído pacientes de maior risco, como aqueles que apresentavam lesões no tronco da coronária esquerda, disfunção ventricular e sintomáticos refratários ao tratamento clínico. Em relação à avaliação de qualidade de vida, faz-se necessário ressaltar que aproximadamente 30% dos indivíduos alocados no estudo não apresentavam sintomas, o que mais uma vez dificulta a avaliação da comparação das estratégias propostas. Além disso, não foi definida uma relação entre a gravidade da isquemia e mortalidade, mas houve associação entre a gravidade da isquemia e o risco de IAM. Por outro lado, quando analisada a extensão e gravidade da doença aterosclerótica pelos achados da angiotomografia (escore de Duke), houve forte associação, sugerindo aumento do risco de morte e IAM.

CONCLUSÕES

A doença arterial coronariana crônica é uma doença muito prevalente, mas com baixa frequência de eventos cardiovasculares maiores. Inúmeros estudos com diferentes metodologias e poder estatístico têm sido realizados na busca da melhor alternativa de tratamento. A despeito disso, ainda persistem dúvidas em relação à estratégia preferencial. Indubitavelmente, as decisões devem ser baseadas nas melhores evidências disponíveis e considerando as individualidades e características clínicas e anatômicas de cada paciente.

Diante das informações existentes, fica claro que o tratamento medicamentoso otimizado, com o devido controle dos fatores de risco, desempenha papel fundamental e determinante no prognóstico dos pacientes com doença arterial coronariana. A estratégia invasiva consiste em uma alternativa segura e eficaz, especialmente naqueles indivíduos refratários ao tratamento clínico ou nos quais se observa maior risco para desenvolvimento de eventos cardiovasculares como aqueles com grandes áreas de miocárdio envolvidas, descontrole dos fatores de risco e quando as metas de otimização dos parâmetros clínicos e laboratoriais não são alcançadas. Nesse contexto, podem-se incluir os pacientes com disfunção ventricular, presença de lesões graves no tronco da coronária esquerda ou em segmentos proximais de grandes vasos epicárdicos, presença de grande carga aterosclerótica e indivíduos nos quais existe a possibilidade de realização de revascularização completa.

É importante salientar que em todos esses cenários sugere-se a identificação da presença da doença aterosclerótica, seja por meio de exames de imagem não invasivos que avaliem perfusão ou anatomia, seja por meio de uma cineangiocoronariografia preferencialmente associada à fisiologia.

Apesar de o termo angina ter sido descrito há mais de 200 anos, o completo entendimento dessa síndrome ainda apresenta lacunas. Suas causas, mecanismos fisiopatológicos, manifestações, evolução e prognóstico nem sempre obedecem a um padrão único de apresentação. Com certeza, a melhor abordagem terapêutica deverá ser, idealmente, sempre customizada e adequada ao perfil e às características clínicas e anatômicas de cada paciente.

O QUE AS DIRETRIZES RECOMENDAM

- Fihn SD, Blankenship JC, Alexander KP, Bittl JA, Byrne JG, Fletcher BJ, et al. ACC/AHA/AATS/PCNA/SCAI/STS focused update 2014 ACC/AHA/AATS/PCNA/SCAI/STS focused update of the guideline for the diagnosis and management of patients with stable the American College of Cardiology. Circulation. 2014;130:1749-67.

- Knuuti J, Wijns W, Achenbach S, Agewall S, Barbato E, Bax JJ, et al. 2019 ESC guidelines for the diagnosis and management of chronic coronary syndromes. Eur Heart J. 2020;41(3):407-77.

 ## SUGESTÕES DE LEITURA

1. Al-Lamee R, Thompson D, Dehbi HM, Sen S, Tang K, Davies J, et al. Percutaneous coronary intervention in stable angina (ORBITA): a double-blind, randomised controlled trial. Lancet. 2018;391(10115):31-40.
2. Antman EM, Braunwald E. Managing stable ischemic heart disease. N Engl J Med. 2020;1-2.
3. Bangalore S, Maron DJ, O'Brien SM, Fleg JL, Kretov EI, Briguori C, et al. Management of coronary disease in patients with advanced kidney disease (ISCHEMIA-CKD). N Engl J Med. 2020;382(17):1608-18.
4. Maron DJ, Hochman JS, Reynolds HR, Bangalore S, O'Brien SM, Boden WE, et al. Initial invasive or conservative strategy for stable coronary disease (ISCHEMIA). N Engl J Med. 2020;382(15):1395-407.
5. Maron DJ, Kostuk WJ, Knudtson M, Dada M, Casperson P, Ph D, et al. Optimal medical therapy with or without PCI for stable coronary disease (COURAGE). N Engl J Med. 2007;356(15):1503-16.
6. Raymond E, Pisano E, Gatsonis C, Boineau R, Domanski M, Troutman C, et al. A randomized trial of therapies for type 2 diabetes and coronary artery disease (BARI 2D). N Engl J Med. 2009;360(24):2503-15.
7. Spertus JA, Jones PG, Maron DJ, O'Brien SM, Reynolds HR, Rosenberg Y, et al. Health-status outcomes with invasive or conservative care in coronary disease. N Engl J Med. 2020;1-12.
8. Xaplanteris P, Fournier S, Pijls NHJ, Fearon WF, Barbato E, Tonino PAL, et al. Five-year outcomes with PCI guided by fractional flow reserve (FAME 2). N Engl J Med. 2018;379(3):250-9.

27
Revascularização cirúrgica do miocárdio

Walter José Gomes
Fabio Biscegli Jatene

DESTAQUES

- O principal mecanismo de morte na doença arterial coronariana (DAC) é a produção do infarto agudo do miocárdio.
- O tratamento da DAC objetiva diminuir o risco de infarto do miocárdio (IM) e morte, além da redução do sintoma anginoso.
- A cirurgia de revascularização miocárdica é o único método de tratamento que reduz os desfechos de IM e morte em pacientes com DAC de mais alto risco, como demonstrado por estudos randomizados controlados, comparado com outras terapias.
- Os maiores benefícios da CRM são observados em pacientes com lesões de 2 e 3 artérias coronárias, diabéticos, com disfunção ventricular esquerda, lesão de tronco de artéria coronária esquerda e insuficiência renal.
- A CRM é o método de tratamento mais eficaz para o alívio anginoso em pacientes com DAC avançada.

INTRODUÇÃO

Evidências recentes e robustas consolidaram a cirurgia de revascularização do miocárdio (CRM) como o procedimento mais eficaz no tratamento de pacientes com doença arterial coronariana (DAC) aterosclerótica avançada, em virtude de sua maior eficácia na redução em longo prazo do risco de infarto do miocárdio (IM) e morte dos pacientes, assim como no alívio dos sintomas anginosos, em comparação com outras terapias.

A solidificação do efeito da CRM foi confirmada com as publicações dos estudos ISCHEMIA e ISCHEMIA-CKD, que ratificaram os achados anteriores dos estudos COURAGE, BARI 2-D e MASS II, demonstrando que o conceito de isquemia miocárdica crônica (IMC) grave como fator prognóstico de resultados na DAC não mais se sustenta. Durante décadas, a DAC foi tratada com base no conceito de que as artérias coronárias com obstruções importantes e causando limitação de fluxo sanguíneo conduziam a IMC, que era o principal fator causal da morte.

FISIOPATOLOGIA DA DOENÇA ARTERIAL CORONARIANA

Além das evidências científicas, a explicação para os resultados e as subsequentes recomendações para o tratamento da DAC obstrutiva devem basear-se também na compreensão do mecanismo fisiopatológico, que há muito tem sido negligenciada e atualmente foi reforçada pelos achados dos estudos ISCHEMIA e ISCHEMIA-CKD.

A DAC é causada pela aterosclerose, uma doença inflamatória crônica sistêmica de etiologia multifatorial. O evento crítico inicial na gênese da aterosclerose é a lesão endotelial, com diminuição da produção de óxido nítrico e liberação de mediadores pró-inflamatórios como as citocinas, conduzindo à formação da placa ateromatosa na artéria coronária.

Por mais de meio século, médicos em todo o mundo foram treinados a tratar a DAC com base no conceito de que as artérias coronárias com placas ateroscleróticas obstrutivas limitavam o fluxo sanguíneo coronariano e induziam IMC, sendo o principal fator causal da morte. Uma visão dogmática da cardiopatia isquêmica crônica centrada na crença de que as placas ateroscleróticas cresceriam continuamente nas artérias coronárias até ocluir totalmente o fluxo sanguíneo.

O evento coronariano agudo não se deve primordialmente à oclusão da placa no local da estenose grave, como visto na cinecoronariografia convencional, mas é causado pela ruptura ou erosão de uma placa aterosclerótica coronária, mais frequentemente com estenose leve a moderada (a placa instável ou vulnerável), comumente localizada longe da placa estável. Portanto, o principal mecanismo de morte na DAC não é mais atribuído à placa estável (a estenose > 50%) ocasionando isquemia, mas sim ao IM, causado pela ruptura de uma placa instável com formação de trombose intracoronariana.

A IMC parece ser mais um marcador da carga aterosclerótica coronariana, enquanto a aterosclerose avançada apresenta risco aumentado de produção de IM e morte porque as lesões estenóticas graves estão associadas a um número maior de placas instáveis. Essas placas acometem mais o segmento proximal da artéria coronária, deixando em menor risco o terço médio e distal, regiões onde normalmente a anastomose do enxerto coronariano na CRM é realizada, portanto protegendo o miocárdio das consequências das síndromes coronarianas agudas (SCA).

TRATAMENTO DO PACIENTE COM DOENÇA ARTERIAL CORONARIANA AVANÇADA

O tratamento do paciente com DAC objetiva reduzir o risco de IM, com consequente diminuição do risco de insuficiência cardíaca e morte, assim como reduzir angina e melhorar a capacidade física. A CRM é capaz de proteger o miocárdio contra a lesão estenótica coronariana grave existente e as futuras lesões culpadas, ou seja, as placas instáveis que se romperão e provocarão IM, enquanto a intervenção coronariana percutânea (ICP) trata apenas a lesão estável e deixa as placas instáveis que produzirão os futuros eventos sem tratamento. Essa propriedade e capacidade da CRM é demonstrada em várias situações da doença aterosclerótica avançada, nas quais os estudos randomizados controlados robustos e com acompanhamento de longo prazo trouxeram evidências que permitem, atualmente, guiar com segurança as condutas clínicas.

PACIENTES COM LESÃO DE 2 OU 3 ARTÉRIAS CORONÁRIAS E ESCORE SYNTAX > 22

O estudo SYNTAX, o maior e mais bem estruturado já realizado neste campo, incluiu pacientes com lesão triarterial ou lesão de tronco de artéria coronária esquerda (TCE), randomizados para CRM ou ICP. Avaliados pelo escore SYNTAX (uma medida da extensão e complexidade da DAC), os pacientes submetidos à CRM, em comparação com os tratados com ICP, tiveram uma incidência menor do desfecho composto (morte, IM, acidente vascular cerebral [AVC] ou revascularização repetida), menor taxa de IM e morte cardiovascular e uma taxa semelhante de morte e AVC. Na análise do subgrupo, pacientes com doença de 3 vasos, o estudo SYNTAX mostrou benefício de sobrevida com a CRM em comparação com a ICP. Em pacientes com DAC menos complexa (escore SYNTAX ≤ 22), a ICP não foi inferior à CRM. Em pacientes com DAC complexa (escore SYNTAX ≥ 23), a CRM foi superior à ICP.

No acompanhamento de 10 anos dos pacientes do estudo SYNTAX, a CRM proporcionou benefício significativo de sobrevida em pacientes com doença triarterial. A morte por todas as causas ocorreu em 28% dos pacientes após ICP em comparação com 21% após CRM. A Figura 1 mostra como as curvas de sobrevida para os dois métodos de tratamento se abrem com o passar do tempo,

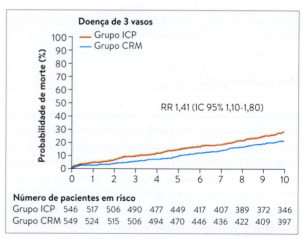

FIGURA 1 Curvas de sobrevida em longo prazo do estudo SYNTAX, mostrando como elas se abrem com o passar do tempo, denotando o poder protetor da CRM contra o infarto do miocárdio e consequente morte em longo prazo.

CRM: cirurgia de revascularização miocárdica; ICP: intervenção coronariana percutânea; RR: risco relativo.

Fonte: adaptada de Thuijs et al., 2019.

reforçando o poder protetor da CRM contra o IM e consequente morte em longo prazo.

PACIENTES DIABÉTICOS

Pacientes com DAC e diabete têm aumento do risco cardiovascular em comparação com os não diabéticos, e obtêm um benefício de sobrevida maior com a CRM quando comparado com ICP ou tratamento clínico otimizado. Os pacientes com diabete têm aterosclerose coronariana mais extensa e difusa, com mais placas instáveis acometendo todos os segmentos, inclusive médio e distal da artéria coronária.

No paciente diabético, as placas ateroscleróticas são mais prevalentes na artéria descendente anterior (ADA), que é a artéria coronária mais importante do coração, irrigando mais de 40% da massa miocárdica do ventrículo esquerdo. Essas múltiplas placas coronárias em pacientes diabéticos estão relacionadas ao aumento do risco de SCA. A anastomose do enxerto da artéria torácica interna esquerda na ADA diminui o risco de IM e morte nesses pacientes.

O tratamento do paciente com DAC e diabete foi avaliado em estudos randomizados controlados, sendo os importantes o BARI 2-D e o FREEDOM. No estudo FREEDOM, pacientes com diabete e DAC multiarterial foram randomizados para CRM ou ICP. Com 5 anos de acompanhamento, os pacientes do grupo da CRM tiveram incidências mais baixas do desfecho composto primário (da morte, IM ou AVC) e da mortalidade geral, mas uma taxa mais alta de AVC (5,2 vs. 2,4%) em comparação com os pacientes submetidos a ICP. A reavaliação dos resultados do estudo FREEDOM em mais longo prazo (média de 7,5 anos) mostrou que a CRM proporcionou menor mortalidade por todas as causas quando comparada com a ICP (Figura 2). As curvas de sobrevida em longo prazo continuam a divergir com o tempo, com o poder protetor da CRM.

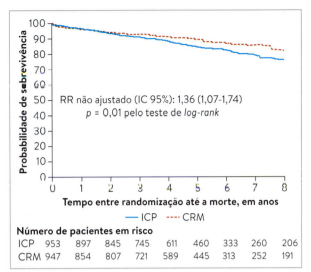

FIGURA 2 Resultados do estudo FREEDOM em longo prazo (média de 7,5 anos) mostrando que a revascularização miocárdica com a CRM conduziu a menor mortalidade por todas as causas quando comparada com a ICP. As curvas de sobrevida em longo prazo continuam a divergir com o tempo, com o poder protetor da CRM.

CRM: cirurgia de revascularização miocárdica; IC: intervalo de confiança, ICP: intervenção coronariana percutânea, RR: risco relativo.

Fonte: adaptada de Farkouh et al., 2019.

teve menor taxa de morte por todas as causas e também de morte cardiovascular (Figura 3), quando comparado com aqueles que receberam tratamento clínico otimizado apenas. A CRM reduziu significativamente as mortes súbitas, e esse efeito pode estar relacionado ao impacto benéfico na progressão da insuficiência cardíaca (IC).

A IC geralmente ocorre por um IM e está relacionada com a extensão do evento, o território envolvido e o desenvolvimento de insuficiência mitral. O estado de inflamação sistêmica elevada que ocorre na IC propicia maior desestabilização das placas ateromatosas, com risco aumentado de IM e morte.

PACIENTES COM DISFUNÇÃO VENTRICULAR ESQUERDA

A eficácia do tratamento da DAC em pacientes com disfunção ventricular esquerda foi investigada no estudo STICH, que comparou a associação da CRM vs. tratamento clínico otimizado. No acompanhamento de 5 anos, houve benefício significativo nos desfechos secundários no grupo cirúrgico, com redução de morte cardiovascular, e do desfecho composto de mortalidade por todas as causas ou hospitalização. Nessa análise, a CRM não reduziu o desfecho primário de mortalidade por todas as causas. No acompanhamento de 10 anos, o grupo de pacientes submetidos à CRM (associada à terapia médica)

LESÃO DE TRONCO DE ARTÉRIA CORONÁRIA ESQUERDA

O estudo SYNTAX foi decisivo para avaliar a eficácia das terapêuticas de CRM e ICP na lesão de tronco de artéria coronária esquerda (LTACE). As evidências derivadas do estudo mostraram benefícios definitivos em favor do tratamento cirúrgico em pacientes com LTACE de alto risco (escore SYNTAX > 32), conferindo recomendação classe I para cirurgia e classe III para ICP na diretriz da Sociedade Europeia de Cardiologia. No entanto, pacientes com escore SYNTAX < 32 (risco baixo e intermediário) poderiam ter resultados semelhantes em longo prazo com ambas as intervenções, já que não houve diferença estatística, mas o

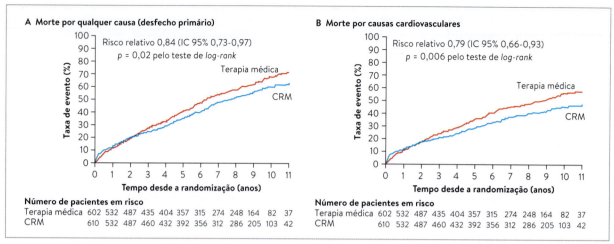

FIGURA 3 Resultados do estudo STICH com 10 anos de acompanhamento. As curvas para os eventos de morte por qualquer causa (A) e por causas cardiovasculares (B) tornam a CRM o procedimento mais efetivo para melhora dos resultados. E, com o passar dos anos, o efeito protetor se acentua.

CRM: cirurgia de revascularização miocárdica; IC: intervalo de confiança; RR: risco relativo.

estudo não teve poder estatístico para definitivamente resolver esse aspecto. Houve necessidade de realizar estudos específicos, que foram o NOBLE e o EXCEL.

O estudo NOBLE envolveu pacientes com LTACE, e o desfecho primário foi um composto dos principais eventos adversos cardíacos e cerebrovasculares (MACCE; morte por qualquer causa, IM, nova revascularização e AVC). A mortalidade por todas as causas foi semelhante após os dois procedimentos, 9% com ICP *vs.* 9% após CRM. O acompanhamento de 5 anos do estudo NOBLE mostrou que as incidências de MACCE foram de 28% para ICP e de 19% para CRM, excedendo o limite de não inferioridade, e concluiu que a CRM foi melhor que a ICP nesses pacientes (Figura 4).

O estudo EXCEL, por outro lado, concluiu que não foi encontrada diferença significativa entre ICP e CRM em relação aos resultados do desfecho composto (morte, AVC ou IM) aos 5 anos, entretanto esse estudo está sob revisão por uma comissão independente por suspeita de erro. A mortalidade por todas as causas favoreceu significativamente a CRM aos 5 anos e está se acelerando em favor da cirurgia, pois as curvas de sobrevida continuam a divergir ao longo do tempo (Figura 5).

Do ponto de vista fisiopatológico, a LTACE não pode ser considerada uma entidade separada dentro do espectro da DAC. Como o principal mecanismo de morte na DAC não pode mais ser atribuído à placa estável (a lesão de tronco), mas ao IM, as lesões instáveis distribuídas

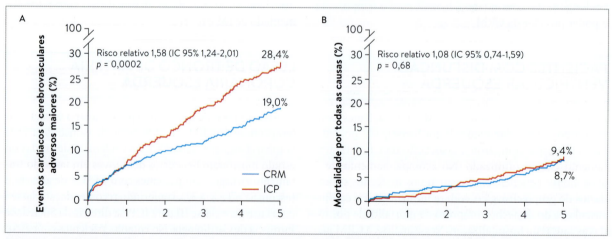

FIGURA 4 A: Eventos adversos cardíacos e cerebrovasculares. B: Mortalidade por todas as causas no acompanhamento de 5 anos do estudo NOBLE.

CRM: cirurgia de revascularização miocárdica; ICP: intervenção coronariana percutânea.

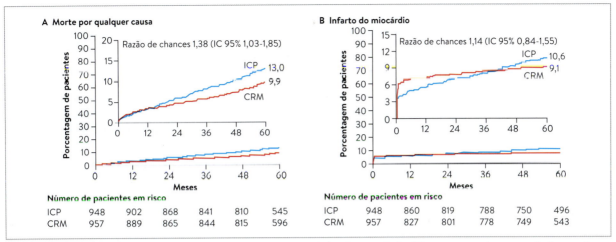

FIGURA 5 Mortalidade por todas as causas (A) e incidência de infarto do miocárdio (B) no acompanhamento de 5 anos do estudo EXCEL. Note como as curvas de sobrevida para ambos os grupos estão se separando com o tempo, favorecendo a CRM.
CRM: cirurgia de revascularização miocárdica; IC: intervalo de confiança; ICP: intervenção coronariana percutânea.

em toda a circulação coronariana são as causadoras dos eventos adversos, IM e morte no paciente com LTACE. A CRM, realizando os enxertos distais nas artérias coronárias, protege contra esses eventos e melhora a sobrevida em 5 anos, como demonstrado no estudo EXCEL. A Figura 6 mostra a incidência em longo prazo de infarto do miocárdio nos recentes estudos comparando CRM e ICP, reforçando como a CRM é protetora contra o desfecho de IM na DAC.

PACIENTES COM DOENÇA RENAL CRÔNICA

O ISCHEMIA-CKD foi o primeiro estudo importante que avaliou pacientes com doença renal crônica (DRC)

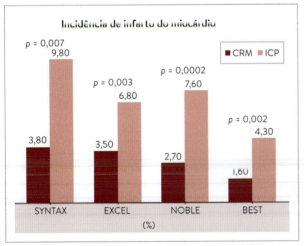

FIGURA 6 Incidência em longo prazo de infarto do miocárdio nos recentes estudos comparando CRM e ICP.
CRM: cirurgia de revascularização do miocárdio; ICP: intervenção coronariana percutânea.

avançada e isquemia moderada ou grave comparando a estratégia invasiva inicial com realização de angiografia coronariana e revascularização (se apropriado) adicionada à terapia médica ou uma estratégia conservadora inicial que consistiu apenas em terapia médica e angiografia reservada para aqueles em que a terapia médica falhou. O desfecho primário foi um composto de morte ou IM não fatal, e o desfecho secundário foi um composto de morte, IM não fatal ou hospitalização por angina instável, IC ou parada cardíaca ressuscitada. Na estratégia invasiva, 85% dos pacientes foram submetidos a ICP e 15% a CRM. No acompanhamento médio de 2,2 anos, a estratégia invasiva não demonstrou risco reduzido dos desfechos clínicos em comparação com a estratégia conservadora.

Em uma análise recente, pacientes com DRC do registro de Ontário, no Canadá, a CRM foi associada a melhor sobrevida quando comparada a ICP usando *stents* farmacológicos. Nos resultados de 5 anos de acompanhamento da coorte de pacientes com DRC em diálise do registro CREDO-Kyoto, no Japão, a CRM foi associada a menor risco de morte cardíaca, IM e revascularização repetida, em comparação com ICP usando *stent* convencional ou *stent* farmacológico de 1ª geração, embora não tenha havido diferença na morte por todas as causas entre os dois grupos.

Em análise recente do Registro do estado de Nova York de indivíduos com DRC e DAC multiarterial comparando ICP com *stent* farmacológico de 2ª geração com CRM, a ICP esteve relacionada à menor mortalidade em 30 dias, AVC e revascularização repetida, mas taxas mais altas de IM tardio e revascularização. A mortalidade em longo prazo foi semelhante. No estudo de coorte combinado com pacientes em diálise, a ICP foi associada a um risco significativamente mais alto de morte em longo prazo, com maior risco de IM e de revascularização repetida e nenhuma diferença no AVC em comparação com a CRM.

No paciente com DRC, a complexidade anatômica da DAC aumenta progressivamente com a diminuição da função renal. Isso se manifesta como múltiplas lesões coronarianas envolvendo diversos vasos, com lesões que tendem a ser mais longas e fortemente calcificadas, favorecendo os efeitos da CRM no desfecho de redução do IM. As diretrizes de revascularização miocárdica da Sociedade Europeia de Cardiologia (ESC) e da Associação Europeia de Cirurgia Cardiotorácica (EACTS) de 2018 recomendam CRM (classe IIa) em vez da ICP em pacientes com DRC moderada a grave e doença multiarterial quando o perfil de risco cirúrgico é aceitável e a expectativa de vida é superior a 1 ano.

Vários artigos reportam que a CRM sem uso da circulação extracorpórea (CEC) é superior com relação à diminuição de morte e incidência de complicações na fase aguda da doença renal. Em uma metanálise que incluiu pacientes com DRC não dialítica submetidos à CRM, a CRM sem CEC foi mais benéfica do que a cirurgia convencional na prevenção de insuficiência renal aguda e mortalidade. Chawla et al. estudaram 742.909 pacientes (584.348 deles submetidos a CRM convencional e 158.561 a CRM sem CEC) no banco de dados da Society of Thoracic Surgery e mostraram que as taxas de mortalidade hospitalar e de diálise foram mais baixas com CRM sem CEC do que com a CRM convencional em pacientes com DRC.

ALÍVIO DO SINTOMA ANGINOSO E QUALIDADE DE VIDA

A melhora da qualidade de vida (QV) do paciente propiciando o alívio do sintoma anginoso é outro objetivo da revascularização miocárdica. Para alguns subgrupos de pacientes, como octogenários ou nonagenários, os benefícios de melhora da QV são de maior importância que o reduzido aumento na expectativa de vida. No período inicial até 1 mês pós-revascularização, tanto os pacientes submetidos a CRM como a ICP relatam melhora na frequência de angina. No entanto, aos 6 meses e nos anos seguintes, o alívio da angina é significativamente melhor após CRM em comparação com ICP. Da mesma forma, o uso de medicamentos antianginosos é significativamente maior após ICP, mesmo com o uso da nova geração de *stents* farmacológicos.

No período pós-procedimento até 1 mês, os pacientes submetidos a ICP se recuperaram mais rapidamente do que aqueles que foram operados, relatando menos limitações físicas, menos dor corporal e maior QV e satisfação com o tratamento. Essas diferenças desaparecem em 6 meses e, nos anos seguintes, os pacientes com CRM relatam menos problemas físicos e limitações em comparação com aqueles que foram submetidos à ICP. No acompanhamento de 5 anos após a revascularização, benefícios significativos permanecem favorecendo a CRM em termos de saúde física, emocional e mental.

No estudo SYNTAX, o subestudo de QV mostrou que, no acompanhamento de 5 anos, a CRM foi superior à ICP em vários domínios, incluindo frequência e limitação física da angina, bem como nas escalas físicas e emocionais. A análise de subgrupos demonstrou uma interação significativa entre a complexidade angiográfica (avaliada pelo escore SYNTAX) e o alívio da angina; o alívio da angina aos 5 anos foi melhor com a CRM entre os pacientes com altos escores SYNTAX, um achado que reforça a recomendação de que a revascularização miocárdica deve ser fortemente preferida nesses pacientes.

Nos pacientes com diabete melito, o estudo FREEDOM apresentou a análise de QV dos participantes do estudo, usando os dados do *Seattle Angina Questionnaire* coletados no período basal e após revascularização em 1 e 6 meses e anualmente após. Comparados com o basal, ambos os grupos obtiveram melhora significativa na frequência de angina no acompanhamento. Entretanto, pacientes submetidos a CRM tiveram melhor alívio da angina nos períodos de 1 e 2 anos. Após 2 anos, as duas estratégias de revascularização proveram resultados semelhantes. No estudo NOBLE, os autores demonstraram que os pacientes com ICP apresentaram mais sintomas de angina em 5 anos em comparação com aqueles tratados com CRM, sendo que as diferenças nos resultados foram observadas principalmente após 1 ano de acompanhamento.

O QUE AS DIRETRIZES RECOMENDAM

- Cesar LA, Ferreira JF, Armaganijan D, Gowdak LH, Mansur AP, Bodanese LC, et al. Diretriz de doença coronária estável. Arq Bras Cardiol. 2014;103(2Supl.2):1-59.
- Sousa-Uva M, Neumann F-J, Ahlsson A, et al. 2018 ESC/EACTS guidelines on myocardial revascularization. Eur J Cardio-thoracic Surg. 2019;55(1):4-90.

SUGESTÕES DE LEITURA

1. Farkouh ME, Domanski M, Dangas GD, Godoy LC, Mack MJ, Siami FS, et al. FREEDOM Follow-On Study Investigators. Long-term survival following multivessel revascularization in patients with diabetes: The FREEDOM follow-on study. J Am Coll Cardiol. 2019;73(6):629-38.
2. Howlett JG, Stebbins A, Petrie MC, Jhund PS, Castelvecchio S, Cherniavsky A, STICH Trial Investigators. CABG improves outcomes in patients with ischemic cardiomyopathy: 10-year follow-up of the STICH Trial. JACC Heart Fail. 2019;7(10):878-87.
3. Rezende PC, Ribas FF, Serrano CV Jr, Hueb W. Clinical significance of chronic myocardial ischemia in coronary artery disease patients. J Thorac Dis. 2019;11:1005-15.
4. Thuijs DJFM, Kappetein AP, Serruys PW, Mohr FW, Morice MC, Mack MJ, SYNTAX Extended Survival Investigators. Percutaneous coronary intervention versus coronary artery bypass grafting in patients with three-vessel or left main coronary artery disease: 10-year follow-up of the multicenter randomised controlled SYNTAX trial. Lancet. 2019;394(10206):1325-34.

NOTA DOS EDITORES

Este capítulo possui referências bibliográficas adicionais, recomendadas pelos autores, na plataforma digital complementar do livro. Por motivos de compactação, somente algumas delas estão aqui contempladas. Utilize o QR code abaixo para ter acesso a esse conteúdo:

SEÇÃO VI

DOENÇAS DO MIOCÁRDIO, DOENÇA PERICÁRDICA E TUMORES CARDÍACOS

28
Definição e classificação das cardiomiopatias

Evandro Tinoco Mesquita
Fabio Fernandes
Charles Mady
Abilio Augusto Fragata Filho

DESTAQUES

- Cardiomiopatias constituem um grupo heterogêneo de doenças do miocárdio com disfunção elétrica e/ou mecânica, que usualmente exibe hipertrofia ventricular inapropriada ou dilatação decorrente de uma variedade de etiologias que frequentemente são genéticas.

- As cardiomiopatias incluem uma variedade de distúrbios do miocárdio que se manifestam com diferentes fenótipos estruturais e funcionais e são frequentemente genéticos.

- A doença do miocárdio por causas cardiovasculares conhecidas (p. ex., hipertensão, cardiopatia isquêmica ou doença valvular) deve ser diferenciada das cardiomiopatias para fins de classificação e gerenciamento.

- A identificação de vários fenótipos de cardiomiopatia depende principalmente da avaliação ecocardiográfica. Em casos selecionados, a ressonância magnética cardíaca ou a tomografia computadorizada (TC) podem ser úteis para identificar e localizar infiltração gordurosa, inflamação, cicatriz/fibrose, hipertrofia focal e visualizar melhor o ápice do ventrículo esquerdo e o ventrículo direito.

- Os principais fenótipos da cardiomiopatia são cardiomiopatias dilatadas, hipertróficas, restritivas, arritmogênicas do ventrículo direito e não classificadas. Cada fenótipo de cardiomiopatia é causado por uma variedade de distúrbios familiares e não familiares.

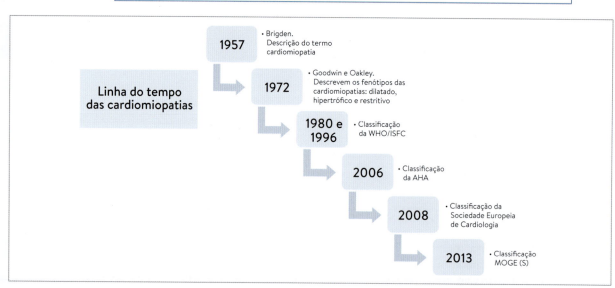

FIGURA 1 Linha do tempo das cardiomiopatias.
WHO: World Health Organization; ISFC: International Society and Federation of Cardiology; AHA: American Heart Association.

DEFINIÇÃO

As cardiomiopatias são um grupo complexo de doenças com múltiplas etiologias e expressão fenotípica heterogênea. Historicamente, o significado das cardiomiopatias era de uma doença do miocárdio cardíaco resultado de defeitos genéticos, injúria de miócitos ou infiltração do miocárdio e caracterizada por anormalidades estruturais e funcionais na ausência de doenças congênitas, valvares coronarianas ou hipertensão.

As manifestações das cardiomiopatias variam desde alterações microscópicas observadas em cardiomiócitos em pacientes assintomáticos até quadros de insuficiência cardíaca fulminante com retenção hídrica, alterações de perfusão e de ritmo cardíaco. Tanto a avaliação clínica como os métodos complementares de imagem e genética seriam o primeiro contato com o paciente, revelando evidências diagnósticas que determinarão a necessidade de exames específicos para o real entendimento da cardiomiopatia.

Em 1957, Brigden foi o primeiro a utilizar o termo "cardiomiopatia" para descrever pacientes com doença miocárdica idiopática (cardiomiopatia não coronária), concluindo que muitos casos tinham doença familiar.

Os sistemas de classificação são utilizados na prática clínica com o objetivo de obter maior conhecimento e de permitir discussões sistemáticas alocando doenças em grupos e hierarquias. Dentro desse princípio, as classificações das cardiomiopatias são utilizadas com o objetivo de padronizar a nomenclatura, agrupar doenças que compartilham as mesmas características morfológicas, bioquímicas ou anormalidades genéticas.

Inicialmente, as cardiomiopatias eram classificadas pela fisiopatologia dominante, alterações estruturais e se possível por fatores etiológicos e patogênicos cardíacos. Foram inicialmente classificadas nos três principais fenótipos clínicos: hipertrófica, dilatada e restritiva. Com o desenvolvimento dos métodos complementares e do estudo genético, novas classificações foram surgindo, mas ainda com pontos criticáveis e não totalmente conclusivas.

Na prática clínica, pela simplicidade e facilidade, tem-se utilizado a classificação europeia. Por outro lado, a classificação MOGE é mais complexa, abrangente e permite maior personificação e uniformização dos principais tipos de cardiomiopatia.

CLASSIFICAÇÃO DAS CARDIOMIOPATIAS

Em 1980, com a tentativa de uniformização realizada pela World Health Organization (WHO)/International Society and Federation of Cardiology (ISFC), foi definido o conceito de cardiomiopatia como uma doença muscular de causa desconhecida. Desordens do miocárdio causadas por hipertensão arterial sistêmica e pulmonar, doenças valvares, coronarianas e congênitas tinham de ser excluídas. Segundo esse conceito, as cardiomiopatias foram classificadas, com base em fenótipos estruturais e hemodinâmicos, em três grupos distintos: dilatada, hipertrófica e restritiva.

Em 1996, foi lançada nova classificação pela WHO/ISFC. Cardiomiopatias foram definidas como doenças do miocárdio associadas à disfunção, classificadas pela fisiopatologia dominante e por fatores etiológicos e patogênicos. Além disso, acrescentaram-se às formas dilatadas, hipertróficas e restritivas a cardiomiopatia arritmogênica do ventrículo direito. Incluíram-se também as cardiomiopatias não classificadas, doenças que não se enquadram em qualquer grupo, como a fibroelastose e o envolvimento mitocondrial. Nas cardiomiopatias específicas, enquadravam-se as doenças musculares cardíacas, associadas a desordens cardíacas específicas ou sistêmicas, anteriormente chamadas de doenças musculares específicas do coração, entre elas a cardiomiopatia isquêmica, valvular, hipertensiva, inflamatória, periparto, doenças sistêmicas gerais, distrofias musculares, desordens neuromusculares.

Em 1990, foi descrita a mutação da betamiosina de cadeia pesada em pacientes com cardiomiopatia hipertrófica e posteriormente outros estudos em pacientes com cardiomiopatia dilatada. Posteriormente, outras duas classificações distintas foram propostas, refletindo os avanços no conhecimento genético e métodos complementares das cardiomiopatias.

A classificação proposta pela American Heart Association (AHA), em 2006, tem a seguinte definição: "Um grupo heterogêneo de doenças do miocárdio com disfunção elétrica e/ou mecânica, que usualmente exibe hipertrofia ventricular inapropriada ou dilatação decorrente de uma variedade de etiologias que frequentemente são genéticas. As cardiomiopatias são confinadas ao coração ou fazem parte de doenças sistêmicas". Por essa classificação, define-se a falência cardíaca, que pode ser mecânica, tanto sistólica como diastólica, além da doença elétrica primária. Definem-se também as canalopatias iônicas como entidade distintas (síndrome do QT longo e de Brugada). Essas entidades são definidas como doenças elétricas primárias sem anormalidades histológicas responsáveis pelo substrato arrítmico. Tais alterações podem levar a interfaces de canais iônicos anormais com disfunção elétrica, definindo o conceito de canalopatias: distúrbios eletrofisiológicos, como doença do cardiomiócito.

Esta classificação tenta utilizar os novos métodos diagnósticos de biologia molecular, tentando caracterizar as mutações genéticas e também a nível celular, a expressão de proteínas. A classificação americana divide as cardiomiopatias em dois grandes grupos: primárias, nas quais o comprometimento se restringe ao coração, podendo ser subdivididas em genéticas, mistas ou adquiridas; secundárias, nas quais o envolvimento miocárdico faz parte de uma desordem sistêmica, anteriormente denominadas cardiomiopatias específicas. Disfunção miocárdica secundária ou associada com doença arterial coronária, hipertensiva, valvar ou congênita não era classificada como cardiomiopatia (Figura 2).

A classificação europeia de 2008 (Figura 3) define as cardiomiopatias como desordens do músculo cardíaco, que se encontra estruturalmente e funcionalmente anormal, na ausência de causas específicas. Manteve as alterações estruturais e morfológicas dos subtipos das cardiomiopatias em dilatada, hipertrófica, restritiva e arritmogênica de ventrículo direito, em forma familiar (genética) e não familiar (não genética). Refere-se à familiar com ocorrência em mais de um membro da família, seja pelo mesmo transtorno ou um fenótipo que pode ser causado pela mesma mutação genética. Cardiomiopatias não familiares são clinicamente definidas pela presença de uma cardiomiopatia, e pela ausência de doença nos outros membros da família.

Também existem a tentativa de pesquisa de marcadores diagnósticos e a terapia individualizada. Essa definição, à semelhança da que foi realizada pela Sociedade Americana de Cardiologia, exclui o envolvimento miocárdico secundário de doenças coronarianas, sistêmicas, hipertensão e doenças valvares e congênitas. Ela é subdividida em idiopática (sem causa identificável) e em cardiomiopatias adquiridas, nas quais a disfunção ventricular é uma complicação da doença de base em vez de uma característica intrínseca da doença. Ao contrário da classificação da AHA, a classificação europeia considera inadequada e de limitada utilidade clínica a inclusão das canulopatias como entidade clínica nosológica distinta.

Pode-se observar que, a despeito das diferenças entre as atuais classificações americana e europeia, ambas mantêm as classificações das doenças musculares cardíacas baseadas nas alterações de morfologia e função. A identificação da parte genética como fator etiológico permite classificar em categorias subsidiárias as formas familiar e não familiar na classificação europeia. Já na americana, as categorias são genética, mista e adquirida.

Como as maiorias das cardiomiopatias pode ter forma familiar, a avaliação genética tem sido importante no contexto clínico, tendo em vista que vários novos genes e mutações têm sido identificados nas diferentes etiologias das cardiomiopatias. Diversas doenças genéticas já foram identificadas, a penetrância da mutação é variável e as manifestações fenotípicas são idade-dependentes. A maioria das cardiomiopatias é um traço autossômico dominante, e a minoria é autossômica recessiva, recessiva ligada ao X ou dominante (rara).

No entanto, uma classificação baseada no genoma ainda é estruturalmente complexa, uma vez que algumas mutações do gene que afetam o sarcômero podem levar a fenótipos diferentes, tais como cardiomiopatia dilatada

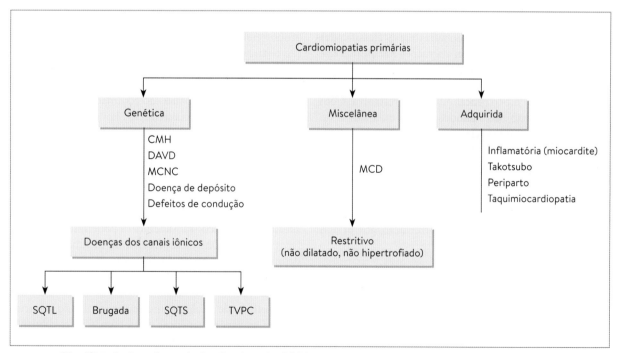

FIGURA 2 Classificação Americana de Cardiomiopatias 2006.

CMH: cardiomiopatia hipertrófica; DAVD: displasia arritmogênica do ventrículo direito; MCD: miocardiopatia dilatada; MCNC: miocárdio não compactado; SQTL: síndrome hereditária do QT longo; TVPC: taquicardia ventricular polimórfica arritmogênica; SQTS: síndrome do QT curto; TVPC: taquicardia ventricular polimórfica catecolaminérgica.

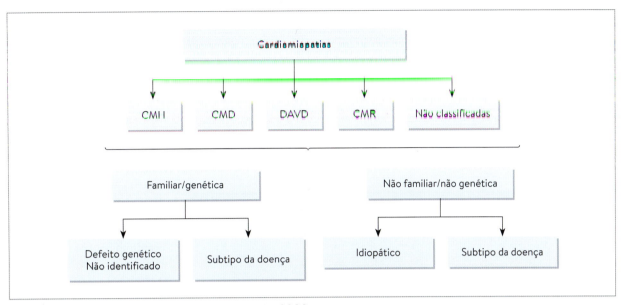

FIGURA 3 Classificação Europeia das Cardiomiopatias 2008.
CMD: cardiomiopatia dilatada; CMH: cardiomiopatia hipertrófica; CMR: cardiomiopatia restritiva; DAVD: displasia arritmogênica do ventrículo direito.

e hipertrófica. Já mutações da troponina I podem levar as alterações anatômicas semelhantes a formas restritivas ou hipertróficas. Defeitos nos genes do desmossomo estão associados à displasia arritmogênica do ventrículo direito, mas podem também ocasionar um fenótipo de cardiomiopatia dilatada, dificultando uma classificação. Dessa forma, é importante uma classificação que inclua características morfológicas, clínicas e genéticas.

Uma classificação nosológica descritiva denominada MOGE(S), inspirada no estadiamento dos tumores (estágio TNM), baseia-se em anormalidades estruturais e funcionais (M), na extensão do comprometimento do órgão envolvido (O), se é de causa genética ou não (G), na natureza do defeito genético molecular ou se a etiologia é conhecida (E), e no grau do estágio de insuficiência cardíaca ou da intolerância aos esforços (S). A definição de cardiomiopatia nessa classificação é descrita como desordem morfológica ou funcional do miocárdio anormal na ausência de qualquer outra doença que possa levar ao fenótipo observado. Os fenótipos convencionais dos subtipos de cardiomiopatia (p. ex., dilatado, hipertrófica, restritivo) são a base da classificação, além de descrever se a doença é sistêmica ou se o coração é parte da doença sistêmica. A combinação M e O pode sugerir pistas diagnósticas. Por outro lado, incluir a investigação para a história da família e do padrão de herança (G) adiciona valiosas informações para a caracterização completa da cardiomiopatia.

Essa classificação endossa a definição de cardiomiopatia pela classificação europeia, e estende o sistema de classificação para incluir uma descrição explícita e o grau de envolvimento dos órgãos, e do estágio de insuficiência cardíaca. O sistema MOGE (S) permite um amplo estudo do estado clínico e genético de uma família com cardiomiopatia. Essa classificação tem o potencial de permitir melhor caracterização dos pacientes com cardiomiopatia, e de padronizar os registros de cardiomiopatia em estudos epidemiológicos. O objetivo é permitir uma classificação precisa, que tente relacionar a etiologia com os fenótipos clínicos e por inferência o tratamento e o prognóstico.

Uma das vantagens dessa nova classificação está nos indivíduos em fases iniciais da doença, alguns sem alterações fenotípicas. Em familiares com mutação presente e ainda sem manifestação da doença, o diagnóstico pré-clínico pode ser feito pelo estudo genético. Também pode ser de utilidade na liberação de atividades esportivas, nos casos em que se encontram na zona cinzenta para uma liberação definitiva.

Outro dado importante será a inclusão de um risco graduado de morte súbita em conjunto com o cenário de insuficiência cardíaca. A utilidade do esquema MOGE (S) para prever o resultado seria reforçada pela inclusão de fatores de risco para morte súbita por arritmia em pacientes com cardiomiopatia.

No entanto, essa classificação não inclui alguns grupos de cardiomiopatia, como taquimiocardiopatias, cardiomiopatia associada a doenças endocrinológicas e cardiomiopatia periparto. Finalmente, a complexidade do sistema de classificação MOGE (S) pode ser impedimento para sua utilização na prática clínica rotineira. Além disso, a informação que é necessária, como o diagnóstico genético molecular, está disponível apenas em alguns centros e países do mundo. Os autores da nomenclatura MOGE desenvolveram também um aplicativo acessível pela internet (http://moges.biomeris.com), que pode ser de utilidade na prática clínica para completar a classificação descritiva de cardiomiopatia.

No entanto, observa-se que ao longo do tempo as diversas classificações das cardiomiopatias têm se referido exclusivamente a alterações das mais diversas formas e etiologias dos ventrículos. Recentemente, a importância dos átrios na dinâmica cardíaca e na circulação sistêmica e pulmonar tem sido ressaltada, surgindo o conceito de cardiomiopatia atrial, que consistiria em alterações estruturais, contráteis e/ou eletrofisiológicas dos átrios, podendo produzir manifestações clínicas de importância. Esse conceito, no entanto, ainda não é contemplado nas classificações das Sociedades de Cardiologia, sendo um tema que nas próximas classificações merece ser contemplado.

O QUE AS DIRETRIZES RECOMENDAM

- Elliott P, Andersson B, Arbustini E, Bilinska Z, Cecchi F, Charron P, et al. Classification of the cardiomyopathies: a position statement from the European Society of Cardiology Working Group on Myocardial and Pericardial Diseases. Eur Heart J. 2008;29:270-6.

- Goette A, Kalman JM, Aguinaga L, Akar J, Cabrera JA, Chen SA, et al.; ESC Scientific Document Group, review coordinator, EHRA/HRS/APHRS/SOLAECE expert consensus on atrial cardiomyopathies: definition, characterization, and clinical implication. EP Europace. 2016;18(10):1455-90.

- Maron BJ, Towbin JA, Thiene G, Antzelevitch C, Corrado D, Arnett D, et al.; American Heart Association; Council on Clinical Cardiology, Heart Failure and Transplantation Committee; Quality of Care and Outcomes Research and Functional Genomics and Translational Biology Interdisciplinary Working Groups; Council on Epidemiology and Prevention. Contemporary definitions and classification of the cardiomyopathies: an American Heart Association Scientific Statement from the Council on Clinical Cardiology, Heart Failure and Transplantation Committee; Quality of Care and Outcomes Research and Functional Genomics and Translational Biology Interdisciplinary Working Groups; and Council on Epidemiology and Prevention. Circulation. 2006;113:1807-16.

- Report of the WHO/ISFC task force on the definition and classification of cardiomyopathies. Br Heart J. 1980;44:672-3.

SUGESTÕES DE LEITURA

1. Arbustini E, Narula N, Dec GW, Reddy KS, Greenberg B, Kushwaha S, et al. The MOGE (S) classification for a phenotype-genotype nomenclature of cardiomyopathy: endorsed by the World Heart Federation. J Am Coll Cardiol. 2013;62(22):2046-72.
2. Elliott P. Is the 2006 American Heart Association classification of cardiomyopathies the gold standard? The 2006 American Heart Association classification of cardiomyopathies is not the gold standard. Circ Heart Fail. 2008;1:77-80.
3. Mayosi BM. Cardiomyopathies: MOGE (S): a standardized classification of cardiomyopathies? Nat Rev Cardiol. 2014;11(3):134-5.
4. Şahan E, Şahan S, Karamanlıoğlu M, Gul M, Tufekcioğlu O. The MOGE (S) classification: a TNM-like classification for cardiomyopathies Herz. 2016;41(6):503-6.

NOTA DOS EDITORES

Este capítulo possui referências bibliográficas adicionais, recomendadas pelos autores, na plataforma digital complementar do livro. Por motivos de compactação, somente algumas delas estão aqui contempladas. Utilize o QR code abaixo para ter acesso a esse conteúdo:

29

Cardiomiopatia dilatada

Charles Mady
João Henrique Rissato
Juliano Novaes Cardoso
Abilio Augusto Fragata Filho

DESTAQUES

- As mutações genéticas são responsáveis por cerca de 35% dos casos de cardiomiopatia dilatada (CMD).
- A incidência ocorre em todas as faixas etárias, com pico de acometimento entre a quarta e a quinta décadas de vida, acompanhada por incremento das taxas de mortalidade conforme o envelhecimento.
- Sem tratamento, mais da metade dos pacientes padece em 5 anos após o início dos sintomas, principalmente em razão de insuficiência cardíaca (IC) ou morte súbita.
- As medidas não farmacológicas contemplam o cuidado multidisciplinar visando à educação do paciente sobre a doença, controle da ingestão de sódio e água e atividade física assistida.
- Medidas farmacológicas disponíveis são várias, com destaque para os fármacos modificadores de mortalidade, morbidade e qualidade de vida: inibidores da neprilisina, inibidores da enzima de conversão de angiotensina, bloqueadores do receptor de angiotensina, bloqueador dos receptores de aldosterona, betabloqueadores adrenérgicos, ivabradina e hidralazina associada aos nitratos.
- Adicionalmente, para casos selecionados, estão disponíveis a terapia de ressincronização cardíaca (TRC) e cardiodesfibriladores implantáveis (CDI).

INTRODUÇÃO

Há décadas têm sido realizados esforços para a classificação das doenças do miocárdio. Tarefa árdua diante da ampla sobreposição dos aspectos morfológicos e funcionais entre os diversos tipos de cardiomiopatias. O entendimento que inicialmente dividia as cardiomiopatias em dilatada, hipertrófica, restritiva, arritmogênica do ventrículo direito (VE) e outras não classificáveis mostrou irrefutável incapacidade de classificar casos que apresentavam evolução clínica diversa da habitual, a exemplo dos pacientes com cardiomiopatia hipertrófica que evoluíam derradeiramente com dilatação do VE.

Mais recentemente, o sistema de classificação MOGE replica o consagrado padrão de notação TNM para neoplasias. Apesar de carecer de simplicidade, em seu favor pesa o fato de ser um método flexível e expansível. É capaz de mitigar as incoerências já relatadas e, de outro modo, contempla aspectos genéticos e de evolução clínica (Quadro 1). De qualquer forma, o objetivo deste capítulo não será explorar as novas estratégias de classificação das cardiomiopatias.

Nas próximas páginas, o leitor será apresentado aos dados de epidemiologia e patofisiologia, aspectos da apresentação clínica e do diagnóstico, atualizações sobre o tratamento e perspectivas futuras acerca da cardiomiopatia dilatada (CMD), uma doença do miocárdio com manifestações estruturais (dilatação dos ventrículos) e funcionais (déficit de contratilidade), na ausência de hipertensão arterial sistêmica (HAS), valvopatia, coronariopatia ou alteração congênita que a justifique. Com frequência, pode resultar em arritmias potencialmente fatais, fenômenos cardioembólicos, insuficiência cardíaca (IC) e choque cardiogênico.

QUADRO 1 Classificação MOGE

M – fenótipo morfofuncional
O – envolvimento de outros órgãos
G – padrão de herança genética
E – etiologia
S – classificação funcional (*status* funcional)

EPIDEMIOLOGIA

Cardiomiopatia dilatada é umas das causas mais comuns de IC, com uma prevalência estimada entre 1:250 e 1: 2500 na população geral. Pela instalação insidiosa da doença e por ser um diagnóstico de exclusão que exige acesso ao serviço de saúde, admite-se que seja uma condição sub-reportada em países subdesenvolvidos.

Em 2015, a prevalência global de CMD foi estimada em cerca de 2,5 milhões de casos. É mais frequente em homens do que em mulheres, geralmente com pior prognóstico no primeiro grupo. Mortalidade até 2 vezes maior foi constatada entre os indivíduos da raça negra.

A incidência ocorre em todas as faixas etárias, com pico de acometimento entre as quarta e quinta décadas de vida, acompanhada por incremento das taxas de mortalidade conforme o envelhecimento. De outro modo, com os avanços no tratamento farmacológico e o aprimoramento tecnológico de dispositivos como ressincronizadores e cardiodesfibriladores, o prognóstico tem melhorado mesmo entre os idosos nos últimos tempos. Adicionalmente, com o aprimoramento do diagnóstico e a consequente detecção da disfunção miocárdica em fases que precedem a dilatação e a queda da fração de ejeção, já há literatura que sustenta que CMD é a forma mais comum de cardiomiopatia.

Muitas doenças podem causar as CMD, entretanto, em muitos casos, não se consegue encontrar nenhuma etiologia conhecida, o que configura a chamada cardiomiopatia idiopática.

PATOFISIOLOGIA

Aspectos genéticos

As mutações genéticas são responsáveis por cerca de 35% dos casos de CMD e envolvem genes que codificam proteínas do sarcômero (unidade funcional da contração muscular – Figura 1), do citoesqueleto, dos desmossomos (especialização da membrana plasmática responsável pela adesão entre as células) e da carioteca (membrana nuclear).

O padrão de herança predominante costuma ser autossômico dominante, enquanto padrões ligados ao X, recessivos ou mitocondriais são menos frequentes. Se por um lado mutações genéticas específicas podem causar CMD, elas também podem fazer parte de uma miríade de outras síndromes genéticas que inicialmente se manifestam em outros sistemas.

Com alta prevalência na quinta década de vida, cerca de 1/4 das mutações genéticas que causam CMD se localizam no gene *TTN*, localizado no cromossomo 2. Esse gene codifica a transcrição da titina, uma proteína de alto peso molecular que serve de arcabouço estrutural dos sarcômeros, tanto de músculos lisos quanto da musculatura estriada. Mutações desse gene foram observadas em até 1% da população geral não portadora de CMD, enquanto diversos fatores ambientais, como etanol, infecções e fármacos, mostraram-se gatilhos para o início da doença em portadores do gene alterado. Esses dados corroboram a tese de que a mútua interação entre genética e ambiente é um tema promissor e ainda não suficientemente compreendido.

Envolvida em outros 5% dos casos, as mutações do gene *LMNA*, que codifica as proteínas laminina A e C, são das mais frequentemente encontradas em casos de CMD idiopática e familiar. As lamininas A e C pertencem à família dos filamentos intermediários, sendo constituintes da lâmina nuclear e, portanto, envolvidas em várias funções essenciais da célula. Alterações de sua estrutura estão associadas a várias doenças, como distrofia muscular e lipodistrofia, além da CMD. No Quadro 2 estão relacionados os principais genes relacionados à CMD familiar.

Aspectos não genéticos

A ativação da cascata inflamatória por estímulo infeccioso ou por autoanticorpos específicos contra o músculo cardíaco pode recrutar células inflamatórias, desencadeando fibrose e remodelamento cardíaco, que culminam com a dilatação das câmaras cardíacas.

Uma causa importante de CMD é a miocardite. O estímulo infeccioso mais frequente costuma advir de vírus,

QUADRO 2 Principais genes relacionados à cardiomiopatia dilatada familiar

Gene	Prevalência	Localização	Herança
TTN (titina)	15-25%	Sarcômero	AD
MYH7	4-8%	Sarcômero	AD
TNNT2	3-6%	Sarcômero	AD
TPM1	2-4%	Sarcômero	AD
LMNA (lâmina A/C)	4-8%	Membrana nuclear	AD, AR
EMD (emerina)	< 1%	Membrana nuclear	XL
SCN5A	1-2%	Canal de sódio	AD
DES (desmina)	< 1%	Desmina	AD, AR
ZNF9, DM2	< 1%	Ligado ao ácido nucleico	AD
DMA (dismorfina)	–	Distrofina	XL
DSP	1-3%	Desmossoma	AD, AR
RM20	3-6%	Spliceossoma	AD
BAG3, BCL2	2-4%	Cochaperona	AD
PLN	< 1%	Cálcio homeostase	AD
VCK	–	Banda Z	AD

AD: autossômica dominante; AR: autossômica recessiva; XL: ligado ao cromossomo X.

porém fungos, bactérias e protozoários também podem provocar dano por meio da lesão direta (fase aguda) ou indireta por mediação de células T citotóxicas (fase subaguda).

Qualquer processo infeccioso viral pode causar miocardite. Entre as décadas de 1950 e 1990, o agente etiológico mais frequentemente envolvido foi o *Coxsackievirus*.

A partir da década de 1990, ganhou maior relevância o adenovírus. Mais recentemente, tem sido mais frequentemente encontrado à biópsia endomiocárdica o herpes vírus tipo 6 e o parvovírus B19. Em regiões da Ásia, como o Japão, o vírus da hepatite C tem sido mais frequentemente envolvido como causador de miocardite e CMD. Na África, o vírus da aids está comumente associado a miocardites e CMD, de modo associado ou não a infecções oportunistas.

Em famílias com manifestação de distúrbios autoimunes como diabete tipo 1, psoríase e artrite reumatoide ao longo de gerações, já foi observada também a destruição de cardiomiócitos por processo imunomediado.

De outro modo, abuso de etanol ou efeito colateral de quimioterápicos, particularmente das antraciclinas, também podem provocar dano miocárdico.

Estima-se que 1/3 dos casos de CMD se devam ao abuso de etanol. Apesar de provocar aumento da frequência cardíaca e vasodilatação, há prejuízo da microcirculação miocárdica, associada à diminuição da contratilidade e a aumento da pressão diastólica final do VE. Drogas simpatomiméticas como cocaína e metanfetaminas provocam aumento do consumo de oxigênio pelo miocárdio e têm efeito trombótico que resulta em vasoespasmo e disfunção da microcirculação. Agentes quimioterápicos como as antraciclinas lesam o miocárdio por meio de estresse oxidativo secundário às alterações da função mitocondrial e fosforilação oxidativa. O Quadro 3 relaciona as principais causas de CMD.

A cardiomiopatia periparto é um tipo raro de CMD que pode ocorrer entre o terceiro trimestre de gestação e os primeiros 5 meses de puerpério. São fatores de riscos reconhecidos: multiparidade, obesidade e idade materna avançada. Em mais de 50% dos casos, há remodelamento miocárdico reverso e cura, enquanto o restante pode evoluir com IC, necessidade de transplante e óbito.

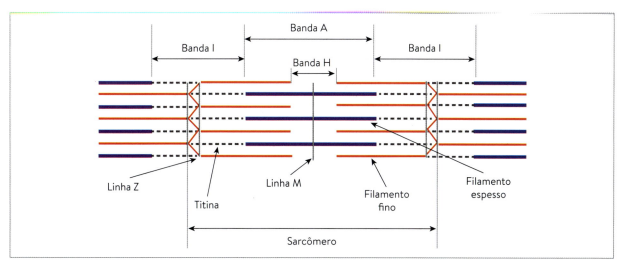

FIGURA 1 Representação do sarcômero.
Fonte: Anabela Fernandes, bióloga, Porto-Portugal, 2017.

QUADRO 3	Principais causas de cardiomiopatia dilatada
Viral	- Coxsackievirus - Citomegalovírus - HIV - Varicela - Hepatite - Epstein-Barr - Ecovírus - Outros
Bacteriana	- Febre tifoide - Difteria - Brucelose - Psiticose - *Rickettsias* - Histoplasmose - Criptococose
Parasitárias	- Toxoplasmose - Tripanossomíase - Esquistossomose - Triquinose
Doença de depósito	- Hemocromatose - Amiloidose
Medicamentos	Agentes quimioterápicos: - Antraciclinas - Ciclofosfamida - Traztuzumabe Drogas antivirais: - Zidovudina - Didanosina - Zalcitabina
Toxinas	- Etanol - Cocaína - Anfetamina - Cobalto - Chumbo - Mercúrio - Monóxido de carbono
Deficiências nutricionais	- Tiamina - Selênio - Carnitina
Anormalidades de eletrólitos	- Hipocalcemia - Hipofosfatemia - Arterite

(continua)

QUADRO 3	Principais causas de cardiomiopatia dilatada *(continuação)*
Doenças reumáticas	- Lúpus sistêmico - Esclerodermia - Arterite
Doenças endocrinológicas	- Hipotireoidismo ou hipertireoidismo - Diabete melito - Feocromocitoma - Doença de Cushing
Miscelânea	- Cardiomiopatia periparto - Sarcoidose - Apneia do sono - Cardiomiopatia familiar - Miocardite - Radiação
Genéticas	- Distrofia muscular de Duchenne - Distrofia miotônica - Ataxia de Friedreich

Assim, como supracitado, alterações hereditárias ou de natureza reativa ao ambiente podem levar ao remodelamento do miocárdio. À microestrutura, tal fenômeno se caracteriza pela substituição dos cardiomiócitos por áreas de tecido fibrótico e necrose, associada à calcificação intermitente. Os mecanismos de sinalização molecular formam uma rede complexa não completamente compreendida, na qual o fator de crescimento beta (TGF beta) e a interleucina –1 (IL-1) assumem papel preponderante na formação da fibrose intersticial. Em paralelo ao dano estrutural, decorrem alterações da fisiologia manifestadas por meio do aumento da pressão de enchimento diastólico do ventrículo, dilatação e consequente queda da fração de ejeção. Uma vez suplantado o mecanismo de compensação de Frank-Starling, instala-se um ciclo que se retroalimenta com piora das funções sistólica e diastólica, resultando em maior dilatação. Finalmente, após período variável, manifestam-se os sinais e os sintomas clínicos. Na Figura 2 tem-se a representação gráfica da curva de débito cardíaco para o coração normal.

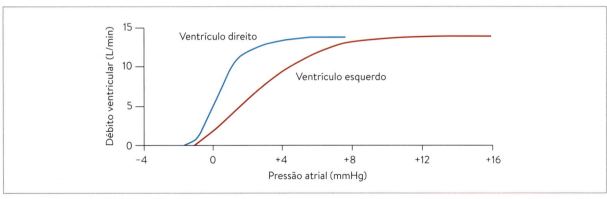

FIGURA 2 Curva de débito cardíaco para o coração normal.
Fonte: Guyton et al., 1973.

A queda progressiva da fração de ejeção ativa um sistema neuro humoral adaptativo que se presta inicialmente a tentar manter o estado prévio de perfusão dos tecidos e a restaurar o antigo equilíbrio perdido. Caracteriza-se por aumento da secreção de catecolaminas, redução da função vagal e ativação do sistema renina angiotensina-aldosterona (SRAA).

> Débito cardíaco = frequência cardíaca* × volume sistólico**
> * Fator influenciado pelo aumento de catecolaminas e diminuição do tônus vagal.
> ** Fator influenciado predominantemente pela ativação do SRAA.

Entretanto, o coração tem limites para o débito cardíaco que pode alcançar, e esse processo produz um nível platô na curva do débito cardíaco.

Em última análise, tal platô decorre do aumento da resistência periférica total e da tensão parietal do VE, que estimula ainda mais remodelamento miocárdico.

> Débito cardíaco = pressão arterial/resistência periférica total*
> * Aumento diretamente proporcional ao aumento das catecolaminas.

APRESENTAÇÃO CLÍNICA

Os sinais e os sintomas clínicos decorrentes da CMD são muito heterogêneos e dependem do grau da disfunção ventricular, de gatilhos genéticos e de outras manifestações decorrentes da congestão sistêmica, cardioembolismo e arritmias, a exemplo do que ocorre em qualquer cenário clínico com dilatação do VE, independentemente da causa. Para a maioria dos casos, a síndrome de IC se desenvolve lentamente ao longo de anos pelos mecanismos de adaptação sistêmicos. Geralmente, a sintomatologia da IC se manifesta entre a terceira e a quinta décadas de vida, mas crianças também podem ser afetadas. Outros pacientes podem apresentar início abrupto dos sinais e sintomas de IC, particularmente quando se trata de miocardite.

As arritmias são frequentes e, quando associadas à fração de ejeção reduzida, determinam prognóstico ominoso com maior risco de morte súbita. Na forma familiar, o risco de morte súbita está aumentado, independentemente da faixa etária ou de disfunção ventricular.

Sem tratamento, mais da metade dos pacientes padece em 5 anos após o início dos sintomas, principalmente em razão de IC ou morte súbita. Com tratamento adequado, 1/4 dos pacientes pode apresentar melhora da função ventricular e redução das dimensões do VE, caracterizando um remodelamento reverso que demonstra que a CMD não é sempre uma doença miocárdica progressiva e irreversível. Mesmo aqueles pacientes que evoluem com remissão dos sintomas e remodelamento reverso do miocárdio demandam acompanhamento clínico e tratamento medicamentoso da IC, dado que esse grupo ainda permanece em alto risco de descompensação novamente.

EXAMES COMPLEMENTARES

Dada a heterogeneidade da patofisiologia, o esforço diagnóstico se concentra em definir o principal mecanismo envolvido e em identificar a eventual contribuição de outros fenótipos que podem se sobrepor. Na avaliação clínica inicial, a presença dos sinais e sintomas clínicos de IC cardíaca deverá nortear a solicitação criteriosa dos exames complementares. Nessa fase inicial, na maioria das vezes não é possível distinguir a CMD primária da dilatação do VE por outras causas.

Eletrocardiografia

É esperado que se encontrem sinais de sobrecarga do ventrículo esquerdo (SVE). Deve-se atentar para o fato de que pacientes obesos, com enfisema pulmonar, em anasarca ou mulheres com mamas volumosas podem não apresentar o clássico aumento de amplitude das ondas R ou S nas derivações precordiais. Assim, há que se considerar alterações da repolarização ventricular com onda T invertida (padrão *strain*) e outras evidências indiretas, como sobrecarga do átrio esquerdo e distúrbios de condução pelo ramo esquerdo. Muitas vezes, a amplitude da onda R em AVL pode agregar sinais importantes para a suspeição da SVE. Ondas Q patológicas podem estar presentes, embora sua presença deva suscitar a possibilidade de doença cardíaca aterosclerótica avançada, ao invés de CMD primária. Em casos avançados, em decorrência da fibrose, as derivações periféricas podem demonstrar baixa voltagem.

Radiografia de tórax

Muito utilizada por sua ampla disponibilidade e pelo baixo custo, em pacientes com CMD deverá mostrar aumento da sombra cardíaca e variados graus de hipotransparência heterogênea difusa em campos pulmonares, conforme o grau de congestão. Cabe destacar a tarefa nem sempre simples de diferenciar o aumento da sombra cardíaca à custa de derrame pericárdico ou aumento atrial significativo.

Ecocardiograma

Costuma mostrar a dilatação ventricular, bem como a disfunção sistólica do VE, quase sempre secundária à hipocinesia difusa. Geralmente, a espessura das paredes do VE não se altera ou até diminui discretamente, enquanto a massa ventricular total frequente está aumentada (acima de 105 g/m²). Afilamento de um segmento, acompanhado ou não de hiper-refringência, pode levantar suspeita de etiologia coronariana isquêmica. Não é raro observar movimento anômalo do septo ventricular. Esse movimento discinético do septo pode ser secundário a hipertensão pulmonar significativa ou até a fenômeno de pré-excitação ventricular (Wolff-Parkinson-White), porém no contexto clínico de CMD costumar ser consequência do bloqueio do ramo esquerdo. Dilatação do anel e retesamento do aparelho de sustentação valvar podem provocar falha de coaptação das cúspides e provocar insuficiências mitral e tricúspide de graus discreto a grave, na ausência de anormalidade que indique doença valvar primária. A função diastólica do VE excepcionalmente pode ser normal ou variar entre alteração do relaxamento (disfunção diastólica grau I), padrão pseudonormal (disfunção diastólica grau II) ou padrão restritivo, reversível ou não (disfunção diastólica grau III). O primeiro estágio da disfunção diastólica ainda pode se apresentar com pressão de átrio esquerdo normal. A partir do estágio II, a pressão do átrio esquerdo está aumentada, refletindo então diferentes graus de elevação da pressão capilar pulmonar.

A melhor compreensão da mecânica ventricular, por meio do reconhecimento da conformação helicoidal e do deslizamento entre camadas do miocárdio, permitiu o advento de outra ferramenta ecocardiográfica não invasiva para avaliação das funções sistólica e diastólica do miocárdio. Com base no rastreamento de pontos brilhantes, ou *speckle-tracking echocardiography* (STE), é possível analisar o movimento natural de marcadores acústicos mais evidentes na escala de cinza das imagens ultrassonográficas. A disposição dos pontos mais brilhantes do miocárdio ao longo do ciclo cardíaco reflete sua deformação (*strain*), e pode ser analisada separadamente em cada região de interesse, de modo longitudinal, circunferencial ou radial. Medidas de deformação são calculadas para cada segmento miocárdico padrão, e a média desses resultados fornece o valor da deformação global do VE. Alterações desses parâmetros costumam preceder a queda da fração de ejeção medida por métodos tradicionais (Teicholz e Simpson) e também têm valor diagnóstico e prognóstico.

Para casos de dificuldade de interpretação, particularmente quando da ocorrência de imagens duvidosas decorrentes de ecos espúrios de campo proximal, a infusão de contraste de microbolhas adiciona acurácia ao facilitar o delineamento das bordas endocárdicas, permitindo diagnosticar complicações como trombos ou outras

etiologias como a isquêmica (regiões discinéticas) e a não compactação do miocárdio.

Mais recentemente, a modalidade tridimensional do ecocardiograma (ECO 3D) também se tornou disponível. Tal qual à ressonância magnética, nessa modalidade se pode prescindir da premissa geométrica frequentemente necessária ao método bidimensional (o método de Teicholz para cálculo da fração de ejeção pressupõe o formato elipsoide ou em ogiva do VE). Representa uma ferramenta promissora para a medida dos volumes sistólico e diastólico, não obstante também dependa de janelas acústicas favoráveis para extração de dados fidedignos. Adicionalmente, quando o método bidimensional não for suficiente, a abordagem tridimensional permite dirimir eventuais dúvidas quanto à existência de doença valvar primária.

Cateterismo cardíaco

A cinecoronariografia deve ser considerada em todos os pacientes que apresentem fatores de risco para doença aterosclerótica coronariana (DAC). Quando diante de fator preditivo positivo baixo para DAC, a tomografia computadorizada (TC) de artérias coronárias pode ser utilizada a título de exclusão dessa etiologia. Atenção deve ser dada ao fato de que a presença de lesão coronariana obstrutiva é frequente conforme o aumento da faixa etária. Tal dado obtido por meio da luminografia deverá ser analisado conforme a repercussão isquêmica ou não de cada lesão. Não raro, lesões coronarianas podem apenas coexistir com CMD sem que se possa determinar qualquer nexo causal.

Ressonância magnética cardíaca

Trata-se do padrão-ouro para avaliação dos volumes e da fração de ejeção pela técnica de cine RM com a quantificação pelo método de Simpson. Sua utilização de rotina está limitada pela disponibilidade, tempo de execução do exame e custo ainda elevado. Além da avaliação funcional, é capaz de realizar a avaliação morfológica e tecidual de forma qualitativa (visual) e quantitativa em percentual do músculo acometido. O achado de padrão de realce transmural tardio pelo gadolínio sem correlação com territórios de irrigação coronariana ajuda a excluir o diagnóstico diferencial de isquemia. A ressonância magnética cardíaca (RMC) também é capaz de quantificar a fibrose do miocárdio, tornando a biópsia dispensável na maioria dos casos em CMD, em que pese o risco de perfuração miocárdica diante da pequena chance de encontrar uma etiologia com tratamento específico.

Avaliação genética

Deve ser feita em um contexto mais amplo, com inquérito sobre até 4 gerações à procura de qualquer história sugestiva de cardiomiopatia ou doença muscular periférica. Para os parentes de primeiro grau, faz-se necessário investigar detalhadamente a história clínica e sinais suspeitos ao exame físico, aliada a eletrocardiograma e ecocardiograma, uma vez que a não detecção de casos suspeitos de CMD ao inquérito inicial não afasta a possibilidade de CMD familiar pela possibilidade de casos em estágio assintomático. A solicitação do teste genético demanda que o investigador esteja preparado para lidar com os desdobramentos psicológicos e mesmo sociais envolvendo planejamento laboral.

O teste genético consiste no sequenciamento de painéis que variam entre 30-50 genes envolvidos em CMD. Quanto maior o painel a ser testado, maior número de variantes de significado desconhecido ou incerto será identificado, tornando o aconselhamento genético desses pacientes ainda mais desafiador.

TRATAMENTO

Os objetivos do tratamento consistem em aumentar a sobrevida, reduzir sintomas e melhorar a função cardíaca. As medidas não farmacológicas contemplam o cuidado multidisciplinar visando à educação do paciente sobre a doença, controle da ingesta de sódio e água e atividade física assistida. Cabe destacar o papel cada vez maior das ferramentas digitais, como o uso de aplicativos e monitoramento do paciente via mensagens telefônicas. Tais estratégias já demonstraram capacidade de melhorar a qualidade de vida e reduzir o número de internações. Pacientes com CMD de etiologia alcoólica devem ser aconselhados a cessar o uso de etanol. A vacinação contra *influenza* deve ser anual, independentemente da faixa etária do doente. Apesar de ter evidências menos robustas, a vacinação contra pneumococo também deve ser indicada. Já as opções farmacológicas disponíveis são várias, com destaque para os fármacos modificadores de mortalidade, morbidade e qualidade de vida: inibidores da neprilisina, inibidores da enzima de conversão de angiotensina, bloqueadores do receptor de angiotensina, bloqueador dos receptores de aldosterona, betabloqueadores adrenérgicos, ivabradina e hidralazina associada aos nitratos. Outros medicamentos reduzem a morbidade e melhoram a qualidade de vida, entretanto não influenciam a sobrevida: digital, diuréticos de alça e tiazídicos.

Doses iniciais e doses-alvo de medicamentos que melhoram a qualidade de vida e reduzem a morbidade e a mortalidade são relacionados a seguir.

Inibidores da enzima conversora de angiotensina:

- Captopril 6,25 mg, 3 x/dia – 50 mg, 3 x/dia.
- Enalapril 2,5 mg, 2 x/dia – 10-20 mg, 2 x/dia.
- Ramipril 1,25-2,5 mg, 1 x/dia – 10 mg, 1 x/dia.
- Lisinopril 2,5-5 mg, 1 x/dia – 20-40 mg, 1 x/dia.

- Perindopril 2 mg, 1 x/dia – 8-16 mg, 1 x/dia.

Bloqueadores do receptor de angiotensina:

- Candesartana 4-8 mg, 1 x/dia – 32 mg, 1 x/dia.
- Losartana 25-50 mg, 1 x/dia – 100-150 mg, 1 x/dia.
- Valsartana 40-80 mg, 1 x/dia – 320 mg, 1 x/dia.

Antagonista de aldosterona:

- Espironolactona 25 mg, 1 x/dia – 25-50 mg, 1 x/dia.

Betabloqueadores adrenérgicos:

- Bisoprolol 1,25 mg, 1 x/dia – 10 mg, 1 x/dia.
- Carvedilol 3,125 mg, 2 x/dia – 25 mg, 2 x dia (se < 85 kg) e 50 mg, 2 x/dia (se > 85 kg).
- Succinato de metoprolol 25 mg, 1 x/dia – 200 mg, 1 x/dia.
- Nebivolol 1,25 mg, 1 x/dia – 10 mg, 1 x/dia.

Inibidor da neprilisina e do receptor de angiotensina:

- Sacubitril/valsartana 24/26 mg, 2 x/dia – 97/103 mg, 2 x/dia.
- Ivabradina 5 mg, 2 x/dia – 7,5 mg, 2 x/dia.
- Hidralazina/dinitrato de isossorbida 25/20 mg, 3 x/dia – 100 mg/40 mg, 3 x/dia.

Doses iniciais e doses-alvo de medicamentos que melhoram a qualidade de vida e reduzem morbidade, mas não reduzem a mortalidade:

- Digoxina 0,125 mg, 1 x/dia (nível sérico entre 0,5-0,9 ng/mL).
- Furosemida 20-80 mg, 1 x/dia (máximo: 600 mg/dia a cada 6 ou 8 horas).
- Tiazídicos: 25 mg/dia (máximo: 200 mg 1 x/dia).

Adicionalmente, para casos selecionados, estão disponíveis a terapia de ressincronização cardíaca (TRC) e os cardiodesfibriladores implantáveis (CDI). A depender da etiologia, após estudo anatomopatológico, antivirais ou imunossupressores poderão integrar o arsenal terapêutico. Para aqueles pacientes com desfechos desfavoráveis a despeito das terapias supracitadas, ficam reservados os dispositivos de assistência ventricular e o transplante cardíaco.

Recomendações para TRC

1. TRC para IC sintomática, com fração de ejeção do ventrículo esquerdo (FEVE) ≤ 35%, em ritmo sinusal, com morfologia de bloqueio de ramo esquerdo (BRE)

e duração de QRS ≥ 150 ms, apesar de terapêutica otimizada, para reduzir morbidade e mortalidade – classe I de recomendação e nível A de evidência.

2. TRC para IC sintomática, com FEVE ≤ 35%, em ritmo sinusal, com morfologia de BRE e duração de QRS entre 130-150 ms, apesar de terapêutica otimizada, para reduzir morbidade e mortalidade – classe IIA de recomendação e nível A de evidência.

3. TRC para IC sintomática, com FEVE ≤ 35%, em ritmo sinusal com morfologia de não BRE, ou bloqueio inespecífico, e duração de QRS > 160 ms, apesar de terapêutica otimizada – classe IIB de recomendação e nível B de evidência.

4. TRC para IC sintomática, com FEVE ≤ 35%, em ritmo sinusal, com morfologia de não BRE e duração QRS ≤ 160 ms – classe III de recomendação e nível A de evidência.

5. TRC para IC com fração de ejeção reduzida com indicação de estimulação ventricular por bloqueio atrioventricular avançado, para reduzir morbidade – classe IIA de recomendação e nível B de evidência.

6. TRC para IC sintomática em classe NYHA III-IV e com FEVE ≤ 35% (apesar de terapêutica otimizada), em fibrilação atrial, com duração de QRS ≥ 130 ms e padrão de BRE, desde que se adote estratégia que garanta a estimulação biventricular – classe IIB de recomendação e nível B de evidência.

7. *Upgrade* TRC para IC sintomática, com FEVE ≤ 35%, que tenham recebido marca-passo convencional ou CDI e evoluam com piora clínica evidente, apesar de terapêutica otimizada, na vigência de alta proporção de estímulo ventricular direito documentada – classe IIB de recomendação e nível B de evidência.

Recomendações para CDI na prevenção secundária de morte súbita

1. CDI para sobreviventes de parada cardíaca decorrente de fibrilação ou taquicardia ventricular sustentada (TVS) com instabilidade hemodinâmica grave, excluindo-se causa totalmente reversível – classe I de recomendação e nível A de evidência.

2. CDI na presença de doença cardíaca estrutural e documentação de TVS espontânea estável ou instável – classe I de recomendação e nível B de evidência.

3. CDI na presença de síncope recorrente, clinicamente relevante com indução de taquicardia ventricular instável ou fibrilação ventricular no estudo eletrofisiológico invasivo – classe IIA de recomendação e nível C de evidência.

4. CDI para pacientes com expectativa de vida limitada, com comorbidades graves, pacientes com tempestade elétrica ou à espera de transplante cardíaco iminente – classe III de recomendação e nível C de evidência.

Recomendações para CDI na prevenção primária de morte súbita (adaptado da Diretriz Brasileira de IC Crônica e Aguda de 2018)

1. CDI na disfunção sistólica (FEVE ≤ 35%) sintomática em classe funcional II-III (NYHA), de etiologia não isquêmica, com terapêutica otimizada e com mais de 6 meses de evolução – classe IIA de recomendação e nível A de evidência.

2. CDI na miocardiopatia com fração de ejeção > 35% ou baixa expectativa de vida em 1 ano: classe III de recomendação e nível B de evidência.

PERSPECTIVAS

Novos biomarcadores não apenas deverão contribuir para o diagnóstico, mas também poderão se configurar como marcadores prognósticos, conquanto em alguns casos serão capazes de discriminar a patofisiologia subjacente da CMD.

De modo contributivo, o avanço das técnicas de imagem por meio da ressonância magnética (RM) e o ecocardiograma bidimensional e tridimensional com análise da deformação miocárdica (*speckle tracking echocardiography* – ECO STE) devem incrementar cada vez mais a capacidade de detecção precoce da disfunção miocárdica, precedente à dilatação das câmaras ou à queda da fração de ejeção.

Por fim, novas possibilidades de tratamento dependem cada vez mais da melhor compreensão dos mecanismos de dano miocárdico e do remodelamento cardíaco, demandando esforços em direção à elucidação detalhada da interação dos atores biomoleculares dos fenômenos inflamatórios, infecciosos e autoimunitários.

O QUE AS DIRETRIZES RECOMENDAM

- Comitê Coordenador da Diretriz de Insuficiência Cardíaca. Diretriz Brasileira de Insuficiência Cardíaca crônica e aguda. Arq Bras Cardiol. 2018;111(3):436-539.

- Pinto YM, Elliott PM, Arbustini E, Adler Y, Anastasakis A, Böhm M, et al. Proposal for a revised definition of dilated cardiomyopathy, hypokinetic non-dilated cardiomyopathy, and its implications for clinical practice: a position statement of the ESC working group on myocardial and pericardial diseases. Eur Heart J. 2016;37:1850-8

 ## SUGESTÕES DE LEITURA

1. Arbustini E, Narula N, Tavazzi L, Serio A, Grasso M, Favalli V, et al. The MOGE(S) classification of cardiomyopathy for clinicians [published correction appears in J Am Coll Cardiol. 2014;64:1186]. J Am Coll Cardiol. 2014;64:304-18.
2. Guyton AC, Jones C, Coleman TG. Circulatory physiology: cardiac output and its regulation. Philadelphia: W. B. Saunders Company; 1973.
3. McNally EM, Mestroni L. Dilated cardiomyopathy: genetic determinants and mechanisms. Circ Res. 2017;121:731-48.
4. Weintraub RG, Semsarian C, Macdonald P. Dilated cardiomyopathy. Lancet. 2017;390:400-14.

NOTA DOS EDITORES

Este capítulo possui referências bibliográficas adicionais, recomendadas pelos autores, na plataforma digital complementar do livro. Por motivos de compactação, somente algumas delas estão aqui contempladas.
Utilize o QR code abaixo para ter acesso a esse conteúdo:

30
Síndrome de Takotsubo

Marcelo Westerlund Montera
Gustavo Luiz Gouvêa de Almeida Junior
Claudio Tinoco Mesquita

DESTAQUES

- A cardiomiopatia de estresse é uma síndrome caracterizada por disfunção ventricular esquerda regional transitória na ausência de doença arterial coronariana (DAC) significativa.
- Os mecanismos patogênicos postulados incluem excesso de catecolaminas, disfunção microvascular e espasmo da artéria coronária multiarterial.
- O diagnóstico de cardiomiopatia de estresse deve ser suspeitado em adultos que se apresentam com suspeita de síndrome coronariana aguda, com manifestações clínicas e eletrocardiográficas desproporcionais ao grau de elevação dos biomarcadores.
- Um gatilho físico ou emocional costuma estar presente, mas nem sempre.
- Os critérios de diagnóstico e a classificação são discutidos.
- O diagnóstico diferencial de cardiomiopatia de estresse inclui síndrome coronariana aguda (SCA), SCA relacionada à cocaína, espasmo da artéria coronária multiarterial, miocardite e feocromocitoma.

INTRODUÇÃO

Cardiomiopatia de Takotsubo (TC, também chamada de cardiomiopatia induzida por estresse, síndrome do balonismo apical ou *broken heart*) é uma forma transitória de cardiomiopatia que ocorre após um grande estresse e normalmente leva à discinesia e ao "balonismo" do ápice ventricular. O aumento maciço de catecolaminas leva à necrose da banda de contração, que na verdade é uma forma de atordoamento, e não de necrose, semelhante ao que ocorre com a overdose de cocaína. O espasmo multiarterial e o espasmo microvascular também foram incriminados, geralmente envolvem mulheres pós-menopáusicas (~ 95% dos casos) e apenas 2% das pacientes afetadas têm < 50 anos de idade. TC incomumente se apresenta como insuficiência cardíaca (IC) e mais tipicamente mimetiza SCA, particularmente STEMI, e se apresenta com dor torácica, supradesnivelamento de ST anterior com inversão de onda T anterior profunda e troponina elevada. A elevação do segmento ST é observada em > 80% dos casos e envolve as derivações anterior e lateral, com rara extensão inferior; supradesnivelamento de ST inferior isolado não é visto.

PATOGENIA

Vários mecanismos fisiopatológicos para o desenvolvimento da Takotsubo têm sido propostos tendo a estimulação simpática como principal fator. A demonstração na fase aguda da Takotsubo de níveis elevados de adrenalina e noradrenalina sérica e de noroepinefrina no seio coronário indicam hiperatividade da medula adrenal como também neuroadrenérgica local miocárdica.

Essas catecolaminas, por diversos mecanismos, induzem ao hiperestímulo contrátil e a agressão do cardiomiócito, que são o substrato para o desenvolvimento do balonamento apical na Takotsubo.

A demonstração frequente da presença de estresse físico ou emocional como gatilho na maioria dos pacientes com Takotsubo, ou a associação com doenças de atividade adrenérgica elevada como feocromocitoma, doenças do sistema nervoso central, pós-acidente vascular encefálico (AVE) ou crise convulsiva, também enfatizam o papel central da atividade simpática com principal fator para o desenvolvimento de Takotsubo. Também foi demonstrado o desenvolvimento de balonamento apical após a infusão de catecolaminas, ou atenuado após a utilização de beta e alfabloqueadores.

MECANISMOS FISIOPATOLÓGICOS DA HIPERATIVIDADE SIMPÁTICA

Cardiotoxicidade por hiperativação dos neurorreceptores miocárdicos

No miocárdio, existe a atividade simpática mediada pelos neurorreceptores beta 1 e 2 e alfarreceptores. Esses neurorreceptores medeiam os estímulos fisiológicos do sistema simpático no miocárdio na modulação inotrópica, lusotrópica e cronotrópica positivas, e, quando hiperativado cronicamente, está associado a disfunção miocárdica.

A hiperativação simpática ocasiona o fenômeno observado na Takotsubo de aumento regional da contratilidade miocárdica associada a depressão da contratilidade com balonamento mediada por vários mecanismos fisiopatológicos: hiperativação dos neurorreceptores, ativação inflamatória, vasoconstricção coronariana, lesão endotelial, necrose em banda dos cardiomiócitos e ativação da cascata de apoptose celular, ocasionando as alterações no miocárdio na Takotsubo.

O estímulo neuroadrenérgico mediado pela noroepinefrina liberada na vesícula sináptica no miocárdio ou pela adrenalina sérica liberada pela glândula suprarrenal promovem a ativação dos betaneurroreceptores e alfarreceptores miocárdicos. O estímulo dos beta-1-receptores (B1-R), mediado principalmente pela noroepinefrina, promove a ativação da proteína G estimuladora (PtnGe), que ativa o aumento do Amp-cíclico, que por sua vez promove o aumento da proteína quinase A (PtnQA). A PtnQA aumenta a atividade dos canais de cálcio voltagem dependentes, aumentando os níveis de cálcio no citosol e ocasionado a liberação de cálcio pelo retículo sarcoplasmático por meio da ativação da bomba de radiodine, sensível ao cálcio no citosol. Esse cálcio irá se ligar ao sítio C da troponina, favorecendo a contração ventricular. Na hiperativação dos B1-R há grande aumento da PtnQA, que ocasiona redução da recaptação de cálcio pelo retículo

sarcoplasmático mediado pela atividade fosfolambano/SERCA2a, que se torna disfuncionante, ocasionando acúmulo de cálcio no citosol. O acúmulo de cálcio está relacionado a várias alterações na fisiologia do cardiomiócito: depressão da contratilidade, ativação inflamatória, ativação da cascata da apoptose com redução da massa de cardiomiócitos, promoção de necrose em banda, aumento do potencial arritmogênico por alterar as fases 2 e 3 do potencial de ação. Portanto, a hiperativação dos B1-R promovem aumento da contratilidade miocárdica e simultaneamente agressão miocárdica, mediadas ambas por aumento no cálcio no citosol.

A hiperativação dos B2-R mediada pela adrenalina sérica ocasiona uma mudança do padrão de estímulo pela PtnGe para PtnG inibitória, que promove a ativação de sintetase de óxido nítrico com aumento do óxido nítrico. Esse aumento ocasiona depressão da contratilidade e ativação inflamatória. Os B-R apresentam distribuição heterogênea no miocárdio, com maior prevalência de B2-R na região anterior e apical e os B1-R nas regiões basais do coração. Essa distribuição anatômica heterogênea seria a gênese da hipercontratilidade nas porções basais do coração e de balonamento ou acinesia nas regiões apicais e anteriores frequentemente observados na Takotsubo.

Vasoespasmo coronariano

A atividade simpática que ocasiona vasoespasmo de coronárias epicárdicas tem sido proposta como uma possível causa da Takotsubo, embora a grande maioria dos pacientes não demonstre espasmo coronariano mesmo quando utilizados agentes vasoconstrictores provocativos. Sugere-se que na Takotsubo, em decorrência do estresse oxidativo induzido pela hiperatividade simpática, ocorram disfunção endotelial e favorecimento de alteração na microcirculação coronariana.

Disfunção da microcirculação

A disfunção da microcirculação secundária à hiperestimulação simpática tem sido observada em todos os pacientes na fase aguda da Takotsubo, sendo sugerida como um importante fator fisiopatológico determinante para isquemia miocárdica e disfunção contrátil ventricular, com base em estudos que demonstraram uma resposta microvascular coronariana alterada, além de aumento de atividade apoptótica das células endoteliais da microcirculação nos pacientes com Takotsubo. A disfunção endotelial e da microcirculação decorre do estímulo simpático do alfarreceptor, promovendo disfunção vascular com redução da reserva vasodilatadora e favorecimento a espasmo da microcirculação, com consequente isquemia e depressão da contratilidade. Essa disfunção na fase aguda demonstrou ser transitória, e sua recuperação está relacionada com a melhora da função contrátil.

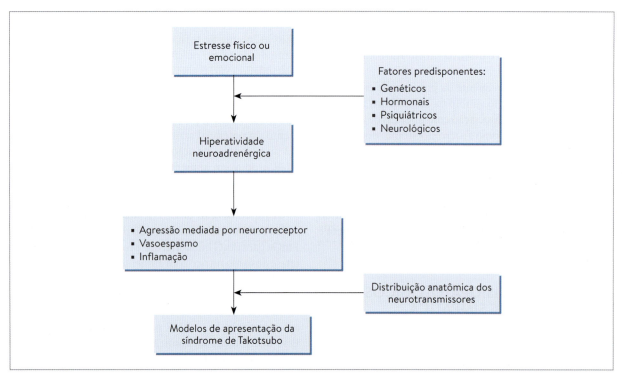

FIGURA 1 Fisiopatologia do desenvolvimento da síndrome de Takotsubo.

Instabilidade ou ruptura de placa aterosclerótica coronariana

Podem-se encontrar placas ateroscleróticas na coronária descendente anterior dos pacientes com Takotsubo. Nesses casos a utilização e a investigação por ultrassom intracoronariano ou tomografia por coerência ótica não demonstraram a presença de placas rotas ou dissecção, o que enfatiza a necessidade de exclusão da presença de doença coronariana instável para confirmação do diagnóstico de Takotsubo.

FATORES PREDISPONENTES E GATILHOS PARA O DESENVOLVIMENTO DE TAKOTSUBO

Cerca de 70% dos pacientes que desenvolvem Takotsubo usualmente apresentam estresse emocional ou físico como fator desencadeador, que são usuais em todos os indivíduos.

O fato de somente algumas pessoas desenvolverem a Takotsubo nos leva à possibilidade da presença de perfil genético e clínico predisponente ao desenvolvimento de Takotsubo. Por meio da análise dos registros e de série de casos, pode-se definir o perfil clínico mais prevalente dos pacientes que apresentam Takotsubo, com a identificação da presença de fatores predisponentes: hormonal, genético, distúrbios psiquiátricos e gatilho por estresse físico ou emocional.

Hormonais

A Takotsubo é mais frequente em mulheres do que em homens em uma taxa de 9:1, predominantemente na fase pós-menopausa, indicando que um declínio nos níveis de estrogênio poderia exercer um papel na fisiopatologia do desenvolvimento da doença. O estrogênio tem atuação na modulação do tônus vasomotor por meio da estimulação da sintetase endotelial de óxido nítrico e por modulação da vasoconstrição neuroadrenérgica e redução da ativação simpática central.

Contudo, faltam estudos que comprovem de forma consistente a correlação dos hormônios reprodutivos com o desenvolvimento de Takotsubo, questionando que estes não exerceriam de forma isolada um papel determinante para seu desenvolvimento ou prevenção.

Genéticos

A possibilidade da predisposição genética para Takotsubo tem sido sugerida por alguns estudos que demonstraram correlação familiar. Mas a maioria dos estudos apresenta resultados conflitantes ou não concisos que demonstrem um potencial poligênico ou de heterogeneidade genética, que ocasione desregulação do sistema neuroadrenérgico, seja em sua ativação ou no polimorfismo dos beta e alfa-neurorreceptores, que permitam identificar uma linha de predisposição.

Alterações psiquiátricas e alterações neurológicas

Uma elevada prevalência de condições neuropsiquiátricas tem sido observada nos pacientes com Takotsubo, cerca de 27% com doenças neurológicas e 40% com ansiedade e depressão, assim como em pacientes com síndrome do pânico. Os pacientes com distúrbios do humor apresentam resposta exacerbada do sistema simpático ao estresse emocional ou físico em decorrência de apresentarem maior liberação com menor recaptação de noroepinefrina central e periférica.

O uso de antidepressivos como inibidores seletivos de recaptação da noroepinefrina aumenta os níveis teciduais de catecolaminas. Ambos os fatores aumentam a sensibilidade e o grau de resposta simpática ao estresse agudo, tornando os pacientes suscetíveis ao desenvolvimento de Takotsubo.

Gatilhos por estresse físico e emocional

O estresse emocional é mais comum em mulheres, em fase pós-menopáusica, e em pacientes não internados. As situações de estresse emocional podem ser de caráter pessoal ou profissional, com estímulos negativos que geram intensa tristeza, raiva, sentimento de insatisfação, rejeição, medo, ansiedade, pânico ou por enfrentamento ("síndrome do coração partido"), como também situações de desastres naturais ou de guerra. Situações com estímulos positivos geralmente inesperados também estão relacionadas ao desencadeamento de Takotsubo ("síndrome do coração feliz") (Quadro 1).

QUADRO 1 Gatilhos por estresse físico e emocional	
Estresse físico: 36% dos pacientes	**Estresse emocional: 28% dos pacientes**
▪ Pós-operatório ▪ Sepse ▪ Litíase renal ▪ Pneumonia ▪ Tromboembolismo pulmonar ▪ Cardioversão elétrica ▪ Ablação de fibrilação atrial ▪ AVE hemorrágico ▪ Crise convulsivante de carro ▪ Epilepsia ▪ Ferocromocitoma ▪ Crise intensa de asma ▪ Trauma ortopédico ▪ Dor intensa ▪ Pós-quimioterapia ▪ Síndrome de abstinência de drogas ou álcool ▪ Hipertireoidismo ▪ Pós-cesariana ▪ Pós-infusão de catecolaminas	▪ Falecimento de parentes ou cônjuge ▪ Depressão ▪ Crise de ansiedade ▪ Pânico ▪ Perda de emprego ▪ Perda de competição ▪ Término de relacionamento amoroso ▪ Terremotos, furacões, inundações ▪ Guerra ▪ Acidente de carro ▪ Surpresa positiva intensa ▪ Casamento ▪ Ganho de prêmio ▪ Reencontro com ente querido

AVE: acidente vascular encefálico.

DIAGNÓSTICO

Entre todos os critérios, os mais utilizados na prática clínica são os critérios diagnósticos da clínica Mayo e o InterTAK (Quadro 2).

QUADRO 2 Critérios diagnósticos de Takotsubo	
Critérios revisados da Clínica Mayo	**Critérios da InterTAK**
▪ Discinesia transitória dos segmentos mediais do VE, com ou sem envolvimento apical; a alteração segmentar estende-se além do território de uma coronária epicárdica; gatilho por estresse frequentemente presente ▪ Ausência angiográfica de doença coronariana obstrutiva ou ruptura aguda de placa ▪ Alterações agudas no ECG, supradesnivelamento do segmento ST e/ou inversão de onda T ou alterações modestas da troponina ▪ Ausência de feocromocitoma ou miocardite	▪ Disfunção transitória do VE (hipocinesia, acinesia ou discinesia), apresentando-se como balonamento apical ou mesoventricular, basal ou alteração segmentar focal. Pode ter envolvimento do VD. É possível que haja transição entre os diferentes tipos de alteração segmentar. A alteração segmentar estende-se além do território de uma coronária epicárdica, contudo raramente ocorre alteração segmentar correspondente ao território de uma coronária ▪ Estresse físico, emocional ou combinados frequentemente precedem episódio de Takotsubo ▪ Alteração neurológica (hemorragia subaracnoide, AVE, convulsões); feocromocitoma pode ser gatilho ▪ Alterações agudas no ECG, com supra ou infradesnivelamento do segmento ST, inversão de onda T e QT prolongado, e raramente ECG normal ▪ Moderada elevação de troponina T ou I e CK-MB. Frequente elevação do BNP ▪ Doença coronariana significativa não exclui Takotsubo ▪ Ausência de miocardite ▪ Predominantemente acomete mulheres na fase pós-menopausa

AVE: acidente vascular encefálico; ECG: eletrocardiograma; VD: ventrículo direito; VE: ventrículo esquerdo.

Os critérios diagnósticos da InterTAK incorporam novos aspectos: disfunção do ventrículo direito (VD) ou de outros segmentos não usuais; não necessidade da presença de gatilho por estresse físico ou emocional antecedendo a Takotsubo; alterações neurológicas e feocromocitoma como possíveis gatilhos para Takotsubo; possibilidade de coexistência de doença coronariana obstrutiva significativa.

É proposta a classificação da Takotsubo de acordo com o tipo de gatilho que a antecede em tipos 1, 2, 2a, 2b e 3 (Quadro 3).

QUADRO 3 Classificação interTaK da Takotsubo de acordo com o tipo de gatilho	
Classe I	Takotsubo relacionado a gatilho de estresse emocional
Classe II	Takotsubo relacionado a gatilho de estresse físico: • IIa: Decorrente de atividade física, procedimentos médicos, doenças agudas • IIb: Decorrente de distúrbios neurológicos
Classe III	Takotsubo sem gatilho identificado

TIPOS ANATÔMICOS DE TAKOTSUBO

A Takotsubo é uma síndrome cardíaca aguda de caráter transitório com disfunção contrátil ventricular, para a qual há a descrição de 5 tipos anatômicos (Figura 2).

1. Padrão clássico: observado em cerca de 70-80% dos pacientes. Acinesia ou hipocinesia apical com hipercontratilidade dos segmentos basais, conferindo o aspecto clássico de armadilha de polvo que conferiu o nome de Takotsubo.
2. Mesoventricular: observado em cerca de 15% dos pacientes. Hipocinesia da porção média do ventrículo esquerdo (VE), e hipercontratilidade dos segmentos apical e basal.
3. Invertida ou basal: observada em cerca de 3-5% dos pacientes. Hipocinesia ou acinesia dos segmentos basais e médio-ventriculares com hipercontratilidade apical.
4. Focal: observado em cerca de 5,5% dos pacientes. Hipocinesia ou acinesia de segmentos isolados, usualmente anterolateral.
5. Biventricular ou acometimento isolado do VD < 0,5%: apresenta prevalência desconhecida, sendo considerado raro o seu acometimento.

APRESENTAÇÃO CLÍNICA

A apresentação clínica da Takotsubo é mais frequente em mulheres em fase pós-menopausa com estresse emocional ou físico inesperado, seguido de quadro clínico de dor precordial (75%), dispneia (50%), tonteiras (> 25%), síncope ou pré-síncope (5-10%), palpitações decorrentes de taquicardia sinusal ou em formas clínicas mais graves, como IC aguda, choque cardiogênico ou morte súbita abortada. Os principais diagnósticos diferenciais na sala de emergência são a síndrome coronariana aguda e a miocardite aguda.

Como usualmente há quadro clínico semelhante ao da síndrome coronariana aguda, acompanhado de alterações eletrocardiográficas e de elevação de enzimas de injúria cardíaca, apesar da ausência de doença coronariana obstrutiva, a Takotsubo foi classificada na última definição universal de infarto agudo do miocárdio (IAM) como IAM com coronárias normais (MINOCA – ver capítulo específico neste livro).

É necessário, portanto, encaminhar esses pacientes para a cineangiocoronariografia para confirmação diagnóstica.

O quadro clínico admissional pode ser predominantemente definido pelas manifestações da doença que ocasionou o estresse físico, como acidente vascular encefálico ou convulsões. A Takotsubo poderá se manifestar somente com desenvolvimento de disfunção ventricular ao ecocardiograma (ECO), ou com distúrbios hemodinâmicos inesperados como hipotensão ou choque. Nos pacientes com estresse físico emocional, observa-se com maior frequência o quadro clínico de dor precordial e palpitações ou de dispneia.

Eletrocardiograma

O eletrocardiograma (ECG) encontra-se anormal na maioria dos pacientes com Takotsubo (> 95%), sendo usuais alterações sugestivas de doença isquêmica coronariana do segmento ST e onda T. Na fase aguda, encontra-se supradesnivelamento do segmento ST em 44%, usualmente envolvendo as derivações anterior, apical e lateral e sugerindo infarto anterior extenso e infradesnivelamento do segmento ST, o que é incomum e ocorren em 8%, a inversão da onda T é difusa e acomete 41%, e a presença de ondas Q patológicas em 15% e bloqueio de ramo esquerdo 5%. Após 24-48 horas do início dos sintomas, ocorrem inversão da onda T e importante prolongamento do intervalo QT, predispondo a taquicardia ventricular polimórfica (*torsades de pointes*) e fibrilação ventricular. A inversão de onda T, assim como o alongamento do intervalo QT, estão relacionados à presença de edema miocárdico, sendo que a subsequente gradual resolução pode levar de dias a semanas. A análise das alterações no ECG apresenta alta acurácia na diferenciação do IAM, como a presença de supradesnivelamento do segmento ST em aVR e na derivação anterosseptal V1 a V4, ou supradesnivelamento do segmento ST em aVR com inversão de onda T. Contudo, em função da alta prevalência de doença arterial coronariana (DAC) com as características clínicas e eletrocardiográficas semelhantes às do Takotsubo, todos os pacientes necessitam de avaliação por coronariografia com ventriculografia para o diagnóstico diferencial.

Biomarcadores

Praticamente todos os pacientes com Takotsubo apresentam elevação enzimática de necrose miocárdica. Troponina

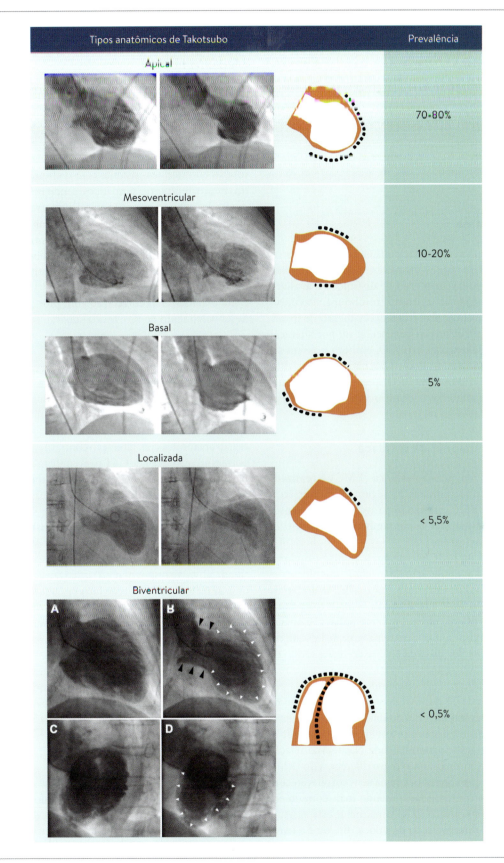

FIGURA 2 Tipos anatômicos da síndrome de Takotsubo.

T ou I e CK-MB estão elevadas em > 90% dos pacientes na admissão. O pico enzimático é substancialmente inferior ao observado no IAM, demonstrando dissociação entre os níveis enzimáticos com as extensão das alterações no ECG e com a disfunção ventricular. A presença de níveis enzimáticos elevados está correlacionada com pior prognóstico.

Os peptídeos natriuréticos (BNP e pró-BNP) encontram-se frequentemente elevados, correlacionando-se com o grau das alterações funcionais miocárdicas e da disfunção ventricular. Apresentam pico em 48 horas, podendo levar meses para sua normalização.

Ecocardiograma

O ecocardiograma transtorácico (ECO) irá demonstrar e quantificar as alterações segmentares da contratilidade miocárdica, quantificar o grau de disfunção e avaliar a presença de complicações como trombo intracavitário, obstrução intraventricular e desenvolvimento de insuficiência mitral por dilatação ventricular ou por alteração segmentar. As alterações ao ECO, embora possam ser fortemente sugestivas de Takotsubo, não permitem diferenciar ou afastar o IAM. O ECO apresenta grande valor no acompanhamento dos pacientes, com a observação da involução da disfunção regional.

Ressonância magnética cardíaca

A ressonância magnética cardíaca (RMC) é realizada usualmente após as primeiras 24-48 horas da admissão. A importância da RMC está não só na avaliação da extensão da disfunção ventricular como também no diagnóstico diferencial de miocardite.

Os achados na RMC envolvem a análise funcional ventricular com quantificação da extensão das alterações segmentares, grau de disfunção ventricular, avaliação do acometimento do VD e a presença de complicações como trombo intracardíaco e obstrução intracardíaca. E análise morfológica com pesquisa de edema miocárdico, de inflamação e fibrose por meio da análise do realce tardio do gadolínio (RT).

O edema miocárdico é observado na fase aguda por meio da técnica de T2 da RMC, com a demonstração na fase T2 de um intenso aumento do sinal, tendo distribuição difusa, podendo ser transmural e fortemente relacionado às regiões com alteração na contratilidade. Não tem correlação com a anatomia coronariana, o que o diferencia do IAM e da miocardite, que apresenta edema sem correlação com as alterações da contratilidade e sendo mais comum em parede lateral e epicárdico. O RT usualmente está ausente, o que ajuda na diferenciação da miocardite ou do IAM. Contudo, tem sido descrito RT positivo com predomínio na região apical, com intensidade de sinal reduzida e relatos de RT transmural persistente. A persistência de RT positivo

tem demonstrado relação com pior prognóstico evolutivo com potencial de arritmias.

Medicina nuclear

A cintilografia miocárdica com ^{123}I-mIBG tem sido utilizada para avaliar a atividade do sistema simpático no miocárdio por meio da atividade de captação dos neurorreceptores. Na fase aguda da Takotsubo se observa uma redução na captação miocárdica correspondente às regiões com disfunção contrátil, consistente com disfunção da atividade dos neurorreceptores simpáticos, sendo mais comum a redução de captação na região apical e anterior do miocárdio. Essas anormalidades podem persistir por vários meses, e o ^{123}I-mIBG exerce um papel de confirmação diagnóstica nos casos em que permaneceram sem diagnóstico ou em dúvida durante a internação ou em pacientes com história prévia sem confirmação. A presença de ^{123}I-mIBG positivo e sua extensão têm correlação com pior prognóstico no desenvolvimento de IC e mortalidade.

Cineangiocoronariografia

A maioria dos pacientes é avaliada pela cineangiocoronariografia (CAT) na admissão hospitalar para afastar o diagnóstico de IAM. A Takotsubo tipicamente não apresenta lesão coronariana obstrutiva correspondente à região anatômica com alteração contrátil, sendo necessária portanto a realização de CAT para confirmação diagnóstica na fase aguda e diferenciação de IAM ou miocardite. Em decorrência do fato de grande parte dos pacientes com Takotsubo ser formada por idosos, pode-se encontrar em cerca de 10% dos pacientes doença coronariana incipiente ou em outras coronárias não correspondentes à região anatômica comprometida. Na presença de lesão coronariana significativa correspondente à região anatômica, devem-se utilizar métodos de avaliação intravascular como ultrassom ou tomografia de coerência ótica intracoronariano, para a exclusão de ruptura de placa, trombo intracoronário ou dissecção coronariana, para confirmar o diagnóstico de Takotsubo. A realização concomitante de ventriculografia permite demonstrar as disfunções contráteis típicas da Takotsubo, além de estimar o grau de disfunção ventricular e de avaliar a presença de trombo intracardíaco, insuficiência mitral e obstrução do trato de saída do VE (OSTVE).

Angiotomografia coronariana

A angiotomografia coronariana tem sido proposta para os pacientes estáveis com baixa suspeita de IAM ou com apresentação tardia, ou como análise retrospectiva de pacientes com história prévia não confirmada de Takotsubo, como método não invasivo para a exclusão de doença coronariana obstrutiva.

CRITÉRIOS DE PONTOS DA INTERTAK PARA O DIAGNÓSTICO DA TAKOTSUBO

A apresentação clínica e as alterações no ECG e nas enzimas de injúria miocárdica da Takotsubo são muito semelhantes ao IAM, não sendo possível a diferenciação entre ambas as doenças de forma consistente por nenhum método não invasivo. Portanto, na fase aguda, a maioria dos pacientes necessita ser avaliada pela coronariografia para o estabelecimento do diagnóstico. Os critérios de pontos da InterTAK foram desenvolvidos a partir de um modelo de probabilidade diagnóstica que envolve 7 variáveis clínicas e eletrocardiográficas de maior prevalência em pacientes com Takotsubo comparados com pacientes com IAM. Quanto maior o somatório de pontos, maior a probabilidade do diagnóstico de Takotsubo. Esse modelo se propõe a ser um guia para o questionamento da probabilidade de diagnóstico e não para afirmativa diagnóstica (Tabela 1).

TABELA 1 Preditores clínicos para o diagnóstico de Takotsubo

Critério	Pontuação	Predição de Takotsubo (OR)	p
Sexo feminino	25	68	$\rho < 0,001$
Gatilho emocional	24	65	$\rho < 0,001$
Gatilho físico	13	8,7	$\rho < 0,001$
Ausência de infradesnivelamento do segmento ST	12	7,2	$\rho < 0,001$
Distúrbio psiquiátrico	11	7	$\rho < 0,001$
Distúrbio neurológico	9	4,9	$\rho < 0,001$
QTc prolongado	6	2,8	$\rho = 0,006$

O somatório de pontos apresenta uma capacidade de previsão de diagnóstico de Takotsubo na fase aguda, com maior capacidade de previsão diagnóstica com somatório dos valores > 70 pontos, indicando probabilidade > 85%; já valores < 35 pontos têm 95% de possibilidade de o diagnóstico ser de doença coronariana aguda. Em pacientes idosos com alta fragilidade, clinicamente estáveis, pode-se utilizar o critério de pontos para avaliar o risco e o benefício da realização do CAT, ou do início de terapêutica antiplaquetária, e optar pelo diagnóstico integrado de multimodalidade de imagem para a definição da probabilidade diagnóstica e acompanhamento evolutivo da disfunção ventricular.

DIAGNÓSTICO INTEGRADO DE MULTIMODALIDADE

A capacidade do diagnóstico integrado de multimodalidade para afirmar o diagnóstico da Takotsubo e sua diferencia-

ção com IAM e miocardite, assim como de detecção de complicações cardíacas, estarão relacionadas aos cenários clínicos e às fases evolutivas da Takotsubo em que foram realizados. Estas definirão atuações diferenciadas das diferentes modalidades na avaliação diagnóstica da Takotsubo e dos diagnósticos diferenciais.

- Takotsubo clássica: usualmente ocasionada por um fator desencadeador ou gatilho, em pacientes do sexo feminino em fase pós-menopausa, mais frequentemente com dor precordial e/ou dispneia, ECG e enzimas cardíacas indicativas de injúria miocárdica. Nesse cenário o diagnóstico está voltado para a síndrome coronariana aguda, e a Takotsubo é uma suspeita secundária. O aspecto de disfunção apical e anterior e hiperdinamia basal, com balonamento apical, ao ECO pode sugerir Takotsubo, mas não permite a afirmativa diagnóstica. Nesse cenário, na sala de emergência, a realização de CAT é necessária para afastar o diagnóstico de IAM e sugerir o diagnóstico de Takotsubo ou no caso de doença coronariana não significativa associada à presença de MINOCA. A realização de RMC é fundamental por fortalecer o diagnóstico de Takotsubo ou sugerir miocardite ou MINOCA, além de avaliar a extensão e o grau de disfunção ventricular e a presença de complicações cardíacas e de ter valor prognóstico.
- Takotsubo não clássica é a apresentação sem a identificação de fator precipitante ou gatilho, com clínica de síncope, tonteiras ou morte súbita abortada, geralmente em pacientes do sexo masculino, podendo ou não ser idosos, sem supradesnivelamento de segmento ST no ECG, elevação enzimática discreta, não sendo o ECO fortemente indicativo de Takotsubo, com alteração segmentar medial ou basal. Nesse cenário, a RMC exerce um papel mais significativo para avaliação no diagnóstico diferencial com miocardite, e em pacientes estáveis pode-se indicar a angiotomografia coronariana para avaliar a presença de DAC. Nesses pacientes, no caso de permanecer a dúvida diagnóstica, a realização de cintilografia miocárdica com MIBG poderá ajudar a estabelecer ou afastar o diagnóstico de Takotsubo.
- Takotsubo intra-hospitalar: usualmente associada a estresse físico decorrente de doenças ou pós-procedimentos, podendo ter apresentação clássica de balonamento apical ou atípica com alteração segmentar. O ECO nesse cenário é importante para a orientação diagnóstica, prognóstica e o acompanhamento da disfunção ventricular quanto a sua resposta à terapêutica ou involução espontânea. Nesse contexto, o diagnóstico diferencial está relacionado ao IAM ou a cardiomiopatia metabólica. Nos pacientes instáveis usualmente não é factível a realização da RMC, e de acordo com o grau de suspeição clínica se fará necessária a realização de CAT para avaliar o diagnóstico de DAC. Após a estabilização clínica e hemodinâmica, pode-se realizar a RMC para

QUADRO 4 Métodos de imagem na avaliação da síndrome de Takotsubo e suas características

Métodos	Características
ECO	• Método de fase aguda • Método mais utilizado na prática para identificação precoce da alteração segmentar e levantar a suspeita de Takotsubo • Alteração segmentar e função ventricular • Complicações: insuficiência mitral, trombo cardíaco, OTSVE, derrame pericárdico • Acompanhamento da recuperação
RMC	• Método de fase subaguda ou tardia • Extensão da alteração segmentar • Acometimento do VD • Complicações: insuficiência mitral, trombo cardíaco, OTSVE, derrame pericárdico • Diagnóstico diferencial: miocardite, DAC
CAT	• Método de fase aguda • Avaliação de DAC e MINOCA • Alteração segmentar e função ventricular • Complicações: insuficiência mitral, trombo cardíaco, OTSVE
Angio TC-coronárias	• Método de fase subaguda • Avaliação de DAC e MINOCA
Medicina nuclear	• Método de fase subaguda ou tardia • Confirmação diagnóstica tardia • Diagnóstico diferencial tardio de MINOCA ou miocardite

CAT: cineangiocoronariografia; DAC: doença arterial coronariana; ECO: ecocardiograma; MINOCA: infarto agudo do miocárdio sem lesão coronariana obstrutiva; OTSVE: obstrução do trato de saída do ventrículo esquerdo; RMC: ressonância magnética cardíaca; VD: ventrículo direito.

avaliar a extensão do grau de disfunção ventricular. O ECO, nesse cenário, exerce importante papel no acompanhamento da evolução da disfunção ventricular e do desenvolvimento de complicações cardíacas.

- Takotsubo de confirmação tardia: os pacientes apresentam história prévia de diagnóstico sugestivo sem confirmação. Nos pacientes com disfunção persistente, a RMC e a angiotomografia coronariana podem ajudar a elucidar o diagnóstico. Nos pacientes sem disfunção ventricular, a realização de MIBG pode demonstrar alterações na captação dos neurorreceptores em até 12 meses após o evento, podendo sugerir o diagnóstico no caso de ser positivo, mas não afastar no caso de ser negativo.

CONCLUSÕES

A cardiomiopatia de estresse é geralmente um distúrbio transitório tratado com terapia de suporte. O tratamento conservador e a resolução do estresse físico ou emocional normalmente resultam na rápida resolução dos sintomas, embora alguns pacientes desenvolvam complicações agudas, como choque e IC aguda, que requerem terapia intensiva.

O manejo adequado do choque cardiogênico em pacientes com cardiomiopatia de estresse varia dependendo da presença de obstrução significativa da via de saída do ventrículo esquerdo (VSVE).

Em pacientes com cardiomiopatia de estresse, o manejo da IC durante a apresentação aguda e após a estabilização é geralmente de acordo com as diretrizes padrão, exceto que um cuidado especial é tomado para evitar a depleção de volume e terapia vasodilatadora em pacientes com obstrução da VSVE.

Para pacientes com cardiomiopatia de estresse com trombo intraventricular, recomenda-se anticoagulação (grau 1B). Normalmente, anticoagula-se por 3 meses, com a duração da anticoagulação modificada com base na taxa de recuperação da função cardíaca e na resolução do trombo.

Para pacientes sem trombo, mas com disfunção VE grave (fração de ejeção < 30%) e baixo risco de sangramento, considerar anticoagulação até a resolução da acinesia ou discinesia ou por 3 meses, o que for mais curto.

A mortalidade hospitalar é de aproximadamente 3 a 4%. Os pacientes que sobrevivem ao episódio agudo geralmente recuperam a função sistólica do VE em 1 a 4 semanas.

Pacientes que sobrevivem a um episódio de cardiomiopatia de estresse enfrentam um risco de recorrência de aproximadamente 2% ao ano. A eficácia da terapia médica na redução do risco de recorrência é desconhecida.

O QUE AS DIRETRIZES RECOMENDAM

- Kawai S, Kitabatake A, Tomoike H. Guidelines for diagnosis of Takotsubo (ampulla) cardiomyopathy. Circ J. 2007;71:990-2.

- Thygesen K, ESC Scientific Document Group, Alpert JS, Jaffe AS, Chaitman BR, Bax JJ, et al. Fourth universal definition of myocardial infarction. Eur Heart J. 2019;40:237-69.

SUGESTÕES DE LEITURA

1. Citro Chair R, Okura Co-Chair H, Ghadri JR, Izumi C, Meimoun P, et al. Multimodality imaging in Takotsubo syndrome: a joint consensus document of the European Association of Cardiovascular Imaging (EACVI) and the Japanese Society of Echocardiography (JSE). J Echocardiogr. 2020:1-26.
2. Citro R, Okura H, Ghadri JR, Izumi C, Meimoun P, Izumo M, et al. Multimodality imaging in Takotsubo syndrome: a joint consensus document of the European Association of Cardiovascular Imaging (EACVI) and the Japanese Society of Echocardiography (JSE). European Heart Journal – Cardiovascular Imaging. 2020;00:1-24.
3. Dias A, Gil IJN, Santoro F, Madias JE, Pelliccia F, Brunetti ND, Takotsubo syndrome: state-of-the-art review by an expert panel: part 1. Cardiovascular Revascularization Medicine. 2019;20:70-9.
4. Kato K, Ishibashi I, Ghadri JR, Templin C. Biventricular Takotsubo syndrome. Eur Heart J. 2019;40(26):2171.
5. Matsuura T, Ueno M, Iwanaga Y, Miyazaki S. Importance of sympathetic nervous system activity during left ventricular functional recovery and its association with in-hospital complications in Takotsubo syndrome. Heart Vessels. 2019;34(8):1317-24.

NOTA DOS EDITORES

1. O artigo recentemente publicado Registro Multicêntrico de Takotsubo (REMUTA) – Aspectos Clínicos, Desfechos Intra-Hospitalares e Mortalidade a Longo Prazo Takotsubo Multicenter Registry (REMUTA), de autoria de Gustavo Luiz Gouvêa de Almeida Junior, João Mansur Filho, Denilson Campos de Albuquerque, Sergio Salles Xavier, et al, é de grande valia no conhecimento dessa patologia, por isso recomendamos sua leitura:
https://doi.org/10.36660/abc.20190166.

2. Este capítulo possui referências bibliográficas adicionais, recomendadas pelos autores, na plataforma digital complementar do livro. Por motivos de compactação, somente algumas delas estão aqui contempladas. Utilize o QR code abaixo para ter acesso a esse conteúdo:

31
Miocárdio não compactado

Vera Maria Cury Salemi
José Luiz Barros Pena
Otávio Rizzi Coelho-Filho

DESTAQUES

- O miocárdio não compactado é uma cardiomiopatia genética descrita em 1990, caracterizada por trabeculações proeminentes com recessos intertrabeculares profundos que se comunicam com a cavidade ventricular esquerda.

- A manifestação clínica se dá por uma tríade: insuficiência cardíaca (IC), geralmente com fração de ejeção reduzida, arritmias e fenômenos tromboembólicos.

- Os métodos diagnósticos mais importantes para o diagnóstico são o ecocardiograma bidimensional com Doppler colorido e a ressonância magnética cardíaca (RMC), que permitem a caracterização das trabéculas e a aferição da relação não compactado/compactado, que pelo ECO deve ser > 2, e pela RMC deve ser > 2,3.

- O tratamento deve seguir as recomendações para o tratamento da IC e, pela alta prevalência de fenômenos tromboembólicos, a anticoagulação poderá ser indicada na presença de disfunção ventricular.

- O acometimento familiar pela doença é muito comum, e a maioria dos familiares é assintomática, reforçando a importância do rastreamento familiar para o tratamento precoce.

- A avaliação genética é classe I de todos os membros da família, quando uma mutação genética específica é identificada em um caso-índice.

INTRODUÇÃO

O miocárdio não compactado (MNC) é uma cardiomiopatia (CMP) genética descrita por Chin et al. em 1990, que foram os primeiros a propor a terminologia "miocárdio não compactado", em um estudo com 8 pacientes (3 deles em necropsia), caracterizando a doença pela presença de trabeculações proeminentes com recessos intertrabeculares profundos que se comunicam com a cavidade do ventrículo esquerdo (VE). Ainda, foram os primeiros a propor critérios ecocardiográficos para o diagnóstico da doença. Entretanto, relatos sobre a doença já tinham sido publicados previamente, por exemplo, por Grant em 1926, em uma necropsia de criança com cardiopatia congênita; por Dusek et al. em 1975, que descreveram a "persistência pós-natal de miocárdio esponjoso" nos achados de necropsia de 5 crianças; por Engberding e Bender em 1985, que realizaram o diagnóstico da doença pela ecocardiografia, denominando-o miocárdio esponjoso; além de Jenni et al. em 1986, que descreveram os mesmos achados pela ecocardiografia, angiografia e alterações anatomopatológicas. Pode ser isolado ou associado a outras malformações congênitas, doenças neuromusculares ou outras CMP.

Habitualmente, a compactação miocárdica ocorre na vida intrauterina da base para o ápice ventricular, do septo para a parede lateral do VE, e do epicárdio para o endocárdio. É sugerido que no MNC ocorra em razão da interrupção no processo de compactação miocárdica da 6ª à 12ª semanas da vida intrauterina, e que, quanto mais precoce ocorra essa interrupção, maior o grau de disfunção ventricular e mais extensas as trabéculas. Assim, o miocárdio fica composto de duas camadas: uma externa compactada (C) e outra interna não compactada (NC), sem comunicação com as artérias coronárias.

A prevalência é de 4,5-26 por 10 mil adultos avaliados em centros cardiológicos, e de 0,01-0,3% de adultos que realizaram ecocardiograma. Estudo prévio realizado na Austrália mostrou que é a terceira causa de CMP em crianças, depois da dilatada e da hipertrófica.

São bem conhecidas as bases genéticas da doença, que pode decorrer de casos esporádicos ou familiares, e o padrão de herança mais comum é autossômico dominante. Estudo prévio mostrou que as mutações mais comuns foram MYH7, MYBPC3 e TTN, enquanto o gene MYBPC3 apresenta maior risco de eventos e a mutação MYH7 apresenta baixo risco. Uma mutação pode levar a diferentes fenótipos, como MNC, CMP dilatada e até cardiomiopatia hipertrófica (CMPH) dentro de uma mesma família. Dessa forma, alguns autores questionam se o MNC é uma doença propriamente dita ou um espectro da CMP dilatada. Entretanto, como será aqui discutido, essa doença tem algumas particularidades que permitem caracterizá-la como uma entidade específica. O comprometimento familiar pela doença pode ocorrer em até 50% dos casos, e, entre os familiares acometidos, a maioria é assintomática, reforçando a importância do rastreamento familiar para o tratamento precoce da doença, evitando as complicações.

QUADRO CLÍNICO

Os achados clínicos principais são IC com fração de ejeção reduzida, arritmias e/ou fenômenos tromboembólicos. Os principais sintomas cardiovasculares são a dispneia, em até 79% dos casos, e a precordialgia, em até 26% dos casos. O quadro clínico de IC ocorre em mais de 60% dos casos, sendo que a disfunção sistólica é predominante, e é fator para um pior prognóstico. Entretanto, em alguns casos, a morte súbita pode ser a manifestação inicial. A disfunção sistólica do ventrículo direito (VD) ocorre principalmente nos casos com disfunção VE, e está relacionada à maior incidência de arritmias ventriculares e a um pior prognóstico.

A fisiopatologia da disfunção miocárdica no MNC é desconhecida, sendo provavelmente multifatorial, relacionada à redução da reserva do fluxo coronariano, à disfunção da microcirculação, à alteração primária do metabolismo cardíaco, aos distúrbios mitocondriais e à perda da torção ventricular, com contração em bloco, denominada movimento de corpo rígido, levando à alteração da mecânica cardíaca com disfunção sistólica. Em pacientes pediátricos, foi descrito o padrão ondulante da função ventricular, que consiste em recuperação da função ventricular com posterior deterioração. Entretanto, não se conhece o fator que desencadeia tal processo.

As arritmias ventriculares ocorrem em até 62% dos casos, podem ter caráter maligno e podem estar associadas à presença de trabéculas como substrato ao mecanismo de reentrada, além da redução da perfusão miocárdica, disfunção da microcirculação, que podem levar a fibrose subendocárdica, com perda da homogeneidade elétrica e circuitos de microrreentrada, indicando a necessidade do diagnóstico e tratamento precoce dos pacientes. As arritmias relacionadas a pior prognóstico em pacientes com MNC são a fibrilação atrial (FA), que ocorre em até 32% dos adultos, e as taquiarritmias ventriculares, presentes em até 47% dos pacientes.

A estase sanguínea que ocorre na área próxima às trabéculas predispõe à formação de trombos, principalmente em pacientes com disfunção ventricular esquerda. Os fenômenos tromboembólicos ocorrem em até 38% dos casos, sendo mais comuns em pacientes com volume maior de trabéculas, com maior disfunção ventricular e em presença de arritmias atriais. Além disso, podem ocorrer como apresentação inicial da doença em até 7% dos casos. A incidência está reduzindo, graças à maior orientação em relação ao uso de anticoagulantes nesses pacientes com disfunção ventricular.

MÉTODOS DIAGNÓSTICOS

O número de pacientes com diagnóstico de MNC vem aumentando graças à evolução dos métodos diagnósticos, maior difusão dos critérios diagnósticos da doença e realização do rastreamento familiar por ser doença de cunho genético. O ecocardiograma é o exame de primeira linha para o diagnóstico, enquanto a RMC é considerada o método padrão-ouro. São ainda úteis para o diagnóstico o eletrocardiograma de 12 derivações, o monitoramento de Holter de 24 horas, a tomografia computadorizada do coração e a ventriculografia esquerda.

Eletrocardiograma de 12 derivações

As alterações eletrocardiográficas são frequentes, mas nenhum padrão típico da doença foi identificado até o momento. As alterações eletrocardiográficas mais comuns são bloqueio de ramo direito, bloqueio de ramo esquerdo, taquicardia ventricular, fibrilação atrial, bloqueios atrioventriculares e síndrome de Wolf-Parkinson-White; esta é mais comum na população pediátrica

(15% dos casos), enquanto em adultos ocorre em apenas 3% dos casos.

Alguns achados eletrocardiográficos são considerados preditores de morbimortalidade cardiovascular, como o intervalo PQ, a duração do intervalo QTc e alterações da repolarização ventricular. Além disso, a fragmentação do QRS, quando presente em 3 ou mais derivações, refletindo um atraso de condução da ativação miocárdica, tem relação direta também com o grau de trabeculação e consequente grau de disfunção ventricular e o prognóstico desses pacientes.

Monitoramento de Holter de 24 horas

As arritmias podem ser a primeira manifestação da doença; são frequentes, muitas vezes graves e podem levar à morte súbita. Dessa forma, o Holter de 24 horas é também um exame de primeira linha para auxiliar no tratamento e no prognóstico da doença.

Ecocardiograma

Os critérios mais aceitos para o diagnóstico do MNC são os seguintes (Figura 1):

1. Critérios de Chin et al. (Califórnia):
- Presença de X/Y ≤ 0,5, em que:
  - X = distância da superfície epicárdica até o recesso trabecular.
  - Y = distância da superfície epicárdica até o pico das trabeculações.
- Esses critérios são utilizados para trabéculas do ápice do VE em cortes paraesternal eixo curto e apical, no fim da diástole.
2. Critérios de Jenni et al. (Zurique):
- Ausência de alterações cardíacas coexistentes.
- Espessamento da parede miocárdica do VE com duas camadas: uma epicárdica fina e compactada (C) e outra endocárdica espessa e não compactada (NC), preenchida por sangue vindo da cavidade ventricular.
- A relação NC/C > 2 no eixo curto, no fim da sístole.
- A localização das trabéculas é geralmente nas paredes apical, médio-lateral e médio-inferior do VE.
3. Critérios de Stöllberger et al. (Viena):
- Presença de 4 ou mais trabéculas na parede ventricular esquerda, com localização apical de músculos papilares, visível em um único plano de imagem.
- As trabéculas têm a mesma ecogenicidade do miocárdio e apresentam movimento sincrônico com a contração ventricular.
- Espaços intratrabeculares são preenchidos por sangue proveniente da cavidade ventricular, visualizados ao Doppler colorido.
- Imagem obtida em corte apical 4 câmaras.
- Realizar diferentes cortes para obter melhor definição da imagem e diferenciar de falsas cordas e bandas aberrantes.
- A relação NC/C > 2 no eixo curto, no fim da diástole.

Entretanto, quando esses critérios foram comparados, foi observado que apenas 29,9% dos pacientes com diagnóstico prévio de MNC preenchiam os 3 critérios. Além disso, 8% dos indivíduos saudáveis preenchem 1 ou mais critérios. Dessa forma, não há consenso sobre qual critério seria o padrão-ouro, uma vez que esse método tem limitações por ser operador dependente. Indivíduos sadios, afrodescendentes, gestantes e atletas podem apresentar trabeculações, sem apresentar doença. Embora o critério de Jenni et al. seja mais utilizado na prática clínica, o ideal é usar os 3 critérios ecocardiográficos da doença para diagnóstico. As limitações desse método são a dificuldade na visualização do ápice ventricular, a dependência da experiência do operador, além da reprodutibilidade limitada das medidas das regiões C e NC.

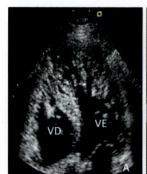 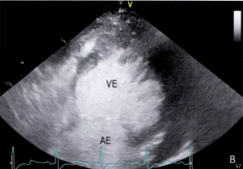 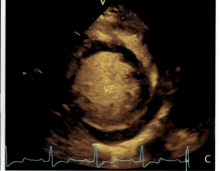

FIGURA 1 Ecocardiograma em corte de apical de 4 câmaras mostrando miocárdio não compactado, caracterizado por trabéculas proeminentes e espaços intertrabeculares profundos na cavidade ventricular esquerda (A); corte apical de 4 câmaras com emprego de contraste de microbolhas demonstrando evidentes trabeculações no ventrículo esquerdo (B); corte do eixo curto mais apicalizado com contraste de microbolhas demonstrando o miocárdio com aparência de rede de peixe ("*fishnet*").

Está indicado o uso de contraste com microbolhas para melhor avaliação do ápice ventricular (Figura 1), e a ecocardiografia tridimensional permite melhor avaliação espacial das trabéculas. A técnica do *speckle tracking* permite detectar comprometimento miocárdico subclínico em pacientes com fração de ejeção preservada. Vários estudos têm mostrado redução do *strain* longitudinal do VE em regiões média e apical, enquanto a região basal do VE apresenta motilidade normal, diferente da cardiomiopatia dilatada, que mostra redução das 3 regiões em cortes apicais. Além disso, essa metodologia ecocardiográfica permite a detecção precoce de disfunção ventricular direita subclínica, em presença de função ventricular direita global preservada, já que até o momento não se dispõe de critérios confiáveis para detecção do excesso de trabeculação ventricular direita.

A torção ventricular está reduzida, e muitos pacientes apresentam rotação em corpo rígido ou em bloco, com o ápice e base ventriculares girando na mesma direção, diferente dos indivíduos normais, em que a rotação da base ocorre no sentido horário e a do ápice em anti-horário. O movimento em bloco leva a alterações mecânicas, com queda da função ventricular. Entretanto, isso não é específico do MNC, podendo também ocorrer em pacientes com CMP dilatada ou cardiopatia hipertensiva. Esse comprometimento da função ventricular não está restrito às regiões trabeculadas, mas ocorre difusamente, sugerindo que essa doença seja difusa e não restrita a regiões com trabéculas.

Ressonância magnética cardíaca

A RMC é considerada o método-ouro de imagem no diagnóstico do MNC por permitir o melhor delineamento entre a região compactada e não compactada com obtenção de múltiplos planos de imagem, e detecção de distúrbio de motilidade segmentar. Além disso, possibilita a caracterização tecidual pela técnica do realce tardio, avaliação mais detalhada da morfologia e função do VD, detecção de trombos intracardíacos e mais recentemente avaliação do edema miocárdico.

Os seguintes critérios são os mais utilizados no diagnóstico do MNC:

Critério de Petersen et al.:

- A relação entre camada não compactada e compactada > 2,3 no local de maior trabeculação.
- Eixo longo, no local de maior trabeculação, no fim da diástole (sensibilidade de 86% e especificidade de 99%).
- Exclusão do ápice do VE, uma vez que essa região já é um pouco mais trabeculada.
- Realce tardio subendocárdico, independente da distribuição coronariana, também presente em áreas compactadas.

Critérios de Jacquier et al.:

- Massa trabeculada do VE > 20% da massa global do VE.
  Eixo curto, no fim da diástole, sendo que o músculo papilar deve ser incluído na massa compactada.
- Marcador de alta sensibilidade e especificidade no diagnóstico.

Infelizmente, até hoje não existem critérios confiáveis de comprometimento do VD em pacientes com MNC.

Estudo realizado no Brasil mostrou que o mapa T1, que reflete a presença da expansão do extracelular e que é um achado precoce em relação à técnica do realce tardio, apresenta em pacientes com MNC associação com presença de arritmia e função ventricular, demonstrando ser promissora ferramenta para avaliar precocemente o comprometimento cardíaco nessa doença (Figura 2).

Tomografia computadorizada do coração com contraste

A tomografia computadorizada do coração com contraste pode ser realizada em pacientes com contraindicação à realização da RMC. O critério utilizado é a relação NC/C > 2,2, no fim da diástole. Esse método tem a vantagem de permitir a avaliação da circulação coronariana, e a desvantagem do uso de radiação ionizante e da necessidade de contraste iodado.

ACONSELHAMENTO GENÉTICO

Foi proposto em 2011 que a avaliação genética de todos os membros da família seja considerada classe I, quando uma mutação genética específica é identificada em um caso índice. Entretanto, a realização do rastreamento genético familiar não tem sido rotineira, embora seja considerada uma ferramenta fundamental na detecção da mutação em parentes assintomáticos para tratamento precoce e no aconselhamento genético desses pacientes (Quadro 1).

DIAGNÓSTICO DIFERENCIAL

No diagnóstico diferencial com MNC devem ser consideradas doenças com comprometimento apical como CMP hipertrófica apical, endomiocardiofibrose, CMP dilatada e chagásica com trombos apicais, cordas intracavitárias, tumores ventriculares e hipertrabeculação ventricular, que pode ser transitória, como em pacientes com anemia, afrodescendentes, atletas e gestantes. A evolução dos métodos complementares, especialmente a RMC, e a definição clara dos critérios diagnósticos facilitaram o correto diagnóstico da doença.

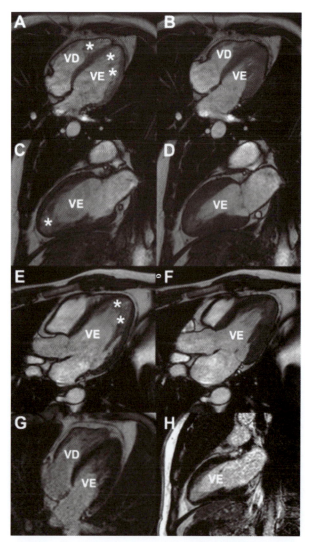

FIGURA 2 Ressonância magnética cardíaca de paciente de 48 anos, do sexo masculino, com miocárdio não compactado, apresentando taquicardia ventricular sustentada no Holter de 24 horas. As imagens em cine em eixo longo (A-F) revelaram função biventricular preservada, sem disfunção segmentar e com exuberante aumento da trabeculação do endocárdio das porções médio-apical do VE e apical do VD. Interessantemente, apesar de o realce tardio (G-H) ser negativo para a presença de fibrose focal, o volume extracelular obtido por mapas de T1 realizados antes e após a administração de contraste foi marcadamente elevado, com resultado de 38%. A-B: imagens de cine pela técnica *steady-state free precession* MRI (SSFP) em 4 câmaras em diástole (A) e sístole (B) evidenciando exuberante trabeculação das porções médio-apicais do VE e do ápice do VD (asterisco). C-D: imagens de cine pela técnica SSFP em 2 câmaras em diástole (C) e sístole (D), evidenciando exuberante trabeculação das porções médio-apicais do VE (asterisco). E-F: imagens de cine pela técnica SSFP em 3 câmaras em diástole (E) e sístole (F), evidenciando exuberante trabeculação das porções médio-apicais do VE (asterisco). G-H: imagens de realce tardio em 4 câmaras e 2 câmaras mostrando ausência de fibrose focal.
VD: ventrículo direito; VE: ventrículo esquerdo.

QUADRO 1 Avaliação diagnóstica em pacientes com miocárdio não compactado

Quadro clínico
▪ Insuficiência cardíaca, arritmias, eventos tromboembólicos, angina e presença de doença neuromuscular
Métodos diagnósticos
▪ Critério ecocardiográfico mais utilizado: Jenni et al.; redução da torção e *strain*
▪ Critérios da RMC mais utilizados: Petensen et al. e Jaquier et al.
▪ Avaliação genética
▪ Avaliação neurológica na suspeita de doença neuromuscular
▪ Rastreamento familiar
▪ Holter 24 horas na primeira avaliação em todos os pacientes
▪ EEF na presença de síncope sem causa esclarecida ou palpitações

EEF: estudo eletrofisiológico; RMC: ressonância magnética cardíaca.

TRATAMENTO

O tratamento de pacientes com MNC com IC segue as recomendações nacionais e internacionais do manejo dessa doença, inclusive devendo incorporar recentes avanços farmacológicos como o sacubitril/valsartana, que mostrou, em um relato de caso, efeitos clínicos benéficos associados com remodelamento reverso. A anticoagulação oral está indicada em pacientes com disfunção ventricular para reduzir a incidência de fenômenos tromboembólicos, independentemente da presença de FA. Além disso, deve ser utilizada na presença de trombo intracardíaco, eventos embólicos prévios e FA. Entretanto, alguns relatos de caso mostram que mesmo os pacientes com função ventricular preservada apresentam eventos embólicos, sugerindo que o uso de anticoagulantes nesses pacientes com MNC pode ser uma alternativa, independentemente da função ventricular.

A terapia por ressincronização segue as recomendações da literatura para o tratamento da IC, e alguns estudos sugerem que esses pacientes são hiper-respondedores. Bertini et al. mostraram melhor resultado da ressincronização cardíaca em pacientes com MNC, com maior remodelamento reverso em comparação com pacientes com CMP dilatada. Os indivíduos com MNC e função ventricular normal frequentemente são assintomáticos e devem ser avaliados a cada 2 anos, para realizar diagnóstico precoce das possíveis complicações, diferentemente dos pacientes com IC, que devem ter acompanhamento mais frequente (Quadro 2).

QUADRO 2 — Tratamento de pacientes com miocárdio não compactado

Insuficiência cardíaca	- Medicamentoso de acordo com as recomendações: IECA/BRA ou sacubitril/valsartana, betabloqueador, antagonista da aldosterona e diurético de acordo com o grau de congestão - Ressincronização, CDI, dispositivo de assistência ventricular ou transplante cardíaco para os casos mais graves
Anticoagulação	Em casos de fibrilação atrial, eventos embólicos prévios, disfunção ventricular sistólica ou trombo intracavitário
Orientações	Rastreio genético; planejamento familiar para mulheres em idade fértil

BRA: bloqueadores do receptor da angiotensina II; CDI: cardiodesfibrilador implantável; IECA: inibidores da enzima conversora da angiotensina.

PROGNÓSTICO

Estudo realizado com 105 pacientes seguidos por 10 anos no registro francês mostrou sobrevida média de 97% em 46 meses, sugerindo que o prognóstico dessa condição seja melhor que aquele previamente estabelecido. Atualmente, a mortalidade de pacientes com MNC é comparável à de outras CMP. Os fatores associados com prognóstico reservado são dilatação das câmaras esquerdas, disfunção ventricular esquerda, classe funcional avançada (III/IV da NYHA), redução da pressão arterial sistólica, presença de hipertensão arterial pulmonar, bloqueio de ramo direito, IC com sintomas clínicos, eventos embólicos sistêmicos e arritmia ventricular sustentada. Por outro lado, os pacientes com função ventricular normal, geralmente diagnosticados por rastreamento familiar, têm melhor prognóstico. Outro estudo que utilizou ecocardiograma e RMC mostrou que, em uma coorte compreendendo 108 pacientes com MNC, a avaliação da função biventricular por ambos os métodos foi um importante fator preditor de eventos, revelando-se uma característica relevante para avaliar a gravidade da doença e permitir intervenção precoce.

QUADRO 3 — Recomendações do ecocardiograma na cardiomiopatia não compactada

Recomendação	Classe de recomendação	Nível de evidência
Suspeita clínica de CMNC	I	C
Reavaliação em pacientes com CMNC conhecida quando houver mudança de sintoma ou novo evento cardiovascular	I	C
Rastreamento em familiares de primeiro grau de pacientes com CMNC	I	C
Portadores de doenças musculares e/ou outras síndromes clínicas que possam estar relacionadas	I	C
Uso de novas técnicas, como strain, ecocardiograma tridimensional e contraste ecocardiográfico para avaliação complementar e auxílio no diagnóstico diferencial	IIa	B
Reavaliação de rotina em pacientes estáveis clinicamente, sem proposta de mudança terapêutica	III	C

CMNC: cardiomiopatia não compactada.

QUADRO 4 — Indicações da ressonância magnética nas cardiopatias não isquêmicas, avaliação do pericárdio e de massas cardíacas

Indicação	Classe de recomendação	Nível de evidência
Miocárdio não compactado	I	B

O QUE AS DIRETRIZES RECOMENDAM

- Barberato SH, Romano MMD, Beck ALS, Rodrigues ACT, Almeida ALC, Assunção BMBL, et al. Posicionamento sobre indicações da ecocardiografia em adultos – 2019. Arq Bras Cardiol. 2019;113(1):135-81. Ver **Quadro 3**.

- Comitê Coordenador da Diretriz de Insuficiência Cardíaca. Diretriz Brasileira de Insuficiência Cardíaca Crônica e Aguda. Arq Bras Cardiol. 2018;111(3):436-539.

- Sara L, Szarf G, Tachibana A, Shiozaki AA, Villa AV, Oliveira AC, et al. Sociedade Brasileira de Cardiologia. II Diretriz de Ressonância Magnética e Tomografia Computadorizada Cardiovascular da Sociedade Brasileira de Cardiologia e do Colégio Brasileiro de Radiologia. Arq Bras Cardiol. 2014;103(6Supl.3):1-86. Ver **Quadro 4**.

SUGESTÕES DE LEITURA

1. Araújo-Filho JAB, Assunção AN Jr, Tavares de Melo MD, Bière L, Lima CR, Dantas RN Jr, et al. Myocardial T1 mapping and extracellular volume quantification in patients with left ventricular non-compaction cardiomyopathy. Eur Heart J Cardiovasc Imaging. 2018;19(8):888-95.
2. Bertini M, Ziacchi M, Biffi M, Biagini E, Rocchi G, Martignani C, et al. Effects of cardiac resynchronisation therapy on dilated cardiomyopathy with isolated ventricular non-compaction. Heart. 2011;97:295-300.
3. Rao K, Bhaskaran A, Choudhary P, Tan TC. The role of multimodality imaging in the diagnosis of left ventricular noncompaction. Eur J Clin Invest. 2020:e13254.
4. Rocon C, Tabassian M, Tavares de Melo MD, Araujo Filho JA, Grupi CJ, Parga Filho JR. Biventricular imaging markers to predict outcomes in non-compaction cardiomyopathy: a machine learning study. ESC Heart Fail. 2020;10.1002/ehf2.12795.
5. Tavares de Melo MD, Giorgi MCP, Assunção AN Jr, Dantas RN Jr, Araujo Filho JA, Parga Filho JR, et al. Decreased glycolytic metabolism in non-compaction cardiomyopathy by 18F-fluoro-2-deoxyglucose positron emission tomography: new insights into pathophysiological mechanisms and clinical implications. Eur Hear J Cardiovasc Imaging. 2017;55:1-7.

NOTA DOS EDITORES

Este capítulo possui referências bibliográficas adicionais, recomendadas pelos autores, na plataforma digital complementar do livro. Por motivos de compactação, somente algumas delas estão aqui contempladas. Utilize o QR code abaixo para ter acesso a esse conteúdo:

32
Cardiomiopatia arritmogênica

Silvia Helena Cardoso Boghossian
Vera Maria Cury Salemi

DESTAQUES

- Cardiomiopatia arritmogênica (CMA) é uma doença genética miocárdica arritmogênica caracterizada por substituição fibrogordurosa do miocárdio, levando a arritmias ventriculares graves, insuficiência cardíaca e morte súbita (MS) cardíaca.
- O processo tem início na camada epicárdica ou mesocárdica e se estende para comprometimento transmural, com afilamento de parede, levando a comprometimento da função ventricular segmentar ou global, ou mesmo a formação de aneurismas, geralmente localizados no "triângulo da displasia", composto pelo ápice e nas paredes inferior e infundibular do ventrículo direito.
- As arritmias ventriculares potencialmente letais estão relacionadas à cicatriz miocárdica, independentemente do grau de disfunção ventricular, podendo levar à MS jovens e atletas, sendo que neste último grupo tem sido evidenciada MS no exercício.
- Atualmente, sabe-se que mais de 50% dos pacientes com CMA apresenta mutações dos genes dos desmossomos. Dessa forma, a doença é chamada de "doença do desmossomo".
- A alteração eletrocardiográfica característica em pacientes com CMA do ventrículo direito é a inversão da onda T de V1 a V3. A inversão da onda T nas derivações inferiores e/ou laterais sugere o envolvimento do ventrículo esquerdo. A onda épsilon é definida como uma deflexão de baixa amplitude reprodutível, localizada entre o final do QRS e o início da onda T nas derivações V1-V3, e reflete o retardo de condução no ventrículo direito.
- O ecocardiograma associado à ressonância magnética (RM) cardíaca com a técnica de realce tardio são métodos essenciais ao diagnóstico.
- As medicações comumente utilizadas no tratamento da CMA são os betabloqueadores, drogas antiarrítmicas e demais fármacos usualmente prescritos para insuficiência cardíaca. É aconselhado evitar esportes competitivos.

INTRODUÇÃO

Cardiomiopatia arritmogênica (CMA) é definida como um distúrbio do músculo cardíaco, arritmogênico, não explicado por doença isquêmica, hipertensiva ou valvar. A etiologia pode ser parte de uma doença sistêmica (sarcoidose, amiloidose), secundária a inflamação ou infecção miocárdica (miocardite, doença de Chagas) ou genética (cardiopatia arritmogênica do ventrículo direito e/ou esquerdo). A apresentação clínica com sintomas ou documentação de arritmias é característica, podendo incluir distúrbios de condução, arritmias atriais ou ventriculares.

É importante ressaltar que o fenótipo da CMA pode se sobrepor ao da cardiomiopatia (CMP) dilatada, sendo que nestes casos a apresentação clínica de insuficiência cardíaca (IC) é predominante e os eventos arrítmicos mais tardios são subsequentes à dilatação ventricular ou disfunção sistólica.

ETIOPATOGENIA

Cardiomiopatia arritmogênica do ventrículo direito

Manifesta-se tipicamente entre a terceira e a quinta décadas de vida, com incidência de 1:2.000 a 1:5.000 pessoas, com predomínio da população caucasiana. O acometimento predominante do ventrículo direito (VD) pode se manifestar com taquicardia ventricular (TV) com morfologia de bloqueio de ramo esquerdo (BRE), e a infiltração fibrogordurosa do miocárdio ventricular direito a diferencia da maioria das outras doenças cardíacas nas quais predominam alterações no ventrículo esquerdo (VE) (Figura 1).

A CAVD normalmente está ligada a um padrão de hereditariedade autossômico dominante. O estudo de formas recessivas raras de CAVD com fenótipo cardiocutâneo levou ao reconhecimento do primeiro gene causador de doença e do papel central da disfunção desmossomal em sua fisiopatogenia. As alterações genéticas patogênicas podem estar relacionadas também a proteínas de ligação desmossomal, canais iônicos e provavelmente à perda de função dos discos intercalados como um todo.

DIAGNÓSTICO

A suspeita de CMA ocorre, na maioria dos casos, em pacientes que apresentam arritmias com origem em VD ou morte súbita (MS). Em pacientes com CAVD, nenhum achado clínico ou diagnóstico isolado é altamente sensível ou específico, portanto, usam-se os critérios modificados da força-tarefa (Quadro 1).

Alterações eletrocardiográficas

Dos pacientes com diagnóstico estabelecido de CAVD, mais de 85% apresentam ao menos uma alteração eletrocardiográfica específica. A CAVD é uma doença progressiva, o que se reflete em alterações dinâmicas do eletrocardiograma (ECG), conforme o seu avanço.

A alteração eletrocardiográfica característica em pacientes com CAVD é a inversão da onda T de V1 a V3. A inversão de onda T em pacientes maiores de 14 anos é um achado razoavelmente específico e, portanto, considerado um critério maior para diagnóstico da CAVD. Essa mesma alteração, quando na presença de bloqueio completo do ramo direito, passa a ser considerada um critério menor. A presença de inversão da onda T nas derivações inferiores e/ou laterais sugere o envolvimento do VE (Figuras 2 e 3).

A onda épsilon é definida como uma deflexão de baixa amplitude reprodutível, localizada entre o final do QRS e o início da onda T nas derivações V1-V3. Ondas épsilon refletem o retardo de condução no VD, e sua presença tem sido associada com retardo de condução grave,

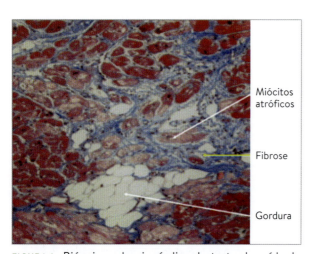

FIGURA 1 Biópsia endomiocárdica do trato de saída do ventrículo direito de paciente portador de cardiomiopatia arritmogênica do ventrículo direito. A histopatologia demonstra o infiltrado fibrogorduroso.

QUADRO 1 Critérios modificados para o diagnóstico da cardiomiopatia/displasia arritmogênica do ventrículo direito		
Critérios modificados para C/DAVD (Task-Force Criteria 2010)		
• Diagnóstico definitivo: 2 critérios maiores OU 1 maior e 2 menores OU 4 menores de categorias diferentes • Diagnóstico provável: 1 critério maior e 1 menor OU 3 critérios menores de categorias diferentes • Diagnóstico possível: 1 critério maior OU 2 menores de categorias diferentes		
	Maior	**Menor**
Disfunção global ou regional e alterações estruturais		

Ecocardiograma bidimensional	Acinesia regional do VD, discinesia ou aneurisma e 1 dos seguintes (final da diástole):
	a. PLAX RVOT ≥ 32 mm
	  (PLAX/BSA ≥ 19 mm)
	b. PSAX RVOT ≥ 36 mm
	  (PSAX/BSA ≥ 21 mm)
	c. FAC ≤ 33%
		Acinesia regional do VD, discinesia ou aneurisma e 1 dos seguintes (final da diástole):
		a. PLAX RVOT ≥ 29 a < 32 mm
		  (PLAX/BSA ≥ 16 a < 19 mm)
		b. PSAX RVOT ≥ 32 a < 36 mm
		  (PSAX/BSA ≥ 18 a < 21 mm)
		c. FAC > 33 a ≤ 40%

(continua)

CAPÍTULO 32 ■ CARDIOMIOPATIA ARRITMOGÊNICA

QUADRO 1 Critérios modificados para o diagnóstico da cardiomiopatia/displasia arritmogênica do ventrículo direito *(continuação)*

RM cardíaca	Acinesia segmentar do VD, discinesia ou dissincronismo da contração de VD e 1 dos seguintes:
	a. Razão RVEDV/BSA
	  ≥ 110 mL/m² (masc.)
	  ≥ 100 mL/m² (fem.)
	b. RVEF ≤ 40%
		Acinesia segmentar do VD, discinesia ou dissincronismo da contração de VD e 1 dos seguintes:
		a. Razão RVEDV/BSA
		  > 100 a < 110 mL/m² (masc.)
		  ≥ 90 a < 100 mL/m² (fem.)
		b. RVEF > 40% ≤ 45%

Angiografia do VD	Acinesia regional, discinesia ou aneurisma do VD	
Caracterização do tecido miocárdico		
Biópsia endomiocárdica com evidência de substituição fibrosa do miocárdio da parede livre do VD em ≥ 1 amostra, com ou sem substituição gordurosa do tecido	Contagem de miócitos residuais < 60% por análise morfométrica (ou < 50% se estimada)	Contagem de miócitos residuais de 60-75% por análise morfométrica (ou de 50-65% se estimada)
Anormalidades da repolarização		
ECG	Ondas T invertidas em derivações precordiais direitas (V1, V2 e V3) ou se estendendo além de V3, em indivíduos > 14 anos de idade (na ausência de BRD com QRS > 120 ms)	I. Ondas T invertidas em V1 e V2 em indivíduos > 14 anos de idade (na ausência de BRD com QRS > 120ms) ou em V4, V5 ou V6 II. Ondas T invertidas em V1, V2 e V3 e V4 em indivíduos > 14 anos de idade na presença de BRD com QRS > 120 ms
Anormalidades da despolarização/condução		
ECG	Onda épsilon (sinais de baixa amplitude reprodutíveis entre o final do complexo QRS e o início da onda T) em derivações precordiais direitas (V1, V2 e V3)	I. Potenciais tardios em ECG-AR em ≥ 1 de 3 parâmetros na ausência de QRS > 110ms em ECG comum a. Duração de QRS filtrado (fQRS) ≥ 114 ms b. Duração do QRS terminal < 40 mcV ≥ 38 ms c. Raiz quadrada média do QRS terminal 40ms ≤ 20 mcV II. Duração da ativação terminal de QRS ≥ 55 ms medida do nadir da onda S até o final do QRS, incluindo R' em V1, V2 ou V3 na ausência de BRD com QRS > 120 ms
Arritmias		
Holter	Taquicardia ventricular não sustentada com padrão de BRE e desvio do eixo à esquerda (QRS negativo ou isodifásico em D2, D3 e aVF e positivo em aVL)	I. Taquicardia ventricular do trato de saída de VD, com morfologia de BRE e eixo inferior (QRS positivo em D2, D3 e aVF e negativo em aVL) ou indeterminado II. > 500 extrassístoles ventriculares em 24 h
História familiar		
	I. DAVD confirmada em parente de primeiro grau que preenche critérios atuais da TFC 2010 II. Confirmação histopatológica de C/DAVD em parente de primeiro grau (autópsia ou cirurgia) III. Identificação de mutação patogenética associada ou provavelmente associada a C/DAVD no paciente avaliado	I. C/DAVD confirmada em parente de primeiro grau sem possibilidade de confirmação pelos critérios da TFC 2010 II. Morte súbita prematura (< 35 anos de idade) decorrente de DAVD suspeita em parente de primeiro grau III. C/DAVD confirmada por histopatologia ou critérios da TFC 2010 em parente de segundo grau

BRE: bloqueio de ramo esquerdo; BSA: *body surface area*; C/DAVD: cardiomiopatia/displasia arritmogênica do ventrículo direito; ECG-AR: eletrocardiograma de alta resolução; FAC: *fractional area change*; PLAX: *parasternal long axis*; PSAX: *parasternal short axis*; RM: ressonância magnética; RVEDV: *right ventricle end-diastolic volume*; RVEF: *right ventricle ejection fraction*; RVOT: *right ventricle outflow tract*; VD: ventrículo direito.
Fonte: adaptado de Marcus et al., 2010.

276 SEÇÃO VI ■ DOENÇAS DO MIOCÁRDIO, DOENÇA PERICÁRDICA E TUMORES CARDÍACOS

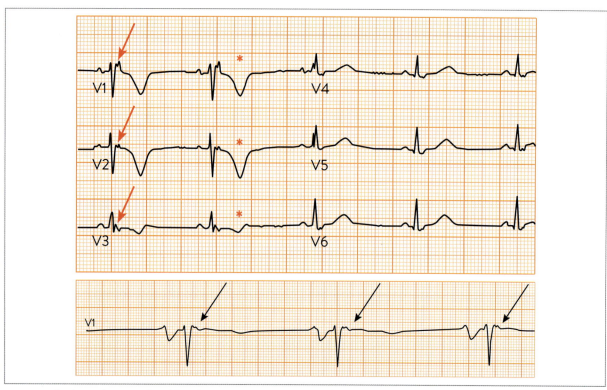

FIGURA 2 Registro eletrocardiográfico de paciente portador de cardiomiopatia arritmogênica de ventrículo direito. As setas indicam a presença de ondas épsilon, definida como deflexão de baixa amplitude localizada entre o final do QRS e o início da onda T nas derivações V1-V3. O asterisco indica a inversão de onda T observada de V1-V3.

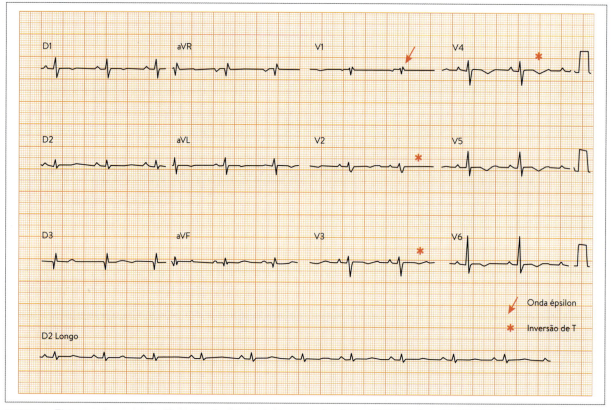

FIGURA 3 Eletrocardiograma de 12 derivações de paciente portador de cardiomiopatia arritmogênica de ventrículo direito. As setas indicam a presença de ondas épsilon, definida como deflexão de baixa amplitude localizada entre o final do QRS e o início da onda T nas derivações V1-V3. O asterisco indica a inversão de onda T observada de V1-V4.

em decorrência da extensa área de fibrose endocárdica e epicárdica local (Figuras 2 e 3).

A duração da ativação terminal (DAT) é medida a partir do nadir da onda S até o final das deflexões de despolarização (Figura 4). A DAT é considerada prolongada quando maior ou igual a 55 ms em qualquer derivação de V1 a V3 na ausência de bloqueio completo de ramo direito. A DAT prolongada tem sido observada em pacientes com CAVD e auxilia no diagnóstico diferencial entre CAVD e taquicardia ventricular idiopática do VD.

Os achados eletrocardiográficos nas demais cardiopatias arritmogênicas são menos específicos. Um ECG completamente normal não é comum. As anormalidades observadas no ECG de 12 derivações incluem ondas T invertidas em D1, aVL e V4-V6; baixa voltagem generalizada; aumento da duração do QRS e ectopias ventriculares originadas no VE.

Monitorização eletrocardiográfica ambulatorial

A monitorização eletrocardiográfica ambulatorial de 24 ou 48 horas é ferramenta diagnóstica importante em pacientes com suspeita diagnóstica de CMA. A presença de número maior que 500 ectopias ventriculares em 24 horas é considerada um critério menor no diagnóstico de CAVD.

A documentação de taquicardia ventricular com morfologia sugerindo origem no VE é requisito para o diagnóstico de CAVD.

Arritmia

A principal característica da CAVD é sua predisposição à taquicardia ventricular e risco de MS. A presença de arritmias ventriculares cursa com sintomas de palpitação, tontura, lipotimia ou síncope dependendo da gravidade. Em função da origem predominante no VD, a arritmia ventricular apresenta morfologia de bloqueio BRE com eixo variável na dependência do sítio acometido. A presença da taquicardia ventricular com morfologia de BRE e eixo superior (Figura 5) é um critério maior, e a taquicardia ventricular com morfologia de BRE e eixo inferior (Figura 6), um critério menor para o diagnóstico da CAVD.

Estudo eletrofisiológico

O estudo eletrofisiológico em pacientes com CMA é frequentemente desnecessário para a avaliação de pacientes com suspeita de CAVD ou CAVE. Estudos multicêntricos com pacientes portadores de CAVD que receberam cardiodesfibrilador implantável (CDI) demonstraram baixo valor preditivo do estudo eletrofisiológico na identificação dos pacientes de risco de MS ou arritmia maligna. A incidência relatada de choques apropriados para tratamento de TV rápida ou fibrilação ventricular não diferiu entre os pacientes com TV induzida ou não induzida durante estudo eletrofisiológico. No entanto, o estudo eletrofisiológico pode ter valor em pacientes com TV refratária a tratamento farmacológico para consideração da ablação e diagnóstico diferencial da taquicardia idiopática de VD.

DIAGNÓSTICO POR IMAGEM

Ecocardiografia e ressonância magnética cardíaca

O ecocardiografia, nas suas diferentes modalidades, e a ressonância magnética cardíaca são os principais métodos de imagem para diagnóstico da CMA (Figuras 7 e 8). A substituição fibrogordurosa pode levar a alterações de motilidade segmentar até a formação aneurismática, geralmente na parede basal inferior do VD, abaixo da valva tricúspide.

Recentemente foi proposto o critério de Padua (Figura 9), que envolve modificação dos critérios da força-tarefa de 2010 e inclui também critérios para comprometimento do VE. Apresenta-se em seis categorias:

1. Alterações morfofuncionais ventriculares, pelo ecocardiograma, RM ou angiografia.
2. Alterações estruturais miocárdicas.
3. Alterações da repolarização.
4. Alterações da despolarização.
5. Arritmias ventriculares.
6. História familiar/genética.

Os critérios maiores ou menores do comprometimento do VD são baseados na especificidade da doença, enquanto, em relação do VE, maior indica que é necessário

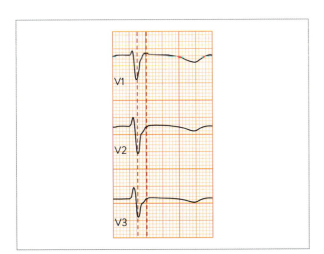

FIGURA 4 Duração da ativação terminal (DAT) é aferida a partir do nadir da onda S ao final de toda a deflexão de despolarização. DAT está prolongada quando maior ou igual a 55 ms em qualquer derivação de V1-V3 na ausência de bloqueio completo de ramo direito.

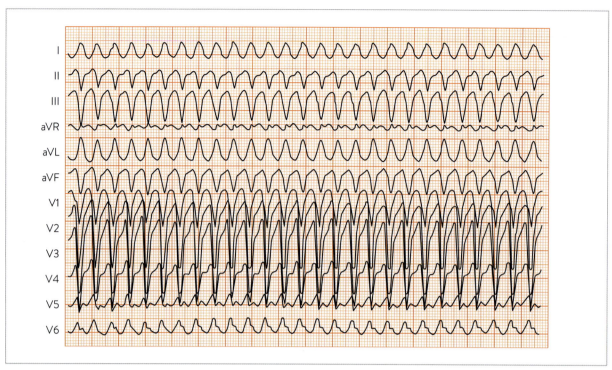

FIGURA 5 Taquicardia ventricular sustentada com morfologia de bloqueio de ramo esquerdo (BRE) e eixo superior (critério diagnóstico maior).

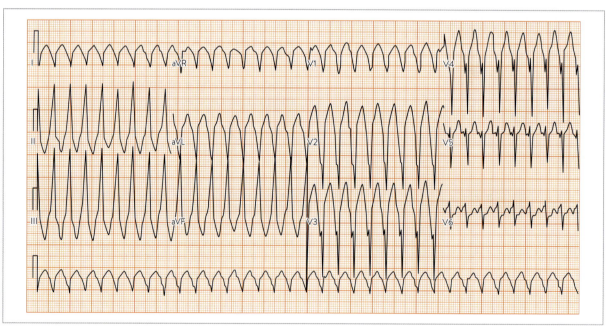

FIGURA 6 Taquicardia ventricular sustentada com morfologia de bloqueio de ramo esquerdo (BRE) e eixo inferior (critério diagnóstico menor).

para o diagnóstico, e menor não é obrigatório, mas contribui para o diagnóstico.

As alterações morfofuncionais ventriculares por ecocardiograma, RM ou angiografia são descritas no Quadro 2. Por sua vez, as alterações estruturais pela RMC com a técnica de realce tardio na avaliação do comprometimento do VE são as descritas no Quadro 3.

Dessa forma, para o diagnóstico, faz-se necessário pelo menos um critério morfofuncional ou alteração estrutural miocárdica maior ou menor.

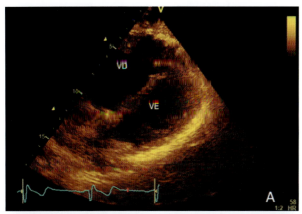

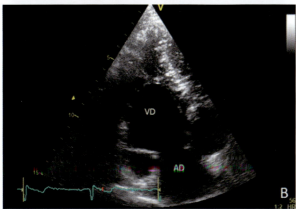

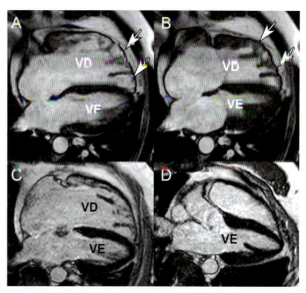

FIGURA 8 Ressonância magnética (RM) de paciente com 61 anos de idade, masculino, com antecedentes de síncope de repetição e irmão mais velho falecido com morte súbita aos 33 anos. RM mostrando VE com função e morfologia preservadas com dilatação importante do VD associado com disfunção sistólica global discreta (FEVD: 39%), além de nítida disfunção sementar (discinesia, setas) na parede livre (setas). Realce tardio sem fibrose. A-D: imagens em cine em SSFP em 4 câmaras em diástole (A) e sístole (B) revelando disfunção sistólica do VD com disfunção segmen tar (discinesia, setas). C-D: imagens em realce tardio em eixo longo (C: 4 câmaras e D: 3 câmaras) sem a presença de fibrose ou cicatriz.

RM: ressonância magnética; VD: ventrículo direito; VE: ventrículo esquerdo.

Fonte: gentileza do Dr. Otávio Rizzi Coelho-Filho.

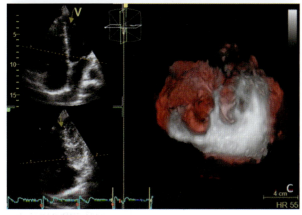

FIGURA 7 Corte subcostal demonstrando aneurisma em ápice do VD com maior refringência sugerindo fibrose (A), corte apical de 4 câmaras, focado em VD demonstrando trabeculações proeminentes e ecogenicidade aumentada da banda moderadora do VD (B), ecocardiografia tridimensional demonstrando o aumento do VD e trabeculações (C).

VD: ventrículo direito; VE: ventrículo esquerdo.

Fonte: gentileza do Dr. José Luiz de Barros Pena.

Os valores das dimensões ventriculares são baseados nas recomendações. Entretanto, pelas adaptações fisiológicas cardíacas que ocorrem em atletas levando ao aumento do volume ventricular direito, que é superior aos valores de corte da população normal, devem-se usar os valores de referência para atletas.

A RM permite avaliação mais acurada do comprometimento do VE, especialmente da parede lateral, que tem se mostrado acometida em mais de 50% dos casos, geralmente poupando o septo interventricular. Além disso, a maior vantagem em relação ao ecocardiograma é a avaliação pela técnica do realce tardio, que tem sido encontrado em 88% dos casos na parede livre do VD. Esse achado, associado à alteração de motilidade VD, pode aumentar a acurácia diagnóstica para 98%. Em relação ao acometimento do VE, a presença de realce subepicárdico associada a alterações de motilidade da parede livre, e a infiltração gordurosa, ocorre nas fases iniciais, sendo que na evolução o VE dilata e ocorre a disfunção sistólica. A presença do realce tardio é muito importante para determinar o comprometimento do VE.

O diagnóstico da CMA em estágios iniciais ainda é um desafio, já que nessa fase pode ocorrer MS. Em relação aos índices de deformação miocárdica, tem sido demonstrada alteração precoce da função ventricular direita e esquerda, antes de queda da fração de ejeção, além do papel prognóstico. Tem sido demonstrado que o *strain* longitudinal do VD está alterado em até 71% dos carreadores assintomáticos de mutações associadas à CMA.

QUADRO 2 Alterações morfofuncionais ventriculares

Alterações morfofuncionais	Critérios maiores	Critérios menores
Comprometimento do VD	Alterações regionais como acinesia, discinesia ou aneurisma associado a: ■ Dilatação global do VD ■ Disfunção sistólica do VD	Alterações regionais como acinesia, discinesia ou aneurisma da parede livre do VD
Comprometimento do VE	Disfunção sistólica global do VE (queda da fração de ejeção ou redução do *strain* longitudinal global do VE, com ou sem dilatação do VE – corrigido pela idade, gênero e área de superfície corporal)	Hipocinesia ou acinesia regional da parede livre do VE, septo ou ambos

VD: ventrículo direito; VE: ventrículo esquerdo.

QUADRO 3 Alterações estruturais ventriculares

Alterações estruturais	Critérios maiores
Comprometimento do VD	Realce transmural (padrão de estria) em ≥ 1 região do VD (via de entrada, via de saída e ápice em 2 cortes ortogonais
Comprometimento do VE	Realce tardio do VE (padrão de estria) em ≥ 1 segmento dos 17 segmentos (em 2 cortes ortogonais) da parede livre (subepicárdico ou na região médio miocárdica), septo, ou ambos (exceto realce septal juncional)

VD: ventrículo direito; VE: ventrículo esquerdo.

O ecocardiograma tridimensional permite a avaliação mais acurada da fração de ejeção em relação ao ecocardiograma bidimensional e facilita a avaliação da alteração segmentar de motilidade, comum nessa doença.

AVALIAÇÃO GENÉTICA

É reconhecida cada vez mais como causa de MS em jovens e atletas, sendo que nesse grupo tem sido evidenciada MS no exercício. A história familiar de cardiopatia está presente em 30-70% dos casos. O padrão de herança autossômico dominante é a forma mais comum de transmissão dessa doença. Entretanto, existem raros casos de transmissão recessiva, como a denominada doença de Naxos, que ocorre principalmente na Grécia.

As primeiras mutações identificadas foram do gene que codifica a proteína do desmossomo placoglobina, há 20 anos. Atualmente, sabe-se que mais de 50% dos pacientes com CAM apresentam mutações dos genes dos desmossomos, e dessa forma a doença é chamada de "doença do desmossomo". Enquanto as mutações da placofilina-2 estão relacionadas à CAVD, as mutações da desmoplaquina são ligadas à CAVE. Entretanto, genes não envolvidos no desmossomo podem contribuir para o espectro da doença e levar a apresentação clínica distinta. Assim, pode ocorrer mutação da filamina C, com

manifestação de arritmia ventricular e realce tardio no VE, mas pouca alteração no ECG e no ecocardiograma.

Dessa forma, para o diagnóstico das variantes fenotípicas, devem ser utilizados critérios morfofuncionais associados a estruturais, além da avaliação genética, como mostrado na Figura 9.

O critério de Padua, proposto recentemente, inclui novos critérios diagnósticos, como a caracterização tecidual pela RM, alterações no ECG, como despolarização e repolarização e algumas características de arritmia ventricular para o diagnóstico do fenótipo do comprometimento do VE (Figura 10).

ESTRATIFICAÇÃO DE RISCO

A avaliação do paciente quanto ao risco de MS deve ser sempre realizada, já que esse é o desfecho mais dramático dessa doença. A maioria dos dados é relacionada aos pacientes já portadores de CDI, porém já existem indicações consolidadas pelas diretrizes (Quadro 4).

TRATAMENTO

As metas do tratamento da DAVD baseiam-se no controle da progressão da IC e no tratamento das arritmias ventriculares, incluindo a profilaxia da MS arritmogênica. Pacientes carreadores de genes, porém sem expressão fenotípica, podem ser orientados a não praticar atividades extenuantes, mas o risco-benefício deve ser avaliado individualmente entre o médico e o paciente. Atividades recreativas podem ser realizadas, desde que as condições clínicas as permitam (Quadro 5).

Ablação por cateter

A ablação por cateter de radiofrequência está indicada para os pacientes que ainda apresentam arritmias ventriculares sustentadas ou não sustentadas em uso de medicações antiarrítmicas ou que não as toleram.

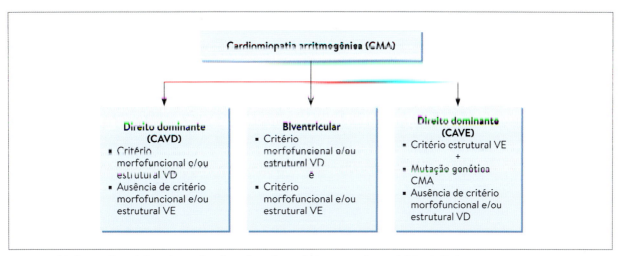

FIGURA 9 Variantes fenotípicas da cardiomiopatia arritmogênica segundo o critério de Padua.

CAVD: cardiomiopatia arritmogênica do ventrículo direito; VD: ventrículo direito; VE: ventrículo esquerdo.

Fonte: modificada de Corrado et al., 2020.

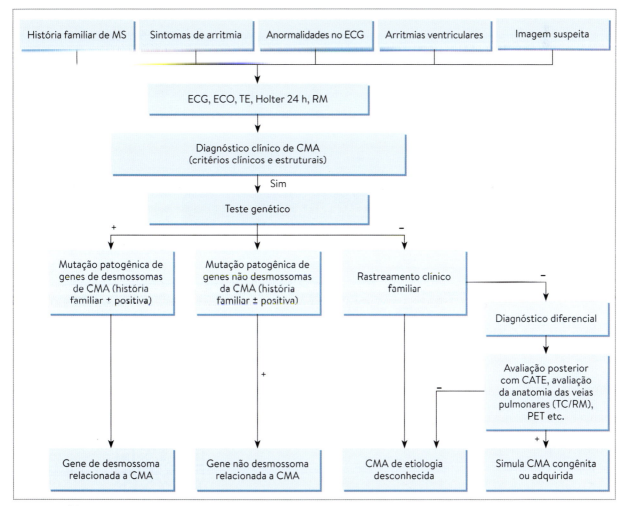

FIGURA 10 Diagrama para o diagnóstico de cardiomiopatia arritmogênica.

CMA: cardiopatia arritmogênica; ECG: eletrocardiograma; ECO: ecocardiograma; MS: morte súbita; PET: tomografia por emissão de pósitrons; RM: ressonância magnética; TC: tomografia computadorizada; TE: teste ergométrico.

Fonte: modificada de Corrado et al., 2020.

QUADRO 4		Indicação de CDI de acordo com o consenso da HRS de 2019
I	B-NR	Em indivíduos com CMA que sofreram PCR por arritmia ventricular, o CDI é recomendado
I	B-NR	Em indivíduos com CMA que apresentaram TV sustentada e clinicamente tolerada, o CDI é recomendado
IIa	B-NR	Em indivíduos que apresentaram síncope com possível causa arritmogênica, o CDI é razoável
IIa	B-NR	Em indivíduos com DAVD que apresentaram TV sustentada clinicamente tolerada, o CDI é razoável
IIa	B-NR	Em indivíduos com DAVD e três critérios maiores, dois maiores e dois menores, ou um maior e quatro menores para risco de arritmia ventricular, o implante de CDI é razoável
IIb	B-NR	Em indivíduos com DAVD e dois critérios maiores, um maior e dois menores, quatro menores para risco de arritmia ventricular, o implante de CDI pode ser razoável
I	B-R	Em indivíduos com CMA e FEVE < 35% e NYHA II-III e expectativa de vida > 1 ano, o CDI é recomendado
IIa	B-R	Em indivíduos com CMA e FEVE < 35% e NYHA I e expectativa de vida > 1 ano, o CDI é razoável
I	B-NR	Em indivíduos com CMA não DAVD e TV tolerável, o CDI é recomendado
IIa	B-NR	Em indivíduos com cardiomiopatia fosfolambam e FEVE < 45% ou TVNS, o CDI é razoável
IIa	B-NR	Em indivíduos com CMA laminina A\M e dois dos seguintes: FEVE < 45%, TVNS, sexo masculino, o CDI é razoável
IIa	C	Indivíduos com CMA FLNC e FEVE < 45%, o CDI é razoável
IIa	C	Em indivíduos com CMA laminina A\C e indicação de marca-passo, o CDI é razoável

CDI: cardiodesfibrilador implantável; CMA: cardiomiopatia arritmogênica; DAVD: displasia arritmogênica do ventrículo direito; FEVE: fração de ejeção do ventrículo esquerdo; HRS: Heart Rhythm Society; NYHA: New York Heart Association; PCR: proteína C-reativa; TV: taquicardia ventricular; TVNS: taquicardia ventricular não sustentada.

QUADRO 5		Indicação terapêutica de acordo com o consenso da HRS de 2019
IIa	C	Em indivíduos com CMA e disfunção de VD sintomática, o uso de IECA ou BRA, bem como de betabloqueadores, antagonistas da aldosterona e diuréticos, é razoável
IIb	C	Em indivíduos sintomáticos com CMA e disfunção de VD, o uso de nitratos para reduzir a pré-carga pode ser considerado

BRA: bloqueadores do receptor da angiotensina; CMA: cardiomiopatia arritmogênica; HRS: Heart Rhythm Society; IECA: inibidores da enzima conversora da angiotensina; VD: ventrículo direito.

O QUE A DIRETRIZ RECOMENDA

- Towbin JA, McKenna WJ, Abrams DJ, Ackerman MJ, Calkins H, Darrieux FCC. 2019 HRS expert consensus statement on evaluation, risk stratification, and management of arrhythmogenic cardiomyopathy: executive summary. Heart Rhythm. 2019;16(11):e373-e407.

SUGESTÕES DE LEITURA

1. Corrado D, Perazzolo Marra M, Zorzi A, Beffagna G, Cipriani A, Lazzari M, et al. Diagnosis of arrhythmogenic cardiomyopathy: the Padua criteria. Int J Cardiol. 2020;S0167-5273(20):33293-9.
2. Elias Neto J, Tonet J. Displasia arritmogênica do ventrículo direito. In: Hachul DT, Kuniyoshi RR, Darrieux FCC (eds.). Tratado de arritmias cardíacas. São Paulo: Atheneu; 2019. p.594-607.
3. Kumar S, Baldinger SH, Gandjbakhch E, Maury P, Sellal JM, Androulakis AF, et al. Long-term arrhythmic and nonarrhythmic outcomes of lamin A/C mutation carriers. J Am Coll Cardiol. 2016;68:2299-307.
4. Marcus FI, McKenna WJ, Sherrill D, Basso C, Bauce B, Bluemke DA, et al. Diagnosis of arrhythmogenic right ventricular cardiomyopathy/dysplasia: proposed modification of the task force criteria. Circulation. 2010;121:1533-41.
5. Watkins H, Ashrafian H, Redwood C. Inherited cardiomyopathies. N Engl J Med. 2011;364:1643-56.

NOTA DOS EDITORES

Este capítulo possui referências bibliográficas adicionais, recomendadas pelos autores, na plataforma digital complementar do livro. Por motivos de compactação, somente algumas delas estão aqui contempladas. Utilize o QR code abaixo para ter acesso a esse conteúdo:

33
Cardiomiopatia periparto

Odilson Marcos Silvestre
Marcus Vinicius Simões

DESTAQUES

- Doença que se manifesta como síndrome de insuficiência cardíaca no final da gravidez.
- A incidência varia conforme a etnia, sendo mais elevada em países africanos (1 caso para cada 100 gravidezes) e em afro-americanos. Mortalidade estimada de 10% em 2 anos.
- A definição dessa condição se baseia em três critérios:
  1. Insuficiência cardíaca com disfunção sistólica (fração de ejeção do ventrículo esquerdo – FEVE < 45%).
  2. Início dos sintomas no final da gravidez ou nos primeiros 5 meses de puerpério.
  3. Ausência de outra causa provável de insuficiência cardíaca.
- Fatores de pior prognóstico: classe funcional III-IV, FEVE ≤ 25%, raça negra, multiparidade e idade > 30 anos.
- O tratamento deve buscar a saúde da mãe e do feto. Portanto, os medicamentos a serem usados devem ser avaliados quanto ao risco durante a gestação e a amamentação.
- Usar os medicamentos que melhoram sintomas e aumentam a sobrevida na insuficiência cardíaca, acrescidos da bromocriptina (anticoagular durante o uso da bromocriptina).

INTRODUÇÃO

A cardiomiopatia periparto (CMPP) é uma forma idiopática de cardiopatia que acomete mulheres no final da gravidez ou do abortamento, em que há disfunção sistólica do ventrículo e não existem outras causas de cardiomiopatia que expliquem o quadro. Os dados epidemiológicos mostram grande variação da incidência no mundo, conforme a etnia e havendo maior incidência em afrodescendentes, entre 1:100 na Nigéria e 1:20.000 no Japão. É provável que os números da África estejam superestimados e os dados japoneses, subestimados. Coortes em andamento trarão dados mais confiáveis para o entendimento da doença.

Os diagnósticos diferenciais a serem levantados são a doença cardíaca preexistente que se manifesta apenas no final da gestação em decorrência das alterações hemodinâmicas mais pronunciadas ou de miocardites virais, infarto agudo do miocárdio ou síndrome de Takotsubo associada à gestação e parto, doença hipertensiva da gestação, tromboembolismo pulmonar e embolia de líquido amniótico (no pós-parto imediato). Os fatores de risco para desenvolvimento de cardiomiopatia periparto estão resumidos no Quadro 1.

QUADRO 1 Fatores de risco para desenvolvimento de cardiomiopatia periparto

Fatores de risco	
Afrodescendência	História familiar
Multiparidade	Pré-eclâmpsia/eclâmpsia
Gravidez múltipla	Estado nutricional ruim
Idade > 30 anos	Uso de cocaína
Uso prolongado de tocolíticos beta-agonistas	Fatores de risco cardiovascular como hipertensão, diabete melito e tabagismo

FISIOPATOLOGIA

A causa da CMPP ainda é desconhecida, e, no momento da escrita deste capítulo, a ideia mais aceita é a de etiologia multifatorial. Os estudos experimentais têm demonstrado que uma cascata fisiopatológica, independentemente do gatilho, determina a quebra da prolactina no fragmento angiostático da prolactina N-terminal com peso molecular de 16-kDa, com perda de sinalização pelo VEGF (fator de crescimento endotelial vascular). De forma resumida, os potenciais mecanismos envolvidos na fisiopatogênese da doença são: desequilíbrio na angiogênese, alteração no processamento da prolactina, inflamação mediada por citocinas, miocardite, resposta imune anormal, predisposição genética e fatores hemodinâmicos da gravidez.

O desequilíbrio angiogênico na gênese da CMPP foi demonstrado em estudo em ratos, no qual a perda da regulação angiogênica levou ao desenvolvimento da doença. Um ambiente antiangiogênico na placenta ocorre no final das gestações, e isso é mais comum em gestações múltiplas e pré-eclâmpsia. Ocorre secreção de inibidores do VEGF, como o sFLT1. Essas alterações são acompanhadas por disfunção miocárdica. O mecanismo sugere que a doença é predominantemente vascular e explica o porquê de múltiplas gestações e pré-eclâmpsia serem fatores de risco para a cardiomiopatia periparto.

As alterações no processamento da prolactina estão associadas à CMPP. O aumento da clivagem do hormônio com produção do fragmento 16-kDa causa lesão endotelial e disfunção miocárdica. O tratamento com a bromocriptina, que inibe a secreção da prolactina, previne o desenvolvimento da doença, o que fortalece o papel da prolactina na fisiopatogênese. Alguns autores sugerem a miocardite como mecanismo central da cardiomiopatia periparto, porém muitos estudos mostram que a minoria dos casos (até 9%) tem achados de miocardite nas biópsias endomiocárdicas. Uma resposta imune da mãe contra o feto também é considerada como possível causa. Alguns estudos mostram que mães com a doença têm maior concentração de autoanticorpos contra tecidos humanos. A predisposição genética tem sido sugerida por haver *cluster* familiares com a doença e, além disso, variantes genéticas que são associadas tanto à cardiomiopatia periparto quanto à cardiomiopatia dilatada idiopática. A ancestralidade africana tem sido associada tanto com o desenvolvimento da doença quanto com um pior prognóstico, com menores chances de recuperação da função sistólica ventricular esquerda. Por fim, as alterações hemodinâmicas da gravidez com aumento do débito cardíaco em 50% e possível remodelamento ventricular exagerado podem ser fatores geradores da doença.

QUADRO CLÍNICO

É um desafio distinguir sintomas comuns que acontecem em mulheres saudáveis no final da gestação, como cansaço, dispneia e edema dos sintomas da CMPP. A apresentação clínica mais comum é o surgimento de insuficiência cardíaca (IC) no primeiro mês do puerpério com readmissão após a alta pós-parto. Menos de um terço das mulheres tem sintomas antes do parto. Os sintomas são como na insuficiência cardíaca, sendo o mais comum a dispneia, muitas vezes acompanhada por tosse, ortopneia, dispneia paroxística noturna, edema maleolar e até hemoptise. Muitas vezes há atraso no diagnóstico porque os sintomas são parecidos com aqueles vistos em gravidezes saudáveis. No exame físico, achados são aqueles da IC, como taquicardia, taquipneia, edema dos membros inferiores, turgência venosa jugular e estertores inspiratórios nas bases pulmonares. Na Figura 1, são apresentadas as principais características clínicas da cardiomiopatia periparto.

DIAGNÓSTICO

O diagnóstico combina os três critérios:

1. IC com disfunção sistólica, com fração de ejeção do ventrículo esquerdo (FEVE) < 45%.
2. Início dos sintomas no final da gravidez ou nos primeiros 5 meses de puerpério.
3. Ausência de outra causa provável de IC.

A confirmação da síndrome clínica da insuficiência cardíaca e a conclusão como cardiomiopatia periparto pode ser feita com exames complementares a serem usados, conforme a disponibilidade e nesta ordem possível de uso: eletrocardiograma (ECG), radiografia (raio x) de tórax, ecocardiograma, BNP (ou NT-proBNP), ressonância magnética cardíaca, angiografia coronariana e biópsia endomiocárdica (Figura 2). No geral, angiografia coronariana não costuma ser necessária para fins de estudo da anatomia coronariana, haja vista que as mulheres em idade fértil costumam ter baixa prevalência de doença coronariana. A indicação da biópsia endomiocárdica pode seguir as diretrizes de cardiomiopatias inflamatórias e estaria indicada nos casos de disfunção ventricular importante e quando há suspeita de outro diagnóstico com potencial de tratamento específico. O Quadro 2 descreve os achados mais comuns nos exames complementares.

Período de surgimento	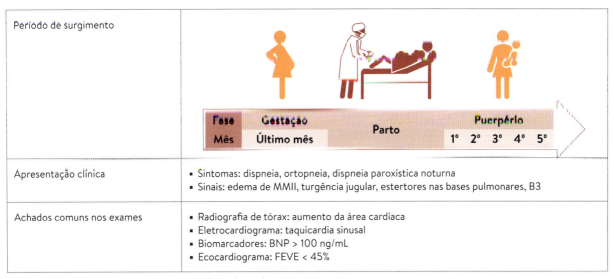
Apresentação clínica	• Sintomas: dispneia, ortopneia, dispneia paroxística noturna • Sinais: edema de MMII, turgência jugular, estertores nas bases pulmonares, B3
Achados comuns nos exames	• Radiografia de tórax: aumento da área cardíaca • Eletrocardiograma: taquicardia sinusal • Biomarcadores: BNP > 100 ng/mL • Ecocardiograma: FEVE < 45%

FIGURA 1 Características comuns na cardiopatia periparto.
BNP: peptídeo natriurético atrial; FEVE: fração de ejeção do ventrículo esquerdo; MMII: membros inferiores.

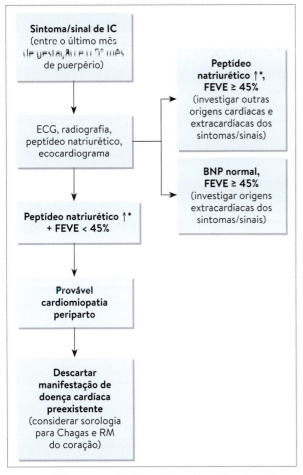

FIGURA 2 Fluxograma de diagnóstico da cardiomiopatia periparto.
* BNP > 100 pg/mL ou NT-proBNP > 300 pg/mL.
BNP: peptídeo natriurético cerebral; ECG: eletrocardiograma; FEVE: fração de ejeção de ventrículo esquerdo; IC: insuficiência cardíaca; RM: ressonância magnética.

QUADRO 2	Principais achados nos exames complementares
ECG	50% são normais. Os achados mais comuns são taquicardia sinusal (algumas vezes fibrilação atrial) e alterações inespecíficas da repolarização (segmentos ST e onda T)
Radiografia de tórax	Lembrar que há exposição da mãe/feto à radiação, mas com pouco efeito deletério no feto no final da gestação. Indicado para excluir outros diagnósticos e avaliar achados da IC, como área cardíaca aumentada, cefalização da trama vascular, infiltrado intersticial nas bases e infiltrado peri-hilar
BNP/NT-proBNP	Pode estar elevado durante a gravidez em mulheres saudáveis, mesmo assim há boa acurácia para discriminar a ocorrência de eventos cardíacos na gravidez, e valores > 100 pg/mL estão associados a eventos cardíacos
Ecocardiograma	Um dos critérios da cardiomiopatia periparto é a FEVE < 45%, geralmente à custa de hipocinesia difusa e dilatação de câmaras
RMC	Indicada na presença de dúvida diagnóstica e necessidade de afastar outros diagnósticos, como miocardites e doenças infiltrativas. A presença de realce tardio é variável e, quando presente, associada a pior prognóstico da doença
Angiografia coronariana	Pode ser usada quando há suspeita de doença coronariana, mas é uma situação de exceção e quando há suspeita de complicações como dissecção da coronária. Há grande exposição à radiação; em caso de opção pelo exame, protetor fetal deve ser usado
Biópsia endomiocárdica	Não é indicada rotineiramente na IC nem na cardiomiopatia periparto. Fica reservada aos pacientes com evolução pior e repercussão hemodinâmica

BNP: peptídeo natriurético cerebral; ECG: eletrocardiograma; FEVE: fração de ejeção do ventrículo esquerdo; NT-proBNP: fragmento do peptídeo natriurético cerebral; RMC: ressonância magnética cardíaca.

TRATAMENTO

As pacientes com CMPP apresentam quadro de IC aguda, geralmente nos perfis hemodinâmicos quente e úmido (B) ou frio e úmido (C). O tratamento segue as orientações aplicadas a outras formas de IC. Aquelas pacientes que já deram à luz e não estão amamentando podem usar todo o arsenal de medicamentos da IC, assim como, nos casos graves com instabilidade, justificam-se as indicações de medicações que possam ser deletérias ao feto.

Na fase aguda, o manejo depende da avaliação hemodinâmica e da intensidade dos sintomas, e no geral é baseado no uso de vasodilatadores, inotrópicos, diuréticos de alça e muitas vezes uso de dispositivos de assistência circulatória, quando necessário. Nos casos mais graves, deve ser considerada a interrupção da gestação por meio do parto cesariana.

Nas pacientes antes do parto e no período de amamentação, principalmente pelo risco de teratogenicidade e efeitos colaterais na criança amamentando, há restrições ao uso dos inibidores da enzima conversora da angiotensina (IECA), bloqueador do receptor da angiotensina (BRA), inibidores da neprilisina/bloqueadores da angiotensina, bloqueador dos receptores da aldosterona e da ivabradina. Para o tratamento da IC nesses casos, pode-se lançar mão do uso do metoprolol ou bisoprolol, da hidralazina e do nitrato e do diurético de alça (cautela para não fazer hipovolemia e hipofluxo placentário). Após o parto,

o tratamento deve ser otimizado, e os medicamentos antes restritos em razão da gravidez devem ser considerados, assim como a continuidade da amamentação deve ser avaliada.

Em pacientes estáveis que toleram a terapêutica via oral, o manejo de longo prazo (após a compensação), inclui os medicamentos que mudam o prognóstico na IC, incluindo os IECA ou BRA, sacubitril/valsartana, antagonista do receptor mineralocorticoide e betabloqueadores, sem restrições ao uso dos betabloqueadores. Essas medicações que mudam o prognóstico e a história natural da doença devem ser mantidas por prazo indeterminado nas pacientes que evoluírem com sintomas persistentes ou sem recuperação completa da função sistólica ventricular esquerda.

As pacientes que cursam com resolução completa de sintomas de IC (classe funcional I da NYHA) e recuperação completa da função sistólica ventricular esquerda (FEVE > 55%) devem manter o uso de todas as medicações pelo período mínimo de 12-24 meses, sendo possível após esse período, e mediante constatação da manutenção da função cardíaca normal ao longo do processo, a tentativa de retirada escalonada dos medicamentos, iniciando-se com retirada da espironolactona e ivabradina, se estiver em uso. Após seis meses considerar suspender, o IECA/BRA ou sacubitril/valsartana e, por último o betabloqueador (Quadro 3). É controversa a suspensão do betabloqueador porque alguns ainda advogam que ele deva ser mantido por no mínimo 5 anos.

QUADRO 3 Segurança das drogas durante a gestação e a lactação			
Classe da droga	**Uso na gestação**	**Uso na lactação**	**Drogas com avaliação de segurança**
Inibidores da ECA	Evitar (contraindicado): teratogênico	Usar com cautela (dados limitados): níveis baixos de captopril encontrados no leite materno	Enalapril e captopril
Bloqueadores dos receptores da angiotensina	Evitar (contraindicado): fetotóxico	Evitar (sem dados publicados)	–
Betabloqueadores	Usar com cautela (dados limitados): potencial restrição do crescimento intrauterino	Usar com cautela (dados limitados): baixos níveis de metoprolol detectados no leite materno e soro do lactente	Metoprolol (mais informações) Bisoprolol
Espironolactona*	Evitar (não recomendado): feminização de fetos de rato e dados limitados em humanos	Usar com cautela (dados limitados)	Espironolactona
Diurético de alça	Usar com cautela (dados limitados): potencial redução no fluxo sanguíneo da placenta	Usar com cautela (sem dados): o alto potencial de ligação proteica e a meia-vida curta devem limitar a passagem ao leite materno	Furosemida
Diurético tiazídico	Usar com cautela (dados limitados): potencial redução no fluxo sanguíneo da placenta	Usar com cautela (dados limitados): baixos níveis de hidroclorotiazida encontrados no leite	Hidroclorotiazida

(continua)

CAPÍTULO 33 ▪ CARDIOMIOPATIA PERIPARTO 287

QUADRO 3	Segurança das drogas durante a gestação e a lactação *(continuação)*		
Classe da droga	**Uso na gestação**	**Uso na lactação**	**Drogas com avaliação de segurança**
Sacubitril/valsartana	Evitar (contraindicado): fetotóxico	Evitar (sem dados publicados)	–
Ivabradina	Evitar (contraindicado): teratogênico	Evitar (sem dados publicados)	
Digitálicos	Usar com extrema cautela (dados limitados): potencial redução no fluxo sanguíneo da placenta Diretriz da ESC sugere permitir digoxina na FA, se necessário	Usar com cautela (dados limitados): baixos níveis de digoxina encontrados no leite materno, mas indetectados no soro do lactente	Digoxina
Vasodilatadores	Usar com extrema cautela (dados limitados)	Usar com cautela (dados limitados): baixos níveis de hidralazina encontrados no leite materno e no soro do lactente	Hidralazina Nitroprussiato
Nitratos	Usar com extrema cautela (dados limitados)	Usar com cautela (sem dados)	Dinitrato de isossorbida
Antagonista da vitamina K	1° trimestre – evitar (contraindicado): risco significativo para o feto 2°/3° trimestres – usar com extrema cautela (dados limitados), apenas em casos com forte indicação	Usar com cautela (dados limitados): varfarina indetectável no leite materno (dose usual), sem atividade no lactente e sem efeitos adversos observados	Varfarina Femprocumona
DOAC	Evitar (contraindicado)	Evitar: pequenos níveis de rivaroxabana encontrados no leite materno (estudo de caso único)	–
HNF	Usar com cautela (dados limitados)	Usar com cautela (dados limitados): detecção no leite materno: não esperado, pelo baixo peso molecular	–
HBPM	Usar com cautela (dados limitados)	Usar com cautela (dados limitados): baixos níveis encontrados no leite materno (estudo de caso). Absorção oral improvável Atividade não observada no lactente	Dalteparina, enoxaparina
Fondaparinux	Evitar (dados limitados): exceto em alergia ou reação adversa a HBPM	Evitar (sem dados publicados). Alternativa**: considerar HBPM	–

DOAC: novos anticoagulantes; ECA: enzima de conversão da angiotensina; ESC: European Society of Cardiology; HBPM: heparina de baixo peso molecular; HNF: heparina não fracionada; FA: fibrilação atrial.
* Teoricamente, todos os diuréticos podem suprimir o suprimento de leite (necessário investigar). ** Perfil de segurança mais bem estabelecido.

Em relação ao implante dos dispositivos como desfibrilador e ressincronizador cardíaco, deve-se considerar que na história natural dessa doença a maioria das mulheres (até 70%) recupera a função ventricular. Portanto, deve-se aguardar pelo menos 6 meses de evolução com terapia medicamentosa otimizada, fazer checagem da evolução da forma e função ventricular (remodelamento reverso) e os marcadores de prognóstico para definir a indicação do implante de um dispositivo.

A bromocriptina deve ser considerada como tratamento específico na cardiomiopatia periparto. Porém, ainda não há evidência definitiva de sua eficácia. Apenas dois estudos prospectivos apontam para benefícios e segurança do medicamento. Um estudo alemão incluiu 63 pacientes com FEVE ≤ 35% e comparou dois esquemas diferentes (1 semana *vs.* 8 semanas) de uso da bromocriptina. Não houve diferença entre os grupos na avaliação dos desfechos de remodelamento reverso com uso de ressonância magnética em 6 meses de acompanhamento. Na África do Sul, 20 pacientes foram randomizadas para receber bromocriptina (2,5 mg, 2 x/dia, por 2 semanas seguidos por 2,5 mg, 1 x/dia, por 6 semanas) ou tratamento-padrão sozinho, de modo não cego. As pacientes do grupo bromocriptina tiveram maior aumento da fração de ejeção e apenas uma morte no acompanhamento ao se comparar com o grupo tratamento-padrão, em que 4 mulheres morreram. A diretriz europeia de doença cardiovascular durante a gravidez orienta o uso da bromocriptina na dose de 2,5 mg, 2 x/dia por 2 semanas e então 2,5 mg/dia por mais 6 semanas, especialmente em pacientes mais graves (FEVE < 25%) ou com choque cardiogênico. Os pacientes em uso da bromocriptina devem sempre receber heparina não fracionada ou heparina de baixo peso durante o tratamento pelo risco de trombose. A anticoagulação de rotina para pacientes que não estejam em uso da bromocriptina é controversa. Por fim, a cabergolina também tem sido considerada.

PARTO, AMAMENTAÇÃO E PLANEJAMENTO FAMILIAR

Se a paciente e o feto estão estáveis com o tratamento, não há necessidade de antecipação do parto. Para mulheres estáveis, o parto normal com analgesia epidural é a forma preferida. A cesariana é a via preferida para interromper gravidez em mulher com instabilidade hemodinâmica e uso de suporte inotrópico ou suporte mecânico.

As pacientes com IC grave e com sintomas importantes são aconselhadas a cessar a amamentação para evitar exposição aos fragmentos de prolactina, assim como para otimizar o tratamento da IC, que envolvem o uso de medicamentos com efeitos colaterais ao lactente. Mas essas orientações ainda não são consenso entre os autores. Em relação aos medicamentos, deve-se evitar o uso dos BRA, sacubitril/valsartana e ivabradina.

As pacientes que apresentaram CMPP devem ser orientadas quanto ao risco de recorrência da doença em caso de novas gravidezes. Entre as pacientes que melhoram a fração de ejeção, há maior segurança para novas gravidezes. De forma geral, o risco de recorrência da disfunção ventricular (FEVE < 50%) é de cerca de 50%, e o de mortalidade é de 12%. Para as mulheres que persistem com disfunção, a orientação é evitar nova gestação pelo risco de IC e morte. O esquema de contracepção deve evitar estrógenos pelo risco de eventos tromboembólicos.

PROGNÓSTICO E ACOMPANHAMENTO

A mortalidade está em torno de 10% em 2 anos, e 1% das pacientes necessitam de transplante cardíaco. Os fatores associados a pior prognóstico são: classe funcional alta, FEVE ≤ 25%, raça negra, multiparidade e idade > 30 anos. Aproximadamente metade das pacientes com cardiomiopatia periparto tem normalização da FEVE em 6 meses após o início da terapia da IC, o que denota um prognóstico melhor do que em outras cardiomiopatias.

O QUE AS DIRETRIZES RECOMENDAM

- Avila WS, Alexandre ERG, Castro ML, Lucena AJG, Marques-Santo C, Freire CMV, et. al. Posicionamento da Sociedade Brasileira de Cardiologia para Gravidez e Planejamento Familiar na Mulher Portadora de Cardiopatia – 2020. Arq Bras Cardiol. 2020 Arq Bras Cardiol. 2020;114(5):849-942. Ver **Quadro 4**.

- Bauersachs J, König T, van der Meer P, Petrie MC, Hilfiker-Kleiner D, Mbakwem A, et al. Pathophysiology, diagnosis and management of peripartum cardiomyopathy: a position statement from the Heart Failure Association of the European Society of Cardiology Study Group on peripartum cardiomyopathy. Eur J Heart Fail. 2019;21(7):827-843.

- Regitz-Zagrosek V, Roos-Hesselink JW, Bauersachs J, Blomström-Lundqvist C, Cífková R, De Bonis M, et al.; ESC Scientific Document Group. 2018 ESC Guidelines for the management of cardiovascular diseases during pregnancy. Eur Heart J. 2018;39(34):3165-241.

QUADRO 4	Recomendações para a conduta da insuficiência cardíaca aguda
1.	Monitoramento da saturação de O_2 transcutânea
2.	Oxigenoterapia: $SatO_2$ < 90% (oximetria de pulso); pressão arterial de O_2 (PaO_2) < 60 mmHg (gasometria arterial)
3.	Intubação endotraqueal: deve ser realizada na insuficiência respiratória aguda com hipoxemia (PaO_2 < 60 mmHg), hipercapnia (pressão arterial de gás carbônico [$PaCO_2$] > 50 mmHg) e acidose (pH < 7,35)
4.	Diurético se sinais de congestão (furosemida (20-40 mg) em *bolus* intermitentes ou em infusão contínua
5.	Vasodilatador se PAS > 110 mmHg. Nitroglicerina intravenosa (IV), dose inicial de 10-20 mcg/min até o máximo de 200 mcg/min
6.	Agentes inotrópicos (dobutamina, dopamina, levosimendana, fosfodiesterase III – PDE III – nas pacientes hipotensas – PAS < 90 mmHg – e/ou sinais de baixo débito cardíaco); evidências experimentais e experiência clínica sugerem que catecolaminas como dobutamina são menos favoráveis em pacientes com CMPP por comprometimento metabólico. A levosimendana pode ser considerada como agente inotrópico de preferência, em infusão contínua de 0,1 mcg/kg/h por 24 h sem uma dose inicial de carga (*bolus*) para pacientes com CMPP grave. Caso a levosimendana não esteja disponível, a dobutamina é a outra opção, enquanto a adrenalina deve ser evitada
7.	Vasopressores no choque cardiogênico
8.	Anticoagulação com HBPM em dose plena, desde que não haja contraindicação
9.	Suporte mecânico circulatório como "ponte para decisão" de transplante cardíaco

CMPP: cardiomiopatia periparto; HBPM: heparina de baixo peso molecular; IV: intravenosa; PAS: pressão arterial sistólica.

SUGESTÕES DE LEITURA

1. Cooper LT, Mather PJ, Alexis JD, Pauly DF, Torre-Amione G, Wittstein IS, et al.; IMAC2 Investigators. Myocardial recovery in peripartum cardiomyopathy: prospective comparison with recent onset cardiomyopathy in men and nonperipartum women. J Card Fail. 2012;18(1):28-33.
2. Hilfiker-Kleiner D, Haghikia A, Berliner D, Vogel-Claussen J, Schwab J, Franke A, et al. Bromocriptine for the treatment of peripartum cardiomyopathy: a multicentre randomized study. Eur Heart J. 2017;38(35):2671-9.
3. Hilfiker-Kleiner D, Haghikia A, Masuko D, Nonhoff J, Held D, Libhaber E, et al. Outcome of subsequent pregnancies in patients with a history of peripartum cardiomyopathy. Eur J Heart Fail. 2017;19(12):1723-8.
4. Patten IS, Rana S, Shahul S, Rowe GC, Jang C, Liu L, et al. Cardiac angiogenic imbalance leads to peripartum cardiomyopathy. Nature. 2012;485(7398):333-8.
5. Sliwa K, Blauwet L, Tibazarwa K, Libhaber E, Smedema JP, Becker A, et al. Evaluation of bromocriptine in the treatment of acute severe peripartum cardiomyopathy: a proof-of-concept pilot study. Circulation. 2010;121(13):1465-73.

34
Miocardite virótica

Marcelo Westerlund Montera
Félix José Alvarez Ramires

DESTAQUES

- Etiologia viral é a mais comum entre as miocardites.
- Deve ser suspeitada em pacientes com ou sem sintomas que se apresentem com aumento de troponinas, alterações eletrocardiográficas que sugiram injúria miocárdica aguda, arritmias e quadro de insuficiência cardíaca (IC) sem etiologia evidente.
- A ressonância magnética cardíaca (RMC) é o método não invasivo de escolha: critérios de Lake Louise.
- Biópsia em casos selecionados com evolução desfavorável.
- Tratamento com medicações para controle da IC é indicado na maioria das vezes.
- Dos pacientes que evoluem com disfunção ventricular, 50% recuperarão completamente a função, 25% permanecerão com algum grau de cardiomiopatia dilatada e 25% evoluirão para grave disfunção ventricular.

INTRODUÇÃO

A miocardite é uma doença inflamatória do músculo cardíaco que decorre de agressão por diversos agentes etiológicos, infecciosos, autoimunes ou de agentes farmacológicos e não farmacológicos cardiotóxicos. A exata incidência de miocardite é desconhecida em decorrência do fato de que esta pode se manifestar de forma branda ou assintomática, e na presença de sintomas a grande maioria dos diagnósticos é de suspeição clínica. Na última década, em decorrência da evolução tecnológica da ressonância magnética cardíaca (RMC), ocorreu aumento no número de pacientes com alta suspeita de miocardite, mas sem comprovação diagnóstica, uma vez que somente a minoria dos pacientes tem indicação para a realização de biópsia endomiocárdica (BEM), o único método que confirma o diagnóstico da miocardite.

Estudos de anatomia patológica estimam uma incidência de miocardite entre 0,2 e 12% dependendo da população, sendo uma das principais causas de morte súbita em pacientes jovens e atletas. A miocardite decorrente de infecção viral é a mais prevalente nas populações europeias e da América do Norte, e, no Brasil, nas Regiões Sudeste e Sul do país, onde não há maior prevalência de doença de Chagas.

Em 37-67% dos pacientes com cardiomiopatia dilatada submetidos a análise de biologia molecular foi observada a presença de genoma viral, nem sempre associados com miocardite ativa, indicando a possibilidade de resquícios de agressão miocárdica prévia ou de presença viral sem ser patogênica. Apesar de ter sua definição bem estabelecida, a miocardite é uma doença com perfil heterogêneo pela extensa variabilidade em sua apresentação clínica e evolução prognóstica. Essas variabilidades decorrem do fato de que a agressão inflamatória miocárdica apresenta modelos fisiopatológicos diversos, com diferentes tipos e graus de agressão inflamatória miocárdica, que dependem de variáveis como o tipo de vírus e sua capacidade de agressão do cardiomiócito, modelo de reposta imunológica e grau de ativação, perfil da população infectada, e de fatores individuais como raça, sexo, idade e predisposição genética.

O entendimento da miocardite viral quanto a seus mecanismos fisiopatológicos e etiopatogênicos e ao reconhecimento das diferentes expressões clínicas e perfis de prognóstico permitirá estabelecer com maior acurácia o diagnóstico e a estratégia terapêutica mais adequados para o controle da infecção viral, a supressão da resposta inflamatória e o consequente benefício clínico.

A gravidade da manifestação da agressão inflamatória miocárdica de origem viral dependerá do tipo de vírus, da capacidade intrínseca do indivíduo de responder à infecção viral, da presença de doença cardíaca preexistente, se a doença é de origem autoimune sistêmica, e da presença de predisposição genética. A apresentação clínica da miocardite é bem diversa, podendo apresentar-se com dor torácica semelhante à da síndrome coronariana aguda, com quadro clínico de insuficiência cardíaca crônica, aguda ou choque cardiogênico, ou com síncope em decorrência de taquiarritmias ou bloqueios atrioventriculares.

O tratamento da miocardite é reservado a uma minoria de pacientes que são submetidos a biópsia endomiocárdica, que, por meio da confirmação da presença e tipo de agressão inflamatória ou de agente infeccioso, permite estabelecer um tratamento específico. Nas maioria dos pacientes que permanecem com suspeita diagnóstica, o tratamento será limitado a medidas de cardioproteção. Os critérios diagnósticos para a miocardite mais aceitos na atualidade são os do grupo de estudos de cardiomiopatia da Sociedade Europcia de Cardiologia, mas, em decorrência da grande complexidade da etiopatogenia, da heterogeneidade da apresentação clínica e do perfil populacional, não se tem um consenso quanto aos critérios diagnósticos para suspeita clínica e da indicação de BEM como instrumento na definição diagnóstica e no manuseio da miocardite.

ETIOLOGIA E FISIOPATOLOGIA DA MIOCARDITE VIRAL

A miocardite viral é ocasionada por agressão inflamatória reativa a infecção viral ou por agressão viral direta. Os vírus cardiotróficos mais comuns são adenovírus, parvovírus b19, herpes simples, herpesvírus tipo 6, citomegalovírus, Epstein-Barr, enterovírus (mais comum do grupo *Coxsaquie* do grupo B), *influenza*, hepatite C e *human immunodeficiency virus* (HIV). A prevalência do tipo de vírus tem variado de acordo com as populações estudadas. As séries de casos de população norte-americana demonstraram maior prevalência de enterovírus; em nosso meio observou-se maior

prevalência de adenovírus, parvovírus e herpes simples, à semelhança do que se encontra na população europeia.

A patogênese da miocardite apresenta três fases bem distintas. Na fase inicial, ocorre a invasão do cardiomiócito pelo vírus por meio de receptores específicos de superfície, como observado em modelos animais com *Coxsackie* e adenovírus, os quais se ligam aos receptores de membrana, denominados CAR (*Coxsackie* e adenovírus receptor). Na ausência desse receptor ou de correceptores no cardiomiócito, a miocardite não se desenvolve. Após a invasão, o vírus inicia a replicação intracelular e a agressão direta do cardiomiócito com lesão da membrana celular, ocasionando, além da miocitólise, a exposição do antígenos intracelulares.

Posteriormente, à agressão viral, existe uma ativação da resposta imune inata envolvendo linfócitos T, infiltrado de células *natural killer* e macrófagos residentes com liberação de perfurinas e citocinas (interleucina 1 e 2, interferon-beta e fator de necrose tumoral α), com a expressão de antígenos de superfície do vírus e formação de complexos de histocompatibilidade (HLADR tipo 1 e 2). A ativação de vias da MAPquinase e tirosinaquinases é fundamental nessa resposta à agressão viral. Durante essa fase, ocorre a proliferação viral e ainda não se observam anticorpos neutralizantes virais, que dependem da capacidade de ativação de resposta tímica do tipo 1, que promove o *clearance* viral. Em torno do 7º ao 14º dia após esse período, a produção desses anticorpos aumenta e atinge seus níveis mais elevados, na tentativa de eliminação do vírus no coração, associado com aumento no infiltrado inflamatório celular de linfócitos T e B, por meio da resposta tímica 1 modulada pelo interferon-beta e pela interleucina 4, caracterizando a segunda fase de resposta imunológica. Nessa fase celular, o sistema imune, na tentativa de eliminar o vírus, também agride o cardiomiócito e por vezes o endotélio vascular.

A lesão dos cardiomiócitos que expõem antígenos celulares promove reação cruzada com antígeno viral ou a persistência viral no miocárdio ou sistema linfático ganglionar periférico e pode promover uma resposta imune humoral com a produção de autoanticorpos pela ativação de linfócitos B. Essa proporção aumenta gradativamente no decorrer do 1º ao 3º mês. Nessa fase, a resposta imunológica pode promover a eliminação do vírus e a regressão do processo inflamatório, com cura da miocardite.

Em pacientes com predisposição genética ou com incapacidade do sistema imunológico para eliminar e impedir a proliferação viral, ocorre persistência da agressão inflamatória, com a presença de autoanticorpos provendo perda progressiva de cardiomiócitos e proliferação de fibrose reparativa, com consequente progressão da remodelagem e disfunção ventricular, evoluindo para cardiomiopatia dilatada inflamatória. Esta é considerada a terceira fase da resposta imunológica, na qual pode haver um quadro de miocardite crônica, com persistência viral associada a atividade inflamatória, denominado miocardite viral crônica mediada por resposta inflamatória celular com ou sem autoanticorpos, ou a manutenção de agressão inflamatória mediada por autoanticorpos sem a presença viral, denominada miocardite crônica autorreativa.

CRITÉRIOS DIAGNÓSTICOS DA MIOCARDITE

Miocardite pode ser definida como doença inflamatória do miocárdio diagnosticada por critérios histológicos, imunológicos e imuno-histoquímicos. Os critérios histológicos incluem evidência de infiltrado inflamatório envolvendo o miocárdio associado com degeneração e necrose de cardiomiócitos e de origem não isquêmica. Os critérios imuno-histoquímicos quantitativos para identificar um infiltrado inflamatório anormal, indicativos de miocardite ativa, são: contagem de leucócitos ≥ 14 células/mm^2, incluindo até 4 monócitos/mm^2, com a presença de linfócitos-T CD3 positivos ≥ 7 células/mm. Adicionalmente, o tipo de infiltrado inflamatório observado no diagnóstico histológico pode classificar a miocardite conforme o tipo celular em linfocítica, eosinofílica, polimórfica, miocardite de células gigantes e sarcoidose cardíaca.

A suspeita clínica de diagnóstico de miocardite pelo consenso do grupo de doenças do miocárdio e pericárdio da Sociedade Europeia de Cardiologia está na associação da apresentação clínica com exames complementares alterados sugestivos de injúria inflamatória miocárdica.

Por meio da análise das apresentações clínicas mais frequentes da miocardite e da acurácia diagnóstica dos métodos de avaliação complementar, como eletrocardiograma, ecocardiograma, exames laboratoriais e RMC, em prognosticar a presença de agressão inflamatória miocárdica, a proposta é estratificar em três níveis a suspeita clínica diagnóstica de miocardite em baixa, intermediária e alta suspeição diagnóstica, com base em critérios que levam em consideração os tipos de apresentação clínica mais comuns na miocardite (Quadro 1). Esses critérios de suspeição foram estabelecidos por consenso de especialistas e necessitam de validação futura por registros clínicos ou estudos multicêntricos.

Em conjunto com a avaliação da suspeita diagnóstica, é possível estabelecer o risco prognóstico por meio do tipo de apresentação clínica, grau de estabilidade hemodinâmica, presença de disfunção ventricular, níveis elevados de biomarcadores de injúria miocárdica e quanto à presença de alterações na RMC, como edema e realce tardio (RT). Usualmente, como estabelecem o grau de suspeita diagnóstica, também apresentam relação com o prognóstico. De acordo com o grau de suspeita diagnóstica e o nível de risco prognóstico, são estabelecidas a conduta de acompanhamento clínico e de investigação diagnóstica e a estratégia terapêutica (Figura 1).

DIAGNÓSTICO CLÍNICO

A miocardite apresenta três fases evolutivas de apresentação clínica: aguda (até 3 meses), subaguda (3-6 meses), crônica (> 6 meses) e fulminante.

As manifestações clínicas da miocardite viral mais comuns são dor torácica semelhante à síndrome coronariana aguda; quadro clínico de insuficiência cardíaca, arritmias ventriculares frequentes ou distúrbios de condução avançados, isolados ou associados a palpitações, síncope ou morte súbita abortada; forma fulminante com choque

QUADRO 1 Estratificação de suspeita clínica diagnóstica de miocardite			
Apresentação clínica	Exames complementares	Critérios de estagiamento	Níveis de suspeita diagnóstica
Apresentação clínica 1: • Dor torácica atípica ou pleurítica • Síncope. Dispneia de início recente até 3 meses • Dispneia subaguda crônica > 3 meses	• ECG inespecífico • Enzimas cardíacas normais • ECO inespecífico • RMC sem alterações	• Apresentação clínica 1 + ≥ 1 dos exames complementares	Baixo
Apresentação clínica 2: • Síncope • Dor torácica aguda anginosa ou pericárdica • Dispneia de início recente até 3 meses • Dispneia subaguda crônica > 3 meses	• ECG alterado • Enzimas cardíacas elevadas • ECO alterado • RMC alterado	• Apresentação clínica 2 + associada a ≥ 1 dos exames positivos • Assintomático + associado a ≥ 2 dos exames positivos	Intermediário
Apresentação clínica 3: • Dispneia aguda de início até 4 semanas • Choque cardiogênico sem causa definida • Morte súbita abortada	• ECG alterado • Enzimas cardíacas elevadas • ECO alterado • RMC alterado	• Apresentação clínica 3 + associada ≥ 1 dos exames positivos • Apresentação clínica 2 + associada ≥ 2 dos exames positivos	Alto

ECG: eletrocardiograma; ECO: ecocardiograma; RMC: ressonância magnética cardíaca.

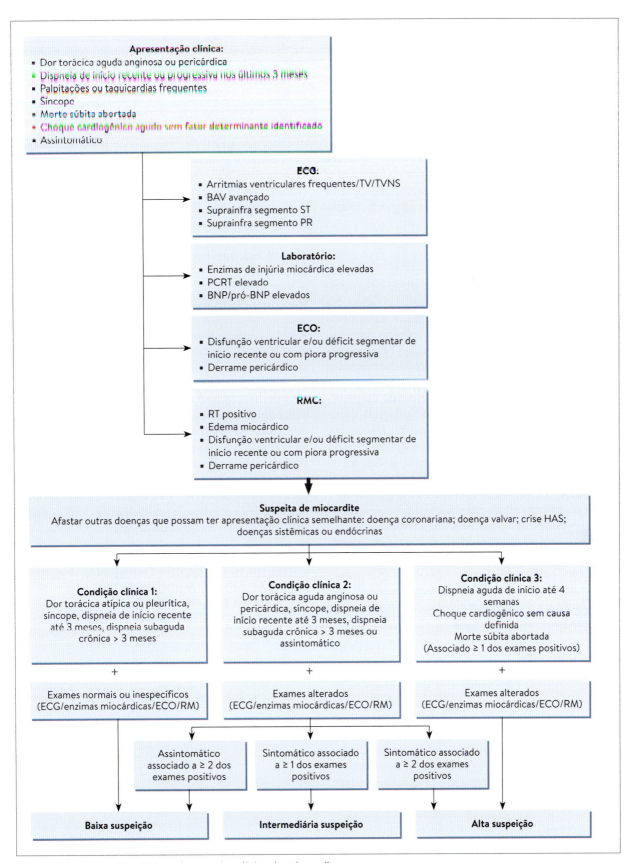

FIGURA 1 Critérios diagnósticos de suspeita clínica de miocardite.

BAV: bloqueio atrioventricular; ECG: eletrocardiograma; ECO: ecocardiograma; HAS: hipertensão arterial sistêmica; RM: ressonância magnética; RMC: ressonância magnética cardíaca; RT: realce tardio. TV: taquicardia ventricular; TVNS: taquicardia ventricular não sustentada.

cardiogênico comuns em diversas patologias. A ausência de outros fatores causais que possam justificar as manifestações clínicas, principalmente a doença coronariana, levam a suspeição clínica do diagnóstico de miocardite. Outras características clínicas e funcionais, como presença de infecção respiratória ou gastrointestinal menor que 30 dias, disfunção ventricular em pacientes jovens (afastando a possibilidade de fator genético ou heredofamiliar), disfunção cardíaca de início recente ou piora progressiva da disfunção ventricular sem fator determinante, dor precordial em paciente jovem ou dor precordial sugestiva de acometimento pericárdico, levam a suspeição clínica de miocardite viral.

Eletrocardiograma

O eletrocardiograma tem o seu valor diagnóstico relacionado à fase temporal de manifestação da doença. Na miocardite aguda, o ECG pode simular os achados da síndrome coronariana aguda com alterações no segmento ST e onda T como supradesnivelamento de ST ou presença de ondas Q, associado com quadro clínico de dor precordial e elevação de troponina. Na ausência de comprovação de doença coronariana, haveria alta suspeição do diagnóstico de miocardite. Outras alterações na fase aguda, como arritmias supraventriculares e ventriculares frequentes, bloqueio atrioventricular ou bloqueios de ramo, baixa voltagem, assistolia, fibrilação atrial aguda, associados ou não a disfunção ventricular, também favorecem a suspeição diagnóstica. A presença de alterações do segmento ST e onda T e segmento PR, de distribuição difusas sem correlação com anatomia coronariana, fala a favor de processo inflamatório miocárdico. Nas fases subagudas ou crônicas da miocardite o ECG é inespecífico, com baixa acurácia diagnóstica, podendo apresentar sinais de sobrecarga ventricular ou bloqueios de ramo, QTc alongado, semelhantes aos achados em pacientes com disfunção ventricular da cardiomiopatia não inflamatória.

Ecocardiograma

O ecocardiograma é um importante instrumento no auxílio da avaliação diagnóstica e prognóstica dos pacientes com miocardite. As alterações que espelham a presença de agressão inflamatória miocárdica e por vezes a associação com acometimento pericárdico se caracterizam pela presença de alteração na função contrátil, com hipocinesia ou acinesia difusa uni ou biventricular, ou alteração segmentar, associadas a diâmetros cavitários normais ou aumentados, com disfunção ventricular. A acurácia dos achados no ecocardiograma em prever o diagnóstico da miocardite está relacionada à apresentação clínica. Nos pacientes com suspeita de miocardite aguda, com dispneia, dor torácica

ou choque cardiogênico, a presença de disfunção sistólica aguda com hipocinesia difusa, sem grandes aumentos cavitários, podendo estar associada a edema miocárdico com aumento da espessura das paredes, apresenta alta acurácia na suspeição diagnóstica de miocardite na ausência de doença coronariana.

É possível haver outros achados na fase aguda, como disfunção contrátil de ambos os ventrículos, presença de alteração segmentar, derrame pericárdico ou trombo intracardíaco. Nos pacientes com evolução subaguda ou crônica a apresentação é semelhante à da cardiomiopatia dilatada, sugerindo disfunção ventricular de início indeterminado, ou piora da função ventricular em pacientes com disfunção ventricular prévia. Disfunção ventricular direita é incomum, porém quando presente é um marcador prognóstico.

Ressonância magnética cardíaca

A RMC é o método não invasivo de escolha para análise morfológica e funcional do miocárdio e das estruturas cardíacas.

O diagnóstico de miocardite pela RMC foi inicialmente estabelecido em 2009, pelos critérios de Lake Louise, que definiram dois de três critérios para definição de suspeita de inflamação miocárdica: edema, hiperemia, necrose e/ou fibrose. Com base na interpretação da intensidade do sinal de captação do contraste gadolínio pelo miocárdico em fase precoce, denomina-se realce precoce na imagem em T2 e realce tardio (RT) na imagem em T. A capacidade de prever o diagnóstico de sensibilidade é de 67%, a especificidade de 91% e a acurácia de 78%.

CRITÉRIOS DE LAKE LOUISE NA AVALIAÇÃO DE MIOCARDITE E ACURÁCIA DIAGNÓSTICA

1. Edema: aumento regional ou global do sinal em T2, indicando injúria celular por citocinas e células inflamatórias, com consequente edema. Sensibilidade de 52%, especificidade de 84%.

2. Hiperemia: representa RT precoce em imagem T1. Reflete aumento de fluxo sanguíneo nas áreas com inflamação associado a edema extracelular. Sensibilidade de 83%, especificidade de 42%.

3. Necrose: representa pelo menos um local de RT. Sensibilidade de 74% e especificidade de 94%.

4. A distribuição do RT não segue a anatomia coronariana, sendo mesocárdico, epicárdico ou transmural. O comprometimento subendocárdico usualmente está relacionado a doença coronariana.

Em 2018 os critérios de Lake Louise foram atualizados com a adição de inovações na análise das imagens, utilizando técnicas de análise de *pixels* da imagem miocárdica por meio de mapeamento, observando a heterogeneidade do sinal tecidual entre o miocárdio normal e o acometido pelo processo inflamatório, denominadas mapeamento T1: RT e mapeamento T2: edema miocárdico.

Com esses novos critérios, a RMC apresentou maior sensibilidade em comparação com os critérios de 2009. A capacidade de diagnóstico da miocardite na fase aguda demonstrou sensibilidade de 87,5% e especificidade de 96,2%, acurácia de 79% e menor capacidade na fase subaguda ou crônica, com sensibilidade de 76%, especificidade de 54% e acurácia de 68%. Portanto, nas fases evolutivas tardias da miocardite, a RMC reduz sua capacidade de prognosticar ou afastar o diagnóstico de miocardite, sendo que a ausência de RT ou edema positivo não permitem excluir o diagnóstico da miocardite.

A capacidade de avaliação diagnóstica da RMC na miocardite aguda correlaciona-se com o tipo de apresentação clínica, que reflete diferentes mecanismos de morte celular e consequentes alterações no interstício e morfologia do miocárdio. Nos pacientes com apresentação clínica de dor torácica a RMC apresenta maior capacidade de diagnóstico, com o RT e edema apresentando sensibilidade de 71 e 81%, respectivamente; já nos pacientes com apresentação clínica de cardiomiopatia dilatada, o RT e o edema apresentam sensibilidade de 57 e 41%, respectivamente.

A presença e a persistência do RT positivo representa um marcador de pior prognóstico, principalmente com acometimento septal, no qual se observou maior possibilidade de eventos cardiovasculares (*major adverse cardiac events – MACE*) e disfunção ventricular do que o acometimento em parede lateral. Os pacientes com suspeita de miocardite mas com ausência de RT na RMC apresentaram um prognóstico favorável em mortalidade e desenvolvimento de insuficiência cardíaca.

Portanto, na prática clínica, devem-se observar ao analisar a RMC:

- Presença, localização e extensão de edema miocárdico.
- Presença, localização, distribuição (mesocárdico, epicárdico ou transmural) e extensão do RT.
- Grau de comprometimento da função ventricular e se é uni ou biventricular.
- Diâmetros cavitários.
- Espessura do miocárdio.
- Derrame, espessura e mobilidade do pericárdico e presença de captação pelo pericárdio de gadolínio.

As alterações podem evoluir com melhora, piora ou estabilização da função ventricular e diâmetros cavitários e com redução da extensão de comprometimento do edema e RT.

BIOMARCADORES DE INFLAMAÇÃO, NECROSE, PESQUISA VIRAL NA PERIFERIA

A avaliação laboratorial na miocardite viral é realizada por meio da análise de biomarcadores de inflamação, necrose ou pesquisa viral.

Os biomarcadores inflamatórios como PCRT ou VHS podem estar elevados na miocardite aguda, mas não confirmam o diagnóstico e não apresentam relação com a gravidade ou agente etiológico. Na miocardite com envolvimento pericárdico, a elevação da PCRT apresenta alta acurácia como marcador diagnóstico e no acompanhamento da evolução e reposta terapêutica. Nas miocardites subagudas ou crônicas usualmente não se encontram marcadores de atividade inflamatória elevados. Os biomarcadores de injúria miocárdica estão usualmente elevados na fase aguda da agressão viral e inflamatória miocárdica, e reforçam a suspeita diagnóstica quando elevados na presença de disfunção ventricular ou dor precordial, na ausência de doença coronariana.

A variação dos níveis da troponina ou CKMB não apresenta padrão de curva enzimática como observado na síndrome coronariana aguda, e os níveis séricos não seguem um padrão, podendo ter comportamento heterogêneo, com curva ou em platô. Níveis séricos mais elevados conferem pior valor prognóstico. Níveis elevados das troponinas associadas ao quadro clínico de suspeita de miocardite ou a alterações na RMC, na ausência de doença coronariana, apresentam alta especificidade diagnóstica, mas a ausência de elevação enzimática não exclui o diagnóstico.

Os peptídeos natriuréticos como BNP e NT-pró-BNP podem estar elevados na miocardite na presença de disfunção ventricular ou de intensa agressão inflamatória, sendo um marcador de pior prognóstico em níveis muito elevados.

A pesquisa do agente viral por meio de sorologia no sangue periférico, de PRC ou por níveis de imunoglobulinas IGM e IGG, apresenta menos de 4% de relação com a infecção viral miocárdica, indicando que as sorologias virais no sangue periférico não devem ser utilizadas na investigação etiológica da miocardite viral.

BIÓPSIA ENDOMIOCÁRDICA

A indicação para a realização da BEM está vinculada a aspectos clínico-prognósticos e técnicos.

Do ponto de vista clínico-prognóstico, a BEM objetiva identificar o agente etiológico viral e o grau e tipo de agressão inflamatória, para estabelecer uma terapêutica específica que traga benefícios à melhora da função ventricular, redução das arritmias ventriculares ou distúrbios de condução e consequente melhora dos sintomas, equilíbrio hemodinâmico e aumento da sobrevida.

Quanto aos aspectos técnicos, é de grande importância que as amostras recolhidas pela BEM sejam analisadas por patologista com experiência em doenças cardíacas, suporte de virologista e que a análise tecidual seja realizada por meio histologia associada a técnicas de imuno--histoquímica, biologia molecular e análise de genoma, para que se tenha alta acurácia na avaliação diagnóstica e prognóstica da miocardite viral e identificação de outros possíveis diagnósticos diferenciais envolvidos (Quadro 2). As amostras devem ser colhidas preferencialmente no ventrículo direito, em regiões diversas do septo interventricular, em um total de 10 amostras: 6 para pesquisa viral, 2 para hematoxilina-eosina e 2 para imuno-histoquímica. As amostras para análise histológica por hemotoxicilina eosina e imuno-histoquímica devem ser colocadas em frasco de formalina tamponada a 10% e não devem ser refrigeradas. As amostras para pesquisa viral devem ser colocadas em microtubos tipo Eppendorf® (sem soluções de transporte) com solução estabilizadora de mRNA. No caso de investigação por microscopia eletrônica, amostras adicionais devem ser colhidas e acondicionadas em tubos Eppendorf® com solução oct.

Complicações da biópsia endomiocárdica

Quando realizada em centros experientes, a BEM apresenta reduzida taxa de complicações, sendo considerada um procedimento seguro, com < 2% de complicações. A assistência do ecocardiograma durante o procedimento reduz significativamente o risco de complicações como perfuração miocárdica ou lesão coronariana.

RISCO PROGNÓSTICO DA MIOCARDITE

A miocardite apresenta história natural heterogênea, variando desde manifestações clínicas brandas com função ventricular preservada e rápida resolução a disfunção ventricular com cardiomiopatia dilatada ou desenvolvimento de morte súbita. A estratificação do perfil prognóstico evolutivo por meio da apresentação clínica, disfunção ventricular, arritmias ventriculares, bloqueio atrioventricular e alteração na RMC é de grande importância para definição do manuseio clínico e terapêutico e da necessidade de investigação diagnóstica por biópsia endomiocárdica (Quadros 3 e 4).

QUADRO 2 Técnicas de análise das amostras teciduais da biópsia endomiocárdica

1. Análise histológica
- Hematoxilina eosina:
  - Miocitólise
  - Morfologia cardiomiócito
  - Granulomas
  - Células gigantes
  - Fibrose
  - Outras doenças: amiloidose, hemocromatose, etc.
2. Imuno-histoquímica
- Linfócitos e macrófagos: anti-CD3 (*T cells*), anti-CD68 (macrófagos), anti-CD4 (*T helper cells*), anti-CD8 (células T citotóxicas), CD3, CD11a (LFA-1), CD11b (MAC-1)/M2, CD45R0
- Atividade inflamatória: HLA-DR, ICAM-1CD106 (VCAM)
- Ativação e agressão miocárdica pelos linfócitos: perfurinas
3. Pesquisa viral
- Identificação do vírus
- Carga viral
- Localização viral
- Replicação viral
4. Genoma (extração do DNA-RNA e amplificação do genoma viral pelo RT-PCR): sarcoidose, células gigantes, detecção dos vírus cardiotróficos
5. Micro-RNA: ativação ou inibição da atividade inflamatória e replicação viral

---

QUADRO 3 Indicações de biópsia endomiocárdica na suspeita de miocardite viral

- IC de início recente (< 2 semanas), sem causa definida, não responsiva ao tratamento usual e com deterioração hemodinâmica
- IC de início recente (2 semanas a 3 meses), sem causa definida e associada a arritmias ventriculares ou bloqueios atrioventriculares de segundo ou terceiro graus
- IC com início > 3 meses e < 12 meses, sem causa definida, não responsiva à terapia-padrão otimizada
- Arritmias ventriculares frequentes na presença ou não de sintomas, sem causa definida
- Para o diagnóstico diferencial na presença de suspeita clínica de miocardite linfocítica grave, miocardite de células gigantes, miocardite eosinofílica necrotizante e sarcoidose cardíaca

IC: insuficiência cardíaca.

Entre os pacientes que evoluem com disfunção ventricular, 50% irão evoluir com recuperação da função, 25% irão progredir com piora para cardiomiopatia dilatada e 25% para grave disfunção ventricular.

TRATAMENTO DA MIOCARDITE VIRAL

O tratamento da miocardite viral é definido pela apresentação clínica e repercussão na função ventricular, identificação da agressão inflamatória e da presença do agente etiológico viral.

As indicações clínicas para o tratamento da miocardite são a presença de disfunção ventricular progressiva ou aguda fulminante, arritmias ventriculares frequentes sin-

O procedimento deve ser realizado em sala de hemodinâmica com operador com experiência em realização em BEM, podendo ter suporte do ecocardiograma, em conjunto com as imagens da fluoroscopia, como guia e fator adicional de segurança, reduzindo o risco de perfuração miocárdica, biópsia em local inadequado e lesão coronariana.

QUADRO 4 Perfis de risco prognóstico evolutivo na miocardite viral

Baixo risco	Risco intermediário	Alto risco
- Dor torácica - Arritmias supraventriculares - BAV avançado com função ventricular preservada - ECG normal ou que evoluiu com normalização - Ausência de arritmias malignas - RMC sem RT positivo ou baixa extensão de edema miocárdico	- Insuficiência cardíaca compensada - Disfunção ventricular leve a moderada persistente - Alterações segmentares persistentes - Alterações persistentes no ECG - RMC com RT positivo e persistente - Arritmias ventriculares não sustentadas	- Insuficiência cardíaca descompensada - Importante disfunção ventricular - Arritmias ventriculares malignas frequentes associadas ou não à disfunção - BAV avançado associado a disfunção ventricular - Não responsivo a terapêutica medicamentosa com piora clínica e hemodinâmica: miocardite fulminante

BAV: bloqueio atrioventricular; ECG: eletrocardiograma; RMC: ressonância magnética cardíaca; RT: realce tardio.

tomáticas com valor prognóstico e distúrbios de condução atrioventricular avançados. O tratamento tem como objetivo a melhora clínica e da função ventricular e a melhora da sobrevida. Pode ser dividido em dois alvos terapêuticos principais. O primeiro é o tratamento etiopatogênico específico do agente agressor viral com terapêutica antiviral e da agressão inflamatória com terapêutica imunossupressora na ausência de infecção viral, que depende da identificação pela biópsia endomiocárdica. O segundo alvo terapêutico envolve o tratamento da insuficiência cardíaca descompensada e da disfunção e remodelagem ventricular e a prevenção de morte súbita.

Fluxograma terapêutico da miocardite viral

O fluxograma terapêutico da miocardite viral estará relacionado ao grau de suspeita diagnóstica de miocardite associado com o perfil de risco prognóstico (Figura 2). Os pacientes com baixa suspeição clínica usualmente apresentam evolução prognóstica benigna, sendo seguidos por acompanhamento

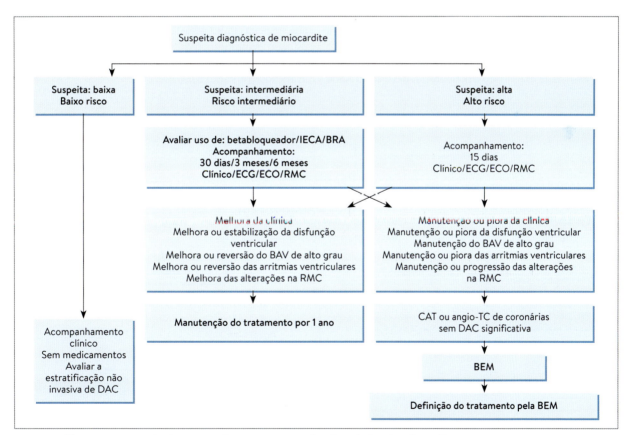

FIGURA 2 Fluxograma terapêutico nos pacientes com suspeita diagnóstica de miocardite.

BAV: bloqueio atrioventricular; BEM: biópsia endomiocárdica; BRA: bloqueadores dos receptores da angiotensina; CAT: coronariografia; CDI: cardiodesfibrilador implantável; DAC: doença arterial coronariana; ECG: eletrocardiograma; ECO: ecocardiograma transtorácico; ESV: extrassístoles ventriculares; IECA: inibidores da enzima conversora de angiotensina; RMC: ressonância magnética cardíaca; RSC: ressincronização cardíaca; RT: realce tardio; TV: taquicardia ventricular; TxC: transplante cardíaco.

clínico sem intervenção terapêutica. Nos pacientes com probabilidade intermediária e risco prognóstico intermediário, o objetivo é preservar a função ventricular ou o tratamento da disfunção ventricular com a utilização de betabloqueadores, inibidores da enzima de conversão ou bloqueadores do receptor da angiotensina. Esses pacientes também devem ser avaliados quanto ao risco de morte súbita e sua prevenção com implante de cardiodesfibrilador implantável. Os pacientes com suspeita diagnóstica intermediária que evoluem com piora da função ventricular ou instabilidade clínica e hemodinâmica, arritmias ou distúrbios de condução devem ser submetidos à realização de BEM. Os pacientes considerados de alta suspeição e alto risco prognóstico também devem ser submetidos a BEM, para a definição de terapêutica específica antiviral ou anti-inflamatória com imunossupressores, além de medidas terapêuticas para o equilíbrio clínico e hemodinâmico com inotrópicos e suporte mecânico circulatório (Figura 3).

Tipos de abordagem terapêutica

Terapêutica antiviral

A miocardite viral na presença de infecção viral persistente apresenta pior prognóstico evolutivo em termos de função ventricular e menor sobrevida. A eliminação viral, por sua vez, está relacionada com um curso benigno, com melhora clínica e da função ventricular.

Portanto, a identificação por meio da BEM de infecção viral, associada a agressão inflamatória, deve ser tratada para promover a eliminação viral e a melhora no prognóstico (Quadro 5).

Terapêutica imunossupressora

Os pacientes com miocardite viral podem evoluir com manutenção da atividade do sistema imunológico com produção de autoanticorpos associados ou não a infiltrado inflamatório celular, com eliminação total ou parcial da infecção viral. Esse modelo de agressão miocárdica é definido como fase 3, como miocardite autorreativa na ausência de vírus, ou miocardite crônica ativa viral na presença de baixa contagem viral com inflamação. Para a pesquisa de presença viral ou atividade inflamatória, é necessária a realização de BEM. O tratamento desses pacientes é realizado por meio de imunossupressão, com o objetivo de suprimir a atividade inflamatória para preservar a função miocárdica, como demonstrado no estudo TIMIC, no qual, após 6 meses de tratamento com imunossupressão de prednisona associada a azatioprina, observou-se significativa redução da atividade inflamatória e melhora da função ventricular e redução dos diâmetros cardíacos. No grupo controle, observou-se que 80% mantinham atividade inflamatória com piora da função e diâmetros ventriculares. Portanto, a imunossupressão é uma possibilidade terapêutica a ser avaliada por meio de BEM nos pacientes que apresentem alta suspeita clínica associado a alto risco prognóstico, que estejam evoluindo com disfunção ventricular, arritmias ventriculares frequentes ou bloqueios atrioventriculares avançados (Quadro 6).

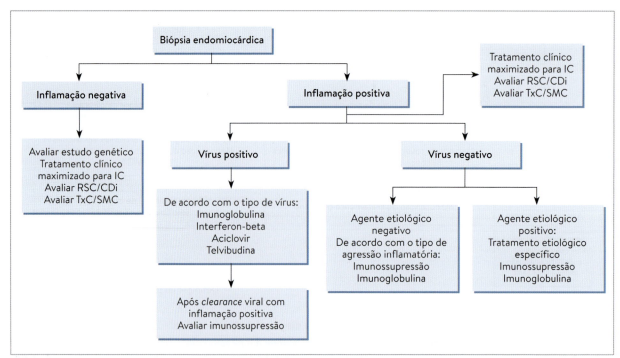

FIGURA 3 Fluxograma terapêutico nos pacientes com avaliação diagnóstica pela biópsia endomiocárdica (BEM).
CDi: cardiodesfibrilador implantável; RSC: ressincronização cardíaca; TxC: transplante cardíaco.

QUADRO 5 Terapêutica antiviral

Tipo de vírus	Tratamento	Benefício clínico
Adenovírus	Interferon-beta: • Primeira semana: 4 milhões/U SC a cada 48 horas • Segunda semana a 6 meses: 8 milhões/U SC a cada 48 horas	• Eliminação viral • Redução da agressão miocárdica • Melhora da sobrevida
	Imunoglobulina IV: 20 g nos dias 1 e 3	• Eliminação de 90% da carga viral • Melhora de 100% na inflamação • Melhora da FEVE
Enterovírus	Interferon-beta: • Primeira semana: 4 milhões/U SC a cada 48 horas • Segunda semana a 6 meses: 8 milhões/U SC a cada 48 horas	• Eliminação viral • Redução agressão miocárdica • Melhora da sobrevida
PVB19	Interferon-beta: • Primeira semana: 4 milhões/U SC a cada 48 horas • Segunda semana a 6 meses: 8 milhões/U SC a cada 48 horas	• Menos efetivo na redução da carga viral • Melhora da qualidade de vida e CF NYHA
	Imunoglobulina IV: 2 g/kg: 0,5 g/kg a cada 6 horas por 4 dias	• Redução da carga viral • Melhora da CF NYHA e FEVE
	Telvibudina: 600 mg/dia por 6 meses	• Redução da carga viral • Melhora da CF NYHA e FEVE
Herpesvírus 6	Ganciclovir: 1.000 g/24 horas por 5 dias seguido por valganciclovir: 900 mg/24 horas ou 1.800 mg/24 horas por 6 meses	• Redução da recidiva • Melhora da CF NYHA
CMV	Imunoglobulina: 2 ml/kg IV por 3 dias e 1 ml/kg por mais 2 dias	• Eliminação viral • Melhora da FEVE

CF: classe funcional; CMV: citomegalovírus; FEVE: fração e ejeção do ventrículo esquerdo; IV: intravenoso; NYHA: New York Heart Association; PVB19: parvovírus B19; SC: subcutâneo.

QUADRO 6 Esquemas terapêuticos de imunossupressão

Diretriz Brasileira de Miocardites	
Prednisona	
• Primeiras 4 semanas	1 mg/kg
• 5-12 semanas	Redução da posologia em 0,08 mg/kg/semana
• 13-20 semanas	Manter a dose em 0,3 mcg/kg/dia
• 21-24 semanas	Redução da posologia 0,08 mg/kg/semana
Azatioprina	2 mg/kg por 6 meses
Estudo TIMIC	
Prednisona	1 mg/kg por 4 semanas e 0,33 mg/kg por 5 meses
Azatioprina	2 mg/kg por 6 meses

Medidas terapêuticas gerais

As medidas terapêuticas gerais estão relacionadas à cardioproteção e a alterações nos hábitos de vida:

- Os pacientes com função ventricular preservada mas que apresentam extensa área de RT positivo e ou edema na RMC devem fazer uso de betabloqueadores ou inibidores da enzima de conversão ou bloqueadores do receptor da angiotensina pelo período de 1 ano, com o objetivo de preservar a função ventricular. Em decorrência da presença de RT positivo, que é um marcador de eventos como desenvolvimento de insuficiência cardíaca ou morte súbita, é necessário acompanhar esses pacientes com eletrocardiograma de 24 horas e monitorização da função ventricular por ecocardiograma e RMC em 3, 6 e 12 meses.

- Os pacientes que evoluem com cardiomiopatia dilatada devem ser tratados de acordo com o esquema terapêutico preconizado pela diretriz brasileira de insuficiência cardíaca. Devem também ter acompanhamento quanto à função ventricular e ao risco de morte súbita com eletrocardiograma de 24 horas e acompanhamento da função ventricular por ecocardiograma e RMC em 3, 6 e 12 meses até 24 meses. Esses pacientes devem ser avaliados quanto à realização de BEM (Quadro 3).

- O exercício físico deve ser restringido por 3 meses para atividades não competitivas, e em até 6 meses para exercícios de alta intensidade.

Uso de anti-inflamatórios não hormonais

O uso de anti-inflamatórios não hormonais (AINH), como ibuprofeno, indometacina ou ácido acetilsalicílico, não está indicado para tratamento anti-inflamatório da miocardite, por ter sido demonstrada em modelo animal a piora evolutiva, e por não serem efetivos no combate à agressão miocárdica inflamatória. Sua utilização está recomendada para as pericardites. Para o tratamento das perimiocardites, está recomendado o uso da colchicina, por vezes associada aos AINH.

O QUE AS DIRETRIZES RECOMENDAM

- Caforio ALP, Pankuweit S, Arbustini E, Basso C, Gimeno-Blanes J, Felix SB, et al. Current state of knowledge on aetiology, diagnosis, management, and therapy of myocarditis: a position statement of the European Society of Cardiology Working Group on Myocardial and Pericardial Diseases. Eur Heart J. 2013;34(33):2636-48.
- Cooper LT, Baughman KL, Feldman AM, Frustaci A, Jessup M, Kuhl U, et al. The role of endomyocardial biopsy in the management of cardiovascular disease: a scientific statement from the American Heart Association, the American College of Cardiology, and the European Society of Cardiology. Endorsed by the Heart Failure Society of America and the Heart Failure Association of the European Society of Cardiology. Eur Heart J. 2007;28:3076-93.
- Kociol RD, Cooper LT, Fang JC, Moslehi JJ, Pang PS, Sabe MA, et al. American Heart Association Heart Failure and Transplantation Committee of the Council on Clinical Cardiology. Recognition and initial management of fulminant myocarditis: a scientific statement from the American Heart Association. Circulation. 2020;11;141(6):e69-e92.
- Montera MW, Mesquita ET, Colafranceschi AS, Oliveira Junior AM, Rabichoffisky A, Ianni BM, et al. Sociedade Brasileira de Cardiologia. I diretriz brasileira de miocardites e pericardites. Arq Bras Cardiol. 2013;100(4 supl.1):1-36.

SUGESTÕES DE LEITURA

1. Anzini M, Merlo M, Sabbadini G, Barbati G, Finocchiaro G, Pinamonti B, et al. Long-term evolution and prognostic stratification of biopsy-proven active myocarditis. Circulation. 2013;128(22):2384-94.
2. Fung G, Luo H, Qiu Y, Yang D, McManus B. Myocarditis. Circ Res. 2016;118:496-514.
3. Linthout SV, Elsanhoury A, Klein O, Sosnowski M, Iteva K, Lasser D, et al. Telbivudine in chronic lymphocytic myocarditis andhuman parvovirus B19 transcriptional activity. ESC Heart Failure. 2018;5:818-30.
4. Luetkens JA, Faron A, Isaak A, Dabir D, Kuetting D, Feisst A, et al. Comparison of original and 2018 Lake Louise criteria for diagnosis of acute myocarditis: results of a validation cohort. Radiology: Cardiothoracic Imaging. 2019;1(3):e190010.
5. Schultheiss HP, Kühl U, Cooper LT. The management of myocarditis. Eur Heart J. 2011;32:2616-25.

NOTA DOS EDITORES

Este capítulo possui referências bibliográficas adicionais, recomendadas pelos autores, na plataforma digital complementar do livro. Por motivos de compactação, somente algumas delas estão aqui contempladas. Utilize o QR code abaixo para ter acesso a esse conteúdo:

35
Doença pericárdica

João Manoel Rossi Neto
Fabio Fernandes

DESTAQUES

■ A internação hospitalar é recomendada para pacientes de alto risco com pericardite aguda, definida por um fator de risco preditor de uma causa específica (não viral ou não idiopática) ou de maior risco de complicações.
■ Pelo menos um fator de risco entre: febre alta (> 38 °C), curso subagudo, derrame pericárdico importante, tamponamento cardíaco, falha em responder à terapia com fármacos anti-inflamatórios não hormonais (AINH), miopericardite, imunossupressão, trauma ou terapia anticoagulante oral.
■ A colchicina é recomendada como terapia de primeira linha para pericardite aguda, bem como recorrente como adjuvante à terapia com ácido acetilsalicílico (AAS)/(AINH).
■ A pericardiocentese, ou drenagem cirúrgica, é indicada para tamponamento cardíaco ou para derrames pericárdicos sintomáticos moderados a grandes que não respondem à terapia médica e por suspeita de etiologia bacteriana ou neoplásica.
■ A base do tratamento para constrição permanente crônica é a pericardiectomia.
■ Uma análise geral do diagnóstico deve ser realizada para identificar as causas que requerem terapias direcionadas. A abordagem para o manuseio das doenças pericárdicas deve incluir a integração de marcadores biológicos, bem como diferentes modalidades de imagem.
■ A sorologia viral de rotina não é recomendada na pericardite aguda.
■ Para pacientes que vivem em áreas não endêmicas, por um lado, o tratamento antituberculose empírico não é recomendado quando a investigação sistemática falha em fornecer um diagnóstico de pericardite tuberculosa. Por outro lado, em pacientes que vivem em áreas endêmicas, a quimioterapia antituberculose empírica é recomendada para derrame pericárdico exsudativo, após exclusão de outras causas.
■ A drenagem pericárdica é recomendada para pericardite purulenta, bem como a administração de antibióticos intravenosos.
■ Análises citológicas do líquido pericárdico são recomendadas para a confirmação de doença pericárdica neoplásica. A biópsia pericárdica ou epicárdica deve ser considerada para a confirmação de doença pericárdica neoplásica.

INTRODUÇÃO

Doenças do pericárdio podem se apresentar como entidades agudas ou crônicas, com um amplo espectro de achados que muitas vezes tornam o diagnóstico e o tratamento desses distúrbios bastante desafiadores na prática clínica. O pericárdio é um saco fibroelástico composto por camadas visceral e parietal separadas por um espaço (virtual), a cavidade pericárdica. Em indivíduos saudáveis, a cavidade pericárdica contém 20-60 mL de um ultrafiltrado de plasma. Esse transudado se origina principalmente dos capilares epicárdicos e é eliminado pelos vasos linfáticos dentro do pericárdio parietal. A função do pericárdio é proteger o coração e reduzir o atrito entre o coração pulsante e as estruturas adjacentes. Além disso, ajuda a preservar o tamanho e a geometria da câmara cardíaca, além de servir como barreira mecânica à infecção. O pericárdio possui ricas inervações (nervo vago, nervo frênico e troncos simpáticos), o que explica a dor intensa que ocorre com a inflamação pericárdica e também os reflexos mediados pelo vago.

Embora a etiologia seja variada e complexa, o pericárdio tem resposta relativamente inespecífica a essas diferentes causas, com inflamação das camadas pericárdicas e possível aumento da produção de líquido pericárdico. A inflamação crônica com fibrose e calcificação pode levar a um pericárdio rígido, geralmente espessado e calcificado, com possível progressão para constrição pericárdica. Em alguns casos, a apresentação clínica de inflamação pericárdica aguda predomina e a presença de excesso de líquido pericárdico é clinicamente sem importância. Em outros casos, o derrame pericárdico e suas consequências clínicas (isto é, tamponamento cardíaco e pericardite constritiva) são de importância primária.

As principais síndromes pericárdicas encontradas na prática clínica incluem:

- Pericardite (aguda, subaguda, crônica e recorrente).
- Derrame pericárdico.
- Tamponamento cardíaco.
- Pericardite constritiva.
- Massas pericárdicas.

O diagnóstico da doença pericárdica requer uma história detalhada e exame físico, juntamente com o eletrocardiograma (ECG) e de técnicas de imagem multimodal, variando da ecocardiografia (ECO), tomografia computadorizada (TC) de coração até a ressonância magnética cardíaca (RMC), sendo recursos úteis para auxiliar os médicos na triagem inicial e tratamento (Quadro 1). Em particular, os sinais e os sintomas da doença pericárdica variam de acordo com a taxa de acúmulo de derrames em desenvolvimento e se o preenchimento cardíaco é prejudicado pela constrição pericárdica.

PERICARDITE

Pericardite refere-se à inflamação das camadas pericárdicas e é a forma mais comum de doença pericárdica. Pode estar associada ao derrame pericárdico, que pode resultar em tamponamento. A doença pode ser uma forma isolada ou manifestação cardíaca de um distúrbio sistêmico (p. ex., doenças autoimunes ou autoinflamatórias). A

QUADRO 1	Avaliação do pericárdio usando diferentes modalidades de imagem com base nas diretrizes da ESC e no consenso da ASC		
	ECO	**TC**	**RMC**
Papel	• Primeira modalidade de escolha	• Segunda modalidade de escolha	• Segunda modalidade de escolha
Vantagens	• Pode ser realizado em caso de emergência ou configurações de cabeceira • Tem a capacidade de integrar estrutura e função • Doppler permite cuidadosa avaliação hemodinâmica e do tratamento	• Curto tempo de aquisição (alguns segundos) • Avaliação confiável do espessamento pericárdico e calcificações • Grande campo de visão, que permite a avaliação de achados extracardíacos	• A caracterização do tecido é superior ao ECO e à TC • Excelente resolução temporal, que permite a detecção de hemodinâmica rápida de processos, como um desvio septal • Realce tardio de gadolínio (LGE) com a ressonância magnética pode delinear o pericárdio com inflamação e caracterização tecidual para massas pericárdicas e é superior a ambos, TC e ECO
Desvantagens	• Limitantes fatores técnicos, como janela pequena, campo de visão estreito, obesidade e dependente do operador • Menor caracterização tecidual	• Falta de informações sobre a função ventricular (se realizada como aquisição prospectiva), que podem ser obtidas rotineiramente pelo ECO ou RMC	• Exame demorado e requer retenção de respiração para determinadas sequências

ASC: American College of Cardiology; ECO: ecocardiograma; ESC: European Society of Cardiology; RMC: ressonância magnética cardíaca; TC: tomografia computadorizada.

pericardite pode resultar de causas infecciosas e não infecciosas, embora geralmente seja idiopática. A apresentação clínica da pericardite pode diferir substancialmente no momento da apresentação, sintomas e prognóstico.

A pericardite pode ser categorizada em aguda, incessante, recorrente ou crônica (Quadro 2). A pericardite aguda pode apresentar recorrências em 20-30% dos casos, e até 50% dos pacientes com um episódio recorrente de pericardite apresentam mais recorrências.

QUADRO 2 Definições de pericardite de acordo com o tempo de apresentação

	Definição
Aguda	Evento com duração < 4-6 semanas
Incessante	Evento com duração > 4-6 semanas sem remissão
Recorrente	Novos sinais e sintomas de inflamação pericárdica após um intervalo sem sintomas de 4-6 semanas
Crônica	Pericardite com duração > 3 meses

Epidemiologia

Faltam dados epidemiológicos exatos para a pericardite aguda. A incidência pode ser de 27,7 casos por 100 mil pessoas-ano em uma área urbana no norte da Itália, com miocardite concomitante em cerca de 15% dos casos e diagnosticada em 0,2% de todas as internações cardiovasculares, sendo responsável por 5% das internações por urgência por dor no peito na América do Norte e Europa Ocidental (Quadro 3).

QUADRO 3 Etiologia da pericardite em grandes séries

Etiologia	Frequência relatada (%)
Idiopática	15% (África) até 80-90% (Europa)
Infecciosa	
• Viral bacteriana	Amplamente desconhecida
• Tuberculose	1-4% em países desenvolvidos; até 70% na África
• Purulenta	< 1% em países desenvolvidos; 2-3% na África
• Outras causas infecciosas	Raras (amplamente desconhecidas)
Não infecciosa	
• Neoplásica	5-9% até 35% (em centros terciários de referência)
• Autoimune	2-24%
• Outras causas não infecciosas	Raras (amplamente desconhecidas)

Etiologia

Nos países desenvolvidos, presume-se que os vírus sejam os agentes etiológicos mais prevalentes, já que um episódio agudo de pericardite é frequentemente precedido por uma síndrome gastrointestinal ou semelhante à gripe. De fato, uma incidência aumentada de pericardite aguda foi observada durante a estação fria, porém apenas 14% dos casos são de origem infecciosa, viral ou bacteriana, com *Mycobacterium tuberculosis*, *Borrelia burgdorferi*, Parvovírus B19 e Epstein-Barr como os agentes mais prevalentes. Por outro lado, nenhum diagnóstico etiológico pode ser reconhecido em até 55% dos casos, e 1/5 dos casos da pericardite foi classificado como síndrome pós-lesão cardíaca (pericardite pós-infarto agudo do miocárdio, síndrome pós-pericardiotomia e pericardite pós-traumática). Outras causas específicas a serem consideradas são doenças autoimunes, hipotireoidismo (tanto autoimune quanto pós-cirúrgico) e câncer, como metástase (câncer primário de pulmão, mama e linfomas) ou como resultado da radioterapia para câncer de tórax.

Em países em desenvolvimento, a tuberculose é a causa mais frequente de pericardite aguda, e sua incidência tem crescido ainda mais nas últimas décadas, como resultado da epidemia do vírus da imunodeficiência humana.

Apesar das inúmeras tentativas de identificar uma causa precisa, a maioria dos casos é relatada como "idiopática", pela dificuldade em estabelecer uma etiologia específica. De fato, muitos casos são considerados de origem viral não diagnosticada ou relacionados a uma resposta imune a um vírus ou outros patógenos.

Diagnóstico

Com base nas diretrizes atuais da Sociedade Europeia de Cardiologia, são necessários pelo menos 2 de 4 critérios para o diagnóstico de pericardite aguda:

1. Dor no peito.
2. Atrito pericárdico.
3. Alterações no ECG.
4. Derrame pericárdico novo ou agravado.

Sintomas

Dor aguda no peito com início rápido é o principal sintoma da pericardite aguda. Embora a dor pericárdica também possa ser suave ou latejante, em muitos casos sentar-se e inclinar-se para a frente melhora a dor. Da mesma forma, a dor tem uma relação clara com a inspiração, tosse e, às vezes, soluços. A dor que irradia para a crista do trapézio também é comum.

Pacientes com pericardite aguda geralmente parecem desconfortáveis ou ansiosos e podem apresentar taquicardia sinusal e febre baixa. O atrito pericárdico pode ser percebido com a inclinação para a frente do paciente ou quando este apoia os cotovelos nos joelhos. Manifestações não cardíacas ligadas a uma doença sistêmica podem estar presentes durante a avaliação clínica (perda de peso, suores noturnos, erupção cutânea e artrite).

Eletrocardiograma

As alterações no ECG derivam da inflamação do epicárdio e do miocárdio adjacente, porque o pericárdio parietal é eletricamente neutro. Alterações sequenciais são observadas em aproximadamente 60% dos pacientes: no primeiro estágio, são observadas depressão do segmento PR e elevação generalizada do segmento ST; no segundo estágio é a normalização desses achados (achatamento); no terceiro estágio, predomina uma inversão da onda T; no quarto estágio é a normalização de todas essas alterações (Figura 1).

A depressão do segmento PR com elevação do segmento ST é bastante específica para pericardite, mas até 40% dos pacientes apresentam alterações atípicas e não diagnósticas. As modificações no ECG podem ser difusas ou localizadas, com a depressão PR sendo possivelmente o único sinal.

Elevação de marcadores inflamatórios e evidência de inflamação pericárdica por uma técnica de imagem pode auxiliar no diagnóstico e no monitoramento da atividade da doença.

Biomarcadores

Atualmente, nenhum biomarcador específico para pericardite está disponível. Pelo menos 30% dos pacientes com pericardite apresentam algum grau de elevação específica da troponina cardíaca I ou T, o que confirma o envolvimento concomitante do miocárdio subepicárdico. Pericardite com miocardite associada é definida como miopericardite. Nesse caso, os pacientes mostram elevação da troponina I ou T ou sinais de comprometimento do miocárdio na RMC sem novo aparecimento de anormalidades focais ou difusas da função do ventrículo esquerdo (VE). Miopericardite é o termo usado para descrever a síndrome inflamatória miopericárdica, na qual a evidência do envolvimento miocárdico está associada a um novo início ou agravamento do movimento focal ou difuso da parede do VE. Diferentemente da síndrome coronariana aguda, a elevação da troponina I ou T não é um marcador prognóstico negativo na miopericardite.

Os marcadores de inflamação (leucócitos, VHS e PCR) estão elevados em até 80% dos casos, mas não são sensíveis ou específicos para pericardite aguda. No entanto, a PCR de alta sensibilidade identifica pacientes com maior risco de recorrências e serve para guiar a duração do uso de anti-inflamatórios e desmame de corticoides.

Exames de imagem cardíaca

São parte integrante do processo de diagnóstico e estadiamento da pericardite. O ECO é o primeiro e muitas vezes o único exame de imagem necessário em pacientes com pericardite aguda. Embora normal em 40% dos casos, esse teste é essencial para identificar complicações, como tamponamento ou pericardite constritiva (PC), e pode ser útil para monitorar a evolução do derrame pericárdico ao longo do tempo e a resposta à terapia médica. Além disso, o ECO permite uma quantificação indireta do derrame pericárdico, que é descrito semiquantitivamente com base no tamanho do espaço livre entre as camadas pericárdicas no final da diástole: trivial (visto apenas na sístole), pequeno (< 10 mm), moderado (10-20 mm), grande (21-25 mm) e muito grande (> 25 mm). O líquido pericárdico grande pode identificar pacientes com pericardite aguda com maior risco de complicações. Além disso, o ECO pode ser útil para fornecer uma avaliação em tempo real durante uma drenagem pericárdica no cenário de derrame pericárdico grave ou tamponamento cardíaco. Também pode ajudar na determinação da disfunção ventricular concomitante que pode sugerir um componente de miocardite.

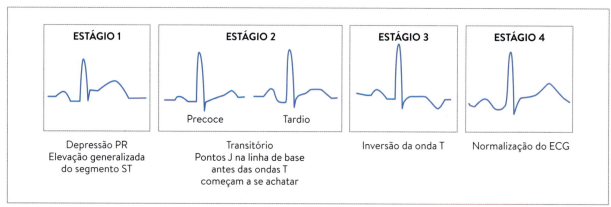

FIGURA 1 Alterações no eletrocardiograma na pericardite aguda.
ECG: eletrocardiograma.

Pacientes que apresentam envolvimento miocárdico apresentam menor tensão longitudinal e circunferencial em todas as três camadas miocárdicas e nos níveis basal, médio-ventricular e apical. A torção do VE também é menor que em indivíduos normais em decorrência da menor rotação apical. O ECO transesofágico pode ser considerado quando o ECO transtorácico (ETT) é abaixo do ideal. As limitações da ecocardiografia incluem a detecção de derrames loculados ou a presença de um coágulo, bem como a dificuldade para uma caracterização e quantificação precisa da quantidade de líquido pericárdico. O uso da ecocardiografia tridimensional pode, no entanto, ajudar na identificação e caracterização de derrames loculados.

Ressonância magnética do coração

Exame complementar em pacientes com pericardite, particularmente útil quando as imagens ecocardiográficas são ambíguas ou em caso de suspeita de envolvimento miocárdico. A RMC fornece informações morfológicas e hemodinâmicas. As características do pericárdio são avaliadas por meio de RMC. O realce tardio pelo gadolínio (LGE) pode fornecer informações precisas sobre a presença e a gravidade da inflamação pericárdica, com sensibilidade de quase 94%. O LGE está ausente ou é mínimo em condições fisiológicas porque o pericárdio normal não é vascularizado, enquanto na pericardite aguda há a associação com neovascularização. Curiosamente, foi encontrada uma correlação entre LGE e marcadores histológicos de inflamação e neovascularização. A presença da LGE pode ajudar a identificar indivíduos com alto risco de complicações, pois pacientes com múltiplas recorrências e maior experiência com LGE reduzem a taxa de remissão clínica. A modulação da terapia de acordo com o nível de inflamação é outra aplicação intrigante da avaliação da LGE, juntamente com a redução da PCR.

A RMC pode ser realizada em caso de dúvida ou em pacientes com múltiplas recidivas, demonstrando reduzir a incidência de recidivas e diminuir a administração de medicamentos, principalmente corticoides. Em pacientes com pericardite recorrente, o espessamento pericárdico observado por meio da RMC realizado dentro de 4 semanas desde o início dos sintomas demonstrou predizer resultados adversos independentemente dos níveis de PCR, enquanto a LGE foi associada a um risco menor. Se a repetição de uma RMC após o tratamento tem um valor prognóstico adicional é, no entanto, desconhecido. A avaliação combinada da inflamação pericárdica com LGE e do edema pericárdico em sequências ponderadas em T2 pode determinar o estágio da inflamação. Uma LGE proeminente com um sinal aumentado nas sequências ponderadas em T2 está associada à inflamação aguda, enquanto a ausência de sinal T2 elevado representa inflamação crônica. Um aumento da LGE com um sinal T2

normal é sugestivo de uma fase subaguda da inflamação, caracterizada pela resolução do edema.

Com a RMC, é possível definir a presença eventual e a extensão do envolvimento miocárdico com LGE miocárdica. A RMC também tem papel na avaliação de pacientes adultos com suspeita de fisiopatologia constritiva e evidência inconclusiva na ecocardiografia, enquanto seu uso em caso de comprometimento hemodinâmico é desencorajado. A RMC tem limitações: o custo e a disponibilidade podem limitar o uso e são necessários ritmo cardíaco estável e retenção da respiração para obter uma qualidade de imagem diagnóstica adequada. Finalmente, embora o uso de RMC a 1,5-T em pacientes com marca-passo/desfibrilador esteja aumentando, o uso de gadolínio é contraindicado em caso de disfunção renal avançada.

Tomografia computadorizada

Tem a vantagem de um curto tempo de aquisição e uma resolução espacial muito alta. Após a administração do contraste intravenoso, pode ser observado aumento do pericárdio espessado em caso de suspeita de pericardite ou infiltração tumoral. É particularmente sensível para identificar a calcificação pericárdica e pode permitir a caracterização inicial do líquido pericárdico melhor que a ecocardiografia. Infelizmente, o pericárdio só pode ser visualizado claramente onde está rodeado de gordura e não imediatamente adjacente ao miocárdio. Outra limitação é a incapacidade de fazer uma avaliação hemodinâmica em tempo real, usando manobras respiratórias para testar a interdependência ventricular.

Diagnóstico diferencial e manejo

O diagnóstico diferencial envolve quadros torácicos (insuficiência coronariana, tromboembolismo pulmonar, Takotsubo, miocardite dissecção de aorta, pneumotórax, infecções pulmonares, costocondrite, herpes-zóster antes do aparecimento das lesões cutâneas) e quadros abdominais (refluxo gastroesofágico, colecistite aguda, pancreatite, dentre outros

Febre (> 38 ºC), início subagudo, grande derrame pericárdico (> 20 mm na ecocardiografia), tamponamento cardíaco e falta de resposta à terapia anti-inflamatória após 1 semana de tratamento estão associados a um pior prognóstico. Pacientes com essas características e pacientes com risco aumentado de tamponamento e constrição devem ser hospitalizados. Outros preditores menores de pior prognóstico são imunossupressão, trauma e anticoagulação oral.

Tratamento

No tratamento da pericardite aguda (Figura 2), os objetivos da terapia são o alívio da dor, a resolução da inflamação (e, se houver, derrame pericárdico) e a prevenção de recorrência.

A abordagem geral ao tratamento é a seguinte:

- Ambulatório *vs.* tratamento hospitalar: a maioria dos pacientes de baixo risco com pericardite aguda pode ser tratada de maneira eficaz em ambulatório, enquanto os pacientes de alto risco devem ser admitidos para iniciar o tratamento e continuar a avaliação diagnóstica (febre > 38 °C, curso subagudo, evidência sugerindo tamponamento cardíaco, derrame pericárdico grande > 20 mm, pacientes com imunossupressores e imunodeprimidos, história de terapia com antagonistas da vitamina K ou novos anticoagulantes orais, trauma agudo, falha em melhora clínica após 7 dias de tratamento adequado com Aine e dosagem de colchicina, troponina cardíaca elevada, o que sugere miopericardite).
- Restrição de atividade: atletas com pericardite não devem participar de esportes competitivos durante a fase aguda. O período de 3 meses é considerado apropriado para garantir uma resolução clínica e biológica completa da doença. Recomenda-se ainda normalização de biomarcadores séricos e presença de função ventricular normal e não houver arritmias ventriculares frequentes/complexas em repouso ou induzidas pelo exercício, detectáveis na monitorização do ECG de 24 horas ou no ECG esforço.
- Tratamento inicial: para quase todos os pacientes com pericardite idiopática ou viral aguda, recomendamos a terapia combinada com colchicina e anti-inflamatórios não hormonais (AINH) (Figura 2). Para pacientes com uma causa identificada que não seja infecção viral, é indicada terapia específica apropriada para o distúrbio subjacente. Os corticoides devem ser usados no tratamento inicial da pericardite aguda apenas em pacientes com contraindicações aos AINH ou para indicações específicas (doenças inflamatórias sistêmicas, gravidez, insuficiência renal) e devem ser utilizados com a menor dose efetiva (Quadro 4). Como ter-

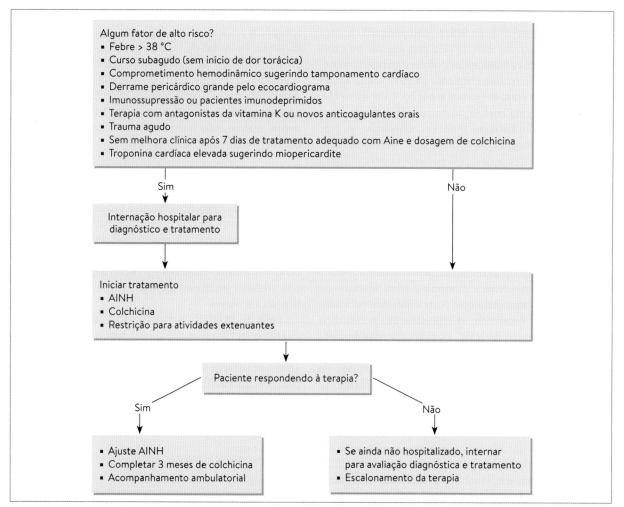

FIGURA 2 Tratamento da pericardite aguda.
AINH: anti-inflamatórios não hormonais.

QUADRO 4 Terapia medicamentosa na pericardite aguda e recorrente em pacientes adultos

Droga	Dose anti-inflamatória	Duração da terapia (dose anti-inflamatória)	Redução
1. Tratamento combinado inicial da maioria dos pacientes			
Aspirina	750-1.000 mg por via oral 3 vezes ao dia	1-2 semanas	Diminuição semanal quando o paciente estiver livre de sintomas e a PCR tiver normalizado
Ibuprofeno	600 mg por via oral 3 vezes ao dia	1-2 semanas	Diminuição semanal quando o paciente estiver livre de sintomas e a PCR tiver normalizado
Indometacina	25-50 mg por via oral 3 vezes ao dia	1-2 semanas	Diminuição semanal quando o paciente estiver livre de sintomas e a PCR tiver normalizado
MAIS			
Colchicina	0,5 mg por via oral 2 vezes ao dia	3 meses (aguda) 6 meses ou mais (recorrente)	A duração da terapia com colchicina para pericardite recorrente ou refratária é de pelo menos 6 meses
2. Terapia combinada inicial de pacientes após infarto do miocárdio			
Aspirina	650-1.000 mg por via oral 3 vezes ao dia	1-2 semanas	Diminuição semanal quando o paciente estiver livre de sintomas e a PCR tiver normalizado
MAIS			
Colchicina	0,5 mg por via oral 2 vezes ao dia	3 meses (aguda) 6 meses ou mais (recorrente)	A duração da terapia com colchicina para pericardite recorrente ou refratária é de pelo menos 6 meses
3. Casos refratários ou pacientes com contraindicação a terapia com AINH			
Prednisona	0,2-0,5 mg/kg/dia	2 semanas (aguda) 2-4 semanas (recorrente)	Redução gradual ao longo de 3 meses
MAIS			
Colchicina	0,5 mg por via oral 2 vezes ao dia	3 meses	A duração da terapia com colchicina para pericardite recorrente ou refratária é de pelo menos 6 meses

AINH: anti-inflamatório não hormonal; PCR: proteína C-reativa.

ceira linha encontram-se imunoglobulina, anakinra ou azatioprina. Apenas a anakinra apresenta estudos randomizados.

- Tratamento crônico: após a resolução dos sintomas, reduz-se a dose do agente anti-inflamatório semanalmente por várias semanas, na tentativa de diminuir a taxa de recorrência subsequente. A colchicina é continuada por um período total de 3 meses.
- Tratamento subsequente: a maioria dos pacientes cujos sintomas pioram ou se repetem após o curso inicial da terapia ainda pode ser conduzida de maneira eficaz apenas com terapia médica, e o tratamento ambulatorial permanece viável em quase todos os casos.

Terapias adjuvantes

A maioria dos pacientes com pericardite aguda de baixo risco é tratada de maneira eficaz apenas com terapia médica. No entanto, os pacientes podem precisar de terapias adjuvantes para:

- Derrame pericárdico moderado a grande, principalmente se for hemodinamicamente significativo e causar tamponamento cardíaco ou sintomático e refratário à terapia médica.
- Suspeita de etiologia neoplásica ou bacteriana e derrame pericárdico moderado a grande.
- Recidivas frequentes e altamente sintomáticas de pericardite aguda com derrame pericárdico.
- Evidência de PC (uma ocorrência tardia quando presente).

Pode ser necessária a drenagem pericárdica prolongada por cateter por vários dias se houver drenagem significativa por mais de 3-4 dias. A pericardiectomia pode ser considerada para recorrências frequentes e altamente sintomáticas de pericardite resistente ao tratamento médico.

Pacientes com pericardite urêmica que ainda não estão em diálise devem iniciar a diálise. Em pacientes que já fazem diálise há mais de 2 meses (pericardite associada à diálise), a prescrição de diálise geralmente é intensificada. No entanto, a frequência de melhora da pericardite nesses

Prognóstico

Pacientes com pericardite idiopática ou viral aguda têm um bom prognóstico a longo prazo. O tamponamento cardíaco raramente ocorre em pacientes com pericardite idiopática aguda e é mais comum em pacientes com uma etiologia específica subjacente, como malignidade, tuberculose ou pericardite purulenta. PC pode ocorrer em aproximadamente 1% dos pacientes com pericardite idiopática aguda e também é mais comum em pacientes com etiologia específica. Aproximadamente 15-30% dos pacientes com pericardite aguda idiopática que não são tratados com colchicina desenvolvem doença recorrente ou incessante. Os mecanismos imunológicos parecem ser de importância primordial na maioria dos casos, e o termo pericardite "autorreativa crônica" tem sido utilizado. Os fatores de risco para pericardite recorrente incluem falta de resposta aos AINH, necessidade de terapia com corticoides e pericardectomia.

DERRAME PERICÁRDICO

Etiologia

Derrames pericárdicos podem ser atribuídos ao aumento da produção de líquido pericárdico, como ocorre em um estado inflamatório agudo, e à diminuição da reabsorção de líquidos por canais linfáticos. Pode-se apresentar como uma emergência com risco de vida ou como um achado acidental em um estudo de imagem. Um aumento lento na quantidade de líquido pericárdico permite que o pericárdio se estique, e grandes derrames podem se desenvolver sem significância hemodinâmica. O rápido acúmulo de líquido no espaço pericárdico, no entanto, pode exceder o limite do alongamento pericárdico e resultar em pressão pericárdica elevada.

A etiologia dos derrames pericárdicos pode ser dividida em causas inflamatórias e não inflamatórias. As causas inflamatórias incluem síndromes infecciosas (virais, bacterianas e fúngicas), autoimunes e de lesões cardíacas, como pós-pericardiotomia ou infarto pós-miocárdico. Derrames pericárdicos são comuns após cirurgia cardíaca, com incidência de até 20%.

As etiologias não inflamatórias incluem neoplásicas, metabólicas (p. ex., hipotireoidismo), traumáticas e condições que causam drenagem linfática reduzida pelo aumento da pressão venosa central (p. ex., insuficiência cardíaca).

Em pacientes sem problemas médicos predisponentes, a presença de sinais inflamatórios (dor torácica pleu-

rítica, fricção por atrito, elevação generalizada do ST ou PCR elevada) sugere pericardite aguda como causa provável, independentemente do tamanho do derrame ou da presença de tamponamento.

Por um lado, um derrame grande sem sinais inflamatórios ou tamponamento pode sugerir derrame pericárdico idiopático crônico. Por outro lado, na ausência de sinais inflamatórios, um grande derrame com tamponamento suscita preocupação com a etiologia neoplásica. Pacientes com linfoma podem desenvolver fibrose do pericárdio secundária à radioterapia mediastinal, o que leva à diminuição da depuração de fluidos extracelulares que contribuem para os derrames.

Diagnóstico

Os sintomas de um derrame pericárdico podem incluir dispneia, ortopneia, febre ou dor no peito tipo pleurítica.

Todos os pacientes com suspeita de derrame pericárdico devem ser submetidos ao ECO, que tem quase 100% de precisão na confirmação do diagnóstico. O ECO pode avaliar o tamanho, a distribuição e a significância hemodinâmica de um derrame. Além disso, a ecocardiografia pode fornecer alguma indicação do tipo de líquido presente – a maioria dos derrames transudativos é anecoica, mas um derrame exsudativo ou com sangue pode ter uma aparência hiperecogênica ou heterogênea.

Tanto a TC como a RMC podem identificar derrames localizados *vs.* circunferenciais, bem como distinguir entre fluido transudativo e exsudativo. A RMC é superior à TC na distinção de pequenos derrames do pericárdio espessado, mas o tempo necessário para realizar a RMC impede seu uso em pacientes hemodinamicamente instáveis. A TC pode ser mais útil na avaliação da doença pulmonar concomitante, enquanto a RMC parece ser mais benéfica nos casos de suspeita de etiologia neoplásica.

Tratamento

A decisão de adotar uma técnica invasiva é influenciada pelo quadro clínico do paciente. Quando este é evidente, com presença de hipotensão arterial, dispneia e pulso paradoxal, não existe controvérsia quanto ao procedimento ou quando há suspeita de etiologia bacteriana ou neoplásica.

Em pacientes com derrame pericárdico secundário a pericardite aguda, aspirina (ou AINH) deve ser administrada com colchicina para reduzir a probabilidade de pericardite recorrente. Se houver suspeita de derrame secundário a uma condição médica conhecida, o tratamento deve ser direcionado à doença subjacente. Finalmente, grandes derrames crônicos têm uma alta taxa de progressão para tamponamento, e esses pacientes necessitam de vigilância rigorosa com ECO seriados ou pericardiocentese eletiva para evitar uma descompensação.

Com o desenvolvimento do equipamento endoscópico e o refinamento das técnicas cirúrgicas, foi possível desenvolver uma nova técnica, a videopericardioscopia, que aumenta a sensibilidade da biópsia. A videopericardioscopia é uma técnica minimamente invasiva de escolha nos casos de derrame pericárdico, pois permite a visualização do saco pericárdico, do epicárdio e do pericárdio parietal, direcionando a biópsia, que permite excelente visibilidade do saco pericárdico. A videopericardioscopia também permite a avaliação concomitante de lesões pleurais e pulmonares quando realizada por meio de uma abordagem lateral.

O Quadro 5 descreve essa abordagem para o tratamento dos derrames pericárdicos.

A instilação intrapericárdica de agentes esclerosantes, como a cisplatina, também foi descrita em pacientes com derrames pericárdicos de etiologia neoplásica. O objetivo é prevenir a recorrência dos derrames pericárdicos promovendo a adesão do pericárdio visceral e parietal.

A fibrinólise intrapericárdica é uma técnica que envolve o uso de um agente fibrinolítico diretamente no espaço pericárdico. Essa opção é usada especialmente no cenário de derrames pericárdicos purulentos com o objetivo de prevenir derrames persistentes e recorrentes, tamponamento cardíaco e subsequente PC.

Pacientes com derrame pericárdico sem tamponamento podem ir para a sala cirúrgica para procedimentos de drenagem e, ocasionalmente, para cirurgia não cardíaca urgente, que não tem relação com o derrame. Instabilidade hemodinâmica significativa ainda pode ser encontrada nesses pacientes, e é fundamental obter o máximo de informações possível sobre o significado hemodinâmico do derrame durante o período perioperatório. Esses pacientes permanecem suscetíveis a causas comuns de hipotensão, como medicamentos anestésicos, ventilação com pressão positiva e hipovolemia, mas o tamponamento deve permanecer no diagnóstico diferencial durante a avaliação e o manuseio da hipotensão. O ECO intraoperatório pode ser bastante útil para monitorar um derrame, e isso deve ser considerado em pacientes com derrames pericárdicos conhecidos que se apresentam para cirurgia não cardíaca de emergência.

TAMPONAMENTO CARDÍACO

O tamponamento cardíaco é uma condição de risco de vida, na qual o acúmulo de líquido pericárdico resulta em comprometimento do enchimento diastólico e em débito cardíaco inadequado. O pericárdio normal é substancialmente menos complacente que o miocárdio ventricular em razão de uma curva pressão-volume mais acentuada, na qual as alterações agudas no volume pericárdico resultam em aumentos rápidos na pressão pericárdica. O pericárdio pode se esticar para manter baixas pressões, apesar das quantidades crescentes de líquido pericárdico; no entanto, uma vez que o líquido pericárdico exceda a capacidade do pericárdio de se esticar, a pressão pericárdica aumenta significativamente. O aumento da pressão no espaço pericárdico causa pressões elevadas dentro das câmaras cardíacas e eventual equalização das pressões diastólica da câmara com pressão pericárdica. O enchimento ventricular, por outro lado, é prejudicado em maior medida por causa das pressões diastólicas ventriculares elevadas. O colapso da câmara pode ocorrer quando a pressão pericárdica excede a pressão dentro de determinada câmara. A ausência de qualquer colapso da câmara tem um valor preditivo negativo de 90% para o tamponamento. O resultado final da diminuição do enchimento ventricular é uma redução no volume sistólico e no débito cardíaco. O volume de líquido que ocasiona tamponamento varia inversamente (150-2000 mL) de acordo com a rigidez e o espessamento pericárdico. Em pacientes com tamponamento e choque, o enchimento ventricular pode ocorrer apenas durante a sístole atrial.

Pulso paradoxal, um achado clássico associado ao tamponamento, é definido como uma diminuição > 10 mmHg da pressão arterial sistólica que ocorre durante a inspiração normal. O pulso paradoxal pode ser verificado no exame físico como uma diminuição do pulso periférico durante a inspiração. Porém, pode ocorrer na ausência de tamponamento, como na exacerbação da doença pulmonar obstrutiva crônica.

A tríade de Beck é uma combinação clássica de achados associados ao tamponamento cardíaco, incluindo hipotensão, pressão venosa jugular elevada e sons cardíacos abafados; no entanto, essa tríade está presente em apenas 10-40% dos casos.

Não existe achado único que seja patognomônico para o tamponamento, e o tamponamento pode ocorrer na ausência de muitas características classicamente descritas. Uma avaliação integrada combinando história e

Passos	Apresentação do derrame	Ação
1	Em caso de tamponamento OU suspeita de etiologia bacteriana ou neoplásica	Pericardiocentese e investigação para etiologia subjacente
2	Se o passo 1 for negativo e a pericardite for a etiologia provável	Terapia médica para pericardite
3	Se os passos 1 e 2 forem negativos e a condição médica subjacente for a etiologia provável	Tratar a condição subjacente
4	Se derrame pericárdico for > 20 mm	Considerar pericardiocentese

QUADRO 5 — Tratamento dos derrames pericárdicos

achados físicos, eletrocardiográficos e ecocardiográficos deve permitir que o clínico faça o diagnóstico e implemente uma intervenção oportuna.

Diagnóstico

O ECO desempenha um papel crítico na avaliação diagnóstica do paciente com suspeita de tamponamento e deve ser a modalidade de imagem de primeira escolha. Sua ampla disponibilidade e conveniência em um paciente instável hemodinamicamente o tornam ideal no cenário da avaliação de tamponamento. Apesar de o tamponamento cardíaco ser uma entidade clínica mais do que laboratorial, a compressão diastólica do átrio e do ventrículo direito é achado de grande utilidade para o diagnóstico de tamponamento, podendo preceder o desenvolvimento do pulso paradoxal e hipotensão. Os colapsos das cavidades cardíacas podem ser avaliados pelo ecocardiograma bidimensional ou pelo modo M. O colapso da aurícula e do ventrículo direito ocorre quando a pressão intrapericárdica supera a pressão no interior das cavidades. Pode ocorrer também colapso de câmaras esquerdas. Outros sinais relacionados ao tamponamento são: variações recíprocas dos diâmetros de ambos os ventrículos com relação ao ciclo respiratório, aumento da veia cava inferior com diminuição das variações respiratórias. Em condições fisiológicas existe pequenas variações da velocidade máxima do fluxo transvalvar com relação à respiração. No tamponamento a velocidade da onda E ao fluxo mitral será 25% menor durante a inspiração quando comparada à expiração. Pode-se também avaliar o fluxo venoso pelas veias supra-hepáticas e pela veia cava superior.

O tempo necessário para a realização da TC e da RMC reduz a utilidade dessas modalidades na configuração do tamponamento; no entanto, se houver derrame loculado, a TC e a RMC podem fornecer benefícios incrementais na determinação do melhor método para a drenagem.

Tratamento

O tamponamento cardíaco deve ser tratado com pericardiocentese de urgência ou drenagem cirúrgica (Figura 3). O ECO não apenas desempenha um papel importante no diagnóstico, mas também pode ser usado para orientar a pericardiocentese com altas taxas de sucesso. O benefício da pericardiocentese inclui a capacidade de executar o procedimento rapidamente em pacientes instáveis, sem a necessidade de anestesia geral.

Uma janela pericárdica pode ser preferida para derrames localizados, recorrentes ou devidos à etiologia neoplásica. A janela pericárdica pode ser realizada através de uma incisão subxifoide ou videotoracoscópica esquerda. Ambos requerem anestesia geral, e a instituição de venti-

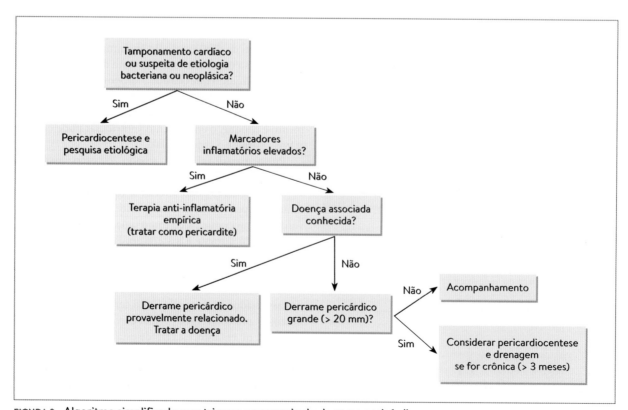

FIGURA 3 Algoritmo simplificado para triagem e manuseio do derrame pericárdico.

lação com pressão positiva no cenário de tamponamento pode diminuir ainda mais a pré-carga e levar ao colapso cardiovascular. Pelo tempo extra necessário para a colocação do tubo de duplo lúmen e o posicionamento lateral do decúbito após a indução da anestesia, uma abordagem videotoracoscópica esquerda não seria a primeira escolha em um paciente hemodinamicamente instável.

PERICARDITE CONSTRITIVA

A PC é uma afecção secundária a inflamação crônica do pericárdio, que se torna espessado e calcificado, levando a restrição do enchimento diastólico dos ventrículos, queda do volume sistólico e baixo débito cardíaco. A PC pode simular cirrose hepática, falência miocárdica e cardiomiopatia restritiva.

No mundo em desenvolvimento, a tuberculose é a causa mais frequente de PC; nos países desenvolvidos, as etiologias mais comuns são idiopática, pós-cirurgia cardíaca e radiação. O risco de desenvolver PC é < 1% após pericardite aguda idiopática, 2-5% após pericardite secundária a neoplasia ou causas imunológicas e até 30% após a pericardite bacteriana.

A PC pode ser classificada ainda como PC transitória, PC efusiva ou PC crônica, e essas diferentes formas têm implicações significativas para o prognóstico e o manejo. A PC transitória está associada à inflamação, como observado na pericardite aguda, e, após o tratamento com regime anti-inflamatório, a fisiologia constritiva pode resolver. A PC efusiva é frequentemente diagnosticada quando a pressão atrial direita permanece elevada após a drenagem de um derrame pericárdico. A PC crônica segue um curso mais prolongado, e os pacientes acabam desenvolvendo sintomas de insuficiência cardíaca e precisam de pericardiectomia cirúrgica.

Diagnóstico

Na apresentação clínica da PC, observam-se características consistentes com insuficiência cardíaca do lado direito (fadiga, dispneia, distensão abdominal, ascite e pressão venosa jugular elevada). Além disso, derrames pleurais estão presentes em até 1/3 dos pacientes com PC. A avaliação da pressão venosa jugular pode revelar o sinal de Kussmaul, o aumento paradoxal da pressão durante a inspiração indicativa de pressão elevada do VD e o comprometimento do preenchimento do VD.

A radiografia de tórax e o ECO são indicados para todos os pacientes com suspeita de PC. A radiografia torácica pode revelar calcificações pericárdicas em 25% dos pacientes e é um achado favorável. O ECO confirma o diagnóstico de PC em 70% dos casos.

Para pacientes nos quais o ECO falha no diagnóstico da PC, o cateterismo cardíaco é uma alternativa se houver suspeita de PC. O cateterismo cardíaco na PC demonstra pressões elevadas de enchimento, equalização das pressões diastólicas ventriculares e evidência de enchimento ventricular diastólico precoce rápido. O cateterismo simultâneo do coração direito e esquerdo pode demonstrar dissociação de pressões intratorácicas e intracardíacas.

A TC melhora a precisão das medidas da espessura pericárdica e é a melhor técnica de imagem para detectar calcificação pericárdica. Como a pós-cirurgia cardíaca é uma etiologia importante dos pacientes com PC, alguns indivíduos submetidos à pericardiectomia precisarão refazer a esternotomia. A TC pode ser muito útil no planejamento pré-operatório da via de entrada no tórax com segurança e também fornecer informações úteis sobre outras estruturas intratorácicas.

À RMC, o pericárdico apresenta estrutura fibrosa com característica hipointensa em ambas as sequências de T1 e T2 quando comparada ao miocárdio. Considera-se pericárdio normal uma espessura de 2 mm. Um espessamento de 4 mm sugere PC, e o valor de 6 mm tem alta especificidade para diagnóstico de constrição. Aproximadamente 10-20% dos pacientes submetidos a tratamento cirúrgico têm espessura pericárdica normal, portanto esse achado não descarta o diagnóstico. A ressonância também fornece benefício incremental à avaliação anatômica e hemodinâmica de pacientes com PC, e sua capacidade de avaliar edema e inflamação pericárdica pode identificar causas reversíveis de constrição.

Tratamento

Nos pacientes assintomáticos deve-se realizar avaliações periódicas da função hepática, da capacidade funcional e das pressões venosas jugulares. Em pacientes com quadro clínico sugestivo de PC sem calcificação pericárdica importante e com sinais de atividade inflamatória pericárdica e sistêmica, o tratamento clínico pode ser considerado antes da indicação da cirurgia de pericardiectomia. Nesses casos, o tratamento etiológico (p. ex., nos caso de tuberculose e colagenoses) ou com anti-inflamatórios (nos casos idiopáticos) pode levar à completa reversão dos sinais de insuficiência cardíaca

A pericardiectomia é indicada para pacientes com PC crônica, com risco perioperatório aceitável, e fornece melhora sintomática aos pacientes. A mortalidade parece estar relacionada à etiologia da PC, sendo maior após radiação mediastinal e menor na etiologias idiopáticas e pós-cirúrgicas.

O risco de mortalidade após pericardiectomia para PC de tuberculose varia entre 3-16%.

MASSAS PERICÁRDICAS

Tumores pericárdicos benignos primários

As neoplasias pericárdicas benignas primárias são tumores raros de crescimento lento frequentemente detectados incidentalmente. As neoplasias pericárdicas benignas incluem lipoma, teratoma, fibroma, hemangioma, linfangioma, neurofibroma, paraganglioma e mioblastoma de células granulares.

A maioria destes é formada por tumores bem definidos, com achados característicos. O ECO pode detectar a presença de uma massa pericárdica, mas tem pouca capacidade de diferenciar massas com base na caracterização do tecido. Os lipomas pericárdicos demonstram baixa atenuação típica na TC. Na RMC, eles demonstram intensidade do sinal de gordura homogêneo. É suprimida de forma homogênea em sequências com supressão de gordura. Os teratomas pericárdicos geralmente contêm gordura e calcificação, enquanto os fibromas pericárdicos demonstram baixa intensidade de sinal típica em imagens ponderadas em T2 com pouco ou nenhum aprimoramento. Os hemangiomas pericárdicos, assim como os hemangiomas em outras partes do corpo, apresentam alta intensidade de sinal ponderada em T2 e demonstram áreas nodais de realce com preenchimento progressivo no interior.

Análises do líquido pericárdico e biópsias pericárdicas ou epicárdicas são essenciais para a confirmação da doença pericárdica maligna.

Tumores pericárdicos malignos primários

As neoplasias pericárdicas malignas também são bastante raras e incluem mesotelioma, linfoma, sarcoma, lipossarcoma, teratoma maligno e hemangioendotelioma.

O paciente apresenta sintomas diversos inespecíficos, geralmente como resultado de derrame pericárdico associado, pericardite ou invasão das estruturas e sintomas adjacentes. Normalmente incluem dor no peito, tosse, dispneia, palpitações, edema nos membros inferiores, febre e suores noturnos. A radiografia de tórax pode demonstrar contorno cardíaco aumentado, massa mediastinal anormal ou derrame pericárdico aumentado. O ECO é geralmente a investigação de primeira linha, mas tem papel limitado na avaliação e, frequentemente, detecta apenas espessamento pericárdico e derrame pericárdico. A TC e a RMC ajudam na avaliação da extensão da doença local, doença metastática e quaisquer complicações associadas. A ressonância magnética também tem a vantagem adicional de caracterização tecidual; no entanto, biópsia e análise histopatológica são necessárias para alcançar um diagnóstico definitivo para a maioria dos tumores pericárdicos.

Metástases pericárdicas

As metástases pericárdicas tendem a ser mais comuns que os tumores pericárdicos primários. Mama e pulmão são as neoplasias mais comuns que se metastatizam no pericárdio. O envolvimento do pericárdio também pode ser observado na leucemia, linfoma, sarcomas extracardíacos, câncer gastrointestinal e genitourinário. As metástases pericárdicas podem ser visualizadas no ECO; no entanto, sua caracterização tecidual e avaliação de possível infiltração em estruturas adjacentes são muitas vezes difíceis.

A TC ou a RMC são frequentemente as modalidades de imagem de escolha para avaliação da extensão local da doença; no entanto, a ressonância magnética fornece a melhor caracterização tecidual. Na TC, as metástases pericárdicas podem se apresentar como espessamento e aprimoramento pericárdico nodular, nódulos pericárdicos discretos ou como massas pericárdicas. Na RMC, as metástases pericárdicas podem se apresentar como espessamento, nódulos ou massas irregulares ou nodulares do pericárdio, com sinal intermediário nas imagens ponderadas em T1, alto sinal nas imagens ponderadas em T2 com aprimoramento variável e heterogêneo.

Corpos estranhos pericárdicos

Lesão por corpo estranho no pericárdio pode ocorrer em razão de trauma direto ou secundário a embolização de um local penetrante distal. A radiografia torácica é geralmente útil como ferramenta inicial de imagem para avaliação de suspeita de corpos estranhos metálicos.

A TC geralmente diagnostica a localização do corpo estranho no pericárdio e também pode mostrar características associadas, como o hemopericárdio.

Corpos estranhos sintomáticos devem ser removidos independentemente de sua localização.

Corpos estranhos assintomáticos, sem riscos associados ou diagnosticados tardiamente após a lesão, podem ser tratados de forma conservadora, principalmente se estiverem completamente embutidos no miocárdio, pericárdio ou espaço pericárdico.

DOENÇAS PERICÁRDICAS E CRIANÇAS

A pericardite é responsável por até 5% de todas as crianças que apresentam dor no peito. As crianças podem ser afetadas pelas mesmas síndromes que afetam os adultos. Os critérios de diagnóstico são os mesmos e o risco de recorrência é semelhante (15-30%). Comparadas aos adultos, as crianças geralmente apresentam um padrão clínico inflamatório acentuado, com febre mais comum, envolvimento pleuropulmonar e aumento da PCR e positividade menos comum de anticorpos antinucleares (FAN).

AINH continuam sendo a base do tratamento. Embora a colchicina esteja bem estabelecida para o tratamento da pericardite em adultos, ela não é usada rotineiramente em crianças e não há evidências suficientes para apoiar ou desencorajar seu uso nessa população de pacientes. O uso de corticoides deve ser restrito em crianças ainda mais do que em adultos. A duração ideal do tratamento é discutível, 1-4 semanas se primeiro episódio e de várias semanas/meses se recorrente, e a PCR provavelmente deve ser usada como um marcador da atividade da doença para orientar o tratamento e sua duração. A necessidade de de redução gradual (a cada 1-2 semanas e somente se o paciente for assintomático e a PCR for normal) não está bem estabelecida, embora proposta pela diretriz europeia de doenças pericárdicas (Quadro 6).

Se uma causa infecciosa de pericardite ou derrame pericárdico for identificada, obviamente se deve iniciar terapia antimicrobiana apropriada. A pericardiectomia é o tratamento de escolha para pacientes sintomáticos com hemodinâmica constritiva típica.

O prognóstico em longo prazo em crianças é bom. Mesmo após inúmeras recorrências de pericardite, a PC como complicação é extremamente rara. O risco de evolução para PC na pericardite aguda idiopática é estimado em cerca de 1%. O risco de progressão para constrição é maior na pericardite tuberculosa, neoplásica ou purulenta.

QUADRO 6 Regimes recomendados em crianças com doenças pericárdicas

Droga	Dose
Aspirina	Contraindicada em crianças pelo risco associado à síndrome de Reye e à hepatotoxicidade
Ibuprofeno	30-50 mg/kg 24 horas dividido a cada 8 horas; máximo: 2,4 g/dia
Indometacina	Crianças ≥ 2 anos: oral: 1-2 mg/kg/dia em 2-4 doses divididas; dose máxima: 4 mg/kg/dia; não exceder 150-200 mg/dia
Naproxeno	Crianças > 2 anos: recomenda-se a suspensão oral: 10 mg/kg/dia em 2 doses divididas (até 15 mg/kg/dia foram tolerados); não exceder 15 mg/kg/dia

O QUE AS DIRETRIZES RECOMENDAM

- Adler Y, Charron P, Imazio M, Badano L, Barón-Esquivias G, Bogaert J, et al.; ESC Scientific Document Group. 2015 ESC Guidelines for the diagnosis and management of pericardial diseases: The Task Force for the Diagnosis and Management of Pericardial Diseases of the European Society of Cardiology (ESC) Endorsed by: The European Association for Cardio-Thoracic Surgery (EACTS). Eur Heart J. 2015;36(42):2921-64. **Ver Quadro a seguir.**

- Klein AL, Abbara S, Agler DA, Appleton CP, Asher CR, Hoit B, et al. American Society of Echocardiography clinical recommendations for multimodality cardiovascular imaging of patients with pericardial disease: endorsed by the Society for Cardiovascular Magnetic Resonance and Society of Cardiovascular Computed Tomography. J Am Soc Echocardiogr. 2013;26(9):965-1012.e15.

- Pelliccia A, Solberg EE, Papadakis M, Adami PE, Biffi A, Caselli S, et al. Recommendations for participation in competitive and leisure time sport in athletes with cardiomyopathies, myocarditis, and pericarditis: position statement of the Sport Cardiology Section of the European Association of Preventive Cardiology (EAPC). Eur Heart J. 2019;40(1):19-33.

INDICAÇÃO	CR	NE
Investigação diagnóstica das doenças pericárdicas		
Em todos os casos de suspeita de doença pericárdica, recomenda-se a primeira avaliação diagnóstica, com ausculta, ECG, ECO transtorácico, radiografia de tórax e exames de sangue de rotina, incluindo marcadores de inflamação (isto é, PCR e/ou VHS), contagem de leucócitos, função renal, diferencial, exames hepáticos e lesão ao miocárdio (creatinoquinase, troponina)	I	C
CT e/ou CMR são testes de segundo nível para diagnóstico de pericardite	I	C
Testes adicionais são indicados em pacientes de alto risco de acordo com as condições clínicas	I	C

(continua)

INDICAÇÃO *(continuação)* | CR | NE

Diagnóstico de pericardite aguda

	CR	NE
ECG, ECO transtorácico, radiografia de tórax e marcadores de inflamação (PCR) e lesão miocárdica (CK, troponina) são recomendados em todos os pacientes com suspeita de pericardite aguda	I	C

Manuseio da pericardite aguda

	CR	NE
A internação é recomendada para pacientes de alto risco com pericardite aguda (pelo menos um fator de risco)	I	B
O tratamento ambulatorial é recomendado para pacientes de baixo risco com pericardite aguda	I	B
A avaliação da resposta à terapia anti-inflamatória é recomendada após 1 semana	I	B

Tratamento da pericardite aguda

	CR	NE
Recomendam-se aspirina ou Aine como terapia de primeira linha para pericardite aguda com gastroproteção	I	A
A colchicina é recomendada como terapia de primeira linha para pericardite aguda como adjuvante à terapia com aspirina/AINH	I	A

Tratamento da pericardite recorrente

	CR	NE
A aspirina e os Aine são os principais pilares do tratamento e são recomendados em doses completas, se tolerados, até a completa resolução dos sintomas.	I	A
Colchicina (0,5 mg 2 vezes ao dia ou 0,5 mg diariamente para pacientes, 70 kg ou intolerante a doses mais altas); o uso por 6 meses é recomendado como um complemento para aspirina/AINH	I	A

Diagnóstico e tratamento da pericardite associada à miocardite

	CR	NE
Nos casos de pericardite com suspeita de miocardite associada, recomenda-se angiografia coronariana (de acordo com a apresentação clínica e a avaliação dos fatores de risco) para descartar síndromes coronarianas agudas	I	C
Recomenda-se RMC para confirmação do envolvimento miocárdico	I	C
A hospitalização é recomendada para diagnóstico e monitoramento em pacientes com comprometimento miocárdico	I	C
Recomendam-se descanso e prevenção da atividade física, além das atividades sedentárias normais em não atletas e atletas com miopericardite por um período de 6 meses	I	C

Terapia de derrame pericárdico

	CR	NE
Recomenda-se direcionar a terapia de derrame pericárdico na etiologia	I	C
Recomendam-se aspirina/Aine/colchicina e tratamento da pericardite quando o derrame pericárdico estiver associado à inflamação sistêmica	I	C
A pericardiocentese ou cirurgia cardíaca é indicada para tamponamento cardíaco ou derrames pericárdicos moderados a grandes sintomáticos que não respondem à terapia médica e para suspeita de etiologia bacteriana ou neoplásica desconhecida	I	C

Diagnóstico e tratamento de tamponamento cardíaco

	CR	NE
Em um paciente com suspeita clínica de tamponamento cardíaco, o ECO é recomendado como a primeira técnica de imagem a avaliar o tamanho, a localização e o grau de impacto hemodinâmico do derrame pericárdico	I	C
Recomenda-se pericardiocentese urgente ou cirurgia cardíaca para tratar tamponamento cardíaco	I	C
Recomenda-se uma avaliação clínica criteriosa, incluindo achados ecocardiográficos, para orientar o momento da pericardiocentese	I	C

Terapia de pericardite constritiva

	CR	NE
A base do tratamento da constrição permanente crônica é a pericardiectomia	I	C
Recomenda-se a terapia médica de pericardite específica (isto é, pericardite tuberculosa) para evitar a progressão da constrição	I	C

(continua)

INDICAÇÃO (continuação)	CR	NE
Diagnóstico e tratamento do envolvimento neoplásico do pericárdio		
A pericardiocentese é recomendada no tamponamento cardíaco para aliviar os sintomas e estabelecer o diagnóstico de derrame pericárdico maligno	I	B
Análises citológicas do líquido pericárdico são recomendadas para a confirmação do derrame pericárdico maligno	I	B
Recomenda-se tratamento antineoplásico sistêmico em casos confirmados de etiologia neoplásica	I	B
Recomenda-se drenagem pericárdica prolongada em pacientes com derrame pericárdico neoplásico suspeito ou definitivo, a fim de evitar a recorrência do derrame e fornecer terapia intrapericárdica	I	B
Tratamento da pericardite aguda e recorrente em crianças		
Os Aine em altas doses são recomendados como terapia de primeira linha para pericardite aguda em crianças até a resolução completa dos sintomas	I	C

Aine: anti-inflamatórios não esteroides; AINH: anti-inflamatórios não hormonais; ECG: eletrocardiograma; ECO: ecocardiograma; PCR: proteína C-reativa; RMC: ressonância magnética cardíaca; VHS: velocidade de hemossedimentação.

SUGESTÕES DE LEITURA

1. Chiabrando JG, Bonaventura A, Vecchié A, Wohlford GF, Mauro AG, Jordan JH, et al. Management of Acute and Recurrent Pericarditis: JACC State-of-the-Art Review. J Am Coll Cardiol. 2020;75(1):76-92.
2. Fadl SA, Nasrullah A, Harris A, Edwards R, Kicska G. Comprehensive review of pericardial diseases using different imaging modalities. Int J Cardiovasc Imaging. 2020;36(5):947-69.
3. Imazio M, Cecchi E, Demichelis B. Myopericarditis versus viral oridiopathic acute pericarditis. Heart 2008;94:498-501.
4. Tuck BC, Townsley MM. Clinical update in pericardial diseases. J Cardiothorac Vasc Anesth. 2019;33(1):184-99.

SEÇÃO VII

INSUFICIÊNCIA CARDÍACA

36

Insuficiência cardíaca – definição, epidemiologia, classificação e etiologia

Silvia Marinho Martins Alves
Fabiana Goulart Marcondes Braga

DESTAQUES

- A insuficiência cardíaca (IC) é uma síndrome clínica resultante de alterações no enchimento e/ou na ejeção ventricular. Pode apresentar fração de ejeção ventricular esquerda preservada, reduzida ou intermediária.

- Estima-se que, no mundo, 37,7 milhões de pessoas sejam portadoras de IC, com incremento na incidência e na taxa de mortalidade concomitante ao envelhecimento, especialmente nos muito idosos.

- O registro nacional de IC aguda, Registro BREATHE, revelou alta mortalidade da IC descompensada no país (12,6%), bastante superior à dos registros internacionais.

- Os principais sintomas associam-se à congestão pulmonar e/ou sistêmica, mas também pode se manifestar com sinais e sintomas de baixo débito cardíaco.

- Tradicionalmente, utiliza-se a classificação da New York Heart Association (NYHA) para definir a classe funcional de acordo com a tolerância aos esforços: NYHA I, II, III, IV e a classificação por estágios (A, B, C e D), que define melhor o caráter progressivo dessa síndrome.

- Em pacientes com IC aguda, diferentes classificações têm sido propostas, destacando-se a de Gheorghiade, que utiliza principalmente níveis pressóricos, e a de Stevenson, que propõe a avaliação a partir do perfil hemodinâmico.

- Em geral, IC é a via final de diferentes doenças que acometem o coração, sendo a doença arterial coronariana a principal causa, especialmente nos países desenvolvidos e também no Brasil. Em nosso país, etiologias como hipertensiva, valvar e chagásica também contribuem com número considerável de casos.

- Outras etiologias devem ser consideradas em pacientes que não apresentam evidências das etiologias mais frequentes. Entre elas estão: cardiomiopatia induzida por quimioterápicos, cardiomiopatia alcóolica, cardiomiopatias restritivas, taquicardiomiopatias e miocardites, entre outras.

DEFINIÇÃO E CLASSIFICAÇÃO

A insuficiência cardíaca (IC) é uma síndrome clínica resultante de alterações no enchimento e/ou na ejeção ventricular. Tanto alterações estruturais quanto funcionais podem levar aos sintomas associados a essa síndrome. Os principais sintomas associam-se à congestão pulmonar e sistêmica, mas também podem se manifestar com sinais e sintomas de baixo débito cardíaco.

Segundo as últimas diretrizes, europeia e brasileira, pacientes com IC podem ter fração de ejeção preservada (ICFEP); fração de ejeção reduzida (ICFER) ou fração de ejeção intermediária (ICFEI). Atualmente, pacientes com IC que apresentem fração de ejeção ventricular esquerda (FEVE) menor do que 40% são denominados ICFER; enquanto pacientes com FEVE maior do que 50% associados à sintomas de IC, elevação de biomarcadores e/ou reposta alterada em testes de exercício hemodinâmico são considerados ICFEP e aqueles, também sintomáticos, com FEVE entre 40-49% são denominados ICFEI. Tal diferenciação pode ter impacto clínico, uma vez que as evidências científicas para o tratamento de ICFER são mais robustas, enquanto o tratamento para ICFEP ainda não está bem estabelecido e dados recentes embasam o fato de que pacientes com ICFEI tendem a comportar-se como pacientes com ICFER em relação à resposta a terapia medicamentosa.

Essa síndrome tem caráter progressivo e por esse motivo pode ser classificada em estágios, sendo considerados:

- Estágio A: pacientes com fatores de risco para desenvolver IC.
- Estágio B: pacientes com doença estrutural, porém sem sintomas de IC.
- Estágio C: pacientes com sinais ou sintomas de IC.
- Estágio D: aqueles com sintomas refratários ao tratamento clínico que necessitem de suporte avançado como transplante cardíaco, dispositivos de assistência ventricular ou ainda cuidados paliativos.

Até pouco tempo atrás, considerava-se que a evolução da doença era completamente unidirecional e, uma vez atingido estágio C, o paciente nunca poderia retornar a estágios iniciais da doença. Porém com as terapias modernas para prevenir ou retardar a progressão da doença, muitos pacientes podem permanecer nos estágios B e C por longos períodos e podem até apresentar recuperação da fração de ejeção após a instituição do tratamento clínico otimizado. Esse conceito de IC com fração de ejeção melhorada tem sido motivo de estudo recente, embora ainda sejam escassas as evidências de quanto tempo esses pacientes permanecem assintomáticos sem retornar ao estágio C.

Em relação aos sintomas, pode-se classificar a IC, de acordo com a classe funcional da New York Heart Association (Quadro 1), em:

- NYHA I: ausência de sintomas.
- NYHA II: atividades habituais causam sintomas (limitação leve).
- NYHA III: atividades menos intensas que as habituais causam sintomas (limitação importante).
- NYHA IV: incapacidade para realizar qualquer atividade sem apresentar desconforto.

Em pacientes com IC aguda (ICA), diferentes classificações têm sido propostas para orientar o manejo, a partir de parâmetros principalmente clínicos e/ou laboratoriais.

QUADRO 1 Classificação de insuficiência cardíaca de acordo com estágio e classe funcional segundo a New York Heart Association (NYHA)	
Classificação	
Estágios	
A	Presença de fatores de risco para desenvolver IC
B	Presença de doença estrutural, porém sem sintomas de IC
C	Presença de sinais ou sintomas de IC
D	Presença de sintomas refratários ao tratamento clínico
Classe funcional (NYHA)	
I	Ausência de sintomas
II	Atividades habituais causam sintomas (limitação leve)
III	Atividades menos intensas que as habituais causam sintomas (limitação importante)
IV	Incapacidade para realizar qualquer atividade sem apresentar desconforto

IC: insuficiência cardíaca.

A classificação proposta por Gheorghiade é feita com base em níveis pressóricos:

- ICA com PA (pressão arterial) elevada (sintomas abruptos, mais frequente em mulheres, volemia normal ou pouco elevada, com resposta rápida ao tratamento).
- ICA com PA normal (início gradual dos sintomas, queda da fração de ejeção).
- ICA com PA baixa (também com início gradual dos sintomas e sinais de baixa perfusão tecidual, tendo difícil resposta terapêutica).

Já a classificação de Stevenson propõe a avaliação a partir do perfil hemodinâmico. De acordo com essa classificação, os pacientes que apresentam congestão são denominados "úmidos", enquanto os sem congestão, "secos". Os que apresentam sinais de perfusão periférica inadequada são denominados "frios", e os sem sinais de baixa perfusão, "quentes". Segundo essas denominações, os pacientes são divididos entre quatro perfis, como mostrado na Figura 1.

São considerados pacientes congestos aqueles que apresentam ortopneia, estase jugular, hepatomegalia, edema ou crepitações, enquanto se considera baixo débito a presença de pulso filiforme, rebaixamento do nível de consciência, hiponatremia, extremidades frias, hipotensão em uso de inibidores da enzima conversora da angiotensina (IECA) ou disfunção renal.

Considerando os limites inerentes a quaisquer classificações, elas são necessárias para que se tenham pro-

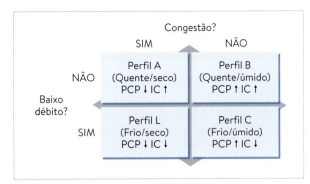

FIGURA 1 Classificação hemodinâmica de Stevenson.
IC: insuficiência cardíaca; PCP: pressão capilar pulmonar.

postas de avaliações mais eficientes, tentando minimizar as diferenças de nomenclaturas/condutas entre os vários serviços de cardiologia, resultando na condução e tratamento da síndrome.

Ainda no cenário da IC aguda ou da IC crônica descompensada, subgrupo não desprezível de pacientes pode evoluir com sinais de maior gravidade. Nesse contexto, o uso da classificação INTERMACS (*Interagency registry for mechanically assisted circulatory support*), tradicionalmente desenvolvida para avaliação de uso de suporte circulatório em pacientes com IC avançada, pode auxiliar o manejo terapêutico do paciente com IC que apresenta piora progressiva. O Quadro 2 apresenta a classificação e a respectiva definição de cada classe (INTERMACS).

QUADRO 2	Classificação INTERMACS
Classificação	INTERMACS
1	Choque cardiogênico crítico ("*crash and burn*")
2	Declínio progressivo mesmo com suporte inotrópico
3	Estável, mas dependente de suporte inotrópico
4	Sintomas de repouso (terapia oral em casa)
5	Intolerância ao exercício
6	Exercício limitado
7	Classe III da NYHA avançada

INTERMACS: *Interagency registry for mechanically assisted circulatory support*; NYHA: New York Heart Association.

EPIDEMIOLOGIA

Estima-se que no mundo 37,7 milhões de pessoas sejam portadoras de IC. Estudos de prevalência, em sua maioria, são publicados a partir de dados de países desenvolvidos, com características étnicas, culturais e econômicas distintas. Já foi demonstrado que, entre outras variáveis, o *status* socioeconômico comprometido também confere risco independente para o desenvolvimento de IC. Logo, estimativas internacionais não são aplicáveis globalmente. O desenvolvimento de estudos regionais para que o desenho e a entrega de programas de prevenção sejam adequados é necessário.

A população idosa merece atenção especial. Uma das hipóteses para a alta prevalência de IC na população idosa é a aceleração do envelhecimento cardiovascular por fatores de risco específicos (usualmente, hipertensão arterial, diabete, doença arterial coronariana), afetando o coração e todo o leito vascular. É descrito progressivo aumento da incidência (10 para 1.000 em maiores de 65 anos), como também da taxa de mortalidade intra-hospitalar. Conforme projeções, o Brasil estará em breve entre os países com população mais idosa do mundo, 38,5 milhões de habitantes com 60 anos (17,4% do total de habitantes) em 2027. Considerando as informações DATASUS, há incremento expressivo na taxa de mortalidade concomitante ao envelhecimento, especialmente nos muito idosos, partindo de 7,6% entre pacientes com 20-29 anos, 11,2% com 70-79 anos, alcançando 16,6% entre aqueles maiores de 80 anos.

A partir do registro americano ADHERE (*Acute decompensated heart failure national registry*) e do registro europeu *European Heart Failure Survey II*, o perfil epidemiológico internacional foi mais bem traçado. O Brasil deu um grande salto com o registro BREATHE. O registro brasileiro salienta dados de extrema importância, como a média de idade da população com IC descompensada, estando em 64 + 16 anos, mas com significante diferença regional. Chama a atenção a alta mortalidade, que esteve em 12,6%, bem mais alta que a dos registros internacionais mencionados, mas se aproxima dos dados do DATASUS, conforme mostra a Figura 2, com taxa de mortalidade em 2015 de 10,4% (ano da publicação do BREATHE) e em 2018 de 11,1%, também considerando as variações regionais.

Quanto ao tempo de permanência internado, no ano 2000, a média de dias de internação no país foi de 5,8 dias, chegando a 7,7 dias em 2018. Distintos perfis também são encontrados. Quando fragmentado por extrato socioeconômico, por exemplo, o estudo Epica-Niterói demonstrou de forma clara a desigualdade entre as populações atendidas entre o sistema público e a rede suplementar, e ainda demonstrou que a baixa renda seria um preditor de reinternação.

Quanto ao impacto econômico, o custo unitário das internações aumentou consideravelmente, consumindo 3% do orçamento total disponível para internações do Sistema Único de Saúde (SUS) no Brasil.

A qualidade na assistência também tem sido discutida em países desenvolvidos. No Brasil esse debate ainda é incipiente, mas é necessário que seja ampliado. Indubitavelmente é possível melhorar a *performance* no Brasil,

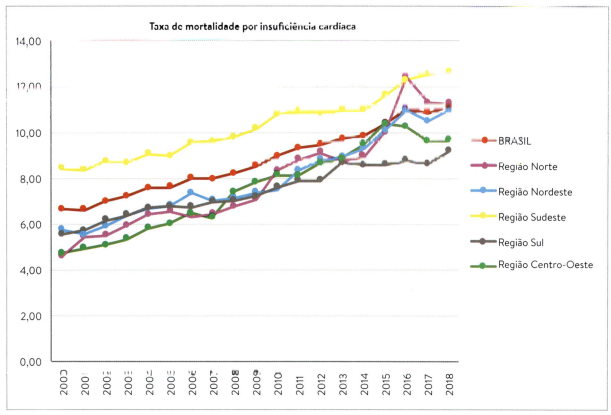

FIGURA 2 Taxa de mortalidade por insuficiência cardíaca no Brasil 2000-2018.
Fonte: DATASUS.

Dados do BREATHE demonstraram que o uso de medicações como betabloqueadores (57%) e inibidores de ECA ou bloqueadores dos receptores de angiotensina (65%) está aquém do preconizado em diretrizes, assim como a orientação na alta hospitalar não está de acordo com o necessário para evitar novas internações. É necessária maior disseminação e aplicação do conhecimento sobre o tratamento da IC. Isso implicará melhores resultados para a sociedade, com custo possível de ser assumido pelo sistema de saúde.

ETIOLOGIA

A IC é em geral a via final de diferentes doenças que acometem o coração. Embora as principais diretrizes, nacional e internacionais, definam medicações que são essenciais ao tratamento da IC independente da etiologia, sua definição tem impacto prognóstico bastante relevante. Alguns fatores de risco para o desenvolvimento de IC merecem destaque, e entre eles estão: doença coronariana; hipertensão; diabete; obesidade e tabagismo. Dados da literatura sugerem que pacientes com cardiomiopatia isquêmica e chagásica apresentam pior prognóstico quando comparados a outras etiologias. Esse impacto no prognóstico pode influenciar no manejo de pacientes com IC, especialmente diante da progressão da doença para estágios mais avançados.

Em países desenvolvidos, a doença arterial coronariana é a principal causa de IC, sendo responsável por quase 2/3 dos casos. A etiologia hipertensiva também exerce papel importante entre as principais causas de IC. Em regiões como África e Ásia, a doença valvar é a principal causa de IC, e na América do Sul, especialmente no Brasil, a doença de Chagas contribui com número considerável de casos, embora a cardiomiopatia isquêmica seja a principal causa, como na América do Norte e na Europa. Em nosso meio, a etiologia valvar de causa reumática ainda merece atenção. No entanto, em cerca de 1/3 dos casos não é possível determinar a etiologia da IC com precisão. Esses pacientes recebem a denominação de cardiomiopatia idiopática quando a causa não é totalmente esclarecida, porém pode ser secundária a infecções virais não identificadas ou ainda defeitos genéticos não devidamente determinados. Com o avanço no conhecimento em genética, boa parte das cardiomiopatias familiares tem sido identificada. Além das principais etiologias acima descritas e das miocardites que se manifestam como IC aguda, algumas cardiomiopatias apresentam comportamento distinto e merecem atenção especial. A Figura 3 reúne as principais causas de IC reconhecidas até o momento.

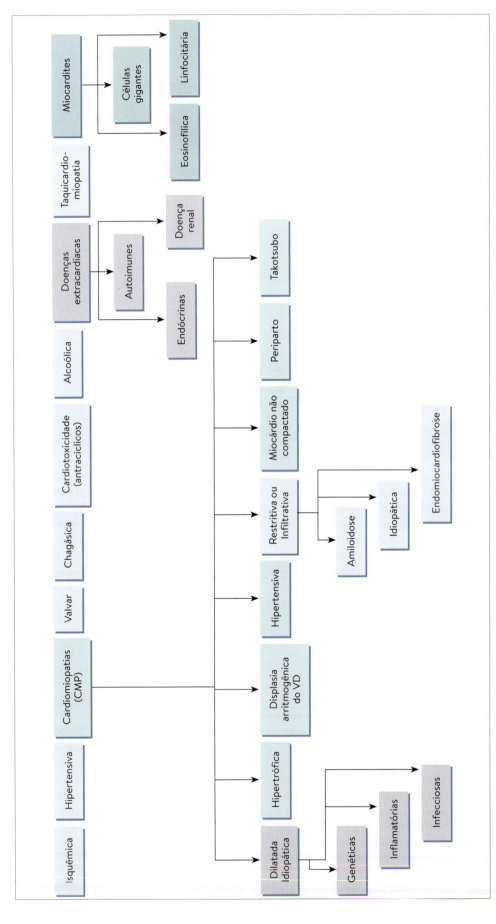

FIGURA 3 Fluxograma de etiologia da insuficiência cardíaca.
CMP: cardiomiopatias; VD: ventrículo direito.

A cardiomiopatia (CMP) periparto é uma das formas de cardiomiopatia dilatada que ocorre associada à gestação. Os principais fatores de risco são idade e múltiplas gestações. Felizmente, o prognóstico dessa CMP é benigno, havendo relatos de aproximadamente 50% de recuperação da função ventricular com tratamento clínico e raros casos de indicação para transplante cardíaco. Porém, vale ressaltar que o risco de recorrência em nova gestação também é alto, e a paciente deve ser aconselhada quanto à importância de aderir aos métodos contraceptivos. Os sintomas em geral aparecem ao final da gestação ou após o parto (até 6 meses após parto). Diagnósticos pré-parto são mais difíceis, considerando que os sintomas de IC muitas vezes se confundem com sinais/sintomas típicos da gestação como dispneia e edema. O tratamento da CMP periparto deve ser semelhante ao tratamento padrão para IC após o parto, porém, durante a gestação, inibidores de ECA ou bloqueadores dos receptores de angiotensina, assim como sacubitril-valsartana, são contraindicados pelo risco de toxicidade fetal. Diuréticos devem ser usados com cautela. Os betabloqueadores como succinato de metoprolol e bisoprolol são permitidos, e espironolactona pode ser usada com parcimônia no final da gestação. Diante da hipótese de que o excesso de prolactina poderia estar envolvido no mecanismo que leva a CMP periparto, bromocriptina tem sido testada nesses pacientes. Estudo randomizado pequeno demonstrou melhora da fração de ejeção e de desfechos clínicos em pacientes em uso da medicação. Assim, embora dados definitivos ainda não estejam disponíveis, seu uso tem sido considerado.

A cardiomiopatia de Takotsubo é definida por disfunção transitória do ventrículo esquerdo (VE), em geral após estresse emocional/físico. Ocorre mais frequentemente em mulheres após a menopausa. Caracteriza-se por alteração de motilidade de VE ou ventrículo direito (VD), havendo balonamento da ponta do VE com hipercinesia da base, o que leva à obstrução da via de saída do VE. Tal fenômeno ocorre na ausência de doença coronariana que possa justificar alteração de motilidade segmentar. Em geral, é pouco sintomática, sendo os sintomas mais frequentes dor torácica e dispneia, e tem evolução favorável. Do ponto de vista clínico, pode cursar com alterações eletrocardiográficas como supra ou infradesnivelamento ST reversíveis; elevação significativa de biomarcadores como peptídeos natriuréticos e troponina e recuperação da função cardíaca em exame de imagem em 3-6 meses. Porém, em casos mais graves pode apresentar-se na forma de choque cardiogênico com obstrução na via de saída do VE, devendo-se evitar o uso de inotrópicos estimulantes adrenérgicos, sendo às vezes necessário suporte circulatório mecânico.

A cardiomiopatia hipertrófica (CMH) é a mais comum das doenças cardiovasculares genéticas, causada por diferentes mutações em genes que codificam proteínas do sarcômero cardíaco. Trata-se de herança autossômica dominante. Embora a maioria dos pacientes apresente vida normal, a CMH é a principal causa de morte súbita em jovens, incluindo atletas competitivos. Caracteriza-se por espessamento do VE na ausência de outra condição que possa gerar hipertrofia ventricular. A CMH pode ser obstrutiva (cerca de 70% dos pacientes) ou não obstrutiva (cerca de 30%), a depender da presença de gradiente na via de saída de VE (> 30 mmHg) no repouso ou após exercício. A presença de obstrução na via de saída por períodos longos é o principal determinante para evolução para IC sintomática (aproximadamente 40%), embora pacientes com CMP não obstrutiva também possam evoluir com sintomas de IC (aproximadamente 10%). Nesse contexto, os pacientes podem apresentar dispneia de esforço, fadiga, ortopneia, dispneia paroxística noturna, palpitações, síncope ou pré-sincope. As alterações eletrocardiográficas, como sobrecarga ventricular, aumento atrial esquerdo, alteração do segmento ST, ondas Q profundas, são frequentes, porém não patognomônicas. Exames de imagem, como ecocardiograma e ressonância magnética, confirmam a hipótese de CMH. Ecocardiograma revela espessamento da parede ventricular esquerda (> 15 mm, sendo em média em torno de 21-22 mm), frequentemente assimétrico; espessamento maior do que 30 mm ou gradiente > 30 mmHg na via de saída estão associados a maior risco de morte súbita e progressão para NYHA III/IV. Uma minoria de pacientes pode evoluir para dilatação e hipocinesia global. Comparado com o ecocardiograma, a ressonância magnética (RM) fornece padrão tridimensional mais preciso da hipertrofia do VE. A presença de realce tardio é indicativa de fibrose heterogênea e está associada com arritmias ventriculares e progressão para dilatação ventricular, portanto tem papel prognóstico. Nesse contexto, o uso de cardiodesfibrilador implantável (CDI) mudou a história natural da CMH para muitos pacientes por abortar de forma eficaz taquicardia ventricular tanto como prevenção secundária quanto como primária. Porém, a decisão sobre o implante de CDI deve levar em conta o risco não desprezível de complicações associadas ao dispositivo. CDI subcutâneos podem ser uma boa alternativa, porém ainda há incertezas nesse campo. Drogas antiarrítmicas não se mostram eficazes. Para alívio dos sintomas de IC, preconiza-se o uso de betabloqueadores que permitem manter a frequência cardíaca mais baixa. O tratamento de pacientes que evoluem com sintomas de IC deve seguir o preconizado pelas diretrizes para IC não associada a CMH. Pacientes com sintomas limitantes devem ser considerados para terapia mais avançada como transplante cardíaco.

A displasia arritmogênica do VD é uma causa genética de cardiomiopatia que se caracteriza por infiltração gordurosa do VD e é responsável por cerca de 20% das causas de morte súbita. A história natural compreende 4 fases da doença: a primeira fase é assintomática; a segunda apresenta um distúrbio do sistema elétrico; a terceira, sintomas de IC direita e, por fim, sintomas de falência biventricular. As manifestações clínicas mais comuns são palpitação e síncope, porém a morte súbita cardíaca pode ser a primeira manifestação. A ferramenta diagnóstica mais definitiva atualmente é a ressonância magnética, uma vez que a biópsia endomiocárdica tem alta taxa de falso negativo. CDI está indicado para todos os pacientes com diagnóstico confirmado. Para os pacientes que progridem com disfunção ventricular, o tratamento deve seguir as orientações das diretrizes.

A cardiomiopatia não compactada (MNC) é uma doença de herança autossômica dominante, associada a mutações em diversos genes e com grande variedade fenotípica. Sua patogênese se caracteriza por miocárdio dividido em duas camadas, uma camada endocárdica esponjosa, com trabeculações proeminentes e recessos intertrabeculares profundos, e uma camada epicárdica compactada e fina. Em relação ao quadro clínico, os pacientes podem ser assintomáticos ou apresentar a tríade de acometimento do MNC: insuficiência cardíaca (cerca de 50%); eventos tromboembólicos (cerca de 8%) e arritmias ventriculares (cerca de 40%). O diagnóstico pode ser sugerido por achados do ecocardiograma por meio da presença de trabeculações proeminentes, profundas e numerosas, gerando alteração na relação entre miocárdio não compactado e miocárdio compactado. A ressonância pode melhorar a acurácia diagnóstica, além de permitir avaliar a presença de fibrose, e dessa forma tem papel prognóstico. Não existe tratamento específico para MNC. Pacientes que evoluem com IC devem receber terapia de acordo com as diretrizes; pacientes com fibrilação atrial, presença de trombos intracavitários ou embolia prévia devem receber terapia anticoagulante. Por fim, o CDI pode ser discutido em pacientes com disfunção grave, história familiar de morte súbita, presença de fibrose na ressonância e/ou síncope.

As cardiomiopatias restritivas são um grupo heterogêneo de doenças caracterizado por VE não dilatado, frequentemente com fração de ejeção preservada. A principal manifestação está associada à disfunção diastólica. Cerca de 50% dos casos de cardiomiopatia restritiva resultam de uma doença clínica, sendo a causa mais comum de cardiomiopatia restritiva a infiltração causada pela amiloidose. Trata-se de doença de depósito causada pela agregação de proteínas de estrutura terciária que formam a fibrila amiloide que se deposita em coração, rins, fígado, nervos periféricos, trato gastrointestinal ou pulmões. Diferentes tipos de proteína amiloidose podem acometer o coração. Dentre elas, destacam-se imunoglobulina de cadeia leve (amiloidose AL); transtirretina hereditária (amiloidose hATTR) ou *wild-type* (amiloidose

por wtATTR, conhecida como amiloidose senil). A amiloidose AL é uma condição rara em que 30-50% apresentam acometimento cardíaco e que em 10-15% dos casos está associada a mieloma múltiplo. Quanto à amiloidose por transtirretina, especialmente a wtATTR, acredita-se que seja condição subdiagnosticada e confundida com IC de fração de ejeção preservada (ICFEP) ou estenose aórtica, especialmente em idosos. Por outro lado, existem mais de 100 mutações diferentes do gene da transtirretina (p. ex., Val122Ile ou Leu111Met), de herança autossômica dominante, que podem levar a amiloidose hATTR. Diante da suspeita clínica, o diagnóstico diferencial com outras causas de hipertrofia cardíaca como cardiomiopatia hipertrófica, cardiomiopatia hipertensiva ou ICFEP deve ser feito. Métodos diagnósticos não invasivos como eletrocardiograma (baixa voltagem ou padrão de pseudoinfarto), ecodopplercardiograma (aumento da espessura de parede na ausência de dilatação, padrão restritivo, *strain* longitudinal reduzido), ressonância magnética (presença de realce tardio subendocárdico ou transmural; T1 nativo > 1.100 e volume extracelular ECV > 0,4) e, mais recentemente, a cintilografia com pirofosfato (positiva), especialmente na ATTR, podem auxiliar no diagnóstico, sendo a biopsia indicada (vermelho do congo positivo ou diagnóstico por espectrometria de massa) diante de dúvida diagnóstica mediante resultados inconclusivos dos testes não invasivos. Em relação ao tratamento específico, recentemente foram descritos os benefícios clínicos do tafamidis, componente que se liga ao sítio da tiroxina do tetrâmero da TTR e inibe sua dissociação em monômeros, bloqueando assim a cascata que resulta no depósito amiloide. Em relação à amiloidose cardíaca, ensaio clínico comparando tafamidis com placebo mostrou redução de morte por todas as causas e hospitalização cardiovascular em 30 meses com tafamidis. Tais benefícios ocorrem quando a medicação é administrada precocemente. As evidências atuais motivaram a recomendação de tafamidis para amiloidose cardíaca ATTR em diferentes diretrizes.

Outra etiologia que não deve ser esquecida é a taquicardiomiopatia. Taquicardia por períodos prolongados podem induzir disfunção ventricular mesmo na ausência de doença estrutural. A forma mais tradicional de taquicardiomiopatia é causada por taquicardia atrial incessante ou extremamente frequente. Porém, outras arritmias persistentes, como extrassístoles ventriculares ou taquicardia ventricular não sustentada muito frequentes, podem levar a taquicardiomiopatia. Hipertireoidismo deve ser sempre investigado, e hormônios tireoidianos devem ser corrigidos se necessário. Na maioria dos casos, ocorre reversão da disfunção após 3-6 meses da correção da arritmia, porém alguns casos podem persistir mais tempo.

O QUE AS DIRETRIZES RECOMENDAM

- Bocchi EA, Marcondes-Braga FG, Ayub-Ferreira SM, Rohde LE, Oliveira WA, Almeida DR, et al. Sociedade Brasileira de Cardiologia. III Diretriz brasileira de insuficiência cardíaca crônica. Arq Bras Cardiol. 2009;93(1 supl.1):1-71.

- Comitê Coordenador da Diretriz de Insuficiência Cardíaca, Rohde LEP, Montera MW, Bocchi EA, Clausell NO, Albuquerque DC, Rassi S, et al. Diretriz brasileira de insuficiência cardíaca crônica e aguda. Arq Bras Cardiol. 2018;111(3):436-539.

- Fine NM, Davis MK, Anderson K, Delgado DH, Giraldeau G, Kitchlu A, et al. Canadian Cardiovascular Society/Canadian Heart Failure Society Joint Position Statement on the evaluation and management of patients with cardiac amyloidosis. Can J Cardiol. 2020;36(3):322-34.

- Maurer MS, Bokhari S, Damy T, Dorbala S, Drachman BM, Fontana M, et al. Expert consensus recommendations for the suspicion and diagnosis of transthyretin cardiac amyloidosis. Circ Heart Fail. 2019;12(9):e006075.

- Pieske B, Tschöpe C, de Boer RA, Fraser AG, Anker SD, Donal E, et al. How to diagnose heart failure with preserved ejection fraction: the HFA-PEFF diagnostic algorithm: a consensus recommendation from the Heart Failure Association (HFA) of the European Society of Cardiology (ESC). Eur J Heart Fail. 2020;22(3):391-412.

- Ponikowski P, Voors AA, Anker SD, Bueno H, Cleland JGF, Coats AJS, et al.; ESC Scientific Document Group. 2016 ESC Guidelines for the diagnosis and treatment of acute and chronic heart failure: The Task Force for the diagnosis and treatment of acute and chronic heart failure of the European Society of Cardiology (ESC) Developed with the special contribution of the Heart Failure Association (HFA) of the ESC. Eur Heart J. 2016;37(27):2129-2200.

- Rapezzi C, Arbustini E, Caforio AL, Charron P, Gimeno-Blanes J, Heliö T, et al. Diagnostic work-up in cardiomyopathies: bridging the gap between clinical phenotypes and final diagnosis. A position statement from the ESC Working Group on Myocardial and Pericardial Diseases. Eur Heart J. 2013;34(19):1448-58.

- Yancy CW, Jessup M, Bozkurt B, Butler J, Casey DE Jr, Colvin MM et al. 2017 ACC/AHA/HFSA Focused Update of the 2013 ACCF/AHA Guideline for the Management of Heart Failure: A Report of the American College of Cardiology/American Heart Association Task Force on Clinical Practice Guidelines and the Heart Failure Society of America. J Card Fail. 2017;23(8):628-51.

SUGESTÕES DE LEITURA

1. Albuquerque DC, Neto JD, Bacal F, Rohde LE, Bernardez-Pereira S, Berwanger O, et al.; Investigadores Estudo BREATHE. I Brazilian Registry of Heart Failure – Clinical aspects, care quality and hospitalization outcomes. Arq Bras Cardiol. 2015;104(6):433-42.
2. Barge-Caballero E, Segovia-Cubero J, Almenar-Bonet L, Gonzalez-Vilchez F, Villa-Arranz A, Delgado-Jimenez J, et al. Preoperative INTERMACS profiles determine postoperative outcomes in critically ill patients undergoing emergency heart transplantation: analysis of the Spanish National Heart Transplant Registry. Circ Heart Fail 2013;6:763-72.
3. Gheorghiade M, Zannad F, Sopko G, Klein L, Piña IL, Konstam MA, et al. International Working Group on Acute Heart Failure Syndromes. Acute heart failure syndromes: current state and framework for future research. Circulation. 2000;112(25):3958-68.
4. Nadruz W Jr., Gioli-Pereira L, Bernardez-Pereira S, Marcondes-Braga FG, Fernandes-Silva MM, Silvestre OM, et al. Temporal trends in the contribution of Chagas cardiomyopathy to mortality among patients with heart failure. Heart. 2018;104(18):1522-8.
5. Nohria A, Tsang SW, Fang JC, Lewis EF, Jarcho JA, Mudge GH, et al. Clinical assessment identifies hemodynamic profiles that predict outcomes in patients admitted with heart failure. J Am Coll Cardiol. 2003;41:1797-804.
6. Triposkiadis F, Xanthopoulos A, Parissis J, Butler J, Farmakis D. Pathogenesis of chronic heart failure: cardiovascular aging, risk factors, comorbidities, and disease modifiers. Heart Fail Rev. 2020. [Epub ahead of print.]

NOTA DOS EDITORES

Este capítulo possui referências bibliográficas adicionais, recomendadas pelos autores, na plataforma digital complementar do livro. Por motivos de compactação, somente algumas delas estão aqui contempladas. Utilize o QR code abaixo para ter acesso a esse conteúdo:

Insuficiência cardíaca aguda: diagnóstico e manuseio terapêutico não farmacológico e farmacológico

Lídia Zytynski Moura
Marcely Gimenes Bonatto
Marcelo Westerlund Montera

DESTAQUES

- A insuficiência cardíaca aguda (ICA) é uma síndrome complexa, caracterizada pelo agravamento dos sinais e sintomas de insuficiência cardíaca, que, a despeito de todo o processo evolutivo, permanece com altas morbidade e mortalidade.
- Ativação neuro-hormonal, congestão venosa, disfunção endotelial, lesão miocárdica e disfunção renal são centrais na fisiopatologia da ICA.
- A avaliação clínica envolve uma história focada e exame físico, juntamente com dados auxiliares de testes laboratoriais e diagnóstico.
- É essencial a avaliação sistemática, com análise dos fatores desencadeantes e comorbidades, perfil hemodinâmico e lesões de órgãos-alvo em curso.
- Os biomarcadores e a ultrassonografia à beira do leito são grandes ferramentas para avaliação clínica, em especial nos casos cronicamente descompensados.
- Descongestão adequada é eixo central em 2/3 ou mais dos padrões de descompensação.
- Transição de cuidados criteriosa, otimização do tratamento medicamentoso pré-alta e retorno precoce são essenciais para redução das reinternações.
- Novas abordagens baseadas em equipe e dispositivos para a avaliação clínica e gestão de pacientes com ICA.

INTRODUÇÃO

De acordo com as estimativas do GBD study 2017, a estimativa para prevalência de IC em números absolutos é de 1,7 milhão (2017). A despeito dos recentes avanços na abordagem da IC crônica, agudizações e descompensações clínicas permanecem frequentes e constituem grave problema de saúde pública, com elevadas taxas de mortalidade e re-internações. Segundo dados do DataSUS, ocorreram 2.862.749 internações por IC no período de 2008-2018. Esse número representa 1/3 do total de internações clínicas por doenças cardiovasculares no período estudado, com custos em torno de R$ 3.597.824.618.

O registro BREATHE avaliou uma amostra de pacientes internados por IC aguda, incluindo 1.263 pacientes em 51 centros de diferentes regiões brasileiras em 2011 e 2012. A mortalidade intra-hospitalar foi de 12,6%, e os indicadores de qualidade de atendimento baseados nas recomendações de alta hospitalar foram alcançados em menos de 65% dos pacientes. Esse dado coincide com publicações prévias que relatavam o taxas de mortalidade hospitalar variando entre 9-17% .

FISIOPATOLOGIA

A ICA é uma síndrome heterogênea. Pacientes com ICA *de novo* podem ter sobrecarga hídrica com menos frequência que os pacientes com IC crônica, os quais em geral possuem excesso de líquido circulante. A compreensão da fisiopatologia subjacente da descompensação é essencial para o gerenciamento dos pacientes e deve ser abordada terapeuticamente quando possível.

Ativação neuro-hormonal e inflamação

Durante o curso inicial da IC, a ativação do sistema nervoso adrenérgico e do sistema renina-angiotensina-aldosterona (RAAS) induz mudanças adaptativas que permitem a manutenção da perfusão por meio de mecanismos que incluem aumento da contratilidade cardíaca, retenção de sódio e fluidos e vasoconstrição. No entanto, com o tempo esses mecanismos tornam-se desadaptativos e resultam em disfunção cardíaca e de órgãos-alvo, aumentando a proliferação de fibroblastos, estresse oxidativo e deposição de matriz extracelular.

Congestão venosa e disfunção endotelial

A congestão venosa tem um papel central na fisiopatologia da descompensação, associando-se à própria ativação neuro hormonal, disfunção endotelial e disfunção renal. Em boa parte dos pacientes, associa-se a disfunção ventricular direita, com consequente sobrecarga no sistema cava (alterações hepáticas e intestinais, ascite) e congestão venosa renal, além do próprio edema periférico.

O agravamento da congestão e a disfunção renal modificam a resposta a diuréticos de alça, com necessidade de doses mais altas para um efeito mais adequado na diurese. Essa síndrome cardiorrenal está associada a desequilíbrio nos níveis de NO (endotelite aguda) e a aumento no estresse oxidativo, (prostaglandinas e citocinas) e por conseguinte a progressão da IC.

Comorbidades e disfunções secundárias de órgãos alvo

Sabe-se que comorbidades como doença pulmonar obstrutiva crônica (DPOC), anemia, diabete melito, apneia do sono, depressão, obesidade e fragilidade contribuem para as descompensações de IC, por meio de inflamação e de ativação do sistema renina-angiostesina-aldosterona (SRAA) e do sistema nervoso simpático.

A congestão é o perfil clínico predominante na maioria dos pacientes com ICA, com menor proporção apresentando-se com hipoperfusão periférica ou choque cardiogênico. Ainda que a fisiopatologia não esteja completamente entendida, ambos podem levar a lesão de órgão-alvo (pulmões, rins, fígado, intestino, cérebro) e estão associados a pior prognóstico.

Pulmões

Aumentos na pressão hidrostática do átrio esquerdo (AE) e regurgitação mitral repercutem com aumento da pressão capilar pulmonar, aumentando a transudação de fluido para o interstício, consequentemente rigidez pulmonar e dispneia. O sistema linfático drena regularmente fluido intersticial, mas quando a pressão intersticial excede a pressao pleural o fluido se move para os espaços pleural e intra alveolar. O metabolismo do óxido nítrico parece ter papel importante no modelo de apresentação clínica da congestão pulmonar. Descompensações recorrentes ou graves podem resultar em remodelamento pulmonar e consequentemente elevação fixa das pressões pulmonares (hipertensão pulmonar).

Rins

A síndrome cardiorrenal tipo 1 refere-se à interação fisiopatológica entre o coração, afetando o rim, especialmente na ICA. Dependendo da definição de disfunção renal, sua incidência varia entre 20-30%.

O estudo ESCAPE não mostrou associação entre índice cardíaco e função renal, sugerindo que a congestão sistêmica, em especial a elevação da pressão venosa central, seja um preditor mais forte de disfunção renal. Os mecanismos aventados incluem redução no fluxo sanguíneo renal (por congestão ou baixo débito), pressão intra abdominal elevada, hipóxia renal, aumento da pressão intersticial e fibrose intersticial, além dos mediadores inflamatórios.

A progressão clínica da disfunção renal em pacientes com ICA é complexa. Pacientes com insuficiência renal prévia subjacente têm pior dano agudo por conta da reduzida reserva renal.

No entanto, pacientes que apresentam piora transitória da função renal associada a melhora clínica da IC podem ter o chamado "pseudoagravamento da função renal", o qual resulta em geral da alteração da hemodinâmica intraglomerular e da hemoconcentração, e na se associa a risco aumentado de eventos adversos.

Fígado

A disfunção hepática está presente em 20-30% dos pacientes com ICA, estando intimamente associada a disfunção renal (síndrome cardiorrenal-hepática), sugerindo prognóstico sinergicamente pior. A colestase é um achado mais comum, porém o mais grave é a necrose centro-lobular e elevação de transaminases decorrente de hipoperfusão (hepatite hipóxica), a qual costuma ocorrer em 5-10% dos pacientes em choque cardiogênico e associa-se a maior mortalidade.

Intestino

A morfologia intestinal, a permeabilidade e a absorção são alteradas na ICA. Por um lado, o aumento da permeabilidade intestinal e da flora bacteriana contribui para inflamação crônica e desabsorção. Por outro, a congestão venosa sistêmica/vasoconstrição e a redução do débito cardíaco contribuem para a redução do fluxo na microcirculação esplâncnica e o aumento do fenômeno de isquemia intestinal.

QUADRO CLÍNICO

História clínica

A avaliação clínica de pacientes com ICA geralmente envolve uma história focada e exame físico, juntamente com dados auxiliares de testes laboratoriais e diagnósticos. A maioria dos pacientes hospitalizados com ICA apresenta história prévia de IC; no entanto os pacientes que desenvolvem episódios "de novo" requerem avaliação etiológica, além dos exames habituais. Dados históricos agravantes adicionais incluem hospitalizações recorrentes por IC e incapacidade progressiva de tolerar a terapia medicamentosa orientada por diretrizes. Os possíveis fatores que contribuem para o agravamento dos sintomas de IC devem ser elucidados a partir da história clínica do paciente.

Exame físico

Os objetivos principais do exame físico são confirmar o diagnóstico, identificar possíveis fatores de exacerbação e determinar padrão hemodinâmico para manejo. A pressão venosa jugular elevada e a presença de um galope S3 estão associadas ao aumento da morbidade e da mortalidade na IC.

Os principais sinais e sintomas estão listados no Quadro 1.

CLASSIFICAÇÃO

A IC aguda é classificada de acordo com quatro aspectos: síndrome clínica de apresentação (insuficiência ventricular esquerda, IC congestiva, choque cardiogênico e edema agudo de pulmão); tempo de evolução da doença (IC aguda nova ou crônica agudizada); tipo de disfunção ventricular (ICFEp – (FEVE > 50%); ICFEi (FEVE 40-50%) e ICFEr (FEVE < 40%); e modelo clínico-hemodinâmico (Figura 1).

Estratégia essencial para o manejo é a categorização, por meio de dados de perfusão e de volemia, dos pacientes em perfis clínico-hemodinâmicos (descritos na Figura 1). Os pacientes podem ser agrupados em uma das quatro categorias, integrando dados do exame das veias do pescoço, pulmões, abdome e extremidades. Aproximadamente 2/3 dos pacientes ICA pertencem ao perfil clínico B (quente e úmido), e mais de 1/4 têm características do perfil C (úmido e frio), enquanto apenas uma minoria exibe características do perfil L (seco e frio).

QUADRO 1 Critérios de Framingham para avaliação diagnóstica de insuficiência cardíaca aguda

Critérios maiores	Critérios menores
Dispneia paroxística noturna	Edema de tornozelo bilateral
Turgência jugular a 45°	Tosse noturna
Refluxo hepatojugular	Dispneia aos mínimos esforços
Estertores pulmonares crepitantes	Derrame pleural
Cardiomegalia à radiografia de tórax	Taquicardia
Galope de terceira bulha	

Para o diagnóstico de IC: dois critérios maiores e um menor ou um maior e dois menores. Para a utilização dos critérios menores, é necessária a ausência de qualquer condição que possa justificar a presença de um dos critérios.

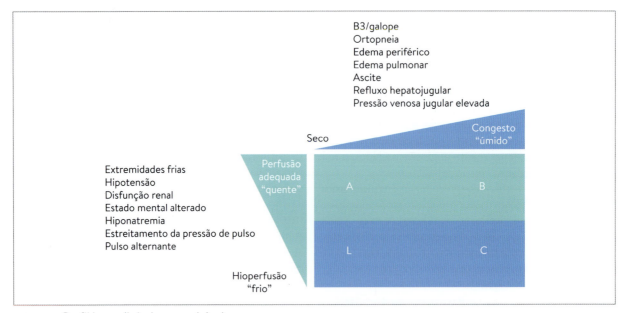

FIGURA 1 Perfil hemodinâmico e semiologia.
Fonte: Mentz et al., 2016.

EXAMES COMPLEMENTARES

Avaliação laboratorial no paciente com ICA pode fornecer informações importantes ao diagnóstico e prognóstico. O teste deve incluir um hemograma completo, painel metabólico básico com teste de função renal, hepática, troponina e nível de peptídeo natriurético cerebral (BNP). Anormalidades na função renal e hepática são encontradas em aproximadamente 75% dos pacientes com AHF e estão associadas a mais doença grave.

O teste de troponina pode ajudar no prognóstico e na detecção de isquemia subjacente como um potencial evento desencadeante descompensação. A elevação da troponina é frequente, sendo encontrada em alguns estudos em até 98% dos pacientes. Outros estudos indicaram em torno de 30-50%, mas usualmente associada a maiores taxas de reinternação e mortalidade em 90 dias.

Peptídeos natriuréticos (BNP e NT-proBNP) são especialmente úteis nos casos de dúvida diagnóstica. Os níveis séricos foram revisados recentemente e estão demonstrados na Tabela 1.

TABELA 1 Pontos de corte para diagnóstico de insuficiência cardíaca (IC)

Biomarcador	IC improvável (pg/mL)	IC possível (pg/mL)	IC muito provável (pg/mL)
Pacientes na emergência			
BNP	< 100	100-400	> 400
NT-proBNP			
< 50 anos	< 300	300-450	> 450
50-75 anos	< 300	300-900	> 900
> 75 anos	< 300	300-1.800	> 1.800
Pacientes ambulatoriais			
BNP	< 35-50		
NT-proBNP	< 125		

BNP: peptídeo natriurético do tipo B; NT-proBNP: fração N-terminal do peptídeo natriurético do tipo B.

Outras condições associadas a elevações nos níveis de peptídeos natriuréticos incluem embolia pulmonar, hipertensão pulmonar, doença cardíaca valvular e síndrome do desconforto respiratório agudo.

Eletrocardiograma

Um eletrocardiograma (ECG) deve ser obtido rapidamente para avaliar a etiologia ou fatores precipitantes (síndrome coronariana aguda – SCA –, fibrilação atrial com resposta ventricular elevada, arritmia ventricular). No entanto, é improvável que um ECG diagnostique ou exclua IC isoladamente, porém QT longo e ritmos juncionais estão associados a piores desfechos.

Radiografia de tórax

Radiografia de tórax é acessível. Seus achados podem sugerir o diagnóstico de IC, incluindo cardiomegalia, congestão vascular central e edema intersticial, com sensibilidades que variam de 59-71,5% e especificidades de 86,3-96%. Porém em torno de 20% dos exames podem estar inalterados ou inconclusivos, não excluindo IC.

Ecocardiografia

A ecocardiografia deve ser realizada durante a avaliação inicial de pacientes com IC, assim que possível. Sua repetição nas recorrentes hospitalizações deve ser realizada quando nova suspeita ou mudança no padrão de apresentação que altere o manejo.

Ultrassonografia à beira do leito

A ultrassonografia à beira do leito pode ser valiosa para diagnosticar ICA, com alta especificidade e razões de probabilidade positivas. Ultrassonografia pulmonar identifica com sucesso as linhas B, artefatos verticais que resultam da reverberação da onda sonora através do interstício pulmonar congesto. O número de zonas pulmonares examinadas varia na literatura, entre 8 zonas pulmonares torácicas e mais recentemente 4 ou 6 zonas. As linhas B demonstram alta sensibilidade e especificidade para edema intersticial.

A avaliação da fração de ejeção (FE) na ultrassonografia pode ser avaliada visualmente ou por medidas quantitativas. A estimativa visual qualitativa é feita avaliando o movimento para dentro do septo interventricular e parede inferior do ventrículo esquerdo (VE) durante a sístole.

A ultrassonografia pode ainda estimar o volume intravascular por meio da medida do diâmetro da veia cava inferior e da variação percentual durante o ciclo respiratório. No entanto, o desempenho diagnóstico é controverso, com muitos fatores de confusão e ampla gama de sensibilidades e especificidades.

A melhor precisão diagnóstica, em torno de 20%, foi atingida quando da combinação das três modalidades citadas.

MANEJO DO PACIENTE COM INSUFICIÊNCIA CARDÍACA AGUDA DESCOMPENSADA

O manejo da IC aguda pode ser dividido em seis partes:

1. Identificar situações que trazem risco imediato de vida.
2. Suporte respiratório.
3. Correção dos fatores precipitantes/desencadeantes
4. Manejo de comorbidades descompensadas.
5. Manejo hemodinâmico.
6. Transição de cuidados (otimização das medicações e planejamento pós-alta).

Presença de situação clínica de risco imediato de vida

Algumas situações trazem risco imediato à vida do paciente e devem ser prontamente reconhecidas para que seu tratamento específico seja instituído o quanto antes (Quadros 2 e 3).

QUADRO 2 Principais situações de risco imediato à vida no contexto de insuficiência cardíaca aguda	
Situações clínicas	**Atuações terapêuticas**
Insuficiência respiratória aguda/EAP	Cateter de O_2/VNI/EOT + SMV
IAM	Time CAT: angioplastia primária/trombolítico
Choque cardiogênico	Time de choque: inotrópicos/time de assistência ventricular mecânica
Sinais neurológicos de AVC	Time AVC: avaliação neurológica/protocolo de AVC
Taquiarritmia ou bradicardia grave	Cardioversão elétrica/marca-passo provisório transcutâneo
Emergência hipertensiva	Nitroprussiato de sódio; nitroglicerina
Causa mecânica ou lesão valvular aguda	Time cirúrgico: intervenção cirúrgica ou percutânea
Embolia pulmonar	Trombolítico
Comorbidades: sepse e DM descompensado	Protocolo de sepse; protocolo de diabete

AVC: acidente vascular cerebral; CAT: cateterismo; DM; diabete melito; EAP: edema pulmonar agudo; EOT: entubação orotraqueal; IAM: infarto agudo do miocárdio; IC: insuficiência cardíaca; SMV: suporte mecânico ventilatório; VNI: ventilação não invasiva.

QUADRO 3 Suporte respiratório em insuficiência cardíaca aguda	
Tipo de suporte	**Indicação**
Cateter nasal ou máscara	■ $SatO_2$ < 90% ■ Usar oxigênio a 100% 3-5 L/minuto Pacientes com DPOC: 1-2 L/minuto, para evitar a indução de hipercapnia
Suporte ventilatório não invasivo com pressão positiva (VNI)	■ $SatO_2$ < 90% com esforço respiratório ■ Desconforto respiratório, que não apresentou melhora com oxigenoterapia ■ EAP – até que as medidas terapêuticas de redução da congestão promovam a melhora ventilatória
Suporte ventilatório invasivo	■ Sintomáticos e/ou hipoxêmicos mesmo com outras formas não invasivas de suporte de oxigênio ■ Insuficiência respiratória aguda com choque cardiogênico ■ Alterações do nível de consciência (Glasgow < 8) para proteção da via aérea ■ Contraindicação ao suporte mecânico respiratório não invasivo

DPOC: doença pulmonar obstrutiva crônica; EAP: edema agudo de pulmão; VNI: ventilação não invasiva.

Correção dos fatores precipitantes/desencadeantes e manejo de comorbidades descompensadas

Diversas causas podem levar à descompensação da IC. Identificar o fator precipitante é fundamental para que o tratamento específico seja oferecido e para que estratégias possam ser implementadas na prevenção de novos eventos.

A má aderência ao tratamento ainda é a principal causa de descompensação de IC no Brasil. Dados do registro BREATHE mostram que 39% das hospitalizações estão relacionadas ao abuso na ingesta de água e sal ou à não adesão ao tratamento medicamentoso. As causas mais comuns de descompensação encontram-se resumidas na Quadro 4.

QUADRO 4 Causas de descompensação da insuficiência cardíaca
■ Má adesão ao tratamento: farmacológica e não farmacológica
■ Síndrome coronariana aguda e complicações mecânicas relacionadas
■ Infecções (incluindo endocardite)
■ Arritmias: taquiarritmias e bradiarritmias
■ Hipertensão arterial
■ Tromboembolismo pulmonar
■ Valvopatias
■ Dissecção de aorta
■ Insuficiência renal
■ Doenças endócrinas: hipotireoidismo, hipotireoidismo, insuficiência adrenal, diabete descompensado
■ Medicamentos que causam retenção hidrossalina (anti-inflamatórios, corticoides, glitazonas) ou que têm efeito cardiodepressor (verapamil, diltiazem, nifedipina, tricíclicos e quimioterápicos cardiotóxicos)
■ Abuso de álcool e uso de substâncias ilícitas (*crack*, cocaína, *ecstasy* etc.)
■ Depressão e fatores sociais
■ Gestação
■ Outros: miopericardite, anemia, fístula AV, carências nutricionais, complicações perioperatórias, acidente cerebrovascular, descompensação de doenças pulmonares

AV: arteriovenosa.

Manejo hemodinâmico

Medidas não farmacológicas: dieta hipossódica e restrição hídrica

As evidências para restrição hidrossalina em pacientes com IC descompensada são inconclusivas. A Diretriz Brasileira de IC recomenda que a ingesta de sódio não ultrapasse 7 g/dia e não faz nenhuma recomendação específica sobre o volume de ingesta hídrica ideal.

Manejo de volemia

A congestão está presente na maioria (~85%) dos pacientes com IC descompensada e é responsável por grande parte dos sintomas e das re-hospitalizações.

A identificação de congestão nem sempre é fácil. Na anamnese sintomas de dispneia aos esforços ou ao repouso, ortopneia e dispneia paroxística noturna podem estar presentes. Desses, ortopneia é o que apresenta maior sensibilidade (90%). O exame físico tem sensibilidade muito limitada. Turgência jugular apresenta boa correlação aumento das pressões de enchimento de átrio direito e parece ser o sinal mais sensível do exame físico. Quando combinados, estertores pulmonares, turgência jugular e edema apresentam sensibilidade de 58% no diagnóstico de congestão. Radiografia de tórax não demonstra sinais de congestão em 53% dos pacientes com congestão pulmonar. Ecocardiograma portátil pode auxiliar ao determinar à beira-leito o diâmetro e a variabilidade respiratória da veia cava inferior (correlação com a pressão do átrio direito), a relação E/E' do Doppler tissular mitral (correlação com pressão do átrio esquerdo/pressão capilar pulmonar), bem como a presença de linhas B pulmonares.

Os diuréticos promovem excreção de sódio e água e são a principal ferramenta no manejo da hipervolemia. Em pacientes com edema de alças intestinais, a mucosa pode lentificar a absorção do medicamento, reduzindo o pico de ação e contribuindo para o desenvolvimento de resistência a diuréticos. Tiazídicos e poupadores de potássio têm menor poder diurético quando utilizados de maneira isolada, mas são de grande utilidade quando usados em conjunto com diuréticos de alça (bloqueio sequencial do néfron).

A dose ideal de diurético vai depender da dose em uso prévio, da função renal e da magnitude da congestão. A dose endovenosa inicial deve ser no mínimo equivalente à dose oral em uso. O estudo DOSE foi o maior estudo randomizado na avaliação de estratégias diuréticas em pacientes com IC. O uso de doses maiores de diuréticos (2,5 vezes a dose oral em uso prévio) foi associado a maior alívio de dispneia, perda de peso e perda de volume, apesar de piora transitória da função renal. Outro estudo reforça a ideia de que a piora transitória de função renal não está associada a piores desfechos e talvez seja uma consequência da resolução da congestão. Esse raciocínio não é válido para piora de função renal em vigência de congestão persistente ou deterioração clínica.

Durante a terapia diurética, sinais vitais, ingesta hídrica, débito urinário, peso, função renal, eletrólitos e sintomas e sinais de congestão devem ser diariamente monitorizados. Efeitos colaterais comuns incluem alterações de eletrólitos, desidratação, piora de função renal, alcalose metabólica, ototoxicidade, hiperuricemia, hiperglicemia, hiperlipidemia, hipercolesterolemia e ginecomastia.

Resistência a diuréticos pode acontecer em decorrência de uma série de fatores, como uso de doses inadequadas, retardo da absorção por edema de alças intestinais, doença renal, hipoproteinemia, ativação neuro-hormonal e remodelamento do néfron. Estratégias que podem ser utilizadas nessa situação compreendem:

- Mudança do esquema de administração de doses intermitentes para infusão contínua – pode ser especialmente útil em pacientes com resistência a diuréticos, síndrome cardiorrenal e disfunção ventricular direita grave.
- Bloqueio sequencial do néfron – consiste em bloquear a reabsorção de sódio não apenas na alça de Henle, mas no túbulo contorcido distal por meio da associação de diuréticos de alça com diuréticos tiazídicos. Essa associação promove o aumento do volume urinário e da excreção de sódio na maioria dos pacientes (70-90%), e há risco aumentado de hipocalemia. Doses mais altas (natriuréticas) de diuréticos poupadores de potássio (espironolactona) também podem ser utilizadas.
- Solução hipertônica – uso de soluções hipertônicas em diferentes concentrações seguida de *bolus* de furosemida em pacientes com congestão refratária e hiponatremia. O racional é a tentativa de mobilizar o volume extravascular para o intravascular (solução hipertônica) e posterior excreção (furosemida).
- Ultrafiltração – em pacientes com piora de função renal e necessidade de terapia dialítica ou com refratariedade às medidas farmacológicas anteriormente descritas.
- Vasodilatadores e inotrópicos podem contribuir para aumento do débito cardíaco e melhora da perfusão renal, levando a aumento de diurese e contribuindo para o tratamento da congestão.

A Figura 2 propõe um racional de escalonamento para tratamento de congestão com base no que foi discutido anteriormente.

Vasodilatadores

O racional do uso de vasodilatadores na IC consiste na redução da pós-carga, sabidamente elevada pela hiperativação do sistema adrenérgico e renina-angiotensina-aldosterona.

Os vasodilatadores estão indicados nos pacientes com perfil hemodinâmico quente-congesto, na ausência de hipotensão arterial ou choque cardiogênico, hipovolemia ou comorbidades como sepse. Podem ser utilizados na sua forma parenteral ou oral.

Os vasodilatadores parenterais apresentam meia-vida curta, o que pode ser interessante no manejo de pacientes com pressão arterial limítrofe. As doses dos vasodilatadores endovenosos podem ser tituladas a cada 5-10 minutos até o efeito hemodinâmico. Os vasodilatadores orais podem ser utilizados desde o início e podem auxiliar no desmame de vasodilatadores parenterais e inotrópicos.

Inotrópicos e vasopressores

A utilização do suporte terapêutico com agentes inotrópicos aplica-se para os pacientes com baixo débito cárdico com

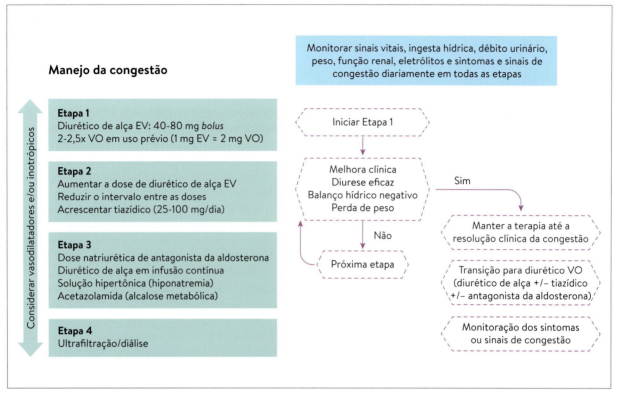

FIGURA 2 Racional de tratamento de congestão.
EV: endovenosa; VO: via oral.

sinais de hipoperfusão (disfunção orgânica ou choque cardiogênico).

Apesar do efeito benéfico de melhorar a hemodinâmica em curto prazo, devem ser iniciados em conjunto com um plano terapêutico que permita a compensação clínica e o desmame dos inotrópicos assim que possível. Existem três inotrópicos que podem ser utilizados:

1. Dobutamina – é a droga mais utilizada. Não tem efeito hipotensor significativo, tornando-se o inotrópico de escolha para choque cardiogênico com ou sem vasopressores associados. Pode ter sua ação reduzida em usuários crônicos de betabloqueadores, pois competem pelo mesmo sítio de ação (receptores beta-adrenérgicos). Aumenta o consumo de cálcio intracelular, o que gera potencial arritmogênico. Não precisa de ajuste de dose em disfunção renal.
2. Milrinona – efeito inodilatador (inotrópico e vasodilatador) por meio da inibição da fosfodiesterase III, promovendo queda da resistência vascular pulmonar e sistêmica pela produção de óxido nítrico. Pode ser especialmente útil em pacientes com hipertensão pulmonar e/ou disfunção de ventrículo ou com uso prévio de betabloqueadores. Também apresenta potencial hipotensor e arritmogênico.
3. Levosimendana – age sensibilizando a troponina C ao cálcio e com isso apresenta efeito inotrópico positivo e vasodilatador. Não leva a sobrecarga adicional de cálcio nem ao aumento do consumo de oxigênio. É administrada em infusão única, contínua por 24 horas, e sua ação hemodinâmica pode durar até 2 semanas. Útil em pacientes com uso prévio de betabloqueadores. Pode causar hipotensão e arritmias.

Após atingir a estabilidade hemodinâmica e resgatar as disfunções orgânicas, as drogas endovenosas devem ser retiradas de forma gradual, em um processo de "desmame", e substituídas por vasodilatadores orais. É importante garantir a euvolemia antes e durante o desmame, pois congestão é causa importante de falência de desmame de inotrópicos.

A noradrenalina e a vasopressina são os agentes vasopressores mais utilizados. Pela ação vasoconstritora, promovem aumento na pressão arterial, que pode ser necessário para manter a perfusão de orgânica. Estão indicadas em pacientes com importante hipotensão arterial ou choque cardiogênico, ou na presença de inflamação sistêmica associada.

As principais drogas utilizadas com as respectivas posologias e os possíveis efeitos colaterais são descritos na Tabela 2 e no Quadro 5.

Heparinas

Os pacientes sem indicação de anticoagulação devem receber profilaxia de trombose venosa profunda. Em

TABELA 2 Drogas mais frequentemente utilizadas na insuficiência cardíaca descompensada

Medicamento	Via	Intervalo	Dose mínima	Dose máxima
Diuréticos				
Diurético de alça				
Furosemida	EV	4/4h-6/6 h	20 mg	240 mg
	VO	Variável	40 mg	240 mg
Bumetanida	EV	6/6 h	0,5-2 mg	10 mg
Tiazídicos				
Hidroclorotiazida	VO	12/12 h-24/24 h	25 mg	100 mg
Clortalidona	VO	12/12 h-24/24 h	12,5 mg	50 mg
Indapamida	VO	24/24 h	2,5 mg	5 mg
Poupadores de potássio				
Espironolactona	VO	12/12-24/24 h	25 mg	50 mg
Amilorida	VO	24/24 h	2,5 mg	20 mg
Triantereno	VO	24/24 h	25 mg	100 mg
Inotrópicos e vasopressores				
Dobutamina	EV	Infusão contínua	2,5 ug/kg/min	20 ug/kg/min
Milrinona	EV	Infusão contínua	0,375 ug/kg/min	0,75 ug/kg/min 0,5 ug/kg/min (se IRA)
Levosimendana	EV	Infusão contínua por 24 h	0,05 ug/kg/min	0,2 ug/kg/min
Noradrenalina	EV	Infusão contínua	0,1 ug/kg/min	1,0 ug/kg/min
Vasopressina	EV	Infusão contínua	0,01 U/min	0,04 U/min
Vasodilatadores				
Nitroprussiato de sódio	EV	Infusão contínua	0,3 ug/kg/min	5 ug/kg/min
Nitroglicerina	EV	Infusão contínua	10-20 ug/min	200 ug/min
Enalapril	VO	12/12 h	2,5 mg	20 mg
Captopril	VO	8/8 h	6,25 mg	50 mg
Ramipril	VO	24/24 h	1,25-2,5 mg	10 mg
Lisinopril	VO	24/24 h	2,5-5 mg	40 mg
Perindopril	VO	24/24 h	2 mg	16 mg
Losartana	VO	12/12 h-24/24 h	25 mg	100-150 mg
Valsartana	VO	24/24 h	40 mg	320 mg
Candesartana	VO	24/24 h	4 mg	32 mg
Sacubitril/valsartana	VO	12/12 h	24/26 mg	97/103 mg
Hidralazina	VO	8/8 h	25 mg	100 mg
Monocordil	VO	8/8 h	10 mg	40 mg
Betabloqueadores				
Carvedilol	VO	12/12 h	3,125 mg	50 mg
Bisoprolol	VO	24/24 h	1,25 mg	10 mg
Succinato de metoprolol	VO	12/12 h	25 mg	200 mg
Outros				
Ivabradina	VO	12/12 h	5 mg	7,5 mg
Digoxina	VO	24/24 h	0,125 mcg	0,25 mcg (ajustar pela digoxinemia)

EV: endovenosa; IRA: insuficiência renal aguda; VO: via oral.

QUADRO 5	Drogas mais frequentemente utilizadas na insuficiência cardíaca descompensada e efeitos colaterais potenciais
Medicamento	**Efeitos colaterais potenciais**
Diuréticos de alça	HIPOcalemia, HIPOmagnesemia, HIPOcalcemia, desidratação, alcalose, disfunção renal, ototoxicidade
Tiazídicos	HIPOcalemia, HIPOmagnesemia, HIPOcalcemia, HIPERuricemia, HIPERglicemia, HIPERlipidemia
Poupadores de potássio	HIPERcalemia e ginecomastia
Dobutamina	Aumento da FC e arritmias
Milrinone	• Hipotensão, aumento da FC, arritmias e isquemia • Evitar em isquêmicos • Exige ajuste de dose em insuficiência renal
Levosimendana	• Hipotensão, aumento da FC, arritmias e isquemia • Exige ajuste de dose em insuficiência renal
Noradrenalina Vasopressina	Taquicardia, arritmia, isquemia de extremidades
Nitroprussiato de sódio	Hipotensão, cefaleia, intoxicação por cianeto Dica: pelo risco de roubo de fluxo coronariano, evitar em pacientes isquêmicos
Nitroglicerina	Aumento da FC, hipotensão, cefaleia, tolerância Dica: preferível em pacientes isquêmicos/síndrome coronariana aguda
IECA BRA Sacubitiril/valsartana	Contraindicações: • Angioedema • Estenose bilateral de artérias renais • Estenose aórtica grave • Cr > 3 mg/dL ou com aumento recente maior que 0,5 mg/dL e/ou K > 5,5 mg/dL • PAS < 80 mmHg + evidência de hipoperfusão Efeitos adversos: hipotensão, disfunção renal, HIPERcalemia, tosse (especialmente com IECA), angioedema
Hidralazina + Nitrato	Aumento da FC, hipotensão, cefaleia, tolerância (especialmente nitratos) Dica: a troca de mononitrato de isossorbida para propatilnitrato pode ajudar no manejo da cefaleia
Betabloqueadores	Contraindicações: bradicardia, bloqueio atrioventricular de 2º e 3º graus, broncoespasmo Efeitos adversos: fadiga, bradicardia, tontura, depressão, disfunção sexual, crises de asma e distúrbios do sono, piora dos sintomas de DAOP No contexto de IC aguda, podem piorar a congestão e causar sinais/sintomas de baixo débito cardíaco, bem como hipotensão Dica: a troca por betabloqueadores mais seletivos (p. ex., bisoprolol) pode ajudar no manejo de hipotensão, tontura e de outros efeitos periféricos – não cardiosseletivos – da medicação em casos de pacientes com asma
Ivabradina	Bradicardia e sensação de "brilhos luminosos" ao mudar de ambiente escuro para claro (geralmente reversível)
Digoxina	Não usar se FC < 60 bpm, BAV 2º ou 3º graus, doença do nó sinusal, síndrome de pré-excitação Risco de intoxicação digitálica em idosos, disfunção renal ou baixa massa corporal Dica: para evitar intoxicação, ajustar a dose pela digoxinemia (0,5-0,9 ng/m após 12-24 h da última dose) Sempre corrigir HIPOcalemia e HIPOmagnesemia, pois aumentam o risco de intoxicação digitálica

BAV: bloqueio atrioventricular; BRA: bloqueadores dos receptores da angiotensina; DAOP: doença arterial obstrutiva periférica; FC: frequência cardíaca; IECA: inibidores da enzima de conversão de angiotensina; IC: insuficiência cardíaca.

pacientes com disfunção renal (*clearance* de creatinina < 30 mL/minuto), evitar o uso de heparina de baixo peso molecular e utilizar preferencialmente heparina não fracionada.

Recomendações para medicações orais em uso prévio durante IC descompensada e anticoagulantes

No momento da descompensação, é importante atentar para possíveis ajustes necessários do tratamento. As Figuras 3 e 4 resumem sugestões de manejo de acordo com o perfil hemodinâmico.

Transição de cuidados: otimização das medicações e planejamento pós-alta

Após a alta, o paciente entra no chamado "período vulnerável", um período de 60-90 dias em que há risco elevado de re-hospitalização e óbito. Estima-se que 50% são readmitidos em 90 dias, reiniciando novo ciclo, com mortalidade esperada de 30% em 1 ano. A maioria dessas readmissões acontece nos primeiros 15 dias após a alta. Dessa forma, planejar a alta de maneira adequada é parte de uma hospitalização bem-sucedida e fundamental para manter o paciente estável ambulatorialmente.

Um modelo de sistematização de cuidados para alta hospitalar pode ser visto na Figura 5.

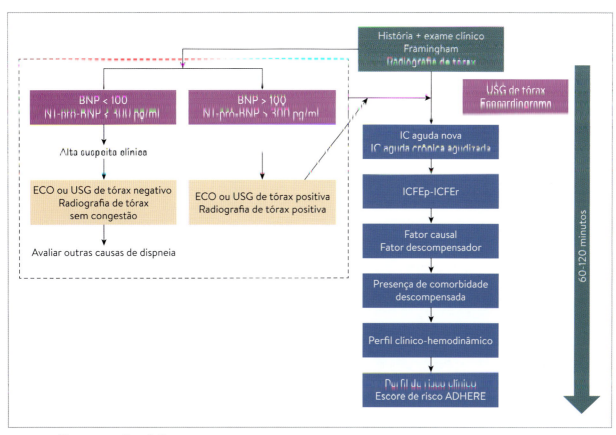

FIGURA 3 Fluxograma diagnóstico.

BNP: peptídeo natriurético cerebral; ECO: ecocardiograma; IC: insuficiência cardíaca; ICFEp: insuficiência cardíaca com fração de ejeção preservada; ICFEr: insuficiência cardíaca com fração de ejeção reduzida; NT-pró-BNP: fragmento N-terminal do peptídeo natriurético cerebral tipo B; USG: ultrassonografia.

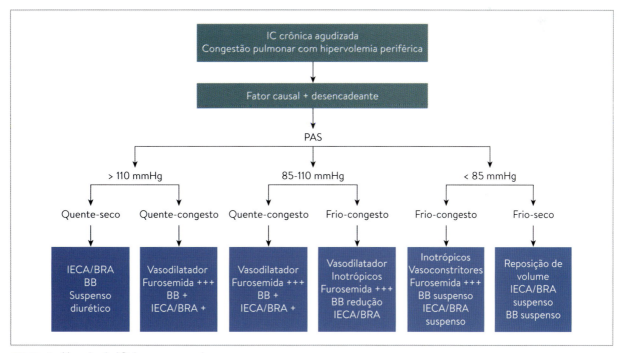

FIGURA 4 Manejo da IC descompensada.

BB: betabloqueadores; BRA: bloqueadores dos receptores da angiotensina; IC: insuficiência cardíaca; IECA: inibidores da enzima conversora da angiotensina; PAS: pressão arterial sistólica.

> Resolução do fator precipitante
> Ajuste de volemia
> Estabilidade clínica e hemodinâmica há pelo menos 48 horas
> Medicações em regime oral há pelo menos 24 horas
> Medicações modificadoras da doença iniciadas e otimizadas
> Avaliação das comorbidades
> Controle satisfatório de frequência cardíaca, pressão arterial, função renal e eletrólitos

>> Educação por equipe multidisciplinar
>> Autocuidado com monitorização de peso, aderência às medicações e sinais de alarme
>> Orientações dietéticas e restrição hidrossalina
>> Incentivo à prática de atividade física/reabilitação cardíaca
>> Desencorajamento do consumo de álcool e tabaco
>> Orientações para que medicações como AINE e simpaticomiméticos sejam evitados

>>> Encaminhamento para vacinação (anti-influenza e antipneumocócica)
>>> Orientações sobre sinais de alarme e plano de emergência
>>> Retorno ambulatorial em 7-14 dias
>>> Programas sociais e comunitários que oferecem suporte físico e emocional
>>> Orientações sobre a doença e o que esperar dos próximos passos do plano terapêutico

FIGURA 5 Modelo de sistematização de cuidados.

AINE: anti-inflamatórios não esteroides.

O QUE AS DIRETRIZES RECOMENDAM

- Comitê Coordenador da Diretriz de Insuficiência Cardíaca, Rohde LEP, Montera MW, et al. Diretriz brasileira de insuficiência cardíaca crônica e aguda [published correction appears in Arq Bras Cardiol. 2019;112(1):116]. Arq Bras Cardiol. 2018;111(3):436-539.

- Montera MW, Almeida RA, Tinoco EM, Rocha RM, Moura LZ, Réa-Neto A, et al. Sociedade Brasileira de Cardiologia. II diretriz brasileira de insuficiência cardíaca aguda. Arq Bras Cardiol. 2009;93(3Supl.3):1-65.

- Mullens W, Damman K, Harjola VP, Mebazaa A, Brunner-La Rocca HP, et al. The use of diuretics in heart failure with congestion – a position statement from the Heart Failure Association of the European Society of Cardiology. Eur J Heart Fail. 2019;21:137-55.

- Ponikowski P, Voors AA, Anker SD, Bueno H, Cleland JGF, Coats AJS, et al. 2016 ESC guidelines for the diagnosis and treatment of acute and chronic heart failure: the task force for the diagnosis and treatment of acute and chronic heart failure of the European Society of Cardiology (ESC). Developed with the special contribution of the Heart Failure Association (HFA) of the ESC. EHJ. 2016;37(27):2129-200.

- Yancy CW, Jessup Mariell, Bozkurt B, Butler J, Casey DE, Drazner MH, et al. 2013 ACCF/AHA guideline for the management of heart failure: a report of the American College of Cardiology Foundation/American Heart association task force on practice guidelines. Circulation. 2013;128:e240-e327.

SUGESTÕES DE LEITURA

1. Albert NM. A systematic review of transitional care strategies to reduce rehospitalization in patients with heart failure. Heart Lung. 2016;45(2):100-13.
2. Albuquerque DC, Neto JD, Bacal F, Rohde LE, Bernardez Pereira S, Berwanger O, et al.; Investigadores Estudo BREATHE. I Brazilian registry of heart failure - clinical aspects, care quality and hospitalization outcomes. Arq Bras Cardiol. 2015;104(6):433-42.
3. Ellison DH, Felker GM. The diuretic treatment in heart failure. N Engl J Med. 2017;377:1964-75.
4. Long B, Koyfman A, Gottlieb M. Diagnosis of acute heart failure in the emergency department: an evidence-based review. West J Emerg Med. 2019;20(6):875-84.
5. Mentz RJ, O'Connor CM. Pathophysiology and clinical evaluation of acute heart failure. Nat Rev Cardiol. 2016;13(1):28-35.
6. Oliveira GMM, Brant LCC, Polanczyk CA, Biolo A, Nascimento BR, Malta DC, et al. Cardiovascular statistics – Brazil 2020. Arq Bras Cardiol. 2020;115(3):308-439.

NOTA DOS EDITORES

Este capítulo possui referências bibliográficas adicionais, recomendadas pelos autores, na plataforma digital complementar do livro. Por motivos de compactação, somente algumas delas estão aqui contempladas. Utilize o QR code abaixo para ter acesso a esse conteúdo:

38

Insuficiência cardíaca com fração de ejeção reduzida: mecanismos fisiopatológicos, diagnóstico e tratamento não farmacológico e farmacológico

Ricardo Mourilhe Rocha
Marcelo Imbroinise Bittencourt
Ana Luíza Ferreira Sales

DESTAQUES

- O conceito, a prevalência e a classificação da insuficiência cardíaca são atualizados.
- A fisiopatologia requer uma injúria a estruturas cardíacas de forma brusca ou gradual, e mecanismos compensatórios são deflagrados como o estímulo à vasoconstricção. O sistema nervoso (SN) simpático promove a ativação do sistema renina-angiotensina-aldosterona (SRAA), com retenção de sódio e água, e esses mecanismos compensatórios promovem o remodelamento cardíaco.
- Dados da anamnese são fundamentais para o diagnóstico.
- O tratamento não farmacológico é de fundamental importância. Aliado ao moderno tratamento farmacológico, traduz-se em melhora da qualidade de vida, redução da morbidade e da mortalidade. Ênfase para a otimização terapêutica visando às maiores doses toleradas e priorizando as intervenções que reduzem a mortalidade.

MECANISMOS FISIOPATOLÓGICOS E DIAGNÓSTICO

A insuficiência cardíaca (IC) é uma síndrome complexa na qual o coração é incapaz de bombear sangue de forma a atender às necessidades metabólicas tissulares, ou pode fazê-lo somente com elevadas pressões de enchimento. Tal síndrome pode ser causada por alterações estruturais ou funcionais cardíacas e caracteriza-se por sinais e sintomas típicos, que resultam da redução no débito cardíaco e/ou das elevadas pressões de enchimento no repouso ou no esforço.

A despeito de grandes avanços terapêuticos, a IC é uma síndrome grave e muito prevalente, acometendo no mundo cerca de 23 milhões de pessoas.

A sobrevida após 5 anos de diagnóstico pode ser de apenas 35%, com prevalência que aumenta conforme a faixa etária (aproximadamente de 1% em indivíduos com idade entre 55-64 anos, chegando a 17,4% naqueles com idade maior ou igual a 85 anos). Dados recentes distinguem a mortalidade tardia (1 ano) entre portadores de IC crônica, conforme a classificação por fração de ejeção (Quadro 1), atingindo maior taxa em portadores da insuficiência cardíaca com fração de ejeção reduzida (ICFEr) (8,8%), seguida da insuficiência cardíaca com fração de ejeção intermediária (ICFEi) (7,6%) e da insuficiência cardíaca com fração de ejeção preservada (ICFEp) (6,3%).

A IC pode ainda ser classificada pelo tempo de evolução (aguda *vs.* crônica), por estágios evolutivos (Quadro 2) e por estágios funcionais (Quadro 3).

QUADRO 1 Classificação da IC pela fração de ejeção ao ecocardiograma

Características	ICFEr	ICFEi	ICFEp
Fração de ejeção	FE < 40%	FE 40-49%	FE > 50%
Marcadores	BNP elevado, alteração estrutural ao ECO com disfunção sistólica	BNP elevado, alteração estrutural ao ECO e/ou disfunção diastólica	BNP elevado, alteração estrutural ao ECO e/ou disfunção diastólica

BNP: peptídeo natriurético do tipo B; ECO: ecocardiograma; IC: insuficiência cardíaca; ICFEi: insuficiência com fração de ejeção intermediária; ICFEp: insuficiência com fração de ejeção preservada; ICFEr: insuficiência com fração de ejeção reduzida.

QUADRO 2 Estágios evolutivos da insuficiência cardíaca conforme ACC/AHA

Estágio	Descrição
Estágio A	Paciente apresenta fatores de risco para desenvolver insuficiência cardíaca
Estágio B	Paciente apresenta alterações estruturais cardíacas, mas ainda assintomático
Estágio C	Paciente apresenta alterações estruturais cardíacas, sintomático
Estágio D	Insuficiência cardíaca refratária

ACC: American College of Cardiology; AHA: American Heart Association.

QUADRO 3 Classificação funcional da insuficiência cardíaca pela NYHA

Classe funcional	Descrição
I	Oligossintomático ou assintomático
II	Sintomas de insuficiência cardíaca aos grandes esforços
III	Sintomas de insuficiência cardíaca aos pequenos esforços
IV	Sintomas de insuficiência cardíaca em repouso

NYHA: New York Heart Association.

No Brasil, dados do registro BREATHE (*Brazilian Registry of Acute Heart Failure*) revelam elevada taxa de mortalidade intra-hospitalar, uma das mais altas do mundo ocidental. Além disso, identificam como principal causa de reospitalizações a má aderência à terapêutica específica da IC.

A etiologia isquêmica é a mais prevalente no mundo. Em nosso meio, o inadequado controle de comorbidades com a hipertensão arterial e o diabete, além da persistência de doenças negligenciadas como febre reumática e doença de Chagas, justificam causas frequentes dessa síndrome.

FISIOPATOLOGIA

Qualquer insulto ao funcionamento das estruturas cardíacas pode promover a evolução para IC. A instalação do dano ao funcionamento cardíaco pode ter início brusco como no infarto agudo do miocárdio ou insidioso como nas crônicas sobrecargas de volume ou pressão. Na maioria dos casos, após determinado insulto, os pacientes se mantêm longos períodos assintomáticos antes de manifestar os primeiros sinais ou sintomas e descompensação. Mecanismos compensatórios deflagrados pelo dano cardíaco estão relacionados aos períodos assintomáticos.

Precocemente ocorre a ativação do sistema nervoso (SN) simpático, que permite aumento na frequência cárdica com influência direta sobre o débito cardíaco, estímulo aos receptores beta-adrenérgicos do miocárdio, promovendo maior força contrátil, além de influir sobre o endotélio com estímulo à vasoconstricção.

O SN simpático promove ainda a ativação do sistema renina-angiotensina-aldosterona (SRAA). O SRAA estimula a retenção de sódio e água com a elevação das forças de Frank-Starling, que permitem a sustentação inicial do débito cardíaco. No entanto, esses mecanismos compensatórios promovem também o remodelamento cardíaco (hipertrofia dos miócitos, apoptose celular e deposição de fibrose). Com o passar do tempo, tais mecanismos entram em falência e surgem os primeiros sinais e sintomas de IC.

DIAGNÓSTICO

História e exame físico detalhados são fundamentais para a identificação da IC (Quadro 4). No entanto, em pacientes em estágios mais crônicos, a detecção de sinais e sintomas congestivos pode não ser tão simples pela ação de processos adaptativos. Nesses casos exames complemen-

QUADRO 4 Sinais e sintomas de insuficiência cardíaca

Sintomas específicos	Sinais típicos
Dispneia	Elevação da pressão venosa jugular
Ortopneia	Refluxo hepatojugular
Dispneia paroxística noturna	Terceira bulha cardíaca
Cansaço	Desvio do *ictus cordis* para a esquerda
Intolerância ao exercício	

tares podem ser de grande auxílio no diagnóstico inicial ou na identificação de sintomas e sinais de descompensação clínica.

Em geral, exames complementares simples como eletrocardiograma em repouso, radiografia de tórax, dosagem sérica de BNP ou NT-pró-BNP e ecocardiograma transtorácico são suficientes na abordagem inicial, além de fornecer condições para classificação e definição do prognóstico.

Ao longo do acompanhamento dos pacientes portadores de IC, devem-se priorizar, sempre que possível, a determinação da etiologia e o seu prognóstico. Para tanto, exames complementares mais complexos podem ser requisitados.

TRATAMENTO NÃO FARMACOLÓGICO

Abordagem multidisciplinar em modelo de clínica de insuficiência cardíaca

Programas de manejo multidisciplinar de doença crônica, pautados na educação dos pacientes e cuidadores, aliados à monitoração mais rigorosa, são uma estratégia reconhecida no tratamento da ICFEr, levando a resultados positivos em desfechos clínicos como hospitalizações, atendimentos em unidades de emergência e qualidade de vida. Nessa programação, além das orientações gerais relacionadas ao tratamento (não farmacológico e farmacológico) e prognóstico, deve ser reforçado o estímulo ao autocuidado (peso diário, atividade física, cuidados com dieta, uso regular dos medicamentos, observar sinais e sintomas de descompensação). Os profissionais que compõem o modelo de clínica de IC são médicos e enfermeiros treinados no tratamento dessa doença em todos os seus estágios, adicionando nutricionista, fisioterapeuta, farmacêutico, educador físico, psicólogo e assistente social.

Restrição hidrossalina

A restrição de sódio em pacientes com ICFEr continua sendo motivo de muita controvérsia. Não existem grandes estudos randomizados que amparem essa conduta. Sabemos apenas que o consumo excessivo pode atuar como fator de descompensação da doença, por deflagrar hipovolemia. Por sua vez, a restrição excessiva também pode ser deletéria e agravar a resposta neuro-hormonal. Com base nisso, a diretriz da Sociedade Brasileira de Cardiologia (SBC) recomenda que a ingesta de sal não ultrapasse 7 g diários.

Quanto à restrição hídrica, a situação não é diferente, e não temos consenso. Estudo italiano publicado na década passada mostrou que uma combinação de dieta sem restrição de sódio, altas doses de diuréticos e res-

trição hídrica (em torno de 1.000 mL/dia) resultava em menor taxa de hospitalizações. Entretanto, revisão sistemática recente não demonstrou aumento na mortalidade ou no número de hospitalizações com ingesta hídrica mais liberal.

Controle do peso

Sabemos que a obesidade, especialmente em graus avançados, é indutora de remodelamento miocárdico com comprometimento da função ventricular e que a perda de peso nos pacientes com obesidade mórbida é segura e desejável. Porém, as recomendações de perda de peso em pacientes com obesidade leve ou sobrepeso não são tão categóricas. E isso se deve ao "paradoxo da obesidade", fenômeno documentado em estudos observacionais nos quais a mortalidade era menor em pacientes com IC e IMC entre 30-35 kg/m² quando comparados com os que tinham IMC normal.

Tabagismo e uso de bebidas alcoólicas

Todos os pacientes devem interromper o hábito tabágico, e aqueles que não o conseguem por conta própria devem ser encorajados a procurar serviços especializados.

O uso de bebidas alcoólicas também pode ser deletério em pacientes portadores de IC, seja pela capacidade de induzir diretamente a disfunção ventricular ou pela possibilidade de desencadear arritmias. Pacientes com cardiomiopatia alcoólica devem ser orientados a interromper completamente o hábito.

Reabilitação cardíaca

Existem muitas evidências de que a redução da atividade física contribui para a redução da capacidade funcional na ICFEr, porém ainda é incomum a prescrição de exercícios supervisionados para esses pacientes. E isso ocorre mesmo com a reabilitação cardíaca se revelando como estratégia terapêutica segura, minimizando o comprometimento progressivo da condição física durante a evolução da doença.

Apesar de o único grande estudo randomizado com reabilitação cardíaca e IC não ter demonstrado redução na mortalidade, ele e vários outros estudos menores demonstraram que o treinamento físico regular aumenta a capacidade funcional, melhora a qualidade de vida e reduz hospitalizações. Estudo randomizado prospectivo demonstrou que a melhora de qualidade de vida e da capacidade funcional pode ser ainda mais importante em pacientes tradicionalmente graves, como na etiologia chagásica. Em uma revisão sistemática que analisou 33 estudos randomizados e incluiu 4.740 pacientes com IC, o treinamento físico resultou em redução das hospitalizações e melhora da qualidade de vida quando comparado ao grupo-controle. Considerando esses dados, podemos afirmar que a reabilitação está indicada no paciente com ICFEr, preferencialmente com o tratamento farmacológico maximizado, sendo proscrita somente em pacientes instáveis.

Vacinação

A taxa de vacinação para *influenza* e pneumococo nos pacientes com IC é classicamente reduzida em nosso meio, com valores que se revelam particularmente baixos entre os indivíduos que descompensam. Recomenda-se que a vacina anti-*influenza* seja feita anualmente e a vacina antipneumocócica a cada 5 anos.

TRATAMENTO FARMACOLÓGICO

O tratamento farmacológico da ICFEr tem três objetivos primordiais: reduzir a mortalidade, reduzir a morbidade e melhorar a qualidade de vida.

Os medicamentos que têm essas três características são: inibidores da enzima conversora da angiotensina (IECA), bloqueadores dos receptores da angiotensina II (BRA), inibidores da neprilisina e dos receptores da angiotensina (INRA), betabloqueadores, antagonistas dos receptores mineralocorticoides (ARM), inibidores do cotransportador sódio-glicose 2 (iSGLT2), hidralazina com nitrato e ivabradina.

Os medicamentos que apenas reduzem a morbidade e melhoram a qualidade de vida são: digoxina e diuréticos de alça e tiazídicos.

Os principais medicamentos e suas respectivas doses-alvo são descritos na Tabela 1. As principais recomendações dos medicamentos utilizados na ICFEr são descritas nos Quadros 5 e 6. Um fluxograma de tratamento farmacológico da ICFEr é proposto na Figura 1.

TABELA 1 Principais medicamentos para insuficiência cardíaca com fração de ejeção reduzida

Droga	Dose inicial	Dose-alvo
IECA		
• Captopril	6,25 mg, 3 x/dia	50 mg, 3 x/dia
• Enalapril	2,5 mg, 2 x/dia	10-20 mg, 2 x/dia
• Lisinopril	2,5-5 mg, 1 x/dia	20-40 mg, 1 x/dia
• Perindopril	2 mg, 1 x/dia	8-16 mg, 1 x/dia
• Ramipril	1,25-2,5 mg, 1 x/dia	10 mg, 1 x/dia
BRA		
• Candesartana	4-8 mg, 1 x/dia	32 mg, 1 x/dia
• Valsartana	40-80 mg, 2 x/dia	160 mg, 2 x/dia
• Losartana	25-50 mg, 1 x/dia	100-150 mg, 1 x/dia

(continua)

TABELA 1 Principais medicamentos para insuficiência cardíaca com fração de ejeção reduzida *(continuação)*

Droga	Dose inicial	Dose-alvo
ARM		
• Espironolactona	25 mg, 1 x/dia	25-50 mg, 1 x/dia
Betabloqueadores		
• Carvedilol	3,125 mg, 2 x/dia	50 mg, 2 x/dia
• Succinato de metoprolol	25 mg, 1 x/dia	200 mg, 1 x/dia
• Bisoprolol	1,25 mg, 1 x/dia	10 mg, 1 x/dia
ISGLT2		
• Dapagliflozina	10 mg, 1 x/dia	10 mg, 1 x/dia
• Empagliflozina	10 mg, 1 x/dia	10 mg, 1 x/dia
INRA		
• Sacubitril/ valsartana	24/26 mg, 2 x/dia	97/103 mg, 2 x/dia
Ivabradina	5 mg, 2 x/dia	7,5 mg, 2 x/dia
Hidralazina/DN de isossorbida	25/20 mg, 3 x/dia	100 mg/40 mg, 3 x/dia
Hidralazina/MN de isossorbida	25 mg, 3 x/ dia/20 mg, 2 x/dia	100 mg, 3 x/ dia/40 mg, 2 x/dia
Digoxina	0,125 mg, 1 x/dia	Nível sérico entre 0,5-0,9 ng/mL
Diurético de alça Furosemida	20-80 mg, 1 x/dia	Conforme a necessidade, máximo 600 mg/ dia divididos a cada 6-8 horas
Diurético tiazídico Hidroclorotiazida Clortalidona	25 mg, 1 x/dia	Conforme a necessidade, máximo 200 mg 1 x/dia

IC: insuficiência cardíaca; IECA: inibidores da enzima conversora da angiotensina; BRA: bloqueadores dos receptores da angiotensina II; ARM: antagonista dos receptores mineralocorticoides; ISGLT2: inibidores do cotransportador sódio-glicose 2; INRA: inibidor da neprilisina e do receptor de angiotensina; DN: dinitrato de isossorbida; MN: mononitrato de isosorbida.
Fonte: adaptada da Diretriz brasileira de insuficiência cardíaca crônica e aguda. Arq Bras Cardiol. 2018;111(3):436-539; e adaptada de Mourilhe-Rocha R, Martins WA (eds.). Manual de insuficiência cardíaca. Rio de Janeiro: Socerj – Sociedade de Cardiologia do Estado do Rio de Janeiro; 2019.

QUADRO 5 Definição das classes de recomendação e níveis de evidência do tratamento farmacológico da insuficiência cardíaca com fração de ejeção reduzida

Classes de recomendação	
Classe I	Condições para as quais há evidências conclusivas ou, em sua falta, consenso geral de que o procedimento é seguro e útil/eficaz
Classe II	Condições para as quais há evidências conflitantes e/ou divergência de opinião sobre segurança, e utilidade/eficácia do procedimento
Classe IIA	Peso ou evidência/opinião a favor do procedimento. A maioria aprova

(continua)

SEÇÃO VII ▪ INSUFICIÊNCIA CARDÍACA

QUADRO 5 Definição das classes de recomendação e níveis de evidência do tratamento farmacológico da insuficiência cardíaca com fração de ejeção reduzida *(continuação)*

Classe IIB	Segurança e utilidade/eficácia menos bem estabelecida, não havendo predomínio de opiniões a favor
Classe III	Condições para as quais há evidências e/ou consenso de que o procedimento não é útil/eficaz e, em alguns casos, pode ser prejudicial
Níveis de evidência	
Nível A	Dados obtidos a partir de múltiplos estudos randomizados de bom porte, concordantes e/ou de metanálise robusta de estudos clínicos randomizados
Nível B	Dados obtidos a partir de metanálise menos robusta, a partir de um único estudo randomizado ou de estudos não randomizados (observacionais)
Nível C	Dados obtidos de opiniões consensuais de especialistas

Fonte: adaptado da Diretriz brasileira de insuficiência cardíaca crônica e aguda. Arq Bras Cardiol. 2018;111(3):436-539.

QUADRO 6 Classes de recomendação e níveis de evidência de cada tratamento farmacológico da insuficiência cardíaca com fração de ejeção reduzida

Recomendações	Classe de recomendação	Nível de evidência
IECA para disfunção de VE sintomática para reduzir morbidade e mortalidade	I	A
BRA para disfunção de VE sintomática (nos intolerantes a IECA por tosse/angioedema) para reduzir morbidade e mortalidade	I	A
Bisoprolol, carvedilol e succinato de metoprolol para disfunção de VE sintomática para reduzir morbidade e mortalidade	I	A
ARM para disfunção de VE sintomática, associado ao tratamento padrão com IECA e betabloqueador, para reduzir morbidade e mortalidade	I	A
Sacubitril/valsartana, em substituição do IECA (ou BRA), para disfunção de VE sintomática, já em uso de terapêutica otimizada com terapia tripla para reduzir morbidade e mortalidade	I	B
Sacubitril/valsartana para disfunção de VE sintomática, como terapia de primeira linha, associado a betabloqueador e ARM para reduzir morbidade e mortalidade	I	B

(continua)

QUADRO 6 Classes de recomendação e níveis de evidência de cada tratamento farmacológico da insuficiência cardíaca com fração de ejeção reduzida *(continuação)*

Recomendações	Classe de recomendação	Nível de evidência
Empagliflozina ou dapagliflozina ou canagliflozina em pacientes com diabete tipo 2 e doença aterosclerótica para reduzir o risco de hospitalização por IC	I	A
Dapagliflozina ou empagliflozina para tratamento de ICFEr para melhorar os sintomas e a qualidade de vida e para reduzir o risco de hospitalização e mortalidade cardiovascular em pacientes COM diabete tipo 2	I	A
Dapagliflozina ou empagliflozina para tratamento de ICFEr para melhorar os sintomas e a qualidade de vida e para reduzir o risco de hospitalização e mortalidade cardiovascular em pacientes SEM diabete tipo 2	I	A
Associação de hidralazina e nitrato para disfunção sistólica sintomática em classe funcional II-IV (NYHA) com contraindicação a IECA ou a BRA (insuficiência renal e/ou hipercalemia), independentemente de raça	I	B
Associação de hidralazina e nitrato para negros autodeclarados com disfunção sistólica sintomática em classe funcional III-IV (NYHA), apesar de terapêutica otimizada	I	B
Associação de hidralazina e nitrato para disfunção sistólica assintomática com contraindicação a IECA ou a BRA (IR e/ou hipercalemia), independentemente de raça	I	C
Diuréticos de alça para controle de congestão	I	C
Diurético tiazídico associado ao diurético de alça para controle de congestão persistente, apesar de terapêutica otimizada e incrementos na dose de diurético de alça	I	B
Ivabradina para disfunção de VE sintomática, em paciente com terapêutica otimizada, em ritmo sinusal e com FC ≥ 70 bpm, para redução de hospitalização, morte cardiovascular e morte por IC	IIA	B

(continua)

QUADRO 6 Classes de recomendação e níveis de evidência de cada tratamento farmacológico da insuficiência cardíaca com fração de ejeção reduzida (continuação)		
Recomendações	Classe de recomendação	Nível de evidência
Digoxina para disfunção de VE sintomática, apesar de terapêutica otimizada com terapia tripla, para reduzir sintomas e hospitalizações	IIA	B
Digoxina para disfunção de VE, em pacientes com fibrilação atrial sintomáticos, apesar de terapêutica otimizada (incluindo betabloqueadores), para controle de frequência ventricular	IIA	B
Associação de hidralazina e nitrato para disfunção sistólica sintomática refratária à terapêutica otimizada, independentemente de raça	IIA	C
BRA associado à IECA para disfunção de VE sintomática para reduzir hospitalização por IC (em pacientes que não usam antagonistas mineralo-corticoides)	IIB	B
ARM associado a IECA e BRA	III	B
ARM para pacientes com creatinina > 2,5 mg/dL ou hipercalemia	III	C
Sacubitril/valsartana, concomitantemente ou dentro de 36 horas da última dose de IECA	III	B
Sacubitril/valsartana em pacientes com história de angioedema	III	B
Digoxina para disfunção de VE assintomática ou com ICFEp em ritmo sinusal	III	C
Início de diuréticos na ICFEr assintomática	III	C

ARM: antagonista dos receptores mineralocorticoides; BRA: bloqueadores dos receptores da angiotensina II; IC: insuficiência cardíaca; IECA: inibidores da enzima conversora da angiotensina; IR: insuficiência renal; ISGLT2: inibidores do cotransportador sódio-glicose 2; ICFEp: insuficiência cardíaca com fração de ejeção preservada; VE: ventrículo esquerdo.
Fonte: adaptado da Diretriz brasileira de insuficiência cardíaca crônica e aguda. Arq Bras Cardiol. 2018;111(3):436-539; adaptado de Mourilhe-Rocha R, Martins WA (eds). Manual de insuficiência cardíaca. Rio de Janeiro: Socerj – Sociedade de Cardiologia do Estado do Rio de Janeiro; 2019; e adaptado de O'Meara E, McDonald M, Chan M, Ducharme A, Ezekowitz JA, Giannetti N, et al. CCS/CHFS heart failure guidelines: clinical trial update on functional mitral regurgitation, SGLT2 inhibitors, ARNI in HFpEF, and tafamidis in amyloidosis. Can J Cardiol. 2020;36(2):159-69.

Inibidores da enzima conversora da angiotensina e bloqueadores dos receptores da angiotensina II

São medicamentos utilizados desde a década de 1980 (IECA) e de 2000 (BRA) com comprovados benefícios em morbidade e mortalidade e na qualidade de vida. Os IECA devem ter preferência em relação aos BRA, pois estes mostraram ser não inferiores aos IECA; as evidências com os IECA são mais robustas. Os IECA e BRA devem ser usados em pacientes de quaisquer etiologias e em todas as classes funcionais da New York Heart Association (NYHA). Os BRA devem ser utilizados quando o paciente tiver intolerância aos IECA. Os principais achados relacionados a essa intolerância são tosse persistente e intensa (ocorre em cerca de 10-20% dos casos) e angioedema (menos de 1%). Os principais eventos adversos dos IECA e BRA são hipotensão arterial, hipercalemia e insuficiência renal.

Betabloqueadores

Entre os principais benefícios estão o efeito no remodelamento reverso ventricular associado ao aumento da fração de ejeção do ventrículo esquerdo. Eles devem ser usados em quaisquer etiologias e em todas as classes funcionais da NYHA. É importante destacar que, no início do tratamento, alguns pacientes podem piorar um pouco os sintomas, mas isso reverte após alguns dias, portanto o paciente deve ser orientado a manter o medicamento. Outro aspecto importante refere-se a pacientes com diabete melito (DM), doença pulmonar obstrutiva crônica ou asma, nos quais existe receio da utilização desses fármacos. Esses indivíduos têm os mesmos benefícios dos demais, e apenas os pneumopatas graves têm restrições ao uso, podendo ser amenizado pela utilização de betabloqueadores cardiosseletivos (bisoprolol e succinato de metoprolol). Constitui contraindicação ao seu uso a presença de bradicardia sintomática, bloqueio atrioventricular avançado (exceto se tratado com marca-passo), hipotensão (pressão arterial sistólica < 90 mmHg) e doença broncoespástica grave. Não deve também ser iniciado em pacientes com insuficiência cardíaca descompensada, sobretudo aguda ou necessitando de tratamento com agente inotrópico positivo beta-agonista intravenoso.

Antagonistas dos receptores mineralocorticoides

As ARM devem ser usados em pacientes de quaisquer etiologias e em pacientes das classes funcionais II-IV da NYHA. Não existem evidências para a utilização em pacientes em classe funcional I da NYHA. Os principais eventos adversos dos ARM são hipotensão arterial, hipercalemia e insuficiência renal.

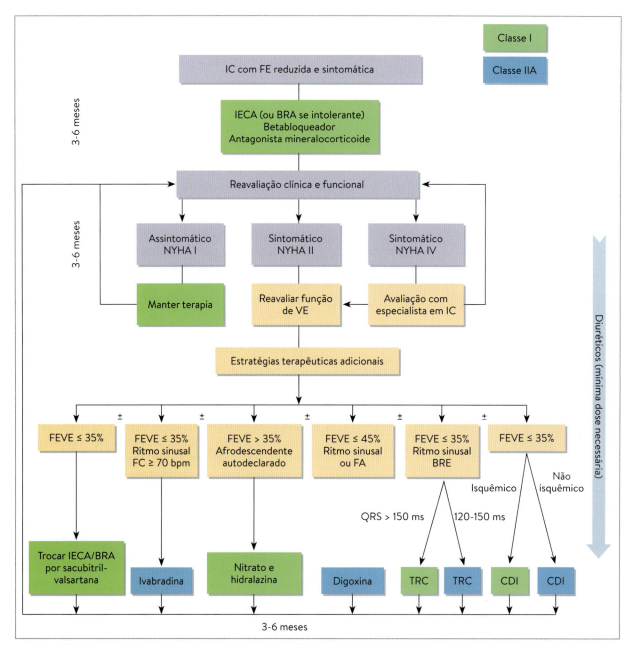

FIGURA 1 Fluxograma de tratamento da insuficiência cardíaca com fração de ejeção reduzida.

BRA: bloqueador do receptor de angiotensina; BRE: bloqueio do ramo esquerdo; CDI: cardiodesfibrilador implantável; FA: fibrilação atrial; FC: frequência cardíaca; FE: fração de ejeção; FEVE: fração de ejeção do ventrículo esquerdo; IC: insuficiência cardíaca; IECA: inibidor da enzima conversora de angiotensina; NYHA: New York Heart Association; TRC: terapia de ressincronização cardíaca; VE: ventrículo esquerdo.

Fonte: adaptada da Diretriz brasileira de insuficiência cardíaca crônica e aguda. Arq Bras Cardiol. 2018;111(3):436-539.

Inibidores da neprilisina e dos receptores da angiotensina (sacubitril/valsartana)

Até o momento, só existe um representante dessa classe terapêutica que atua simultaneamente no sistema renina-angiotensina-aldosterona (SRAA) e na endopeptidase neutra, que é o sacubitril/valsartana, utilizado desde 2015, com comprovados benefícios em morbimortalidade e qualidade de vida. O sacubitril/valsartana deve ser usado preferencialmente em pacientes já em uso de IECA ou BRA, mas que permanecem sintomáticos, porém pode ser utilizado também como primeira terapia. Pode ser utilizado em quaisquer etiologias e em pacientes das classes funcionais II, III e eventualmente na IV da NYHA. Os principais eventos adversos do INRA são hipotensão arterial, hipercalemia e insuficiência renal. É fundamental destacar que, ao iniciar um ARM ou um IECA ou um BRA ou um INRA, devem-se monitorar a função renal e o potássio, sendo necessários exames em cerca de 7-14 dias após o início e repetir a cada ajuste de dose e/ou piora clínica.

Inibidores do cotransportador sódio-glicose 2

Os inibidores de SGLT2 levam a uma redução da glicose plasmática, inibindo a reabsorção tubular renal de glicose, com a resultante glicosúria. Essas mudanças relacionadas à glicemia também estão associadas com natriurese, diurese osmótica, perda modesta de peso, aumento do hematócrito e redução da pressão arterial. Esses efeitos representam mudanças potencialmente favoráveis que podem levar a uma redução na incidência de IC em pacientes com diabete tipo 2, como inicialmente mostrado no estudo EMPA-REG. Destacam-se dois recentes estudos: DAPA-HF com dapagliflozina e EMPEROR-reduced com empagliflozina, ambos em pacientes com ICFEr com a presença concomitante ou não de diabete tipo 2. Nos dois estudos houve redução do desfecho primário, a combinação de tempo para o primeiro agravamento de IC (hospitalização ou visita urgente com necessidade de administração intravenosa de terapia para IC) ou morte decorrente de causas cardiovasculares.

Ivabradina

A ivabradina é uma droga única em seu mecanismo de ação, inibindo seletivamente à corrente If no tecido do nó sinoatrial e reduzindo a frequência cardíaca (FC). Ela determina redução do desfecho combinado de morte cardiovascular ou hospitalização por IC, redução de hospitalização total, redução de hospitalização por IC e morte por IC. Para ser utilizada, o paciente precisa estar em ritmo sinusal, sintomático e com a FC maior que 70 bpm. Pode ser utilizada em quaisquer etiologias e em pacientes das classes funcionais II, III e IV da NYHA. O principal evento adverso da ivabradina é a bradicardia sintomática.

O QUE AS DIRETRIZES RECOMENDAM

- Bocchi EA, Marcondes-Braga FG, Bacal F, Ferraz AS, Albuquerque D, Rodrigues D, et al. Sociedade Brasileira de Cardiologia. Atualização da diretriz brasileira de insuficiência cardíaca crônica – 2012. Arq Bras Cardiol. 2012;98(1Supl.1):1-33.

- Carvalho T, Milani M, Ferraz AS, Silveira AD, Herdy AH, Hossri CAC, et al. Diretriz brasileira de reabilitação cardiovascular – 2020. Arq Bras Cardiol. 2020;114(5):943-87.

- Comitê coordenador da diretriz de insuficiência cardíaca. Diretriz brasileira de insuficiência cardíaca aguda e crônica. Arq Bras Cardiol. 2018;111(3):436-539.

- Hunt SA, Abraham WT, Chin MH, Feldman AM, Francis GS, Ganiats TG, et al. 2009 focused update incorporated into the ACC/AHA 2005 guidelines for the diagnosis and management of heart failure in adults: a report of the American College of Cardiology Foundation/American Heart Association task force on practice guidelines. J Am Coll Cardiol. 2009;53(15):e1-90.

- O'Meara E, McDonald M, Chan M, Ducharme A, Ezekowitz JA, Giannetti N, et al. CCS/CHFS heart failure guidelines: clinical trial update on functional mitral regurgitation, SGLT2 inhibitors, ARNI in HFpEF, and tafamidis in amyloidosis. Can J Cardiol. 2020;36(2):159-69.

- Ponikowski P, Voors AA, Anker SD, Bueno H, Cleland JG, Coats AJ, et al. 2016 ESC guidelines for the diagnosis and treatment of acute and chronic heart failure: the task force for the diagnosis and treatment of acute and chronic heart failure of the European Society of Cardiology (ESC). Developed with the special contribution of the Heart Failure Association (HFA) of the ESC. Eur Heart J. 2016;37(27):2129-200.

- Yancy CW, Jessup M, Bozkurt B, Butler J, Casey DE Jr, Colvin MM, et al. 2017 ACC/AHA/HFSA focused update of the 2013 ACCF/AHA guideline for the management of heart failure: a report of the American College of Cardiology/American Heart Association task force on clinical practice guidelines and the Heart Failure Society of America. J Am Coll Cardiol. 2017;70(6):776-803.

Digoxina

Apenas melhora a qualidade de vida e reduz hospitalizações, sem impacto na redução de mortalidade. É um medicamento que pode ter muitos efeitos colaterais por intoxicação relacionados a níveis séricos maiores que 1,2 ng/mL, podendo inclusive causar morte. É recomendada a monitorização dos níveis séricos, procurando mantê-los entre 0,5-0,9 ng/mL. Os principais eventos adversos são bradicardia sintomática, bloqueio atrioventricular, extrassístoles ventriculares frequentes, náuseas e vômitos.

Hidralazina e nitrato

Esta associação medicamentosa foi a primeira intervenção a mostrar benefício clínico em pacientes com insuficiência cardíaca em 1986. Porém, quando foi comparado com um IECA, mostrou-se inferior, sendo, portanto, uma terapia de segunda linha. A principal indicação, entretanto, é a utilização em indivíduos intolerantes aos IECA ou BRA por insuficiência renal e ou hipercalemia. Em indivíduos negros americanos em classes funcionais III e IV da NYHA, já em terapia otimizada, houve benefício adicional. Os principais eventos adversos da associação de hidralazina/nitrato são hipotensão arterial, taquicardia reflexa e cefaleia.

Diuréticos de alça e tiazídicos

Os diuréticos são os medicamentos mais usados na ICFEr para aliviar os sintomas congestivos. Porém, dependendo da forma como são utilizados, em detrimento das drogas com benefícios de mortalidade, podem aumentar as complicações, seja por distúrbios hidroeletrolíticos e/ou por arritmias graves. Dessa forma, recomenda-se o uso na menor dosagem possível para manutenção do *status* euvolêmico. Os principais eventos adversos dos diuréticos são hipotensão arterial, distúrbios hidroeletrolíticos, arritmias supraventriculares e ventriculares e insuficiência renal.

CONCLUSÕES

Seguir as diretrizes de diagnóstico e tratamento da ICFEr é um excelente instrumento de controle de qualidade assistencial. Existem inúmeros modelos de auxílio dessa qualidade, e a utilização de um *checklist* pode ser um instrumento importante na melhoria do cuidado de pacientes com insuficiência cardíaca.

A adequação do tratamento não farmacológico e farmacológico é fundamental para a melhora da qualidade de vida, redução da morbidade e da mortalidade. É preciso sempre buscar a otimização terapêutica, utilizando as maiores doses toleradas e priorizando as intervenções que reduzem a mortalidade.

 SUGESTÕES DE LEITURA

1. McMurray JJ, Packer M, Desai AS, Gong J, Lefkowitz MP, Rizkala AR, et al. Angiotensin-neprilysin inhibition versus enalapril in heart failure. N Engl J Med. 2014;371(11):993-1004.
2. McMurray JJV, Solomon SD, Inzucchi SE, Køber L, Kosiborod MN, Martinez FA, et al.; DAPA-HF Trial Committees and Investigators. Dapagliflozin in patients with heart failure and reduced ejection fraction. N Engl J Med. 2019;381(21):1995-2008.
3. Mourilhe-Rocha R. Tratamento farmacológico da insuficiência cardíaca com fração de ejeção reduzida. In: Mourilhe-Rocha R, Martins WA (eds.). Manual de insuficiência cardíaca. Rio de Janeiro: Socerj – Sociedade de Cardiologia do Estado do Rio de Janeiro; 2019.
4. Packer M, Butler J, Filippatos GS, Jamal W, Salsali A, Schnee J, et al.; EMPEROR-Reduced Trial Committees and Investigators. Evaluation of the effect of sodium-glucose co-transporter 2 inhibition with empagliflozin on morbidity and mortality of patients with chronic heart failure and a reduced ejection fraction: rationale for and design of the EMPEROR-reduced trial. Eur J Heart Fail. 2019;21(10):1270-8.
5. Swedberg K, Komajda M, Böhm M, Borer JS, Ford I, Dubost-Brama A, et al; SHIFT investigators. Ivabradine and outcomes in chronic heart failure (SHIFT): a randomised placebo-controlled study. Lancet. 2010;376(9744):875-85.

NOTA DOS EDITORES

Este capítulo possui referências bibliográficas adicionais, recomendadas pelos autores, na plataforma digital complementar do livro. Por motivos de compactação, somente algumas delas estão aqui contempladas. Utilize o QR code abaixo para ter acesso a esse conteúdo:

Insuficiência cardíaca com fração de ejeção preservada e intermediária: mecanismos fisiopatológicos, diagnóstico e tratamentos não farmacológico e farmacológico

Evandro Tinoco Mesquita
Antonio José Lagoeiro Jorge
Luiz Claudio Danzmann
Salvador Rassi

DESTAQUES

- A insuficiência cardíaca com fração de ejeção preservada (ICFEp) tornou-se a forma mais comum de insuficiência cardíaca, associada a morbimortalidade substancial.
- A fisiopatologia da ICFEp é mais complexa que a da insuficiência cardíaca com fração de ejeção reduzida (ICFEr), envolvendo outros mecanismos além da disfunção diastólica, como mecanismos não diastólicos e as comorbidades.
- O diagnóstico é desafiador e requer a demonstração de evidência objetiva de congestão ou débito cardíaco insuficiente, utilizando avaliação da história clínica, exame físico, dosagem de peptídeo natriurético, dados de ecocardiografia com Doppler tecidual e teste de estresse diastólico não invasivo ou invasivo.
- Até o momento, a maioria dos ensaios clínicos sobre a eficácia dos tratamentos para ICFEp produziu resultados neutros, mas fortes evidências apoiam o uso de diuréticos, antagonistas dos receptores de mineralocorticoides e treinamento físico como terapias eficazes.

MECANISMOS FISIOPATOLÓGICOS

Existem dois grandes mecanismos fisiopatológicos que estão relacionados à insuficiência cardíaca (IC): a disfunção sistólica, na qual há piora da contratilidade do ventrículo esquerdo (VE), e a disfunção diastólica (DD), que é caracterizada pela piora do relaxamento cardíaco e/ou alteração da rigidez e enchimento. As duas condições quase sempre coexistem e estão mecanicamente interligadas, sendo que na IC com fração de ejeção preservada (ICFEp) existe um predomínio da DD sobre a sistólica e na IC com fração de ejeção reduzida (ICFEr) ocorre o inverso. A fisiopatologia da ICFEp é mais complexa que a da ICFEr, envolvendo outros mecanismos além da DD, como mecanismos não diastólicos e as comorbidades (Figura 1).

Mecanismos diastólicos

Mecanismos diastólicos que envolvem alterações estruturais e funcionais do coração estão relacionados à fisiopatologia da ICFEp (Quadro 1). A DD indica uma anormalidade funcional do coração, que pode ocorrer com FE normal ou alterada, e não necessariamente produz sintomas.

Disfunção diastólica

Função diastólica normal é caracterizada por uma rápida diminuição da pressão associada a distorção e recuo elástico do VE, produzindo um efeito de sucção que promove o enchimento ventricular, aumentando o gradiente de pressão AE-VE e puxando o sangue para o ventrículo. Esse processo aumenta durante o exercício para compensar o

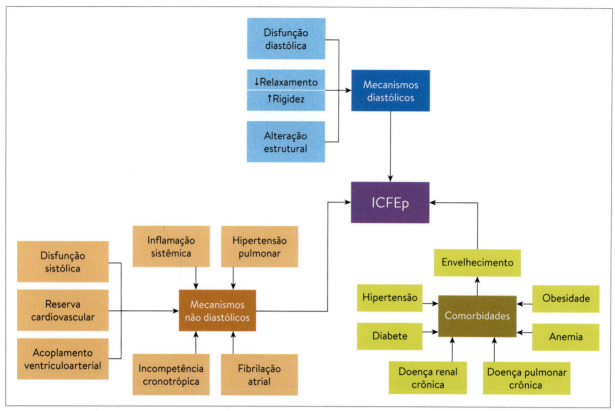

FIGURA 1 Mecanismo da ICFEp: diastólicos, não diastólicos e comorbidades.
ICFEp: insuficiência cardíaca com fração de ejeção preservada.

QUADRO 1 Alterações estruturais e disfunção diastólica na ICFEp	
Alterações estruturais	**Disfunção diastólica**
Maior espessura da parede e/ou da MVE – ERP > 0,42 – MVE-I > 95 g/m² (M) ou > 115 g/m² (H)	Alterações do relaxamento do VE (e') – e' medial < 7 cm/s ou lateral < 10 cm/s – valor médio < 9 cm/s
Aumento da proporção de massa miocárdica e volume da cavidade	Maior dependência do enchimento do VE pela contração atrial com mudança do enchimento do VE da diástole precoce
Aumento da ERP (2EPP/DDVE) > 0,42	Diminuição da sucção/recuo diastólico precoce
VDF do VE normal ou pouco alterado (97 mL/m²)	Aumento da pressão do AE durante o enchimento precoce – VAE-I > 34 mL² – relação E/e' > 14
Aumento do volume do átrio esquerdo (VAE-I > 34 mL/m²)	Maior rigidez passiva e menor distensibilidade do VE
	Perda da capacidade de aumentar o relaxamento durante o exercício

AE: átrio esquerdo; DDVE: disfunção diastólica do ventrículo esquerdo; ERP: espessura relativa da parede; EPP: espessura da parede posterior; DDVE: diâmetro diastólico do ventrículo esquerdo; ICFEp: insuficiência cardíaca com fração de ejeção preservada; MVE: massa do ventrículo esquerdo; VAE-I: volume do átrio esquerdo indexado à superfície corporal; VDF: volume diastólico final; VE: ventrículo esquerdo.

período de enchimento diastólico reduzido decorrente da elevação da frequência cardíaca.

A DD é classificada em graus (Figura 2) e é caracterizada por perda do relaxamento (e'), pelo menor enchimento (relação E/A) e pressões elevadas durante a diástole (relação E/e'; volume do átrio esquerdo (AE) indexado; velocidade de regurgitação tricúspide). A DD sozinha é essencialmente parte do envelhecimento humano normal e pode ser documentada em muitas pessoas que não têm ou nunca terão ICFEp, tornando o diagnóstico de ICFEp nos idosos uma questão mais desafiadora. No geral, a avaliação da função diastólica pode fornecer informações cruciais sobre o desenvolvimento e a gravidade da ICFEp.

As principais anormalidades na função diastólica estão listadas no Quadro 1. A piora de um ou mais desses parâmetros irá causar uma diminuição da distensibilidade do VE e um aumento na pressão diastólica para qualquer volume no VE. Quando o relaxamento ventricular piora, o enchimento ventricular rápido que ocorre no início da diástole diminui, e essa redução faz com que o enchimento se complete no final da diástole, tornando a contração atrial peça fundamental para completar a diástole. Essa alteração é bem documentada no ecocardiograma pela redução da onda E, aumento da onda a e diminuição da onda e' (Figura 2).

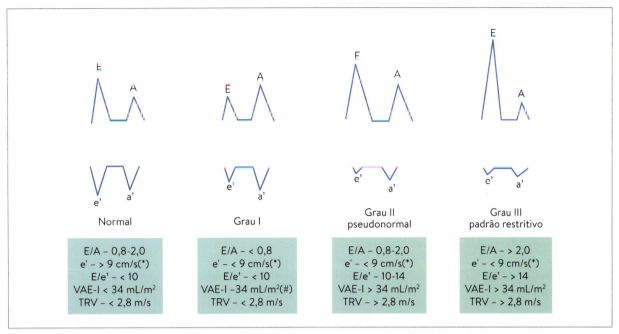

FIGURA 2 Classificação da função diastólica em graus pelo ecocardiograma com Doppler tecidual.

A: velocidade do fluxo mitral no final da diástole (cm/s); a': velocidade diastólica no final da diástole pelo EcoDoppler tecidual; E: velocidade do fluxo mitral no início da diástole (cm/s); e': velocidade diastólica no início da diástole pelo EcoDoppler tecidual; TRV: velocidade de regurgitação tricúspide; VAE-I volume do átrio esquerdo indexado à superfície corporal.

(*) Usar valor médio da medida medial e lateral do e'.
(#) Pode ser normal ou aumentado.

Mecanismos não diastólicos

Disfunção sistólica e reserva cardiovascular

Nos pacientes com ICFEp supõe-se que a fração de ejeção do ventrículo esquerdo (FEVE) e a maioria dos índices de contratilidade estejam dentro das faixas de normalidade. Entretanto, a FEVE é um parâmetro ruim e não específico para avaliar a contratilidade do VE. Estudos que avaliaram as medidas independentes da carga e da função contrátil do miocárdio mostraram que há diminuição na função sistólica em pacientes com ICFEp em comparação com controles saudáveis pareados por idade, assim como hipertensos assintomáticos.

A incapacidade de aumentar a função sistólica também piora a reserva diastólica na ICFEp, limitando o recuo elástico e os efeitos de sucção que normalmente facilitam o enchimento do VE. Essas anormalidades relativamente leves na função sistólica em repouso tornam-se limitações muito mais significativas durante o exercício, e se acentuam ainda mais em um coração já comprometido. Estudos mostraram que a incapacidade de aumentar o débito cardíaco durante o exercício está amplamente relacionada à baixa reserva sistólica, em que a função contrátil não pode ser aumentada durante o estresse de maneira normal. Isso limita a capacidade de aumentar o volume sistólico e reduz o débito cardíaco e a perfusão dos órgãos-alvo.

Hipertensão pulmonar

A hipertensão pulmonar (HAP) é altamente prevalente em pacientes com ICFEp, acometendo cerca de 70-80% dessa população. O aumento das pressões no AE e nas veias pulmonares em razão da DD leva ao aumento da pressão na artéria pulmonar por meio da retrotransmissão passiva da pressão hidrostática. Nos estágios mais avançados da ICFEp pode haver alterações na estrutura e na função vascular pulmonar, levando a um componente pré-capilar, no qual a resistência vascular pulmonar aumenta. A presença de HAP em pacientes com ICFEp está associada com aumento da mortalidade e das taxas de internação.

A presença e a gravidade da HAP estão fortemente associadas ao desenvolvimento de disfunção do VD. Além do aumento da pressão pulmonar, o desacoplamento VD--arterial também desempenha um papel importante, contribuindo ainda mais para a piora dos desfechos na ICFEp.

Acoplamento ventriculoarterial

A interação entre a função cardíaca e o sistema arterial, que por sua vez afeta o desempenho ventricular, é geralmente definida como acoplamento ventricular-arterial e é uma expressão da eficiência cardiovascular global. Pacientes com ICFEp experimentam piora do acoplamento ventricular-vascular, o que leva ao aumento da pós-carga do VE.

Estado inflamatório sistêmico

O estado inflamatório sistêmico, induzido por comorbidades associadas à ICFEp, afeta o endotélio microvascular coronariano, por meio da expressão de moléculas de adesão endotelial. Essa expressão leva à ativação e à migração subendotelial de leucócitos circulantes. Sabe-se também que as citocinas pró-inflamatórias estimulam a produção endotelial de espécies reativas de oxigênio (ROS). Na ICFEp as comorbidades contribuem para um estado inflamatório sistêmico, que induz a estresse oxidativo no endotélio microvascular coronariano. Esse estresse reduz a biodisponibilidade de óxido nítrico no miocárdio e leva à redução da atividade da proteína G quinase (PKG) nos cardiomiócitos, tornando-o rígido e hipertrofiado. O remodelamento miocárdio na ICFEp induzido pela inflamação é diferente do remodelamento da ICFEr, que é produzido pela morte do cardiomiócito em decorrência de isquemia, infecção e toxicidade.

Incompetência cronotrópica

A incompetência cronotrópica (InCr) é definida como a incapacidade do coração de aumentar sua frequência cardíaca proporcionalmente à atividade ou demanda requerida, causando prejuízo na reserva de volume sistólico na ICFEp. É comum em pacientes com doença cardiovascular haver intolerância ao exercício, o que prejudica a qualidade de vida, sendo também um preditor independente de eventos cardiovasculares adversos maiores e da mortalidade global. Apesar da crescente valorização da presença de InCr como anormalidade fisiopatológica na ICFEp, a prevalência geral e os fatores clínicos associados à InCr em ICFEp ainda não estão esclarecidos.

Fibrilação atrial

A fibrilação atrial (FA) é a arritmia cardíaca sustentada mais frequente na ICFEp e está associada ao aumento da morbidade e mortalidade em pacientes com IC. O aumento das pressões de enchimento e da rigidez do VE, associado à diminuição da complacência, levam à elevação da tensão da parede atrial, aumento do AE e fibrose. Esse remodelamento estrutural do AE forma o substrato para iniciar e perpetuar a FA.

As comorbidades e a disfunção diastólica

Comorbidades não cardíacas são altamente prevalentes na ICFEp, induzindo a um estado inflamatório sistêmico.

A hipertensão arterial tem sido relatada como o fator de risco mais importante para a DD do VE na comunidade e um dos principais contribuintes para o desenvolvimento de IC. A hipertensão induz ao enrijecimento de artérias maiores, e os efeitos hemodinâmicos derivados dessas alterações vasculares também pode influenciar a função diastólica do VE.

A obesidade exerce impacto substancial na estrutura e função cardíaca e está associada à DD independentemente dos níveis de pressão arterial. Em resposta à massa gorda excessiva, os indivíduos obesos apresentam aumentos no volume sanguíneo total e central, o que pode resultar em hipertrofia excêntrica e disfunção diastólica.

O diabete melito promove alterações estruturais e funcionais no coração, independentemente da doença coronariana e da hipertensão. As biópsias do coração diabético geralmente revelam fibrose intersticial e hipertrofia de cardiomiócitos, e os mecanismos propostos subjacentes a essas alterações incluem a ativação do sistema renina-angiotensina-aldosterona, inflamação, hiperinsulinemia, hiperglicemia e estresse oxidativo. A função diastólica prejudicada é a anormalidade funcional mais precoce na cardiomiopatia associada ao diabete e está relacionada à fibrose e à hipertrofia do VE.

Pacientes com doença renal crônica frequentemente apresentam prejuízo da função diastólica. Possíveis explicações para a maior prevalência de DD incluem o aumento da rigidez aórtica frequentemente observado na doença renal crônica e a sobrecarga de volume. Em indivíduos hipertensos, a presença de doença renal crônica está associada à piora da função diastólica, independentemente da massa do VE e da medida da pressão arterial braquial.

DIAGNÓSTICO DA ICFEP

Mais da metade dos pacientes com IC no mundo tem FEVE $\geq$ 50%. Estudo realizado no Brasil na atenção primária em população com idade $\geq$ 45 anos mostrou que 79,3% dos indivíduos estariam em risco para desenvolver IC (estágio A e B) e 9,3% estariam em estágio C, sendo que 59% apresentavam o fenótipo ICFEp.

A definição diagnóstica de ICFEp tem passado por várias proposições de critérios, escores e até nomogramas nos últimos 20 anos. Os elementos diagnósticos incluídos nesses modelos já foram investigados sob o ponto de vista de confrontação com padrão-ouro de pressão invasiva por cateterismo ou testados sob o ponto de vista de poder prognóstico. Os modelos empregam 4 elementos em comum e apresentam 5 etapas distintas (Quadro 2).

Essa constatação remete à necessidade de se aliar praticidade e boa acurácia a um critério diagnóstico. Deve-se levar em conta que um mesmo paciente com ICFEp pode cursar com diferentes graus de congestão ao longo do tempo e que diferentes morbidades estão intrincadas à síndrome principal, podendo funcionar como geradores de congestão, como a hipertensão mal controlada, ou influenciar negativamente no nível sérico de biomarcadores dessa mesma congestão, como no caso da obesidade.

O diagnóstico da ICFEp é mais desafiador que o de ICFEr, portanto não pode ser considerado de forma simplista e exige a compreensão da complexidade da síndrome. De acordo com esse conceito, uma abordagem por passos pode ajudar o médico a chegar a um diagnóstico completo da ICFEp, no qual o passo 1 seria uma avaliação inicial em todos os indivíduos com suspeita de IC; no passo 2 estaria a avaliação diagnóstica (confirmar/excluir), que pode ser realizada com a utilização dos escores HFA-PEFF e H2FPEF; o passo 3 seria a busca da confirmação dos pacientes que caíssem na zona cinzenta; e finalmente o passo 4, que seria a busca do diagnóstico.

QUADRO 2 Definição diagnóstica de ICFEp	
Elementos	**Etapas para o diagnóstico**
1. Características clínicas, como sintomas, sinais e presença de morbidades associadas à ICFEp	1. O conceito de que a identificação de ICFEp envolve todos os níveis de atenção (passo 1)
2. Constatação de função sistólica acima de um ponto de corte arbitrário de 50% estimado pela melhor técnica disponível, geralmente por método ecocardiográfico	2. Uma abordagem diagnóstica da avaliação clínica inicial a testes mais especializados (passo 1)
3. Presença de remodelamento atrioventricular	3. O diagnóstico nem sempre é direto, portanto recomenda-se a integração de parâmetros distintos dos domínios complementares de diagnóstico em um novo escore diagnóstico (passo 2)
4. Evidências diretas ou indiretas de elevação da pressão de enchimento do VE por meio dos índices derivados do Doppler ou por peptídeos natriuréticos	4. Para o subconjunto de pacientes com escore inconclusivo, o diagnóstico definitivo (ou de exclusão) exigirá estudo hemodinâmico invasivo e/ou testes de esforço não invasivo ou invasivo (passo 3)
	5. Alterações fisiopatológicas subjacentes (p. ex., incompetência cronotrópica e complacência reduzida do VE) e etiologias específicas (p. ex., amiloidose) devem ser consideradas (passo 4)

ICFEp: insuficiência cardíaca com fração de ejeção preservada; VE: ventrículo esquerdo.

Diagnóstico básico da ICFEp (passo 1)

Esta avaliação inicial consiste em uma abordagem clínica, que deve ser realizada em todos os indivíduos com sinais e/ou sintomas de IC.

A abordagem clínica consiste na história clínica completa, com identificação de sintomas e sinais que ofereçam possibilidade de IC; diagnóstico das características clínicas e morbidades principais associadas a risco de ICFEp; considerar na pesquisa inicial potenciais etiologias específicas subjacentes à ICFEp, como isquêmicas, tóxicas, metabólicas, infiltrativas, inflamatórias e autoimunes e teste de

capacidade funcional, por exemplo, teste cardiopulmonar, teste ergométrico e teste de caminhada de 6 minutos. Os testes complementares iniciais sugeridos são: laboratório básico, eletrocardiograma e radiografia do tórax. De acordo com a probabilidade clínica pré-teste de cada caso, exames subsequentes devem ser considerados (Quadro 3).

Abordagem da função ventricular com medida da fração de ejeção, principal balizador do fenótipo de IC que deve ser estimada por método bidimensional (Simpson) ou tridimensional.

Os peptídeos natriuréticos, BNP e NT-pró-BNP, tem seu nível sérico associado à elevação na tensão parietal miocárdica em situações de congestão na ICFEp. A abordagem da função ventricular com medida da fração de ejeção é o principal balizador associado à elevação da tensão parietal miocárdica em situações de congestão na ICFEp. Em situações como fibrilação atrial, os valores séricos podem elevar-se 3-3,5 vezes, e em pacientes obesos o marcador diminui significativamente. Atualmente, são considerados os seguintes pontos de corte:

- BNP > 35 pg/mL – ritmo sinusal.
- BNP > 105 pg/mL – ritmo de fibrilação atrial.
- NT pró-BNP > 220 pg/mL – ritmo sinusal.
- NT pró-BNP > 660 pg/mL – ritmo de fibrilação atrial.

Se nenhum dos critérios listados estiver alterado, o diagnóstico de ICFEp é improvável. Se pelo menos um for positivo, deve-se avançar para o passo 2.

QUADRO 3 Diagnóstico inicial – passo 1
A. História clínica completa (sinais e sintomas de IC)
B. Identificar as comorbidades
C. Fazer eletrocardiograma com 12 derivações
D. Exames laboratoriais iniciais (hemograma completo, bioquímica, dosagem do BNP ou NT-proBNP)
E. Fazer ecocardiograma (fração de ejeção do VE pelo método de Simpson)
F. Ergometria/teste de caminhada de 6 minutos
G. Teste de esforço cardiopulmonar

BNP: peptídeo natriurético do tipo B; IC: insuficiência cardíaca; NT-proBNP: porção N-terminal do pró-hormônio do peptídeo natriurético do tipo B; VE: ventrículo esquerdo.

Diagnóstico de ICFEp pelos escores (passo 2)

Os dois escores que podem ser utilizados são o H2FPEF (Tabela 1) e o HFA-PEFF (Tabela 2). A principal diferença entre eles é que o H2FPEF não utiliza o biomarcador.

O H2FPEF utiliza 6 variáveis de acordo com análise retrospectiva de características clínicas e de imagem cardíaca com associação independente da ICFEp. Com base nessa estratégia, pode-se predizer a probabilidade diagnóstica da síndrome, praticamente excluindo pacientes com escores

TABELA 1 Escore H2FPEF

	Variável clínica	Valores	Pontos
H2	Peso Hipertensão	IMC > 30 kg/m² 2 ou + anti-hipertensivos	2 1
F	Fibrilação atrial	Paroxística ou persistente	3
P	Hipertensão pulmonar	PSAP > 35 mmHg (ecocardiograma)	1
E	Idade	Idade > 60 anos	1
F	Pressão de enchimento	E/e' > 9 (ecocardiograma)	1

Total de pontos

0 1 2 3 4 5 6 7 8 9

Probabilidade de ICFEp

0,2 0,3 0,4 0,5 0,6 0,7 0,8 0,9 0,95

IMC: índice de massa corporal; PSAP: pressão sistólica em artéria pulmonar.

baixos (entre 0 e 1) ou estabelecendo o diagnóstico com confiança razoavelmente alta em escores mais elevados (≥ 6).

O escore HFA-PEFF é baseado em dados observacionais e busca aliar sensibilidade com elevada especificidade. O algoritmo ainda não teve seu rendimento diagnóstico validado, mas surge como uma ferramenta que pode ser utilizada pelo cardiologista no consultório. Nesse caso, o paciente é submetido à pontuação em um escore que analisa uma série de índices de estrutura e função cardíaca, derivados do Doppler e do nível sérico de peptídeos natriuréticos. Conforme diferentes pontos de corte, o paciente ganha pontuação como critério maior ou menor. Pontuação ≥ 5 pontos confirma o diagnóstico de ICFEp, e pontuação ≤ 1 exclui o diagnóstico de ICFEp.

Para pacientes que atingem pontuações intermediárias, entre 2 e 5 no escore H2FPEF e 2 a 4 no escore HFA-PEFF, mesmo com a suspeita clínica persistente, a recomendação seria a realização de testes adicionais utilizando ferramentas diagnósticas mais sofisticadas próprias de um centro terciário, para refinar o diagnóstico (ver passo 3).

Os dois escores não necessitam ser utilizados simultaneamente, sendo a escolha do escore uma decisão do profissional de acordo com o acesso às ferramentas disponíveis (Figura 3).

Diagnóstico nos casos indeterminados (passo 3)

Se o paciente não atinge pontuação que permite o diagnóstico ou exclusão de ICFEp, ou seja, não tem grande alteração na pressão de enchimento ou alteração estrutural, pode ser submetido a teste funcional em cicloergômetro (estresse diastólico). O ecocardiograma de estresse deve ser considerado anormal se a relação E/e' média no pico de estresse for ≥ 15, com ou sem velocidade máxima de RT > 3,4 m/s. Uma relação E/e' média durante o exercício ≥ 15 (no passo 3) adiciona 2 pontos ao escore. Uma relação E/e' média ≥ 15 com uma velocidade de RT de pico > 3,4 m/s (no passo 3) acrescenta 3 pontos ao escore. Porém um aumento iso-

TABELA 2 Escore HFA-PEFF: diagnóstico ICFEp baseado em achados laboratoriais e ecocardiográficos

	Funcional	Morfológico	Biomarcador (RS)	Biomarcador (FA)
Maiores	e' septal < 7 cm/s ou e' lateral < 10 cm/s ou E/e' médio ≥ 15 ou velocidade RT > 2,8 m/s (PSAP > 35 mmHg)	VAE-I > 34 mL/m² ou MVE-I ≥ 149 g/m² (H) MVE-I ≥ 122 g/m² (M) e ERP > 0,42	NT-proBNP > 220 pg/mL ou BNP > 80 pg/mL	NT-proBNP > 660 pg/mL ou BNP > 240 pg/mL
Menores	E/e' médio 9-14 ou GLS < 16%	VAE-I 29 a 34 mL/m² ou MVE-I ≥ 115 g/m² (H) MVE-I ≥ 95 g/m² (M) ou ERP > 0,42 ou EPVE ≥ 12 mm	NT-proBNP –125 a 220 pg/mL ou BNP – 35 a 80 pg/mL	NT-proBNP – 365 a 660 pg/mL ou BNP – 105 a 240 pg/mL

- Critérios maiores = 2 pontos
- Critérios menores = 1 ponto

Interpretação:
≥ 5 pontos – confirma ICFEp
2 a 4 pontos – faixa cinzenta – teste de estresse diastólico ou hemodinâmica invasiva
≤ 1 ponto – buscar outra causa

BNP: peptídeo natriurético do tipo B; FA: fibrilação atrial; EPVE: espessura da parede do ventrículo esquerdo; ERP: espessura relativa da parede; GLS: *strain longitudinal global*; ICFEp: insuficiência cardíaca com fração de ejeção preservada; MVE: massa do ventrículo esquerdo; NT-proBNP: porção N-terminal do pró-hormônio do peptídeo natriurético do tipo B; PSAP: pressão sistólica artéria pulmonar; RS: ritmo sinusal; RT: regurgitação tricúspide; VAE: volume do átrio esquerdo.
Fonte: adaptado de Pieske B, et al. Eur Heart J. 2019;40.3297-317.

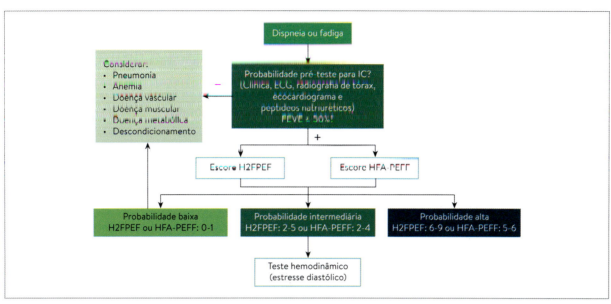

FIGURA 3 Diagnóstico da insuficiência cardíaca com fração de ejeção preservada.

lado na velocidade do RT não acrescenta nenhum ponto (no passo 3). Se a pontuação combinada do passo 2 com o passo 3 for ≥ 5 pontos, então o diagnóstico de ICFEp pode ser confirmado (Figura 4A).

No entanto, o ecocardiograma de estresse também tem limitações. Se a pontuação permanecer < 5 ou se o ecocardiograma de estresse não puder ser realizado, a recomendação seria um teste de estresse hemodinâmico

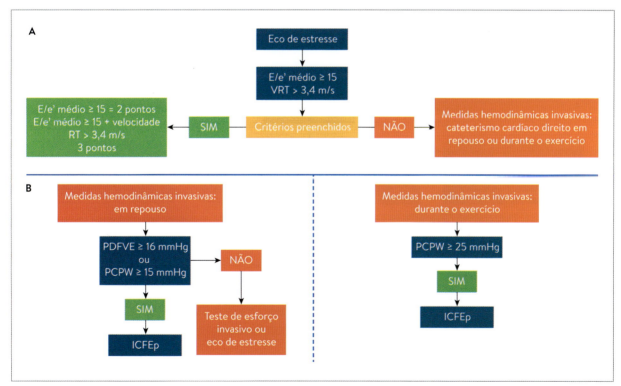

FIGURA 4 Passo 3. A: Ecocardiograma de estresse. B: Medidas hemodinâmicas invasivas em repouso e estresse.

ICFEp: insuficiência cardíaca com fração de ejeção preservada; PCPW: pressão capilar pulmonar; PDFVE: pressão diastólica final do ventrículo esquerdo; VRT: velocidade de regurgitação tricúspide.

Fonte: adaptado de Pieske B, et al. Eur Heart J. 2019;40:3297-317.

invasivo em qualquer caso de dúvida, especialmente se a decisão terapêutica depender dos resultados (Figura 4B).

Diagnóstico etiológico da ICFEp (passo 4)

O passo 4 (Figura 5) do algoritmo diagnóstico remete à busca avançada da etiologia e pode ser utilizado nos casos confirmados dos dois escores. Além da pesquisa pelas etiologias sugeridas na seção de diagnóstico básico, sugere-se em casos selecionados a investigação das cardiomiopatias por exames de imagem avançados e das doenças genéticas. É necessário enfatizar a importância de sempre considerar etiologias específicas se o diagnóstico clínico de ICFEp for feito. Também é importante entender que as etiologias não miocárdicas que mimetizam a ICFEp, como pericardite constritiva, cardiopatia valvular primária ou síndrome de alto débito, não devem ser consideradas parte da síndrome da ICFEp.

Como diagnosticar ICFEi

Em relação a valores de corte da FEVE, a insuficiência cardíaca com fração de ejeção intermediária (ICFEi) ocupa uma posição intermediária entre a ICFEr e a ICFEp. A principal questão é se os pacientes com ICFEi representam uma entidade fisiopatológica distinta ou se há um fenótipo de transição entre ICFEr e ICFEp. A busca por uma resposta para essa pergunta continua e determinará a eficácia de estratégias para o cuidado de pacientes com ICFEi.

Os principais preditores clínicos de ICFEi são: idade avançada, sexo masculino, pressão arterial sistólica mais alta, diabete melitus e infarto do miocárdio prévio.

As características clínicas da ICFEi parecem ser intermediárias entre a ICFEp e a ICFEr, e o fenótipo ICFEi apresenta uma movimentação dinâmica entre os outros dois fenótipos (Figura 6). A ICFEi representaria um es-

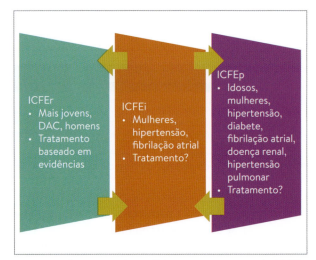

FIGURA 6 Características clínicas e tratamento de ICFEr, ICFEi e ICFEp.

DAC: doença arterial coronariana; ICFEi: insuficiência cardíaca com fração de ejeção intermediária; ICFEp: insuficiência cardíaca com fração de ejeção preservada; ICFEr: insuficiência cardíaca com fração de ejeção reduzida.

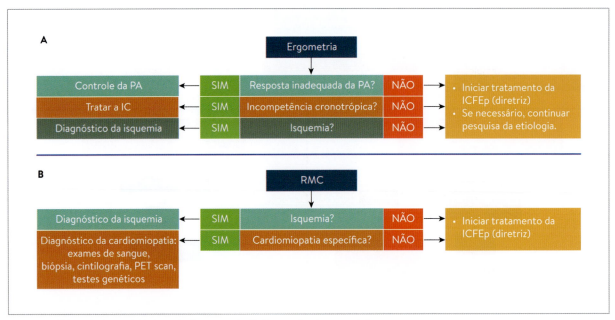

FIGURA 5 Diagnóstico etiológico. A: Ergometria. B: Ressonância magnética.

IC: incompetência cronotrópica; ICFEp: insuficiência cardíaca com fração de ejeção preservada; PA: pressão arterial; PET scan: tomografia por emissão de pósitrons; RMC: ressonância magnética cardíaca.

Fonte: adaptado de Pieske D, et al. Eur Heart J. 2019;40:3297-317.

tado de transição entre a ICFEp e ICFEi; seria, portanto, mais uma zona de sobreposição do que um fenótipo independente de IC.

O diagnóstico de IC FEi de modo geral segue o mesmo raciocínio adotado para a ICFEp. Sinais e sintomas clínicos são semelhantes para pacientes com ICFEp, ICFEi e ICFEr. O eletrocardiograma (ECG) em repouso pode revelar anormalidades como FA, hipertrofia do VE e anormalidades de repolarização. Um ECG normal e/ou concentrações plasmáticas de BNP < 35 pg/mL e/ou NT-proBNP < 125 pg/mL tornam improvável o diagnóstico em pacientes com suspeita de ICFEi. Do mesmo modo que na ICFEp, é necessária a demonstração objetiva de alterações estruturais e/ou funcionais do coração como causa subjacente à apresentação clínica.

TRATAMENTO DA ICFEP E DA ICFEI

Tratamento da ICFEp

O manejo da ICFEp necessita que se considere a presença e a combinação das diversas morbidades e fatores de risco cardiovascular, os quais geram as manifestações clínicas da IC: congestão e a dificuldade de adequar o débito cardíaco ao esforço (Figura 7).

Controle das morbidades: hipertensão

A redução da pós-carga ao VE no paciente hipertenso representa o controle de um fator de risco para ICFEp primeiramente. A melhor evidência disso é o estudo ALLHAT, no qual o uso da clortalidona reduziu a inci-

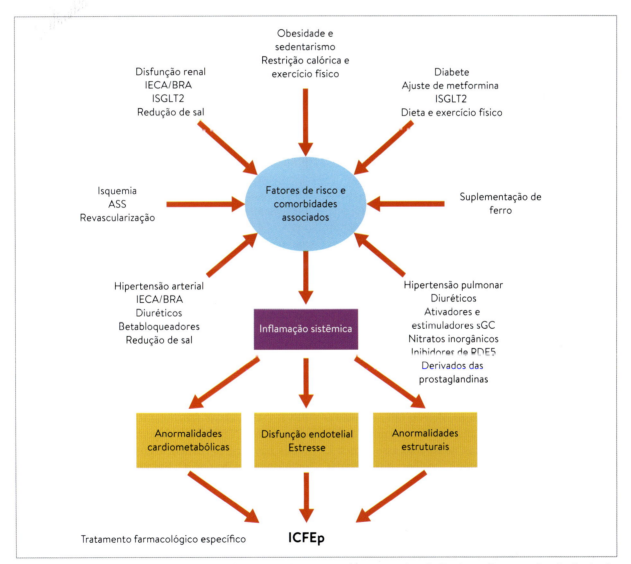

FIGURA 7 Controle das comorbidades e dos fatores de risco em pacientes com insuficiência cardíaca com fração de ejeção preservada.

BRA: bloqueadores dos receptores da angiotensina; ICFEp: insuficiência cardíaca com fração de ejeção preservada; IECA: inibidores da enzima conversora da angiotensina; ISGLT2: inibidores do cotransportador de sódio-glicose 2; PDE5: inibidores da fosfodiesterase tipo 5; sGC: enzima guanilato ciclase solúvel.

dência de ICFEp comparado ao lisinopril, anlodipino e doxazosina.

Apesar de não haver qualquer estudo clínico disponível testando especificamente um fármaco anti-hipertensivo, indiretamente diversas diretrizes determinam a necessidade do controle pressórico. Nesse contexto, além dos diuréticos tiazídicos, fármacos como inibidores da enzima de conversão da angiotensina (iECA), bloqueadores dos receptores da angiotensina (BRA) ou ARM são os preconizados.

Controle das morbidades: obesidade

A obesidade tem papel fundamental na origem e perpetuação da ICFEp. Kitzman et al. testaram a restrição calórica e o exercício físico *vs.* controles e constataram um pequeno mas significativo benefício na capacidade de exercício, sendo mais relevante no grupo com restrição calórica. A combinação das duas intervenções determinou perda de 10% do peso corporal. Esses resultados reforçam as recomendações de controle do peso como fundamental nos pacientes com ICFEp.

Controle das morbidades: diabetes

O controle glicêmico tem plausibilidade fisiopatológica e deve ser buscado com medidas farmacológicas e não farmacológicas, conforme as diretrizes vigentes.

Controle das morbidades: fibrilação atrial

A fibrilação atrial se associa à elevação das pressões atriais e à diminuição do volume sistólico. Nesse contexto, preconiza-se a tentativa de restauração do ritmo ou, se não factível, o controle da frequência com fármacos, conforme as diretrizes atuais sobre o tema.

Controle das comorbidades: isquemia miocárdica

As diretrizes atuais preconizam que pacientes com ICFEp e cardiopatia isquêmica sintomática têm indicação de revascularização miocárdica percutânea ou cirúrgica.

Tratamento farmacológico específico

O tratamento medicamentoso, usualmente utilizado para o manejo da ICFEr, não determina modificação no desfecho mortalidade. Alguns fármacos, no entanto, associam-se a redução das hospitalizações por IC, melhora dos sintomas e tolerância ao exercício, bem como da pontuação dos escores de qualidade de vida (QdV).

Diuréticos

O tratamento da congestão com diuréticos é inquestionável em qualquer fenótipo de IC, sendo os diuréticos de alça os mais efetivos. Por motivos óbvios não há ensaios clínicos randomizados testando diurético contra placebo nessa situação. Para os pacientes com ICFEp, a terapia diurética tem sido considerada classe de recomendação I pelas diretrizes contemporâneas para o tratamento de pacientes com ICFEp e evidências de congestão pulmonar e/ou sistêmica.

Antagonistas dos receptores mineralocorticoides

A modulação da ação da aldosterona, utilizando espironolactona e eplerenona, determina importante ação na retenção de sal e água, com consequente redução da pré e pós-carga ao VE. Além disso, o efeito antifibrose intersticial miocárdica colabora com a melhora dos desfechos clínicos de mortalidade em pacientes com ICFEr.

O estudo *Treatment of preserved cardiac function heart failure with an aldosterone antagonist* (TOPCAT) alocou pacientes com IC e FEVE ≥ 45% para receberem espironolactona ou placebo. Somente o desfecho secundário de hospitalização por IC teve o risco relativo reduzido significativamente em 14%. Esses dados foram decisivos para a recomendação II-A pelas atuais diretrizes brasileira de IC do uso de espironolactona para pacientes com ICFEp com evidências de congestão circulatória.

Bloqueadores dos receptores da angiotensina II

As evidências sobre a ação desses fármacos em desfechos primários incluindo mortalidade foram nulas. Levando em consideração um desfecho secundário, o estudo CHARM observou uma redução na hospitalização por IC. As recomendações para o uso de BRA na ICFEp, portanto, resumem-se a pacientes hipertensos, com níveis mais baixos de FEVE, tentando evitar internações hospitalares.

Inibidores da enzima de conversão da angiotensina

Não foi evidenciada redução significativa nos desfechos clínicos primários de morte ou internação por IC, mas uma redução dos sintomas de IC e melhora da capacidade funcional, possivelmente por redução da pós-carga.

Sacubitril-valsartana

O estudo PARAGON HF, alocando participantes com FEVE ≥ 45%, classe funcional II-IV da New York Heart Association (NYHA) e com peptídeos natriuréticos elevados, não verificou benefício do fármaco na mortalidade ou hospitalização por IC. Em uma análise de subgrupo, verificou-se redução do desfecho primário nos pacientes do sexo feminino e naqueles que tinham FEVE < 57%. Esses resultados geraram hipóteses acerca do potencial benefício desse medicamento em populações com ICFEi ou ICFEp com FEVE mais baixa.

Betabloqueadores adrenérgicos

Os betabloqueadores devem ser utilizados para tratamento da angina ou controle da frequência cardíaca em caso de fibrilação atrial nos indivíduos com ICFEp.

Inibidores do cotransportador sódio-glicose (SGLT)

No momento existem estudos utilizando esses fármacos em populações com ICFEp em andamento (*EMPEROR preserved* – NCT03057951, *DELIVERY* – NCT03619213 e *SOLOIST* – NCT03521934), respectivamente, empagliflozina, dapagliflozina e sotagliflozina. Até o momento, as recomendações são para uso em diabéticos e em ICFEr, conforme as diretrizes vigentes.

Exercício físico em ICFEp

Em metanálise englobando 6 ensaios clínicos randomizados, o treinamento físico combinado foi significativamente eficaz em aumentar a capacidade de exercício e os índices de QoL.

A prescrição do exercício, após uma avaliação da condição física global, deve priorizar o exercício aeróbico, envolvendo grandes grupos musculares, durante 20-60 minutos por sessão e com frequência de 3-5 vezes por semana. A introdução do exercício resistido deve ser empregada quando os pacientes adquirem maior tolerância aos exercícios aeróbicos. O exercício inicialmente deve ser realizado em hospitais ou clínicas, sendo supervisionado nas primeiras semanas. Depois, o paciente pode desenvolver o treinamento em ambiente não controlado.

Dispositivos em ICFEp

Derivação interatrial esquerdo-direita determina uma transferência de pressão e volume através de um pertuito interatrial e pode descomprimir o átrio esquerdo. Estudos iniciais sugerem melhora da capacidade funcional e qualidade de vida. Ainda são aguardados estudos mais consistentes com essa técnica.

Tratamento da ICFEi

O manejo dessa condição não é baseado em ensaios clínicos específicos, mas em análises de subgrupos. Portanto, há que se considerar a seguinte estratégia:

- Diuréticos: para controle da volemia.
- Controle das morbidades: conforme as diretrizes específicas.

Manejo farmacológico (evidências baseadas em análises de subgrupos de ensaios clínicos não dedicados a essa população específica)

- Bloqueadores dos receptores da angiotensina: a análise *post hoc* do estudo CHARM com foco nos pacientes com ICFEi demonstrou que o candesartana reduziu o desfecho primário de mortalidade cardiovascular ou hospitalização por IC (RC: 0,76, IC95% 0,61-0,96), dando suporte à prescrição dessa classe de fármacos.
- Betabloqueadores: metanálise conduzida por Clealand et al. compilando os dados de 11 ensaios clínicos demonstrou que os betabloqueadores reduziram a incidência de mortalidade cardiovascular em indivíduos com ICFEi e ritmo sinusal (RC: 0,48, IC95% 0,24-0,97), mas não mortalidade por todas as causas (RC: 0,59, IC 95% 0,34-1,03).
- Espironolactona: a análise *post hoc* do estudo TOP-CAT, envolvendo somente os pacientes provenientes das Américas e com fração de ejeção entre 45-50%, demonstrou uma redução do desfecho primário (RC: 0,55, IC 95% 0,33-91), sugerindo benefício clínico em pacientes com ICFEi e consistentes sinais de congestão circulatória.
- Sacubitril-valsartana: uma análise pré-especificada do estudo PARAGON-HF, considerando somente os pacientes com FEVE ≤ 57%, demonstrou potencial benefício do fármaco no desfecho clínico primário de mortalidade cardiovascular ou internação por IC (RC: 0,78, IC 95% 0,64-0,95).

O benefício do tratamento na ICFEi deverá ser investigado com foco nesse fenótipo, sendo provável a comprovação dos potenciais benefícios aqui sugeridos.

O QUE AS DIRETRIZES RECOMENDAM

- Comitê Coordenador da Diretriz de Insuficiência Cardíaca et al. Diretriz brasileira de insuficiência cardíaca crônica e aguda. Arquivos Brasileiros de Cardiologia. 2018;111,3: 436-539.
- Pieske B, Tschöpe C, de Boer RA, Fraser AG, Anker SD, Donal E, et al. How to diagnose heart failure with preserved ejection fraction: the HFA-PEFF diagnostic algorithm: a consensus recommendation from the Heart Failure Association (HFA) of the European Society of Cardiology (ESC). Eur Heart J. 2019;40(40):3297-317.
- Ponikowski P, Voors AA, Anker SD, Bueno H, Cleland JGF, Coats AJS, et al. 2016 ESC guidelines for the diagnosis and treatment of acute and chronic heart failure: the task force for the diagnosis and treatment of acute and chronic heart failure of the European Society of Cardiology (ESC). Developed with the special contribution of the Heart Failure Association (HFA) of the ESC. Eur Heart J. 2016;37(27):2129-200.
- Yancy CW, Jessup M, Bozkurt B, Butler J, Casey DE Jr, Colvin MM, et al. 2017 ACC/AHA/HFSA focused update of the 2013 ACCF/AHA guideline for the management of heart failure: a report of the American College of Cardiology/American Heart Association task force on clinical practice guidelines and the Heart Failure Society of America. J Am Coll Cardiol. 2017;70:776-803.

SUGESTÕES DE LEITURA

1. Kjeldsen SE, von Lueder TG, Smiseth OA, Wachtell K, Mistry N, Westheim AS, et al. Medical therapies for heart failure with preserved ejection fraction. Hypertension. 2020;75:23-32.
2. Lopatin Y. Heart failure with mid-range ejection fraction and how to treat it. Card Fail Rev. 2018;4(1):9-13.
3. Pagel PS, Tawil JN, Boettcher BT, et al. Heart failure with preserved ejection fraction: a comprehensive review and update of diagnosis, pathophysiology, treatment, and perioperative implications. J Cardiothorac Vasc Anesth. 2020;S1053-0770(20):30646-7.
4. Paulus WJ, Tschöpe C. A novel paradigm for heart failure with preserved ejection fraction: comorbidities drive myocardial dysfunction and remodeling through coronary microvascular endothelial inflammation. J Am Coll Cardiol. 2013;62:263-71.
5. Wintrich J, Kindermann I, Ukena C, Selejan S, Werner C, Maack C, et al. Therapeutic approaches in heart failure with preserved ejection fraction: past, present, and future. 2020;109(9):1079-98.

NOTA DOS EDITORES

Este capítulo possui referências bibliográficas adicionais, recomendadas pelos autores, na plataforma digital complementar do livro. Por motivos de compactação, somente algumas delas estão aqui contempladas. Utilize o QR code abaixo para ter acesso a esse conteúdo:

40

Insuficiência cardíaca avançada

Luis Eduardo Paim Rohde
Fernando Bacal
Marcus Vinicius Simões

DESTAQUES

- Insuficiência cardíaca avançada é síndrome com critérios diagnósticos objetivos e prognóstico reservado.
- Estratégias de tratamento avançadas, como transplante cardíaco e dispositivos de assistência ventricular, podem ser necessárias.
- Cuidados paliativos envolvem plano estruturado abrangente com enfoque prioritário na melhora da qualidade de vida e no alívio do sofrimento.

DIAGNÓSTICO

Insuficiência cardíaca (IC) é uma síndrome reconhecidamente de prognóstico reservado. A evolução individual de cada paciente, entretanto, pode ser bastante variável. Muitos indivíduos podem manter-se clinicamente estáveis, mesmo com disfunção sistólica importante. Por outro lado, otimização terapêutica plena também pode "recuperar" pacientes com quadros considerados avançados em cenários específicos, inclusive em pacientes já em lista de espera para transplante cardíaco.

Um subgrupo de pacientes com IC crônica continuará progredindo e desenvolvendo sintomas persistentemente graves, apesar da terapia farmacológica otimizada. Várias terminologias foram usadas para descrever esse grupo de pacientes, classificados contemporaneamente como IC do estágio D, conforme classificação do American College of Cardiology e da American Heart Association (ACC/AHA), incluindo "IC avançada", "IC terminal" e "IC refratária". Estágio D vem sendo definido como IC verdadeiramente refratária, em pacientes que podem ser elegíveis para estratégias de tratamento avançadas e espe-cializadas. A Sociedade Europeia de Cardiologia desenvolveu recentemente uma definição de IC avançada com 4 critérios, que podem ser clinicamente úteis por acrescentarem mais objetividade à definição (Quadro 1). Existem alguns cenários clínicos que podem ajudar os profissionais da saúde a identificar aqueles pacientes que estão progredindo seu quadro e podem se caracterizar como IC avançada (Quadro 2). O Registro Interinstitucional de Suporte Circulatório Assistido Mecânico (INTERMACS) desenvolveu 7 perfis que estratificam ainda mais os pacientes com IC avançada (Quadro 3).

Os pacientes considerados com IC no estágio D devem ser cuidadosamente avaliados para verificar se o diagnóstico está correto e se não há etiologias passíveis de tratamentos específicos ou explicações alternativas para sintomas avançados. Pacientes gravemente sintomáticos que apresentam um diagnóstico recente de IC geralmente podem melhorar substancialmente se forem inicialmente estabilizados. Cuidadosa revisão do tratamento médico prévio deve ser realizada para verificar se todas as terapias baseadas em evidências que provavelmente melhoram o estado clínico foram consideradas.

SEÇÃO VII · INSUFICIÊNCIA CARDÍACA

QUADRO 1 Critérios de IC avançada

Critérios HFA-ESC atualizados para definir insuficiência cardíaca avançada

Todos os seguintes critérios devem estar presentes, apesar de tratamento otimizado guiado por recomendações de diretrizes clínicas atualizadas

Critério 1	• Sintomas graves e persistentes de IC [NYHA classe III (avançada) ou IV]
Critério 2	• Disfunção cardíaca grave definida por FEVE reduzida ≤ 30% OU disfunção isolada do VD (p. ex., DAVD) OU valvopatia grave não operável OU anomalias congênitas OU valores persistentemente altos (ou crescentes) de BNP ou NT-proBNP com sinais de disfunção diastólica grave ou anormalidades estruturais do VE de acordo com a definição da ESC de ICFEp ou ICFEi
Critério 3	• Episódios de congestão pulmonar ou sistêmica que requerem diuréticos intravenosos em altas doses (ou combinações de diuréticos) OU episódios de baixo débito que requerem inotrópicos ou drogas vasoativas OU arritmias malignas, causando > 1 visita não planejada ou hospitalização nos últimos 12 meses
Critério 4	• Redução grave da capacidade de exercício OU distância reduzida no TC6M (< 300 m) OU VO$_2$ de pico < 12-14 mL kg/min, estimado como sendo de origem cardíaca
Opcional	• Disfunção extracardíaca de órgãos decorrente de IC pode estar presente (p. ex., caquexia cardíaca, disfunção hepática, disfunção renal ou hipertensão pulmonar tipo 2), mas não é critério para o diagnóstico de IC avançada

BNP: peptídeo natriurético tipo B; DAVD: displasia arritmogênica de ventrículo direito; FEVE: fração de ejeção de ventrículo esquerdo; IC: insuficiência cardíaca; ICFEi: insuficiência cardíaca com fração de ejeção intermediária; ICFEp: insuficiência cardíaca com fração de ejeção preservada; NT-proBNP: pró-peptídeo natriurético tipo B N terminal; NYHA: New York Heart Association; TC6M: teste de caminhada de 6 minutos; VD: ventrículo direito; VO$_2$: consumo de oxigênio.

QUADRO 2 Cenários clínicos que sugerem IC avançada

Eventos e achados clínicos úteis para identificar pacientes com IC avançada

- Internações repetidas (> 2) ou consultas de emergência por IC nos últimos 12 meses
- Deterioração progressiva da função renal
- Perda de peso sem outra causa clara e/ou outros achados sugestivos de caquexia, como hipoalbuminemia
- Intolerância aos inibidores da ECA em decorrência de hipotensão e/ou agravamento da função renal
- Intolerância a betabloqueadores em razão de piora da IC ou hipotensão
- Pressão arterial sistólica frequentemente < 90 mmHg
- Dispneia persistente ao se vestir ou tomar banho
- Incapacidade de andar 1 quarteirão no plano em razão de dispneia ou fadiga
- Necessidade recente de aumentar os diuréticos para manter o *status* do volume, geralmente atingindo uma dose equivalente diária de furosemida > 160 mg e/ou uso de terapia suplementar com metolazona ou tiazídicos
- Declínio progressivo do sódio sérico (geralmente < 133 mEq/L)
- Níveis persistentemente elevados de peptídeos natriuréticos
- Insuficiência mitral funcional moderada a grave
- Disfunção de ventrículo direito e hipertensão pulmonar
- Choques frequentes do CDI
- Escores de predição de sobrevida < 80% em 1 ano

CDI: cardiodesfibrilador implantável; ECA: enzima conversora de angiotensina; IC: insuficiência cardíaca.

MANUSEIO TERAPÊUTICO

Farmacológico

Inúmeros avanços farmacológicos relevantes ocorreram nas últimas décadas no tratamento de pacientes com IC crônica estável em classe funcional I-III da New York Heart Asso-

ciation. Infelizmente, no cenário da IC aguda e/ou avançada, diversos estudos falharam em demonstrar a eficácia de novos tratamentos. Ao todo, mais de 30 ensaios clínicos envolvendo perto de 38 mil pacientes nos últimos 20 anos testaram 16 compostos diferentes com efeitos hemodinâmicos relevantes (inotropismo, vasodilatação, diurese), mas que não se traduziram em benefício clínico significativo.

QUADRO 3	Classificação INTERMACS	
Classe	**Descrição**	**Características**
1	Choque cardiogênico crítico (crash and burn)	Hipotensão com risco de vida. Uso de suporte inotrópico e/ou drogas vasopressoras em doses elevadas e rapidamente progressivas, com hipoperfusão de órgãos críticos frequentemente confirmada pelo agravamento de acidose e dos níveis de lactato
2	Piora progressiva, com dose crescente de inotrópicos	"Depende" do suporte inotrópico, mas mostra sinais de deterioração contínua da nutrição, função renal, retenção de líquidos ou outro indicador importante de status. Também pode ser aplicado a um paciente com sobrecarga volêmica refratária, talvez com evidências de perfusão prejudicada, nos quais infusões inotrópicas não possam ser mantidas em decorrência de taquiarritmias, isquemia clínica ou outra intolerância
3	Estável, mas dependente de inotrópico	Clinicamente estável em doses leves a moderadas de inotrópicos intravenosos (ou possui um dispositivo de suporte circulatório temporário) após documentação repetida de falha. Sem inotrópico, tem hipotensão sintomática, piora dos sintomas ou disfunção orgânica progressiva (geralmente renal)
4	Em casa com terapias orais, mas com sintomas ao repouso	Paciente que está em casa em terapia oral, mas frequentemente apresenta sintomas de congestão em repouso ou com atividades da vida diária (vestir-se ou tomar banho). Ele ou ela pode ter ortopneia, falta de ar durante o banho ou vestir-se, sintomas gastrointestinais (desconforto abdominal, náusea, falta de apetite), ascite incapacitante ou edema grave nos membros inferiores
5	Intolerante ao exercício	Paciente que está confortável em repouso, mas é incapaz de se envolver em qualquer atividade, vivendo predominantemente dentro de casa ou em casa
6	Funcionalmente limitado (walking wounded)	Paciente que está confortável em repouso, sem evidência de sobrecarga de líquidos, mas é capaz de realizar alguma atividade leve. As atividades da vida diária são confortáveis e pequenas atividades fora de casa, como visitar amigos ou ir a um restaurante, podem ser realizadas, mas a fadiga ocorre em alguns minutos ou com qualquer esforço físico significativo
7	NYHA classe III avançada	Paciente clinicamente estável com um nível razoável de atividade confortável, apesar de um histórico de descompensação anterior que não é recente. Esse paciente geralmente é capaz de andar mais de um quarteirão. Qualquer descompensação que exija diuréticos intravenosos ou hospitalização no mês anterior leva esse paciente a ser classificado como INTERMACS 6 ou inferior
Potenciais modificadores		
Suporte circulatório Classes 1 a 3	O suporte circulatório temporário pode modificar apenas pacientes no hospital (outros dispositivos seriam dispositivos INTERMACS). Isso inclui BCPA, ECMO, TandemHeart, Levitronix, BVS 5000 ou AB5000 e cateter Impella	
Arritmias Qualquer classe INTERMACS	Presença de arritmia pode modificar qualquer perfil, em especial taquiarritmias ventriculares recorrentes que recentemente contribuíram substancialmente para o comprometimento clínico. Também se incluem choques frequentes do CDI ou necessidade de desfibrilador externo (usualmente mais de 2 vezes por semana)	
Internadores frequentes INTERMACS 3 a 6	Os "internadores frequentes" (frequent flyers) podem modificar apenas pacientes ambulatoriais, designando um paciente que exige visitas de emergência frequentes ou hospitalizações para diuréticos, ultrafiltração ou terapia vasoativa intravenosa temporária. Habitualmente procuram o serviço de emergência ≥ 2 vezes nos últimos 3 meses ou ≥ 3 vezes nos últimos 6 meses	

Agentes tradicionais para modulação neuro-humoral

A terapia neuro-hormonal destinada a modificar a fisiopatologia subjacente da IC é um componente crítico no manejo da síndrome, e diversos ensaios clínicos randomizados documentam de forma incontestável seu benefício clínico. Muitos desses estudos, entretanto, não incluíram pacientes em classe funcional IV da NYHA ou em estágio D da IC. Isso se deve à dificuldade de realizar efetivamente bloqueio neuro-humoral nas doses-alvo re-

comendadas nesses pacientes, muitas vezes limitada por hipotensão, perda progressiva de função renal e hipercalemia. Mesmo assim, deve-se fazer esforço continuado para manter o uso de inibidores do sistema renina-angiotensina-neprilisina, betabloqueadores e antagonistas da aldosterona em pacientes com sintomas graves de IC. Os estudos CONSENSUS (1987; enalapril), RALES (1999; espironolactona), COPERNICUS (2001; carvedilol) e A-HEFT (2010; nitrato e hidralazina) demonstraram benefício clínico sobre mortalidade em pacientes com IC avançada. Esses estudos em conjunto demonstram de forma contundente que em pacientes com IC avançada o bloqueio neuro-humoral tradicional deve ser meta constante, a despeito das dificuldades inerentes do seu uso. A necessidade de redução da dose ou retirada total de um ou mais desses agentes é um marcador significativo de prognóstico reservado e progressão da síndrome. Nesse cenário, a descontinuação forçada de antagonistas do sistema renina-angiotensina-aldosterona e de betabloqueadores na IC representa um marco para um estágio mais avançado da doença e, por sua vez, requer avaliação de estratégias de tratamento mais avançadas.

Agentes inotrópicos e vasopressores

Os agentes inotrópicos e vasopressores tradicionais aumentam a contratilidade miocárdica e são geralmente considerados em pacientes com IC em estágio D com curso clínico refratário caracterizado por pressão arterial sistêmica limítrofe ou reduzida, baixo débito cardíaco e hipoperfusão de órgãos-alvo.

No cenário ambulatorial, cabe lembrar o papel da digoxina como opção terapêutica em pacientes já otimizados farmacologicamente, mas que ainda se apresentam sintomáticos e refratários. Digoxina melhora sintomas e reduz hospitalizações com efeitos neutros sobre a mortalidade. Estudos recentes sugerem que seu uso poderia estar associado com incremento da mortalidade, particularmente quando níveis séricos estão elevados, mas a natureza observacional dessas análises impede conclusões definitivas.

Os três principais inotrópicos parenterais atualmente disponíveis são a dobutamina, milrinona e levosimendana. A dobutamina é agonista beta-adrenérgico com efeitos diretos na contratilidade do miocárdio, bem como efeitos vasculares e cronotrópicos. A milrinona é um inibidor da fosfodiesterase que apresenta propriedades inodilatadoras e promove aumento do débito cardíaco e queda da resistência vascular pulmonar e sistêmica, sem aumentar significativamente o consumo miocárdico de oxigênio. Tem a possibilidade de ser utilizada em pacientes em uso prévio de fármacos betabloqueadores, mas pode apresentar potencial arritmogênico, principalmente em pacientes isquêmicos. A levosimendana apresenta efeito inotrópico positivo, associado com vasodilatação arterial e vascular pulmonar. Também pode ser usada em pacientes com uso prévio de betabloqueadores, porém suas limitações maiores incluem o efeito hipotensor e o potencial arritmogênico. Apresenta, ainda, a particularidade farmacológica de que infusão única de 24 horas pode ter ações hemodinâmicas prolongadas de até 2 semanas. A noradrenalina é um agente beta e alfa-agonista que está indicada em pacientes com importante hipotensão arterial ou choque cardiogênico, ou na presença de inflamação sistêmica associada ao quadro de IC aguda.

O principal desafio no uso clínico de agentes inotrópicos e vasopressores é o balanço entre os benefícios hemodinâmicos no débito cardíaco e na perfusão tecidual e os riscos de eventos adversos graves, como arritmias complexas, isquemia miocárdica e morte. Até o momento, nenhum estudo que tenha testado inotrópicos na IC avançada demonstrou benefício em sobrevida. De fato, o uso de inotrópicos na IC avançada sinaliza cenário clínico de prognóstico reservado. Além das complicações arrítmicas e isquêmicas, a morbidade associada ao uso de cateteres venosos centrais para administração de inotrópicos, principalmente o risco de infecção, merece consideração. Em pacientes em lista de espera para transplante o surgimento de infecções sistêmicas muitas vezes acarreta inativação temporária da lista de transplantes. O ponto crucial para a tomada de decisões terapêuticas em torno dos inotrópicos é garantir que eles sejam prescritos no cenário apropriado, considerando os riscos inerentes associados a esse estágio da doença e a essa classe de medicamentos. Na prática, o uso de inotrópicos deve ser restrito à "terapia de ponte", habitualmente de curto prazo em candidatos elegíveis ou potencialmente elegíveis para terapias avançadas com dispositivos de assistência mecânica e/ou transplante cardíaco. Por fim, o cenário final para considerar inotrópicos na IC em estágio D é como terapia paliativa para controle dos sintomas em um grupo selecionado de pacientes com doença terminal que não são elegíveis para terapias avançadas.

Agentes e estratégias diuréticas

Pacientes com IC avançada frequentemente apresentam quadros de congestão pulmonar e sistêmica refratária. A retirada de líquidos nesse cenário é frequentemente complicada por algum grau de disfunção renal associada e resistência ao uso de doses habituais de diuréticos. Surpreendentemente, poucos estudos avaliaram de forma sistemática a eficácia de diferentes estratégias diuréticas na IC. Além disso, a disfunção renal é um poderoso preditor de prognóstico adverso na IC avançada. Pacientes com insuficiência renal crônica geralmente requerem doses mais altas de diuréticos para atingir diurese adequada (resistência diurética), e o comprometimento renal basal pode piorar ainda mais, mesmo quando a diurese alivia os sintomas (síndrome cardiorrenal).

Estratégias para sobrepujar a resistência diurética envolvem uma série de medidas, incluindo o uso de altas doses de diuréticos de alça (furosemida ou bumetanida), o bloqueio sequencial do néfron, o uso de solução salina hipertônica e técnicas de ultrafiltração. A associação mais comumente realizada é a terapia combinada de diuréticos de alça com um diurético tiazídico, embora o bloqueio completo renal requeira a associação de diuréticos que atuam no túbulo contorcido proximal (metazolona), diuréticos de alça, tiazídicos e antagonistas da aldosterona (espironolactona em doses natriuréticas). O embasamento científico para tal estratégia é relativamente limitado, e a resposta individual é bastante variável. A administração de solução salina hipertônica associada a doses altas de diuréticos é estratégia controversa para o manejo de congestão refratária, tendo efeitos agudos muitas vezes significativos no incremento da diurese diária, porém de pouca sustentabilidade e com resultados em médio e longo prazo incertos. A ultrafiltração é opção para cenários de refratariedade aos fármacos, embora os ensaios clínicos sejam pequenos e os resultados ainda não sejam consistentes. O ensaio clínico UNLOAD demonstrou redução do risco de hospitalização em 90 dias, enquanto o estudo CARRESS-HF falhou em demonstrar benefício em desfechos clínicos e na redução de peso quando comparada ao grupo controle. Finalmente, para pacientes que se mantêm congestos a despeito dessas medidas, diálise peritoneal pode ser considerada em casos selecionados.

Não farmacológico

Marca-passos e cardiodesfibriladores
O potencial benefício clínico da terapia de ressincronização cardíaca (TRC) e dos cardiodesfibriladores implantáveis (CDI) não foi avaliada de forma adequada em pacientes com IC avançada. A maior parte dos estudos que avaliariam a eficácia desses dispositivos na IC não incluiu de forma sistemática pacientes em classe funcional IV da NYHA. A indicação de CDI em pacientes em avaliação para transplante cardíaco é controvertida, podendo ser considerada em cenários de alto risco de morte súbita quando a expectativa de tempo de espera em lista seja desfavorável. De forma semelhante, o uso de TRC pode ser considerado em pacientes com IC avançada, particularmente naqueles que apresentem características clínicas de super-respondedores.

Transplante cardíaco
Apesar dos avanços observados no tratamento medicamentoso, multidisciplinar, cuidados de terapia intensiva e nas estratégias cirúrgicas para o tratamento, a IC ainda persiste com elevada morbidade e mortalidade e grande impacto econômico sobre o sistema de saúde, principalmente nas fases mais avançadas da doença. O transplante cardíaco (TC) ainda é reconhecido como o melhor tratamento para a IC refratária, com impactos evidentes na sobrevida e qualidade de vida de pacientes em IC em fase avançada. O principal fator limitante para que se observe um crescimento ainda maior é a logística envolvida na captação e cuidados dos doadores, que muitas vezes estão em condições não ideais para utilização do coração, em virtude de infecção, distúrbios hidroeletrolíticos graves e elevadas doses de medicamentos vasopressores, aliado à indisponibilidade de ecocardiograma para uma detalhada e correta avaliação do enxerto a ser utilizado.

Indicação de transplante cardíaco
Os pacientes portadores de cardiomiopatias em fase avançada são potenciais candidatos para indicação de TC quando são refratários ao tratamento clínico otimizado, persistindo em classe funcional III ou IV segundo a NYHA, ou em pacientes internados com IC refratária dependentes de drogas vasoativas e/ou suporte circulatório (balão intra-aórtico ou dispositivos de assistência circulatória) (Quadro 4). O TC em situação de urgência representa a principal condição dos transplantes realizados no Brasil. Nesse cenário, a classificação INTERMACS (Quadro 3) ajuda a estratificar os pacientes com IC avançada de acordo com seu *status* hemodinâmico e lesão de órgãos-alvo, representando importante fator prognóstico no pós-operatório do TC. Tem-se demonstrado que pacientes com perfil INTERMACS I apresentam maior mortalidade no pós-operatório imediato em comparação aos pacientes INTERMACS classe II ou III que foram submetidos a TC de urgência.

QUADRO 4	Indicações absolutas de transplante cardíaco	
Classe de recomendação	Indicação	Nível de evidência
Classe I	IC avançada na dependência de drogas inotrópicas e/ou suporte circulatório mecânico	C
	IC avançada classe funcional III persistente e IV, otimizada de tratamento e com fatores preditivos de mau prognóstico	C
Classe I	IC avançada e VO_2 de pico < ou igual 12 mL/kg/min, em pacientes em uso de betabloqueador	B
	IC avançada e VO_2 de pico < ou igual 14 mL/kg/min, em pacientes intolerantes a betabloqueador	B

Para os pacientes ambulatoriais, para uma melhor estratificação e avaliação de limitação funcional, e em tratamento máximo da IC, o teste de exercício com a medida do VO_2pico (ergoespirométrico) fornece uma avaliação objetiva da reserva cardiovascular e capacidade funcional do paciente. Os pacientes com pior classe funcional (NYHA III e IV) apresentam maior mortalidade e devem ser considerados para TC, no entanto a classificação funcional pode ser subjetiva e de difícil avaliação. A capacidade de exercício pode ser quantificada de forma objetiva por meio da avaliação dos gases respiratórios e do consumo de oxigênio (VO_2) no teste de exercício cardiopulmonar (TCP). A capacidade máxima de exercício, representada pelo VO_2pico, definida como a máxima capacidade do sistema cardiovascular de ofertar oxigênio ao sistema muscular esquelético em exercício, apresenta relação linear com o débito cardíaco e com o fluxo sanguíneo na musculatura esquelética.

Pacientes com VO_2pico menor que 10 mL/kg/min têm pior prognóstico, com sobrevida média de 47% em 1 ano. Da mesma forma, VO_2pico < 50% do predito para idade e sexo tem alta sensibilidade como fator de risco para morte súbita e descompensações clínicas recorrentes no grupo de pacientes com IC avançada. No grupo de pacientes em uso de betabloqueador, o VO_2pico < 12 mL/kg/min está associado com sobrevida reduzida em 1 ano, favorecendo a indicação de TC. Nos pacientes intolerantes ao betabloqueador, o V_2pico < 14 mL/kg/min está associado a pior evolução clínica, podendo ser considerado TC. Pacientes com VO_2pico acima de 14 mL/kg/min apresentam melhor prognóstico, podendo permanecer em tratamento clínico otimizado. Na impossibilidade de realizar o TCP, o teste de caminhada de 6 minutos pode ser realizado. Se a distância percorrida nessa avaliação for menor que 300 metros, o paciente apresenta maior mortalidade, devendo ser considerada a possibilidade de TC. Para pacientes internados, a falência de desmame de drogas vasoativas ou a necessidade de ampliar o suporte para o uso de dispositivos de assistência configuram pior prognóstico e legitimam a indicação ao TC, em *status* de prioridade máxima.

Contraindicações para transplante cardíaco

Na seleção do receptor, deve-se avaliar a presença de alguma doença crônica grave irreversível que confira baixa expectativa de vida. Assim, paciente portador de doença cerebrovascular, vascular periférica, câncer sem critério oncológico de cura, infecções ativas, doenças pulmonares ou hepáticas graves e irreversíveis, bem como doenças psiquiátricas que impossibilitem o paciente de compreender sua doença e o tratamento necessário no pós-transplante, são contraindicações absolutas para a realização do TC. A presença de diabete melito insulino-dependente com lesão de órgão-alvo pode ser um fator complicador ao TC. Idade acima de 70 anos e obesidade grau 3 também são consideradas contraindicações importantes.

Merece ainda destaque especial entre as contraindicações absolutas ao TC a resistência vascular pulmonar (RVP) elevada fixa. Considera-se que RVP maior do que 5 UW (Unidade Woods) ou gradiente transpulmonar (GTP, pressão arterial pulmonar média menos pressão capilar pulmonar) maior do que 15 mmHg, mesmo após o uso de vasodilatadores pulmonares (nitroprussiato de sódio ou óxido nítrico), contraindicam o TC. A hipertensão pulmonar é comorbidade frequente em pacientes com IC, e especialmente a HP fixa (não responsiva aos vasodilatadores) confere pior prognóstico aos pacientes

submetidos ao TC. A causa mais frequente de hipertensão pulmonar é a pós-capilar, decorrente de disfunção ventricular esquerda. Quando existe concomitantemente componente pré-capilar, evidenciamos valores mais elevados e menor resposta aos vasodilatadores.

- Critérios de priorização: os pacientes com maior risco de morte na fila do transplante podem ser priorizados, ou seja, subir posições pela gravidade do quadro clínico em que se encontram. Nesse caso, a posição na fila é determinada pela gravidade, o tipo sanguíneo e o tempo de fila. São critérios de priorização: dependência de drogas inotrópicas e/ou vasopressoras (dobutamina, milrinona), o uso de assistência circulatória mecânica (balão intra-aórtico, bombas centrífugas, membrana de oxigenação extracorpórea [ECMO]) e a necessidade de ventilação mecânica (por congestão pulmonar ou rebaixamento neurológico). Os pacientes suportados por ECMO, como ponte para transplante, entram em situação de prioridade máxima para o TC. Todos os casos potencialmente graves, porém, não contemplados nos critérios acima, como arritmia ventricular refratária, isquemia miocárdica persistente, sem possibilidade de tratamento, devem passar por avaliação da Câmara Técnica Estadual.
- Avaliação imunológica: a avaliação imunológica inicial é realizada por meio da identificação de anticorpos pré-formados contra *pool* de antígenos HLA representativos da população à qual o paciente pertence, o que é denominado painel imunológico. O percentual de reatividade do PRA calculado representa o grau de sensibilização do paciente em relação à população local; os títulos dos anticorpos presentes são representados em MFI (*median fluorescent intensity*). Pacientes com gestação prévia ou que receberam transfusão sanguínea têm maior tendência a apresentar alteração no painel imunológico. Embora o percentual elevado do PRA possa representar maior dificuldade em se encontrar um doador compatível, atualmente não há valor de corte que contraindique o transplante. Isso se deve ao fato de que hoje se tem o *crossmatch* virtual, que consiste na detecção e especificação dos anticorpos presentes no soro do receptor por tecnologia de imunoensaio baseada em citometria de fluxo, chamada plataforma Luminex, com a utilização de antígenos HLA purificados. Uma vez definida a especificidade dos anticorpos, sabe-se contra quais antígenos HLA eles são dirigidos, podendo-se identificar e quantificar os anticorpos específicos contra o HLA do doador (DSA – *donor specyfic antibody*), e predizendo o resultado da prova cruzada real. Na ausência de anticorpos específicos para os antígenos incompatíveis do doador, o *crossmatch* real será negativo. Diante da prova cruzada virtual negativa, procede-se o TC mesmo antes do resultado da prova

cruzada real (*crossmacth* prospectivo), na qual o soro do receptor é testado diretamente contra os linfócitos do doador, utilizando a técnica de linfotoxicidade dependente do complemento (CDC).

Avaliação multiprofissional

Pacientes em avaliação para TC devem passar por cuidadosa avaliação de equipe de enfermagem, avaliação nutricional, psicológica e social, objetivando visão ampla das condições globais de o paciente se submeter ao procedimento no melhor cenário clínico, além de aderir a todos os procedimentos necessários no período pós-transplante. Medidas preventivas de adequação social, nutricional e psicológica podem ser implementadas visando permitir a inclusão na lista de transplante e para que esse processo ocorra de forma segura e sem intercorrências.

Imunossupressão

Os esquemas de imunossupressão são geralmente definidos como indução, manutenção e tratamento da rejeição. A indução terapêutica pode ser definida como terapia imunossupressora profilática no período perioperatório, em geral com agentes citolíticos, para diminuir a incidência de rejeição precoce.

Diferentes classes de drogas são utilizadas para imunossupressão inicial e de manutenção, incluindo habitualmente um inibidor de calcineurina (ciclosporina, tacrolimus), um fármaco antiproliferativo (azatioprina e micofenolato) e corticoesteroides. Os inibidores do sinal de proliferação (everolimus e sirolimus) são utilizados em insuficiência renal, doença vascular do enxerto e doença linfoproliferativa em associação com inibidor de calcineurina.

Complicações

As principais complicações do transplante são rejeição, infecção, tumores, dislipidemia, litíase biliar, doença vascular do enxerto, insuficiência renal, hipertensão arterial sistêmica, falência primária do enxerto.

- Rejeição: segundo o último registro da International Society for Heart and Lung Transplantation (ISHLT), a incidência de rejeição ao enxerto vem caindo progressivamente nos últimos anos e em 2010 atingiu a taxa de 25% (primeiro ano), graças ao desenvolvimento das drogas e estratégias imunossupressoras. Além disso, deixou de ser a principal causa de mortalidade, sendo responsável por menos de 10% dos óbitos pós-TC. A biópsia endomiocárdica é o padrão-ouro para o diagnóstico correto e precoce de rejeição. Os sintomas clínicos de rejeição são variáveis, e na maioria das vezes os pacientes apresentam-se assintomáticos. Nenhum sinal ou sintoma é patognomônico de rejeição; entretanto, quando presentes, podem incluir sintomas constitucionais inespecíficos (mal-estar, mialgia,

febre) e de inflamação miocárdica (taquicardia, arritmias atriais ou ventriculares, derrame pericárdico). Além disso, de forma mais evidente, quadro clínico franco de IC também pode indicar rejeição.
- Classicamente existem 3 tipos de rejeição documentados: hiperaguda, celular e humoral (ou mediada por anticorpos). A rejeição hiperaguda é quadro muito grave, relacionada à presença de anticorpos pré-formados contra o doador (sistema ABO, HLA ou endotélio). A rejeição aguda celular é a mais frequente e se caracteriza pela presença de infiltração do miocárdio por células inflamatórias, sendo classificada em 4 graus (0R, 1R, 2R e 3R), segundo critérios da ISHLT. Tanto o grau 2R quanto o 3R requerem tratamento imunossupressor adicional, incluindo pulsoterapia com corticosteroide e, na presença de instabilidade hemodinâmica, caracterizada por sintomas de IC e disfunção ventricular ao ecocardiograma, a associação de anticorpos antilinfócitos (timoglobulina). A rejeição humoral ou mediada por anticorpos tem sido considerada uma entidade clínico-patológica que tende a ocorrer em indivíduos alossensibilizados (expostos a transfusão, gestações, transplante, dispositivos de assistência circulatória), caracterizada pela presença de anticorpos (principalmente anti-HLA) contra o endotélio vascular do enxerto e, nesse contexto, associada a pior evolução clínica. Também é graduada em 4 graus (pAMR 0; pAMR 1 [histológica + ou imunopatotológica +]; pAMR 2 ou pAMR 3). Na presença de instabilidade hemodinâmica, caracterizada pelos achados de sinais e sintomas de IC e disfunção ventricular ao ecocardiograma, relacionada à rejeição humoral, pelo alto risco de óbito, o tratamento deve ser agressivo, incluindo pulsoterapia com corticosteroide, anticorpos antilinfócitos, imunoglobulina, plasmaférese e drogas que bloqueiam a produção de anticorpos pelos linfócitos B (rituximab), anticorpos (bortezomib) ou o complemento (eculizumab).
- Doença vascular do enxerto (DVE): constitui-se em uma das principais causas de mortalidade após o primeiro ano de transplante. É também denominada doença coronariana após transplante. A prevalência conforme dados da ISHLT é de 8, 29 e 47%, respectivamente em 1, 5 e 10 anos após o transplante. Os principais fatores de risco são doadores idosos, história de hipertensão arterial sistêmica, idade do receptor, incompatibilidade HLA-DR e receptores com história de doença coronariana. As consequências isquêmicas incluem perda do enxerto, arritmias e morte súbita. DVE pode causar infarto agudo do miocárdio, porém, como o coração é denervado, raramente causa *angina pectoris*.

A monitorização para detecção da DVE pode ser realizada com cineangiocoronariografia, ecocardiograma com estresse com dobutamina, perfusão miocárdica com dobutamina ou dipiridamol e ultrassom intracoronariano. O método a ser escolhido dependerá do tempo de transplante, da função renal, das condições clínicas do paciente e da disponibilidade de cada centro transplantador. A prevenção da DVE consiste no uso de bloqueadores de canal de cálcio (especialmente diltiazem), inibidores da enzima conversora de angiotensina e estatinas. O tratamento da DVE pode consistir na realização de angioplastia e colocação de endopróteses coronarianas, quando lesão mais focal e de anatomia favorável. No entanto, a terapêutica definitiva é o retransplante, quando ocorre disfunção ventricular moderada ou importante, com comprometimento da capacidade funcional e intratabilidade por forma percutânea ou revascularização cirúrgica.

Dispositivos de assistência ventricular (DAV)

DAV de curta e longa duração emergiram com opção terapêutica real na IC avançada para cenários agudos (no choque cardiogênico), em situações de contraindicação absoluta e irreversível de TC (como terapia de destino), como ponte para decisão ou ponte para elegibilidade para TC. Foge do escopo deste capítulo uma descrição detalhada das opções de DAV disponíveis no Brasil, bem como suas indicações, contraindicações, potenciais benefícios clínicos e complicações. Para aprofundamento neste tópico, sugere-se a leitura suplementar indicada no final do capítulo.

PROGNÓSTICO

A avaliação do prognóstico dos pacientes com IC avançada reveste-se de grande importância para o manejo desses pacientes ao fornecer dados mais objetivos para balizar várias medidas relevantes:

- Identificar o melhor momento para encaminhar o paciente para centro terciário de referência em IC avançada.
- Oferecer subsídios para comunicação mais efetiva com o paciente e seus familiares, fornecendo números mais palpáveis sobre riscos de mortalidade a curto e médio prazo.
- Contribuir com dados necessários para melhor planejamento do tratamento e estratégias de acompanhamento.

Contudo, a avaliação prognóstica é tarefa complexa, uma vez que há numerosos marcadores individuais de risco para mortalidade, identificados a partir de análises de coortes de pacientes com IC. Uma lista dos principais marcadores de risco, mais comumente valorizados e empregados na prática clínica, encontra-se no Quadro 5. Vale ressaltar que nenhuma variável isoladamente pode conter as informações que abrangem todas as dimensões de risco, e uma análise mais global do risco deve agregar diversos marcadores que representem variados aspectos

QUADRO 5 Marcadores individuais de risco em pacientes com insuficiência cardíaca	
Aspectos clínicos gerais	• Idade mais avançada, gênero masculino, IC de duração mais prolongada, QRS alargado, classe funcional da NYHA mais avançada, hipotensão arterial, pressão de pulso reduzida, hospitalização recente ou recorrente, cardiomegalia, galope de B3, pobre qualidade de vida, estertores, edema, distensão venosa jugular, hepatomegalia, ascite
Laboratoriais e biomarcadores	• Sódio sérico baixo, troponina elevada, peptídeos natriuréticos aumentado, proteína C-reativa aumentada, albuminúria, T3 baixo, ácido úrico aumentado, ST2 aumentada, galectina-3 elevada
Métodos de imagem	• Ecocardiograma: fração de ejeção de VE baixa, extensas áreas de hipocinesia, dilatação VE, regurgitação mitral funcional, estenose aórtica, aumento AE, disfunção VD, hipertensão pulmonar • Ultrassom pulmonar: congestão pulmonar • RMC: inflamação e fibrose • MIBG: denervação cardíaca
Teste de esforço cardiopulmonar	• VO_2 de pico reduzido ($VO_2 \leq$ 14 mL/kg/min para pacientes sem uso de betabloqueadores ou $\leq$ 12 mL/kg/min em uso de betabloqueadores ou < 50% do predito para idade e sexo), teste de caminhada de 6 minutos < 300 m; VE/VCO_2 *slope* aumentado (> 35)
Comorbidades	• Cardiovasculares: cardiopatia isquêmica, infarto miocárdico prévio, AVC prévio, doença arterial periférica, fibrilação atrial, arritmia ventricular, choques de cardiodesfibrilador implantável • Não cardiovasculares: doença pulmonar obstrutiva crônica, diabete, doença renal crônica, tabagismo, anemia, deficiência de ferro, disfunção hepática, apneia do sono, respiração de Cheyne-Stokes, depressão, fragilidade, caquexia, resistência diurética
Escores de risco	• MAGGIC – *Meta-analysis global group in chronic heart failure* • SHFM – *Seattle heart failure model* • HFSS – *Heart failure survival score*
Não adesão	• Não adesão ao tratamento recomendado para IC, farmacológico e não farmacológico

AE: átrio esquerdo; AVC: acidente vascular cerebral; B3: terceira bulha; IC: insuficiência cardíaca; MIBG: metaiodobenzilguanidina; NYHA: New York Heart Association; RMC: ressonância magnética cardíaca; T3: tri-iodotironina; VD: ventrículo direito; VE: ventrículo esquerdo; VE/VCO_2: relação ventilação e consumo de CO_2; VO_2: consumo de oxigênio.

clínicos e fisiopatológicos. É importante notar que esses marcadores exibem grande interdependência entre si, e uma avaliação mais abrangente de risco pode ser obtida empregando-se escores de risco. Vários escores de risco foram desenvolvidos nas últimas décadas, com o objetivo de integrar de forma ponderada várias características clínicas e laboratoriais ai las tomadas ao prognóstico, sendo os principais resumidos no Quadro 6.

Ainda que o emprego de escores de risco na prática clínica seja estimulado, não há um ponto de corte preestabelecido e universalmente aceito para balizar as diferentes tomadas de decisão para o paciente com IC avançada, por exemplo, definir o melhor momento para encaminhamento para centro especializado em IC ou encaminhamento para TC. É consenso que pacientes com redução significativa da probabilidade de sobrevida dentro de 1 ano, atribuído à IC, sejam priorizados para essas ações. Um documento de posicionamento da European Society of Cardiology sugere que uma sobrevida estimada em 1 ano menor do que 80% seja um limiar aceitável para essa tomada de decisão.

Alguns aspectos devem ser considerados antes do emprego desses escores na prática clínica. De maneira geral, os escores demonstram bom desempenho preditivo quando aplicados a grupos de pacientes, mas podem trazer resultados mais variáveis quando aplicados em pacientes individuais. Os escores geralmente funcionam bem para predizer mortalidade geral, mas são menos confiáveis para morte cardiovascular ou morte por IC ou hospitalização.

CUIDADOS PALIATIVOS

Conceitos fundamentais

Cuidado paliativo pode ser definido como um plano de cuidados abrangentes e ativos de pacientes com a doença crônica incurável de caráter progressivo e que encurta a vida, ainda que possa apresentar resposta ao tratamento modificador da doença, enfocando prioritariamente a melhora da qualidade de vida e alívio do sofrimento físico, psicológico e social. Os pacientes com IC avançada relatam com muita frequência persistência de sintomas físicos apesar do tratamento clínico otimizado, além de estresse psicológico, problemas sociais e demandas espirituais muito semelhantes àquelas reportadas por pessoas

QUADRO 6 Características dos principais escores prognósticos multiparamétricos usados em pacientes com IC avançada. Adaptada a partir da referência	
Escore e componentes	**Comentários**
HFSS – *Heart failure survival score* Presença/ausência de DAC • FC em repouso • FEVE • PA média Presença/ausência de RCI • Sódio sérico • VO$_2$ pico	HFSS = [(0,0216 * FC em repouso) + (– 0,0255 * PA média) + (– 0,0464 * FEVE) + (– 0,047 * sódio sérico) + (– 0,0546 * VO$_2$pico) + (0,608 * presença/ausência de RCI) + (0,6931 * presença/ausência de DAC)] • Baixo risco: ≥ 8,1 • Médio risco: 7,2-9,09 • Alto risco: ≤ 7,1
SHFM – *Seattle heart failure model* • Demografia • Características clínicas • Medicações • Dados laboratoriais • Dispositivos	• Incorpora o impacto de intervenções (medicamentos e dispositivos) • Proporciona estimativas de sobrevida em 1,2 e 5 anos • www.seattleheartfailure model.org
MAGGIC *Meta-analysis global group in chronic heart failure* • Idade • Gênero • FEVE • Pressão arterial sistólica • Índice de massa corpórea • Creatinina sérica • Classe funcional da NYHA • Tabagismo • Comorbidades: diabetes, doença pulmonar obstrutiva • Duração do diagnóstico da IC • Medicações	• Modelo de risco convertido em um escore integral • Proporciona estimativa de mortalidade em 1 e 3 anos • Generalizável para um espectro amplo de pacientes • www.heartfailurerisk.org

DAC: doença arterial coronariana; FC: frequência cardíaca; FEVE: fração de ejeção de ventrículo esquerdo; IC: insuficiência cardíaca; NYHA: New York Heart Association; PA: pressão arterial; RCI: retardo de condução intracardíaca; VE: ventrículo esquerdo; VO$_2$: consumo de oxigênio.

com outras doenças avançadas, como o câncer. Existe mau entendimento disseminado no público leigo, pacientes e seus familiares, e mesmo no meio médico, de que os cuidados paliativos são apenas relevantes nos últimas semanas ou dias de vida. Sua abordagem inclui reforçar a noção da importância do esforço da equipe médica em proporcionar vida com melhor qualidade possível e não se destina a apressar ou postergar a morte.

Quando iniciar ou intensificar os cuidados paliativos?

Sintomas que persistem a despeito do tratamento cardiológico otimizado guiado pelas diretrizes constituem o gatilho para iniciar ou intensificar os cuidados paliativos. Esses sintomas deveriam ser tratados com tanta atenção quanto aquela dispensada para as medidas que visam melhorar a função cardíaca e prolongar a vida. Outros gatilhos relevantes são a percepção pela equipe de surgimento de sintomas aflitivos, angústia existencial, exacerbação da IC, fragilidade progressiva ou preocupação dos cuidadores (Quadro 7).

Os cuidados paliativos podem ser oferecidos em diferentes níveis e cenários de cuidados, sendo intensificados à medida que a doença progride. Dessa forma, são reconhecidos 3 níveis de cuidados paliativos, com envolvimento progressivo de especialistas:

1. Time cardiológico usual de cuidados usando abordagem de cuidados paliativos.
2. Time cardiológico usual com apoio de um assessor especialista em cuidados paliativos (modelo de cuidados compartilhados).
3. Cuidado sob liderança de um time de especialista em cuidados paliativos.

Controle de sintomas

Vários sintomas que causam sofrimento substancial podem ser considerados inevitáveis, dada a gravidade da IC, e podem ficar sem a atenção terapêutica adequada. Dessa forma, é importante uma abordagem sistemática dos sintomas. Os sintomas persistentes que mais comumente comprometem a qualidade de vida do paciente com IC avançada são dispneia, depressão/ansiedade, dor e sintomas digestivos como perda de apetite, náuseas e vômitos. Propostas de abordagem desses sintomas dentro do espírito dos cuidados paliativos estão resumidas no Quadro 8.

QUADRO 7 Gatilhos para avaliar introdução/intensificação dos cuidados paliativos na IC avançada

Mudança significativa no curso clínico da IC

- Sintomas de IC refratários ou persistentes
- Antes de implante ou troca de CDI
- Durante o processo de seleção para transplante cardíaco ou implante de dispositivo de suporte circulatório mecânico
- Quando se planeja intervenção de alto risco ou estresse
- Após recuperação de morte súbita revertida
- Sinais ou sintomas de IC avançada, com marcadores de pior prognóstico, com indicação de encaminhamento para centro de referência

Mudanças significativas no estado de saúde

- Nova comorbidade significativa com piora do estado de saúde

Fatores ligados ao paciente ou familiares/cuidadores

- Desejo expresso de comunicação adicional
- Pedidos excessivos para intervenções médicas
- Estresse excessivo de familiares ou cuidadores
- Paciente com piora ou morrendo, com dificuldade para reconhecer a própria condição
- Pedido para acelerar a morte ou afirmações suicidas
- Pedido da família ou do time de cuidados do paciente
- Declínio da capacidade de proporcionar autocuidado

QUADRO 8 Principais sintomas persistentes no cenário da IC avançada que podem ter benefício com abordagem de cuidados paliativos, adicionais à otimização da terapia habitual para IC

Sintomas	Cuidados paliativos
Dispneia e fadiga	Inotrópicos positivos, furosemida em doses liberais, oxigenoterapia em altas doses, morfina, benzodiazepínicos, reabilitação e ventiladores no ambiente
Tosse	Avaliar congestão e rever uso de inibidores da enzima conversora de angiotensina
Depressão	Inibidores seletivos de recaptação da serotonina, evitar antidepressivos tricíclicos, psicoterapia, reabilitação, terapia comportamental e suporte emocional
Ansiedade	Benzodiazepínicos, psicoterapia, exercícios respiratórios e técnicas de relaxamento
Dor	Aplicar escalas de dor, evitar anti-inflamatórios não hormonais, usar morfina, psicoterapia e terapia ocupacional. Se relacionada ao cardioversor desfibrilador implantável, considerar ajustes
Tontura	Ajustar doses de fármacos hipotensores
Edema	Esquemas de diurético em infusão domiciliar, otimização terapêutica para insuficiência cardíaca e cuidados com a pele

(continua)

QUADRO 8	Principais sintomas persistentes no cenário da IC avançada que podem ter benefício com abordagem de cuidados paliativos, adicionais à otimização da terapia habitual para IC (continuação)
Sintomas	**Cuidados paliativos**
Náuseas e vômitos	Avaliar suspensão de ácido acetilsalicílico, considerar o uso de agentes procinéticos (meclopramida e ondansetrona), haloperidol e refeições de pequenos volumes em intervalos menores
Constipação intestinal	Laxantes, flexibilizar a restrição hídrica se possível e adequar dieta para laxante
Insônia	Avaliar e tratar depressão, ansiedade, nictúria, apneia do sono, *delirium* concomitantes; promover técnicas de higiene do sono
Delirium	Avaliar causas clínicas precipitantes, como distúrbios metabólicos, descompensação cardiovascular, infecção ou efeito adverso de medicação. Minimizar fármacos anticolinérgicos. Antipsicóticos em doses baixas, se o sintoma causar risco para o paciente ou seu cuidador

Fonte: reproduzida a partir da Diretriz Brasileira de Insuficiência Cardíaca Crônica e Aguda. Arq Bras Cardiol. 2018;111(3):436-539.

Outros componentes do programa de cuidados paliativos

Um programa de cuidados paliativos, além de endereçar o alívio dos sintomas persistentes, deve também discutir e abordar com pacientes, familiares e cuidadores os problemas sociais, psicológicos e espirituais, habitualmente envolvendo uma equipe multidisciplinar nos cuidados. Também faz parte de um programa de cuidado integral ao paciente com IC avançada o planejamento de cuidados futuros. Esse plano deve incluir a definição de preferências futuras de tratamento médico e de cuidados, discutindo com a família e cuidadores os riscos e benefícios das diversas opções de terapia, incluindo TC e dispositivos de assistência circulatória mecânica, além de registrar e rever essas preferências, se apropriado, para o caso de perda da capacidade de decisão por parte do paciente. Nos pacientes mais críticos, próximos ao fim de vida, entre essas decisões se incluem as preferências sobre instituição ou não de manobras de ressuscitação após morte súbita, instalação de medidas que prolonguem a vida desnecessariamente em paciente no processo de morte, como a intubação orotraqueal e medidas de suporte de vida. Os cuidados de fim de vida devem ser propostos após cautelosa revisão das causas removíveis de descompensação e possibilidades terapêuticas não otimizadas.

Manejo de dispositivos implantados

A desativação de cardiodesfibriladores implantáveis deve ser discutida junto à equipe e aos familiares, para evitar o desconforto causado por choques inapropriados e usualmente fúteis, em pacientes diagnosticados como em fim de vida. Nesse sentido, pode ser considerada a reprogramação do dispositivo para tratamentos com *pacing* antitaquicardia, que é geralmente bem tolerado, em substituição à terapia com choque. É desaconselhada a descontinuação de terapia de ressincronização cardíaca, uma vez que pode precipitar agravamento dos sintomas relacionados à IC. Da mesma forma, não há respaldo para desligar-se o marca-passo convencional, uma vez que essa atitude pode agravar sintomas dependentes de bradicardia.

O QUE AS DIRETRIZES RECOMENDAM

- Ayub-Ferreira SM, Souza Neto JD, Almeida DR, Biselli B, Avila MS, Colafranceschi AS, et al. Diretriz de assistência circulatória mecânica da Sociedade Brasileira de Cardiologia. Arq Bras Cardiol. 2016;107(2 Supl. 2):1-33.

- Bacal F, Marcondes-Braga FG, Rohde LE, Xavier Júnior JL, de Souza Brito F, Moura LZ, et al. 3ª Diretriz brasileira de transplante cardíaco. Arq Bras Cardiol. 2018;111(2):230-89.

- Comitê Coordenador da Diretriz de Insuficiência Cardíaca. Rohde LE, Montera MW, Bocchi EA, Clausell NO, Albuquerque DC, et al. Diretriz brasileira de insuficiência cardíaca crônica e aguda. Arq Bras Cardiol. 2018;111(3):436-539.

- Crespo-Leiro MG, Metra M, Lund LH, Milicic D, Costanzo MR, Filippatos G, et al. Advanced heart failure: a position statement of the heart failure Association of the European Society of Cardiology. Eur J Heart Fail. 2018;20(11):1505-35.

- Ponikowski P, Voors AA, Anker SD, Bueno H, Cleland JG, Coats AJ, et al. 2016 ESC guidelines for the diagnosis and treatment of acute and chronic heart failure: the task force for the diagnosis and treatment of acute and chronic heart failure of the European Society of Cardiology (ESC) develop with the special contribution of the Heart Failure Association (HFA) of the ESC. Eur Heart J. 2016;37(27):2129-200.

- Yancy CW, Jessup M, Bozkurt B, Butler J, Casey DE Jr, Drazner MH, et al.; et al; American College of Cardiology Foundation; American Heart Association task force on practice guidelines. 2013 ACCF/AHA guideline for the management of heart failure: a report of the American College of Cardiology Foundation/American Heart Association task force on practice guidelines. J Am Coll Cardiol. 2013;62(16):e147-239.

SUGESTÕES DE LEITURA

1. Albuquerque DC, Souza-Neto JD, Bacal F, Rohde LE, Bernardez-Pereira S, Berwanger O, et al. I Brazilian registry of heart failure – clinical aspects, care quality and hospitalization outcomes. Arq Bras Cardiol. 2015;104(6):433-42.
2. Berry GJ, Burke MM, Andersen C, Bruneval P, Fedrigo M, Fishbein MC, et al. The 2013 International Society for Heart and Lung Transplantation Working Formulation for the standardization of nomenclature in the pathologic diagnosis of antibody-mediated rejection in heart transplantation. J Heart Lung Transplant. 2013;32(12):1147-62.
3. Colvin MM, Cook JL, Chang P, Francis G, Hsu DT, Kiernan MS, et al. Antibody-mediated rejection in cardiac transplantation: emerging knowledge in diagnosis and management: a scientific statement from the American Heart Association. Circulation. 2015;131(18):1608-39.
4. Costanzo MR, Ronco C, Abraham WT, Agostoni P, Barasch J, Fonarow GC, et al. Extracorporeal ultrafiltration for fluid overload in heart failure: current status and prospects for further research. J Am Coll Cardiol. 2017;69:2428-45.
5. Joyce E, Nohria A. Therapeutic adjustments in stage D heart failure: challenges and strategies. Curr Heart Fail Rep. 2015;12(1):15-23.

NOTA DOS EDITORES

Este capítulo possui referências bibliográficas adicionais, recomendadas pelos autores, na plataforma digital complementar do livro. Por motivos de compactação, somente algumas delas estão aqui contempladas. Utilize o QR code abaixo para ter acesso a esse conteúdo:

41
Cardiopatia chagásica crônica

Marco Paulo Tomaz Barbosa
Antonio Luiz Pinho Ribeiro

DESTAQUES

- Embora a prevalência da doença de Chagas tenha se reduzido nas últimas décadas, ela persiste como causa importante de cardiopatia, sendo responsável por 0,4% das mortes no Brasil.

- A cardiopatia chagásica crônica (CCC) é a forma crônica mais importante da doença de Chagas, em decorrência de sua morbidade e mortalidade associadas e consequente impacto médico e social.

- O diagnóstico de CCC é feito com base na identificação de uma ou mais anormalidades típicas no ECG, nos pacientes com teste sorológico positivo para o *T. cruzi*. Manifestações clínicas típicas e alterações em outros exames complementares, como o ecocardiograma (ECO), podem indicar a presença de cardiopatia, mesmo sem a presença das alterações típicas ao eletrocardiograma (ECG).

- A CCC, quando sintomática, apresenta-se sobre a forma de quatro síndromes clínicas: insuficiência cardíaca (IC), arritmia cardíaca, tromboembolismo e morte súbita, que, eventualmente, pode constituir sua primeira manifestação.

- A terapia antiparasitária é indicada para pacientes com infecção aguda, em crianças, em adultos com infecção recente, na forma congênita e na reativação por imunossupressão. A maioria dos especialistas acredita que haja benefício na forma indeterminada e, possivelmente, na CCC leve, em particular nos adultos mais jovens (< 40 anos de idade).

- Apesar das especificidades da CCC, o tratamento das síndromes clínicas da CCC segue os mesmos princípios terapêuticos da abordagem das mesmas síndromes clínicas de outras etiologias.

- Os principais fatores de risco para mortalidade em pacientes com cardiomiopatia chagásica incluem diagnóstico de IC, disfunção sistólica e episódios de taquicardia ventricular não sustentada (TVNS). Escores de risco podem auxiliar no reconhecimento dos pacientes com maior risco de morte.

ETIOLOGIA E EPIDEMIOLOGIA

A doença de Chagas (DCh) é uma doença sistêmica que pode afetar os sistemas cardiovascular e digestivo, causada pelo *Trypanosoma cruzi*, um parasita hemoflagelado transmitido por várias espécies de insetos reduvídeos hematófagos ("barbeiros"), cujo habitat varia da Argentina e do Chile até a metade sul dos Estados Unidos. O parasita também pode ser transmitido por via transplacentária, bem como por meio de transfusões de sangue infectado ou doação de órgãos, acidentes de laboratório, compartilhamento de agulhas entre usuários de drogas intravenosas ou por via oral, por meio de alimentos e bebidas contaminados com triatomíneos ou suas fezes.

A DCh é endêmica em todos os países continentais da América Latina. As estimativas mais recentes da OMS (2015) indicam uma prevalência de 5,7 milhões de infectados, principalmente concentrados na Argentina, Brasil, México, Bolívia, Colômbia e Venezuela, estimando-se 1.156.821 de casos no Brasil, sendo 231.364 de cardiopatia chagásica crônica (CCC). Observa-se, assim, redução significativa do número de casos de DCh no Brasil em relação a estimativas anteriores, atribuída a vários fatores, mas principalmente à quase completa interrupção da transmissão vetorial e transfusional no Brasil. De acordo com o Estudo GBD 2017, a taxa de mortalidade padronizada por idade apresentou redução acentuada (67,5%), passando de 7,3 mortes por 100 mil habitantes em 1990 para 2,5 por 100 mil habitantes em 2017, correspondendo a 0,4% de todas as mortes no país.

Paralelamente a essa tendência de diminuição da prevalência e mortalidade, vários fenômenos adicionais impactaram a mudança do perfil epidemiológico da DCh nas últimas duas décadas:

- A migração de infectados para áreas não endêmicas espalhou a doença globalmente, mesmo que com pequena prevalência. Europa, Japão, Austrália e EUA registram casos.
- O envelhecimento da população infectada, associado à diminuição de novos casos, fez a miocardiopatia chagásica coexistir com outras doenças nessa faixa etária, mas ainda assim sendo um preditor de mortalidade.
- A transmissão oral é agora mais frequentemente reconhecida, contribuindo especialmente para novos casos na Amazônia e sendo caracterizada por maior mortalidade durante a fase aguda do que a doença aguda mediada por vetores.
- A DCh é uma doença negligenciada, muitas vezes não reconhecida pelos médicos, não sendo incluída como causa de morte em muitos casos, fato associado à subnotificação.

HISTÓRIA NATURAL

A história natural da doença de Chagas tem duas fases distintas: uma fase aguda, de bom prognóstico e curta duração, seguida por uma fase crônica, com suas formas indeterminada, cardíaca e digestiva. Casos de cura espontânea são descritos na literatura, mas são absolutamente excepcionais.

A fase aguda é caracterizada por parasitemia evidente, observada no exame direto de sangue. Os sintomas geralmente estão ausentes ou leves. Em pacientes sintomáticos, as manifestações incluem sinais de entrada (chagoma de inoculação), febre, adenopatia generalizada, edema e hepatoesplenomegalia. Menos de 1% dos pacientes apresentam quadros graves, em especial crianças pequenas com quadro de cardite ou meningoencefalite aguda. Surtos de infecção com transmissão por via oral tendem a levar a casos agudos mais graves. A doença aguda não tratada tem a duração de 4-12 semanas, com queda gradual do parasitismo tecidual.

Após a fase aguda, os pacientes não tratados evoluem para a forma crônica indeterminada (FCI). A FCI é definida pela presença de infecção, confirmada por exame sorológico ou parasitológico, na ausência de sintomas e sinais da doença e de anormalidades ao eletrocardiograma (ECG) e ao estudo radiológico do tórax, esôfago e cólon. Pacientes classificados como portadores da FCI da dCh têm excelente prognóstico de médio prazo (5-10 anos de acompanhamento), e mortes relacionadas à doença nessa forma são muito raras. No entanto, uma proporção variável de pacientes pode apresentar respostas anormais quando testados por exames cardíacos não invasivos. Embora os pacientes na forma indeterminada sejam considerados como tendo grau variável de envolvimento cardíaco subclínico, esses achados têm valor prognóstico incerto.

Em geral, de 10 a 30 anos após a infecção aguda a doença de Chagas torna-se clinicamente evidente por acometimento específico de órgãos, principalmente coração, esôfago e cólon, caracterizando formas clínicas crônicas definidas: cardíacas, digestivas ou mistas (cardiodigestivas). Estudos epidemiológicos em áreas endêmicas e em doadores de sangue mostraram que 2-3% dos pacientes evoluem a cada ano a partir da FCI para uma forma clínica da doença. No Brasil, cerca de 20-30% dos pacientes desenvolvem a forma cardíaca, de 5-8% esofagopatia e de 4-6%, colopatia. Com o envelhecimento da população, parcela maior dos infectados tende a evoluir para a forma cardíaca, embora o reconhecimento da real prevalência fique prejudicado pela coexistência de outras doenças cardiovasculares típicas do envelhecimento. Podem ocorrer diferenças geográficas nas manifestações clínicas da doença de Chagas em diferentes regiões da América Latina, e síndromes digestivas não são comumente relatadas fora do Brasil. Dos pontos de vista epidemiológico e clínico, a cardiomiopatia crônica é a forma crônica mais importante da doença de Chagas, em decorrência de sua morbidade e mortalidade associadas e consequente impacto médico e social. A cardiomiopatia crônica associada à DCh se manifesta como três síndromes básicas que podem coexistir no mesmo paciente: insuficiência cardíaca (IC), arritmia cardíaca e tromboembolismo. A apresentação clínica varia amplamente de acordo com a duração da doença e a extensão do dano miocárdico.

PATOGÊNESE E FISIOPATOLOGIA

A patogênese da CCC envolve complexa interação de diferentes processos, relacionados ao dano tecidual decorrente de persistência do parasita, inflamação, autoimunidade, fibrose, disautonomia e alterações microvasculares. O dano miocárdico causado pela persistência do parasita é considerado o mecanismo mais importante no desenvolvimento da CCC. Embora necessária para o controle da proliferação do parasita, a inflamação resulta em dano tecidual levando à fibrose miocárdica e remodelamento cardíaco e, por fim, à CCC.

A progressão da doença não é uniforme, e as citocinas imunorreguladoras são críticas para coordenar a resposta do sistema imunológico, influenciando assim o desenvolvimento ou a quiescência da doença. Aqueles com um perfil de citocinas anti-inflamatórias mais robusto, representado por alta expressão de IL-10, normalmente permanecem na forma indeterminada indefinidamente, ao passo que aqueles com perfil inflamatório, representado pela alta produção de IFN-gama e TNF-alfa, geralmente evoluem mais rapidamente para a forma cardíaca. Além disso, a autoimunidade pode desempenhar um papel na patogênese da cardiomiopatia, segundo vários estudos mostrando a presença de autoanticorpos e células T autorreativas que foram ativadas por antígenos do *T. cruzi* tanto em pacientes quanto em modelos animais.

Além da ativação do sistema imunológico, mecanismos adicionais podem desempenhar um papel na patogênese da doença de Chagas. A disautonomia é uma característica típica da doença e foi confirmada por estudos patológicos, que mostram despopulação neuronal cardíaca, e por estudos funcionais, que evidenciaram resposta parassimpática prejudicada a manobras farmacológicas e não invasivas, como preensão manual e manobras de Valsalva. A disfunção vagal parece estar relacionada com maior risco de morte súbita. A denervação simpática também pode ocorrer, estando relacionada com o desencadeamento de arritmias ventriculares malignas.

A doença de Chagas também predispõe à disfunção microvascular em razão de perda de fatores endoteliais protetores, aumento dos níveis de componentes protrombóticos e reatividade vascular anormal devida à disautonomia, causando anormalidades funcionais e estruturais.

ABORDAGEM DIAGNÓSTICA

A avaliação inicial da doença cardíaca em pacientes com doença de Chagas deve incluir história médica, exame físico, ECG de 12 derivações em repouso, radiografia de tórax e ecocardiograma (ECO). Apesar de o ECG e a radiografia de tórax normais não excluírem cardiomio-

patia, estão relacionados com sobrevida igual à da população não chagásica no acompanhamento de 7-10 anos. Os achados do ECG e Holter de 24 horas são descritos no Quadro 1.

QUADRO 1 Anormalidades de ritmo cardíaco mais comuns na cardiopatia chagásica crônica	
Achados mais típicos	**Achados menos comuns**
Bloqueio de ramo direito (achado mais comum – em 13-35% dos pacientes), geralmente associado a bloqueio divisional anterossuperior do ramo esquerdo	Distúrbio de condução do ramo direito e bloqueio de ramo esquerdo (associado a pior prognóstico)
Bloqueio atrioventricular de 1º grau	Bloqueio divisional anterossuperior esquerdo
Bloqueio atrioventricular de 2º e 3º graus (até 10% dos pacientes)	Bradicardia sinusal com FC < 40 bpm
Bradicardia sinusal com FC > 40 bpm	Disfunção do nó sinusal
Fibrilação atrial	
Extrassístoles ventriculares frequentes e polimórficas (achado em praticamente todos os pacientes no Holter de 24 horas)	Extrassístoles ventriculares isoladas e monomórficas
TVNS	
Anormalidades primárias do segmento ST e da onda T	Anormalidades inespecíficas do segmento ST e da onda T
Onda Q patológica	Baixa voltagem em derivações periféricas

FC: frequência cardíaca; TVNS: taquicardia ventricular não sustentada.
Fonte: adaptado de Nunes et al., 2018.

A radiografia de tórax é importante exame complementar no diagnóstico dos pacientes com cardiopatia chagásica, porém os achados de cardiomegalia e congestão pulmonar são inespecíficos.

O ECO é o melhor exame não invasivo utilizado na avaliação da função cardíaca. Até 13% dos pacientes com CCC no estágio B apresentam déficit segmentar apesar de função sistólica biventricular global normal. Os achados mais comuns estão descritos no Quadro 2. A disfunção do ventrículo direito (VD) é mais evidente quando há envolvimento concomitante e significativo do ventrículo esquerdo (VE).

A Figura 1 apresenta o fluxo de investigação proposto. A classificação da CCC em estágios é descrita no Quadro 3.

QUADRO 2	Achados ecocardiográficos mais comuns na cardiopatia chagásica crônica
• Anormalidades segmentares: hipocinesia, acinesia ou discinesia
• Parede inferolateral, geralmente nos segmentos basais
• Ápice do ventrículo esquerdo
• Contração septal preservada
• Aneurisma do VE
• Disfunção diastólica do VE
• Cardiomiopatia dilatada
• Disfunção do VD
• Trombo mural, principalmente no ápice do VE
• Regurgitação mitral e tricúspide

VD: ventrículo direito; VE: ventrículo esquerdo.
Fonte: adaptado de Nunes et al., 2018.

QUADRO 3 Estadiamento do comprometimento miocárdico na cardiopatia chagásica crônica			
Estágios	Eletrocardiograma	Ecocardiograma	Insuficiência cardíaca
A	Alterado	Normal	Ausente
B1	Alterado	Alterado FEVE > 55%	Ausente
B2	Alterado	Alterado FEVE < 55%	Ausente
C	Alterado	Alterado	Compensável
D	Alterado	Alterado	Refratária

FEVE: fração de ejeção do ventrículo esquerdo.
Fonte: adaptado de Andrade et al., 2011.

QUADRO CLÍNICO E TRATAMENTO

A CCC apresenta curso evolutivo caracteristicamente lento e progressivo, embora às vezes possa ter evolução rápida. Suas manifestações clínicas variam desde quadros assintomáticos até apresentações graves com IC, distúrbios do ritmo e fenômenos tromboembólicos. Quando sintomática, a CCC se apresenta sob a forma de quatro síndromes clínicas: IC, arritmia cardíaca, tromboembolismo e morte súbita, que, eventualmente, pode constituir sua primeira manifestação.

O manejo de pacientes com CCC inclui a monitorização de progressão de doença, o uso seletivo de terapia antiparasitária e o tratamento de suporte das complicações cardiovasculares, incluindo a IC, as arritmias e o tromboembolismo.

O acompanhamento dos pacientes com CCC inclui avaliação clínica anual, contendo história, exame físico e ECG. A frequência do ECO de controle é baseada na fração de ejeção do ventrículo esquerdo (FEVE) e no quadro clínico. Para pacientes com FEVE normal e sem déficit segmentar, é razoável realizar o ECO de controle a cada 3 a 5 anos. Para pacientes com anormalidades segmentares ou FEVE deprimida, é razoável um ECO de controle a cada 1 a 2 anos. Em pacientes com piora dos sintomas, deve-se avaliar a necessidade de repetição dos exames como ECO e Holter 24 horas.

A terapia antiparasitária é indicada para pacientes com infecção aguda, em crianças, em adultos com infecção recente, na forma congênita e na reativação por imunossupressão (Quadro 4). A maioria dos especialistas acredita que haja benefício potencial, em particular nos adultos mais jovens (< 40 anos de idade). Há evidência de qualidade ruim sugerindo que a terapia anti-*Trypanosoma cruzi* pode ser benéfica em pacientes com a forma leve da CCC. Os medicamentos atualmente disponíveis (benznidazol e nifurtimox) requerem curso prolongado, carregam risco substancial de efeitos adversos e preci-

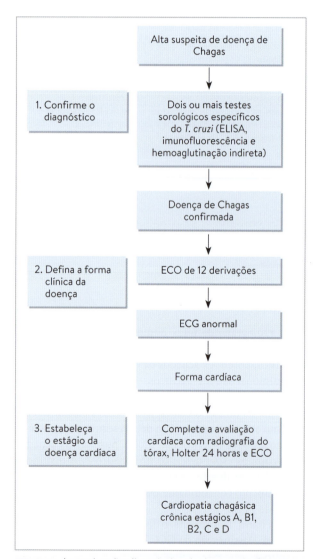

FIGURA 1 Investigação diagnóstica da doença de Chagas.
ECO: ecocardiograma; ELISA: ensaio de imunoabsorção ligado à enzima/*enzyme-linked immunonosorbent assay*.

QUADRO 4	Recomendações para o tratamento anti-*Trypanosoma cruzi* na doença de Chagas
Condições nas quais o tratamento deve ser oferecido	
Infecção aguda	
Infecção congênita	
Mulher em idade fértil	
Contaminação por acidente de alto risco	
Reativação	
Condições nas quais o tratamento pode ser oferecido	
Forma indeterminada (estágio A), principalmente se < 40 anos de idade	
Cardiopatia chagásica crônica estágio B1	
Condições nas quais o tratamento não deve ser oferecido	
Cardiopatia chagásica crônica estágios B2, C e D	

Fonte: adaptado de Nunes et al., 2018.

sam de monitoramento cuidadoso. O benznidazol tem o melhor perfil de segurança e eficácia, sendo considerado pela maioria dos especialistas o tratamento de primeira linha. Os efeitos adversos do benznidazol incluem dermatite, sintomas gastrointestinais, neuropatia periférica, angioedema e supressão da medula óssea. Qualquer um dos medicamentos deve ser administrado preferencialmente após as refeições. A dose recomendada do benznidazol é de 10 mg/kg/dia em crianças ou quadros agudos e 5 mg/kg/dia em crônicos, por 60 dias de tratamento, sendo a dose diária dividida em 2 ou 3 vezes. A dose máxima diária recomendada é de 300 mg. Para adultos com peso acima de 60 kg, deve ser calculada a dose total esperada, estendendo-se o tempo de tratamento para além dos 60 dias, até completar a dose total necessária. A dose recomendada do nifurtimox é de 15 mg/kg/dia em crianças ou casos agudos e de 8-10 mg/kg/dia em adultos, por 60 dias de tratamento, sendo a dose diária dividida em 3 vezes.

Arritmia

A morte súbita é responsável por 50-65% dos óbitos por doença de Chagas. Cerca de 50% dos casos de morte súbita são assintomáticos antes do episódio fatal, porém a maioria dos pacientes apresenta comprometimento ventricular e, principalmente, do sistema de condução. Em populações de chagásicos com função ventricular deprimida ao ECO, a presença de arritmias ventriculares complexas constitui preditor independentemente do risco de evolução para o óbito. A gravidade das arritmias ventriculares tende a se correlacionar com o grau de disfunção ventricular. Entretanto, não é incomum que pacientes chagásicos com arritmias ventriculares malignas,

como taquicardia ventricular sustentada (TVS) e fibrilação ventricular (FV), apresentem função ventricular esquerda preservada. Episódios de arritmias ventriculares malignas são muito mais frequentes em pacientes com cardiopatia chagásica do que naqueles com outras formas de cardiopatia. O mecanismo mais frequentemente envolvido com a morte súbita nos chagásicos é a arritmia ventricular maligna, ou seja, TVS degenerando em FV, ou mesmo FV não precedida pela TVS.

O uso de amiodarona para indivíduos de alto risco, especialmente aqueles com TVNS e FEVE reduzida, é recomendado pelas diretrizes atuais. No entanto, o valor dessa droga na prevenção de morte geral e morte súbita cardíaca não foi demonstrado na CCC, e estudos conduzidos em pacientes com predomínio de cardiomiopatia dilatada não chagásica não mostraram redução de mortalidade geral, apesar de uma redução modesta na incidência de morte cardiovascular e de morte súbita cardíaca à custa de importante toxicidade tireoidiana e pulmonar. A amiodarona representa alternativa viável para pacientes com disfunção ventricular sistólica e arritmia ventricular que não são elegíveis para, ou não têm acesso a um cardiodesfibrilador implantável (CDI). O uso frequente de antiarrítmicos também é importante na tentativa de reduzir o número de choques. Há evidências de que o uso de antiarrítmicos pode diminuir o número de choques. Em outras cardiomiopatias, o uso combinado de amiodarona e betabloqueadores reduziu o número de terapias. Uma alta carga de choques pode contribuir para a mortalidade, causando necrose miocárdica e promovendo ou exacerbando a disfunção ventricular.

A eficácia e a segurança de tratar o paciente chagásico com o CDI foram avaliadas em poucos estudos observacionais prospectivos, não randomizados e com um número limitado de pacientes. A maioria dos trabalhos foi realizada com pacientes com indicação de CDI por prevenção secundária. Não há nenhum grande estudo controlado e randomizado na cardiopatia chagásica. Dessa forma, o tratamento da arritmia ventricular no paciente chagásico com o implante de CDI é essencialmente arbitrário, baseado em extrapolações e recomendações destinadas a cardiopatias de outras etiologias (Quadro 5).

Não existe evidência da eficácia de implantar o CDI na prevenção primária no paciente chagásico sem outros critérios adicionais, por exemplo, a presença de disfunção ventricular sistólica importante. Uma das recomendações da diretriz americana, a de implantar o CDI na prevenção primária, baseando-se apenas na presença da cardiopatia chagásica, pode beneficiar alguns pacientes, mas submete todos ao risco dos choques inapropriados, da pró-arritmia e das complicações peri e pós-operatórias. A indicação do implante de CDI deve ser custo-efetiva e restrita a pacientes que efetivamente irão se beneficiar do tratamento. Já na prevenção secundária, as evidências disponíveis na literatura, originadas de ensaios clínicos

QUADRO 5 Recomendações para o cardiodesfibrilador implantável na cardiopatia chagásica crônica

Condições nas quais o cardiodesfibrilador implantável deve ser indicado

- Parada cardíaca súbita recuperada por taquicardia ventricular/fibrilação ventricular de causa não reversível independentemente da fração de ejeção do VE
- Taquicardia ventricular sustentada espontânea independentemente da fração de ejeção do VE
- Síncope indeterminada e indução de taquicardia ventricular no estudo eletrofisiológico

Condições nas quais o cardiodesfibrilador implantável pode ser indicado

- Fração de ejeção do ventrículo esquerdo ≤ 35%, principalmente na presença de TVNS
- Fração de ejeção do VE ≤ 35%, com programação de implante de ressincronizador

VE: ventrículo esquerdo; TVNS: taquicardia ventricular não sustentada.

QUADRO 6 Recomendações para o implante de marca-passo na cardiopatia chagásica crônica

Condições nas quais o marca-passo definitivo deve ser indicado

- Bloqueio atrioventricular de 3° grau
- Bloqueio atrioventricular avançado
- Bloqueio atrioventricular de 2° grau Mobitz II
- Bloqueio atrioventricular de 2° grau Mobitz I sintomático
- Doença do nó sinusal sintomática

Condições nas quais o marca-passo definitivo pode ser indicado

- Bradicardia limitando o uso de medicações essenciais como betabloqueador na IC com fração de ejeção reduzida
- Síncope inexplicada com bloqueio intraventricular e intervalo HV > 70 ms espontâneo
- Síncope com bloqueio bifascicular ou trifascicular quando outras etiologias de síncope foram excluídas

IC: insuficiência cardíaca.

com pacientes apresentando cardiopatia não chagásica, devem ser seguidas, apesar de a melhor evidência disponível nos pacientes com CCC, derivada de pequenos estudos observacionais, sugerir que o CDI não reduz a taxa de mortalidade geral.

A ablação da TV é recomendada para os pacientes com CCC nas seguintes situações: I) controle de TV monomórfica sustentada sintomática, que recorre apesar da terapia com drogas antiarrítmicas ou quando drogas antiarrítmicas não são toleradas ou desejáveis; II) controle de TV monomórfica sustentada e incessante; III) controle de tempestade elétrica; e IV) quando há suspeita de um gatilho (extrassístoles ventriculares, p. ex.) que possa ser controlado com a ablação. A origem mais comum da TV na CCC é a parede inferolateral basal do VE. Para pacientes com grandes áreas de fibrose, várias morfologias podem ser induzidas, o que requer extenso mapeamento e ablação. Em aproximadamente 30% dos episódios de TV sustentada, os circuitos de reentrada também estão localizados na superfície epicárdica.

O implante de marca-passo permanente é um tratamento eficaz para doença do nó sinusal sintomática e bloqueios atrioventriculares avançados, e as indicações devem seguir as diretrizes nacionais e internacionais atuais. O bloqueio atrioventricular avançado e a doença do nó sinusal sintomática são as principais indicações para marca-passo (Quadro 6).

Insuficiência cardíaca

A IC decorrente de CCC é geralmente conduzida com o tratamento farmacológico padrão para a IC com fração de ejeção reduzida ou com fração de ejeção intermediária. No entanto, os tratamentos são baseados em extrapolação e recomendações destinadas a cardiopatias de outras etiologias. Embora os betabloqueadores tenham sido evitados em pacientes com CCC, por causa de bradiarritmias, alguns estudos demonstraram que a terapia com betabloqueadores é segura e foi associado a melhor sobrevida.

A indicação da terapia de ressincronização cardíaca segue critérios extrapolados dos utilizados para isquêmicos e portadores de cardiomiopatia dilatada idiopática, sendo comprovadamente eficaz em pacientes com FEVE ≤ 35%, bloqueio de ramo esquerdo (BRE) com QRS ≥ 130 ms (principalmente se QRS ≥ 150 ms) e ritmo sinusal. Não há evidência de boa qualidade de eficácia da terapia de ressincronização cardíaca em pacientes portadores de bloqueio de ramo direito (BRD) ou pacientes dependentes de marca-passo ventricular.

O transplante de coração é o tratamento de escolha para pacientes bem selecionados com IC avançada, incluindo aqueles dependentes de drogas inotrópicas e/ou suporte circulatório. A sobrevida entre os pacientes com CCC parece ser superior à sobrevida dos pacientes transplantados por cardiopatias de outras etiologias.

Tromboembolismo venoso

Fenômenos tromboembólicos são relativamente frequentes na CCC e constituem a terceira causa de morte. Do ponto de vista clínico, predominam os fenômenos tromboembólicos que atingem o cérebro seguidos por embolia para os membros e embolia pulmonar. O acidente vascular encefálico (AVE) pode ser a primeira manifestação da doença.

A doença de Chagas é uma das principais causas de AVE na América Latina, representando até 20% das etiologias em áreas endêmicas. A incidência de AVE associado a Chagas em pacientes com doença de Chagas conhecida varia de 0,56-1,67 por 100 pessoas ano. A CCC deve, portanto, ser regularmente incluída no diagnóstico diferencial do AVE na América Latina. Disfunção sistólica ventricular esquerda, aumento do volume do átrio esquerdo, aneurisma apical, trombo mural e arritmias parecem ser importantes fatores de risco na gênese do AVE. A origem da maioria dos eventos associados à doença de Chagas é cardioembólica. A apresentação clínica do AVE associado à doença de Chagas reflete o predomínio da etiologia embólica. Entre 50-70% dos pacientes se manifestam com síndrome de circulação anterior parcial, que inclui 2 dos 3 seguintes sinais: déficit motor ou sensorial envolvendo a face, braço e perna; hemianopsia homônima; e disfunção cerebral superior cerebral, como afasia ou déficit visuoespacial. Com menos frequência, os pacientes apresentarão uma síndrome lacunar ou da circulação posterior.

O escore de risco Ipec-Fiocruz foi desenvolvido para predizer a probabilidade de eventos embólicos a partir de um estudo observacional prospectivo de 1.043 pacientes. A pontuação é uma soma dos fatores de risco calculada da seguinte forma:

- Idade > 48 anos (1 ponto).
- Alterações de ST-T primárias no ECG de 12 derivações (1 ponto).
- Aneurisma apical do VE (1 ponto).
- Qualquer grau de disfunção sistólica do VE (2 pontos).

A incidência anual de AVE cardioembólico foi de 4,4% para uma pontuação de 4-5 pontos, 2,1% para uma pontuação de 3 pontos, 1,2% para 2 pontos, 0,1% para 1 ponto e nenhum para uma pontuação de 0.

As indicações para anticoagulação oral com antagonistas de vitamina K ou anticoagulantes orais diretos na CCC são descritas no Quadro 7.

A segurança e a eficácia dos novos agentes anticoagulantes orais diretos, como o inibidor direto da trombina (dabigatrana) e os inibidores do fator Xa (rivaroxabana, edoxabana e apixabana), não foram avaliadas em pacientes com CCC, sendo seu uso baseado em extrapolação e recomendações destinadas a cardiopatias de outras etiologias.

QUADRO 7 Recomendações para a anticoagulação na cardiopatia chagásica crônica

Condições nas quais a anticoagulação deve ser oferecida

- Evento embólico prévio
- Trombo mural
- Fibrilação atrial ou *flutter* atrial (independentemente do escore CHA_2DS_2-VASc)

Condições nas quais a anticoagulação pode ser oferecida

- Escore Ipec-Fiocruz ≥ 4, principalmente na presença de aneurisma apical ou disfunção sistólica importante do VE
- Aneurisma apical do VE, principalmente se aneurisma pequeno com colo estreito
- Disfunção sistólica importante do VE

VE: ventrículo esquerdo.

PROGNÓSTICO

A CCC é uma condição heterogênea com ampla variação no curso clínico e no prognóstico, com estudos mostrando ampla variação de taxas de mortalidade anuais (de 0,2-19,2%), bem como vários marcadores prognósticos potenciais. A progressão da doença está direta e independentemente associada à mortalidade. Assim, a mortalidade associada à fase crônica da DCh é quase exclusivamente devida ao envolvimento cardiovascular com CCC. Entre os pacientes com CCC, a morte é súbita em 55-65%, em decorrência de IC progressiva em 25-30% e de AVC em 10-15%. Estudos comparando pacientes com IC por CCC com IC por outras etiologias mostram risco aumentado de morte entre os chagásicos.

Os principais fatores de risco para mortalidade em pacientes com cardiomiopatia chagásica incluem a presença de IC, a disfunção sistólica e dilatação do VE e presença de TVNS.

Escores de risco têm sido utilizados para agregar a informação proveniente de diferentes métodos e reconhecer os pacientes que precisam de cuidados mais intensivos (Tabela 1). O escore de Rassi é o mais empregado, tendo sido validado em coortes externas, com boa *performance*, e utiliza-se de 6 itens obtidos por diferentes métodos diagnósticos. Mais recentemente, o escore SaMi-Trop foi desenvolvido para predição de risco apenas com dados clínicos, ECG e NT-pró-BNP, para ser usado em unidades de saúde com menor complexidade. Embora o escore SaMi-Trop tenha sido validado em coortes externas, ainda precisa ser validado por outros grupos de pesquisa.

TABELA 1 Escores de risco para predição de mortalidade por todas as causas na cardiopatia chagásica crônica

Rassi Jr. 2006	Fatores de risco	Pontos	
	Classe III ou IV NYHA	5	
	Cardiomegalia (radiografia de tórax)	5	
	Alteração global ou segmentar da motilidade do VE (ECO)	3	
	TVNS (Holter 24 horas ou ergometria)	3	
	Baixa voltagem do QRS (ECG)	2	
	Sexo masculino	2	
	Pontos totais	Mortalidade em 5 anos	Mortalidade em 10 anos
	0-6	2%	10%
	7-11	18%	44%
	12-20	63%	84%
Sami-Trop 2020	Fatores de risco	Pontos	
	Idade (por décadas)	10	
	Classe II, III ou IV NYHA	15	
	Frequência cardíaca ≥ 80 bpm	20	
	QRS > 150 ms (ECG)	15	
	NT pró-BNP elevado para a idade	55	
	Pontos totais	Mortalidade em 2 anos	
	< 60	0%	
	60-100	4%	
	> 100	33%	

ECG: eletrocardiograma; ECO: ecocardiograma; NYHA: New York Heart Association; TVNS: taquicardia ventricular não sustentada; VE: ventrículo esquerdo.

O QUE AS DIRETRIZES RECOMENDAM

- Andrade JP, Marin-Neto JA, Paola AA, Vilas-Boas F, Oliveira GM, Bacal F, et al. I Diretriz latino-americana para o diagnóstico e tratamento da cardiopatia chagásica. Arq Bras Cardiol. 2011;97(2Supl.3):1-48.

- Dias JCP, Ramos Jr AN, Gontijo ED, Luquetti A, Shikanai-Yasuda MA, Coura JR, et al. II Consenso Brasileiro em Doença de Chagas, 2015. Epidemiol Serv Saúde [Internet]. 2016;25(esp):7-86.

- Portaria nº 57, de 30 de outubro de 2018 do Ministério da Saúde. Protocolo Clínico e Diretrizes Terapêuticas da doença de Chagas, no âmbito do Sistema Único de Saúde - SUS.

SUGESTÕES DE LEITURA

1. Coura JR, Borges-Pereira J. Chronic phase of Chagas disease: why should it be treated? A comprehensive review. Mem Inst Oswaldo Cruz. 2011;106(6):641-5.
2. Malik LH, Singh GD, Amsterdan EA. The epidemiology, clinical manifestations, and management of Chagas heart disease. Clin Cardiol. 2015;38(9):565-9.
3. Marques J, Mendoza I, Noya B, Acquatella H, Palacios I, Marques Mejias M. ECG manifestations of the biggest outbreak of Chagas disease due to oral infection in Latina-America. Arq Bras Cardiol. 2013;101(3):249-54.
4. Molina I, Gómez i Prat J, Salvador F, Treviño B, Sulleiro E, Serre N, et al. Randomized trial of posaconazole and benznidazole for chronic Chagas' disease. N Engl J Med. 2014;370(20):1899-908.
5. Nunes MCP, Beaton A, Acquatella H, Bern C, Bolger AF, Echeverría LE, et al. American Heart Association Rheumatic Fever, Endocarditis and Kawasaki Disease Committee of the Council on Cardiovascular Disease in the Young; Council on Cardiovascular and Stroke Nursing; and Stroke Council. Circulation. 2018;138(12):e169.
6. Rassi A Jr, Rassi A, Marin-Neto JA. Chagas disease. Lancet. 2010;375(9723):1388-402.
7. Di Lorenzo Oliveira C, Nunes MCP, Colosimo EA, de Lima EM, Cardoso CS, Ferreira AM, et al. Risk Score for predicting 2-year mortality in patients with chagas cardiomyopathy from endemic areas: SaMi-Trop Cohort Study. J Am Heart Assoc. 2020;9(6):e014176.
8. Rassi A Jr, Rassi A, Little WC, Xavier SS, Rassi SG, Rassi AG, et al. Development and validation of a risk score for predicting death in Chagas' heart disease. N Engl J Med. 2006;355(8):799-808.

NOTA DOS EDITORES

Este capítulo possui referências bibliográficas adicionais, recomendadas pelos autores, na plataforma digital complementar do livro. Por motivos de compactação, somente algumas delas estão aqui contempladas. Utilize o QR code abaixo para ter acesso a elas contéudos!

SEÇÃO VIII

ARRITMIAS

42

Arritmias para o cardiologista clínico

Gustavo Glotz de Lima
Leandro Ioschpe Zimerman

DESTAQUES

- As questões frequentes do cardiologista têm respostas neste capítulo:
  1. A arritmia é responsável pelos sintomas apresentados?
  2. A arritmia pode estar presente de forma assintomática?
  3. A arritmia causa risco ao paciente?
  4. A arritmia necessita de cardioversão?
  5. Qual é a arritmia?
  6. O paciente necessita de hospitalização?
  7. É necessário consultar especialista?
  8. É necessária a anticoagulação?
  9. Se medicação antiarrítmica está sendo usada, pode o paciente estar sob risco aumentado de pró-arritmia?

- A avaliação e o tratamento das arritmias cardíacas são importantes inicialmente para evitar o comprometimento hemodinâmico e a morte iminente, mas também para eliminar sintomas e identificar e estratificar pacientes com risco de arritmias graves, possibilitando medidas preventivas.

- As arritmias mais comuns no consultório são as extrassístoles atriais, as extrassístoles ventriculares (ESV), as bradiarritmias, incluindo a bradicardia sinusal e os bloqueios atrioventriculares (AV), a fibrilação atrial, as taquicardias supraventriculares e as taquicardias ventriculares não sustentadas.

- Durante as taquiarritmias, o primeiro passo é verificar se o ritmo é regular ou irregular e, a seguir, determinar se o QRS tem duração maior do que 120 mseg ou não. Se o QRS for largo (> 120 mseg), a taquicardia é ventricular em mais de 80% dos casos.

- O prognóstico em longo prazo de indivíduos assintomáticos com ESV frequentes geralmente é similar ao da população saudável, sem elevação na mortalidade se não houver cardiopatia estrutural.

- O estudo eletrofisiológico (EEF) complementa o eletrocardiograma na avaliação das arritmias cardíacas, por meio de registros intracavitários e da estimulação elétrica programada.

- A ablação por cateter tem como objetivo curar as arritmias cardíacas destruindo pequenas áreas de tecido miocárdico ou do sistema de condução que sejam críticas ao início ou manutenção da arritmia. Em geral, arritmias com um único foco de origem ou que envolvem um istmo anatômico estreito podem ser curadas com as técnicas de ablação por cateter.

- Muitas arritmias podem ser eliminadas completamente com ablação por cateter, assim essa forma de terapia frequentemente representa tratamento de primeira escolha.

INTRODUÇÃO

A avaliação e o tratamento das arritmias cardíacas são importantes inicialmente para evitar o comprometimento hemodinâmico e a morte iminente, mas também para eliminar sintomas e identificar e estratificar pacientes com risco de arritmias graves, possibilitando medidas preventivas.

Algumas alterações do ritmo podem ser muito sintomáticas e mesmo assim não associadas a mau prognóstico. De outro modo, outras alterações do ritmo assintomáticas podem acarretar risco de vida ou morbidade elevada. Assim, o cardiologista clínico deve ser capaz de avaliar as possibilidades de tratamento para aliviar sintomas, abolir a arritmia e prevenir desfechos com morbimortalidade significativa.

As arritmias mais comuns no consultório são as extrassístoles atriais, as extrassístoles ventriculares (ESV), as bradiarritmias, incluindo a bradicardia sinusal e os bloqueios atrioventriculares (AV), a fibrilação atrial, as taquicardias supraventriculares e as taquicardias ventriculares não sustentadas. Muitas vezes, ainda, o cardiologista é responsável por pacientes que já sofreram taquicardia ventricular sustentada ou fibrilação ventricular.

ABORDAGEM DAS ARRITMIAS

O cardiologista clínico deve avaliar o paciente como um todo, não se restringindo ao aspecto isolado da arritmia encontrada. História clínica detalhada, exame físico completo e análise adequada do eletrocardiograma são essenciais no atendimento desse paciente. Algumas arritmias causam risco iminente e instabilidade hemodinâmica (fibrilação/taquicardia ventricular), constituindo situação de emergência, e apenas nessas condições o tratamento pode preceder a anamnese e até mesmo o exame físico.

Além da anamnese, do exame físico e do eletrocardiograma, hoje estão disponíveis muitos exames complementares e opções terapêuticas. O cardiologista clínico deve estar familiarizado com suas técnicas e resultados, para iniciar a abordagem após adequado esclarecimento do paciente e familiares, o qual possibilite decisões compartilhadas.

Anamnese

Na anamnese, os sintomas mais comuns são palpitação, síncope, pré-síncope e dispneia, mas muitos episódios podem ser assintomáticos (p. ex., estima-se que aproximadamente 90% dos episódios de fibrilação atrial sejam assintomáticos). A forma de apresentação dos episódios pode sugerir o tipo de arritmia e, assim, orientar na opção de tratamento. As palpitações podem ser de caráter regular ou irregular, com frequência elevada ou não durante o episódio. Às vezes, a contagem de frequência e regularidade pode ser descrita pela contagem direta do pulso arterial ou utilizando medidores automáticos de pressão ou monitores de frequência cardíaca ou, ainda, um aplicativo de telefone celular. Geralmente, o início e término abruptos de taquiarritmias sugerem mecanismos de reentrada, e início e término graduais, mecanismos automáticos. Pulsações no pescoço estão associadas à taquicardia por reentrada nodal nos ritmos acelerados e a bloqueio AV nas bradiarritmias. Sintomas de pré-síncope ou síncope que ocorrem com o uso de colarinho apertado, durante o ato de barbear ou com o giro da cabeça, sugere hipersensibilidade do seio carotídeo. Evento desencadeante pode apontar para a presença de canalopatia hereditária – por exemplo, arritmias ventriculares polimórficas desencadeadas por sustos, exercício intenso ou estímulos sonoros muito elevados na síndrome do QT longo. Os pacientes devem ser questionados sobre a frequência e duração dos episódios e a gravidade dos sintomas.

Exame físico

Durante um episódio de arritmia, o exame físico é fundamental. A frequência cardíaca e a pressão arterial devem ser avaliadas inicialmente. A frequência cardíaca considerada normal ao repouso é de 50-100 bpm, com variações de 43-93 bpm no homem e 52-94 bpm na mulher. Ressalte-se, no entanto, que bradicardia ou taquicardia sinusal podem ser fisiológicas em muitas situações. A mensuração da frequência cardíaca é geralmente feita por palpação de pulso arterial (radial, carotídeo, femoral) ou por ausculta cardíaca. Durante a fibrilação atrial, especialmente com alta resposta ventricular, é comum observar o "déficit de pulso", que é a mensuração de uma frequência cardíaca mais elevada ao se auscultar o coração quando comparada à frequência medida no pulso arterial periférico. Isso ocorre pelo fato de batimentos que ocorrem após intervalos RR muito curtos (ou seja, pequeno tempo de enchimento diastólico) poderem apresentar volume sistólico muito pequeno, imperceptível à palpação. A medida da pressão arterial é essencial quando está havendo uma arritmia, para avaliar a eventual instabilidade hemodinâmica. Nos casos de síncope, deve-se lembrar a avaliação da hipotensão ortostática, com medidas realizadas em decúbito e em pé. A avaliação do pulso jugular pode demonstrar oscilações presentes no *flutter* atrial ou a presença de ondas A "em canhão", que indicam contração atrial diante da valva tricúspide fechada, que ocorre durante a dissociação AV nos casos de bloqueio AV completo ou na taquicardia ventricular.

A manobra de Valsalva ou a compressão do seio carotídeo também podem ser importantes durante episódios de taquiarritmia. Taquicardias que dependem da condução do estímulo elétrico pelo nó AV em seu mecanismo arritmogênico podem ser interrompidas com essa manobra, como a taquicardia supraventricular por reentrada AV nodal ou taquicardias dependentes de feixe acessório AV. De outra forma, nas taquicardias atriais automáticas, no *flutter* e na fibrilação atrial e nas taquicardias ventriculares, a condução pelo nó AV não é necessária para o mecanismo arritmogênico, e sua estimulação não interrompe a arritmia. Nos quadros sincopais, a hipersensibilidade do seio carotídeo pode ficar evidenciada por meio de grandes pausas no registro eletrocardiográfico e/ou queda importante da pressão arterial. Como o efeito dessas manobras é fugaz, o médico deve estar preparado para registrá-las em um eletrocardiograma. A compressão do seio carotídeo deve ser realizada suavemente, sempre precedida pela ausculta carotídea, a fim de descartar a presença de sopros. Se a aterosclerose carotídea estiver presente ou for provável, a manobra não deverá ser realizada. A manobra deve ser realizada em um lado do pescoço e depois no outro, e os dois lados não devem ser massageados simultaneamente. Devemos lembrar que o seio carotídeo direito tem mais conexão nervosa com o nó sinusal e o esquerdo com o nó AV.

Mesmo na ausência de arritmia, alguns achados de exame físico podem ser importantes por demonstrarem cardiopatia estrutural – por exemplo, sopros e bulhas acessórias.

Eletrocardiograma

O eletrocardiograma (ECG) é um exame complementar fundamental tanto durante o ritmo sinusal quanto o episódio de arritmia. Durante o ritmo sinusal, alterações do intervalo PR, pré-excitação ventricular (Wolff-Parkinson-White), bloqueios de ramo, presença de ondas J, como na repolarização precoce, alterações do intervalo QT e características eletrocardiográficas da síndrome de Brugada e da displasia arritmogênica do ventrículo direito, entre outras, podem ser evidenciadas.

Durante as bradiarritmias, alterações da condução sinoatrial ou AV podem ser esclarecidas. O grau de bloqueio AV pode ser determinado, assim como bloqueios de ramo direito, esquerdo ou bifasciculares, evidenciados.

Durante as taquiarritmias, o primeiro passo é verificar se o ritmo é regular ou irregular e, a seguir, determinar se o QRS tem duração maior do que 120 mseg ou não. Se o QRS for largo (> 120 mseg), a taquicardia será ventricular em ≥ 80% dos casos. Pode também ser supraventricular com aberrância de condução, e utilizamos fluxogramas desenvolvidos para ajudar nesse diagnóstico diferencial (Figura 1). É importante ressaltar que, se a dúvida permanecer, devemos tratar como se fosse ventricular. Quando o QRS for estreito (< 120 mseg) e o ritmo for regular, as características da onda P e sua relação com o complexo QRS serão importantes no esclarecimento diagnóstico. Para isso, a análise cuidadosa do ECG é necessária. O cardiologista deve estar preparado para avaliar se as frequências atrial e ventricular são idênticas, se os intervalos PP e RR são regulares ou irregulares, se existe uma P relacionada a cada QRS, se a onda P precede (intervalo "RP longo") ou segue (intervalo "RP curto") o complexo QRS (Figura 2). Os intervalos RP e PR são constantes? O vetor da P

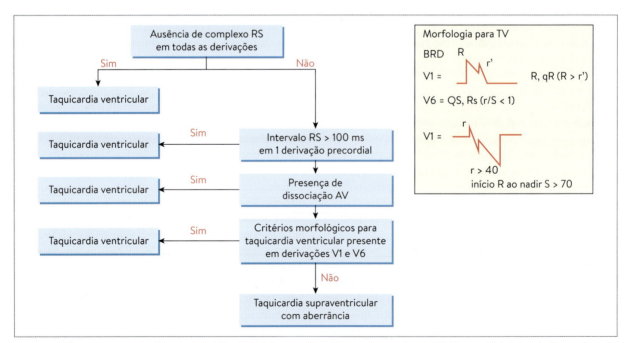

FIGURA 1 Fluxograma para diagnóstico diferencial das taquicardias com complexo QRS largo. Critérios de Brugada e de morfologia do QRS para diferenciar taquicardia ventricular de supraventricular.

AV: atrioventricular; BRD: bloqueio de ramo direito; BRE: bloqueio de ramo esquerdo.

Fonte: adaptado de Griffin et al., 2013.

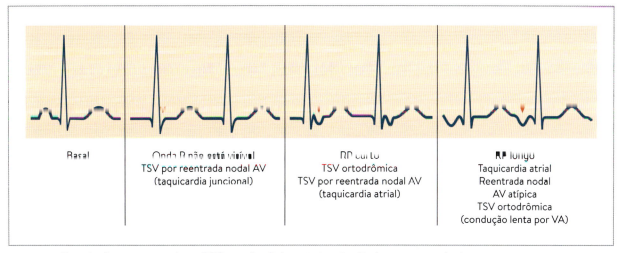

FIGURA 2 Correlação entre complexo QRS e ondas P durante taquiarritmias supraventriculares.
AV: atrioventricular; TSV: taquicardia supraventricular; VA: via acessória.
Fonte: Miller et al., 2018.

é normal ou deslocado? Todas as ondas P e complexos QRS são idênticos? Se o ritmo for totalmente irregular, o caso será de fibrilação atrial. Todas essas análises poderão determinar quando e como o paciente deverá ser tratado (Figura 3).

EXAMES COMPLEMENTARES NA ABORDAGEM DAS ARRITMIAS

Vários exames complementares foram desenvolvidos para auxiliar no diagnóstico das arritmias cardíacas. A maioria deles leva em consideração o aspecto de manifestação paroxística das suas diversas formas.

Holter

O ECG ambulatorial de 24 horas (Holter) foi um dos primeiros, capaz de registrar duas ou três derivações eletrocardiográficas por 24 ou até 48 horas. É muito adequado quando tonturas, síncopes ou palpitações se manifestam diariamente ou com bastante frequência. A capacidade de correlacionar temporalmente os sintomas clínicos com as anormalidades do ECG é a maior vantagem dessa técnica. É útil, também, na detecção de arritmias assintomáticas e na quantificação da arritmia no período de monitorização. Alterações significativas do ritmo são muito incomuns em jovens saudáveis. Entretanto, bradicardia sinusal com frequência entre 35 e 40 bpm, arritmia sinusal com pausa superior a 3 segundos, bloqueio de saída sinoatrial, bloqueio AV de segundo grau tipo I (Wenckebach) (geralmente durante o sono), marca-passo atrial ectópico, escapes juncionais, extrassístoles atriais e ventriculares podem ser observados, e não são obrigatoriamente anormais. Distúrbios complexos dos ritmos atrial e ventricular são pouco frequentes, contudo o distúrbio da condução AV de segundo grau tipo II não é observado em indivíduos normais. Em indivíduos idosos, existe maior prevalência de arritmias, algumas das quais podem justificar sintomas como tonturas e síncopes; entre estas, por exemplo, pausas prolongadas e bloqueios AV.

O prognóstico em longo prazo de indivíduos assintomáticos com ESV frequentes e complexas geralmente é similar ao da população saudável, sem elevação na mortalidade, se não houver cardiopatia estrutural. No entanto, ESV frequentes (> 15% do total dos batimentos em 24 horas) podem provocar cardiomiopatia em algumas pessoas, o que pode ser revertido após a eliminação das ESV. A maioria dos pacientes com doença cardíaca isquêmica, especialmente após infarto do miocárdio, exibe ESV quando é monitorizada durante 24 horas. A frequência das ESV aumenta de forma progressiva durante as primeiras semanas e depois diminui em cerca de 6 meses após o infarto. As ESV frequentes e complexas estão associadas a um risco aumentado de duas a cinco vezes de morte súbita em pacientes após infarto do miocárdio, mas seu tratamento pode não melhorar o prognóstico. Esse tópico é abordado em capítulo específico.

Nos casos de arritmia muito esporádica, o Holter de 24 horas pode levar a um subdiagnóstico ou uma falsa tranquilização de que a arritmia está controlada. Para aumentar o poder de diagnóstico, monitorizações mais prolongadas foram desenvolvidas, como o monitor de eventos (*loop recorder*), que registra intervalos curtos quando acionado, mas monitoriza o paciente por até 30 dias. Também foram desenvolvidos sistemas implantáveis que são introduzidos no subcutâneo e permitem registros por mais de 1 ano. Recentemente novos dispositivos portáteis estão disponíveis para registros ocasionais e até mesmo programas de *smartphones* são capazes de registrar episódios de arritmias paroxísticas.

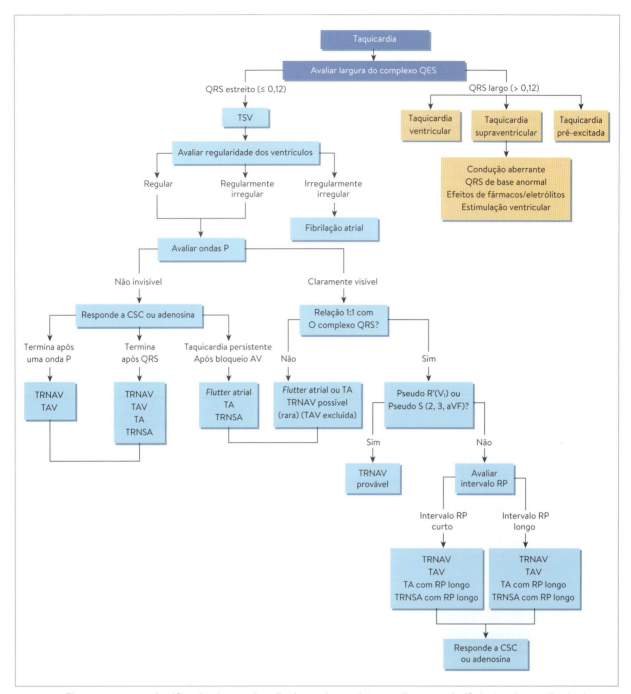

FIGURA 3 Fluxograma para classificação das taquicardias baseado no eletrocardiograma de 12 derivações realizado durante o episódio.

AV: atrioventricular; CSC: compressão do seio carotídeo; TA: taquicardia atrial; TAV: taquicardia atrioventricular reciprocante; TRNAV: taquicardia por reentrada do nó atrioventricular; TRNSA: taquicardia por reentrada nodal sinoatrial; TSV: taquicardia supraventricular; VA: via acessória.

Fonte: Miller et al., 2018.

Ergometria

A ergometria também pode ser utilizada como teste provocativo para avaliar a condução AV ou para provocar arritmia, quando ela pode ser desencadeada pelo exercício. Outras técnicas diagnósticas, como variabilidade da frequência cardíaca, turbulência espectral, dispersão do QT, ECG de alta resolução, alternância de onda T, sensibilidade de barorreceptores e mapeamento da superfície corporal, ainda são usadas de forma limitada, necessitando de maiores evidências clínicas. O teste de inclinação para avaliar respostas cardiorreflexas, vasodepressoras e/ou cardioinibitórias causadoras de quadros sincopais será abordado em capítulo específico.

Estudo eletrofisiológico

O estudo eletrofisiológico (EEF) complementa o ECG na avaliação das arritmias cardíacas, por meio de registros intracavitários e da estimulação elétrica programada. É um método diagnóstico invasivo que utiliza cateteres eletrodos para registrar os eventos elétricos do coração. Inicialmente, foi empregado para mensuração dos intervalos de condução AV e, posteriormente, esclarecer os mecanismos arritmogênicos e testar a eficácia de agentes antiarrítmicos. Atualmente também é utilizado para localização e mapeamento detalhado dos circuitos reentrantes e focos ectópicos, para posterior tratamento com ablação por cateter. Assim, tem finalidade diagnóstica, terapêutica e prognóstica. O EEF é realizado em laboratório de eletrofisiologia por meio do posicionamento de cateteres eletrodos em regiões específicas das cavidades cardíacas. O paciente é levado ao laboratório em jejum e, após sedação leve, de dois a cinco cateteres são introduzidos por punção percutânea via veias femorais, jugular interna ou subclávia, e posicionados com auxílio de fluoroscopia. Habitualmente um cateter é colocado em átrio direito alto, um cateter na região septal da valva tricúspide e um cateter na ponta do ventrículo direito. Tais cateteres são multipolares, sendo os pares de eletrodos distais utilizados para estimulações elétricas e os pares proximais para registrar os eletrogramas intracavitários. O cateter posicionado no átrio direito alto registra ou estimula a região próxima ao nó sinusal, o cateter da região septal da valva tricúspide, o feixe de His e o cateter da ponta do ventrículo direito, a atividade ventricular. Um quarto cateter pode ser posicionado dentro do seio coronariano, para obter registros dos potenciais do átrio esquerdo e mapear o anel AV esquerdo. Em algumas situações, um quinto cateter é necessário para o mapeamento de focos arritmogênicos específicos, atriais ou ventriculares. Está indicado para pacientes com sintomas (síncope ou pré-síncope) que pareçam estar relacionados com bradiarritmias ou taquiarritmias quando não se encontra qualquer outra causa para eles. Nas suspeitas de disfunção do nó sinusal, manobras como o tempo de recuperação do nó sinusal após estimulação com frequências mais elevadas que a sinusal por 1 minuto podem evidenciar disfunção quando, após interromper a estimulação, o tempo de restabelecimento do ritmo sinusal for prolongado, gerando pausas com mais de 1.500 mseg. Nos bloqueios AV, estabelece o nível da alteração da condução do estímulo, se no nível do nó AV ou distalmente a ele. O achado de um intervalo HV ≥ 70 mseg identifica os pacientes com risco de bloqueio AV avançado (Figura 4). Em pacientes com taquicardias, o EEF pode ser usado para

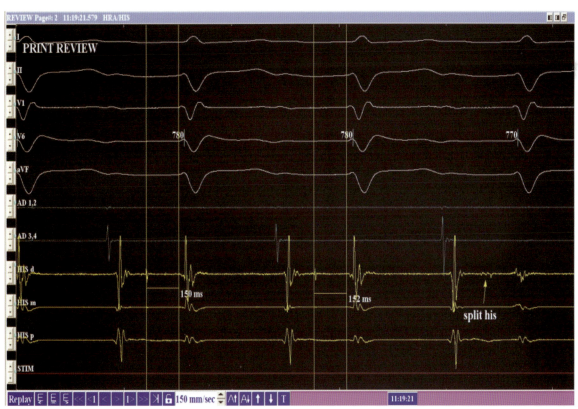

FIGURA 4 Traçado intracavitário demonstrando intervalo HV prolongado. Intervalo HV: 150 mseg. Retardo infra-hissiano da condução atrioventricular.

diagnosticar a arritmia, determinar a conduta terapêutica, determinar os locais anatômicos envolvidos no circuito arritmogênico, identificar os pacientes com alto risco de desenvolver arritmias graves e obter informações sobre o mecanismo da arritmia. O estudo pode diferenciar arritmia supraventricular aberrante de uma taquiarritmia ventricular quando os critérios padronizados do ECG são duvidosos.

TRATAMENTO POR ABLAÇÃO

A ablação por cateter tem como objetivo curar as arritmias cardíacas destruindo pequenas áreas de tecido miocárdico ou do sistema de condução que sejam críticas ao início ou manutenção da arritmia. Em geral, arritmias com um único foco de origem ou que envolvem um istmo anatômico estreito podem ser curadas com as técnicas de ablação por cateter. De modo diverso, as arritmias com origem multifocal ainda não são passíveis de cura com tal técnica. Os procedimentos são realizados em laboratório de eletrofisiologia especialmente equipado para realizar EEF e técnicas de ablação por cateter. Os pacientes recebem sedação leve antes e durante o procedimento, e os cateteres são introduzidos via punção percutânea, após anestesia local, através das veias femoral, braquial, subclávia ou jugular interna, com o auxílio de fluoroscopia, e posicionados nas cavidades cardíacas. Durante a ablação, a energia de radiofrequência é transmitida por um cateter com ponta direcionável e com eletrodo distal de 4-8 mm. A radiofrequência geralmente é transmitida entre o eletrodo distal e a placa neutra, colocada no peito ou nas costas do paciente. Pela importância crítica da temperatura durante a aplicação, os sistemas de ablação permitem sua monitorização e controle, em sistema de alça fechada, da fonte de saída de energia, possibilitando a manutenção da temperatura desejada do eletrodo. A monitorização da temperatura do eletrodo, em um sítio particular de ablação, é útil para determinar se uma aplicação sem sucesso falhou em decorrência de mapeamento impreciso ou aquecimento inadequado. Se por aquecimento inadequado, aplicações adicionais de energia no mesmo local, mas com melhor estabilidade do cateter, podem ser eficazes e proporcionar resultado exitoso. São cada vez mais usadas as técnicas de mapeamento com sistemas eletroanatômicos tridimensionais, que permitem, por meio de reconstruções tridimensionais das cavidades cardíacas, um detalhado mapeamento e posicionamentos dos cateteres, aumentando significativamente a precisão das ablações. São muito úteis no tratamento de arritmias complexas como a fibrilação atrial, as taquicardias ventriculares cicatriciais, as taquicardias atriais automáticas e nos casos de cardiopatia congênita. Atualmente, também está disponível a técnica de crioablação, que pode ser utilizada em situações específicas. Suas indicações e limitações serão abordadas em outro capítulo deste livro.

Muitas arritmias podem ser eliminadas completamente com ablação por cateter, e assim essa forma de terapia frequentemente representa tratamento de primeira escolha. São exemplos a síndrome de Wolff-Parkinson-White, as taquicardias supraventriculares por reentrada nodal ou por reentrada AV, o *flutter* atrial dependente do istmo cavotricuspídeo, as taquicardias ventriculares fasciculares idiopáticas, entre outras.

Muitas vezes, o cardiologista clínico está diante de pacientes portadores de marca-passo, desfibriladores automáticos e/ou ressincronizadores cardíacos. Tais dispositivos são acompanhados e programados por eletrofisiologistas clínicos e também serão abordados em capítulos específicos, mas o cardiologista deve estar a par dessas novas tecnologias, dos cuidados e das limitações impostas aos pacientes e de suas interações com medicamentos antiarrítmicos e com os demais medicamentos com ação cardiovascular.

O QUE AS DIRETRIZES RECOMENDAM

- Hindricks G, Potpara T, Dagres N, Arbelo E, Bax JJ, Blomström-Lundqvist C, et al.; ESC Scientific Document Group. 2020 ESC Guidelines for the diagnosis and management of atrial fibrillation developed in collaboration with the European Association of Cardio-Thoracic Surgery (EACTS). Eur Heart J. 2020 Aug 29:ehaa612.

- Scanavacca MI, Brito FS, Maia I, Hachul D, Gizzi J, Lorga A, et al. Diretrizes para avaliação e tratamento de pacientes com arritmias cardíacas. Arq Bras Cardiol. 2002;79(Supl V).

SUGESTÕES DE LEITURA

1. Griffin BP, Callahan TD, Menon V, Wu WM, Cauthen CA, Dunn JM. Manual of cardiovascular medicine. 4.ed. Philadelphia: Lippincott Wilkins & Wilkins; 2013. p.1-1133.
2. Levy S, Olshansky B, Ganz L, Downey B. Arrhythmia management for the primary care clinician. UpToDate; 2020.
3. Miller JM, Zipes DP. Diagnóstico das arritmias cardíacas. In: Mann DL, Zipes DP, Libby P, Bonow RO, Braunwald E, editores. Braunwald Tratado de doenças cardiovasculares. 10.ed. São Paulo: Elsevier; 2018.

43
Investigação das arritmias: da clínica aos métodos invasivos

Adalberto Menezes Lorga Filho
Luiz Pereira de Magalhães
Jussara de Oliveira Pinheiro Duarte*

DESTAQUES

- A anamnese e o exame físico são indispensáveis na avaliação inicial de arritmias.
- A escolha do método de investigação da arritmia depende fundamentalmente da história clínica.
- O eletrocardiograma (ECG) é a base de todos os métodos utilizados na investigação de arritmias.
- O Holter é útil em pacientes com sintomas diários; porém, quando os sintomas são esporádicos, a monitorização ambulatorial de eventos, externa e implantável, é o método mais indicado.
- O estudo eletrofisiológico (EEF) está indicado quando a investigação não invasiva foi insuficiente para o esclarecimento diagnóstico ou para a estratificação de risco de pacientes com arritmias cardíacas.
- Diante das novas tecnologias, o uso de *smartphone* e de *smartwatch* tem se consolidado como ferramenta para o diagnóstico de síncope e palpitações, em especial a fibrilação atrial.
- O teste ergométrico (TE) é primordial para a avaliação de pacientes com arritmias ou sintomas sugestivos de arritmias que ocorrem com esforço físico.

INTRODUÇÃO

A anamnese e o exame físico ainda são as principais ferramentas na investigação das arritmias cardíacas. Soma-se a eles o ECG, sempre atual, indispensável e de baixo custo, que possibilita avaliar a maioria das arritmias cardíacas. Mesmo nas situações em que essas três ferramentas não são suficientes, possíveis indícios formam a base da investigação diagnóstica subsequente. Havendo necessidade de avançar nas investigações, a utilização de métodos complementares é de grande auxílio (Quadro 1).

O Holter permite o registro eletrocardiográfico ambulatorial prolongado, desde 24 horas até 7 dias, e pode ser solicitado de acordo com a frequência dos sintomas ao longo dos dias. O TE possibilita o registro eletrocardiográfico durante a atividade física e nos primeiros minutos da recuperação, correlacionando a ocorrência de arritmias com o esforço físico, seu tônus adrenérgico e até alguns efeitos vagotônicos pós-esforço. O gravador de eventos, externo ou implantável, monitora o ritmo cardíaco por períodos longos (de 7 dias até 36 meses), permitindo a gravação do ritmo no momento da ocorrência

---

* Os autores agradecem a estimada colaboração do Dr. Eduardo Soares de Magalhães na elaboração deste conteúdo.

QUADRO 1 Escolha do método diagnóstico conforme a característica e a frequência dos sintomas	
Sintomas	**Exames**
Diários	Holter 24 horas
Quase diários	Holter de 7 dias
Semanais ou mensais	Gravador de eventos
Eventuais	*Smartphone* e *smartwatch*
Esporádicos (semestral, anual)	Gravador de eventos implantável
Relacionados aos esforços	TE
• Necessidade de diagnóstico • Possibilidade de terapêutica ablativa • Estratificação de risco	Estudo eletrofisiológico

TE: teste ergométrico.

do sintoma, ou em registros posteriores feitos pela programação de alerta de eventuais bradi ou taquiarritmias. Por fim, o EEF invasivo permite uma avaliação invasiva detalhada de todo o sistema elétrico e alterações do ritmo cardíaco.

Entretanto, todos esses métodos complementares, desde o ECG até o EEF, devem ser empregados sempre com base nas diretrizes de suas indicações, para que possam fornecer informações consistentes e adequadas. Este capítulo aborda os principais pontos na investigação das arritmias, discutindo suas características e sua utilização.

ANAMNESE

A necessidade de investigação clínica de pacientes com arritmias cardíacas normalmente surge por dois motivos distintos: o primeiro, e mais frequente, é o paciente apresentar um sintoma sugestivo de arritmia que desencadeia sua investigação; e o segundo, quando se flagra alguma arritmia em exame físico ou em exames cardiológicos de rotina, e a partir daí se inicia a investigação. Independentemente das situações anteriores, a anamnese deverá ser sempre o ponto de partida para a investigação do quadro. Alguns pontos são fundamentais na anamnese de indivíduos com suspeita de arritmias: característica do sintoma, histórico pessoal e histórico familiar.

Características do sintoma

O sintoma mais frequente que leva à suspeita de arritmias é a palpitação. Pode se manifestar como evento passageiro, referido como "falha do coração" ou como taquicardia, que reflete uma aceleração do ritmo cardíaco, de duração variável, podendo gerar sintomas mais ou menos debilitantes e expor o paciente a maior risco cardiovascular.

Frequentemente benignas, as palpitações extrassistólicas preocupam muito mais do que incomodam. Na maioria das vezes, o simples esclarecimento ao paciente quanto à benignidade e origem dos sintomas em geral é suficiente para a solução do problema. Já as crises de taquicardia devem ter suas características mais bem investigadas. É importante definir se apresentam início e término súbitos; fatores desencadeantes, como esforço físico, estresse emocional e sintomas associados, como pré-síncopes, síncopes, precordialgia ou dispneia. Algumas arritmias não apresentam sintomas típicos de palpitação ou taquicardia, podendo ser até assintomáticas. Por outro lado, sabe-se que algumas arritmias podem levar à síncope, pré-síncope e até à morte súbita como primeira manifestação clínica. Por fim, e menos frequentes, sintomas iniciais como dispneia, fadiga e precordialgia podem se manifestar como consequência de arritmias sem estarem associados a taquicardias ou palpitações.

História pessoal

Dados pregressos dos pacientes com queixas sugestivas de arritmias são de extrema importância. O conhecimento de procedimentos cirúrgicos cardíacos prévios, de doenças como a de Chagas, coronariopatia, cardiopatias congênitas e acidente vascular cerebral (AVC), permite que se conduza a investigação com atenção a esses fatos. Outras informações, como ocorrências prévias dos sintomas (principalmente síncopes ou parada cardíaca recuperada), o uso de drogas ilícitas e medicamentos, crises convulsivas e outras doenças não cardíacas associadas, como distúrbios tireoidianos, são informações valiosas na conduta do paciente.

História familiar

A investigação das características familiares em paciente com suspeita de arritmias é fundamental. A presença de doenças cardíacas com componentes genéticos importantes como doença coronariana em familiares jovens, cardiomiopatia hipertrófica, cardiopatia arritmogênica de ventrículo direito, síndromes arritmogênicas geneticamente determinadas, como síndrome do QT longo, síndrome de Brugada e síndrome do QT curto é informação crucial na estratificação de risco, na investigação e no tratamento do paciente. Outro dado de extrema relevância clínica é a ocorrência de morte súbita em familiares jovens (abaixo dos 35 anos).

EXAME FÍSICO

Complementando a anamnese, o exame físico também fornece informações importantes no diagnóstico e na estratificação de risco das arritmias. Achados de exame físico são valiosos, tanto na vigência das arritmias quanto na sua ausência. Sinais de congestão pulmonar, hipotensão important, ausência de pulsos periféricos e frequência cardíaca extremamente elevada ou baixa são achados que requerem máxima atenção durante o atendimento de pacientes com arritmia.

A análise do pulso jugular também pode oferecer informações úteis tanto nos pacientes com bradiarritmias quanto naqueles com taquiarritmias. A observação de ondas A em canhão no pulso jugular de um paciente bradicárdico sugere a presença de dissociação atrioventricular (AV), presente nos bloqueios atrioventriculares (BAV) totais. Já a identificação de um pulso jugular exuberante, rítmico, durante um episódio de taquicardia supraventricular permite que se suspeite da existência de taquicardia por reentrada nodal. Nessa arritmia, em razão das características próprias de seu circuito, os átrios e os ventrículos contraem-se simultaneamente, gerando esse achado de exame físico denominado sinal do "sapo".

Na investigação ambulatorial de pacientes com arritmias, a realização de exame físico detalhado também é importante. Na ausculta cardíaca, além da possibilidade de detectar sopros e terceira bulha, que sugerem cardiopatia estrutural, a detecção de um ritmo cardíaco irregular, de extrassístoles, de pausas repetidas e até a presença de bradicardia orientarão a investigação do paciente. Apesar da importância e do auxílio do exame físico, o fato de ele ser completamente normal não descarta a ocorrência de arritmias. Síndromes arritmogênicas graves frequentemente cursam com exame físico completamente normal nos períodos entre crises.

Exames complementares

Eletrocardiograma
O ECG é a mais antiga e ainda a principal ferramenta na investigação das arritmias cardíacas. Todos os equipamentos modernos, invasivos ou não, continuam utilizando o registro eletrocardiográfico como sua base essencial. A maior limitação do ECG é seu curto período de registro, dificultando flagrar as arritmias de caráter paroxístico. Mas, uma vez flagradas, a cuidadosa análise do traçado eletrocardiográfico traz informações de extrema importância, e na maioria das vezes definitivas ao diagnóstico. Por outro lado, achados eletrocardiográficos obtidos fora da vigência da arritmia podem trazer fortes indícios da etiologia ou do diagnóstico destas. Por exemplo, o ECG com pré-excitação ventricular em paciente com queixas de taquicardia diagnostica a síndrome de Wolff-Parkinson-White. Da mesma maneira que no exame físico, a presença de ECG basal sem alterações não descarta a possibilidade de estarem ocorrendo arritmias paroxísticas de alto risco para o paciente.

Bradiarritmias
Na avaliação da disfunção do nó sinusal, o ECG é limitado. Toda conduta a ser adotada dependerá da ocorrência de arritmia correlacionada a sintomas que justifiquem o tratamento. Consequentemente, uma precisa correlação clínico-eletrocardiográfica é fundamental para evitar decisões precipitadas. Para tanto, na disfunção do nó sinusal frequentemente são necessários exames que permitam registros eletrocardiográficos mais prolongados, como o Holter ou, até mesmo, o gravador de eventos.

O diagnóstico de BAV frequentemente é possível apenas com o registro do ECG. No BAV do 1° grau, a presença de intervalo PR maior que 200 ms estabelece o diagnóstico, e pode-se avaliar a possível e rara implicação clínica. O ECG tem grande importância na avaliação do BAV do 2° grau. Pela correlação dos achados eletrocardiográficos e eletrofisiológicos, é possível obter uma série de informações clínicas importantes apenas com base no diagnóstico eletrocardiográfico. Ao identificar no ECG o BAV do 2° grau Mobitz tipo II, pode-se inferir que o bloqueio localiza-se no sistema His-Purkinje e, consequentemente, apresenta alto risco de BAV total em 1 ano, e portanto de morte súbita, devendo ser prontamente indicado o implante de marca-passo. Já o diagnóstico de BAV 2° grau tipo Wenckebach (ou Mobitz tipo I), que, na imensa maioria das vezes, reflete o bloqueio do nó AV, identifica uma entidade clínica benigna que merecerá correlação clínica precisa entre sintomas e achado eletrocardiográfico para decisão terapêutica.

Os BAV 2:1, avançados e total (ou de BAV 3° grau), também são diagnosticados pelo ECG. Entretanto, na presença de BAV 2:1, normalmente o ECG não permite que se estabeleça o local e o risco do bloqueio, se no nó AV (benigno) ou no sistema His-Purkinje (maligno). Frequentemente, é preciso utilizar outros métodos diagnósticos, como Holter, TE e até mesmo EEF invasivo para o diagnóstico, a estratificação de risco e o tratamento desses pacientes.

Taquicardias
A documentação eletrocardiográfica das taquicardias permite o diagnóstico com boa acurácia. Com exceção da fibrilação atrial e do *flutter* atrial, arritmias que podem se manifestar de forma crônica, o restante das taquicardias normalmente se apresenta de forma paroxística e sua documentação eletrocardiográfica depende de registros em unidades de emergência. Do ponto de vista eletrocardiográfico, as taquicardias podem ser classificadas de acordo com a largura da despolarização ventricular QRS em: taquicardias de QRS estreito (QRS < 0,12 s) e taquicardias de QRS largo (QRS ≥ 0,12 s).

Dentre as taquicardias de QRS estreito, as supraventriculares são a maioria. Na avaliação eletrocardiográfica das taquicardias supraventriculares, alguns pontos são fundamentais para o diagnóstico e a consequente conduta:

- Avaliação da regularidade dos intervalos RR.
- Frequência cardíaca.

- Identificação de ondas P.
- Proporção de ondas P e QRS.
- Localização da P em relação ao QRS (relação RP e PR).
- Intervalo RP (em ms).

Com base nos critérios apontados anteriormente, o fluxograma da Figura 1 permite o diagnóstico diferencial das taquicardias de QRS estreito.

Taquicardia ortodrômica e taquicardia atrial

A avaliação eletrocardiográfica das taquicardias de QRS largo tem por objetivo principal diferenciar taquicardias ventriculares sustentadas (TVS) de taquicardias supraventriculares conduzidas com bloqueio de ramo (prévio ou com condução aberrante) e de taquicardias supraventriculares pré-excitadas (condução AV por via acessória), que são raras. A análise eletrocardiográfica das taquicardias de QRS largo apresenta duas dificuldades: pela largura do QRS, deformidades do segmento ST e frequência elevada, a análise de detalhes do ECG, como onda P, fica muito prejudicada. É importante frisar que aproximadamente 80% dos casos de taquicardia com QRS largo são taquicardias ventriculares. Dada a possibilidade de taquicardia potencialmente maligna, é apropriado considerar as taquicardias de QRS largo como TV sempre que houver dúvida, o que obriga o médico a adotar medidas seguras para proteger o paciente de uma situação potencialmente mais grave, recorrendo-se à prática de condutas previamente estipuladas por meio de diretrizes específicas (ACLS). Porém, algumas características eletrocardiográficas podem sugerir o diagnóstico da taquicardia com QRS largo, baseadas em algoritmos específicos publicados. Dentre eles, cabe destacar dois algoritmos: Brugada e Vereckei (Figuras 2 e 3). Ambos utilizam quatro critérios eletrocardiográficos, também denominados passos, que devem ser seguidos para chegar ao diagnóstico de TV. É importante ressaltar que os algoritmos citados não são sensíveis para o diagnóstico diferencial entre TV e taquicardia supraventricular pré-excitada. Nesse sentido, foram descritos critérios específicos, que devem ser interpretados em conjunto com ECG basal e, eventualmente, EEF.

Holter

O Holter é o método mais utilizado para a avaliação de arritmias que ocorrem com frequência quase diária. Como em todos os outros exames complementares, a história clínica detalhada será o determinante de sua indicação. A função vai desde o diagnóstico, quantificação e caracterização da arritmia, estratificação de risco, até a avaliação da terapêutica instituída.

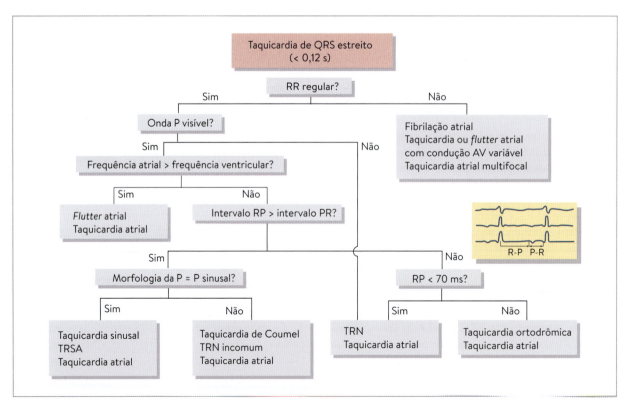

FIGURA 1 Fluxograma para o diagnóstico de taquicardia de QRS estreito (< 0,12 s).
AV: atrioventricular; TRN: taquicardia por reentrada nodal; TRSA: taquicardia por reentrada sinoatrial.

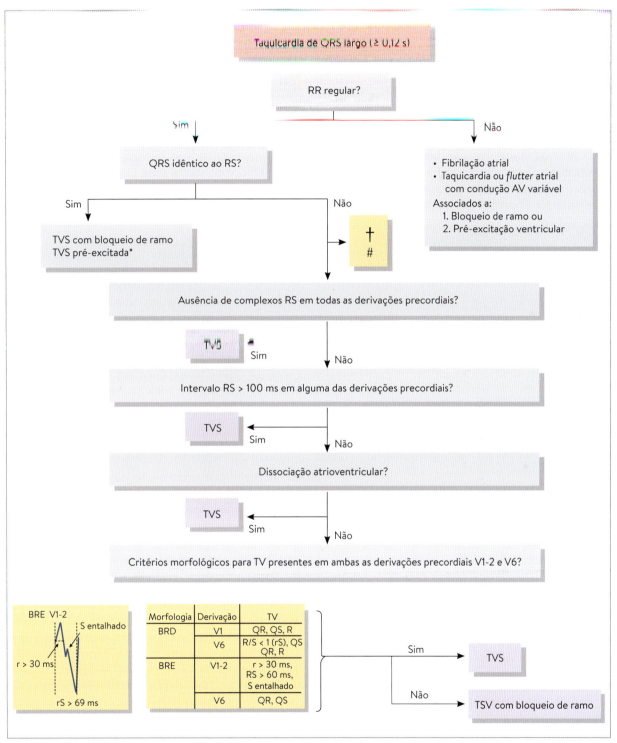

FIGURA 2 Algoritmo de Brugada para diagnóstico de taquicardia de QRS largo (≥ 0,12 s).

AV: atrioventricular; RS: ritmo sinusal; TSV: taquicardia supraventricular; TVS: taquicardia ventricular sustentada.

* Condução anterógrada (AV) por via acessória. †: Se infarto prévio ou cardiopatia estrutural, suspeitar fortemente de TVS. #: Considerar teste diagnóstico com adenosina.

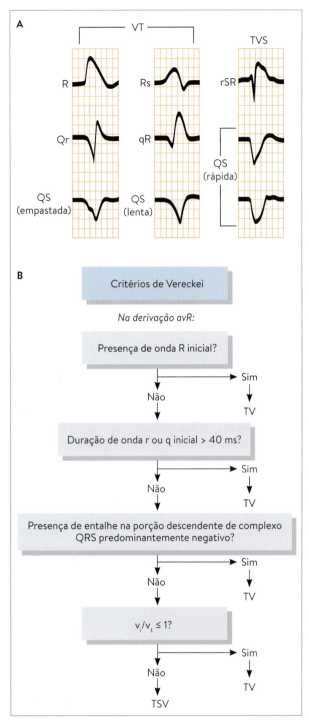

FIGURA 3 Algoritmo de Vereckei baseado apenas na derivação AVR, para o diagnóstico diferencial das taquicardias com QRS largo, em que se faz o diagnóstico de TVS, quando em AVR se encontrar uma R ampla ou padrões tipo Qr, qR e QS empastada.

Na presença de sintomas sugestivos de arritmias, o Holter apresenta indicações precisas (Quadro 2). Sintomas como síncopes e palpitações inexplicadas, mesmo que esporádicos, por sua possível gravidade, têm indica-

QUADRO 2 Indicações de monitorização eletrocardiográfica na avaliação de síncope
Classe Ia
Monitorização imediata durante atendimento hospitalar em pacientes de alto risco
Monitor de eventos implantável: síncope recorrente inexplicada, sem critérios de alto risco, e alta probabilidade de recorrência dentro da vida útil do aparelho
Monitor de eventos implantável: síncope recorrente inexplicada em pacientes de alto risco, sem indicação de dispositivo implantável (MP ou CDI)
Classe IIa
Holter: pacientes com síncope frequente: > 1 episódio por semana
Monitor de eventos externo após evento inicial < 4 semanas
Pacientes com palpitações, síncopes ou pré-síncopes recorrentes ou eventos graves
Monitor de eventos implantável: pacientes com síncope recorrente inexplicada em pacientes de alto risco, sem indicação de dispositivo implantável (MP ou CDI)
Classe IIb
Monitor de eventos implantável: suspeita inicial de epilepsia que não respondeu ao tratamento neurológico
Monitor de eventos implantável: pode ser considerado em pacientes com queda inexplicada

CDI: cardiodesfibrilador implantável; MP: marca-passo.
Fonte: Brignole et al., 2018.

ção de investigação com Holter, que, em determinadas situações, mesmo não flagrando o evento propriamente dito, fornece informações valiosas quanto à sua possível etiologia, investigação e tratamento subsequente. Outro dado interessante é a quantificação extrassístole em termos percentuais nas 24 horas. Estudos recentes sugerem que valores acima de 15% aumentam o risco de cardiopatia induzida por arritmias, sendo sugerido um acompanhamento mais frequente e a introdução de terapia quando necessário.

A ocorrência de sintomas, raramente relacionados a arritmias, mas que permanecem inexplicados, como precordialgia, fadiga, dispneia intermitente e ataque isquêmico transitório, também pode ser investigada com o Holter. Em algumas doenças, como cardiopatia isquêmica, insuficiência cardíaca e cardiomiopatia hipertrófica, dependendo da circunstância, o Holter pode ser indicado mesmo na ausência de sintomas, tendo por objetivo a identificação de distúrbios do ritmo que confiram maior risco de morte súbita ao paciente. Os portadores de cardiomiopatia hipertrófica, mesmo assintomáticos, devem ser investigados quanto à presença de arritmias, visto que a presença de taquicardia ventricular (TV) não sustentada representa fator de risco de morte súbita.

Na avaliação da terapêutica antiarrítmica instituída em determinadas arritmias, a monitorização cardíaca eletrocardiográfica tem suas indicações conforme apresentado no Quadro 3.

QUADRO 3 Indicações do Holter na avaliação de terapêutica antiarrítmica

Classe I

Para avaliar a resposta da terapêutica antiarrítmica em indivíduos que apresentavam arritmias frequentes e reprodutíveis ao método

Classe IIa

Para avaliar efeito pró-arrítmico de fármacos em pacientes de alto risco

Classe IIb

Para avaliar a frequência cardíaca em pacientes com fibrilação atrial

Para documentar arritmias recorrentes ou assintomáticas não sustentadas durante tratamento ambulatorial

---

Teste ergométrico

Em pacientes com sintomas relacionados ao esforço, o teste ergométrico (TE) é uma importante ferramenta diagnóstica. Nos Quadros 4 e 5, encontram-se as principais indicações do TE na avaliação de arritmias, segundo as diretrizes da Sociedade Brasileira de Cardiologia.

As modificações neuro-humorais, eletrofisiológicas e hemodinâmicas provocadas pelo exercício podem induzir arritmias cardíacas. O significado prognóstico das arritmias está relacionado à apresentação eletrocardiográfica, manifestações clínicas e gravidade de possível cardiopatia associada. A arritmia induzida pelo esforço pode ser assintomática, gerar palpitações, síncope ou mesmo a morte súbita. Em pacientes sintomáticos, com queixa de palpitação ou síncope, a detecção de arritmia ventricular adrenérgica dependente é importante na estratificação do risco, orientação terapêutica e na avaliação da resposta terapêutica instituída.

Em grupo de jovens que morrem subitamente durante a prática de exercícios, a causa mais comum é a cardiomiopatia hipertrófica, seguida de doença coronariana, representada principalmente pela origem anômala das artérias coronárias. Na população adulta (acima de 35 anos), a doença isquêmica do coração é responsável por mais de 90% das mortes durante o exercício, incluindo atletas e indivíduos com coração aparentemente normal.

Bradiarritmias

O TE é de grande utilidade para avaliação de bradiarritmias. A resposta da frequência cardíaca ao esforço é um dos critérios para diagnóstico da disfunção do nó sinusal. Em indivíduos jovens vagotônicos e atletas é esperada

---

QUADRO 4 Indicações do teste ergométrico na investigação de arritmia (diretrizes de TE da SBC)

Classe I

Palpitação, síncope e pré-síncope relacionadas a esforço físico

Assintomáticos com arritmia documentada ou suspeita durante ou imediatamente após o esforço

Avaliação de resposta cronotrópica ao esforço (nível B): BAVT congênito ou disfunção do nó sinusal

Classe IIa

Avaliação da eficácia terapêutica ao tratamento instituído a pacientes com arritmia desencadeada pelo esforço

Avaliação de adultos com arritmias ventriculares que apresentam probabilidade intermediária ou alta de doença coronária (nível B)

BAVT: bloqueio atrioventricular total; SBC: Sociedade Brasileira de Cardiologia; TE: teste ergométrico.

QUADRO 5 Recomendações para teste ergométrico na estratificação de risco para morte súbita cardíaca

Classe I

Adultos que apresentem arritmia ventricular e probabilidade intermediária ou alta de DAC (nível B)

Indivíduos que tenham arritmia ventricular conhecida ou suspeitada ao esforço, incluindo TV catecolaminérgica, em qualquer idade (nível C)

Avaliação terapêutica do uso de betabloqueadores e possível indicação de desfibrilador na TV catecolaminérgica (nível C)

Classe IIa

Avaliação de paciente recuperado de parada cardiorrespiratória

Classe IIb

Estratificação de risco na síndrome de Wolff-Parkinson-White, cardiomiopatia hipertrófica, displasia arritmogênica de ventrículo direito, síndrome de QT longo (nível C)

Indivíduos de meia-idade e idosos com extrassístoles ventriculares isoladas (nível C)

DAC: doença arterial coronariana; TE: teste ergométrico; TV: taquicardia ventricular.

---

da a resposta cronotrópica normal ao esforço, mas, em pacientes com disfunção sinusal, pode-se observar uma resposta deprimida. No caso de BAV total congênito, a resposta da frequência é importante para a indicação do marca-passo. Já em adultos, idosos e cardiopatas, a presença de BAV do 2º e 3º graus induzidos pelo exercício pode estar relacionada a distúrbio intraventricular localizado distalmente ao nó AV. Esse achado prediz progressão para bloqueio AV total, havendo indicação de marca-passo definitivo.

Arritmias ventriculares na cardiopatia isquêmica

Após o infarto do miocárdio, arritmias ventriculares complexas ao esforço classificam pacientes em subgrupos com diferentes prognósticos, principalmente em relação à morte súbita. A incidência de arritmias ventriculares no esforço não ultrapassa 16% na população aparentemente normal, mas varia de 36-60% nos coronarianos. Embora seja raro o registro de TVS no TE, existe boa correlação entre a presença de arritmias ventriculares complexas, a gravidade da cardiopatia isquêmica e o grau de disfunção ventricular. O esforço físico é o principal fator que pode desencadear as manifestações da cardiopatia isquêmica e, entre elas, as arritmias cardíacas.

Arritmias ventriculares na cardiomiopatia hipertrófica

A cardiomiopatia hipertrófica é a principal causa de morte durante esforço físico em pacientes jovens até então considerados hígidos, sendo que 70% das mortes ocorrem durante o esforço. Os pacientes, mesmo que assintomáticos, devem ser investigados quanto à presença de arritmias no esforço, visto que a presença de arritmia ventricular (TV não sustentada) representa valor prognóstico.

Síndromes arritmogênicas

Em pacientes portadores de síndrome de Wolff-Parkinson-White, o TE é pouco sensível para provocar arritmia supraventricular, mas a resposta eletrocardiográfica ao esforço poderá ser útil para a estratificação não invasiva do risco de morte súbita. O desaparecimento súbito da pré-excitação durante a elevação da frequência cardíaca sugere período refratário anterógrado mais longo da via acessória, inferindo possível menor risco ao paciente. Em outras condições geneticamente determinadas, como síndrome de Brugada e displasia arritmogênica do VD, o papel do TE não confere importância à estratificação de risco. Entretanto, na suspeita de síndrome QT longo, deve-se atentar para o 4º minuto após o esforço, quando poderá haver exacerbação do intervalo QTc, direcionando ao diagnóstico. Já em pacientes com TV catecolaminérgica, há importante correlação entre o esforço e o surgimento de arritmia ventricular polimórfica, que pode desencadear fibrilação ventricular e morte súbita, principalmente em adolescentes.

Avaliação de síncope

Não há dados suficientes para a indicação do TE na população em geral com síncope. Porém, avaliação criteriosa deve ser realizada em pacientes com episódios de síncope durante ou logo após o esforço físico. A monitoração do ECG e da pressão arterial deve ser cuidadosamente analisada durante a fase de esforço e recuperação, pois a síncope pode ocorrer durante ou imediatamente após o exercício. Essas duas situações devem ser consideradas separadamente: síncope ocorrida durante o exercício pode ser secundária à causa cardíaca, e a síncope que ocorre após o exercício é quase invariavelmente decorrente do mecanismo neurocardiogênico reflexo.

Telefones e relógios especiais

Dispositivos portáteis inteligentes, incluindo *smartphones* e *smartwatches*, difundiram-se rapidamente pelo mundo, oferecendo novas perspectivas ao diagnóstico e manejo das arritmias cardíacas. Nos últimos anos, foram desenvolvidas tecnologias de *smartwatch* que permitem avaliar a frequência e o ritmo cardíacos, por meio de fotoplestimografia ou derivação única do ECG. Embora os benefícios a longo prazo dessa monitoração mais acessível e barata sejam incertos, tem havido grande interesse de pesquisas clínicas na área, especialmente na detecção precoce de portadores de fibrilação atrial, arritmia mais comum, que pode ser clinicamente silenciosa. Em estudo recente com dispositivo *smartwatch*, incluindo 419.219 participantes e período de observação de 8 meses, a notificação de pulso irregular ocorreu em 0,5% dos participantes, chegando a 3,2% em indivíduos acima de 65 anos. O valor preditivo positivo foi de 84% na detecção de fibrilação atrial, endossando o potencial uso do dispositivo na prática clínica. Porém, dos indivíduos com diagnóstico de fibrilação atrial, apenas 13% receberam notificação do *smartwatch*, o que pode ser justificado, em parte, pelo caráter paroxístico da fibrilação atrial. Além da fibrilação atrial, há relatos na literatura de registro de TV monomórfica e BAV por meio do dispositivo. Pode-se ainda pedir ao paciente ou familiar que registre o evento, por meio de filmagem de sinais externos de arritmia (síncopes, sinal do "sapo"), aumentando a probabilidade de diagnóstico e direcionando a conduta subsequente (Quadro 6). Alguns questionamentos persistem quanto à utilidade do diagnóstico e tratamento da fibrilação atrial assintomática, principalmente em indivíduos com episódios de duração inferior a 6 horas. Existe preocupação com falsos positivos e o estresse desnecessário causado ao paciente. Mesmo a despeito de possíveis desvantagens, a tecnologia dos *smartphones* e *smartwatches* veio para se consolidar.

QUADRO 6 Indicações de filmagem em domicílio na investigação de síncope e palpitações
Classe IIa
Filmagem de eventos espontâneos em domicílio deve ser encorajada pelos médicos
Classe IIb
O uso de filmagem associada a outras ferramentas como o teste de inclinação deve ser considerado, objetivando aumentar a confiabilidade de observação clínica de eventos induzidos em laboratório

Fonte: Brignole et al., 2018.

Monitor de eventos

Ferramenta capaz de monitorar o paciente de forma contínua por períodos mais longos que o Holter de 24 horas e de 7 dias, com alto grau de especificidade, visto que a gravação eletrocardiográfica é feita durante a ocorrência dos sintomas, após o acionamento manual do aparelho. A característica desse gravador é possuir uma memória circular que possibilita a gravação do ritmo cardíaco ocorrido momentos antes e momentos depois do seu acionamento, permitindo o armazenamento do traçado do ritmo do instante em que ocorre o sintoma investigado. O aparelho pode ser externo (gravador portátil) ou implantável (o dispositivo é implantado no tecido subcutâneo do tórax ou da região axilar), que permite maior tempo de monitoração do paciente. É possível realizar programação para coleta automática de dados e traçados mesmo que o paciente não apresente sintomas durante a monitorização, gravando-se momento de bradiarritmia acentuada ou assistolia, assim como taquiarritmias.

Monitor de eventos na investigação de palpitações
O monitor de eventos externo é um exame superior ao Holter para a investigação de pacientes com queixa de palpitações. A capacidade de esclarecimento dos sintomas é de 66-83%, para os monitores de eventos externos contra 33-35% para o Holter.

Monitor de eventos na investigação de síncope
O Holter é muito utilizado na investigação de síncope, porém diversos estudos demonstraram que foi capaz de identificar distúrbios do ritmo cardíaco considerados relevantes em apenas 4-30% dos pacientes. A correlação direta entre arritmia e síncope foi obtida em somente 22% dos casos. Pela baixa capacidade diagnóstica de eventos sincopais por meio do Holter, diversos estudos foram realizados para testar o papel do monitor de eventos externo nesse tipo de sintoma, sendo observada eficácia diagnóstica entre 6-31%. Diante disso, passou-se a investigar a utilização do modelo implantável na investigação de síncope. O monitor implantável é capaz de registrar o momento do sintoma em até 68% dos pacientes, e o distúrbio do ritmo mais frequente é a bradiarritmia, identificada em 42% dos casos. Portanto, evidências sugerem que o monitor de eventos implantável oferece maior capacidade diagnóstica na investigação de síncope.

O monitor de eventos pode ser indicado naqueles pacientes em investigação de síncopes recorrentes cuja etiologia não sugira arritmias ventriculares complexas ou de origem neuromediada, situações em que o EEF e o teste de inclinação, respectivamente, devem ser indicados. Nos casos em que a frequência dos episódios sincopais é de pelo menos uma vez ao mês, pode-se indicar o monitor de eventos externo. Naqueles em que as síncopes são muito esporádicas, recomenda-se o monitor de eventos implantável.

Estudo eletrofisiológico

O estudo eletrofisiológico (EEF) é considerado um método invasivo seguro para avaliação das arritmias cardíacas. Essa técnica permite avaliar os mecanismos e a gravidade da arritmia cardíaca, propiciando abordagens diagnósticas e terapêuticas mais efetivas. A avaliação é realizada durante ritmo sinusal ou na presença de arritmias induzidas por meio de estimulação programada dos átrios ou ventrículos, e após o uso de medicamentos (teste farmacológico). O EEF tem maior possibilidade de detectar anormalidades em pacientes cardiopatas, com distúrbios de condução cardíaca. Nos últimos anos, com o desenvolvimento de métodos não invasivos mais eficazes, a importância do EEF como método diagnóstico tem sido reduzida. Na prática clínica, registros mostram que somente 3% dos pacientes com síncope inexplicada avaliados por cardiologistas foram submetidos a EEF, e menos ainda quando foram avaliados por outros especialistas. Não obstante, o EEF persiste útil em situações clínicas nas quais a investigação clínica não invasiva foi insuficiente para o esclarecimento diagnóstico clínico, bem como diante da necessidade de estratificação do risco de pacientes com arritmias cardíacas.

Indicações clínicas
Avaliação em pacientes com palpitações a esclarecer
O EEF está indicado quando o diagnóstico não foi esclarecido, após investigação não invasiva, nas palpitações precedendo síncope de origem indeterminada e na vigência de cardiopatia estrutural e distúrbio da condução (Quadro 7). Em paciente com forte suspeita clínica de taquicardias supraventriculares não documentadas, o EEF deverá ser integrante de do procedimento eletrofisiológico, já com objetivo diagnóstico e terapêutico, no procedimento de possível ablação por cateter do foco arritmogênico.

QUADRO 7 Principais indicações do estudo eletrofisiológico
Esclarecimento de sintomas de provável etiologia arrítmica como síncope e palpitações
Avaliação de pacientes recuperados de parada cardíaca
Estratificação de pacientes com suspeita clínica de alto risco para morte súbita
Avaliação de pacientes assintomáticos com BAV, quando o local do distúrbio é essencial para a determinação do tratamento
Estratificação de risco do indivíduo assintomático com pré-excitação ventricular
Selecionar "alvos" para a realização de ablação por cateter

BAV: bloqueios atrioventriculares.

Avaliação em pacientes com síncope inexplicada

Síncope é um sintoma transitório que pode ser causado por distúrbio do ritmo, com ou sem doença cardíaca associada. O EEF pode ser útil quando exames não invasivos não são conclusivos, portanto não deve ser a primeira etapa de avaliação. O EEF pode ser recomendado em pacientes com síncope de origem indeterminada associada à disfunção ventricular ou doença cardíaca estrutural. Em revisão de 8 estudos incluindo 625 pacientes com síncope que se submeteram a EEF, foi observado que as anormalidades foram encontradas predominantemente em pacientes com cardiopatia estrutural.

Por meio do EEF pode-se avaliar a função do nó sinusal, a condução atrioventricular e a possibilidade de indução de taquiarritmia supraventricular ou ventricular. A indução de TV monomórfica sustentada e a presença de bloqueio no sistema His-Purkinje são de valor diagnóstico e prognóstico em pacientes com síncope inexplicada. Eventualmente, em cardiopatas graves com síncope, mesmo com indicação de implante de cardioversor-desfibrilador como prevenção primária ou secundária de morte súbita, o EEF pode trazer elucidação diagnóstica e demonstrar mecanismo da síncope ou palpitação, como na situação da taquicardia ventricular reentrante ramo a ramo, passível de ablação por cateter. Porém, pelo baixo valor preditivo negativo, EEF negativo não descarta arritmia como causa de síncope. Cerca de 35% dos casos com EEF sem diagnóstico continuam a experimentar episódios recorrentes.

Após avaliação eletrofisiológica negativa, bradiarritmia é a anormalidade mais comumente identificada, quando se registra o evento da síncope pelo monitor de eventos.

O QUE AS DIRETRIZES RECOMENDAM

- Al-Khatib SM, Stevenson WG, Ackerman MJ, Bryant WJ, Callans DJ, Curtis AB, et al. 2017 ACC/AHA/HRS guidelines for management of patients with ventricular arrhythmias and the prevention of sudden cardiac death: a report of the American College of Cardiology/American Heart Association task force on practice guidelines and the Heart Rhythm Society. Heart Rhythm. 2018;15(10):e190-e252.

- Brignole M, Moya A, de Lange FJ, Deharo JC, Elliot PM, Fanciulli A, et al. 2018 Guidelines for the diagnosis and management of syncope: the task force for the diagnosis and management of syncope of the European Society of Cardiology. Eur Heart J. 2018;39(21):1883-948.

- Brugada J, Katritsis DG, Arbelo E, Arribas F, Bax JJ, Blomström-Lundqvist C, et al. 2019 ESC guidelines for the management of patients with supraventricular tachycardia: the task force for the management of patients with supraventricular tachycardia of the European Society of Cardiology (ESC). Eur Heart J. 2020;41(5):655-720.

- Kleinman ME, Goldberger ZD, Rea T, Swor RA, Bobrow BJ, Brennan EE, et al. 2017 American Heart Association Focused Update on Adult Basic Life Support and Cardiopulmonary Resuscitation Quality: an update to the American Heart Association Guidelines for Cardiopulmonary Resuscitation and Emergency Cardiovascular Care. Circulation. 2018;137(1):e7-e13.

- Kusumoto FM, Schoenfeld MH, Barrett C, Edgerton JR, Ellenbogen KA, Gold MR, et al. 2018 ACC/AHA/HRS guideline on the evaluation and management of patients with bradycardia and cardiac conduction delay: a report of the American College of Cardiology/American Heart Association task force on clinical practice guidelines and the Heart Rhythm Society. J Am Coll Cardiol. 2019;74(7):932-87.

- Meneghelo RS, Araújo CGS, Stein R, Mastrocolla LE, Albuquerque PF, Serra SM, et al. III Diretrizes da Sociedade Brasileira de Cardiologia sobre Teste Ergométrico. Arq Bras Cardiol. 2010;95(5;1):1-26.

SUGESTÕES DE LEITURA

1. Kalscheur MM, Donateo P, Wenzke KF, Aste M, Oddone D, Solano A, et al. Long-term outcome of patients with bifascicular block and unexplained syncope following cardiac pacing. Pacing Clin Electrophysiol. 2016;39:1126-31.
2. Perez MV, Mahaffey KW, Hedlin H, Rumsfeld JS, Garcia A, Ferris T, et al. Large-scale assessment of a smartwatch to identify atrial fibrillation. N Engl J Med. 2019;381(20):1909-17.
3. Steurer G, Gürsoy S, Frey B, Simonis F, Andries E, Kuck K, et al. The differential diagnosis on the electrocardiogram between ventricular tachycardia and preexcited tachycardia. Clin Cardiol. 1994;17(6):306-8.
4. Sim I. Mobile devices and health. N Engl J Med. 2019;381:956-68.
5. Yerasi C, O'Donoghue S, Satler LF, Waksman R. Apple Watch detecting high-grade block after transcatheter aortic valve implantation. Eur Heart J. 2020;41(10):1096.

NOTA DOS EDITORES

Este capítulo possui referências bibliográficas adicionais, recomendadas pelos autores, na plataforma digital complementar do livro. Por motivos de compactação, somente algumas delas estão aqui contempladas. Utilize o QR code abaixo para ter acesso a esse conteúdo:

44
Tratamento farmacológico das arritmias: aspectos gerais e práticos

Dário Celestino Sobral Filho
Thiago da Rocha Rodrigues

DESTAQUES

- Os antiarrítmicos continuam úteis, apesar do avanço da terapia não farmacológica.
- A terapia híbrida (dispositivos eletrônicos ou ablações por cateter + antiarrítmicos) é cada vez mais frequente e necessária.
- Nenhum antiarrítmico (com exceção dos betabloqueadores) reduz a mortalidade global de pacientes cardiopatas com arritmias cardíacas.
- Novas medicações com alvos específicos (vernakalant) e novos paradigmas (dronedarona) têm surgido.
- A amiodarona continua sendo o único antiarrítmico no Brasil permitido em pacientes com insuficiência cardíaca com disfunção sistólica.
- O conhecimento dos mecanismos de ação, dos efeitos adversos, das causas de pró-arritmia e da necessidade de usar os antiarrítmicos apenas nas situações indicadas contribui para a redução dos efeitos adversos.
- O aumento da longevidade e da sobrevida nas cardiopatias aumenta a prevalência de arritmias complexas, tornando necessário um esforço contínuo para o desenvolvimento de novos e melhores antiarrítmicos.

INTRODUÇÃO

Nas últimas décadas, vivenciou-se uma extraordinária evolução na abordagem das arritmias cardíacas. Os avanços no conhecimento dos mecanismos fisiopatológicos com a incorporação de novas informações da genética e da biologia molecular, os métodos mais precisos de diagnóstico, como a monitorização eletrocardiográfica prolongada e o mapeamento eletroanatômico, proporcionaram novas formas de tratamento não farmacológico com a incorporação de recursos tecnológicos modernos como a ablação por cateter e os dispositivos eletrônicos implantáveis.

Algumas condições até há poucos anos consideradas de difícil (ou impossível) tratamento, como a extrassistolia ventricular frequente com comprometimento da função ventricular e a bradicardia sintomática de origem vagal, apresentam excelente resposta ao tratamento atual com a ablação do foco arritmogênico e com a cardioneuroablação, respectivamente.

Apesar desses avanços, frequentemente os pacientes necessitam de medicamentos antiarrítmicos. Várias são as situações em que o tratamento farmacológico se impõe: reversão da fibrilação atrial (FA) aguda (< 48 horas); prevenção de recorrências de fibrilação/*flutter* atriais (FA/FTA); preparo para cardioversão elétrica da FA/

FTA; taquicardias supraventriculares (TSV) e síndrome de Wolff-Parkinson-White (WPW) em crianças pequenas; taquicardia ventricular sustentada (TVS) ou TSV em pacientes que recusam ou aguardam a ablação por cateter; ablações sem sucesso; prevenção e tratamento de choques apropriados e inapropriados e de tempestades elétricas em portadores de desfibriladores (CDI); reversão da TVS com estabilidade hemodinâmica; prevenção de arritmias geneticamente determinadas, e controle da frequência cardíaca (FC) em TSV não dependentes do nó AV (FA/FTA). Crianças muito pequenas com taquiarritmias sintomáticas devem ser tratadas inicialmente com fármacos antiarrítmicos. A ablação por cateter deve ser protelada, quando possível, até um crescimento adequado, pelas limitações técnicas inerentes à estatura e à superfície corporal.

O cardiologista clínico precisa estar preparado para reconhecer as limitações do tratamento farmacológico e também precisa conhecer os benefícios e as limitações do tratamento invasivo para uma correta indicação do procedimento. É necessário estar seguro quanto à identificação do substrato arritmogênico e das repercussões clínicas provocadas pela cardiopatia de base e, em algumas circunstâncias, até pioradas pelo uso da medicação antiarrítmica.

FARMACODINÂMICA

O mecanismo de ação dos antiarrítmicos encontra-se resumido no Quadro 1. A classificação de Vaugham-Williams descreve as ações antiarrítmicas das drogas por meio de seu mecanismo de ação predominante. A classe I é definida pelo bloqueio das correntes despolarizantes rápidas de Na^+ (INa^+) dos miócitos excitocondutores do sistema His-Purkinje (SHP) e vias acessórias e dos miócitos contráteis dos átrios, ventrículos e veias pulmonares. Ela é subdividida de acordo com a intensidade do bloqueio da INa^+: IA (bloqueio moderado), IB (bloqueio leve) e IC (bloqueio intenso).

Classe IA

A classe IA apresenta bloqueio de INa^+ mais intenso em altas FC. Em baixas FC, a intensidade do bloqueio da INa^+ diminui e aumenta o bloqueio de IK^+ (fenômeno de dependência de uso reverso), o que predispõe ao aumento do QTc (Figura 1) e a pró-arritmia do tipo *torsades de pointes* (TSDP). Esses agentes perderam muito a utilidade clínica, pois aumentam a mortalidade de pacientes com cardiopatia. Além do mais, a *torsades de pointes* é uma arritmia de surgimento imprevisível e potencialmente letal. A procainamida IV ainda pode ser usada no tratamento da TVS aguda sem repercussão hemodinâmica significativa de pacientes com e sem cardiopatia.

Classe IB

As drogas classe IB têm fraca ação bloqueadora de canais de Na^+ e bloqueiam os canais persistentes tardios de Na^+. Sua aplicação clínica é reduzida pela baixa eficácia e pela possibilidade de aumento da mortalidade em pacientes com infarto agudo e em outras cardiopatias. A mexiletina pode ter utilidade na síndrome de QT longo tipo III, em que há ganho de função dos canais persistentes tardios de Na^+. A xilocaína não é mais usada para a prevenção de fibrilação ventricular (FV) no infarto agudo, pois pode provocar assistolia. No entanto, pode ser usada para tratar a TVS sem repercussão hemodinâmica significativa na fase aguda do infarto, pois a INa^+ tardia é particularmente ativa durante a isquemia aguda.

QUADRO 1	Classificação de Vaugham-Williams para os antiarrítmicos	
Classe	**Ação farmacodinâmica**	**Exemplos**
IA	Bloqueio moderado das correntes de Na^+ e de K^+	QND, PCM, DSP
IB	Bloqueio leve das correntes rápidas e tardias de Na^+	XLC, MXT, HDT
IC	Bloqueio intenso das correntes rápidas e tardias de Na^+ e leve da corrente de Ca^{++} e dos betarreceptores	PPF e FCN
II	Betabloqueadores	PPN, MTP, ATN
III	Bloqueio de canais repolarizantes de K^+	AMD, STL, DND
IV	Bloqueio de canais de Ca^{++}	VRP, DTZ

AMD: amiodarona; ATN: atenolol; DND: dronedarona; DSP: disopiramida; DTZ: diltiazem; FCN: flecainida; HDT: hidantoína; MTP: metoprolol; MXT: mexiletina; PCM: procainamida; PPF: propafenona; PPN: propranolol; QND: quinidina; STL: sotalol; VRP: verapamil; XLC: xilocaína.

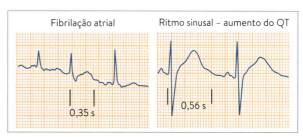

FIGURA 1 Reversão da FA com quinidina (mecanismo de dependência de uso reverso). Após a reversão para o ritmo sinusal, há aumento desproporcional do QTc (aumento da afinidade pelo canal de K^+) e redução do QRS (redução da afinidade pelo canal de Na^+).

Classe IC

As drogas classe IC (propafenona e flecainida) bloqueiam fortemente a INa$^+$ e possuem fraca ação betabloqueadora e bloqueadora de ICa^{++}. A ausência de bloqueio IK$^+$ e a ação bloqueadora de ICa^{++} e dos betarreceptores tornam a ocorrência da taquicardia *torsades de pointes* um evento de rara ocorrência. No eletrocardiograma (ECG) há aumento do QRS e o QTc não se altera (Figura 2). Em cardiopatas, o acentuado bloqueio da INa$^+$ leva à piora da contratilidade ventricular, condução lenta em circuitos reentrantes, levando a piora da insuficiência cardíaca (IC) e TV recorrentes. Portanto, essas drogas são contraindicadas em cardiopatas.

A propafenona é a droga classe IC disponível no Brasil. As células cardíacas sujeitas à sua ação são os miócitos dos átrios, ventrículos, veias pulmonares, SHP e vias acessórias. Há aumento dos intervalos AH, HV, PR e QRS e ação estabilizadora de membrana. Após absorção oral de 100%, a droga sofre extensa metabolização de primeira passagem no fígado e a biodisponibilidade é de cerca de 50% nas doses recomendadas. Em doses maiores, o metabolismo hepático de primeira passagem é facilmente saturado e há grande aumento da biodisponibilidade, com risco de toxicidade. Alguns pacientes metabolizam lentamente a droga (meia-vida entre 12-32 horas), sendo mais sensíveis aos efeitos colaterais. A principal via de eliminação é a renal. A posologia oral varia de 300-900 mg/dia, divididos em 2-3 tomadas, devendo a dose ser titulada de acordo com a resposta terapêutica e a tolerância. A dose IV é de 1-2 mg/kg, administrados em 10-15 minutos ou em dois *bolus* de 1 mg/kg. A dose em crianças é de 10-15 mg/kg/dia, divididos em 2 tomadas, com medicação manipulada na forma de solução oral. Os efeitos colaterais são dose-dependentes e incluem piora da IC, sintomas neurológicos e gastrointestinais e, raramente, distúrbios hematológicos. No uso crônico oral, é relativamente frequente a sensação de "gosto metálico", chegando a ser, mais raramente, intolerável para alguns pacientes.

A complicação mais temida é a pró-arritmia: TV recorrente em pacientes com cardiopatia; *flutter* atrial com condução AV 1:1; e bradiarritmias em pacientes com distúrbios de condução AV. O estudo Cash mostrou que a propafenona aumenta a mortalidade em comparação à amiodarona, ao metoprolol e ao CDI em cardiopatas recuperados de TV/FV. Portanto, a droga só está liberada na ausência de cardiopatia e nas seguintes situações: reversão da FA < 7 dias; prevenção das recorrências da FA/FTA; TSV em crianças pequenas; TSV sintomática em gestante que não responde a BB ou digoxina; e TSV cuja ablação foi recusada, protelada ou ineficaz. Alboni et al. validaram seu uso via oral para o tratamento da FA aguda (< 48 horas) pela abordagem da "pílula de bolso". A estratégia requer um teste hospitalar na primeira tentativa. Se ela se comprovar segura e eficaz na dose oral de 450 mg (pacientes < 70 kg) ou 600 mg (> 70 kg), então os próximos episódios poderão ser tratados pelo paciente fora do hospital. Essa estratégia mostrou eficácia de 94% na reversão da FA aguda em 113 ± 84 minutos, com poucos efeitos colaterais e significativa redução de atendimentos hospitalares.

Classe II

Os agentes classe II são os betabloqueadores (BB) que ocupam os betarreceptores-adrenérgicos competitivamente, levando à redução do automatismo do NSA e da condução do nó atrioventricular (NAV). Eles são utilizados para o controle da FC nas TSV não dependentes do NAV (FA/FTA) e na prevenção de TSV dependentes do NAV (taquicardias reentrantes nodais e taquicardias atrioventriculares que utilizam vias acessórias). Elas também são úteis no tratamento das arritmias adrenérgico-dependentes das canalopatias genéticas (síndrome do QT longo congênito e TV catecolaminérgica). Na prática clínica, os betabloqueadores, apesar de não exercerem efeito antiarrítmico importante, mostram-se particularmente eficazes naqueles pacientes que demonstram, na história clínica e no exame físico, atividade adrenérgica aumentada.

Classe III

As drogas classe III apresentam ação predominante de bloqueio IK$^+$, aumentando a duração do período refratário da maioria das células cardíacas. A ação antiarrítmica é verificada em um vasto espectro de arritmias atriais, juncionais e ventriculares. Em razão do bloqueio IK$^+$, há risco de provocar proarritmias como a taquicardia *torsades de pointes*. A Figura 3 mostra o exemplo de uma mulher submetida à troca de valva aórtica. No 11º dia de pós-operatório ela apresentou vários episódios de taquicardias atriais rápidas e sintomáticas e que foram tratadas com amiodarona IV. A duração aumentada do intervalo QT corrigido em seu ECG basal não fora percebida pelo médico da unidade intensiva (Figura 3A). Após a administração da amiodarona a paciente apresentou vários episódios de *torsades de pointes* (Figura 3B).

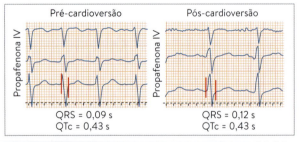

FIGURA 2 Reversão de FA aguda com propafenona IV. O intervalo QRS aumentou de 0,09 para 0,12 s, sem aumento do intervalo QT corrigido.

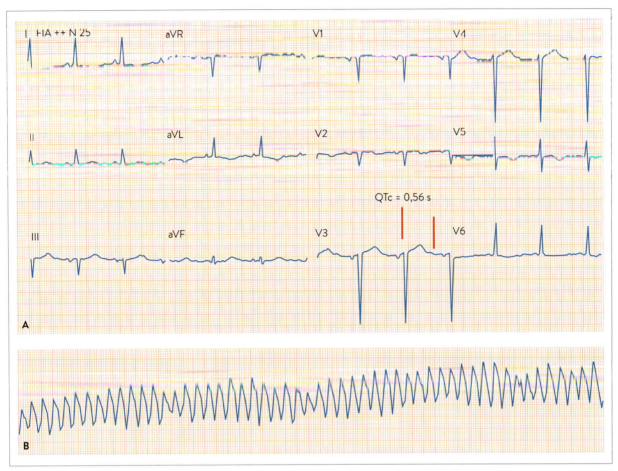

FIGURA 3 Paciente do sexo feminino, no 11º dia de pós-operatório de troca de valva aórtica, tratada com amiodarona IV pelo aparecimento de taquicardia atrial sustentada. A: Eletrocardiograma basal antes da amiodarona, com QT de 0,50 s e QTc de 0,56 s. B: *Torsades de pointes* poucos minutos após a administração da amiodarona.

O sotalol é uma mistura dos isômeros "d" e "L", em que o isômero "L" é responsável pela ação betabloqueadora e o "d" pela ação bloqueadora da IK⁺. Ele é um betabloqueador não seletivo e sem atividade simpática intrínseca. Em doses baixas (até 80 mg BID), os efeitos betabloqueadores predominam. Em doses maiores, o bloqueio IK⁺ torna-se predominante. Os efeitos eletrofisiológicos mais significativos são o aumento do período refratário da maioria das células cardíacas, a depressão do automatismo do NSA e a redução da condução AV.

Essas drogas também exercem efeito de dependência de uso reverso, em que o efeito bloqueador de corrente repolarizante de K⁺ é mais intenso em baixas frequências cardíacas, o que aumenta o risco de pró-arritmia. Os efeitos principais no ECG são a redução da FC e o aumento do intervalo QTc. O aumento da fase II do potencial de ação leva a aumento da entrada de Ca^{++}, o que melhora a contratilidade e compensa, em parte, o efeito inotrópico negativo do bloqueio beta. A medicação deve ser iniciada em ambiente hospitalar com monitoração do QTc, que não deve exceder 500 ms. O uso concomitante de diuréticos não poupadores de K⁺ deve ser desencorajado, pois a hipocalemia tem efeito depressor adicional na IK⁺, aumentando o risco de proarritmia. Se o uso desses diuréticos for imprescindível, o nível sérico de potássio não deve ficar inferior a 4,0 meq/L. Os efeitos colaterais mais frequentes são fadiga, bradicardia, astenia, broncoespasmo, tontura e depressão. O efeito adverso mais temido é a taquicardia *torsades de pointes* (3% dos pacientes), e os fatores de risco são a bradicardia, sexo feminino, insuficiência cardíaca (IC), diuréticos (hipocalemia) e doses > 320 mg/dia. A droga é contraindicada em asmáticos e indicada na prevenção de recorrências de FA/FTA em pacientes sem cardiopatia, prevenção de recorrência de TSV dependentes do NAV e prevenção de choques apropriados (TV/FV) e inapropriados (FA/FTA) em portadores de CDI. O sotalol tem eficácia relativamente boa no tratamento das arritmias ventriculares relacionadas à displasia arritmogênica do ventrículo direito.

A amiodarona e a dronedarona são antiarrítmicos de amplo espectro, com ações de todas as classes de Vaugham-Williams. Elas são bloqueadoras de INa⁺, IK⁺

e ICa⁺⁺, além de beta e alfabloqueadores. A amiodarona é considerada classe III porque predomina o efeito bloqueador IK⁺. Vários canais de K⁺ (Ito, IKur, IKACH, IKATP, IKr, IKs), bem como os canais rápidos e tardios de Na⁺, os canais de Ca⁺⁺, os betarreceptores, alfarreceptores, receptores muscarínicos e de tiroxina, são afetados pela droga.

Os efeitos eletrofisiológicos são o aumento da duração do potencial de ação da maioria das células, redução do automatismo sinusal e da condução AV e depressão da condução miocárdica. A ação bloqueadora de receptores muscarínicos contribui para a sua superioridade antiarrítmica, pois o estímulo colinérgico acelera a repolarização atrial e facilita o advento da FA. A proarritmia *torsades de pointes* é rara, pois o bloqueio de ICa⁺⁺ reduz os pós-potenciais precoces e o aumento do potencial de ação é maior nas células endo e epicárdicas do que nas células M, o que leva à redução da dispersão transmural da repolarização.

A amiodarona apresenta absorção oral lenta e é altamente solúvel em lipídios, o que explica sua distribuição extensa em todo o corpo e sua deposição preferencial nos tecidos hepático, adiposo e pulmonar. A pele exposta ao sol também tem grande afinidade pela droga, o que leva à fotossensibilidade, sendo esse efeito mais frequente em pessoas de origem caucasiana. A administração oral tem início de efeito retardado, a não ser que altas doses de ataques sejam utilizadas. A meia-vida corporal é longa (25-110 dias) em decorrência da lenta passagem da droga do compartimento tecidual para o sanguíneo. Uma vez no sangue, a meia-vida é de 11-20 horas. Ela é metabolizada pelo fígado, dando origem a um metabólito ativo que é eliminado pelo trato biliar, pelas glândulas lacrimais e através da pele.

As doses de ataque dependerão da urgência de atingir níveis terapêuticos. Nesses casos, inicia-se a administração IV de 5-6 mg/kg diluída em 100 mL de soro para correr em 1 hora. Em seguida, infundem-se 900 mg IV em 24 horas e segue-se com a dose oral de 600-800 mg/dia por 1 semana, 400 mg/dia por mais 2-3 semanas e, em seguida, reduz-se para 200 mg/dia. Na FA/FTA a dose de manutenção poderá ser de 100-200 mg/dia. Nas TV, seja em cardiopatas ou em portadores de CDI, poderão ser usadas doses maiores.

DiMarco et al. defendem uma dose de ataque de 1.600 mg/dia em 2-4 tomadas por 7-14 dias, seguidas por 400-800 mg/dia por mais 1-3 semanas. Na parada cardíaca com FV recorrente, indica-se *bolus* de 5 mg/kg e, se necessário, uma dose adicional de 2,5 mg/kg. Nessa situação, o estudo ARREST demonstrou superioridade da amiodarona sobre o placebo, enquanto Dorian et al. demonstraram que ela é superior à lidocaína.

Os efeitos adversos da amiodarona oral são os de origem gastrointestinal, aumento de enzimas hepáticas, hepatite ou cirrose, fotossensibilidade, microdepósitos corneanos, neuropatia ótica, neuropatias com tremores, vertigens e ataxia, toxicidade pulmonar, hipertireoidismo, hipotireoidismo e TSDP (raro). A administração intravenosa (IV) deve ser feita com cautela e monitoração para possível bradiarritmia, hipotensão, dissociação eletromecânica, piora da IC, náusea e alteração hepática. Seu uso deve seguir-se de cuidados: ser prescrito por cardiologista; avaliar a possibilidade de antiarrítmicos menos tóxicos ou a possibilidade de ablação por cateter; evitar o uso em pacientes com bloqueios atrioventriculares (AV) importantes, hepatopatias, hipertireoidismo e doenças pulmonares agudas ou crônicas; evitar exposição excessiva ao sol; e prestar atenção a possíveis interações medicamentosas. Os pacientes devem ser monitorados periodicamente em relação às funções hepática, tireoideana, pulmonar e cardiológica.

As indicações para o uso oral ou IV são: manutenção do ritmo sinusal pós-reversão de FA/FTA em pacientes com IC; reversão da FA aguda em pacientes com IC ou cardiopatia; reversão de TV sustentada hemodinamicamente estável; parada cardíaca com FV recorrente; tempestade elétrica em pacientes com CDI; redução de terapias apropriadas do CDI por TV/FV e de terapias inapropriadas por FA/FTA; controle da FC na FA/FTA com alta resposta ventricular em pacientes com IC e intolerância ou contraindicação a BB e BCC; tratamento da FA em pós-operatório de cirurgia cardíaca.

A dronedarona (ainda não disponível no Brasil) é uma congênere da amiodarona, em que o radical iodo foi substituído pelo radical metanossulfonil, o que elimina a toxicidade orgânica e impede seu acúmulo nos tecidos de depósito. A droga bloqueia várias IK⁺, bem como a INa⁺, betarreceptores e canais de Ca⁺⁺. Na dose oral de 400 mg, BID reduz a recorrência de FA/FTA, reduz a FC da FA e diminui as internações hospitalares. Na IC classe III/IV (NYHA) está contraindicada, pois aumenta a mortalidade.

O vernakalant, também não disponível em nosso país, é um antiarrítmico classe III seletivo para o átrio, pois bloqueia seletivamente os canais IKur e IKAch (correntes iônicas exclusivas dos átrios). Ele também bloqueia a Ito e a INa⁺ tardia. O bloqueio da INa⁺ ocorre em tecidos com rápidas frequências (como as do átrio em FA), o que contribui para a seletividade atrial, reduzindo o risco de *torsades de pointes*.

Classe IV

Os bloqueadores de canais de cálcio (BCC) são um grupo de compostos cuja característica principal é o bloqueio dos canais de Ca⁺⁺. Há dois tipos de BCC, os di-hidropiridínicos (maior seletividade para os vasos) e os não di-hidropiridínicos (maior seletividade para NSA e NAV). Os primeiros são vasodilatadores e anti-hipertensivos; e os últimos, pouco potentes como anti-hipertensivos, são antiarrítmicos classe IV (diltiazem e verapamil). Os BCC não di-hidropiridínicos deprimem o miocárdio e são contraindicados na IC. Eles são bons antiarrítmicos para a prevenção e o abortamento das crises de TSV com circuitos dependentes do NAV (TRN e TAV), para o controle da FC das TSV não dependentes do NAV (FA/FTA) e para as TV idiopáticas.

Diltiazem

O composto original deve ser administrado a cada 6-8 horas, enquanto os de liberação prolongada podem ser usados a cada 12-24 horas. Para o controle da FC na FA/FTA, a dose é de 120-360 mg/dia, em 3-4 tomadas para os compostos originais ou em 1-2 tomadas para os de liberação prolongada. Para a reversão de TSV (exceto WPW), a dose preconizada é de 0,25 mg/kg IV em 2 minutos, repetindo-a se necessário. A dose de manutenção é de 5-15 mg/h por 24 horas. Os efeitos colaterais incluem cefaleia, tontura, hipotensão, bradicardia ou assistolia, obstipação intestinal, edema de tornozelo e agravamento da disfunção ventricular. As contraindicações são os bloqueios AV, bradicardias, disfunção sinusal (Figura 4), WPW, TV associada a cardiopatia, hipotensão e disfunção ventricular esquerda. As indicações para uso IV são a reversão das TSV dependentes do NAV e TV fasciculares idiopáticas do VE. As indicações para uso oral são a prevenção dessas TSV e o controle da FC na FA/FTA, podendo ser associado para esse fim com o digital.

Verapamil

A dose oral é de cerca de 180-360 mg/dia, em 1-2 tomadas para as preparações de liberação lenta, ou em 3 tomadas para os compostos originais. As doses devem ser reduzidas na insuficiência renal ou hepática e em idosos. O uso IV para TSV ou TV idiopáticas é de 5-10 mg em bolus. As indicações, os efeitos adversos e as contraindicações são semelhantes às do diltiazem. A associação com betabloqueadores é perigosa e pode levar a colapso hemodinâmico. A reversão de TSV com verapamil IV em paciente usando betabloqueador pode ocasionar hipotensão e assistolia. Nessa situação, deve-se dar preferência à adenosina. O controle da FC em pacientes com FA/FTA, na ausência de disfunção ventricular esquerda, pode ser realizado com a medicação isolada ou em associação com digital. A droga é contraindicada no WPW, pois em caso de FA pode haver condução preferencial pela via acessória com FC elevada e colapso hemodinâmico.

Adenosina

É um antiarrítmico potente e com meia-vida ultracurta (10-30 segundos) pelo rápido metabolismo no endotélio vascular. A droga ocupa um receptor de adenosina que estimula uma guanina que inibe a ação da adenilciclase, reduzindo a formação de AMPc, inibindo a abertura de canais de Ca^{++} e levando o bloqueio AV. Essa mesma guanina aumenta a abertura de canais repolarizantes de K^+, tornando as células nodais muito negativas. A negatividade impede a célula de alcançar o potencial limiar para as despolarizações subsequentes. Esses efeitos são fugazes, mas suficientes para bloquear por poucos segundos o circuito reentrante que passa pelo nó AV, interrompendo as TSV dele dependentes. No caso das TSV não dependentes do nó AV, haverá bloqueio AV fugaz, desmascarando um ritmo atrial oculto (Figura 5).

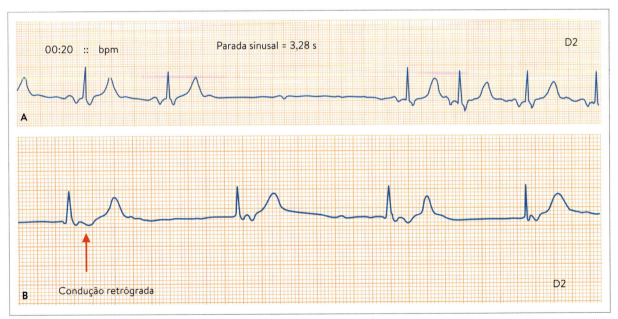

FIGURA 4 Paciente do sexo feminino, 94 anos, com disfunção sinusal agravada pelo uso de diltiazem. A: Parada sinusal de 3,28 s. B: Ritmo juncional com condução retrógrada na mesma paciente.

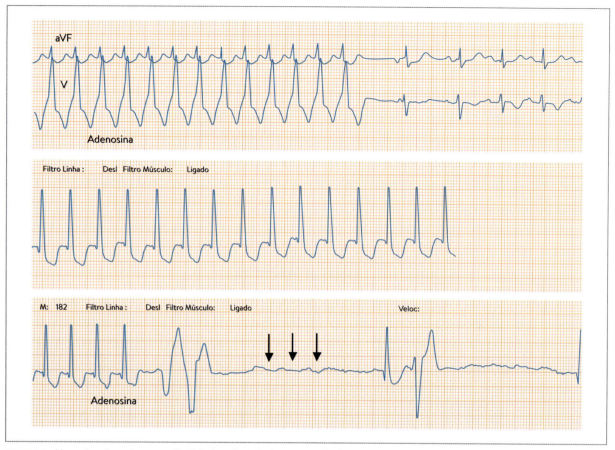

FIGURA 5 Usos da adenosina com finalidades diagnóstica e terapêutica.

A dose de 6-18 mg (1-3 ampolas) deve ser aplicada em veia proximal calibrosa e em *bolus* rápido. Se a administração for lenta ou em veia distal, o fármaco poderá ser metabolizado no próprio endotélio vascular antes de realizar sua ação farmacológica a nível do nó AV, sendo essa a maior causa de insucesso da medicação. É importante enfatizar que a adenosina deve sempre ser administrada com o registro simultâneo do ECG. O bloqueio AV transitório produzido pela droga deve ser documentado, pois ele, além de reverter as TSV dependentes do nó AV, permite a identificação do mecanismo da arritmia na maioria das vezes. Portanto, o uso da adenosina poderá propiciar:

- Reversão de uma TSV dependente do NAV e a identificação de seu mecanismo.
- Bloqueio AV transitório, desmascarando o ritmo atrial de base.
- Diferenciação de uma TSV com aberrância de condução de uma TV (no primeiro caso haverá reversão da arritmia; no segundo, a arritmia continua, há bloqueio da condução VA e identifica-se a dissociação AV).
- Produção deliberada de um bloqueio AV para desmascarar uma via acessória, geralmente para confirmar o êxito de uma ablação.

Assim, a adenosina tem um efeito combinado "diagnóstico-terapêutico". Deve-se ressaltar que a adenosina substituiu largamente o verapamil e o diltiazem para a conversão rápida de TSV com QRS estreito, uma vez que ela é mais segura e os efeitos colaterais são transitórios. O uso inadvertido de verapamil ou diltiazem em uma TVS de paciente com cardiopatia pode ser fatal em decorrência da vasodilatação e do efeito inotrópico negativo. O mesmo não ocorreria após o uso da adenosina, pois a TV seguiria seu curso sem piora hemodinâmica.

Os efeitos colaterais são fugazes e incluem cefaleia, rubor e calor facial, tontura e dor torácica. Pela rápida repolarização das células atriais e ventriculares pela abertura dos canais de K^+, pode haver extrassístoles atriais e ventriculares e FA. A possibilidade de broncoespasmo torna a droga contraindicada em asmáticos.

O uso dos antiarrítmicos para as arritmias supraventriculares e ventriculares e suas recomendações de diretrizes (AHA/ACC/ESC) estão resumidas na Tabela 1 e no Quadro 2. As principais características farmacocinéticas dos antiarrítmicos mais utilizados estão na Tabela 2. A farmacocinética dos principais BB está resumida na Tabela 3.

CAPÍTULO 44 ■ TRATAMENTO FARMACOLÓGICO DAS ARRITMIAS: ASPECTOS GERAIS E PRÁTICOS

TABELA 1 Agentes para a reversão de TV sustentada com repercussão hemodinâmica

Medicação	Indicações	Posologia (intravenosa – IV)	Eficácia (%)	Rec. (NE)
Procainamida	TVS idiopáticas e em cardiopatas	10 mg/kg, 100 mg a cada 5 minutos	75	IIa (B)
Amiodarona	TVS idiopáticas e em cardiopatas	150 mg IV lento, em 10 minutos	20-67	IIa (C)
Lidocaína	TVS na isquemia aguda	Bolus de 0,5-0,75 mg/kg	35	IIb (C)
Verapamil	TVS idiopáticas do VD e VE	5-10 mg em 1 minutos	> 90	IIa (C)
	Taquicardia de QRS largo de causa indefinida	–	–	III (C)

Rec. (NE): recomendações e níveis de evidência das diretrizes (AHA/ACC/ESC) de 2006.
TSV: taquicardias supraventriculares; VD: ventrículo direito; VE: ventrículo esquerdo.

TABELA 2 Farmacocinética dos antiarrítmicos mais utilizados

Droga	Absorção oral (biodisponibilidade)	Metabolização/eliminação	Pico de ação	Meia-vida	Posologia
Propafenona	100% (10%)	Hepática	3 horas	2-10 horas	150-300 mg, 2 vezes ao dia/3 vezes ao dia
Sotalol	80-100% (100%)	Renal	2-3 horas	7-15 horas	80-220 mg, 2 vezes ao dia
Amiodarona	30-50% (20-80%)	Hepática/vias biliares	Vários dias	25-110 dias	100-400 mg, 1 vez ao dia
Dronedarona*	70-94% (4-15%)	Hepática/vias biliares	3-5 horas	20-40 horas	400 mg, 2 vezes ao dia
Vernakalant*	Apenas intravenosa	Hepática (P-450)	10 minutos	Poucos minutos	3 mg/kg (10 minutos) + 2 mg/kg (15 minutos depois)
Verapamil	> 90% (20-35%)	Hepática/renal	1-2 horas	4-8 horas	80-120 mg, 3 vezes ao dia ou 240 mg, 1 vez ao dia ou 2 vezes ao dia (ação prolongada)
Diltiazem	> 90% (40%)	Hepática/vias biliares	1-2 horas	4-5,5 horas	60 mg, 3 vezes ao dia ou 900-120 mg, 2 vezes ao dia (ação prolongada)
Adenosina	Intravenosa (IV)	Endotélio vascular	10 segundos	10-30 segundos	6-18 mg IV

* Medicações não disponíveis no Brasil.
IV: via intravenosa.

TABELA 3 Propriedades farmacocinéticas dos betabloqueadores em uso no Brasil

Droga	Absorção oral (biodisponibilidade)	Metabolização/eliminação	Solubilidade lipídica	Meia-vida	Posologia
Propranolol	> 90% (25%)	Hepática/vias biliares	+++	3-6 horas	40-80 mg, 3 vezes ao dia
Metoprolol	> 90% (50%)	Hepática/hepática	+	3-7 horas	50-200 mg, 2 vezes ao dia
Atenolol	50% (50%)	Renal/renal	0	5-7 horas	50-200 mg, 1 vez ao dia
Nadolol	30% (30%)	Renal/renal	0	20-24 horas	40-160 mg, 1 vez ao dia
Nebivolol	Desconhecida	Hepática/renal-fezes	+++	12-19 horas	5 mg, 1 vez ao dia
Bisoprolol	> 90% (80%)	Hepática/renal	+	9-12 horas	2,5-10 mg, 1 vez ao dia
Carvedilol	> 90% (25-35%)	Hepática/hepática	+	6 horas	12,5-25 mg, 2 vezes ao dia

QUADRO 2 Antiarrítmicos para o tratamento das taquicardias supraventriculares			
Situação clínica	Antiarrítmico	Rec. (NE)
Reversão da FA < 7 dias na ausência de cardiopatia	Propafenona	I (A)
Reversão da FA < 7 dias na presença de insuficiência cardíaca	Amiodarona	I (A)
Reversão da FA aguda pela estratégia da pílula de bolso	Propafenona	IIa (B)
Manutenção do ritmo sinusal pós-reversão da FA persistente ou na FA paroxística, na ausência de cardiopatia ou insuficiência cardíaca classe III/IV	Propafenona	I (A)
	Sotalol	II (B)
	Dronedarona	I (A)
	Amiodarona	I (A)
Manutenção do ritmo sinusal pós-reversão da FA persistente ou na FA paroxística, na presença de IC com disfunção sistólica	Amiodarona	I (B)
	Propafenona	III (B)
	Dronedarona	III (B)
Controle da FC na FA com ou sem IC associada, na ausência de WPW	Betabloqueadores	I (A)
Controle da FC na FA sem IC associada, na ausência de WPW	Verapamil/diltiazem	I (A)
Controle da FC na FA com IC associada ou na presença de WPW	Verapamil/diltiazem	III (C)
Controle da FC na FA com contraindicação a betabloqueadores, verapamil e diltiazem (asma, IC, hipotensão etc.)	Amiodarona	I (B)
	Digoxina	I (B)
Reversão das TSV dependentes do NAV (TRNAV/TRAV)	Adenosina	I (A)
	Verapamil/diltiazem	I (A)
Prevenção das recorrências da TRNAV	Verapamil e BB	I (B/C)
	Propafenona	IIa (B)
Prevenção das recorrências da TRAV em pacientes com WPW ou vias acessórias ocultas	Propafenona	IIa (C)
	Sotalol/amiodarona	IIa (C)
	Verapamil	III (C)

Rec. (NE): recomendações e níveis de evidência (AHA/ACC/ESC) de 2003 e 2010.
BB: betabloqueadores; FA: fibrilação atrial; FC: frequência cardíaca; IC: insuficiência cardíaca; TRAV: taquicardia reentrante atrioventricular (via acessória); TRNAV: taquicardia reentrante nodal AV; WPW: síndrome de Wolff-Parkinson-White.

O QUE AS DIRETRIZES RECOMENDAM

- Brugada J, Katritsis DG, Arbelo E, Arribas F, Bax JJ, Blomström-Lundqvist C, et al. 2019 ESC guidelines for the management of patients with supraventricular tachycardia. The task force for the management of patients with supraventricular tachycardia of the European Society of Cardiology (ESC). Eur Heart J. 2020;41(5):655-720.

- Magalhães LP, Figueiredo MJO, Cintra FD, Saad EB, Kuniyishi RR, Teixeira RA, et al. II diretrizes brasileiras de fibrilação atrial. Arq Bras Cardiol. 2016;106(4Supl.2):1-22.

- Priori SG, Blomström-Lundqvist C, Mazzanti A, Blom N, Borggrefe M, Camm J, et al.; Task force for the 2015 ESC guidelines for the management of patients with ventricular arrhythmias and the prevention of sudden cardiac death of the European Society of Cardiology (ESC). Europace. 2015;17(11):1601-87.

SUGESTÕES DE LEITURA

1. Alboni P, Botto GL, Baldi N. Outpatient treatment of recent-onset atrial fibrillation with the "pill-in-the-pocket" approach. N Engl J Med. 2004;351(23):2384-91.
2. DiMarco JP, Gersh BJ, Opie LH. Antiarrhythmic drugs and strategies. In: Opie LH, Gersh BJ (eds.). Drugs for the heart. 6.ed. Philadelphia: Elsevier-Saunders; 2005. p.218-74.
3. Dorian P, Cass D, Schwartz B, Cooper R, Gelaznikas L, Barr A. Amiodarone as compared with lidocaine for shock-resistant ventricular fibrillation. N Engl J Med. 2002;346:884-890.
4. Linz D, Stavrakis S. Cardioneuroablation for vagally mediated bradyarrhythmia: the universal one fits all solution? Int J Cardiol. 2020;304:45-6.
5. Matthews GD, Grace AA. Unmasking adenosine: the purinergic signalling molecule critical to arrhythmia pathophysiology and management. Arrhythm Electrophysiol Rev. 2020;8(4):240-8.
6. Penela D, Teres C, Fernández-Armenta J, Aguinaga L, Tercedor L, Soto-Iglesias D, et al. Premature ventricular complex site of origin and ablation outcomes in patients with prior myocardial infarction. Heart Rhythm. 2020;S1547-5271(20):30751-7.
7. da Silveira MMBM, Cabral JVB, Souza BM, Hazime LHP, Araujo SLM, Xavier AT, et al. How can galectin-3 as a biomarker of fibrosis improve atrial fibrillation diagnosis and prognosis? J Clin Med Res. 2020;12(10):647-54.

NOTA DOS EDITORES

Este capítulo possui referências bibliográficas adicionais, recomendadas pelos autores, na plataforma digital complementar do livro. Por motivos de compactação, somente algumas delas estão aqui contempladas. Utilize o QR code abaixo para ter acesso a esse conteúdo:

45

Bradiarritmias: diagnóstico e tratamento

José Marcos Moreira
João Pimenta
Jefferson Curimbaba

DESTAQUES

- Bradicardia é uma situação em que a frequência cardíaca (FC) está abaixo de 50 bpm.
- As manifestações clínicas mais frequentes são quadros de astenia, fraqueza, intolerância ao esforço, dispneia, mal-estar indefinido, tonturas, pré-síncope e síncope.
- Bradicardia sinusal é a FC que não atende às necessidades fisiológicas do indivíduo para aquela situação momentânea.
- As disfunções sinusais englobam a doença do nódulo sinusal, o bloqueio sinoatrial, a hipersensibilidade do seio carotídeo e a síndrome braditaquicardia.
- Bloqueios atrioventriculares (BAV) são distúrbios da condução entre os átrios e os ventrículos, representados no eletrocardiograma (ECG) por alterações no intervalo PR e/ou presença de ondas P bloqueadas.
- Os BAV são classificados em 1º, 2º e 3º graus, sendo o do 2º grau subdividido em tipo I, tipo II, tipo 2:1 e avançado.
- Podem ser localizados no nódulo atrioventricular (AV) e no sistema His-Purkinje (SHP) (mais graves).
- Sensibilização com manobras vagais ou uso de fármacos são pontos importantes na localização dos BAV no sistema juncional AV.
- Na maioria dos casos, as bradicardias são tratadas com estimulação cardíaca, temporária ou definitiva.

INTRODUÇÃO

Embora toda a comunidade médica venha adotando a definição de que bradicardia é uma situação em que a FC está abaixo de 60 bpm, isso é apenas uma abordagem acadêmica, pois é comum observar FC muito abaixo desse limite em pessoas completamente normais. As Diretrizes da Sociedade Brasileira de Cardiologia sobre Análise e Emissão de Laudos Eletrocardiográficos (2009) estabelecem que a FC normal está entre 50-100 bpm. Em diferentes situações podem ser registradas FC baixas sem a presença de sintomas, como no sono, em pessoas fisicamente treinadas, em jovens, sem denotar qualquer anomalia. Neste capítulo serão abordados os aspectos das bradiarritmias como a bradicardia sinusal (BS) e os BAV (Quadro 1).

QUADRO 1	Bradiarritmias mais frequentes na prática clínica
Disfunção sinusal	Bloqueios atrioventriculares (BAV)

Doença do nódulo sinusal
Bloqueio sinoatrial
Hipersensibilidade do seio carotídeo
Síndrome braditaquicardia
	BAV do 1º grau
	BAV do 2º grau
	  tipo I (Wenckebach)
	  tipo II (Mobitz)
	  tipo 2:1
	  tipo avançado
	BAV do 3º grau ou total

BAV: bloqueio atrioventricular.

BRADICARDIA SINUSAL

Ocorre quando a formação e/ou a saída do estímulo do nódulo sinusal estão comprometidas. Pode aparecer em indivíduos aparentemente saudáveis, ou em algumas situações clínicas como hipertensão intracraniana, hipóxia grave, mixedema, hipotermia, hipercalemia, doenças fibrodegenerativas etc., sem, contudo, haver detecção de cardiopatia estrutural. Pode ocorrer por efeitos vagais, como vômitos, emoções, excitação do seio carotídeo, micção, deglutição, sob uso de fármacos parassimpatomiméticos, betabloqueadores, amiodarona, bloqueadores dos canais de cálcio, clonidina, propafenona e intoxicações exógenas.

Dessa forma, a BS pode ser definida como a FC que não atende às necessidades fisiológicas do indivíduo para aquela situação momentânea.

A disfunção sinusal engloba quatro situações eletrocardiográficas (Figura 1):

- Doença do nódulo sinusal – por defeito intrínseco na formação do estímulo elétrico, por alterações exclusivas das células "P" (células marca-passo), responsáveis pela produção do estímulo elétrico normal do coração.
- Bloqueio sinoatrial – devido a alterações na junção sinoatrial, responsável pela condução do estímulo a partir das células marca-passo até o tecido contrátil atrial, traduzindo-se no eletrocardiograma como pausas múltiplas dos intervalos entre as ondas P sinusais.

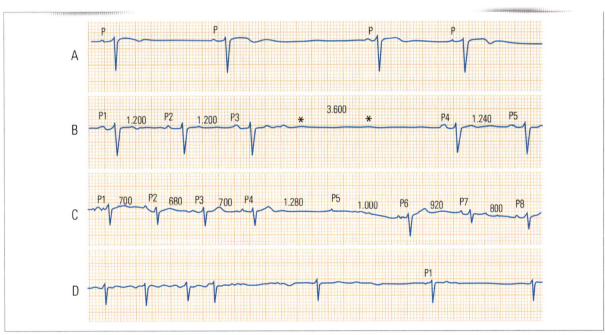

FIGURA 1 Disfunções sinusais. Traçados eletrocardiográficos de diferentes pacientes, não contínuos. P indica a ativação atrial (onda P). Medidas em milissegundos e registro em velocidade de 25 mm/s. Em A, disfunção sinusal devido a alterações morfofuncionais das células *pacemakers*, responsáveis pelo automatismo do nódulo sinusal. Observar uma arritmia bradicárdica, sem qualquer parâmetro de regularidade sequencial. Em B, ritmo sinusal normal, com ativações atriais indicadas por P1 a P3, com intervalos de 1.200 ms, seguindo-se uma pausa de 3.600 e retorno da atividade atrial sinusal em P4, sugerindo que entre P3 e P4 o nódulo sinusal se despolarizou por duas vezes (indicadas por asteriscos), mas a ativação sinoatrial não conseguiu atingir o tecido atrial ordinário para provocar uma onda P normal, caracterizando um bloqueio sinoatrial do tipo II, 3:1 (três despolarizações sinoatriais para uma onda P). Em C, ritmo sinusal com ativações atriais de P1 a P8, e a ocorrência de uma bradicardia sinusal depois de P4, e após 1.280 ms uma ativação atrial P5 sem condução atrioventricular, episódio característico de uma descarga vagal, indicando hipersensibilidade do seio carotídeo. Em D, episódio de fibrilação atrial que se reverte espontaneamente, seguindo-se uma pausa e recuperação da atividade sinusal (P1) muito bradicárdica, típica da síndrome braditaquicardia.

- Hipersensibilidade do seio carotídeo – disfunção sinusal devido a doença extrínseca do nódulo sinusal, por alteração da inervação autonômica, com predomínio parassimpático sobre o simpático.
- Síndrome bradicardia-taquicardia – ou simplesmente braditaquicardia, com períodos de fibrilação ou *flutter* atrial que espontaneamente revertem ao ritmo sinusal, mas bradicardia, frequentemente levando a pré-síncope ou síncope. Indica alteração atrial difusa, com acometimento do nódulo sinusal, do tecido sinoatrial e do miocárdio atrial ordinário contrátil.

Manifestações clínicas

Essas várias formas de bradicardia sinusal geralmente são assintomáticas, e as manifestações mais frequentes traduzem-se em quadros de astenia, fraqueza, intolerância ao esforço, dispneia, mal-estar indefinido, tonturas e, mais raramente, pré-síncope ou síncope. Estas últimas são mais presentes nos casos de hipersensibilidade do seio carotídeo. Podem ser consequentes ao infarto agudo do miocárdio (IAM) de parede inferior, já que o nódulo sinusal é irrigado por um ramo da artéria coronária direita em aproximadamente 90% dos indivíduos ou secundárias a intoxicações exógenas. A forma crônica predomina em idosos, devido à esclerose do nódulo sinusal, em portadores de cardiomiopatia chagásica crônica, diabéticos e ação de fármacos que atuam direta ou indiretamente sobre o nódulo sinusal, principalmente os betabloqueadores e os bloqueadores dos canais de cálcio. Também podem ser observadas em jovens e adolescentes, com alterações idiopáticas do nódulo sinusal, mas que costumam cursar com uma evolução transitória, raramente necessitando de intervenção terapêutica mais agressiva.

Diagnóstico

Pode ser estabelecido pela análise do quadro clínico e eletrocardiográfico. Assim, as diferentes formas de disfunção sinusal manifestam-se clinicamente em consequência da baixa perfusão periférica, principalmente cerebral. O exame físico poderá confirmar as suspeitas, devido à bradicardia e, às vezes, a estados de hipotensão. O eletrocardiograma de 12 derivações ou realizado pelo sistema Holter define o diagnóstico. O ECG não tem boa sensibilidade por ter registro de curta duração, nem sempre captando períodos de bradicardia. Porém, a gravação pelo Holter de 24 horas aumenta a sensibilidade, estabelecendo o diagnóstico na maioria dos casos. Usando-se esse registro, pode ser caracterizada uma BS quando o resultado da subtração do menor ciclo sinusal – intervalo P-P – do maior ciclo, em determinado período do dia, exceder 120 ms. A morfologia da onda P não costuma mostrar variações, exceto quando há distúrbio da condução intra-atrial ou ocorrências de pausas longas com aparecimento de escapes atriais – estes

sim poderão ter morfologias diferentes. A análise da Figura 1 poderá oferecer mais subsídios diagnósticos.

Tratamento

Disfunções agudas

O tratamento de escolha é a atropina. Como alternativa podem ser utilizados outros fármacos como a epinefrina, a dopamina, a dobutamina e o isoproterenol. Deve-se ter cuidado com esses fármacos em pacientes com síndrome isquêmica aguda, pois o aumento da FC e o da contratilidade poderão aumentar o consumo de oxigênio e piorar a isquemia ou aumentar a área de necrose. Se o uso de fármacos não produz resposta, emprega-se a estimulação cardíaca temporária.

Disfunções crônicas

Segundo as diretrizes de diversas sociedades, essas situações são tratadas com o implante de marca-passo (MP) definitivo (Quadro 2), podendo haver estimulação isolada do átrio, quando o sistema juncional AV estiver íntegro; isolada do ventrículo direito, menos recomendada devido à possibilidade de provocar fibrilação atrial em longo prazo;

QUADRO 2 Indicações para implante de marca-passo definitivo
Bradicardias sinusais
BS de causa não reversível provocando hipofluxo cerebral
BS de causa não reversível provocando intolerância ao esforço
BS induzida por fármacos necessários e insubstituíveis provocando hipofluxo cerebral e periférico
BS que provoca ou piora IC, *angina pectoris* ou taquiarritmias
Bloqueios atrioventriculares
1°, 2° ou 3° graus, de causa não reversível, com sintomas de hipofluxo cerebral, IC ou intolerância aos esforços físicos
2° ou 3° graus, de causa não reversível, assintomático, mas com indicação de fármacos depressores da condutibilidade
2° ou 3° graus, > 15 dias após IAM
BAV 2° grau, tipo II, de causa não reversível
De alto grau de causa não reversível devido a fibrilação ou *flutter* atrial (baixa resposta ventricular)
2° ou 3° graus congênitos com sintomas de hipofluxo cerebral, intolerância ao esforço, cardiomegalia e/ou ritmo de escape inadequado para a idade
Pacientes com distrofia muscular com BAV 2° grau ou 3° graus, ou com intervalo HV ≥ 70 ms no estudo eletrofisiológico
Pacientes com distrofia muscular miotônica tipo 1, com intervalo PR > 240 ms, QRS > 120 ms ou bloqueio fascicular
Pacientes com cardiomiopatia infiltrativa (sarcoidose ou amiloidose) com BAV 2° grau, BAV de alto grau ou BAV 3° grau
Consequente à ablação da junção atrioventricular

AV: atrioventricular; BAV: bloqueio atrioventricular; BS: bradicardia sinusal; IC: insuficiência cardíaca; IAM: infarto agudo do miocárdio.

CAPÍTULO 45 ■ BRADIARRITMIAS: DIAGNÓSTICO E TRATAMENTO

e, mais adequado, o emprego de estimulação bicameral, estimulando-se o átrio e o ventrículo de forma sequencial. Algumas observações isoladas citam o cilostazol, por via oral, como um agente capaz de aumentar o FC nessas situações e postergar ou mesmo evitar o implante de MP.

BLOQUEIOS ATRIOVENTRICULARES

São distúrbios da condução do impulso elétrico dos átrios aos ventrículos, traduzindo-se no ECG por alterações no intervalo PR e/ou pela presença de ondas P bloqueadas, por dificuldade na condução do estímulo, devido a alterações anatômicas ou fisiológicas do sistema juncional AV, podendo ocorrer de forma permanente ou intermitente, aguda ou crônica. Esses distúrbios ocorrem por processos isquêmicos agudos, como observado no IAM de parede anterior ou inferior, pela ação de alguns fármacos depressores da condutibilidade ou por degeneração idiopática do sistema de condução AV. Nesse caso, acomete geralmente pacientes de idade mais avançada. Dada a proximidade do aparelho valvar aórtico com o tecido especializado de condução no septo interventricular e via de saída do ventrículo esquerdo, uma situação na qual não é incomum seu aparecimento é no trans ou pós-operatório de cirurgia de troca valvar aórtica (até 6% dos casos), e mesmo na recente técnica de implante percutâneo de válvula aórtica, cuja incidência pode variar de 18-30% em 30 dias, dependendo do tipo de prótese utilizado, especialmente naqueles com instabilidade hemodinâmica e novo bloqueio de ramo esquerdo (BRE) persistente. Outro tipo de cirurgia que frequentemente está associada a implante definitivo de MP é a cirurgia para fibrilação atrial (Cox ou Cox modificado), na qual as lesões cirúrgicas podem permear o nó sinusal ou nó AV, ocasionando disfunção sinusal ou atrioventricular irreversíveis. Distúrbios da condução AV são observados em 9-14% nos pacientes submetidos a alcoolização septal ou miectomia para o tratamento de cardiomiopatia hipertrófica. Observar que a cardiomiopatia chagásica é causa conhecida de BAV, bem como algumas distrofias musculares, algumas das quais necessitam também de cardiodesfibrilador implantável (CDI) em decorrência de disfunção ventricular e presença de arritmias ventriculares (Quadro 3).

O distúrbio de condução costuma ocorrer no nódulo AV e no SHP.

São classificados, do ponto de vista eletrocardiográfico, em três categorias ou graus, de acordo com a gravidade do distúrbio de condução, conforme disposto no Quadro 1 e na Figura 2.

Classificação

Bloqueio atrioventricular do 1° grau

Quando o intervalo PR se encontra aumentado, com duração > 0,20 s, o BAV pode ocorrer em três níveis: na condução intra-atrial, dentro do nódulo AV ou no nível do SHP (Figura 2A). Atrasos na condução intra-atrial raramente chegam a alterar o intervalo PR, parecendo estar mais relacionados com a possibilidade de aparecimento de taquiarritmias atriais (fibrilação e/ou *flutter* atrial). Em cerca de 90% dos casos o BAV de 1° grau é de localização intranodal AV. Quando o intervalo PR é normal e existem atrasos na condução intranodal AV ou no SHP, identifica-se um BAV de 1° grau que não se manifestou no ECG de superfície. Essa observação eletrofisiológica pode ser chamada de bloqueio AV do 1° grau oculto.

A presença de dupla via intranodal AV, mesmo sem taquicardia, por vezes se manifesta como BAV do 1° grau, e deve ser lembrada principalmente para os que analisam traçados de Holter. O diagnóstico se confirma quando o intervalo PR se normaliza sem ondas P bloqueadas. Essa ocorrência deve ser considerada mesmo com incremento progressivo do PR, mas sem ondas P bloqueadas.

QUADRO 3	Etiologia dos bloqueios atrioventriculares	
Etiologia	**Reversível**	**Irreversível**
Isquemia	IAM	Fase tardia
Pós-operatório (coronária)	Precoce	Tardio
Pós-operatório (cirurgia para FA – Cox mod)	Precoce	
BAV 2° ou 3° graus pós--miectomia ou alcoolização septal para cardiomiopatia hipertroica	Precoce	Tardio
Pós-ablação	TRN, TRAV (precoce)	TRN, TRAV (tardio)
Fármacos	Retirar medicação	
Degenerativa	Idosos	
Doença de Chagas	Fase tardia	
Sarcoidose	Fases iniciais	Fase tardia
Amiloidose	Fase tardia	
Distrofias musculares		Fase tardia
Disautonomia	Vagotonia	Vagotonia

IAM: infarto agudo do miocárdio; FA: fibrilação atrial; Cox mod: cirurgia de Cox modificada; BAV: bloqueio atrioventricular; TRN: taquicardia por reentrada nodal; TRAV: taquicardia por reentrada atrioventricular.

Bloqueio atrioventricular do 2° grau

Caracteriza-se pela presença de ativação atrial bloqueada, com ondas P sem as correspondentes ativações ventriculares.

Tipo I

Caracteriza-se pelo aumento progressivo do intervalo PR, levando a intervalos R-R gradativamente menores entre si até o aparecimento de uma onda P bloqueada (Figura 2B). Porém, nem sempre isso é observado, sendo registrados períodos de Wenckebach atípicos quando o encurtamento do intervalo R-R não está presente. Ocorrem na grande maioria na região do nódulo AV, embora, mais raramente, possam ser detectados no SHP. Ciclos até 6:5 (6 ondas P para 5 QRS) costumam aparecer em ambas as localizações, mas, com ciclos maiores, a localização é sempre no nível nodal AV. A duração da ativação ventricular depende do local do bloqueio, podendo ser normal ou aumentada (morfologia de bloqueios de ramo) nos casos de BAV do tipo I de localização pré e intra-His e com morfologia de bloqueio de ramo quando é pós-His. Os pacientes com QRS estreitos e fenômeno de Wenckebach no nódulo AV merecem apenas observação clínica periódica, pois essas anormalidades são consideradas benignas do sistema de condução, por vezes encontradas em pessoas hígidas, como nos atletas ou nos vagotônicos. Porém, ocorrendo no SHP, indica maior gravidade, e tratamento com implante de MP definitivo deve ser considerado (Figura 2B).

Tipo II

Caracteriza-se pelo bloqueio inesperado de uma onda P sem aumento dos intervalos PR prévios ou posteriores (Figura 2C). É típico de bloqueio que se instala em tecidos de condução rápida, sendo por isso observado no SHP (no tronco do feixe de His ou pós-His). Quando se apresenta com complexos QRS estreitos, é diagnóstico de bloqueio de localização intra-His. Porém, quando se manifesta com complexos QRS alargados (morfologia de bloqueios de ramo), pode estar ocorrendo no tronco do feixe de His ou na região infra-His, já que os tecidos apresentam as mesmas propriedades eletrofisiológicas. É de evolução mais grave que os bloqueios do tipo I, apresentando quadros de claudicação cerebral mais amiúde, não raramente morte súbita. Isso ocorre porque, na eventualidade de instalação de um BAV paroxístico e de alto grau, o ritmo de suplência terá baixa frequência de escape, acompanhando-se de claudicação cerebral e, às vezes, degeneração para taquiarritmias ventriculares fatais.

Tipo 2:1

Caracteriza-se pela presença de 50% das ondas de ativação atrial bloqueadas, de forma alternada, sendo difícil localizar tais lesões no sistema juncional AV apenas pelo ECG convencional (Figura 2D). A compressão do seio carotídeo, a realização de *hand-grip* e o uso de atropina endovenosa ajudam a estabelecer o local de bloqueio e, então, definir seu prognóstico.

Tipo avançado

Ocorre quando mais de 50% das ondas atriais estão bloqueadas e ocasionalmente uma onda de ativação atrial consegue atingir e despolarizar os ventrículos, de forma pura ou com fusão de um batimento de escape (Figura 2E). Esse batimento é conhecido como captura sinusal. Com grande frequência, esse tipo de bloqueio ocorre na região do nódulo AV, razão de estar eventualmente acompanhado de sintomas de claudicação cerebral. Contudo, é mais comum estar associado com quadros de astenia, limitação física e até mesmo insuficiência cardíaca.

Bloqueio atrioventricular do 3º grau

Não há relação entre o ritmo atrial e o ventricular, com uma dissociação completa entre ambos, de modo que a frequência ventricular sempre é inferior à atrial (Figura 3A). Nos casos de dissociação AV, em que a frequência ventricular é semelhante ou superior à atrial, o termo BAV total é incorreto, pois a condução AV nesses casos pode estar íntegra. Pode ser de manifestação aguda ou crônica, contínua ou intermitente, de localização supra, intra ou infra-His, e ainda com complexos QRS alargados ou estreitos. Deve-se recordar que o BAV total de localização pré-His é de prognóstico favorável, pois o foco de escape origina-se na junção AV inferior, sendo assim dotado de boa frequência de escape (em torno de 45 a 65 bpm), eletricamente estável e responsivo aos estímulos adrenérgicos. Ao contrário, o BAV total localizado no SHP pode ser considerado de pior prognóstico, pois o foco de escape idioventricular é de baixa frequência, eletricamente instável, predispondo a assistolias por vezes prolongadas, acompanhadas de síndrome de Stokes-Adams, e não responsivo aos estímulos simpáticos. O BAV total também deve ser considerado na presença de fibrilação atrial (Figura 3B). Nesse caso, o diagnóstico eletrocardiográfico pode ser feito pela presença de bradicardia e pela observação de que os batimentos ventriculares se tornam rítmicos. Porém, nem sempre estabelece uma ritmicidade matemática, sendo então usado o termo BAV de alto grau, porque não se pode firmar o diagnóstico de um BAV completo.

Extrassístoles atriais simulando bloqueio atrioventricular

Atenção especial deve ser dada à presença de extrassístoles atriais bloqueadas com acoplamento longo. Esses batimentos ectópicos simulam BAV do 2º grau tipo 2:1, frequentemente observado em gravações pelo sistema Holter. A precocidade do batimento atrial ectópico deformando a morfologia da onda T faz o diagnóstico diferencial (Figura 3C).

Manifestações clínicas

Os sintomas dos pacientes portadores de bloqueios AV são variáveis, não raro assintomáticos. Podem ser manifestados por cansaço, astenia, palpitações e sintomas de claudicação cerebral como tontura, pré-síncope e síncope, dependendo da FC, função ventricular, posição e atividade do paciente naquele momento. Na maioria das vezes, os bloqueios de localização intranodal AV costumam ter evolução benigna, com complexos QRS estreitos, de evolução lenta; menos frequentemente apresentam síncopes, podendo ter apenas

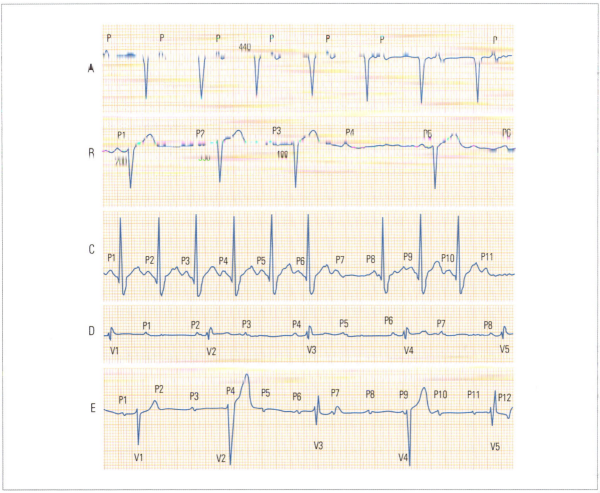

FIGURA 2 Bloqueios atrioventriculares. Traçados eletrocardiográficos de diferentes pacientes, não contínuos. P indica ativação atrial (onda P) e V, complexos QRS. Medidas em milissegundos e registro em velocidade de 25 mm/s. Em A, ritmo sinusal com alargamento do intervalo PR (440 ms), caracterizando um BAV do 1º grau. Em B, ativação atrial com atraso progressivo no intervalo PR, até o aparecimento da onda P4 sem o respectivo QRS, indicando BAV do 2º grau, tipo I (Wenckebach). Observar que a FC sinusal é estável, afastando efeito vagal. Em C, ritmo sinusal taquicárdico e o súbito aparecimento de uma onda P (P7) bloqueada, sem alterações nos intervalos PR prévios ou posteriores, característico do BAV do 2º grau, tipo II (Mobitz). Notar complexos QRS alargados com morfologia de bloqueio de ramo, sugerindo bloqueio de localização no SHP. Em D, atividade atrial sinusal normal, indicada por ondas P1 a P8, notando-se condução AV alternada, 2:1 (ondas P1, P3, P5 e P7 sem os respectivos complexos QRS), fazendo o diagnóstico de BAV do 2º grau, do tipo 2:1. Em E, BAV do 2º grau do tipo avançado, mostrando a presença de ondas de ativação atrial P1 a P12 (P2 e P4 estão registradas sobre o segmento ST e sobre o complexo QRS, respectivamente) e ritmo ventricular lento com morfologias diferentes. Essa sequência indica uma dissociação entre os batimentos atriais e ventriculares, mas incompleta, já que os batimentos atriais P1, P6 e P11 conseguem "atravessar" a zona de bloqueio e provocar resposta ventricular, caracterizando capturas, neste exemplo com diferentes graus de fusão. A característica desse tipo de bloqueio é o fato de mais de 50% das ondas de ativação atrial não conseguirem ativação ventricular.
BAV: bloqueio atrioventricular.

acompanhamento ambulatorial, sem necessidade terapêutica específica. Porém, quando os bloqueios se localizam no SHP – no tronco do feixe de His ou após ele –, na maioria das vezes são acompanhados de sintomas de claudicação cerebral. Nesse caso, pode se manifestar no ECG com complexos QRS estreitos ou alargados; contudo, quando a localização é pós-His, os complexos QRS são alargados e sempre demonstram morfologia de bloqueio de ramo, direito ou esquerdo. Estes costumam aparecer de forma súbita e inesperada e, por isso, com maior frequência, induzem a sintomas de claudicação cerebral. Daí a necessidade de sua caracterização pelo ECG ou estudo eletrofisiológico

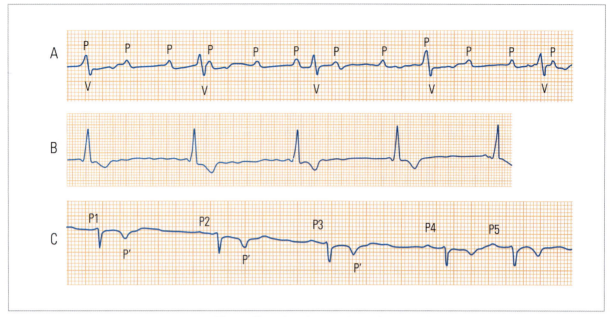

FIGURA 3 Bloqueios atrioventriculares do 3° grau. Traçados eletrocardiográficos de diferentes pacientes, não contínuos. P indica ativação atrial (onda P) e V, complexos QRS. Medidas em milissegundos e registro em velocidade de 25 mm/s. Em A, dissociação total entre a ativação atrial e a ventricular, indicando BAV do 3° grau ou BAV total, sempre observando que a frequência da ativação ventricular é menor que a atrial. Em B, ausência de ativação atrial, caracterizando fibrilação atrial com ritmo ventricular bradicárdico sugestivo de BAV de alto grau. Quando os batimentos ventriculares forem rítmicos, aí sim poderá ser chamado de fibrilação atrial com BAV total. Em C, observam-se extrassístoles atriais sem condução para os ventrículos (P' sobre a onda T), levando a quadro de bradicardia que simula BAV do 2° grau do tipo 2:1. Comparar a morfologia das ondas T dos batimentos P1, P2 e P3 com a onda T de P4. Notar que o diagnóstico pode ser feito visualizando-se dois batimentos sinusais sequenciais P4 e P5 no final do traçado.
BAV: bloqueio atrioventricular.

(EEF), pois o tratamento com implante de MP definitivo é mandatório.

A presença de complexos QRS alargados com morfologia de bloqueio de ramo, sobretudo de ramo esquerdo em mulheres, deve sempre ser observada com cautela pelo fato de na maioria das vezes representar comprometimento do SHP e prognóstico adverso.

O BAV congênito quase sempre exibe complexos QRS estreitos com boa resposta à ativação simpática, geralmente de localização intranodal AV, sendo de evolução benigna em longo prazo.

Diagnóstico

Os exames que auxiliam o diagnóstico dos bloqueios AV são o ECG, o Holter de 24 horas e o estudo eletrofisiológico (EEF). O ECG deve ser de 12 derivações e de preferência realizado com derivações longas para melhor analisar os eventos ocorridos. A utilização de ECG sensibilizado com massagem do seio carotídeo, *hand-grip* e infusão de fármacos como a atropina podem ajudar no diagnóstico do local do bloqueio no sistema juncional AV. Uma forma de ECG sensibilizado é a utilização de registro sob ação das manobras vagais ou administração de atropina para identificar o local do bloqueio e melhor caracterizar a gravidade (Figura 4). Como se sabe, a atropina facilita a condução através do nódulo AV e dificulta pelo SHP, ocorrendo o contrário com a massagem do seio carotídeo. Outra forma de diagnóstico é pelo Holter de 24 horas, útil tanto na observação de grau e frequências dos bloqueios como em sua correlação com sintomas. O EEF é um método mais completo para avaliar o nível e a gravidade do bloqueio, por meio do registro dos potenciais intracavitários e pela análise dos intervalos AH, H, HV, bem como a observação do local do bloqueio no momento em que ele ocorre. Pode também ser realizada estimulação atrial e infusão de fármacos que auxiliam o diagnóstico. Porém, pelo fato de ser um exame invasivo e não disponível em todos os locais, pode ser substituído na maioria das vezes pelo registro do ECG simples ou com manobras provocativas, apresentando boa acurácia.

Tratamento

O tratamento dos bloqueios AV vai depender do grau de bloqueio, dos sintomas e do local do comprometimento. O arsenal terapêutico farmacológico é pobre e

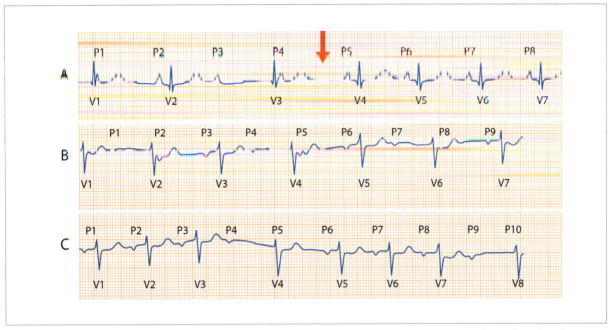

FIGURA 4 ECG sensibilizados para auxiliar no diagnóstico dos bloqueios AV. Traçados eletrocardiográficos B e C pertencem ao mesmo paciente, não contínuos. P indica ativação atrial (onda P) e V, complexos QRS. Medidas em milissegundos e registro em velocidade de 25 mm/s. Em A, no início do traçado observa-se ritmo sinusal, notando que, entre as ondas P1 a P4, apenas a P2 consegue conduzir aos ventrículos e provocar ondas V, caracterizando BAV do 2º grau, tipo avançado. Após massagem do seio carotídeo (seta), as ondas P a partir de P5 passam a ter condução AV 1:1. Essa resposta, facilitação da condução AV com manobra vagal, é característica de BAV de localização no SHP. Em B, BAV do 2º grau tipo avançado, observando-se que apenas as ondas P3, P6 e P9 conseguem produzir despolarização ventricular. Em C, após administração de 0,5 mg de atropina EV houve melhora da condução AV, passando para um BAV do 2º grau, tipo I (Wenckebach), com ciclos longos, identificando BAV de localização nodal AV.

ECG: eletrocardiograma; AV: atrioventricular; BAV: bloqueio atrioventricular; SHP sistema His-Purkinje; EV: endovenoso.

pouco eficaz, sendo mais utilizado mais nas unidades de emergência, enquanto se avalia a necessidade de MP provisório (transcutâneo ou transvenoso). Os fármacos que podem ser utilizados são atropina, isoproterenol, dopamina e teofilina. Deve-se evitar o uso destes quando se tem suspeita de comprometimento do SHP, pois o aumento de frequência atrial pode piorar ou até bloquear a condução do estímulo por esse local, produzindo grandes pausas ventriculares com sintomatologia exuberante, com necessidade de uso imediato de MP provisório e risco de vida ao paciente (Figura 5). Os bloqueios AV de 2º e 3º graus ocasionados por isquemia aguda geralmente são reversíveis com atropina ou mesmo espontaneamente (no IAM inferior); os pacientes instáveis devem receber MP provisório até o restabelecimento da condução (até 15 dias); nos casos em que permanecer com BAV, devem ser submetidos ao implante de MP definitivo. Na ocorrência dos BAV de 2º e 3º graus por medicamentos, devem-se retirá-los e esperar a recuperação da condução, reavaliar a necessidade de permanência da terapia ou diminuição de dose e, se for imprescindível ou não houver reversão do bloqueio, deverá ser considerado o uso de MP definitivo.

Os bloqueios AV de 1º grau geralmente não necessitam de tratamento específico pela boa evolução, é preciso somente ter cautela com fármacos que deprimam o nódulo AV. Nos casos em que o comprometimento é no SHP, há necessidade de implante de MP definitivo.

Os bloqueios AV de 2º grau tipo I geralmente também não necessitam de tratamento, exceto se muito sintomáticos ou se o bloqueio ocorrer no SHP, onde há necessidade de MP definitivo. No BAV de 2º grau tipo II, como o comprometimento é no SHP, o implante de MP definitivo é mandatório. Os bloqueios AV de 2º grau 2:1 e avançado independente do local da lesão, pela frequência ventricular baixa, necessitam de implante de MP definitivo. Já nos BAV de 3º grau, geralmente há necessidade de implante definitivo – ressalva se faz aos bloqueios AV congênitos com boa resposta ventricular, que permitem o seguimento ambulatorial e o adiamento da indicação de MP.

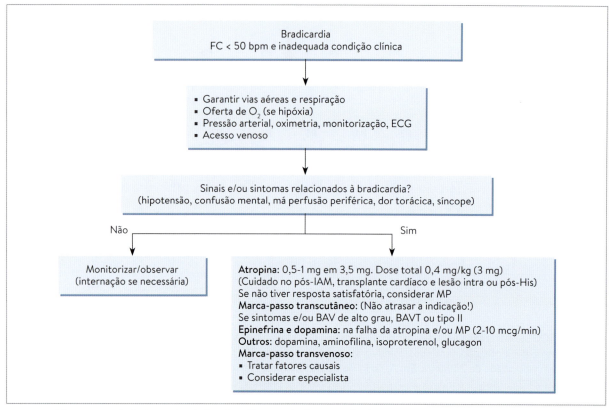

FIGURA 5 Fluxograma de tratamento de bradicardia em sala de emergência.

FC: frequência cardíaca; ECG: eletrocardiograma; MP: marca-passo; BAV: bloqueio atrioventricular; BAVT: bloqueio atrioventricular total.

Fonte: adaptada de Neumar et al., 2010.

O QUE AS DIRETRIZES RECOMENDAM

- Kusumoto FM, Schoenfeld MH, Barrett C, Edgerton JR, Ellenbogen KA, Gold MR, et al. 2018 ACC/AHA/HRS guideline on the evaluation and management of patients with bradycardia and cardiac conduction delay: a report of the American College of Cardiology/American Heart Association. Task force on clinical practice guidelines and the Heart Rhythm Society. J Am Coll Cardiol. 2019;74(7):e51-e156.

- Neumar RW, Otto CW, Link MS, Kronick SL, Shuster M, et al. ACLS: 2010. American Heart Association guidelines for cardiopulmonar resuscitation and emergency cardiovascular care. Circulation. 2010;122(Suppl 3):S729-S767.

- Vardas PE, Auricchio A, Blanc JJ, Daubert JC, Drexler H, Ector H, et al. Guidelines for cardiac pacing and cardiac resynchronization therapy. The task force for cardiac pacing and cardiac resynchronization therapy of the European Society of Cardiology. Eur Heart J. 2007;28:2256-95.

 ## SUGESTÕES DE LEITURA

1. Mangrum JM, DiMarco JP. The evaluation and management of bradycardia. N Engl J Med. 2000;342:703-9.
2. Martinelli Filho M, Zimerman LI, Lorga AM, Vasconcelos JTM, Rassi A Jr. Diretrizes Brasileiras de Dispositivos Cardíacos Eletrônicos Implantáveis (DCEI). Arq Bras Cardiol. 2007;89(6):e210-38.
3. Olgin JE, Zipes DP. Specific arrhythmias: diagnosis and treatment. In: Libby P, Bonow RO, Mann DL, Zipes DP (eds.). Libby: Braunwald's heart disease: a textbook of cardiovascular medicine. 8th ed. Pennsylvannia: Saunders; 2008. p.863-923.
4. Pastore CA, Pinho C, Germiniani H, Samesima N, Mano R, et al. Sociedade Brasileira de Cardiologia. Diretrizes da Sociedade Brasileira de Cardiologia sobre Análise e Emissão de Laudos Eletrocadiográficos (2009). Arq Bras Cardiol. 2009;93(3 Suppl 2):2-19.
5. Scanavacca MI, Brito FS, Maia I, Hachul D, Gizzi J, Lorga A, et al. Diretrizes para Avaliação e Tratamento de Pacientes com Arritmias Cardíacas (SBC). Arq Bras Cardiol. 2002; 79(Suppl 5):1-50.

46
Síndrome de Wolff-Parkinson-White e outras vias acessórias: diagnóstico e tratamento

Jacob Atié
Iara Atié Malan
Washington Andrade Maciel
Eduardo Back Sternick

DESTAQUES

- Os pacientes com síndrome de Wolff-Parkinson-White ou outras vias acessórias podem ser assintomáticos ou sintomáticos.
- Os principais sintomas são as palpitações de início e término súbitos, podendo também haver pré-síncope, síncope ou morte súbita.
- O eletrocardiograma na síndrome de Wolff-Parkinson-White é típico, com PR curto e onda delta.
- A taquicardia ortodrômica é a arritmia mais frequente, enquanto a fibrilação atrial ocorre com grande prevalência.
- A taquicardia antidrômica e a fibrilação ventricular são bem menos frequentes.
- O período refratário anterógrado da via acessória é a variável mais importante no prognóstico dos pacientes.
- As taquicardias regulares podem ser revertidas com adenosina na emergência.
- A ablação por radiofrequência apresenta elevada taxa de cura e baixo índice de complicações.

INTRODUÇÃO

A síndrome de Wolff-Parkinson-White (WPW) tem, como substrato anatomopatológico, uma conexão muscular que serve como via de condução elétrica anômala entre os átrios e os ventrículos. Geralmente, as vias acessórias têm condução bidirecional e não têm propriedade decremental (em contraste com o nó atrioventricular, por exemplo), e a ativação ventricular precede a ativação pelo sistema normal de condução (nó atrioventricular – sistema His-Purkinje), ocasionando uma pré-excitação ventricular. Pacientes com vias acessórias podem ter taquicardias que utilizam, em seu circuito, a via acessória no sentido retrógrado (taquicardia ortodrômica), a mais frequente, ou no sentido anterógrado (taquicardia antidrômica). A incidência de fibrilação atrial é aumentada e pode ser causa de morte súbita.

Os pacientes que apresentam eletrocardiograma (ECG) pré-excitado, mas são assintomáticos, são denominados portadores de síndrome de pré-excitação ventricular, pois, por definição, deveriam ser sintomáticos para o diagnóstico de síndrome de WPW.

BREVE HISTÓRICO

Louis Wolff, John Parkinson e Paul Dudley White, em 1930, descreveram a síndrome clínico-eletrocardiográfica em 11 jovens sem cardiopatia estrutural, portadores de um ECG singular caracterizado por um complexo QRS alargado, intervalo PR curto e crises de palpitações taquicárdicas (taquicardia e fibrilação atrial). Em 1967, Wellens introduziu a técnica de estimulação elétrica programada, que revolucionou o estudo das arritmias cardíacas, e, em 1971, publicou o primeiro livro sobre estimulação programada. A utilização dessa técnica permitiu a definição diagnóstica dos tipos e mecanismos das taquicardias associadas às vias acessórias, à localização dessas vias, bem como à estratificação de risco de morte súbita.

Na década de 1980, a ablação cirúrgica já era realizada em centros especializados de forma rotineira, mas foi com o advento do uso de cateteres que o tratamento desses pacientes ganhou outra dimensão e a ablação por cateter tornou-se rapidamente o padrão-ouro de tratamento. Inicialmente, a ablação por cateter utilizava corrente direta de alta e depois baixa energia, mas foi com a utilização da radiofrequência (corrente alternada com 500-750 kHz) que o método atingiu sua maturidade. Outra fonte de energia em uso clínico na atualidade é a crioablação, com nitrogênio a -70 °C, utilizada em alguns centros pediátricos e em pacientes com vias para-hissianas, pela maior segurança.

BASES ANATÔMICAS E ELETROFISIOLÓGICAS DAS SÍNDROMES DE PRÉ-EXCITAÇÃO

A condução do impulso elétrico cardíaco se processa exclusivamente pelo eixo nódulo atrioventricular-feixe de His-sistema His-Purkinje. Quando, além do sistema normal atrioventricular, houver outra via de condução, essa será chamada de via acessória.

Diversos tipos de vias acessórias foram descritos, na dependência da sua localização em relação ao nódulo atrioventricular (AV) e das propriedades eletrofisiológicas (Figura 1). Via de regra, essas vias acessórias são compostas por miócitos normais que comunicam a musculatura atrial com a ventricular, com exceção das vias atriofasciculares, em que se observou, por análise anatomopatológica, estrutura semelhante à de um nó AV acessório. Outras causas raras de conexões AV incluem divertículos, mais comuns no sistema venoso coronariano ou no átrio direito conectando o apêndice atrial ao ventrículo.

VIAS ACESSÓRIAS ATRIOVENTRICULARES

São o tipo de via acessória mais comum. Alguns autores insistem em equivocadamente denominá-las feixe de Kent; no entanto, a estrutura que Kent descreveu era

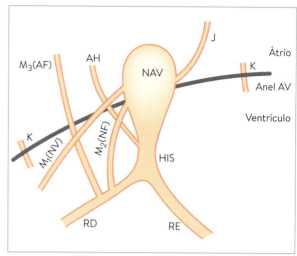

FIGURA 1 Desenho esquemático do sistema de condução atrioventricular com as diferentes vias acessórias.

AF: via atriofascicular, tipo Mahaim (M_3); AH: via átrio-His; J (feixe de James): via atrionodal; K (feixe de Kent): via acessória atrioventricular; M_1 e M_2: os dois principais tipos de vias de Mahaim (NV: nodoventricular e NF: nodofascicular); NAV: nódulo atrioventricular; RD: ramo direito; RE: ramo esquerdo.

mais parecida com um nó AV acessório e, hoje, morfologistas contestam os achados descritos por ele. Wood et al. merecem o crédito pela primeira descrição anatomopatológica de uma via acessória extranodal lateral direita em 1943.

As vias AV podem estar localizadas em praticamente todo o anel AV e são classificadas pela localização em posterosseptais, anterosseptais, laterais esquerda e direita. Vias acessórias já foram relatadas até mesmo na continuidade mitroaórtica, onde predomina o tecido fibroso. É importante frisar que as vias acessórias são estruturas epicárdicas, que podem habitualmente ser danificadas pela aplicação de radiofrequência por cateteres posicionados no endocárdio atrial ou ventricular. Em casos selecionados, nos quais as vias cursam mais afastadas do anel AV, a ablação efetiva pode demandar abordagem epicárdica.

VIAS ACESSÓRIAS DECREMENTAIS

As vias acessórias AV são, como já discutido, estruturas constituídas por músculo cardíaco normal, que conduzem o impulso elétrico rapidamente, sem retardo. Vias acessórias decrementais são aquelas que conduzem o impulso elétrico com tempo de condução prolongado, e esse prolongamento se acentua com o aumento da frequência de estimulação (propriedade decremental), fenômeno fisiológico no nó AV.

No passado, essas estruturas eram denominadas fibras de Mahaim, em homenagem a Ivan Mahaim, morfologista belga que descreveu fibras musculares que conectavam o nó AV ou o feixe de His ao ventrículo. Em 1976, Anderson propôs uma modificação na nomenclatura, mudando as fibras de Mahaim para feixes nodoventriculares/nodofasciculares e vias fasciculoventriculares. A mudança na nomenclatura visava descrever essas estruturas com terminologia conectada à sua estrutura e função, evitando-se epônimos que mais confundiam do que elucidavam. Os feixes atriofasciculares se constituem nas vias acessórias decrementais mais comuns na clínica e têm estrutura idêntica à de um nó AV acessório, com inserção atrial proximal e inserção distal no ramo direito do feixe de His, ao nível da banda moderadora. Outro exemplo de via acessória decremental é o substrato anatômico da forma permanente da taquicardia juncional reciprocante, denominação pomposa consagrada pelo uso, cunhada por Philippe Coumel ao descrever pacientes com taquicardia incessante com RP > PR e ondas P negativas em parede inferior, mas equivocada porque acreditava tratar-se de reentrada nodal. Hoje, sabe-se que se trata de uma taquicardia ortodrômica incessante que utiliza uma via acessória AV oculta com condução lenta e propriedades decrementais. Essas vias ocultas lentas habitualmente são encontradas na região posterosseptal. Sua real estrutura ainda é objeto de debate; se não tratadas, podem causar insuficiência cardíaca (taquicardiomiopatia).

É importante mencionar outra variante de pré-excitação, que são os feixes fasciculoventriculares, estruturas que conectam o feixe de His ou os fascículos direito e esquerdo ao septo interventricular. São estruturas que causam pré-excitação ventricular no ECG, mas não provocam arritmias cardíacas. Como têm localização anterosseptal, podem ser facilmente confundidas com WPW anterosseptal ou mediosseptal. Essa distinção é crítica, pois o diagnóstico equivocado pode levar o eletrofisiologista a indicar uma ablação inadvertida e causar dano ao sistema de condução. Esse diagnóstico diferencial deve ser obrigatoriamente feito por estudo eletrofisiológico.

ELETROCARDIOGRAMA EM RITMO SINUSAL NAS SÍNDROMES DE PRÉ-EXCITAÇÃO

A incidência estimada de síndrome de pré-excitação ventricular é de 2 a 3 por 1.000 pessoas. As vias acessórias intermitentes e as inaparentes podem não ser reconhecidas por meio do ECG, o que permite supor que a incidência real seja subestimada.

O grau de pré-excitação ventricular no ECG não é parâmetro de avaliação das propriedades eletrofisiológicas da via acessória. Vias acessórias com período refratário curto podem produzir pré-excitação mínima, principalmente nas vias laterais esquerdas, em decorrência da maior distância percorrida pelo estímulo até alcançar a via acessória. Vias acessórias localizadas no anel tricúspide habitualmente levam a maior grau de pré-excitação que as vias do anel mitral, independentemente do período refratário, apenas pelo fato de essas vias estarem mais próximas do nódulo sinusal.

A pré-excitação ventricular intermitente ocorre em vias anômalas com período refratário longo e tem baixo risco de desenvolver frequência ventricular elevada durante um evento de fibrilação atrial.

O intervalo PR representa o tempo de condução do impulso elétrico, desde a sua formação no nódulo sinusal até o início da ativação ventricular. Havendo uma via anômala de condução AV, o estímulo atinge os ventrículos tanto por esse feixe anômalo, mais rapidamente, como pelo nódulo AV (Figura 2).

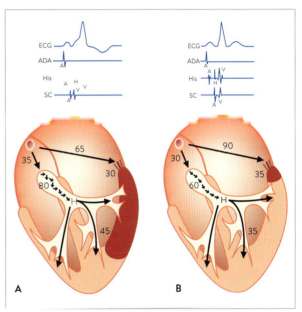

FIGURA 2 Representação esquemática dos fatores que determinam o grau de pré-excitação ventricular na síndrome de Wolff-Parkinson-White durante o ritmo sinusal. Os eletrogramas intracavitários mostram o átrio direito alto (ADA), o feixe de His e o seio coronariano (SC). A: O tempo de condução do nódulo sinusal até os ventrículos, pelo sistema normal de condução, é de 160 ms (o tempo que leva para o estímulo descer pelo átrio, 35; pelo nódulo AV, 80; e pelo sistema His-Purkinje, 45). O tempo do nódulo sinusal até a inserção ventricular da via anômala é de 95 ms (65 + 30). Nessas circunstâncias, o eletrocardiograma terá um PR curto com uma grande onda delta, correspondente à fusão ventricular, já que o estímulo chega ao ventrículo bem mais rápido pela via anômala do que pelo sistema normal de condução. B: Comparando com o esquema A, existe um tempo de condução maior do nódulo sinusal até a inserção ventricular da via anômala e um tempo menor do nódulo sinusal até os ventrículos pelo sistema normal de condução. Como resultado, o tempo das duas vias de condução é igual, 125 ms. Neste caso, o eletrocardiograma mostra um intervalo PR normal e praticamente sem pré-excitação.

Pacientes com vias acessórias que conduzem apenas retrogradamente têm ECG normal, sem PR curto ou onda delta. Essas vias são denominadas vias acessórias ocultas. O intervalo PR representa o tempo de condução do impulso elétrico, desde a sua formação no nódulo sinusal até o início da ativação ventricular. Havendo uma via anômala de condução AV, o estímulo atinge os ventrículos tanto por esse feixe anômalo, mais rapidamente, como pelo nódulo AV. Assim, o intervalo PR será curto e, como os ventrículos são estimulados por essas duas frentes de onda, o complexo ventricular é considerado um batimento de fusão. A porção inicial desse complexo exibe um espessamento cuja duração varia de 0,03 a 0,06 segundo e é denominada onda delta.

Quando a via anômala é atriofascicular, tem-se um PR normal, já que o estímulo sofre o atraso fisiológico da condução AV, e sem onda delta, já que também não existe fusão grosseira ao nível ventricular. Entretanto, em até 60% dos feixes atriofasciculares, um grau mínimo de fusão pode ser percebido pela presença de um QRS tipo rS em derivação III geralmente associado à ausência de q septal em derivações I, aVL, V5-6. A derivação III registra preferencialmente ativação da região anteroapical do ventrículo direito, exatamente a área pré-excitada nos feixes atriofasciculares.

Quando a via anômala é nodoventricular, o intervalo PR habitualmente é normal ou eventualmente exibe discreto encurtamento, mas sempre com inscrição de onda delta. Quando a via anômala é nodofascicular, o intervalo PR será normal ou também eventualmente terá discreto encurtamento, e não haverá inscrição de onda delta. Quando a via anômala for atrionodal ou átrio-His, o intervalo PR será curto e não haverá inscrição de onda delta.

TAQUIARRITMIAS NAS SÍNDROMES DE PRÉ-EXCITAÇÃO

Uma grande variedade de taquiarritmias pode ocorrer em pacientes com vias acessórias. O espectro clínico varia de taquicardias bem toleradas (mais frequentes na clínica) até outras que podem provocar síncope ou degenerar em fibrilação atrial com colapso hemodinâmico. O tratamento é indicado para melhorar a qualidade de vida e a profilaxia de morte súbita, em casos selecionados. A abordagem terapêutica dependerá do tipo de arritmia, da influência na qualidade de vida e do prognóstico do paciente.

TAQUICARDIA ORTODRÔMICA

Os átrios, os ventrículos, o sistema normal de condução e a via acessória são todos partes integrantes do circui-

to. A taquicardia ortodrômica pode ocorrer quando a via anômala se torna capaz de conduzir o estímulo elétrico retrogradamente; isso pode se dar em vias anômalas de condução lenta ou rápida. Nunca foi registrada em um feixe atriofascicular, posto que este só conduz anterogradamente. Na taquicardia ortodrômica, a ativação ventricular ocorre através do nódulo AV e do sistema His-Purkinje, resultando em complexo QRS estreito. A ocorrência de bloqueio de ramo ipsilateral à via acessória (por exemplo, bloqueio de ramo esquerdo em uma taquicardia que utilize uma via acessória lateral esquerda) provoca redução na frequência cardíaca (por aumento no intervalo AV) e tem implicação diagnóstica.

TAQUICARDIA ANTIDRÔMICA

Na taquicardia antidrômica, a ativação ventricular ocorre pela via acessória, resultando em um complexo QRS alargado, com pré-excitação máxima, e a condução retrógrada ocorre pelo sistema normal de condução (Figuras 3 e 4). Pacientes com taquicardia antidrômica têm maior probabilidade de múltiplas vias acessórias e fibrilação ventricular. São pacientes mais sintomáticos: praticamente a totalidade tem palpitações: em torno de 50% apresentam síncope e 11%, fibrilação ventricular.

FIBRILAÇÃO ATRIAL

A incidência de fibrilação atrial em pacientes com pré-excitação varia de 12% a 32% nas diferentes séries. A resposta ventricular durante a fibrilação atrial em pacientes com vias acessórias é determinada primariamente pelo período refratário anterógrado da via anômala, mas outros fatores, como o período refratário ventricular e o tônus adrenérgico, também podem ter influência (Figura 5). A fibrilação atrial pré-excitada (condução anterógrada pela via) pode ocorrer com frequência ventricular muito elevada e provocar colapso hemodinâmico, mesmo na ausência de fibrilação ventricular. A fibrilação ventricular precipitada por fibrilação atrial com frequência alta é uma complicação que ocorre em cerca de 1% dos pacientes (Figura 6).

O melhor parâmetro para predizer a morte súbita é o intervalo RR mínimo observado durante fibrilação atrial induzida (< 220 ms = alto risco). A análise do período refratário, anteriormente utilizada, tem baixa especificidade e sofre a influência do tônus autonômico. Apesar da grande efetividade na ablação das vias acessórias, estudos observacionais de longo prazo têm sugerido maior incidência de fibrilação atrial após os 50 anos de idade em pacientes que tiveram WPW.

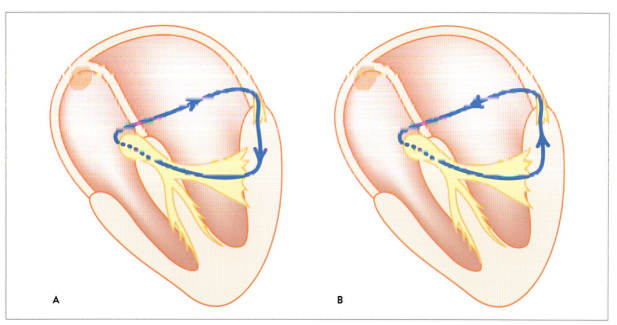

FIGURA 3 Desenho esquemático de taquicardias ortodrômica (A) e antidrômica (B) utilizando uma via acessória atrioventricular.

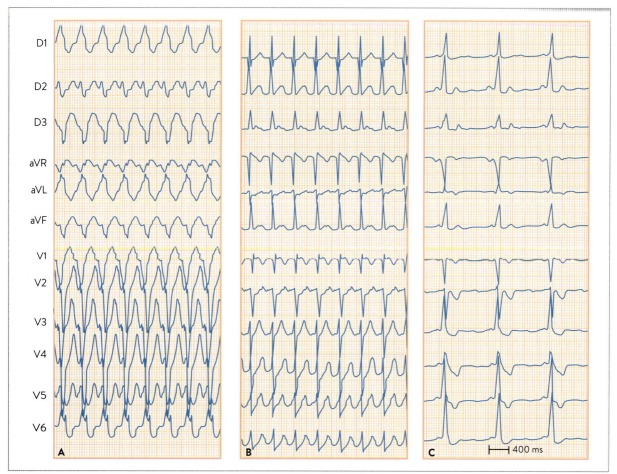

FIGURA 4 Três eletrocardiogramas de uma mesma paciente. A: Taquicardia antidrômica por uma via anômala direita. B: Taquicardia ortodrômica. C: Ritmo sinusal com PR curto e onda delta.

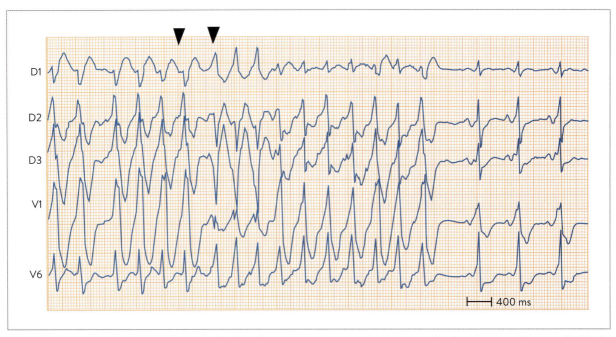

FIGURA 5 Eletrocardiograma de cinco derivações simultâneas de um paciente com múltiplas vias acessórias em fibrilação atrial revertendo para ritmo sinusal. Nota-se que, durante a fibrilação atrial, existem complexos aberrantes positivos e negativos (setas) e alguns batimentos sem aberrância. Após a reversão para ritmo sinusal, identifica-se um PR curto com uma onda delta.

MÚLTIPLAS VIAS ACESSÓRIAS

Alguns pacientes podem ter mais de uma via anômala. A prevalência de múltiplas vias é de até 15% nos pacientes com WPW. Pode-se suspeitar do diagnóstico no ECG de 12 derivações em ritmo sinusal, pela presença de ondas deltas diferentes, pela presença de um padrão qrS na derivação V1, durante fibrilação atrial, ou por inconsistência na análise comparativa da polaridade da onda delta em sinusal com ativação atrial durante taquicardia ortodrômica.

LOCALIZAÇÃO DAS VIAS ACESSÓRIAS

Em um grupo de 1.465 pacientes submetidos à ablação de vias acessórias, 4,5% tinham múltiplas vias acessórias, totalizando 1.540 vias acessórias. Na Figura 7, é possível verificar a distribuição em relação à faixa etária e à localização das vias acessórias.

TRATAMENTO

O tratamento na emergência é semelhante ao da taquicardia AV nodal, iniciando-se com manobra vagal; adenosina, 6 a 12 mg, por via intravenosa (IV); e verapamil, 5 a 10 mg, IV.

Nos pacientes com fibrilação atrial e rápida resposta ventricular pela via acessória, a cardioversão elétrica deve ser realizada rapidamente (Quadros 1 e 2). O tratamento de eleição de longo prazo dos pacientes com WPW é a ablação por radiofrequência, indicada a sintomáticos, resistentes a drogas antiarrítmicas ou que não desejem mais utilizar medicamentos. A ablação também está indicada a pacientes com WPW assintomáticos com profissão de risco, história de morte súbita na família ou com período refratário anterógrado curto da via acessória. A ablação não está indicada a todos os pacientes com vias acessórias; no entanto, em razão do alto sucesso e do baixo índice de complicações, a ablação acaba sendo indicada sempre que há necessidade de tratamento (Quadro 3).

QUADRO 1 Tratamento na emergência da taquicardia reentrante atrioventricular nodal e da taquicardia ortodrômica por via acessória
Manobra vagal (classe I)
Adenosina, 6-12 mg, EV, rapidamente (classe I)
Verapamil, 5-10 mg, lentamente (classe I)
Cardioversão elétrica em pacientes com instabilidade elétrica (classe I)
Raramente amiodarona, sotalol, procainamida (classe IIb)

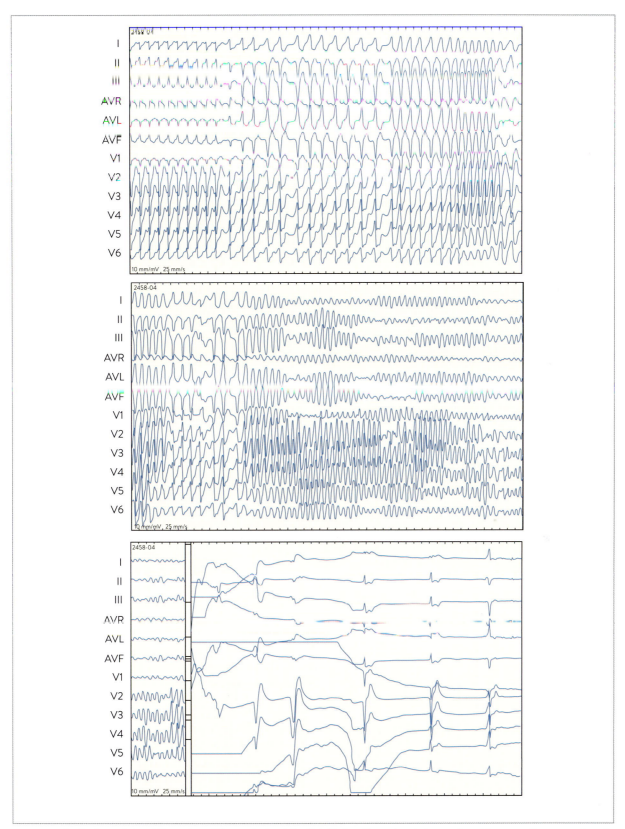

FIGURA 6 Paciente assintomático submetido a estudo eletrofisiológico. Traçados eletrocardiográficos contínuos mostrando eventos espontâneos ocorrendo poucos segundos após início de taquicardia atrioventricular ortodrômica induzida (traçado superior à esquerda). A taquicardia ortodrômica degenera em fibrilação atrial pré-excitada (superior-meio), rápida. No traçado do meio, observa-se que rapidamente a FA degenera em fibrilação ventricular. Após cardioversão elétrica, restaura-se o ritmo sinusal. O primeiro complexo sinusal conduzido é pré-excitado (via posterosseptal).

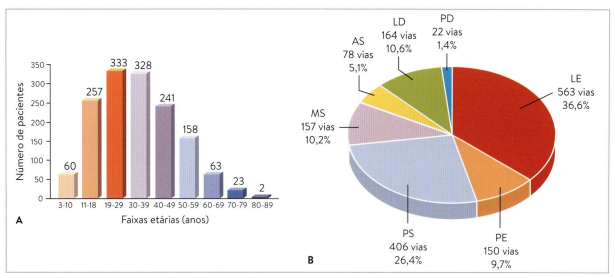

FIGURA 7 A: Distribuição dos casos de acordo com a faixa etária na ocasião da ablação. B: Distribuição das vias anômalas nas regiões dos anéis atrioventriculares.

AS: anterosseptal; LD: lateral direita; LE: lateral esquerda; MS: mediosseptal; PD: posterior direita; PE: posterior esquerda; PS: posterosseptal.

QUADRO 2 Profilaxia medicamentosa das recorrências da taquicardia

- Digitálicos, betabloqueadores, bloqueadores dos canais de cálcio nos pacientes com taquicardia atrioventricular reentrante nodal ou via acessória oculta (classe I)
- É contraindicado o uso de digitálico, betabloqueador ou bloqueadores dos canais de cálcio nos pacientes com via acessória com condução anterógrada (classe III)
- As drogas antiarrítmicas das classes I e III podem ser utilizadas (classe IIa)

QUADRO 3 Indicações da ablação por radiofrequência

- Pacientes sintomáticos com taquicardia atrioventricular nodal ou vias acessórias (classe I)
- Pacientes assintomáticos com pré-excitação, porém com profissão de risco ou período refratário < 280 ms (classe IIa)
- Pacientes assintomáticos com pré-excitação (classe IIb)

ABLAÇÃO POR CATETER: MAPEAMENTO, RESULTADOS E COMPLICAÇÕES

O mapeamento para localizar o sítio ideal para ablação é realizado durante estudo eletrofisiológico utilizando-se cateteres multipolares. A técnica utilizada nos casos com pré-excitação ventricular manifesta é a identificação da ativação ventricular mais precoce durante ritmo sinusal ou estimulação atrial. Via de regra, avalia-se também atividade atrial mais precoce durante taquicardia ortodrômica ou estimulação ventricular, pois até 15% dos pacientes possuem múltiplas vias acessórias, e eventualmente se pode identificar divergência entre a ativação anterógrada e a retrógrada. Existe também a possibilidade de um curso transverso, assim a origem atrial será diferente da saída ventricular.

As vias anômalas no anel mitral são as mais frequentes. Nelas, o mapeamento do anel mitral é preliminarmente realizado com um cateter multipolar posicionado no seio coronariano. Outros cateteres-eletrodos multipolares são utilizados no procedimento, posicionados em áreas estratégicas referenciais. O número de cateteres varia em decorrência do contexto clínico, mas em geral se utiliza um mínimo de três cateteres (átrio direito lateral, feixe de His e ápex do ventrículo direito). O mapeamento fino com o cateter de ablação é realizado ao longo do anel mitral em seu aspecto ventricular, habitualmente posicionado abaixo do folheto valvar (em alguns casos, é possível posicioná-lo sobre o folheto valvar pela técnica retrógrada transaórtica) ou em seu aspecto atrial (punção transeptal). As duas técnicas são complementares (Figuras 8 e 9).

A ablação das vias anômalas direitas, principalmente as laterais, é mais laboriosa em decorrência da dificuldade na estabilização do cateter no anel tricúspide, além da ausência de uma estrutura venosa (como o seio coronariano nas vias esquerdas) para auxiliar a localização da via anômala. Para mitigar esses problemas, utilizam-se bainhas estabilizadoras longas, deflectíveis ou com curvas fixas de angulações variadas. Em algumas situações, utiliza-se um cateter duodecapolar ao longo da válvula tricúspide para facilitar o mapeamento.

Na ablação das vias mediosseptais e anterosseptais, especial atenção é dada ao cuidado para evitar lesão no sistema de condução AV, pela proximidade da via acessória ao nó AV. A abordagem pela veia jugular pode facilitar a ablação das vias anterosseptais por propiciar maior estabilidade ao cateter na região mais anterior da válvula tricúspide.

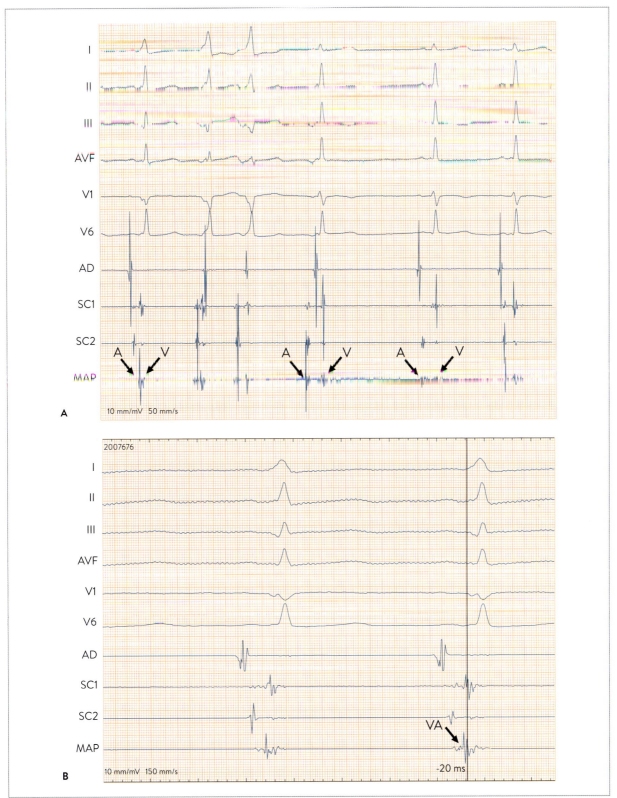

FIGURA 8 A: Doze derivações simultâneas, sendo oito derivações eletrocardiográficas de superfície e quatro intracavitárias. Pode-se observar que existe fusão de A e V no cateter MAP e que a ativação ventricular precede o início do QRS em 20 ms. Pode-se também observar um potencial de inscrição rápida precedendo o potencial ventricular, provável potencial da via acessória, alvo adequado para a aplicação de radiofrequência. B: No mesmo paciente, observa-se o desaparecimento da pré-excitação no quarto batimento (durante ablação por radiofrequência).

AD: átrio direito; MAP: cateter de mapeamento e ablação; SC1: seio coronariano distal; SC2: seio coronariano proximal.

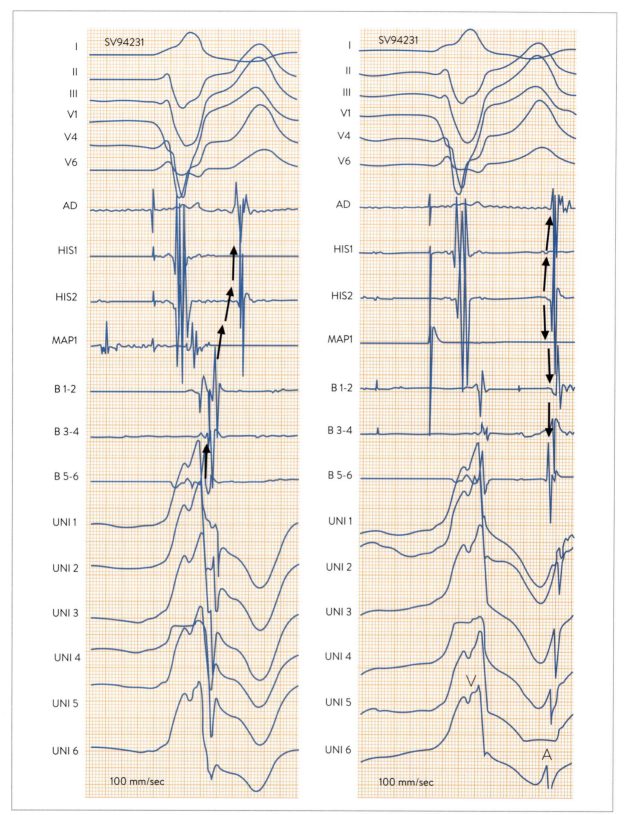

FIGURA 9 Dezenove derivações simultâneas, sendo seis derivações eletrocardiográficas de superfície e treze intracavitárias. Três registros bipolares do seio coronariano do distal para o proximal (B 1-2 a B 5-6) e seis registros de seio coronarianos unipolares (UNI 1 a UNI 6). Pode-se observar que, durante a estimulação ventricular em ponta de ventrículo direito, a primeira ativação ocorre em seio coronariano distal, fazendo diagnóstico de uma via anômala lateral esquerda.

AD: átrio direito; His 1: feixe de His distal; His 2: feixe de His proximal; MAP: cateter de mapeamento e ablação.

O sucesso da ablação varia, a depender da localização da via acessória, sendo menor na via lateral direita e maior na via lateral esquerda. Os percentuais de sucesso variam de 91% a 96%. A ablação da via acessória pode demandar, em alguns casos, abordagem pericárdica percutânea (Figura 10).

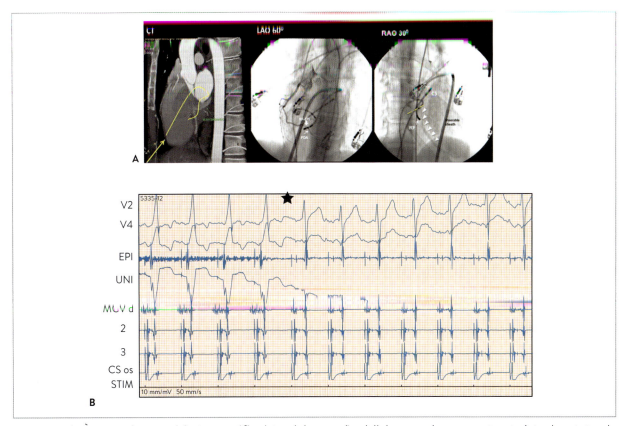

FIGURA 10 A: À esquerda, uma visão tomográfica lateral do coração. A linha amarela representa o trajeto do cateter de ablação no espaço pericárdico, desde sua entrada por uma abordagem anterior, até o sítio de ativação ventricular mais precoce, na região posteroseptal. No meio, pode-se ver uma imagem fluoroscópica em oblíqua anterior esquerda durante coronariografia direita. Nota-se a estreita relação entre o cateter de ablação (EPI) e o ramo descendente posterior (PDA). À direita, imagem fluoroscópica em oblíqua anterior direita durante fase levo contrastando a veia cardíaca média (pontas de setas brancas). A ponta do cateter de ablação (RF) está em contato íntimo com a veia cardíaca média (MCV). A linha amarela tracejada marca o nível do ânulo valvar. A ponta do cateter de ablação está 1,5 cm abaixo dela. B: A via acessória foi ablacionada com 4 segundos de aplicação de RF por um cateter irrigado (estrela preta).
CS os: óstio do seio coronariano; EPI: epicárdio; MCV: veia cardíaca média.

O QUE AS DIRETRIZES RECOMENDAM

- Al-Khatib SM, Arshad A, Balk EM, Das SR, Hsu JC, Joglar JA, et al. Risk stratification for arrhythmic events in patients with asymptomatic pre-excitation: a systematic review for the 2015 ACC/AHA/HRS Guideline for the management of adult patients with supraventricular tachycardia: a report of the American College of Cardiology/American Heart Association Task Force on Clinical Practice Guidelines and the Heart Rhythm Society. Circulation. 2016;133(14):e575-86.

- Brugada J, Katritsis D, Arbelo E, Arribas F, Bax JJ, Blomström-Lundqvist C, et al. 2019 ESC Guidelines for the management of patients with supraventricular tachycardia. The Task Force for the management of patients with supraventricular tachycardia of the European Society of Cardiology (ESC). Eur Heart J. 2020;41(5):655-720.

As complicações sérias variam em torno de 2%, sendo as complicações vasculares no local de acesso as mais comuns, seguidas de tamponamento cardíaco e, mais raramente, acidente vascular cerebral. A mortalidade durante o procedimento de ablação é rara.

TRATAMENTO NA EMERGÊNCIA

- Paciente hemodinamicamente instável: CV elétrica sincronizada I B.
- Paciente hemodinamicamente estável: manobra vagal I B, adenosina IV I B, verapamil ou diltiazem IIa B.

TRATAMENTO EM LONGO PRAZO

- Ablação por radiofrequência em pacientes sintomáticos I B.
- Betabloqueadores ou bloqueadores de canal de cálcio caso não tenha evidência de pré-excitação e se a ablação não for possível IIa B.
- Propafenona em paciente sem doença cardíaca estrutural e se a ablação não for possível IIb B.
- Digoxina, betabloqueadores, diltiazem, verapamil e amiodarona são contraindicados a pacientes com pré-excitação III B.

SUGESTÕES DE LEITURA

1. Atié J, Brugada P, Brugada J, Smeets JL, Cruz FS, Peres A, et al. Clinical and electrophysiological characteristics of patients with antidromic circus movement tachycardia in the Wolff-Parkinson-White syndrome. Am J Cardiol. 1990;66(15):1082-91.
2. Atié I, Maciel WA, Andréa E, Araújo N, Carvalho H, Belo L, et al. Síndrome de Wolff-Parkinson-White e outras vias acessórias atrioventriculares em 1465 pacientes submetidos à ablação por radiofrequência. Rev SOCERJ. 2008;21(6):387-92.
3. Gandhavadi M, Sternick EB, Jackman WM, Wellens HJJ, Josephson ME. Characterization of the distal insertion of atriofascicular accessory pathways and mechanisms of QRS patterns in atriofascicular antidromic tachycardia. Heart Rhythm. 2013;10(9):1385-92.
4. Scanavacca M, Sternick EB, Pisani C, Lara S, Hardy C, d'Ávila A, et al. Accessory atrioventricular pathways refractory to catheter ablation role of percutaneous epicardial approach. Circ Arrhythm Electrophysiol. 2015;8(1):128-36.
5. Sternick EB, Rodriguez LM, Gerken LM, Wellens HJJ. Electrocardiogram in patients with fasciculoventricular pathways: a comparative study with anteroseptal and midseptal accessory pathways. Heart Rhythm. 2005;2(1):1-6.
6. Wellens H, Atié J, Smeets J, Cruz FE, Gorgels AP, Brugada P. The electrocardiogram in patients with multiple accessory pathway. J Am Coll Cardiol. 1990;16(3):745-51.
7. Wolff L, Parkinson J, White PD. Bundle branch block with short P-R interval in healthy young people prone to paroxysmal tachycardia. Am Heart J. 1930;5(6):685-704.

NOTA DOS EDITORES

Este capítulo possui referências bibliográficas adicionais, recomendadas pelos autores, na plataforma digital complementar do livro. Por motivos de compactação, somente algumas delas estão aqui contempladas.
Utilize o QR code abaixo para ter acesso a esse conteúdo:

47

Fibrilação e *flutter* atrial: tratamento farmacológico

Leandro Ioschpe Zimerman
Guilherme Fenelon

DESTAQUES

- No tratamento da fibrilação e *flutter* atrial, fármacos podem ser usados para reversão, manutenção do ritmo sinusal, controle de frequência cardíaca e terapia antitrombótica.
- Propafenona e amiodarona são úteis para a reversão ao ritmo sinusal, mas a propafenona não deve ser usada na presença de doença cardíaca estrutural.
- Betabloqueadores, verapamil e diltiazem são os fármacos mais indicados para o controle da frequência cardíaca.
- Amiodarona, sotalol e propafenona são úteis na manutenção do ritmo sinusal. A amiodarona é a mais efetiva, mas com perfil elevado de efeitos colaterais.

INTRODUÇÃO

Fibrilação e *flutter* atrial são arritmias diferentes, mas que compartilham características comuns: ambas dependem do miocárdio atrial, podem provocar sintomas como palpitação, dispneia, redução da capacidade de exercício e apresentam risco de fenômenos tromboembólicos. Porém, possuem mecanismos diversos – o *flutter* típico é uma macrorreentrada relacionada ao átrio direito, enquanto a fibrilação se origina no átrio esquerdo, seja por mecanismo focal ou microrreentradas. Os objetivos do tratamento farmacológico são aliviar sintomas por meio da redução da resposta ventricular, restaurar o ritmo sinusal, evitar recorrências das arritmias e prevenir fenômenos tromboembólicos. Os fármacos betabloqueadores adrenérgicos, bloqueadores de canais de cálcio não di-hidropiridínicos, digitálicos e amiodarona, isoladamente ou em combinação, permitem controlar a resposta ventricular na maioria dos pacientes, embora com maior dificuldade no *flutter* atrial. Para a restauração do ritmo sinusal, os fármacos das classes IC (propafenona) e III (amiodarona) apresentam boa eficácia na fibrilação atrial, enquanto no *flutter* o resultado é bastante limitado, sendo a cardioversão elétrica sincronizada o método preferencial. Os resultados do tratamento farmacológico com amiodarona, propafenona, sotalol na prevenção das recorrências do *flutter* e da fibrilação atrial são modestos, razão pela qual as alternativas não farmacológicas têm ganhado espaço, especialmente a ablação por cateter. Contudo, a ablação do *flutter* atrial é simples e curativa. Já a ablação da fibrilação atrial é mais complexa, ocasionalmente requerendo mais de um procedimento para controle da arritmia. Neste capítulo descreveremos o tratamento farmacológico da fibrilação atrial e do *flutter* atrial.

REVERSÃO A RITMO SINUSAL

Entre os fármacos antiarrítmicos disponíveis no Brasil, a propafenona e a amiodarona são as que apresentam resultados mais consistentes na reversão da fibrilação atrial, razão pela qual são recomendadas nas Diretrizes Brasileiras. Em relação ao *flutter*, os resultados são bastante piores. Importante lembrar que aproximadamente 70% dos pacientes com coração estruturalmente normal vão apresentar reversão espontânea de fibrilação atrial nas primeiras 24 horas, razão pela qual é essencial que os estudos que avaliam fármacos nesse contexto sejam controlados por placebo. Dessa forma, pode-se observar que o sotalol e a digoxina, por exemplo, não são úteis na reversão ao ritmo sinusal. E o mesmo é válido para a adenosina, fármaco muito eficaz para reversão de taquicardia supraventricular. Esta, inclusive, tem como possível efeito colateral o desencadeamento de fibrilação atrial. A utilidade da adenosina nesse contexto seria gerar um temporário bloqueio na condução atrioventricular e facilitar o diagnóstico diferencial entre um *flutter* atrial e outras taquicardias supraventriculares.

A propafenona é um fármaco antiarrítmico classe IC, com fraco efeito betabloqueador. Pode, ao ser usada na fibrilação atrial, transformar a arritmia em *flutter* atrial, com eventual resposta rápida 1:1 ventricular. Por isso, costuma-se associar betabloqueador ou verapamil fora do ambiente hospitalar, no esquema chamado *pill-in-the-pocket*: 450 mg (< 70 kg) ou 600 mg (> 70 kg), em dose única via oral. Deve-se ressaltar, no entanto, que esse fármaco deve ser evitado na presença de doença cardíaca estrutural, pelo risco aumentado de desencadear arritmias ventriculares e aumento da mortalidade.

A amiodarona é um fármaco antiarrítmico do grupo III, que diminui a atividade do nó sinusal e a condução atrioventricular e intraventricular, além de prolongar períodos refratários atrial e ventricular. É frequentemente usada na forma intravenosa para reversão de fibrilação atrial aguda, na dose entre 150-300 mg endovenosa em 30 minutos seguida de administração contínua de 1.200 mg em 24 horas. Deve-se ter cautela na infusão, pois pode haver hipotensão arterial significativa se o fluxo for muito rápido. Cardioversão pode ser obtida também para casos de longa duração com amiodarona via oral, mas com menor percentual de sucesso.

Os fármacos mais testados para a reversão do *flutter* atrial não são disponíveis no Brasil: ibutilide e dofetilide. O ibutilide em infusão única endovenosa consegue reverter o *flutter* atrial de instalação recente em até 63% dos pacientes. Trabalho comparativo entre ibutilide, propafenona e amiodarona mostrou que a primeira é a que tem maior efeito no circuito do *flutter*, e que obtém maiores percentuais de reversão (67, 33 e 33%, respectivamente). Portanto, a cardioversão elétrica sincronizada é o método preferencial para reversão do *flutter*.

As Diretrizes Brasileiras de Fibrilação Atrial propõem a propafenona e a amiodarona a serem usadas quando se opta por cardioversão farmacológica, sendo a primeira a opção preferencial nos pacientes sem cardiopatia estrutural significativa.

Outra utilidade de fármacos antiarrítmicos na reversão de fibrilação atrial é o uso prévio à cardioversão elétrica, com o objetivo de reduzir o limiar de cardioversão e recorrências imediatas. Esse efeito é observado com a amiodarona, a propafenona e o sotalol.

CONTROLE DE RESPOSTA VENTRICULAR

O controle da frequência ventricular durante a fibrilação ou *flutter* atrial é fundamental para melhorar os sintomas dos pacientes. Em médio prazo, pode evitar o desencadeamento de taquicardiomiopatia. Nesse caso, os valores de frequência cardíaca que se busca já não são mais tão rígidos desde a publicação do estudo RACE II, em 2010, comparando o controle rígido (FC em repouso < 80 bpm e em exercício moderado < 110 bpm) com o controle leniente (FC em repouso < 110 bpm), e que mostrou não haver diferença significativa de desfechos em um seguimento mínimo de 2 anos.

No caso específico do *flutter*, habitualmente são observados bloqueios atrioventriculares 2:1 ou 4:1, gerando frequência ventricular entre 75-150 bpm. Graus maiores de bloqueio sugerem doença na condução atrioventricular, e condução 1:1 sugere estado catecolaminérgico importante, hipertireoidismo ou presença de via acessória anterógrada.

Para o controle da resposta ventricular, usam-se medicamentos com o objetivo de diminuir a condução nodal atrioventricular. Os fármacos comumente usados para tanto são os betabloqueadores adrenérgicos, os antagonistas dos canais de cálcio, os digitálicos e, eventualmente, a amiodarona.

Os betabloqueadores adrenérgicos são frequentemente empregados com essa finalidade, pois geram um bom controle, mesmo em momentos de grande carga adrenérgica. Podem ser usados via oral ou endovenosa, e são especialmente indicados na presença de cardiopatia isquêmica ou insuficiência cardíaca. Nesta última, deve-se ter cuidado com a dose e a forma de administração quando há disfunção ventricular grave. Deve ser evitado na presença de asma brônquica devido ao potencial risco de broncoespasmo.

Os antagonistas dos canais de cálcio não di-hidropiridínicos, em especial o verapamil e o diltiazem, apresentam bons resultados, com descrição de melhora de qualidade de vida. Podem ser usados via oral ou intravenosa, mas atenção para o efeito inotrópico negativo. Por essa razão, não deve ser usado em pacientes com disfunção ventricular sistólica.

Os digitálicos têm sido cada vez menos usados como fármaco de preferência por terem pouco efeito em situações de alta carga adrenérgica. São mais usados nos pacientes com insuficiência cardíaca, mais idosos, sedentários e com alguma deficiência física. No seu uso, deve-se cuidar com a possibilidade de intoxicação digitálica, principalmente quando há comprometimento da função renal. Dados recentes relacionando o uso de digoxina com aumento de mortalidade nesses pacientes são controversos. Subanálise do estudo ARISTOTLE mostrou um aumento de mortalidade especialmente com concentrações séricas $\geq 1,2$ ng/mL, enquanto subanálise do estudo DIG não confirmou essa relação.

A amiodarona pode ser eventualmente usada para controle da frequência cardíaca, por seu efeito bloqueador do nó atrioventricular, mas esse uso é incomum. Tanto no uso endovenoso como na via oral, é ocasionalmente usada com esse fim, principalmente em pacientes com insuficiência cardíaca. Quando usada, deve-se considerar a possibilidade de que haja reversão a ritmo sinusal, e tomar os devidos cuidados para evitar fenômenos tromboembólicos.

Em muitas situações, a associação de fármacos pode ser útil para o controle adequado da frequência cardíaca. Em pacientes com insuficiência cardíaca, por exemplo, a associação de carvedilol com digoxina pode ser efetiva.

As Diretrizes Brasileiras de Fibrilação Atrial citam as seguintes recomendações relativas aos fármacos para controle da frequência cardíaca (Tabela 1):

1. Betabloqueadores adrenérgicos e bloqueadores dos canais de cálcio (diltiazem e verapamil) são utilizados para o controle da resposta ventricular – classe I.
2. Digoxina pode ser associada aos betabloqueadores adrenérgicos ou bloqueadores dos canais de cálcio para melhor controle da resposta ventricular – classe IIa.
3. Amiodarona pode ser utilizada no controle da resposta ventricular em uso de anticoagulantes – classe IIb.
4. Uso de digoxina, verapamil, diltiazem ou betabloqueadores adrenérgicos na presença de pré-excitação ventricular e fibrilação atrial – classe III (ou seja, é contraindicado!).

TABELA 1 Dosagens dos fármacos utilizados no controle da frequência cardíaca

Fármaco	Administração endovenosa	Administração oral
Betabloqueadores adrenérgicos		
Metoprolol	2,5-5 mg	100-200 mg 1 x/dia
Bisoprolol	–	2,5-10 mg 1 x/dia
Atenolol	–	25-100 mg 1 x/dia
Esmolol	10 mg	–
Propranolol	1 mg	10-80 mg 3 x/dia
Carvedilol	–	3,125-25 mg 2 x/dia
Bloqueadores de canais de cálcio não di-hidropiridínicos		
Verapamil	5 mg	40 mg 2 x/dia a 360 mg 1 x/dia
Diltiazem	–	60 mg 3 x/dia a 360 mg 1 x/dia
Glicosídeos digitálicos		
Digoxina	–	0,125-0,5 mg 1 x/dia
Lanatosídeo C	0,2-0,8 mg	–
Outros		
Amiodarona	5 mg/kg em 1 hora 50 mg/h manutenção	100-200 mg 1 x/dia

Fonte: adaptado de Fenelon et al., 2019.

MANUTENÇÃO DO RITMO SINUSAL

Após a reversão ao ritmo sinusal em um primeiro episódio de fibrilação ou *flutter* atrial, é preciso avaliar a presença ou não de causa evitável ou tratável, o grau de sintomas e o risco dessa arritmia. Com base nesses dados se define a necessidade ou não de tratamento para manter o ritmo sinusal. De forma geral, a recorrência é elevada, mas uma série de medidas gerais, farmacológicas e não farmacológicas está disponível.

Episódios com causas claras e que foram sanadas não necessitam de tratamento com antiarrítmicos por longo prazo. Por exemplo, tireotoxicose ou intoxicação alcoólica aguda. Várias outras medidas não farmacológicas são úteis, como fazer atividade física regular de baixa a moderada intensidade, redução de peso, abstinência alcoólica, controle da apneia do sono. Ao contrário do que é comumente dito, a ingesta de café em doses habituais não parece estar associada ao aumento do risco de fibrilação atrial.

Em relação aos fármacos, é importante ressaltar a relevância do controle de algumas doenças de base causadoras de fibrilação atrial. O controle da hipertensão arterial é crucial, já que esta é considerada o maior fator de risco tratável. Pacientes com melhor controle glicêmico terão menos recorrências após ablação. Pacientes com insuficiência cardíaca que recebem o tratamento otimizado, farmacológico e não farmacológico permanecerão mais tempo em ritmo sinusal do que o grupo que recebe somente tratamento com antiarrítmicos, conforme o estudo RACE 3. Mesmo sem possuir efeito antiarrítmico direto, fármacos como os inibidores da enzima conversora da angiotensina e bloqueadores dos receptores da angiotensina I, especialmente nos pacientes que também apresentam hipertensão arterial ou insuficiência cardíaca, podem ser bastante úteis.

No Brasil, dispomos de poucos fármacos para prevenção de recorrências de fibrilação atrial e *flutter* atrial (Tabela 2). Nossas opções se resumem à propafenona, ao sotalol e à amiodarona. Betabloqueadores adrenérgicos eventualmente podem ser usados em casos em que a arritmia tenha clara origem adrenérgica.

A propafenona é um fármaco útil tanto na reversão aguda como na manutenção do ritmo sinusal. É segura em pacientes com coração estruturalmente normal, mas deve ser evitada na presença de cardiopatia estrutural pelo risco do desencadeamento de arritmias ventriculares.

O sotalol é um fármaco ineficaz para reversão da fibrilação atrial, mas útil na prevenção de recorrências. Além disso, melhora sintomas por diminuir a frequência ventricular dos episódios devido ao seu efeito betabloqueador. Essa propriedade faz do sotalol uma boa opção para coronariopatas. Os efeitos colaterais mais comuns são aqueles ligados ao efeito betabloqueador, como cansaço e fadiga. No entanto, o mais importante é o prolongamento do intervalo QT e o desenvolvimento de *torsades de pointes*. Por isso, não deve ser usado em pacientes com insuficiência cardíaca.

A amiodarona é bastante efetiva na reversão e manutenção do ritmo sinusal. Além disso, reduz a frequência ventricular durante os episódios, diminuindo os sintomas. O risco proarrítmico é baixo, mas o uso em longo prazo pode apresentar efeitos colaterais em vários órgãos, como tireoide, pulmão, fígado, olhos e pele. Há inclusive dados que apontam para o eventual aumento de algumas formas de câncer com o uso da amiodarona em doses altas. Devido a esses paraefeitos, tem um índice de descontinuidade do tratamento na faixa de 30% em 5 anos. Trabalhos comparativos entre fármacos mostram ser a amiodarona a melhor droga para a manutenção do ritmo sinusal, sendo o fármaco preferencial em pacientes com insuficiência cardíaca.

A escolha do fármaco dependerá da condição clínica do paciente, conforme estabelecido pelas Diretrizes Brasileiras de Fibrilação Atrial (Figura 1). De forma geral, costuma-se usar propafenona ou sotalol na ausência de cardiopatia estrutural, e amiodarona quando há cardiopatia estabelecida. Na presença de doença isquêmica ou insuficiência cardíaca, drogas da classe IC – propafenona, flecainida – não devem ser usadas.

Por fim, é necessário ressaltar que o tratamento farmacológico não é a única opção para a manutenção do ritmo sinusal, posto que a ablação é uma alternativa tanto para a fibrilação como para o *flutter* atrial. No *flutter*, há vários anos a ablação por radiofrequência tem sido indicada precocemente, muitas vezes como primeira opção de tratamento, por apresentar elevado sucesso com baixo risco de complicações. Em relação à fibrilação atrial, as técnicas têm melhorado continuamente, fazendo com que o sucesso esteja aumentando, e tornando as complicações cada vez mais incomuns. Tem sido rotineiramente indicada aos pacientes que já falharam no uso de antiarrítmicos, e cada vez mais tem sido indicada como primeira alternativa de tratamento. Em alguns grupos específicos, como os pacientes com insuficiência cardíaca, mostrou redução significativa de desfechos, e tem sido indicada precocemente. Esse assunto será discutido com detalhamento em outro capítulo.

TABELA 2 Dosagens dos fármacos utilizados na reversão da fibrilação atrial e manutenção do ritmo sinusal

Fármaco	Reversão	Manutenção do ritmo
Amiodarona	150-300 mg diluídos em SG 5% EV (infundir em 15-30 min) seguidos de 900 mg nas 24 horas	Ataque: 600-800 mg/dia em doses divididas até o total de 10 g. Manutenção: 200-400 mg 1 vez ao dia
Propafenona	450-600 mg dose única oral ou EV 1,5-2 mg/kg em 10-20 min	150-300 mg 3 vezes ao dia
Sotalol	Não indicado	80-160 mg 2 vezes ao dia

EV: endovenoso; SG: soro glicosado.
Fonte: adaptado de Fenelon et al., 2019.

TERAPIA ANTITROMBÓTICA

A formação de coágulos, especialmente no apêndice atrial esquerdo, com a consequente embolização gerando acidente vascular cerebral ou obstrução arterial periférica, é

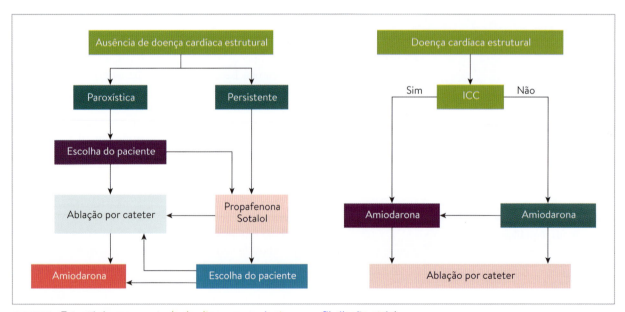

FIGURA 1 Estratégia para controle do ritmo em pacientes com fibrilação atrial.
ICC: insuficiência cardíaca congestiva.
Fonte: adaptado de Magalhães et al., 2016.

uma grande preocupação nos pacientes com fibrilação ou *flutter* atrial. Isso ocorre independentemente dos sintomas ou da resposta ventricular. Escores de risco tromboembólico, como o CHA₂DS₂VASc, têm sido rotineiramente recomendados para indicar ou não anticoagulação plena nesse contexto, sendo os anticoagulantes diretos cada vez mais indicados. Esse assunto será discutido em capítulo específico sobre anticoagulação.

CONCLUSÕES

A terapia farmacológica no tratamento da fibrilação e do *flutter* atrial pode ser usada para reversão ao ritmo sinusal, controle da frequência ventricular e para a manutenção do ritmo sinusal, além da terapia antitrombótica com o objetivo de prevenir eventos tromboembólicos. Para tanto, são usados principalmente fármacos antiarrítmicos e anticoagulantes, mas também aqueles destinados ao tratamento de doenças causadoras das arritmias, como hipertensão arterial e insuficiência cardíaca. Os fármacos devem ser usados para controle da fibrilação e *flutter* atrial juntamente com alternativas não farmacológicas, como evitar desencadeantes tais como o álcool e o hipertireoidismo; melhorar hábitos de vida com adequação da dieta e exercícios físicos; a cardioversão elétrica e a ablação por radiofrequência.

EFEITOS ADVERSOS MAIS COMUNS

- Propafenona: bradicardia, distúrbio da condução intraventricular, depressão moderada da contratilidade miocárdica; gosto metálico, visão borrada, náusea, constipação, tontura, agranulocitose

- Betabloqueadores adrenérgicos: bradicardia, broncoespasmo, erupção cutânea, fadiga, depressão mental, psoríase

- Amiodarona: hipo e hipertireoidismo (1-14%); pneumonite (1-23%); neuropatia periférica, tremor, insônia e ataxia; fotossensibilização (90%); depósitos na córnea, com repercussões visuais (3-13%); insuficiência cardíaca, bradicardia; intolerância digestiva, hepatite medicamentosa; coloração azulada da pele; exacerbação de asma brônquica; alterações no metabolismo dos glicídios e triglicerídeos; epididimite; disfunção renal

- Sotalol: *torsades de pointes* (2-4%), bradicardia, fadiga, astenia, dispneia, tontura (2-4%)

- Verapamil: assistolia, dissociação atrioventricular, depressão da contratilidade miocárdica, constipação, cefaleia, tontura, náusea, edema

- Diltiazem: hipotensão no uso endovenoso (7%), tontura, cefaleia, náusea, edema, *rash* cutâneo

Fonte: adaptado de Zimerman et al., 2006.

O QUE AS DIRETRIZES RECOMENDAM

- Dan GA, Martinez-Rubio A, Agewall S, Boriani G, Borggrefe M, Gaita F, et al. Antiarrhythmic drugs: clinical use and clinical decision making: a consensus document from the European Heart Rhythm Association (EHRA) and European Society of Cardiology (ESC) Working Group on Cardiovascular Pharmacology, endorsed by the Heart Rhythm Society (HRS), Asia-Pacific Heart Rhythm Society (APHRS) and International Society of Cardiovascular Pharmacotherapy (ISCP). Europace. 2018;20:731-2.

- January CT, Wann LS, Alpert JS, Calkins H, Cleveland Jr JC, Cigarroa JF, et al. AHA/ACC/HRS guideline for the management of patients with atrial fibrillation: executive summary: a report of the American College of Cardiology/American Heart Association task force on practice guidelines and the Heart Rhythm Society. Circulation. 2014;130:2071.

- Hindricks G, Potpara T, Dagres N, Arbelo E, Bax JJ, Blomström-Lundqvist C, et al.; ESC Scientific Document Group. 2020 ESC Guidelines for the diagnosis and management of atrial fibrillation developed in collaboration with the European Association of Cardio-Thoracic Surgery (EACTS). Eur Heart J. 2020 Aug 29:ehaa612.

- Kirchhof P, Benussi S, Kotecha D, Ahlsson A, Atar D, Casadei B, et al. 2016 ESC guidelines for the management of atrial fibrillation developed in collaboration with EACTS. Eur J Cardiothorac Surg. 2016;50(5):e1-e88.

- Magalhães LP, Figueiredo MJO, Cintra FD, Saad EB, Kuniyishi RR, Teixeira RA, et al. II Diretrizes Brasileiras de Fibrilação Atrial. Arq Bras Cardiol. 2016;106(4Supl. 2):1-22.

SUGESTÕES DE LEITURA

1. Alboni P, Botto GL, Baldi N, Luzi M, Russo V, Gianfranchi L, et al. Outpatient treatment of recent-onset atrial fibrillation with the "pill-in-the-pocket" approach. N Engl J Med. 2004;351:2384-91.
2. Fenelon G, Cintra FD, de Paola AAV. Tratamento clínico, percutâneo e cirúrgico da fibrilação atrial. In: Saraiva JFK, Izar COM, Colombo FMC. Tratado de cardiologia Socesp. 4ª ed. Barueri: Manole; 2019.
3. Kochiadakis GE, Marketou ME, Igoumenidis NE, Chrysostomakis SI, Mavrakis HE, Kaleboubas MD, et al. Amiodarone, sotalol, or propafenone in atrial fibrillation: which is preferred to maintain normal sinus rhythm? Pacing Clin Electrophysiol. 2000;23:1883-7.
4. Kowey PR, Marinchak RA, Rials SJ, Filart RA. Intravenous amiodarone. J Am Coll Cardiol. 1997;29:1190-8.
5. Lopes RD, Rordorf R, De Ferrari GM, Leonardi S, Thomas L, Wojdyla DM, et al. Digoxin and mortality in patients with atrial fibrillation. J Am Coll Cardiol. 2018;71:1063-74.
6. Roy D, Talajic M, Dorian P, Connolly S, Eisenberg MJ, Green M, et al. Amiodarone to prevent recurrence of atrial fibrillation. Canadian Trial of Atrial Fibrillation Investigators. N Engl J Med. 2000;342(13):913-20.
7. Tieleman RG, Gosselink AT, Crijns HJ, van Gelder IC, van den Berg MP, Kam PJ, et al. Efficacy, safety, and determinants of conversion of atrial fibrillation and flutter with oral amiodarone. Am J Cardiol. 1997;79(1):53-7.
8. Turagam MK, Garg J, Whang W, Sartori S, Koruth JS, Miller M. Catheter ablation of atrial fibrillation in patients with heart failure: a meta-analysis of randomized controlled trials. Ann Intern Med. 2019;170:41-50.
9. Van Gelder CI, Groenveld HF, Crijns HJGM, Tuininga YS, Tijssen JGJ, Alings AM, et al. Lenient versus strict rate control in patients with atrial fibrillation. N Engl J Med. 2010;362(15):1363-73.
10. Zimerman L, Pimentel M, Fuchs F. Antiarrítmicos. In: Fuchs FD, Wannmacher L, Ferreira MBC (eds.). Farmacologia clínica: fundamentos da terapêutica racional. Rio de Janeiro: Guanabara Koogan; 2006.

NOTA DOS EDITORES

Este capítulo possui referências bibliográficas adicionais, recomendadas pelos autores, na plataforma digital complementar do livro. Por motivos de compactação, somente algumas delas estão aqui contempladas. Utilize o QR code abaixo para ter acesso a esse conteúdo:

48

Fibrilação e *flutter* atrial: tratamento não farmacológico, cardioversão elétrica e ablação por cateter

Eduardo Benchimol Saad
Fátima Dumas Cintra
Angelo Amato Vincenzo de Paola

DESTAQUES

- A fibrilação atrial (FA) é o distúrbio do ritmo mais comum na prática clínica, e sua prevalência tem aumentado com o envelhecimento populacional.
- O tratamento está apoiado em quatro grandes pilares: controle rigoroso dos fatores de risco e mudança de hábitos de vida, prevenção de eventos tromboembólicos, controle da frequência e/ou controle do ritmo.
- O combate à obesidade, à inatividade física, ao uso excessivo de álcool, assim como a promoção de uma boa qualidade do sono, são estratégias eficientes para a redução da recorrência de FA.
- A cardioversão elétrica termina a FA em aproximadamente 90% dos casos, ao passo que a cardioversão química restabelece o ritmo sinusal em 50-70% dos casos nas primeiras horas.
- A maioria das publicações demonstra resultados favoráveis, com taxas de sucesso superiores a 70%.
- Os pacientes, geralmente mais idosos e frágeis, podem se beneficiar de técnicas mais simples, como a do implante de marca-passo definitivo seguido da ablação da junção atrioventricular.
- Dada a possibilidade de recidivas tardias, é importante manter a vigilância com monitorização periódica dos pacientes, sendo prudente dar continuidade à terapia anticoagulante nos pacientes de mais alto risco – CHADSVASC escore ≥ 2.
- Ablação por cateter de *flutter* atrial apresenta altas taxas de sucesso (usualmente acima de 90%), com baixa incidência de recorrência.

INTRODUÇÃO

A fibrilação atrial (FA) é o distúrbio do ritmo mais comum na prática clínica, e sua prevalência vem aumentando com o envelhecimento populacional. Apesar de o *flutter* atrial (FluA) ser menos comum, está frequentemente associado a casos de FA. A grande importância dessas anormalidades do ritmo são suas consequências cardiovasculares. A FA é considerada fator preditor independente de mortalidade secundária a morte súbita, acidente vascular cerebral (AVC) ou insuficiência cardíaca. Declínio cognitivo, demência vascular e prejuízo na qualidade de vida também podem ocorrer, além do grande impacto econômico, em parte justificado pela necessidade de hospitalizações recorrentes nesses pacientes. Os artigos científicos designados exclusivamente ao FluA são mais escassos, e muito do conhecimento em FA acaba sendo aplicado aos casos de FluA.

O manejo clínico desses pacientes é desafiador, envolve amplo conhecimento do estado de saúde do paciente e está apoiado em quatro grandes pilares: controle rigoroso dos fatores de risco e mudança de hábitos de vida, prevenção de eventos tromboembólicos, controle da frequência e/ou controle do ritmo. O controle da frequência é mandatório em pacientes sintomáticos com FA/FluA que apresentem rápida resposta ventricular. Em pacientes estáveis hemodinamicamente, que não necessitem de cardioversão imediata, os betabloqueadores e bloqueadores dos canais de cálcio podem ser utilizados para essa finalidade. O controle do ritmo pode ser realizado com cardioversão química, elétrica ou ablação por cateter. Neste capítulo, serão revisados o tratamento não farmacológico direcionado para a correção de fatores de risco e apneia do sono, a cardioversão elétrica e a ablação por cateter.

TRATAMENTO NÃO FARMACOLÓGICO DIRECIONADO PARA FATORES DE RISCO E APNEIA DO SONO

Recentemente, vários estudos demonstraram o impacto positivo da mudança da qualidade de vida na redução da recorrência de FA. A identificação e o combate a fatores de risco modificáveis relacionados à qualidade de vida tornaram-se novo pilar para o tratamento da FA. A Figura 1 demonstra os principais fatores de risco e suas respectivas orientações para o adequado tratamento desses pacientes. O combate à obesidade, à inatividade física, ao uso excessivo de álcool, assim como a promoção de boa qualidade do sono, são estratégias eficientes para a redução da recorrência de FA.

As últimas diretrizes da Sociedade Europeia de Cardiologia, publicadas em 2020, reforçam a importância de controle de comorbidades (representado pela letra C do ABC defendido por Gregory Lip et al.). Ainda que o tópico deste capítulo esteja focado em parte da letra B (melhor controle de sintomas) e também da letra A (anticoagulação adequada independente do controle de ritmo ou frequência, guiada por critérios clínicos), a discussão sobre medidas de controle de comorbidades merece destaque especial.

Estudos epidemiológicos demonstraram clara correlação entre obesidade e FA, com incremento de até 29% no risco de recorrência da arritmia a cada 5 pontos de aumento no índice de massa corpórea (IMC). Os mecanismos dessa associação ainda estão em investigação, mas possivelmente envolvem aumento no átrio esquerdo, aumento na gordura epicárdica, remodelamento estrutural, aumento na resistência vascular periférica e alterações eletrofisiológicas cardíacas. Da mesma forma, a literatura demonstra o impacto benéfico da redução do peso na recorrência de FA, principalmente nos pacientes com perda e manutenção do peso superior a 10% do peso corporal. Importante estudo populacional que analisou a relação entre o IMC na infância e o risco de FA e FluA na fase adulta em uma amostra com 314.140 crianças demonstrou aumento no risco de ambas as arritmias nos adultos que apresentaram IMC alto nas idades de 7 e 13 anos. Além disso, a redução de peso nessa faixa etária foi associada à concomitante redução do risco de FA e FluA.

Dados semelhantes são observados em relação ao sedentarismo, especialmente quando associado à obesidade. A avaliação do impacto do ganho na capacidade cardiorrespiratória na ocorrência de FA em pacientes obesos e com sobrepeso demonstrou que a cada equivalente metabólico adquirido houve redução de 9% na recorrência da arritmia mesmo após ajuste para fatores de confusão. Esses acha-

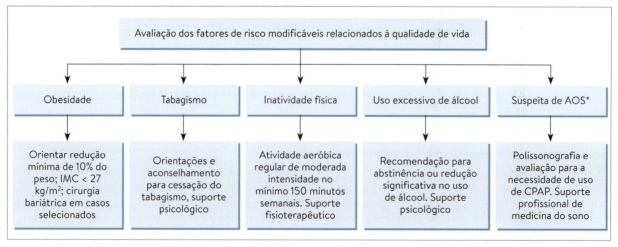

FIGURA 1 Fatores de risco para fibrilação atrial relacionados à qualidade de vida e suas respectivas orientações.

* Presença de ronco, sonolência excessiva diurna, fadiga, sono não reparador, alteração de memória.

AOS: apneia obstrutiva do sono; CPAP: *continuous positive airway pressure*; IMC: índice de massa corpórea.

dos foram reprodutíveis por outros estudos randomizados e controlados, e a metanálise resultante demonstra que o treinamento físico melhora a capacidade ao esforço, qualidade de vida e a fração de ejeção do ventrículo esquerdo em pacientes portadores de FA. É importante salientar que, apesar dos inúmeros benefícios da prática regular de atividade física, alguns estudos demonstram que seu excesso pode favorecer o aparecimento de arritmias atriais. Atualmente, evidências de que atletas de alto desempenho que praticam a modalidade por um longo período estão mais vulneráveis ao desenvolvimento de FA ou FluA.

A apneia obstrutiva do sono (AOS) é outro fator associado ao aumento na ocorrência de FA. Em um estudo epidemiológico, a ocorrência de arritmias cardíacas noturnas foi mais frequente nos pacientes portadores de AOS grave, definida como índice de apneia/hipopneia superior a 30 eventos/hora. A FA ocorreu em 1,65% dos casos de AOS grave e em 0,2% nos controles. Além disso, foi demonstrado que a recorrência de FA e FluA após cardioversão elétrica é maior nos pacientes portadores de AOS não tratada quando comparados com pacientes tratados. O mesmo ocorre com o tratamento intervencionista. A presença de AOS não tratada é associada a maior recorrência após ablação por cateter.

O tabagismo e o uso de álcool também estão associados a maior recorrência de FA, e a abstinência alcoólica se associa ao maior sucesso terapêutico. Além disso, o controle rigoroso da hipertensão arterial, diabete e dislipidemia pode propiciar melhor evolução para esses pacientes. Por fim, apesar de a abordagem terapêutica visando ao controle de todos os fatores de risco estar associada à melhora no controle do ritmo desses pacientes, sua implementação é complexa quando focada em um único profissional. Dessa forma, a atuação integrada e multidisciplinar no manejo da FA e FluA constitui uma abordagem contemporânea e promissora para a excelência do tratamento.

CARDIOVERSÃO ELÉTRICA

A cardioversão elétrica (CE) sincronizada é a terapia de eleição nos casos de instabilidade hemodinâmica tanto para FA quanto para FluA. Além disso, é utilizada em pacientes sintomáticos selecionados para a estratégia de controle do ritmo. Trata-se de um procedimento seguro, realizado sob sedação usualmente com midazolam ou propofol, associado a monitorização cardíaca e oximetria. O procedimento é mais efetivo quando se utilizam o desfibrilador bifásico e o posicionamento anteroposterior dos eletrodos. O uso de drogas antiarrítmicas para a manutenção do ritmo sinusal após a cardioversão pode ser iniciado antes do procedimento. O uso prévio de drogas antiarrítmicas, associado à duração da FA, à idade do paciente e à melhor classe funcional, está associado ao maior sucesso do procedimento.

A CE termina a FA em aproximadamente 90% dos casos, ao passo que a cardioversão química restabelece o ritmo sinusal em 50-70% dos casos nas primeiras horas. A CE é mais efetiva e necessita de menos energia para os casos de FluA. As complicações do procedimento são raras e incluem hipotensão, fibrilação ventricular, bradicardias e fenômenos tromboembólicos, especialmente nos casos em que a anticoagulação não foi realizada corretamente.

A anticoagulação é mandatória em pacientes submetidos a cardioversão. Nos casos com duração superior a 48 horas, a anticoagulação deve ser iniciada pelo menos 3 semanas antes do procedimento e mantida por 4 semanas após a cardioversão no paciente com muito baixo risco, ou indefinidamente nos demais casos. Não existem dados demonstrando que o risco de eventos tromboembólicos seja maior na CE quando comparada à cardioversão química. Além disso, o risco também parece semelhante entre FA e FluA, que corresponde a aproximadamente 1,1-2% nos pacientes sem anticoagulação ou com anticoagulação inadequada e entre 0,28-0,8% nos pacientes adequadamente anticoagulados. O uso dos novos anticoagulantes para realização de CE é mais recente e ainda está em investigação; entretanto, metanálise incluindo 4 estudos randomizados e controlados comparando o uso dos novos anticoagulantes com antagonistas de vitamina K demonstrou uma taxa de eventos tromboembólicos de 0,41% para os novos anticoagulantes e de 0,61% para os antagonistas de vitamina K, representados pela varfarina. O ecotransesofágico pode ser utilizado para afastar a possibilidade de trombo atrial com sensibilidade de 92% e especificidade de 98% para identificação de trombo atrial esquerdo e permitir a realização da CE mais rapidamente ou esclarecer dúvidas no paciente com uso irregular da terapia antitrombótica.

Estudo multicêntrico randomizado avaliou pacientes com FA de início recente e estáveis hemodinamicamente para cardioversão precoce ou estratégia conservadora com controle da frequência cardíaca e cardioversão tardia após 48 horas, nos casos que permaneciam em FA. Interessantemente, a reversão espontânea a ritmo sinusal ocorreu em 69% nas primeiras 48 horas. Após 4 semanas, a presença de ritmo sinusal foi semelhante entre os grupos, demonstrando que ambas as estratégias são possíveis. O Quadro 1 resume as principais recomendações para realização da CE nesses pacientes.

ABLAÇÃO POR CATETER

Somente em 1998, com as observações de Haissaguerre et al., demonstrou-se a importância de focos arritmogênicos localizados nas veias pulmonares (VP) na fisiopatologia da FA. Foi estabelecido o conceito de focos deflagradores da FA, logo passíveis de intervenções terapêuticas até então exíguas e restritas a técnicas cirúrgicas de grande

> **QUADRO 1** Recomendações para realização de cardioversão em pacientes com fibrilação ou *flutter* atrial
>
> - Monitorização hemodinâmica e oximetria
> - Posicionamento anteroposterior dos eletrodos
> - Cardioversão sincronizada com desfibrilador bifásico
> - Anticoagulação por, no mínimo, 4 semanas após a cardioversão
> - Em pacientes com duração da arritmia superior a 48 horas, a anticoagulação deve ser realizada por 3 semanas antes da cardioversão
> - O ecotransesofágico pode ser utilizado para descartar a presença de trombo no átrio esquerdo
> - O risco tromboembólico da cardioversão elétrica é semelhante ao da cardioversão química
> - O risco tromboembólico da cardioversão de fibrilação atrial é semelhante ao do *flutter* atrial

invasividade. Técnicas utilizando a ablação por cateter foram desenvolvidas e aperfeiçoadas visando ao isolamento dos focos geradores da FA por meio da ablação circunferencial ao redor das VP, com índices de sucesso superiores aos das terapêuticas farmacológicas para manutenção do ritmo sinusal.

Estratégias de ablação: fibrilação atrial

É consenso atual que o isolamento de todas as VP é fundamental em todos os grupos de pacientes (FA paroxística, persistente ou persistente de longa duração). O isolamento deve ser comprovado eletricamente por mapeamento no interior das VP (Figuras 2 e 3), pois essa etapa é primordial para o sucesso do procedimento.

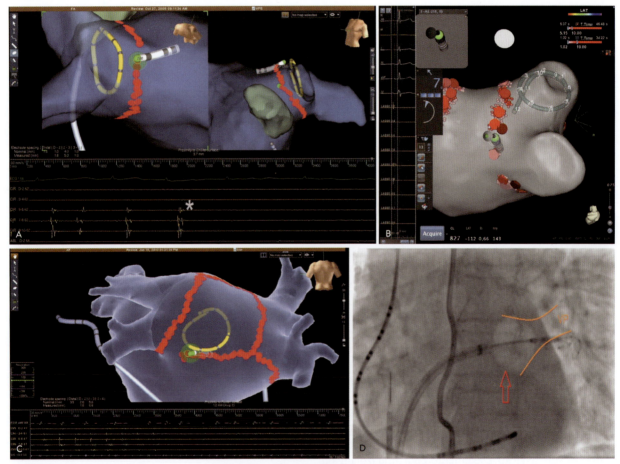

FIGURA 2 Ablação por cateter para tratamento da FA paroxística. A: Isolamento das VP esquerdas por ablação circunferencial (RF ponto a ponto) guiado por mapeamento eletroanatômico 3D (sistema NavX - Abbott), demonstrando o desaparecimento dos eletrogramas* registrados por um cateter circular no interior das VP. B: Isolamento das VP direitas (sistema CARTO – Biosense Webster) com cateter com sensor de contato tecidual (demonstrado pelo vetor de força e pela quantificação = 7 g); o cateter circular de mapeamento está no interior da VP superior direita. C: Ablação de FA persistente (sistema NavX – Abbott) demonstrando a extensão das lesões de RF para isolamento da parede posterior do AE (lesão linear no teto e na parte inferior), levando ao desaparecimento dos eletrogramas na parede posterior (registrados pelo cateter circular de mapeamento). D: Imagem fluoroscópica durante crioablação para isolamento da VP superior esquerda, demonstrando o cateter-balão (seta) insuflado e em contato com o ostio dessa veia. A ablação em toda a circunferência da VP é realizada simultaneamente pelo balão, que usualmente é restrito para isolamento das VP – quando necessário realizar ablação adicional, um cateter de RF deve ser utilizado.

FA: fibrilação atrial; RF: radiofrequência; VP: veias pulmonares

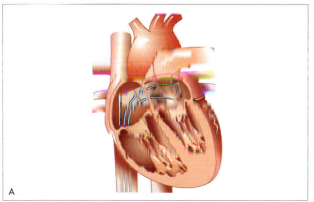 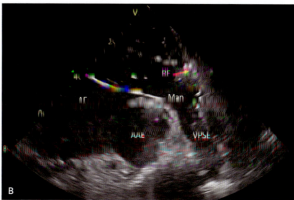

FIGURA 3 Uso do ecocardiograma ICE durante ablação da FA. A: Desenho esquemático mostrando o cateter de ICE na cavidade atrial direita com feixe direcionado para guiar as duas punções transeptais e o posicionamento dos cateteres de mapeamento circular e de ablação no AE. B: Imagem do ICE demonstrando o posicionamento antral e o contato tecidual durante aplicação de RF ao redor da VPSE.

AAE: apêndice atrial esquerdo; AE: átrio esquerdo; ICE: ecocardiograma intracardíaco; FA: fibrilação atrial; RF: radiofrequência; VPSE: veia pulmonar superior esquerda.

Em pacientes com FA paroxística, o isolamento das VP é usualmente uma estratégia suficiente para cumprir o objetivo de manutenção do ritmo sinusal, realizando-se lesões adicionais apenas em situações específicas (p. ex., focos deflagradores mapeados fora das VP). A maioria das publicações demonstra resultados favoráveis, com taxas de sucesso superiores a 70%.

O isolamento das VP pode ser realizado utilizando energia de radiofrequência (RF), por meio de aplicações focais ponto a ponto (Figura 2A), idealmente com cateteres com sensores da pressão tecidual exercida (Figura 2B), ou por congelamento (crioablação), utilizando um cateter balão posicionado ao redor de cada VP, capaz de realizar toda a lesão tecidual simultaneamente na circunferência em contato com o tecido (Figura 2D). Importante salientar que o cateter-balão usualmente não é utilizado para ablação em outras regiões além das VP; quando necessário, deve-se utilizar um cateter de RF (Figura 2C).

Nas formas persistente e persistente de longa duração, a criação de barreiras elétricas adicionas é frequentemente realizada, visto que o simples isolamento das VP é associado a taxas mais elevadas de recorrência. Diversas estratégias foram estudadas, sendo as mais frequentemente utilizadas: ablação de deflagradores fora das veias pulmonares e lesões lineares no átrio esquerdo (AE).

Portanto, em formas mais avançadas de FA com significativo remodelamento atrial, há necessidade de mudança do substrato atrial, implicando maior número e extensão das aplicações de RF.

Tecnologias para guiar a ablação

Métodos adicionais de mapeamento por imagem são geralmente utilizados em adição ao tradicional mapeamento eletrofisiológico:

- Mapeamento eletroanatômico: mapeamento em 3D com definição precisa da anatomia e do substrato funcional pela medida da voltagem tecidual. Permite marcar as lesões de RF (Figura 2) no mapa formado e traduzir em cores a informação elétrica obtida. Dois sistemas estão disponíveis atualmente: CARTO – Biosense Webster e NavX – Abbott Medical.
- Ecocardiograma intracardíaco (ICE): por meio de um cateter posicionado no átrio direito, permite imagens ultrassonográficas detalhadas da anatomia e dos cateteres em tempo real, permitindo a manipulação precisa e segura (Figura 3).

Essas ferramentas não fluoroscópicas são de uso frequente nos laboratórios de eletrofisiologia e permitem redução expressiva ou mesmo completa do uso de radiografia. É crescente o uso das técnicas "Zero-Fluoro" em centros de grande experiência, que já foram demonstradas tão seguras e eficazes quanto os métodos tradicionais guiados pela fluoroscopia.

Recorrências

Dois fatores predominantes justificam as recorrências da FA após ablação:

- Reconexão da condução elétrica nas VP: para que as lesões circunferenciais sejam permanentes, deve ocorrer a formação de tecido fibroso em toda a espessura da parede, usualmente 4-8 semanas após o edema inicial da lesão aguda. Quando a lesão não é transmural, pode haver tecido viável remanescente após a reabsorção do edema.
- Presença de focos extra-VP (em outros sítios atriais): ocorre mais frequentemente em formas persistentes de FA ou em pacientes com remodelamento atrial.

A reconexão das VP é facilmente resolvida com novas aplicações de RF nos *gaps* de condução. Com o uso de cateteres com sensor de contato tecidual, é um fenômeno mais raro, pois as lesões de RF tendem a ser mais profundas e permanentes.

Os focos extra-VP representam um substrato atrial mais difuso, sendo necessários o reconhecimento e a ablação extensa, sem os quais não é possível o controle da arritmia. Mais comumente envolvem a parede posterior do AE, o apêndice atrial esquerdo (AAE) e o seio coronariano – estruturas que podem ser também isoladas por aplicações de RF.

Seleção de pacientes e resultados

A seleção de pacientes para ablação por cateter da FA baseia-se principalmente na falência do tratamento clínico (Quadro 2). As diretrizes da Sociedade Brasileira de Cardiologia (SBC) acompanham outras sociedades continentais, sendo a principal indicação para ablação a presença de FA paroxística ou persistente sintomática, refratária ou intolerante a pelo menos uma droga antiarrítmica da classe I ou III.

Essa técnica pode ser utilizada em pacientes com diversos tipos de cardiopatia (doença arterial coronariana, hipertrofia ventricular esquerda, insuficiência cardíaca) e apresentações clínicas de FA (paroxística, persistente ou de longa duração), porém os melhores resultados são obtidos nos pacientes com coração estruturalmente normal.

QUADRO 2 Indicações de ablação por cateter na fibrilação atrial	
1. FA sintomática refratária ou intolerante a pelo menos um antiarrítmico (classe I ou III)	
Classe I-A	FA paroxística
Classe IIa-B	FA persistente
Classe IIb-C	FA longa duração
2. FA sintomática antes do início da terapia antiarrítimica (droga classe I ou III)	
Classe IIa-B	FA paroxística
Classe IIa-C	FA persistente
Classe IIb-C	FA longa duração
3. Indicações em populações de pacientes pouco representadas em ensaios clínicos	
Classe IIa-B	• Insuficiência cardíaca congestiva • Paciente com mais de 75 anos • Cardiomiopatia hipertrófica • Jovens (menos de 45 anos) • Síndrome taqui-bradi
Classe IIa-C	Atletas com FA
Classe IIb-C	FA assintomática

FA: fibrilação atrial.

No maior estudo randomizado que comparou ablação com tratamento farmacológico (CABANA), sobrevida livre de recorrência da FA é significativamente melhor (HR 0,53) nos pacientes ablacionados quando comparados aos que permanecem em uso de múltiplas drogas antiarrítmicas. Apesar disso, nesse estudo não foi demonstrada redução em desfechos duros combinados (morte, AVC, sangramento grave ou parada cardíaca) na análise por intenção de tratar, apesar de haver problemas com grande cruzamento de pacientes para o grupo ablação (27%). Nesse estudo, os subgrupos que mais se beneficiaram foram os mais jovens (< 65 anos) e os pacientes com insuficiência cardíaca congestiva.

A ablação por cateter é menos eficaz em determinados subgrupos de pacientes, nos quais ainda é necessário avançar no conhecimento fisiopatológico: sexo feminino, átrios dilatados e fibrosados, FA persistente ou de longa duração, cardiomiopatia hipertrófica, infiltrado amiloide, obesidade e apneia do sono.

Dada a possibilidade de recidivas tardias, é importante manter a vigilância com monitorização periódica dos pacientes, sendo prudente manter a terapia anticoagulante nos pacientes de mais alto risco – CHADSVASC escore ≥ 2.

Complicações

O procedimento de ablação está associado a pequenas taxas de complicações em centros de excelência com grande volume e experiência, sendo as mais graves complicações individualmente menores que 1% nos centros com maior experiência. O Quadro 3 sumariza as principais complicações e suas incidências relatadas na literatura.

É importante estar atento a uma complicação tardia (nas primeiras semanas) relacionada a lesão esofagiana pela proximidade desse órgão com a parede posterior do AE. Durante a aplicação de energia nessa região, devem-se reduzir a potência e o tempo de aplicação, além da monitorização intraoperatória da temperatura esofágica luminal. Há relatos de fístulas atrioesofágicas, com elevado índice de mortalidade. Felizmente, essa complicação tem incidência estimada ao redor de 0,04%, mas seu reconhecimento precoce pode ser fundamental para evitar um desfecho fatal.

Ablação da junção atrioventricular

Apesar do benefício da manutenção do ritmo sinusal, muitos pacientes com FA persistente, dificuldade farmacológica do controle da frequência ventricular, disfunção ventricular e idade avançada não conseguem alcançar o sucesso desejado com um único procedimento pelas técnicas de ablação descritas. Esses pacientes, geralmente mais idosos e frágeis, podem se beneficiar com técnicas mais simples como a do implante de marca-passo definitivo seguido da ablação da junção atrioventricular, descrita desde 1982. Nos casos em que houver necessidade de correção da dissincronia ventricular causada pela ablação

QUADRO 3 Possíveis complicações da ablação de fibrilação atrial

Complicações	Incidência	Teste diagnóstico
Morte	< 0,1-0,4%	–
Estenose/oclusão de artéria coronária	< 0,1%	Cateterismo cardíaco
Fístula atrioesofágica	0,02-0,11%	TC ou RM de tórax; evitar EDA com insuflação de ar
Embolia aérea	< 1%	Nada ou cateterismo cardíaco
Estenose de veia pulmonar	< 1%	TC ou RM
Síndrome do átrio esquerdo rígido	< 1,5%	Ecocardiograma; cateterismo cardíaco
Paralisia permanente do nervo frênico	0-0,4%	Radiografia do tórax; sniff test
AVC e IT	0-2%	TC ou RM de crânio ou angiografia cerebral
Complicações vasculares	0,2-1,5%	USG vascular, TC
Tamponamento cardíaco	0,2-5%	Ecocardiograma
Pericardite	0-5%	História clínica, ECG, ecocardiograma
Gastroparesia	0-17%	Endoscopia; deglutição de bário; esvaziamento gástrico; ecocardiograma

AVC: acidente vascular cerebral; ECG: eletrocardiograma; EDA: endoscopia digestiva alta; IT: isquemia transitória; RM: ressonância magnética; TC: tomografia computadorizada; USG: ultrassonografia.

do procedimento, técnicas atuais como a ressincronização com estimulação biventricular (ventrículo direito e esquerdo) ou a multiestimulação com cateter posicionado no feixe de His são descritas como eficazes para o controle dessa difícil situação clínica.

Ablação: flutter atrial

O FluA denominado como "típico" ou comum frequentemente coexiste e também é um marcador de maior risco de desenvolvimento de FA. Representa um circuito de reentrada ao redor do anel tricuspídeo, mais comumente em sentido anti-horário – quando então tem o aspecto clássico serrilhado com polaridade negativa em D2, D3 e aVF e positiva em V1. Quando o circuito roda em sentido horário, as polaridades são também invertidas.

Independentemente do sentido do circuito, a região estreita entre o anel tricuspídeo e a veia cava inferior – "istmo cavo-tricuspídeo" – é crítica para a existência do circuito e é alvo relativamente fácil para a criação de uma linha de bloqueio por meio de aplicações de RF (Figura 4). Portanto, a nomenclatura mais prática é determinada pelo aspecto do *flutter* como "istmo-dependente", visto que a ablação por cateter dessa região apresenta altas taxas de sucesso (usualmente acima de 90%), com baixa incidência de recorrência do *flutter*. Tecnicamente, é um procedimento simples e rápido, também de fácil validação e com objetivo bem definido: bloquear a condução do istmo em ambos os sentidos (horário e anti-horário), denominado bloqueio bidirecional.

Importante ressaltar a necessidade de monitorização do paciente quanto ao desenvolvimento ou coexistência de FA, pois estudos mostram que mais de 50% destes de-

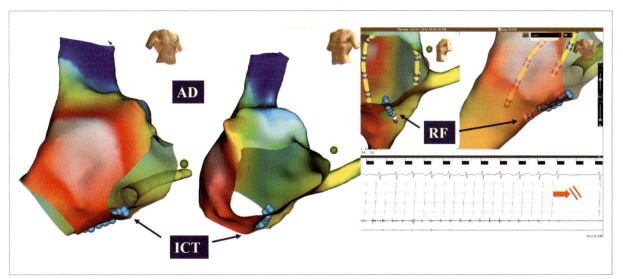

FIGURA 4 Mapeamento e ablação de *flutter* atrial típico ou dependente do ICT. Mapeamento do AD por sistema 3D em cores, que demonstra a ativação do circuito em sentido anti-horário ao redor da VT. Aplicações de RF no ICT (esferas azuis) levam à interrupção da condução elétrica e da arritmia (seta vermelha).

AD: átrio direito; ICT: istmo cavo-tricuspídeo; RF: radiofrequência.

senvolvem FA no *follow-up*. Provavelmente a maior parte dos pacientes com FluA típico tem como gatilho inicial o mesmo foco deflagrador da FA, nas veias pulmonares. Estudos mostram que pacientes com FluA isolado têm menor recidiva tanto do FluA quanto de FA quando o isolamento das veias pulmonares é realizado.

Diversos circuitos reentrantes que podem ocorrer em diversas regiões de ambos os átrios são denominados atípicos. Usualmente, ocorrem em pacientes com doenças estruturais ou com cicatrizes atriais por manipulação cirúrgica ou ablação prévia. Assim como para o circuito típico, os circuitos atípicos são mapeados em detalhe pelos sistemas de mapeamento eletroanatômico 3D, sendo delimitado o istmo mais curto para se realizar uma lesão linear que interrompe o circuito e evita sua recorrência.

CONCLUSÕES

Nas duas últimas décadas os maiores avanços no tratamento da FA e do FluA foram observados na esfera não farmacológica. Medidas de estilo de vida, como o combate à obesidade, ao sedentarismo, à apneia do sono e a distúrbios metabólicos se mostraram críticas para o controle das arritmias.

A evolução do conhecimento fisiopatológico e das tecnologias de mapeamento e ablação proporcionou tratamentos mais definitivos na maioria dos pacientes, com procedimentos minimamente invasivos com altas taxas de sucesso e baixos índices de complicações. Estes representam atualmente excelente alternativa ao tratamento farmacológico antiarrítmico.

O QUE AS DIRETRIZES RECOMENDAM

- Calkins H, Hindricks G, Cappato R, Kim YH, Saad EB, Aguinaga L, et al. 2017 HRS/EHRA/ECAS/APHRS/SOLAECE expert consensus statement on catheter and surgical ablation of atrial fibrillation. Heart Rhythm. 2017;14(10):e275-e444.

- Hindricks G, Potpara T, Dagres N, Arbelo E, Bax JJ, Blomström-Lundqvist C, et al.; ESC Scientific Document Group. 2020 ESC Guidelines for the diagnosis and management of atrial fibrillation developed in collaboration with the European Association of Cardio-Thoracic Surgery (EACTS). Eur Heart J. 2020:ehaa612.

- Magalhães LP, Figueiredo MJO, Cintra FD, Saad EB, Kuniyishi RR, Teixeira RA, et al. II Diretrizes brasileiras de fibrilação atrial. Arq Bras Cardiol. 2016;106(4Supl.2):1-22.

SUGESTÕES DE LEITURA

1. January CT, Wann LS, Calkins H, Chen LY, Cigarroa JE, Cleveland JC Jr., et al. 2019 AHA/ACC/HRS focused update of the 2014 AHA/ACC/HRS guideline for the management of patients with atrial fibrillation: a report of the American College of Cardiology/American Heart Association task force on clinical practice guidelines and the Heart Rhythm Society in collaboration with the Society of Thoracic Surgeons. Circulation. 2019;140(2):e125-e51.
2. Packer DL, Mark DB, Robb RA, Monahan KH, Bahnson TD, Poole JE, et al. Effect of catheter ablation vs antiarrhythmic drug therapy on mortality, stroke, bleeding, and cardiac arrest among patients with atrial fibrillation: the CABANA randomized clinical trial. JAMA. 2019;321(13):1261-74.
3. Saad EB, Slater C, Oliveira Jr LI, dos Santos GV, Dias LC, Camanho LE. Ablação por cateter sem uso de fluoroscopia para tratamento de fibrilação atrial e arritmias atriais: eficácia e segurança. Arq Bras Cardiol. 2020;114(6):1015-26.

NOTA DOS EDITORES

Este capítulo possui referências bibliográficas adicionais, recomendadas pelos autores, na plataforma digital complementar do livro. Por motivos de compactação, somente algumas delas estão aqui contempladas.
Utilize o QR code abaixo para ter acesso a esse conteúdo:

49

Prevenção do tromboembolismo na fibrilação atrial

Olga Ferreira de Souza
André Feldman

DESTAQUES

- A formação de trombos intracavitários e a disfunção ventricular são complicações frequentes no paciente com fibrilação atrial (FA), aumentando assim o risco de hospitalizações e de mortalidade.
- Cerca de 20-30% dos acidentes vasculares encefálicos (AVE) de origem isquêmica e 10% dos AVE criptogênicos (de origem indeterminada) têm como etiologia a FA.
- A indicação de anticoagulantes na prevenção do AVE é norteada pelo escore de CHA_2DS_2VASc (mandatória com 2 ou mais pontos, sugerida a partir de 1 ponto).
- Pacientes com risco elevado de sangramento devem ser seguidos de forma mais frequente, lembrando que o risco de sangramento não é considerado contraindicação para o uso de anticoagulantes.
- Avaliação de risco de sangramento pode ser feita utilizando o escore HAS-BLED, segundo o qual valores iguais ou acima de 3 conferem maior risco.
- Os anticoagulantes de ação direta (DOAC) apresentam menores taxas de sangramento quando comparados à varfarina, sendo preferíveis sempre que possível.
- Cada DOAC apresenta peculiaridades que devem ser consideradas para uma individualização de escolha do tratamento baseada nas características individuais de cada paciente.
- É de suma importância a escolha da dose correta de tratamento, baseada estritamente nos critérios de ajuste de dose inerente a cada fármaco.
- A terapia dupla é preferencialmente sugerida em relação à terapia tripla após evento coronariano agudo ou intervenção coronariana percutânea, por apresentar melhor perfil de segurança e eficácia similar.

INTRODUÇÃO

A fibrilação atrial (FA) é a arritmia cardíaca sustentada mais frequente na prática clínica e nas salas de emergência. A prevalência aumenta significativamente com a idade, sendo maior no sexo masculino. Estima-se que cerca de 20-25% dos indivíduos entre a 7ª e a 8ª década de vida serão mais acometidos por FA nos próximos anos.

A maior expectativa de vida da população mundial e a presença de fatores de risco como hipertensão arterial sistêmica, diabete melito, sobrepeso, obesidade, tabagismo, sedentarismo, excesso de consumo de álcool e síndrome da apneia obstrutiva do sono aumentam a probabilidade de desenvolvimento de FA. Além desses fatores, doença arterial coronariana, insuficiência cardíaca, cardiopatias estruturais, doenças orovalvares e doenças inflamatórias contribuem de forma significativa na etiopatogenia e incidência de FA.

A formação de trombos intracavitários e a disfunção ventricular são complicações frequentes, aumentando assim o número de hospitalizações e a mortalidade. A principal complicação tromboembólica no paciente portador de FA é o acidente vascular encefálico (AVE). Cerca de 20-30% dos AVE de origem isquêmica e 10% dos AVE criptogênicos (de origem indeterminada) têm como etiologia a FA. Portanto, o risco de AVE independe da forma de apresentação da arritmia, podendo ser paroxística, persistente ou permanente. Além disso, cerca de 30% dos pacientes podem cursar com a forma assintomática ou subclínica, sendo o AVE a primeira manifestação da doença.

O uso de anticoagulantes orais tem se mostrado o principal tratamento para a redução de complicações tromboembólicas. Entretanto, torna-se necessária a estratificação de risco dessa população para a seleção dos pacientes elegíveis à prevenção com terapia anticoagulante. Vale a pena ressaltar que antiplaquetários, isoladamente, não são indicados para a prevenção de AVE em pacientes com FA.

ESTRATIFICAÇÃO DE RISCO DE EVENTOS TROMBOEMBÓLICOS

A Sociedade Europeia de Cardiologia (ESC) recomenda, desde 2012, o escore CHA_2DS_2-VASc para estimar o risco de fenômenos tromboembólicos no paciente com FA. Alguns fatores que compõem o escore são bem conhecidos e oriundos do escore $CHADS_2$.

No escore CHA_2DS_2-VASc foram incluídos os fatores de risco: idade entre 65-74 anos, presença de doença vascular aterosclerótica e sexo feminino (Tabela 1).

Pelas diretrizes atuais, o escore CHA_2DS_2-VASc deve ser utilizado para estratificação do risco de eventos tromboembólicos em todos os portadores de FA como recomendação classe I e nível de evidência A. Como previamente ressaltado, o uso isolado de ácido acetilsalicílico (AAS) está contraindicado para prevenção do AVE e eventos tromboembólicos nessa população.

- Escore de 0 para homens e 1 para mulheres identifica um grupo de baixo risco de eventos tromboembólicos, não sendo recomendada terapia anticoagulante.
- Para escore de CHA_2DS_2-VASc ≥ 2 para o sexo masculino e CHA_2DS_2-VASc ≥ 3 para o sexo feminino, está indicada a terapia anticoagulante com grau de recomendação IA.
- Para escore de CHA_2DS_2-VASc igual 1 para o sexo masculino e 2 para o sexo feminino, a recomendação de terapia anticoagulante tem nível de evidência classe IIA.

AVALIAÇÃO DO RISCO DE SANGRAMENTO

O risco de sangramento deve ser avaliado por meio do escore HAS-BLED (*Hypertension, abnormal renal/liver function, stroke, bleeding history or predisposition, labile INR, elderly > 65 years old, drug/alcohol concomitantly*), descrito na Tabela 2.

TABELA 1 Escore CHA_2DS_2-VASc

CHA_2DS_2-VASc	Escore
Insuficiência cardíaca congestiva/disfunção ventricular	1
Hipertensão arterial	1
Idade ≥ 75 anos	2
Diabete melito	1
AVE/AIT/embolia sistêmica	2
Doença vascular (IAM, DAP, placas em aorta)	1
Idade 65-74 anos	1
Sexo feminino	1

AIT: ataque isquêmico transitório; AVE: acidente vascular encefálico; DAP: doença arterial periférica; IAM: infarto agudo do miocárdio.

Fonte: Souza e Scanavacca, 2016.

TABELA 2 Escore de sangramento HAS-BLED

Sigla	Fator de risco	Pontuação
H	Hipertensão arterial (PAS >160 mmHg)	1
A	Disfunção renal = *clearance* de creatinina ≤ 50 mL/min ou creatinina ≥ 2,26 mg/dL ou hemodiálise ou transplante renal	1
	Disfunção hepática = bilirrubina ≥ 2x VN ou (TGO ou TGP ou FA ≥ 3x VN) ou cirrose hepática	1
S	AVE prévio	1
B	Sangramento prévio ou predisposição a sangramentos	1
L	INR lábil ou < 60% do tempo na faixa terapêutica	1
E	Idade > 65 anos	1
D	Drogas (Aine/AINH, antiplaquetários)	1
	Abuso de álcool (> 20 U por semana)	1

Aine: anti-inflamatórios não esteroides; AINH: anti-inflamatórios não hormonais; AVE: acidente vascular encefálico; FA: fosfatase alcalina; PAS: pressão arterial sistólica; TGO: transaminase glutâmico-oxalacética; TGP: transaminase glutâmico pirúvica; VN: valor normal.

Fonte: adaptado de Steffel et al., 2018.

As variáveis utilizadas para o cálculo de risco de eventos tromboembólicos e sangramento são semelhantes, assim o HAS-BLED auxilia na identificação daqueles com maior probabilidade de sangramento.

Escore de HAS-BLED igual ou superior a 3 indica alto risco de sangramento e, portanto, um alerta para a identificação de fatores que possam ser modificados, como hipertensão *não* controlada, uso concomitante de anti-inflamatórios e ou antiagregantes plaquetários, uso abusivo de bebidas alcoólicas a fim de minimizar o risco de complicações hemorrágicas.

O guia prático de utilização dos DOAC da ESC, publicado em 2018, reforça a recomendação quanto ao controle desses fatores de risco modificáveis.

> Vale ressaltar que pacientes com elevado risco de sangramento calculado pelo escore de HAS-BLED continuam com indicação precisa de anticoagulação, não cabendo ao escore, portanto, atuar como contraindicação ao uso desses fármacos.

TERAPIA ANTICOAGULANTE

Os antagonistas da vitamina K são eficazes na prevenção de eventos tromboembólicos, mas apresentam uma série de limitações que dificultam seu uso na prática clínica diária, tais como:

- Janela terapêutica estreita.
- Início de ação lento e meia-vida longa.
- Farmacocinética e farmacodinâmicas variáveis.
- Interações com alimentos e fármacos.
- Necessidade de monitoramento regular.
- Grande variabilidade individual de nível sérico.

O advento dos novos fármacos anticoagulantes com inibidores diretos da trombina (dabigatrana) e inibidores do fator Xa (rivaroxabana, apixabana e edoxabana) trouxe novas perspectivas para abordagem do indivíduo portador de FA. Na última década, quatro grandes ensaios randomizados avaliaram a eficácia e a segurança desses fármacos, comparando-os à terapia-padrão com varfarina. O primeiro ensaio clínico foi apresentado em 2010 e avaliou o etexilato de dabigatrana, fármaco que se liga, após a conversão no princípio ativo, de maneira direta e reversível à trombina ativada (fator IIa), inibindo a conversão do fibrinogênio em fibrina, fazendo uma inibição dupla desta. A seguir três outros ensaios clínicos foram publicados com os inibidores diretos do fator X ativado (FXa): rivaroxabana, apixabana e edoxabana. A inibição do fator FXa proporciona um controle na formação de fibrina, levando a uma redução importante da atividade da trombina.

Foram quatro estudos de não inferioridade que demonstraram que os anticoagulantes de ação direta (DOAC) não são inferiores à varfarina. Apenas a dabigatrana, na dose de 150 mg, demonstrou superioridade em relação à varfarina na redução de AVE isquêmico. Os quatro anticoagulantes de ação direta apresentam melhor perfil de segurança por redução de sangramento maior e hemorragia intracraniana, incorporando de forma definitiva os DOAC ao cenário da prevenção de eventos embólicos do indivíduo com FA.

Os DOAC apresentam uma série de vantagens e benefícios quando comparados à varfarina.

- Rápido início de ação (2-4 horas).
- Meia-vida curta (12-18 horas).
- Não necessitam de monitorização.
- Baixo potencial de interação medicamentosa.
- Sem interação com alimentos.
- Menor risco de sangramento.

A posologia para rivaroxabana e edoxabana é 1 vez ao dia; para dabigatrana e apixabana, 2 vezes ao dia. Não há necessidade de acompanhamento com exames laboratoriais para mensuração do nível de anticoagulação; entretanto, por apresentarem diferentes taxas de eliminação renal – dabigatrana (80%), edoxabana (50%), rivaroxabana (33%) e apixabana (27%) –, necessitam de avaliação da função renal para escolha e ajuste de dose, caso necessário.

> A depuração de creatinina (ClCr) por meio da fórmula de Cockcroft-Gault deve ser calculada no início do tratamento e, pelo menos, a cada 3-6 meses, principalmente no paciente idoso, portador de doença renal crônica ou sempre que ocorrer alguma intercorrência clínica que possa alterar a função renal de forma aguda.

Os DOAC não são isentos de interações medicamentosas, e essa avaliação deve ser feita de forma criteriosa a fim de minimizar riscos de complicações hemorrágicas ou tromboembólicas, respeitando as recomendações de cada fabricante oriundas dos ensaios clínicos randomizados. Estão contraindicados nos pacientes que utilizam:

- Antifúngicos (cetoconazol, itraconazol, posaconazol, voriconazol).
- Antirretrovirais (ritonavir, lopinavir).
- Rifampicina.

Na Tabela 3, estão descritas as características farmacocinéticas e farmacodinâmicas dos DOAC.

Conforme recomendação das diretrizes mais recentes das Sociedades Europeia e Americana de cardiologia, os

SEÇÃO VIII ■ ARRITMIAS

TABELA 3 Características farmacocinéticas e farmacodinâmicas dos DOAC

	Dabigatrana	Rivaroxabana	Apixabana	Edoxabana
Posologia	2 x/dia	1 x/dia	2 x/dia	1 x/dia
Metabolismo por CYP450	Nulo	32%	15%	< 4%
Meia-vida (horas)	12-17	5-13	12	10-14
Clearance renal (%)	80	33	27	50
Horas até $C_{máx}$	1-3	2-4	3-4	1-2

DOAC: anticoagulantes de ação direta; $C_{máx}$: concentração máxima.

Fonte: adaptado de Steffel et al., 2018.

DOAC são os fármacos de eleição para o tratamento do paciente com FA, não sendo mais recomendada a utilização do termo "FA não valvar". Não estão indicados nos pacientes com FA por estenose mitral moderada a grave e portadores de próteses metálicas. Nesses pacientes a terapia recomendada continua sendo a varfarina.

A escolha do DOAC, bem como a dose apropriada, deve ser individualizada após análise de fatores clínicos, laboratoriais, risco de sangramento, interações medicamentosas e perfil de aderência.

- A dose recomendada para dabigatrana é 150 mg 2 vezes ao dia e 110 mg 2 vezes ao dia para paciente com *clearance* de creatinina entre 30-49 mL/min e/ou idade superior a 80 anos.
- A posologia da rivaroxabana é de 20 mg 1 vez ao dia, sendo a dose de 15 mg indicada quando ClCr entre 30-49 mL/min. A ingestão deve ser realizada junto à refeição, com a finalidade de garantir a máxima eficácia do efeito anticoagulante.

- Para edoxabana, a recomendação é de 60 mg 1 vez ao dia e ajuste para 30 mg quando ClCr entre 30-49 mL/min ou peso corpóreo ≤ 60 kg ou uso concomitante de inibidor potente da glicoproteína P (ciclosporina, eritromicina, cetoconazol).
- Em relação à apixabana, a dose é 5 mg 2 vezes ao dia. Na presença de pelo menos dois dos seguintes fatores: idade ≥ 80 anos, peso < 60 kg e nível sérico de creatinina ≥ 1,5 mg/dL, ajustar a dose para 2,5 mg 2 vezes ao dia.

Os anticoagulantes diretos não foram avaliados em pacientes com *clearance* renal < 30 mL/min, assim como nos pacientes em hemodiálise. Nesses pacientes a varfarina é o fármaco recomendando, entretanto nos pacientes com doença renal crônica estágio IV que apresentam *clearance* entre 15-30 mL/min os inibidores do fator Xa (apixabana, edoxabana e rivaroxabana) na dose reduzida podem ser utilizados com cautela como segunda opção terapêutica.

A Tabela 4 resume as posologias e os critérios de ajuste de doses dos anticoagulantes diretos.

TABELA 4 Anticoagulantes na prática clínica

Medicação	Dose	Posologia	Ajuste
Dabigatrana	150 mg	12/12 horas	Considerar a redução de dose para 110 mg se paciente ≥ 80 anos ou ClCr entre 30-50 mL/min
Dabigatrana	110 mg	12/12 horas	Se paciente ≥ 80 anos ou ClCr entre 30-50 mL/min
Rivaroxabana	20 mg	1 x/dia (com alimentação)	Reduzir para 15 mg 1 x/dia se ClCr entre 15-50 mL/min
Apixabana	5 mg	12/12 horas	Se 2 dentre os 3 critérios abaixo, reduzir para 2,5 mg 2 x/dia: ■ Idade ≥ 80 anos ■ Creatinina ≥ 1,5 mg/dL ■ Peso ≤ 60 kg
Edoxabana	60 mg	1 x/dia	Se ao menos um dos critérios abaixo, reduzir para 30 mg 1 x/dia: ■ ClCr entre 15-50 mL/min ■ Peso ≤ 60 kg ■ Uso inibidor potente da P-gP
Varfarina	2,5-10 mg	1 x/dia	Manter INR entre 2-3
Enoxaparina	1 mg/kg	12/12 horas	Se ≥ 75 anos, ajustar para 0,75 mg/kg 12/12 horas; se ClCr < 30 mL/min, ajustar para 1 x/dia

ClCr: *clearance* de creatinina.

ACOMPANHAMENTO DO PACIENTE EM USO DE ANTICOAGULAÇÃO

Avaliação clínica e laboratorial

A cada consulta é recomendada uma avaliação clínica e laboratorial, pesquisa de episódios de sangramento, eventos adversos e aderência à medicação a fim de garantir maior efetividade da terapia anticoagulante e menor risco de complicações. Os pacientes portadores de FA, especialmente os idosos com comorbidades associadas, apresentam maior risco de câncer e geralmente utilizam maior número de fármacos, condições que aumentam o risco de interações medicamentosas e complicações hemorrágicas. Além disso, o idoso tem declínio da função renal, maior grau de fragilidade e risco de queda.

O risco de queda não é contraindicação para a terapia anticoagulante, mas sim um alerta para o diagnóstico de fatores intrínsecos relacionados à queda, como: alterações visuais, hipotensão ortostática, distúrbios de equilíbrio e marcha, declínio cognitivo e inatividade física; adoção de medidas corretivas para minimizar os riscos de complicações.

Na avaliação laboratorial devem constar exames para diagnóstico precoce de anemia por perdas ocultas de sangue, função renal e hepática.

Aderência ao tratamento

Os DOAC apresentam meia-vida curta, sendo de extrema relevância a orientação em relação à aderência. Esta deve ser minuciosamente discutida com o paciente e familiares no momento de iniciar a terapia anticoagulante e a cada consulta subsequente. É importante a discussão com o paciente e familiares sobre os objetivos da terapia, o risco de AVE, custo do tratamento em longo prazo, a importância do uso correto e de forma contínua, bem como os riscos inerentes à terapia. Essa simples abordagem permite uma conscientização sobre a doença e a importância da participação do paciente e de seus familiares no tratamento, aumentando a aderência em longo prazo.

Interação medicamentosa

Apesar de os DOAC terem menor interação medicamentosa quando comparados à varfarina, alguns cuidados devem ser adotados quando associados a fármacos que utilizam a via do citocromo P450 e CYP3A4. As recomendações vigentes do guia prático de anticoagulação da ESC baseiam-se no perfil de farmacocinética dos anticoagulantes diretos. O conhecimento sobre o efeito nos níveis plasmáticos e clínicos dos DOAC está se expandindo, de modo que novas informações podem modificar as recomendações existentes. Algumas recomendações:

- Fluconazol: sem informação de potencial interação.
- Anti-inflamatórios: possível risco de interação com apixabana por aumento da concentração plasmática.
- Antiácidos: redução da concentração plasmática entre 12-30% com a dabigatrana.
- Carbamazepina, fenobarbital e fenitoína: reduzem a concentração plasmática dos DOAC.
- Imunossupressores (ciclosporina e tracolimus): aumentam a concentração plasmática dos inibidores do fator Xa; não recomendada a associação com dabigatrana.

No Quadro 1 estão listadas as recomendações para acompanhamento do paciente em uso de DOAC.

QUADRO 1 Recomendações para acompanhamento do paciente em uso de DOAC		
	Intervalo	**Comentário**
1. Aderência	Toda visita	Educação médica Considerar preferência 1 ou 2 x/dia
2. Tromboembolismo	Toda visita	Avaliação clínica e de imagem quando necessário
3. Sangramento	Toda visita	
4. Eventos adversos	Toda visita	Avaliar criteriosamente a relação com DOAC: troca da medicação, interrupção temporária
5. Medicações concomitantes	Toda visita	Interações medicamentosas. Considerar também as de uso temporário
6. Laboratório	X meses 6 meses Anual Necessário	Se ClCr < 60: X = ClCr/10 > 75 anos ou queda Se nenhuma das condições acima Condições que afetam função renal ou hepática
7. Fatores modificáveis de sangramento	Toda visita	Hipertensão não controlada (> 160 mmHg), uso de aspirina e anti-inflamatórios não hormonais; consumo excessivo de álcool
8. DOAC e perfil do paciente	Toda visita	DOAC de acordo com perfil do paciente Dose apropriada para condição clínica

DOAC: anticoagulantes de ação direta; ClCr: *clearance* de creatinina.

Fonte: adaptado de Steffel et al., 2018.

ANTICOAGULAÇÃO EM SITUAÇÕES ESPECIAIS

Cardioversão elétrica

Todos os pacientes que se apresentam na sala de emergência ou ambulatório com quadro de FA devem receber terapia anticoagulante com heparina de baixo peso ou heparina não fracionada ou DOAC antes da reversão da FA.

Àqueles que apresentam duração da FA maior que 48 horas ou tempo indeterminado de início da anticoagulação, é recomendada a estratégia de cardioversão guiada com ecocardiograma transesofágico (ETE) antes da cardioversão elétrica (CVE). Na ausência de trombo no átrio esquerdo ao ETE, a cardioversão elétrica pode ser realizada.

> As doses de DOAC para essa estratégia são: apixabana (10 mg), rivaroxabana (20 mg), edoxabana (60 mg), podendo ser reduzidas conforme critérios pertinentes de ajuste de dose de cada fármaco.

Nos pacientes que já estavam em uso de anticoagulação com DOAC ou varfarina, o tratamento anticoagulante deve ser mantido, avaliada a aderência do DOAC e realizada CVE precedida por ecocardiograma transesofágico. Na ausência de ecocardiograma transesofágico ou impossibilidade de sua realização, a CVE pode ser realizada, desde que se confirme a aderência aos DOAC por mais de 3-4 semanas e no caso da varfarina o controle adequado do INR entre 2-3.

Nesse cenário, a anticoagulação deve ser mantida por 30 dias em razão do atordoamento atrial após a reversão, a fim de reduzir complicações tromboembólicas. Após esse período a indicação é de uso contínuo nos pacientes com escore de CHA_2DS_2-VASc ≥ 2 para o sexo masculino e CHA_2DS_2-VASc ≥ 3 para o sexo feminino. Para o paciente masculino com CHA_2DS_2-VASc 1 e CHA_2DS_2-VASc 2 para sexo feminino, a recomendação de terapia anticoagulante tem nível de evidência classe IIA.

Nos pacientes em que forem identificados trombos pelo ecocardiograma transesofágico a anticoagulação deve ser mantida por 4-6 semanas, sendo necessário após esse período repetir o ecocardiograma transesofágico antes da CVE.

A anticoagulação dos pacientes com *flutter* atrial submetidos a CVE deve seguir o mesmo protocolo empregado na FA.

O fluxo de atendimento dos pacientes com FA que serão submetidos a reversão da arritmia está apresentado na Figura 1.

Sangramento

Os DOAC têm excelente perfil de segurança quando comparados à varfarina. Apresentam menores taxas de sangramento intracerebral, de sangramento ameaçador à vida e de sangramentos graves. A dabigatrana (dose de 150 mg) e a rivaroxabana apresentaram maior incidência de sangramentos digestivos sem, no entanto, serem considerados sangramentos graves.

Na vigência de qualquer tipo de sangramento com DOAC deve-se suspender o seu uso e avaliar se a posologia está correta. A meia-vida curta desses fármacos favorece o controle do sangramento com a suspensão do uso. A investigação da causa e do sítio do sangramento deve ser realizada, pois pode auxiliar, em alguns casos, o diagnóstico de uma doença subjacente.

De forma prática, o sangramento é classificado como: leve, moderado ou grave.

- Sangramentos leves: devem ser manejados com medidas locais com compressão mecânica ou terapia térmica com gelo. A suspensão de uma dose ou interrupção temporária devem ser consideradas até controle do sangramento.
- Sangramento moderado: interromper a anticoagulação e utilizar qualquer opção a seguir, de acordo com o tipo e a gravidade do sangramento:
  - Tratamento sintomático.
  - Intervenção cirúrgica.
  - Compressão mecânica.
  - Substituição de fluidos e suporte hemodinâmico.
  - Transfusão de produtos sanguíneos.
  - Carvão ativado oral (se a dose anterior ingerida dentro de 2 horas), no caso da dabigatrana.

Se a hemostasia não for alcançada com as estratégias descritas anteriormente, considerar a administração de 2-4 unidades de plasma fresco congelado.

- Sangramento grave ou ameaçador de vida: pode-se utilizar qualquer uma das estratégias descritas acima com base na gravidade do sangramento. Outra opção terapêutica é o agente reversor da dabigatrana, idarucizumabe um anticorpo monoclonal que atua como antídoto específico da dabigatrana.
  - Se o DOAC em uso for a dabigatrana, a hemodiálise pode ser utilizada com o intuito de facilitar a eliminação da droga. O agente reversor é uma opção segura e eficaz para controle de sangramentos graves ou necessidade de cirurgia de urgência ou emergência. Para pacientes em fase aguda de AVE isquêmico e indicação de trombólise, o agente deve ser utilizado para permitir o tratamento trombolítico. A dose recomenda-

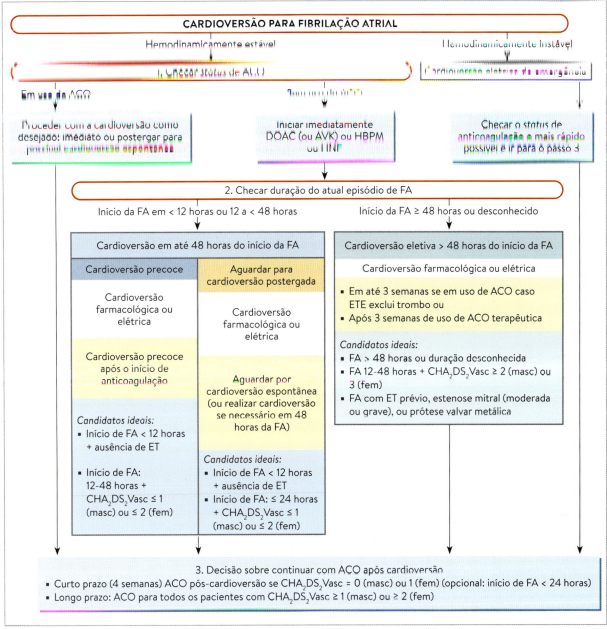

FIGURA 1 Fluxograma de anticoagulação para reversão da FA.

ACO: anticoagulação oral; AVK: antagonista da vitamina K; DOAC: anticoagulantes de ação direta; ETE: ecocardiograma transesofágico; ET: evento trombótico; FA: fibrilação atrial; HBPM: heparina de baixo peso molecular; HNF: heparina não fracionada.

Fonte: adaptada de Hindricks et al., 2020.

da de idarucizumabe é 5 g (2 frascos de 2,5 g com intervalo de 5 minutos entre as doses). A reversão completa da ação da dabigatrana ocorre de forma imediata, e os efeitos se mantêm por 24 horas.
- Para os inibidores do fator Xa, o agente reversor andexanet (proteína recombinante do fator Xa, sem atividade biológica) não está disponível para uso no Brasil, sendo recomendada nesses casos a suplementação com fatores de coagulação como complexo protrombínico (a dose preconizada é de 50 unidades/kg IV) em uma única administração.

A abordagem do sangramento com DOAC está demonstrada no fluxograma da Figura 2.

Doença arterial coronariana

A associação entre FA e doença arterial coronariana (DAC) é um cenário clínico comum, observado em cer-

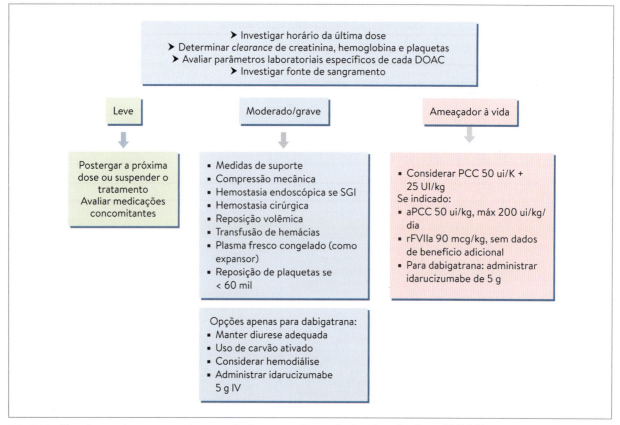

FIGURA 2 Abordagem de sangramento no paciente com anticoagulantes de ação direta (DOAC).

ca de 20-30% dos pacientes. O manuseio da terapia com anticoagulantes e antiagregantes plaquetários é complexo e está associado a altas morbidade e mortalidade. A prescrição de AAS ou um inibidor do receptor $P2Y_{12}$ em conjunto com anticoagulante oral é conhecida como dupla terapia antitrombótica (DTA), enquanto a associação de AAS, um inibidor de $P2Y_{12}$ e um anticoagulante denomina-se terapia tripla antitrombótica (TTA). A associação de agentes antitrombóticos aumenta o risco de sangramento de forma significativa, exigindo a seleção adequada de pacientes que realmente dela necessitam. É interessante a estratégia de abreviar sempre que possível a duração dessa combinação de fármacos.

Sabe-se que a DTA é necessária para evitar trombose do stent, mas não é suficiente para a prevenção de AVE. Por sua vez, a terapia anticoagulante é fundamental para a prevenção de AVE mas, isoladamente, pode não ser suficiente para evitar novos eventos coronarianos, a depender de cada paciente.

A recomendação atual se baseia na análise do risco de sangramento e risco isquêmico avaliados pelos escores atualmente mais utilizados, bem como pelo cenário clínico, ou seja, síndrome coronariana aguda (SCA) ou síndrome coronariana crônica (SCC) submetidos ou não à intervenção coronariana percutânea (ICP). A presença de comorbidades, o tipo de lesão coronariana, as características do procedimento, o tipo de stent são outros fatores a serem considerados no momento da decisão da estratégica terapêutica.

Metanálise publicada recentemente avaliou a segurança e a eficácia da DTA vs. TTA em pacientes com FA e SCA, com ou sem ICP. Foram incluídos os quatro últimos estudos clínicos que avaliaram o cenário clínico de FA e DAC (PIONEER AF-PCI, REDUAL PCI, AUGUSTUS e PCI ENTRUST-AF). As comparações de DTA vs. TTA demonstram que a dupla terapia reduz significativamente o risco de sangramento sem que haja aumento de trombose de stent e de infarto agudo do miocárdio.

O conceito recente de que é seguro utilizar a DTA no paciente com SCA é uma mudança de paradigma, tendo sido objeto de inúmeros estudos e publicações. Algumas considerações bem estabelecidas pelas recentes diretrizes que embasam a atual prática clínica estão descritas a seguir (Figura 3):

- Os DOAC são os agentes de preferência para a maioria dos pacientes com FA não valvar e DAC.
- As doses dos DOAC a serem utilizadas são as recomendadas para prevenção do AVE na FA, avaliado nos ensaios randomizados.

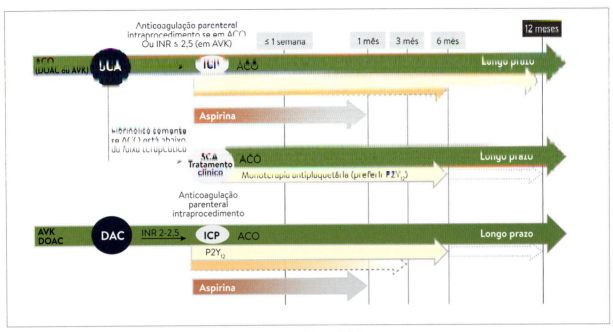

FIGURA 3 Associação de DOAC com antiagregante plaquetário na DAC.

ACO: anticoagulação oral; AVK: antagonista da vitamina K; ICP: intervenção coronariana percutânea; SCA: síndrome coronariana aguda; DAC: doença arterial coronariana crônica; DOAC: anticoagulantes de ação direta.

Fonte: adaptada de Hindricks et al., 2020.

- Se o anticoagulante for a varfarina, o INR deve ser mantido entre 2-2,5.
- Estabelecer três cenários de tratamento (fase aguda/hospitalar, primeiros 30 dias e após 1 ano).
- O clopidogrel é o antiagregante plaquetário recomendado para associação com DOAC, independentemente de ser DTA ou TTA;
- A utilização de ticagrelor ou prasugrel em dupla terapia com anticoagulante deve ser considerada com cautela à tripla terapia nos pacientes com alto risco de eventos isquêmicos pela baixa evidência científica.
- A TTA deve ser utilizada pelo menor tempo possível, restringindo-se ao período de internação de 7-10 dias, podendo ser estendida para 30-90 dias se o risco isquêmico for elevado e o risco de sangramento, reduzido.
- A DTA está indicada até 12 meses após a SCA ou abreviada para 3-6 meses se ICP eletiva.
- Após 12 meses do evento isquêmico com ICP, recomenda-se a suspensão do antiagregante plaquetário, sendo mantido apenas o anticoagulante.
- Terapia tripla clássica com varfarina, clopidogrel e aspirina deve ser rotineiramente evitada, podendo ser utilizada em casos específicos e bem selecionados.

A diretriz europeia de doença coronariana cronica, baseada em dados de fraca evidência científica, sugere a utilização da dose reduzida da rivaroxabana de 15 mg, 1 vez ao dia, ou de dabigatrana 110 mg, 2 vezes ao dia, em pacientes com alto risco de sangramento.

As evidências científicas dos estudos com DOAC no cenário do paciente com FA e DAC e as recomendações das recentes diretrizes abrem diversas possibilidades no desafio de tratar o paciente com FA. Essa decisão deve ser compartilhada com o paciente e discutida com colegas médicos em âmbito hospitalar.

OCLUSÃO DO APÊNDICE ATRIAL ESQUERDO

Outro recurso que podemos utilizar na prevenção do AVE no paciente com FA é a oclusão percutânea do apêndice atrial esquerdo (AAE). Essa opção se baseia no fato de que 90% dos trombos na FA se localizam dentro do AAE, particularmente nos pacientes com FA não valvar, ou, como descrito acima, sem valvopatia mitral de origem reumática e/ou próteses metálicas. Ensaios randomizados (PREVAIL, PROTECT-AF, EWOLUTION) já demonstraram que a oclusão completa do apêndice atrial esquerdo, por meio de um dispositivo implantável, é uma terapia alternativa para pacientes com FA que tenham alto risco embólico e contraindicação à terapia anticoagulante. Mais recentemente, o PRAGUE-17 comparou a estratégia de oclusão do AAE com anticoagulação com DOAC em pacientes de alto risco para eventos tromboembólicos e de sangramento, mas não com contraindicações à terapia anticoagulante. Esse estudo demonstrou não inferioridade da oclusão em relação ao DOAC para o desfecho composto de eventos embólicos, morte cardiovascular, sangramento significativo e complicações relacionados ao procedimento. Entretanto, a segurança do procedimento ainda é uma questão complexa, pois depende da experiência do operador e de melhorias na tecnologia do dispositivo.

A recente diretriz da ESC define a terapia por meio da oclusão do AAE com grau de recomendação II e nível de evidência B.

CONCLUSÕES

O principal objetivo no tratamento do paciente com FA é a prevenção do tromboembolismo, em especial o AVE, pela sua alta morbidade e mortalidade. O tratamento anticoagulante é extremamente eficaz nesse cenário, especialmente com DOAC, e deve-se escolher, individualizando cada paciente, a terapia anticoagulante mais eficaz e apropriada para potencializar a redução em eventos tromboembólicos e minimizar o risco de sangramento.

O QUE AS DIRETRIZES RECOMENDAM

- Hindricks G, Potpara T, Dagres N, Arbelo E, Bax JJ, Blomström-Lundqvist C, et al.; ESC Scientific Document Group. 2020 ESC Guidelines for the diagnosis and management of atrial fibrillation developed in collaboration with the European Association of Cardio-Thoracic Surgery (EACTS). Eur Heart J. 2020;ehaa612.

- January CT, Wann LS, Calkins H, Chen LY, Cigarroa JE, Cleveland JC Jr, et al. 2019 AHA/ACC/HRS focused update of the 2014 AHA/ACC/HRS guideline for the management of patients with atrial fibrillation: a report of the American College of Cardiology/American Heart Association task force on clinical practice guidelines and the Heart Rhythm Society. J Am Coll Cardiol. 2019;74(1):104-32.

- Knuuti J, Wijns W, Saraste A, Capodanno D, Barbato E, Funck-Brentano C, et al.; ESC Scientific Document Group. 2019 ESC Guidelines for the diagnosis and management of chronic coronary syndromes. Eur Heart J. 2020;41(3):407-77.

- Magalhães LP, Figueiredo MJO, Cintra FD, Saad EB, Kuniyoshi RR, Teixeira RA, et al. II diretrizes brasileiras de fibrilação atrial. Arq Bras Cardiol. 2016;106(4 supl. 2):1-22.

- Serrano CV Jr, Soeiro AM, Leal TCAT, Godoy LC, Biselli B, Hata LA, et al. Statement on antiplatelet agents and anticoagulants in cardiology – 2019. Arq Bras Cardiol. 2019;113(1):111-34.

SUGESTÕES DE LEITURA

1. Capodanno D, Huber K, Mehran R, Lip GYH, Faxon DP, Granger CB, et al. Management of antithrombotic therapy in atrial fibrillation patients undergoing PCI: JACC state of the art review. J Am Coll Cardiol. 2019;74(1):83-99.
2. Hindricks G, Potpara T, Dagres N, Arbelo H, et al. 2020 ESC guidelines for the diagnosis and management of atrial fibrillation developed in collaboration with the European Association of Cardio-Thoracic Surgery (EACTS). Eur Heart J. 2020;0:1-125.
3. Lopes RD, Hong H, Harskamp RE, Bhatt DL, Mehran R, Cannon CP, et al. Safety and efficacy of antithrombotic strategies in patients with atrial fibrillation undergoing percutaneous coronary intervention: a network meta-analysis of randomized controlled trials. JAMA Cardiol. 2019;4(8):747-55.
4. Souza OF, Scanavacca MI (eds.). Arritmias cardíacas: diagnóstico e tratamento. Rio de Janeiro: Rubio; 2016.
5. Steffel J, Verhamme P, Potpara TS, Albaladejo P, Antz M, Desteghe L, et al. The 2018 European Heart Rhythm Association practical guide on the use of non-vitamin K antagonist oral anticoagulants in patients with atrial fibrillation. Eur Heart J. 2018;39(16):1330-93.

NOTA DOS EDITORES

Este capítulo possui referências bibliográficas adicionais, recomendadas pelos autores, na plataforma digital complementar do livro. Por motivos de compactação, somente algumas delas estão aqui contempladas. Utilize o QR code abaixo para ter acesso a esse conteúdo:

50

Taquicardias ventriculares

Cristiano Faria Pisani
André Luiz Buchele D'Avila
Mauricio Ibrahim Scanavacca

DESTAQUES

- As taquicardias ventriculares são batimentos repetitivos de origem ventricular que podem ocorrer em pacientes com coração normal (TV idiopáticas) ou em pacientes com cardiopatia estrutural (TV relacionada à cicatriz).
- O diagnóstico é feito por meio da documentação eletrocardiográfica de taquicardia de QRS largo.
- Sintomas clínicos podem variar de palpitações, dispneia até morte súbita. Pacientes com cardiodesfibrilador implantável (CDI) podem apresentar choques disparados pelo aparelho.
- A ressonância cardíaca com a técnica de realce tardio permite identificar a cicatriz, sendo fundamental na decisão da estratificação de risco e definição terapêutica.
- Na emergência, pacientes com taquicardia ventricular (TV) instável devem ser submetidos à cardioversão elétrica.
- O tratamento das TV consiste na prevenção da morte súbita com estratificação de risco e implante de CDI naqueles com maior risco e na prevenção da ocorrência de TV ou terapias do CDI com drogas antiarrítmicas associadas ou não à ablação por cateter.
- O CDI está indicado nos pacientes com alto risco de morte súbita, especialmente os com TV mal tolerada e disfunção ventricular.
- A prevenção das crises de TV pode ser realizada com drogas antiarrítmicas como betabloqueadores e amiodarona e com ablação por radiofrequência (RF). A ablação por RF é um procedimento efetivo, devendo ser indicada nos pacientes com TV recorrente, tempestade elétrica ou nos pacientes sem cardiopatia que não desejam usar drogas antiarrítmicas.

INTRODUÇÃO

Conceitualmente, a taquicardia ventricular (TV) é definida pela ocorrência de três ou mais batimentos consecutivos com origem nos ventrículos e frequência cardíaca maior que 100 bpm. As TV apresentam espectro clínico bastante amplo. Podem ocorrer em indivíduos normais, sem cardiopatia, assintomáticos e nesse caso apresentam, em geral, evolução benigna; ou podem ser a expressão de condições fisiopatológicas graves, que, dependendo de suas apresentações e associações, podem levar à morte súbita.

As taquicardias ventriculares apresentam-se tipicamente no eletrocardiograma com complexos de QRS alargados (> 0,11 s) e são classificadas como monomórficas, quando apresentam morfologia estável do QRS a cada batimento, ou polimórficas, quando os complexos QRS apresentam morfologias distintas em batimentos consecutivos, indicando alteração na sequência de ativação ventricular. As taquicardias ventriculares podem ser também classificadas como não sustentadas, quando têm duração menor do que 30 segundos, ou sustentadas, quando a duração do evento é maior do que 30 segundos ou é necessária a interrupção antes desse período. A TV polimórfica é designada como *torsades de pointes*, quando apresenta morfologia típica ao ECG, sugerindo a rotação e a inversão progressiva dos picos do QRS, sendo induzida por condições que provocam alongamento excessivo do intervalo QT.

As taquicardias ventriculares podem ser deflagradas por distúrbios metabólicos agudos e transitórios (isquemia, hipóxia, distúrbios eletrolíticos e inflamação) ou condições fisiopatológicas crônicas estáveis ou lentamente progressivas. Nessa condição são também classificadas em relação a suas etiologias em idiopáticas, cicatriciais ou secundárias a canalopatias. As TV idiopáticas ocorrem habitualmente em indivíduos jovens, aparentemente normais e são reconhecidas pela ausência de alterações miocárdicas estruturais ao EGC, ecocardiograma e RM (ressonância magnética). Sua origem é focal e depende de distúrbio do automatismo ou por atividade deflagrada. As taquicardias ventriculares cicatriciais ocorrem em pacientes com cardiopatia isquêmica, chagásica, miocardite prévia ou outras condições clínicas que provoquem cicatrizes no miocárdio ventricular. As taquicardias ventriculares associadas a cicatrizes podem também ter origem focal, e nesse caso o mecanismo pode ser automatismo anormal, atividade deflagrada ou microrreentrada. As TV relacionadas a canalopatias são distinguidas entre aquelas relacionadas ou não com distúrbios do intervalo QT.

FISIOPATOLOGIA DA FASE CRÔNICA DA TAQUICARDIA VENTRICULAR

A causa mais comum de TV relacionada à cicatriz é a presença de infarto do miocárdio prévio, entretanto outras doenças, como doença de Chagas, displasia arritmogênica do ventrículo direito, miocardite viral prévia, sarcoidose, miocardiopatia dilatada idiopática e cirurgia para correção de cardiopatia congênita (especialmente tetralogia de Fallot) ou cirurgia valvar, também estão frequentemente associados ao aparecimento de TV monomórfica sustentada. Em nosso meio a TV relacionada à doença de Chagas é a etiologia mais comum, sendo encontrada em ao redor de 50% dos pacientes.

APRESENTAÇÃO CLÍNICA

As manifestações clínicas das taquicardias ventriculares podem ser bastante variáveis. Alguns pacientes com taquicardias hemodinamicamente estáveis queixam-se de palpitação ou percepção de pulso aumentado; outros

podem queixar-se de dor pré-cordial, dispneia e alguns pacientes podem ser assintomáticos. Já os pacientes com taquicardias mal toleradas apresentam hipotensão, diaforese, pré-síncope e síncope. Estes evoluem frequentemente para parada cardíaca se a TV não for interrompida rapidamente. Uma condição especial envolve os portadores de cardiodesfibrilador implantável (CDI) que apresentam terapia repetitiva e apropriada do CDI. Quando a TV é relativamente lenta, o CDI é capaz de interrompê-las com o mecanismo antitaquicardia e os episódios podem ser assintomáticos. Nas taquicardias rápidas, ou por aceleração da TV pelo mecanismo antitaquicardia, o sistema automaticamente libera um choque para reversão da arritmia. Alguns pacientes podem se apresentar com taquicardia ventricular lenta, com frequência cardíaca (FC) abaixo da faixa de detecção do CDI, sendo que nessas situações os pacientes procuram atendimento com sinais de baixo débito e insuficiência cardíaca descompensada. Uma situação dramática é a ocorrência de tempestade elétrica, definida por um estado de instabilidade elétrica cardíaca, com múltiplos episódios (dois ou mais) de TV, fibrilação ventricular ou choques apropriados do CDI em um período de 24 horas. A tempestade elétrica é uma emergência que necessita de medidas imediatas para a estabilização do quadro clínico do paciente.

O exame físico durante o atendimento de um paciente com suspeita de TV deve priorizar a avaliação da repercussão hemodinâmica causada pela taquicardia. Rebaixamento do nível de consciência, hipotensão, ausência de pulso central, sinais de baixo débito, edema agudo de pulmão e dor precordial indicam a necessidade de reversão imediata da taquicardia com cardioversão elétrica.

EXAMES COMPLEMENTARES

Eletrocardiograma

Quando a taquicardia for bem tolerada, é importante o registro do eletrocardiograma de 12 derivações (Figura 1), pois ele permite o diagnóstico diferencial de TV ou taquicardia supraventricular com aberrância de condução, além de dar informações relacionadas ao circuito da TV quando se programa ablação por cateter. A característica principal do ECG na TV é ser monomórfica, regular e com QRS alargado.

O ECG após reversão também é útil para fortalecer o diagnóstico da taquicardia e identificar ou afastar a presença de cardiopatias, em particular isquemia miocárdica aguda. A presença de área eletricamente inativa provocada por infarto do miocárdio prévio, alteração da repolarização e distúrbios da condução ventricular aumentam muito a probabilidade de que a taquicardia com QRS largo tenha origem ventricular.

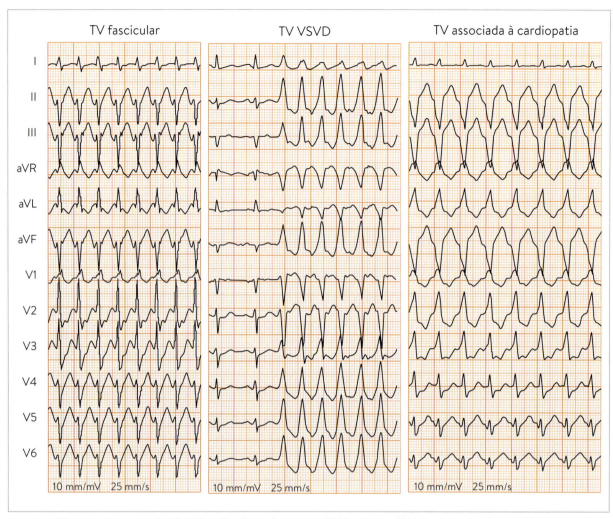

FIGURA 1 Eletrocardiograma de 12 derivações de paciente com TV fascicular, TV idiopática de via de saída de ventrículo direito e TV associada à cardiopatia estrutural.

TV: taquicardia ventricular.

Ressonância magnética cardíaca

A ressonância magnética cardíaca é uma ferramenta diagnóstica que permite a identificação de uma série de alterações miocárdicas envolvidas na fisiopatologia da taquicardia ventricular. Permite a quantificação precisa dos volumes, massa e fração de ejeção dos ventrículos, bem como permite identificar a presença, extensão, localização e transmuralidade da cicatriz por meio da técnica de realce tardio (Figura 2). Os istmos dos circuitos das taquicardias podem estar localizados dentro da cicatriz ou na área cinzenta periférica a uma área de cicatriz. Recentemente, foram desenvolvidos *softwares* que permitem fazer a reconstrução tridimensional da cicatriz adquirida com a técnica de realce tardio em 3D, permitindo identificar os canais dentro dessa cicatriz com ótima acurácia e correlação com mapeamento eletroanatômico.

Outra aplicação da ressonância cardíaca tem relação com a avaliação do risco de morte súbita em pacientes com cardiopatia estrutural, sendo bem definido que maior extensão de cicatriz está relacionada de maneira independente da fração de ejeção a risco de morte súbita. A ressonância cardíaca também é uma ferramenta importante no diagnóstico da displasia arritmogênica do ventrículo direito.

Ecodopplercardiograma

É um método de imagem simples, de fácil acesso e não invasivo, frequentemente utilizado na avaliação dos pacientes com arritmias ventriculares. A fração de ejeção diminuída é um importante fator prognóstico do risco de morte súbita nos pacientes com arritmias ventriculares. As alterações segmentares do ventrículo esquerdo podem sugerir a presença de um substrato arritmogênico (acine-

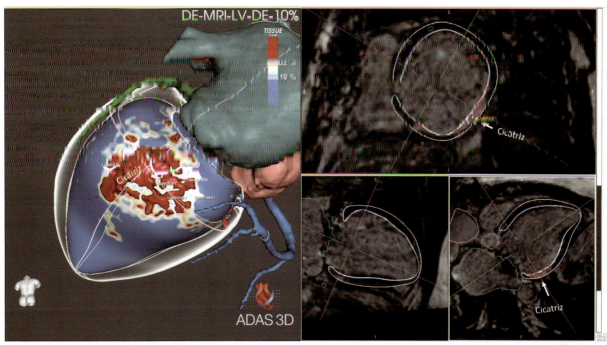

FIGURA 2 Ressonância magnética de paciente com miocardiopatia valvar, observando-se cicatriz inferolateral no ventrículo esquerdo. Utilizado também *software* de reconstrução tridimensional da cicatriz (ADAS 3D), que permite integração da ressonância com tomografia e identificação dos canais condutores que são substrato para reentrada na TV cicatricial.

sia em pacientes com infarto agudo do miocárdio prévio, aneurisma apical e de parede inferior em pacientes com cardiopatia chagásica).

Métodos invasivos

O estudo eletrofisiológico (EEF) é recomendado em pacientes com taquicardias com QRS largo, nos quais o diagnóstico não foi definido pela análise do ECG. A indução de TV sustentada monomórfica em pacientes com cardiopatias estruturais e síncopes recorrentes também tem importante valor prognóstico. Em geral, o EEF pode ser indicado em pacientes com síncope e alta probabilidade de apresentar TV sustentada, para definir o mecanismo da síncope. A angiocoronariografia tem papel importante em estabelecer a presença de doença coronária obstrutiva como causa de isquemia miocárdica. Pacientes com TV e coronariopatia passível de tratamento percutâneo ou cirúrgico devem ter a doença isquêmica tratada inicialmente, ficando a avaliação do risco de recorrência da TV em segundo plano. Entretanto, não se deve considerar que a presença de um substrato isquêmico seja *per se* a causa de uma TV sustentada monomórfica. Na maioria dos casos, existe um substrato cicatricial subjacente decorrente de infarto prévio; a TV tem grande probabilidade de recorrer mesmo após o tratamento da isquemia. Portanto, após a correção da isquemia miocárdica, o clínico deve concentrar-se em prevenir as possíveis recorrências da TV.

TAQUICARDIAS VENTRICULARES IDIOPÁTICAS

São definidas por taquicardias ventriculares idiopáticas aquelas que ocorrem na ausência de cardiopatia estrutural. Ocorrem geralmente em pacientes jovens e apresentam evolução benigna quando monomórficas. As polimórficas geralmente são relacionadas a alterações na repolarização, como na síndrome do QT longo ou curto e na síndrome de Brugada, que tem prognóstico pior. Outras formas de TV idiopática polimórficas são as extrassístoles ventriculares de acoplamento ultracurto e a TV polimórfica catecolaminérgica.

TAQUICARDIA VENTRICULAR DA VIA DE SAÍDA

Essa forma de TV idiopática tem origem na via de saída do ventrículo direito ou esquerdo. O local de origem pode classificar as arritmias de via de saída em: (1) TV originada na via de saída do ventrículo direito; (2) TV originada na via de saída ou *summit* do ventrículo esquerdo e (3) TV originada nas cúspides da aorta. Em razão da alta complexidade e da proximidade dessas regiões, o local de origem pode estar entre essas estruturas.

A abordagem inicial dos pacientes com taquicardia de via de saída dos ventrículos direito e esquerdo inicialmente busca descartar a presença de cardiopatia estrutural. Para isso, podem-se utilizar ecocardiograma, ECG de alta resolução e RM cardíaca com técnica de realce tardio. O Holter de 24 horas busca avaliar a frequência das extrassístoles e a ocorrência de TV não sustentada, que são comuns em pacientes com TV de via de saída.

A decisão de tratar um paciente com TV da via de saída depende da frequência e gravidade dos sintomas. Ocasionalmente esses tipos de arritmia podem estar associados a taquicardiomiopatia. As opções de tratamento incluem tratamento medicamentoso ou ablação por cateter. Para o tratamento medicamentoso, é possível utilizar os betabloqueadores, bloqueadores de canais de cálcio. Na falha dessas drogas, podem ser utilizados antiarrítmicos específicos como sotalol e amiodarona.

A ablação por cateter é um tratamento bastante efetivo pela natureza focal dessas arritmias. Como a taxa de sucesso é bastante alta, com baixo índice de complicações, pode ser considerada alternativa ao tratamento clínico para tratamento inicial dessa taquicardia em pacientes sintomáticos.

As taxas de sucesso da ablação quando a taquicardia é originada na via de saída estão ao redor de 90-95%, sendo o insucesso relacionado à inabilidade de induzir a arritmia, origem do foco próximo à estrutura cardíaca crítica (tronco do His ou artéria coronária) ou origem epicárdica da taquicardia. Geralmente nos casos de insucesso, a taquicardia não está originada no trato de saída do ventrículo direito (VD), podendo estar em locais intramurais, artéria pulmonar, cúspides da aorta e epicárdio. Quando a arritmia está originada na via de saída do ventrículo esquerdo (VE), o local mais comum é junto à cúspide da coronária esquerda, sendo menos frequente na cúspide da coronária direita e raro na cúspide não coronária.

TAQUICARDIA VENTRICULAR FASCICULAR OU IDIOPÁTICA DO VENTRÍCULO ESQUERDO

O eletrocardiograma durante a TV fascicular apresenta características típicas, com morfologia de bloqueio de ramo direito e eixo desviado para cima. O início de ativação geralmente é rápido, podendo inclusive se confundir com taquicardia supraventricular, porém se pode observar dissociação atrioventricular e em V6 apresenta rS. Menos frequente, o circuito da taquicardia pode utilizar o fascículo anterossuperior, com QRS com morfologia de bloqueio de ramo direito e desvio do eixo para a direita. Outra apresentação mais rara é a TV fascicular septal superior, que apresenta QRS com duração menor que 110 ms.

Durante a crise, a taquicardia pode ser interrompida com a infusão intravenosa de verapamil. Na indisponibilidade dessa droga, pode-se utilizar amiodarona ou realizar cardioversão elétrica.

Geralmente, os pacientes com TV fascicular são jovens e sem cardiopatia estrutural, por isso a ablação por cateter é uma opção terapêutica que pode ser utilizada mesmo em pacientes que não apresentam crises frequentes ou são refratários ao tratamento clínico. O alvo da ablação durante taquicardia é o potencial de Purkinje pré-sistólico, localizado na região septal inferior (P2), correspondendo ao local da saída do circuito ou em ritmo sinusal, os potenciais diastólicos tardios (P1). A taxa de sucesso é alta, ao redor de 92%, com baixa taxa de complicações.

TRATAMENTO DA TAQUICARDIA VENTRICULAR RELACIONADA À CICATRIZ

Tratamento na unidade de emergência

Como já dito na abordagem inicial, se a TV for mal tolerada (PAS < 90 mmHg, nível de consciência diminuído, cianose, ausência de pulso), deve-se realizar a cardioversão imediatamente (sempre que possível registrar o ECG antes). Se a TV for bem tolerada, deve-se fazer o registro do ECG de 12 derivações e iniciar tratamento com drogas antiarrítmicas para cardioversão química da TV, entretanto a cardioversão elétrica pode ser a escolha inicial, pois esses pacientes podem apresentar rapidamente deterioração hemodinâmica. Nos pacientes portadores de CDI, nos quais a TV ficou abaixo da faixa de detecção, pode-se utilizar esse aparelho para reverter a arritmia. Já os pacientes com tempestade elétrica e múltiplas terapias do CDI na unidade de emergência, se possível, devem ter a terapia desabilitada momentaneamente, devendo ser utilizadas medidas farmacológicas ou até mesmo a sedação e entubação para o controle da arritmia (Figura 3).

Tratamento após a reversão

O tratamento do paciente com TV baseia-se em três pontos principais; (1) otimizar o tratamento da cardiopatia e condições clínicas subjacentes; (2) aliviar os sintomas da arritmia e (3) evitar a morte súbita.

Após a reversão da taquicardia, deve-se proceder à investigação diagnóstica, principalmente focada na investigação de cardiopatia associada. Se a cardiopatia isquêmica estiver presente, deve-se investigar e tratar a isquemia. Pacientes com insuficiência cardíaca congestiva (ICC) descompensada devem ter seu tratamento otimizado. Para aliviar os sintomas e evitar a recorrência das TV, pode-se utilizar o tratamento farmacológico e a ablação por cateter. A decisão para recomendar a ablação depende das características da TV e de sua resposta ao tratamento clínico. Quando o risco de morte súbita é significativo, indica-se o CDI (Figura 4).

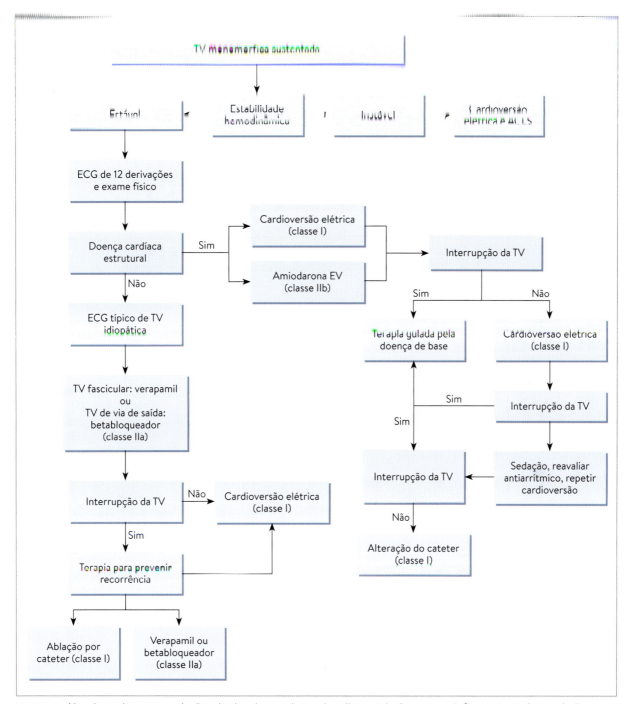

FIGURA 3 Algoritmo de recomendações da abordagem da taquicardia ventricular monomórfica sustentada na sala de emergência.

ACLS: suporte avançado de vida cardiovascular (*advanced cardiovascular life support*); ECG: eletrocardiograma; TV: taquicardia ventricular.
Fonte: adaptada de Al-Khatib et al., 2018.

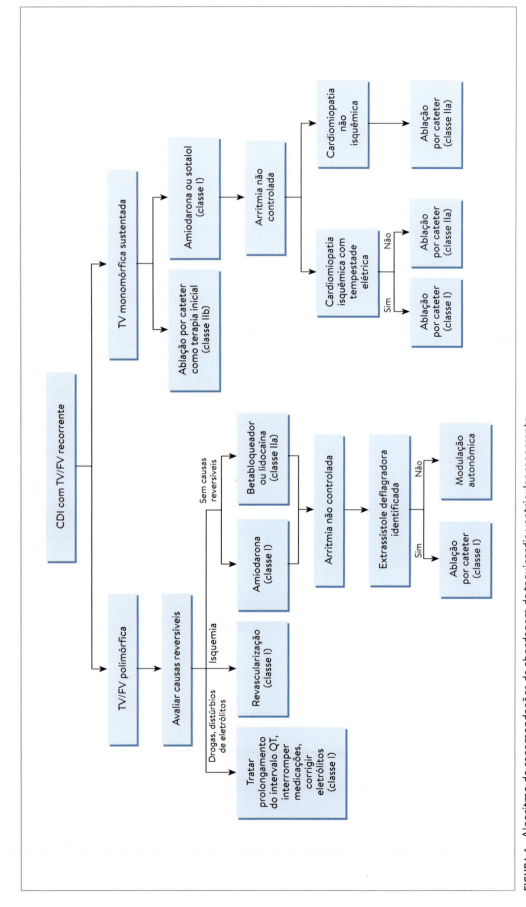

FIGURA 4 Algoritmo de recomendações da abordagem da taquicardia ventricular recorrente.

CDI: cardiodesfibrilador implantável; FV: fibrilação ventricular; TV: taquicardia ventricular.

Fonte: adaptada de Al-Khatib et al., 2018.

Tratamento farmacológico da taquicardia ventricular associada à cicatriz

A amiodarona é a droga mais frequentemente utilizada na prevenção da recorrência da TV, geralmente podendo ser associada ao uso dos betabloqueadores. Em pacientes com CDI essa associação, além de prevenir a ocorrência de TV, também pode prevenir os choques inapropriados pelo CDI. Além da amiodarona, pode-se utilizar o sotalol em pacientes com função ventricular preservada. A lidocaína tem papel principalmente associada a amiodarona nos casos de tempestade elétrica. Nessa população, recentemente foi demonstrado que o propranolol associado a amiodarona foi melhor que o metoprolol.

Cardiodesfibrilador implantável

O cardiodesfibrilador implantável (CDI) é o tratamento mais efetivo na prevenção da morte súbita nos pacientes com cardiopatia estrutural, entretanto o choque disparado pelo dispositivo, independentemente de ser apropriado ou inapropriado, está associado a efeitos adversos psicológicos ou até a possível deterioração da função cardíaca. Por isso, quando indicado CDI, as terapias híbridas com associação de drogas antiarrítmicas e ablação por cateter devem ser consideradas.

A diretriz brasileira de dispositivos cardíacos implantáveis recomenda o implante do CDI em pacientes com TV sustentada espontânea e disfunção ventricular importante (FEVE < 35%) e expectativa de vida de pelo menos 1 ano (classe I). Possivelmente indicado em pacientes com TV sustentada espontânea refratária a outras terapêuticas e expectativa de vida de pelo menos 1 ano (classe IIa). Nos pacientes com TV incessante o implante do CDI está contraindicado (classe III) até o controle clínico com ablação ou drogas antiarrítmicas visto que levaria o paciente a múltiplos choques e seus efeitos deletérios.

Ablação por cateter de taquicardia ventricular

A ablação por cateter faz parte de um tratamento híbrido adicionado as drogas antiarrítmicas que buscam a prevenção da recorrência da taquicardia ventricular. A indicação clássica de ablação por cateter está naqueles casos de taquicardia ventricular sustentada monomórfica, incluindo as TV interrompidas por choque do CDI que recorrem apesar da terapia antiarrítmica e a indicação de ablação em caráter de urgência naqueles casos de tempestade elétrica que não são controlados com drogas antiarrítmicas. A seleção de pacientes candidatos à ablação por cateter de TV deve considerar os riscos e benefícios do procedimento, que são determinados pelas características dos pacientes, pelas condições técnicas disponíveis e pela experiência dos operadores em determinado laboratório de eletrofisiologia (Quadro 1). Recentemente, o estudo VANISH demonstrou que, em pacientes sem uso de amiodarona, a adição dessa medicação ou a realização de ablação estão associadas a desfecho de recorrência de TV semelhantes; porém, nos pacientes já em uso de amiodarona, apenas o aumento da dose dessa medicação é ineficaz para o controle da taquicardia ventricular, sendo necessária a realização de ablação.

O objetivo da ablação é levar a uma homogeneização da cicatriz, eliminando os circuitos reentrantes relacionados a ela. Os diferentes estudos de ablação de TV mostram uma taxa de recorrência que varia entre 30-50%; porém, embora a recorrência tenha sido comum, a frequência de episódios de TV é reduzida de maneira substancial nesses pacientes. Recentemente, o estudo VANISH demonstrou que, em pacientes sem uso de amiodarona, a adição dessa medicação ou a realização de ablação estão associadas a desfecho de recorrência de TV semelhantes; porém, nos pacientes já em uso de amiodarona, apenas o aumento da dose dessa medicação é ineficaz para o controle da taquicardia ventricular, sendo necessária a realização de ablação.

QUADRO 1 Indicações para ablação por cateter das taquicardias ventriculares
Ablação por cateter de TV é recomendada (classe I)
- Em pacientes com cardiopatia isquêmica com episódios recorrentes de TV monomórfica, a despeito do tratamento crônico com amiodarona, a ablação por cateter é recomendada em preferência ao escalonamento do tratamento antiarrítmico.
- Em pacientes com cardiopatia isquêmica ou não isquêmica com episódios recorrentes de TV monomórfica, a despeito do tratamento antiarrítmico ou quando o tratamento antiarrítmico é contraindicado ou não tolerado, a ablação por cateter é recomendada para reduzir a recorrência de TV.
- Em pacientes com miocardiopatia isquêmica ou não isquêmica e tempestade elétrica refratária ao tratamento antiarrítmico, a ablação por cateter é recomendada.
- Em pacientes com extrassístoles ventriculares frequentes ou não frequentes, porém sintomáticas, originadas no trato de saída do VD em coração normal, a ablação por cateter é recomendada, sendo preferida ao uso de metoprolol ou propafenona.
- Em pacientes com taquicardia ventricular sustentada idiopática, a ablação por cateter é útil.
- Em pacientes com cardiomiopatia suspeita de ser causada por extrassístoles ventriculares monomórficas e frequentes, nos quais as drogas antiarrítmicas foram inefetivas, não toleradas ou indesejadas, a ablação é recomendada.
Ablação por cateter pode ser considerada (classe II)
- Em pacientes com miocardiopatia isquêmica ou não isquêmica e TV recorrente, nos quais o tratamento antiarrítmico não é desejado, a ablação por cateter pode ser útil (classe IIa).
- Em pacientes com cardiomiopatia isquêmica e CDI que apresenta a primeira terapia por TV monomórfica, a ablação pode ser considerada para reduzir o risco de nova TV ou terapia do CDI (classe IIb).
- Em pacientes com sarcoidose cardíaca e TV recorrente apesar do tratamento antiarrítmico, a ablação por cateter pode ser útil para reduzir o risco de TV recorrente ou choques do CDI (classe IIa).
- Em pacientes com extrassístoles ventriculares frequentes originadas no trato de saída do VE, incluindo seio de Valsalva e *summit* do VE em coração normal, cujo tratamento antiarrítmico foi inefetivo, não tolerado ou indesejado, a ablação pode ser útil (classe IIa).
- Em pacientes com FV deflagrada focalmente por extrassístole monomórfica, refratária ao tratamento clínico, a ablação pode ser útil (classe IIa).
Tratamento não apresenta benefício (classe III)
- Em pacientes com TV monomórfica recorrente, a revascularização do miocárdio isoladamente não é efetiva para prevenir a recorrência de TV (classe III).

CDI: cardiodesfibrilador implantável; FV: fibrilação ventricular; TV: taquicardia ventricular; VD: ventrículo direito; VE: ventrículo esquerdo.
Fonte: adaptado de Cronin et al., 2020.

O QUE AS DIRETRIZES RECOMENDAM

- Al-Khatib SM, Stevenson WG, Ackerman MJ, Bryant WJ, Callans DJ, Curtis AB, et al. 2017 AHA/ACC/HRS guideline for management of patients with ventricular arrhythmias and the prevention of sudden cardiac death: executive summary: A Report of the American College of Cardiology/American Heart Association Task Force on Clinical Practice Guidelines and the Heart Rhythm Society. Heart Rhythm. 2018;15(10):e190-e252.

- Bernoche C, Timerman S, Polastri TF, Giannetti NS, Siqueira A, Piscopo A, et al. Atualização da diretriz de ressuscitação cardiopulmonar e cuidados cardiovasculares de emergência da Sociedade Brasileira de Cardiologia – 2019. Arquivos Brasileiros de Cardiologia. 2019;113(3):449-663.

- Cronin EM, Bogun FM, Maury P, Peichl P, Chen M, Namboodiri N, et al. 2019 HRS/EHRA/APHRS/LAHRS expert consensus statement on catheter ablation of ventricular arrhythmias: executive summary. Heart Rhythm: the Official Journal of the Heart Rhythm Society. 2020;17(1):e155-e205.

- Martinelli Filho M, Zimerman LI, Lorga AM, Vasconcelos JT, Rassi Jr A. Guidelines for implantable electronic cardiac devices of the Brazilian Society of Cardiology. Arquivos Brasileiros de Cardiologia. 2007;89(6):e238-e.

SUGESTÕES DE LEITURA

1. Carbucicchio C, Santamaria M, Trevisi N, Maccabelli G, Giraldi F, Fassini G, et al. Catheter ablation for the treatment of electrical storm in patients with implantable cardioverter-defibrillators: short- and long-term outcomes in a prospective single-center study. Circulation. 2008;117(4):462-9.
2. Hoffmayer KS, Gerstenfeld EP. Diagnosis and management of idiopathic ventricular tachycardia. Current Problems in Cardiology. 2013;38(4):131-58.
3. Natale A, Raviele A, Al-Ahmad A, Alfieri O, Aliot E, Almendral J, et al. Venice chart international consensus document on ventricular tachycardia/ventricular fibrillation ablation. J Cardiovasc Electrophysiol. 2010;21(3):339-79.
4. Sapp JL, Wells GA, Parkash R, Stevenson WG, Blier L, Sarrazin JF, et al. Ventricular tachycardia ablation versus escalation of antiarrhythmic drugs. N Engl J Med. 2016;375(2):111-21.
5. Soto-Iglesias D, Penela D, Jauregui B, Acosta J, Fernandez-Armenta J, Linhart M, et al. Cardiac magnetic resonance-guided ventricular tachycardia substrate ablation. JACC Clinical Electrophysiology. 2020;6(4):436-47.
6. Stevenson WG. Current treatment of ventricular arrhythmias: state of the art. Heart rhythm: the official Journal of the Heart Rhythm Society. 2013;10(12):1919-26.

NOTA DOS EDITORES

Este capítulo possui referências bibliográficas adicionais recomendadas pelos autores, na plataforma digital complementar do livro. Por motivos de compactação somente algumas delas estão aqui contempladas. Utilize o QR code abaixo para ter acesso a esse conteúdo:

51
Canalopatias

Roberto Tofani Sant'Anna
Tiago Luiz Luz Leiria

DESTAQUES

- As canalopatias cardíacas mais comuns são síndrome do QT longo, síndrome do QT curto, taquicardia ventricular polimórfica catecolaminérgica e síndrome de Brugada.
- São causas de morte súbita em jovens e resultam de mutações de genes que codificam canais iônicos ou proteínas que os regulam.
- O diagnóstico é baseado na apresentação clínica e história, nos registros eletrocardiográficos tanto em repouso quanto em exercício e em testes genéticos. Geralmente os exames de imagem não demonstram doença cardíaca estrutural.
- O manejo é baseado em tratamento farmacológico, especialmente com betabloqueadores e intervenções cirúrgicas, incluindo denervação simpática cardíaca e implante de cardiodesfibriladores. As intervenções são indicadas com base na análise individual de risco.

INTRODUÇÃO

A morte súbita (MS) é responsável por aproximadamente 300 mil mortes por ano, sendo que uma minoria delas ocorre em indivíduos até então considerada saudável. Nas últimas décadas, o entendimento da base genética das doenças estabeleceu a ligação entre MS inexplicada e mutações genéticas de canais que realizam o transporte iônico de Na^+, K^+ e Ca^{2+} através da membrana de células cardíacas. Quando há ganho ou perda de função de um canal iônico, o potencial de ação será modificado, podendo predispor o paciente a desenvolver arritmias cardíacas.

As doenças dos canais iônicos são chamadas de canalopatias. Geralmente, a doença não está associada à doença cardíaca estrutural e se manifesta quando o paciente ainda é jovem. Outros tipos de arritmias genéticas, como cardiomiopatia arritmogênica do ventrículo direito, mas não causadas primariamente por mutações em proteínas relacionadas ao canal iônico, serão revisadas em capítulo à parte.

As quatro canalopatias mais comuns, em ordem decrescente de prevalência, são: síndrome do QT longo (SQTL), síndrome de Brugada (SBr), taquicardia ventricular polimórfica catecolaminérgica (TVPC) e síndrome do QT curto (SQTC). Elas apresentam características em comum: baixa prevalência geral, diagnóstico complexo e apresentação potencialmente fatal. Apesar de terem padrão mendeliano de herança, essas síndromes apresentam baixa penetrância e expressão variável, mesmo quando considerada determinada mutação. Como afetam indivíduos jovens que fora da doença são saudáveis, elas são motivo de preocupação para o cardiologista, que deve estar atento a essas possibilidades diagnósticas, conhecer as alterações características no eletrocardiograma (ECG) e ter noções básicas sobre o manejo desses pacientes (Figura 1).

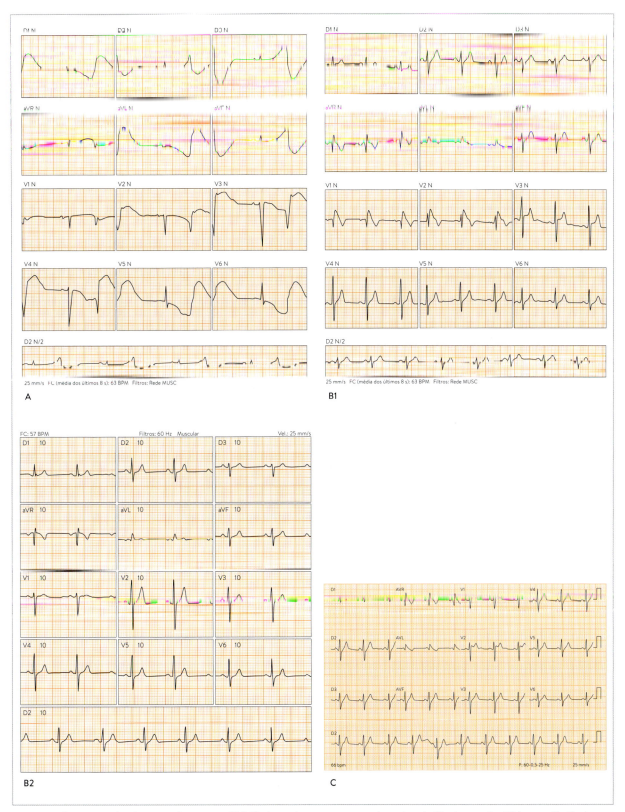

FIGURA 1 Exemplos de eletrocardiogramas (ECG) de pacientes com canalopatias. A: Síndrome do QT longo. B: Síndrome de Brugada. Espontâneo, após teste com procainamida, apresentando ECG compatível com tipo I. C: Síndrome de Brugada tipo II.

EPIDEMIOLOGIA

Estudos que investigaram a incidência de MS em indivíduos com menos de 35 anos de idade, conduzidos nos EUA, Dinamarca e Holanda, estimaram a incidência de 1,3-3,2 por 100 mil pessoas-ano. Em estudo de necrópsia realizado na Austrália e na Nova Zelândia, foi encontrado um coração estruturalmente normal em 40% dos casos, sendo que as cardiomiopatias genéticas foram consideradas a causa provável em 16% dos casos.

Como não há estudos populacionais sistemáticos, a prevalência real dessas doenças não é bem definida. Acredita-se que as canalopatias cardíacas sejam raras, afetando ao redor de 1 a cada 3 mil indivíduos. Estudo utilizando triagem por ECG e confirmação por teste genético encontrou prevalência de SQTL de 1 em 2.534 em recém-nascidos. Como as doenças têm base genética, sua prevalência pode ser muito maior em regiões que concentram famílias com mutações. Por exemplo, a SBr tem prevalência maior em asiáticos (0,0-0,94%) do que em europeus (0,005-0,1%).

FISIOPATOGENIA

A canalopatias agrupadas neste capítulo diferem quanto às características do intervalo QT. Contudo, elas têm um aspecto em comum, a amplificação da dispersão espacial da repolarização, que resulta no desenvolvimento de taquicardia ventricular polimórfica e em fibrilação ventricular (FV) quando a dispersão da repolarização e a refratariedade atingem um limiar para reentrada. Quando a TV polimórfica ocorre em um cenário de intervalo QT prolongado, ela é relatada como *torsades de pointes.* O limiar para reentrada é reduzido à medida que a duração do potencial de ação e a refratariedade encurtam.

DOENÇAS ESPECÍFICAS

Síndrome do QT longo

SQTL é, na maior parte das vezes, herdada como doença autossômica dominante. Mutações em um dos 3 principais genes que predispõem a SQTL podem explicar a doença em 90% dos casos. Foram identificadas até hoje mais de 500 mutações em 10 genes diferentes. Ao redor de 15-20% dos indivíduos com diagnóstico de SQTL permanecem com genótipo negativo mesmo após avaliação minuciosa. Em 5-10% são identificadas múltiplas mutações, e nesses casos a apresentação fenotípica é mais precoce e severa. A Tabela 1 resume as principais alterações genéticas encontradas em canalopatias.

Algumas mutações estão associadas a alterações extracardíacas específicas. A síndrome de Jervell e Lange-Nielsen é uma forma autossômica recessiva caracterizada por surdez neurossensorial e alto risco de arritmia, sendo causada por mutações do KCNQ1 ou KCNE1. A síndrome de Timothy inclui sindactilia, cardiopatias congênitas, imunodeficiência, hipoglicemia, anormalidades cognitivas e autismo. É causada por uma mutação CACNA1C. A síndrome de Andersen-Tawil se apresenta com dismorfia facial e paralisia periódica hipocalêmica, sendo causada por mutações no KCNJ2.

Pacientes com SQTL podem permanecer assintomáticos durante a vida. A maior parte dos sintomáticos terá manifestações clínicas nos primeiros 20 anos de vida, sendo mais precoce naqueles com LQT1 e com síndrome de Jervell e Lange-Nielsen. As principais manifestações são síncope e MS. Esses eventos são causados por *torsades de pointes,* que pode degenerar para FV.

A maior parte dos sintomáticos irá apresentar um prolongamento evidente do intervalo QT, frequentemente acompanhado de alterações da morfologia da onda T. O risco de arritmia aumenta significativamente com QTc

TABELA 1	Principais mutações genéticas associadas a canalopatias cardíacas		
Síndrome	Gene afetado	Prevalência dentro da síndrome	Efeito fisiopatológico
SQTL tipo 1	*KCNQ1*	30-35%	Afeta a corrente *outward* de potássio IKs
SQTL tipo 2	*KCNH2*	25-40%	Afeta a corrente retificadora de potássio IKr
SQTL tipo 3	*SCN5A21*	5-10%	Afeta a corrente *inward* de sódio INa
SQTC tipo 1/2/3	*KCNH2/KCNQ1/KCNJ2*	100% se somados	Afeta a corrente de potássio
TVPC	*RYR2*	65%	Afeta o canal de cálcio do retículo sarcoplasmático
SBr	*SCN5A*	25-30%	Afeta a corrente *inward* de sódio INa

SBr: síndrome de Brugada; SQTC: síndrome do QT curto; SQTL: síndrome do QT longo; TVPC: taquicardia ventricular polimórfica catecolaminérgica.

> 500 ms, especialmente se associado a alternância de onda T. Gatilhos específicos para arritmia foram relatados para diferentes subtipos:

- LQT1: aumento da atividade simpática, como durante o estresse emocional e físico, principalmente associados a natação
- LQT2: aumento do risco com ruídos abruptos, especialmente no acordado de forma repentina. Também são sensíveis a níveis baixos de potássio e ao período puerperal.
- LQT3: os episódios ocorrem mais comumente durante o sono ou repouso.

SQTL é causa de ao redor de 10% das mortes súbitas durante a infância. Quando a doença se manifesta com menos de 1 ano completo de vida, tende a evoluir para uma forma grave.

O diagnóstico de casos típicos é relativamente simples, como em pacientes que apresentam síncope ao esforço na presença de um intervalo QT prolongado. O limite superior de QTc, pela fórmula de Bazzet, é 440 ms para homens e 460 ms para mulheres. Em pacientes sem sintomas e com intervalo QT pouco prolongados, o diagnóstico pode requerer exames adicionais. O ECG nas derivações precordiais pode apontar um subtipo conforme a morfologia da onda T.

O teste ergométrico contribui para o diagnóstico, apesar de raramente induzir arritmias, diferentemente do observado para TVPC. Três parâmetros devem ser observados durante o exame: encurtamento do intervalo R-R, alterações da onda T durante o primeiro minuto de recuperação e a velocidade de redução da frequência cardíaca (FC) durante o primeiro minuto.

O Quadro 1 resume os critérios para diagnóstico de SQTL conforme as últimas diretrizes.

Betabloqueadores devem ser utilizados em todos os pacientes com diagnóstico, devido ao alto risco de a primeira manifestação ser fatal. Os dois betabloqueadores comprovadamente eficazes são propranolol e nadolol. Possíveis exceções são homens assintomáticos com SQTL1 com mais de 25 anos de idade e pacientes com genótipo positivo, mas fenótipo negativo (QTc normal no ECG). Mexiletina, um antiarrítmico da classe IB, é útil na SQTL3 e pode ser útil em SQTL2. Em ambas as situações, a utilidade em determinado paciente pode ser comprovada pela demonstração de um intervalo QT pelo menos 10 ms mais curto 2 horas após a administração do medicamento.

A denervação simpática cardíaca esquerda (DSCE) interrompe a liberação de noradrenalina dos nervos cardíacos, que predominam no ventrículo esquerdo. O procedimento está associado a aumento do limiar para FV, tornando mais difícil que taquicardias degenerem em FV. A principal indicação é para os pacientes que manifestaram sintomas apesar do tratamento com betabloqueador. Também pode ser indicado na prevenção primária de pacientes que estão utilizando betabloqueador, mas seguem apresentando características de alto risco, como QTc > 500 ms ou alternância de onda T, e em pacientes que não toleram betabloqueador ou apresentam múltiplos choques pelo cardiodesfibrilador implantável (CDI).

O procedimento é realizado preferencialmente por videotoracoscopia, com baixo risco de complicações. Em caso de falha clínica do procedimento, está recomendada a realização de simpatectomia bilateral. A causa mais comum de falha da DSCE é um procedimento incompleto, em que apenas o gânglio estrelado esquerdo é removido.

O Quadro 2 resume as indicações de CDI em pacientes com SQTL.

Tem ganhado destaque o manejo gene-específico. No caso da SQTL, ele consiste em um aconselhamento baseado no subtipo genético. Por exemplo, pacientes com SQTL1 devem ter atividade física e estresse emocional limitados, enquanto pacientes com SQTL2 devem evitar telefones e alarmes em seus quartos, além de ter baixo limiar para utilizar suplementos de potássio caso apresentem diarreia ou vômitos.

Síndrome do QT curto (SQTC)

SQTC é herdada de forma autossômica dominante e é causada por mutações de 3 genes que codificam canais de potássio (Tabela 1).

É uma doença rara, com pouco mais de 200 casos relatados no mundo. A maior parte dos pacientes é sintomática, e a manifestação mais frequente é MS, geralmente entre 14-40 anos de idade. Outros sintomas reportados são síncope e palpitações. Parece haver maior risco de fibrilação atrial em pacientes com este diagnóstico. Em uma das séries de casos publicada, a taxa anual de evento foi de 1,3% na idade entre 20-40 anos, e 40% dos pacientes apresentou uma parada cardíaca até os 40 anos de idade. Não foi identificado nenhum gatilho para arritmias e, em 83% dos casos, o evento ocorreu durante o repouso.

QUADRO 1 Critério diagnóstico para SQTL conforme HRS/EHRA/APHRS *expert consensus statement* (2013)

1. A SQTL é diagnosticada na presença de:

A. Um escore de risco SQTL ≥ 3,5 na ausência de causas secundárias para prolongamento do QT ou

B. Uma mutação inequivocamente patogênica em um gene causador de SQTL ou

C. Um intervalo QT corrigido ≥ na ausência de uma causa secundária para o prolongamento do QT

2. Intervalo QTc entre 480-499 ms em ECG repetidos em um paciente com síncope inexplicada na ausência de causa secundária e na ausência de mutação patogênica

ECG: eletrocardiograma; SQTL: síndrome do QT longo.

QUADRO 2 — Indicações para implante de CDI nas canalopatias mais comuns

Síndrome do QT longo

Classe I	Parada cardíaca prévia
Classe IIA	Síncope recorrente apesar do uso de betabloqueador
Classe III	Assintomático não tratado com betabloqueador

Síndrome do QT curto

Classe I	História de parada cardíaca ou TV espontânea documentada

Taquicardia ventricular polimórfica catecolaminérgica

Classe I	História de morte súbita abortada

Síndrome de Brugada

Classe I	Parada cardíaca prévia ou taquicardia ventricular sustentada
Classe IIA	Síncope de causa presumivelmente arrítmica
Classe IIB	Realização de EEF em pacientes com SBr e ECG espontâneo tipo II para estratificação de risco e decisão quanto a implante de CDI
Classe III	Assintomático com ECG tipo I induzido por droga com história familiar induzida

CDI: cardioversor desfibrilador implantável; ECG: eletrocardiograma; EEF: estudo eletrofisiológico; SBr: síndrome de Brugada; TV: taquicardia ventricular.

Estudos populacionais demonstraram baixa prevalência de intervalo QTc < 340 ms, ao redor de 0,4%, mesmo em população pediátrica. Contudo, esses estudos não demonstraram risco aumentado quando a única alteração era um intervalo QT curto. A realização de teste genético é recomendada, apesar de uma mutação só ser identificada em 20% dos casos.

Conforme as diretrizes da Sociedade Europeia de Cardiologia (ESC), deve ser utilizado um ponto de corte ≤ 340 ms. O diagnóstico de SQTC deve ser considerado com QTc ≤ 360 ms na presença de fatores de risco: história familiar de SQTC, história familiar de MS antes dos 40 anos, taquicardia ou FV na ausência de doença cardíaca estrutural. Outras alterações prevalentes em ECG: desvio do segmento QT, ondas T alta e simétricas, repolarização precoce, ondas U aparentes, adaptação anormal do intervalo QT durante o exercício.

A quinidina, um antiarrítmico da classe IA, está associada ao prolongamento do QTc e à redução de eventos arrítmicos. Ela deve ser utilizada com base na avaliação individual de risco como prevenção primária (classe IIb) e em pacientes com choques recorrentes pelo CDI. Em casos de tempestade elétrica, o isoproterenol contribui para restaurar e manter o ritmo sinusal.

As indicações de implante de CDI estão resumidas no Quadro 2.

Taquicardia ventricular polimórfica catecolaminérgica (TVPC)

TVPC é mais comumente herdada de forma autossômica dominante. Em 65% (TVPC tipo 1) a mutação ocorre no RYR2, relacionada a um canal de liberação de cálcio localizado no retículo sarcoplasmático. TVPC tipo 2 é causada por mutações no CASQ2, que codifica uma proteína que se liga ao cálcio livre dentro do retículo sarcoplasmático e causa uma forma autossômica recessiva mais rara e severa de TVPC.

A doença em geral se manifesta por síncope com gatilhos adrenérgicos, convulsões e MS. Deve ser suspeitada em casos de síncope durante o exercício ou esforço, na presença de um ECG com intervalo QT normal em repouso e sem evidência de doença cardíaca estrutural. A primeira apresentação em geral ocorre nas duas primeiras décadas de vida e é rara após os 40 anos. Assim como LQT1, a TVPC deve ser suspeitada em casos de afogamento inexplicados.

O diagnóstico de TVPC é estabelecido diante de um paciente sintomático com coração estruturalmente normal e um ECG em repouso normal, mas com um teste de exercício anormal. A presença de TV bidirecional durante o esforço é patognomônica, mas não é um achado frequente. O comportamento característico no teste de esforço é ritmo sinusal em repouso, seguido por extrassístoles ventriculares (ESV) que se iniciam com FC em torno de 110 bpm e aumentam de frequência com o aumento de FC, progredindo para bigeminismo. Se o esforço persiste, o padrão de bigeminismo dará lugar a ESV em pares, incluindo pares bidirecionais e TV não sustentada, TV polimórfica e, raramente, TV bidirecional. A presença dessas alterações ao esforço em pacientes com coração estruturalmente normal e história clínica compatível torna o diagnóstico de TVPC altamente provável.

Em pacientes com suspeita de TVPC, o teste genético está indicado. A maior parte dos casos de TVPC é causada por mutações patogenéticas do tipo *missense* no RYR2.

Variações *missense* no RYR2 são encontradas em 3% dos indivíduos saudáveis e assintomáticos.

Os betabloqueadores são a terapia de primeira linha, utilizados em todos os pacientes com TVPC sintomática. Nadolol é o betabloqueador de escolha. A combinação com flecainida tem sido cada vez mais utilizada. Essa medicação tem, além do efeito bloqueador no canal de sódio, efeito específico no canal RYR2. Seu efeito foi confirmado em um estudo que demonstrou redução das arritmias induzidas por exercício.

O objetivo é a normalização do teste de esforço do paciente, com uma tolerância a ocasionais ESV que persistam apesar do tratamento. Se ocorrem ESV bigeminadas em pares ou arritmias de maior risco, a terapia farmacológica deve ser incrementada ou outra forma de tratamento aventada.

A DSCE está indicada como parte da intensificação do tratamento em paciente com TV recorrente sustentada durante o estresse ou síncope recorrente em vigência de tratamento adequado com betabloqueadores ou terapia combinada.

Como a letalidade de um evento é alta na TVPC, a tendência é que seja realizado um manejo mais agressivo nessa síndrome quando comparada a outras canalopatias. Contudo, algumas considerações devem ser feitas em relação ao implante de CDI. Na TVPC é potencialmente mais mórbido e letal, porque choques inapropriados são mais comuns e podem desencadear tempestade elétrica. Portanto, a tendência é implantar o CDI em sobreviventes de MS (Quadro 2).

Síndrome de Brugada (SBr)

O único gene implicado de forma inequívoca na SB é o SCN5A, quando mutações causam perda de funções. Mutações nesse gene são encontradas em cerca de 20% dos probandos. A herança na SBr parece mais complexa e não pode ser explicada por um padrão mendeliano.

A manifestação clínica mais frequente da SBr inclui um ECG tipo 1 e arritmias ventriculares malignas, em geral taquicardia ventricular polimórfica e FV. O gatilho mais comum são ESV de origem na via de saída de ventrículo direito. Alguns pacientes podem relatar síncope, provavelmente causada por arritmias autolimitadas, por isso o evento está associado a um prognóstico desfavorável. Arritmias supraventriculares, especialmente fibrilação atrial, são reconhecidas como parte do fenótipo de SBr e atingiram até 40% dos pacientes em algumas coortes.

Os sintomas costumam se manifestar na terceira ou quarta décadas de vida. Contudo, já foram descritas apresentações em crianças e em indivíduos com mais de 50 anos. A febre é um gatilho específico para arritmias, especialmente em crianças. Os homens são mais afetados pela doença.

Dois padrões eletrocardiográficos foram descritos. O tipo I é caracterizada por uma onda J com elevação côncava do ST nas derivações precordiais direitas, seguidas por uma onda T negativa. O tipo II tem um segmento ST com elevação tipo sela. Outras características no ECG que podem estar presentes são: distúrbios do condução leve (PR prolongado, QRS fragmentado e alargado) e alteração do eixo, que pode ser tanto a esquerda quanto a direita. Distúrbios de condução são característicos em mutações do canal de sódio com perda de função, que está presente em aproximadamente 20% dos casos.

O diagnóstico de SBr é baseado na presença de um padrão eletrocardiográfico característico, incluindo um padrão espontâneo tipo I com elevação côncava do segmento ST em uma ou mais derivações precordiais direitas, posicionadas no segundo, terceiro ou quarto espaço intercostal. É mandatório um ECG com padrão tipo 1; apenas quando ECG tipo 2 ou 3 é convertido em tipo 1 por meio de manobra provocativa o diagnóstico de SBr pode ser feito.

Na ausência de um padrão típico, a sensibilidade do ECG pode ser aumentada pelo posicionamento mais alto das derivações precordiais direitas, pela administração de bloqueadores dos canais de sódio (ajmalina é a droga mais efetiva) ou pelo aumento do tônus vagal. Esses procedimentos devem ser realizados em pacientes com suspeita de SBr com ECG não diagnóstico. Critérios adicionais são necessários quando um ECG tipo só é observado durante o teste farmacológico ou durante a febre. Nesse caso, a monitorização mais prolongada pode ser útil.

A abordagem de pacientes com SBr assintomáticos é motivo de discussão. A Figura 2 mostra um fluxograma adaptado de acordo com as diretrizes da American Heart Association (AHA) de manejo de arritmias ventriculares. Todo paciente com diagnóstico ou suspeita de SBr deve evitar medicações que agravem as manifestações elétricas (p. ex., amitriptilina), tratar agressivamente a febre e evitar o consumo excessivo de álcool.

As opções de tratamento farmacológico são limitadas na SBr. O opk isoproterenol é útil durante a fase aguda de arritmias ventriculares e pode estabilizar o paciente nesse cenário. A quinidina está sendo avaliada para prevenção de arritmias em casos crônicos.

As indicações para implante de CDI estão resumidas no Quadro 2. Outra forma de tratamento não farmacológico que vem ganhando aceitação é ablação do substrato arritmogênico, localizado na região da via de saída do ventrículo direito. Esse procedimento, capaz de modificar as eletrocardiográficas da SBr, ainda deve ser mais estudado até ter recomendações específicas.

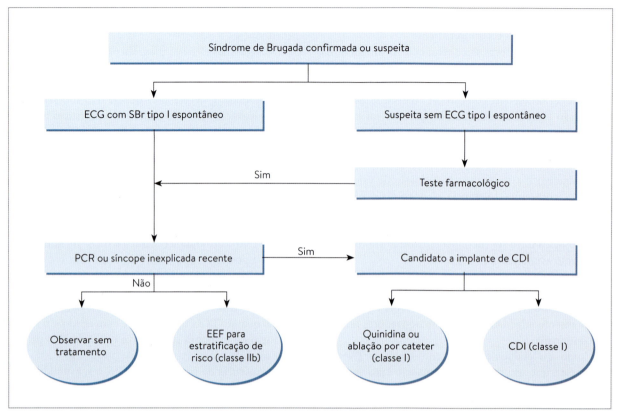

FIGURA 2 Fluxograma sugerido de manejo da síndrome de Brugada.

CDI: cardioversor desfibrilador implantável; ECG: eletrocardiograma; EEF: estudo eletrofisiológico; PCR: proteína C-reativa; SBr: síndrome de Brugada.

Fonte: adaptada de Al-Khatib et al., 2018.

O QUE AS DIRETRIZES RECOMENDAM

- Al-Khatib SM, Stevenson WG, Ackerman MJ, Bryant WJ, Callans DJ, Curtis AB, et al. 2017 AHA/ACC/HRS guideline for management of patients with ventricular arrhythmias and the prevention of sudden cardiac death: executive summary: a report of the American College of Cardiology/American Heart Association task force on clinical practice guidelines and the Heart Rhythm Society. J Am Coll Cardiol. 2018;72(14):1677-749.

- Antzelevitch C, Yan GX, Ackerman MJ, Borggrefe M, Corrado D, Guo J, et al. J-Wave syndromes expert consensus conference report: Emerging concepts and gaps in knowledge. J Arrhythm. 2016;32(5):315-39.

- Hosseini SM, Kim R, Udupa S, Costain G, Jobling R, Liston E, et al.; National Institutes of Health Clinical Genome Resource Consortium. Reappraisal of reported genes for sudden arrhythmic death: evidence-based evaluation of gene validity for Brugada syndrome. Circulation. 2018;138(12):1195-205.

- Musunuru K, Hershberger RE, Day SM, Klinedinst NJ, Landstrom AP, Parikh VN, et al.; American Heart Association Council on Genomic and Precision Medicine; Council on Arteriosclerosis, Thrombosis and Vascular Biology; Council on Cardiovascular and Stroke Nursing; and Council on Clinical Cardiology. Genetic testing for inherited cardiovascular diseases: a scientific statement from the American Heart Association. Circ Genom Precis Med. 2020;13(4):e000067.

- Priori SG, Wilde AA, Horie M, Cho Y, Behr ER, Berul C, et al. HRS/EHRA/APHRS expert consensus statement on the diagnosis and management of patients with inherited primary arrhythmia syndromes: document endorsed by HRS, EHRA, and APHRS in May 2013 and by ACCF, AHA, PACES, and AEPC in June 2013. Heart Rhythm. 2013;10(12):1932-63.

📖 SUGESTÕES DE LEITURA

1. Adler A, Novelli V, Amin AS, Abiusi E, Care M, Nannenberg EA, et al. An international, multicentered, evidence-based reappraisal of genes reported to cause congenital long QT syndrome. Circulation. 2020;141(6):418-28.
2. Antzelevitch C, Pollevick GD, Cordeiro JM, Casis O, Sanguinetti MC, Aizawa Y, et al. Loss-of-function mutations in the cardiac calcium channel underlie a new clinical entity characterized by ST-segment elevation, short QT intervals, and sudden cardiac death. Circulation. 2007;115(4):442-9.
3. Kline J, Costantini O. Inherited cardiac arrhythmias and channelopathies. Med Clin North Am. 2019;103(5):809-20.
4. Laksman Z, Barichello S, Roston TM, Deyell MW, Krahn AD. Acute management of ventricular arrhythmia in patients with suspected inherited heart rhythm disorders. JACC Clin Electrophysiol. 2019;5(3):267-83.
5. Schwartz PJ, Ackerman MJ, Antzelevitch C, Bezzina CR, Borggrefe M, Cuneo BF, et al. Inherited cardiac arrhythmias. Nat Rev Dis Primers. 2020;6(1):58.

52

Síncope: diagnóstico e tratamento

Fátima Dumas Cintra
Maurício Pimentel

DESTAQUES

- Síncope é definida como perda transitória da consciência secundária à hipoperfusão cerebral difusa e caracterizada por início súbito, curta duração e recuperação completa e espontânea.
- A síncope pode ser classificada como reflexa, cardíaca ou secundária à hipotensão ortostática.
- A determinação do mecanismo da síncope é importante para o estabelecimento do tratamento mais apropriado e para estratificar o risco.
- Idade avançada, evidências de doença cardíaca estrutural, história familiar de morte súbita em indivíduo abaixo de 40 anos ou alguma anormalidade eletrocardiográfica são fatores cujo risco não pode ser descartado.
- Os exames complementares devem ser solicitados de acordo com a hipótese inicial.
- O tratamento da síncope cardíaca será indicado pelas diretrizes específicas para a arritmia ou doença estrutural identificada.
- O tratamento da síncope reflexa e da síncope secundária à hipotensão ortostática está baseado principalmente em educação e medidas não farmacológicas.
- O implante de marca-passo poderá ser considerado na síncope reflexa em determinadas condições clínicas com documentação de assistolia ou pausa.

INTRODUÇÃO

A síncope é definida como perda transitória da consciência secundária à hipoperfusão cerebral difusa e caracterizada por início súbito, curta duração e recuperação completa e espontânea. É comum na prática clínica, com alta prevalência e recorrência. Corresponde a 6% das internações hospitalares e a 1-3% das admissões em sala de emergência, o que acaba ocasionando alto custo para os sistemas de saúde. Apresenta discreta predileção pelo sexo feminino, e sua distribuição em ambos os sexos é trimodal, com o aparecimento do primeiro episódio por volta dos 20, 60 ou 80 anos. Os idosos constituem um grupo de especial atenção pela alta prevalência, risco aumentado de hospitalização e morte. Idosos institucionalizados apresentam incidência anual de 7% e taxa de recorrência de 30%.

Uma revisão sistemática de estudos prospectivos observacionais incluindo 11.158 pacientes admitidos em sala de emergência por síncope demonstra que a taxa de mortalidade em 1 ano variou entre 5,7-15,5%, enfatizando a necessidade de estratificação de risco e a determinação dos mecanismos envolvidos na perda da consciência. De fato, a compreensão dos mecanismos fisiopatológicos da síncope foi aprimorada nas últimas décadas, em parte pela incorporação de novas ferramentas diagnósticas, especialmente os sistemas de monitorização eletrocardiográfica prolongada. Entretanto, muitos pacientes ainda permanecem sem a etiologia definida ou com múltiplos mecanismos envolvidos, tornando desafiador o seu manejo clínico.

MECANISMOS E CLASSIFICAÇÃO

O mecanismo final para que ocorra a síncope é a hipoperfusão cerebral difusa. Sendo assim, qualquer fator que comprometa o débito cardíaco ou a resistência vascular periférica com consequente diminuição da pressão arterial sistêmica acarretará prejuízo da perfusão cerebral e perda da consciência. Dessa forma, uma vez definido um quadro de síncope, o paciente pode ser alocado em três grandes possibilidades: síncope reflexa, cardíaca ou síncope secundária à hipotensão ortostática (HO) (Figura 1).

A síncope reflexa é a mais comum na prática clínica e inclui a síncope vasovagal (SVV), a síncope do seio carotídeo e a situacional. A SVV é desencadeada pelo estresse ortostático ou emocional, especialmente medo e dor. A síncope do seio carotídeo ocorre predominantemente em homens idosos, desencadeada pela pressão ou manipulação na região cervical. A síncope situacional é desencadeada por estímulos distintos como tosse, defecação, micção e após parada súbita da atividade física. O controle pressórico fisiológico envolve predominantemente a ativação do barorreflexo localizado no arco aórtico e no seio carotídeo. O sinal aferente é, então, transmitido pelo nervo vago e glossofaríngeo, respectivamente, para o núcleo do trato solitário. Com a diminuição da pressão arterial, a ativação simpática é aumentada e o componente parassimpático diminui. Da mesma forma, as elevações de pressão arterial são associadas a supressão simpática e a estimulação parassimpática. Os receptores cardiopulmonares localizados na parede cardíaca e nos vasos intratorácicos também participam desse ajuste, e o aumento das pressões de enchimento cardíaco resulta em inibição simpática. O reflexo vasovagal, embora não tenha seu mecanismo totalmente esclarecido, ocorre quando há alguma alteração no controle pressórico. A diminuição do retorno venoso com consequente diminuição do enchimento e aumento do inotropismo ventricular acaba ativando os receptores cardiopulmonares, com consequente supressão simpática e hipotensão associadas a graus diferentes de estimulação parassimpática com consequente bradicardia, resultando no reflexo vasodepressor, cardioinibitório ou misto.

A síncope cardíaca pode ser ocasionada tanto por uma bradiarritmia como por uma taquiarritmia. Além disso, várias doenças cardíacas estruturais podem cursar com síncope, como a estenose aórtica, a cardiomiopatia hipertrófica, o infarto agudo do miocárdio, a massa cardíaca, doenças do pericárdio, anomalia congênita da artéria coronária e disfunções de prótese valvar. Tromboembolia pulmonar, dissecção aórtica e hipertensão pulmonar também constituem causas de síncope cardíaca.

A HO constitui um grupo heterogêneo de causas, com prognósticos diferentes que podem levar a síncope

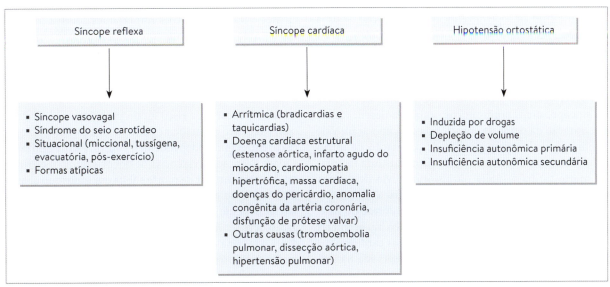

FIGURA 1 Classificação da síncope.
Fonte: adaptada de Brignole et al., 2018.

pela diminuição da resistência periférica e/ou do débito cardíaco. O uso de medicamentos anti-hipertensivos deve ser investigado em todos os pacientes, uma vez que são os responsáveis pela perda da consciência com frequência. Vale lembrar que os betabloqueadores e diuréticos tiazídicos são mais implicados com a ocorrência de HO quando comparados com outras classes, como bloqueadores da enzima de conversão da angiotensina ou bloqueadores dos canais de cálcio. A depleção de volume observada nos casos de desidratação, hemorragias, vômitos e diarreia também pode ocasionar síncope por HO. Finalmente, a insuficiência autonômica justifica alguns casos de síncope, como na atrofia sistêmica múltipla, na falência autonômica pura, na doença de Parkinson ou nos quadros de insuficiência autonômica secundária a diabete, amiloidose, insuficiência renal, dentre outras.

A determinação do mecanismo da síncope é importante para o estabelecimento do tratamento mais apropriado e para estratificar o risco. A síncope cardíaca está associada ao pior prognóstico, ao passo que a síncope reflexa, apesar de comprometer a qualidade de vida, não se relaciona a maior taxa de mortalidade. Finalmente, é importante salientar que a síncope deve ser diferenciada de outras causas de perda transitória da consciência, nas quais o mecanismo envolvido não é hipoperfusão cerebral difusa, como nos casos de epilepsias, ataque isquêmico transitório no território vertebrobasilar, síndrome do roubo da subclávia, hemorragia subaracnóidea, cataplexia e síncope psicogênica.

DIAGNÓSTICO E ESTRATIFICAÇÃO DE RISCO

O primeiro passo para o atendimento do paciente que se apresente com síncope deve incluir a realização de uma história clínica detalhada, exame físico e eletrocardiograma de 12 derivações. Com esses recursos é possível não apenas estabelecer o diagnóstico mas também estratificar o risco da síncope (Figura 2). A história clínica deve incluir dados precisos sobre o local de ocorrência da síncope, sinais prodrômicos, situações desencadeantes, duração da perda da consciência e recuperação. Vale lembrar que síncope precedida de palpitação de início súbito, síncope durante o esforço físico, história familiar de morte cardíaca súbita ou história prévia de doença cardíaca são sugestivas de origem cardíaca. Por outro lado, a síncope precedida por palidez, sudorese ou náusea, desencadeada pelo estresse ortostático, recorrências frequentes e ausência de sinais de doenças cardiovasculares, é característica frequentemente observada na síncope reflexa.

O exame físico deve incluir aferições de pressão arterial (PA) na posição deitada, sentada e em pé, além da avaliação detalhada do sistema cardiovascular. A massagem do seio carotídeo deve ser realizada nos pacientes acima de 40 anos com história clínica sugestiva de síncope reflexa. Considera-se uma resposta alterada quando ocorre assistolia superior a 3 segundos com queda da pressão arterial sistólica superior a 50 mmHg. A monitorização cardíaca e pressórica é fundamental durante o procedimento, por isso muitas vezes é realizada durante o teste de inclinação. A presença de estenose carotídea, acidente vascular cerebral prévio ou ataque isquêmico transitório constitui situações nas quais a realização da massagem do seio carotídeo deve ser revista.

O eletrocardiograma é mandatório em todos os pacientes e traz informações importantes sobre a possível etiologia da síncope; de forma geral, é incluído nos principais algoritmos de estratificação de risco. A princípio, qualquer anormalidade eletrocardiográfica deve ser esclarecida antes de se estabelecer uma causa benigna para o quadro.

Vários escores de risco foram propostos na literatura com o objetivo de facilitar e padronizar a estratificação de risco; entretanto, independentemente do escore utilizado, a idade avançada, evidências de doença cardíaca estrutural, história familiar de morte súbita em indivíduo abaixo de 40 anos ou alguma anormalidade eletrocardiográfica são fatores cujo risco não pode ser descartado, e a investigação deve ser direcionada para causas cardíacas. O Quadro 1 relaciona as principais características associadas ao maior risco em pacientes que se apresentam com síncope em serviços de emergência. Pacientes com essas características devem ser submetidos à investigação imediata em ambiente hospitalar.

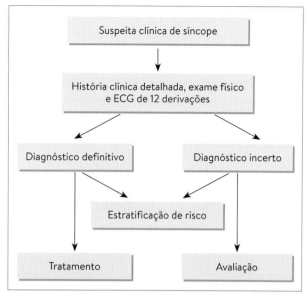

FIGURA 2 Algoritmo de avaliação inicial da síncope.
ECG: eletrocardiograma.
Fonte: adaptada de Shen et al., 2017.

QUADRO 1 — Características associadas a alto risco em pacientes admitidos com síncope em sala de emergência

História clínica

- Dor torácica, dispneia, dor abdominal e cefaleia súbita
- Síncope durante exercício
- Síncope em pe
- Ausência de fase prodrômica
- História familiar de morte súbita em jovens
- Síncope sentado
- História de doença cardíaca estrutural ou doença da artéria coronária

Exame físico

- Pressão arterial < 90 mmHg
- Sangramento gastrointestinal
- Bradicardia persistente (< 40 bpm)
- Sopro cardíaco

Eletrocardiograma de 12 derivações

- Alterações isquêmicas
- Bloqueios atrioventriculares
- Bradicardia sinusal, bloqueio sinoatrial ou pausa sinusal superior a 3 segundos
- Distúrbios de condução intraventricular
- Alterações compatíveis com hipertrofia ventricular ou cardiomiopatia
- Arritmia ventricular
- Disfunção de dispositivo cardíaco implantável
- Prolongamento ou encurtamento do intervalo QT
- Padrão de Brugada típico ou atípico
- Pré-excitação ventricular
- Fibrilação atrial ou arritmias supraventriculares paroxísticas
- Alterações sugestivas de displasia arritmogênica do ventricular direito

Fonte: adaptado de Brignole et al., 2018.

EXAMES COMPLEMENTARES

Os exames complementares devem ser solicitados de acordo com a hipótese inicial. Por exemplo, pacientes com suspeita de síncope cardíaca secundária a uma arritmia cardíaca em que a avaliação não invasiva não foi esclarecedora, o estudo eletrofisiológico pode trazer benefícios, principalmente nos indivíduos com infarto prévio ou portadores de bloqueio bifascicular. Da mesma forma, a angiografia coronária pode ser realizada nas suspeitas de síndromes isquêmicas agudas.

O teste de inclinação é considerado quando há suspeita de síncope reflexa ou secundária a hipotensão ortostá-tica ou para auxiliar na diferenciação de síncope com outras condições que mimetizam síncope, como epilepsia, quedas e síncope psicogênica. Vale lembrar que o teste de inclinação negativo não exclui a possibilidade de síncope reflexa, além disso, um resultado positivo pode ser encontrado em pacientes com síncope de origem cardíaca, exigindo grande respaldo clínico para levar em consideração o resultado do exame. Finalmente, o teste de inclinação não deve ser utilizado para avaliar o sucesso da terapêutica instituída.

A monitorização eletrocardiográfica auxilia muito o diagnóstico definitivo de síncope, uma vez que documenta o evento espontâneo. Estão disponíveis comercialmente no Brasil quatro tipos principais de monitorização eletrocardiográfica: Holter de 24 horas, Holter de 7 dias, monitor de eventos externo e monitor de eventos implantável. A escolha da ferramenta a ser utilizada deve levar em consideração a frequência de aparecimento do evento. O sistema Holter pode ser indicado em pacientes com síncopes ou pré-síncopes muito frequentes. O monitor de eventos apresenta maior probabilidade de documentação da síncope e pode ser indicado em pacientes com frequência mensal. Em casos nos quais a síncope ocorre em intervalos mais prolongados o implante do monitor está indicado. O monitor de eventos pode ser utilizado como estratégia inicial de investigação no paciente de baixo risco. Nos casos em que algum fator de risco é identificado, a recomendação é prosseguir com a investigação convencional e utilizar o monitor de eventos como ferramenta tardia após afastada a gravidade quando não foi possível estabelecer o diagnóstico etiológico. Além disso, o monitor de eventos não deve ser indicado em pacientes que preencham os critérios necessários para implante de marca-passo ou cardioversor desfibrilador.

TRATAMENTO

O tratamento da síncope depende da identificação de sua causa e mecanismo. Os objetivos do tratamento são a prevenção de novos episódios sincopais e, em determinadas condições, o aumento da sobrevida.

Síncope cardíaca

O tratamento de bradiarritmias e taquiarritmias causadoras de síncope pode envolver implante de dispositivos (p. ex., marca-passo ou cardioversor desfibrilador implantável), ablação por cateter ou drogas antiarrítmicas. As indicações do tratamento seguem diretrizes para cada arritmia, discutidas em capítulos específicos no livro. No caso de alterações cardíacas estruturais, por exemplo, estenose aórtica, o tratamento deve seguir as diretrizes específicas para o tratamento da doença de base.

Síncope reflexa

A abordagem terapêutica da síncope reflexa está baseada fundamentalmente em medidas não farmacológicas, especialmente educação e modificações no estilo de vida. Outras medidas podem ser consideradas em formas recorrentes e com determinadas características clínicas. As recomendações para tratamento da síncope reflexa estão na Figura 3 e no Quadro 2.

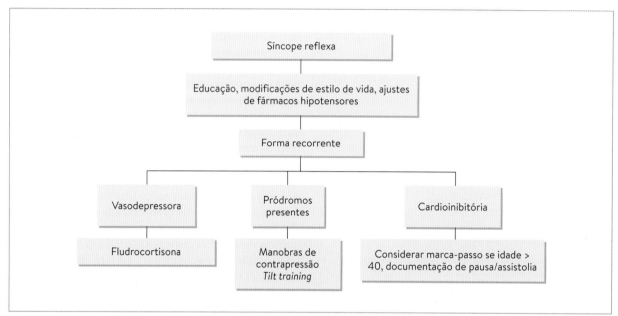

FIGURA 3 Algoritmo de tratamento da síncope reflexa.
Fonte: adaptada de Brignole et al., 2018.

QUADRO 2 Recomendações para tratamento da síncope reflexa

Recomendação	Classe de recomendação	Nível de evidência
Educação e modificações de estilo de vida		
Explicação sobre diagnóstico, tranquilização sobre prognóstico, orientação para evitar fatores/situações precipitantes	I	B
Descontinuação/redução de fármacos hipotensores		
Modificação ou descontinuação de fármacos hipotensores deve ser considerada sempre que possível	IIa	B
Manobras físicas		
Manobras de contrapressão podem ser consideradas em pacientes com pródromos e idade < 60 anos	IIa	B
Treinamento postural (*tilt training*) pode ser considerado em pacientes jovens	IIb	B
Terapia farmacológica		
Fludrocortisona pode ser considerada em pacientes com forma hipotensora de síncope reflexa e que tenham pressão arterial normal ou baixa	IIb	B
Betabloqueadores não são indicados para síncope reflexa	III	A
Marca-passo cardíaco		
Marca-passo deve ser considerado em pacientes com síncope recorrente, idade > 40 anos, com documentação espontânea de pausas > 3 segundos sintomáticas ou > 6 segundos assintomáticas	IIa	B
Marca-passo deve ser considerado em pacientes com síncope recorrente sem pródromos, idade > 40 anos e com assistolia no teste de inclinação	IIb	B

Fonte: adaptado de Brignole et al., 2018.

Educação e modificações de estilo de vida

As medidas educativas e modificações de estilo de vida constituem o principal tratamento para pacientes com síncope reflexa, ainda que não tenham sido avaliadas em estudos randomizados. Educação e tranquilização do paciente sobre a condição benigna da síncope, reconhecimento para evitar possíveis fatores desencadeantes (calor, desidratação, situações de permanência em pé por tempo prolongado, uso de fármacos com ação hipotensora) e identificação precoce de pródromos para mudança de posição ou realização de manobras de contrapressão devem ser implementados para todos os pacientes. Aumento da ingesta hídrica e do consumo de sal também é recomendado. Para grande parte dos pacientes, o reconhecimento do diagnóstico e as medidas de educação e de estilo de vida já serão suficientes para melhora ou redução dos sintomas.

Manobras de contrapressão

Manobras físicas de contrapressão (p. ex., cruzamento das pernas ou contração isométrica dos braços) realizadas logo após o reconhecimento de sintomas iniciais foram testadas em estudos randomizados e determinaram a redução dos episódios de síncope. Essas medidas são menos efetivas em pacientes com idade maior que 60 anos e têm uso limitado naqueles que apresentam poucos pródromos.

Treinamento postural (*tilt training*)

O treinamento postural (*tilt training*) consiste na exposição progressiva do paciente à postura ereta com o objetivo de dessensibilizar os receptores cardiopulmonares envolvidos na síncope reflexa. O paciente é orientado para permanecer em pé, com o dorso apoiado sobre parede vertical, com os pés afastados 15-20 cm da parede, inicialmente por 5 minutos, 2 vezes ao dia. Conforme a tolerância, esse tempo vai sendo progressivamente aumentado até 40 minutos 2 vezes ao dia. Alguns estudos mostraram benefício com treinamento postural, porém há dificuldade para a adesão continuada desse tipo de terapia.

Terapia farmacológica

A terapia farmacológica pode ser considerada para pacientes com síncope recorrente, apesar de medidas educativas, modificações de estilo de vida e manobras físicas. Diversas classes de fármacos, incluindo betabloqueadores, fludrocortisona, inibidores da recaptação da serotonina e alfa-agonistas, foram testados, sem evidência de benefício significativo em relação ao placebo, com exceção de algumas condições. Os betabloqueadores já foram considerados terapia de escolha para síncope reflexa, porém não apresentaram benefício em ensaios clínicos randomizados contra placebo. A fludrocortisona foi avaliada em ensaio clínico randomizado no qual não houve demonstração de benefício significativo para desfecho primário. Em análise de pacientes com estabilização de dose de 0,2 mg/dia em 2 semanas, houve benefício em relação ao placebo. A midodrina (alfa-agonista não disponível comercialmente no Brasil) mostrou potencial benefício em estudos com poucos pacientes. Porém, de forma isolada, é considerada pouco útil no tratamento de longo prazo. Os inibidores da recaptação da serotonina não apresentaram resultados consistentes em estudos randomizados.

Marca-passo

O implante de marca-passo pode ser indicado para tratamento da síncope reflexa em determinadas condições clínicas nas quais há documentação de assistolia como fator principal. Para pacientes com síncope reflexa, não selecionados por predominância de componente cardioinibitório, não houve benefício com implante de marca-passo. Em outro ensaio clínico, pacientes com síncope recorrente, idade > 40 anos e documentação com monitor implantável de pausa > 3 segundos associada à síncope ou pausa > 6 segundos sem síncope, foram todos submetidos a implante de marca-passo e randomizados para marca-passo com estimulação ligada ou desativada. Pacientes com marca-passo com estimulação ligada apresentaram menor recorrência de síncope. O implante de marca-passo é o tratamento indicado nos casos de síncope por hipersensibilidade do seio carotídeo.

Outras terapias

A ablação de plexos ganglionares (cardioneuroablação) tem sido descrita em estudos observacionais como terapia eficaz para síncope reflexa. O objetivo do procedimento é obter uma extensa denervação vagal pós-ganglionar cardíaca por meio de ablação por cateter. A incorporação dessa terapia nas recomendações de diretrizes depende ainda da realização de estudos controlados e com maior número de pacientes.

Síncope por hipotensão ortostática

Educação e modificações de estilo de vida

Assim como na síncope reflexa, educação e modificações no estilo de vida são importantes no tratamento da síncope por hipotensão ortostática. Pacientes devem ser orientados para evitar mudanças rápidas de posição, especialmente da posição deitado para em pé. Na ausência de hipertensão, recomenda-se aumento da ingestão de líquidos (2-3 L/dia) e de sal.

Redução de dose ou suspensão de fármacos com ação hipotensora

Para pacientes em uso de fármacos com efeito hipotensor (anti-hipertensivos, diuréticos, neurolépticos, agonistas dopaminérgicos) e que apresentam hipotensão ortostática, deve-se revisar a necessidade de uso do fármaco, bem como a dosagem prescrita. O uso de três ou mais fármacos anti-hipertensivos é preditor de hipotensão ortostática. Em pacientes com hipotensão ortostática, os níveis de alvo terapêutico para manutenção da pressão arterial podem ser pouco mais elevados.

Terapia farmacológica

As opções farmacológicas para hipotensão ortostática são fludrocortisona e midodrina (não disponível comercialmente no Brasil). O uso da fludrocortisona foi associado à melhora dos sintomas por hipotensão ortostática em estudos observacionais e em um ensaio clínico. A midodrina foi testada em ensaios clínicos randomizados e mostrou-se eficaz para tratamento dessa condição clínica.

Outras medidas

Entre outras medidas, consideram-se a realização de manobras de contrapressão (já descritas), o uso de meias elásticas de compressão e a cabeceira da cama mais elevada (10 graus) para dormir. A colocação da cabeceira mais elevada previne a poliúria noturna, mantendo a distribuição mais favorável do fluido corporal.

O QUE AS DIRETRIZES RECOMENDAM

- Brignole M, Moya A, de Lange FJ, Deharo JC, Elliott PM, Fanciulli A, et al; ESC Scientific Document Group. 2018 ESC guidelines for the diagnosis and management of syncope. Eur Heart J. 2018;39(21):1883-948.

- Shen WK, Sheldon RS, Benditt DG, Cohen MI, Forman DE, Goldberger ZD, et al. 2017 ACC/AHA/HRS guideline for the evaluation and management of patients with syncope: a report of the American College of Cardiology/American Heart Association task force on clinical practice guidelines and the Heart Rhythm Society. Heart Rhythm. 2017;14(8):e155-e217.

 ## SUGESTÕES DE LEITURA

1. Brignole M, Menozzi C, Moya A, Andresen D, Blanc JJ, Krahn AD, et al. Pacemaker therapy in patients with neurally mediated syncope and documented assystole. Third International study on syncope of uncertain etiology (ISSUE-3): a randomized trial. Circulation 2012;125:2566-71.
2. Calkins H, Zipes DP. Hypotension and syncope. In: Zipes DP, Libby P, Bonow RO, Mann DL, Tomaselli GF, Braunwald E (eds.). Braunwald's heart disease. 11th ed. Philadelphia: Elsevier; 2018. p.848-58.
3. Pachón Mateos JP, Leal MG, Pachón CTC, Rocha JO. Bradicardia reflexa neuromediada. In: Hachul DT, Kuniyoshi RR, Darrieux FCC (eds.). Tratado de arritmias cardíacas. São Paulo: Atheneu; 2019. p.271-84.
4. Solbiati M, Casazza G, Dipaola F, Rusconi AM, Cernuschi G, Barbic F, et al. Syncope recurrence and mortality: a systematic review. Europace. 2015;17(2):300-8.

53
Manuseio das arritmias na emergência e na terapia intensiva

Ricardo Ryoshim Kuniyoshi
José Carlos Moura Jorge

DESTAQUES

- Cardioversão elétrica (CVE) ou desfibrilação transtorácica é o tratamento de escolha para toda taquiarritmia hemodinamicamente instável, independentemente do tipo e mecanismo.
- Deve-se realizar, sempre que possível, a documentação eletrocardiográfica de toda arritmia cardíaca atendida em unidade de emergência (UE) e unidade de terapia intensiva (UTI).
- Em pacientes adultos, toda taquicardia com QRS estreito é uma taquicardia supraventricular.
- Dentre os fármacos que reduzem a condução sobre o nó atrioventricular (AV) utilizados nas taquiarritmias, a adenosina é o de primeira escolha.
- Na fibrilação atrial (FA) com pré-excitação ventricular, devem-se evitar os antagonistas dos canais de cálcio, adenosina, betabloqueadores e digoxina.
- A profilaxia para tromboembolismo por meio de anticoagulação/ecocardiograma transesofágico antes da cardioversão (química ou elétrica) é mandatória nos casos de FA com 48 horas ou mais de duração ou de início indeterminado.
- Em atendimentos na UE e UTI, considerar como taquicardia ventricular (TV) toda taquicardia com complexo QRS largo.
- A CVE deve ser a terapêutica preferida nas taquicardias de QRS largo.
- Amiodarona ou lidocaína intravenosa podem ser utilizadas na fibrilação ventricular e/ou taquicardia ventricular com instabilidade hemodinâmica refratárias à CVE/desfibrilação e manobras de ressuscitação cardiopulmonar.
- Na TV polimórfica, devem-se investigar insuficiência coronariana aguda e síndrome do QT longo.
- O sulfato de magnésio intravenoso deve ser utilizado na TV polimórfica quando associada ao intervalo QT longo (*torsades de pointes*).
- Os sintomas definitivamente relacionados à bradicardia sem uma causa reversível devem ser tratados com estimulação elétrica permanente.
- Deve-se evitar o uso de atropina nos bloqueios atrioventriculares com presença de QRS largo.
- O uso de marca-passo temporário durante o infarto agudo do miocárdio não significa, necessariamente, posterior indicação absoluta de estimulação elétrica definitiva.

INTRODUÇÃO

Arritmia cardíaca é definida como qualquer mudança na sequência normal do impulso elétrico do coração. Essa alteração pode manifestar-se como bradiarritmias, distúrbios da condução elétrica ou taquiarritmias. É a quinta causa mais comum dos atendimentos na unidade de emergência (UE) e, segundo estudo prévio, ocorre em 19,7% dos pacientes internados na unidade de terapia intensiva (UTI).

Ressalta-se que a imediata e correta abordagem diagnóstica e terapêutica das arritmias cardíacas com instabilidade hemodinâmica são cruciais para a sobrevida desses pacientes. Por outro lado, nos estáveis hemodinamicamente, a escolha de uma terapêutica equivocada pode trazer consequências catastróficas e até mesmo fatais. Também é preciso destacar a necessidade de documentar, sempre que possível, a arritmia por meio do registro eletrocardiográfico. Essa conduta será de grande auxílio na definição diagnóstica e na estratégia terapêutica futura, muitas vezes definidas em conjunto com a avaliação do arritmologista ou eletrofisiologista.

TAQUIARRITMIAS

Qualquer taquicardia hemodinamicamente instável, independentemente do tipo e mecanismo, deve ser tratada por meio da cardioversão elétrica (CVE) ou desfibrilação transtorácica. Em UE e UTI, onde decisões rápidas muitas vezes são necessárias, a avaliação clínica do paciente associada a uma simples análise eletrocardiográfica da duração, regularidade e morfologia do complexo QRS de uma taquicardia ganha extrema importância. Nesse contexto, as taquicardias, definidas como todo ritmo com frequência cardíaca (FC) > 100 bpm, podem ser divididas em duas categorias: taquicardias de QRS estreito (QRS < 0,12 s) e QRS largo (QRS ≥ 0,12 s), as quais, por sua vez, são subdivididas em taquicardias com intervalos RR regulares ou irregulares. Nas taquicardias de QRS largo, deve-se identificar, ainda, se os complexos QRS são de uma (monomórficas) ou várias morfologias (polimórficas).

Taquicardia regular de QRS estreito

No adulto, toda taquicardia regular com QRS estreito é uma taquicardia supraventricular (TSV). Uma forma simples e extremamente útil de abordar as TSV na UE e UTI é dividi-las em dois grupos, com base na sua dependência ou não do nó atrioventricular (AV) como parte do seu mecanismo. Nesse sentido, promover a redução da condução sobre o nó AV durante uma TSV poderá ocasionar a sua interrupção (taquicardias dependentes do nó AV) ou resultar na perda transitória da captura ventricular sem o término dela (taquicardias nó AV-independen-

tes). A atuação sobre o nó AV pode ser obtida por meio de manobras vagais (Valsalva e/ou massagem do seio carotídeo) ou pela ação de fármacos como adenosina, betabloqueadores adrenérgicos, antagonistas dos canais de cálcio não di-hidropiridínicos (verapamil e diltiazem) e amiodarona (Figura 1).

Nos casos de insucesso com a manobra vagal, a adenosina é o fármaco de primeira escolha e deve ser administrado por via intravenosa em *bolus*, seguido de infusão rápida de 20 mL de solução salina. A dose inicial é de 6 mg, e, em casos de não resposta, deve-se repetir a medicação, dessa vez com 12 mg. O bloqueio AV (BAV) provocado pela adenosina é transitório devido à sua meia-vida curta, em torno de 10 segundos. É segura e eficaz na gravidez e deve ser usada com cautela naqueles com doença pulmonar obstrutiva crônica (DPOC) e asma. Metilxantinas como teofilina e cafeína são seus antagonistas competitivos, inibindo o seu efeito, enquanto o dipiridamol pode potencializar a sua ação. Está contraindicada na presença de BAV de segundo ou terceiro grau, disfunção do nó sinusal e fibrilação atrial (FA) pré-excitada.

Nos casos de insucesso ou contraindicação das abordagens descritas anteriormente, pode-se optar pelo emprego de outros fármacos antiarrítmicos com ação sobre o nó AV (Figura 2).

Como já dito, a todo paciente com taquiarritmia e instabilidade hemodinâmica, a CVE é o tratamento de escolha. Entretanto, na taquicardia regular com QRS estreito, a administração da adenosina também pode ser considerada como opção terapêutica em casos selecionados (p. ex., indisponibilidade imediata para realização da CVE).

Taquicardia irregular de QRS estreito

A taquicardia com QRS estreito e intervalos RR irregulares mais comum é a FA. O diagnóstico diferencial deve ser feito com a taquicardia atrial (TA) e o *flutter* atrial com condução variável pelo nó AV.

Fibrilação atrial

A abordagem do paciente com FA hemodinamicamente estável consiste no controle da FC, controle do ritmo cardíaco e na profilaxia de eventos embólicos.

O controle da FC pode ser realizado com betabloqueadores ou bloqueadores dos canais de cálcio não diidropiridínicos. Nos pacientes com disfunção ventricular esquerda ou insuficiência cardíaca (IC), deve-se preferir a digoxina ou a amiodarona intravenosa (Figura 2). Ressalta-se que a amiodarona deve ser empregada somente após uma avaliação prévia do risco *versus* benefício de reversão para o ritmo sinusal que esse fármaco pode proporcionar (cardioversão química), particularmente em relação ao risco de fenômenos tromboembólicos.

O protocolo de reversão para o ritmo sinusal está demonstrado na Figura 3. Ressalta-se que, nos pacientes

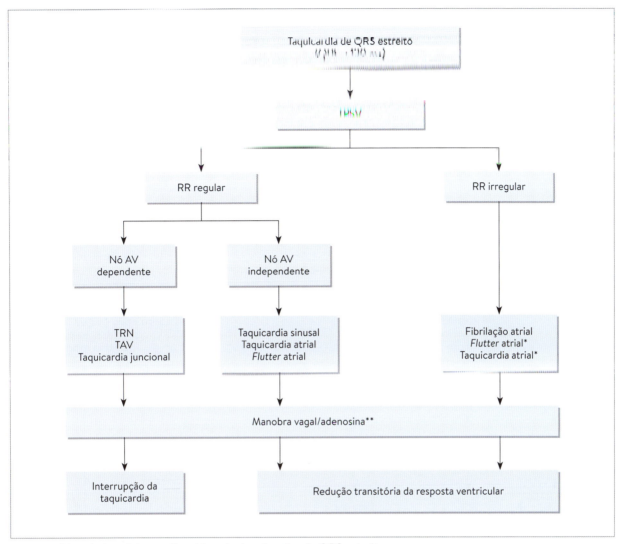

FIGURA 1 Diagnóstico eletrocardiográfico das taquicardias de QRS estreito.

* Presença de resposta AV variável.

** Efeito mais comum mediante manobras que reduzem a condução elétrica sobre o nó AV.

AV: atrioventricular; TAV: taquicardia por reentrada atrioventricular mediada por via acessória; TPSV: taquicardia paroxística supraventricular; TRN: taquicardia por reentrada nodal.

com FA ≥ 48 horas de duração ou de início indeterminado, a recomendação atual é a anticoagulação oral (ACO) prévia por 3 semanas (nos casos em que se opta por estratégia sem ecocardiograma transesofágico) e por pelo menos 4 semanas após a reversão da FA, independentemente do escore de CHA_2D_2VASc. Por sua vez, naqueles com FA < 48 horas de duração, a ACO será mantida após a cardioversão nos pacientes com escore de CHA_2D_2VASc ≥ 2 nos homens e ≥ 3 nas mulheres.

Na CVE, o uso de choque bifásico é preferível, pois resulta em maior índice de sucesso. O choque monofásico deve ser iniciado com 200 J, enquanto, para choques bifásicos, a energia inicial depende das especificações de cada fabricante e varia entre 120 e 200 J. Nos casos de insucesso após o primeiro choque, pode-se repetir a CVE elevando-se a energia de forma gradual. Em relação à posição das pás sobre o tórax, a anterolateral é a mais utilizada, por sua facilidade técnica e praticidade. Porém, o posicionamento anteroposterior é considerado mais eficaz e é uma opção interessante aos casos de insucesso com a técnica anterior.

Na cardioversão química, antes da administração de qualquer antiarrítmico, verifica-se o histórico prévio de intervalo QT longo e cardiopatia estrutural, bem como avaliam-se e corrigem-se eventuais distúrbios eletrolíticos, em particular a hipocalemia. Esse cuidado evitará o aumento do risco de "pró-arritmia" como a TV polimórfica/*torsades de pointes* (TdP) (Figura 4). Pacientes sem cardiopatia estrutural e/ou disfunção ventricular podem receber uma dose única de propafenona oral de

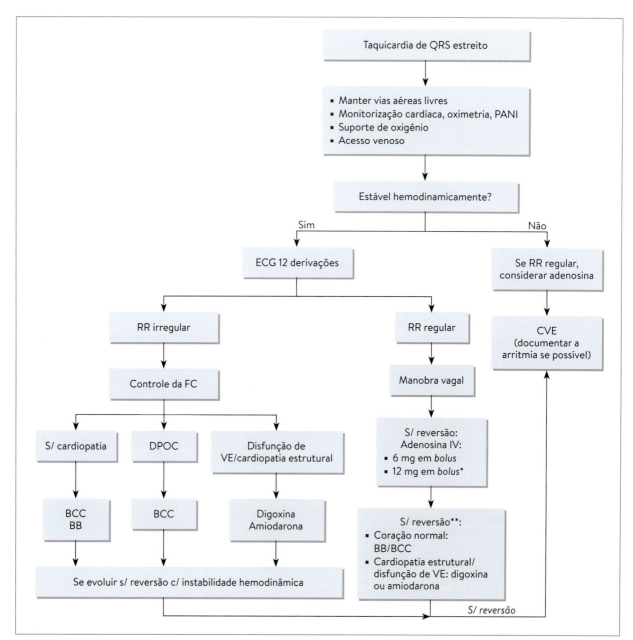

FIGURA 2 Conduta nas taquicardias supraventriculares regulares.

* Segunda dose da adenosina apenas em caso de não reversão da taquicardia.

** Nos casos em que houver redução transitória da resposta ventricular, avaliar o diagnóstico de taquicardia atrial ou *flutter* atrial, bem como a necessidade de anticoagulação e o uso de antiarrítmicos que agem sobre o tecido atrial (propafenona, amiodarona).

BB: betabloqueador; BCC: bloqueador dos canais de cálcio não di-hidropiridínicos; CVE: cardioversão elétrica; DPOC: doença pulmonar obstrutiva crônica; FC: frequência cardíaca; IV: intravenosa; ECG: eletrocardiograma; PANI: pressão arterial não invasiva; VE: ventrículo esquerdo.

acordo com o peso corporal: 450 mg (≤ 70 kg) e 600 mg (> 70 kg). Pelo risco de conversão da FA para *flutter* atrial com condução ventricular 1:1, recomenda-se a administração de bloqueadores do nó AV (betabloqueadores ou antagonistas dos canais de cálcio não di-hidropiridínicos), 30 minutos antes da administração da propafenona. A amiodarona intravenosa é recomendada aos pacientes com cardiopatia estrutural e/ou disfunção ventricular. Porém, não existe consenso na literatura com relação à dose recomendada. Os autores deste capítulo preconizam iniciar dose de ataque com 3 a 5 mg/kg de peso corporal, administrada em 30 minutos, seguida de 10 a 15 mg/kg de peso corporal em infusão contínua durante 24 horas. Deve-se infundi-la diluída em soro glicosado e, preferen-

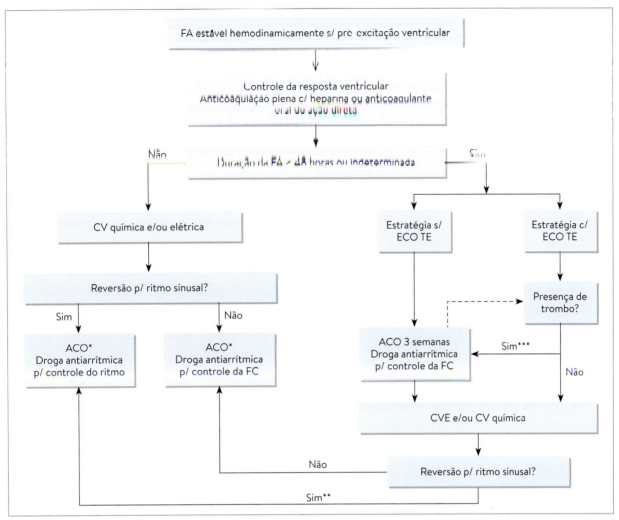

FIGURA 3 Conduta na fibrilação atrial sem repercussão hemodinâmica e sem pré-excitação ventricular.

* ACO indicada se CHA$_2$D$_2$VASc ≥ 2 para homens e ≥ 3 para mulheres.

** Manter ACO por pelo menos 4 semanas, independentemente do escore de CHA$_2$D$_2$VASc.

*** Repetir o ECO TE após 3 semanas de ACO.

ACO: anticoagulação oral com varfarina (INR entre 2,0 e 3,0) ou anticoagulante de ação direta; CV: cardioversão; ECO TE: ecocardiograma transesofágico; FA: fibrilação atrial; FC: frequência cardíaca.

Fármacos antiarrítmicos para o controle do ritmo: propafenona, sotalol e amiodarona. Antiarrítmicos para o controle da FC: betabloqueadores, bloqueadores dos canais de cálcio não di-hidropiridínicos (diltiazem e verapamil) e digoxina.

Linha tracejada: em pacientes com trombo no átrio esquerdo, repetir o ECO TE após três semanas de ACO adequada.

cialmente, através de cateter venoso central, que evita a dor, o eritema e a flebite relativamente comuns quando a administração é realizada por veia periférica.

Fibrilação atrial em situações especiais

Fibrilação atrial associada ao infarto agudo do miocárdio ou insuficiência cardíaca descompensada

São raros os pacientes que iniciam uma FA durante o infarto agudo do miocárdio (IAM), o que, em geral, indica um comprometimento importante do miocárdio e congestão pulmonar. Nesses casos, o tratamento com diuré-

ticos e suporte hemodinâmico deve ser considerado mais importante do que tentativas, muitas vezes frustrantes, de reversão da FA. O mesmo raciocínio é válido no manejo de pacientes com FA e IC descompensada.

Hipertireoidismo e fibrilação atrial

O hipertireoidismo cursa com FA em até 25% dos casos e é mais frequente em homens e idosos. A CVE geralmente é ineficaz, e a abordagem terapêutica consiste em medidas para recuperar o eutireoidismo, o controle da resposta ventricular e a anticoagulação plena. Esta últi-

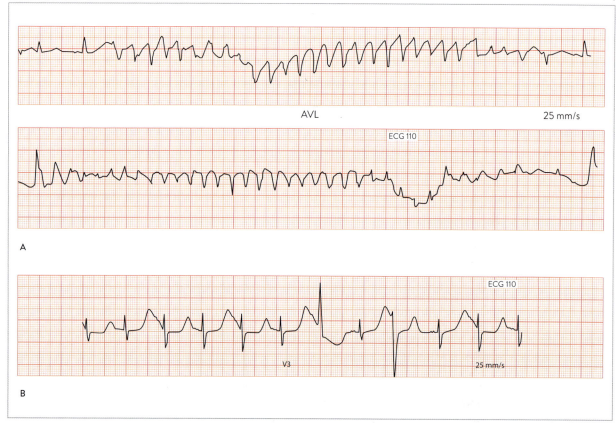

FIGURA 4 Exemplo de *torsades de pointes* (TdP) em paciente do sexo feminino. Apresentava hipocalemia em uso de amiodarona intravenosa para reversão química de fibrilação atrial. Em A, taquicardia de QRS largo com padrão polimórfico. Em B, controle do TdP após infusão intravenosa de 2 g de sulfato de magnésio. Notar a presença de alteração importante da repolarização ventricular com intervalo QT longo após a reversão da taquiarritmia.

Fonte: acervo pessoal de Ricardo R. Kuniyoshi.

ma é indicada baseada em estudos que demonstram que esse é um grupo com maior incidência para fenômenos embólicos, especialmente nos pacientes idosos ou com doenças cardiovasculares associadas.

Doença pulmonar obstrutiva crônica e fibrilação atrial

Além da abordagem terapêutica pulmonar e da correção da hipoxemia, deve-se tentar o controle da resposta ventricular com antagonistas dos canais de cálcio não diidropiridínicos. É preciso cautela com o uso de betabloqueadores, sotalol e propafenona, que, na grande maioria das vezes, são contraindicados em razão dos efeitos bloqueadores dos receptores beta e da piora do quadro respiratório.

Flutter atrial

No *flutter* atrial, as recomendações para o controle da resposta ventricular e profilaxia para fenômenos embólicos são as mesmas da FA. Reversão química costuma ser ineficaz, e a CVE é a estratégia mais recomendada, podendo ser iniciada com choques de 50 J.

Taquicardias regulares de QRS largo

As taquicardias regulares de QRS largo podem ser:

A. Taquicardia ventricular (TV).
B. TSV com condução aberrante.
C. TSV com pré-excitação ventricular (Figura 5).

Um equívoco que deve ser evitado é considerar, como TSV com condução aberrante, todo paciente estável hemodinamicamente. Ademais, a presença de TV estável em pacientes com cardiopatia estrutural não significa, necessariamente, um bom prognóstico. Por outro lado, é importante ressaltar que a presença de taquiarritmias ventriculares, ocorridas nas primeiras 48 horas do infarto do miocárdio transmural, não implica a continuidade de mau prognóstico após esse período.

Na UE e UTI, é aconselhável, em uma primeira abordagem, considerar toda taquicardia de complexo QRS largo como uma TV, inclusive naqueles pacientes estáveis

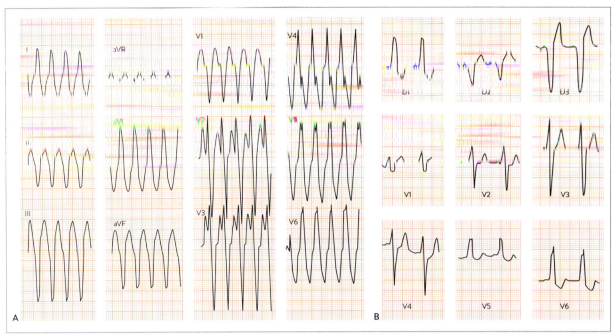

FIGURA 5 Em A, taquicardia de QRS largo com intervalo RR regular em jovem do sexo masculino de 15 anos. Foi submetido à CVE por hipotensão arterial. Em B, registro eletrocardiográfico das derivações D1, D2, D3 e precordiais após a CVE em ritmo sinusal com pré-excitação ventricular. Isso demonstra que se tratava de TSV com condução aberrante por reentrada AV antidrômica. O tratamento de escolha foi ablação por cateter para eliminação da via anômala AV.

Fonte: acervo pessoal de Ricardo R. Kuniyoshi.

hemodinamicamente. Ganha importância essa recomendação pelo fato de que medicações normalmente utilizadas no tratamento de TSV, como o verapamil, podem ser deletérias ou até mesmo fatais em alguns pacientes com TV. Portanto, ao contrário das TSV de QRS estreito, pacientes com taquicardia de QRS largo, em princípio, devem ser considerados potencialmente de alto risco e necessitam de hospitalização.

Estudos recentes demonstraram que a adenosina pode ser usada, também, na taquicardia de QRS largo, regular, monomórfica e estável hemodinamicamente e pode auxiliar no esclarecimento diagnóstico e no seu tratamento. Enquanto a infusão da adenosina intravenosa exerce efeito algum sobre a TV (exceto em algumas TV idiopáticas), na TSV pode promover a interrupção da taquicardia ou redução transitória da condução ventricular.

Taquicardia ventricular com instabilidade hemodinâmica

Como dito, a presença de instabilidade hemodinâmica em qualquer forma de taquicardia (Figura 6) indica a necessidade de realizar imediatamente a CVE ou desfibrilação transtorácica.

Na fibrilação ventricular (FV) ou TV sem pulso (TVsp), além da desfibrilação precoce, é primordial iniciar manobras de ressuscitação cardiopulmonar com atuação correta das recomendações ditadas pelo protocolo de suporte avançado cardiovascular (ACLS). Os objetivos básicos são o estabelecimento de um ritmo cardíaco estável, ventilação adequada, além de manutenção e suporte para a restauração da circulação. O índice de sobrevida desses pacientes depende da rapidez com que essa conduta é realizada.

A energia escolhida deverá ser de 120 a 200 J para choques bifásicos conforme a orientação do fabricante (ou energia máxima caso não haja informação do fabricante) e 360 J para choques monofásicos. Em casos de resposta inadequada após o choque, recomenda-se 1 mg de adrenalina intravenosa repetida a cada 3 a 5 minutos, seguida de nova desfibrilação. Nos casos ainda refratários no restabelecimento de um ritmo cardíaco estável, a amiodarona ou lidocaína intravenosa podem ser administradas. Administra-se amiodarona na dose inicial de 300 mg intravenosa e uma segunda dose de 150 mg caso seja necessário, bem como lidocaína na dose de 1,0 a 1,5 mg/kg seguida de uma segunda dose de 0,5 a 0,75 mg/kg, se necessário.

O gluconato de cálcio não deve ser usado de rotina e tem sua indicação restrita aos casos de hipercalemia, hipermagnesemia, hipocalcemia ou intoxicação por drogas que bloqueiam a entrada de cálcio. Administrar 15 a 30 mL de gluconato de cálcio a 10% por via intravenosa em 2 a 5 minutos. A utilização do bicarbonato de sódio deve ser indicada apenas em situações específicas, como acidose metabólica prévia, hipercalemia ou *overdose* de antidepressivos tricíclicos.

Taquicardia ventricular estável hemodinamicamente (Figura 6)

Em pacientes com TV monomórfica, deve-se investigar a presença de cardiopatia estrutural. O substrato mais comum dessa arritmia é a presença de cicatrizes no tecido miocárdico por infarto prévio. Isso proporciona um ambiente propício ao mecanismo da reentrada. No Brasil, a cardiopatia chagásica é uma causa frequente e deve ser investigada. O risco de fenômenos embólicos deve ser avaliado antes da cardioversão (química ou elétrica). Além disso, a correção de fatores desencadeadores ou agravantes, como distúrbios eletrolíticos, intoxicação por drogas e síndromes isquêmicas agudas, deve ser prioritária.

A amiodarona é o medicamento de primeira escolha nos casos de taquicardia de complexo largo estável hemodinamicamente. Tem a vantagem de prevenir recorrências e está indicada no tratamento de arritmias ventriculares refratárias em pacientes com insuficiência coronariana e disfunção ventricular esquerda. A dose inicial preconizada é de 150 mg IV em 10 a 20 minutos, podendo-se repetir a posologia caso não haja reversão ou instabilidade

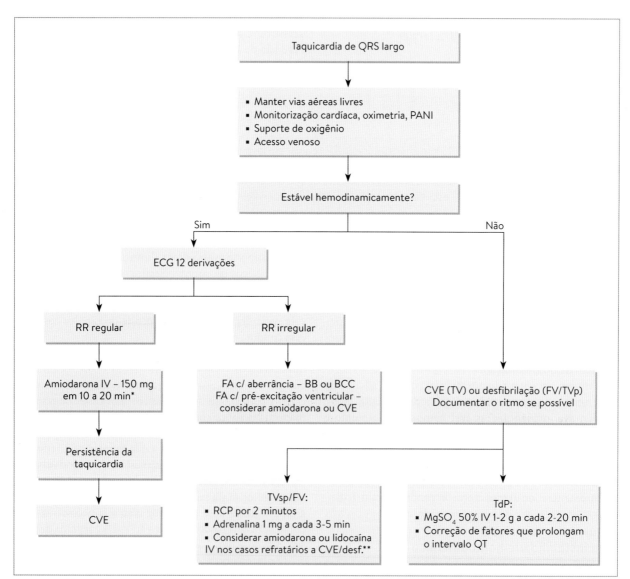

FIGURA 6 Algoritmo para o tratamento da taquicardia com QRS largo.

* Repetir a mesma dose de amiodarona caso não haja reversão da taquicardia; nos casos de reversão, manter 1 mg/min por 6 horas seguido de 0,5 mg/min por 18 horas.

** Amiodarona intravenosa 300 mg e repetir 150 mg, se necessário, ou lidocaína intravenosa 1 a 1,5 mg/kg e repetir 0,5 a 0,75 mg/kg, se necessário.

BB: betabloqueador; BCC: bloqueador dos canais de cálcio não di-hidropiridínicos; CVE: cardioversão elétrica; desf.: desfibrilação; ECG: eletrocardiograma; FA: fibrilação atrial; FV: fibrilação ventricular; IV: via intravenosa; RCP: ressuscitação cardiopulmonar; MgSO$_4$: sulfato de magnesio; PANI: pressão arterial não invasiva; TdP: *torsades de pointes*; TV: taquicardia ventricular; TVsp: taquicardia ventricular sem pulso; TVp: taquicardia ventricular polimórfica.

homodinâmica. Nos casos com reversão bem-sucedida, recomenda-se dose de manutenção com infusão contínua de 1 mg/min por 6 horas, seguida de 0,5 mg/min por 18 horas. Nos casos de insucesso com amiodarona ou instabilidade hemodinâmica durante a infusão desse fármaco, deve-se realizar a CVE.

Por fim, em pacientes com TV monomórfica com cardiopatia estrutural, considerar o diagnóstico de TV idiopática, com destaque para as mais comuns que são a TV fascicular do ventrículo esquerdo ou a TV de via de saída do ventrículo direito. Ambas são de curso benigno na grande maioria dos casos.

Taquicardia irregular de QRS largo

Possíveis diagnósticos de taquicardia irregular de QRS largo são FA com aberrância de condução, FA com pré-excitação ventricular ou TV polimórfica/TdP.

Taquicardia ventricular polimórfica/*torsades de pointes*

A TV polimórfica é sempre uma situação de alto risco. Ocorre em eventos isquêmicos agudos ou em decorrência da síndrome do QT longo adquirido ou congênito, situação em que passa a ser chamada de TdP. A TV polimórfica na ausência de intervalo QT longo geralmente ocorre na cardiopatia isquêmica quando eventos agudos devem ser investigados.

No TdP (TV polimórfica associada ao QT longo), são mandatórias a investigação e a suspensão de medicações que prolongam o intervalo QT e correção dos distúrbios eletrolíticos associados ou não ao uso de antiarrítmicos. Ademais, recomenda-se a reposição de potássio mesmo naqueles com níveis séricos normais, a fim de manter valores no limite superior da normalidade. Preconiza-se o sulfato de magnésio a 50% IV na dose de 1 a 2 g, infundidos em 5 a 20 minutos, seguido de nova infusão de 2 g, caso necessário, 15 minutos após (Figura 4). Nos pacientes refratários ao sulfato de magnésio, particularmente os mais bradicárdicos, recomenda-se a elevação da FC em torno de 100 a 120 bpm por meio da estimulação cardíaca artificial, para encurtar o potencial de ação e evitar a recorrência do TdP. O isoproterenol também pode ser usado, mas com cautela, em pacientes com síndrome do QT longo congênito, na qual o esmolol pode ser administrado na dose de ataque de 0,5 mg/kg infundido durante 1 minuto e manutenção de 100 a 300 µg/kg/minuto. Finalmente, a lidocaína e fenitoína são fármacos que também podem ser usados, mas em geral apenas quando as medidas anteriores foram ineficazes.

Fibrilação atrial com pré-excitação ventricular

A FA torna-se taquiarritmia potencialmente letal na presença de pré-excitação ventricular, uma vez que a alta resposta ventricular pode ocasionar a degeneração para a FV (Figura 7). Os antagonistas dos canais de cálcio não diidropiridínicos, digitálicos, betabloqueadores e a adenosina devem ser evitados, pois podem ocasionar o aumento da condução através da via acessória e reduzir a condução sobre o nó AV. Esses efeitos podem ocasionar a elevação da resposta ventricular e resultar em grave comprometimento hemodinâmico. A CVE deve ser preferida, no caso naquele com estabilidade hemodinâmica. Na impossibilidade desta, a medicação indicada é a procainamida ou a amiodarona, administradas por via intravenosa. Elas atuam reduzindo a frequência ventricular por meio do bloqueio de condução pela via acessória e agem sobre o tecido atrial, possibilitando a reversão da FA.

OUTRAS SITUAÇÕES

Tempestade elétrica

Tempestade elétrica é uma síndrome definida por três ou mais episódios de taquiarritmia ventricular que necessitem de CVE/desfibrilação ou choques pelo cardioversor-desfibrilador implantável (CDI) em um período de 24 horas.

Nos casos de TV hemodinamicamente estável, sem necessidade de CVE, o termo utilizado é TV incessante. Embora seja mais comum em pacientes com cardiopatia estrutural, essa síndrome também pode ocorrer em corações normais (síndromes de Brugada e QT longo, TV polimórfica catecolaminérgica, FV idiopática e intoxicação por drogas) (Figura 8).

Em cardiopatas, a tempestade elétrica geralmente representa a deterioração e fase final da doença cardíaca estrutural predizendo mau prognóstico, com alto índice de mortalidade.

O tratamento consiste na identificação e correção de fatores desencadeantes, uso de antiarrítmicos, supressão do tônus simpático e, em casos selecionados, ablação por cateter. Ademais, nos portadores de CDI, preconizam-se a avaliação e reprogramação do dispositivo na tentativa de minimizar a recorrência de choques, às vezes desnecessários.

Infelizmente, na grande maioria dos casos, uma causa subjacente raramente é identificada. Apesar disso, a investigação e correção de distúrbios eletrolíticos são mandatórias. TV polimórfica sem a presença de intervalo QT prolongado sugere isquemia miocárdica aguda e deve ser sempre investigada. Por sua vez, a TV monomórfica em pacientes com cardiopatia estrutural sugere taquiarritmia por mecanismo de reentrada; nos casos refratários, a ablação por cateter pode ser indicada. FV em pacientes sem doença cardíaca aparente pode ser desencadeada por extrassístoles ventriculares idiopáticas.

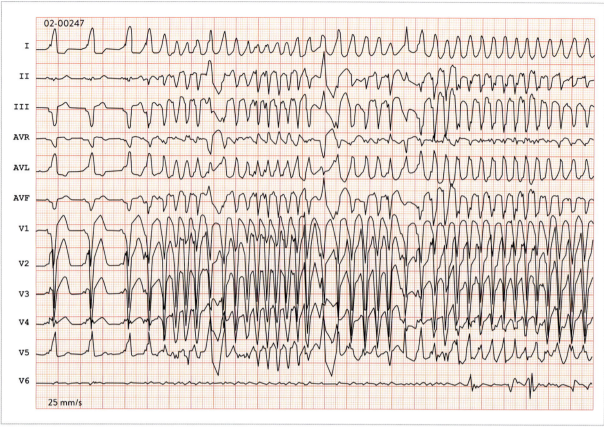

FIGURA 7 Exemplo de FA com pré-excitação ventricular em paciente do sexo masculino de 29 anos. Observar o ritmo sinusal pré-excitado nos três primeiros batimentos. A seguir, uma extrassístole atrial desencadeia FA de alta resposta ventricular que necessitou de desfibrilação imediata. O paciente foi submetido à ablação por cateter para eliminação da via anômala.
Fonte: acervo pessoal de Ricardo R. Kuniyoshi.

Em pacientes sem cardiopatia estrutural, o fármaco de primeira escolha é o betabloqueador venoso esmolol, enquanto a amiodarona e a lidocaína são indicadas nos cardiopatas. TV refratária à amiodarona intravenosa ocorre em cerca de 30% dos casos. Nessa situação, a associação com cloridrato de mexiletina tem sido considerada opção com bons resultados.

A supressão do tônus simpático pode ser obtida por meio da sedação profunda com intubação e ventilação artificial. Nos casos mais refratários, o bloqueio ou denervação do gânglio estrelado também está indicado. Finalmente, a ablação por cateter de resgate pode ser necessária e é recomendada nos casos de TV monomórfica incessante ou presença de extrassístoles ventriculares que sabidamente estejam induzindo FV.

Bradicardias na unidade de emergência e unidade de terapia intensiva (Figura 9)

Configura bradicardia toda alteração do ritmo com FC menor que 50 bpm. Ressalta-se que os sinais e sintomas ocasionados pela bradicardia podem ser leves, passageiros, sem necessidade de tratamento adicional.

Nos pacientes sintomáticos, devem-se identificar e tratar causas subjacentes, manter as vias aéreas livres, avaliar a saturação de hemoglobina com suporte de oxigênio suplementar se necessário, além de fazer monitorização cardíaca e o estabelecimento de acesso venoso.

Caso haja deterioração do quadro clínico por baixo débito cardíaco (hipotensão arterial/choque, alteração do nível de consciência, dor torácica anginosa, IC ou síncope), a despeito da abordagem inicial adequada, a atropina permanece como fármaco de primeira escolha. Seu uso deve ser cauteloso na presença de isquemia coronariana aguda ou infarto do miocárdio e deve ser evitado em pacientes com BAV com QRS largo de início recente. Nesses casos e naqueles sem resposta adequada à atropina, deve-se utilizar o marca-passo transcutâneo ou transvenoso temporário ou outros agentes inotrópicos positivos, como a dopamina em dose beta/alfa-adrenérgica ou adrenalina. Importante ressaltar que esses medicamentos são ineficazes em pacientes transplantados.

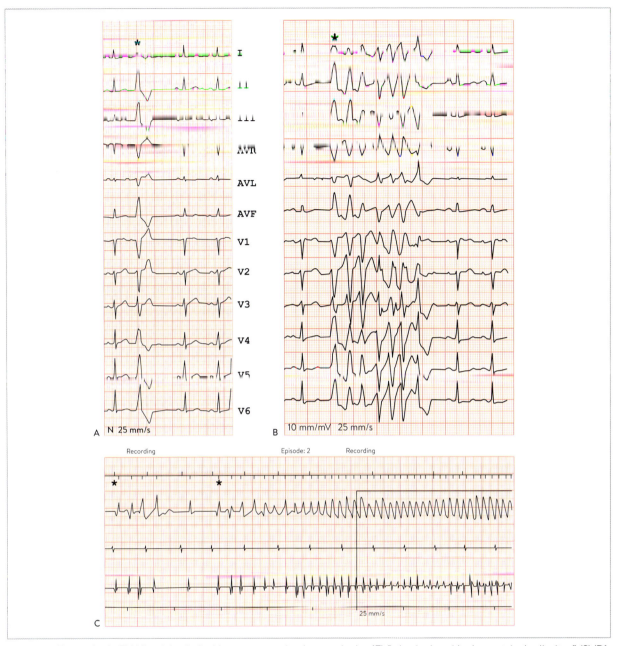

FIGURA 8 Exemplo de FV idiopática induzida por extrassístole ventricular (EV) de via de saída do ventrículo direito (VSVD). Em A e B, ECG de 12 derivações demonstrando que a EV isolada de VSVD (asterisco) induz à taquicardia ventricular polimórfica (TVp). Em C, eletrograma intracavitário do cardiodesfibrilador do paciente. Observe o registro de EV de mesma morfologia (asterisco) induzindo TVp e FV. O paciente tinha coração normal confirmado por ressonância magnética e não teve mais FV ou TVp após ablação por cateter que eliminou a EV da VSVD.
Fonte: acervo pessoal de Ricardo R. Kuniyoshi.

Atropina

Na ausência de causas reversíveis, a atropina permanece como fármaco de primeira linha nas bradicardias sintomáticas agudas. Por ação anticolinérgica, eleva a FC nas bradicardias sinusais e naquelas ocasionadas por qualquer tipo de bloqueio nodal. Por outro lado, está contraindicada nos bloqueios infranodais (BAV do segundo grau Mobitz II e BAV do terceiro grau com QRS largo de início recente), já que, nessas situações, piora a bradiarritmia. A primeira dose deve ser de 0,5 mg IV, repetida a cada 3 ou 5 minutos, se necessário, até uma dose total de 3 mg ou 0,04 mg/kg.

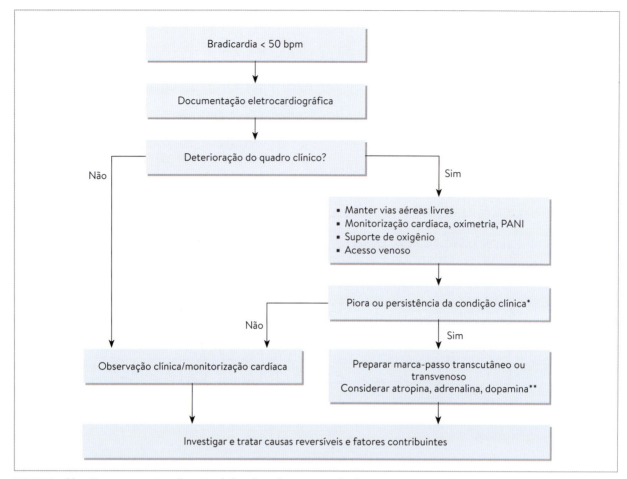

FIGURA 9 Algoritmo para o atendimento da bradicardia na emergência.

* Hipotensão arterial/choque, alteração do nível de consciência, dor torácica anginosa, insuficiência cardíaca ou síncope.

** Atropina: 0,5 mg a cada 3 a 5 minutos até dose total de 3,0 mg ou 0,04 mg/kg; adrenalina: 2 a 10 mcg/min; dopamina: 2 a 20 mcg/kg/min.

PANI: pressão arterial não invasiva.

Outros fármacos

Adrenalina ou dopamina podem ser utilizadas após falha do uso da atropina ou difícil acesso ao marca-passo. A dose de infusão da adrenalina é de 2 a 10 mcg/min, conforme a resposta clínica, e a da dopamina, 2 a 20 mcg/kg/min, também de acordo com a resposta clínica.

Bradiarritmia no infarto agudo do miocárdio com supradesnivelamento do segmento ST

A abordagem terapêutica das bradiarritmias em pacientes na fase aguda do IAM com supradesnivelamento do segmento ST (IAMSST) deve ser baseada no quadro clínico, parede miocárdica acometida e avaliação das diversas formas de BAV e distúrbios da condução intraventricular de início recente. O surgimento de distúrbio de condução intraventricular no IAM anterior reflete mais a extensão do comprometimento do tecido miocárdico do que elétrico e indica pior prognóstico.

Com a significativa redução da incidência de BAV no IAM com o advento dos trombolíticos e da angioplastia primária, a sua ocorrência indica pior evolução e maior mortalidade. Ademais, diferentemente de outras indicações, os critérios para o implante de marca-passo definitivo em pacientes com BAV no IAM não necessariamente dependem da presença de sintomas. Nesse mesmo sentido, a utilização do marca-passo temporário nesse subgrupo de pacientes não significa uma posterior indicação absoluta do implante de marca-passo definitivo.

Bradicardia sinusal é relativamente comum na fase aguda do IAMSST, principalmente nos casos de parede inferior, e, em geral, não requer tratamento específico. Nos pacientes sintomáticos com importante bradicardia, a atropina é a escolha. Também no IAMSST da parede inferior, a presença de BAV de segundo e terceiro graus geralmente é transitória e, associada a ritmos de escapes juncionais, pode ser tratada de forma conservadora.

Por outro lado, no IAMSST anterior/lateral, a presença de BAV de grau avançado (Mobitz II ou terceiro grau),

O QUE AS DIRETRIZES RECOMENDAM

- Bernoche C, Timerman S, Polastri TF, Giannotti NS, Siqueira AWS, Piscopo A, et al. Atualização da Diretriz de Ressuscitação Cardiopulmonar e Cuidados de Emergência da Sociedade Brasileira de Cardiologia – 2019. Arq Bras Cardiol. 2019;113(3):449-663.

- January CT, Wann LS, Calkins H, Chen LY, Cigarroa JE, Cleveland Jr JC, et al. 2019 AHA/ACC/HRS Focused Update of the 2014 AHA/ACC/HRS Guideline for the Management of Patients With Atrial Fibrillation. Circulation. 2019;140(2):e125-e151.

- Magalhães LP, Figueiredo MJO, Cintra FD, Saad EB, Kuniyoshi RR, Teixeira RA, et al. II Diretrizes Brasileiras de Fibrilação Atrial. Arq Bras Cardiol. 2016;106(4Supl.2):1-22.

- Neumar RW, Otto CW, Link MS, Kronick SL, Shuster M, Callaway CW, et al. Part 8: Adult Advanced Cardiovascular Life Support: 2010 AHA Guidelines for Cardiopulmonary Resuscitation and Emergency Cardiovascular Care. Circulation. 2010;122:S729-67.

- O'Gara PT, Kushner FG, Ascheim DD, Casey Jr DE, Chung MK, Lemos JA, et al. 2013 ACCF/AHA Guideline for the Management of ST-Elevation Myocardial Infarction. Circulation. 2013;127(4)5:e362-e425.

surgimento de bloqueio de ramo, especialmente o bloqueio do ramo esquerdo ou bloqueio bifascicular, deve ser tratado com marca-passo temporário, transcutâneo ou transvenoso.

 SUGESTÕES DE LEITURA

1. Heinz G. Arrhythmias in the ICU. What do we know? Am J Respir Crit Care Med. 2008;178(1):1-2.
2. Hendriks AA, Szili-Torok T. Editor's Choice-The treatment of electrical storm: an educational review. Eur Heart J Acute Cardiovasc Care. 2018;7(5):478-83.
3. Henz BD, Botelho FMN, Iwace HC, Silva LRL. Cardioversão elétrica: indicações, técnicas e complicações. In: Hachul DT, Kuniyoshi RR, Darrieux FC, editores. Tratado de arritmias cardíacas: fisiopatologia, diagnóstico e tratamento. São Paulo: Atheneu; 2019. p. 241-46.
4. Panchal AR, Berg KM, Kudenchuk PJ, Rios MD, Hirsch KG, Link MS, et al. 2018 American Heart Association Focused Update on Advanced Cardiovascular Life Support Use of Antiarrhythmic Drugs During and Immediately After Cardiac Arrest. Circulation. 2018;138(23):e740-e749.
5. Weiss AJ, Wier LM, Stocks C, Blanchard J. Overview of emergency department visits in the United States, 2011. HCUP Statistical Brief #174. Rockville: Agency for Healthcare Research and Quality; 2014.

NOTA DOS EDITORES

Este capítulo possui referências bibliográficas adicionais, recomendadas pelos autores, na plataforma digital complementar do livro. Por motivos de compactação, somente algumas delas estão aqui contempladas. Utilize o QR code abaixo para ter acesso a esse conteúdo:

54

Morte súbita

Alexsandro Alves Fagundes
Martino Martinelli Filho

DESTAQUES

- A morte súbita cardíaca (MSC) é um problema de saúde pública com relevância mundial.
- A MSC é tratada como parada cardiorrespiratória (PCR) abortada, conforme definido em várias publicações quando se trata de abordagem em prevenção da MSC.
- Mais de 80% estão associadas a fibrilação ventricular/taquicardia ventricular (FV/TV).
- A presença de cardiopatia estrutural, especialmente a coronariana, aumenta o risco.
- A desfibrilação precoce é fundamental na sobrevida.
- O implante de cardioversor-desfibrilador implantável (CDI) é útil para o tratamento de sobreviventes de PCR e pacientes de risco.
- A angina geralmente dura de dois a cinco minutos.

DEFINIÇÃO

Por definição, morte súbita é qualquer morte que ocorra de maneira rápida e inesperada, o que inclui causas cardíacas e não cardíacas. Dessa forma, causas externas, acidente vascular cerebral, embolia pulmonar e eventos hemorrágicos súbitos podem evoluir com morte rápida e inesperada. Trata-se de um evento que ocorre dentro de 1 hora após o início dos sintomas em indivíduos sem qualquer condição em evolução potencialmente fatal. Doenças preexistentes, como cardiopatia isquêmica, chagásica e valvopatias, podem existir, mas o desfecho fatal deve ser inesperado.

Casos de óbitos não testemunhados devem ser considerados apenas se a vítima foi vista 24 horas antes. Ainda assim, é difícil confirmar que o evento seja, de fato, morte súbita cardíaca (MSC). A perda de consciência precedendo o colapso circulatório pode ser evidência de morte arrítmica, ao contrário de outros mecanismos extracardíacos ou não arrítmicos. Na população pediátrica, essas definições se tornam ainda mais controversas quando se trata de neonatos ou crianças muito pequenas, nas quais problemas respiratórios e neurológicos podem ser considerados a causa da morte e não súbitos.

EPIDEMIOLOGIA

As dificuldades de definição e notificação de MSC impactam significativamente na contagem real dos casos registrados. Estimam-se, nos Estados Unidos, cerca de 400 mil casos anuais. No Brasil, esse número não é bem definido, pois a notificação de óbitos que se apresentaram como MSC frequentemente é registrada como infarto agudo, acidente vascular cerebral, embolia pulmonar, entre outros.

Dessa forma, segundo dados oficiais pelo DATASUS, no ano de 2018, havia 1.136 óbitos registrados como parada cardíaca. Não se pode afirmar, considerando a imprecisão das notificações, que tenham sido MSC. Por outro lado, nesse período foram computados cerca de 183 mil óbitos relacionados a doenças cardiovasculares. Estimando que cerca de 50% sejam súbitos, ainda assim ficaríamos com um número inferior a 100 mil casos ao ano. Considerando a semelhança das nossas características demográficas a outras nações continentais, é de esperar que aqui haja subnotificação.

A maioria desses casos está associada a doença arterial coronariana. Homens na casa dos 60 a 70 anos são a maioria dos casos registrados. Mais de 40% jamais apresentaram colapso cardiovascular ou parada cardíaca prévios.

MECANISMOS

A MSC está quase sempre associada a um evento arrítmico fatal. O evento fatal inesperado que caracteriza a MSC é marcado pela rápida perda de consciência, determinada pelo hipofluxo cerebral agudo. Embora uma falência mecânica aguda possa estar subjacente à MSC como em uma rotura ventricular aguda, em um infarto do miocárdio ou em uma embolia pulmonar maciça envolvendo o troco da artéria pulmonar, o evento final que culmina com a assistolia geralmente é precedido de uma arritmia ventricular complexa não revertida. Diante de uma vítima de parada cardiorrespiratória (PCR), existem três situações possíveis de serem associadas (Quadro 1):

1. Taquicardia ventricular/fibrilação ventricular (TV/FV).
2. Assistolia.
3. Atividade elétrica sem pulso (AESP).

A AESP é consequência de alguma crise aguda que gere incapacidade mecânica de manutenção da circulação e perfusão. À monitorização, podem ser encontrados diversos ritmos no momento da AESP: sinusal bradicárdico; taquicardia sinusal; ritmo juncional, idioventricular; fibrilação atrial. A evolução natural será para bradicardia e assistolia, caso não seja efetiva a manobra de

---

QUADRO 1 Apresentação encontrada em parada cardiorrespiratória

FV/TV	Em mais de 80% dos casos, é o ritmo inicialmente encontrado
Bradicardia/assistolia	Pode ser a apresentação inicial, como após um BAVT ou a degeneração de uma FV não desfibrilada
Atividade elétrica sem pulso	Associada a causas potencialmente reversíveis ou não: tamponamento, distúrbio eletrolítico, embolia pulmonar, infarto agudo do miocárdio, IC terminal

FV/TV: fibrilação ventricular/taquicardia ventricular; IC: insuficiência cardíaca.

---

ressuscitação, mas nenhuma das apresentações elétricas citadas será a causa primária da parada circulatória. Na verdade, estamos diante de um quadro que no passado era chamado de dissociação eletromecânica, no qual a atividade elétrica registrada na monitorização cardíaca está associada a uma contração ventricular inexistente ou incapaz de gerar pressão de pulso.

As causas de AESP são: embolia pulmonar maciça; tamponamento cardíaco, pneumotórax, infarto agudo com comprometimento hemodinâmico grave, intoxicações exógenas; distúrbios eletrolíticos; hipovolemia aguda. Apesar de não ser a apresentação comum de MSC, ao se deparar com uma situação de AESP é necessário considerar todos os mecanismos possíveis e tratá-los, pois, embora o prognóstico seja reservado, é a única chance de reversão do quadro.

Um pequeno número de pacientes pode se apresentar com MSC decorrente de um mecanismo de bradicardia/assistolia. É importante lembrar que a maioria das vítimas de parada cardíaca abordadas e encontradas sem atividade elétrica cardíaca teve MSC por FV/TV. O tempo de resposta na assistência à vítima de PCR é determinante no registro do ritmo de parada. Pacientes com FV/TV socorridos com mais de 5 a 10 minutos de atraso podem ser encontrados já em apresentação de assistolia. Ritmo de TV rápido sem pulso que se degenera para FV é um dos principais mecanismos de MSC. No universo global de pessoas que morrem subitamente ou que apresentem PCR prontamente ressuscitada, existe uma cardiopatia de base na maioria, sendo a cardiopatia isquêmica a mais comum (podendo inclusive ser a manifestação inicial da doença). Outras cardiopatias contribuem para esse cenário, como a cardiopatia chagásica, hipertrófica, reumática, miocardites virais, cardiopatia hipertensiva, congênitas e idiopática.

A presença de disfunção ventricular aumenta a chance de desestabilização elétrica e arritmias fatais em decorrência de alterações anatômicas e funcionais no sincício muscular, que comprometem a geração e propagação do impulso elétrico adequado. A capacidade de propagação normal do potencial de ação através da musculatura cardíaca depende da ativação normal de cada célula e da condução normal dessa atividade através de células especializadas do sistema de condução (sistema His-Purkinje) e das próprias células musculares. Para isso ocorrer, é preciso que o potencial de repouso normal de cada célula esteja restaurado e pronto para que esta seja estimulada e a velocidade de mudança de voltagem e duração de cada potencial de ação, determinada pela atividade de canais iônicos específicos para despolarização e repolarização.

Alterações que comprometam a geração e/ou a propagação do potencial de ação estão subjacentes aos mecanismos geradores de arritmias responsáveis por MSC. Dessa forma, arritmias ventriculares malignas podem ser geradas tanto por alterações de substrato – alterações morfológicas que comprometem a viabilidade e arquitetura normais das células musculares e do sistema de condução – como alterações funcionais – mecanismos de modulação do potencial de ação que não estão relacionados a defeitos estruturais, tais como isquemia aguda, distúrbios eletrolíticos e intoxicações exógenas.

A MSC decorrente de TV sustentada (TV) monomórfica está quase sempre associada a um defeito estrutural na musculatura cardíaca. A presença de "ilhas" celulares sem função permeando as zonas funcionais compromete a propagação normal do impulso elétrico naquela região, o que obriga o estímulo a seguir caminhos alternativos para seguir a estimulação geral. O problema é que a velocidade de condução do estímulo fica comprometida, e nem todas as células serão despolarizadas ao mesmo tempo. Imagine que o caminho para trafegar do ponto A ao B por uma estrada pavimentada seja rápido e homogêneo. Todavia, se seguirmos por caminhos alternativos sem pavimentação em uma estrada tortuosa, a duração da viagem será bem diferente.

Isso é o que configuram as ferramentas para o mecanismo de reentrada. Nele, células que se despolarizaram primeiro podem ser novamente despolarizadas se, através desses caminhos alternativos, o estímulo volta a capturá-las enquanto volta e segue adiante para estimular células que ainda estavam refratárias. Assim, temos velocidades de condução diferentes capturando células com durações diferentes de períodos refratários. Isto ocorre nas situações de fibrose, hipertrofia e dilatação de defeitos congênitos estruturais. A presença de fibrose tem sido destacada cada vez mais como fator de risco para a incidência de MSC por arritmias ventriculares. A evidência de fibrose pode ser verificada mesmo em apresentações mais incipientes de comprometimento muscular ainda com função e tamanho de cavidade ventricular normais, como se demonstra com as técnicas de realce tardio na ressonância magnética. A presença de alteração de substrato com fibrose miocárdica propicia, por meio de mecanismo de reentrada, o surgimento de TV organizada e, portanto, monomórfica. A repercussão hemodinâmica depende de fatores como frequência da arritmia, duração do episódio e reserva de capacidade funcional do miocárdio.

Arritmias ventriculares mais instáveis do ponto de vista elétrico podem ser consequência de degeneração de uma TV monomórfica ou a apresentação inicial do ritmo responsável pela MSC (Figura 1). Situações que determinam a apresentação primária de FV ou TV polimórfica estão mais associadas a mecanismos que alteram funcionalmente o equilíbrio do potencial de ação das células cardíacas e frequentemente não dependem de um defeito anatômico estrutural nem zonas de fibrose. Uma pequena parcela dos episódios de PCR ocorre em pacientes sem qualquer histórico de cardiopatia mesmo após investigação necroscópica. No passado classificados como TV idiopática, muitos desses episódios têm sido identificados em associação a defeitos genéticos de canais iônicos responsáveis pela manutenção ou restauração do potencial de ação celular.

Diversos mecanismos transitórios ou agudos de alterações funcionais podem gerar instabilidade elétrica suficiente para comprometer a manutenção da unidade do sincício muscular. É o que acontece, por exemplo, na fase aguda de uma oclusão arterial ainda que sem comprometimento hemodinâmico importante, em uma situação aguda de reperfusão muscular, hipocalemia grave etc. (Quadro 2). Essas situações costumam apresentar arritmia ventricular polimórfica, e, como não há um substrato organizado para estabelecimento de reentrada, é pouco provável encontrar uma TV monomórfica nesses cenários que não estão associados a um substrato anatômico de desarranjo de condução (Figura 2).

Aqui, os mecanismos deflagradores de arritmias ventriculares são a dispersão de duração do potencial de ação celular por conta de injúria aguda ou defeitos elétricos congênitos e a deflagração de atividade elétrica em fases vulneráveis dessas potências. Dependendo da situação, o agente deflagrador pode ser uma situação de estresse agudo como na resposta metabólica ao trauma, atividade física, interação medicamentosa, isquemia, febre etc.

TRIAGEM E PREVENÇÃO

As estratégias que visem reduzir o risco de MSC são direcionadas ao controle do substrato que serve de base para o surgimento de arritmias malignas, redução dos gatilhos de mecanismos funcionais que deflagram essas arritmias e a desfibrilação precoce (Quadros 3 e 4). A prevenção da MSC deve ser contemplada com ações efetivas, incluindo esses alvos importantes tanto no contexto de quem jamais teve uma PCR ou TVS (prevenção primária) como naqueles recuperados de PCR (prevenção secundária).

Prevenção

As intervenções podem ser divididas em estratégias de prevenção primária e secundária. A primária se aplica àqueles pacientes que jamais apresentaram PCR, assim como TVS ou síncope com evidência de arritmia ventricular complexa. O tratamento específico de cada cardiopatia e o controle de fatores de risco convencionais são intervenções efetivas no controle da evolução das doenças cardiovasculares e fazem parte das estratégias de prevenção de MSC. Dessa forma, betabloqueadores, inibidores da enzima de conversão e antagonistas de mineralocorticoide utilizados no tratamento da insuficiência cardíaca (IC) são redutores de mortalidade geral, assim como de MSC. A maioria dos incidentes de PCR ocorre em pessoas que jamais apresentaram eventos arrítmicos. A prevenção primária é a estratégia que alcança o maior número absoluto de pessoas em risco de MSC.

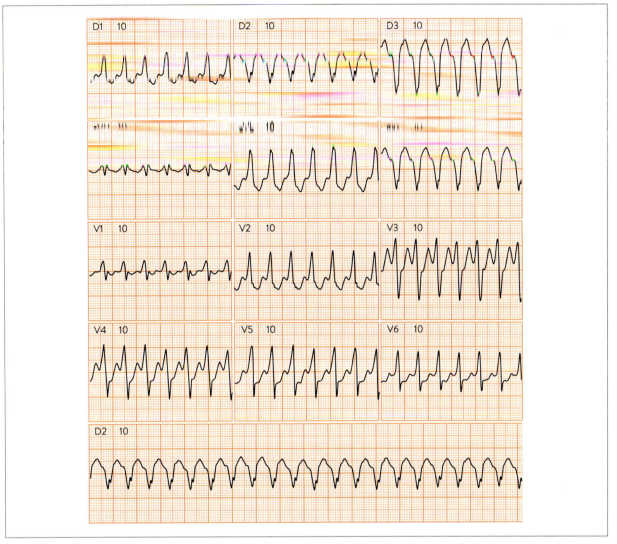

FIGURA 1 Taquicardia ventricular monomórfica: QRS largo e intervalo RR regular sem onda P visível.

QUADRO 2 Interação entre mecanismos de substrato e deflagradores de parada cardiorrespiratória	
Substrato	**Mecanismos deflagradores**
Fibrose	Isquemia aguda
Hipertrofia	Catecolaminas
Malformação estrutural	Distúrbio eletrolítico
Defeitos elétricos primários	Inflamação aguda

QUADRO 3 Estratégias na triagem de risco de morte súbita cardíaca	
Avaliação não invasiva	**Avaliação invasiva**
Eletrocardiograma	Estudo eletrofisiológico
Holter	Cateterismo
Teste ergométrico	Monitores implantáveis
Avaliação funcional com imagem	
Pesquisa de fibrose	

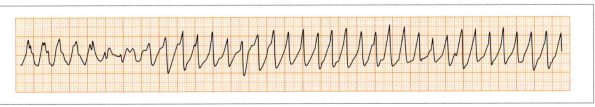

FIGURA 2 Taquicardia ventricular polimórfica em portador da síndrome do QT longo. Observar a variação de morfologia e duração do QRS.

SEÇÃO VIII ■ ARRITMIAS

QUADRO 4 Ações efetivas na triagem e na prevenção do risco de morte súbita cardíaca

		O que solicitar	O que procurar
Avaliação não invasiva	ECG	12 derivações	Ferramenta mais básica de avaliação cardiovascular
	Monitorização ambulatorial	Holter de 24 horas, Holter de 7 dias, *looper*	Escolher o método que tem maior probabilidade de monitorizar o paciente no momento do sintoma
	Imagem não invasiva	Ecocardiograma, angiotomografia, ressonância magnética	Função ventricular, doenças miocárdicas, origem anômala de coronárias (TC), fibrose (RM)
	Testes genéticos	Painel genético para canalopatias, CMH, Brugada etc. (se possível, direcionar para a suspeita diagnóstica)	CMH, síndromes elétricas primárias
Avaliação invasiva	EVP	Estudo eletrofisiológico	Síndrome de Wolff-Parkinson-White, FV (síndrome de Brugada), integridade do sistema de condução (intervalo HV), TV induzível em cardiopatia estrutural
	Cateterismo	Cineangiocoronariografia	Doença arterial coronariana, em especial no contexto de arritmia ventricular grave ou pós-PCR
	Monitores de eventos implantáveis	Implante de monitor de eventos	Síncopes raras, falha de detecção em outros métodos

CMH: cardiomiopatia hipertrófica; ECG: eletrocardiograma; EVP: estimulação ventricular programada; FV: fibrilação ventricular; PCR: parada cardiorrespiratória; RM: ressonância magnética; TC: tomografia computadorizada; TV: taquicardia ventricular.

Cardioversor-desfibrilador implantável

A possibilidade de desfibrilação precoce com o uso de um cardioversor-desfibrilador implantável (CDI) mudou o paradigma da prevenção da MSC (Quadro 5). Pacientes com risco definido baseado nos critérios descritos se beneficiam com redução de MSC e mortalidade total. No contexto de prevenção primária, diversos estudos demonstraram que pacientes com disfunção ventricular grave, definido como fração de ejeção < 35% em tratamento clínico otimizado e expectativa de vida > 1 ano, demonstraram redução de risco de morte na ordem de 30%. Esse benefício está mais evidente no conjunto de pacientes com disfunção por cardiopatia isquêmica, como visto nos estudos MADIT II e COMPANION. Algumas metanálises comprovaram o papel do CDI na redução de 26% a 34% na mortalidade total.

É importante observar o alto número de pacientes que receberam a terapia de ressincronização no estudo DANISH porque os estudos que avaliaram o papel desse tratamento na IC mostram que reduz também a MSC. O estudo CARE-HF, que randomizou pacientes com QRS > 150 ms e fração de ejeção (FE) < 35% para tratamento convencional ou TRC demonstrou redução significativa da mortalidade em acompanhamento de 3 anos e redução de MSC em 46%. Em prevenção secundária, é bem estabelecido que o CDI é a terapia de escolha em pacientes com expectativa de vida > 1 ano e sem causa reversível para o evento arrítmico. Estudos como o CIDS, CASH e AVID amparam o uso de CDI nesse contexto: o último comparou a eficácia do CDI *versus* amiodarona (97%) ou sotalol (3%) em 1.016 sobreviventes de um ou mais episódios de FV ou TVS mal tolerada (FEVE < 40%) e foi interrompido precocemente pelo comitê de

QUADRO 5 Resumo das indicações de implante de cardioversor-desfibrilador implantável

Prevenção secundária	Prevenção primária
Pacientes recuperados de FV/TV de causa irreversível e expectativa de vida > 1 ano	IC com tratamento otimizado, FE < 35%, classe funcional Ia III, expectativa de vida superior a 1 ano
Pacientes com FE < 35% em tratamento clínico otimizado e TVS	CMH com pelo menos um fator de risco maior: ■ Hipertrofia ventricular esquerda > 30 mm ■ Morte súbita em familiar de 1º grau ■ Síncope inexplicada nos últimos 6 meses ■ Síndrome do QT longo com síncope recorrente refratária a betabloqueador e/ou simpatectomia ■ Síndrome de Brugada com síncope inexplicada e ECG típico

CMH: cardiomiopatia hipertrófica; ECG: eletrocardiograma; FE: fração de ejeção; FV/TV: fibrilação ventricular/taquicardia ventricular; IC: insuficiência cardíaca; TVS: taquicardia ventricular sustentada.

segurança, após 18 meses de acompanhamento médio, quando foi documentada redução relativa da mortalidade (todas as causas) de 29% a favor do grupo CDI ($p = 0,02$). Não existem estudos randomizados de prevenção secundária de MSC envolvendo pacientes com cardiomiopatia chagásica.

O uso empírico de amiodarona para o tratamento de TVS, cuja prevalência na cardiomiopatia chagásica sem IC, é estimada em 2%, está associado à taxa de recorrência de 40%, e a probabilidade de sobrevida varia entre 68% e 84% em três anos de acompanhamento. Não há demonstração de que o uso de amiodarona, guiado por EEF, seja superior ao seu emprego empírico, inclusive porque apenas cerca de 29% de 71 pacientes com cardiomiopatia chagásica e TVS seriam elegíveis para a sistemática de tratamento orientado pelo estudo. Em outros estudos de associação de amiodarona com antiarrítmicos da classe I ou em alternância com sotalol, as taxas anuais de mortalidade não foram inferiores às do tratamento apenas com amiodarona, oscilando entre 8,8% e 11%.

O papel do CDI na cardiomiopatia chagásica tem sido documentado em registros e séries de casos. Martineli et al. demonstraram, em série de casos do InCor, que a ocorrência de choques apropriados por arritmias potencialmente fatais é semelhante à dos pacientes com cardiomiopatia isquêmica. Cardinalli-Neto et al. descreveram achados semelhantes em série prospectiva com mortalidade de 34% em 2 anos. No momento, está em andamento o ensaio CHAGASICS – *CHronic use of Amiodarone aGAinSt ICD for Chagas Cardiomyopathy* –, um estudo randomizado de prevenção primária de morte súbita na cardiomiopatia chagásica crônica que vai incluir 1.100 pacientes com escore de estratificação de risco elevado.

Existe um sistema de CDI totalmente subcutâneo que dispensa a inserção de eletrodo intracardíaco, o que facilita a utilização em portadores de doenças com dificuldade de acesso vascular, desde que o paciente não necessite de suporte de estimulação cardíaca artificial por bradicardia.

Antiarrítmicos

O tratamento farmacológico específico da IC é capaz de reduzir a mortalidade. Contudo, à exceção dos betabloqueadores, os antiarrítmicos não são capazes de reduzir a mortalidade global nos pacientes de alto risco para MSC, embora o seu uso seja plausível como coadjuvantes no controle e na supressão de arritmias.

Diversas drogas já foram testadas em alguns cenários de alto risco para MSC. Os antiarrítmicos de classe I já foram testados nos estudos CAST e, embora sejam eficazes na supressão de ectopias ventriculares, aumentaram a

mortalidade geral e são contraindicados para uso em pacientes com cardiopatia isquêmica ou disfunção ventricular grave. A amiodarona, especialmente em associação a betabloqueadores, mostrou-se segura em pacientes com cardiopatia isquêmica ou IC, com redução de eventos arrítmicos e tendência a redução de mortalidade geral. A incidência de efeitos colaterais extracardíacos decorrentes da deposição de iodo nos tecidos motivou a busca por uma molécula semelhante com os mesmos efeitos e sem a carga de iodo. A dronedarona foi desenvolvida com esse intuito e se mostrou eficaz no tratamento de arritmias ventriculares e supraventriculares. Contudo, os resultados em estudo randomizado de pacientes com disfunção ventricular mostraram aumento de mortalidade, e essa droga encontra-se proscrita nesse cenário.

Ablação por cateter

A indução de TVS por estimulação ventricular programada (EVP) e as técnicas de mapeamento eletroanatômico dessas arritmias permitem o tratamento direcionado aos focos específicos de origem dos respectivos circuitos por meio da aplicação de radiofrequência. Algumas taquicardias podem ser passíveis de tratamento ablativo curativo, inclusive dispensando tratamento farmacológico coadjuvante. Esses são os casos de arritmias ventriculares idiopáticas como as TV de via de saída ou fasciculares em pacientes com coração estruturalmente normal. Em alguns casos de sobreviventes de PCR ou com alto risco, pode ser encontrada uma via anômala com condução atrioventricular de período refratário curto. Esses pacientes podem complicar com fibrilação atrial de alta resposta e degeneração para FV mesmo sem o ECG basal demonstrar a onda delta característica (Wolff oculto). Nesse caso, a eliminação da via anômala com ablação pode ser definitiva.

Pacientes com cardiopatia estrutural de alto risco ou sobreviventes de PCR sem as características descritas anteriormente têm risco aumentado de MSC e não podem ser considerados de baixo risco, ainda que submetidos à terapia ablativa. Dessa forma, a necessidade de implante de um CDI como estratégia definitiva de prevenção ainda é necessária quando fatores de risco permanentes existem a despeito da viabilidade ou não da terapia ablativa.

OUTROS TRATAMENTOS COADJUVANTES

A denervação cardíaca por meio de simpatectomia é uma opção terapêutica que tem sido utilizada especialmente em estratégia de redução de choques pelo CDI, especialmente naqueles que evoluem em tempestade elétrica. Para isso, é possível a ressecção parcial do gânglio estrelado esquerdo e dos gânglios T2 a T4 via toracoscopia. A simpatectomia pode ser útil especialmente em algumas síndromes de alto risco com relação direta com o tônus adrenérgico, com na TV polimórfica catecolaminérgica e no QT longo. Outra forma possível de abordagem coadjuvante é a de ablação por radiofrequência nas artérias renais. A ablação sem cateter por meio de aplicação de radioterapia estereotáxica pelo mapeamento eletrocardiográfico de superfície já foi utilizada em pacientes com TV recorrente e pode ser mais uma ferramenta útil no controle daqueles com TV e choques frequentes pelo CDI.

O QUE AS DIRETRIZES RECOMENDAM

- Maron BJ, McKenna WJ, Danielson GK, Kappenberger LJ, Kuhn HJ, Seidman CE, et. al. American College of Cardiology/European Society of Cardiology clinical expert consensus document on hypertrophic cardiomyopathy. A report of the American College of Cardiology Foundation task force on clinical expert consensus documents and the European Society of Cardiology Committee for practice guidelines. J Am Coll Cardiol. 2003;42(9):1687-713.

- Gersh BJ, Maron BJ, Bonow RO, Dearani JA, Fifer MA, Link MS, et al. 2011 ACCF/AHA guideline for the diagnosis and treatment of hypertrophic cardiomyopathy: executive summary: a report of the American College of Cardiology Foundation/American Heart Association Task Force On Practice Guidelines. Circulation. 2011;124(24):2761-96.

- Authors/Task Force members, Elliott PM, Anastasakis A, Borger MA, Borggrefe M, Cecchi F, et al. 2014 ESC Guidelines on diagnosis and management of hypertrophic cardiomyopathy: the task force for the diagnosis and management of hypertrophic cardiomyopathy of the European Society of Cardiology (ESC). Eur Heart J. 2014;35(39):2733-79.

- O'Mahony C, Jichi F, Pavlou M, Monserrat L, Anastasakis A, Rapezzi C, et al. A novel clinical risk prediction model for sudden cardiacdeath in hypertrophic cardiomyopathy (HCM risk-SCD). Eur Heart J. 2014;35(30):2010-20.

- Leong KMW, Chow JJ, Ng FS, Falaschetti E, Qureshi N, Koa-Wing M, et al. Comparison of the prognostic usefulness of the European Society of Cardiology and American Heart Association/American College of Cardiology Foundation risk stratification systems for patients with hypertrophic cardiomyopathy. Am J Cardiol. 2018;121(3):349-55.

- Tales de Carvalho 1 2, Mauricio Milani 3, Almir Sergio Ferraz 4, et all. Brazilian Cardiovascular Rehabilitation Guideline – 2020 Arq Bras Cardiol. 2020 Jun 1;114(5):943-987 doi: 10.36660/abc.20200407.

SUGESTÕES DE LEITURA

1. Bardy GH, Lee KL, Mark DB, Poole JE, Packer DL, Boineau R, et al. Amiodarone or an implantable cardioverter-defibrillator for congestive heart failure. N Engl J Med. 2005;352(3):225-37.
2. Cardinalli-Neto A, Bestetti RB, Cordeiro JA, Rodrigues VC. Predictors of all-cause mortality for patients with chronic Chagas' heart disease receiving implantable cardioverter defibrillator therapy. J Cardiovasc Electrophysiol. 2007;18(12):1236-40.
3. Corrado D, Pelliccia A, Bjørnstad HH, Vanhees L, Biffi A, Borjesson M, et al. Cardiovascular pre-participation screening of young competitive athletes for prevention of sudden death: proposal for a common European protocol. Consensus Statement of the Study Group of Sport Cardiology of the Working Group of Cardiac Rehabilitation and Exercise Physiology and the Working Group of Myocardial and Pericardial Diseases of the European Society of Cardiology. Eur Heart J. 2005;26(5):516-24.
4. Kaiser E, Darrieux FC, Barbosa SA, Grinberg R, Assis-Carmo A, Sousa JC, et al. Differential diagnosis of wide QRS tachycardias: comparison of two electrocardiographic algorithms. Europace. 2015;17(9):1422-17.
5. Kariki O, Antoniou CK, Mavrogeni S, Gatzoulis KA. Updating the risk stratification for sudden cardiac death in cardiomyopathies: the evolving role of cardiac magnetic resonance imaging. An Approach for the Electrophysiologist. Diagnostics (Basel). 2020;10(8):E541.
6. Køber L, Thune JJ, Nielsen JC, Haarbo J, Videbæk L, Korup E, et al. Defibrillator implantation in patients with nonischemic systolic heart failure. N Engl J Med. 2016;375(13):1221-30.
7. Letsas KP, Liu T, Shao Q, Korantzopoulos P, Giannopoulos G, Vlachos K, et al. Meta-analysis on risk stratification of asymptomatic individuals with the Brugada phenotype. Am J Cardiol. 2015;116(1):98-103.
8. Martinelli M, Rassi A Jr, Marin-Neto JA, Paola AAV de, Berwanger O, Scanavacca MI, et al. CHronic use of Amiodarone aGainSt implantable cardioverter-defibrillator therapy for primary prevention of death in patients with Chagas cardiomyopathy Study: rationale and design of a randomized clinical trial. Am Heart J. 2013;166(6):976-82.e4.
9. Moss AJ, Zareba W, Hackson Hall W, Klein H, Wilber DJ, Cannom DS, et al. Prophylactic implantation of a defibrillator in patients with myocardial infarction and reduced ejection fraction. N Engl J Med. 2002;346(12):877-83.
10. Shun-Shin MJ, Zheng SL, Cole GD, Howard JP, Whinnett ZI, Francis DP. Prophylactic use of the implantable cardioverter-defibrillator and its effect on the long-term survival, cardiovascular and sudden cardiac death in nonischemic cardiomyopathy patients-a systematic review and meta-analysis. Heart Fail Rev. 2018;23(2):181-90.

NOTA DOS EDITORES

Este capítulo possui referências bibliográficas adicionais, recomendadas pelos autores, na plataforma digital complementar do livro. Por motivos de compactação, somente algumas delas estão aqui contempladas. Utilize o QR code abaixo para ter acesso a esse conteúdo:

55

Desfibrilador cardíaco implantável

José Carlos Pachón Mateos
Fernando Antonio Lucchese
Juan Carlos Yugar Toledo
Carlos Thiene Cunha Pachón

DESTAQUES

- Os cardioversores-desfibriladores implantáveis (CDI) previnem morte súbita quando comparados ao antiarrítmicos.
- Indicados na prevenção primária após 40 dias do infarto agudo do miocárdio (IAM) em pacientes com fração de ejeção do ventrículo esquerdo (FEVE) ≤ 35% e classe funcional II-III, ou FEVE ≤ 30% e classe funcional I, II ou III, se expectativa de vida > 1 ano.
- Indicados na prevenção secundária após parada cardíaca por taquicardia ventricular/fibrilação ventricular (TV/FV) ou taquicardia ventricular sustentada (TVS) espontânea com comprometimento hemodinâmico ou síncope, de causas não reversíveis, com fração de ejeção (FE) ≤ 35% e expectativa de vida de pelo menos 1 ano.
- Indicados em outras situações especiais, principalmente na prevenção de morte súbita em pacientes com miocardiopatia hipertrófica obstrutiva.
- Acompanhamento regular com especialista em CDI é fundamental.

INTRODUÇÃO

Nos últimos 30 anos, a evolução dos marca-passos tem sido extraordinária, permitindo o surgimento sequencial de quatro grandes microssistemas computadorizados: o marca-passo fisiológico atrioventricular (AV) sequencial para o tratamento das bradiarritmias, os cardiodesfibriladores automáticos implantáveis para o tratamento das taquiarritmias, os ressincronizadores para tratamento da insuficiência cardíaca e os ressincronizadores-desfibriladores automáticos implantáveis para tratamento da insuficiência cardíaca com alto risco de morte súbita. Este capítulo aborda os conceitos básicos e as indicações do marca passo desfibrilador (Figura 1B), normalmente conhecido com cardioversor-desfibrilador implantável (CDI).

O CDI atualmente é a alternativa mais eficiente para tratamento de morte súbita de origem elétrica.

MARCA-PASSOS CARDIOVERSORES-DESFIBRILADORES AUTOMÁTICOS

Implantáveis

São próteses implantadas para o tratamento automático de taquiarritmias graves (Figura 2). Incorporam também um marca-passo convencional de forma a tratar tanto bradi como taquicardias. O desfibrilador implantável foi concebido por Michel Mirowsky, na década de 1960.

Normalmente, o eletrodo ventricular é constituído por um eletrodo bipolar igual ao dos marca-passos convencio-

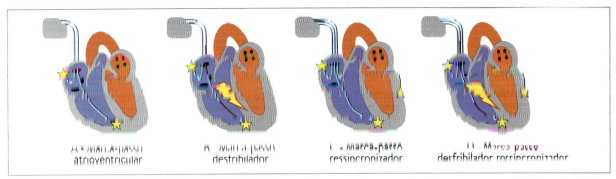

FIGURA 1 Esquema dos principais tipos de estimuladores cardíacos, todos com função marca-passo. Os tipos B e D têm a capacidade de desfibrilação automática na presença de taquiarritmias de alto risco. Os tipos C e D são indicados para tratamento de insuficiência cardíaca com recurso de ressincronização.

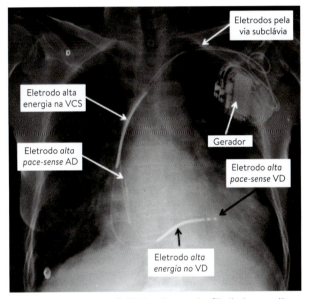

FIGURA 2 Imagem radiológica de um desfibrilador cardíaco implantado de forma convencional. A maioria absoluta dos casos é implantada por via endocárdica por meio de punção da veia subclávia esquerda e/ou dissecção da cefálica esquerda. Neste caso observa-se a localização septal do eletrodo ventricular, adotada pelo Serviço de Marca-passo do IDPC já na década de 1990 pelo fato de induzir menor grau de dissincronia ventricular na função marca-passo.

AD: átrio direito; VD: ventrículo direito.

nais, que pode ser dotado de mecanismo de fixação ativa e serve para monitorar o ritmo cardíaco e estimular o ventrículo na função marca-passo. Além disso, esse eletrodo apresenta em seu corpo dois elementos tubulares flexíveis metálicos (um posicionado na veia cava superior e outro no ventrículo direito) que são utilizados para aplicar os choques de alta energia para cardioversão e desfibrilação. Esses eletrodos compõem um desfibrilador unicamente ventricular (VVI). Entretanto, o modelo mais utilizado tem, adicionalmente, um eletrodo de marca-passo convencional, de fixação ativa, colocado no átrio direito, que serve para monitorar e estimular o átrio, caracterizando o desfibrilador atrioventricular (DDD), cuja proposta é manter o sincronismo AV e a resposta cronotrópica conforme a função sinusal espontânea (Figura 2). Alguns modelos, além da função de cardioversão e desfibrilação ventricular, podem também aplicar cardioversão e desfibrilação atriais deferindo o choque entre o eletrodo de veia cava superior e a carcaça do gerador. Após o implante, o CDI monitora o ritmo cardíaco, analisando continuamente cada intervalo R-R, classificando o R-R em bradicardia, ritmo sinusal, taquicardia, fibrilação ventricular (FV) e interferência.

Da mesma forma que o marca-passo convencional, o CDI estimula, se houver risco de bradicardia, ou se inibe, se existir ritmo próprio adequado. Se for detectada uma taquicardia ventricular (TV), o CDI poderá tentar revertê-la por estimulação ventricular programada e/ou com choque de cardioversão sincronizada (Figura 3), conforme a programação estabelecida pelo médico. Finalmente, caso seja detectada uma FV, o CDI aplica rapidamente um choque de alta energia para desfibrilação (Figura 4). Atualmente, já existem CDI bicamerais capazes de aplicar terapias automáticas independentes em átrio e ventrículo.

Na década passada, os CDI eram implantados por via epicárdica por meio de toracotomia. Atualmente, pela grande redução de volume das próteses e pelo surgimento de eletrodos para desfibrilação endocárdica, são implantados por via endocárdica com técnica muito semelhante ao implante de um marca-passo convencional.

Indicações para implante de CDI

As indicações de CDI têm mudado constantemente devido à grande e rápida evolução da tecnologia. No momento podem ser divididas em indicações secundárias e primárias.

Prevenção secundária

As recomendações para implante de CDI na prevenção secundária de morte súbita cardíaca e os principais estudos que as respaldam estão listados nos Quadros 1 e 2.

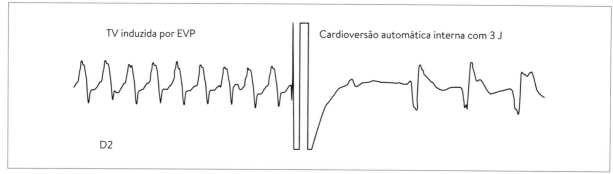

FIGURA 3 Cardioversão automática por CDI em portador de taquicardia ventricular recorrente.
CDI: cardioversor-desfibrilador implantável; TV: taquicardia ventricular.

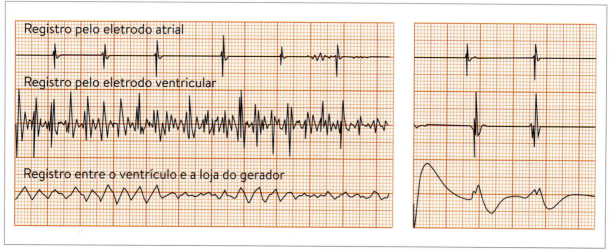

FIGURA 4 Registro obtido por telemetria da memória de um desfibrilador implantado em portador de doença de Chagas. À esquerda, observa-se um episódio de FV espontânea com os registros captados pelo eletrodo atrial, pelo eletrodo ventricular e por uma derivação entre o eletrodo ventricular e a loja do gerador. Os átrios estão em ritmo sinusal durante a fibrilação ventricular. O desfibrilador aplica, de forma automática, uma descarga de 17 J entre o ventrículo direito e a loja do gerador, obtendo a imediata reversão da fibrilação, abortando o que seria uma morte súbita.

QUADRO 1 Recomendações para implante de CDI na prevenção secundária de MSC em pacientes com cardiopatia estrutural		
Recomendações	**Classe**	**NE**
▪ Parada cardíaca por TV/FV de causa não reversível, com FE ≤ 35% e expectativa de vida de pelo menos 1 ano	I	A
▪ TVS espontânea com comprometimento hemodinâmico ou síncope, de causa não reversível, com FE ≤ 35% e expectativa de vida de pelo menos 1 ano	I	A
▪ Sobreviventes de parada cardíaca, por TV/FV de causa não reversível, com FE ≥ 35% e expectativa de vida de pelo menos 1 ano	IIa	B
▪ Pacientes com TVS espontânea, de causa não reversível, com FE ≥ 35%, refratária a outras terapêuticas e expectativa de vida de pelo menos 1 ano	IIa	B
▪ Pacientes com síncope de origem indeterminada com indução de TVS hemodinamicamente instável e expectativa de vida de pelo menos 1 ano	IIa	B
▪ TV incessante	III	C

CDI: cardioversor-desfibrilador implantável; FE: fração de ejeção; FV: fibrilação ventricular; MSC: morte súbita cardíaca; TV: taquicardia ventricular; TVS: taquicardia ventricular sustentada.

CAPÍTULO 55 ▪ DESFIBRILADOR CARDÍACO IMPLANTÁVEL **505**

QUADRO 2 Principais estudos randomizados mostrando o benefício da indicação secundária do desfibrilador cardíaco implantável

Cash	Cids	Avid
Sobreviventes de MS causada por FV/TV	Recuperados de FV ou TV ou síncope por FV/TV presumidas	FV ou TV sincopal ou TV mal tolerada FE ≤ 40%
349 pacientes: CDI x propafenona ou metoprolol ou amiodarona	659 pacientes randomizados para CDI x amiodarona	1.016 pacientes: CDI x drogas (amiodarona ou sotalol)
Propafenona aumentou a mortalidade e foi suspensa CDI x metoprolol ou amiodarona 24% de redução de MT com CDI (p = 0,081) Redução da MS com CDI (13% x 33%)	20% de redução de mortalidade com CDI em 3 anos (p = 0,14)	Redução de 31,5% na mortalidade com CDI (p < 0,02)

CDI: cardioversor-desfibrilador implantável; FE: fração de ejeção; FV: fibrilação ventricular; MS: morte súbita; TV: taquicardia ventricular.

Prevenção primária

As recomendações para implante de CDI na prevenção primária de morte súbita cardíaca e os principais estudos que as respaldam estão listados nos Quadros 3 e 4.

Indicações especiais de marca-passo desfibrilador

Os Quadros 5 a 10 mostram as indicações de CDI em doenças especiais.

QUADRO 3 Recomendações para implante de CDI na prevenção primária de MSC em pacientes com cardiopatia estrutural

Recomendações	Classe	NE
Sobreviventes de IAM há pelo menos 40 dias ou com cardiopatia isquêmica crônica, sob tratamento farmacológico ótimo, sem isquemia miocárdica passível de tratamento por revascularização cirúrgica ou percutânea e expectativa de vida de pelo menos 1 ano com:		
▪ FEVE ≤ 35% e classe funcional II-III, ou FEVE ≤ 30% e classe funcional I, II ou III	I	A
▪ FEVE ≤ 40%, TVNS espontânea e TVS indutível ao EEF	I	B
▪ Pacientes com cardiomiopatia dilatada não isquêmica, classe funcional II-III, com FEVE ≤ 35% e expectativa de vida de pelo menos 1 ano	IIa	A
▪ Pacientes com cardiopatia isquêmica ou não isquêmica, classe funcional III-IV, FEVE ≤ 35%, QRS ≥ 120 ms, para os quais tenha sido indicada TRC e expectativa de vida de pelo menos 1 ano	IIa	B
▪ Pacientes com cardiopatia passível de correção cirúrgica ou percutânea	III	B
▪ Pacientes com cardiopatia isquêmica e FEVE ≥ 35%	III	B

CDI: cardioversor-desfibrilador implantável; EEF: estudo eletrofisiológico; FEVE: fração de ejeção do ventrículo esquerdo; IAM: infarto agudo do miocárdio; MSC: morte súbita cardíaca; TRC: terapia de ressincronização cardíaca; TVS: taquicardia ventricular sustentada; TVNS: taquicardia ventricular não sustentada.

QUADRO 4 Comparação entre os principais estudos randomizados de indicação primária do desfibrilador cardíaco implantável*

Madit	Mustt	Madit-II	SCD-HeFT
IM, FE ≤ 35%, TVNS, TV indutível no EFI, não suprimível com procainamida	ICo, FE ≤ 40%, TVNS, TV indutível no EFI (95% IM)	IM, FE ≤ 30%	IM ou CMD, FE ≤ 35%, NYHA II ou III
196 pacientes: 101 terapia convencional 95 CDI	704 pacientes randomizados: 353 não guiados por EEF, 352 guiados por EEF: 190 drogas AA, 161 CDI	1.232 pacientes: 742 CDI, 490 terapia convencional	2.521 pacientes randomizados igualmente para: ▪ Amiodarona ▪ Placebo ▪ CDI
54% de redução na mortalidade com CDI (27 m de acompanhamento médio)	55-60% de redução com CDI (39 m de acompanhamento médio)	31% de redução na mortalidade com CDI (20 m de acompanhamento médio)	23% de redução na mortalidade com CDI (40 m de acompanhamento médio)

* Verificou-se redução de mortalidade de 23-60% em relação ao tratamento clínico.
CDI: cardioversor-desfibrilador implantável; CMD: cardiomiopatia dilatada; EEF: estudo eletrofisiológico; FE: fração de ejeção; ICo: insuficiência coronariana; NYHA: New York Heart Association; TV: taquicardia ventricular; TVNS: taquicardia ventricular não sustentada.

QUADRO 5 Recomendações para implante de CDI em pacientes com TVPC

Recomendações	Classe	NE
• Pacientes com TVPC, sobreviventes de parada cardíaca, com expectativa de vida de pelo menos 1 ano	I	C
• Pacientes com TVPC que evoluem com síncope ou TVS, apesar do uso de betabloqueador em dose máxima tolerada e expectativa de vida de pelo menos 1 ano	IIa	C
• Pacientes com TVPC que apresentem contraindicação para o uso de betabloqueador e expectativa de vida de pelo menos 1 ano	IIa	C
• Pacientes com TVPC assintomática que apresentem boa resposta ao tratamento com betabloqueador	III	C

CDI: cardioversor-desfibrilador implantável; TVPC: taquicardia ventricular polimórfica catecolaminérgica; TVS: taquicardia ventricular sustentada.

QUADRO 6 Recomendações para implante de CDI em pacientes com SQTLc

Recomendações	Classe	NE
• Pacientes com SQTLc, sobreviventes de parada cardíaca e expectativa de vida de pelo menos 1 ano	I	A
• Pacientes com SQTLc que evoluem com síncope ou TVS, apesar do uso de betabloqueador em dose máxima tolerada e expectativa de vida de pelo menos 1 ano	IIa	B
• Pacientes com SQTLc que apresentem contraindicação para o uso de betabloqueador e expectativa de vida de pelo menos 1 ano	IIa	C
• Pacientes com SQTLc do tipo LQT2 ou LQT3 e expectativa de vida de pelo menos 1 ano	IIb	C
• Pacientes assintomáticos sem diagnóstico específico por análise genética	III	C

CDI: cardioversor-desfibrilador implantável; SQTLc: síndrome do QT longo congênito; TVS: taquicardia ventricular sustentada.

QUADRO 7 Recomendações para implante de CDI em pacientes com SB

Recomendações	Classe	NE
• Pacientes com SB, sobreviventes de parada cardíaca e expectativa de vida de pelo menos 1 ano	I	C
• Pacientes com SB e alterações eletrocardiográficas espontâneas, síncope e expectativa de vida de pelo menos 1 ano	IIa	C
• Pacientes com SB e documentação de TVS espontânea que não provocou parada cardíaca e expectativa de vida de pelo menos 1 ano	IIa	C
• Pacientes com SB e alterações eletrocardiográficas induzidas por fármacos, síncope de origem indeterminada e expectativa de vida de pelo menos 1 ano	IIb	C
• Pacientes com SB assintomáticos e sem fatores de risco documentados	III	C

CDI: cardioversor-desfibrilador implantável; SB: síndrome de Brugada; TVS: taquicardia ventricular sustentada.

QUADRO 8 Recomendações para implante de CDI em pacientes com CMH

Recomendações	Classe	NE
• Pacientes com CMH que tenham apresentado TV/FV sustentada de causa não reversível e expectativa de vida de pelo menos 1 ano	I	B
• Pacientes com CMH que apresentem 1 ou mais fatores de risco maiores para MSC e expectativa de vida de pelo menos 1 ano	IIa	C
• Pacientes com CMH sem fatores de risco	III	C

CDI: cardioversor-desfibrilador implantável; CMH: cardiomiopatia hipertrófica; FV: fibrilação ventricular; MSC: morte súbita cardíaca; TV: taquicardia ventricular.

QUADRO 9 Fatores de risco nos portadores de CMH

Fatores de risco maior	
Prevenção secundária de parada cardíaca (TV ou FV)	
Prevenção primária	Fatores de risco possíveis em pacientes individualizados
TVS espontânea	• FA
História familiar de MS em jovens	• Obstrução da via de saída
Síncope inexplicada	• Mutação de alto risco
Espessura da parede ≥ 30 mm	
TV não sustentada	

CMH: cardiomiopatia hipertrófica; FA: fibrilação atrial; FV: fibrilação ventricular; MS: morte súbita; TV: taquicardia ventricular; TVS: taquicardia ventricular sustentada.

QUADRO 10 Recomendações para implante de CDI nos pacientes com CAVD

Recomendações	Classe	NE
• Pacientes com CAVD que tenham apresentado TV/FV sustentada de causa não reversível e com expectativa de vida de pelo menos 1 ano	I	B
• Pacientes com CAVD com doença extensa, incluindo envolvimento do VE, associada a história familiar de MSC em 1 ou mais membros, ou síncope de origem não determinada e com expectativa de vida de pelo menos 1 ano	IIa	C
• Pacientes com CAVD assintomáticos, sem fatores de risco	III	C

CAVD: cardiopatia arritmogênica do ventrículo direito; CDI: cardioversor-desfibrilador implantável; FV: fibrilação ventricular; TV: taquicardia ventricular.

FUNÇÕES ESPECIAIS

A tecnologia tem se incorporado aos CDI de forma exponencial. Atualmente, esses sistemas apresentam função *wireless*, de maneira que permitem a monitoração de todas as funções a distância, inclusive transmitindo relatórios periódicos e alarme para o médico independentemente da localização global do paciente.

Entretanto, certamente uma da funções agregadas de maior impacto nos modernos desfibriladores foi o ressincronizador cardíaco (ver Capítulo "Terapia de ressincronização cardíaca"). Nesses aparelhos, existe um segundo eletrodo para estimulação ventricular, de modo que é possível estimular os ventrículos em pontos distantes ao mesmo tempo ou respeitando um sincronismo de máximo rendimento hemodinâmico (Figura 1D). Está indicado quando o paciente apresenta insuficiência cardíaca, QRS largo e risco de morte súbita.

INDICAÇÕES DE DESFIBRILADORES EM CRIANÇAS

Apesar de menos de 1% dos CDI serem implantados em crianças e adolescentes, as indicações têm evoluído nos últimos 20 anos, avançando tanto na terapêutica como na prevenção. As principais causas de indicação de CDI nas crianças e adolescentes são cardiopatias congênitas, pós-operatórios de cardiopatias complexas, cardiomiopatias e arritmias de origem genética.

As condições de risco em pacientes jovens têm conotação e gravidade semelhantes às dos adultos, porém menor número de casos é recuperado de morte súbita, de forma que merecem mais atenção e cuidado.

A indicação de CDI em crianças envolve considerações particulares como:

- Riscos de morte súbita relativos ao substrato da doença subjacente.
- Riscos do procedimento cirúrgico.
- Aspectos relativos ao crescimento e à falta de sistemas infantis.
- Dimensões excessivas dos geradores.
- Ocorrência de choques inapropriados e múltiplas revisões.

Em razão das dimensões dos eletrodos de choque dos desfibriladores, comumente os implantes de CDI em crianças são realizados por meio de toracotomia. Desse modo, diversos autores têm desenvolvido técnicas especiais para implante dessas próteses sem a colocação endovascular dos eletrodos de choque, os quais, devido ao diâmetro maior, podem ocasionar obstrução do sistema venoso. Além desse problema, nas crianças os eletrodos sofrem as tensões de crescimento, que poderão ocasionar fraturas precoces. Portanto, deve-se sempre considerar o implante do menor número possível desses elementos, além da confecção de "alças de crescimento" durante o procedimento cirúrgico.

DESFIBRILADOR SUBCUTÂNEO

Em determinadas situações pode ser conveniente ou mesmo indispensável implantar um CDI sem qualquer componente intravascular. Com esse objetivo, surgiram os modelos de CDI totalmente extravasculares, implantados no subcutâneo do tórax, os quais podem ser considerados nas seguintes condições:

1. Para evitar alto risco em trocas de eletrodos em pacientes jovens com cardiomiopatia hipertrófica, cardiomiopatia congênita ou canalopatias que deverão ter o sistema implantado por muitos anos.
2. Indicações de CDI que não precisam da função marca-passo.
3. Casos com alto risco de bacteremia e de endocardite bacteriana, como nos portadores de cateteres endovasculares crônicos.
4. Risco de endocardite bacteriana nos dependentes de hemodiálise crônica.
5. Pacientes sem acesso endovascular.

Atualmente, existem muitos estudos mostrando a viabilidade e os bons resultados dos CDI subcutâneos, entretanto há algumas desvantagens que devem ser consideradas:

- Geradores maiores e mais pesados, que limitam o uso em tórax de menores dimensões.
- Ausência da função marca-passo.
- Ausência de *overdrive* para reversão de taquicardias.
- Maior suscetibilidade a interferências eletromagnéticas e a *oversensing* de onda T.

ACOMPANHAMENTO CLÍNICO DO PORTADOR DE CDI

O acompanhamento desses pacientes é altamente facilitado pelo recurso de telemetria do CDI, que permite obter, além do Holter, grande número de informações armazenadas na memória do dispositivo.

De modo geral, recomenda-se que o portador de CDI seja avaliado regularmente a cada 3 ou 6 meses para verificar a condição da bateria, dos eletrodos e os eventos/arritmias armazenados na memória. Pode-se programar o dispositivo para emitir um alarme sonoro quando os níveis de energia tiverem atingido o limite de segurança. No caso da ocorrência de um choque isolado no qual o paciente tenha se recuperado sem sintomas não é necessário reavaliar com urgência. Recomenda-se, entretanto, uma interrogação do dispositivo no máximo em 1 ou 2 dias. Caso existam choques repetidos ou sintomas relacionados ao evento, tais como dispneia, dor torácica (independentemente do desconforto do choque) ou tonturas/síncopes recorrentes, o paciente deve ser avaliado imediatamente em pronto-socorro ou clínica especializada. Caso existam terapias antitaquicardia recorrentes inapropriadas, podem ser imediatamente desativadas com a colocação de um ímã sobre o gerador, que não interfere em nada na função marca-passo (antibradicardia).

Além da determinação no implante, eventualmente pode ser necessário reavaliar o "limiar de desfibrilação" do sistema na fase crônica, nas seguintes condições:

- Caso haja suspeita de deterioração do sistema.
- Caso se verifique redução da onda R medida pelo eletrodo endocárdico.
- Caso seja iniciado ou aumentada a dose de um antiarrítmico, especialmente a amiodarona, principalmente nos casos em que o limiar de desfibrilação era elevado no implante.

Eventualmente, surgem situações em que médico e/ou paciente concluem que o CDI não é mais necessário e solicitam a retirada. Entretanto, é muito importante considerar que, se o CDI foi corretamente indicado, dificilmente será dispensável no futuro, já que o risco de arritmia/morte súbita tende a permanecer indefinidamente. O fato de se passarem vários anos sem terapia não significa que que o sistema não seja mais necessário. Casos de explante podem ser considerados no transplante cardíaco ou no implante de sistemas ventriculares de suporte circulatório.

Quando o paciente vai ser submetido a qualquer procedimento diagnóstico ou terapêutico com possíveis fontes de ruído, como interferências elétricas e eletromagnéticas, é recomendável o acompanhamento por especialista, que deverá inativar temporariamente as terapias antitaquicardia para que o procedimento seja realizado sem risco de deflagrar terapias inapropriadas (ver o Capítulo "Marca-passos convencionais: indicações, programação, interferências").

O que fazer no caso de choques inapropriados ou inconvenientes no portador de CDI

Eventualmente, o CDI pode aplicar um choque inapropriado (CI), ou seja, sem que o paciente tenha uma taquiarritmia ventricular. Tem sido cada vez menos comum. Nos modernos dispositivos com softwares e programações especiais, a prevalência é de 2,9% ao ano. Os principais motivos são descritos no Quadro 11.

QUADRO 11 Principais causas de choques inapropriados com possíveis soluções

Causa de choque inapropriado	Soluções
TSV é a mais frequente, e as principais causas são a fibrilação atrial e a taquicardia sinusal fisiológica durante esforço ou qualquer outra taquicardia supraventricular	• Tratamento da FA: drogas/ablação da FA ou ou no AV • Programação do CDI para reconhecer a FA/taquicardia • Programação específica e betabloqueadores na taquicardia sinusal • Drogas/ablação das TSV
Interferência externa: no caso de contato com aparelhos ou fontes de ruídos elétricos ou eletromagnéticos como bisturi elétrico, motores, transmissores, eletrodomésticos com fuga de corrente, estimuladores elétricos (TENS, eletromiografia, eletroacupuntura etc.)	• Orientação para evitar fontes de interferência • Programação temporária do CDI desligando as terapias antitaqui por uso de bisturi elétrico ou de outra fonte de ruído de uso médico
Interferência interna: ruído elétrico nos eletrodos comumente ocasionados por fraturas parciais ou, raramente, miopotenciais esqueléticos	Programação especial para ignorar ruídos de eletrodos e troca do eletrodo
Dupla contagem: quando o CDI detecta o mesmo sinal cardíaco mais de uma vez (p. ex., onda R e onda T do mesmo ciclo), causando detecção de falsa taquicardia	Programação da sensibilidade e uso de *softwares* especiais para detecção de dupla contagem

AV: atrioventricular; CDI: cardioversor-desfibrilador implantável; FA: fibrilação atrial; TENS: estimulação elétrica nervosa transcutânea; TSV: taquiarritmia supraventricular.

Além de choques inapropriados, podem ocorrer choques inconvenientes em taquicardias ventriculares lentas ou incessantes. Nestas últimas, podem advir choques repetitivos, que, apesar de apropriados e eficazes, são inúteis e indesejáveis devido à reinstalação espontânea da taquicardia incessante. Esses pacientes comumente procuram a emergência com grande desconforto. Nessa condição, o médico imediatamente deve se proteger com luvas cirúrgicas, que vão lhe permitir manipular o paciente sem o risco de receber uma descarga elétrica, e deve colocar um ímã sobre a loja do gerador. O ímã, enquanto colocado, desliga a função antitaquicardia sem afetar a função marca-passo do desfibrilador. Dessa forma, pode-se tratar a taquicardia farmacologicamente sem o desconforto dos choques de repetição. As luvas cirúrgicas também são necessárias para realizar reanimação cardiorrespiratória no portador de desfibrilador implantável. Os choques nas taquicardias lentas geralmente são prevenidos por programação de frequência de detecção e/ou de morfologia do QRS.

Efeito pró-arrítmico: eventualmente, uma droga antiarrítmica pode agravar uma arritmia preexistente ou originar uma nova arritmia, caracterizando efeito pró-arrítmico. Quanto mais comprometida a função ventricular e quanto maior o número de antiarrítmicos utilizados, maior esse risco. Essa é a causa principal de taquicardia incessante e de choques repetitivos nos portadores de desfibrilador. É muito rara a ocorrência de pró-arritmia no coração normal. É indispensável que o emprego dos antiarrítmicos seja muito criterioso, prin-cipalmente quando existe disfunção ventricular, pois, além do risco de pró-arritmia, provocam aumento de mortalidade.

Ablação por radiofrequência no portador de DECI

Nos choques inapropriados ou inconvenientes, quando o tratamento clínico é ineficaz, pode-se realizar a ablação por radiofrequência (ARF) no portador de DECI com os seguintes objetivos:

- Eliminar extrassístoles ventriculares frequentes.
- Tratar eventuais taquicardias supraventriculares (atrial, reentrada nodal, reentrada AV, *flutter* atrial, feixes anômalos, taquicardias incisionais).
- Tratar FA recidivante com ablação nas paredes atriais.
- Tratar uma taquicardia ventricular para reduzir terapias de um desfibrilador ou
- Provocar bloqueio atrioventricular (BAV) para controle da frequência ventricular (mantendo o ritmo totalmente dependente da função marca-passo do CDI).

Desde que a ARF não seja aplicada nos eletrodos, não tem havido qualquer dano à estimulação cardíaca. É necessário desligar a terapia durante a ablação para evitar a deflagração de choques inapropriados. Mesmo quando não elimina totalmente uma taquicardia, a ARF pode ser altamente benéfica, pelo fato de reduzir as terapias no portador de desfibrilador ou tornando a taquicardia mais responsiva aos antiarrítmicos.

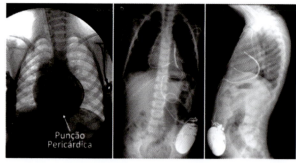

FIGURA 5 Técnica de implante de CDI em crianças, sem toracotomia, desenvolvida pelos autores com punção do espaço pericárdico, colocação do eletrodo de choque, de maior calibre, no pericárdio posterior e implante de eletrodo de fino calibre, pela subclávia esquerda, para as funções de *sense* e de *pace*.

CDI: cardioversor-desfibrilador implantável.

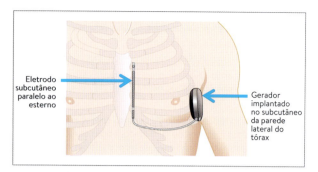

FIGURA 6 Desenho ilustrativo de um desfibrilador subcutâneo implantável. O gerador é inserido no subcutâneo da parede lateral do tórax, e o eletrodo é posicionado no subcutâneo paralelo ao esterno. Todo o sistema tem localização extravascular.

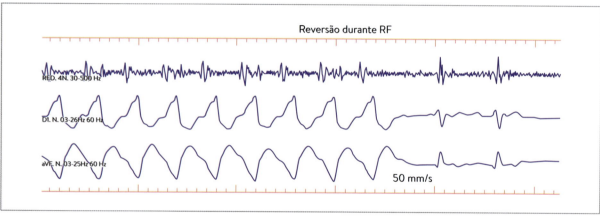

FIGURA 7 Taquicardia ventricular incessante em portador de desfibrilador cardíaco, sendo eliminada pela aplicação de radiofrequência no foco arritmogênico localizado na região inferobasal do ventrículo direito. O primeiro canal mostra o sinal elétrico do cateter de ablação.

O QUE AS DIRETRIZES RECOMENDAM

- Al-Khatib SM, Stevenson WG, Ackerman MJ, et al. 2017 AHA/ACC/HRS Guideline for management of patients with ventricular arrhythmias and the prevention of sudden cardiac death: a report of the American College of Cardiology/American Heart Association task force on clinical practice guidelines and the Heart Rhythm Society. Circulation. 2018;138(13):e210-e271.

- Martinelli Filho M, Zimerman LI, Lorga AM, Vasconcelos JTM, Rassi A Jr. Guidelines for implantable electronic cardiac devices of the Brazilian Society of Cardiology. Arq Bras Cardiol. 2007;89(6):e210-e238.

SUGESTÕES DE LEITURA

1. Bigger JT Jr. Prophylactic use of implanted cardiac defibrillators in patients at high risk for ventricular arrhythmias after coronary-artery bypass graft surgery. Coronary Artery Bypass Graft (CABG) Patch Trial Investigators. N Engl J Med. 1997;337:1569.

2. Goldenberg I, Huang DT, Nielsen JC. The role of implantable cardioverter defibrillators and sudden cardiac death prevention: indications, device selection, and outcome. Eur Heart J. 2020;41(21):2003-11.

3. Nabil H, Barbarawi M, Zayed Y, et al. Antiarrhythmic drug or catheter ablation in the management of ventricular tachyarrhythmias in patients with implantable cardioverter-defibrillators: a systematic review and meta-analysis of randomized controlled trials. Circ Arrhythm Electrophysiol. 2019;12(11):e007000.

4. The Cardiac Arrhythmia Suppression Trial (CAST) Investigators. Preliminary report: effect of encainide and flecainide on mortality in a randomized trial of arrhythmia suppression after myocardial infarction. N Engl J Med. 1989;321:227-33; 406-12.

56

Marca-passos convencionais: indicações, programação e interferências

Ricardo Alkmim Teixeira
João Ricardo Michielin Santanna

DESTAQUES

- Marca-passos cardíacos são utilizados no tratamento das bradicardias.
- Seu funcionamento com benefício clínico ao paciente dependente está relacionado com:
  - Indicação adequada, geralmente pela associação entre sintomas de baixo débito com documentação de bradicardia.
  - Implante correto por operador certificado e programação correta por médico especialista.
  - Reconhecimento das principais disfunções pelo médico não especialista por meio da história clínica e de eletrocardiograma.
  - Educação do paciente para evitar interferência eletromagnética.

INTRODUÇÃO

Marca-passos convencionais (MP) são dispositivos cardíacos eletrônicos implantáveis (DCEI) indicados primariamente para o tratamento de bradiarritmias relacionadas a doenças do nó sinusal (DNS) e bloqueios atrioventriculares (BAV). Outros DCEI, abordados em diferentes capítulos deste livro, também são dotados de função antibradicardia, conforme indica o Quadro 1.

INDICAÇÕES DE MARCA-PASSOS CONVENCIONAIS

Doença do nó sinusal

As disfunções do nó sinusal podem manifestar-se de cinco formas diferentes: bradicardia sinusal, pausa sinusal, bloqueio sinoatrial, síndrome bradi-taqui [alternância entre taquiarritmias atriais (*flutter* ou fibrilação atrial) e

QUADRO 1 Classificação e descrição dos dispositivos cardíacos implantáveis		
Classificação dos DCEI	Capacidade principal	Função principal
MP	Estimulação/sensibilidade no átrio e/ou ventrículo	Terapêutica de bradiarritmia
CDI	Cardioversão/desfibrilação por choque ou estimulação rápida	Terapêutica de TVS/FV
RC	Estimulação multissítio (atriobiventricular)	Ressincronização cardíaca (terapêutica da IC)
CDI-R	Cardioversão/desfibrilação por choque ou estimulação rápida + estimulação multissítio (atriobiventricular)	Terapêutica de TVS/FV + ressincronização cardíaca (terapêutica da IC)

CDI: cardioversor-desfibrilador implantável; CDI-R: cardiodesfibrilador/ressincronizador; DCEI: dispositivos cardíacos eletrônicos implantáveis; FV: fibrilação ventricular; IC: insuficiência cardíaca; MP: marca-passo; RC: ressincronizador cardíaco; TVS: taquicardia ventricular sustentada.
Fonte: Martinelli Filho et al., 2007.

pausa sinusal] e incompetência cronotrópica (resposta inadequada da frequência cardíaca em face de um estímulo adrenérgico). Quando uma dessas formas de disfunção sinusal é acompanhada de sinais e sintomas como tontura, pré-síncope ou síncope (baixo fluxo cerebral), palpitações, cansaço e dispneia aos esforços ou angina de peito, refere-se à condição clínica como doença do nó sinusal (DNS), cuja incidência aumenta com a idade (Figura 1).

A documentação da correlação entre as alterações eletrocardiográficas e as manifestações clínicas é essencial para definição da conduta, principalmente para a indicação de MP.

Na ausência de causas reversíveis, o MP definitivo é o tratamento de escolha para a DNS, essencialmente para alívio de sintomas e melhora na qualidade de vida (Quadro 2).

Embora não tenha sido demonstrado nenhum benefício em termos de sobrevida, a estimulação sequencial atrioventricular demonstrou benefícios clínicos como redução das taxas de ocorrência de fibrilação atrial (FA), síncopes e síndrome do MP em relação à estimulação ventricular exclusiva (VVI). Ademais, já se demonstrou redução significativa das taxas de acidente vascular encefálico com a estimulação atrial ou atrioventricular em comparação com a estimulação ventricular. Importante destacar que alguns estudos apontaram que a estimulação do ventrículo direito (VD) esteve associada a desfechos negativos pelo dessincronismo intraventricular induzido. Algoritmos automáticos disponíveis nos MP atuais possibilitam a redução de estimulação desnecessária do VD (histerese do intervalo AV, mudanças automáticas de modo de estimulação). Frequentemente, pacientes com DNS evoluem com prejuízo da função cronotrópica. Por isso, é razoável que os sensores de variação de frequência (R) sejam ativados em pacientes submetidos a implante de MP em razão de DNS.

Bloqueios atrioventriculares

O atraso ou a falha na condução do impulso elétrico dos átrios aos ventrículos caracteriza os bloqueios atrioventriculares. Essa alteração pode ocorrer em decorrência de um fenômeno funcional (exacerbação vagal, efeito de fármacos) ou da lesão do sistema excito-condutor cardíaco.

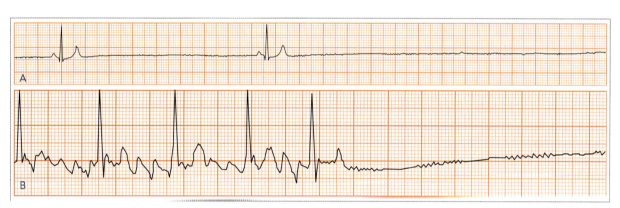

FIGURA 1 Doença do nó sinusal. A: Bradicardia sinusal seguida de pausa sinusal. B: Síndrome bradi-taqui (*flutter* atrial seguido de pausa sinusal).

QUADRO 2 Principais recomendações para implante de MP na DNS	Classe	NE
• Bradicardia sinusal, pausa sinusal, bloqueio sinoatrial ou síndrome bradi-taqui espontânea, irreversível ou induzida por fármacos necessários e insubstituíveis, com documentação de sintomas associados • Incompetência cronotrópica sintomática	I	C
• Bradicardia sinusal, pausa sinusal, bloqueio sinoatrial ou síndrome bradi-taqui espontânea, irreversível ou induzida por fármacos necessários e insubstituíveis, com sintomas não documentados • Síncope inexplicada com evidência de DNS ao EEF	IIa	C
• Bradicardia sinusal, pausa sinusal ou bloqueio sinoatrial que desencadeia ou agrava IC, angina do peito ou taquiarritmias • Paciente oligossintomático com FC < 40 bpm na vigília	IIb	C
• Paciente assintomático • Paciente com sintoma documentado e claramente não relacionado à bradicardia ou decorrente de causas reversíveis, incluindo fármacos não essenciais	III	C

Classe: classe de recomendação; DNS: doença do nó sinusal; EEF: estudo eletrofisiológico; FC: frequência cardíaca; IC: insuficiência cardíaca; MP: marca-passo; NE: nível de evidência.

Os bloqueios atrioventriculares são classificados em:

- 1º grau: ocorre retardo na condução do impulso elétrico dos átrios aos ventrículos, determinando um intervalo PR maior do que 200 ms (PRi).
- 2º grau: subdividido em 4 tipos:
  1. Mobitz I: uma onda P é bloqueada após prolongamento gradual do PRi (fenômeno de Wenckebach).
  2. Mobitz II: uma onda P é subitamente bloqueada, sem fenômeno de Wenckebach.
  3. 2:1: ocorre uma onda P bloqueada e outra conduzida, conferindo a proporção de 2 ondas P para cada QRS. Neste caso, o bloqueio pode ter características nodais (Wenckebach "extremo") ou já representar bloqueios mais distais e de prognóstico pior. Manobras vagais, estímulo adrenérgico ou administração de atropina são úteis para determinação prognóstica e tratamento.
  4. Avançado: quando ocorre bloqueios em proporção acima de 2:1 (3:1, 4:1 etc.) em ritmo sinusal (Figura 2).
- 3º grau: ausência de condução AV (completa dissociação entre ondas P e QRS, com frequência atrial superior à frequência ventricular) (Figura 3).

Diversos são os mecanismos que podem afetar o sistema excito-condutor cardíaco ao nível da junção atrioventricular. Causas adquiridas são mais frequentes, especialmente devidas a degeneração relacionada ao envelhecimento ou em decorrência de comorbidades como hipertensão arterial sistêmica, diabete melito, doença arterial coronariana e cardiomiopatias. Bloqueios congênitos, com ou sem cardiopatia estrutural associada, são menos frequentes.

Dentre as causas reversíveis de BAV, destacam-se as disfunções autonômicas e os efeitos adversos de fármacos, como betabloqueadores e bloqueadores dos canais de

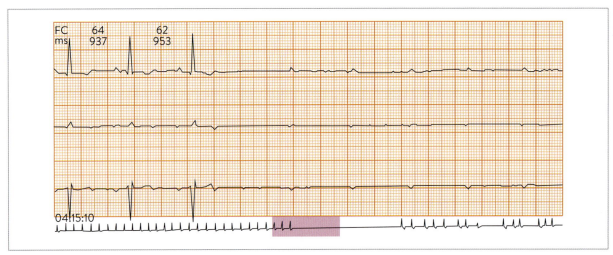

FIGURA 2 Bloqueio atrioventricular de 2º grau, avançado (BAVT intermitente).

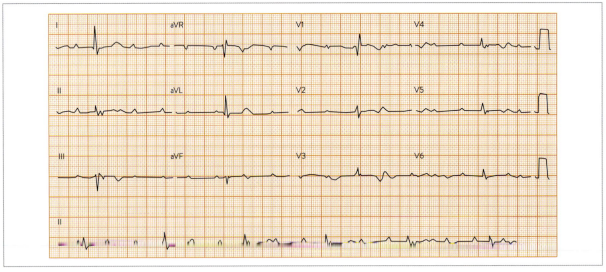

FIGURA 3 Bloqueio atrioventricular de 3º grau (BAVT).

cálcio. A ocorrência de BAV "medicamentoso" pode estar relacionada à presença de doença estrutural associada ou predisposição genética.

Os bloqueios que apresentam características de localização nodal são geralmente benignos e assintomáticos, BAV de 1º grau, 2º grau tipo I (Mobitz I) e 2:1 com QRS estreito. Raramente, BAV de 1º grau muito extenso (PRI > 300 ms) pode resultar em sintomas (pseudossíndrome do MP); da mesma forma, BAV de 2º grau Mobitz I, quando de localização infranodal ou associado a bradicardia sinusal, pode resultar em manifestações clínicas. Monitoramento periódico com Holter 24 horas e teste ergométrico costumam ser úteis para avaliação da condução AV.

Os BAV de 2º grau do tipo II (Mobitz II), 2:1 com QRS alargado e os bloqueios de grau avançado (3:1, 4:1 etc.) geralmente intra ou infra-His, costumam ser sintomáticos e evoluem para BAV de 3º grau (BAVT). Nesses casos, a indicação de MP deve ser considerada mesmo na ausência de sintomas.

Bloqueios atrioventriculares avançados manifestam-se como pausas prolongadas em pacientes com fibrilação atrial (FA de baixa resposta ventricular). O BAVT é facilmente identificado quando se observa ritmo bradicárdico regular, apesar da FA. Geralmente, as pausas são sintomáticas quando apresentam duração > 3 s, na vigília. A correlação pausa-sintoma é fundamental para a indicação de MP, exceto em casos em que as pausas são extremamente prolongadas ou se associam a arritmias ventriculares complexas. Nesses casos, o implante de MP deve ser precoce pelo risco de morte súbita.

A indicação de MP para suporte ao uso de fármacos que causam bradicardia e que são necessários e insubstituíveis pode ser necessária em pacientes com insuficiência cardíaca ou coronariana. Esses pacientes podem não tolerar o uso de betabloqueadores em doses ideais em razão da bradicardia. Da mesma forma, o uso de bloqueadores de canais de cálcio, amiodarona ou sotalol pode resultar no mesmo afeito adverso.

Na Quadro 3, estão relacionadas as indicações de MP para tratamento dos BAV.

Bloqueios intraventriculares

A abordagem dos distúrbios de condução intraventricular (DCIV) sem bloqueios atrioventriculares associados deve considerar a presença de doença cardíaca subjacente, o ECG basal e, sobretudo, a sintomatologia.

A ocorrência de síncope em pacientes com DCIV pode estar relacionada a episódios de BAVT intermitente. Por isso, a realização de EEF invasivo pode ser útil, caso demonstre prolongamento do intervalo HV (indicativo de implante de MP se HV > 70 ms). Bloqueio de ramo alternante (BRD e BRE) caracteriza acometimento infranodal, com alto risco de BAVT e morte súbita; por isso, indica-se MP nesses casos.

A presença de DCIV no contexto de doenças progressivas, como distrofia muscular de Emery-Dreifuss ou síndrome de Kearns-Sayre, pode ser indicativo de implante de MP mesmo na ausência de sintomas (Quadro 4).

Síncopes neuromediadas

A síncope vasovagal é a principal causa de sincope, principalmente em indivíduos jovens. Ocorre pela redução súbita do fluxo sanguíneo cerebral secundária à vasodilatação e/ou bradicardia, sendo geralmente precedida de pródromos (mal-estar, calor e sudorese, palidez, tontura, fadiga, náuseas, desconforto epigástrico).

As respostas reflexas podem ser classificadas, quanto ao perfil hemodinâmico, em três tipos:

- Tipo 1 ou resposta mista: queda da PA e da FC.
- Tipo 2 ou resposta cardioinibidora: queda da FC < 40 bpm ou assistolia > 3 s (Figura 4).
- Tipo 3 ou resposta vasodepressora: queda da PA sem queda da FC.

QUADRO 3 Principais recomendações para implante de MP no BAV	Classe	NE
• BAV adquirido de 2º grau Mobitz II, avançado ou de 3º grau, irreversível, independentemente de presença de sintomas • FA permanente e bradicardia sintomática • BAV secundário a fármacos necessários e insubstituíveis, com sintomas	I	C
BAV de 1º grau e 2º grau Mobitz I irreversíveis e com sintomas claramente atribuíveis ao BAV	IIa	C
BAVT congênito assintomático, QRS estreito, resposta cronotrópica adequada e coração estruturalmente normal	III	C

BAV: bloqueio atrioventricular; BAVT: bloqueio atrioventricular total; classe: classe de recomendação; NE: nível de evidência.

QUADRO 4 Principais recomendações para implante de MP no DCIV com condução atrioventricular 1:1	Classe	NE
• Síncope e bloqueio de ramo com registro de intervalo HV ≥ 70 ms ou bloqueio infranodal ao EEF • Bloqueio de ramo alternante	I	C
DCIV, associados ou não a BAV de 1º grau, com síncopes sem documentação de BAVT paroxístico, afastadas outras causas	IIa	C
Pacientes assintomáticos e condução AV 1:1	III	B

BAV: bloqueio atrioventricular; BAVT: bloqueio atrioventricular total; classe: classe de recomendação; DCIV: dispositivo cardíaco eletrônico implantável; HV: intervalo HV; MP: marca-passo; NE: nível de evidência.

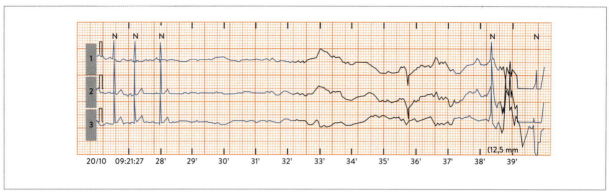

FIGURA 4 Resposta cardioinibitória com pausa sinusal de 10 s de duração em criança de 8 anos de idade com síncopes recorrentes.

Embora possa resultar em traumatismos ou acidentes importantes, a síncope vasovagal *per se* apresenta prognóstico benigno a longo prazo. O tratamento habitualmente é simples e implica orientações gerais e melhora de hábitos de vida. A minoria dos pacientes (cerca de 15%) necessita de tratamento adicional em razão das apresentações clínicas mais graves (crises recorrentes, pródromos curtos, profissões de risco).

O implante de MP pode ser efetivo apenas em pacientes com síncope vasovagal com reflexo cardioinibitório predominante. A efetividade do MP foi testada em alguns estudos randomizados; entretanto, a maioria dos estudos falhou em demonstrar a eficácia do MP ou falhou em eliminar o potencial efeito placebo relacionado à presença do dispositivo. No estudo ISSUE-3, pacientes com mais de 40 anos de idade com síncope foram submetidos a implante de monitor de eventos implantável (*loop recorder*). Os pacientes que apresentaram documentação espontânea da síncope associada a assistolia > 3 s ou assistolia > 6 s sem síncope concomitante foram submetidos a implante de MP dupla-câmara (com *rate-drop-response*) e randomizados para MP ativado ou desativado. Durante acompanhamento médio de 2 anos, registrou-se redução significativa na taxa de recorrência de síncope (25% no grupo MP ativado e 57% no grupo MP desativado, $p = 0,039$).

A ocorrência de síncope em decorrência de bradicardia e/ou hipotensão provocada pela resposta reflexa exacerbada da estimulação mecânica do seio carotídeo caracteriza a síndrome da hipersensibilidade do seio carotídeo (SHSC). Situações que provocam estímulo na região carotídea, como a movimentação da cabeça ou a compressão involuntária do pescoço, podem resultar em síncopes por esse mecanismo (p. ex., colocar gravata, barbear, estender roupas no varal).

O diagnóstico de SHSC é obtido com a correlação entre o registro de bradicardia ou hipotensão sintomática em decorrência da manobra de massagem dos seios carotídeos em pacientes acima de 40 anos de idade. A reprodução dos sintomas espontâneos, fundamental para a confirmação diagnóstica, ocorre geralmente em assistolias > 3 s (pausa sinusal ou bloqueio atrioventricular) e/ou hipotensão sistólica ≥ 50 mmHg.

O tratamento da SHSC inclui medidas preventivas; entretanto, quando o componente cardioinibitório é predominante, o implante de marca-passo definitivo passa a ser a melhor opção. Uma metanálise que incluiu três estudos controlados, com acompanhamento médio de 3,3 anos, demonstrou redução significativa na taxa de síncope nos pacientes submetidos a implante de MP (76%) *vs.* o grupo controle (9 e 38%, respectivamente; RR 0,24; IC 95% 0,12-0,48).

O tipo de estimulação preferencial na SHSC é encontrado em sistemas atrioventriculares (bicamerais) dotados de algoritmos de *rate-drop-response* (estimulação atrioventricular sequencial com frequência elevada por determinado tempo, tão logo seja detectada pelo MP uma queda brusca da FC própria do paciente).

As recomendações para implante de MP definitivo na SHSC e síncope vasovagal estão resumidas na Quadro 5.

Doenças neuromusculares

Certas doenças neuromusculares podem acometer o sistema excito-condutor cardíaco, de forma lenta e progressiva. O implante de MP, em alguns casos aparelhos tipo CDI, pode ser necessário precocemente durante a evolução do quadro, mesmo em indivíduos assintomáticos (Quadro 6).

Os distúrbios da condução infranodal, resultando em bloqueios fasciculares e BAV de 3º grau, são particularmente observados na síndrome de Kearns-Sayre (oftalmoplegia externa progressiva com retinopatia pigmentar) e na distrofia muscular miotônica (progressão rápida), mas também ocorrem com frequência na síndrome de Guillain-Barré, na distrofia muscular de Becker e na distrofia muscular fascio-escápulo-umeral. A doença acomete quase sempre o sistema His-Purkinje e pode culminar em ataques de Stokes-Adams ou morte súbita, exceto quando antecipados pelo implante de marca-passo. Em

QUADRO 5 Principais recomendações para indicação de MP na síndrome da hipersensibilidade do seio carotídeo e síncope vasovagal

	Classe	NE
Síncope recorrente, idade > 40 anos e resposta cardioinibidora (pausa sintomática espontânea > 3 s) ou relato franco de documentada + hipotensão) à massagem do seio carotídeo na ausência de fármaco depressor do sistema elétrico-condutor	IIa	B
Síncope recorrente, idade > 40 anos e documentação de pausa sintomática espontânea > 3 s ou > 6 s assintomática	IIa	B
Síncope recorrente, idade > 40 anos e pausa sintomática > 3 s induzida no teste de inclinação	IIb	B
Queda inexplicada recorrente, sem pródromos, pacientes > 40 anos e massagem do seio carotídeo com resposta cardioinibidora	IIb	B
Síncope e ausência de resposta cardioinibidora documentada	III	B
Paciente assintomático ou massagem do seio carotídeo sem resposta cardioinibidora	III	C

QUADRO 6 Principais recomendações para indicação de MP nas doenças neuromusculares

	Classe	NE
BAV de 3° grau, com ou sem sintomas	I	B
BAV de 1° grau ou 2° grau, com ou sem sintomas, principalmente na distrofia muscular miotônica	IIb	B
Distúrbio de condução intraventricular, com ou sem sintomas	IIb	C

MP: marca-passo.

pacientes com distrofia miotônica tipo I, observa-se distúrbio da condução infra-His em mais de 50% dos casos.

Cardiomiopatias secundárias a mutações do gene lâmina A/C também estão associadas à ocorrência de BAV e arritmias atriais ou ventriculares. O implante de CDI deve ser considerado nesses pacientes com distúrbio da condução AV pelo risco de morte súbita por arritmias ventriculares.

Cardiomiopatia hipertrófica

A cardiomiopatia hipertrófica é uma doença genética comum caracterizada por hipertrofia ventricular esquerda na ausência de outras condições que possam resultar em hipertrofia de magnitude similar. Na forma obstrutiva (CHO), a presença de gradiente de pressão intraventricular na via de saída do ventrículo esquerdo (VE) pode resultar em sintomas de insuficiência cardíaca.

A obstrução intraventricular sintomática pode ser aliviada com o uso de fármacos com efeitos inotrópico e cronotrópico negativos. A estimulação da ponta do ventrículo direito (VD) realizada com MP convencional promove alteração da dinâmica de contração do VE. A dissincronia ocasionada pela estimulação artificial resulta da ativação tardia da porção basal do septo, com consequente diminuição da força de contração e redução do movimento sistólico anterior da valva mitral. Esses mecanismos podem reduzir o gradiente sistólico intraventricular (Quadro 7).

A redução do gradiente intraventricular promovido pela estimulação do VD na CHO é menor que na miectomia ou mesmo com a alcoolização septal. Os resultados de pequenos estudos randomizados e observacionais são controversos e apontam para melhores resultados em idosos. Dessa forma, a estimulação costuma ser utilizada em dois cenários: quando existe contraindicação para os outros procedimentos (p. ex., idosos, fragilidade clínica, alto risco perioperatório para miectomia) ou quando o paciente tem indicação de implante de CDI para prevenção de morte súbita.

A programação eletrônica do MP ou CDI é baseada em estimulação ventricular deflagrada pela despolarização atrial espontânea (modo VAT), com intervalo AV curto visando a pré-excitação do VD, sem compromisso do enchimento diastólico. A programação dos algoritmos de mudança automática de modo (*mode-switch*) é importante para evitar a estimulação rápida dos ventrículos em caso de ocorrência de fibrilação atrial, comum nesses pacientes.

Síndrome de apneia obstrutiva do sono

Bradicardia sinusal e bradiarritmias benignas sem manifestação clínica são comuns durante o sono, como resultado de tônus autonômico com predomínio parassimpático. Pausas sinusais, bloqueio AV de 1° e 2° graus e ritmo juncional são comuns durante o sono, principalmente em jovens com bom condicionamento físico.

QUADRO 7 Recomendações para o implante de MP na cardiomiopatia hipertrófica

	Classe	NE
Obstrução da via de saída do VE (gradiente ≥ 50 mmHg) com sintomas refratários ou para suporte ao uso de betabloqueadores ou bloqueadores de canais de cálcio e que não tenham indicação de CDI e quando seja contraindicado alcoolização septal, miectomia ou transplante cardíaco	II b	C
BAV de 2° grau Mobitz II, avançado ou BAV de 3° grau após alcoolização septal ou miectomia (preferir CDI)	Ib	C

BAV: bloqueio atrioventricular; CDI: cardiodesfibrilador implantável; MP: marca-passo; VE: ventrículo esquerdo.

A síndrome da apneia obstrutiva do sono (SAOS) tem sido associada à ocorrência de arritmias atriais e ventriculares secundárias à hipoxemia, principalmente em pacientes com obesidade, hipertensão arterial sistêmica, síndrome metabólica, doenças pulmonares crônicas, doenças neurológicas ou decorrente da obstrução anatômica ou funcional das vias aéreas.

O tratamento das arritmias no contexto da SAOS deve ser dirigido ao controle da apneia com o uso de equipamentos de pressão positiva em vias aéreas (CPAP, BiPAP), tratamento cirúrgico em casos selecionados e combate à obesidade.

A indicação de implante de MP na SAOS costuma estar reservado para os casos com importante comprometimento associado do sistema de excito-condutor cardíaco.

Síndrome do QT longo congênito

A síndrome do QT longo congênito (SQTL) é uma doença hereditária cardíaca de canais iônicos (K^+, Na^+, Ca^{2+} – canalopatias) caracterizada pelo prolongamento do intervalo QTc no ECG basal. Essa anormalidade da repolarização ventricular predispõe a taquicardia ventricular polimórfica (*torsades de pointes*), que por sua vez está associada à ocorrência de síncopes e morte súbita.

A prevenção de síncopes e morte súbita na SQTL deve incluir, necessariamente, o cuidado com distúrbios eletrolíticos, evitar o uso de fármacos que tenham o potencial de prolongar o QTc e evitar deflagradores conhecidos conforme a apresentação fenotípica (p. ex., atividades físicas intensas – SQTL1, ruídos e despertadores – SQTL2). Esportes competitivos (especialmente natação) devem ser contraindicados. O fácil acesso a desfibriladores automáticos (DEA) durante atividades recreativas deve ser incentivado.

Betabloqueadores (propranolol, nadolol) são úteis especialmente na SQTL1 e na SQTL2. A denervação simpática (retirada do gânglio estrelado esquerdo) pode ser também eficaz em pacientes refratários ou que tenham contraindicação para o uso de betabloqueadores ou que tenham contraindicação ao implante de CDI.

A indicação de MP para tratamento da SQTL atualmente é reduzida. Apesar de sua capacidade de diminuir a dispersão do QTc e dar suporte ao uso de betabloqueadores em maiores doses, o advento do CDI fez sua indicação tornar-se restrita a casos muito específicos. Recém-nascidos que não apresentam estrutura física que comporte CDI, bloqueio atrioventricular de grau avançado associado, arritmias ventriculares deflagradas ou agravadas por bradicardia são cenários de exceção.

A programação eletrônica do MP (ou CDI) deve basear-se em estimulação preferencialmente atrial [modo AAI(R)] com frequência básica acima do ritmo espontâneo.

Coração transplantado

Bradicardia é comum no pós-operatório precoce de transplante cardíaco, mas tende a resolver espontaneamente. Entretanto, pacientes com bradicardia sinusal e bloqueio atrioventricular persistentes podem necessitar de implante de MP (2-24%).

Denervação simpática, lesão isquêmica do nó sinusal, isquemia do enxerto e efeitos de fármacos são as causas subjacentes comuns da bradicardia pós-transplante. Alguns pacientes apresentam síndrome bradi-taqui, e os medicamentos utilizados para tratamento da arritmia atrial podem piorar a bradicardia. O risco de ocorrência de bradiarritmias parece aumentar com o tempo pós-transplante. No pós-operatório precoce, a DNS está mais associada à necessidade de MP; já no pós-operatório tardio (após 30 dias), tanto a DNS quanto o BAV podem igualmente ocorrer.

O uso de MP temporário no pós-operatório precoce é a melhor opção para pacientes que apresentam bradicardia com instabilidade clínica. O implante de MP definitivo costuma ser postergado ao final da segunda ou terceira semana após o transplante. Geralmente, menos de 10% dos pacientes necessitam de MP definitivo. Anastomose biatrial, tempo de isquemia do enxerto e idade avançada do doador têm sido relacionados a maior risco de necessidade de MP definitivo.

ACOMPANHAMENTO DE PACIENTES COM MARCA-PASSO

A programação eletrônica de MP deve ser sistematizada. O ajuste dos diversos parâmetros programáveis por telemetria, bem como dos recursos diagnósticos que podem ser armazenados na memória do MP, devem ser adaptados ao perfil de cada paciente. Dessa forma, antes da programação, é fundamental que o primeiro passo seja sempre a realização de avaliação clínica atenciosa e dirigida às arritmias cardíacas e ao próprio dispositivo implantado. Em seguida, com a monitorização eletrocardiográfica ativa, procede-se à avaliação eletrônica propriamente dita, que inclui uma série de testes que irão determinar os ajustes necessários da programação do MP.

Avaliação clínica

A avaliação clínica de portadores de MP deve começar com a identificação do tipo de sistema implantado e a recuperação de informações de prontuário, como o relatório cirúrgico, o registro de complicações precoces e tardias e a avaliação da adaptação do paciente ao sistema implantado, além da comprovação de melhora clínica.

A presença de sinais inflamatórios (dor, tumefação, coloração atípica da pele) pode ser indício de infecção do sistema, complicação potencialmente grave e associada a risco de endocardite infecciosa. O sofrimento cutâneo pode culminar em extrusão do gerador e/ou dos cabos-eletrodos, com necessidade de remoção de todo o sistema, procedimento complexo e com risco de complicações graves (Figura 5).

Durante o período de pós-operatório precoce, hematoma de loja, hemotórax e pneumotórax, deiscência de sutura, deslocamento dos cabos-eletrodos, perfuração venosa ou arterial e tamponamento cardíaco estão entre as complicações mais frequentes. No pós-operatório tardio, o exame da loja do gerador pode identificar infecção da ferida operatória e/ou da loja, isquemia da pele e até necrose e extrusão do sistema. Deslocamento dos cabos-eletrodos são infrequentes após 1 semana da cirurgia, mas lesões dos cabos podem ocorrer ao longo do tempo, em decorrência de fadiga de material ou técnica cirúrgica inadequada.

Além de sinais e sintomas locais, a ocorrência de tontura, síncope, palpitação e cansaço pode estar relacionada a disfunções do MP em decorrência de lesão de seus componentes ou programação inadequada.

O eletrocardiograma de repouso (ECG) deve ser realizado em todas as avaliações; outros exames complementares, como teste ergométrico, Holter, radiografia de tórax e ecocardiograma, devem ser realizados com base em critérios clínicos ou em função dos achados da interrogação do dispositivo.

Avaliação eletrônica

A identificação das características do sistema implantado, como marca e modelo, e os parâmetros eletrônicos intraoperatórios devem estar disponíveis já na primeira consulta após o implante. Recomenda-se que o paciente mantenha sempre a posse de um Documento de Identificação de Portador de DCEI, no qual informações básicas devem estar registradas.

A avaliação eletrônica de qualquer DCEI deve ser realizada por médico devidamente capacitado, em ambiente apropriado, com monitoração, ECG em andamento contínuo, programadores específicos e recursos para tratamento de emergências cardiovasculares.

Dentre as ferramentas mais importantes na avaliação de portadores de MP, certamente o ECG é o de maior valor. Amplamente disponível, fornece informações muito úteis quanto ao funcionamento básico do sistema, disfunções e interferências eletromagnéticas.

A emissão de energia elétrica proporcionada pelo MP é reconhecida ao ECG por meio da identificação de um artefato típico (espícula). A espícula é emitida sempre que o MP não "sente" a despolarização intrínseca do coração. Como os geradores de pulsos atuais permitem várias formas de estimular o coração (modos de estimulação), criou-se uma codificação internacional para descrever o modo de operação do MP.

Por meio desse código de 5 letras, identificam-se a câmara cardíaca "estimulada" (1ª letra), a câmara cardíaca "sentida" (2ª letra) e a "reação" do sistema quando sente uma despolarização intrínseca (3ª letra), conforme mostra o Quadro 8. Assim, a 1ª letra poderá ser A (átrio), V (ventrículo), D (átrio e ventrículo) ou nenhuma (O); da mesma forma a 2ª letra poderá ser A, V, D ou O. A 3ª letra poderá ser I (quando o MP se inibe em face de uma despolarização espontânea), T (quando a ocorrência de uma despolarização espontânea provoca a emissão de uma espícula – Trigger ou Deflagração), D (quando o MP tanto

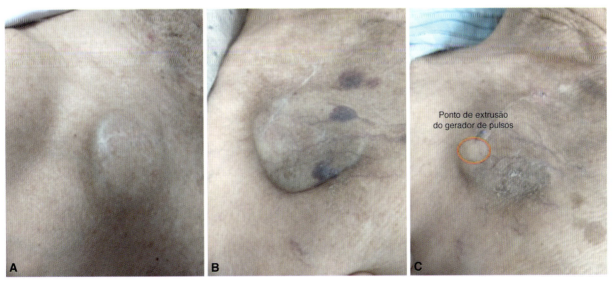

FIGURA 5 Exemplos de sofrimento cutâneo em loja de marca-passo, em 3 estágios evolutivos. A: Alteração de coloração da pele na região da borda superior do gerador de pulsos. B: Sofrimento da pele em estágio avançado, com aderência da pele na região da borda inferior do gerador de pulsos, com iminente extrusão. C: Sofrimento de pele com ponto de extrusão.

QUADRO 8	Exemplos de modos de estimulação classificados de acordo com o código de 5 letras				
V	**V**	**I**		**O**	**O**
Estimula apenas o ventrículo	Sente apenas o ventrículo	Ao sentir o ventrículo, o MP se inibe		Sensor de variação de frequência inativado	Estimulação de apenas 1 sítio ventricular
D	**D**	**D**		**R**	**O**
Estimula átrio e ventrículo	Sente átrio e ventrículo	Átrio e ventrículo se inibem ao sentir despolarização espontânea, e o ventrículo é estimulado a partir do evento atrial espontâneo		Sensor de frequência acionado	Estimulação em apenas 1 sítio ventricular
D	**D**	**I**		**O**	**V**
Estimula átrio e ventrículo	Sente átrio e ventrículo	Átrio e ventrículo se inibem ao sentir despolarização espontânea. O ventrículo é estimulado na frequência básica programada		Sensor de frequência inativado	Estimulação ventricular em 2 sítios diferentes (habitualmente, 1 no VD e 1 no VE-RC)

VD: ventrículo direito; VE: ventrículo esquerdo; MP: marca-passo.

pode se inibir quanto deflagrar) ou O (nenhuma reação). A 4ª letra se refere ao acionamento de sensor de variação de frequência (R: ligado; O: desligado). O sensor de variação de frequência, por diversos mecanismos, faz com que o MP perceba que o paciente necessita de resposta cronotrópica (p. ex., durante esforço físico); com isso, a frequência cardíaca é elevada pelo MP, dentro dos limites programados. A 5ª letra identifica a presença de estimulação multissítio. Dessa forma, quando presente, a 5ª letra deverá se referir à presença de estimulação multissítio ventricular (V), que nada mais é que a terapia de ressincronização cardíaca (TRC). Quando não há TRC, essa letra será O (nenhuma).

Quando o sensor de variação de frequência encontra-se desativado e não existe estimulação multissítio (letra "O" em ambas as posições), é comum suprimir a 4ª e a 5ª letras na identificação do modo de estimulação.

Observar atentamente o ritmo de base, buscando identificar a presença de espículas, deve ser sempre o primeiro passo para a correta interpretação do ECG do portador de MP. A partir daí, busca-se estabelecer possíveis associações entre os sinais elétricos intrínsecos (ondas P e QRS) e os sinais provocados pela estimulação artificial.

A ausência de ritmo próprio ventricular entre as espículas geralmente ocorre quando o paciente é dependente do MP ou quando a frequência da estimulação é superior à espontânea. Identificando-se a estimulação, deve-se estabelecer quantas espículas ocorrem em cada intervalo R-R e o que acontece com sua presença; ou seja, se as despolarizações atrial e ventricular se iniciam a partir daquele artefato. Dessa forma, com a observação cuidadosa do ECG, o cardiologista pode fazer o diagnóstico de funcionamento "normal" do sistema. Por outro lado, a identificação das principais disfunções ou pseudodisfunções (variações de comportamento que podem ser interpretadas equivocadamente como disfunções) podem indicar a necessidade de reprogramação eletrônica ou até de correção cirúrgica. Por fim, a presença de arritmias relacionadas ao MP também pode ser facilmente identificada pelo traçado de ECG, definindo a melhor abordagem para cada caso.

PROPRIEDADES ELETRÔNICAS BÁSICAS

Os recursos dos MP atuais são inúmeros e de complexidade variável. As principais características, universais a todos os sistemas disponíveis atualmente, são:

- Espícula: representação gráfica que corresponde ao estímulo elétrico produzido pelo DCEI.
- Captura: despolarização tecidual artificial (provocado pela emissão de espícula).
- Frequência básica de estimulação: é a frequência mínima em que o MP estimula o coração (átrio e/ou ventrículo) sem a interferência de batimentos espontâneos. Os intervalos entre as espículas podem ser fixos ou variáveis. Em MP unicamerais, essas oscilações da frequência se devem ao acionamento do *sensor de variação de frequência*. Esse recurso, quando ativado, incrementa a frequência cardíaca (FC) para adaptação fisiológica (p. ex., atividade física, taquipneia, variação da temperatura corporal). Nos sistemas dupla-câmara, a oscilação da FC deve ser interpretada com mais cautela. Nos casos em que há bradicardia sinusal, por exemplo, o incremento da FC será determinado também pelo sensor. Já nos casos com função sinusal normal e bloqueio atrioventricular, a própria frequência atrial determinará a modulação da FC, já que a onda P será responsável pela estimulação ventricular (*função trigger* – modo VAT).

- Intervalo atrioventricular (IAV): intervalo entre uma atividade atrial espontânea (sentida) ou estimulada e o estímulo ventricular. Com o incremento da FC, o IAV, de modo semelhante ao que ocorre ao intervalo PR espontâneo, pode ser programado para se encurtar (*IAV dinâmico*) e tornar o acoplamento AV mais fisiológico.
- *Safety-pace*: encurtamento abrupto do IAV que tem a finalidade de prevenir a inibição da estimulação ventricular causada por interferências após a emissão da espícula atrial (100-110 ms – intervalo de *cross-talk*).
- Limite máximo de frequência: é a frequência máxima de estimulação. Nos geradores de câmara única a frequência máxima é atingida com a ativação do sensor de variação de frequência; nos geradores de dupla-câmara a frequência máxima é alcançada em resposta à sensibilidade atrial (frequência das ondas P) ou também por ativação do sensor.
- Sensibilidade: permite ao MP reconhecer eventos elétricos espontâneos (ondas P e QRS). Ao identificar um batimento espontâneo, o MP se inibe e reinicia a contagem do intervalo básico. A inibição da estimulação a partir do reconhecimento do ritmo próprio pode ser caracterizada ao ECG de superfície, identificando-se a ausência de espícula quando da ocorrência espontânea da onda P (inibição atrial) e/ou do QRS (inibição ventricular).
- Operação magnética: quando se coloca um ímã sobre o gerador do MP, este altera seu modo de estimulação para modo assíncrono ("desliga" o circuito de sensibilidade). Como resultado desse procedimento, habitualmente a frequência (chamada *frequência magnética*) e a energia de estimulação se alteram para valores fixos e não programáveis. No caso de MP dupla-câmara, geralmente o intervalo atrioventricular (IAV) também se encurta com o objetivo de garantir a despolarização ventricular artificial. Essa alteração pode persistir durante todo o período em que o ímã permanece sobre o gerador ou então, em alguns casos, apenas por alguns batimentos. A operação magnética ainda é um dos parâmetros utilizados para avaliação de integridade da bateria, podendo também ser útil para tornar o MP "insensível" a interferências eletromagnéticas e para interromper taquiarritmias mediadas por ele.
- Histerese: a histerese é um recurso programável que prolonga o intervalo básico sempre que houver despolarização intrínseca, dando oportunidade para o ritmo espontâneo assumir as despolarizações subsequentes, inibindo o MP. Dessa forma, a histerese, quando acionada, provoca variação abrupta programada da frequência de estimulação. Atualmente, diversos outros recursos programáveis estão disponíveis para buscar constantemente a preservação do ritmo espontâneo do paciente.

A Figura 6 ilustra função de marca-passo dupla-câmara.

DISFUNÇÕES DO MARCA-PASSO

Disfunções de sensibilidade

- Sensibilidade excessiva ou *oversensing*: exagerada sensibilidade que resulta na identificação equivocada de um sinal elétrico que não corresponde à despolarização da câmara relacionada (p. ex., interferência eletromagnética, miopotenciais, onda T etc.).
- Sensibilidade diminuída ou *undersensing*: incapacidade de reconhecimento da despolarização espontânea. Pode ocorrer por programação inadequada ou por modificações da captação do sinal intrínseco (o sistema não "enxerga" a onda P ou o QRS).
- Perda de captura: incapacidade do MP em provocar despolarização tecidual (átrio ou ventrículo). A perda de captura pode ocorrer por aumento do limiar de estimulação (mínimo valor de energia necessário para provocar captura), disfunção do eletrodo (fratura, desposicionamento ou perfuração miocárdica), disfunção do gerador (exaustão de bateria) e erro de programação (energia inadequada). Ao ECG observa-se a presença de espícula sem a onda de despolarização subsequente.
- Ausência de espícula: a única condição normal que justifica a ausência da emissão de uma espícula pelo MP é a inibição correta ocasionada por uma despolarização intrínseca (onda P ou QRS). No entanto, falhas de sensibilidade, esgotamento de bateria ou sensibilidade cruzada (*cross-talk*) podem resultar em inibição anormal do sistema.

Taquiarritmias relacionadas ao marca-passo

- Taquicardia mediada pelo MP: arritmia restrita aos sistemas atrioventriculares, caracterizada pela deflagração ventricular a partir de onda P retrógrada. Trata-se, portanto, de uma arritmia por movimento circular em que o sistema de MP faz o papel de componente anterógrado do circuito, cuja porção retrógrada é anatômica (via normal ou anômala).
- Taquicardia conduzida pelo MP: taquiarritmia que envolve sistemas de estimulação atrioventricular, caracterizada pela presença de arritmia supraventricular, que, sentida pelo canal atrial, deflagra capturas ventriculares em frequências elevadas, mantendo as características da arritmia espontânea (Figura 7).
- Taquicardia induzida pelo MP: alterações da sensibilidade ou interferências eletromagnéticas que provocam arritmias.

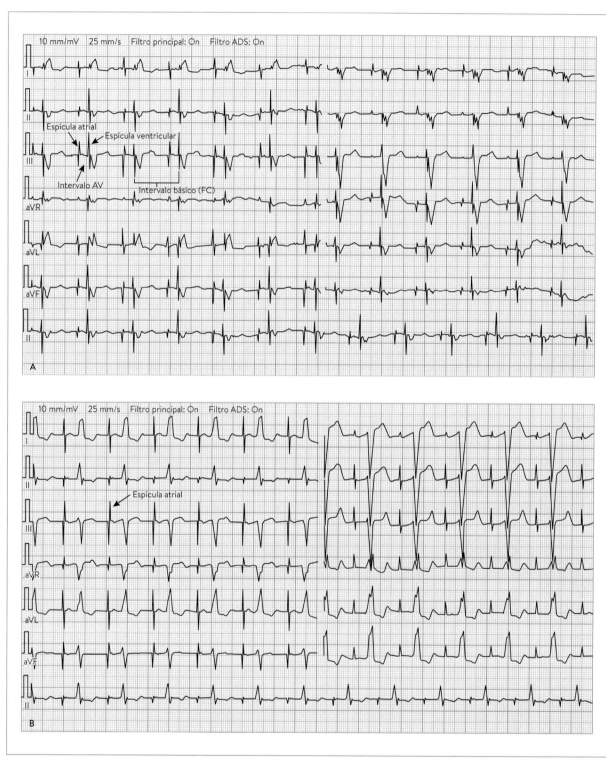

FIGURA 6 Exemplo de marca-passo dupla-câmara. A: Presença de espículas atrial e ventricular e câmara única atrial. B: Presença apenas de espícula atrial.

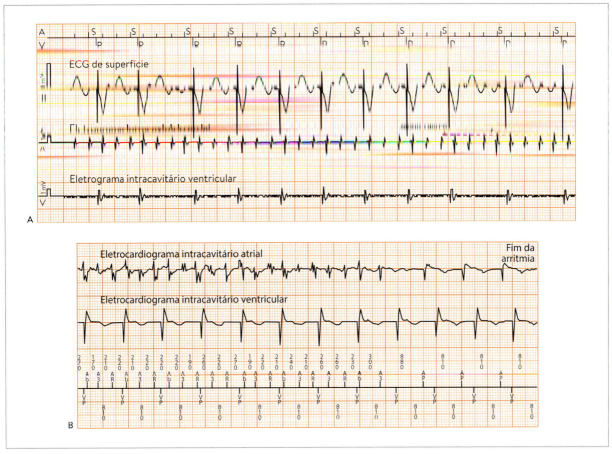

FIGURA 7 Taquicardia conduzida pelo marca-passo. A: *Flutter* atrial sentido pelo marca-passo, resultando em estimulação rápida do ventrículo, seguindo ativação da mudança automática de modo (*mode switch*). B: Fibrilação atrial paroxística detectada pelo marca-passo no momento da interrupção espontânea da arritmia atrial.

Pseudodisfunções de marca-passo

- Batimentos de fusão: ativação artificial do tecido cardíaco de forma simultânea à despolarização espontânea, provocando complexos híbridos. No caso de eventos ventriculares, uma espícula é acompanhada de QRS, cujas características morfológicas são intermediárias entre o QRS capturado e o espontâneo. Esse mesmo fenômeno pode envolver eventos atriais (fusão atrial).
- Batimentos de pseudofusão: ativação espontânea do tecido cardíaco, simultânea à emissão da espícula que não tem efeito sobre o QRS ou a onda P (pseudofusão ventricular e atrial, respectivamente).
- Frequência máxima: sistemas unicamerais variam a frequência de estimulação de acordo com a ativação do sensor de variação de frequência (FC mínima e FC máxima). Os sistemas bicamerais também operam dentro de limites programáveis; entretanto, nesse caso o incremento da frequência ventricular acompanhará a frequência das ondas P até aquele limite programado. Quando a taquicardia sinusal própria do paciente supera a FC máxima programada, o sistema lançará mão de um mecanismo que simula o fenômeno de Wenckebach até atingir a proporção 2:1 (2 ondas P para 1 QRS).
- Mudança automática de modo de estimulação (*automatic mode switching* – AMS): à detecção de ondas atriais espontâneas em alta frequência, acima de um limite programado, o AMS reverte o modo de estimulação atrioventricular (DDD) para ventricular (VVI). Dessa forma, os batimentos atriais deixam de deflagrar batimentos ventriculares em alta frequência (prevenção de taquicardia conduzida pelo marca-passo). Logo que a taquiarritmia atrial se interrompe, o sistema é capaz de detectá-lo e voltar ao modo DDD, preservando a sequência fisiológica de estimulação.
- Teste automático de limiar de estimulação: sistemas modernos são capazes de testar periodicamente e de forma automática os limiares de captura, possibilitando mais segurança e economia de bateria. Durante o teste, pode-se flagrar a emissão de espículas de segurança para o caso de perda de captura (estimulação de *backup*).

INTERFERÊNCIAS

Sinais elétricos não cardíacos, biológicos ou não, percebidos pelo MP, são denominados interferências eletromagnéticas (IEM). As IEM podem resultar em comportamento inadequado do MP: inibição da estimulação; estimulação fixa à revelia dos batimentos intrínsecos; estimulação inapropriada e geralmente rápida.

Existem inúmeras fontes de IEM, principalmente equipamentos eletrônicos ou que envolvem campo magnético. Exposição a tais fontes pode ocorrer tanto em ambiente hospitalar quanto em ambiente doméstico, interferindo na qualidade de vida dos portadores de MP.

Embora nem sempre suficientes, as barreiras físicas e eletrônicas presentes nos MP são imprescindíveis para a proteção contra sinais elétricos anormais e indesejáveis. Titânio para a construção da caixa do gerador de pulsos, circuitos eletrônicos e algoritmos capazes de filtrar sinais elétricos e interferências externas permitem proteção contra IEM. A programação da sensibilidade em "bipolar" (ponta-anel) minimiza o efeito "antena" em comparação à configuração "unipolar" (ponta-caixa do gerador de pulsos), reduzindo a detecção de sinais elétricos indesejáveis.

As fontes de IEM podem ser classificadas de acordo com o tipo e a frequência espectral da energia emitida e conforme o ambiente em que a fonte é encontrada. No Quadro 9 estão resumidas as principais fontes de IEM.

QUADRO 9 Fontes de interferência eletromagnética mais comuns

Fonte extra-hospitalar	Risco	Recomendação
Telefonia celular	Baixo risco: *oversensing*, estimulação assíncrona	Utilizar aparelho celular no lado contralateral
Detector de metais	Baixo risco de interferência no dispositivo	Identificar-se ao agente de segurança para prevenir constrangimentos
Sistema antifurto	Mínimo	Evitar exposição prolongada ao sistema
Reprodutores de música digital e fones de ouvido	Baixo	Mantê-los distantes do gerador de pulso
Analisadores de impedância bioelétrica	Baixo	Instruções para esses analisadores observam explicitamente que não devem ser usados em pacientes com DCEI

DCEI: dispositivos cardíacos eletrônicos implantáveis.

O QUE AS DIRETRIZES RECOMENDAM

- Brignole M, Moya A, Lange FJ, Deharo JC, Elliott PM, Fanciulli A, et al. 2018 ESC guidelines for the diagnosis and management of syncope. European Heart Journal. 2018;39(21):1883-948.

- Correction to: 2018 ACC/AHA/HRS guideline on the evaluation and management of patients with bradycardia and cardiac conduction delay: executive summary: a report of the American College of Cardiology/American Heart Association task force on clinical practice guidelines and the Heart Rhythm Society. Circulation. 2019;140(8):e504-e505.

- Kusumoto FM, Schoenfeld MH, Barrett C, Edgerton JR, Ellenbogen KA, Gold MR, et al. 2018 ACC/AHA/HRS Guideline on the evaluation and management of patients with bradycardia and cardiac conduction delay: executive summary: a report of the American College of Cardiology/American Heart Association Task Force on Clinical Practice Guidelines, and the Heart Rhythm Society. J Am Coll Cardiol. 2019;74(7):932-87.

- Martinelli Filho M, Zimerman LI, Lorga AM, Vasconcelos JTM, Rassi A Jr. Guidelines for implantable electronic cardiac devices of the Brazilian Society of Cardiology. Arq Bras Cardiol. 2007;89(6):e210-e238.

- Pastore CA, Pinho C, Germiniani H, Samesima N, Mano R, et al. Sociedade Brasileira de Cardiologia. Diretrizes da Sociedade Brasileira de Cardiologia sobre análise e emissão de laudos eletrocardiográficos (2009). Arq Bras Cardiol. 2009;93(3Supl.2):1-19.

SUGESTÕES DE LEITURA

1. Arnold AD, Howard JP, Chiew K, Kerrigan WJ, de Vere F, Johns HT et al. Right ventricular pacing for hypertrophic obstructive cardiomyopathy: meta-analysis and meta-regression of clinical trials. Eur Heart J Qual Care Clin Outcomes. 2019;5(4):321-33.
2. Majewski J, Varma M, Davis G, Lelakowski J. Disease-specific aspects of management of cardiac arrhythmias in patients with muscular dystrophies. Pol Merkur Lekarski. 2019;47(280):154-9.
3. Marine JE, Crawford TC, Sinha SK, Paul DD, Sunderland S, Vogle KA, et al. Global disparities in cardiac pacemaker therapy: problem statement, potential solution, and call to action. Heart Rhythm. 2019;16(1):153-55.
4. Seferović PM, Polovina MM, Coats AJS. Heart failure in dilated non-ischaemic cardiomyopathy. Eur Heart J Suppl. 2019;21(Suppl.M):M40-M43.
5. Tjong FV, Reddy VY. Permanent Leadless cardiac pacemaker therapy: a comprehensive review. Circulation. 2017;135(15):1458-70.

NOTA DOS EDITORES

Este capítulo possui referências bibliográficas adicionais recomendadas pelos autores, na plataforma digital complementar do livro. Por motivos de compactação, somente algumas delas estão aqui contempladas. Utilize o QR code abaixo para ter acesso a esse conteúdo.

57

Terapia de ressincronização cardíaca

Silas dos Santos Galvão Filho
Alexander Romeno Janner Dal Forno

DESTAQUES

- O desenvolvimento de distúrbios na condução, principalmente o bloqueio de ramo esquerdo (BRE), leva ao aparecimento de dissincronia importante entre as câmaras cardíacas atriais e ventriculares que podem levar à deterioração da *performance* cardíaca.
- Até 1/3 dos pacientes com insuficiência cardíaca (IC) podem apresentar bloqueios de ramos ou bloqueios atrioventriculares com consequente agravamento da disfunção ventricular.
- A terapia de ressincronização cardíaca (TRC) com estimulação atriobiventricular é uma terapia consolidada no tratamento da IC em pacientes com complexos QRS alargados (> 130 ms).
- Nos pacientes com disfunção ventricular, sintomas de IC e dissincronia causada principalmente pelo BRE, a TRC melhora a função ventricular, reduz sintomas e mortalidade por IC.
- A estimulação direta do sistema His-Purkinje é uma forma nova e promissora de ressincronização cardíaca.

INTRODUÇÃO

A terapia de ressincronização cardíaca (TRC) é um procedimento consagrado, integrado ao arsenal terapêutico moderno da insuficiência cardíaca (IC). A compreensão temporal da ativação cardíaca pelo sistema excitocondutor é de suma importância para o entendimento de como os distúrbios de condução atrioventricular (AV) e intraventricular podem trazer prejuízo para o débito cardíaco. A TRC permite a correção desses distúrbios e é indispensável para melhorar a *performance* cardíaca.

Os portadores de IC com fração de ejeção reduzida (ICFER), com dissincronia ventricular, foram amplamente estudados, e a TRC provou melhorar a fração de ejeção do ventrículo esquerdo (FEVE), a classe funcional da New York Heart Association (NYHA), a distância percorrida no teste de caminhada de 6 minutos, a qualidade de vida e a taxa de mortalidade total, o que mudou o curso natural dessa entidade.

A taxa de não respondedores à TRC tem sido reportada em torno de 30% e pode ser minimizada à medida que o diagnóstico, o momento de indicação, a técnica de implante e o monitoramento forem mais criteriosos, eficazes e conduzidos por equipe multidisciplinar especializada.

CONCEITOS DE DISSINCRONIA CARDÍACA

O sistema excitocondutor é responsável pela ritmicidade e ativação harmônica e sincrônica da contração das câmaras cardíacas, extraindo toda a potencialidade da ejeção do coração. Conforme descrito no Quadro 1, a dissincronia é causada por atraso na condução elétrica responsável pela ativação das câmaras cardíacas, que pode ser encontrada entre os átrios (dissincronia interatrial – DIA), entre átrios e ventrículos (dissincronia AV – DAV), entre os ventrículos (dissincronia interventricular – DVV), ou entre os diversos segmentos do ventrículo esquerdo (dissincronia intraventricular – DIV).

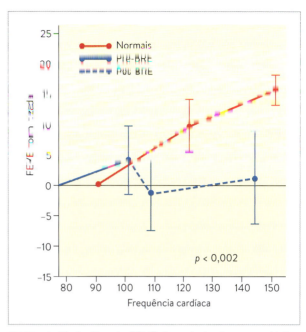

FIGURA 1 Variações da FEVE durante teste ergométrico de pacientes saudáveis (linha vermelha) e com bloqueio de ramo esquerdo frequência-dependente (linha azul). Nota-se a significativa redução da FEVE após o aparecimento de BRE (linha azul pontilhada), mantendo-se reduzida até o final do exame.

BRE: bloqueio de ramo esquerdo; FEVE: fração de ejeção do ventrículo esquerdo.

QUADRO 1	Tipos de dissincronia cardíaca
Tipo	**Descrição**
DIA	Causada por atraso de condução pelo feixe de Bachmann (feixe de fibras miocárdicas diferenciadas na condução que liga o átrio direito ao esquerdo), pode ser corrigida pela estimulação biatrial, sendo colocado um eletrodo no átrio direito e outro no átrio esquerdo através do seio coronariano
DAV	Causada pelos diferentes bloqueios atrioventriculares (AV), pode ser corrigida por meio de marca-passos de dupla câmara, contornando o atraso ou bloqueio instalado no nó AV ou abaixo deste, no sistema His-Purkinje, sendo os eletrodos posicionados no átrio e ventrículo direitos
DVV	Causada pelos bloqueios de ramos direito ou esquerdo. A condução normal por um dos ramos faz com que os ventrículos sejam ativados em tempos e velocidades diferentes, fazendo o fluxo pela aorta e a artéria pulmonar ocorrer de forma dissincrônica
DIV	Causada pelos bloqueios de ramo direito e esquerdo, sendo este último o mais relevante. O BRE leva à contração tardia da parede lateral basal do ventrículo esquerdo (VE) quando a porção septal já se encontra no momento de relaxamento, tornando a sístole menos eficiente

DAV: dissincronia atrioventricular; DIA: dissincronia interatrial; DIV: dissincronia intraventricular; DVV: dissincronia interventricular.

A TRC, pelo fato de propiciar estimulação tricameral – átrio direito, parede septal do ventrículo direito e parede lateral do ventrículo esquerdo –, pode corrigir as dissincronias AV, interventriculares (VV) e intraventriculares (IV), presentes em cerca de 40% dos portadores de IC.

O conhecimento dos prejuízos na *performance* cardíaca causados pela dissincronia intraventricular foi descrito por Bramlet et al. já na década de 1980, quando foi demonstrado que o aparecimento de bloqueio de ramo esquerdo (BRE) durante o exercício era responsável pela queda da FEVE naquele exato momento (Figura 1). Esses achados, entretanto, somente foram levados em consideração e valorizados em meados da década de 1990, quando surgiram os primeiros artigos sobre ressincronização cardíaca.

DIAGNÓSTICO DE DISSINCRONIA VENTRICULAR

A DVV consiste em uma ativação temporalmente descoordenada entre os ventrículos, lembrando que no BRE a ejeção aórtica está frequentemente atrasada em relação à pulmonar, e no bloqueio do ramo direito (BRD) acontece o inverso. Já na dissincronia intraventricular (DIV), os atrasos acontecem entre os diversos segmentos opostos do ventrículo esquerdo, sendo a maior responsável pelo prejuízo na ejeção ventricular e consequentemente no débito cardíaco.

A dissincronia intraventricular (DIV) pode estar presente independente da largura do QRS e não deve ser confundida com a melhor resposta à TRC. Nos primeiros estudos que validaram a TRC, o diagnóstico de dissincronia foi caracterizado pelo aumento da duração do QRS superior a 120 ms. Diversos estudos procuraram definir parâmetros mecânicos de dissincronia utilizando-se das mais variadas metodologias ecocardiográficas com a finalidade de avaliar quais pacientes se beneficiariam da ressincronização. No entanto, quando analisados em conjunto, ainda não há evidências de que a análise ecocardiográfica tenha lugar definido na definição de quais pacientes irão se beneficiar com a TRC.

A duração do QRS superior a 150 ms na presença de BRE persiste como o principal parâmetro de DVV e DIV e o melhor preditor de boa resposta à TRC, sendo muito valorizados nas diretrizes atuais de indicação de TRC. Já nos pacientes com duração do QRS inferior a 150 ms, principalmente os portadores de distúrbios de condução que não o BRE, ainda somos carentes de outros critérios diagnósticos de dissincronia ventricular para identificar os melhores candidatos à TRC. Nesse sentido, nosso grupo tem utilizado o vetocardiograma, com resultados iniciais promissores.

Em relação aos portadores de marca-passo cardíaco convencional, a estimulação monossítio de VD determina padrão eletrocardiográfico de BRE, com largura do QRS frequentemente superior a 150 ms, e alterações da contratilidade miocárdica ventricular similares ao BRE, com prejuízo da função sistólica cardíaca, ficando portanto caracterizada dissincronia ventricular nesses casos.

INDICAÇÕES DE TERAPIA DE RESSINCRONIZAÇÃO CARDÍACA

No início da TRC, as indicações eram somente como opção ou "ponte" para o transplante cardíaco. Foi nesses pacientes que iniciamos nossa experiência, mostrando benefícios e até mesmo tirando alguns pacientes da lista de espera de transplante.

Atualmente as diretrizes da Sociedade Europeia de Cardiologia para o diagnóstico e tratamento da IC de 2016 indicam a TRC como classe I a pacientes sintomáticos, independentemente da classe funcional no momento da avaliação, que apresentem BRE (QRS > 130 ms) e com FEVE ≤ 35%. Pacientes com indicação de marca-passo convencional, com necessidade de estimulação ventricular por alto grau de bloqueio atrioventricular (BAV) e que apresentem FEVE ≤ 40%, também têm indicação classe I para TRC. Nos pacientes sintomáticos com distúrbios de condução interventricular que não o BRE e com FEVE ≤ 35%, a TRC tem indicação II A se duração do QRS for superior a 150 ms e IIB se for entre 130-150 ms. Também têm indicação II B de TRC pacientes com IC classe funcional entre II e IV, fibrilação atrial, QRS > 130 ms, FEVE ≤ 35%, quando existe estratégia para manutenção da estimulação ventricular (controle da frequência com estimulação ventricular) ou recuperação do ritmo sinusal. Por fim, pacientes com FEVE ≤ 40% submetidos a implante de marca-passo convencional com alta percentagem de estimulação ventricular (> 40%) que apresentaram aparecimento ou piora de IC têm indicação II B para *upgrade* com troca do marca-passo por ressincronizador.

A TRC pode ser associada ao cardioversor desfibrilador implantável (CDI), no que se convencionou chamar TRC-D (a TRC quando não associada ao CDI é chamada de TRC-P). O sistema de TRC-D tem dispositivo de maior dimensão que o de TRC-P, é também tripla câmara e pressupõe um eletrodo de desfibrilação para estimulação do VD (Figura 2). Considerando que todo paciente com indicação de TRC é portador de cardiomiopatia com importante comprometimento da função sistólica e IC, deve-se sempre avaliar quais pacientes têm indicação de implante de CDI conjuntamente com a TRC. A maior complexidade dos sistemas de TRC-D, a menor longevidade dos dispositivos e dos eletrodos de VD e até mesmo custo financeiro (TRC-D é bem mais caro que TRC-P) limitam a utilização mais frequente desses dispositivos para prevenção primária de MS.

MOMENTO DA INDICAÇÃO DE TRC

Já há algum tempo, dispõe-se de evidências de que a TRC apresenta benefícios quando implantada em pacientes nos estágios iniciais de ICC, apresentando resultados semelhantes, por vezes até melhores, que nos pacientes em estágios mais avançados. Uma metanálise incluindo quatro grandes estudos de TRC (MIRACLE ICD-II, REVERSE, MADIT-CRT e RAFT) incluiu 4.213 pacientes com classe funcional I e II da NYHA e FEVE ≤ 40% e demonstrou que a TRC diminuiu a mortalidade (OR 0,78, 95% CI 0,63-0,97), reduziu eventos de descompensação de IC (OR 0,63, 95% CI 0,52-0,76) e a progressão dos sintomas de IC (OR 0,54, 95% CI 0,31-0,93), induzindo remodelamento reverso em grande parte dos casos.

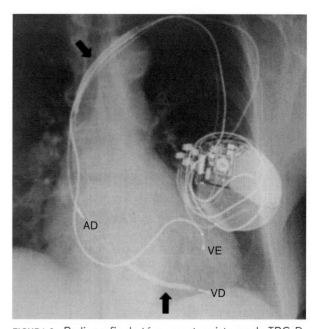

FIGURA 2 Radiografia do tórax mostra sistema de TRC-D. Notam-se a maior dimensão do gerador de pulsos, os eletrodos posicionados no AD, VD e VE, além das molas (coils) de aplicação dos choques no cabo-eletrodo do VD (setas).

AD: átrio direito; VD: ventrículo direito; VE: ventrículo esquerdo.

TÉCNICA DE IMPLANTE DA TRC

Com a evolução dos materiais, as técnicas de implante e o entendimento fisiopatológico da dissincronia, procura-se, atualmente, implantar os eletrodos para estimulação dos ventriculares direito e esquerdo em posições criteriosas. Esses critérios variam entre os diversos centros, com inúmeros modelos técnicos. No entanto, independentemente da metodologia empregada (fluoroscópica, eletrofisiológica e ou ecocardiográfica), todas convergem para o maior distanciamento elétrico ou anatômico diametralmente oposto, abrangendo as regiões ventriculares com ativação mais atrasadas. Na grande maioria dos casos o implante do sistema de TRC é transvenoso endocavitário, endocárdico convencional no AD e no VD e epicárdico via seio coronariano no VE. Em alguns poucos casos, é necessário um implante misto (endocavitário convencional no AD e no VD e epicárdico via toracotomia no VE), ou até mesmo totalmente epicárdico, com todos os eletrodos implantados via toracotomia. Outra opção menos utilizada é o sistema transvenoso com estimulação totalmente endocárdica, onde a estimulação de VE é realizada diretamente no endocárdio via transeptal atrial.

Sítio de estimulação do ventrículo esquerdo

A Sociedade Europeia de Cardiologia (ESC) recomenda dar preferência à estimulação látero ou posterobasal do VE em detrimento das estimulações apicais e/ou anterosseptais. Alguns artigos mostraram que a estimulação anterosseptal através da grande veia cardíaca apresenta os piores resultados na TRC. Em experiência vivenciada pelos autores, foi possível reverter a condição de não respondedores à TRC em vários pacientes, mudando o sítio de estimulação do ventrículo esquerdo de anterosseptal (através da grande veia cardíaca) para lateral ou posterior (Figura 3). O sítio de estimulação do ventrículo esquerdo vem se mostrando um fator relevante na resposta à TRC, daí a crescente utilização metodológica auxiliar para guiar o melhor posicionamento intraoperatório. O estudo TARGET utilizou especial tracking, metodologia ecocardiográfica, para definir o sítio de maior atraso mecânico e longe das áreas de fibrose, para guiar o local de implante do eletrodo ventricular esquerdo e demostrou redução de mortalidade e melhores taxas de resposta à TRC. A determinação do intervalo Q-VE, medido entre o início do QRS espontâneo e/ou sob estimulação do VD e o pico do potencial do eletrocardiograma captado pelo eletrodo do VE, é outro parâmetro de avaliação do melhor sítio de estimulação dessa câmara. Valores desse intervalo superiores a 130 ms, principalmente quando ficam próximos dos valores da largura total do QRS, sugere que o eletrodo está nas regiões mais atrasadas da ativação ventricular, sendo demonstrada relação com melhor resposta à TRC.

Sítio de estimulação do ventrículo direito

O efeito deletério da estimulação ventricular direita exclusiva dos marca-passos convencionais, principalmente quando realizada na ponta do ventrículo direito, está definido. Alguns estudos, incluindo experimentais, procuram demonstrar que a estimulação ventricular direita exclusiva no septo interventricular pode minimizar esse prejuízo. Quanto ao melhor posicionamento do eletrodo ventricular direito na estimulação biventricular, ainda não há um consenso sobre qual o melhor sítio de esti-

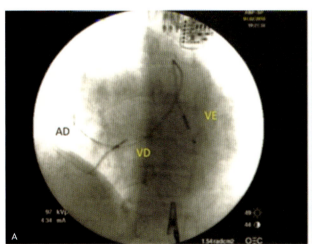
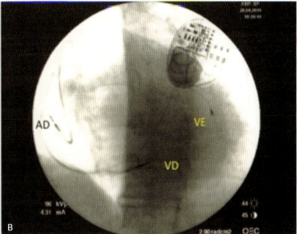

FIGURA 3 Radiografias do tórax em OAE de um paciente em que foi revertida a condição de não responder à TRC, com mudança do sítio de estimulação do VE. A: O eletrodo de VE foi implantado na grande veia cardíaca (região anterosseptal), e o paciente não apresentou resposta positiva à TRC. B: Após reposicionamento do eletrodo na região lateral de VE, o paciente apresentou melhora significativa, com desaparecimento dos sintomas já no primeiro PO.

OAE: oblíqua anterior esquerda; TRC: terapia de ressincronização cardíaca; VE: ventrículo esquerdo.

mulação. Existem grupos que defendem a estimulação trissítio com dois sítios de estimulação no VD, outros advogam estimulação ventricular esquerda exclusiva deflagrada pelo VD. A individualização baseada no eletrocardiograma basal e a posição radiológica do eletrodo do VE são importantes, sendo que a estimulação médio-septal do VD tem sido utilizada na maioria dos casos.

Nos últimos anos, o desenvolvimento de bainhas e eletrodos especiais para estimulação do tronco do feixe de His, nas porções iniciais/basais do septo interventricular, possibilitaram essa modalidade de estimulação cardíaca que preserva a condução interventricular por meio do sistema de condução normal, evitando consequentemente a dissincronia ventricular induzida pela estimulação exclusiva de VD (Figura 4).

Essa modalidade de estimulação, entretanto, além de apresentar altos limiares por ocorrer em região fibrótica do septo, tem sua indicação limitada aos casos que apresentem condução intraventricular preservada por meio do sistema de condução normal, pois, nos casos com distúrbios de condução intraventricular como o BRE, a estimulação do tronco do feixe de His não traz benefícios, já que determina a persistência do distúrbio de condução e consequentemente a dissincronia. Mais recentemente, utilizando o mesmo sistema desenvolvido para estimulação do tronco de His, passou-se a estimular a região muscular do septo interventricular, imediatamente abaixo da porção fibrótica onde se encontra o tronco do feixe de His, penetrando no septo interventricular e estimulando as porções iniciais dos ramos do

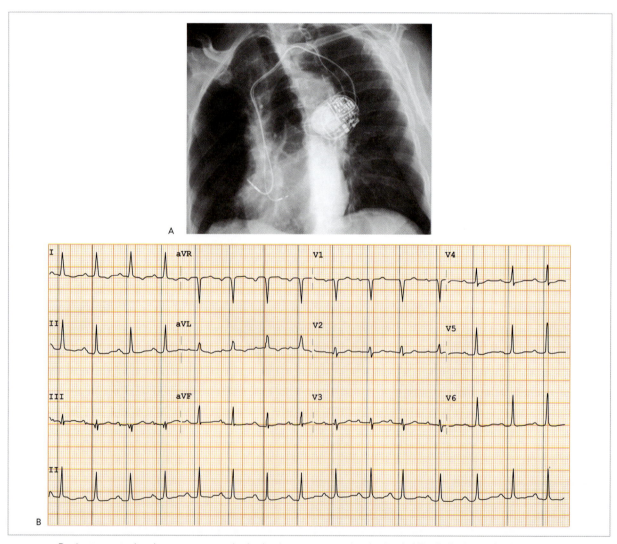

FIGURA 4 Paciente portador de marca-passo de dupla câmara com estimulação de His. A: Radiografia do tórax em oblíquo-anterior-esquerda mostra o eletrodo ventricular voltado para a região basal do septo interventricular. B: Eletrocardiograma mostra o marca-passo estimulando o ventrículo seguindo a detecção da onda P. Note que o QRS estimulado é estreito, morfologicamente normal, demonstrando que os ventrículos são estimulados pelo sistema His-Purkinje, absolutamente sincrônicos.

feixe de His, corrigindo em muitos casos os distúrbios de condução como o BRE (Figura 5). Essa promissora modalidade de estimulação cardíaca artificial tem se colocado como opção de TRC com estimulação unissítio, à TRC com estimulação biventricular, apesar de ainda necessitar de maior conhecimento dos seus resultados em longo prazo.

INTERVALO DE ESTIMULAÇÃO ATRIOVENTRICULAR E INTERVENTRICULAR

A programação do intervalo AV ideal é de suma importância na TRC e na maioria das vezes é realizada de forma empírica. Deve ser programada de forma a propiciar uma efetiva e constante estimulação biventricular e não prejudicar a contribuição da contração atrial no enchimento ventricular, que deverá ser temporalmente no final da diástole. Eventualmente é necessário lançar mão de algoritmos automáticos ou até realizar a programação do intervalo AV com auxílio do ecodopplercardiograma.

No início da experiência com TRC, a estimulação dos dois ventrículos foi feita de maneira simultânea, com bifurcadores na saída ventricular dos marca-passos convencionais. Com a individualização das saídas dos VD e VE nos ressincronizadores atuais, passou-se a ter a possibilidade de programar intervalos interventriculares (VV) com amplo espectro, podendo iniciar a estimulação pelo VD ou pelo VE com até 100 ms de diferença em alguns dispositivos, otimizando a ressincronização.

Outro recurso muito interessante dos dispositivos modernos de TRC é a estimulação ventricular *multipoint*, em que se utiliza um eletrodo ventricular esquerdo quadripolar que permite uma estimulação ventricular sequencial. Foi idealizado como alternativa para estimular uma maior massa ventricular, diminuir a taxa de não respondedores, disponibilizar mais alternativas de estimulação ventricular que evitem a captura do nervo frênico e propiciar maiores opções de encontrar sítios com bons limiares. A estimulação ventricular esquerda sequencial pode propiciar uma contração mais harmônica entre os diversos segmentos, minimizando assim a DIV e propiciando uma ativação ventricular mais fisiológica (Figura 6).

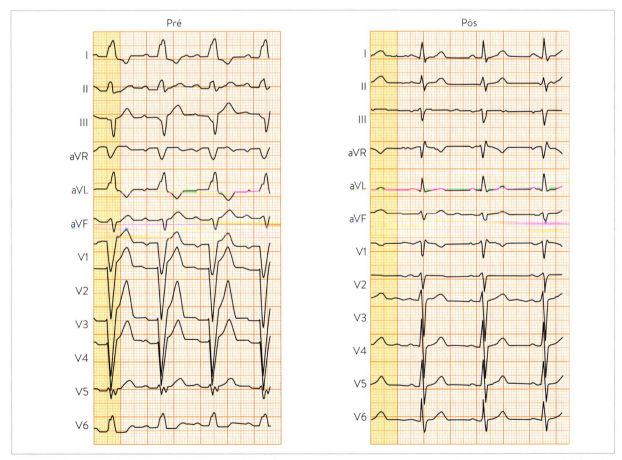

FIGURA 5 Eletroencefalogramas pré e pós-implante de marca-passo dupla câmara com estimulação das porções iniciais dos ramos do feixe de His no septo interventricular profundo. Nota-se a completa correção do bloqueio completo do ramo esquerdo pós-estimulação ventricular/septal profunda. A estimulação bipolar impede a visualização da espícula de estimulação.

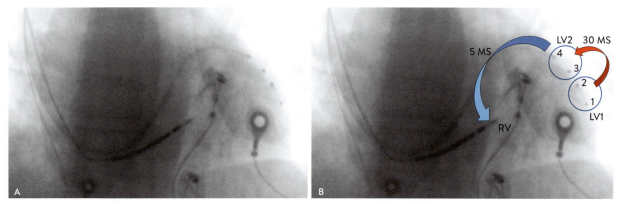

FIGURA 6 Eletrodo do VE quadripolar com gerador TRC-D *multipoint* de estimulação sequencial. A: Posicionamento dos eletrodos, quadripolar na parede lateral do VE e de choque na parede médio septal do VD. B: Intervalos programados.

VD: ventrículo direito; VE: ventrículo esquerdo.

MONITORAMENTO REMOTO CONTÍNUO E AÇÕES PREVENTIVAS

Os dispositivos de ressincronização conseguem compilar, armazenar e transmitir muitas informações que auxiliam no manejo desses pacientes, como:

- Impedância intratorácica: infere a presença ou não de congestão pulmonar.
- Porcentagem de estimulação biventricular: mensura a eficiência do sistema.
- Limiares de estimulação automáticos: diagnóstico precoce de perda de captura ventricular.
- Diagnóstico de arritmias: diagnóstico de fibrilação atrial e extrassistolias que podem diminuir a eficácia da TRC.

Essas informações, quando associadas a um sistema de monitoramento remoto contínuo (Figura 7) em que a

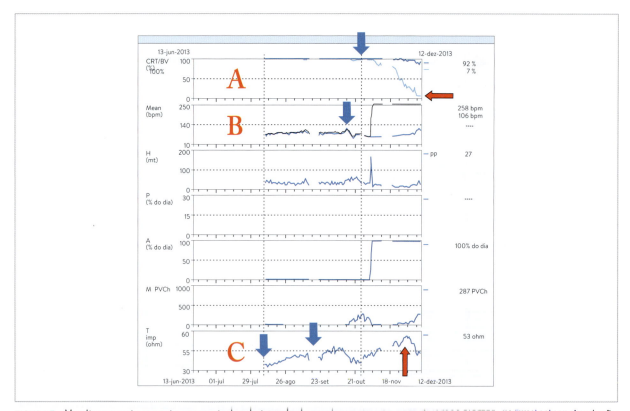

FIGURA 7 Monitoramento remoto em portador de terapia de ressincronização com diversos alertas. A: Perda da estimulação biventricular. B: Aumento da frequência cardíaca intrínseca seguida pelo aparecimento da fibrilação atrial. C: Variação da impedância intratorácica orientando a terapia diurética.

equipe recebe informes periódicos e os alertas, podendo tomar decisões em até 24 horas, permitem maior controle das variáveis contornáveis que podem prejudicar a resposta à TRC. Alguns estudos mostraram menor taxa de hospitalização por IC e diagnóstico precoce de arritmias em pacientes monitorados remotamente.

CONSIDERAÇÕES E DESAFIOS FUTUROS

A TRC é uma das mais bem estudadas terapias para o tratamento da IC sistólica, mostrando grande eficácia nos casos associados e/ou causados pela dissincronia cardíaca. Não há dúvidas de que os portadores de BRE com duração do QRS ≥ 150 ms apresentam dissincronia e se beneficiam da TRC. Entretanto, os portadores de distúrbios de condução ventricular que não o BRE e/ou com duração do QRS entre 120-150 ms ainda carecem de critérios diagnósticos mais acurados para identificar os que responderão positivamente à TRC.

Ainda não existe um consenso dos melhores locais para estimular os ventrículos na TRC, entretanto preferencialmente o VD deve ser estimulado na parede septal e o VE na parede laterobasal ou posterolateral. Para escolha do melhor sítio de estimulação do VE, parâmetros ecocardiográficos ou eletrofisiológicos (intervalo Q-VE) têm sido utilizados objetivando identificar as regiões que apresentam maior atraso na ativação e que necessitam ser estimuladas na TRC. A redução da duração do complexo QRS com a estimulação biventricular é um bom preditor de boa resposta à TRC.

A programação dos dispositivos de TRC deve ser individualizada para cada paciente, sendo que em muitos casos, a otimização da programação é fundamental para a boa resposta à terapia. A escolha dos intervalos AV e VV, frequência mínima e máxima, sensibilidades e energias de estimulação, sempre orientada pelo ECG e algumas vezes pelo ecodoplercardiograma, pode fazer a diferença na resposta a essa terapia.

A estimulação das porções iniciais dos ramos do feixe de His no septo muscular profundo vem se mostrando excelente opção de ressincronização ventricular com estimulação convencional unissítio do VD. A possibilidade de, com essa estimulação, reverter os distúrbios de condução ventricular (bloqueios de ramo), resgatando a ativação dos ventrículos pelo sistema His-Purkinje, é em tese a melhor maneira de ressincronizar os ventrículos. As primeiras experiências com essa técnica têm mostrado bons resultados, comparáveis à TRC com estimulação biventricular. Entretanto, a experiência na literatura ainda é pequena. É possível que estudos com maior casuística mostrem os benefícios e limites dessa promissora modalidade de TRC.

O QUE AS DIRETRIZES RECOMENDAM

- Comitê Coordenador da Diretriz de Insuficiência Cardíaca, Rohde LEP, Montera MW, Bocchi EA, Clausell NO, Albuquerque DC, Rassi S, et al. Diretriz brasileira de insuficiência cardíaca crônica e aguda. Arq Bras Cardiol. 2018;111(3):436-539.

- Martinelli Filho M, Zimerman LI, Lorga AM, Vasconcelos JTM, Rassi A Jr. Diretrizes brasileiras de dispositivos cardíacos eletrônicos implantáveis (DCEI). Arq Bras Cardiol. 2007; 89(6):e210-e238.

- Ponikowski P, Voors AA, Anker SD, Bueno H, Cleland JGF, Coats AJS, et al.; ESC Scientific Document Group. 2016 ESC Guidelines for the diagnosis and treatment of acute and chronic heart failure: The Task Force for the diagnosis and treatment of acute and chronic heart failure of the European Society of Cardiology (ESC) developed with the special contribution of the Heart Failure Association (HFA) of the ESC. Eur Heart J. 2016;37(27):2129-200.

- Robinet S, Delcour A, Lancellotti P. European Society of Cardiology guidelines on cardiac resynchronization therapy. Rev Med Liege. 2014;69(4):180-7.

SUGESTÕES DE LEITURA

1. Abraham WT, Fisher WG, Smith AL, Delurgio DB, Leon AR, Loh E, et al.; MIRACLE Study Group. Multicenter InSync Randomized Clinical Evaluation. Cardiac resynchronization in chronic heart failure. N Engl J Med. 2002;346(24):1845-53.
2. Chung ES, Leon AR, Tavazzi L, Sun JP, Nihoyannopoulos P, Merlino J, et al. Results of the Predictors of Response to CRT (PROSPECT) trial. Circulation. 2008;117(20):2608-16.
3. Kydd AC, Khan FZ, Watson WD, Pugh PJ, Virdee MS, Dutka DP. Prognostic benefit of optimum left ventricular lead position in cardiac resynchronization therapy: follow-up of the TARGET Study Cohort (Targeted Left Ventricular Lead Placement to guide Cardiac Resynchronization Therapy). JACC Heart Fail. 2014;2(3):205-12.
4. Normand C, Linde C, Bogale N, Blomström-Lundqvist C, Auricchio A, Stellbrink C, et al. Cardiac resynchronization therapy pacemaker or cardiac resynchronization therapy defibrillator: what determines the choice?-findings from the ESC CRT Survey II. Europace. 2019;21(6):918-27.
5. Vijayaraman P, Chung MK, Dandamudi G, Upadhyay GA, KrishnanK, Grossley G, et al. ACC's Electrophysiology Council. His bundle pacing. J Am Coll Cardiol. 2018;72(8):927-47.

NOTA DOS EDITORES

Este capítulo possui referências bibliográficas adicionais, recomendadas pelos autores, na plataforma digital complementar do livro. Por motivos de compactação, somente algumas delas estão aqui contempladas. Utilize o QR code abaixo para ter acesso a esse conteúdo:

SEÇÃO IX

DOENÇAS VALVARES E FEBRE REUMÁTICA

58
Febre reumática

Cleonice de Carvalho Coelho Mota
Zilda Maria Alves Meira

DESTAQUES

- A febre reumática aguda (FRA) e a cardiopatia reumática crônica (CRC) são complicações não supurativas da faringoamigdalite causada pelo estreptococo beta-hemolítico do grupo A (EβHGA) e decorrem de resposta imune tardia a essa infecção em populações geneticamente predispostas.

- A apresentação de duas manifestações maiores ou de uma maior e duas menores, acrescida da evidência de infecção estreptocócica recente, indica alta probabilidade de FRA.

- Quatro fases distintas caracterizam a doença: faringoamigdalite estreptocócica, período de latência, fase aguda (FRA) e fase crônica, quando persistem as sequelas valvares, caracterizando a CRC.

- O objetivo do tratamento da FRA é suprimir o processo inflamatório, minimizando as repercussões clínicas sobre o coração, articulações e sistema nervoso central, além de erradicar o EβHGA da orofaringe e promover o alívio dos principais sintomas.

- Profilaxia secundária é a prevenção de recidivas da FRA e deve ser instituída em todos os pacientes após o diagnóstico da doença.

INTRODUÇÃO: ASPECTOS CONCEITUAIS E EPIDEMIOLÓGICOS

A febre reumática aguda (FRA) é uma doença inflamatória sistêmica aguda, autoimune, não supurativa, que se manifesta em indivíduos suscetíveis entre 1 e 5 semanas após infecção de orofaringe, aparente ou não, causada pelo EβHGA. O processo é desencadeado por resposta imunológica inadequada, celular e humoral. Quatro fases distintas caracterizam a doença: faringoamigdalite estreptocócica, período de latência, fase aguda (FRA) e fase crônica, quando persistem as sequelas valvares, caracterizando a cardiopatia reumática crônica (CRC).

A incidência do primeiro surto é mais elevada entre 5 e 15 anos de idade, apresenta pico entre 8 e 9 anos e, gradualmente, reduz com o avanço da idade. A CRC, que representa as sequelas do primeiro surto, reflete também o efeito cumulativo das recidivas. A prevalência da CRC é crescente com a idade, com maior aumento entre a segunda e quarta décadas de vida, e, com a redução da sobrevida, começa a declinar a partir dos 35 anos de idade. Uma característica da FRA são as recorrências do primeiro surto agudo na vigência de novos episódios de faringoamigdalite estreptocócica, considerando que a imunidade é tipo-específica e existem mais de 80 sorotipos. A frequência de recidivas é maior nos primeiros 5 anos após o surto inicial, principalmente nos dois primeiros. O risco é menor nos adultos entre 25 e 40 anos e muito baixo após essa idade.

As sequelas da fase aguda constituem relevante problema de saúde pública em diversas regiões do mundo pelos elevados índices de morbidade e mortalidade nas áreas mais carentes e também pelo risco de ressurgimento onde a doença já havia sido controlada. Esse fato ocorreu nos EUA e em países da Europa nas décadas de 1980 e 1990.

Em 2015 foi estimada prevalência mundial de 33,4 milhões de indivíduos com CRC, responsáveis por 319 mil mortes, e o índice DALYS – *Disability Adjusted Life Years* (anos potenciais de vida perdidos ajustados para incapacidade) de 10,5 milhões, anualmente. Mais de 80% dos casos de FRA ocorrem nos países de baixa e de média renda. Nesses locais, a FRA e a CRC estão associadas com mortes prematuras, atribuídas às complicações como insuficiência cardíaca (IC), arritmias, endocardite e acidente vascular cerebral.

A doença tem distribuição universal, com alta prevalência nos continentes africano e asiático, na América Latina e em populações autóctones de países de alta renda, como Austrália, Nova Zelândia e os da América do Norte. Na investigação de 550 estudantes em Belo Horizonte, registrou-se prevalência de 3,6:1.000 em crianças e adolescentes. Mais recentemente, no estudo baseado em triagem ecocardiográfica de 5.996 estudantes no estado Minas Gerais foi encontrada a prevalência de 5/1.000. As repercussões envolvem todas as faixas etárias, considerando que, apesar de o primeiro surto de FRA ocorrer na infância, as sequelas valvares acompanham o indivíduo ao longo da vida, determinando importante repercussão clínica e morte prematura. Recentemente, no estudo Remegy, com avaliação populacional em larga escala na faixa etária entre 15-52 anos, foram relatados percentuais de óbito de 16,9%, com média de idade de 28,7 anos. Nesse contexto, devem também ser considerados os custos sociais da repetência e da abstenção escolar na infância e a perda de produtividade no adulto. De forma semelhante, é muito relevante o impacto econômico dos tratamentos clínico e cirúrgico das complicações da doença, que resultam em incapacidade adquirida precocemente na vida.

QUADRO CLÍNICO

A FRA apresenta manifestações clínicas diversas, com amplo espectro de gravidade. A fase aguda tem duração de 10 a 12 semanas. A classificação em critérios maiores e menores de Jones relaciona-se com a especificidade das manifestações clínicas. Mundialmente, as manifestações mais comuns da FRA são a cardite (50-70%) e a artrite (35-66%), seguidas pela coreia (10-30%) e, em menor frequência, mas com grande especificidade, os nódulos subcutâneos (0-10%) e o eritema marginado (< 6%). Entretanto, parece haver uma variabilidade nas manifestações clínicas, dependendo de circunstâncias específicas de cada população, por exemplo, a maior frequência de casos de monoartrite ou de poliartralgia e febre mais baixa em populações de alto risco. Como não há manifestação clínica e/ou laboratorial específica para o diagnóstico do primeiro

surto de FRA, utilizam-se os critérios de Jones de forma racional e crítica, excluindo outras doenças que, em alguns aspectos, se confundem com a FRA.

Manifestações maiores

Cardite

A cardite clínica é universalmente aceita como a manifestação mais importante e de maior risco, pois pode resultar em lesão valvar permanente. Embora a cardite possa se manifestar como pancardite, o endocárdio – valvite – é de longe a camada mais consistentemente afetada. A extensão e a intensidade desse acometimento são os principais determinantes do prognóstico, da morbidade e da mortalidade da doença. Por outro lado, a pericardite e a miocardite raramente ocorrem isoladamente, e ambas as apresentações não atuam como fator de gravidade nem deixam sequelas. O quadro de IC decorre da gravidade das lesões valvares e não do processo inflamatório do miocárdio. A cardite é classificada de acordo com a intensidade das manifestações clínicas e o grau das alterações nos exames complementares (Quadro 1).

Na fase aguda, o envolvimento cardíaco – cardite – foi tradicionalmente reconhecido por meio do diagnóstico clínico, baseado na ausculta de sopros típicos de insuficiência mitral ou aórtica, ou de ambas. A partir de meados da década de 1980, foram identificados pacientes com apresentação de poli ou monoartrite, poliartralgia e/ou coreia de Sydenham, sem sinais clínicos de envolvimento cardíaco e com exames eletrocardiográfico e radiológico do tórax normais. No entanto, ao estudo Doppler ecocardiográfico, registrava-se regurgitação valvar mitral e/ou aórtica com características patológicas, semelhantes às encontradas na cardite leve. Esses achados introduziram um novo conceito de lesão valvar, a cardite subclínica na fase aguda e a cardiopatia reumática crônica subclínica na fase crônica. Nesse contexto, é importante a estrita observação dos critérios ecocardiográficos de regurgitação patológica para o diagnóstico diferencial com a regurgitação fisiológica, que apresenta elevada prevalência na população hígida (Figura 1).

As manifestações clínicas decorrem da pancardite, mas principalmente do envolvimento valvar, e incluem os seguintes sinais e sintomas: taquicardia desproporcional ao quadro febril, IC, abafamento de primeira bulha, atrito pericárdico e/ou dor precordial, além do aparecimento ou modificação de sopro, atribuível a uma disfunção valvar, geralmente mitral ou mitroaórtica. As valvites resultam em regurgitação na fase aguda e, evolutivamente, com a cicatrização das lesões, em estenose valvar na fase crônica da doença. A valva mitral é a mais frequentemente acometida, seguida pela valva aórtica associada à lesão da valva mitral. A valva tricúspide é muito menos acometida, e a pulmonar excepcionalmente. Três sopros são característicos da fase aguda e podem não significar lesão valvar definitiva: os

QUADRO 1 Classificação da cardite na febre reumática aguda

Classificação da cardite	Ausculta cardíaca	Eletrocardiograma	Radiografia de tórax	Doppler ecocardiograma
Subclínica	Normal	Normal ou BAV Grau I	Normal	RM, RM + RAo, ou RAo isolada Intensidade: leve não fisiológica ou até leve/moderada
Leve	Taquicardia desproporcional à febre, B1 abafada, SSR mitral leve	Normal ou BAV Grau I	Normal	RM, RM + RAo, ou RAo isolada Intensidade: leve não fisiológica ou leve/moderada Câmaras cardíacas de tamanho normal
Moderada	Achados auscultatórios mais evidentes, taquicardia desproporcional à febre, B1 abafada, SSR mais intenso, sem frêmito Aparecimento de SD Ao e/ou Carey Coombs	Normal ou BAV Grau I, e/ou QTc prolongado, sobrecarga de AE e/ou VE Pode haver alterações da repolarização ventricular	Aumento leve de área cardíaca com aumento de AE e VE Pode haver sinais de congestão pulmonar leve	RM, RM + RAo, RAo isolada Intensidade: leve/moderada ou moderada Câmaras cardíacas esquerdas aumentadas Pode haver derrame pericárdico, geralmente leve
Grave	Achados auscultatórios evidentes, sinais de IC, B1 abafada, SSR mitral moderada ou grave (frêmito) Pode haver SD Ao mais intenso e/ou Carey Coombs	Pode apresentar BAV Grau I e/ou QTc prolongado, sobrecarga de AE e/ou VE Pode haver arritmias e alterações da repolarização ventricular	Aumento moderado ou importante de área cardíaca à custa de AE, VE e às vezes AD e VD Sinais de congestão pulmonar mais significativa	RM, RM + RAo, RAo isolada. Intensidade moderada ou grave Câmaras cardíacas esquerdas aumentadas em grau moderado ou importante Pode haver derrame pericárdico, geralmente leve

AE: átrio esquerdo; Ao: aórtico; BAV: bloqueio atrioventricular; FRA: febre reumática aguda; IC: insuficiência cardíaca; RAo: regurgitação aórtica; RM: regurgitação mitral; SD: sopro diastólico; SSR: sopro sistólico regurgitativo; VE: ventrículo esquerdo.

sopros relacionados com a regurgitação das valvas mitral e aórtica e o sopro de Carey Coombs. Este último é um sopro transitório, relacionado ao processo inflamatório do aparelho valvar mitral; ocorre quando há regurgitação mitral significativa e é atribuído ao fluxo diastólico aumentado e de alta velocidade através da valva mitral (Quadro 2).

Envolvimento articular

Poliartrite geralmente acomete grandes articulações, tem padrão migratório e assimétrico, sobressaindo a dor intensa à movimentação ativa e/ou passiva e a dificuldade de deambulação. Artrite é definida como a presença de edema na articulação, com ou sem outros sinais inflamatórios, ou associação da dor articular com a limitação de movimentos. Caracteristicamente, há ótima resposta ao uso de anti-inflamatórios, que ocorre entre 24-48 horas. O processo é autolimitado, e, nos casos sem tratamento, cada articulação é afetada pelo período de 1-5 dias com resolução do quadro em 2-4 semanas. Apresentações atípicas como monoartrite, artrite aditiva e duração do processo inflamatório por mais de 6 semanas ocorrem em torno de 20% dos casos. Na nova revisão dos critérios de Jones, a poliartralgia migratória e a monoartrite foram incluídas entre as manifestações maiores nos países de média e alta prevalência de FRA, mas apenas após cuidadoso diagnóstico diferencial com outras causas de artralgia como doenças autoimunes, virais ou outras artropatias reativas. Entretanto, nos países de baixa preva-

lência, a poliartralgia, na ausência de artrite, continua sendo classificada como manifestação menor.

Coreia de Sydenham

Geralmente tem início insidioso e tardio, entre 1-7 meses após a infecção estreptocócica, podendo ser a única manifestação da FRA, mas com frequência ocorre associada à cardite clínica ou subclínica e, mais raramente, à artrite. O surto dura em média 12-15 semanas, mas há relatos de duração por mais de 1 ano. As recorrências ocorrem em até 1/3 dos pacientes. Associação com distúrbios psiquiátricos pode ocorrer, incluindo hiperatividade, déficit de atenção, distúrbios obsessivo-compulsivos e tiques. A coreia ocorre mais frequentemente no gênero feminino, apresenta início insidioso e progressivo de instabilidade emocional, desatenção, distúrbios de conduta, da fala ou da escrita. Em seguida, surgem os movimentos coreicos, involuntários, mas conscientes, bizarros, desordenados e sem finalidade, associados à hipotonia muscular. Os abalos podem ser discretos, localizados e ocasionais, ou acentuados, mais amplos e contínuos, impedindo movimentos voluntários, como a marcha; melhoram com o repouso em ambientes tranquilos e durante o sono.

Nódulos subcutâneos

Os nódulos são pequenos, podendo chegar a 2 cm de diâmetro, indolores, consistentes, móveis sob a pele, um pouco

CAPÍTULO 58 ■ FEBRE REUMÁTICA   539

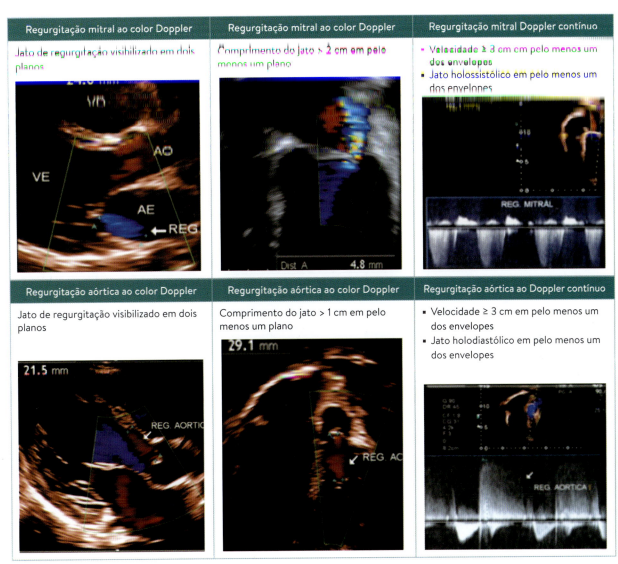

FIGURA 1 Critérios Doppler ecocardiográficos para o diagnóstico de regurgitação valvar patológica.*
* Todos os quatro critérios Doppler ecocardiográficos devem estar presentes.
Fonte: Remenyi et al., 2012.

QUADRO 2	Características dos sopros decorrentes do acometimento valvar na fase aguda (FRA)
Lesões valvares	**Características dos sopros**
Insuficiência mitral	Sopro sistólico de regurgitação (inicia-se com a primeira bulha), mais audível na área mitral ao final da expiração e com o paciente em decúbito lateral esquerdo; holossistólico, em platô, alta frequência, intensidade geralmente proporcional à disfunção valvar e com irradiação para a axila esquerda
Sopro de Carey Coombs	Sopro mesodiastólico de baixa intensidade e de baixa frequência, inicia-se logo após a terceira bulha e termina antes da primeira bulha; mais audível no ápex ou imediatamente abaixo com o paciente em decúbito lateral esquerdo; sopro transitório, presente apenas durante o período de atividade da doença
Insuficiência aórtica	Sopro basal de regurgitação (inicia-se com a segunda bulha), protodiastólico e de qualidade decrescente, suave e de alta frequência, timbre aspirativo, mais audível no terceiro e quarto espaços intercostais esquerdos junto à borda esternal com o tórax projetado para a frente e após profunda expiração

aderentes aos planos profundos, sem sinais flogísticos. Em geral, os nódulos aparecem agrupados, sobre superfícies ósseas e em zonas de inserção de tendões; regridem espontaneamente, mas podem recorrer. Mais frequentemente, estão presentes nos casos de cardite grave, com envolvimento valvar importante. Se não procurados durante o exame físico, podem passar despercebidos.

Eritema marginado

O eritema marginado apresenta-se como um exantema róseo de bordas nítidas e elevadas, não pruriginoso, com forma circular, oval ou irregular e, às vezes, confluente. As lesões crescem centrifugamente, deixando o centro mais claro, característica de onde se origina seu nome. O aspecto é rendilhado ou serpiginoso, predomina no tronco e nas partes proximais dos membros e, em geral, tem duração fugaz, surgindo até mesmo durante o banho quente. As lesões podem apresentar caráter recidivante e, assim como os nódulos subcutâneos, não ocorrem como manifestação isolada e podem associar-se à cardite.

Manifestações menores

- Artralgia: a poliartralgia continua como critério menor para população de baixo risco, enquanto a monoartralgia está incluída nessa categoria para população de moderado a alto risco. Na presença de artrite entre as manifestações maiores, a artralgia não deve ser considerada manifestação menor no contexto dos critérios de Jones.
- Febre: na última revisão dos critérios de Jones, a definição de febre como temperatura maior que 38 °C em populações de alto risco resultou em maior sensibilidade; um valor de corte maior que 37,5 °C foi encontrado em 90% dos casos de FRA.

- Proteína C-reativa (PCR) e velocidade de hemossedimentação (VHS): valores de VHS maiores que 30 ou 60 mm na primeira hora e PCR maior que 3 mg/dL são considerados manifestação menor de FRA. Na apresentação de valores normais de VHS e PCR, o diagnóstico de FRA torna-se questionável.
- Intervalos PR ou QTc prolongados: essas alterações podem estar presentes em pacientes com FRA, mesmo na ausência de cardite.

CRITÉRIOS DE JONES

O diagnóstico do primeiro surto de FRA baseia-se nos critérios de Jones (1944), posteriormente revisados e modificados pela American Heart Association (AHA). A última revisão foi realizada em 2015 (Quadro 3). Nessa nova apresentação, os critérios foram diferenciados em dois conjuntos, de acordo com a estratificação de risco, ressaltando-se que o Brasil, inserido no grupo de maior incidência e prevalência, é considerado de moderado a alto risco.

- Populações de moderado a alto risco: incidência de FRA > 2/100.000 escolares ou prevalência de CRC > 1/1.000 por ano, classificação que teve como objetivo aumentar a sensibilidade e evitar o subdiagnóstico.
- População de baixo risco: incidência de FRA ≤ 2/100.000 escolares ou prevalência da CRC ≤ 1/1.000 por ano, classificação que teve como objetivo aumentar a especificidade e evitar o diagnóstico excessivo.

A apresentação de duas manifestações maiores ou uma maior e duas menores, acrescida da evidência de infecção estreptocócica recente, indica alta probabilidade de FRA. Na

QUADRO 3	Critérios de Jones revisados para diagnóstico de febre reumática aguda (AHA, 2015)	
Critérios	**Populações de baixo risco**	**Populações de moderado a alto risco**
Maiores	- Cardite clínica ou subclínica - Coreia de Sydenham - Poliartrite migratória - Eritema marginado - Nódulos subcutâneos	- Cardite clínica ou subclínica - Coreia de Sydenham - Poliartrite, monoartrite ou poliartralgia - Eritema marginado - Nódulos subcutâneos

Menores	- Poliartralgia
	- Febre (≥ 38,5 °C)
	- Provas de atividade inflamatória:
	  - VHS ≥ 60 mm e/ou PCR ≥ 3
	  - Prolongamento do PRi
		- Monoartralgia
		- Febre (≥ 38 °C)
		- Provas de atividade inflamatória:
		  - VHS ≥ 30 mm e/ou PCR ≥ 3
		  - Prolongamento do PRi

Evidências de infecção estreptocócica recente: - Cultura de *swab* de garganta positiva para EβHGA - Teste rápido de antígeno estreptocócico - Títulos elevados de ASO ou outro anticorpo estreptocócico (anti-DNASE B)		

AHA: American Heart Association; ASO: antiestreptolisina O; CRC: cardiopatia reumatica cronica; DNASE B: desoxirribonuclease B; EβHGA: estreptococo beta-hemolítico do grupo A; PCR: proteína C-reativa; VHS: velocidade de hemossedimentação.
Fonte: Gewitz et al., 2015.

cardite insidiosa – início insidioso, sintomas vagos com evolução durante várias semanas – e/ou coreia de Sydenham, não há necessidade de comprovação de estreptococcia prévia nem de adesão estrita aos critérios para realização do diagnóstico preventivo de FRA. As recomendações da Organização Mundial da Saúde (OMS), nos quais os critérios diagnósticos de primeiro surto, recidivas e CRC, encontram-se descritas no Quadro 4.

Deve-se ressaltar que os critérios de Jones são importantes para orientar o diagnóstico do primeiro surto de FRA, mas sempre com a perspectiva de um cuidadoso diagnóstico diferencial, não dispensando o bom senso e a experiência clínica do médico. Outras doenças podem apresentar quadro clínico que induz ao diagnóstico, assim como há quadros atípicos da doença que dificultam sua caracterização. Devem-se evitar diagnósticos abusivos, com exposição desnecessária do paciente aos rigores da profilaxia. Por outro lado, o risco de subdiagnóstico diante de quadro clínico atípico expõe o paciente às recidivas e ao desenvolvimento de CRC.

ASPECTOS EVOLUTIVOS DA FASE AGUDA PARA A FASE CRÔNICA

A sequela valvar, definida como CRC, requer geralmente 1-2 anos para se estabelecer como tal, já que a maioria dos casos de cardite clínica leve ou subclínica regride ou não progride nesse período, quando não há recidivas. As manifestações da FRA são autolimitadas, com exceção das lesões valvares, que tendem a persistir e agravar. As sequelas valvares têm maior probabilidade de serem observadas após uma recorrência do que no primeiro surto, e a magnitude das lesões tem sido associada ao grau de comprometimento cardíaco durante a fase aguda, às recidivas e ao nível educacional.

As complicações valvares se tornam mais precoces e mais graves com os episódios recorrentes de FRA. Entretanto, a progressão da deformidade valvar pode ocorrer mesmo na ausência de recidivas, como resultado da evolução do processo cicatricial crônico. Pacientes com manifestação articular isolada ou em associação com coreia e sem evidência clínica de cardite, ou com manifestação de cardite leve ou subclínica, quando submetidos à profilaxia secundária regular, demonstram bom prognóstico. No entanto, cerca de dois terços dos pacientes com cardite moderada ou grave evoluem para CRC.

A regurgitação mitral é a lesão mais comum em jovens com CRC. Entretanto, a estenose da valva mitral é de origem reumática na quase totalidade das pessoas com idade menor que 50 anos, exceto em raros casos de origem congênita. O diagnóstico diferencial deve também ser realizado com estenose mitral degenerativa nos pacientes maiores que 50 anos. A valvopatia mitral isolada ou associada à lesão aórtica sobressai como a sequela mais comum da FRA. O envolvimento isolado da valva aórtica também é uma manifestação reconhecida da CRC. Entretanto, quando há regurgitação isolada da valva aórtica, várias etiologias devem ser excluídas, como valva aórtica bivalvular ou bicúspide, dilatação da raiz da aorta, endocardite e cardites inflamatórias, além de hipertensão sistêmica e alterações morfológicas degenerativas.

Em países de alta prevalência de FRA, entre 50-60% procuraram atendimento médico já com valvopatia em estágio avançado, sem história prévia de FRA. Nesses pacientes, a CRC, até então sem diagnóstico, pode ter como primeira manifestação a IC decorrente da disfunção valvar, acidente vascular cerebral embólico, endocardite infecciosa, arritmias, principalmente fibrilação atrial, e até mesmo morte súbita. Muitas vezes, o diagnóstico de CRC é também realizado a partir da ausculta de um sopro cardíaco

QUADRO 4 Critérios de Jones necessários para o diagnóstico de primeiro surto, de recidiva de febre reumática e de cardiopatia reumática crônica (Critérios de Jones modificados OMS, 2004)	
Caracterização	Critérios necessários para o diagnóstico
▪ Primeiro surto ▪ Recidiva em paciente com diagnóstico anterior de FRA, sem sequela cardíaca	▪ Dois critérios maiores ou um maior e dois menores + ▪ Evidência de infecção estreptocócica recente
▪ Recidiva em paciente com diagnóstico estabelecido de CRC	▪ Dois ou três critérios menores, excluindo outras causas prováveis, antes que o diagnóstico de recidiva de FRA seja realizado + ▪ Evidência de infecção estreptocócica recente
▪ Coreia de Sydenham ▪ Cardite de início insidioso	▪ Não é exigida a presença de outra manifestação maior ou evidência de infecção estreptocócica recente para o diagnóstico de primeiro surto ou recidiva
▪ Estenose mitral ou dupla lesão mitral e/ou ▪ Valvopatia aórtica com características ecocardiográficas de origem reumática	▪ Não há necessidade de critérios adicionais para o diagnóstico de CRC

CRC: cardiopatia reumática crônica; FRA: febre reumática aguda; OMS: Organização Mundial da Saúde.
Fonte: World Health Organization. Rheumatic fever and rheumatic heart disease: report of a WHO expert consultation. Geneva: WHO; 2004.

em consulta de rotina ou na avaliação de mulheres durante a gravidez. Nestas, o diagnóstico de CRC é de particular importância pelas características peculiares da gravidez, que contribuem para piorar as alterações hemodinâmicas, decorrentes da disfunção valvar.

EXAMES COMPLEMENTARES

Os exames complementares para investigação da FRA podem ser agrupados em três categorias: comprovação da estreptococcia prévia, detecção de alterações laboratoriais decorrentes do processo inflamatório e caracterização e quantificação das repercussões morfológicas, funcionais e hemodinâmicas do acometimento cardíaco.

Evidências de infecção estreptocócica prévia

O diagnóstico clínico da faringoamigdalite estreptocócica tem acurácia de apenas 50% em relação às infecções virais. Por isso, sempre que possível, a investigação laboratorial deve ser realizada para confirmar a etiologia estreptocócica. A cultura, considerada padrão ouro para o diagnóstico, tem sensibilidade de 90 a 95% e especificidade de 100%. Os testes rápidos (látex), usados para detecção do antígeno estreptocócico de *swab* de material de garganta, apresentam alta especificidade, mas têm o inconveniente do alto custo e baixa sensibilidade. Entretanto, esses exames não são capazes de distinguir uma infecção estreptocócica de um estado de colonização assintomática. Mais frequentemente, a confirmação da infecção estreptocócica prévia é realizada por detecção dos anticorpos antiestreptocócicos: antiestreptolisina-O (ASO), anti-hialuronidase ou antidesoxirribonuclease B (anti-DNAse B). Estima-se que em torno de 75 a 85% dos pacientes apresentam elevação da ASO a partir do sétimo dia após o quadro da infecção estreptocócica, alcançando o pico máximo entre três e quatro semanas. Os títulos podem persistir elevados durante vários meses, mas habitualmente há redução progressiva até o sexto mês. A dosagem das outras antienzimas é útil quando a ASO é normal. Em nosso meio, a impossibilidade de confirmar a infecção estreptocócica prévia não exclui o diagnóstico de FRA pela alta prevalência da doença e pela dificuldade de titulação de outras antienzimas além da ASO, cujos níveis podem ser normais em até 20% dos pacientes após infecção recente.

Provas inflamatórias ou reagentes da fase aguda

Apesar de inespecíficas, as provas inflamatórias são muito úteis para o diagnóstico da atividade da doença e o registro da involução da fase aguda. A proteína C-reativa, como a velocidade de hemossedimentação, é muito sensível na fase inicial da doença, mas apresenta o inconveniente de normalização precoce, em torno da terceira semana. As mucoproteínas, também inespecíficas, estão aumentadas em 95% dos pacientes. Como marcadores inflamatórios mais tardios, as mucoproteínas apresentam níveis anormais persistentes durante todo o processo agudo, não sofrendo alteração com a utilização da medicação anti-inflamatória. Recentemente, as mucoproteínas foram substituídas pela alfa-1-glicoproteína ácida, exame laboratorial de mais fácil realização técnica. Na análise da eletroforese de proteínas, ocorre diminuição da albumina sérica, aumento das frações alfa-2 e gamaglobulina. A elevação da fração alfa-2 globulina tem maior estabilidade, apresentando comportamento similar ao das mucoproteínas e constituindo também um indicador sensível da atividade da doença ao se manter elevada durante todo o processo inflamatório. A leucocitose não é acentuada e a anemia, em geral, é de grau leve a moderado. Apesar de discretas, essas alterações são de grande valor no diagnóstico diferencial entre a FRA e outras doenças como anemia falciforme, leucemia, endocardite infecciosa e artrite séptica.

Avaliação do envolvimento cardíaco

O eletrocardiograma e a radiografia do tórax são muito úteis para o diagnóstico, porém resultados normais não excluem o diagnóstico de cardite, visto que esses exames são caracterizados por baixa sensibilidade e baixa especificidade. No eletrocardiograma, os achados predominantes da fase aguda são taquicardia sinusal, alterações da repolarização ventricular, extrassistolia e prolongamento dos intervalos PR e QTc, salientando-se que apenas o prolongamento do intervalo PR encontra-se incluído entre as manifestações menores dos critérios de Jones. O bloqueio atrioventricular de 1º grau raramente evolui para graus mais avançados. Essas alterações transitórias podem estar superpostas às que resultam das lesões valvares, entre as quais sobressai a sobrecarga de câmaras esquerdas. A radiografia de tórax avalia a presença e o grau de congestão venosa pulmonar e de cardiomegalia. Ambos os exames mostram alterações proporcionais à gravidade do acometimento cardíaco e, portanto, auxiliares na classificação da cardite e na evolução da doença.

Com a evolução da tecnologia não invasiva e sua incorporação, o Doppler ecocardiograma na investigação laboratorial é considerado a mais importante ferramenta para o diagnóstico e acompanhamento dos pacientes com FRA e CRC, considerando que apresenta maior acurácia que o exame clínico. O método tem acrescentado importantes informações na identificação e quantificação das alterações morfológicas, funcionais e hemodinâmicas, constituindo um exame útil para o acompanhamento das alterações nas fases aguda e crônica da doença. Na Figura 2 estão descritos os achados ecocardiográficos da morfologia valvar na fase aguda (FRA). Nesse contexto, o prolapso exclusivo das extremidades dos folhetos da valva mitral deve ser diferen-

Características morfológicas da valva mitral na fase aguda (valvite mitral)			
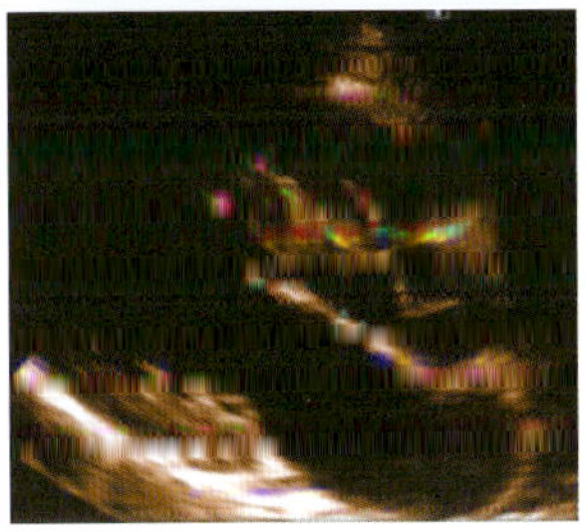	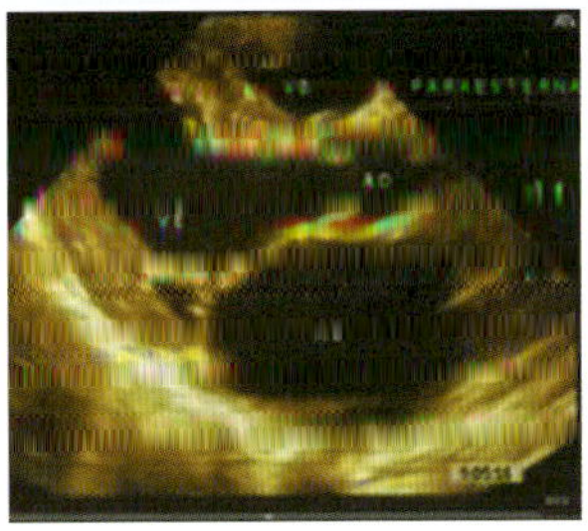	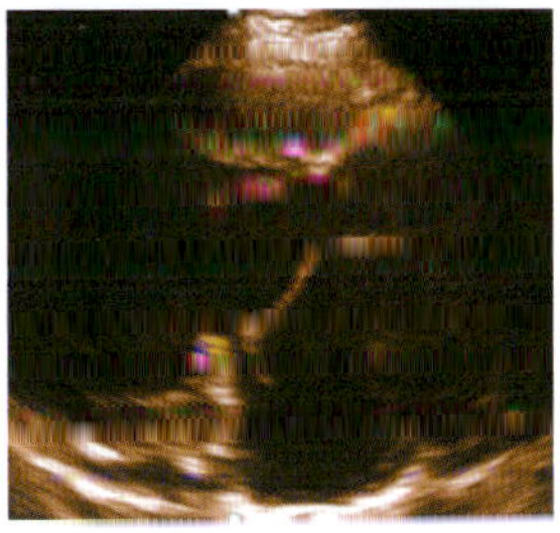	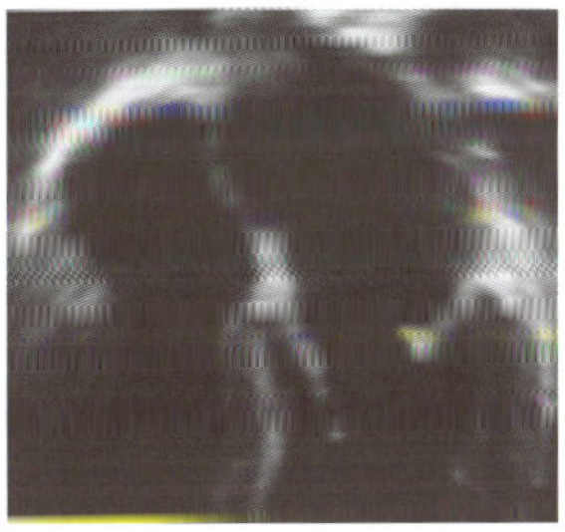
A morfologia pode ser normal	Espessamento irregular com nodularidade nos bordos dos folhetos	▪ Alongamento de cordas ▪ Ruptura de cordas, *flail* dos folhetos com regurgitação mitral grave ▪ Em < 20 anos, é um achado específico de CRC	▪ Dilatação anular ▪ Prolapso da ponta do folheto anterior (raramente do posterior) ▪ Movimento excessivo da ponta dos folhetos durante a sístole com defeito de coaptação

Características morfológicas da valva aórtica na fase aguda (valvite aórtica)			
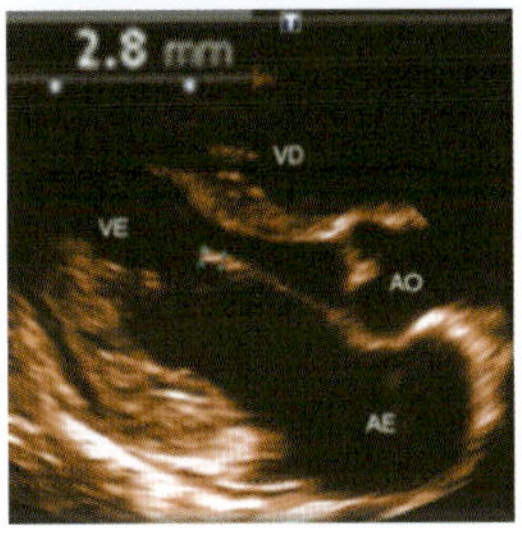	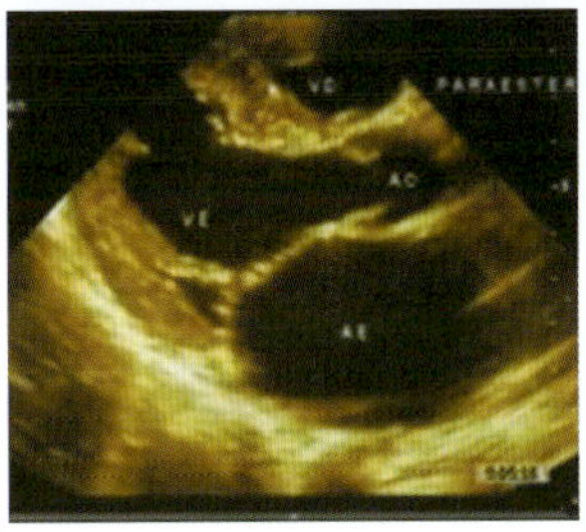	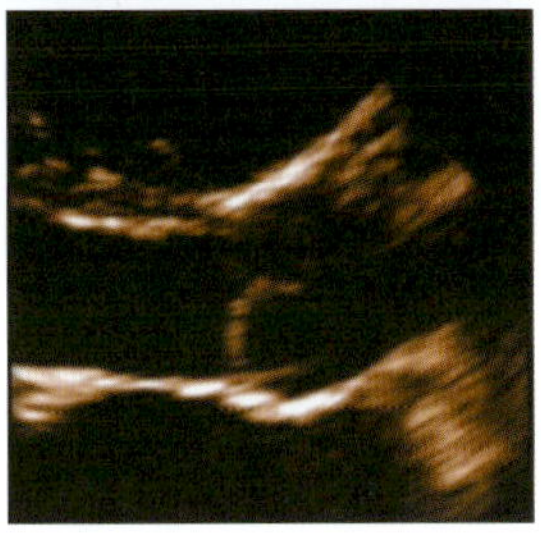	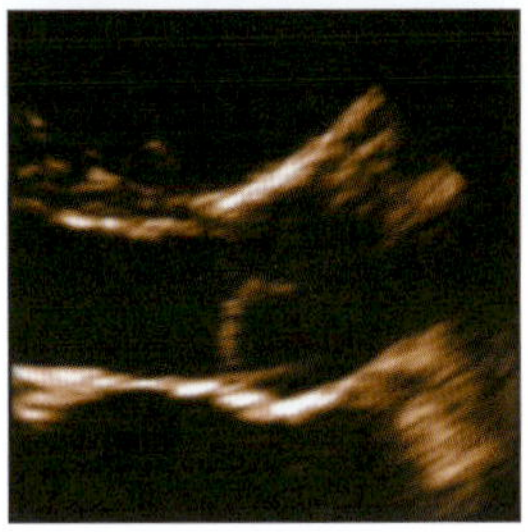
A morfologia pode ser normal	▪ Espessamento irregular ou focal dos folhetos ▪ Restrição do movimento dos folhetos	Defeito de coaptação	Prolapso dos folhetos

FIGURA 2 Achados morfológicos ecocardiográficos nas valvites mitral e aórtica reumáticas (FRA).

CRC: cardiopatia reumática crônica; FRA: febre reumática aguda.

ciado do prolapso do corpo do folheto, o qual é visibilizado no prolapso da valva mitral associado com a degeneração mixomatosa. Pacientes em episódios de recidivas também apresentam ecocardiograma com dados morfológicos de fase aguda, porém geralmente estão sobrepostos aos encontrados na CRC (Figura 3). Além dos aspectos morfológicos dos aparelhos valvares, espessamento e derrame pericárdico, a investigação Doppler ecocardiográfica tem também grande utilidade na avaliação das alterações funcionais e hemodinâmicas, como dilatação e hipertrofia das câmaras cardíacas esquerdas, disfunção ventricular, estimativa de hipertensão arterial pulmonar, tipo e gravidade das disfunções valvares. Por meio da análise Doppler do fluxo sanguíneo, determinam-se a presença e o grau das lesões de regurgitação e estenose valvares, ressaltando-se que nas lesões de insuficiência valvar, principalmente das valvas aórtica e mitral, é importante a diferenciação com a regurgitação fisiológica, muito frequente na população hígida. A revisão dos critérios de Jones na era da ecocardio-

grafia pela AHA em 2015 e a introdução dos critérios para o diagnóstico ecocardiográfico da World Heart Federation (WHF) em 2012 abriram novas perspectivas para o conhecimento dos padrões morfofuncionais e hemodinâmicos de apresentação da doença, normatização dos critérios e contribuição para o desenho metodológico unificado de futuras investigações (Figura 4).

Em relação ao Doppler ecocardiograma, a ressonância magnética apresenta maior acurácia na determinação dos volumes ventriculares e dos jatos regurgitantes, além da caracterização das propriedades tissulares do miocárdio. Essas propriedades são úteis para monitorar a terapia anti-inflamatória e auxiliar a decisão da indicação cirúrgica. Outras investigações laboratoriais, restritas à área de pesquisa, incluem a biópsia endomiocárdica de ventrículo direito, que apresenta baixa sensibilidade. Outros exames, também não utilizados na prática clínica diária, incluem cintilografia com gálio 67, com leucócitos marcados e com anticorpos antimiosina marcados.

Características morfológicas da valva mitral na fase crônica (CRC)			
		■ Alongamento de cordas ■ Ruptura de cordas, *flail* dos folhetos com regurgitação mitral grave ■ Em < 20 anos, é um achado específico de CRC	■ Dilatação anular ■ Prolapso da ponta do folheto anterior (raramente do posterior) ■ Movimento excessivo da ponta dos folhetos durante a sístole (defeito de coaptação dos folhetos)
■ Espessamento e fusão de cordas tendíneas ■ Encurtamento de cordas tendíneas ■ Restrição da mobilidade dos folhetos, principalmente do posterior	■ Espessamento do folheto anterior da valva mitral: ≤ 20 anos: ≥ 3 mm 21-40 anos: ≥ 4 mm > 40 anos: ≥ 5 mm ou espessamento dos dois folhetos e do aparelho subvalvar ■ Calcificação		

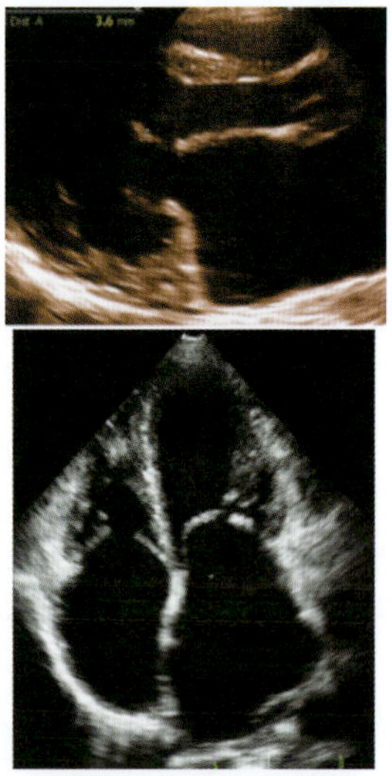

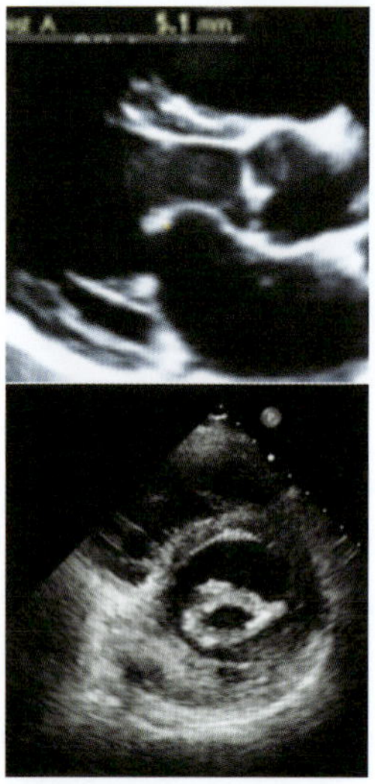

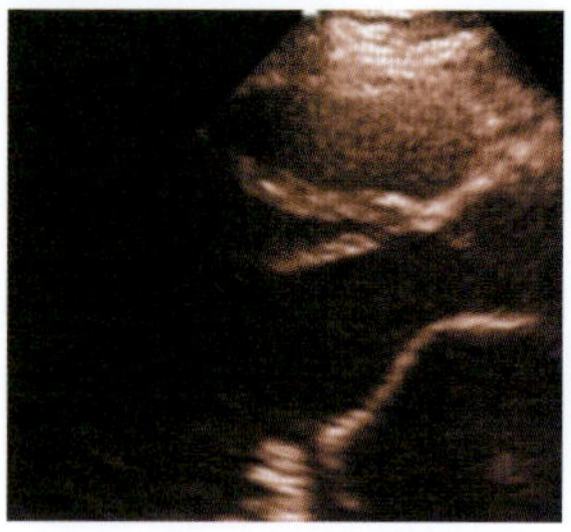

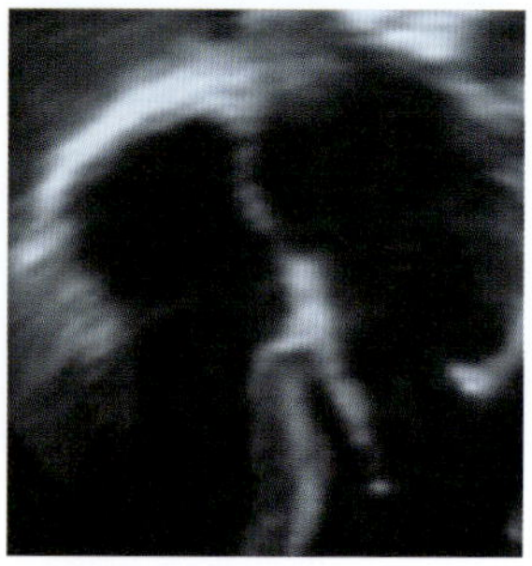

Características morfológicas da valva aórtica na fase crônica (CRC)			
Espessamento irregular ou focal dos folhetos	Restrição do movimento dos folhetos	Defeito de coaptação	Prolapso dos folhetos

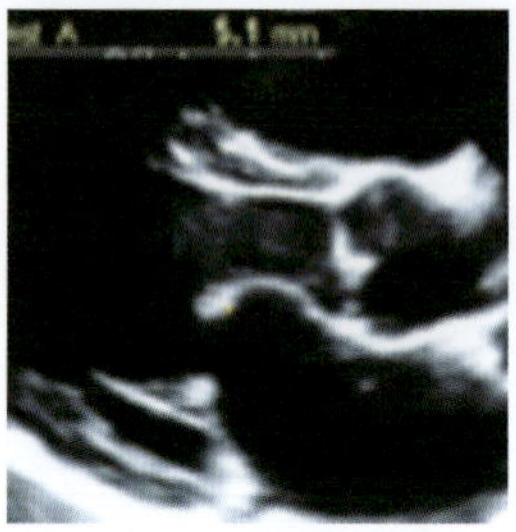

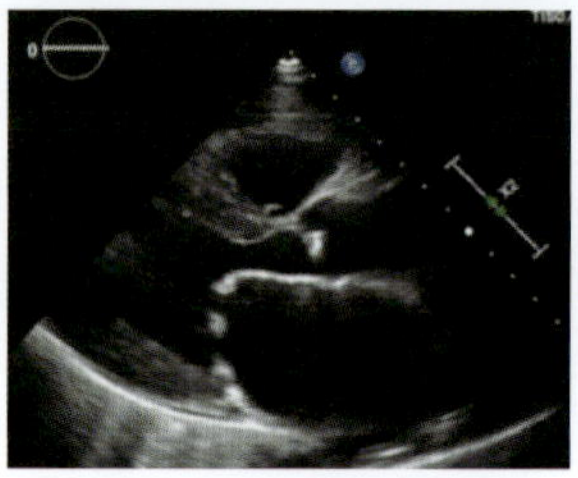

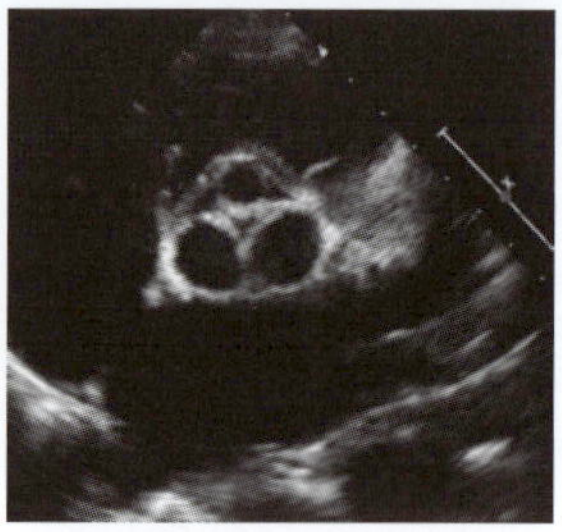

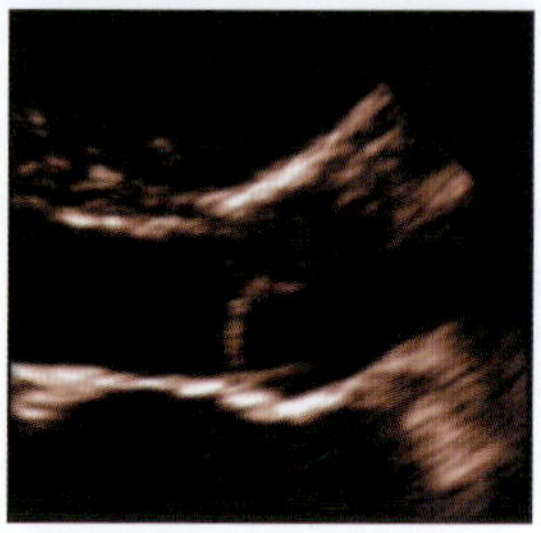

FIGURA 3 Achados morfológicos ecocardiográficos nas valvopatias mitral e aórtica reumáticas (CRC).

CRC: cardiopatia reumática crônica.

Fonte: Remenyi et al., 2012.

TRATAMENTO

Na FRA, o tratamento visa à erradicação do EβHGA, medidas gerais de sustentação e uso de medicação sintomática nas manifestações e complicações da doença. Segundo as diretrizes brasileiras, o objetivo do tratamento da FR aguda é suprimir o processo inflamatório, minimizando as repercussões clínicas sobre o coração, articulações e sistema nervoso central, além de erradicar o EBGA da orofaringe e promover o alívio dos principais sintomas.

Erradicação do estreptococo

A erradicação do EβHGA é a primeira medida terapêutica e visa reduzir a exposição do paciente aos antígenos estreptocócicos e impedir a propagação de cepas reumatogênicas na comunidade. Deve-se usar antibiótico bactericida, em dose e tempo adequados para a manutenção de níveis séricos durante 10 dias. A medicação de escolha é a penicilina, preferencialmente a penicilina G benzatina (PGB). As tetraciclinas, as sulfas e o cloranfenicol não são indicados para erradicar o estreptococo (Quadro 5).

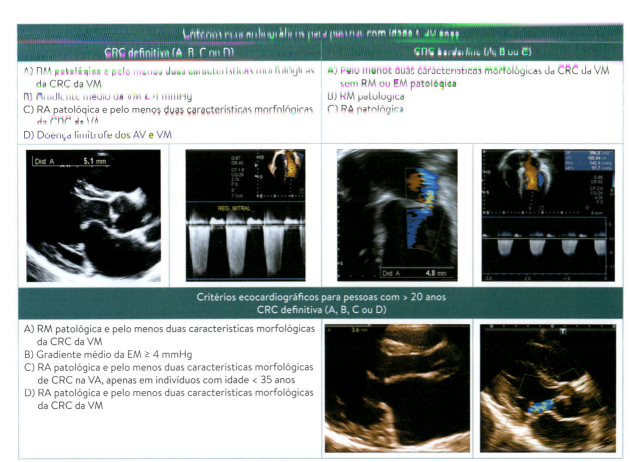

FIGURA 4 Critérios da WHF 2012 para o diagnóstico ecocardiográfico de CRC clínica ou subclínica e *borderline*.

EM: estenose mitral; CRC: cardiopatia reumática crônica; RA: regurgitação aórtica; RM: regurgitação mitral; VA: valva aórtica; VM: valva mitral; WHF: World Heart Federation.

QUADRO 5	Tratamento das faringoamigdalites e erradicação do estreptococo		
Medicamento	**Dose**	**Via de administração**	**Duração**
Penicilina G benzatina	Peso ≥ 20 kg – 1.200.000 UI Peso < 20 kg – 50.000/kg	Intramuscular	Dose única
Penicilina V	25-50.000 U/kg/dia em 2 ou 3 tomadas	Oral	10 dias
Amoxicilina	30-50 mg/kg/dia em 2 ou 3 tomadas Adulto: 500 mg/dose	Oral	10 dias
Ampicilina	100 mg/kg/dia em 3 tomadas	Oral	10 dias
Em casos de alergia à penicilina			
Estearato de eritromicina	40 mg/kg/dia em 2 ou 3 tomadas Dose máxima: 1 g/dia	Oral	10 dias
Clindamicina	15-25 mg/kg/dia de 8/8 h Dose máxima: 1.800 mg/dia	Oral	10 dias
Azitromicina	20 mg/kg/dia, 1 x/dia Dose máxima: 500 mg/dia	Oral	3-5 dias

Medidas gerais

Destaca-se o repouso, absoluto ou relativo, recomendado nos casos de cardite moderada e grave, e deve durar pelo menos 4 semanas, com retorno lento e progressivo às atividades físicas. Já na cardite leve e em outras manifestações, como artrite e coreia, a duração do repouso varia de acordo com a intensidade dos sintomas.

TRATAMENTO CLÍNICO DAS PRINCIPAIS MANIFESTAÇÕES MAIORES DA FRA

O tratamento das manifestações clínicas da FRA inclui terapêutica de suporte e é baseado em drogas anti-inflamatórias sumarizadas no Quadro 6. A abordagem inclui também o tratamento das complicações como IC e arritmias.

Cardite

O tratamento medicamentoso baseia-se no controle do processo inflamatório associado ao tratamento da IC e das arritmias, se presentes. Mesmo sem evidências sobre a ação dos corticoides na redução da gravidade da lesão valvar, seu uso na cardite significativa é justificado por reduzir o processo inflamatório/sinais e sintomas clínicos e o tempo de evolução da cardite. Na cardite leve, incluindo a subclínica, o tratamento com anti-inflamatório é questionável. Nas

cardites moderada e grave, após a dose plena de prednisona [1-2 mg/kg (dose máxima de 60 mg/dia) por 14-21 dias, respectivamente, inicia-se a redução progressiva de 20% da dose, semanal ou quinzenalmente]. Nos casos graves, tem sido preconizado o uso venoso de metilprednisolona, cuja interrupção obedece a critérios de melhora clínica: uma aplicação diária [30 mg/kg/dose (dose máxima de 1 g), diluída em 200 mL de solução glicosada a 5%, em infusão contínua por duas horas], por 3 dias consecutivos na primeira e segunda semanas; uma aplicação diária por 2 dias consecutivos na terceira semana e uma aplicação na quarta semana, quando o paciente deve ser mantido com metilprednisolona. Na cardite grave com IC refratária de difícil controle, quando possível, a intervenção cirúrgica deve ser evitada pelo risco aumentado e por estar associada a maus resultados. A decisão deve ser baseada na gravidade da disfunção valvar e na contribuição do efeito mecânico da lesão valvar, que às vezes é mais importante que o inflamatório. Deve-se também afastar possível associação com fatores agravantes como endocardite e, mais raramente, a disfunção miocárdica.

Artrite

Os anti-inflamatórios não hormonais (Aine), particularmente o ácido acetilsalicílico (AAS), estão indicados para os pacientes com artrite sem cardite, e a regressão dos sintomas, geralmente, ocorre em 24-48 horas. Recomenda-se

QUADRO 6	Tratamento clínico das principais manifestações da febre reumática aguda			
Manifestação	Medicamento	Dose	Via de administração	Duração da dose plena (semanas)
Cardite leve	Nenhum ou prednisona	1-2 mg/kg/dia	VO, dose única	1-2
Cardite moderada a grave	Prednisona[1]	1-2 mg/kg/dia	VO, dose única	2-3
Cardite grave com ICC refratária	Metilprednisolona[2]	30 mg/kg/dose	IV, em infusão contínua (2 horas)[3]	Ver texto
Artrite sem cardite	Aine (AAS)[4]	80-100 mg/kg/dia	VO, em 3-4 doses	2 → 4
	Naproxeno	10-20 mg/kg/dia	VO, em 2 doses	2 → 4
Artrite + Cardite	Prednisona	1-2 mg/kg/dia (máx. 60 mg/dia)	VO, dose única	1-3: depende do grau da cardite
Coreia de Sydenham	Haloperidol[5]	1 mg/dia	VO, dose única	Até melhora clínica
	Ácido valproico[6]	10-30 mg/kg/dia	VO, em 2-3 doses	
	Carbamazepina	7-20 mg/kg/dia	VO, em 2-3 doses	
Coreia de Sydenham grave	Metilprednisolona	30 mg/kg/dose	IV, em infusão contínua	Depende da evolução (ver texto)

1. Dose máxima: 60 mg/dia na criança e 80 mg/dia no adulto; 2. dose máxima: 1 g; 3. diluição: 200 mL de solução glicosada a 5%; 4. dose máxima de 4 g/dia na criança e 6-8 g/dia no adulto; 5. dose máxima: 5 mg/dia; 6. dose máxima: 30 mg/kg/dia.
AAS: ácido acetilsalicílico; Aine: anti-inflamatórios não esteroides; ICC: insuficiência cardíaca congestiva; IV: intravenoso; VO: via oral.

dose plena durante 15 dias, e, após esse período, a dose é reduzida para 60 mg/kg/dia, até completar 30 dias de tratamento. Nos casos com associação de artrite e cardite, recomenda-se a prednisona, na mesma posologia usada para a cardite isolada.

Coreia de Sydenham

O tratamento farmacológico é recomendado para os casos com repercussão nas atividades habituais, e a hospitalização está indicada somente para os quadros graves. O haloperidol é usado na dose inicial de 1 mg/dia, aumentando-se de forma progressiva (0,5 mg de 3 em 3 dias) até a melhora clínica, se não houver sinais de impregnação. Na maioria dos pacientes, observa-se melhora após 2 semanas com dose média de 2-3 mg/dia. O ácido valproico pode ser a primeira opção nos casos de menor gravidade. Após a dose inicial de 10 mg/kg/dia, se necessário, seguir com aumentos semanais até dose máxima de 30 mg/kg/dia. Em alguns casos, especialmente em maiores de 12 anos, pode ser utilizada a risperidona, um antipsicótico, na dose inicial de 0,5 mg ao dia e aumentos semanais até dose de 3 mg ao dia. A carbamazepina também pode ser usada na dose de 7-20 mg/kg/dia. Nos casos de coreia muito grave e com comprometimento funcional importante, uma alternativa é o uso de corticoide, inclusive pulsoterapia com metil-prednisolona, que atuam encurtando o tempo de doença.

ABORDAGEM DA GESTANTE

Mulheres em idade fértil com valvopatia reumática significativa devem ser alertadas sobre os riscos decorrentes da gravidez, particularmente quando se trata da estenose mitral. A sobrecarga hemodinâmica decorrente da estenose mitral é aumentada durante a gravidez pelas alterações fisiológicas próprias advindas da sobrecarga de volume, ou de eventos que possam ocorrer, como pré-eclampsia ou hemorragia. Nesse contexto, ocorre maior morbimortalidade materna, além do maior risco de parto prematuro e de complicações fetais. As mulheres com lesões mais significativas devem ser conscientizadas sobre a prevenção de gravidez, e aquelas que desejam engravidar devem ser submetidas à avaliação cardíaca completa para definir a necessidade de tratamento invasivo prévio à gestação. A valvotomia mitral percutânea com balão pode ser considerada na estenose mitral de grau moderado. Gestantes com CRC significativa devem ser acompanhadas por um cardiologista, e o parto, dependendo da gravidade do quadro, deve ocorrer em um hospital com unidade de terapia intensiva. No manejo das pacientes com FRA ou CRC durante a gravidez, cuidados específicos e orientações devem ser considerados. Alguns medicamentos podem ser prejudiciais ao feto por serem teratogênicos ou por atuarem no metabolismo ou na fisiologia fetal. Os corticosteroides, a penicilina e a eritromicina (estearato) são permitidos, mas anti-inflamatórios não hormonais (Aine), carbamazepina, haloperidol, ácido valproico, inibidores de enzima conversora de angiotensina (IECA), bloqueadores de receptores de angiotensina II e sulfadiazina são contraindicados. Benzodiazepínico em doses baixas pode ser usado em pacientes grávidas com coreia mais intensa. A profilaxia secundária com penicilina G benzatina (PGB) deve ser mantida durante toda a gravidez.

PROFILAXIA

A profilaxia da FRA permanece como a principal medida para evitar o primeiro surto (profilaxia primária) e as recidivas (profilaxia secundária). Nesse contexto, está histórica e mundialmente comprovada a eficácia da profilaxia secundária para impedir o aparecimento de novas lesões e o agravamento das lesões valvares prévias ao controlar a ocorrência de surtos agudos, resultantes de faringoamigdalite estreptocócica, clínica ou subclínica, não tratada.

Profilaxia primária

A profilaxia primária baseia-se no diagnóstico e tratamento adequados das faringoamigdalites estreptocócicas, incluindo ainda medidas para redução da propagação da bactéria. O objetivo é prevenir suas complicações, entre as quais se inclui o surto inicial da FRA. A doença pode ser evitada se o tratamento da faringoamigdalite por EβHGA for iniciado até o nono dia do início da infecção.

A taxa de transmissão do EβHGA dos pacientes não tratados é de 35% nos contatos domiciliares. Em torno de 24 horas após o início do tratamento da faringoamigdalite, o poder de transmissão torna-se mínimo. As más condições de habitação da maioria da população brasileira, principalmente aglomeração domiciliar, favorecem a transmissão do EβHGA. A dificuldade de acesso aos cuidados básicos e ao tratamento adequado é também um fator limitador para uma prevenção primária eficaz. Diante da impossibilidade em curto prazo de melhoria socioeconômica, a profilaxia primária fica basicamente restrita ao tratamento adequado das faringoamigdalites. Outras dificuldades incluem as formas assintomáticas ou oligossintomáticas da faringoamigdalite estreptocócica em até um terço dos casos. Além disso, o diagnóstico clínico de faringoamigdalite por EβHGA é falho, e a identificação bacteriológica nem sempre está disponível.

A PGB continua sendo o fármaco de escolha em virtude de seu baixo custo, ação bactericida, inexistência de cepas de EβHGA resistentes, baixo espectro bacteriano, dose única, baixo índice de efeitos colaterais, incluindo a anafilaxia, que ocorre em apenas 0,01% dos casos, principalmente em adultos. As reações do tipo vasovagal durante a administração da penicilina não são raras em escolares e adolescentes. A reação anafilática do tipo imediata ocorre até 20 minutos após a administração de penicilina injetável ou em até 1 hora quando administrada por via oral. Caracteriza-se por vasodilatação, hipotensão, edema de laringe, broncoespasmo, prurido, angioedema, náuseas, vômitos, diarreia e dor abdominal. O início rápido do tratamento é fundamental, com aplicação intramuscular ou endovenosa de adrenalina e suporte ventilatório, quando necessário. Após a aplicação da PGB, recomenda-se observação do paciente por 30 minutos. No Quadro 5 encontram-se as opções de antibióticos para o tratamento e a erradicação das faringoamigdalites estreptocócicas. No horizonte, a melhor perspectiva para a profilaxia primária inclui a introdução da vacina antiestreptocócica.

Profilaxia secundária

Profilaxia secundária é a prevenção de recidivas da FRA, e deve ser instituída em todos os pacientes após o diagnóstico da doença. Essa medida preventiva independe do tipo de manifestação clínica na fase aguda ou da presença e tipo de sequela valvar na fase crônica. A terapêutica consiste na administração contínua de antibiótico, com o objetivo de proteger o indivíduo, sabidamente suscetível, da faringoamigdalite pelo EβHGA.

Assim, após o diagnóstico de FRA, a profilaxia secundária é medida obrigatória para prevenir as recorrências da doença. A medicação de escolha é a PGB, administrada por via intramuscular profunda, em doses e intervalos suficientes para manter uma concentração sérica adequada. A penicilina V também pode ser utilizada como opção à PGB, em 2 doses diárias, mas esse esquema deve ser limitado a casos selecionados como a contraindicação ao uso da via parenteral. A medicação por via oral é menos efetiva na prevenção das recidivas e tem menor adesão do paciente em longo prazo, além de ser mais onerosa. Para os pacientes com alergia à penicilina pode ser empregada a sulfadiazina. Nesse caso, recomenda-se a realização de hemogramas de controle a cada 15 dias nos primeiros 2 meses e, posteriormente, a cada 6 meses. A interrupção da medicação está indicada quando a leucometria é inferior a 4.000 leucócitos/mm^3 e a 35% de neutrófilos. Sulfadiazina não deve ser utilizada durante a gestação, pelos riscos potenciais para o feto. A eritromicina, raramente usada, está reservada para os pacientes alérgicos à penicilina e à sulfa (Quadro 7).

Quanto à duração da profilaxia secundária, o tempo de manutenção varia de acordo com a presença de cardite no surto agudo, intervalo do último surto, presença e gravidade da CRC e a faixa etária de maior prevalência das faringoamigdalites por EβHGA. Na Figura 5 encontram-se as recomendações para as diversas situações.

QUADRO 7 Profilaxia secundária da febre reumática

Medicamento/opção	Dose	Via	Intervalo
Penicilina G benzatina	Peso ≥ 20 kg – 1.200.000 UI Peso < 20 kg – 50.000/kg	Intramuscular	21/21 dias
Penicilina V	250 mg	Oral	12/12 horas
Em casos de alergia à penicilina			
Sulfadiazina	Peso < 30 kg: 500 mg Peso ≥ 30 kg: 1 g	Oral	24/24 horas
Em caso de alergia à penicilina e à sulfa			
Eritromicina	250 mg	Oral	12/12 horas

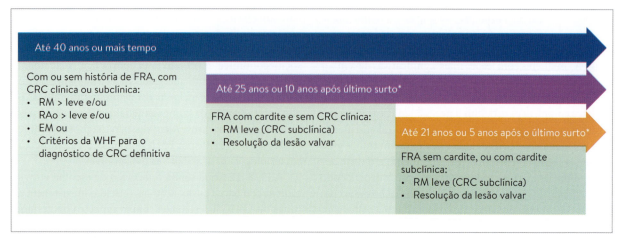

FIGURA 5 Recomendações de duração da profilaxia secundária para a febre reumática.

* Utilizar o esquema que cobrir maior período.

CRC: cardiopatia reumática crônica; EM: estenose mitral; FRA: febre reumática aguda; RAo: regurgitação aórtica; RM: regurgitação mitral; WHF: World Heart Federation.

Tendo em vista a gravidade das repercussões da CRC como principal causa de cardiopatia adquirida em jovens, além da substancial carga social e econômica imposta pela doença, a implantação de programas de profilaxia secundária é uma estratégia eficaz para prevenir a recorrência da FRA e a progressão da CRC. Em países com alta incidência de FRA e alta prevalência de CRC, a implementação da vigilância de adesão às medidas preventivas, com acompanhamento por equipe multiprofissional, tem reduzido, significativamente, os índices de recidiva e complicações da doença.

As diretrizes brasileiras chamam a atenção para os seguintes pontos:

- O objetivo do tratamento da FR aguda é suprimir o processo inflamatório, minimizando as repercussões clínicas sobre o coração, articulações e sistema nervoso central, além de erradicar o EβHGA da orofaringe e promover o alívio dos principais sintomas.
- Hospitalização. A indicação de hospitalização de pacientes com FRA varia com a gravidade da manifestação clínica. Assim, mais frequentemente, a hospitalização estará indicada para os pacientes com quadro de IC, com cardite grave; na coreia e na poliartrite incapacitantes e, também, nos casos de cardite moderada em evolução.
- Repouso: deve durar enquanto houver sinais e sintomas de IC e/ou manifestações gerais, como fraqueza e fadiga. Anteriormente, acreditava-se que o repouso no leito era importante para a evolução favorável da cardite, mas esse efeito não foi demonstrado até o momento.

O QUE AS DIRETRIZES RECOMENDAM

- Barbosa PJB, Muller RE, Latado AL, Achutti AC, Ramos AIO, Weksler C, et al. Diretrizes brasileiras para diagnóstico, tratamento e prevenção da febre reumática da Sociedade Brasileira de Cardiologia, da Sociedade Brasileira de Pediatria e da Sociedade Brasileira de Reumatologia. Arq Bras Cardiol. 2009;93(3Suppl.4):1-18.

- Baumgartner H, Falk V, Bax JJ, De Bonis M, Hamm C, Holm PJ, et al.; ESC Scientific Document Group. 2017 ESC/EACTS Guidelines for the management of valvular heart disease. Eur Heart J. 2017;38(36):2739-91.

- Gerber MA, Baltimore RS, Eaton CB, Gewitz M, Rowley AH, Shulman ST, et al. Prevention of rheumatic fever and diagnosis and treatment of acute Streptococcal pharyngitis: a scientific statement from the American Heart Association Rheumatic Fever, Endocarditis, and Kawasaki Disease Committee of the Council on Cardiovascular Disease in the Young, the Interdisciplinary Council on Functional Genomics and Translational Biology, and the Interdisciplinary Council on Quality of Care and Outcomes Research: endorsed by the American Academy of Pediatrics. Circulation. 2009;119(11):1541-51.

- Gewitz MH, Baltimore RS, Tani LY, Sable CA, Shulman ST, Carapetis J, et al.; American Heart Association Committee on Rheumatic Fever, Endocarditis, and Kawasaki Disease of the Council on Cardiovascular Disease in the Young. Revision of the Jones Criteria for the diagnosis of acute rheumatic fever in the era of Doppler echocardiography: a scientific statement from the American Heart Association. Circulation. 2015;131(20).1806-18.

- Heart Foundation of New Zealand. New Zealand Guidelines for Rheumatic Fever: diagnosis, management and secondary prevention of acute rheumatic fever and rheumatic heart disease: 2014 update. Available: www.heartfoundation.org.nz.

- Remenyi B, Wilson N, Steer A, Ferreira B, Kado J, Kumar K, et al. World Heart Federation criteria for echocardiographic diagnosis of rheumatic heart disease: an evidence-based guideline. Nat Rev Cardiol. 2012;9:297-309.

- Ralph AP, Noonan S, Wade V, Currie BJ. RHD Australia (ARF/RHD writing group). The 2020 Australian guideline for prevention, diagnosis and management of acute rheumatic fever and rheumatic heart disease (3rd ed.). Med J Aust. 2020.

- World Health Organization. Rheumatic fever and rheumatic heart disease: report of a WHO expert consultation. Geneva: WHO; 2004.

SUGESTÕES DE LEITURA

1. Carapetis JR, Beaton A, Cunningham MW, Guilherme L, Karthikeyan G, Mayosi BM, et al. Acute rheumatic fever and rheumatic heart disease. Nature Rev. 2016;2:224.
2. Mota CCC, Meira ZMA, Graciano RN, Graciano FF, Araújo FDR. Rheumatic fever prevention program: long-term evolution and outcomes. Front Pediatr. 2015;2:141.
3. Zuhlke L, Engel ME, Karthikeyan G, Rangarajan S, Mackie P, Cupido B, et al. Characteristics, complications, and gaps in evidence-based interventions in rheumatic heart disease: the Global Rheumatic Heart Disease Registry (the REMEDY study). Eur Heart J. 2015;36:1115-22.

AGRADECIMENTO

As autoras deste capítulo agradecem a Professora Maria do Carmo Pereira Nunes, por sua contribuição com as imagens ecocardiográficas de cardiopatia reumática crônica no adulto.

NOTA DOS EDITORES

Este capítulo possui referências bibliográficas adicionais, recomendadas pelos autores, na plataforma digital complementar do livro. Por motivos de compactação, somente algumas delas estão aqui contempladas.
Utilize o QR code abaixo para ter acesso a esse conteúdo:

59

Estenose mitral

Flávio Tarasoutchi
Vitor Emer Egypto Rosa
Francisco Maia da Silva

DESTAQUES

- A estenose mitral (EM) é a obstrução do fluxo sanguíneo pela válvula mitral do átrio esquerdo para o ventrículo esquerdo.

- O momento da intervenção cirúrgica ou percutânea é crucial para evitar os riscos de uma intervenção precoce desnecessária, bem como o risco de hipertensão pulmonar irreversível e/ou insuficiência cardíaca direita por atrasar a intervenção necessária.

- Em pacientes assintomáticos com EM, a ecocardiografia de acompanhamento rotineira é recomendada a cada 3 a 5 anos, se a área da válvula mitral for > 1,5 cm^2, a cada 1 a 2 anos se a área da válvula mitral for de 1,0 a 1,5 cm^2, e uma vez por ano se a área da válvula mitral for < 1,0 cm^2. Um monitoramento mais frequente pode ser necessário em pacientes com regurgitação mitral concomitante e/ou doença que afete outras válvulas. Todos os pacientes devem ser reavaliados sempre que houver alteração do quadro clínico.

- A anticoagulação oral de longo prazo está indicada para pacientes com EM que tenham um evento embólico anterior, trombo atrial esquerdo ou fibrilação atrial paroxística persistente.

- A valvotomia mitral percutânea está indicada para pacientes sintomáticos com EM que apresentem morfologia valvar favorável, sem trombo atrial esquerdo e regurgitação mitral de leve a moderada.

- A cirurgia da válvula mitral (por reparo, comissurotomia ou substituição da válvula) está indicada para pacientes gravemente sintomáticos que não apresentam alto risco para cirurgia.

- Pacientes com EM reumática devem receber profilaxia antibiótica para a prevenção secundária da febre reumática.

DEFINIÇÃO E ETIOLOGIA

A estenose mitral (EM) é a redução do orifício valvar mitral devido à dificuldade de abertura de suas cúspides, levando a restrição no esvaziamento atrial durante a diástole. Trata-se da lesão valvar mais característica da febre reumática (FR), que ocorre de forma isolada em até 40% dos casos de acometimento cardíaco reumático e acomete predominantemente mulheres entre a segunda e a quinta década de vida. Os surtos reumáticos geram uma inflamação no aparato valvar, que pode culminar, em diferentes graus, com alterações tipo espessamento e calcificação das cúspides, espessamento e fusão de cordoalhas tendíneas e fusão de comissuras.

Estudos norte-americanos demonstram o aumento da incidência de calcificação do anel mitral (MAC, do inglês *mitral annular calcification*), processo crônico e degenerativo associado ao envelhecimento da população. Sua prevalência varia de 8% a 15%, podendo causar EM por restrição da mobilidade do folheto mitral anterior pela calcificação.

Outras causas de EM são raras e incluem mixoma atrial esquerdo, mucopolissacaridose, EM congênita, lúpus eritematoso sistêmico, artrite reumatoide, síndrome carcinoide, endocardite infecciosa e secundária aos uso de drogas anorexígenas.

FISIOPATOLOGIA

A EM, em razão da obstrução ao esvaziamento atrial, gera aumento das pressões em tal câmara, com transmissão retrógrada ao leito vascular pulmonar, causando aumento das pressões capilares pulmonares e das pressões da artéria pulmonar, com posterior remodelamento vascular pulmonar. Em alguns casos, tal aumento pressórico intracavitário pode se perpetuar, causando congestão nas câmaras cardíacas direitas. No átrio esquerdo, o aumento da pressão leva progressivamente ao aumento das dimensões atriais, com alterações na composição do miocárdio atrial e aumento da chance de desenvolvimento de arritmias supraventriculares, em especial a fibrilação atrial.

MANIFESTAÇÕES CLÍNICAS

Os sintomas associados à EM são principalmente secundários à congestão venocapilar pulmonar, como dispneia aos esforços, fadiga, ortopneia e dispneia paroxística noturna. Além disso, há uma incapacidade adaptativa em aumentar o débito cardíaco, em razão da pré-carga fixa. Assim, situações de estresse, como gravidez, fibrilação atrial, atividade física, hipertireoidismo e infecções, podem gerar descompensação e piora dos sintomas.

Alguns pacientes podem manter-se assintomáticos até o desenvolvimento da fibrilação atrial, tendo como apresentação inicial palpitações ou sintomas relacionados à embolização sistêmica. Em fases mais avançadas, o aumento do volume atrial esquerdo pode levar à compressão esofágica, causando disfagia, ou à compressão do nervo laríngeo recorrente, causando rouquidão, apresentação conhecida como síndrome de Ortner. Em consequência à hipertensão pulmonar e ruptura de vasos brônquicos, podem também ocorrer hemoptise e, em casos mais graves, dor torácica por sobrecarga ventricular direita e sinais de insuficiência cardíaca direita (p. ex., estase jugular, hepatomegalia, ascite e edema periférico).

A ausculta característica é o sopro diastólico em ruflar, com reforço pré-sistólico e acompanhado de estalido de abertura da válvula mitral. É um sopro grave, mais audível com a campânula do estetoscópio colocada sobre o tórax na projeção do ápice cardíaco em decúbito lateral esquerdo. Na presença de fibrilação atrial, não ocorre o reforço pré-sistólico. Nesses pacientes, a primeira bulha é caracteristicamente hiperfonética. Em pacientes crônicos, a região malar e a extremidade do nariz podem apresentar telangiectasias e hiperemia, a chamada fácies mitral.

EXAMES COMPLEMENTARES

A apresentação eletrocardiográfica e radiográfica típica é a presença de sobrecarga do átrio esquerdo, ventrículo direito e átrio direito, sem sobrecarga de ventrículo esquerdo. Os achados do eletrocardiograma são: tendência a desvio do eixo para a direita e sinais de sobrecarga de câmaras direitas, sobrecarga biatrial e, em alguns casos, presença de ritmo de fibrilação atrial. Já na radiografia de tórax, há usualmente sinais de importante aumento do átrio esquerdo (o sinal da bailarina – elevação do brônquio-fonte esquerdo – e o duplo contorno atrial), quarto arco na silhueta cardíaca à esquerda e sinais de congestão pulmonar crônica, como as linhas B de Kerley e cefalização da trama vascular pulmonar.

A ecocardiografia com *Doppler* é o método diagnóstico complementar mais importante, pois permite a quantificação objetiva da lesão, sua gravidade e suas repercussões, pela mensuração da área valvar mitral (por meio de planimetria ou de pressure half-time – PHT), do gradiente de pressão transmitral (Tabela 1), além da estimativa da pressão sistólica de artéria pulmonar.

TABELA 1	Critérios de gravidade da estenose mitral	
Lesão	**Área (cm²)**	**Gradiente transmitral em repouso (mmHg)**
Não importante	≥ 1,5	≤ 5
Importante	< 1,5	> 5

É possível ainda, por esse método, avaliar o escore valvar para valvuloplastia mitral por cateter-balão (VMCB), ou escore de Wilkins-Block, fundamental para a definição da conduta terapêutica. O escore de Wilkins-Block consiste na avaliação ecocardiográfica da válvula mitral com ênfase na descrição dos aspectos estruturais (Quadro 1). Quatro parâmetros são considerados: mobilidade dos folhetos, espessamento valvar, grau de calcificação e acometimento do aparato subvalvar. Uma graduação de 1 a 4 pontos para cada item resulta em um escore que pode variar de 4 a 16 pontos. Pacientes com escore de Wilkins-Block inferior ou igual a 8 são candidatos à VMCB na ausência de outras contraindicações. Pacientes com pontuação 9 ou 10 podem ser submetidos à VMCB se apresentarem calcificação e aparato subvalvar com pontuação igual ou menor a 2.

QUADRO 1 Escore ecocardiográfico de Wilkins-Block
Mobilidade dos folhetos
1. Mobilidade elevada da válvula apenas nas extremidades dos folhetos
2. Regiões medial e basal apresentam mobilidade normal
3. A válvula continua se movendo adiante na diástole, principalmente na base
4. Nenhum ou mínimo movimento dos folhetos em diástole
Acometimento subvalvar
1. Mínimo espessamento subvalvar imediatamente abaixo dos folhetos mitrais
2. Espessamento de cordas estendendo-se por mais de um terço do comprimento
3. Espessamento expandindo-se para o terço distal das cordas
4. Espessamento extenso e encurtamento de todas as estruturas das cordas expandindo-se para os músculos papilares
Espessura dos folhetos
1. Espessamento dos folhetos com espessura próxima do normal (4-5 mm)
2. Camadas médias normais, espessamento considerável de margens (5-8 mm)
3. Espessamento expandindo-se através de toda a camada (5-8 mm)
4. Espessamento considerável de toda a camada do tecido (> 8-10 mm)
Calcificação valvar
1. Uma área única da ecoluminosidade aumentada
2. Mínimas áreas de luminosidade confinadas às margens do folheto
3. Luminosidade expandindo-se dentro da porção média dos folhetos
4. Luminosidade extensa, além dos limites dos folhetos

Nos casos em que persiste dúvida da gravidade anatômica da EM após avaliação clínica e ecocardiográfica em repouso, pode-se utilizar a medida invasiva das pressões cardíacas pelo estudo hemodinâmico com atropina e volume. Se o gradiente transmitral se apresentar maior ou igual a 10 mmHg após atropina e volume, confirma-se EM importante. Pressão capilar pulmonar elevada no repouso também sugere EM importante.

INDICAÇÃO DE INTERVENÇÃO

De acordo com as diretrizes atuais, a avaliação do paciente portador de valvopatia deve seguir cinco passos (Figura 1):

- Passo 1: definição da gravidade anatômica da EM.
- Passo 2: definição da etiologia (reumática, MAC, causas raras).
- Passo 3: avaliação de sintomas.
- Passo 4: avaliação de complicadores (pressão sistólica de artéria pulmonar ≥ 50 mmHg em repouso e fibrilação atrial de início recente).
- Passo 5: indicação de intervenção.

Paciente com EM importante e sintomas têm indicação de intervenção valvar. Caso seja assintomático e tenha complicadores, pode ter indicação de intervenção, conforme o Quadro 2.

TRATAMENTO FARMACOLÓGICO

O tratamento farmacológico na EM pode aliviar os sintomas, porém não deve postergar a indicação de tratamento intervencionista. A única exceção compreende pacientes com EM reumática, classe funcional II e com contraindicação à VMCB. Tais pacientes têm boa sobrevida e podem ser mantidos em tratamento clínico medicamentoso. O tratamento deve ser realizado com drogas cronotrópicas

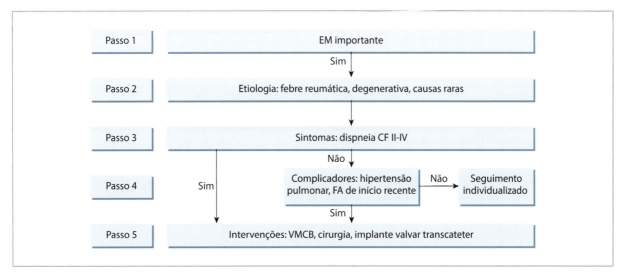

FIGURA 1 Algoritmo para avaliação de estenose mitral importante.
CF: classe funcional; EM: estenose mitral; FA: fibrilação atrial; VMCB: valvuloplastia mitral por cateter-balão.

QUADRO 2	Recomendações de intervenção na estenose mitral	
Intervenção	**Condição clínica**	**SBC**
Valvuloplastia mitral por cateter-balão	EM reumática classe funcional II-IV, na ausência de contraindicações	I A
	EM reumática assintomática, com fatores complicadores, na ausência de contraindicações	I C
Tratamento cirúrgico (comissurotomia/troca valvar)	EM reumática classe funcional III-IV com contraindicações à valvuloplastia mitral por cateter-balão	I B
	EM reumática assintomática com fatores complicadores, não elegíveis para valvuloplastia mitral por cateter-balão	IIa C
	EM degenerativa refratária ao tratamento clínico	IIb C*
	EM reumática assintomática em programação de outra cirurgia cardíaca	I C
Implante valvar mitral transcateter	EM degenerativa refratária ao tratamento clínico, com contraindicação ou alto risco de tratamento cirúrgico	IIb C*

EM: estenose mitral; SBC: Sociedade Brasileira de Cardiologia.
* Considerar discussão junto ao *Heart Team*.

negativas, que melhoram sintomas por meio do prolongamento da diástole e diminuição da pressão atrial esquerda no final do enchimento ventricular. Assim, principalmente em pacientes com sintomas ao esforço em frequências cardíacas mais elevadas, betabloqueadores e bloqueadores de canais de cálcio não di-hidropiridínicos mostram-se eficazes nesse aspecto. Restrição hidrossalina e uso de diuréticos também podem ser úteis aos pacientes que apresentam sinais de congestão pulmonar.

Como a fibrilação atrial acomete até 30% a 40% dos pacientes sintomáticos, é importante o adequado manejo dessa arritmia em conjunto com as outras medidas. O risco de fenômenos embólicos, especialmente acidente vascular cerebral, é maior do que na fibrilação atrial não valvar (7% a 15% ao ano). Dessa maneira, na vigência de fibrilação atrial, tais pacientes devem ser anticoagulados com varfarina, mantendo um INR (do inglês *international normalized ratio*) entre 2,0 e 3,0. Os anticoagulantes diretos estão contraindicados até o momento, entretanto há estudos em andamento avaliando a possibilidade de utilização de tais medicações.

A profilaxia para febre reumática e endocardite infecciosa deve ser realizada rotineiramente, conforme as diretrizes vigentes.

TRATAMENTO INTERVENCIONISTA

O tratamento intervencionista de escolha para tratamento da EM é a VMCB. Trata-se de um procedimento feito por meio de punção venosa, no qual o cateter alcança o átrio esquerdo através de punção transeptal. Entretanto, a VMCB só pode ser indicada a pacientes com escore de Wilkins-Block favorável (8 ou 9-10 com calcificação e aparato subvalvar com pontuações menores que 3), ausência de trombo no átrio esquerdo e ausência de insuficiência mitral moderada ou importante. Pacientes com trombo atrial podem ser anticoagulados por quatro semanas, e, na ausência de trombo na reavaliação, o procedimento pode ser realizado. Os critérios de sucesso consistem na diminuição de pelo menos 50% do gradiente transvalvar mitral, aumento de área valvar para mais do que 1,5 cm²

O QUE AS DIRETRIZES RECOMENDAM

- Tarasoutchi F, Montera M, Grinberg M, Barbosa M, Piñeiro D, Sánchez C, et al. Diretriz brasileira de valvopatias-SBC 2011/I Diretriz interamericana de valvopatias-SIAC 2011. Arq Bras Cardiol. 2011;97(5):01-67.
- Tarasoutchi F, Montera MW, Ramos AIO, Sampaio RO, Rosa VEE, Accorsi TAD, et al. Atualização das diretrizes brasileiras de valvopatias – 2020. Arq Bras Cardiol. 2020;115(4):720-75.
- Tarasoutchi F, Montera MW, Ramos AIO, Sampaio RO, Rosa VEE, Accorsi TAD, et al. Atualização das diretrizes brasileiras de valvopatias: abordagem das lesões anatomicamente importantes. Arq Bras Cardiol. 2017;109(6):1-34.

e diminuição da pressão capilar pulmonar para menos de 18 mmHg, sem causar insuficiência mitral moderada ou importante.

Em pacientes com contraindicação à VMCB, a cirurgia (plástica valvar, troca por bioprótese ou prótese mecânica) está indicada. O tratamento cirúrgico é a primeira opção quando há necessidade de intervenção cirúrgica sobre a válvula aórtica ou tricúspide, ou na presença de coronariopatia obstrutiva. E, em pacientes com EM por MAC, o tratamento intervencionista tem maior complexidade. A cirurgia torna-se desafiadora pelo alto risco de disjunção atrioventricular, e o implante transcateter (*valve-in-MAC*) é uma alternativa promissora, porém com estudos em andamento.

SUGESTÕES DE LEITURA

1. Abramowitz Y, Jilaihawi H, Chakravarty T, Mack MJ, Makkar RR. Mitral annulus calcification. J Am Coll Cardiol. 2015;66(17):1934-41.
2. Carabello BA. Modern management of mitral stenosis. Circulation. 2005;112(3):432-7.
3. Grinberg M, Sampaio RO, editores. Doença valvar. Barueri: Manole; 2006.
4. Wilkins GT, Weyman AE, Abascal VM, Block PC, Palacios IF. Percutaneous balloon dilatation of the mitral valve: an analysis of echocardiographic variables related to outcome and the mechanism of dilatation. Br Heart J. 1988;60(4):299-308.

60
Insuficiência mitral

Roney Orismar Sampaio
Auristela Isabel de Oliveira Ramos

DESTAQUES

- A insuficiência mitral (IM) deve ser classificada em primária e secundária.
- As causas mais frequentes da IM primária são: reumática, prolapso e degeneração mixomatosa.
- A IM secundária decorre de alteração do ventrículo ou átrio esquerdo, levando à dilatação do anel valvar ou tração do aparelho subvalvar.
- A IM inicialmente é assintomática (estágio compensado), podendo evoluir para descompensação e queda da fração de ejeção (FE).
- Doppler ecocardiograma é um exame essencial para quantificar a IM, avaliar sua repercussão hemodinâmica e acompanhar sua evolução.
- Fração de ejeção inferior a 60%, mesmo no paciente assintomático, apresenta pior sobrevida mesmo após troca valvar.
- MitraClip é uma opção ao tratamento de pacientes com IM secundária estágio D.
- A profilaxia para endocardite infecciosa em intervenções que possam cursar com bacteriemia é controversa e deve ser mantida em portadores de insuficiência mitral primária moderada/importante.
- Indicação cirúrgica: aparecimento de sintomas, FE próxima a 60% ou diâmetro sistólico superior a 40 mm, presença de fibrilação atrial (FA) ou de hipertensão pulmonar.
- Sempre que factível, a plastia valvar é a correção cirúrgica preferencial, pois melhora a sobrevida pós-operatória e evita as complicações das próteses.

ETIOLOGIA

Para melhor entendimento da etiologia, diagnóstico e tratamento, a insuficiência mitral (IM) deve ser classificada em primária e secundária. A primária decorre de alterações nos componentes da valva mitral, folhetos ou aparato subvalvar. Alterações decorrentes da febre reumática que levam a espessamento e retração dos folhetos e/ou das cordas tendíneas ainda constituem a causa mais comum de IM no Brasil, seguida pela degeneração mixomatosa e pelo prolapso da valva mitral. A IM secundária ocorre por dilatação do anel valvar ou tração do aparelho subvalvar, que ocorre nas cardiomiopatias dilatadas ou isquêmica, pela alteração regional ou global da contração ventricular esquerda.

FISIOPATOLOGIA

A IM crônica é uma sobrecarga de volume imposta ao ventrículo e átrio esquerdos. Em razão dos mecanismos adaptativos, hipertrofia excêntrica e dilatação do ventrículo e átrio esquerdos, o coração consegue acomodar o volume regurgitante, mantendo o débito cardíaco; o paciente habitualmente permanece assintomático por muitos anos. Na fase compensada, o volume diastólico final é aumentado e o volume sistólico final é normal ou até mesmo reduzido, em razão da facilidade de esvaziamento do VE por duas vias: via de saída do ventrículo esquerdo (VSVE) e valva mitral incompetente. Por essa razão, a fração de ejeção do VE (FEVE) encontra-se superestimada.

O diâmetro e a função do VE são utilizados para definir em qual dos estágios o paciente com IM se encontra: compensado, intermediário ou descompensado. O estágio compensado é definido como aquele em que o paciente é assintomático e tem diâmetro diastólico final do VE inferior a 60 mm, diâmetro sistólico final inferior a 40 mm e fração de ejeção superior a 60%. Na fase descompensada, as medidas dos diâmetros diastólico e sistólico do VE ultrapassam 70 e 45 mm, respectivamente, e a fração de ejeção cai abaixo de 55%. A fase intermediária é aquela entre os dois estágios descritos anteriormente.

MANIFESTAÇÕES CLÍNICAS

Em geral, os pacientes cursam assintomáticos durante anos. Os sintomas aparecem em decorrência da gravidade da regurgitação e da repercussão cardíaca e pulmonar. Dispneia, fraqueza, tosse, palpitação são os sintomas mais comuns. Fenômenos embólicos, tosse, hemoptise e insuficiência cardíaca direita aparecem nas fases mais avançadas da doença.

Ao exame físico, nota-se inicialmente um pulso arterial cheio e amplo, podendo reduzir sua amplitude num paciente com IM importante ou com disfunção ventricular esquerda significativa associada. O *ictus* apical é um pouco desviado para a esquerda, em razão do aumento do VE. A primeira bulha é abafada e a segunda pode ser hiperfonética, sobretudo por seu componente pulmonar, quando já houver hipertensão arterial pulmonar (HAP). O sopro pode ser holossistólico ou mesotelessistólico, de acordo com o mecanismo da regurgitação mitral, sendo quase sempre de média ou alta frequência. Quando a IM é decorrente de alteração do folheto posterior, o sopro se irradia para a região esternal e base do pescoço, lembrando um sopro de estenose aórtica. Quando decorre de alteração do folheto anterior, o sopro se irradia predominantemente para a região dorsal do tórax.

EXAMES COMPLEMENTARES

O eletrocardiograma pode ser normal ou mostrar sobrecarga atrial e/ou ventricular esquerda.

Na radiografia de tórax, nota-se aumento da área cardíaca à custa do átrio e do ventrículo esquerdos. Pode haver abaulamento da artéria pulmonar e do quarto arco, decorrente de hipertensão arterial pulmonar e dilatação acentuada do átrio esquerdo, respectivamente. Na fase descompensada, observam-se congestão pulmonar e aumento das cavidades direitas.

O Doppler ecocardiograma é essencial para a avaliação do mecanismo da regurgitação e da repercussão hemodinâmica, fornecendo dados sobre a anatomia valvar e até sobre a provável etiologia, grau de regurgitação, diâmetros das cavidades cardíacas, função do VE e presença de HAP. O grau de regurgitação é avaliado por diversos métodos, dos quais se destacam: cálculo da largura da *vena contracta*, área do orifício regurgitante, cálculo do volume regurgitante pelo método de PISA, fração regurgitante, presença de fluxo reverso em veias pulmonares, relação entre área do jato regurgitante e do átrio esquerdo. Na Tabela 1, podem ser encontrados os valores referentes à regurgitação discreta, moderada ou grave.

TABELA 1 Gravidade da regurgitação mitral			
IM discreta		**IM moderada**	**IM grave**
ERO (PISA)	< 0,2 cm²	> 0,2 e < 0,4 cm²	> 0,4 cm²
Área do jato	< 0,2 cm²	> 0,2 e < 0,7 cm²	> 0,7 cm²
Relação área jato/ área AE	< 20%	> 0,2 e < 0,5%	> 0,5%
Largura da *vena contracta*	< 0,2 cm	> 0,2 e < 0,6 cm ou ≤ 0,7 cm	> 0,6 cm ou ≥ 0,7 cm
Fluxo reverso em VP	–		+

Considera-se um refluxo mitral de grau importante a presença de pelo menos duas das variáveis acima descritas.
AE: átrio esquerdo; ERO: área do orifício regurgitante efetivo; IM: insuficiência mitral; VP: veias pulmonares.

O teste de esforço tradicional e o cardiopulmonar podem ser úteis na avaliação da capacidade funcional dos pacientes com sintomas duvidosos de insuficiência cardíaca, e sua aplicabilidade será discutida adiante.

O estudo hemodinâmico tem papel limitado no diagnóstico e no acompanhamento do paciente com IM. Deve ser solicitado apenas quando for indicado o tratamento cirúrgico, com objetivo de avaliar as artérias coronárias.

SEÇÃO IX ■ DOENÇAS VALVARES E FEBRE REUMÁTICA

Atualmente, é muito incomum solicitar a ventriculografia esquerda para avaliar o grau de regurgitação valvar. Esse método é reservado para casos em que há discordância entre os achados clínicos e ecocardiográficos.

HISTÓRIA NATURAL

A etiologia da IM tem impacto na evolução dos pacientes. Assim, pacientes com o mesmo grau de regurgitação e função ventricular esquerda semelhante têm prognóstico diferente quando se leva em consideração a etiologia da doença. Em um estudo realizado em 248 pacientes submetidos à cirurgia, o diagnóstico anatômico realizado por meio do ecocardiograma transesofágico mostrou ótima correlação com o prognóstico do paciente em curto e longo prazos e com a possibilidade de realização de plastia mitral. Os pacientes com IM decorrente de degeneração mixomatosa tiveram sobrevida pós-operatória em 6 anos significativamente superior àqueles com IM reumática, cuja sobrevida, por sua vez, foi superior àqueles de etiologia isquêmica ou dilatada ($85 \pm 3\%$, $64 \pm 9\%$, $46 \pm 9\%$, respectivamente). A análise multivariada desses resultados identificou que a classificação anatômica obtida pelo ecocardiograma transesofágico (ETE) foi um fator independente de mortalidade cirúrgica, da possibilidade de realização de plastia e da sobrevida tardia, mesmo quando ajustado para idade, sexo e função ventricular esquerda.

O grau de IM também é relevante na evolução do paciente com IM. A sobrevida livre de eventos do paciente com prolapso de valva mitral é negativamente afetada se o grau de regurgitação for moderado a grave. Mais recentemente, um estudo realizado em 456 pacientes assintomáticos mostrou que a sobrevida livre de eventos cardíacos (morte de causa cardíaca, insuficiência cardíaca ou fibrilação atrial) foi significativamente maior nos pacientes com orifício regurgitante igual ou inferior a 40 mm^2 do que nos pacientes com orifício igual ou superior a 40 mm^2 ($62 + 8\%$ *vs.* $15 + 4\%$).

Os pacientes com IM secundária a *flail leaflet* (imagem ecocardiográfica semelhante ao flamular de uma bandeira, em geral secundária à ruptura de cordas tendíneas) parecem ter um prognóstico pior, embora estudos mais recentes demonstrem que mesmo pacientes com *flail*, se forem assintomáticos e tiverem função ventricular esquerda preservada, têm um prognóstico igual ao dos pacientes com prolapso de valva mitral.

CLASSIFICAÇÃO

A classificação da insuficiência mitral, segundo as diretrizes mais recentes da American Heart Association/American College of Cardiology (AHA/ACC), em estágios A, B, C e D, que leva em consideração os dados ecocardiográficos,

a repercussão hemodinâmica e os sintomas, está descrita a seguir:

Insuficiência mitral primária

■ A – Pacientes em risco: prolapso de valva mitral, mínima regurgitação, ausência de repercussão hemodinâmica e ausência de sintomas.

■ B – Doença valvar em progressão: prolapso de valva mitral, alteração reumática da valva mitral com restrição dos folhetos e perda da coaptação central, endocardite infecciosa prévia. Discreta dilatação atrial esquerda, ausência de dilatação ventricular esquerda ou de hipertensão arterial pulmonar, assintomáticos.

> Dados ecocardiográficos: *vena contracta* (VC) < 0,7 cm; fração regurgitante (FR) < 50%; orifício regurgitante efetivo (*effective regurgitant orifice area* – ERO) < 0,4 cm^2; volume regurgitante (VR) < 60 mL.

■ C – Pacientes com IM importante: pelas causas descritas acima. Moderada a importante dilatação atrial esquerda, dilatação ventricular esquerda e algum grau de hipertensão arterial pulmonar, assintomáticos.

> Dados ecocardiográficos: VC ≥ 0,7 cm; FR ≥ 50%; ERO ≥ 0,4 cm^2; VR ≥ 60 mL.
> De acordo com a fração de ejeção (FE) e o diâmetro sistólico final do VE (DSVE), há dois grupos de pacientes:
> C1: FE > 60% e DSVE < 40 mm.
> C2: FE ≤ 60% e DSVE ≥ 40 mm.

■ D – Pacientes com IM importante: pelas causas descritas acima, moderada a importante dilatação atrial esquerda, dilatação ventricular esquerda e presença de hipertensão arterial pulmonar, presença de dispneia aos esforços.

> Dados ecocardiográficos: *vena contracta* ≥ 0,7 cm; FR ≥ 50%; ERO ≥ 0,4 cm^2; VR ≥ 60 mL.

Insuficiência mitral secundária

■ A – Pacientes em risco: portador de doença arterial coronária, antecedente de infarto ou cardiomiopatia, a valva mitral é competente não há repercussão hemodinâmica nem sintomas.

■ B – Doença valvar em progressão: a regurgitação é discreta a moderada, ainda sem repercussão hemodinâmica e sem sintomas.

> Dados ecocardiográficos: VC < 0,7 cm; FR < 50%; ERO < 0,4 cm^2; VR < 60 mL.

■ C – Pacientes com IM importante: a regurgitação é importante, há tração das cordas tendíneas, mas o paciente está compensado com medicação otimizada dirigida para doença de base.

> Dados ecocardiográficos: VC ≥ 0,7 cm; FR ≥ 50%; ERO ≥ 0,4 cm²; VR ≥ 60 mL.
> De acordo com a fração de ejeção (FE) e o diâmetro sistólico final do VE (DSVE), há dois grupos de pacientes:
> C1: FE > 60% e DSVE < 40 mm.
> C2: FE ≤ 60% e DSVE ≥ 40 mm.

- D – Pacientes com IM: a regurgitação é importante, há tração das cordas tendíneas, mas o paciente está sintomático apesar da medicação otimizada.

> Dados ecocardiográficos: VC ≥ 0,7 cm; FR ≥ 50%; ERO ≥ 0,4 cm²; VR ≥ 60 mL.

ACOMPANHAMENTO CLÍNICO

Nos pacientes com IM, o grau de precisão dos dados relacionados à etiologia e à classe funcional obtidos pela história clínica, o exame físico, além da classificação anatômica e a definição do estágio atual do paciente (A, B, C ou D), são de fundamental importância para direcionar o tratamento do paciente (Figura 1).

O Doppler ecocardiograma deve ser realizado de maneira evolutiva e sistemática, em todos os pacientes com IM crônica; ele é útil na avaliação do diagnóstico, da etiologia provável, além do prognóstico. O ecocardiograma transtorácico (ETT) pode prover as informações necessárias sobre o mecanismo da regurgitação, detalhando o aspecto dos folhetos, do anel e do aparelho subvalvar, assim como o grau de regurgitação, tanto de maneira qualitativa como quantitativa, além de fornecer dados sobre os diâmetros das cavidades cardíacas e a função ventricular esquerda. Embora não seja feita rotineiramente, a avaliação da função ventricular direita tem valor prognóstico e impacto na sobrevida dos pacientes com IM grave.

Segundo as recomendações da AHA/ACC e das diretrizes da Sociedade Brasileira de Cardiologia (SBC), o paciente com IM grave deve ser avaliado clinicamente com radiografia de tórax e eletrocardiograma a cada 6-12 meses, ou assim que o paciente perceber qualquer mudança na sintomatologia. O Doppler ecocardiograma deve ser repetido a cada 6 meses se os diâmetros estiverem progredindo ou estiverem próximos dos recomendados para indicação cirúrgica.

O ecocardiograma transesofágico (ETE) não está indicado para avaliação de rotina do paciente com IM crônica. No entanto, uma avaliação pré-operatória do mecanismo da IM e das alterações do aparelho subvalvar deve ser considerada em casos selecionados. A avaliação intraoperatória nos pacientes submetidos a plastia mitral é ideal e deve ser utilizada em todos os serviços em que o método estiver disponível.

Vários índices de contratilidade ventricular obtidos de forma invasiva e não invasiva têm sido relacionados ao prognóstico dos pacientes, porém a fração de ejeção do VE permanece sendo um simples e fiel indicador de sobrevida.

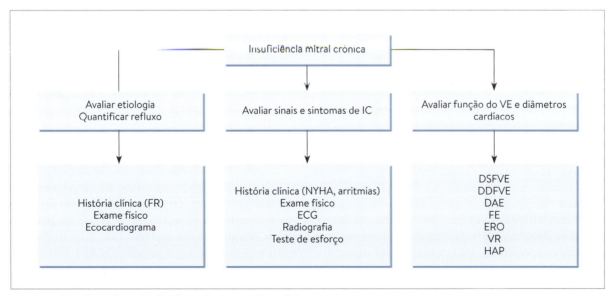

FIGURA 1 Algoritmo de avaliação de paciente com IM crônica.

DAE: diâmetro do átrio esquerdo; DDFVE: diâmetro diastólico final do VE; DSFVE: diâmetro sistólico final do VE; ECG: eletrocardiograma; ERO: orifício regurgitante efetivo; FE: fração de ejeção; FR: febre reumática; HAP: hipertensão arterial pulmonar; IC: insuficiência cardíaca; NYHA: New York Heart Association; VE: ventrículo esquerdo; VR: volume regurgitante.

Quando a FE do ventrículo esquerdo cai abaixo de 60%, mesmo em pacientes assintomáticos, a sobrevida após a troca valvar ou o reparo valvar é inferior à dos pacientes operados com FE acima de 60%.

O diâmetro sistólico final superior a 40 mm e a presença de fibrilação atrial (FA) persistente ou recorrente comprometem a sobrevida pós-operatória mesmo em pacientes com FE preservada. Além disso, a persistência da FA impõe a necessidade do uso permanente do anticoagulante oral. O diâmetro do átrio esquerdo maior que 50 mm e a duração da FA superior a 3 meses são fatores preditores de persistência da FA no pós-operatório. Recentemente, o volume do átrio esquerdo (AE) tem mostrado maior acurácia como determinante para maior probabilidade de FA na evolução tardia e pior prognóstico, sobretudo se maior que 50 mL/m^2, sendo importante medida a ser considerada na avaliação dos pacientes.

O cálculo do orifício regurgitante efetivo (ERO) foi avaliado por Enriquez-Sarano et al. em 465 pacientes com IM grave isolada, na grande maioria secundária a prolapso de valva mitral. Os resultados obtidos demonstraram que o ERO foi um preditor independente de sobrevida e de eventos cardíacos, ou seja, pacientes com ERO superior a 40 mm^2 tiveram maior incidência de complicações cardiológicas e maior mortalidade por qualquer causa do que aqueles que apresentavam ERO inferior a 40 mm^2. A morte súbita, aliás, nem sempre lembrada na insuficiência mitral, é muito mais frequente nos pacientes com ERO superior a 40 mm^2. Vale lembrar que o valor do ERO como preditor de pior prognóstico é ainda menor ($\geq$ 20 mm^2) na IM isquêmica.

VASODILATADORES NA INSUFICIÊNCIA MITRAL

Até o momento não existem estudos demonstrando que os vasodilatadores desempenhem algum papel benéfico diminuindo o grau de regurgitação ou prevenindo a disfunção do VE e, consequentemente, adiando com segurança o tratamento cirúrgico dos pacientes assintomáticos. Os estudos, até o momento, foram realizados por curto período – até um ano –, não sendo possível concluir um benefício em longo prazo. Exceto nos pacientes com hipertensão arterial sistêmica, não devem ser prescritos vasodilatadores nos pacientes com IM grave, assintomáticos e com função do VE normal. Da mesma forma, não há indicação de diuréticos ou digitálicos. Se houver algum sinal de congestão pulmonar ou periférica, o tratamento com vasodilatador e diurético deve ser iniciado e a correção cirúrgica indicada. Mesmo que o paciente retorne à classe funcional (CF) I ou II, o tratamento cirúrgico é superior ao tratamento clínico. Níveis anormais de norepinefrina têm sido observados nas fases precoces da disfunção do VE nos pacientes com IM. Desse modo, tem sido pesquisado o potencial benefício dos betabloqueadores nesse grupo de pacientes, embora os estudos ainda sejam muitos preliminares.

PROFILAXIA PARA FEBRE REUMÁTICA E ENDOCARDITE INFECCIOSA

A manutenção clínica do paciente assintomático com IM crônica de origem reumática consta da profilaxia para FR até pelo menos 40 anos de idade, ou mesmo por toda a vida, se o paciente fizer parte de uma população de risco para infecção estreptocócica (como professores de crianças e adolescentes e profissionais de saúde). Todos os pacientes devem ser orientados a manter boa higiene bucal para prevenir cáries e infecções periodontais. A profilaxia para endocardite infecciosa nos pacientes com IM que se submetem a intervenções que possam cursar com bacteriemia é controversa. Recentemente, foi sugerido que os pacientes com valvopatia não necessitam de profilaxia antes de procedimentos odontológicos, genitourinários ou do trato digestivo. Entretanto, embora não tenha sido comprovada relação causal, notou-se aumento da incidência de endocardite infecciosa na Inglaterra após a suspensão total da antibioticoprofilaxia em paciente de risco para endocardite, recomendada pela instituição de saúde local (UK National Institute for Health and Clinical Excellence em 2008 – NICE; atualmente National Institute for Health and Care Excellence). Como as evidências contra a profilaxia não são muito claras, diversos autores continuam indicando. Do nosso ponto de vista, a profilaxia deve ser mantida nos portadores de IM moderada a grave.

INDICAÇÃO CIRÚRGICA NA INSUFICIÊNCIA MITRAL PRIMÁRIA

A indicação cirúrgica nos pacientes com IM é baseada no estágio da doença definido, segundo as diretrizes AHA/ACC, como A, B, C ou D. Pacientes nos estágios A, B e C1 devem permanecer em avaliação periódica e receber orientação para prevenção de febre reumática e de endocardite infecciosa. Para os paciente nos estágios C2 e D, a correção cirúrgica da valva mitral está indicada.

Para classificar o paciente em estágio C ou D, o primeiro passo é avaliar cuidadosamente os sinais e sintomas de insuficiência cardíaca. Os pacientes submetidos à cirurgia em classe funcional III ou IV tem uma sobrevida pós-operatória inferior àqueles operados em CF I e II. Por essa razão, se o paciente, em qualquer momento da evolução, se tornar sintomático, o tratamento cirúrgico é indicado, mesmo que o paciente retorne à CF I ou II após o uso de medicação, ou que a função VE esteja preservada. Em outras palavras, uma vez que o paciente tenha apresentado sinais de descompensação cardíaca, a correção cirúrgica é a melhor opção terapêutica.

Se houver alguma dúvida sobre a classe funcional (CF) do paciente, o teste de esforço (TE) está indicado e pode trazer informações objetivas que não foram obtidas por meio da história clínica. A utilização do teste cardiopulmonar com a finalidade de avaliar a capacidade funcional dos pacientes que se dizem assintomáticos ainda necessita de mais esclarecimentos. Contudo, um estudo envolvendo 134 pacientes com IM, dos quais 57% tinham grave regurgitação valvar, submetidos a teste cardiopulmonar, concluiu que os pacientes que tiveram baixa capacidade funcional eram os mesmos que apresentavam maiores refluxos e pior desempenho ventricular. Esses pacientes, identificados como tendo fraca capacidade funcional, foram os que apresentaram maior incidência de eventos clínicos (morte, insuficiência cardíaca, fibrilação atrial) e indicação cirúrgica mais precoce. O segundo passo é a avaliação ecocardiográfica da função VE e dos diâmetros das cavidades cardíacas. Se a função VE estiver preservada, ou seja, FE igual ou superior a 60% e diâmetro sistólico do VE inferior a 40 mm, isto é, estágio C1, os pacientes podem ser mantidos clinicamente e supervisionados rotineiramente. A indicação cirúrgica deve ser feita assim que os pacientes avancem para o estágio C2, ou seja, quando a FE estiver igual ou inferior a 60%, ou o diâmetro sistólico estiver igual ou superior a 40 mm.

A presença de FA também é uma indicação para cirurgia. A FA paroxística deve ser avaliada por meio de história clínica de palpitação ou de realização de Holter. O diâmetro atrial esquerdo também deve ser avaliado, e quando se aproxima de 50 mm a chance de episódios de FA se eleva. Da mesma forma, o uso mais recente do volume atrial indexado (≥ 50 mL/m^2) é importante pela maior acurácia e reprodutibilidade na previsão da FA e como marcador prognóstico, embora, infelizmente, ainda seja pouco utilizado em muitos dos laboratórios de ecocardiografia.

Estudos recentes mostram que pacientes mesmo em estágio C1, ou seja, com refluxo importante, mas sem os complicadores acima relatados (FEVE menor ou igual a 60%, hipertensão pulmonar menor ou igual a 50 mmHg em repouso ou 60 mmHg ao exercício, FA de início recente ou diâmetro sistólico do ventrículo esquerdo maior ou igual a 40 mm), podem se beneficiar da cirurgia "precoce" se houver alta chance de plástica (ou seja, prolapso de valva mitral, sobretudo do segmento P2) e baixo risco cirúrgico (menor ou igual a 1%). Entretanto, essa não é a realidade da maioria dos serviços, ainda menos no Brasil, onde ainda há predominância da etiologia reumática, o que dificulta a indicação antes de o paciente alcançar o estágio C2 (assintomático com complicadores) ou D (sintomático).

Aliás, os pacientes em estágio D (sintomáticos) são a maioria dos operados nos serviços brasileiros e representam o grupo de história natural mais avançada, ou seja, com todos os critérios para insuficiência mitral importante, associados frequentemente a múltiplos complicadores. A indicação cirúrgica nesse grupo deve ser imediata.

INTERVENÇÃO NA INSUFICIÊNCIA MITRAL SECUNDÁRIA

O tratamento deve ser dirigido para doença de base. Inicialmente otimização do tratamento clínico, com todas as medidas usuais para insuficiência cardíaca, ou seja, vasodilatadores (preferencialmente inibidores da enzima conversora da angiotensina ou bloqueadores dos receptores da angiotensina), diuréticos e betabloqueadores. Se houver indicação de revascularização miocárdica cirúrgica, a regurgitação deve ser corrigida também. Em casos em que é possível, a terapia de ressincronização deve também ser considerada. Muitos pacientes melhoram o refluxo mitral após a terapia de ressincronização, pela melhora da função ventricular esquerda e pelo efeito sobre o remodelamento. Entretanto, outros não têm resposta satisfatória. Nessa situação, tendo esgotado todos os esforços clínicos, revascularização e ressincronização quando possível, pode-se pensar em procedimentos cirúrgicos para alívio do refluxo mitral. Assim, a indicação cirúrgica nos pacientes com IM secundária deve ser reservada para os casos de pacientes em estágio D, ou seja, refratários ao tratamento clínico otimizado.

Sabe-se, por outro lado, que esses pacientes têm alto risco cirúrgico e os resultados pós-operatórios nem sempre são favoráveis ou mostram melhoram clínica. Dessa forma, técnicas percutâneas têm sido mais recentemente utilizadas para redução do refluxo mitral em pacientes com insuficiência mitral secundária refratária ao tratamento clínico.

Dois estudos recentes, o *Mitra-FR* e o *Coapt trial*, mostraram resultados discordantes na tentativa de melhora clínica desses pacientes. O estudo francês *Mitra-FR* comparou o uso de dispositivo percutâneo (MitraClipR) com o tratamento clínico otimizado pelo período de 1 ano em pacientes com refluxo mitral secundário e FEVE reduzida. Após 1 ano de avaliação, não se observou diferença entre os grupos. Logo em seguida, um estudo multicêntrico americano-canadense, *Coapt trial*, avaliando 614 pacientes pelo período de 2 anos, notou redução no refluxo mitral, no número de mortes e de hospitalizações nos pacientes submetidos ao implante do dispositivo percutâneo, comparados com tratamento clínico otimizado. Pela discordância de resultados, surgiu o conceito de insuficiência mitral "desproporcional ao grau de disfunção do VE". Os pacientes do estudo francês aparentemente tinham a insuficiência mitral proporcional ao grau de dilatação ventricular (determinados pelo ERO de um lado e pelo volume diastólico final do outro). Esse grupo possivelmente estaria mais avançado na história natural, não havendo benefício claro na redução do refluxo mitral pelo dispositivo. Ao contrário, os pacientes do estudo *Coapt* teriam mais desproporção entre o grau de refluxo mitral e o volume diastólico final. Assim, a redução do refluxo mitral poderia interferir nos sintomas de insuficiência cardíaca, pela redução mais expressiva dos volumes ventriculares, sendo benefício o alívio do refluxo mitral.

Entretanto, como os resultados são contraditórios, há ainda outros estudos em andamento com vários dispositivos de implante percutâneo para esclarecimento se, de fato, a redução do refluxo mitral tem impacto na sobrevida, como parece ter na melhora sintomática.

PLASTIA VS. TROCA VALVAR

As baixas morbidade e mortalidade peri e pós-operatórias dos pacientes submetidos à plastia da valva mitral, em contraste com a queda na sobrevida dos pacientes operados após o aparecimento dos sintomas ou após a deterioração da FE, estimulam alguns autores a indicar cirurgia em todos os pacientes com grave regurgitação mitral, e com anatomia favorável, independentemente dos sintomas e da função do VE. Por sua vez, mesmo nos centros mais especializados e com grande experiência, em cerca de 10% dos pacientes a plastia não se concretiza. O reparo da valva mitral preserva a função do VE, melhora a sobrevida pós-operatória e evita as complicações decorrentes das próteses, por isso sempre que possível deve ser realizada. Kouris et al. avaliaram o impacto da plastia mitral sobre a função ventricular esquerda em 45 pacientes com IM moderada a grave e FE inferior a 50% submetidos a intervenção cirúrgica. Os pacientes submetidos a plastia tiveram redução significativa do diâmetro sistólico final do VE, 43 ± 4 mm no período pré-operatório para 39 ± 5 mm no pós-operatório, e a FE caiu no pós-operatório imediato, porém se elevou no decorrer do acompanhamento. Entretanto, no grupo em que foi realizada a troca valvar mitral, o diâmetro sistólico final do VE permaneceu elevado no pós-operatório e a fração de ejeção não melhorou no decorrer do acompanhamento.

O sucesso da plastia mitral depende dos diferentes tipos de patologia mitral e da experiência do serviço. A chance de realização de plastia mitral avaliada em 2.500 pacientes operados em Coimbra, Portugal, foi de 90,2% nos pacientes reumáticos, 94,9% naqueles com prolapso de valva mitral e 93,1% em pacientes com IM isquêmica. Portanto, a indicação cirúrgica em pacientes com insuficiência mitral assintomáticos, sem critérios de gravidade (igual ou maior que C2, no AHA/ACC), como pontuado anteriormente, é controversa e não compartilhada pela maioria dos serviços cardiológicos especializados.

O QUE A DIRETRIZ RECOMENDA

- Tarasoutchi F, Montera MW, Ramos AIO, Sampaio RO, Rosa VEE, Accorsi TAD, et al. Atualização das Diretrizes Brasileiras de Valvopatias – 2020. Arq Bras Cardiol. 2020;115(4):720-75.

SUGESTÕES DE LEITURA

1. Enriquez-Sarano M, Avierinos JF, Messika-Zeitoun D, et al. Quantitative determinants of the outcome of asymptomatic mitral regurgitation. N Engl J Med. 2005;352:875-83.
2. Grayburn PA, Sannino A, Packer M. Proportionate and disproportionate functional mitral regurgitation: a new conceptual framework that reconciles the results of the MITRA-FR and COAPT trials. JACC Cardiovasc Imaging. 2019;12(2):353-62.
3. Kouris N, Ikonomidis I, Kontogianni D, Smith P, Nihoyannopoulus P. Mitral valve repair versus replacement for isolated non-ischemic mitral regurgitation in patients with pre-operative left ventricular dysfunction: a long-term follow-up echocardiographic study. Eur Echocardiography. 2005;6:435-42.
4. Nishimura RA, Vahanian A, Eleid MF, Mack MJ. Mitral valve disease-current management and future challenges. Lancet. 2016;387(10025):1324-34.
5. Obadia JF, Messika-Zeitoun D, Leurent G, Iung B, Bonnet G, Piriou N et al. MITRA-FR investigators: percutaneous repair or medical treatment for secondary mitral regurgitation. N Engl J Med. 2018;379(24):2297-306.
6. Stone GW, Lindenfeld J, Abraham WT, Kar S, Lim DS, Mishell JM, et al.; COAPT Investigators. Transcatheter mitral-valve repair in patients with heart failure. N Engl J Med. 2018;379(24):2307-18.

NOTA DOS EDITORES

Este capítulo possui referências bibliográficas adicionais, recomendadas pelos autores, na plataforma digital complementar do livro. Por motivos de compactação, somente algumas delas estão aqui contempladas. Utilize o QR code abaixo para ter acesso a esse conteúdo:

61
Estenose aórtica

Marcelo Luiz Campos Vieira
Flávio Tarasoutchi

DESTAQUES

- A estenose valvar aórtica apresenta-se como situação clínica de importância populacional em razão do envelhecimento da população mundial.
- A análise clínica da estenose aórtica visando à escolha do procedimento terapêutico mais adequado deve levar em consideração aspectos como: a importância anatômica da valvopatia, a etiologia, a presença de sintomas, a ocorrência de complicadores relacionados à valvopatia.
- A análise clínica do paciente portador de estenose valvar aórtica deve levar em consideração aspectos como a fragilidade do paciente, haja vista esse aspecto não estar contemplado nos escores habituais de risco operatório.
- A análise com múltiplas técnicas de investigação diagnóstica (ecocardiografia, tomografia computadorizada, estudo hemodinâmico invasivo) contribui para a determinação da terapêutica mais apropriada para o tratamento da estenose aórtica.
- A análise contextual do paciente portador de estenose valvar aórtica deve passar por avaliação multiprofissional (heart team) no sentido da escolha da terapêutica mais adequada a cada caso individualizado.

INTRODUÇÃO

A estenose valvar aórtica (EAo) é valvopatia de grande relevância mundial em decorrência do envelhecimento da população. Pode ser secundária a processo crônico degenerativo de etiologia ateroesclerótica, agressão reumática ou alterações congênitas (valva aórtica apresentando 1, 2, 4 folhetos). Raramente, pode ocorrer em razão de doenças reumatológicas ou de doenças relacionadas a erros do metabolismo.

A EAo de etiologia ateroesclerótica ocorre em cerca de 3-5% da população > 75 anos e em geral se associa com fatores de risco presentes em pacientes portadores de doença ateroesclerótica. Na maioria, encontram-se fibrose e calcificação significativa dos folhetos aórticos, com distribuição variável da topografia do cálcio, podendo acometer o anel valvar, folhetos, comissuras ou o conjunto dessas estruturas, ocasionando deformação significativa do aparato valvar e importante restrição à abertura da valva.

Na EAo de etiologia reumática que acomete paciente mais jovens, encontram-se fusão comissural, espessamento, fibrose e calcificação dos folhetos, sendo frequentemente associada a lesões em outras valvas cardíacas (principalmente lesões em valva mitral), estando geralmente associada a graus variáveis de insuficiência aórtica. Na EAo de etiologia congênita (p. ex., valva aórtica bivalvular), observa-se a ocorrência em até 2% da população, havendo a associação com acometimento de segmentos da aorta torácica em até 70% dos casos, e ocorrendo também fibrose e deformação significativas dos folhetos. Pode haver a presença de rafe embrionária, demonstrando a ausência do terceiro folheto. Frequentemente, encontra-se a fusão dos folhetos coronarianos direito e esquerdo, embora a presença de dissecção de aorta esteja mais relacionada à fusão entre os folhetos direito e não coronariano.

ANATOMIA SUMARIZADA DA VALVA AÓRTICA

É de fundamental importância conhecer em detalhe o complexo anatômico aórtico, incluindo as características valvares (folhetos, anel), a raiz da aorta, a altura da implantação dos óstios coronarianos, as dimensões da aorta ascendente, arco e aorta descendente. De forma sumarizada, é possível descrever o complexo anatômico aórtico com base na origem da raiz aórtica, com emergência a partir do ventrículo esquerdo (VE), delimitada pelas porções basais dos folhetos valvares. A raiz da aorta é composta pelos seios de Valsalva, pelos folhetos valvares e pelos triângulos fibrosos interfolhetos. A aorta ascendente é formada pelos seios de Valsalva (local de emergência dos óstios coronarianos), da junção sinotubular e de sua porção tubular. Cerca de 2/3 da circunferência da raiz aórtica estão relacionados ao septo, enquanto 1/3 da circunferência apresenta relação com a valva mitral. A aorta torácica apresenta valores em indivíduos normais de $3,4 \pm 0,3$ cm para os seios de Valsalva, de $2,9 \pm 0,3$ cm para a junção sinotubular, de $3,0 \pm 0,4$ cm para seu segmento proximal, com variações para o sexo, idade e em indivíduos caucasianos e não caucasianos.

A valva aórtica normal é formada por 3 folhetos valvares. O anel aórtico é determinado de forma espacial pela formação de estrutura de formato semelhante a uma coroa, com seu plano inferior determinado pela junção dos folhetos, sendo definido cirurgicamente dessa forma. Tal conformação inferior é de grande importância para a escolha do tamanho dos dispositivos destinados ao tratamento percutâneo da estenose aórtica (TAVI). Essa análise é bem demonstrada com o emprego da tomografia computadorizada (TC) e com a ecocardiografia transesofágica tridimensional (3D). A análise tomográfica e com a ecocardiografia transesofágica 3D permitem demonstrar que na maioria das situações o anel valvar aórtico apresenta conformação elíptica e não circular. O anel valvar aórtico em indivíduos normais pode apresentar dimensões de $3,3 \pm 0,2$ cm. A disposição espacial dos folhetos permite sua identificação com base em suas relações anatômicas com os óstios coronarianos (folheto esquerdo localizado no seio coronariano esquerdo, folheto coronariano direito localizado no seio coronariano direito e folheto não coronariano, localizado no seio não coronário, justaposto ao septo interatrial).

A AVA normal é de $4,0 \pm 0,8$ cm^2. A análise dos folhetos, assim como da anatomia (evidência de calcificação significativa e tortuosidade) e das dimensões dos diferentes segmentos da aorta, é fundamental para a escolha da terapêutica e do momento ideal para o tratamento da EAo. De forma semelhante, para o TAVI, algumas características anatômicas são importantes para a seleção da prótese, como: medida da área valvar, dos diâmetros máximo e mínimo (em geral sendo utilizada medida do diâmetro médio), medida da área e da circunferência do anel.

FISIOPATOLOGIA DA ESTENOSE AÓRTICA

O processo degenerativo da EAo geralmente se faz de forma lenta, podendo levar décadas para sua observação (principalmente em estenose de etiologia degenerativa ateroesclerótica). Isso decorre de mecanismos de adaptação destinados à preservação da função contrátil cardíaca relacionados à ocorrência do aumento da pós-carga do VE. A EAo caracteriza-se pela ocorrência de sobrecarga de pressão ao VE, levando hipertrofia concêntrica do VE, demonstrando-se de forma característica VE não dilatado, hipertrófico, com aumento do índice de massa ventricular.

No desenvolvimento do processo adaptativo, a hipertrofia concêntrica do VE ocasiona a redução da reserva de fluxo coronariano, com consequente insuficiência coronariana decorrente da desproporção entre a oferta e o consumo de oxigênio, como consequência da hipertrofia das fibras musculares miocárdicas, do aumento do trabalho cardíaco e da redução do gradiente de perfusão miocárdico. Ocorre disfunção diastólica, com a diminuição da complacência ventricular esquerda, observando-se o deslocamento para cima e para a esquerda da curva de pressão/volume do VE, caracterizando a elevação das pressões de enchimento ventricular e a ocorrência de hipertensão venocapilar pulmonar.

Na evolução da EAo importante, ocorre a impossibilidade do aumento do débito cardíaco quando ocorre grande diminuição da resistência periférica total. Em pacientes portadores de EAo importante, podem-se observar também dilatação atrial esquerda, insuficiência mitral secundária à pós-carga excessiva do VE, comprometimento das câmaras direitas, disfunção ventricular esquerda com queda da fração de ejeção do VE e arritmias supraventriculares e ventriculares, decorrentes da hipertrofia ventricular e da fibrose progressiva do VE e também do depósito de cálcio no sistema de condução (EAo de origem ateroesclerótica degenerativa).

QUADRO CLÍNICO/EXAME FÍSICO

O paciente portador de EAo pode permanecer longo período assintomático, sendo baixa a mortalidade nesse período. Os sintomas clássicos relacionados à EAo são: angina, dispneia e síncope, com mortalidade de 38-43% em um ano, 63% em 2 anos, 75% em 3 anos. Esses sintomas ocorrem em virtude das alterações fisiopatológicas descritas anteriormente.

O exame físico do paciente portador de EAo pode demonstrar alterações tanto na ausculta cardíaca quanto na observação dos pulsos arteriais. O paciente portador de EAo importante pode apresentar hipofonese tanto de B1 quanto de B2 em decorrência da calcificação valvar, sopro ejetivo com pico telessistólico, mais bem auscultado na base do coração, com irradiação para o pescoço, e fenômeno de Gallavardin, componente de alta frequência com irradiação para o ápex cardíaco (devendo-se fazer o diagnóstico diferencial do sopro decorrente da insuficiência valvar mitral). Pode-se encontrar também B2 única ou desdobramento paradoxal de B2. À medida que a EAo progride, o pico do sopro vai progredindo de proto para meso e depois telessistólico, demonstrando maior pós-carga ventricular esquerda e maior dificuldade à ejeção do sangue.

Na EAo bivalvular, é possível auscultar clique protossistólico de alta frequência, ocorrendo seu desaparecimento na medida em que a calcificação dos folhetos seja maior. O sopro da EAo pode ser também investigado de forma dinâmica, com o emprego de manobras como *squatting* (há aumento do sopro) ou com manobra de Valsalva (diminuição do sopro). Pode-se observar componente diastólico decorrente de insuficiência aórtica associada. O pulso arterial característico da EAo é o pulso *tardus parvus*, observado pela elevação lenta da onda de pulso, sua manutenção prolongada e componente de pequena magnitude. Em pacientes que apresentem disfunção ventricular esquerda, pode-se encontrar também o pulso alternante.

A análise clínica da EAo visando à escolha do procedimento terapêutico mais adequado deve levar em consideração aspectos como: a importância anatômica da valvopatia, a etiologia, a presença de sintomas e a ocorrência de complicadores. Os complicadores relacionados à EAo serão observados com o auxílio de exames complementares como o ecocardiograma e o teste ergométrico. Em relação ao ecocardiograma, são considerados complicadores da EAo: disfunção ventricular esquerda (FEVE < 50%), área valvar crítica (< 0,7 cm^2), gradiente transvalvar aórtico médio muito elevado (> 60 mmHg) e velocidade transvalvar elevada (> 5 m/s). Em relação ao teste ergométrico ou à ergoespirometria, em investigação da relevância funcional da EAo em pacientes com estenose leve ou moderada, são considerados complicadores: ausência de reserva inotrópica, baixa capacidade funcional, hipotensão arterial durante o teste (queda de 20 mmHg da pressão arterial sistólica) e ocorrência de sintomas em carga baixa.

ANÁLISE INTEGRADA DA ESTENOSE AÓRTICA: *HEART TEAM*

A análise do paciente portador de EAo grave deve passar por avaliação multiprofissional (*heart team*) no sentido da escolha da terapêutica mais adequada a cada caso individualizado. No contexto do *heart team* devem participar profissionais de várias subespecialidades: o cardiologista clínico com vivência no tratamento das valvopatias, o ecocardiografista, o hemodinamicista com *expertise* em tratamento percutâneo das valvopatias, o especialista em tomografia cardíaca e o cirurgião cardiovascular. Dentro desse conceito de avaliação multidisciplinar, levando em consideração o risco operatório e a fragilidade do paciente, deve ser escolhida a melhor estratégia terapêutica da EAo grave, seja o tratamento clínico conservador, o tratamento cirúrgico convencional (implante de prótese biológica ou mecânica) ou o procedimento transcateter (valvoplastia ou TAVI, seja por via percutânea ou por via transapical).

O conceito de fragilidade do paciente portador de EAo grave demonstra-se como aspecto de grande relevância para a escolha da melhor estratégia terapêutica. Refere-se ao grau de vulnerabilidade do paciente, em associação à sua fraqueza física e à sua reserva fisiológica, abrangendo aspectos cognitivos, nutricionais e de independência para a realização de atividades habituais. A análise da fragilidade do paciente portador de EAo grave, apesar de não fazer parte dos escores de risco operatório habitualmente empregados (EuroSCORE II e STS – Society of Thoracic Surgeons), permite predizer mortalidade, tempo de hospitalização e declínio funcional após procedimentos cirúrgicos ou transcateter.

A escolha do procedimento para o tratamento do paciente portador de EAo grave, seja cirúrgico ou por procedimento transcateter, deve considerar aspectos anatômicos, fisiopatológicos com a observação de mecanismos adaptativos e com a ocorrência de aspectos complicadores, sendo sempre adequado de forma individualizada ao contexto global do paciente.

Exames complementares

Os exames complementares empregados para a análise do paciente portador de EAo grave (e seus parâmetros mais relevantes) são descritos no Quadro 1. A estenose aórtica é considerada moderada quando o paciente apresenta: área valvar aórtica (AVA) entre: 1,0-1,5 cm^2 e gradiente médio VE/aorta: 25-39 mmHg; a estenose é discreta quando o paciente apresenta: AVA > 1,5 cm^2 e gradiente médio: VE/aorta < 25 mmHg.

O emprego do ecocardiograma para a análise do paciente portador de estenose aórtica traz informações morfofuncionais, hemodinâmicas, prognósticas, devendo ser realizado durante a análise pré-operatória ou pré-procedimento, intraoperatória ou durante o procedimento transcateter e no acompanhamento clínico após a intervenção (Figuras 1 a 6). A ecocardiografia permite a quantificação da AVA (com método da equação de continuidade, com métodos 3D por planimetria direta ou com relação do fluxo em via de saída do ventrículo esquerdo – VSVE), assim como a quantificação dos gradientes transvalvares (máximo e médio), da velocidade máxima em VSVE, da

SEÇÃO IX ■ DOENÇAS VALVARES E FEBRE REUMÁTICA

QUADRO 1 Exames complementares empregados para a análise da estenose aórtica em grau importante	
Eletrocardiograma	■ Sobrecarga de câmaras esquerdas ■ Alteração de repolarização ventricular (padrão de *strain*)
Radiografia de tórax	■ Índice cardiotorácico pode ser normal ■ Evidências de congestão pulmonar
Ecocardiograma	■ AVA ≤ 1,0 cm^2 ■ AVA indexada ≤ 0,6 cm^2/m^2 ■ Gradiente VE/aorta ≥ 40 mmHg ■ Velocidade máxima do jato aórtico ≥ 4,0 m/s ■ Razão das velocidades de fluxo entre a via de saída do VE e valva aórtica < 0,25 ■ A área valvar pode ser medida com o emprego da equação de continuidade e com ecocardiografia tridimensional (método de planimetria ou da divisão do volume ejetado pela VTI do fluxo transvalvar aórtico) ■ A FEVE deve ser preferencialmente medida por método de Simpson ou tridimensional
Ecocardiograma com estresse com dobutamina	■ Indicado para avaliação de gravidade anatômica em pacientes com EAo de baixo fluxo, baixo gradiente com FEVE reduzida, definida como: AVA ≤ 1,0 cm^2 com FEVE < 50% e gradiente médio VE/aorta < 40 mmHg ■ Na presença de reserva contrátil (aumento ≥ 20% do volume sistólico ejetado e/ou aumento > 10 mmHg no gradiente médio VE/aorta), pacientes com redução ou manutenção da AVA no pico do estresse possuem EAo importante (aumento da AVA de até 0,2 cm^2). Pacientes com aumento da AVA ≥ 0,3 cm^2 são definidos como portadores de EAo moderada (EAo pseudoimportante) ■ Na ausência da reserva contrátil, fazer análise do escore de cálcio valvar com tomografia de tórax
Tomografia computadorizada de tórax multidetectora	■ Escore de cálcio valvar aórtico > 1.300 AU para mulheres e > 2.000 AU para homens, maior possibilidade de valvopatia importante
Estudo hemodinâmico	■ Gradiente VE/aorta (pico) ≥ 50 mmHg
Situação especial	■ EAo de baixo fluxo, baixo gradiente com FEVE preservada ("paradoxal"), definida como: AVA ≤ 1,0 cm^2 com FEVE > 50% e gradiente médio VE/aorta < 40 mmHg. Nestes casos, é preciso seguir os parâmetros abaixo para definição da EAo importante: • AVA indexada ≤ 0,6 cm^2/m^2 • Escore de cálcio valvar aórtico elevado • Pressão arterial sistólica ≤ 140 mmHg • Volume ejetado indexado < 35 mL/m^2 ■ Pacientes com todos os parâmetros acima, porém com volume ejetado indexado normal (> 35 mL/m^2), são definidos com EAo normofluxo de baixo gradiente

AVA: área da valva aórtica; EAo: estenose aórtica; FEVE: fração de ejeção do ventrículo esquerdo; VE: ventrículo esquerdo; VTI: integral da velocidade tempo.
Fonte: adaptado de Tarasoutchi et al., 2020.

relação entre as velocidades pré e pós-valvar, da análise do tempo de aceleração valvar aórtico (quando > 100 ms, demonstra-se estenose grave), assim como da mensuração das características do aparato valvar aórtico, da *performance* do VE (FEVE e "*strain* ventricular"), do cálculo do índice de massa ventricular (adaptação ventricular), dos volumes ventriculares (remodelamento ventricular), da análise do átrio esquerdo, da quantificação das valvopatias associadas, do grau de hipertensão pulmonar e da repercussão em câmaras direitas.

A análise ecocardiográfica deve sempre ser realizada de forma tridimensional, especialmente em relação à determinação da FEVE e das medidas do anel valvar aórtico com a intenção da escolha da dimensão da eventual prótese a ser empregada para o tratamento cirúrgico ou transcateter (anel em geral elíptico e não circular). Medidas ecocardiográficas adicionais, como a análise da impedância venoarterial (leva em consideração a pós-carga valvar e a pós-carga arterial), a

resistência valvar e a análise da perda do trabalho cardíaco podem acrescentar informações para a decisão da terapêutica mais adequada ao paciente portador de EAo.

O ecocardiograma com estresse farmacológico (dobutamina) pode ser empregado em situações de dúvida quanto a estenose aórtica de baixo fluxo, seja com FEVE reduzida ou preservada ("paradoxal") (Quadro 1). A análise da AVA projetada durante a realização da ecocardiografia de estresse farmacológico (aferição da área valvar ao repouso e aferição durante o teste com dobutamina com extrapolação para fluxo transvalvar de 250 mL/s) traz informações prognósticas para pacientes portadores de EAo de baixo fluxo – baixo gradiente. Importante lembrar que ao momento da análise ecocardiográfica deve ser aferida a pressão arterial do paciente, em virtude da influência da pressão arterial nos gradientes transvalvares aferidos. Outro aspecto relevante: estimar a AVA indexada e não somente a área valvar.

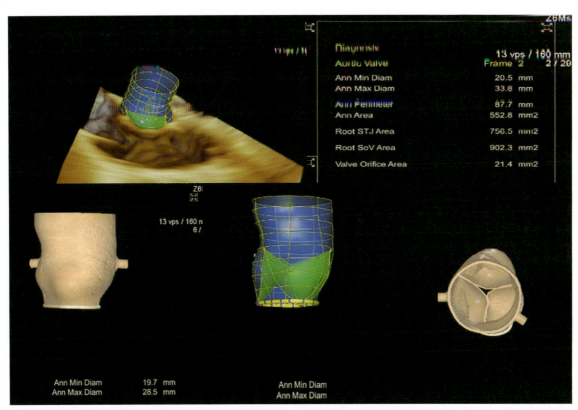

FIGURA 1 Análise com ecocardiografia transesofágica tridimensional do complexo anatômico da valva aórtica. Medidas realizadas: 1) altura dos óstios coronarianos direito e esquerdo; 2) diâmetros máximo e mínimo do anel valvar; 3) perímetro do anel; 4) área do anel valvar; 5) área do orifício valvar.

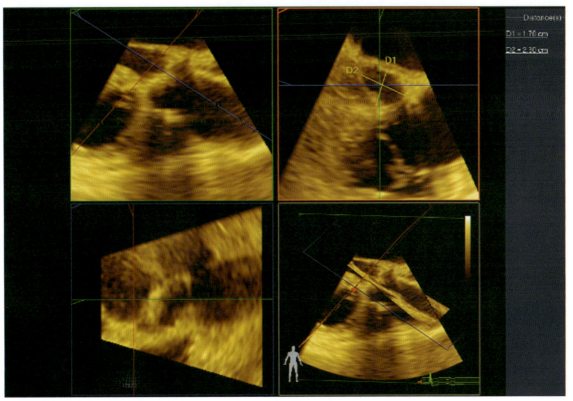

FIGURA 2 Análise com ecocardiografia transesofágica tridimensional do anel da valva aórtica. Demonstração do formato elíptico do anel, medindo 23 x 17 mm.

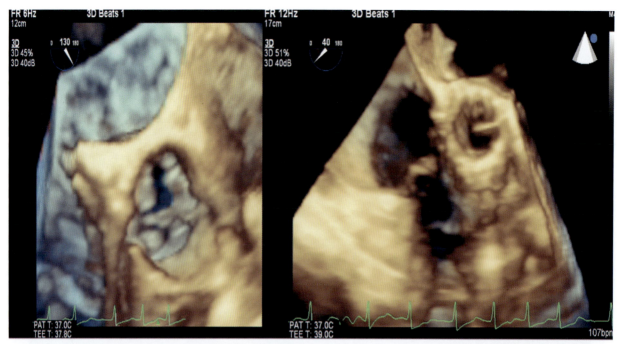

FIGURA 3 Análise com ecocardiografia transesofágica tridimensional da valva aórtica (à esquerda, estenose importante, de 0,8 cm², projeção *en face*) e de prótese biológica normoposicionada (à direita, TAVI, projeção "em face").

PBAO: prótese biológica (TAVI) em posição aórtica; TAVI: tratamento percutâneo da estenose aórtica; VAO: valva aórtica.

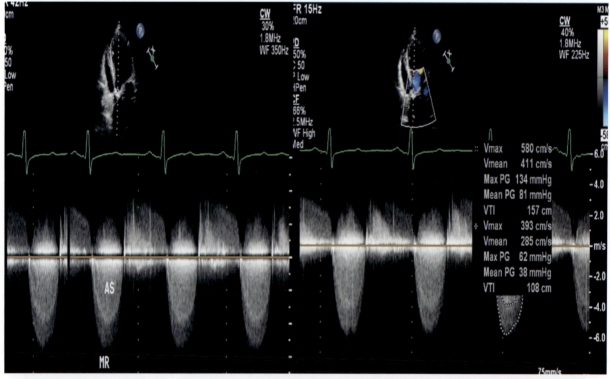

FIGURA 4 Análise com o emprego do Doppler contínuo dos gradientes através da valva aórtica. Nessa imagem é demonstrado erro que pode ocorrer durante a aferição dos gradientes através da valva aórtica. São demonstrados dois gradientes: 1) o gradiente AS (valva aórtica): a) gradiente transvalvar máximo: 62 mmHg; gradiente transvalvar médio: 38 mmHg; VTI AS: 108 cm; velocidade máxima do fluxo: 3,93 m/s; 2) gradiente entre VE e AE (MR, representado pela ocorrência de insuficiência mitral). Gradiente transvalvar máximo: 134 mmHg; gradiente transvalvar médio: 81 mmHg; VTI AS: 108 cm; velocidade máxima do fluxo: 4,11 m/s. Os gradientes que realmente representam a estenose valvar aórtica são os gradientes AS.

AE: átrio esquerdo; VE: ventrículo esquerdo; VTI: integral da velocidade tempo medida com o emprego do Doppler contínuo durante a medida dos gradientes entre o VE e a valva aórtica.

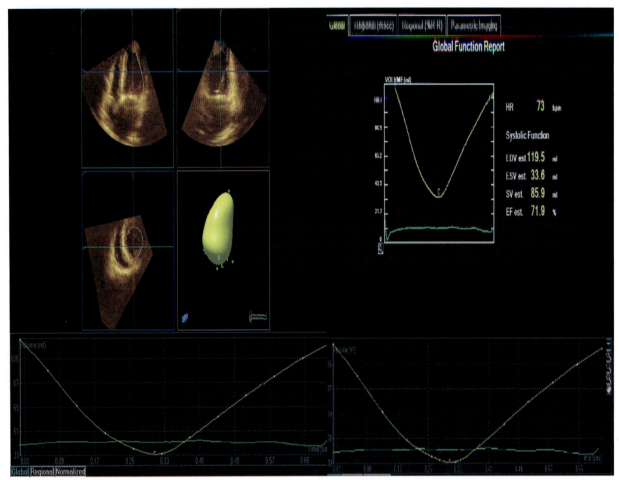

FIGURA 5 Análise com ecocardiografia transtorácica tridimensional do VE para a quantificação da área da valva aórtica, da FEVE, e dos volumes do ventrículo esquerdo. FEVE: 71,9%; volume diastólico final do VE: 119,5 mL; volume sistólico final do VE: 33,6 mL; volume ejetado (*stroke volume*): 85,6 mL. O cálculo da área é feito com o emprego da relação:

$$\text{Área da valva aórtica:} \frac{\text{volume ejetado (stroke volume)}}{\text{VTI da valva aórtica}}$$

FEVE: fração de ejeção do ventrículo esquerdo; VE: ventrículo esquerdo; VTI: integral da velocidade tempo medida com o emprego do Doppler contínuo durante a medida dos gradientes entre o VE e a valva aórtica, conforme demonstrado na Figura 4.

O emprego da TC para a análise de pacientes portadores de EAo traz informações capitais para a decisão terapêutica (Figura 7). A TC permite a obtenção de informações anatômicas quanto ao aparato valvar aórtico, sendo decisiva para a escolha do tamanho da prótese, em relação às dimensões do anel valvar, às características anatômicas da valva, à altura dos óstios coronarianos, às dimensões da aorta torácica, às características com relação à disposição do cálcio nos diferentes segmentos da aorta (p. ex., aorta em porcelana, presença de ulcerações, dissecção), às características quanto às tortuosidades da aorta e também a respeito das dimensões das artérias femorais. Outro aspecto também relevante é a quantificação do escore de cálcio da valva aórtica, sendo considerada maior a possibilidade de EAo importante quando o escore é > 1.300 UA em mulheres e > 2.000 UA em homens (Quadro 1). A distribuição do cálcio na valva aórtica também adiciona informações relevantes para a análise da gravidade da lesão, apresentando distribuição central em caso de maior gravidade e distribuição periférica em caso de menor gravidade.

TRATAMENTO DA ESTENOSE AÓRTICA

A escolha e a indicação dos diferentes tipos de procedimentos invasivos para o tratamento do paciente portador de EAo grave deve se basear em aspectos clínicos, de fragilidade e nos escores de risco operatório, sendo a análise sempre contextual de forma individualizada, após a análise multiprofissional em *heart team*, compartilhada com o paciente e com os familiares. Os escores EuroSCORE II e STS foram validados em diferentes populações e apresentam implicações prognósticas para a análise da mortalidade dos pacientes para 30 dias subsequentes aos procedimentos. Em

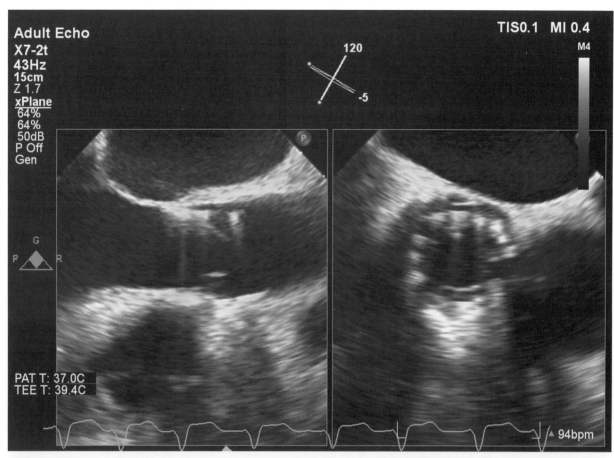

FIGURA 6 Demonstração de prótese biológica em posição aórtica normoposicionada (TAVI), projeção longitudinal (esquerda) e projeção "em face" (direita).

TAVI: tratamento percutâneo da estenose aórtica.

relação ao escore EuroSCORE, o paciente é considerado de baixo risco quando o escore é < 4 %, sendo considerado de risco aumentado quando o escore é > 4%. No escore STS, o paciente é de baixo risco quando o escore é < 4%, de risco intermediário quando o escore se situa entre 4-8%, e de alto risco quando o escore é > 8%.

O Quadro 2 apresenta as recomendações atuais da Sociedade Brasileira de Cardiologia (SBC), da American Heart Association (AHA) e da European Society of Cardiology (ESC) em relação à indicação dos diferentes procedimentos para o tratamento do paciente portador de EAo grave. A TAVI pode ser realizada por via transarterial, por via apical ou por via transaórtica, sendo a via percutânea femoral a via de acesso mais utilizada. A análise do paciente portador de EAo grave requer a avaliação clínica constante, temporal e sequencial, para que seja indicada a terapêutica mais apropriada em momento ideal para trazer maior benefício ao paciente.

O QUE AS DIRETRIZES RECOMENDAM

- Baumgartner H, Falk V, Bax JJ, De Bonis M, Hamm C, Holm PJ, et al. 2017 ESC/EACTS guidelines for the management of valvular heart disease. Eu Heart J. 2017;38(36):2739-91.

- Nishimura RA, Otto CM, Bonow RO, Carabello BA, Erwin JP 3rd, Fleisher LA, et al. 2017 AHA/ACC focused update of the 2014 AHA/ACC guideline for the management of patients with valvular heart disease: a report of the American College of Cardiology/American Heart Association Task Force on Clinical Practice Guidelines. J Am Coll Cardiol. 2017;70(2):252-89.

- Tarasoutchi F, Montera MW, Ramos AIO, Sampaio RO, Rosa VEE, Accorsi TA, et al. Atualização das diretrizes brasileiras de valvopatia – 2020. Arq Brasil Cardiol. 2020;115(4):720-75. **Ver Quadro 2.**

CAPÍTULO 61 ■ ESTENOSE AÓRTICA   571

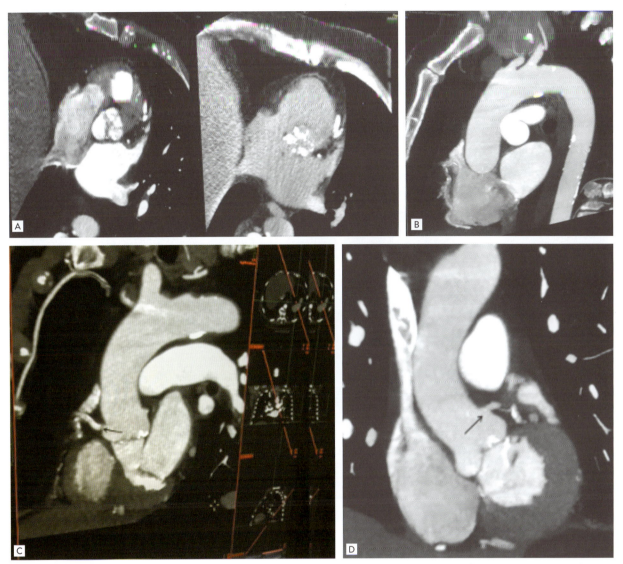

FIGURA 7 Tomografia computadorizada (protocolo TAVI). A: Demonstração da valva aórtica (à esquerda) e da calcificação distribuída ao longo da valva aórtica (à direita). B: Demonstração da aorta torácica (presença de placas planas em arco e em aorta descendente). C: Demonstração da artéria coronária direita (seta). D: Demonstração da artéria coronária esquerda (seta).

TAVI: tratamento percutâneo da estenose aórtica.

QUADRO 2 Recomendações atuais da SBC, da AHA e da ESC em relação à indicação dos diferentes procedimentos para o tratamento do paciente portador de estenose aórtica grave

Intervenção	Condição clínica	SBC	AHA	ESC
Tratamento cirúrgico convencional ou TAVI	▪ Sintomas (CF ≥ 2, síncope e angina)	I A	I A	I B
	▪ Assintomático, com complicadores: • FEVE < 50% • Teste ergométrico positivo	I B IIa B	I B IIa B	I C I C
	▪ Assintomático com valvopatia crítica: • AVA < 0,7 cm² • Velocidade máxima do jato > 5,0 m/s • Gradiente médio VE/aorta > 60 mmHg	IIa C	IIa B	IIa C (BNP elevado para idade; PSAP > 60 mmHg; velocidade máxima do jato > 5,5 m/s)

(continua)

QUADRO 2 Recomendações atuais da SBC, da AHA e da ESC em relação à indicação dos diferentes procedimentos para o tratamento do paciente portador de estenose aórtica grave *(continuação)*

Intervenção	Condição clínica	SBC	AHA	ESC

	Situações especiais
	• EAo importante de baixo fluxo/baixo gradiente com FEVE reduzida:
	  • Presença de reserva contrátil
	  • Sem reserva contrátil + escore de cálcio elevado
		IIa B
		IIa C
			IIa B
			–
				I C
				IIa C

	• EAo importante paradoxal sintomático.	IIa C	IIa C	IIa C

Escolha da intervenção entre cirurgia e TAVI	• Inoperável, risco proibitivo e/ou fragilidade alta:
	  • TAVI
	  • Cirurgia
		I A
		IIb A
			I A
			–
				I B
				–

	• Alto risco cirúrgico
	  • TAVI
	  • Cirurgia
		I A
		IIa A
			I A
			I A
				I B
				–

	• Risco cirúrgico intermediário
	  • TAVI
	  • Cirurgia
		I A
		IIa A
			IIa B
			I B
				I B
				I B

	• Baixo risco > 70 anos:
	  • TAVI
	  • Cirurgia
		I A
		I A
			–
			I B
				–
				I B

	• Baixo risco < 70 anos:
	  • TAVI
	  • Cirurgia
		IIb C
		I A
			–
			I B
				–
				I B

Valvoplastia aórtica por cateter-balão	• Sintomático com instabilidade hemodinâmica importante, impossibilidade momentânea de intervenção definitiva (TAVI ou cirurgia convencional) – "ponte terapêutica"	IIa C	IIb C	IIb C
	• Tratamento paliativo em pacientes sintomáticos e com contraindicações à cirurgia convencional e/ou TAVI	IIb C	–	–

AHA: American Heart Association; AVA: área valvar aórtica; CF: classe funcional; EAo: estenose aórtica; ESC: European Society of Cardiology; FEVE: fração de ejeção do VE; SBC: Sociedade Brasileira de Cardiologia; TAVI: implante transcateter de bioprótese aórtica; VE: ventrículo esquerdo.
Fonte: adaptado de Tarasoutchi et al., 2020.

SUGESTÕES DE LEITURA

1. Clavel M-A, Pibarot P, Messika-Zeitoun D, Capoulade R, Malouf J, Aggarval S, et al. Impact of aortic valve calcification, as measured by MDCT, on survival in patients with aortic stenosis: results of an international registry study. J Am Coll Cardiol. 2014;64(12):1202-13.
2. Pawade T, Sheth T, Guzzetti E, Dweck MR, Clavel M-A. Why and how to measure aortic valve calcification in patients with aortic stenosis. JACC: Cardiovasc Imaging. 2019;12(9):1835-48.

AGRADECIMENTO

As figuras de tomografia computadorizada deste capítulo foram gentilmente cedidas pelo Prof. Gilberto Szarf, Professor Adjunto da Universidade Federal de São Paulo (Unifesp), médico assistente do setor de Radiologia do Hospital Israelita Albert Einstein, São Paulo.

NOTA DOS EDITORES

Este capítulo possui referências bibliográficas adicionais, recomendadas pelos autores, na plataforma digital complementar do livro. Por motivos de compactação, somente algumas delas estão aqui contempladas. Utilize o QR code abaixo para ter acesso a esse conteúdo:

62

Insuficiência aórtica

Valdir Ambrósio Moises
Luiz Francisco Cardoso

DESTAQUES

- A insuficiência aórtica (IAo) pode ser causada por doenças que acometem a valva aórtica, a raiz da aorta ou a aorta ascendente.
- A IAo pode ser aguda ou crônica. A forma crônica pode evoluir até insuficiência importante sem causar sintomas.
- Disfunção sistólica do ventrículo esquerdo (VE) pode ocorrer nas fases avançadas da doença.
- Os principais sintomas são dispneia aos esforços, angina ou quadro de insuficiência cardíaca.
- Dentre os exames complementares, o ecocardiograma é o mais utilizado para confirmar o diagnóstico, definir a causa e avaliar a gravidade e o comprometimento do VE.
- Na IAo aguda, o eletrocardiograma pode mostrar somente taquicardia sinusal, e a radiografia de tórax, área cardíaca normal ou pouco aumentada com congestão pulmonar intensa.
- Os principais fatores que influenciam a evolução são sintomas, grau de refluxo, dimensões e fração de ejeção do VE.
- Pacientes com IAo importante assintomáticos e função sistólica preservada não têm indicação de usar vasodilatadores.
- O tratamento da IAo aguda grave é potencialmente cirúrgico.
- A discussão da indicação deve ser realizada pelo *Heart Team*, pois existem peculiaridades relativas à técnica, ao tipo e ao tamanho da prótese. Embora não seja indicada rotineiramente, alguns estudos sugerem que a técnica percutânea pode ser uma opção à cirurgia convencional em pacientes de alto risco cirúrgico.

INTRODUÇÃO

A insuficiência aórtica (IAo) caracteriza-se por refluxo de sangue da aorta para o ventrículo esquerdo (VE) através da valva aórtica durante a diástole. A forma de apresentação clínica mais comum é a crônica, que só causa repercussão se muito importante e após longo tempo de evolução e, em geral, é bem tolerada pelo paciente por vários anos. A IAo aguda é pouco frequente e causa repercussão se for de grau significativo não só pelo refluxo como também pela condição clínica que causou. Essas duas situações podem ter aspectos diagnósticos e de conduta terapêutica diferentes.

A prevalência da IAo é de difícil determinação. Não há estudo que tenha analisado a prevalência ou incidência dessa disfunção valvar no Brasil. Nos Estados Unidos, a prevalência de IAo moderada ou importante está em torno de 0,5%, com certo predomínio em homens, e parece aumentar com a idade. Entretanto, a IAo de qualquer grau pode ser encontrada em crianças e adolescentes.

ETIOLOGIA E FISIOPATOLOGIA

A valva aórtica localiza-se entre a via de saída do VE e o segmento inicial da aorta ascendente. É constituída por três cúspides, denominadas conforme a sua relação com os três seios coronarianos, ou seja, são as válvulas coronarianas direita e esquerda e a não coronariana (ou posterior). As válvulas coronarianas esquerda e a posterior estão em continuidade direta com o tecido fibroso da junção mitroaórtica. Em análise histológica, a valva aórtica é composta por três camadas, denominadas fibrosa (face arterial), esponjosa (camada média) e *ventricularis* (face ventricular).

A IAo tem diversas causas, que podem ser divididas entre as que acometem a valva diretamente e as que são decorrentes de doenças com dilatação da raiz e segmento inicial da aorta ascendente devido à relação direta da valva com a raiz da aorta. Os principais mecanismos além da dilatação do anel são prolapso de cúspide, retração por fibrose e perfuração. Há diversas causas de IAo; as causas mais comuns de IAo crônica são doença reumática, sequela de endocardite infecciosa e degeneração mixomatosa; dentre as agudas, as principais são endocardite infecciosa e dissecção aguda da aorta (Quadro 1).

A fisiopatologia auxilia a compreensão da repercussão hemodinâmica, dos sintomas e dos sinais clínicos da doença. Na insuficiência crônica, quanto maior o grau de refluxo, maior a repercussão no VE. O surgimento de refluxo aórtico significativo induz ao aparecimento de alterações hemodinâmicas importantes, como o aumento do volume do VE, o aumento do volume sistólico ejetado por batimento e a redução da pressão da aorta (Figura 1). O aumento do volume ejetado na circulação sistêmica provoca aumento da pressão sistólica intraventricular. Por isso se diz que, na IAo importante, há sobrecarga de volume e pressão. Esse aumento da pressão sistólica intraventricular induz a aumento mesmo que discreto da espessura miocárdica, o qual, associado à dilatação ventricular, é responsável por hipertrofia excêntrica em geral bastante significativa na doença. Nas fases iniciais, mesmo com refluxo bastante acentuado, há manutenção da fração de ejeção e do débito cardíaco, sem surgirem sintomas. Entretanto, com a manutenção da doença valvar, o grau de refluxo usualmente progride e pode induzir

QUADRO 1 Causas de insuficiência aórtica crônica e aguda secundárias a doença da aorta ou da valva aórtica	
Crônica	
Doenças da aorta	**Doenças da valva**
Dilatação da aorta relacionada à idade	Febre reumática
Ectasia anuloaórtica	Endocardite infecciosa
Síndrome de Ehlers-Danlos	Trauma
Necrose cística média da aorta*	Degeneração mixomatosa
Hipertensão arterial sistêmica	Congênita
Aortites**	Lúpus eritematoso sistêmico
Síndrome de Reiter	Artrite reumatoide
Espondilite anquilosante	Espondilite anquilosante
Doença de Behçet	Arterite de Takayasu
Artrite psoriásica	Doença de Whipple
Osteogênese imperfeita	Doença de Crohn
Policondrite recidivante	Induzida por drogas
Aguda	
Doenças da aorta	**Doenças da valva**
Dissecção aguda da aorta	Endocardite infecciosa
Secundária a valvoplastia	
Periprotética	
Ruptura traumática	

* Associação com valva aórtica bivalvular ou síndrome de Marfan.
** Sífilis ou arterite de células gigantes.
Fonte: Fishbein GA; Fishbein MC, 2009.

a aumento ainda maior da pré e da pós-carga, com perda progressiva dos mecanismos celulares de adaptação e desenvolvimento de disfunção sistólica do VE (Figura 1). Em paralelo, com o aumento da pressão intraventricular e do tempo de ejeção, há aumento do consumo de oxigênio pelo miocárdio, que pode ser acentuado com a redução da perfusão coronariana pela queda da pressão da aorta; tais alterações contribuem para a disfunção ventricular e o consequente aparecimento de sintomas, particularmente dispneia.

Na IAo aguda ou crônica discreta subitamente agravada, há sobrecarga aguda e rápida de volume ao VE, inicialmente de dimensões, função e complacência normais. Nessa situação não há tempo suficiente para dilatação e aumento da complacência do VE, portanto há aumento importante e rápido da pressão diastólica da cavidade com redução do débito cardíaco. Apesar do fechamento precoce da valva mitral, o aumento da pressão diastólica do VE é transmitido ao átrio esquerdo no momento da contração atrial e, consequentemente, na circulação venocapilar pulmonar. Isso explica o quadro de insuficiência cardíaca, edema pulmonar e, às vezes, choque cardiogênico. Se o grau de refluxo na IAo aguda for leve a moderado ou houver apenas piora discreta de insuficiência moderada previamente existente com o VE já dilatado e adaptado, o aumento da pressão diastólica do VE não deverá ser significativo e, logo, com pequena repercussão hemodinâmica. Isso pode facilitar o tratamento clínico.

QUADRO CLÍNICO

Para o diagnóstico da doença, são fundamentais a história e os achados do exame físico, com auxílio de exames não invasivos. Na IAo crônica, a maioria dos pacientes permanece sem sintomas por vários anos. Os sintomas surgem em paralelo à disfunção do VE; alguns pacientes, entretanto, podem permanecer sem sintomas mesmo com disfunção do VE. Os principais sintomas descritos são dispneia aos esforços que pode progredir para dispneia em repouso ou de decúbito, fadiga e sensação dos batimentos cardíacos. Angina pode ocorrer nas fases mais avançadas e, em geral, é noturna, decorrente da redução da pressão arterial com consequente piora da perfusão na circulação coronariana. Ao exame físico, há sinais periféricos e cardíacos importantes para o diagnóstico. Os sinais periféricos são decorrentes do aumento da amplitude do pulso da aorta e das demais artérias pelo excesso de volume ejetado e redução da pressão arterial diastólica (Quadro 2). Há aumento da diferença entre a pressão arterial sistólica e a diastólica pela redução desta última, que pode ser próxima a zero. No coração, nota-se aumento da extensão do *ictus*, que é hiperpulsátil e deslocado para a esquerda e inferior. À ausculta o sopro é diastólico, aspirativo, decrescendo, mais bem audível no foco aórtico e no foco aórtico acessório; pode ser mais bem audível com inclinação anterior do tronco e expiração forçada. Pode ser auscultado um sopro protomesossistólico, pouco rude, de baixa intensidade, no foco aórtico,

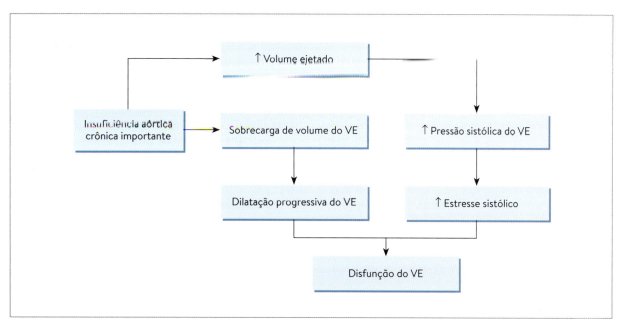

FIGURA 1 Esquema simplificado da fisiopatologia da insuficiência aórtica crônica. Observa-se a associação de sobrecarga de volume e de pressão do ventrículo esquerdo. Apesar da dilatação progressiva, a função sistólica do ventrículo esquerdo e o débito cardíaco são mantidos normais por longo período, até que os mecanismos intracelulares se deterioram.
VE: ventrículo esquerdo; ↑: aumento.

QUADRO 2	Sinais periféricos na insuficiência aórtica importante
Sinal	**Descrição**
Pulso de Corrigan	Aumento da amplitude do pulso carotídeo
Sinal de Musset	Movimento da cabeça simultâneo aos batimentos cardíacos
Sinal de Quincke	Pulsação de capilares subungueais com compressão e iluminação
Sinal de Müller	Pulsação da úvula
Sinal de Traube ou ruído de pistola	Som audível sobre o pulso femoral
Sopro de Duroziez	Sopro diastólico audível proximal e sistólico distal à compressão do pulso femoral

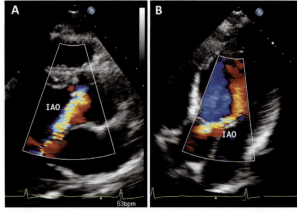

FIGURA 2 Imagem ecocardiográfica de jato de insuficiência aórtica moderada a importante em paciente adulto: (A) plano paraesternal e (B) plano apical.

possivelmente relacionado ao maior volume de fluxo ejetado. Eventualmente, um sopro diastólico do tipo ruflar pode ser auscultado no foco mitral, semelhante ao da estenose mitral, e possivelmente relacionado à dificuldade de abertura da valva mitral imposta pelo jato de IAo; é o chamado sopro de Austin-Flint.

Na IAo aguda, a apresentação clínica é de insuficiência cardíaca, com graus variáveis de congestão até edema pulmonar, hipotensão e eventualmente choque cardiogênico. Com esse quadro, o diagnóstico deve ser suspeitado em pacientes com diagnóstico de possíveis causas de IAo aguda, como dissecção da aorta, endocardite infecciosa ou trauma. Na IAo aguda, os sinais periféricos frequentes na IAo crônica usualmente não estão presentes, e o sopro diastólico dificilmente é audível, pois é de curta duração e de baixa intensidade.

EXAMES COMPLEMENTARES

Na IAo crônica, o eletrocardiograma de 12 derivações pode mostrar sinais de sobrecarga ventricular esquerda; na fase inicial, caracteriza-se por aumento da amplitude das ondas R e das ondas T. Com a evolução da doença e o desenvolvimento de hipertrofia mais acentuada, as ondas T podem ser invertidas, e o segmento ST com infradesnivelamento. O exame radiológico do tórax pode mostrar cardiomegalia por aumento do VE nos casos avançados no sentido inferior e para a esquerda. Ectasia de aorta pode indicar que uma doença da aorta pode ser a causa da IAo ou ser doença associada.

Na IAo, assim como nas demais doenças valvares, o ecocardiograma deve ser o mais completo possível. O diagnóstico da IAo ao ecocardiograma é feito pela detecção de fluxo diastólico através da valva aórtica na via de saída do VE (Figura 2). A gravidade do refluxo pode ser avaliada de forma semiquantitativa ou quantitativa para classificação em insuficiência discreta, moderada ou importante – recomendam-se os parâmetros quantitativos como os cálculos da área efetiva de refluxo e o volume ou fração regurgitantes (Tabela 1). Dentre os parâmetros semiquantitativos, estão as dimensões do VE, dimensões do jato de refluxo, curva de desaceleração do jato ou tempo de meia pressão e padrão de fluxo reverso na aorta. Para avaliar a causa da IAo, deve-se analisar com cuidado o aspecto morfológico da valva e sua dinâmica em sístole e diástole, a raiz da aorta e a aorta ascendente (Figura 3). A análise da repercussão deve ser feita com os parâmetros do VE, como os diâmetros diastólico e sistólico, a espessura miocárdica na diástole, índice de massa, espessura relativa de parede e a fração de ejeção, esta preferencialmente pelo método de Simpson. Caso as imagens ao ecocardiograma transtorácico tenham algumas limitações, o uso do ecocardiograma transesofágico pode ser necessário particularmente aos pacientes sintomáticos ou com comprometimento da função do VE. A associação de imagens tridimensionais podem ser úteis tanto ao exame transtorácico como transesofágico, particularmente no estabelecimento da causa da IAo.

A ressonância magnética cardíaca pode ser usada quando há limitações nas imagens do ecocardiograma. É a técnica não invasiva mais precisa para analisar os volumes e a função sistólica do VE. Permite, também, quantificar o volume regurgitante por meio da análise dos fluxos anterógrado e retrógrado na aorta ascendente, bem como avaliar o volume e a função sistólica do VE. A tomografia pode ser útil, sobretudo, para analisar a aorta ascendente e pesquisar possíveis causas da insuficiência. Em geral não há necessidade do cateterismo cardíaco na IAo. A quantificação do grau de refluxo pela angiografia pode ser necessária se houver discrepância entre sintomas e os exames não invasivos. Com a angiografia invasiva, o grau da IAo é definido de forma subjetiva pela intensidade e extensão de contraste no VE após injeção de contraste na

TABELA 1 Classificação da gravidade da insuficiência aórtica ao ecocardiograma, segundo parâmetros qualitativos, semiquantitativos e quantitativos

Parâmetros		Gravidade		
		Discreta	Moderada	Importante
Estruturais	Valvar	NI ou Anl	NI ou Anl	Anl, falha na coaptação etc.
	VE	NI	NI ou dilatado	Dilatado
Doppler qualitativo	Largura do jato na VSVE	Pequena	Intermediária	Jatos grandes; excêntricos
	Convergência de fluxo	Mínima	Intermediária	Grande
	Densidade do jato	Fraca	Intensa	Intensa
	TMP	> 500 ms	500 a 200 ms	< 200 ms
	Fluxo reverso na aorta descendente	Diastólico inicial	Intermediário	Holodiastólico
Doppler semiquantitativo	VC (cm)	< 0,3	0,3-0,6	> 0,6
	Jato/VSVE	< 25%	25-45%; 46-64%	≥ 65%
	ASJ/AS VSVE	< 5%	5-20%; 21-59%	≥ 60%
Doppler quantitativo	VolReg (mL/bat)	< 30	30-44; 45-59	≥ 60
	FR	< 30%	30-39%; 40-49%	≥ 50%
	AOR (cm^2)	< 0,10	0,10-0,19; 0,20-0,29	≥ 30

Anl: anormal; AOR: área do orifício regurgitante; AS: área seccional; ASJ: área seccional do jato; bat: batimento cardíaco; FR: fração regurgitante; mL: mililitro; ms: milissegundos; NI: normal; TMP: tempo de meia pressão; VC: vena contracta; VolReg: volume regurgitante; VSVE: via de saída do ventrículo esquerdo.
Fonte: Zoghbi et al., 2017.

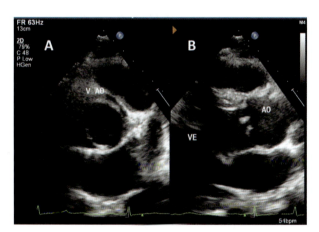

FIGURA 3 Imagem ao ecocardiograma bidimensional de valva aórtica bivalvular no plano paraesternal transversal (A) e longitudinal (B).

aorta ascendente. Pode ser útil também para analisar a aorta ascendente na suspeita de doenças da aorta como causa da insuficiência e na impossibilidade da tomografia. Mais frequentemente, porém, o cateterismo cardíaco é usado para a cineangiocoronariografia nos pacientes com indicação cirúrgica de correção da IAo e que tenham risco de doença arterial coronariana, homens com mais de 40 anos e mulheres após a menopausa.

Outros dados de exames complementares, como análise da deformação miocárdica ao ecocardiograma (strain por speckle tracking), fibrose miocárdica à ressonância magnética cardíaca e peptídio natriurético, poderão, no futuro, ser úteis na avaliação de pacientes com IAo importante sem sintomas.

HISTÓRIA NATURAL

A IAo crônica pode evoluir ao longo do tempo. Com base nisso, à semelhança das demais doenças valvares crônicas, a IAo pode ser classificada em estágios. São considerados de risco (estágio A) da doença aqueles com acometimento anatômico da valva (valva aórtica bivalvular, endocardite infecciosa prévia, calcificação, antecedentes de febre reumática ou doença reumática confirmada) ou da aorta ascendente, mas que não tem disfunção valvar ou o grau de refluxo é mínimo e não há repercussão hemodinâmica, disfunção sistólica do VE nem sintomas. O grupo com IAo progressiva (estágio B) corresponde aos pacientes com comprometimento anatômico da valva mais significativo, refluxo discreto ou moderado, dilatação discreta do VE com fração de ejeção normal e não tem sintomas. O estágio C corresponde ao grupo de pacientes nos quais há comprometimento anatômico significativo da valva com insuficiência importante, mas sem sintomas; esse grupo pode ser subdividido em um subgrupo com dilatação discreta ou moderada (diâmetro sistólico menor ou igual a 50 mm) e fração de ejeção do

VE maior ou igual a 50% e outro subgrupo, o qual inclui os pacientes com dilatação importante (diâmetro sistólico do ventrículo esquerdo acima de 50 mm, ou 25 mm/m²) e fração de ejeção do VE inferior a 50%. O estágio D corresponde ao grupo de pacientes com IAo importante e sintomas como dispneia ou angina aos esforços ou tem quadro de insuficiência cardíaca mais avançado. Eles têm os mesmos padrões de alterações estruturais da valva ou da aorta e de refluxo importante do grupo C, mas com maior comprometimento do VE, como dilatação moderada a importante e fração de ejeção reduzida em grau discreto a moderado (entre 40% e 50%) ou mais significativa (abaixo de 40%).

Os principais determinantes do prognóstico de pacientes com IAo são sintomas, grau de refluxo, as dimensões e a função sistólica do VE. Conforme séries publicadas, pacientes com IAo crônica sem sintomas têm risco de 3 a 6%/ano de desenvolverem sintomas ou disfunção sistólica do VE sem sintomas. A sobrevida esperada sem cirurgia de pacientes com IAo, inicialmente sem sintomas, depende do grau do refluxo; em 10 anos, foi estimada em 92% se insuficiência discreta, 57% se moderada e 20% se importante. Por outro lado, pacientes com IAo importante e sintomas classe funcional III ou IV têm sobrevida estimada de 28% em 4 anos, sem tratamento cirúrgico.

TRATAMENTO

Insuficiência aórtica aguda

O tratamento da IAo aguda grave é potencialmente cirúrgico. Vasodilatadores por via endovenosa, como o nitroprussiato de sódio, e inotrópicos, como a dopamina ou a dobutamina, podem ser necessários conforme a condição hemodinâmica para a estabilização clínica do paciente. Diuréticos por via venosa devem ser considerados conforme a necessidade de balanço negativo. Os betabloqueadores, se necessários, devem ser administrados com cuidado mesmo quando há dissecção da aorta, pois podem inibir o único mecanismo de compensação, a taquicardia. Além disso, a diminuição da frequência cardíaca é usualmente acompanhada de aumento proporcionalmente maior da diástole do que da sístole, possibilitando maior tempo de refluxo da aorta para o VE. O uso de balão intra-aórtico é contraindicado, pois pode aumentar o grau de refluxo.

Insuficiência aórtica crônica

Os pacientes com IAo crônica importante devem ser rigorosamente avaliados quanto à existência de sintomas, alterações no exame físico e exames complementares como eletrocardiograma e ter os parâmetros ecocardiográficos de função do VE analisados periodicamente. Em qualquer grau de IAo crônica, a profilaxia de endocardite infecciosa segue as mesmas orientações para as demais doenças de valva nativa (ver Capítulo "Prevenção da endocardite infecciosa"). Se a causa da IAo é a febre reumática, a profilaxia de novos surtos de febre reumática também deve ser feita conforme o recomendado.

Pacientes com IAo importante assintomáticos e função sistólica preservada não têm indicação de usar vasodilatadores. Não há evidências consistentes de que o uso de vasodilatadores por longos períodos nesses casos preserva a função ventricular esquerda ou adia a necessidade de tratamento cirúrgico. Porém, o uso prolongado de vasodilatadores é recomendado àqueles com IAo importante e disfunção ventricular ou sintomas, quando há contraindicação à cirurgia. Essa medicação também é recomendada aos pacientes com sintomas e disfunção ventricular para compensação antes da correção cirúrgica ou se há condições clínicas associadas como a hipertensão arterial. Os vasodilatadores mais estudados nos pacientes com IAo são nifedipino (40 mg/dia), captopril (75 mg/dia), enalapril (20 mg/dia) e hidralazina (200 mg/dia); as medicações devem ser iniciadas com doses menores e aumentadas progressivamente, conforme a tolerância.

Recomenda-se o tratamento cirúrgico (classe I) aos pacientes com IAo importante com sintomas (nível de evidência B) – ver Capítulo "Tratamento cirúrgico das valvopatias". Naqueles sem sintomas, recomendam-se observar os fatores complicadores; assim, a intervenção pode ser considerada em pacientes sem sintomas mas com disfunção sistólica do VE (fração de ejeção do VE < 50% em repouso) (nível de evidência B); e aos que têm indicação de outra cirurgia cardíaca (revascularização miocárdica, valva mitral) ou da aorta (nível de evidência C). A indicação de tratamento cirúrgico é razoável (classe IIa: IAo crônica de causa não reumática; classe IIb: IAo crônica de causa reumática) aos pacientes com IAo importante, sem sintomas, com função sistólica do VE preservada (fração de ejeção ≥ 50%), mas com dilatação significativa do VE (diâmetro sistólico do VE > 55 mm ou diastólico > 75 mm) (nível de evidência B) e aos pacientes com IAo moderada que têm indicação de outra cirurgia cardíaca (revascularização miocárdica, valva mitral) ou da aorta (nível de evidência C). A indicação de tratamento cirúrgico pode ser considerada classe IIb nos pacientes sem sintomas, com IAo importante, função sistólica do VE preservada (fração de ejeção ≥ 50%), mas com diâmetro sistólico do VE entre 50 e 55 mm ou diastólico entre 70 e 75 mm (nível de evidência C). Um estudo feito no Brasil que incluiu pacientes jovens, com IAo importante de causa reumática em sua maioria, demonstrou que esperar pelas sintomas também pode ser uma estratégia razoável. Os demais pacientes devem seguir com avaliações periódicas para a detecção de sintomas ou comprometimento ventricular. Nos pacientes com fração de ejeção limítrofe ou duvidosa ao ecocardiograma, recomenda-se avaliar o mesmo parâmetro com ventriculografia radioisotópica ou ressonância magnética. A estratégia de tratamento dos pacientes com IAo crônica importante pode ser resumida conforme a Figura 4.

A intervenção para o tratamento da IAo usualmente é a substituição cirúrgica por prótese biológica ou mecânica. Entretanto, estudos iniciais em alguns centros apontam para a possibilidade de reparo da valva aórtica em casos selecionados como na IAo secundária à ectasia anuloaórtica (valva com aspecto morfológico usualmente preservado). Pode-se ter bom resultado também na IAo por prolapso valvar com excesso de tecido, ou mesmo em alguns pacientes com valva aórtica bivalvular; nessas situações, técnicas especiais são necessárias. O implante percutâneo de valva aórtica pode ser uma opção a pacientes com IAo e risco cirúrgico moderado ou alto para cirurgia de troca valvar convencional.

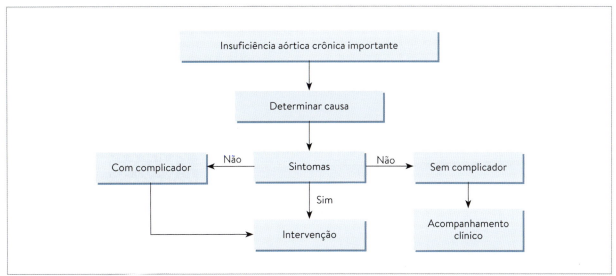

FIGURA 4 Algoritmo de indicação de intervenção na insuficiência aórtica importante. Complicador: fração de ejeção do VE < 50%. Causa reumática: diâmetro diastólico do ventrículo esquerdo (DdVE) > 75 mm e diâmetro sistólico do ventrículo esquerdo (DsVE) > 55 mm. Outra causa: DdVE > 70 mm e DsVE > 50 mm.

O QUE AS DIRETRIZES RECOMENDAM

- Baumgartner H, Falk V, Bax JJ, De Bonis M, Hamm C, Holmet PJ, al. 2017 ESC/EACTS guidelines for the management of valvular disease. Eur Heart J. 2017;38(36):2739-91.

- Tarasoutchi F, Montera MW, Ramos AIO, Sampaio RO, Rosa VEE, Accorsi TAD, et al. Atualização das Diretrizes Brasileiras de Valvopatias. Arq Bras Cardiol. 2020;115(4):720-75.

SUGESTÕES DE LEITURA

1. Akinseye OA, Pathak A, Ibebuogu UN. Aortic valve regurgitation: a comprehensive review. Curr Probl Cardiol. 2018;43(8):315-34.
2. Bonow RO. Chronic mitral regurgitation and aortic regurgitation: have indications for surgery changed? J Am Coll Cardiol. 2013;61(7):693-701.
3. Bonow RO, Lakatos E, Maron BJ, Epstein SE. Serial long-term assessment of the natural history of asymptomatic patients with chronic aortic regurgitation and normal left ventricular systolic function. Circulation. 1991;84(4):1625-35.
4. Borer JS, Hochreiter C, Herrold EM, Supino P, Aschermann M, Wencker D, et al. Prediction of indications for valve replacement among asymptomatic and minimally symptomatic patients with chronic aortic regurgitation and normal left ventricular performance. Circulation. 1998;97(6):525-34.
5. Fishbein GA, Fishbein MC. Acute valvular regurgitation. Circulation. 2009;119:3232-41.
6. Roy DA, Schaefer U, Guetta V, Hildick-Smith D, Möllmann H, Dumonteil N, et al. Transcatheter aortic valve implantation for pure severe native aortic valve regurgitation. J Am Coll Cardiol. 2013;61 (15):1577-84.
7. Seiffert M, Bader R, Kappert U, Rastan A, Krapf S, Bleiziffer S, et al. Initial German experience with transapical implantation of a second-generation transcatheter heart valve for the treatment of aortic regurgitation. JACC Cardiovasc Interv. 2014;7(10):1168-74.
8. Singh JP, Evans JC, Levy D, Larson MG, Freed LA, Fuller DL, et al. Prevalence and clinical determinants of mitral, tricuspid, and aortic regurgitation (the Framingham Heart Study). Am J Cardiol. 1999;83(6):897-902.
9. Testa L, Latib A, Rossi ML, De Marco F, De Carlo M, Fiorina C, et al. CoreValve implantation for severe aortic regurgitation: a multicentre registry. EuroIntervention. 2014;10(6):739-45.
10. Tornos MP, Olona M, Permanyer-Miralda G, Herrejon MP, Camprecios M, Evangelista A, et al. Clinical outcome of severe asymptomatic chronic aortic regurgitation: a long term prospective follow up study. Am Heart J. 1995;130(2):333-9.
11. Zoghbi WA, Adams D, Bonow RO, Enriquez-Sarano M, Foster E, Grayburn PA, et al. Recommendations for Noninvasive Evaluation of Native Valvular Regurgitation. A Report from the American Society of Echocardiography Developed in Collaboration with the Society for Cardiovascular Magnetic Resonance. J Am Soc Echocardiog. 2017;30(4):303-71.

NOTA DOS EDITORES

Este capítulo possui referências bibliográficas adicionais, recomendadas pelos autores, na plataforma digital complementar do livro. Por motivos de compactação, somente algumas delas estão aqui contempladas. Utilize o QR code abaixo para ter acesso a esse conteúdo:

63
Valvopatias tricúspides

Tiago Costa Bignoto
David Costa de Souza Le Bihan

DESTAQUES

- A estenose tricúspide (ET) é uma lesão quase sempre associada a outras valvulopatias, mais comumente de etiologia reumática.
- Na ET, a obstrução ao fluxo tricúspide limita o débito cardíaco, causa fadiga e produz sintomas e sinais de hipertensão venosa sistêmica. A doença mitral ou aórtica concomitante pode causar sintomas adicionais, como dispneia.
- Deve-se suspeitar de ET em pacientes com sinais e sintomas de hipertensão venosa sistêmica.
- A ecocardiografia é utilizada para diagnóstico de estenose e insuficiência tricúspide.
- Fatores de risco: febre reumática, fibrilação atrial permanente e endocardite de valva tricúspide.
- Tratamento por cirurgia valvar (reparo ou substituição da válvula) ou valvotomia percutânea por balão.
- O manejo médico com terapia diurética pode ajudar a reduzir os sintomas de congestão, portanto pode ser útil antes da intervenção. Em pacientes que não são candidatos à intervenção, é geralmente reservada para sintomáticos com ET grave.
- Complicações: disfunção sistólica do ventrículo direito, insuficiência cardíaca direita.
- Situações de difícil reconhecimento: a ET é bem tolerada até graus avançados. A insuficiência tricúspide foi negligenciada por muito tempo.

INSUFICIÊNCIA TRICÚSPIDE

Definição

A valva tricúspide é formada por três cúspides de tamanhos diferentes, sendo geralmente a cúspide anterior maior e as cúspides septal e posterior menores. Tem implantação mais apical que a valva mitral (Figura 1). As valvopatias tricúspides se dividem didaticamente em dois tipos de lesão, que podem estar associadas em graus variados: insuficiência e estenose. No entanto, a insuficiência valvar é muito mais prevalente, e as manifestações clínicas da estenose só aparecem em quadros avançados, com redução pronunciada da área valvar.

Ocorre por regurgitação de sangue para o interior do átrio direito durante a sístole, por falha de funcionamento valvar. Um grau discreto de regurgitação é considerado fisiológico e está presente em mais de 70% das pessoas normais, não acarretando sintomatologia ou impacto prognóstico, independentemente da sua etiologia. A insuficiência tricúspide é dividida em dois tipos, primária e secundária, descritos a seguir.

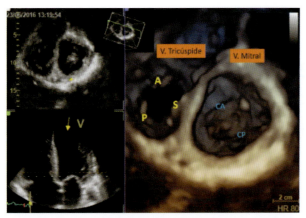

FIGURA 1 Ecocardiografia tridimensional da valva tricúspide demonstrando a sua relação anatômica com a valva mitral. (S) Cúspide septal da valva tricúspide; (A) cúspide anterior da valva tricúspide; (P) cúspide posterior da valva tricúspide; (CA) cúspide anterior da valva mitral; (CP) cúspide posterior da valva mitral.

Insuficiência tricúspide primária

A disfunção ocorre por lesão direta do tecido valvar, acometendo as cúspides ou as cordas tendíneas. Nesse caso, algumas doenças levam a comprometimento da valva, ocasionando incompetência valvar.

Etiologia da insuficiência tricúspide primária

- Febre reumática: o acometimento isolado da valva tricúspide por febre reumática é muito raro, mas em associação a outras valvopatias a prevalência se eleva. Ocorre fusão das comissuras, com fibrose e retração das bordas livres e cordas tendíneas, podendo gerar graus diferentes de regurgitação ou dupla disfunção.
- Mixomatosa: a valva tricúspide, assim como a mitral, pode apresentar degeneração mixomatosa evoluindo com prolapso. De forma isolada, o acometimento tricúspide é raro, mas até 20% dos casos de acometimento mitral podem vir acompanhados de acometimento tricúspide.
- Endocardite: a endocardite de valva tricúspide tem forte associação ao uso de drogas intravenosas ou à presença de dispositivos intracavitários do lado direito do coração, como eletrodos de marca-passo ou cateteres venosos. São quadros mais dramáticos que podem cursar com destruição parcial ou total das cúspides valvares.
- Congênita: a causa mais comum de acometimento congênito da valva tricúspide é a anomalia de Ebstein, com desvio apical da coaptação da cúspide septal, devido a seu acolamento ao septo (> 8 mm/m^2), com formação de um mega-átrio direito. Nessas circunstâncias, o fechamento valvar não ocorre adequadamente, surgindo regurgitação para o interior do átrio.
- Doença sistêmica: a síndrome carcinoide (Figura 2) é a principal responsável pelo acometimento valvar tricúspide secundário a uma doença sistêmica. Ocorre infiltração de material carcinoide nas cúspides, levando a acentuada redução de sua mobilidade tanto na sístole quanto na diástole. De fato, a lesão típica é a dupla disfunção, havendo algum grau de estenose associada. O acometimento do lado direito do coração é muito mais prevalente, pois a metabolização da substância carcinoide é pulmonar. A ocorrência no lado esquerdo acontece apenas em casos de comunicações anormais, com fluxos da direita para a esquerda.
- Traumática: a ocorrência de traumas torácicos, tanto fechados quanto abertos, pode levar a lesão direta das valvas cardíacas. Nesse contexto, a valva tricúspide é uma das principais acometidas, pela relação anatômica próxima da parede torácica. Em traumas penetrantes, podem acontecer lesões diretas da valva, por perfuração cardíaca. Em traumas fechados de tórax, por exemplo, por uma queda da própria altura, as ondas de choque geradas podem levar à laceração das cúspides e das cordas tendíneas. Este último caso comumente está associado a fraturas de arcos costais.
- Eletrodos: a presença de eletrodos ou de cateteres de longa permanência nas cavidades direitas pode levar a inadequada mobilidade das cúspides valvares. Por essa razão, recomenda-se que eletrodos sejam prefe-

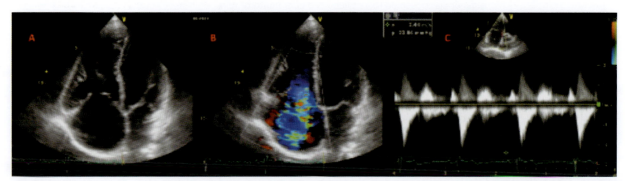

FIGURA 2 Síndrome carcinoide acometendo a valva tricúspide. (A) Observa-se a imagem típica de acometimento carcinoide, com cúspides imóveis durante todo o ciclo cardíaco; (B) insuficiência tricúspide importante; (C) traçado de *Doppler* contínuo, com pico precoce e formato triangular.

rencialmente posicionados nas comissuras, em casos menos comuns, o eletrodo pode perfurar uma cúspide, levando a graus avançados de insuficiência.

Insuficiência tricúspide secundária

Nesta situação, a disfunção valvar ocorre secundariamente a um acometimento do ventrículo direito. As estruturas da valva, especialmente cúspides e cordoalhas, estão intactas. Nesse caso, é encontrada dilatação ventricular, levando a tracionamento das cordas tendíneas e posicionamento mais apical das cúspides, ou alargamento, deformação e disfunção do anel valvar, que levam a um distanciamento das cúspides, reduzindo o plano de coaptação.

Etiologia da insuficiência tricúspide secundária

- Dilatação ventricular: situações que levem a dilatação ventricular direita, como hipertensão arterial pulmonar primária, sobrecarga volêmica (insuficiência pulmonar) ou mesmo acometimento miocárdico secundário a doença coronariana ou outra cardiomiopatia, podem levar a dilatação e posterior tração das cordas e cúspides. Dessa forma, a ecocardiografia costuma revelar uma coaptação mais apical das cúspides, assemelhando-se a uma "tenda" (*tenting*).
- Dilatação de anel: a principal causa de dilatação do anel tricúspide é a fibrilação atrial permanente, que leva a aumento do átrio direito e do anel valvar, que muda a sua conformação selar para uma forma plana, por distensão em direção posterior, onde há uma região menos fibrosa do anel, sem contato com outras estruturas cardíacas. Na ecocardiografia, observa-se uma coaptação plana, com redução do ponto de contato das cúspides. Na prática, os dois mecanismos de insuficiência secundária podem coexistir, com graus variados de apicalização das cúspides e dilatação do anel.

Fisiopatologia e quadro clínico

Em decorrência da insuficiência valvar, as cavidades direitas do coração passam a lidar com excesso de volume, levando a sobrecarga. Encontram-se aumento atrial direito e hipertrofia ventricular excêntrica. Em casos avançados, pode ocorrer disfunção sistólica do ventrículo direito. Pode-se observar, também, uma retificação diastólica do septo interventricular, podendo levar a algum grau de prejuízo à capacidade sistólica do lado esquerdo. A fibrilação atrial é uma complicação comum desses pacientes.

Pacientes podem evoluir com caquexia e quadros de icterícia, por disfunção hepática secundária à congestão venosa. O grau da insuficiência tricúspide, principalmente nas fases iniciais, pode variar consideravelmente, de acordo com o *status* volêmico do paciente. Não é incomum uma insuficiência tricúspide de grau importante em um paciente internado com insuficiência cardíaca descompensada, ha-

vendo redução na alta, por compensação clínica e redução da volemia.

Quadros mais avançados, que cursam com disfunção sistólica do ventrículo direito, levam a queixas como astenia e fadiga. A dispneia não é frequente, estando mais direcionada a valvopatias do lado esquerdo. Os quadros de anasarca, mas com pulmões sem congestão venocapilar pulmonar, levantam a hipótese de insuficiência tricúspide isolada de grau significativo.

A insuficiência tricúspide não leva a surgimento de hipertensão arterial pulmonar, mas quadros de hipertensão arterial pulmonar de grau elevado podem levar a insuficiência valvar.

Exame físico

O paciente portador de insuficiência tricúspide, quando compensado clinicamente, pode exibir poucos sinais no exame físico periférico. Em uma inspeção cuidadosa, é vista a presença de turgência jugular, as quedas x e x' desaparecem, e uma onda sistólica mais expressiva é aparente (c-v ou s). A descendente dessa onda (queda y) é rápida, sendo o achado mais importante da inspeção da veia jugular.

A inspeção do tórax revela um *ictus* amplo e hiperdinâmico. Na palpação do abdome, em graus avançados de insuficiência tricúspide, pode ser notada a presença de pulsação hepática. Anasarca só é encontrada em quadros avançados, com disfunção sistólica direita associada.

A ausculta cardíaca mostra um sopro sistólico contínuo, em foco tricúspide e borda esternal esquerda baixa. Pode ocorrer irradiação para a axila e em casos avançados. Quando há dilatação importante das cavidades direitas, o sopro é mais bem audível no foco mitral. Em casos de insuficiência tricúspide de grau importante, pode surgir ruído diastólico, devido ao hiperfluxo transvalvar.

Para diferenciar o sopro de outras valvopatias, deve-se observar o seu comportamento de acordo com o ciclo respiratório. Na insuficiência tricúspide, durante a inspiração profunda, o sopro aumenta de intensidade pelo aumento do retorno venoso. Já na expiração profunda, pelo aumento da pressão intratorácica, ocorrem redução do retorno venoso e consequente redução da intensidade na ausculta. A isso se dá o nome de manobra de Rivero-Carballo.

Outras manobras que aumentem a pré-carga de forma transitória apresentam o mesmo comportamento dessa manobra. Quadros avançados de disfunção sistólica podem ter a presença de terceira bulha do ventrículo direito.

Exames complementares

- Eletrocardiograma: quadros de insuficiência tricúspide de grau importante apresentam desvio do eixo para a direita e sinais de sobrecarga das câmaras direitas. Bloqueio de ramo direito pode coexistir, tanto nas car-

diomiopatias do ventrículo direito quanto nas grandes dilatações ventriculares.
- Radiografia de tórax: a área cardíaca é normal em estágios iniciais. Com a progressão da intensidade da insuficiência e a posterior dilatação das câmaras direitas, podemos encontrar aumento da área cardíaca à custa do átrio e ventrículo direitos. Congestão venocapilar pulmonar não é encontrada em quadros isolados de acometimento tricúspide.
- Teste ergométrico: pode apresentar alterações inespecíficas e ser indicado em casos de avaliação de classe funcional, naqueles que negam sintomatologia no dia a dia.
- Ecocardiografia: é o exame de escolha para a avaliação morfológica e funcional da valva tricúspide. Além de confirmar a presença da valvopatia, suspeitada no exame físico, é fundamental na graduação da lesão e na análise da repercussão hemodinâmica associada. A ecocardiografia é essencial para diferenciação entre valvopatias de etiologia primária ou secundária, e isso tem impacto direto na condução do caso. A análise das veias hepáticas faz parte da avaliação da gravidade da insuficiência tricúspide. A presença de fluxo sistólico reverso nas veias hepáticas está relacionada à insuficiência tricúspide de grau importante (Tabela 1).
- Ressonância: a ressonância do coração tem indicação em casos em que o ecocardiograma não foi totalmente conclusivo, principalmente sobre a função sistólica do ventrículo direito, ficando como exame complementar à avaliação ecocardiográfica.

TABELA 1 Classificação ecocardiográfica da insuficiência tricúspide

Dados ecocardiográficos	Discreto	Moderado	Importante
Morfologia *Doppler*	Densidade suave	Denso, mas de contorno indefinido	Denso, com forma triangular e pico precoce
Vena contracta (mm)	< 3	3-6,9	≥ 7
Área de jato (cm²)	–	–	> 10
Fluxo sistólico das veias hepáticas	Componente sistólico dominante	Componente sistólico reduzido	Fluxo reverso
Área do orifício de refluxo (cm²)	< 0,2	0,2-0,39	≥ 0,4
Volume regurgitante (mL)	< 30	30-44	≥ 45

Classificação clínica (Figura 3)

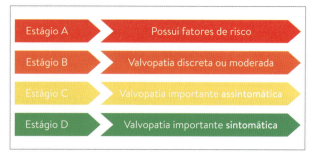

FIGURA 3 Classificação clínica das valvopatias baseada no *guideline* da American Heart Association de 2014.

Tratamento clínico

Em casos de insuficiência tricúspide primária, o tratamento clínico tem pouca efetividade, não alterando a morbidade e a mortalidade. É voltado para o alívio de sintomas, uma vez indicada a intervenção na valvopatia. A medicação de escolha é o diurético de alça, como a furosemida, para redução da volemia e alívio dos sintomas secundários à congestão sistêmica.

Vasodilatadores venosos, como os nitratos, podem ser associados, mas com impacto limitado na sintomatologia. Vasodilatadores arteriais e betabloqueadores têm pouca utilidade na presença de função sistólica do ventrículo direito preservada. Em quadros de disfunção sistólica comprovada, alguns serviços de Cardiologia orientam a prescrição de classes medicamentosas associadas à melhora de sobrevida na insuficiência cardíaca esquerda. Porém, não há fortes evidências dessa prática para disfunções do lado direito.

Em pacientes com insuficiência tricúspide isolada de etiologia funcional, o tratamento clínico é o recomendado com diureticoterapia adequada e rígido controle da ingesta hidrossalina. Até o momento, não há dados que demonstrem que a intervenção na insuficiência tricúspide isolada de etiologia funcional apresente impacto positivo na curva de sobrevida desses pacientes.

Intervenção

Pacientes com insuficiência tricúspide primária sintomáticos têm indicação clara de intervenção valvar, sendo a recomendação principal a realização de plastia valvar com anel protético.

Em casos em que a plastia não é possível, recomenda-se troca valvar com implante de bioprótese, visto que o lado direito do coração é altamente suscetível a trombose pelas baixas pressões cavitárias. Por esse motivo, próteses mecânicas devem ser evitadas na posição tricúspide.

Nos pacientes com insuficiência tricúspide de etiologia funcional, a intervenção está recomendada apenas no caso de outra lesão associada que indique intervenção, como uma valvopatia do lado esquerdo, ou coronariopatia com indicação de abordagem cirúrgica. Nesse caso, a presença de uma insuficiência tricúspide funcional deve ser abordada no mesmo tempo cirúrgico, preferencialmente com plastia valvar e uso de anel protético. Nesses casos, a abordagem da valva tricúspide não deve ser negligenciada, e a hipertensão pulmonar não é uma contraindicação, mas um fator de prognóstico pior. A abordagem concomitante deve ocorrer em caso de insuficiência tricúspide moderada ou mais grave e/ou anel tricúspide ≥ 40 mm ou 21 mm/m² (medido pela ecocardiografia transtorácica através da janela apical de 4 câmaras).

A abordagem percutânea ainda está em fase inicial de desenvolvimento, ficando restrita a protocolos de pesquisa, ou em casos de contraindicação clara à intervenção cirúrgica convencional. Dispositivos de anuloplastia ou com mecanismos *edge-to-edge* podem ser usados após extensa discussão de Heart Team institucional e em equipes com experiência no procedimento.

ESTENOSE TRICÚSPIDE

Definição

A estenose tricúspide (ET) é caracterizada por redução da abertura da valva tricúspide durante a diástole, fazendo surgir um gradiente diastólico transvalvar. A repercussão clínica em geral só aparece em quadros mais avançados, sendo as lesões moderadas bem toleradas.

Etiologia

- Reumática: a principal causa de ET é o acometimento reumático, com fusão das comissuras e redução da área valvar. Em geral, está presente junto com outras valvopatias do lado esquerdo.
- Congênita: a atresia de valva tricúspide é uma alteração rara, mas pode levar ao surgimento de gradiente diastólico.
- Outras: causas mais raras de ET são endocardite, com a vegetação dificultando a passagem de sangue pela valva, e fios de marca-passo que paralisam alguma cúspide, podendo gerar calcificação e fusão de cúspides, levando a gradiente diastólico (Figura 4). Como já dito, a síndrome carcinoide pode se apresentar com dupla lesão tricúspide, pela intensa redução da mobilidade por infiltração fibrosa.

Fisiopatologia e quadro clínico

A ET de grau importante pode levar a quadros de congestão venosa sistêmica, podendo apresentar-se como anasarca, embora isso seja raro. A função sistólica do ventrículo direito está preservada, e o acometimento é exclusivo do átrio direito, usualmente com intensa dilatação.

Alguns pacientes se queixam de desconforto cervical, devido à intensa distensão de veias jugulares.

A fibrilação atrial é complicação comum desses casos.

Exame físico

Quadros de congestão sistêmica são raros e só aparecem em fases avançadas. Pela obstrução ocorrer de forma proximal ao ventrículo direito, não é encontrada pulsação hepática no exame físico.

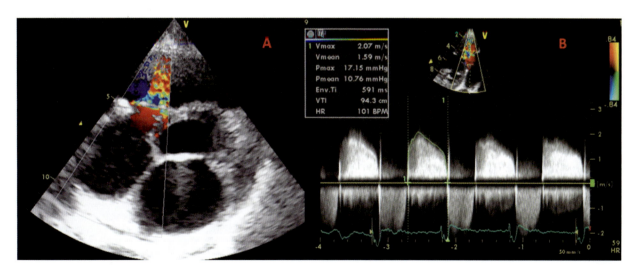

FIGURA 4 Estenose tricúspide causada pela presença de eletrodo de marca-passo calcificado. (A) Observa-se a turbulência de fluxo na diástole; (B) medida dos gradientes transvalvares elevados (gradiente máximo de 17 mmHg e médio de 11 mmHg), confirmando a estenose significativa.

Na presença de ritmo sinusal, a onda a do pulso jugular é alta, e a queda y é lenta e quase imperceptível. A ausculta se assemelha em algum grau à ausculta da estenose mitral, com presença de sopro diastólico do tipo ruflar, mas no foco tricúspide.

Estalido de abertura pode ser auscultado devido ao acometimento reumático, mas é menos comum do que na estenose mitral. Em caso de ritmo sinusal, pode ser auscultado reforço pré-sistólico.

Exames complementares

- Eletrocardiografia: aumento do átrio direito ou presença de fibrilação atrial.
- Radiografia de tórax: a grande maioria tem área cardíaca normal. Em casos avançados, pode ocorrer aumento de átrio direito. Diâmetros do ventrículo direito são preservados.
- Ecocardiografia: exame de escolha para avaliação da ET. Além de confirmar a presença da valvopatia suspeitada no exame físico, estabelece a etiologia e é fundamental na graduação da lesão e na análise da repercussão hemodinâmica associada. Por meio da ecocardiografia, ocorre a análise dos gradientes transvalvares e da área valvar, para a devida classificação da ET (Tabela 2).

TABELA 2 Classificação ecocardiográfica da estenose tricúspide

Dados ecocardiográficos	Discreto	Moderado	Importante
Área valvar (cm²)	> 1,5	1,5-1,0	< 1,0
Gradiente diastólico médio (mmHg)	–	–	> 5
PHT (ms)	–	–	> 190

Classificação clínica (Figura 5)

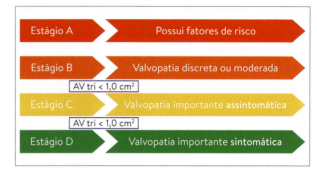

FIGURA 5 Classificação clínica da estenose tricúspide.

Tratamento clínico

O tratamento clínico apresenta baixa efetividade nesses pacientes, servindo de alívio de sintomas até a intervenção. O uso de diuréticos de alça e betabloqueadores pode ser benéfico, ao reduzir a congestão sistêmica e aumentar o tempo diastólico, melhorando o gradiente diastólico. Vasodilatadores têm pouca efetividade em quadros de ET.

Intervenção

O tratamento de escolha para pacientes com ET importante e sintomática de etiologia reumática é a valvotomia percutânea com balão, assim como na estenose mitral. Em casos refratários à intervenção percutânea ou em resultados subótimos após a dilatação, está indicada a correção cirúrgica com troca valvar e implante de bioprótese (ver Capítulo "Tratamento cirúrgico das valvopatias"). Plastia valvar nesses casos não costuma ter bons resultados.

O implante de prótese mecânica na posição tricúspide deve ser evitado, pela elevada ocorrência de fenômenos tromboembólicos.

O QUE AS DIRETRIZES RECOMENDAM

- Baumgartner H, Falk V, Bax JJ, De Bonis M, Hamm C, Holm PJ, et al. 2017 ESC/EACTS Guidelines for the management of valvular heart disease. Eur Heart J. 2017;38(36):2739-91.
- Nishimura RA, Otto CM, Bonow RO, Carabello BA, Erwin JP, Fleisher LA, et al. 2017 AHA/ACC Focused Update of the 2014 AHA/ACC Guideline for the Management of Patients With Valvular Heart Disease: A Report of the American College of Cardiology/American Heart Association Task Force on Clinical Practice Guidelines. Circulation. 2017;135(25):e1159-e1195.
- Tarasoutchi F, Montera MW, Ramos AIO, Sampaio RO, Rosa VEE, Accorsi TAD, et al. Atualização das diretrizes brasileiras de valvopatias – 2020. Arq Bras Cardiol. 2020;115(4):720-75.

SUGESTÕES DE LEITURA

1. Axtell AL, Bhambhani V, Moonsamy P, Healy EW, Picard MH, Sundt TM 3rd, et al. Surgery Does Not Improve Survival in Patients With Isolated Severe Tricuspid Regurgitation. J Am Coll Cardiol. 2019;74(6):715-25.
2. Dreyfus GD, Martin RP, Chan KM, Dulguerov F, Alexandrescu C. Functional tricuspid regurgitation: a need to revise our understanding. J Am Coll Cardiol. 2015;65(21):2331-6.
3. Meneghelo ZM, Bihan DLE, Assef J. Valvopatia tricúspide. In: Moreira MCV, Montenegro ST, de Paola AA, organizadores. Livro-texto da Sociedade Brasileira de Cardiologia. Barueri: Manole; 2015. p.1455-60.
4. Otto CM, Bonow RO. A valvular heart disease: a companion to Braunwald's heart disease. 4. ed. Philadelphia: Elsevier; 2004.
5. Silbiger JJ. Atrial functional tricuspid regurgitation: an underappreciated cause of secondary tricuspid regurgitation. Echocardiography. 2019;36(5):954-7.

NOTA DOS EDITORES

Este capítulo possui referências bibliográficas adicionais, recomendadas pelos autores, na plataforma digital complementar do livro. Por motivos de compactação, somente algumas delas estão aqui contempladas. Utilize o QR code abaixo para ter acesso a esse conteúdo:

64

Tratamento cirúrgico das valvopatias

Renato Abdala Karam Kalil
Carlos Manuel de Almeida Brandão
Pablo Maria Alberto Pomerantzeff
Giovani Assumpção de Linhares

DESTAQUES

- Critérios para indicações de cirurgia nas lesões valvares.
- Técnicas de plástica das valvas aórtica, mitral e tricúspide.
- Escolha do tratamento nas insuficiências mitrais de etiologias degenerativa e funcional.
- Para a obtenção de bons resultados com a plástica da valva mitral, é necessário o conhecimento da estrutura dinâmica tridimensional da valva e do seu funcionamento por meio do ciclo cardíaco, bem como o domínio das diversas técnicas de reconstrução valvar.
- Na doença reumática, apesar de resultados tardios menos satisfatórios, a plástica mitral deve ser realizada quando existe boa mobilidade da cúspide anterior, principalmente nos pacientes jovens. A plástica da valva mitral apresenta vantagens quanto à sobrevida imediata e tardia, mesmo nos pacientes com etiologia reumática.
- Quando tratar fibrilação atrial permanente simultânea.
- Tratamento percutâneo da insuficiência mitral com MitraClip.
- Deve sempre ser lembrado que na insuficiência mitral funcional a doença é do ventrículo esquerdo, não da valva em si, e que, se forem mantidas as dimensões do ventrículo e sua tração sobre o aparelho valvar, fica comprometida a plastia, sendo alta a incidência de recidiva da regurgitação.
- Pacientes com fibrilação atrial (FA) crônica que serão submetidos a tratamento cirúrgico mitral devem submeter-se ao procedimento de Cox-Maze modificado, conhecido como procedimento do labirinto, concomitantemente.
- Critérios para escolha do substituto valvar e suas razões.
- Ao contrário da valva mitral, nos pacientes adultos com estenose ou insuficiência aórtica o tratamento mais recomendado e praticado é a substituição valvar por próteses valvares biológicas ou mecânicas.
- Resultados tardios das próteses biológicas e mecânicas.
- Os novos anticoagulantes podem ser usados em pacientes com FA e bioprótese após o terceiro mês de pós-operatório.
- A disfunção estrutural é a principal complicação tardia das bioproteses e é diretamente dependente da idade.
- A insuficiência da valva pulmonar na evolução tardia das cardiopatias congênitas operadas.
- Novas tecnologias utilizadas na fabricação de próteses biológicas e mecânicas.

- Técnicas e resultados do implante valvar aórtico transcateter (TAVI ou TAVR).

- Nas próteses mecânicas, a anticoagulação vitalícia com varfarina é necessária e deve ser iniciada 2 dias após a cirurgia, sempre precedida e associada com a anticoagulação parenteral com heparina, até serem atingidos valores de INR entre 2 e 3.

- Os homoenxertos apresentam vantagens, como maior resistência à infecção e baixos gradientes transvalvares, entretanto existem dificuldades para obtenção e desvantagens técnicas.

- O implante transcateter se relaciona com menor morbidade hospitalar. Requer ambiente cirúrgico híbrido, com fluoroscopia, ecocardiografia transesofágica e material cirúrgico adaptado ao uso radioscópico e um time de especialistas (heart team), que inclui cirurgiões, clínicos e hemodinamicistas. A durabilidade das biopróteses transcateter não está determinada e tende a ser menor que a das biopróteses cirúrgicas.

INTRODUÇÃO

O tratamento das valvopatias vem sofrendo contínuas transformações, mais rapidamente nas últimas duas décadas. A introdução e o aperfeiçoamento das próteses percutâneas (via apical ou femoral), evoluções no desenho e métodos de preservação das próteses de tecidos biológicos e principalmente a evolução, aprimoramento e reprodutibilidade das técnicas de reparo com preservação valvar, ou seja, das valvoplastias, têm incorporado na prática novas formas de tratamento com significativos benefícios clínicos.

Fatores sociais, como o aumento da expectativa de vida da população, vêm aumentando a prevalência de determinadas doenças valvares, dentre elas a estenose aórtica e a regurgitação mitral degenerativa, fato que, ao lado de melhor controle da doença reumática em algumas regiões, tem implicação direta no quadro epidemiológico e nos resultados cirúrgicos desses pacientes. Alguns autores consideram a doença valvar aórtica a "próxima epidemia", em razão da sua alta prevalência. Estimativas internacionais consideram que até 4% da população com idade superior a 65 anos seja portadora de estenose aórtica calcificada.

VALVA MITRAL

Cirurgia conservadora

São aceitas como vantagens da reconstrução valvar em relação à substituição valvar menor morbimortalidade operatória, menores taxas de tromboembolismo, hemólise e endocardite, melhores índices de sobrevida, preservação da função ventricular esquerda, necessidades reduzidas de anticoagulação e menores custos.

Estenose mitral

A comissurotomia mitral tem como objetivo restabelecer a área valvar adequada por meio da secção da fusão comis-

sural e dos músculos papilares, mantendo a competência valvar. Os primeiros relatos com comissurotomia mitral a céu aberto demonstraram bons resultados hemodinâmicos e significativa redução da área cardíaca em relação à técnica fechada, com mortalidade semelhante. Situações como abertura valvar inadequada, laceração inadvertida do aparelho valvar e tromboembolismo decorrente da presença de trombos intracavitários tornaram-se menos frequentes. A experiência acumulada certificou a eficácia e o baixo índice de morbimortalidade da comissurotomia mitral a céu aberto.

Valvotomia mitral percutânea por cateter-balão (VMCB) é o procedimento de escolha para o tratamento da estenose mitral reumática grave e sintomática. Na presença de sintomas, mesmo que discretos, com estenose moderada a grave (área de orifício mitral ≤ 1,5 cm²), tem indicação de intervenção, uma vez que o risco periprocedimento é baixo e os resultados são ótimos. A VMCB também está indicada em casos assintomáticos, porém considerados muito severos (área valvar < 1 cm²), especialmente naqueles com alto risco tromboembólico (tromboembolismo prévio, contraste espontâneo denso no AE e FA de início recente) e/ou alto risco de descompensação hemodinâmica (PSAP ≥ 50 mmHg em repouso, indicação de cirurgia não cardíaca de grande porte ou desejo de gestar). O procedimento é contraindicado em casos de trombo em AE, morfologia valvar desfavorável (escore de Wilkins-Block > 8) ou insuficiência mitral moderada-grave associada. Na presença de trombo atrial, um período de anticoagulação de 1-3 meses com resolução do trombo documentada em novo ecocardiograma não contraindica o procedimento. Nos pacientes de alto risco cirúrgico, independentemente da morfologia valvar, pode-se considerar VMCB. A VMCB também pode ser indicada nos casos sintomáticos, sem outra causa plausível exceto a EM leve com hipertensão pulmonar secundária. A taxa de mortalidade varia entre 1-2%, e complicações incluem embolia cerebral e perfuração cardíaca (cerca de 1% dos casos). O risco de desenvolver insuficiência mitral grave pós-procedimento é de 2%.

Cirurgicamente, há três possíveis abordagens da valva mitral (valvotomia fechada, em desuso; aberta, sob visão direta, e troca valvar). É preferível, sempre que possível, a valvotomia aberta (plástica mitral), mas com frequência, havendo anatomia desfavorável, opta-se pela troca valvar. A valvotomia cirúrgica é recomendada a pacientes sintomáticos (NYHA III e IV), quando a VMCB está indisponível ou é contraindicada e quando o risco cirúrgico é aceitável. O tratamento cirúrgico também é preferível nos casos de estenose mitral de etiologia degenerativa (não reumáticos) com refratariedade clínica.

É preciso reconhecer que a valvotomia mitral, percutânea ou cirúrgica, é paliativa, em vez de curativa e, mesmo quando bem-sucedida, há algum grau de disfunção mitral residual. Reestenose verdadeira da valva ocorre em cerca de 20% dos casos em 10 anos, mas a IM pós-procedimento pode agravar-se o suficiente para necessitar de intervenção. Quando adequadamente indicada, a valvotomia mitral, executada por qualquer técnica, altera o curso clínico da doença com melhora sintomática por 10-15 anos. Quando um segundo procedimento é necessário, geralmente se opta pela troca valvar.

A troca valvar fica reservada aos casos de IM associada à EM, naqueles com anatomia desfavorável à plástica valvar ou nos já submetidos a valvotomia prévia. A taxa de mortalidade operatória na troca mitral varia de 3-8% na maioria dos centros. Nos pacientes com < 65 anos e naqueles com FA, as próteses mecânicas podem ser as preferidas, individualizando a escolha e discutindo com o paciente sobre a evolução esperada.

INSUFICIÊNCIA MITRAL

Sem tratamento cirúrgico o prognóstico da insuficiência mitral com insuficiência cardíaca é ruim, com mortalidade estimada de 34% ao ano para casos francamente sintomáticos (NYHA III e IV). O tratamento cirúrgico está disponível na forma de troca valvar ou valvoplastia mitral (método de escolha). A troca valvar frequentemente não impede a deterioração progressiva da função do ventrículo esquerdo (VE), por afetar negativamente sua geometria, salvo quando preserva o suporte à estrutura do VE, proporcionado pela manutenção da cordoalha e músculos papilares. Além disso, a troca valvar tem maior risco de trombose, hemorragia e endocardite. Pacientes idosos, com mais de 80 anos, em bom estado geral, não têm contraindicação ao procedimento cirúrgico apenas pela idade e sim pela fragilidade. A presença de FA permanente e de longa duração no pré-operatório piora o prognóstico da correção cirúrgica, e deve ser considerada a realização concomitante de procedimentos para tratar a FA, como o procedimento do labirinto (maze procedure, proposto por Cox) ou suas modificações, incluindo-se a ablação direta ou o isolamento elétrico das veias pulmonares, por corte e sutura ou por radiofrequência transoperatória (ver "Fibrilação atrial", a seguir). A persistência da FA no pós-operatório compromete parcialmente os benefícios da plastia mitral.

O tratamento cirúrgico melhora substancialmente a sobrevida dos pacientes, especialmente naqueles com FE > 60% e DSFVE < 40 mm. Os pacientes com disfunção de VE acentuada às vezes permanecem sintomáticos e com progressão da insuficiência cardíaca. Portanto, todo esforço deve ser feito para operar os pacientes antes que sintomas severos apareçam.

A configuração do anel mitral pode ser comparada a uma sela, na qual a parte mais alta corresponderia às cúspides durante a sístole ventricular e a mais baixa ao segmento das comissuras. Essa forma possibilita que o anel anterior da valva mitral circunde a via de saída do VE sem que seja prejudicada. Além disso, o anel mitral é submetido a alterações periódicas em formato e tamanho durante o ciclo cardíaco, com sua evidente contração durante a sístole. Dilatação patológica do anel mitral ocorre na maioria das vezes na porção correspondente à cúspide posterior, pois a porção do anel anterior entre os trígonos fibrosos tende a ser mais estável. Essas considerações demonstram por que na grande maioria das plásticas mitrais se realiza algum tipo de anuloplastia posterior. As técnicas visam à redução da dilatação da cúspide posterior e seu alinhamento com a anterior, restabelecendo a zona de coaptação entre ambas.

O prolapso da valva mitral apresenta como mecanismo mais frequente de insuficiência o alongamento ou a rotura de cordas, e hoje tem indicação precisa de plástica valvar como a primeira opção. Em vários países, a rotura de cordas é a causa mais frequente de regurgitação mitral. Em pacientes portadores de degeneração mixomatosa com rotura ou alongamento de cordas tendíneas da cúspide posterior é realizada ressecção quadrangular da cúspide posterior. Pacientes que apresentam rotura de corda de cúspide anterior da valva mitral têm sido preferencialmente tratados pela técnica de ressecção em cunha paralela ao anel do segmento acometido, sutura dessa cúspide e anuloplastia posterior complementar. Cordas tendíneas podem ser encurtadas no nível dos papilares ou junto à borda livre das cúspides. Na existência de rotura de corda de cúspide anterior existe a possibilidade de transferência de corda da cúspide posterior para a anterior. Cordas artificiais, por exemplo, de politetrafluoretileno expandido (PTFE), auxiliam na correção de segmentos prolapsados de cúspides tanto por rotura como por alongamento de cordas.

Valvoplastia mitral percutânea

Mais recentemente, tem estado disponível para a prática clínica a opção de plastia mitral percutânea, por cateterismo cardíaco transeptal. O dispositivo mais empregado é o *Mitra-Clip*, que promove a junção dos folhetos anterior e posterior, na porção mediana do orifício valvar, ou no ponto em que a morfopatologia valvar indicar, após avaliação ecocardiográfica. O dispositivo simula uma técnica de valvoplastia utilizada no passado, descrita por Alfieri, e que reduz o jato de regurgitação, promovendo a melhora clínica do paciente. Está indicada naqueles casos de muito alto risco cirúrgico. Seus resultados mais significativos estão relacionados à insuficiência de etiologia degenerativa. Na regurgitação mitral funcional, de etiologia isquêmica ou por cardiomiopatia, o emprego de *MitraClip* tem sido estudado em ensaios clínicos, mas esses resultados são ainda controversos.

Fibrilação atrial secundária

O procedimento combina incisões nos átrios esquerdo e direito, ressecção do apêndice atrial e isolamento das veias pulmonares. Dados de experiência dos autores e da literatura mostram que cerca de 80-95% dos pacientes submetidos ao procedimento do labirinto têm o ritmo sinusal restaurado no pós-operatório. Havendo sucesso na reversão a ritmo sinusal ou, pelo menos, ritmo atrial regular, restabelece-se a função atrial normal e diminui o risco potencial de embolia cerebral e outras complicações tromboembólicas. Mais recentemente, o procedimento foi simplificado, pela introdução da ablação transoperatória com dispositivos de radiofrequência, bem como pela simples exclusão das veias pulmonares, sem atuação sobre o átrio direito e mantendo os mesmos resultados.

VALVA TRICÚSPIDE

A insuficiência tricúspide geralmente é secundária à dilatação do anel, em pacientes com hipertensão pulmonar e dilatação do VD. Várias técnicas são utilizadas para a correção da insuficiência tricúspide, como as anuloplastias de De Vega, de Revuelta, bem como a bicuspidização da valva tricúspide. Na literatura, aproximadamente 5-10% das valvas tricúspides são substituídas.

A incidência de insuficiência tricúspide funcional grave tardia, após cirurgia de sucesso nas valvas mitral e aórtica, aparece em torno de 7,7% e cursa com significante redução na sobrevida. A idade, sexo feminino, etiologia reumática, FA e elevado gradiente de pico de pressão transvalvar são os principais fatores de risco. Existem fortes evidências que suportam o benefício clínico da correção mais frequente e concomitante da insuficiência tricúspide moderada e grave e da FA. As diretrizes internacionais e brasileira mais recentes recomendam a valvoplastia tricúspide simultânea à correção mitral, mesmo em casos de regurgitação leve, quando o diâmetro do anel valvar excede 40 mm. Os pacientes que necessitam de cirurgia da valva tricúspide isolada ou combinada constituem um grupo de alto risco, e a sobrevida em longo prazo é comprometida. Muitos autores mencionam que a utilização de anéis na anuloplastia tricúspide está associada com melhor sobrevida e taxas menores de reoperação tardia.

VALVA PULMONAR

Estenose pulmonar

A etiologia congênita é a mais comum em estenose pulmonar (EP). A EP na criança é tratada em outros capítulos deste livro. Os adultos com obstruções leves a moderadas da via de saída do ventrículo direito (VD) são geralmente assintomáticos. É considerada grave a EP que gere velocidade máxima de jato pulmonar > 4 m/s ou gradiente de pico instantâneo > 64 mmHg. As consequências dessas alterações são a dilatação das câmaras direitas, hipertrofia ventricular direita e dilatação pós-estenótica do tronco da artéria pulmonar.

Os pacientes adultos com forma simples e leves de obstrução não pioram no decorrer do tempo. Uma obstrução moderada poderá progredir em 20% dos pacientes pela calcificação da valva. Nos pacientes com EP grave e sintomática, a valvoplastia por cateter-balão (dilatação da EP) é a terapia-padrão. O comprometimento carcinoide requer anuloplastia e troca valvar.

Insuficiência pulmonar

A insuficiência pulmonar (IP) pode ser consequência da dilatação do anel pulmonar secundária à hipertensão pulmonar de qualquer etiologia, ou secundária à dilatação da artéria pulmonar. Endocardite infecciosa pode envolver a valva pulmonar e determinar regurgitação. A maior sobrevida de pacientes com cardiopatia congênita operada na infância aumenta a incidência de IP residual em adultos jovens, geralmente após correção cirúrgica da tetralogia de Fallot ou da correção cirúrgica ou percutânea da EP congênita. Causas menos comuns incluem trauma, síndrome carcinoide, envolvimento reumático, lesão produzida por cateter de artéria pulmonar, sífilis e trauma torácico.

A IP raramente é importante o suficiente para precisar de tratamento específico, com exceção dos pacientes com correção prévia de tetralogia de Fallot ou condições semelhantes de obstrução à via de saída do VD. Nesses pacientes, em que tenha permanecido grau importante de regurgitação valvar pulmonar, muitas vezes pela própria ausência de valva, há sobrecarga progressiva do VD, que resulta em dilatação, comprometimento da contratilidade e arritmias ventriculares. Essa evolução acarreta risco de insuficiência cardíaca e mesmo óbito, que pode ocorrer subitamente em pacientes previamente pouco sintomáticos. Nesses casos, está sendo recomendado implante de bioprótese valvar pulmonar, tanto por via cirúrgica quanto por via percutânea, havendo clara preferência pelo implante de biopróteses, mesmo em jovens, devido tanto à maior durabilidade dessas no lado direito do coração, em relação ao esquerdo (mitral e aórtico), como pela possibilidade futura de implante percutâneo tipo *valve-in-valve*, nos casos de degeneração estrutural tardia da bioprótese.

VALVA AÓRTICA

Estenose e insuficiência da valva aórtica

A comissurotomia aórtica pode ser utilizada em pacientes reumáticos ou congênitos. Na estenose aórtica congênita, a valva aórtica pode-se apresentar com três, duas ou, mais raramente, uma válvula indiferenciada. Neste último caso, deve-se realizar a comissurotomia, de forma a obter abertura satisfatória do orifício valvar sem criar refluxo. Na estenose aórtica calcificada, degenerativa ou reumática, a comissurotomia associada à descalcificação e ao desbastamento das válvulas pode ser realizada em casos excepcionais, com bons resultados em médio prazo.

A plástica da valva aórtica pode ser realizada em algumas situações específicas. Quando existe prolapso das válvulas, geralmente associado à comunicação interventricular, pode-se fixar as válvulas junto às comissuras, ou plicar a parte central das válvulas com prolapso. Nos pacientes com retração das válvulas, geralmente reumáticos, é possível alongá-las com remendos de pericárdio bovino ou autólogo. Essas técnicas são bastante úteis em crianças, nas quais o anel aórtico é pequeno, fator que limita o implante de uma prótese convencional. A experiência mundial com a plástica da valva aórtica é limitada a alguns centros.

SUBSTITUIÇÃO VALVAR

Próteses biológicas (bioproteses)

Valvas teciduais ou biológicas foram desenvolvidas para reduzir o risco de tromboembolismo e a necessidade de anticoagulação (e todos os risco implicados a esta). Podem ser construídas de tecido de valva suína ou pericárdio bovino, além de homoenxertos (cadáveres humanos) e autoenxerto (pericárdio ou valva pulmonar do próprio paciente). Durante os primeiros 3 ou 6 meses do pós-operatório a varfarina tem sido crescentemente recomendado, para prevenir trombose valvar, que na maioria das vezes é subclínica e prejudica a durabilidade tardia da bioprótese, contribuindo para sua calcificação. O uso diário de AAS a longo prazo também é controverso. Ensaios clínicos randomizados que compararam varfarina com novos anticoagulantes e incluíram subgrupos de pacientes com bioprótese mostraram equivalência entre essas terapias. Uma combinação de antiplaquetários é recomendada de 3-6 meses após o implante, seguido por antiplaquetário único indefinidamente.

Os resultados são muito satisfatórios, principalmente nos pacientes acima de 60 anos quanto à sobrevida livre de disfunção estrutural. Essa é a maior limitação das bioproteses, que compromete sua durabilidade, devido a calcificação e/ou a degeneração estrutural, que ocorre ao longo dos anos. A degeneração está inversamente relacionada à idade do paciente no momento do implante. Em jovens, a degeneração por calcificação dos folhetos ocorre mais rapidamente. Por esse motivo, as bioproteses são a primeira opção apenas em pacientes acima dos 60 anos. Esses critérios vêm mudando, contudo, e hoje se aceita o implante já acima dos 50 anos de idade, discutindo-se as opções com o paciente.

Com relação aos resultados clínicos de longo prazo com a utilização de bioproteses, várias publicações demonstraram resultados favoráveis. As bioproteses porcinas completaram 50 anos de utilização clínica, tendo sido utilizadas pela primeira vez em 1968 por Binet, na França, na posição aórtica (50 anos). Desde então, vários autores e várias próteses porcinas foram desenvolvidas, dentre elas Hancock®, Carpentier-Edwards®, Mosaic® e Biocor®.

Estudos com próteses porcina apresentam excelentes resultados, com sobrevida livre de disfunção estrutural de 40,6% para a posição aórtica, sendo que essa taxa aumenta para 82,9% nos pacientes com idade superior a 70 anos. Com próteses porcinas Biocor®, obtiveram-se bons resultados em 20 anos de acompanhamento e boa durabilidade em 17 anos para troca valvar aórtica com sobrevida livre de reoperação por disfunção estrutural de 61%.

As próteses de pericárdio bovino foram desenvolvidas em 1971 e tiveram maior utilização mundial no início dos anos 1980. As bioproteses de pericárdio bovino de segunda geração foram desenvolvidas com o intuito de obter melhoras na hemodinâmica com relação às próteses de pericárdio e porcinas de primeira geração. Estudos de grande impacto incluíram mil pacientes com prótese de pericárdio bovino Carpentier-Edwards®, com 17 anos de acompanhamento, obtendo-se sobrevida livre de disfunção estrutural de 82% em 15 anos, sendo de 34,7% para pacientes com idade inferior a 65 anos e de 89,4% para pacientes acima de 65 anos. Em outro estudo multicêntrico com a prótese de pericárdio bovino Carpentier-Edwards Perimount®, prótese que inclui tratamento anticalcificante e fixação em alta temperatura em sua confecção, Marchand et al. apresentaram 37,1% de sobrevida atuarial, com 68,8% livre de disfunção estrutural em 14 anos. As taxas linearizadas dos eventos endocardite e tromboembolismo foram baixas, mostrando bom desempenho em longo prazo dessas bioproteses de terceira geração.

No Brasil, uma experiência de 15 anos com próteses de pericárdio bovino Fisics-InCor com 2.259 pacientes, com curva atuarial de sobrevida livre de calcificação de 48,8% na posição aórtica, observamos sobrevida atuarial livre de disfunção estrutural de 98,57% em 8 anos de acompanhamento. Outro estudo utilizando a bioprótese St. Jude Medical® analisou 304 pacientes submetidos à troca valvar e que receberam alta hospitalar e observaram probabilidade de sobrevida de 69,3% e probabilidade de sobrevida livre de evento de 40,2% em 10 anos de acompanhamento. Devemos ressaltar que, em nossa população, principalmente devido à alta prevalência da febre reumática, os pacientes submetidos a cirurgia valvar têm idade média muito inferior aos estudos internacionais.

Outra modificação mais recente introduzida nas biopróteses foi a utilização de outros fixadores de tecidos no tratamento do pericardio bovino em substituição ao glutaraldeído, por exemplo, o "Resilia Tissue", que vem sendo utilizado na prótese Inspiris® da Edwards há 5 anos. Essa prótese vem apresentando resultados promissores, como recentemente publicado no *Commence trial*, estudo que incluiu 689 pacientes sem nenhum caso de reoperação por disfunção estrutural em 4 anos de acompanhamento. Outro potencial benefício dessa prótese é o sistema que permite a expansão do seu anel de sustentação, facilitando o implante de uma TAVI (implante de bioprótese percutânea transcateter) no futuro.

Próteses mecânicas

São de três tipos: esférica (em gaiola, cuja produção foi interrompida em 2007), disco oscilante e prótese de duplo folheto. As valvas de duplo folheto são hoje as mais utilizadas no mundo por serem menos volumosas e de melhor perfil hemodinâmico. A durabilidade das valvas protéticas mecânicas é excelente, com registros de até 40 anos de sobrevida. Os resultados clínicos tardios com a utilização de próteses mecânicas de duplo folheto mostram baixa incidência de eventos tardios relacionados à prótese, incluindo o tromboembolismo e a hemorragia, endocardite e escape paravalvar, além de praticamente ausência de disfunção estrutural. Estudos comparativos entre tipos ou marcas diferentes de próteses mecânicas de duplo folheto como a CarboMedics e a St. Jude demonstraram resultados semelhantes em relação à sobrevida, evento tromboembólico e sangramento.

A intensidade da anticoagulação varia conforme o tipo de valva, a posição da mesma e a presença de fatores de risco adicionais para tromboembolismo (FA, FEVE ≤ 35, diâmetro do AE > 50 mm, tromboembolismo prévio ou condição de hipercoagulabilidade). Mais recentemente têm sido realizados ensaios clínicos com alguns modelos de próteses avaliando desfechos com níveis inferiores de anticoagulação, obtendo-se resultados favoráveis. A associação com AAS ou outro antiplaquetário é benéfico em reduzir o risco de tromboembolismo, mas não é consensual seu uso em todos os pacientes com valvas protéticas mecânicas. Nos casos de fenômenos tromboembólicos em vigência de anticoagulação adequada (INR no alvo), a associação do AAS com varfarina é recomendada para todos, pelas diretrizes. Novos anticoagulantes (inibidores diretos da trombina ou agentes anti-Xa) são contraindicados em pacientes com próteses mecânicas.

A trombose de prótese é grave e incomum complicação, geralmente se manifestando com insuficiência cardíaca aguda/exacerbada, em pacientes com anticoagulação ineficaz. A trombose é mais comum nas valvas em posição mitral e tricúspide, e às vezes é difícil de diferenciar da formação de *pannus*, ou seja, tecido fibroso cicatricial que protrui em direção ao orifício da prótese. Cirurgia de emergência é recomendada para pacientes com próteses em câmaras esquerdas e choque cardiogênico ou sintomas importantes (classe funcional NYHA III e IV), bem como se trombo móvel e grande (≥ 0,8-1,0 cm² no ecocardiograma transesofágico) pelo alto risco de embolização. Terapia fibrinolítica inicial, entretanto, é recomendada para pacientes com piora funcional recente (< 2 semanas), com sintomas mais brandos (NYHA II), trombo pequeno (< 0,8-1,0 cm²) e para pacientes críticos quando a cirurgia está indisponível ou é de alto risco. Trombólise também é recomendada nos casos de trombose de valvas em câmaras direitas.

Os resultados tardios das próteses mecânicas estão bem sedimentados na literatura. Em recente publicação da Cleveland Clinic, com 30 anos de evolução das próteses St. Jude Medical®, os autores demonstraram excelentes resultados na posição aórtica, com sobrevida livre de morte relacionada à válvula de 76% e livre de reoperação de 92%. Estudo com a prótese CarboMedics® observou sobrevida de 85,6% em 10 anos de acompanhamento, com baixas taxas de eventos como tromboembolismo e sangramento. Outros autores mostraram com a prótese Sorin Bicarbon® taxa de sobrevida cumulativa de 80,1% para troca aórtica após 9,8 anos de acompanhamento.

Outra prótese mecânica que vem sendo utilizada é a On-X®, que apresenta melhor hemodinâmica pela abertura em 90° dos seus folhetos, causando menor turbulência no fluxo do sangue. Alguns estudos recentes estão propondo sua utilização com uma anticoagulação mais branda, mantendo-se níveis de INR em torno de 1,5 e com resultados iniciais promissores.

Homoenxertos

A experiência mundial com homoenxertos é limitada a alguns centros, devido a fatores como escassez de doadores, dificuldade de conservação e esterilização, necessidade de criação de bancos de valvas para processamento e armazenamento e dificuldades técnicas relativas ao implante. As indicações mais comuns de utilização de homoenxertos incluem crianças e adultos jovens, reconstruções congênitas complexas e, principalmente, na endocardite infecciosa.

Na literatura, poucos autores publicaram séries expressivas com longo tempo de acompanhamento. O'Brien et al., em uma série de 1.022 homoenxertos aórticos com 29 anos de acompanhamento, apresentaram resultados bastante satisfatórios, com sobrevida livre de reoperação de 50% em 20 anos de acompanhamento, sem diferenças quanto ao tipo de preservação do homoenxerto. No Brasil, a experiência com homoenxertos é limitada a alguns serviços. Costa et al. publicaram resultados de 282 pacientes submetidos ao implante de homoenxertos criopreservados, com 10 anos de acompanhamento, com boa capacidade funcional e baixa morbimortalidade tardia. O único fator de risco para a degeneração tecidual primária foi idade do paciente inferior a 20 anos.

Próteses *stentless*

As próteses *stentless* surgiram no final da década de 1980 com o intuito de melhorar a hemodinâmica com relação às próteses existentes, com menores gradientes transvalvares e menor estresse sobre o tecido, diminuindo a disfunção estrutural e o volume de massa do ventrículo esquerdo e melhorando assim a função do ventrículo esquerdo e a sobrevida tardia dos pacientes. Entretanto, alguns problemas relacionados principalmente ao implante são relatados, pois este é tecnicamente mais complexo, o que leva ao aumento do tempo cirúrgico e, consequentemente, da morbidade e mortalidade, além de maior número de reoperações precoces por insuficiência residual.

Estudos com bioprótese porcina por 8 anos encontraram sobrevida livre de disfunção estrutural de 97,4% com baixo gradiente transvalvar, boa área valvar efetiva, baixa taxa de eventos e índice de reoperação de 0,3/100 pacientes/ano. Outro, com acompanhamento de 10 anos com a mesma prótese, demostrou sobrevida atuarial de 69% e taxas linearizadas livre de reoperação, fenômenos tromboembólicos e endocardite de 79,9, 94,6 e 95,9%, respectivamente. Estudos com prótese porcina Freestyle® observaram taxa livre de disfunção estrutural de 100%, livre de endocardite de 97,2% e de reoperação de 97% em 8 anos de acompanhamento. Outro estudo de Luciani et al. com 8 anos de acompanhamento da bioprótese porcina Biocor PSB® mostrou taxa de sobrevida livre de disfunção estrutural de 92%. Hvass et al. observaram, em 10 anos de acompanhamento com a utilização da prótese porcina CryoLife® O'Brien, sobrevida atuarial de 76% com taxa livre de disfunção estrutural de 99,7% em pacientes com idade maior ou igual a 65 anos e de 86% para aqueles com idade menor de 65 anos, além de resultados favoráveis com relação a gradiente transvalvar, orifício valvar efetivo, regressão da massa ventricular, com baixas taxas de reoperação, endocardite e eventos tromboembólicos.

Próteses de liberação rápida e *sutureless*

As próteses de liberação rápida e/ou *sutureless* apresentam a vantagem de reduzir o tempo de implante, portanto reduzindo os tempos de CEC e de pinçamento aórtico, sendo indicadas principalmente em pacientes submetidos a cirurgias combinadas (revascularização do miocárdio associada à substituição valvar), em pacientes com anel aórtico pequeno e em cirurgias minimamente invasivas, com o intuito de diminuir o tempo de CEC. Também apresentam menores gradientes transvalvares no pós-operatório em razão de seu desenho e confecção, o que minimizaria o risco de *mismatch* no pós-operatório. Alguns autores também consideram essas próteses uma alternativa à TAVI, pela menor incidência de bloqueio atrioventricular no pós-operatório.

Existem dois tipos de próteses de liberação rápida: as chamadas autoexpansíveis, como a Enable®, da Medtronic, e as balão-expansíveis, como a Perceval®, da Livanova, e a Intuity®, da Edwards. Essas são as mais comumente utilizadas, e os resultados publicados até o momento são satisfatórios, demonstrando bons resultados clínicos e hemodinâmicos, com mais de 5 anos de acompanhamento. Estudo comparativo recente entre os dois dispositivos demonstrou que a prótese Perceval® apresentou menores tempos de implante (CEC e pinçamento aórtico), ao passo que a prótese Intuity® apresentou menores gradientes transvalvares no pós-operatório.

Implante valvar transcateter

A partir de 2002, com Cribier et al., várias próteses têm sido desenvolvidas e utilizadas clinicamente. Esse procedimento foi proposto inicialmente para o grupo de pacientes com alto risco cirúrgico (Euroscore ≥ 15% ou STS escore ≥ 10%) ou considerados inoperáveis pela presença de comorbidades, tais como aorta em porcelana, radiação torácica prévia e cirrose hepática, ou idosos frágeis, mas sua utilização atualmente foi permitida em pacientes com menor risco cirúrgico após os estudos PARTNER 2 e 3, Evolut R.

O acesso transfemoral é o mais frequentemente utilizado na atualidade. Segundo metanálise publicada em 2019, compreendendo 4.014 pacientes submetidos a TAVI, o acesso transfemoral correspondeu a aproximadamente 90% das vias de acesso utilizadas. O fator limitante para esse acesso é principalmente o calibre do sistema arterial ilíaco-femoral, bem como seu grau de calcificação e tortuosidade. O acesso transapical tem sido uma alternativa para pacientes com doenças ilíaco-femorais e/ou vasos femorais pequenos. As vantagens da abordagem transapical são inserção anterógrada associada com mínima manipulação da aorta ascendente e do arco aórtico e menor incidência de acidente vascular cerebral. O acesso transaórtico é uma opção possível em pacientes nos quais a abordagem transfemoral e a transapical não são ideais, tendo sido utilizado em alguns casos. Outros acessos vasculares, como o transcarotídeo, o transubclávia e o transvenoso, através do septo interatrial, vêm sendo utilizados em menor escala.

Além do implante em valvas nativas, vários estudos propõem o implante sobre uma bioprótese (*valve-in-valve*), oferecendo a muitos pacientes com degeneração da bioprótese alternativa para uma reoperação. A limitação desse procedimento é o diâmetro da prótese implantada na cirurgia, principalmente se for igual ou inferior a 23 mm.

A ESCOLHA DA PRÓTESE

Prótese mecânica é recomendada em paciente de risco para deterioração estrutural acelerada da valva (idade < 40 anos, hiperparatireoidismo). As próteses mecânicas devem ser consideradas nos pacientes já em uso de varfarina por outra prótese mecânica previamente implantada e, da mesma forma, devem ser consideradas em pacientes < 60 anos para prótese em posição aórtica ou < 65 anos para mitrais. Se a expectativa de vida for > 10 anos (considerando-se idade, sexo e comorbidades), pode-se considerar prótese mecânica, visto que a chance de reoperação (e maior risco cirúrgico) é maior com as próteses biológicas. Entretanto, a decisão sempre dependerá da discussão ampla e esclarecida com o paciente e seu médico assistente.

Bioprótese é recomendada se houver contraindicação a anticoagulação pelo alto risco de sangramento ou quando uma anticoagulação de boa qualidade é improvável (por má aderência, especialmente). A prótese biológica também é recomendada em casos de reoperação de valva mecânica trombosada (na vigência de anticoagulação prévia adequada). A bioprótese deve ser considerada nos pacientes com expectativa de vida menor que o tempo estimado para degeneração da bioprótese, bem como naqueles com baixo risco cirúrgico para reoperação e, da mesma forma, em mulheres jovens em idade fértil e nos pacientes com > 65 anos para valvas em posição aórtica (Figura 1) ou > 70 anos para as mitrais.

Quando os dispositivos valvares são comparados para sobrevida e o único ajuste feito é para idade, não há diferença nenhuma na sobrevida tardia dos pacientes (Figura 2).

Alguns estudos que utilizam modelos de simulação demonstraram que, em pacientes com idade de 50 anos, no implante de uma bioprótese, durante a duração da vida, em torno de 57% destes irão precisar de nova substituição valvar e 18% de uma segunda. A maior durabilidade das bioproteses deverá levar a um retardo na indicação de uma reoperação, até mesmo evitando-a em alguns pacientes, melhorando a qualidade de vida destes. A utilização de próteses mecânicas vem caindo nos últimos anos. Em recente publicação da Society of Thoracic Surgeons Database, o implante de próteses mecânicas vem diminuindo desde 2004, mesmo antes da implantação da TAVI nos EUA (2007) ou da aprovação da FDA (2011).

Vários estudos comparativos entre próteses biológicas e mecânicas foram realizados com resultados diversos. Destacamos, no entanto, metanálise recentemente publicada que incluiu 4.686 pacientes submetidos à troca da valva aórtica, de 4 estudos pareados e 1 *trial* randomizado, que concluiu que, para pacientes com idade entre 50-70 anos, os pacientes submetidos ao implante de próteses mecânicas apresentaram melhor sobrevida a longo prazo.

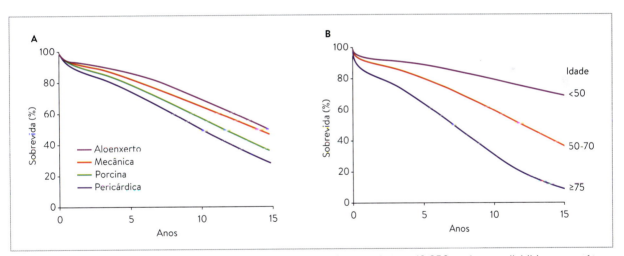

FIGURA 1 A: Relação entre sobrevida tardia e anos após troca valvar aórtica em 13.258 pacientes, divididos por prótese valvar. B: Sobrevida por idade.

Fonte: adaptado de Svensson et al. Aortic valve and ascending aorta guidelines for management and quality measures. Ann Thorac Surg. 2013;95(6 Suppl):S1-66.

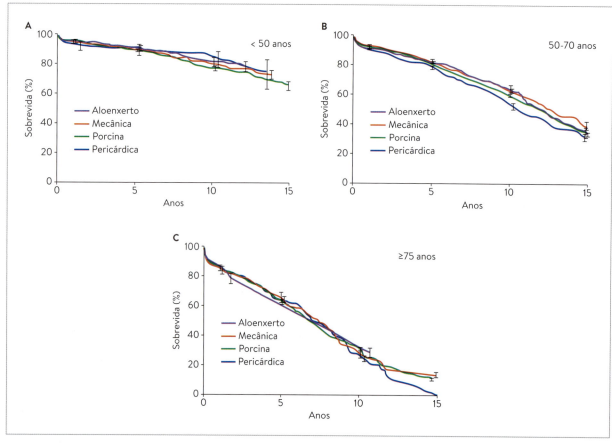

FIGURA 2 Sobrevida por faixa etária após troca da valva aórtica. A: Pacientes jovens. B: Pacientes de meia-idade. C: Pacientes idosos.

Fonte: adaptado de Svensson et al. Aortic valve and ascending aorta guidelines for management and quality measures. Ann Thorac Surg. 2013;95(6 Suppl):S1-66.

O QUE AS DIRETRIZES RECOMENDAM

■ Antunes MJ, Rodríguez-Palomares J, Prendergast B, De Bonis M, Rosenhek R, Al-Attar N, et al.; ESC Working Groups of Cardiovascular Surgery and Valvular Heart Disease. Management of tricuspid valve regurgitation: position statement of the European Society of Cardiology Working Groups of Cardiovascular Surgery and Valvular Heart Disease. Eur J Cardiothorac Surg. 2017;52(6):1022-30.
■ Baumgartner H, Falk V, Bax JJ, et al. 2017 ESC/EACTS guidelines for the management of valvular disease: The task force for the management of valvular heart disease of the European Society of Cardiology (ESC) and the European Association for Cardio-Thoracic Surgery (EACTS). Eur Heart J. 2017;38(36):2739-91.
■ Magalhães LP, Figueiredo MJO, Cintra FD, Saad EB, Kuniyishi RR, Teixeira RA, et al. II Diretrizes Brasileiras de Fibrilação Atrial. Arq Bras Cardiol. 2016;106(4Supl.2):1-22.
■ Nishimura RA, Otto CM, Bonow RO, Carabello BA, Erwin JP 3rd, Fleisher LA, et al. 2017 AHA/ACC focused update of the 2014 AHA/ACC guideline for the management of patients with valvular heart disease: a report of the American College of Cardiology/American Heart Association task force on clinical practice guidelines. circulation. 2017;135(25):e1159-e1195.
■ Tarasoutchi F, Montera MW, Ramos AIO, Sampaio RO, Rosa VEE, Accorsi TAD, et al. Atualização das diretrizes brasileiras de valvopatias – 2020. Arq Bras Cardiol. 2020;115(4):720-75.

SUGESTÕES DE LEITURA

1. Balbinot AL, Kalil RA, Prates PR, Sant'Anna JR, Wender OC, Teixeira Filho GF, et al. Unsupported valvuloplasty for degenerative mitral regurgitation: long-term results. Arq Bras Cardiol. 2008;90(6):363-9.
2. Bortolotti U, Milano AD, Valente M, Thiene G. The stented porcine bioprosthesis: a 50-year journey through hopes and realities. Ann Thorac Surg. 2019;108:304-8.
3. Brandão CMA, Guedes MAV, Silva MF, Vieira ML, Pomerantzeff PMA, Stolf NAG. Plástica da valva mitral com a técnica do "Duplo Teflon"; resultados de 10 anos. Rev Bras Cir Cardiovasc. 2007;22(4):448-53.
4. Diaz R, Hernandez-Vaquero D, Alvatrez-Cabo R, Avanzas P, Silva J, Moris C, et al. Long-term outcomes of mechanical versus biological aortic valve prosthesis: systematic review and meta-analysis. J Thorac Cardiovasc Surg. 2019;158:706-14.
5. D'Onofrio A, Salizzoni S, Filippini C, Tessari C, Bagozzi L, Messina A, et al. Surgical aortic valve replacement with new-generation bioprostheses: sutureless versus rapid-deployment. J Thorac Cardiovasc Surg. 2020;159:432-42.
6. Johnson S, Stroud MR, Kratz JM, Bradley SM, Crawford FA, Ikonomidis JI. Thirty-year experience with a bileaflet mechanical valve prosthesis. J Thorac Cardiovascular Surg. 2019;157:213-22.
7. Johnston DR, Griffith BP, Puskas JD, Bavaria JE, Svensson LG, on behalf of The COMMENCE Trial Investigators. Intermediate-term outcomes of aortic valve replacement using a bioprosthesis with a novel tissue. J Thorac Cardiovasc Surg. 2020;1-8.
8. Kalil RA, Lucchese FA, Prates PR, Sant'Anna JR, Faes FC, Pereira E, et al. Late outcome of unsupported annuloplasty for rheumatic mitral regurgitation. J Am Coll Cardiol. 1993;22(7):1915-20.
9. Obadia JF, Messika-Zeitoun D, Leurent G, Iung B, Bonnet G, Piriou N, et al. Percutaneous repair or medical treatment for secondary mitral regurgitation. N Engl J Med. 2018;379(24):2297-306.
10. Puskas J, Gerdisch M, Nichols D, Quinn R, Anderson C, Rhenman D, et al. Reduced anticoagulation after mechanical aortic valve replacement: interim results from the Prospective randomized on-X valve anticoagulation clinical trial randomized Food and Drug Administration investigational device exemption trial. J Thorac Cardiovasc Surg. 2014;147:1202-11.
11. Siontis GCM, Overtchouk P, Cahill TJ, Modine T, Prendergast B, Praz F, et al. Transcatheter aortic valve implantation vs. surgical aortic valve replacement for treatment of symptomatic severe aortic stenosis: an updated meta-analysis. European Heart Journal. 2019;40(3):143-53.
12. Tam DY, Rocha RV, Wijeysundera HC, Austin PC, Dvir D, Fremes SE. Surgical valve selection in the era of transcatheter aortic valve replacement in the Society of Thoracic Surgeons database. J Cardiovasc Thorac Surg. 2020;159:416-27.e8.

NOTA DOS EDITORES

Este capítulo possui referências bibliográficas adicionais, recomendadas pelos autores, na plataforma digital complementar do livro. Por motivos de compactação, somente algumas delas estão aqui contempladas. Utilize o QR code abaixo para ter acesso a esse conteúdo:

SEÇÃO X

ENDOCARDITE INFECCIOSA

65

Endocardite infecciosa

Luiz Francisco Cardoso
João Ricardo Cordeiro Fernandes

DESTAQUES

- Endocardite infecciosa (EI) é a inflamação da camada interna das câmaras cardíacas e válvulas cardíacas (endocárdio). Ela é causada por uma infecção bacteriana ou, raramente, uma infecção por fungos.

- A EI de valva nativa ou do endocárdio é afecção incomum, com incidência aproximada de 2-10 casos por 100 mil pessoas-ano.

- Apesar do aumento significativo de casos de EI provocados por estafilococos nas últimas décadas, principalmente associados a cuidados hospitalares, os *Streptococcus* spp. ainda constituem a principal etiologia de EI no Brasil.

- Os critérios modificados de Duke ainda são amplamente utilizados para se estabelecer o diagnóstico definitivo ou possível de EI, por meio da combinação de critérios maiores e menores envolvendo achados clínicos, microbiológicos e ecocardiográficos.

- O tratamento da EI depende de adequada estrutura hospitalar e de equipe multidisciplinar integrada, incluindo cardiologista, cirurgião cardiovascular, infectologista, nefrologista, neurologista, ecocardiografista, enfermeiro e radiologista.

- Nos casos de insuficiência cardíaca secundária a alterações estruturais importantes da valva cardíaca, falha na terapêutica clínica, embolizações recorrentes, endocardite em valva recém-implantada e endocardite por fungos, o tratamento cirúrgico deve ser associado ao tratamento clínico, pois promove melhora na sobrevida.

INTRODUÇÃO

A definição de endocardite infecciosa (EI) é a inflamação da camada interna das câmaras cardíacas e válvulas cardíacas (endocárdio). Ela é causada por uma infecção bacteriana ou, raramente, uma infecção por fungos. A EI de valva nativa ou do endocárdio é afecção incomum, com incidência aproximada de 2-10 casos por 100 mil pessoas-ano. Ao mesmo tempo, apresenta elevada mortalidade, estimada em até 30% nos primeiros 30 dias. Recentemente, tem aumentado especificamente a incidência de EI associada a cuidados de saúde, os quais são responsáveis por 25-30% dos casos nos dias de hoje.

Em razão da carência de estudos randomizados e controlados em EI, associada à sua apresentação clínica variada, a incorporação de novos métodos laboratoriais e de imagem tem promovido melhor acurácia diagnóstica, por outro lado as estratégias terapêuticas não sofreram grandes mudanças nos últimos anos.

FISIOPATOLOGIA

A lesão que presumidamente desencadeia a cascata de eventos na EI é a injúria ao endotélio valvular ou ao endocárdio, a qual expõe o colágeno subendotelial e outras moléculas da matriz extracelular. Dessa forma, há adesão de plaquetas e fibrina, formando a vegetação estéril, de característica microtrombótica. Na sequência, há colonização da vegetação por bactérias circulantes da corrente sanguínea, as quais podem se replicar e estimular a adesão adicional de plaquetas e fibrina, levando então à formação da vegetação infectada.

As principais manifestações clínicas da EI, assim como suas complicações, são decorrentes de 4 mecanismos: destruição valvar, extensão paravalvar da infecção e insuficiência cardíaca; embolização micro e macrovascular; infecção metastática em órgãos-alvo (cérebro, rins, baço, pulmões); e fenômenos imunológicos, como glomerulonefrite associada a diminuição dos títulos de complemento.

Dentre as condições predisponentes a EI, destacam-se doenças congênitas (como defeito do septo ventricular e valva aórtica bicúspide), doenças valvares adquiridas (como doença valvar reumática ou valvopatia degenerativa), dispositivos intracardíacos e fatores de risco não cardíacos, como má saúde bucal, uso de droga ilícita intravenosa, hemodiálise, diabete, hepatopatia crônica, neoplasias, imunodeficiências e presença de dispositivos intravasculares.

MICROBIOLOGIA

Apesar do aumento significativo de casos de EI causados por estafilococos nas últimas décadas, principalmente associados a cuidados hospitalares, os *Streptococcus* spp. ainda constituem a principal etiologia de EI no Brasil. Estreptococos do grupo *viridans* (alfa-hemolíticos, não classificados de acordo com Lancefield) são os mais frequentes, destacando-se *S. mitis*, *S. mutans*, *S. sanguis* e *S. oralis*. Essas bactérias fazem parte da flora normal humana, principalmente da cavidade bucal e faringe. Condições do dia a dia, como escovação dentária e a própria mastigação, assim como doenças periodontais ou procedimentos dentários com trauma, geram a circulação de bactérias no sangue e potencialmente podem causar EI. Por terem baixa virulência, os estreptococos causam uma doença de evolução mais arrastada e com menor risco de complicações locais ou de embolização séptica, quando comparados com o *S. aureus*.

Streptococcus gallolyticus (anteriormente *S. bovis*) pode ser causa de bacteriemia e de EI, especialmente em indivíduos com mais de 60 anos, por ser colonizante habitual do trato gastrointestinal humano. Entre os fatores predisponentes incluem-se trauma ou doenças do cólon, como pólipos, adenomas e câncer. Sugere-se que, na presença de EI por *S. bovis*, deve-se fazer uma investigação detalhada para doenças do cólon, especialmente neoplasias.

O *Staphylococcus aureus* é uma bactéria de alta virulência, sendo a principal causa de EI aguda. Dados internacionais indicam que ela responde atualmente por cerca de 30% dos casos de EI. É capaz de causar infecção em valvas cardíacas previamente normais, podendo ter origem em processos infecciosos de pele e partes moles, assim como em usuários de drogas ilícitas injetáveis. O maior número de procedimentos invasivos, especialmente cateteres vasculares e dispositivos intracardíacos, por exemplo, as próteses valvares cardíacas, tem gerado um expressivo aumento de infecções de corrente sanguínea por *Staphylococcus aureus* nas últimas décadas. Por fim, comparado com outras causas de EI, o *S. aureus* tem maior probabilidade de levar a eventos embólicos, especialmente para o sistema nervoso central (SNC), e está associado a maior risco de óbito.

Os estafilococos coagulase-negativos, por sua vez, habitam naturalmente a pele e vias aéreas superiores, têm baixa virulência e raramente causam infecções em indivíduos sadios. Entretanto, em ambientes hospitalares, podem causar bacteriemia ou sepse relacionada a cateteres vasculares e, consequentemente, EI nosocomial, sendo a principal etiologia de EI de prótese precoce. Podem ainda causar EI em valvas nativas, especialmente em pacientes com alteração estrutural valvar predisponente. O *Staphylococcus epidermidis* representa a maioria dos casos; outros coagulase-negativos relacionados à EI são: *S. lugdunensis*, *S. hominis*, *S. hemolyticus* e *S. saprophyticus*.

Os enterococos são a terceira causa de EI, depois dos estreptococos e dos estafilococos, respondendo por cerca de 10% dos casos. No ambiente hospitalar, são causa frequente de bacteriemia em pacientes com imunodeficiência, em uso de cefalosporinas e com sondagem vesical. Podem ocasionar EI de valvas nativas, assim como acometer portadores de próteses valvares.

Há ainda um grupo de bactérias gram-negativas pouco patogênicas, mas que caracteristicamente causam EI. Respondem pelo acrônimo HACEK (*Haemophilus* spp., *Actinobacillus actinomycetemcomitans*, *Cardiobacterium hominis*, *Eikenella corrodens* e *Kingella kingae*). Em geral, as endocardites causadas pelas bactérias desse grupo têm crescimento lento e prognóstico mais favorável, representando no máximo 5% das causas de EI.

Por fim, os fungos apresentam-se como causa de aproximadamente 2% de todos os casos de EI, com elevadas taxas de mortalidade (50-70%), maior risco de embolização e de recidiva. Como fatores de risco para EI fúngica, é possível citar o uso de cateter venoso central, uso prévio de antibióticos de amplo espectro, doenças malignas, tratamento com imunossupressor, presença de prótese valvar, dentre outros. Os fungos habitualmente encontrados são: *Candida albicans*, *Candida* de espécies não albicans (*C. parapsilosis*, *C. glabrata*, *C. tropicalis*) e *Aspegillus* spp. Melhor prognóstico está associado ao tratamento combinado com antifúngico e troca valvar. Além disso, alguns autores recomendam a manutenção de um antifúngico oral por período indeterminado, ou pelo menos nos primeiros 2 anos.

Culturas negativas ocorrem em cerca de 10-20% dos casos de EI na apresentação. Administração de antibióticos previamente à coleta de hemoculturas e presença de microrganismos que não se desenvolvem nas hemoculturas habituais ou não podem ser identificados por meio das técnicas microbiológicas de rotina estão entre as possíveis razões para culturas negativas. Dentre esses agentes não identificados em hemoculturas habituais, destacam-se a *Coxiella burnetii* e a *Bartonella* spp. Outros agentes infecciosos, como *Legionella* spp., *Brucella* spp., *Abiotrophia* spp. e *Fracisella tularensis*, foram identificados como potenciais causadores de EI, embora em descrições esporádicas.

CARACTERÍSTICAS CLÍNICAS

As manifestações clínicas da EI são muito variadas, incluindo desde pacientes com sintomas leves e inespecíficos até portadores de destruição valvar com sintomas de insuficiência cardíaca e sinais de instabilidade hemodinâmica. O intervalo de tempo entre a bacteriemia e o início dos sintomas é em geral menor que 2 semanas. A maioria dos portadores de EI apresenta-se com sintomas inespecíficos, como febre baixa, mal-estar, calafrios, fadiga, anorexia, perda de peso e/ou dores articulares.

Dentre as principais características clínicas, destacam-se a febre e a presença de sopro cardíaco. O sopro cardíaco, presente em cerca de 75% dos pacientes, pode preexistir em decorrência da alteração valvar predisponente ou ser intensificado por destruição do folheto valvar ou ruptura de corda tendínea. A febre, por sua vez, está presente em até 90% dos portadores de EI. Em pacientes idosos ou debilitados por doenças crônicas, a febre pode ter menor intensidade ou estar ausente, assim como em casos com uso recente de antibióticos. Nas infecções por estreptococos do grupo *viridans*, a febre é menos intensa do que na EI por *S. aureus* ou *S. pneumoniae*. Febre prolongada com ou sem calafrios, a despeito de tratamento antibiótico, pode ocorrer pela formação de abscesso ou a episódios de embolização.

Apesar de sugestivos, fenômenos imunológicos e manifestações microembólicas estão presentes em apenas 5-10% dos pacientes. Microembolizações ou vasculites focais podem determinar hemorragias subungueais ou petéquias, que, na maioria das vezes, são observadas na conjuntiva, palato, mucosa oral ou extremidades. Lesões de Janeway são lesões maculares hemorrágicas ou eritematosas, não dolorosas, nas palmas das mãos e plantas dos pés, secundárias a fenômenos embólicos. Nódulos de Osler, por sua vez, são nódulos subcutâneos eritemato-

sos dolorosos que se desenvolvem nas polpas digitais e regiões proximais dos dedos, sendo sua patogênese mais relacionada à deposição de imunocomplexos do que à embolia séptica. Além das manifestações já citadas, a fundoscopia pode mostrar hemorragia retiniana, classicamente oval, com parte central pálida (manchas de Roth), e o exame de urina, hematúria microscópica e proteinúria (glomerulonefrite imunomediada).

Deve-se destacar ainda que alguns pacientes com EI têm como primeira manifestação clínica um evento embólico periférico. Embolias para o SNC podem ocorrer em 20-40% dos pacientes com EI. As possíveis alterações anatômicas incluem infarto cerebral, aneurismas micóticos, abscessos, hemorragia intraparenquimatosa ou subaracnoide e meningite. Outros órgãos também podem ser afetados por embolizações vasculares, como rins, baço, fígado, artérias ilíacas ou mesentéricas. Embolizações esplênicas são frequentes e geralmente causam dor abdominal, podendo ainda gerar abscessos esplênicos que perpetuam a febre mesmo em vigência de antibioticoterapia adequada.

Insuficiência renal no contexto de EI pode ser multifatorial. Além de infarto renal, secundário a fenômeno embólico, instabilidade hemodinâmica e toxicidade gerada pelo tratamento antimicrobiano (especialmente aminoglicosídeos) devem ser incluídas como potenciais causas. Embolia séptica para a circulação pulmonar pode ocorrer em casos de EI acometendo as valvas tricúspide ou pulmonar, levando a tosse com escarro sanguinolento, dispneia e dor torácica pleurítica.

DIAGNÓSTICO

Um dos grandes desafios na suspeita de EI é o estabelecimento de diagnóstico rápido e preciso. O atraso no diagnóstico e, consequentemente, a demora na instituição de terapia adequada estão associados a maiores taxas de complicações e a desfechos clínicos piores.

O diagnóstico definitivo de EI, do ponto de vista patológico, pode ser obtido com a identificação de organismos causadores em análise histológica ou em cultura de vegetação, abscesso intracardíaco ou êmbolo periférico, assim como se houver evidência histológica de endocardite ativa em vegetação ou abscesso intracardíaco.

Os critérios modificados de Duke (Quadro 1) ainda são amplamente utilizados para estabelecer o diagnóstico definitivo ou possível de EI, por meio da combinação de critérios maiores e menores envolvendo achados clínicos, microbiológicos e ecocardiográficos. A sensibilidade dos critérios modificados de Duke é de aproximadamente 80% para casos definitivos, sendo ainda menor em situações como EI relacionada a próteses valvares ou dispositivos intracardíacos, EI do coração direito e EI com cultura negativa.

QUADRO 1 Critérios diagnósticos de Duke modificados

Critérios maiores	1. Hemocultura positiva: • Com microrganismos típicos para EI em duas amostras colhidas separadamente (*Streptococcus viridans*, *Streptococcus bovis*, grupo HACEK, *Staphylococcus aureus* ou enterococo) na ausência de outro foco primário ou • Resultados persistentemente positivos em hemoculturas colhidas com intervalos maiores de 12 horas ou • A maioria de pelo menos 4 amostras de hemoculturas colhidas em 1 hora 2. Evidências de envolvimento do endocárdio: • Ecocardiograma positivo para EI: imagem sugestiva de vegetação sem explicação alternativa ou presença de abscesso ou detecção de deiscência nova em prótese • Nova regurgitação valvar (aumento ou mudança em regurgitações preexistentes não tem valor)
Critérios menores	• Condição cardíaca predisponente ou história de uso de drogas endovenosas • Febre ≥ 38 °C • Fenômenos vasculares: embolia arterial, embolia séptica pulmonar, infarto pulmonar, aneurisma micótico, hemorragia conjuntival e lesões do Janeway (Figura 3) • Fenômeno imunológico: glomerulonefrite por deposição de imunocomplexos, nódulos de Osler (Figura 4), manchas de Roth (Figura 5) e fator reumatoide positivo • Evidência microbiológica (hemoculturas +) que não preenchem critérios maiores ou presenças de evidências sorológicas de organismos causadores de EI • Ecocardiograma (ECO) com lesões sugestivas de vegetações que não preencham os requisitos como critérios maiores (ECO duvidoso)

- A EI definida inclui:

1. Critérios laboratoriais: microrganismos demonstrados por cultura ou histologia em vegetação *in situ* ou embolizada, ou em abscesso intracardíaco; ou presença de vegetação ativa ou abscesso intracardíaco confirmado por histologia.
2. Critérios clínicos: dois critérios maiores ou um critério maior e três menores ou cinco critérios menores.

- A EI possível indica que as evidências encontradas não são suficientes para completar critérios de uma EI definida, mas também não preenchem critérios para considerar EI rejeitada.
- EI rejeitada considera que haja claro diagnóstico alternativo para os achados; ou houve resolução do quadro clínico após 4 dias ou menos da introdução do antibiótico; ou não foram encontradas evidências de

EI por cirurgia ou anatomia patológica obtidas após 4 dias ou menos da introdução do antibiótico.

Na Figura 1, está esquematizado o diagnóstico clínico e laboratorial da EI. As hemoculturas constituem o pilar do diagnóstico microbiológico. Recomenda-se a coleta de 3 pares de hemocultura antes do início de terapia antibiótica, com intervalo de 30 minutos e obtidos de sítios diferentes. Dessa maneira, 96-98% das bacteriemias são identificadas. Em situações de cultura negativa, testes sorológicos e moleculares para prováveis patógenos, guiados por epidemiologia, devem ser realizados (*C. burnetii*, *Bartonella henselae* e *quintana*, *Brucella* etc.). Idealmente, pode-se obter avaliação molecular de vegetações ou valvas cirurgicamente retiradas.

A realização do ecocardiograma é fundamental no apoio à abordagem diagnóstica da EI e na identificação de complicações. Além disso, auxilia na avaliação da função e dimensão ventricular, assim como do comprometimento hemodinâmico das lesões valvares. O ecodopplercardiograma transtorácico (ETT) é o exame de escolha na avaliação inicial de pacientes com suspeita de EI, seja de valva nativa ou de prótese. A sensibilidade do ETT para detecção de vegetação em valvas nativas (Figura 2) é de 50-60%, enquanto as mesmas taxas são de 90% ou mais com o ecodopplercardiograma transesofágico (ETE). Ambos têm especificidade de aproximadamente 95%. Em pacientes com grande suspeita clínica de EI e resultado de ETT negativo ou duvidoso, a realização de ETE se faz necessária. Resultado normal é altamente indicativo de ausência de doença; todavia, caso haja suspeita clínica ainda elevada, um novo exame deve ser repetido após 7-10 dias. Da mesma maneira, o ETE é o exame de escolha para avaliação de complicações, como abscessos paravalvulares, fístulas, perfuração de folhetos e pseudoaneurismas, assim como na suspeita de EI em dispositivos intracardíacos como as próteses valvares recém-implantadas.

Tomografia computadorizada (TC ou CT) do coração é possivelmente superior ao ETE na identificação da anatomia paravalvar e de complicações (como abscessos paravalvares ou aneurismas micóticos), além de sofrer menor influência de artefatos das próteses valvares. Por esses motivos, a Sociedade Europeia de Cardiologia incluiu a detecção de lesões paravalvares por TC como um novo critério diagnóstico maior nas diretrizes de EI de 2015.

A realização rotineira de exames de imagem para busca ativa de complicações extracardíacas em SNC, tórax, medula e vísceras pode contribuir para a confirmação diagnóstica, uma vez que pacientes com EI têm elevada incidência de complicações subclínicas como embolias, hemorragia ou abscessos. Entretanto, não há recomendação formal sobre quais exames devem ser solicitados

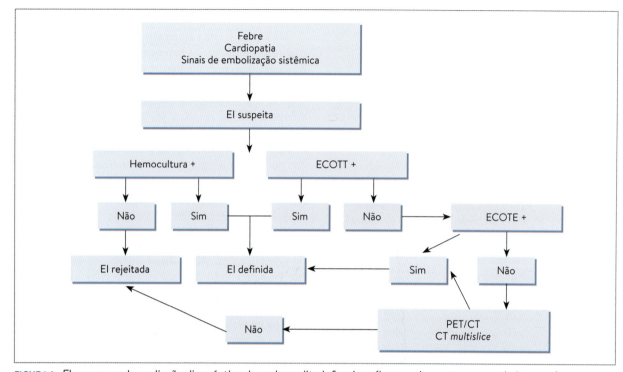

FIGURA 1 Fluxograma de avaliação diagnóstica da endocardite infecciosa (hemoculturas + exames de imagem).

EI: endocardite infecciosa; ECOTE: ecocardiograma transesofágico; ECOTT: ecocardiograma transtorácico; PET/CT: tomografia computadorizada por emissão de pósitrons associada à tomografia computadorizada.

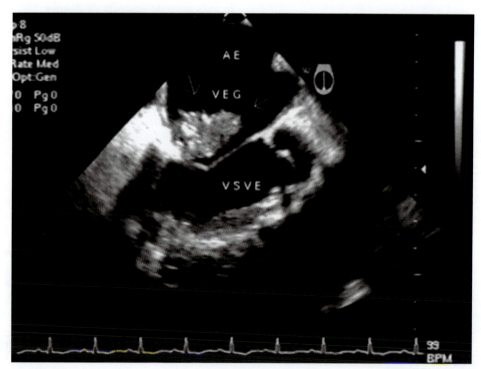

FIGURA 2 Ecocardiograma transtorácico mostrando vegetação em valva mitral.

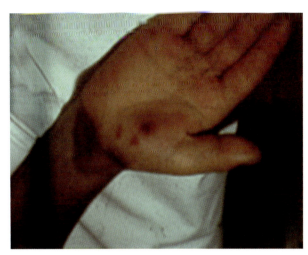

FIGURA 3 Lesões de Janeway.

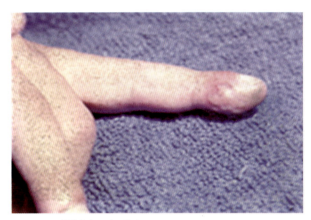

FIGURA 4 Nódulos de Osler.

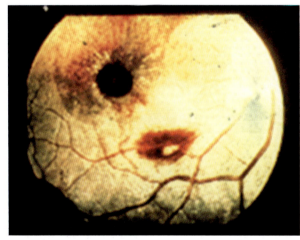

FIGURA 5 Mancha de Roth.

de rotina com esse fim, devendo ser levados em consideração a disponibilidade dos exames, riscos inerentes e custos.

Por fim, deve-se destacar o papel cada vez mais consolidado da tomografia por emissão de pósitrons (PET) associada à utilização do radiofármaco ^{18}F-fluordesoxiglicose (18F-FDG PET/CT) na avaliação de casos duvidosos de EI, especialmente em pacientes portadores de prótese valvar. Alguns trabalhos têm demonstrado que a utilização adicional do 18F-FDG PET/CT como critério diagnóstico de EI aumenta a sensibilidade dos critérios modificados de Duke de 70 para 95%, por meio da redução significativa dos casos de "EI possível". Todavia, sua aplicabilidade e eficácia estão menos consolidadas para pacientes com valva nativa ou para aqueles com próteses valvares implantadas há menos de 3 meses.

TRATAMENTO CLÍNICO

O tratamento ideal da EI depende de adequada estrutura hospitalar e de equipe multidisciplinar integrada, incluindo cardiologista, cirurgião cardiovascular, infectologista, nefrologista, neurologista, ecocardiografista, enfermeiro e radiologista.

A estratégia antimicrobiana deve incluir regime antibiótico bactericida, geralmente em combinação. Novas evidências dão suporte a um período mais curto de antibioticoterapia, porém em grupos selecionados de pacientes de menor risco, assim como à estratégia de transição para terapia antibiótica oral. No Brasil, todavia, essas ainda são estratégias pouco empregadas.

Entre os principais desafios na terapêutica antibiótica da EI estão a tolerância bacteriana e a resistência antibiótica. O risco de tolerância, somado ao potencial baixo efeito bactericida dos antibióticos, justifica a duração prolongada da antibioticoterapia endovenosa em pacientes com EI (4-6 semanas).

As recomendações atuais de terapêutica antimicrobiana para EI são baseadas em estudos observacionais. Pelos motivos explicitados anteriormente, há quatro princípios que guiam a escolha do esquema antibiótico: habilidade em erradicar o patógeno promovendo a esterilização do microambiente, administração por período prolongado (semanas), altas doses para garantir exposição adequada ao medicamento e controle da fonte da infecção. De maneira geral, em pacientes com EI de valva nativa, uma boa opção para tratamento empírico (enquanto se aguardam os resultados de hemoculturas) é a associação de vancomicina e ceftriaxona.

Antibióticos betalactâmicos são os agentes de escolha quando há identificação de germes suscetíveis, exceto em situações de reação alérgica. Em casos de estreptococos *viridans* não sensíveis a penicilina, a associação de penicilina ou ceftriaxona com gentamicina é uma alternativa possível. Caso seja identificado um *S. aureus* meticilino-sensível, a melhor opção é a administração de uma penicilina antiestafilocócica, como a oxacilina. Neste último cenário, associação com gentamicina ou rifampicina não está recomendada, por não ter melhor eficácia e estar associada a eventos adversos.

Monoterapia com daptomicina ou vancomicina está recomendada para tratamento de EI de valva nativa causada por *S. aureus* meticilino-resistente. Não há evidências sólidas que suportem a terapia combinada nesse contexto. Por outro lado, a terapia combinada está recomendada para o tratamento de EI causada por enterococos – penicilina ou ampicilina em associação com gentamicina em baixa dose por 2 semanas, seguidos por ampicilina isolada por 4-6 semanas. Dados observacionais sugerem que o esquema com ampicilina e ceftriaxona por 6 semanas é alternativa eficaz para casos de EI causados por *E. faecalis* sensíveis a ampicilina.

Nos casos de insuficiência cardíaca secundárias a alterações estruturais importantes da valva cardíaca, falha na terapêutica clínica, embolizações recorrentes, endocardite em valva recém-implantada e endocardite por fungos, o tratamento cirúrgico deve ser associado ao tratamento clínico, pois promove melhora na sobrevida.

O QUE AS DIRETRIZES RECOMENDAM

- Baddour LM, Wilson WR, Bayer AS, Fowler VG Jr, Tleyjeh IM, Rybak MJ, et al. American Heart Association Committee on Rheumatic Fever, Endocarditis, and Kawasaki Disease of the Council on Cardiovascular Disease in the Young, Council on Clinical Cardiology, Council on Cardiovascular Surgery and Anesthesia, and Stroke Council. Infective endocarditis in adults: diagnosis, antimicrobial therapy, and management of complications: a scientific statement for healthcare professionals from the American Heart Association. Circulation. 2015;132:1435-86.

- Habib G, Lancellotti P, Antunes MJ, Bongiorni MG, Casalta JP, Del Zotti F, et al. ESC Scientific Document Group. 2015 ESC guidelines for the management of infective endocarditis: The task force for the management of infective endocarditis of the European Society of Cardiology (ESC). Endorsed by: European Association for Cardio-Thoracic Surgery (EACTS), the European Association of Nuclear Medicine (EANM) Eur Heart J. 2015;36:3075-128.

- Tarasoutchi F, Montera MW, Ramos AIO, Sampaio RO, Rosa VEE, Accorsi TAD, et al. Atualização das diretrizes brasileiras de valvopatias – 2020. Arq Bras Cardiol. 2020;115(4):720-75.

SUGESTÕES DE LEITURA

1. Cahill TJ, Baddour LM, Habib G, Hoen B, Salaun E, Pettersson GB, et al. Challenges in infective endocarditis. J Am Coll Cardiol. 2017;69(3):325-44.
2. Habib G, Erba PA, Iung B, Donal E, Cosyns B, Laroche C, et al. Clinical presentation, aetiology and outcome of infective endocarditis. Results of the ESC-EORP EURO-ENDO (European infective endocarditis) registry: a prospective cohort study. Eur Heart J. 2019;40(39):3222-32.
3. Murdoch DR, Corey GR, Hoen B, Miró JM, Fowler VG Jr, Bayer AS, et al. Clinical presentation, etiology, and outcome of infective endocarditis in the 21st century: the International Collaboration on Endocarditis-Prospective Cohort Study. Arch Intern Med. 2009;169(5):463-73.
4. Solomon CG. Native-valve infective endocarditis. N Engl J Med. 2020;383:567-76.
5. Thuny F, Grisoli D, Collart F, Habib G, Raoult D. Management of infective endocarditis: challenges and perspectives. Lancet. 2012;379(9819):965-75.
6. Wang A, Gaca JG, Chu VH. Management considerations in infective endocarditis: a review. JAMA. 2018;320(1):72-83.

NOTA DOS EDITORES

Este capítulo possui referências bibliográficas adicionais, recomendadas pelos autores, na plataforma digital complementar do livro. Por motivos de compactação, somente algumas delas estão aqui contempladas. Utilize o QR code abaixo para ter acesso a esse conteúdo:

66

Endocardite no pós-operatório

Ricardo Pavanello
Roney Orismar Sampaio*

DESTAQUES

- A endocardite infecciosa (EI) pós-operatória de prótese valvar é uma complicação grave que ocorre após cirurgias de substituição valvar cardíaca.
- A EI de prótese valvar é classificada como precoce quando ocorre nos primeiros 12 meses pós-operatório e tardia quando a infecção apresenta-se após esse período.
- Os principais agentes causadores de endocardite precoce são *Staphylococcus aureus* (20%) e *Staphylococcus* coagulase-negativos (40%), fungos e bactérias Gram-negativas, divergindo das etiologias de valva nativa/pós-operatório tardia.
- O tempo de tratamento é mais prolongado em relação à EI de valva nativa, habitualmente feito por 6 semanas.

INTRODUÇÃO

A endocardite infecciosa (EI) pós-operatória de prótese valvar é uma complicação grave que ocorre após cirurgias de substituição valvar cardíaca. Representa 20% de todos os casos de EI, ocorrendo em 1-6% dos pacientes com próteses valvares e de forma semelhante entre valva mitral ou aórtica. A maior incidência ocorre nos primeiros 3 meses após a cirurgia, mantendo-se elevada até o 6º mês e decrescendo até o 12 mês. É uma condição com elevadas taxas de letalidade, que podem variar de 23-48%.

Não existem diferenças significativas na taxa de infecção entre próteses biológicas e mecânicas no acompanhamento em longo prazo. A troca de uma valva já infectada (ou seja, cirurgia para tratamento da EI) traz consigo maior risco de endocardite em prótese valvar (até 5%). Interessante ressaltar o fato de que tais casos não são necessariamente causados pelo agente inicialmente causador da infecção (recidiva).

FISIOPATOLOGIA

Admite-se que, no primeiro ano, atuem aspectos do ato cirúrgico como bacteriemias pós-operatórias precoces, além das características individuais do paciente. Os microrganismos atingem a prótese valvar por contaminação intraoperatória direta ou por disseminação hematogênica nos primeiros dias ou semanas após a cirurgia.

Logo após o implante da válvula, ainda não ocorreu a endotelização do anel de costura da válvula, anel cardíaco e suturas de ancoragem. Os organismos têm acesso direto à interface prótese-anel e ao tecido paravalvar ao longo das vias de sutura, facilitando a adesão dos organismos nessas estruturas. Abscessos paravalvares são particularmente comuns em próteses, pois o anel é o principal local de infecção envolvendo próteses mecânicas e biológicas.

A EI de prótese valvar é classificada como precoce, quando ocorre nos primeiros 12 meses pós-operatório, e tardia, quando a infecção apresenta-se após esse período. Esses dois grupos são diferentes quanto a microbiologia, aspectos clínicos, tratamento e prognóstico. Nas endocar-

---

* Os autores agradecem a estimada participação do Dr. Francisco Monteiro de Almeida Magalhães na elaboração deste capítulo.

dites precoces, a contaminação relaciona-se tanto ao ato cirúrgico quanto a eventos perioperatórios. Já a endocardite em prótese valvar tardia tem epidemiologia e causas semelhantes à de valva nativa.

Atualmente, discute-se bastante se o ponto de corte deveria ser mantido em 12 meses, pois alguns estudos evidenciaram a mudança do padrão etiológico quando se comparam os casos que manifestaram endocardite antes e após 120 dias e, sobretudo, 6 meses do implante valvar.

Os principais agentes causadores de endocardite precoce são *Staphylococcus aureus* (20%) e *Staphylococcus* coagulase-negativos (40%), fungos e bactérias Gram-negativas, divergindo das etiologias de valva nativa/pós-operatório tardia (Tabela 1).

Vale lembrar que, pela formação de biofilme na prótese valvar, estafilococos de origem hospitalar resistentes à oxacilina, particularmente coagulase-negativos, são capazes de produzir endocardite até 12 meses após a alta hospitalar. Entretanto, há maior frequência de hemoculturas negativas em endocardite precoce, possivelmente pelo uso prévio de antibióticos, antes da coleta de culturas. Um estudo francês realizou investigação sistemática desses pacientes fazendo uso de testes sorológicos, biologia molecular e imuno-histoquímica em biópsia de vegetação valvar obtida por cirurgia cardíaca. Conseguiu identificar adicionalmente a etiologia em 32% dos casos, a maioria por fungos. Assim, etiologia fúngica pode ser uma causa mais comum de endocardite precoce em pós-operatório do que antes suspeitada.

DIAGNÓSTICO

Deve-se suspeitar do diagnóstico de endocardite precoce em pacientes com histórico de substituição valvar que apresentem um dos seguintes:

- Bacteriemia por um organismo compatível.
- Bacteriemia inexplicável persistente por um organismo raramente associado à endocardite de pós-operatório.

- Sintomas inespecíficos persistentes (p. ex., febre, calafrios, anorexia, perda de peso) na ausência de bacteriemia.

O diagnóstico de EI de prótese valvar precoce é estabelecido com base em manifestações clínicas, hemoculturas (ou outros dados microbiológicos) e ecocardiografia. Os critérios aceitos para o diagnóstico de EI são os critérios de Duke modificados. No entanto, a sensibilidade desses critérios para o diagnóstico da endocardite pós-operatória é menor do que a sensibilidade para endocardite valvar nativa. Portanto, no cenário de suspeita clínica persistente, mesmo não havendo conclusão definitiva para EI com base nos critérios de Duke modificados ("endocardite possível"), o tratamento deve ser direcionado, até haver diagnóstico alternativo fundamentado (Figura 1).

A principal manifestação clínica da EI é a febre. A presença de febre sem causa aparente nos primeiros meses após cirurgia de implante valvar representa elevado risco de endocardite e necessita de investigação. No entanto, é importante lembrar e ressaltar que a febre no pós-operatório precoce inclui como diagnóstico diferencial outras causas, como infecção de sítio cirúrgico, infecções de corrente sanguínea, além de infecções pulmonares e síndrome pós-pericardiotomia. Pelo menos três pares de hemoculturas devem ser obtidos em sítios diferentes antes do início da antibioticoterapia. Para pacientes clinicamente estáveis, a terapia antimicrobiana pode ser adiada enquanto aguarda definição. Para pacientes com sinais de instabilidade clí-

TABELA 1 Principais agentes causadores de endocardite de pós-operatório precoce (< 12 meses)	
Agente	Frequência (%)
Staphylococcus coagulase-negativos	40
Staphylococcus aureus	20
Enterococos	10-15
Bacilos Gram-negativos	10
Estreptococos	7
Fungos	7
Outros	2-10
Cultura negativa	10-20

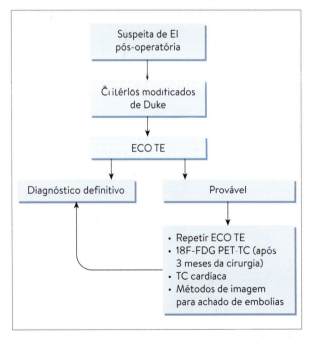

FIGURA 1 Avaliação e conduta em casos suspeitos de endocardite de pós-operatório.

18F-FDG PET-TC: tomografia com emissão de pósitrons com fluordesoxiglicose marcada com flúor-18; EI: endocardite infecciosa; ECO TE: ecocardiograma transesofágico; TC: tomografia computadorizada.

nica, o início da terapia antimicrobiana empírica (após a obtenção de hemoculturas) é adequado.

O ecocardiograma deve ser realizado em todos os pacientes. Em geral, o ecocardiograma transtorácico é o estudo inicial; no entanto, tem sensibilidade inferior ao transesofágico (ETE), tanto na detecção de vegetações quanto na mensuração de seu tamanho ou na identificação de complicações, como abscessos, fístulas ou escapes perivalvares. Assim, recomendamos a realização do ETE em todo paciente com suspeita clínica de EI em prótese valvar cujo ecocardiograma transtorácico seja negativo ou pouco esclarecedor. Se o ETE inicial for negativo ou indeterminado e a suspeita clínica for elevada, o exame deve ser repetido em 7-10 dias (Figuras 2 e 3).

Outros métodos de imagem podem ser úteis para o diagnóstico de endocardite precoce em prótese valvar, como a tomografia computadorizada cardíaca *multislice* ou a tomografia com emissão de pósitrons com fluordesoxiglicose marcada com flúor-18 (18F-FDG PET-TC). O 18F-FDG PET-TC deve ser, preferencialmente, realizado após 3 meses da cirurgia. Antes pode ocorrer dificuldade de interpretação pela inflamação cardiotorácica relacionada à cirurgia. Esses métodos têm sido úteis sobretudo nos pacientes com suspeita clínica permanente e repetidos ETE negativos.

PROGNÓSTICO

Fatores como idade avançada, fragilidade, intensidade do comprometimento hemodinâmico e presença de choque séptico influenciam negativamente o prognóstico de pacientes com EI precoce de prótese valvar. Outros fatores, associados ao óbito intra-hospitalar e pior prognóstico, são infecção por *Staphylococcus aureus*, vegetação maior que 10 mm, creatinina sérica > 2 mg/dL, níveis elevados de proteína C-reativa, plaquetopenia, culturas persistentemente positivas, abscesso perivalvar, classe funcional da NYHA III/IV e necessidade de tratamento cirúrgico de urgência.

TRATAMENTO

A terapia empírica antimicrobiana da endocardite precoce de prótese valvar com hemoculturas negativas foi proposta pela American Heart Association (AHA) e endossada pelas diretrizes de doença valvar da Sociedade Brasileira de Cardiologia (SBC). Baseia-se na associação de vancomicina, gentamicina, cefepima e rifampicina. Já a Sociedade Europeia de Cardiologia (ESC), em sua diretriz de 2015, faz mesma recomendação, porém sem a cefepima. Recomendam-se vancomicina 30 mg/kg/dia EV/dia, 12-12 horas, mais rifampicina 900-1.200 mg VO ou EV, 8-8 horas, e gentamicina 3 mg/kg/dia EV, 1×/dia. O tempo de tratamento é mais prolongado em relação de EI de valva nativa, habitualmente feito por 6 semanas (gentamicina permanece nas primeiras 2 semanas).

O tratamento deve ser redirecionado ao agente etiológico tão logo seja possível (positividade das hemoculturas e antibiograma). O tratamento cirúrgico pode ser necessário em até 25-50%. É consenso a recomendação nos casos com complicações relacionadas a endocardite. As principais indicações são semelhantes aos casos de valva nativa: insuficiência cardíaca aguda descompensada, bacteriemia/febre persistente após ampla investigação de focos a distância, abscesso de anel e complicações embólicas (Figuras 4 e 5).

Algumas publicações desde a década de 1970 já mostraram benefício na cirurgia em endocardite precoce da prótese valvar. A maioria dos estudos sugere melhora do prognóstico com a cirurgia precoce, ou seja, antes que complicações mais graves ocorram. Vale lembrar que as taxas de letalidade se mantêm heterogêneas e elevadas em portadores de endocardite no pós-operatório.

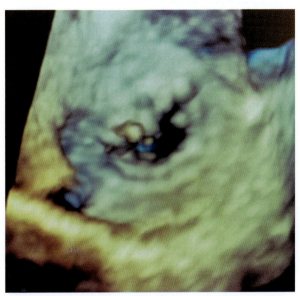

FIGURA 2 Ecocardiograma transesofágico 3D evidenciando vegetação em prótese mitral.

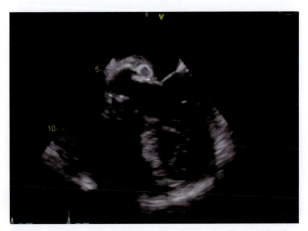

FIGURA 3 Ecocardiograma transesofágico evidenciando abscesso de anel próximo à prótese aórtica.

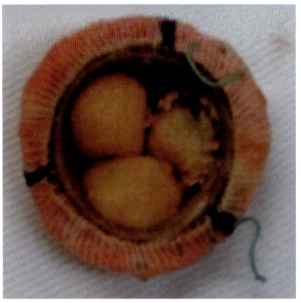

FIGURA 4 Prótese biológica retirada cirurgicamente em razão de endocardite infecciosa com diversas vegetações.

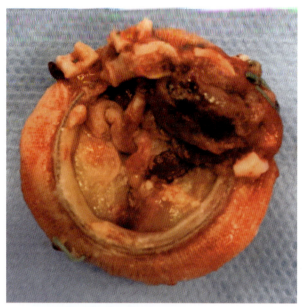

FIGURA 5 Prótese biológica retirada cirurgicamente em razão de abscesso de anel e endocardite infecciosa.

O QUE AS DIRETRIZES RECOMENDAM

- Baddour LM, Wilson WR, Bayer AS, Fowler VG Jr, Bolger AF, Levison ME, et al.; Committee on Rheumatic Fever, Endocarditis, and Kawasaki Disease; Council on Cardiovascular Disease in the Young; Councils on Clinical Cardiology, Stroke, and Cardiovascular Surgery and Anesthesia; American Heart Association; Infectious Diseases Society of America. Infective endocarditis: diagnosis, antimicrobial therapy, and management of complications: a statement for healthcare professionals from the Committee on Rheumatic Fever, Endocarditis, and Kawasaki Disease, Council on Cardiovascular Disease in the Young, and the Councils on Clinical Cardiology, Stroke, and Cardiovascular Surgery and Anesthesia, American Heart Association: endorsed by the Infectious Diseases Society of America. Circulation. 2005;111(23):e394-434.

- Habib G, Lancellotti P, Antunes MJ, Bongiorni MG, Casalta JP, Del Zotti F, et al.; Task Force per il Trattamento dell'Endocardite Infettiva della Società Europea di Cardiologia (ESC). [2015 ESC Guidelines for the management of infective endocarditis. The Task Force for the Management of Infective Endocarditis of the European Society of Cardiology (ESC)]. G Ital Cardiol (Rome). 2016;17(4):277-319.

- Tarasoutchi F, Montera MW, Ramos AIO, Sampaio RO, Rosa VEE, Accorsi TAD, et al. Atualização das diretrizes brasileiras de valvopatias: abordagem das lesões anatomicamente importantes. Arq Bras Cardiol. 2017;109(6 suppl 2):1-34.

SUGESTÕES DE LEITURA

1. Karchmer AW. Infective endocarditis. In: Bonow RO, Mann DL, Zipes DP, et al. Braunwald's heart disease. 9ª ed. Philadelphia: Elsevier Saunders; 2012. p.1540-60.
2. Siciliano RF, Randi BA, Gualandro DM, Sampaio RO, Bittencourt MS, da Silva Pelaes CE, et al. Early-onset prosthetic valve endocarditis definition revisited: Prospective study and literature review. Int J Infect Dis. 2018;67:3-6.
3. Tinica G, Tarus A, Enache M, Artene B, Rotaru I, Bacusca A, et al. Infective endocarditis after TAVI: a meta-analysis and systematic review of epidemiology, risk factors and clinical consequences. Rev Cardiovasc Med. 2020;21(2):263-74.
4. Ullah W, Khan MS, Gowda SN, Alraies MC, Fischman DL. Prosthetic valve endocarditis in patients undergoing TAVR compared to SAVR: a systematic review and meta-analysis. Cardiovasc Revasc Med. 2020;S1553-8389(20):30317-1.

67
Tratamento cirúrgico da endocardite infecciosa

Walter José Gomes
Pablo Maria Alberto Pomerantzeff

DESTAQUES

- Atualmente, pacientes com endocardite infecciosa (EI) são mais idosos, frágeis, com mais comorbidades (p. ex., diabete, insuficiência renal, neoplasias) e com complicações graves relacionadas à EI.
- A EI acomete maior número de pacientes em hemodiálise, com cateter venoso central inserido, pacientes imunossuprimidos, portadores de dispositivos de estimulação cardíaca implantáveis, próteses valvares e usuários de drogas injetáveis.
- Os critérios de Duke modificados têm uma sensibilidade menor em pacientes com EI de prótese valvar ou infecção de dispositivos implantáveis cardíacos.
- O bom resultado do tratamento cirúrgico na EI depende do diagnóstico precoce.
- Há recomendação da indicação mais precoce da cirurgia nos casos de EI, com melhora de resultados.
- As diretrizes internacionais recomendam que pacientes com EI sejam tratados em centros terciários especializados.
- O momento ideal da cirurgia nos pacientes com acidente vascular cerebral embólico ou hemorrágico continua sendo uma decisão difícil.
- Não há benefício em adiar a cirurgia quando a indicação para intervenção na EI tenha sido estabelecida.
- Na EI da valva mitral, atualmente há a recomendação do reparo valvar em vez da troca valvar.

INTRODUÇÃO

As mudanças no espectro da endocardite infecciosa (EI) ocorridas nos últimos anos têm impactado a tomada de decisões, as condutas cirúrgicas e os resultados no tratamento de pacientes com essa doença potencialmente grave e suas complicações.

Essas mudanças envolveram o aumento da prevalência da EI na população, com as alterações do perfil do paciente acometido em relação a fatores de risco e demográficos, patógenos envolvidos e complicações. Historicamente, a doença acometia principalmente adultos jovens e de meia-idade, sendo as doenças reumática ou congênita as principais etiologias. Atualmente, acomete pacientes mais idosos, frágeis, com múltiplas comorbidades (p. ex., diabete, insuficiência renal, neoplasias) e com predisposição a complicações graves relacionadas à EI. Além disso, a EI acomete maior número de pacientes em hemodiálise, com cateter venoso central inserido, pacientes imunossuprimidos, portadores de dispositivos de estimulação cardíaca implantáveis (marca-passos, cardioversores desfibriladores implantáveis [CDI] e ressincronizadores), próteses valvares

CAPÍTULO 67 ■ TRATAMENTO CIRÚRGICO DA ENDOCARDITE INFECCIOSA **613**

convencionais e próteses valvares transcateter (TAVI) e usuários de drogas injetáveis.

As dificuldades apresentadas pela EI quando da indicação e tratamento cirúrgico ficaram mais complexas, e, embora a cirurgia cardíaca seja um procedimento essencial no tratamento da EI, uma parte dos pacientes que têm indicação cirúrgica não é operada, tornando o prognóstico ainda mais reservado, já que a sobrevida em longo prazo em pacientes submetidos à cirurgia cardíaca é satisfatória.

DIAGNÓSTICO

O aspecto crucial para o bom resultado do tratamento da EI depende do diagnóstico precoce, mas ainda boa parte dos pacientes é referenciada para tratamento cirúrgico tardiamente, nos quais as complicações já se manifestaram e comprometem o resultado final do tratamento. Isso é em parte explicado pela menor sensibilidade dos critérios de Duke modificados para pacientes com endocardite de prótese valvar (EPV) ou infecção de dispositivos implantáveis cardíacos. Até 30% dos pacientes com EI subsequentemente comprovada são rotulados como inicialmente EI "possíveis" pelos achados ambíguos ou negativos na ecocardiografia ou hemocultura. Métodos de imagem e cultura de microrganismos permanecem de importância fundamental para o diagnóstico e a estratificação de risco, identificação de complicações e seleção das terapias. Importantes avanços foram feitos nos últimos anos nesse sentido, e a geração de novas e mais robustas evidências continua a trazer mais elementos para decisões que se revelam críticas.

A ecocardiografia continua sendo o método mais acessível, direto e eficaz de auxílio ao diagnóstico da EI. A ecocardiografia transtorácica (ETT) é a modalidade inicial de escolha recomendada para a EI de valva nativa e de prótese valvar, com sensibilidade de aproximadamente 70% para valvas nativas e próxima de 50% para EI valvar protética. Para suspeita de endocardite infecciosa de valva nativa (EIVN), o ETE tem sensibilidade de 90-100% e especificidade de 90% para detecção de vegetações, sendo superior ao ETT para complicações como perfurações, abscessos e fístulas.

É importante ressaltar que a efetividade do ecocardiograma na EI guarda relação com a experiência do operador. Recomenda-se que, quando os achados do ecocardiograma divergem do quadro clínico do paciente, novo exame pode ser considerado com o profissional mais experiente na instituição, para assegurar o perfeito diagnóstico final. Recentemente, a inclusão do ecocardiograma 3-D intraoperatório tem contribuído para melhorar a acurácia diagnóstica, o planejamento e o resultado cirúrgico. O ecocardiograma tem sido também fundamental para orientar a escolha da estratégia cirúrgica, em decidir o reparo valvar em vez da troca valvar e assegurar a efetividade e qualidade do resultado da correção cirúrgica ao final do procedimento.

A tomografia computadorizada (TC) cardíaca tem sido uma modalidade diagnóstica adjuvante quando a anatomia e as lesões não foram nitidamente delineadas pela ecocardiografia. A TC cardíaca é equivalente (e possivelmente superior em alguns casos) ao ETE em mostrar a anatomia perivalvar e complicações (p. ex., abscessos paravalvares ou aneurismas micóticos) e está sujeita a menos artefatos da prótese valvar que a ecocardiografia. Também pode ajudar no planejamento da estratégia cirúrgica (principalmente nos casos de reoperações), e a angiotomografia concomitante permite a exclusão de doença coronariana significativa. A TC traz também informação adicional de possíveis lesões causadas por embolismo sistêmico do cérebro, coluna e órgãos abdominais, e que podem mudar a indicação e o manejo do paciente. O uso mais frequente da TC em pacientes com EI tem revelado maior alta incidência de complicações subclínicas silenciosas, como embolia, hemorragia ou abscesso.

A ressonância magnética (RM) cardíaca está indicada em casos de EI associada à obstrução de via de saída de ventrículo esquerdo, como a membrana subaórtica e túnel subaórtico, a hipertrofia septal assimétrica obstrutiva, para guiar a ressecção cirúrgica concomitante dessas anormalidades.

ABORDAGEM MULTIDISCIPLINAR – EQUIPE DA ENDOCARDITE (*ENDOCARDITIS TEAM*)

Em razão da complexidade da tomada de decisões clínicas e cirúrgicas, da alta letalidade da EI e da necessidade de envolvimento de várias especialidades médicas, atualmente há a recomendação de que os casos de EI sejam discutidos e tratados por uma equipe multidisciplinar, que inclui cardiologistas, cirurgiões cardíacos, infectologistas, neurologistas, especialistas em imagem e outros, dependendo da apresentação do caso e de morbidades associadas. Vários estudos demonstraram que a implementação dessa abordagem reduz a mortalidade hospitalar, racionaliza uso de recursos e antibiótico e diminui custo.

As diretrizes recomendam adicionalmente que pacientes com EI sejam tratados em centros terciários especializados. O custo do tratamento do paciente com EI é alto, onerando de forma acentuada as instituições, principalmente as públicas em nosso país, que são referência no tratamento. Essas instituições reúnem métodos diagnósticos avançados de imagens, experiência clínica e cirúrgica e podem prover maior eficiência com redução de custos.

DEFINIÇÃO DA INTERVENÇÃO CIRÚRGICA

As diretrizes atualmente recomendam a indicação de tratamento cirúrgico mais precoce, de modo a evitar complicações. As indicações da cirurgia precoce na fase ativa (ou seja, enquanto o paciente ainda está recebendo tratamento antibiótico) objetivam evitar a progressão da insuficiência cardíaca (IC) e os danos estruturais irreversíveis causados pela infecção, e prevenir embolia sistêmica.

Em alguns casos, a cirurgia precisa ser realizada em regime de emergência (no prazo de 24 horas) ou urgência (em até 7 dias), independentemente da duração do tratamento com antibióticos. Em outros casos, a cirurgia pode ser adiada para permitir 1 ou 2 semanas de tratamento antibiótico sob cuidadosa observação clínica e ecocardiográfica antes que o procedimento cirúrgico seja realizado.

O tratamento cirúrgico deve ser considerado em pacientes com sinais de IC e disfunção valvar grave, embolização sistêmica recorrente, sepse persistente apesar da antibioticoterapia adequada, grandes vegetações móveis e em crescimento, endocardite de prótese valvar e dispositivos implantados, presença de abscesso perivalvar ou fístulas cardíacas. Infecção causada por fungos ou organismos multirresistentes e endocardite de prótese por estafilococos ou bactérias Gram-negativas devem ter indicação priorizada. A indicação na prevenção de embolia envolve o acometimento das valvas aórtica ou mitral ou EIPV com grandes vegetações (> 10 mm) após um ou mais episódios embólicos, apesar da antibioticoterapia apropriada.

As evidências no campo da EI ainda são pouco definidas, pela ausência de ensaios clínicos randomizados para orientar a prática clínica. Nos últimos anos, alguns novos escores específicos de EI foram publicados tentando melhorar a precisão do prognóstico e a consequente conduta.

A abordagem pragmática atual preconizada pelas diretrizes da Sociedade Europeia de Cardiologia (ESC) de 2015 é a recomendação da indicação mais precoce da cirurgia nos casos de EI. Entretanto, apesar da enorme contribuição que essas diretrizes trouxeram, ainda restam muitas imprecisões, já que elas são guiadas por poucas evidências de alto valor científico, feitas para um ambiente e sistema de saúde diferentes do nosso, tornando as recomendações nem sempre aplicáveis para nossos pacientes. A cirurgia precoce é definida como aquela realizada durante a hospitalização e antes da conclusão do ciclo completo de antibióticos.

O retardo da cirurgia pode permitir maior tempo da antibioticoterapia e estabilização hemodinâmica do paciente, mas há risco de progressão da doença com maior destruição valvar, formação de abscesso, embolia sistêmica e morte (Quadro 1).

DECISÕES E CONDUTAS COMPLEXAS (FIGURAS 1 A 4)

Complicações neurológicas como importantes fatores na decisão

Complicações neurológicas sintomáticas ocorrem em 15-30% dos pacientes com EI, principalmente consequentes a

QUADRO 1 Indicações e momento para cirurgia da EI das valvas mitral e aórtica (válidas para a EI de valvas nativa e protética)		
Indicações para cirurgia	Momento	Classe
1. Insuficiência cardíaca		
Insuficiência valvar aguda grave, obstrução ou fístula causando edema pulmonar refratário ou choque cardiogênico	Emergência	I
Insuficiência valvar grave ou obstrução causando sintomas de IC ou sinais ecocardiográficos de baixa tolerância hemodinâmica	Urgente	I
2. Infecção não controlada		
Infecção localmente não controlada (abscesso, pseudoaneurismas, fístula, crescimento da vegetação)	Urgente	I
Infecção causada por fungos ou organismos multirresistentes	Urgente/ eletiva	I
Hemoculturas positivas persistentes apesar da terapia antibiótica apropriada e controle adequado dos focos sépticos	Urgente	IIa
EIPV causada por estafilococos ou bactérias Gram-negativas não Hacek	Urgente/ eletiva	IIa
3. Prevenção de embolismo		
Vegetações persistentes > 10 mm após um ou mais episódios embólicos, apesar da terapia antibiótica apropriada	Urgente	I
Vegetações > 10 mm, associadas com estenose ou insuficiência valvar grave e risco operatório baixo	Urgente	IIa
Vegetações isoladas muito grandes (> 30 mm)	Urgente	IIa
Vegetações grandes isoladas (> 15 mm) e nenhuma outra indicação para cirurgia	Urgente	IIb

EI: endocardite infecciosa; EIPV: endocardite infecciosa de prótese valvar; IC: insuficiência cardíaca.
Fonte: adaptado de Habib et al., 2015.

embolia das vegetações, e a evolução clínica está associada a pior prognóstico. As complicações neurológicas comuns incluem embolia cerebral silenciosa, acidente vascular cerebral (AVC) isquêmico, ataque isquêmico transitório, hemorragia intracerebral, abscesso cerebral e encefalopatia tóxica. Os fatores de risco identificados para embolia são o tamanho da vegetação (> 10-15 mm), envolvimento da valva mitral, mobilidade da vegetação e infecção por *Staphylococcus aureus*. O tratamento cirúrgico é particularmente eficaz em pacientes com EI que apresentam complicações neurológicas para prevenir sequelas neurológicas e morte.

O momento ideal da cirurgia nos pacientes com AVC embólico ou hemorrágico continua sendo uma decisão

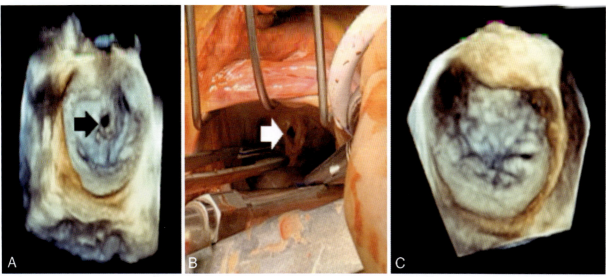

FIGURA 1 Perfuração do folheto anterior da valva mitral consequente à EI. A: Imagem do ecocardiograma transesofágico 3-D intraoperatório (seta negra). B: Aspecto intraoperatório da perfuração, reparada com o uso de retalho de pericárdio autólogo (seta branca). C: Imagem do ecocardiograma transesofágico 3-D intraoperatório após o reparo cirúrgico.

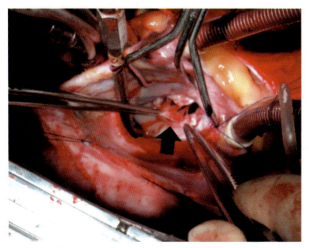

FIGURA 2 Transposição do segmento P2 (seta negra) da valva mitral para o A2 para corrigir a insuficiência causada por acometimento da cordoalha do folheto anterior.

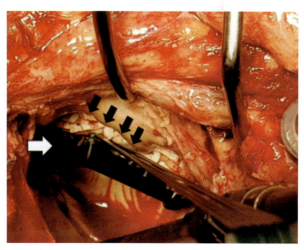

FIGURA 3 Fileira dupla de sutura com pontos suportados por *pledgets* (setas negras) no anel anterior da valva mitral para reforçar a inserção da prótese mecânica (indicada pela seta branca) em paciente com recidiva de deiscência de sutura da prótese.

difícil. A cirurgia precoce pode prevenir uma embolia adicional e evitar maior lesão cerebral, mas a necessidade de utilização da circulação extracorpórea e a anticoagulação sistêmica podem estender a lesão ou resultar em transformação hemorrágica. Na decisão de intervir cirurgicamente após o AVC embólico decorrente de EI, estudos atuais têm mostrado que a indicação da cirurgia nessa condição é segura, com incidência de novo AVC pós-operatório ou mortalidade não diferente entre os pacientes com ou sem AVC pré-operatório. A cirurgia dentro de 2 semanas do início dos sintomas neurológicos foi associada a um benefício significativo na redução da morte relacionada à EI. No caso de hemorragia intracraniana, sugere-se ainda retardar a cirurgia por pelo menos 1 mês em razão do pior prognóstico neurológico.

Há uma tendência a maior uso de próteses biológicas do que mecânicas em pacientes com EI. Isso se deve em grande parte ao fato de a anticoagulação de longo prazo não ser necessária para pacientes com bioproteses, podendo ser menos deletéria se houver transformação hemorrágica de um infarto cerebral no pós-operatório.

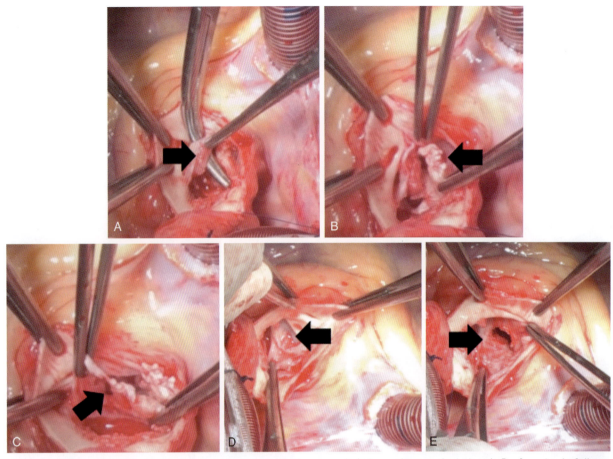

FIGURA 4 Endocardite de valva aórtica com abscesso perivalvar associada à membrana subaórtica. A: Perfuração do folheto coronariano direito (seta). B: Vegetação no folheto não coronariano (seta). C: Perfuração do folheto coronariano esquerdo (seta). D: Cavidade do abscesso (seta). E: Membrana subaórtica. Foi realizada troca valvar aórtica por prótese mecânica de duplo folheto com ampliação do anel aórtico pela técnica de Nicks e ressecção da membrana subaórtica.

Princípios de cirurgia para endocardite infecciosa

Os objetivos da cirurgia na EI são restaurar a funcionalidade valvar e o desempenho cardíaco, prevenir eventos embólicos adicionais e remover todo o tecido infectado e desvitalizado. Nesse tipo de cirurgia, há necessidade de boa exposição cirúrgica, sendo a esternotomia mediana recomendada para a maioria das operações. As abordagens de miniesternotomia e toracotomia direita poderão fornecer exposição insuficiente se achados cirúrgicos inesperados ou doença mais avançada forem encontrados. Em reoperações, é recomendado solicitar TC de tórax para avaliar o risco de lesão de estruturas cardíacas, como o ventrículo direito e a aorta.

A proteção miocárdica é fundamental para o bom resultado cirúrgico, uma vez que o procedimento costuma ser longo e complexo, e nesses casos deverão ser utilizadas soluções cardioplégicas de última geração. Quando a infecção está limitada aos folhetos valvares nativos, o reparo valvar pode ser excelente opção, dependendo da experiência do cirurgião, ou a substituição valvar por uma prótese valvar biológica ou mecânica. Para pacientes mais graves ou com complicações neurológicas, a prótese biológica é recomendada para evitar a necessidade de anticoagulação pós-operatória.

Na EI da valva mitral, atualmente há a recomendação do reparo valvar em vez da troca. Equipes experientes têm relatado sucesso em até 80% dos pacientes. Quando a infecção envolve o anel valvar e estruturas adjacentes, há necessidade de ressecção e desbridamento mais extenso, com remoção completa do aparelho valvar, tecido necrótico e desvitalizado e vegetações. Na reconstrução valvar e das estruturas cardíacas, frequentemente há necessidade de material adicional, sendo preferencialmente utilizado o pericárdio autólogo, enquanto o pericárdio bovino é a alternativa em situações de reconstruções mais extensas.

Endocardite infecciosa de prótese valvar

Na EIPV, geralmente há uma área de maior acometimento da infecção no anel, onde se localiza a deiscência da prótese que propiciou o vazamento perivalvar, mas a extensão da infecção costuma ser circunferencial. No anel aórtico, o envolvimento da região do septo interventricular (na região da comissura entre o folheto coronariano direito e o não coronariano) pode lesar o nódulo atrioventricular e causar bloqueio atrioventricular. Infecções mais extensas levam à formação de abscessos, que quando se rompem podem produzir fístulas intercavitárias.

O acometimento do anel mitral tem algumas características específicas relacionadas à sua anatomia. O envolvimento do anel posterior com sua relação com o sulco atrioventricular torna a reconstrução mais complicada pela possibilidade de lesionar a artéria circunflexa e ocasionar infarto do miocárdio. Na região do anel anterior, destruições mais extensas carreiam o risco de lesão da valva aórtica e do tecido de condução, com bloqueio atrioventricular total. Habitualmente, a valva mitral é exposta por meio da atriotomia esquerda no sulco interatrial ou algumas vezes transeptal através do átrio direito, se o átrio esquerdo for pequeno. O procedimento deve incluir a remoção da prótese antiga e de todo o material de sutura da cirurgia anterior. Todo o material retirado deve ser enviado para cultura, dividido em várias amostras, para aumentar a chance de cultura positiva, já que praticamente todos os pacientes estão em terapia antibiótica.

A inserção da prótese deve ser realizada com suturas suportadas com almofadas (*pledgets*), em razão da friabilidade do anel mitral e do risco de nova deiscência. Algumas vezes, em caso de recidiva, uma segunda linha de sutura é colocada no anel valvar para reforçar as áreas sob risco.

Endocardite infecciosa afetando dispositivos de estimulação cardíaca implantáveis

A infecção de dispositivos de estimulação cardíaca implantáveis é uma doença grave, associada a alta mortalidade. A incidência aumentada de implante desses dispositivos, especialmente em pacientes mais idosos e com mais comorbidades, criou o terreno para a ocorrência do aumento da frequência de EI nesses pacientes. O tratamento da EI nos dispositivos implantáveis envolve antibioticoterapia prolongada associada com sistemática remoção de todo o sistema de estimulação.

Complicações pós-operatórias e condutas

Complicações pós-operatórias em pacientes submetidos a cirurgia de EI ativa são comuns. Na sala de cirurgia e no pós-operatório imediato, o sangramento aumentado por coagulopatia induzida pela combinação de sepse e tempo prolongado de circulação extracorpórea é frequente e necessita de hemostasia cuidadosa, além do uso intensivo de derivados sanguíneos. A sepse pós-operatória é frequente nesses pacientes, comumente se manifestando com vasoplegia e hipotensão.

De maneira geral, todos os pacientes recebem antibiótico no pós-operatório para completar o ciclo iniciado, sendo a duração definida pelo cenário clínico e a determinação da equipe médica. Antes da alta hospitalar, todos os pacientes devem fazer um ecocardiograma para verificar o resultado cirúrgico e estabelecer o acompanhamento ambulatorial.

Apesar da melhora significativa nos resultados cirúrgicos nos últimos anos, a mortalidade hospitalar dos pacientes submetidos a cirurgia de correção da EI permanece alta, com mortalidade intra-hospitalar relatada entre 15-20% e a mortalidade em 1 ano em torno de 40%. Centros de excelência e alto volume com ampla experiência no tratamento da EI têm recentemente reportado mortalidade hospitalar mais baixa, assim como melhora na sobrevida em mais longo prazo.

Endocardite infecciosa de câmaras direitas

A EI de câmaras direitas está frequentemente associada ao uso de drogas intravenosas, dispositivos intracardíacos e cateteres venosos centrais, quase sempre envolvendo a valva tricúspide e, eventualmente, a valva pulmonar. De maneira geral, a evolução da EI da valva tricúspide costuma ser mais benigna do que as das valvas mitral e aórtica e as indicações para cirurgia da valva tricúspide ainda não são muito claras. Com base em dados retrospectivos, as diretrizes da ESC recomendam a cirurgia para vegetações maiores que 20 mm após embolia recorrente, independentemente da presença de IC. Outras indicações incluem microrganismos difíceis de erradicar, bacteriemia persistente, insuficiência valvar e IC direita graves com resposta ineficiente aos diuréticos. Quando há EI concomitante do lado esquerdo, presença de comunicação interatrial, cateteres venosos centrais ou eletrodos de estimulação infectados e EIVP, a cirurgia precoce pode ser recomendada. A embolização séptica para o pulmão isoladamente não é uma indicação para cirurgia na ausência de grandes vegetações.

A opção pelo reparo em vez da troca da valva tricúspide na EI é mais clara, principalmente em pacientes em hemodiálise, com as evidências mostrando que a mortalidade em 30 dias e a sobrevida de 10 anos foram melhores em pacientes submetidos a reparo quando comparados à troca valvar. O reparo valvar foi associado a menor recorrência de EI, menor necessidade de reoperação e reduzida necessidade de implante de marca-passos permanentes. Portanto, sempre que possível, a troca da valva tricúspide deve ser evitada (Quadro 2).

ENDOCARDITE INFECCIOSA APÓS TAVI

O número de implantes de prótese aórtica transcateter (TAVI) para o tratamento da estenose aórtica sintomática grave tem aumentado e expandido suas indicações, e a EI

QUADRO 2	Indicações para o tratamento cirúrgico da endocardite infecciosa da valva tricúspide		
Recomendação		Classe	Nível
O tratamento cirúrgico deve ser considerado nos seguintes cenários: • Microrganismos difíceis de erradicar (p. ex., fungos persistentes) ou bacteriemia por mais de 7 dias (p. ex., S. aureus, P. aeruginosa) apesar de terapia antimicrobiana adequada ou • Vegetações persistentes da valva tricúspide > 20 mm após embolia pulmonar recorrente com ou sem insuficiência cardíaca direita concomitante ou • Insuficiência cardíaca direita secundária a insuficiência tricúspide grave com resposta inadequada à terapia diurética		IIa	C

Fonte: adaptado de Habib et al., 2015.

tem emergido como uma complicação grave. Estudos sugerem que a incidência de EIPV no primeiro ano após TAVI é de 0,5-3,1%, com taxa de mortalidade intra-hospitalar de 11-47% e mortalidade em 2 anos de acompanhamento de 67%.

Estudo retrospectivo dos registros nacionais dinamarqueses publicado recentemente mostrou uma incidência de EI em 5 anos após TAVI de 5,8%. Revelou também que os critérios de Duke modificados tiveram sensibilidade muito baixa, apenas 63% dos pacientes preencheram os critérios para o diagnóstico definitivo, e os achados ecocardiográficos eram normais ou inconclusivos em 47,7% dos casos. Os achados de vegetação ou novo vazamento perivalvar ao ecocardiograma são incomuns nesse cenário, e então há necessidade de alto índice de suspeição no diagnóstico da IE, destacando a importância da equipe da endocardite. A utilização de combinação de métodos de imagem, incluindo TC *multislice* e por emissão de pósitrons (PET), pode aumentar a sensibilidade diagnóstica nesse quadro.

O tratamento da EI pós-TAVI ainda é controverso, e tem sido recomendada antibioticoterapia com mais altas doses e em mais longo prazo nessa situação. Apesar de apresentarem critérios para indicação de cirurgia convencional, poucos pacientes são encaminhados para cirurgia em razão das comorbidades e do alto risco, já que a intervenção cirúrgica, na maioria dos casos, implicará reconstrução da raiz aórtica após o explante da prótese valvar. Permanece indefinido se as técnicas transcateter poderão ser usadas com sucesso no tratamento da EI sem a remoção do implante infectado.

O QUE A DIRETRIZ RECOMENDA

- Habib G, Lancellotti P, Antunes MJ, Bongiorni MG, Casalta JP, Del Zotti F, et al. 2015 ESC guidelines for the management of infective endocarditis. Eur Heart J. 2015;36(44):3075-128.

 ## SUGESTÕES DE LEITURA

1. Jamil M, Sultan I, Gleason TG, Navid F, Fallert MA, Suffoletto MS, et al. Infective endocarditis: trends, surgical outcomes, and controversies. J Thorac Dis. 2019;11(11):4875-85.
2. Østergaard L, Lauridsen TK, Iversen K, Bundgaard H, Søndergaard L, Ihlemann N, et al. Infective endocarditis in patients who have undergone transcatheter aortic valve implantation: a review. Clin Microbiol Infect. 2020;26(8):999-1007.
3. Prendergast BD, Redwood S, Cahill TJ. Infective endocarditis after TAVR. J Am Coll Cardiol. 2020;75(24):3031-2.
4. Shmueli H, Thomas F, Flint N, Setia G, Janjic A, Siegel RJ. Right-sided infective endocarditis 2020: challenges and updates in diagnosis and treatment. J Am Heart Assoc. 2020;9(15):e017293.
5. Varela Barca L, Navas Elorza E, Fernández-Hidalgo N, Moya Mur JL, Muriel García A, Fernández-Felix BM, et al. Prognostic factors of mortality after surgery in infective endocarditis: systematic review and meta-analysis. Infection. 2019;47(6):879-95.

NOTA DOS EDITORES

Este capítulo possui referências bibliográficas adicionais, recomendadas pelos autores, na plataforma digital complementar do livro. Por motivos de compactação, somente algumas delas estão aqui contempladas.
Utilize o QR code abaixo para ter acesso a esse conteúdo:

68
Prevenção da endocardite infecciosa

Alfredo José Mansur
Paulo Ernesto Leães

DESTAQUES

- Evidências para prevenção da endocardite não têm consistência plena.
- Administrar profilaxia antimicrobiana para pacientes de maior risco submetidos a implante de válvulas cardíacas protéticas.
- Material protético usado para reparo de válvula cardíaca (anuloplastia).
- História anterior de endocardite.
- Cardiopatia congênita cianótica não reparada ou alterações residuais e dispositivo protético.
- Correção de defeitos cardíacos congênitos com intervenção baseada em cateter envolvendo um dispositivo de oclusão ou stent durante os primeiros 6 meses após o procedimento.
- Regurgitação de válvula estruturalmente anormal em um coração transplantado.
- Procedimentos de maior risco odontológico que envolvem a manipulação do tecido gengival ou da região periapical dos dentes ou perfuração da mucosa oral; isso inclui a limpeza dentária rotineira.
- Procedimentos do trato respiratório que envolvem incisão ou biópsia da mucosa respiratória.
- Procedimentos gastrointestinais (GI) ou geniturinários (GU) em pacientes com infecção contínua do trato GI ou GU.
- Procedimentos na pele infectada, estrutura da pele ou tecido musculoesquelético.
- Cirurgia para colocar válvulas cardíacas protéticas ou materiais protéticos intravasculares ou intracardíacos.

INTRODUÇÃO

A prevenção da endocardite infecciosa se fundamenta na fisiopatologia: o agente infeccioso entra na corrente sanguínea, provoca bacteriemia e coloniza a valva cardíaca principalmente de cardiopatias consideradas mais suscetíveis. Embora se admita que as bacteriemias possam ser comuns e cotidianas, a endocardite infecciosa é uma doença rara e afeta anualmente de 5-10 pessoas por 100 mil. Para uma visão da prática, estima-se que um médico geral se depara com um caso a cada 20 anos de prática. Prevenir a doença tem o objetivo de bloquear a sequência fisiopatológica, impedindo o acesso de microrganismos à corrente sanguínea ou reduzindo e eliminando microrganismos que porventura tiveram acesso à circulação, em especial nos portadores de doenças cardíacas admitidas sob maior risco de endocardite infecciosa. Prevenir doenças é sempre parte da atuação clínica. O modo recomendado de fazer essa prevenção continua a ser objeto de estudos e revisões.

PREVENÇÃO POR MEIO DA PROFILAXIA ANTIBIÓTICA

A associação entre endocardite infecciosa e infecção oral foi descrita em 1909 (Figura 1). A bacteriemia depois de extração dentária foi verificada em 84 de 132 (63%) pacientes com endocardite infecciosa em 1935. Em 864 episódios de endocardite infecciosa acompanhados entre 1978-2007 no Instituto do Coração (InCor) do Hospital das Clínicas da Faculdade de Medicina da Universidade de São Paulo (HCFMUSP), verificou-se história de intervenção passível de induzir bacteriemia em 272 (31,5%) episódios. Em experiência italiana, a frequência de intervenção dentária prévia à endocardite foi considerada baixa (dentária em 32/677 pacientes – 4,7%, não dentária em 139/677 pacientes – 20,5%).

A profilaxia antibiótica em intervenções passíveis de induzir bacteriemia passou a ser recomendada para a prevenção da endocardite infecciosa em diferentes países a partir de 1954.

Em 1981, quando autores ingleses examinaram o insucesso da profilaxia antibiótica em reduzir o número de casos de endocardite estreptocócica, várias causas foram apontadas para tanto:

A. O fato de a profilaxia antibiótica nem sempre ser administrada.
B. O fato de a profilaxia não ser administrada especificamente aos pacientes que pudessem se beneficiar dela.
C. A possibilidade de a profilaxia antibiótica não ser eficaz.
D. O fato de ser potencialmente irrelevante administrar ou não a profilaxia.

Nessa avaliação, sugeriu-se, tanto considerando o aspecto microbiológico quanto o lado prático, o uso da amoxicilina por via oral (VO), diferentemente da recomendação norte-americana de 1977 para administração de penicilina injetável. A orientação norte-americana incluiu a penicilina VO como profilaxia em 1984, poste-

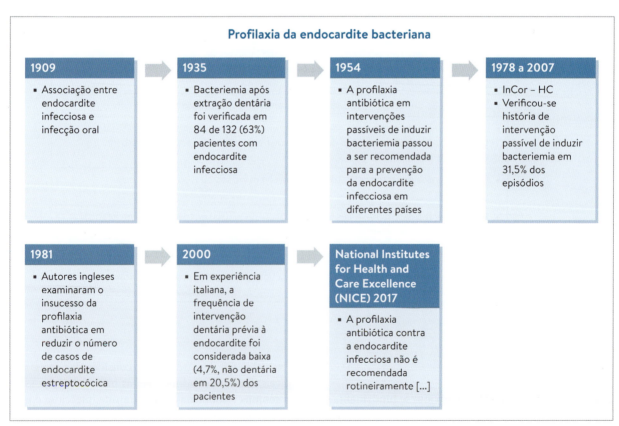

FIGURA 1 Linha do tempo da profilaxia da endocardite.

riormente, em 1990, a amoxicilina na dose de 3 g e, em 1997, a amoxicilina na dose de 2 g.

Novos estudos, metodologicamente mais refinados do que a experiência prévia com séries de casos clínicos ou opiniões de especialistas, foram publicados a partir de 1992. Os resultados desses estudos não respaldaram a suposta eficácia da profilaxia antibiótica recomendada antes de intervenção passível de induzir bacteriemia, a real associação entre intervenção odontológica e a endocardite, e sugeriram a necessidade de revisão dos princípios que norteavam as recomendações de profilaxia antibiótica que datavam de 1955. Essas revisões foram realizadas e publicadas a partir de 2007 (Quadro 1 e Tabela 1). A diretriz brasileira de valvopatias inclui orientação diferente com administração de antibióticos e que pode ser consultada na internet. Na Inglaterra, no período 2010-2013, a partir da recomendação do National Institutes for Health and Care Excellence (NICE) de não uso da profilaxia antibiótica em 2008, sugeriu-se aumento de 35 casos mensais de endocardite infecciosa, embora essa verificação não permita relação de causalidade entre a redução acentuada da profilaxia antibiótica e o aumento do número de casos. A atualização da diretriz inglesa em 2016 acrescentou o termo "rotineiramente" à recomendação anterior, que ficou assim redigida: "A profilaxia antibiótica contra a endocardite infecciosa não é recomendada rotineiramente: [...]", e que em casos individuais poderia ser apropriada.

Assim, verifica-se que a discussão em torno da eficácia da profilaxia se estende por décadas. Como instrumento de profilaxia, o conceito atual valoriza mais a manutenção da boa saúde odontoestomatológica do que antibióticos administrados por causa de intervenção cirúrgica odontológica. De fato, demonstrou-se que a magnitude da bacteriemia desencadeada por escovação dos dentes (muito mais frequente) foi comparável à da extração dentária (menos frequente). Estudo realizado na França demonstrou associação entre intervenções odontológicas invasivas e a endocardite infecciosa em portadores de prótese valvar cardíaca, reconhecidos como sob maior risco de infecção.

Dessa forma, os esforços devem ser feitos para a boa saúde dentária.

SAÚDE ODONTOESTOMATOLÓGICA E OUTROS POTENCIAIS FOCOS DE INFECÇÃO

Em estudo realizado em 1984, verificou-se, em uma casuística de valvopatas, que apenas 8% dos pacientes com dentes e 18% dos pacientes desdentados tinham condições odontoestomatológicas saudáveis. O tratamento dentário em pacientes em tratamento de endocardite in-

---

QUADRO 1 Orientações de profilaxia de endocardite infecciosa em diferentes países

American Heart Association, Estados Unidos (2007)

Princípios:

- Bacteriemias cotidianas ao acaso são mais importantes que as intervenções odontológicas
- A profilaxia previne um número reduzido de casos
- O risco da administração de antibióticos excede o benefício potencial
- A manutenção da saúde odontoestomatológica é mais importante

A profilaxia pode ser considerada razoável para:

- Intervenções odontológicas que incluem manipulação gengival, periapical ou com perfuração da mucosa oral
- Portadores de prótese valvar cardíaca ou material protético
- Endocardite infecciosa prévia
- Cardiopatia congênita cianótica ou tratada com prótese (< 6 meses)
- Valvopatia de receptores de transplante cardíaco

National Institute for Health and Care Excellence, Inglaterra (2008)

- Condições sob maior risco de endocardite infecciosa: valvopatia, prótese valvar cardíaca, cardiopatia congênita, endocardite infecciosa pregressa, cardiomiopatia hipertrófica
- Profilaxia não recomendada: intervenções dentárias, gastrointestinais, geniturinárias, respiratórias

European Society of Cardiology (2009)

- Limitar a profilaxia antibiótica aos pacientes sob maior risco de endocardite infecciosa submetidos às intervenções odontológicas com maior risco de bacteriemia
- Manter a boa saúde odontoestomatológica; revisões odontológicas periódicas têm um papel muito importante em diminuir o risco de endocardite infecciosa
- Técnicas de assepsia na manipulação de cateteres venosos e procedimentos invasivos são importantes para prevenir endocardite relacionada a procedimentos invasivos
- Não há recomendação para profilaxia de endocardite de classe I, mas há nos de classe IIa. No entanto, há circunstâncias nas quais médicos e pacientes podem se sentir mais confortáveis prescrevendo ou fazendo uso da profilaxia antibiótica antes de intervenção passível de induzir bacteriemia, principalmente pacientes com valva aórtica bivalvular, coarctação da aorta, prolapso da valva mitral ou cardiomiopatia hipertrófica. Nesses casos, o médico deve determinar a relação custo-benefício da profilaxia

Fonte: National Institute for Health and Care Excellence – NICE. Prophylaxis against infective endocarditis: antimicrobial prophylaxis against infective endocarditis in adults and children undergoing interventional procedures (CG 64).

TABELA 1 Profilaxia antibiótica de adultos antes de intervenção odontológica, segundo recomendação da American Heart Association

Via de administração	Medicação e dose
Oral	Amoxicilina, 2 g
Parenteral	Ampicilina, 2 g, por via intramuscular ou intravenosa ou Cefazolina, 1 g, ou ceftriaxona, 1 g, por via intramuscular ou intravenosa
Alergia à penicilina – Via oral	Cefalexina, 2 g Clindamicina, 600 mg ou Azitromicina ou claritromicina, 500 mg
Parenteral	Cefazolina ou ceftriaxona, 1 g, via intramuscular ou intravenosa ou Clindamicina, 600 mg, por via intramuscular ou intravenosa

Fonte: Wilson et al., 2007.

fecciosa foi recomendado. A manutenção da boa saúde odontoestomatológica permanece uma orientação atual de profilaxia. Há a hipótese de alguma forma modificar o foco principal da prevenção da endocardite infecciosa da profilaxia antibiótica para a manutenção de boa saúde odontoestomatológica e prevenção de doença periodontal, inflamação e úlceras gengivais. Admite-se que as bacteriemias "cotidianas" seriam de magnitude várias vezes maior que a da bacteriemia associada com intervenção dentária, o que explicaria os casos de endocardite que surgem sem aparente manipulação passível de induzir bacteriemia. Recomenda-se pelo menos uma revisão odontológica anual, particularmente para os portadores de cardiopatia sob maior risco de endocardite infecciosa.

Além disso, recomendam-se cuidados com infecções cutâneas, evitar *piercings* e tatuagens e o uso ilícito de drogas injetáveis.

Estudos brasileiros demonstraram doença periodontal em 11.874 adultos estudados em 250 cidades – 8,9% (IC 95%, 7,6-10,3), e em experiência com 3.353 pessoas com idade ≥ 20 anos havia o relato de dor de dente nos últimos 6 meses em 17,7% (IC 95%, 16,0-19,3). Curiosamente, em razão da alta prevalência de condições dentárias que podem induzir bacteriemia, a endocardite infecciosa é uma doença rara. Dados do Departamento de Informática do Sistema Único de Saúde (Datasus) revelaram no Estado de São Paulo 2.211 internações por endocardite infecciosa entre 2008-2013. Entre 2003-018 foram atribuídos à endocardite infecciosa 3.536 óbitos no Estado de São Paulo (Datasus). Experiências de outros países

demonstraram incidência estável, talvez com aumento do número de portadores de dispositivos terapêuticos artificiais como marca-passos, cateteres etc.

Esses números enfatizam a importância da recomendação de avaliação odontológica e de tratamento dentário em pacientes que serão submetidos a intervenção cirúrgica eletiva sobre valvas cardíacas e implante de prótese valvar cardíaca. Essa conduta é uma rotina no InCor do HCFMUSP há décadas. Além disso, cuidados de prevenção de infecções devem ser tomados com relação a dispositivos terapêuticos invasivos e cateteres, que também são mais utilizados (4% entre 2010 e 2011 e 5,5% entre 2016 e 2017) em pacientes com idade mais avançada (mediana de idade 66,5 anos em 2010 a 2011 e mediana de idade 70,3 anos em 2016 a 2017).

EFEITOS ADVERSOS POTENCIAIS DA PROFILAXIA ANTIBIÓTICA

Além da eficiência, foram discutidos eventuais efeitos colaterais da profilaxia, que pode ser primária para a população geral e secundária para pacientes que já sofreram endocardite infecciosa.

Foi estimado que entre 2-5% (IC 95%, 2,2-2,7) da população norte-americana não teriam conhecimento de serem portadores de cardiopatia sob maior risco de contrair endocardite infecciosa; esse número subiria para 13,3% (IC 95%, 11,7-15) nos pacientes com idade superior a 75 anos. Teriam conhecimento do fato de serem portadores de cardiopatia sob maior risco de endocardite infecciosa 1,8% da população geral norte-americana e 3,3% da população geral francesa. Com base nesses números, se fosse realizada uma inferência brasileira – 5% de portadores de cardiopatias sob maior risco de endocardite infecciosa sem conhecimento (5% de 211.674.928 habitantes em junho 2020; estimativa do IBGE –, os resultados seriam da ordem de 10.587.746 pessoas no Brasil nessa condição.

Estudo mais recente sugeriu que as reações adversas à aprofilaxia antibiótica conforme estudadas entre 2004-2014 na Inglaterra foram inferiores ao que seria esperado, foram baixas para amoxicilina e mais altas para clindamicina, nesse caso infecção por *Clostridium difficile*.

ESTUDOS PUBLICADOS APÓS A ORIENTAÇÃO MAIS RESTRITIVA DA PROFILAXIA COM USO DE ANTIBIÓTICOS

A orientação mais restritiva em relação à profilaxia antibiótica assumida nos últimos anos em vários países suscitou o questionamento a respeito do impacto que essas novas orientações teriam sobre a prevalência da endocardite infecciosa, e a discussão permanece ativa.

Outro estudo, realizado na França, avaliou a prevalência de endocardite infecciosa depois que novas diretrizes mais restritivas ao uso de antibióticos como profilaxia foram adotadas em 2002. Para tanto, foram comparadas amostras de um ano de 1991, 1999 e 2008 em três regiões francesas (população: 11 milhões de habitantes). A incidência de endocardite por estreptococos da cavidade oral diminuiu nos portadores de valvopatia e houve aumento das endocardites estafilocócicas em pacientes sem evidência de cardiopatia predisponente à endocardite, possivelmente associados ao uso de drogas ilícitas ou ao uso de dispositivos intravasculares como marca-passos e outros dispositivos implantáveis e próteses.

Estudo populacional de um condado nos EUA após a divulgação das novas orientações de profilaxia pela American Heart Association, em 2007, revelou que não houve aumento da incidência de endocardite estreptocócica. Tampouco houve aumento do número de hospitalizações de crianças por endocardite infecciosa após a revisão das recomendações de profilaxia.

Estudo realizado em 739 pacientes de Taiwan entre 1999-2012 não identificou associação entre intervenção dentária nos 3 meses anteriores à endocardite e a ocorrência de endocardite comparados com o período controle no qual a endocardite não se desenvolveu, e concluiu não terem identificado associação entre a intervenção dentária (extração, cirurgia, raspagem, doença periodontal, tratamento endodôntico) e a endocardite.

Estudo publicado em 2015 verificou aumento no número de casos de endocardite infecciosa na Inglaterra (35 casos a mais por mês) após a recomendação de interrupção de profilaxia antibiótica antes de intervenções dentárias. Os achados foram revisados, e interpretou-se que não se poderia afiançar causalidade direta e completa entre a suspensão da profilaxia antibiótica e o aumento do número de casos e que talvez outros fatores pudessem ser identificados como responsáveis por essa variação, e também e que estudos metodologicamente mais delineados com esse fim seriam necessários para dar fundamento à mudança de orientação. Entretanto, a recomendação reconhece que os profissionais de saúde podem tomar decisões individualizadas tendo em vista as necessidades clínicas e as preferências individuais dos pacientes.

Há estudo em andamento de casuística recolhida entre 2009-2015, de 10.593 casos de endocardite infecciosa e 90,6 milhões de intervenções dentárias, para avaliar a associação entre intervenções dentárias invasivas nos 3 meses anteriores ao diagnóstico da endocardite em relação a intervenções que aconteceram antes desse período.

Portanto, até o momento, diferentes experiências dão suporte à orientação mais restritiva para o uso de antibióticos na profilaxia de endocardite infecciosa sem negligenciar os cuidados com a saúde odontoestomatológica, doença periodontal, procedimentos médicos invasivos e outras ações recreativas (uso de drogas injetáveis, tatuagens, *piercings* etc.).

O QUE AS DIRETRIZES RECOMENDAM

- American Academy of Pediatrics (AAP): Red book: prevention of bacterial endocarditis, 2018.
- Bacelar AC, Lopes AS, Fernandes JR, Pires LJ, Moraes RC, et al.; Sociedade Brasileira de Cardiologia. Diretriz brasileira de valvopatias. Arq Bras Cardiol. 2011;97(5 Suppl 1):1-67.
- Task force on the prevention, diagnosis, and treatment of infective endocarditis of the European Society of Cardiology. Eur Heart J. 2009; 30:2369-413.
- Wilson W, Taubert KA, Gewitz M, Lockhart PB, Baddour LM, Levison M, et al. Prevention of infective endocarditis: guidelines from the American Heart Association. Circulation. 2007;116:1736-54.

SUGESTÕES DE LEITURA

1. Cahill TJ, Harrison JL, Jewell P, Onakpoya I, Chambers JB, Dayer M, et al. Antibiotic prophylaxis for infective endocarditis: a systematic review and meta-analysis. Heart. 2017;103:937-44.
2. Dayer M, Thornhill M. Is antibiotic prophylaxis to prevent infective endocarditis worthwhile? J Infect Chemother. 2018;24:18-24.
3. Duval X, Millot S, Tubiana S, Iung B. Prévention de l'endocardite infectieuse [Prevention of Infective endocarditis]. Presse Med. 2019;48:556-62.
4. Hancocks S. Has common sense prevailed? Br Dent J. 2018;225:373.
5. NICE – National Institute for Health and Care Excellence. Antibiotics not effective for rare heart infection. Available: https://www.nice.org.uk/news/article/antibiotics-not-effective-for-rare-heart-infection (acesso 14 jun 2020).
6. NICE – National Institute for Health and Care Excellence. Prophylaxis against infective endocarditis: antimicrobial prophylaxis against infective endocarditis in adults and children undergoing interventional procedures (CG 64). Available: https://www.nice.org.uk/search?q=prophylaxis+of+infective+endocarditis.
7. NICE – National Institute for Health and Care Excellence. Antibiotics not effective for rare heart infection. Available: https://www.nice.org.uk/news/article/antibiotics-not-effective-for-rare-heart-infection (acesso 14 jun 2020).
8. NICE – National Institute for Health and Care Excellence. Prophylaxis against infective endocarditis: antimicrobial prophylaxis against infective endocarditis in adults and children undergoing interventional procedures (CG 64). Available: https://www.nice.org.uk/search?q=prophylaxis+of+infective+endocarditis (acesso 14 jun 2020).
9. Østergaard L, Bruun NE, Voldstedlund M, Arpi M, Andersen CØ, Schønheyder HC, et al. Prevalence of infective endocarditis in patients with positive blood cultures: a Danish nationwide study. Eur Heart J. 2019;40:3237-44.
10. Thornhill M, Nicholl J, Prendergast B, Dayer M, Lockhart P. The invasive dentistry – endocarditis association study: the IDEA study. Available: https://www.journalslibrary.nihr.ac.uk/programmes/hta/155732/#/ (acesso 20 jun 2020).
11. Tubiana S, Blotière PO, Hoen B, Lesclous P, Millot S, Rudant J, et al. Dental procedures, antibiotic prophylaxis, and endocarditis among people with prosthetic heart valves: nationwide populationbased cohort and a case crossover study. BMJ. 2017;358:j3776.

NOTA DOS EDITORES

Este capítulo possui referências bibliográficas adicionais, recomendadas pelos autores, na plataforma digital complementar do livro. Por motivos de compactação, somente algumas delas estão aqui contempladas.
Utilize o QR code abaixo para ter acesso a esse conteúdo:

SEÇÃO XI

CARDIOLOGIA PEDIÁTRICA E CARDIOPATIAS CONGÊNITAS DO ADULTO

69

Cardiopatias congênitas acianogênicas

Isabel Cristina Britto Guimarães
Maria Angélica Binotto

DESTAQUES

- Doença cardíaca congênita (DCC) é o distúrbio congênito mais comum em recém-nascidos.

- DCC crítica, definida como lesões que requerem cirurgia ou intervenção baseada em cateter no primeiro ano de vida, ocorre em aproximadamente 25% dos neonatos com DCC e é uma das principais causas de mortalidade infantil. O risco de morbidade e mortalidade aumenta quando há atraso no diagnóstico e no tratamento.

- Pacientes com comunicação interatrial (CIA) podem ser assintomáticos até a idade adulta. Adultos com hipertensão atrial esquerda secundária à disfunção diastólica do ventrículo esquerdo podem apresentar piora clínica após a oclusão do defeito, e a indicação de intervenção deve ser ponderada nesses casos.

- Pacientes com defeito do septo atrioventricular (DSAV) e insuficiência cardíaca devem ser operados idealmente antes dos 6 meses de idade. Insuficiência residual da valva atrioventricular esquerda é causa frequente de reintervenção tardia.

- Pacientes com comunicação interventricular (CIV) e prolapso valvar aórtico têm indicação de correção do defeito, a despeito do tamanho, quando houver evidências de insuficiência aórtica.

- O tratamento dos pacientes com EP pode ser conservador, por intervenção percutânea ou valvotomia cirúrgica. A escolha é baseada na gravidade e no nível da obstrução (valvar, sub ou supravalvar). Na estenose pulmonar valvar (EPV), a valvuloplastia pulmonar percutânea é procedimento de escolha. Intervenção cirúrgica está indicada nos casos com EP sub/supravalvar, valva pulmonar displásica, hipoplasia do anel ou hipoplasia do tronco pulmonar.

- A estenose valvar aórtica é a lesão obstrutiva congênita da via de saída do VE (VSVE) mais frequente. A maioria dos pacientes com edema agudo de pulmão (EAo) valvar é assintomática. Os achados clínicos variam de acordo com a gravidade da lesão.

- EAo crítica no recém-nascido (RN) resulta em obstrução grave da VSVE, sendo fatal em pacientes sem intervenção. Os RNs com EAo crítica apresentarão baixa perfusão periférica e cianose à medida que o canal arterial se fecha. É uma cardiopatia dependente do canal arterial, necessitando do uso endovenoso de prostaglandina, e a intervenção percutânea é o tratamento de escolha.

- Coarctação da aorta (CoAo) é doença em que qualquer parte da aorta é hipoplásica ou estenótica. A localização mais frequente é na região do istmo (região entre a artéria subclávia esquerda e o canal arterial).

- A intervenção (cirúrgica ou intervenção percutânea) deve ser realizada nos pacientes com CoAo nas seguintes condições: CoAo crítica; CoAo com gradiente > 20 mmHg; evidência radiológica de circulação colateral significativa; HA e IC atribuível à CoAo.

- Em pacientes com lesões dependentes do ducto, o fechamento do ducto arterioso nos primeiros dias de vida pode precipitar uma rápida deterioração clínica, com consequências potencialmente fatais. O início da prostaglandina E1 para reabrir ou manter o ducto arterioso pode salvar vidas.

INTRODUÇÃO

As cardiopatias congênitas representam as malformações congênitas mais frequentes, com incidência estimada de 8-10 por mil nascidos vivos.

Nas últimas décadas, houve grande avanço tecnológico no que diz respeito aos métodos diagnósticos, procedimentos terapêuticos e de cuidados pós-operatórios, permitindo maior sobrevida e melhora na qualidade de vida dessa população até a idade adulta.

As cardiopatias congênitas podem ser categorizadas de acordo com a presença ou ausência de cianose em cianogênicas e acianogênicas. Neste capítulo serão abordadas as cardiopatias congênitas acianogênicas, que representam os defeitos cardíacos estruturais mais frequentes.

CARDIOPATIAS COM DESVIO DE FLUXO (SHUNT) DA ESQUERDA PARA A DIREITA

Nessas anomalias, parte do sangue oxigenado proveniente do retorno venoso pulmonar é desviada por meio do defeito e retorna aos pulmões em vez de ser direcionada para a circulação sistêmica. Pode ocorrer em nível atrial, ventricular ou aórtico.

COMUNICAÇÃO INTERATRIAL

Epidemiologia e etiologia

A comunicação interatrial é o terceiro tipo de cardiopatia congênita mais frequente, com prevalência em torno de 50/100.000 nascimentos, com um discreto predomínio no sexo feminino. Embora a maioria dos casos seja esporádica, existe uma associação entre a ocorrência de comunicação interatrial (CIA) e anormalidades em genes relacionados à septação, incluindo NKX2-5, GATA4, TBX5 e MYH6. CIA tipo *ostium secundum* são frequentes em síndromes genéticas, tais como Holt-Oram, Ellis van Creveld, Noonan, Down, entre outras.

Anatomia

As comunicações interatriais são divididas em quatro tipos anatômicos: *ostium secundum*, *ostium primum*, seio venoso e defeitos do seio coronário. O defeito tipo *ostium secundum* é localizado na fossa oval e é o mais frequente, correspondendo a 3/4 das CIA. O defeito tipo *ostium primum* é uma comunicação localizada entre a margem anteroinferior da fossa oval e as valvas atrioventriculares, sendo uma variante do defeito do septo atrioventricular. Os defeitos tipo seio venoso superior ocorrem na junção da veia cava superior, permitindo a comunicação entre esta e uma ou mais veias pulmonares direitas. O defeito tipo seio venoso inferior situa-se logo acima da junção da veia cava inferior com o átrio direito. Os defeitos do seio coronário são mais raros e resultam de uma deficiência parcial ou completa do tecido que separa o seio coronário do átrio esquerdo, permitindo a comunicação dessa cavidade com o orifício do seio coronário no átrio direito.

Fisiopatologia

A direção e a magnitude do fluxo por meio de uma CIA são determinadas pelo tamanho do defeito e pelas pressões atriais relativas, que por sua vez são dependentes das complacências ventriculares. O fluxo por intermédio do defeito ocorre tanto na sístole como na diástole, com predomínio na última. Ao nascimento, a resistência vascular é alta e a complacência ventricular direita é baixa. Gradualmente, a resistência vascular pulmonar diminui e a complacência do ventrículo direito aumenta, permitindo maior fluxo da esquerda para a direita. Com o passar do tempo, a complacência do ventrículo esquerdo diminui, com elevação das pressões diastólica do ventrículo esquerdo e média do átrio esquerdo, aumento do fluxo da esquerda para direita, resultando assim em sobrecarga de volume para as câmaras direitas. Uma elevação discreta da pressão da artéria pulmonar é comum em pacientes jovens com uma CIA grande. No entanto, o desenvolvimento de doença vascular pulmonar é incomum.

Quadro clínico

A maioria dos pacientes mantém-se assintomática na infância. Muitas vezes, o diagnóstico é feito por um achado anormal em uma radiografia de tórax ou em um ecocardiograma realizado para avaliação de sopro. Raramente lactentes com uma CIA isolada apresentam-se com sinais e sintomas de insuficiência cardíaca e necessitam de intervenção na infância. Nesses casos, é prudente pesquisar outros defeitos associados. Pode haver fechamento espontâneo de defeitos *ostium secundum* pequenos, geralmente dentro do primeiro ano de vida. Muitos pacientes com uma CIA moderada não apresentam sintomas durante muitos anos. A presença de sintomas correlaciona-se com o aumento progressivo do *shunt* esquerda-direita com o passar do tempo. Já na idade adulta, a maioria dos pacientes com uma CIA grande apresenta sintomas de cansaço aos esforços, palpitações e, eventualmente, manifestações de tromboembolismo. Muitas vezes o achado casual de cardiomegalia na radiografia de tórax sugere o diagnóstico. A capacidade ao exercício e o consumo máximo de oxigênio geralmente estão reduzidos em adultos com uma CIA não corrigida. Alguns pacientes, geralmente mulheres, podem desenvolver gradualmente hipertensão arterial pulmonar e sinais de insuficiência cardíaca direita. A gestação é usualmente bem tolerada, embora haja um risco pequeno de arritmias, insuficiência cardíaca e embolia paradoxal.

O exame do precórdio revela impulsões sistólicas na borda esternal esquerda, por dilatação do ventrículo direito. A segunda bulha geralmente apresenta desdobramento amplo e fixo, pelo aumento do volume ejetado pelo ventrículo direito, que atrasa o componente pulmonar. Geralmente se ausculta um sopro sistólico ejetivo grau II/6 na área pulmonar, secundário ao fluxo aumentado pela valva pulmonar. Um ruflar mesodiastólico resultante do aumento do fluxo por meio da valva tricúspide pode ser audível na área tricúspide. Um sopro holossistólico na área mitral pode indicar a presença de uma CIA *ostium primum* dentro do espectro do defeito do septo atrioventricular parcial ou, ainda, prolapso da valva mitral. Quando hipertensão pulmonar importante se desenvolve, há diminuição do fluxo da esquerda para a direita por meio da CIA. O desdobramento da segunda bulha desaparece, a P2 torna-se hiperfonética, o sopro sistólico pulmonar diminui e o sopro diastólico tricúspide desaparece.

Recomenda-se a realização da oximetria de pulso em repouso e durante o exercício em adultos com uma CIA não corrigida para a determinação da direção e magnitude do *shunt*, com o intuito de auxiliar na decisão terapêutica.

Exames complementares

- Eletrocardiograma: o ritmo na criança é, na maioria das vezes, sinusal. Já em adultos, pode haver fibrilação atrial ou flutter. Em defeitos do tipo seio venoso superior o ritmo pode ser ectópico atrial baixo. O intervalo PR pode estar prolongado, podendo haver bloqueio atrioventricular de primeiro grau. A onda P pode estar apiculada por aumento do átrio direito. Na maioria dos pacientes com uma CIA grande o eixo do QRS no plano frontal encontra-se no quadrante inferior direito. O QRS em V1 apresenta um padrão de bloqueio incompleto de ramo direito, secundário a sobrecarga de volume do ventrículo direito. Desvio do eixo para a esquerda é sugestivo de CIA *ostium primum* como parte do defeito do septo atrioventricular parcial.
- Radiografia de tórax: mostra cardiomegalia por aumento das câmaras direitas, dilatação da artéria pulmonar e aumento da trama vascular pulmonar, com o botão aórtico pouco proeminente (Figura 1).
- Ecocardiograma transtorácico: é usualmente o único exame de imagem necessário para a definição diagnóstica em crianças, com boa definição do tamanho, localização e repercussão do defeito (Figura 2). A pressão sistólica do ventrículo direito e a pressão média da artéria pulmonar podem ser estimadas, respecti-

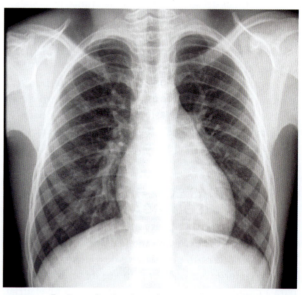

FIGURA 1 Radiografia do tórax de uma criança de 7 anos com uma comunicação interatrial grande. Notam-se aumento da área cardíaca à custa de câmaras direitas, tronco pulmonar proeminente e pletora pulmonar.

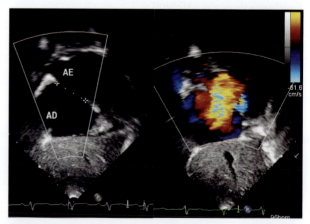

FIGURA 2 Imagem ecocardiográfica no corte subcostal mostrando uma grande comunicação interatrial *ostium secundum* com fluxo do átrio esquerdo para o direito.

vamente, pelas velocidades dos jatos de insuficiência tricúspide e insuficiência pulmonar.

- Outros métodos de imagem: o ecocardiograma transesofágico é especialmente útil em adultos e quando se considera a possibilidade de fechamento percutâneo. Nessa situação, além da definição precisa do tamanho e localização do defeito, avalia-se o tamanho das bordas, defeitos associados e a conexão venosa pulmonar. A angiotomografia ou a ressonância magnética (RM) cardíaca são úteis para a definição da conexão venosa pulmonar em pacientes adultos. A RM cardíaca tem a vantagem de não envolver radiação ionizante e possibilitar a quantificação do *shunt*.
- Cateterismo cardíaco: é raramente realizado com objetivo diagnóstico, com exceção de pacientes adultos com suspeita de doença coronariana e aqueles com hipertensão pulmonar. A maioria dos cateterismos é realizada para fechamento percutâneo do defeito. Em algumas situações, no entanto, o cateterismo diagnóstico pode ser necessário para avaliação hemodinâmica detalhada no sentido de esclarecer informações discrepantes ou inconclusivas obtidas a partir de métodos não invasivos.

Tratamento

Em crianças com CIA isolada, o fechamento do defeito está indicado quando houver sobrecarga de volume de câmaras direitas, independentemente de sintomas. Geralmente, crianças assintomáticas com uma CIA são encaminhadas para o procedimento entre 3-5 anos de idade.

O fechamento da CIA em adultos está indicado quando existir sobrecarga de volume de câmaras direitas, com redução da capacidade funcional, *shunt* predominante E D e relação Q_p/Q_s maior que 1,5, desde que o paciente não apresente cianose em repouso ou durante o esforço e a pressão sistólica da artéria pulmonar seja menor que 50% da pressão sistêmica e a resistência vascular pulmonar (RVP) seja menor que 1/3 da resistência vascular sistêmica (RVS) (classe I, nível de evidência B). As mesmas condições de indicação são consideradas em pacientes assintomáticos (classe IIa, nível de evidência C). Na presença de hipertensão pulmonar (pressão sistólica na artéria pulmonar maior que 50% da pressão sistêmica), o fechamento do defeito pode ser considerado quando a resistência vascular pulmonar for menor que 2/3 da sistêmica (na condição basal ou após estímulo vasodilatador) com uma relação Q_p/Q_s maior que 1,5 (classe IIb, nível de evidência B).

Por outro lado, o fechamento do defeito está contraindicado quando a pressão sistólica na artéria pulmonar e/ou a RVP for maior que 2/3 da sistêmica, assim como quando houver *shunt* D-E predominante.

Adultos mais velhos devem ser avaliados quanto à presença de hipertensão atrial esquerda secundária a disfunção diastólica do ventrículo esquerdo, que pode causar

sintomas semelhantes aos da CIA. Nesses casos, pode haver piora clínica após a oclusão do defeito.

Defeitos do tipo seio venoso, *ostium primum* e seio coronário são fechados por cirurgia. Defeitos do tipo *ostium secundum* podem ser fechados por cirurgia ou por via percutânea, por meio do implante de uma prótese pelo cateterismo.

DEFEITO DO SEPTO ATRIOVENTRICULAR

Epidemiologia

A prevalência estimada é 4 a 5,3/10.000 nascidos vivos. Cerca de 50% dos casos de DSAV estão associados à síndrome de Down. Esse defeito está presente em 90% dos pacientes com isomerismo atrial direito e em 60 a 70% dos pacientes com isomerismo atrial esquerdo. Outras síndromes genéticas associadas são Charge, Vater e Holt-Oram.

Anatomia

O termo "defeito do septo atrioventricular" inclui um espectro de anomalias cuja característica morfológica essencial é a junção atrioventricular comum. O Quadro 1 resume as características morfológicas comuns a todos os defeitos, independentemente do tipo. A valva atrioventricular comum tem cinco folhetos, sendo que os folhetos ponte superior e inferior ocupam os dois ventrículos. As características anatômicas variáveis são a morfologia da valva atrioventricular (um ou dois orifícios, duplo orifício da valva AV esquerda), o potencial anatômico para a passagem de fluxo por intermédio do defeito (atrial, ventricular ou ambos) e o balanceamento das câmaras ventriculares (ventrículo esquerdo dominante com hipoplasia do direito e vice-versa). O DSAV pode-se associar mais frequentemente a CIA *ostium secundum*, comunicação interventricular (CIV) muscular, tetralogia de Fallot, dupla via de saída do ventrículo direito, lesões obstrutivas de via de saída do ventrículo esquerdo e valva atrioventricular esquerda.

QUADRO 1 Características morfológicas comuns do DSAV
1. Junção atrioventricular comum
2. Aorta anteriorizada e não encaixada
3. Ausência do septo AV muscular (valvas AV no mesmo plano)
4. Desproporção da via de entrada/via de saída (via de saída do VE alongada)
5. Valva AV esquerda trifoliada suportada por músculos papilares dispostos em posição anteroposterior
6. Configuração anormal das valvas AV
7. Estreitamento da via de saída subaórtica

AV: atrioventricular; DSAV: defeito do septo atrioventricular; VE: ventrículo esquerdo.

Fisiopatologia

A fisiopatologia nos pacientes com um defeito parcial, com *shunt* isolado no nível atrial, é semelhante à de uma CIA grande, resultando em sobrecarga de volume das câmaras direitas e hiperfluxo pulmonar. Dependendo do grau de insuficiência da valva atrioventricular, pode haver sobrecarga de volume das câmaras esquerdas. Em pacientes com a forma total, o fluxo de sangue da esquerda para a direita ocorre tanto por meio da CIA *ostium primum* quanto da CIV não restritiva, causando dilatação das câmaras esquerdas precocemente e maior grau de hipertensão pulmonar.

Quadro clínico

O quadro clínico e a evolução do DSAV dependem da forma do defeito e dos defeitos associados. Pacientes com CIA *ostium primum* isolada ou com uma CIV pequena têm uma evolução semelhante à da CIA grande, permanecendo geralmente assintomáticos na infância e desenvolvendo sintomas a partir da 3ª ou 4ª décadas. Lactentes com DSAV total e um grande componente interventricular desenvolvem sintomas de insuficiência cardíaca congestiva a partir das primeiras semanas de vida, associada à regurgitação importante da valva atrioventricular esquerda. Nesses casos, usualmente ocorre elevação rápida e progressiva da resistência vascular pulmonar, particularmente após 6 meses de vida. Existe um subgrupo de pacientes com a forma completa do DSAV e uma grande CIV, geralmente com síndrome de Down, que não desenvolvem sintomas de insuficiência cardíaca por elevação persistente da resistência vascular pulmonar desde o nascimento.

O exame do precórdio pode mostrar impulsões na borda esternal esquerda; a segunda bulha apresenta desdobramento amplo e fixo, e um sopro ejetivo é audível na área pulmonar. Adicionalmente, um sopro holossistólico secundário a insuficiência da valva atrioventricular esquerda pode ser audível na área mitral. Pode haver um sopro mesodiastólico na borda esternal esquerda baixa e área mitral, refletindo um grande *shunt*. A intensidade do componente pulmonar da segunda bulha aumenta na medida em que a pressão arterial pulmonar se eleva.

Exames complementares

- Eletrocardiograma: a maioria dos pacientes têm um bloqueio atrioventricular de primeiro grau e um desvio do eixo do QRS no plano frontal para a esquerda (superior). O eixo da onda P pode ser superior na presença de isomerismo atrial esquerdo. O bloqueio incompleto do ramo direito reflete sobrecarga de volume do ventrículo direito. Na presença de insuficiência importante da valva atrioventricular esquerda, há sinais de sobrecarga de câmaras esquerdas. Adicionalmente, as voltagens nas derivações precordiais podem refletir dominância de um ventrículo sobre o outro.
- Radiografia do tórax: geralmente mostra cardiomegalia por aumento das câmaras direitas e do ventrículo esquerdo, além de aumento da vascularidade pulmonar. Como o jato da insuficiência da valva atrioventricular esquerda é mais direcionado ao átrio direito, predomina dilatação deste em relação ao esquerdo (Figura 3).
- Ecocardiografia: possibilita a identificação de todas as marcas anatômicas do DSAV, permitindo o diagnóstico acurado do defeito, das lesões associadas, além de informações funcionais relevantes para a decisão cirúrgica, tais como a magnitude da insuficiência valvar, a direção do *shunt* e a estimativa da pressão sistólica da artéria pulmonar. A modalidade tridimensional fornece detalhes adicionais sobre a morfologia da valva atrioventricular e o mecanismo da insuficiência valvar. A ecocardiografia transesofágica é mais bem utilizada na avaliação intraoperatória, reduzindo a incidência de reoperações por eventuais lesões residuais (Figuras 4 e 5).

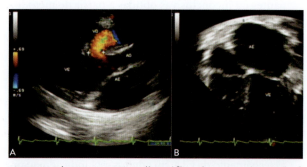

FIGURA 3 Imagem ecocardiográfica de uma criança de 2 anos com uma comunicação interventricular subaórtica com importante repercussão. A: Corte paraesternal eixo longo mostrando o fluxo E-D por meio da comunicação. B: Corte apical de 4 câmaras mostrando dilatação importante de câmaras esquerdas.

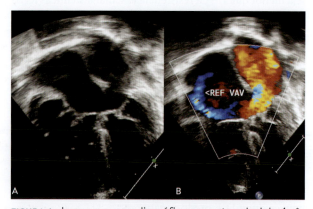

FIGURA 4 Imagem ecocardiográfica no corte apical de 4 câmaras mostrando a comunicação interatrial *ostium primum*, a valva atrioventricular comum em sístole (A) e o refluxo valvar pelo mapeamento em cores (B).

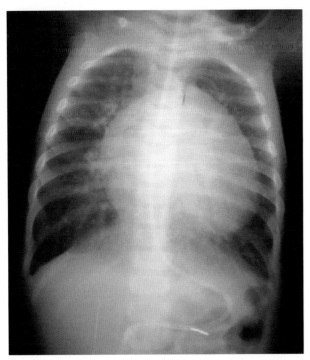

FIGURA 5 Radiografia do tórax de uma criança de 6 meses de idade com diagnóstico de defeito do septo atrioventricular forma total. Notam-se aumento global da área cardíaca, tronco pulmonar proeminente e pletora pulmonar.

- Ressonância magnética cardíaca: esse método de imagem fornece melhor definição das dimensões do componente ventricular do defeito e da cavidade ventricular em ventrículos limítrofes ou com algum grau de hipoplasia.
- Cateterismo cardíaco: a principal indicação é para a avaliação de pacientes com suspeita de doença vascular pulmonar.

Tratamento

Indicações para a intervenção

Crianças assintomáticas com DSAV parcial, com predomínio da CIA, têm indicação de correção eletiva após o primeiro ano de vida. Lactentes com DSAV e insuficiência cardíaca congestiva têm indicação de correção cirúrgica antes dos 6 meses de vida, para evitar o desenvolvimento de hipertensão arterial pulmonar. Correção mais precoce está indicada em lactentes com insuficiência cardíaca grave. O tratamento farmacológico da insuficiência cardíaca tem por objetivo o controle clínico do paciente antes da cirurgia corretiva e deve ser de curto prazo.

Pacientes com sinais clínicos e por exames complementares de hipertensão pulmonar significativa devem ser avaliados por estudo hemodinâmico, incluindo teste de reatividade pulmonar a um vasodilatador pulmonar como óxido nítrico.

Evolução

Todos os pacientes devem ser acompanhados em longo prazo em serviço especializado. Complicações pós-operatórias incluem comunicações residuais, bloqueio atrioventricular total, disfunção residual das valvas atrioventriculares, obstrução na via de saída do ventrículo esquerdo, arritmias atriais e ventriculares. A causa mais frequente de reintervenção é a insuficiência grave da valva atrioventricular esquerda. As indicações de reoperação nesses casos seguem as diretrizes de tratamento para valvopatia mitral. Profilaxia antibiótica para endocardite é recomendada, uma vez que a maioria dos pacientes apresenta algum grau de insuficiência valvar residual.

COMUNICAÇÃO INTERVENTRICULAR

Definição e epidemiologia

A comunicação interventricular isolada é a cardiopatia congênita mais comum, correspondendo a cerca de 20% de todas as cardiopatias congênitas.

Anatomia

As CIV são classificadas de acordo com suas margens e sua localização. As CIV perimembranosas são as mais frequentes (80%), adjacentes ao septo membranoso, localizado atrás do folheto septal da valva tricúspide e logo abaixo da valva aórtica. Têm frequentemente extensão para a via de entrada, região trabecular ou via de saída. As CIV musculares são completamente margeadas por músculo e podem se localizar em qualquer porção do septo muscular. As CIV subarteriais ou duplamente relacionadas são situadas no septo de saída e margeadas pela continuidade fibrosa das valvas aórtica e pulmonar.

Fisiopatologia

A magnitude do *shunt* por meio do defeito depende do tamanho da comunicação e da relação entre as resistências vascular pulmonar e sistêmica. Assim, se a CIV é pequena, restritiva, a resistência ao fluxo é determinada pelo defeito propriamente dito, limitando o *shunt* da esquerda para a direita, mesmo na presença de uma resistência vascular pulmonar baixa. Já quando a CIV é grande, não restritiva e a resistência vascular pulmonar é baixa, ocorre um grande *shunt* da esquerda para a direita por meio do defeito. Com a elevação da resistência vascular pulmonar na presença de uma grande comunicação, o *shunt* pode ser mínimo. Já quando a resistência vascular pulmonar excede a sistêmica, o *shunt* será da direita para a esquerda, independentemente do tamanho do defeito. Uma vez que o volume sistólico do ventrículo esquerdo está reduzido proporcionalmente ao volume do *shunt* por meio da CIV, ocorre um aumento compensatório do volume intravascular de forma a manter a pressão diastólica final e o débito sistólico do ventrículo esquerdo. Isso resulta em sobrecarga de volume para o ventrículo esquerdo, que, por sua vez, eleva as pressões do átrio esquerdo e pode causar congestão venosa pulmonar em repouso ou durante o exercício. Por outro lado, na presença de uma CIV grande, não restritiva, os ventrículos funcionam como uma câmara comum e a pressão sistólica da artéria pulmonar se equaliza à pressão sistólica na aorta.

História natural e quadro clínico

Comunicações pequenas apresentam-se com um sopro cardíaco na primeira semana de vida, assim que ocorre a queda da resistência vascular pulmonar. Como o *shunt* da esquerda para a direita é pequeno, não causa sintomas, permitindo o desenvolvimento normal da criança. Poderá fechar espontaneamente nos próximos meses, em geral dentro do primeiro ano de vida.

Comunicações moderadas resultam em dilatação de câmaras esquerdas, mas raramente levam a um aumento expressivo da resistência vascular pulmonar. Lactentes com CIV grandes desenvolvem sintomas de insuficiência cardíaca congestiva a partir das primeiras semanas de vida. Apresentam-se com dificuldade para mamar, taquidispneia, taquicardia, sudorese e baixo ganho ponderal. Apresentam com maior frequência episódios de chiado e pneumonias recorrentes. Caso sobrevivam sem correção do defeito, esses pacientes vão desenvolver doença vascular pulmonar com aumento progressivo da resistência vascular pulmonar e redução do fluxo por meio da CIV. Quando a resistência vascular pulmonar excede a sistêmica, há inversão do *shunt*, que passa a ser da direita para a esquerda, com o aparecimento de cianose. Nessa situação, o fechamento do defeito levaria a falência ventricular direita aguda, baixo débito cardíaco e até o óbito. Assim, pacientes em evolução natural que desenvolveram a síndrome de Eisenmenger têm uma expectativa de vida maior quando o defeito é mantido aberto.

Pacientes com CIV subarterial ou perimembranosas com extensão para a via de saída podem desenvolver insuficiência aórtica progressiva por prolapso de uma das válvulas, coronariana direita ou não coronariana (efeito Venturi). O desenvolvimento de aneurisma do seio de Valsalva é mais comum nessa população. A correção cirúrgica do defeito não parece impedir o desenvolvimento dessas complicações, e a indicação cirúrgica profilática é questionável nesses casos.

Adultos com CIV restritiva, com dimensões normais das cavidades cardíacas, bem como pressão arterial pulmonar normal, devem ser acompanhados pelo risco de endocardite e de desenvolver insuficiência aórtica progressiva por prolapso de uma das válvulas. Pode também haver desenvolvimento tardio de obstruções nas vias de saída aórtica e pulmonar.

Exames complementares

- Eletrocardiograma: na presença de uma CIV grande, geralmente há sinais de aumento do átrio esquerdo e sobrecarga biventricular. Quando há aumento importante da resistência vascular pulmonar, desaparecem os sinais de sobrecarga de câmaras esquerdas e predomina hipertrofia do ventrículo direito.
- Radiografia do tórax: mostra aumento da área cardíaca, da vascularidade pulmonar e a artéria pulmonar proeminente em pacientes com CIV moderada e grande.
- Ecocardiografia: permite a definição anatômica do defeito e a avaliação do grau de repercussão hemodinâmica. São informações fundamentais o número, localização e tamanho dos defeitos, dimensões das cavidades cardíacas, direção do *shunt* e estimativa das pressões pulmonares. Deve também ser avaliada a presença de insuficiência aórtica, particularmente nas CIV subarteriais e perimembranosas de via de saída. Deve-se excluir a associação com banda anômala de ventrículo direito.
- Cateterismo cardíaco: indicado para a avaliação da resistência vascular pulmonar quando necessário, além de uma definição anatômica do defeito nos pacientes submetidos à intervenção.

Tratamento

Indicações de intervenção

Crianças assintomáticas com CIV pequenas não necessitam de tratamento. Lactentes com CIV moderada a grande que desenvolvem sinais de insuficiência cardíaca congestiva têm indicação de tratamento clínico inicial com furosemida e inibidores da enzima conversora. Muitos pacientes melhoram e pode haver redução do *shunt* da esquerda para a direita por diminuição do tamanho do defeito. No entanto, intervenção precoce e imediata é recomendada quando o paciente não responde às medidas clínicas. Pacientes maiores, sintomáticos ou não, com evidências de sobrecarga de volume de câmaras esquerdas, sem sinais de doença vascular pulmonar grave, têm indicação de fechamento do defeito. Indicações adicionais incluem pacientes que tiveram endocardite infecciosa e aqueles com prolapso de uma válvula da valva aórtica causando insuficiência aórtica progressiva.

Quando indicado, o fechamento cirúrgico do defeito é o tratamento-padrão. Fechamento percutâneo é factível em pacientes selecionados. Parece haver risco maior de bloqueio atrioventricular comparado à cirurgia. Para crianças menores, uma abordagem híbrida perventricular pode ser considerada. Cirurgia é contraindicada na presença

PERSISTÊNCIA DO CANAL ARTERIAL

Definição

O canal arterial é uma estrutura tubular arterial conectando a aorta e a artéria pulmonar esquerda proximal, sendo essencial na circulação fetal. Denomina-se persistência do canal arterial (PCA) quando essa estrutura se mantém presente além do período esperado para seu fechamento pós-natal. Enquanto no recém-nascido pré-termo ocorre um atraso no fechamento fisiológico do canal, em crianças nascidas ao termo parece haver alterações estruturais que impedem seu fechamento. É um defeito comum, mas sua incidência varia em diferentes estudos, dependendo da idade cronológica e da idade gestacional dos pacientes incluídos. O PCA do recém-nascido pré-termo não será abordado neste capítulo.

Anatomia

O canal arterial persistente pode variar no formato e nas dimensões. O padrão mais frequente é a presença de um estreitamento na extremidade pulmonar do canal (cerca de 2/3 dos casos). O estreitamento pode ser na extremidade aórtica e menos frequentemente em ambas as extremidades. Pode também não haver nenhum estreitamento do lúmen e, ainda, padrões mais bizarros.

Fisiopatologia

Da mesma forma que em pacientes com CIV, a direção e a magnitude do *shunt* depende do tamanho do canal e das resistências relativas ao fluxo na circulação pulmonar e sistêmica. Nos canais pequenos, a maior resistência ao fluxo ocorre no canal propriamente dito. Nos canais grandes, ocorre aumento do volume diastólico final do ventrículo esquerdo para a manutenção do volume sistólico, havendo sobrecarga de volume das câmaras esquerdas. O fluxo da aorta para a artéria pulmonar ocorre tanto na sístole quanto na diástole. Em canais moderados ou grandes, há elevação das pressões pulmonares.

Quadro clínico e história natural

PCA moderados a grandes levam a sintomas de insuficiência cardíaca congestiva, e sua evolução é semelhante à de uma CIV grande. Ao exame físico, os pulsos são amplos e a pressão arterial é divergente com a pressão diastólica baixa, pelo roubo de fluxo para a artéria pulmonar. O precórdio é hiperdinâmico e o *ictus* é impulsivo por dilatação do ventrículo esquerdo. Pode haver um frêmito sistólico palpável na borda esternal esquerda alta. A segunda bulha pode estar hiperfonética e uma terceira bulha é frequentemente audível na área mitral. Ausculta-se um sopro contínuo rude que se estende na diástole. Em canais muito grandes, o sopro é predominantemente sistólico, estendendo-se até o terço inicial da diástole. Pode haver também um sopro diastólico na área mitral. Podem evoluir, quando não corrigidos, para a síndrome de Eisenmenger. À medida que a resistência vascular pulmonar se eleva, ocorre uma inversão do *shunt*, que passa a ser da direita para a esquerda. Dessa forma, a aorta proximal recebe sangue com oxigenação plena e a aorta pós-ductal recebe uma mistura do sangue proveniente do VE e do VD. Dessa forma, há saturação de oxigênio normal nos membros superiores e diminuída nos membros inferiores, caracterizando a "cianose diferencial". Os canais pequenos não causam sintomas mas apresentam risco de endarterite infecciosa.

Exames complementares

- Eletrocardiograma: PCA grandes apresentam sinais de sobrecarga ventricular esquerda, com ondas Q profundas e R altas nas derivações DII, DIII, aVF e nas precordiais esquerdas V5 e V6.
- Radiografia do tórax: mostra aumento da área cardíaca à custa de câmaras esquerdas; aumento da vascularidade pulmonar e a artéria pulmonar proeminente em pacientes com canais moderados/grandes.
- Ecocardiografia: demonstra aumento das dimensões do átrio e ventrículo esquerdos, presença de hipertrofia e as dimensões do PCA. A avaliação pelo Doppler demonstra o padrão, direção e velocidade de fluxo por intermédio do canal, bem como permite estimar as pressões pulmonares.
- Cateterismo cardíaco: indicado para a avaliação da resistência vascular pulmonar quando necessário.

Tratamento

Nenhum tratamento está indicado para canais pequenos, sem sopro audível (PCA silencioso). Crianças assintomáticas com canais pequenos a moderados têm indicação de oclusão geralmente após o primeiro ano de vida. Crianças com insuficiência cardíaca têm indicação de intervenção ao diagnóstico. A oclusão percutânea é o tratamento de escolha para todas as crianças com PCA além do período neonatal. Molas (*coils*) e uma variedade de próteses estão disponíveis. Pacientes com hipertensão pulmonar necessitam de uma avaliação diagnóstica criteriosa quanto à indicação ou não de intervenção. A oclusão é contraindicada em pacientes com hipertensão arterial pulmonar grave associada a *shunt* bidirecional ou da direita para a esquerda sem responsividade a estímulo vasodilatador.

ESTENOSE PULMONAR

Definição e epidemiologia

A estenose pulmonar caracteriza-se por obstrução ao fluxo na via de saída do ventrículo direito (VD). A obstrução pode ocorrer no nível valvar, infundibular e/ou supravalvar, envolvendo o tronco e/ou ramos pulmonares. Cerca de 25-30% dos pacientes com cardiopatia congênita podem apresentar alguma forma de estenose pulmonar. A estenose valvar pulmonar isolada é encontrada em cerca de 80-90% dos pacientes com obstrução da via de saída do VD. Como lesão isolada, ocorre em cerca de 5-10% de todas as cardiopatias congênitas, com incidência familiar de 2,1%.

Anatomia

Estenose valvar pulmonar: a valva fusão comissural e abertura em cúpula (*dome*), projetando para o tronco pulmonar. O VD é hipertrofiado e o tronco pulmonar apresenta dilatação pós estenótica. A displasia valvar é descrita em cerca de 10-20% dos casos em todas as formas de estenose pulmonar. A valva displásica é caracterizada por apresentar cúspides espessadas com aspecto mixomatoso, pouca fusão comissural e redução de mobilidade. É frequentemente encontrada em pacientes com síndrome de Noonan.

Estenose subvalvar pulmonar: a estenose subvalvar na forma isolada é rara. Existem dois tipos distintos de estenose subpulmonar: a estenose infundibular, na qual ocorre um estreitamento fibromuscular difuso na porção infundibular do VD, decorrente da hipertrofia da crista supraventricular, e a dupla câmara do ventrículo direito, conhecida como banda anômala do VD, consequente à hipertrofia e má posição da banda moderadora.

Estenose supravalvar e estenose periférica dos ramos pulmonares: lesões de estenose das artérias pulmonares podem estar presentes no tronco, nos ramos pulmonares, na bifurcação e no terço distal. A estenose periférica das artérias pulmonares pode ocorrer como lesão única ou comprometer vários locais da árvore pulmonar, o que é mais característico. Associa-se a síndromes genéticas e infecções congênitas. Na síndrome da rubéola congênita, pode haver estenose periférica dos ramos pulmonares associada a PCA. Na síndrome de Noonan, pode haver estenose periférica de ramos pulmonares e hipoplasia do tronco pulmonar. Na síndrome de Williams-Beuren, a estenose periférica dos ramos pode se associar a estenose supravalvar pulmonar, estenose supravalvar aórtica e arteriopatia periférica sistêmica. A estenose valvar pulmonar ocorre em menor frequência. Estenose valvar pulmonar associada a estenose do tronco e ramos pulmonares é observada na síndrome de Alagille.

Fisiopatologia

Na estenose pulmonar ocorre aumento das pressões no VD proporcional ao grau de obstrução. Isso leva a hipertrofia concêntrica e a aumento da massa do VD, com manutenção do volume sistólico normal. Recém-nascidos com obstrução grave apresentam cianose central por *shunt* D-E pelo forame oval. Obstruções graves em evolução natural podem eventualmente levar à dilatação e falência do VD. O aumento da pressão diastólica final do VD pode comprometer a perfusão miocárdica, predispondo a arritmia ventricular e morte súbita.

Quadro clínico

Recém-nascidos com estenose pulmonar crítica apresentam-se com cianose grave e fluxo pulmonar dependente do canal arterial. Fora do período neonatal, a maioria dos pacientes é assintomática e o diagnóstico ocorre quando é observado sopro cardíaco com características patológicas em uma avaliação clínica de rotina. Dispneia e fadiga aos esforços podem ocorrer em pacientes com obstrução grave e decorrem da inabilidade do VD em aumentar o débito cardíaco em resposta ao esforço físico. Cianose pode ser observada nos casos com *shunt* D-E. Pacientes com hipertrofia grave do VD podem apresentar dor torácica por isquemia subendocárdica. Pacientes em evolução natural com dilatação e disfunção sistólica do VD podem desenvolver sinais de insuficiência cardíaca.

No exame físico, durante a palpação do tórax, pode ser observada a impulsão sistólica do VD na borda esternal, como também frêmito sistólico localizado no segundo e terceiro espaços intercostais esquerdos, no caso de estenose grave. Na ausculta cardíaca, a primeira bulha tem intensidade normal (B1), seguida de clique de ejeção, mais audível na borda esternal alta. A estenose é considerada mais grave quanto mais curta a distância entre a B1 e o clique. Um clique sistólico precoce é observado nos casos de estenose pulmonar, exceto nos casos com displasia valvar. O sopro é ejetivo, em crescendo/decrescendo, mais audível na borda esternal esquerda alta, com irradiação para a região infraclavicular esquerda e dorso. O sopro terá pico mais tardio quanto mais grave for a estenose. Na presença do sopro em terço médio da borda esternal esquerda, é provável a existência de um componente de obstrução infundibular associado. A segunda bulha (B2) apresenta desdobramento normal nos casos de estenose discreta, e nos casos com estenose grave o desdobramento é curto, chegando a B2 única nos casos com estenose crítica.

Exames complementares

- Eletrocardiograma: poderá ser normal, nos casos com obstrução discreta. Pode haver desvio do eixo do QRS

para direita e graus variados de hipertrofia ventricular direita e sobrecarga atrial direita, de acordo com a gravidade da obstrução.
- Nos neonatos com EPV crítica e hipoplasia do VD (condição semelhante a atresia pulmonar com septo interventricular íntegro), existe redução dos potenciais direitos, desvio do eixo do QRS para a esquerda e sobrecarga atrial direita.
- Radiografia do tórax: usualmente apresenta área cardíaca normal. Nos casos de estenose leve a moderada, observa-se abaulamento do arco médio, por conta da dilatação pós-estenótica do tronco pulmonar e da artéria pulmonar esquerda.
- Estenose pulmonar grave ou crítica resultará em redução da trama vascular pulmonar e aumento da área cardíaca.
- Ecodopplercardiograma: é atualmente o método-padrão de imagem não invasivo que possibilita avaliação adequada da morfologia valvar, da gravidade da obstrução da via de saída do VD, do tronco e das artérias pulmonares na sua porção proximal. Contudo, nos casos de estenoses distais das artérias pulmonares, o ecocardiograma apresenta limitações para definição diagnóstica. Nesses pacientes, outras modalidades de imagem podem ser necessárias para definir diagnóstico. O gradiente transvalvar pulmonar estimado pelo Doppler contínuo determinará a gravidade da obstrução (Figura 6). A gravidade da obstrução pode ser classificada de acordo com a velocidade sistólica de pico e o gradiente sistólico máximo:

Leve
- Velocidade de pico < 3 m/s
- Gradiente máximo < 36 mmHg
Moderada
- Velocidade de pico: 3-4 m/s
- Gradiente máximo: 36-64 mmHg

Grave
- Velocidade de pico > 4 m/s
- Gradiente máximo > 64 mmHg

Outras modalidades de imagem: nos casos em que o diagnóstico pelo ecocardiograma for duvidoso, por exemplo, em pacientes com estenose distal dos ramos pulmonares, a ressonância magnética e a tomografia computadorizada (TC) são modalidades de imagem não invasivas que permitem excelente visualização da árvore pulmonar. Com o advento dessas novas modalidades de imagem, o cateterismo cardíaco tem sido indicado basicamente para o tratamento intervencionista.

Tratamento

Valvuloplastia pulmonar percutânea

A VP por balão é o tratamento de escolha na estenose valvar pulmonar em pacientes de todas as idades. No planejamento da VP por balão, o estudo ecocardiográfico deve descrever aspectos referentes aos folhetos valvares e ao diâmetro do anel, para determinar o tamanho do balão a ser utilizado para o procedimento. No subgrupo de pacientes com valva displásica a taxa de sucesso da dilatação é menor. Contudo, deve ser tentado, pela baixa incidência de complicações. Reestenose pós-dilatação é rara, e a insuficiência valvar residual pode ocorrer em torno de 10-40% dos casos.

De acordo com as últimas diretrizes, as indicações para tratamento percutâneo da estenose pulmonar são:

Classe I – nível de evidência: A
- Estenose valvar pulmonar crítica (estenose pulmonar presente no neonato com cianose e dependente do canal arterial).
- Estenose pulmonar com gradiente sistólico máximo ao ecodopplercardiograma ≥ 40 mmHg, independentemente de sintomas.

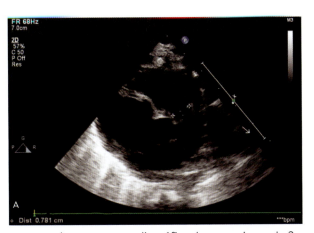 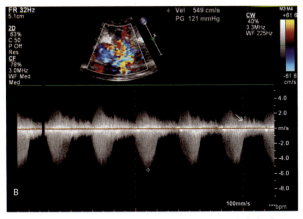

FIGURA 6 Imagem ecocardiográfica de uma criança de 3 meses de idade com estenose valvar pulmonar grave. A: Corte paraesternal eixo curto mostrando a abertura em cúpula da valva pulmonar. B: Doppler contínuo na via de saída do ventrículo direito, com gradiente sistólico de pico = 121 mmHg. Compatível com estenose valvar pulmonar grave.

SEÇÃO XI ▪ CARDIOLOGIA PEDIÁTRICA E CARDIOPATIAS CONGÊNITAS DO ADULTO

- Obstrução valvar clinicamente significante na presença de disfunção sistólica do ventrículo direito.

Classe IIa – nível de evidência: C
- Aceitável realizar VP no paciente com EPV que preenche os critérios acima e apresenta valva displásica.
- Aceitável realizar VP no neonato com atresia pulmonar com SIV íntegro em que a anatomia seja favorável ao procedimento. Excluindo circulação coronário-cavitária do VD.

Classe IIb – nível de evidência: C
- A VP pode ser considerada como procedimento paliativo no paciente com cardiopatia congênita cianogênica complexa, incluindo casos raros de tetralogia de Fallot.

Classe III – nível de evidência: B
- A VP não deve ser realizada no paciente com atresia pulmonar com SIV íntegro e presença de circulação coronário-cavitária do VD.

Estenose supravalvar e estenose periférica dos ramos pulmonares

As lesões supravalvar e periféricas podem ser um grande desafio para intervenção. A cirurgia pode ser uma opção. Contudo, lesões mais distais podem ser de difícil abordagem cirúrgica, sendo então a abordagem percutânea a mais indicada. Seja por plastia cirúrgica, dilatação por balão ou implante de *stents*.

Indicações para intervenção

Hipertensão do VD, distribuição do fluxo sanguíneo para o pulmão afetado < 30%, hipertensão arterial pulmonar segmentar no pulmão não afetado (PMAP > 25 mmHg) ou distorção da árvore pulmonar associada a fisiologia univentricular (*shunt* cavopulmonar ou Fontan).

Cirurgia

A abordagem cirúrgica está reservada para os casos em que o tratamento intervencionista não está indicado ou for considerado insatisfatório, sendo recomendado nos seguintes casos:

- Estenose pulmonar com anel hipoplásico e valva displásica.
- Presença de componente de obstrução subvalvar e supravalvar pulmonar.

O tratamento cirúrgico é realizado sob circulação extracorpórea e hipotermia. A valvotomia cirúrgica é realizada por meio do tronco pulmonar. Na presença de hipoplasia do anel com ou sem estenose subpulmonar, a ampliação com retalho transanular é necessária. No caso da estenose supravalvar, a ampliação é feita também com retalho.

ESTENOSE AÓRTICA E OBSTRUÇÃO DA VIA DE SAÍDA DO VENTRÍCULO ESQUERDO

Definição

A obstrução da via de saída do VE corresponde a cerca de 5-10% de todas as cardiopatias congênitas, sendo 3/4 dos afetados do sexo masculino. Pode se apresentar como estenose subvalvar (14%), valvar (70%) e supravalvar aórtica (8%). As alterações podem se apresentar isoladas ou em conjunto. Podem estar associadas a outras lesões do lado esquerdo do coração, como coarctação da aorta e/ou anomalias da valva mitral.

Epidemiologia e etiologia

A estenose subaórtica predomina no sexo masculino (2:1). Uma predisposição genética tem sido sugerida, a partir dos registros de incidência familiar.

A valva aórtica bicúspide é considerada a cardiopatia congênita mais comum, ocorrendo em cerca de 1-2% da população, predominando no sexo masculino (4:1).

A estenose supravalvar aórtica ocorre em 1 para 25 mil nascidos vivos, corresponde a 0,5% das cardiopatias congênitas e está frequentemente associada a distúrbios de metabolismo do cálcio, chamada de síndrome de Williams-Beuren, síndrome genética associada a alterações do desenvolvimento neurológico e manifestações sistêmicas causadas pela deleção do cromossomo 7q11.23. Pode também estar presente por um caráter familiar ou associado a rubéola congênita.

Anatomia

- Estenose valvar aórtica: a estenose da valva aórtica ocorre por redução do orifício valvar por fusão das zonas de aposição entre dois folhetos, que se apresentam espessados e rígidos. A valva pode ser monocúspide, bicúspide ou tricúspide. A valva bicúspide ocorre por fusão entre as cúspides coronarianas ou entre a coronariana direita e a não coronariana, com uma rafe mostrando a linha de não separação entre elas. É comumente associada a lesão obstrutiva esquerda e coarctação de aorta.
- Estenose subvalvar aórtica: consiste em uma membrana fibromuscular circundando toda a via de saída do ventrículo esquerdo ou, em alguns casos, um túnel muscular. A valva aórtica pode ser espessada em decorrência da lesão de jato ocasionada pelo fluxo turbulento na via da saída do VE, levando a insuficiência aórtica. Anomalias da valva mitral também são frequentes, como inserção anômala de músculo papilar ou da cordoalha no septo ou no folheto aórtico.

- Estenose supravalvar aórtica: caracteriza-se por obstrução na junção sinotubular ou da porção ascendente proximal da aorta. Pode coexistir com estenose valvar e subvalvar aórtica. A forma mais comum é em ampulheta. Ocasionalmente os folhetos aórticos podem aderir à junção sinotubular. Os óstios coronarianos são usualmente espessados e podem evoluir com estenose. As artérias coronárias são dilatadas, tortuosas e aneurismáticas, mesmo em crianças. Nos casos de síndrome de Williams-Beuren, pode apresentar envolvimento de todo o arco aórtico, coarctação da aorta abdominal, estenose ostial das artérias carótida, subclávia, ilíaca e renal. Estenose valvar pulmonar e estenose dos ramos pulmonares ocorrem em 50% dos casos.

Fisiopatologia

A obstrução na via de saída do ventrículo esquerdo ocasiona sobrecarga de pressão e hipertrofia concêntrica do VE. O aumento da espessura da parede inicialmente leva à normalização do estresse da parede, preservando a contratilidade ventricular esquerda. Contudo, o aumento progressivo da massa ventricular pode ocasionar fibrose intersticial, disfunção diastólica do VE e disfunção sistólica do VE, no final. Inúmeros fatores predispõem a isquemia subendocárdica, incluindo aumento do consumo de oxigênio pelo miocárdio, pressão diastólica final do VE aumentada e baixa pressão diastólica aórtica, comprometendo a perfusão coronariana. Pacientes com isquemia estão predispostos a apresentar arritmia ventricular, síncope e morte súbita. Nos pacientes com estenose supravalvar aórtica, as manifestações são exacerbadas, pelo fato de os óstios coronarianos estarem próximos ao local de obstrução.

Quadro clínico

Estenose valvar aórtica

Existem dois momentos distintos de apresentação clínica: a estenose crítica do neonato e do lactente jovem e a estenose valvar da criança e do adolescente.

Na estenose valvar aórtica crítica do neonato e do lactente jovem, o paciente pode ter como apresentação inicial quadro de choque cardiogênico e insuficiência respiratória decorrente do fechamento do canal arterial. Quadro de taquipneia, má perfusão sistêmica, amplitude de pulsos difusamente reduzida, ausência de sopros à ausculta e quadro de grave acidose metabólica caracterizam a apresentação clínica.

Nos lactentes mais velhos com estenose grave, a apresentação é caracterizada por quadro de insuficiência cardíaca descompensada, palidez, cansaço às mamadas e baixo ganho ponderal. No exame físico, apresentam amplitude de pulso periférico reduzida, taquipneia e hepatomegalia; e, na ausculta cardíaca, observam-se ritmo de galope e sopro sistólico ejetivo em bordo esternal direito alto.

As crianças maiores com obstrução leve são habitualmente assintomáticas, apresentando ao exame físico sopro sistólico ejetivo em bordo esternal direito alto. Nos casos com obstrução moderada a grave, podem apresentar quadro de fadiga, síncope, dispneia e angina aos esforços.

No adulto, a apresentação típica caracteriza-se pela presença de angina, síncope e insuficiência cardíaca.

No exame físico, observam-se pulsos *parvus-tardus* e pressão de pulso reduzida. Na palpação do tórax em 85% dos casos, observa-se frêmito sistólico em fúrcula, como também no precórdio. Na ausculta, a primeira bulha (B1) é normal e o desdobramento da segunda bulha (B2) pode não estar presente nos casos de estenose grave. A quarta bulha (B4) pode estar presente, indicando estenose grave e disfunção diastólica do VE. Um clique de ejeção precede o sopro da estenose aórtica, que é ejetivo, em crescendo/decrescendo, na borda esternal direita alta com irradiação para região a cervical e a fúrcula.

Estenose subvalvar aórtica

Nos casos de obstrução grave, fadiga e dispneia podem estar presentes. A primeira manifestação pode ser síncope ou morte súbita. O exame físico é semelhante aos achados do paciente com estenose aórtica. A insuficiência aórtica frequentemente está presente, produzindo um componente de sopro diastólico em bordo esternal esquerda. Quando a insuficiência aórtica está presente no contexto da estenose subaórtica, o risco para endocardite infecciosa é elevado.

Estenose supravalvar aórtica

Pacientes com a forma familiar da doença podem apresentar sinais de insuficiência cardíaca na infância. Os pacientes com síndrome de Williams-Beuren apresentam características fenotípicas da síndrome e apresentam outras anormalidades além da estenose supravalvar aórtica, incluindo déficit intelectual, hipercalcemia, hipertensão renovascular, alterações faciais e baixa estatura. Podem ser desde assintomáticos até apresentar sinais e sintomas característicos, como sopro sistólico ejetivo, síncope, hipertensão arterial, acidente vascular cerebral e morte súbita, principalmente nos pacientes com obstrução biventricular grave da via de saída. Alguns óbitos também têm sido atribuídos à ausência de diagnóstico de estenose ostial de artéria coronária.

Exames complementares

- Eletrocardiograma: nos lactentes com estenose aórtica leve, o ECG é normal. Em crianças mais velhas e adultos com estenose moderada a grave, observam-se sinais de sobrecarga ventricular esquerda e alteração do padrão do segmento ST-T (padrão *strain*). Na estenose subaórtica os achados eletrocardiográficos

serão semelhantes aos da estenose valvar aórtica. Na estenose supravalvar aórtica, além do padrão de sobrecarga ventricular esquerda, padrão de sobrecarga ventricular direita pode estar presente nos casos que apresentam obstrução da VSVD e/ou estenose dos ramos pulmonares, associados.
- Radiografia do tórax: na estenose aórtica crítica dos neonatos e lactentes jovens, evidenciam-se cardiomegalia e sinais de congestão pulmonar. Nas crianças mais velhas e nos adultos, observa-se discreta cardiomegalia e arco aórtico proeminente (dilatação pós-estenótica). Achados semelhantes serão observados nos casos de estenose sub e supravalvar aórtica. Exceto por não apresentar arco aórtico proeminente.
- Teste ergométrico: não é habitualmente realizado em crianças. Em adolescentes e em adultos com estenose valvar aórtica e indicação limítrofe para intervenção, o teste ergométrico pode ser utilizado para auxiliar na decisão. Cerca de 40% dos pacientes considerados "assintomáticos" podem desenvolver sintomas durante o teste ergométrico.
- Ecodopplercardiograma: é o método-padrão de imagem não invasivo que possibilita avaliação adequada da anatomia e função da valva aórtica e valva mitral, da gravidade e tipo de obstrução na via de saída do VE e supravalvar aórtica, presença de outras anomalias cardíacas associadas e avaliação da função sistólica e diastólica do ventrículo esquerdo e critérios de hipertrofia. Na estenose valvar aórtica, a gravidade da obstrução pode ser classificada de acordo com a velocidade sistólica de pico, gradiente sistólico médio e área valvar, estimadas pela análise do Doppler. Na criança a área valvar aórtica normal é de aproximadamente 2 cm^2/m^2 e a área valvar < 0,6 cm^2/m^2 caracteriza estenose aórtica grave (Figura 7).

Leve
- Velocidade de pico < 3 m/s
- Gradiente médio: < 25 mmHg
- Área valvar (cm^2): > 1,5

Moderada
- Velocidade de pico: 3-4 m/s
- Gradiente médio: 25-40 mmHg
- Área valvar (cm^2): 1,0-1,5

Grave
- Velocidade de pico > 4 m/s
- Gradiente médio: > 40 mmHg
- Área valvar (cm^2): < 1,0
- Área valvar indexada (cm^2/m^2): < 0,6

- Outras modalidades de imagem: nos casos em que o diagnóstico pelo ecocardiograma for duvidoso, a RM vem ganhando espaço para melhor detalhamento anatômico da estenose aórtica, permitindo identificar o nível da obstrução, seu mecanismo, avaliar a porção ascendente da aorta, arco aórtico, como também das artérias pulmonares e das artérias renais, nos casos de estenose supravalvar aórtica. A RM representa atualmente modalidade de imagem recomendada em adolescentes e adultos, nos quais a janela ecocardiográfica inadequada compromete o diagnóstico. Com o advento de novas modalidades de imagem, o cateterismo cardíaco tem sido indicado basicamente para quando houver indicação de valvuloplastia percutânea. Contudo, pode ser necessário, quando houver discordância entre os exames não invasivos e o quadro clínico referente à gravidade da estenose aórtica.

Tratamento

- Estenose valvar aórtica: o objetivo do tratamento consiste na redução do grau de obstrução na via de

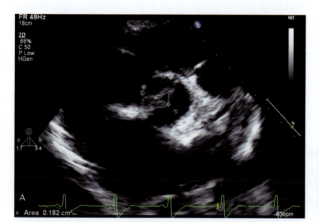
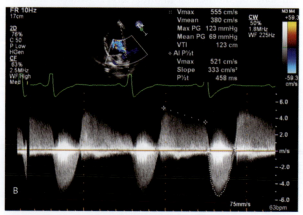

FIGURA 7 Imagem ecocardiográfica de uma criança de 3 anos de idade com valva aórtica unicomissural. A: Corte paraesternal eixo curto mostrando a importante restrição de abertura dos folhetos da valva. B: Doppler contínuo na via de saída do ventrículo esquerdo, com gradiente sistólico de médio = 69 mmHg e PHT do refluxo = 458 ms, compatível com dupla lesão aórtica, predominando estenose grave.

saída do VE. Na atualidade a intervenção percutânea constitui o tratamento de escolha. A abordagem cirúrgica será reservada para os casos que apresentam hipoplasia de anel, insuficiência valvar pós-valvuloplastia ou aqueles que apresentam degeneração calcífica valvar.

- Neonatos: na presença de estenose aórtica crítica, necessitam de tratamento de urgência, por constituir cardiopatia dependente do canal arterial. É mandatória a infusão contínua de prostaglandina E1, objetivando manter a patência do canal arterial, mantendo assim débito sistêmico adequado. Nos pacientes em condição de reparo biventricular, a valvotomia percutânea tem sido preferida em relação a valvotomia cirúrgica. Estudos recentes demonstram que, quando o paciente está adequadamente estável antes da intervenção, os resultados das duas abordagens são comparáveis. A valvotomia por balão será menos efetiva nos casos em que a valva é displásica ou quando o anel é hipoplásico. O tratamento percutâneo ou cirúrgico será indicado em caso de disfunção de VE (FEVE inferior a 50%), dispneia, angina ou sinais de isquemia no esforço (declarada ou documentada em teste ergométrico), síncope ou presença de gradiente médio ao ecodopplercardiograma > 60 mmHg.
- Tratamento cirúrgico: além da valvotomia cirúrgica, a troca valvar pode ser necessária por conta do desenvolvimento de insuficiência aórtica progressiva ou reestenose refratária ao tratamento por balão. A troca valvar pode ser por prótese metálica, biológica, homoenxerto ou pela técnica de Ross. No caso da prótese metálica, a necessidade do uso crônico de anticoagulação oral e da falta de crescimento do material com o crescimento da criança confere restrição ao uso nessa faixa etária. O uso de próteses biológicas evita o uso de anticoagulação oral, contudo tem baixa longevidade. Em alguns serviços a cirurgia de Ross é a técnica preferida, principalmente em lactentes e crianças. A cirurgia consiste na translocação da valva pulmonar do paciente para a posição aórtica, e um homoenxerto pulmonar é implantado na posição pulmonar. A vantagem dessa técnica é não haver necessidade de anticoagulação e do crescimento do autoenxerto. A desvantagem é referente à disfunção do homoenxerto pulmonar, principalmente nas crianças. O implante percutâneo da valva aórtica é um procedimento que vem sendo realizado em idosos com estenose aórtica grave e com alto risco cirúrgico. Com o avanço em relação aos materiais e o refinamento das técnicas, o implante percutâneo poderá constituir mais uma opção terapêutica para crianças e adolescentes no futuro.

ESTENOSE SUBAÓRTICA

Tratamento cirúrgico

A intervenção cirúrgica está indicada na presença de disfunção sistólica do VE e/ou associada a síncope, angina e tolerância ao esforço reduzida. Pela natureza progressiva da doença e pelo risco do desenvolvimento de regurgitação aórtica, a cirurgia deve ser indicada na presença de gradientes menores do que aqueles utilizados na indicação da estenose valvar aórtica. Cirurgia deve ser considerada em indivíduos assintomáticos com estenose subaórtica que apresentem ao ecodopplercardiograma gradiente sistólico máximo $\geq$ 50 mmHg ou gradiente médio $\geq$ 30 mmHg. O risco de desenvolver insuficiência aórtica de grau moderado a grave é significativamente maior, quando o gradiente sistólico máximo está acima de 50 mmHg. A cirurgia pode ser recomendada em casos com gradientes mais baixos, que já apresentem evidências de insuficiência aórtica progressiva. Pacientes com gradiente sistólico máximo abaixo de 30 mmHg e sem hipertrofia ventricular esquerda significativa devem ser acompanhados regularmente pelo risco de progressão da doença, principalmente durante a infância. Nos casos de estenose subaórtica do tipo túnel, a cirurgia está indicada quando o gradiente sistólico máximo for $\geq$ 60 mmHg. Na maioria dos casos, a ressecção circunferencial da borda fibrosa com miectomia septal proporciona alívio da obstrução de forma adequada. Nos casos de estenose subaórtica tipo túnel com anel e valva aórtica normais, a cirurgia de Konno modificada é recomendada. Consiste em miectomia, ressecção do tecido fibroso subaórtico e criação de uma comunicação interventricular que será fechada com *patch*, proporcionando alívio satisfatório da obstrução. Já a cirurgia de Ross/Konno é a técnica indicada nos casos de estenose subaórtica grave associada a alterações da valva aórtica.

ESTENOSE SUPRAVALVAR AÓRTICA

Tratamento cirúrgico

A abordagem cirúrgica é o tratamento de escolha. Os critérios de indicação de intervenção não são bem definidos, mas a maioria dos centros de referência utiliza os mesmos valores de gradiente pressórico utilizados na estenose aórtica. A presença de intolerância ao esforço físico, insuficiência valvar aórtica progressiva, isquemia miocárdica induzida e/ou disfunção sistólica do VE favorece a indicação cirúrgica. As técnicas cirúrgicas utilizadas incluem ampliação simples da junção sinotubular utilizando *patch* com retalho em Y invertido; abordagem simétrica com três retalhos do tipo Brom. No caso de estenose da porção

COARCTAÇÃO DA AORTA

Definição

Coarctação da aorta (CoAo) é doença em que qualquer parte da aorta é hipoplásica ou estenótica. A localização mais frequente é na região do istmo (região entre a artéria subclávia esquerda e o canal arterial). Em alguns casos o arco aórtico pode ser difusamente hipoplásico, criando obstrução ao longo de todo o trajeto. Em casos raros, outros segmentos da aorta podem estar envolvidos, incluindo a aorta descendente e a abdominal.

Epidemiologia e etiologia

Representa cerca de 5-7% de todas as cardiopatias congênitas, com prevalência estimada de 4:10.000 nascidos vivos. Em 64% dos indivíduos a CoAo se manifesta como a cardiopatia congênita dominante logo após o nascimento, e em 36% dos casos a manifestação é mais tardia. Cerca de 3-10% dos diagnósticos são pré-natais. Maior frequência nos indivíduos do sexo masculino, 2:1, sendo a malformação cardiovascular mais frequente na síndrome de Turner (35%). A real patogênese é desconhecida. Existem duas principais teorias para o desenvolvimento da CoAo:

1. Fluxo intrauterino aórtico reduzido, levando ao hipodesenvolvimento do arco aórtico fetal.
2. Migração do tecido ductal para a parede da aorta, com constrição do lúmen do istmo após o fechamento do PCA.

Além da coarctação de origem congênita, existe a descrição da CoAo adquirida, na qual a estenose da aorta ocorre em decorrência de processos inflamatórios, como no caso da arterite de Takayasu ou mais raramente por grave processo de aterosclerose. Na arterite de Takayasu, a coarctação pode envolver a aorta torácica ou a aorta abdominal.

Anatomia

Caracterizada por estenose na região do istmo, compreendida após a origem da artéria subclávia esquerda e o ligamento arterioso. A coarctação pode ser uma estenose localizada, mas em alguns casos está associado a hipoplasia da porção do istmo ou da aorta transversa. Pode estar associada a outras anomalias cardíacas, como: valva aórtica bicúspide (85% dos casos), PCA, CIV, CIA, DSAVT, d-TGA, estenose mitral por anel supravalvar mitral ou valva mitral em

paraquedas. A associação de múltiplas lesões obstrutivas esquerdas com coarctação da aorta é denominada síndrome de Shone, constituindo um desafio para tratamento na infância. Anomalias vasculares extracardíacas podem estar presentes, como presença de circulação colateral, aneurisma intracraniano (10% dos casos) e variações da anatomia das artérias braquiocefálicas.

Fisiopatologia

No neonato com CoAo crítica, o fechamento do canal arterial resulta em um quadro de choque cardiogênico, decorrente da obstrução grave ao débito cardíaco, levando a disfunção ventricular esquerda, aumento da pressão do átrio esquerdo, *shunt* esquerda/direita pelo forame oval e edema pulmonar. Na presença de CIV, o edema pulmonar será mais pronunciado. Como sequela do baixo débito cardíaco, inclui insuficiência renal e enterocolite necrotizante. Nos lactentes e crianças com CoAo discreta, podem evoluir com hipertrofia ventricular esquerda e desenvolvimento de circulação colateral. Nas crianças mais velhas e adolescentes, a sobrecarga pressórica do VE resulta em hipertrofia ventricular esquerda, aumento do tônus simpático e desenvolvimento de circulação colateral.

Quadro clínico

A apresentação clínica da CoAo geralmente segue três padrões: o neonato e o lactente com insuficiência cardíaca descompensada, a criança com sopro cardíaco e a criança e/ou adolescente com hipertensão arterial. Quando a coarctação se manifesta no período neonatal ou no pequeno lactente, geralmente é um quadro catastrófico, no qual o quadro de choque cardiogênico se instala com o fechamento do canal arterial. Na criança mais velha e no adolescente, o diagnóstico pode ser decorrente da presença de sopro cardíaco ou da presença de hipertensão arterial. Alguns pacientes podem relatar cefaleia frequente e claudicação intermitente ao esforço físico.

A aparência geral do paciente depende do modo de apresentação da doença. No caso do neonato ou do pequeno lactente, o quadro será de insuficiência cardíaca descompensada, com palidez, taquicardia, taquipneia, hepatomegalia e cianose diferencial observada nos membros inferiores, nos casos de coarctação de aorta grave em que o fluxo para a aorta descendente é mantido por meio do canal arterial patente. Características fenotípicas de síndrome de Turner podem ser observadas em alguns indivíduos, principalmente do sexo feminino. A assimetria de amplitude dos pulsos femorais em relação aos pulsos braquiais é um achado semiológico característico da doença. A mensuração da pressão arterial nos membros superiores e em um membro inferior é mandatória. Na ausculta cardíaca, normalmente a B1 e B2 são normais. Clique de ejeção sistólico pode ser observado no *apex,* pela presença de valva aórtica bicúspide. Sopro sistólico grau 2/6 ejetivo pode ser ouvido na borda esternal esquerda alta e na região interescapular esquerda, originário da area de coarctação. Sopros contínuos podem estar presentes no dorso, por conta do desenvolvimento de circulação colateral em crianças e adolescentes.

Exames complementares

- Eletrocardiograma: os achados ao ECG dependem da idade da apresentação e da presença de defeitos associados. No lactente os achados eletrocardiográficos mantêm o padrão de dominância ventricular direita. Nas crianças mais velhas e nos adolescentes, o padrão será de sobrecarga ventricular esquerda.
- Radiografia do tórax: no neonato e no lactente jovem com coarctação grave, apresenta cardiomegalia e sinais de congestão pulmonar. Na criança maior e no adolescente, a área cardíaca está normal, sendo observado o sinal de Roesler, presente em 75% dos adultos e correspondendo a corrosão da borda inferior dos arcos costais pela circulação colateral dos vasos intercostais.
- Ecodopplercardiograma: é o método diagnóstico de imagem inicial, no qual é possível avaliar o arco aórtico, quantificar o grau de obstrução e avaliar a presença de outras anomalias cardíacas associadas (Figura 8).
- Outras modalidades de imagem: nos casos em que o diagnóstico pelo ecocardiograma for duvidoso, a RM e a TC constituem na atualidade métodos de diagnóstico não invasivos necessários para um melhor estudo do arco aórtico e suas variações anatômicas. A RM representa atualmente modalidade de imagem recomendada em adolescentes e adultos, não só para confirmação do diagnóstico quando a janela ecocardiográfica é inadequada como para seguimento a longo prazo, após

tratamento cirúrgico ou percutâneo. Com o advento de novas modalidades de imagem, o cateterismo cardíaco tem sido utilizado basicamente como método terapêutico. Será indicado como método diagnóstico apenas em condições nas quais os métodos de imagem não invasivos não consigam esclarecer (Figura 9).

Tratamento

A apresentação no neonato e no pequeno lactente requer abordagem terapêutica imediata. Estabilizar do ponto de vista hemodinâmico iniciando o uso de prostaglandina E1 no intuito de manter o canal arterial patente, uso drogas vasoativas, diuréticos, correção de quadro de acidose metabólica e de hipoglicemia e terapia de suporte para insuficiência respiratória. Após estabilização hemodinâmica o paciente deve ser encaminhado para correção cirúrgica.

Na criança, no adolescente e no adulto a correção da CoAo é recomendada quando existe evidência de circulação colateral significativas, gradiente acima de 20 mmHg, hipertensão arterial ou insuficiência cardíaca atribuídas à CoAo.

A escolha da melhor técnica de intervenção vai depender da idade do paciente, quadro clínico, presença de defeitos associados, das características da coarctação e da experiência do serviço.

Intervenção percutânea

Angioplastia percutânea por balão: a dilatação por balão da CoAo é descrita desde a década de 1980. Atualmente é considerada terapêutica alternativa à cirurgia nos casos de coarctação nativa discreta em lactentes > 4 meses de idade e crianças acima de 25 kg. Nos casos de recoarctação pós-cirúrgica, é o tratamento de eleição

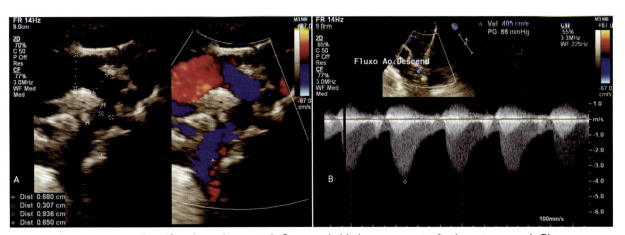

FIGURA 8 Imagem ecocardiográfica de um lactente de 2 meses de idade com coarctação de aorta grave. A: Plano supraesternal mostrando arco aórtico tortuoso com redução das dimensões na região do istmo aórtico. B: Doppler contínuo em aorta descendente apresentando gradiente sistólico máximo = 66 mmHg e reforço diastólico, compatível com coarctação da aorta grave.

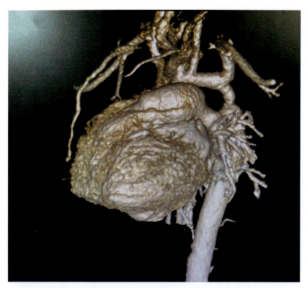

FIGURA 9 Tomografia computadorizada de lactente com 1 mês de vida com coarctação de aorta grave.

centes e adultos, com bons resultados em médio prazo. A técnica reduz a incidência da formação de aneurisma pós-angioplastia e aumenta significativamente a taxa de sucesso do procedimento. As complicações relacionadas ao tratamento da CoAo com implante de *stent* incluem lesão da artéria femoral (15%), reestenose do *stent* (10%), formação de aneurisma (8%), dissecção aórtica (3%), acidente cerebrovascular e óbito (0,3%).

Cirurgia: várias técnicas cirúrgicas são utilizadas para correção da CoAo, apresentando vantagens e desvantagens. A abordagem cirúrgica envolve a ressecção com anastomose terminoterminal, aortoplastia com *flap* de subclávia, ampliação com *patch* e interposição de tubo. A evolução em longo prazo pós-correção cirúrgica da coarctação é geralmente favorável. Contudo, a recoarctação representa a principal complicação no seguimento em médio e longo prazos, principalmente nos neonatos e nos lactentes. No geral, as estratégias cirúrgicas e percutâneas juntas melhoraram bastante os resultados no manejo da coarctação da aorta.

para todos os pacientes, independentemente da técnica cirúrgica utilizada, com elevada taxa de sucesso, baixa taxa de complicação e da necessidade de reintervenção. As potenciais complicações referentes ao tratamento da coarctação com angioplastia por balão incluem recoarctação (5-25%), formação de aneurisma aórtico (5-7%) e lesão de artéria femoral (15%)

Implante de *stent*: na última década, a angioplastia por balão com implante de *stent* na coarctação nativa se tornou alternativa à cirurgia para crianças mais velhas, adoles-

Complicações tardias

Além da recoarctação e da formação de aneurisma, a hipertensão arterial (HA) representa a principal complicação tardia. A incidência pode variar de 40-60%, mesmo que apenas uma minoria dos pacientes apresente gradiente residual pós correção > 20 mmHg. Estudos demonstram que a idade na época da correção afeta no desenvolvimento da HA. Correção realizada no período neonatal, 6-10% desenvolve HA, correção realizada entre 14-20 anos de idade apresenta uma incidência de 33-60% de HA, respectivamente.

O QUE AS DIRETRIZES RECOMENDAM

- Baumgartner H, De Backer J, Babu-Narayan SV, Budts W, Chessa M, Diller GP, et al.; ESC Scientific Document Group. 2020 ESC Guidelines for the management of adult congenital heart disease. Eur Heart J. 2020 Aug 29:ehaa554.

- Feltes TF, Bacha E, Beekman III RH 3rd, Cheatham JP, Feinstein JA, Gomes AS, et al. Indications for cardiac catheterization and intervention in pediatric cardiac disease: a scientific statement from the American Heart Association. Circulation. 2011;123(22):2607-52.

- Fratz S, Chung T, Greil GF, Samyn MM, Taylor AM, Valsangiacomo Buechel ER, et al. Guidelines and protocols for cardiovascular magnetic resonance in children and adults with congenital heart disease: SCMR expert consensus group on congenital heart disease. J Cardiovasc Magn Reson. 2013;15(1):51.

- Guidelines for the management of congenital heart diseases in childhood and adolescence. Cardiology in the Young 2017;27(Suppl.3):S1-S105.

- Nishimura RA, Otto CM, Bonow RO, Carabello BA, Erwin JP 3rd, Guyton RA, et al. AHA/ACC valvular heart disease guideline. JACC. 2014;63(22):e57-185.

- Puchalski MD, Lui GK, Miller-Hance WC, Brook MM, Young LT, Bhat A, et al. Guidelines for performing a comprehensive transesophageal echocardiographic examination in children and all patients with congenital heart disease: recommendations from the American Society of Echocardiography. J Am Soc Echocardiogr. 2019;32(2):173-215.
- Sachdeva R, Valente AM, Armstrong AK, Cook SC, Han BK, Lopez L. ACC/AHA/ASE/HRS/ISACHD/SCAI/SCCT/SCMR/SOPE 2020. Appropriate use criteria for multimodality imaging during the follow-up care of patients with congenital heart disease. J Am Coll Cardiol. 2020;75(6):657-703.
- Simpson J, Lopez L, Acar P, Friedberg MK, Khoo NS, Ko HH, et al. Three-dimensional echocardiography in congenital heart disease: an expert consensus document from the European Association of Cardiovascular Imaging and the American Society of Echocardiography. J Am Soc Echocardiogr. 2017;30(1):1-27.

SUGESTÕES DE LEITURA

1. Calkoen EE, Hazekamp MG, Blom NA, Elders BBLJ, Gittenberger-de Groot AC, Haak MC, et al. Atrioventricular septal defect: fFrom embryonic development to long-term follow-up. Int J Cardiol. 2016;202:784-95.
2. Dayton JD, Rolzer RJ, Anderson RH. Pulmonary stenosis. In: Wernovsky G, Anderson RH, Kumar K, Mussatto K, Redington A, Tweddell JS, et al. (eds.). Anderson's pediatric cardiology. 4th ed. Philadelphia: Elsevier; 2020. p.775-82.
3. Riggs KW, Anderson RH, Spicer DE, Morales DLS. Coarctation and interrupted aortic arch. In: Wernovsky G, Anderson RH, Kumar K, Mussatto K, Redington A, Tweddell JS, Tretter JT (eds.). Anderson's pediatric cardiology. 4th ed. Philadelphia: Elsevier; 2020. p.843-64.
4. Spicer DE, Hraska V, Anderson RH, Ginde S, Block J. Congenital anomalies of the aortic valve and left ventricular outflow tract. In: Wernovsky G, Anderson RH, Kumar K, Mussatto K, Redington A, Tweddell JS, et al. (eds.). Anderson's pediatric cardiology. 4th ed. Philadelphia: Elsevier; 2020. p.819-42.

NOTA DOS EDITORES

Este capítulo possui referências bibliográficas adicionais, recomendadas pelos autores, na plataforma digital complementar do livro. Por motivos de compactação, somente algumas delas estão aqui contempladas. Utilize o QR code abaixo para ter acesso a esse conteúdo:

70

Cardiopatias cianogênicas

Célia Maria Camelo Silva
Nathalie Jeanne Magioli Bravo-Valenzuela

DESTAQUES

- Reconhecimento precoce das cardiopatias, estabilização em caso de deterioração clínica e transferência para um centro de referência são medidas importantes para melhorar o prognóstico. O diagnóstico pré-natal da cardiopatia contribui para reduzir a morbidade e a mortalidade.

- Hipoxemia aguda com níveis de saturação de $O_2 < 70\%$ caracteriza uma situação grave e requer tratamento urgente (cirurgia ou cateterismo terapêutico) para a cardiopatia. O uso de prostaglandina mesmo antes de oxigênio diagnóstico da cardiopatia ser realizado é justificado para os recém-nascidos (RN) com cianose importante e progressiva.

- A tetralogia de Fallot (TF) é uma cardiopatia cianogênica frequente. Sua correção cirúrgica preferencialmente deve ser realizada entre 6-12 meses.

- Na transposição das grandes artérias (TGA), a circulação é em paralelo, diferente do coração normal, que é em série. A atriosseptostomia com balão (procedimento de Rashkind) é indicada para os casos com hipoxemia importante e comunicação interatrial (CIA) restritiva. Na TGA simples, a opção cirúrgica de escolha é a operação de Jatene, que deve ser realizada nas primeiras 2 semanas de vida.

- Coração univentricular, por definição, ocorre quando um dos ventrículos for rudimentar e apenas um ventrículo conseguir dar suporte à circulação sistêmica. Esse arranjo é desfavorável para a correção biventricular e segue as etapas cirúrgicas para atingir a circulação de Fontan. A presença ou ausência de estenose pulmonar é um dos fatores importantes para a escolha cirúrgica da primeira etapa.

- Na drenagem anômala total de veias pulmonares, a forma obstrutiva apresenta-se gravemente no período neonatal, com cianose e insuficiência respiratória. Na forma não obstrutiva, a cianose é discreta ao nascimento. Todos os casos requerem correção cirúrgica.

- A anomalia de Ebstein é caracterizada por alterações primárias da valva tricúspide e do ventrículo direito (VD). A apresentação clínica é muito variada e depende da gravidade da lesão anatômica e das lesões associadas, em geral CIA. Varia desde os casos graves diagnosticados no feto e no recém-nascido a adultos assintomáticos.

- *Truncus arteriosus* é uma cardiopatia rara, que se caracteriza por um vaso único saindo do coração, através de uma valva semilunar única que cavalga o septo ventricular e supre a circulação sistêmica, coronariana e pulmonar.

INTRODUÇÃO

As cardiopatias congênitas apresentam uma incidência de 8-10 por mil nascimentos vivos. Habitualmente, são classificadas em cardiopatias cianogênicas e acianogênicas. As cardiopatias cianogênicas estão incluídas no grupo de cardiopatias graves que requerem intervenção no primeiro ano de vida, incluindo as dependentes da patência do canal arterial, que requerem tratamento no período neonatal (Quadro 1).

COMO RECONHECER CARDIOPATIA CONGÊNITA NO PERÍODO NEONATAL

Nos recém-nascidos (RN) sem diagnóstico pré-natal de cardiopatia congênita, a cardiopatia cianogênica pode ser suspeitada pela história clínica, achados de exame físico, teste de triagem pela oximetria de pulso ("teste do coraçãozinho"), radiografia de tórax e eletrocardiograma (ECG). O teste de hiperoxia pode ser realizado para diferenciar a cardiopatia congênita cianogênica da cianose de causas respiratórias (Quadro 2). O ecocardiograma é exame fundamental para confirmar o diagnóstico da cardiopatia. O diagnóstico pré-natal das cardiopatias congênitas contribui para diminuir a morbidade e a mortalidade.

Neste capítulo, serão abordadas as cardiopatias congênitas cianogênicas (CCC) mais frequentes.

TETRALOGIA DE FALLOT

Tetralogia de Fallot (TF) representa 10% das cardiopatias congênitas, sendo a mais comumente diagnosticada após o período neonatal. Os achados clínicos e sintomas variam de acordo com o grau de obstrução ao fluxo de via de saída do ventrículo direito (VSVD).

QUADRO 1 Cardiopatias congênitas que requerem cirurgia nos primeiros dias e meses de vida e seus mecanismos fisiopatológicos
▪ Circulação sistêmica dependente do canal arterial
▪ Coarctação de aorta, estenose aórtica crítica, síndrome hipoplásica do coração esquerdo, interrupção do arco aórtico
▪ Circulação pulmonar dependente do canal arterial
▪ Cardiopatias com atresia pulmonar ou estenose pulmonar importante, exceto casos com suplência pulmonar feita por artérias colaterais sistêmico-pulmonares
▪ Falta de mistura – circulação em paralelo
▪ Transposição das grandes artérias
▪ *Shunt* direita-esquerda, baixo débito sistêmico e edema pulmonar

(continua)

QUADRO 1 Cardiopatias congênitas que requerem cirurgia nos primeiros dias e meses de vida e seus mecanismos fisiopatológicos *(continuação)*
▪ Drenagem anômala total das veias pulmonares na forma obstrutiva
▪ Mistura comum (miscelânea) e hiperfluxo pulmonar
▪ Coração univentricular sem estenose pulmonar, *truncus arteriosus*, drenagem anômala total das veias pulmonares forma não obstrutiva, dupla via de saída do ventrículo direito sem estenose pulmonar

QUADRO 2 Testes que auxiliam na triagem e no reconhecimento das cardiopatias congênitas	
Teste da oximetria de pulso ou do "coraçãozinho"	Consiste em medir a saturação de oxigênio simultaneamente no MSD e em um dos membros inferiores entre 24 e 48 horas de vida. Saturação de O_2 abaixo de 95% ou diferença entre os membros > 3% requer realização de ecocardiograma para afastar cardiopatia
Teste da hiperóxia	Consiste em administrar O_2 a 100% por 10 minutos e colher gasometria da artéria radial direita. Nos pacientes com cardiopatia cianogênica, a PaO_2 será < 100 mmHg

MSD: membro superior direito.

Morfologia

Os achados característicos da TF decorrem do desvio anterior e para cima do septo infundibular, que é o septo que separa a valva aórtica da valva pulmonar. São quatro (Figura 1):

1. Comunicação interventricular subaórtica (CIV).
2. Cavalgamento da aorta sobre a crista do septo ventricular (dextroposição da aorta).
3. Obstrução da via de saída do ventrículo direito (estenose pulmonar infundibulovalvar).
4. Hipertrofia do ventrículo direito (HVD).

A CIV é ampla, do tipo mau alinhamento e localizada na região subaórtica. O grau de obstrução da VSVD é variável; a estenose infundibulovalvar é o tipo mais frequente, e pode coexistir com estenose supravalvar e dos ramos pulmonares. Quando há obstrução completa da VSVD (atresia pulmonar), é chamado de Fallot extremo. Nesses casos, a circulação pulmonar é dependente do canal arterial, ou suprida por circulação colateral sistêmico-pulmonar. O cavalgamento ou dextroposição da aorta sobre a crista do septo ventricular é variável (10-50%). A aorta ascendente habitualmente encontra-se dilatada, e em aproximadamente 25% dos casos o arco aórtico encontra-se voltado para a direita. A hipertrofia do VD ocorre como consequência hemodinâmica da obstrução de sua via de saída.

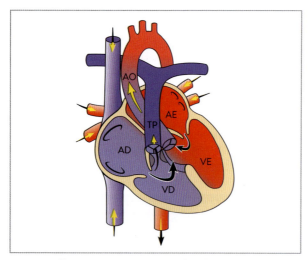

FIGURA 1 Representação anatomofisiológica da tetralogia de Fallot.

AD: átrio direito; AE: átrio esquerdo; Ao: aorta; VD: ventrículo direito; VE: ventrículo esquerdo; TP: tronco pulmonar.

Quadro clínico

Os sinais clínicos e sintomas geralmente estão relacionados ao grau de obstrução da VSVD; quanto mais grave for essa obstrução, mais precoce e importante será o grau de cianose. Entre as formas de apresentação mais frequente estão: cianose, achado de sopro, episódios de crise de hipóxia, baixa capacidade física e hipodesenvolvimento.

As crises de hipóxia são características da TF e se manifestam como episódios intermitentes e súbitos de cianose importante. Seu pico de incidência ocorre entre 3-6 meses de vida. São mais frequentes pela manhã e geralmente precipitadas pelo choro e esforços. O mecanismo mais provável é o espasmo infundibular e/ou associado a redução da resistência vascular sistêmica, que resulta em aumento do *shunt* direita-esquerda e redução do fluxo pulmonar. Durante as crises, a intensidade do sopro é diminuída. A Figura 2 apresenta um fluxograma do tratamento da crise de hipóxia.

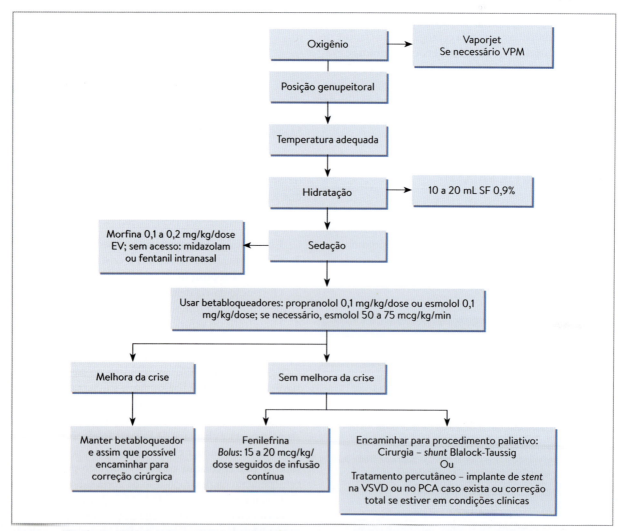

FIGURA 2 Fluxograma do tratamento da crise de hipóxia.

EV: endovenoso; PCA: persistência do canal arterial; SF: soro fisiológico; VPM: ventilação pulmonar mecânica; VSVD: via de saída do ventrículo direito.

Exame físico

Geralmente, revela cianose, baqueteamento digital nas crianças maiores e palpação do impulso do VD. À ausculta, a segunda bulha é frequentemente única com o componente aórtico (A2) hiperfonético; o componente pulmonar (P2) quando presente é hipofonético. Sopro sistólico ejetivo rude causado pela obstrução da saída do VD, audível na borda esternal esquerda média e alta.

- Eletrocardiograma (ECG): mostra desvio do eixo do QRS para a direita e sobrecarga ventricular direita (Figura 3).
- Radiografia de tórax: frequentemente se observa área cardíaca de tamanho normal ou discretamente aumentada, com sinais de dilatação do VD, tronco pulmonar escavado e hipofluxo pulmonar. Nos casos com árvore pulmonar muito hipoplásica, a silhueta cardíaca é característica e se assemelha a uma bota – "coração em bota" (Figura 4).
- Ecocardiograma: demonstra com clareza as alterações morfológicas intracardíacas, estenoses periféricas dos ramos pulmonares, CIV múltiplas e anomalias de artérias coronárias podem não ser adequadamente identificadas, e requerem outras modalidades de exames de imagem para esclarecimento (Figura 5A).
- Ressonância magnética (RM) e angiotomografia computadorizada: estão indicadas para complementar os achados ecocardiográficos, principalmente na avaliação da árvore pulmonar e de anomalias das artérias coronárias.
- Cateterismo cardíaco: raramente indicado como diagnóstico. É indicado principalmente para intervenção terapêutica, como implante de *stent* no canal arterial ou na VSVD (Figuras 5B e 6).

Cirurgia

Todos os casos necessitam de correção cirúrgica. A época da cirurgia é definida pela idade, início dos sintomas e lesões associadas.

Correção total

A maioria dos casos de TF é elegível para correção total entre 6-12 meses de vida. Entre 4-5 meses, deve ser feita a avaliação individualizada baseada na anatomia do paciente e na experiência do centro.

Principais indicações da cirurgia paliativa:

- Crises de hipóxia ou cianose importante em crianças menores de 4 meses.
- Artérias pulmonares muito hipoplásicas, no intuito de promover seu crescimento antes da correção total.

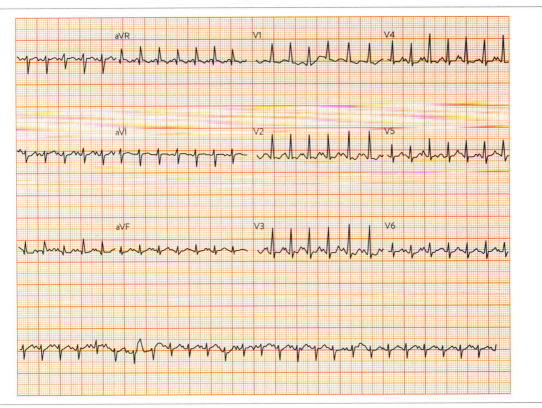

FIGURA 3 Eletrocardiograma de criança com 1 mês de vida portadora de tetralogia de Fallot – ritmo sinusal, eixo QRS + 160° e sobrecarga ventricular direita.

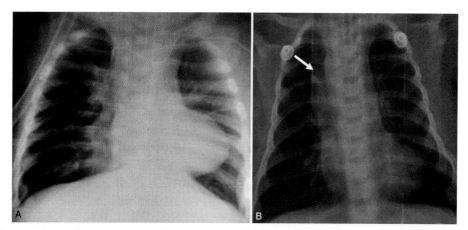

FIGURA 4 A: Radiografia de tórax em PA típica de tetralogia de Fallot com atresia pulmonar – coração em formato de "bota", pulmão direito hiperinsuflado. Neste caso, a suplência pulmonar é feita por artérias colaterais sistêmico-pulmonares. Observam-se discreta cardiomegalia, leve escavamento do tronco pulmonar e fluxo pulmonar discretamente diminuído. B: Criança de 2 meses com silhueta cardíaca no formato de "bota", hipofluxo pulmonar e arco aórtico à direita (seta).

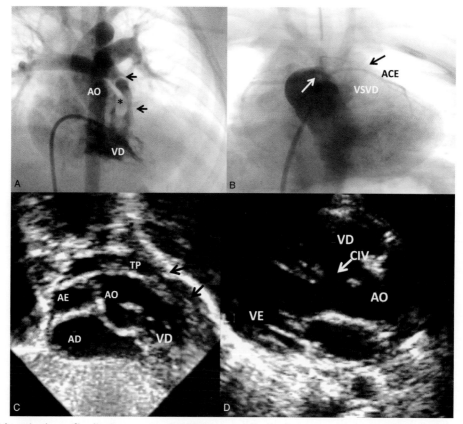

FIGURA 5 A: Ventriculografia direita mostando VD hipertrofiado. Ao ascendente dilatada, contrastada pela CIV. Obstrução da VSVD no nível infundibular e valvar (setas). O asterisco mostra o septo infundibular longo e hipertrofiado. O anel da valva pulmonar é hipoplásico, e os folhetos valvares encontram-se espessados e com abertura em domo. B: Aortografia realizada na projeção oblíqua anterior direita (OAD) caudal mostrando *ostium* único de artéria coronária emergindo do óstio coronariano direito com a artéria descendente anterior cruzando a VSVD. C: Corte ecocardiográfico subcostal em OAD com angulação anterior mostrando VD hipertrofiado com obstrução da VSVD no nível infundibular e valvar (setas), Ao dilatada. Anel, tronco e ramos pulmonares com discreta hipoplasia. D: Corte ecocardiográfico longitudinal de ampla CIV subaórtica (seta) e cavalgamento aórtico de aproximadamente 40%. Anel valvar pulmonar hipoplásico. Folhetos da valva pulmonar espessados e com abertura em domo.

ACE: artéria coronária esquerda; AD: átrio direito; AE: átrio esquerdo; Ao: aorta; CIV: comunicação interventricular; VD: ventrículo direito; VP: valva pulmonar; VSVD: via de saída do ventrículo direito.

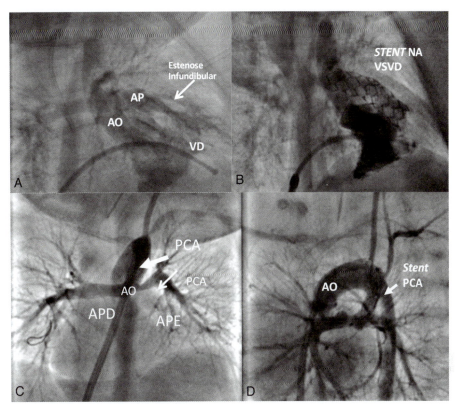

FIGURA 6   A e B: Criança de 2 meses com tetralogia de Fallot evoluindo com crises de hipóxia de difícil controle clínico, submetida a implante de *stent* na VSVD. C e D: Criança de 6 dias de vida, prematura, portadora de atresia pulmonar com CIV e síndrome de Down. A: Injeção com balão insuflado em aorta descendente mostra canal arterial pérvio e ramos pulmonares confluentes. B: *Stent* completamente expandido. C e D: Bom fluxo através do *stent* para os ramos pulmonares.

Ao: aorta; APD: artéria pulmonar direita; APE: artéria pulmonar esquerda; PCA: persistência do canal arterial; VSVD: via de saída do ventrículo direito.

- Trajeto anômalo de artéria coronária cruzando a VSVD.

Tipos de procedimentos paliativos
- Cirurgia: *shunt* sistêmico-pulmonar, sendo o mais realizado o *shunt* Blalock-Taussig modificado.
- Intervenção percutânea: implante de *stent* na VSVD ou no canal arterial.

Pós-operatório
Os pacientes em pós-operatório de TF têm como lesão residual mais comum a insuficiência pulmonar. Em razão do risco de disfunção tardia do VD, de arritmias e da possível necessidade de troca ou implante percutâneo de valva pulmonar, devem manter acompanhamento clínico cardiológico ao longo de suas vidas.

TRANSPOSIÇÃO DAS GRANDES ARTÉRIAS

Cardiopatia congênita cianogênica mais frequentemente diagnosticada no período neonatal. Por definição ocorre em *situs solitus* ou *inversus*, com concordância atrioventricular e discordância ventriculoarterial, onde a aorta se origina do VD e a artéria pulmonar, do ventrículo esquerdo (VE). A circulação nesses pacientes é em paralelo, ao contrário do coração normal, em que é em série (Figura 7). Por essa razão, o sangue que chega ao coração pelas veias cavas não se torna oxigenado, e o sangue venoso pulmonar (sangue oxigenado) não atinge o corpo e retorna aos pulmões. Para a sobrevida, é necessário que exista *shunt* intercirculatório, como CIA, CIV ou a patência do canal arterial (PCA). É chamada de transposição das grandes artérias (TGA) simples quando não apresenta defeitos associados, além da CIA, PCA ou CIV mínimo. Esse grupo representa 70% dos casos, e, quando não operada, a mortalidade chega a 90% ao final do primeiro ano de vida. Considera-se que a TGA seja complexa quando associada a defeitos significativos, como CIV ampla e obstrução da via de saída do ventrículo esquerdo (VSVE).

Quadro clínico
Na TGA simples, a criança apresenta cianose importante nos primeiros dias de vida, progressiva, podendo evoluir

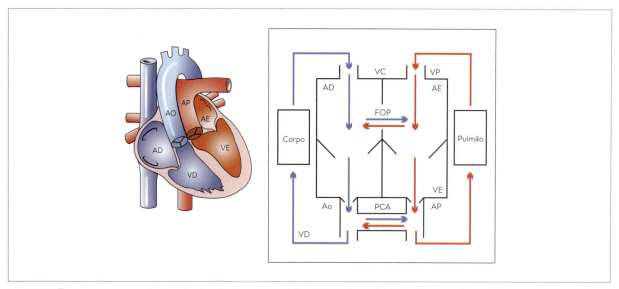

FIGURA 7 Esquema representativo da circulação em paralelo vista na transposição das grandes artérias.

AD: átrio direito; AE: átrio esquerdo; Ao: aorta; AP: artéria pulmonar; FOP: forame oval patente; PCA: persistência do canal arterial; VC: veias cavas; VD: ventrículo direito; VE: ventrículo esquerdo; VP: veias pulmonares.

com rápida deterioração clínica (Figura 8). Na TGA com CIV, a cianose é mais discreta e os sinais de IC se manifestam entre a quarta e oitava semanas de vida. Na TGA com CIV e estenose pulmonar (EP) a apresentação é variável: a cianose costuma ser mais intensa, sendo tanto mais grave quanto maior for o grau de obstrução.

Exame físico

O achado mais importante é a cianose. Nos pacientes com TGA simples, a ausculta é inexpressiva. Pode-se ouvir um sopro sistólico ejetivo suave em borda esternal esquerda alta (BEEA) ou mesmo nenhum sopro. A segunda bulha é única em 50% dos casos, em razão da posição posterior da artéria pulmonar. Nos casos com obstrução à via de saída do VE, observa-se sopro sistólico ejetivo rude em BEEA; nos casos com CIV ampla sem obstrução à via de saída, um sopro sistólico de ++ a +++/6+ pode ser auscultado.

Diagnóstico

- ECG: nos primeiros dias pode ser considerado dentro da normalidade; com o passar do tempo torna-se nítida a sobrecarga ventricular direita.
- Radiografia de tórax: área cardíaca normal ou um pouco aumentada nos primeiros dias de vida com fluxo pulmonar normal ou aumentado quando não existe obstrução significativa da via de saída do VE. Nos casos em que os vasos estão em posição diretamente anterior e posterior e com cardiomegalia, o formato de ovo deitado é característico, com melhor visualização mais tardiamente (Figura 9).

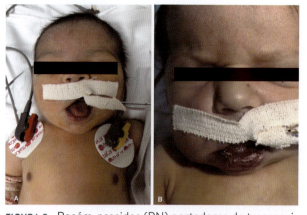

FIGURA 8 Recém-nascidos (RN) portadores de transposição das grandes artérias. A: RN com comunicação interatrial (CIA) restritiva. B: RN com cianose mais importante que o RN da Figura A em decorrência de hipoxemia grave por CIA restritiva e hipertensão pulmonar grave por persistência da circulação fetal.

- Ecocardiograma é fundamental para o diagnóstico de TGA, que é feito sem dificuldade. Serve para avaliar o local de mistura intercirculatória (*shunt*) e se esta é adequada; identificar se existe ou não obstrução à via de saída do VE, analisar a anatomia coronariana e avaliar se o VE está ou não adequado para suportar a circulação sistêmica (Figura 10).
- Cateterismo cardíaco: tem indicação terapêutica nos casos de CIA restritiva quando é indicada a atriosseptostomia por balão (Figura 11).
- Angiotomografia e RM raramente são indicadas. Requeridas para esclarecer a anatomia do arco aórtico

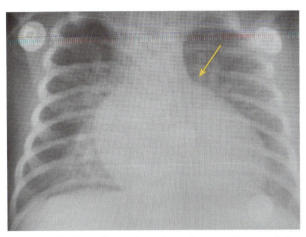

FIGURA 9 Radiografia de tórax de recém-nascido com 6 dias de vida portador de transposição das grandes artérias com comunicação interatrial restritiva, canal arterial pérvio e em uso de prostaglandina. Observam-se cardiomegalia aspecto de "ovo", pedículo estreito (seta), congestão e hiperfluxo pulmonar.

ou avaliar suspeita ao ecocardiograma de anomalia coronariana relevante para a cirurgia.

Tratamento

Pré-operatório de TGA simples: a infusão endovenosa de prostaglandina está indicada para promover mistura intercirculatória no nível do canal arterial e assim manter a estabilidade clínica enquanto aguarda a cirurgia.

A atriosseptostomia por balão é indicada nos casos de CIA restritiva (Figura 11).

Cirúrgico

- Operação de Jatene (correção anatômica, correção no nível arterial) é a cirurgia de escolha, que deve ser realizada preferencialmente nas 2 primeiras semanas de vida, e consiste na secção da aorta e artéria pulmonar acima das valvas semilunares, as quais são anastomosadas em posição invertida, e os óstios coronarianos são translocados para a neoaorta (Figura 12A).

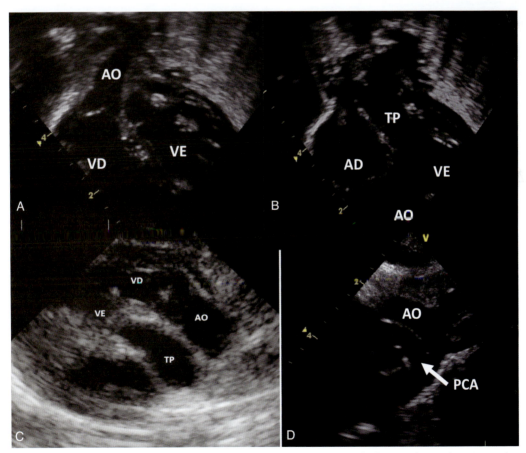

FIGURA 10 Diagnóstico ecocardiográfico de transposição das grandes artérias. A: Corte subcostal transversal em oblíqua anterior esquerda angulada que mostra VD conectado à Ao. B: Subcostal longitudinal que mostra o VE conectado à artéria pulmonar. C: Corte paraesternal longitudinal mostrando os vasos da base em paralelo – Ao anterior e TP posterior. D: Corte paraesternal longitudinal mostrando arco aórtico sem obstruções e amplo canal arterial (PCA).

Ao: aorta; AD: átrio direito; AE: átrio esquerdo; PCA: persistência do canal arterial; TP: tronco pulmonar; VD: ventrículo direito; VE: ventrículo esquerdo.

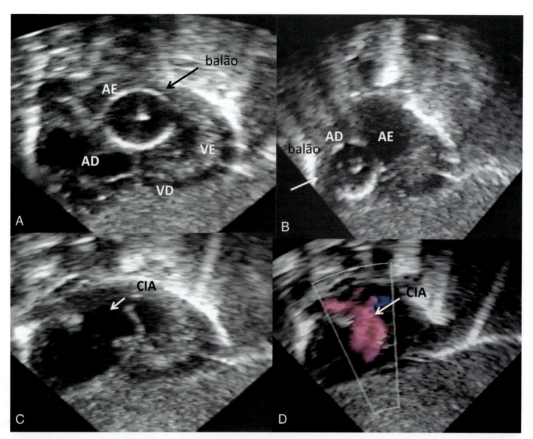

FIGURA 11 Atriosseptostomia por balão – procedimento de Rashkind. A: Balão insuflado em átrio esquerdo. B: O balão foi tracionado do átrio esquerdo, rompeu o septo atrial e se encontra no átrio direito. C: Ampla comunicação interatrial (CIA) pós-atriosseptostomia mostrando ruptura do septo *primum* (seta). D: Doppler colorido confirmando ampla CIA.

- Operação de Mustard/Senning (correção no nível atrial): raramente indicada. Consiste no redirecionamento do sangue que retorna das veias pulmonares para a valva tricúspide e VD (fluxo sistêmico) e do sangue das veias cavas para a valva mitral e VE (fluxo pulmonar – (Figura 12B). Tem como desvantagem manter o VD em posição sistêmica (subaórtica). Está indicada para os casos de:
  1. TGA simples com mais de 3 semanas e VE inadequado para a posição de ventrículo sistêmica. Alternativamente esses pacientes podem ser submetidos ao preparo do VE com cerclagem pulmonar com posterior operação de Jatene se o VE estiver adequado para a posição sistêmica.
  2. Neonatos com TGA e coronárias inadequadas para a operação de Jatene (< 1% dos casos).
- Transposição das grandes artérias com comunicação interventricular: usualmente, não necessita de cirurgia no período neonatal. É comum desenvolver sinais de IC entre 4-8 semanas de vida. A cirurgia porém deve ser precoce e realizada entre 2-3 meses.
- Transposição das grandes artérias com comunicação interventricular e estenose pulmonar: habitualmente,

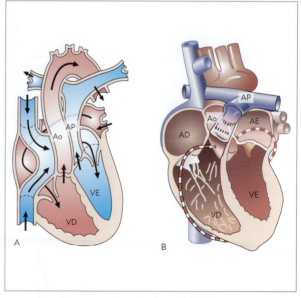

FIGURAS 12 Esquema das técnicas cirúrgicas para correção de transposição das grandes artérias (TGA). A: Operação de Mustard e Senning. B: Operação de Jatene.

Ao: aorta; AP: artéria pulmonar; VD: ventrículo direito; VE: ventrículo esquerdo.

esses pacientes requerem *shunt* Blalock-Taussig no início de suas vidas, seguido por operação de Rastelli. Todavia, outras opções cirúrgicas estão disponíveis, dentre elas a operação de Lecompte, a translocação pulmonar, a cirurgia de Nikaidoh (translocação aórtica) e a translocação dupla (aórtica e pulmonar). Ver o algoritmo das opções cirúrgicas na Figura 13.

CORAÇÃO UNIVENTRICULAR (CONEXÃO ATRIOVENTRICULAR UNIVENTRICULAR)

Também chamado de "ventrículo único", é definido como uma condição na qual existe apenas um ventrículo funcional (ventrículo dominante, ventrículo único funcional), que seja capaz de manter a circulação sistêmica. O ventrículo rudimentar (ventrículo não funcional) deve-se habitualmente à ausência da sua porção de via de entrada (Figura 14). São três as categorias principais:

1. Dupla via de entrada ventricular (dupla via de entrada ventricular em VE ou VD).
2. Atresia ou hipoplasia das valvas atrioventriculares, síndrome da hipoplasia do coração esquerdo e do coração direito.
3. Miscelânea: defeito do septo atrioventricular (DSAV) desbalanceado, etc.

Quadro clínico

Depende da relação entre o fluxo sistêmico e o pulmonar. A ausculta cardíaca varia com a configuração anatômica. A primeira, a segunda ou ambas as bulhas podem ser únicas se existir atresia de uma valva atrioventricular e/ou semilunar. Sopro sistólico ejetivo pode ser auscultado nos casos com estenose pulmonar.

Diagnóstico

Avaliação clínica, oximetria de pulso, ECG, radiografia de tórax e ecocardiograma. A angiotomografia ou ân-

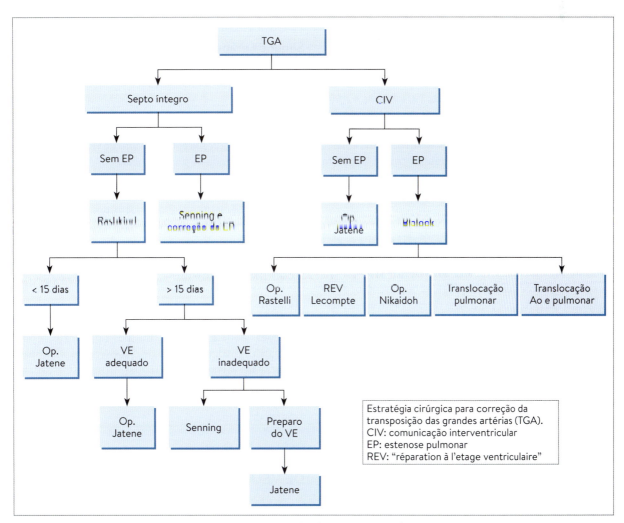

FIGURA 13 Fluxograma de estratégia cirúrgica para correção de transposição das grandes artérias.

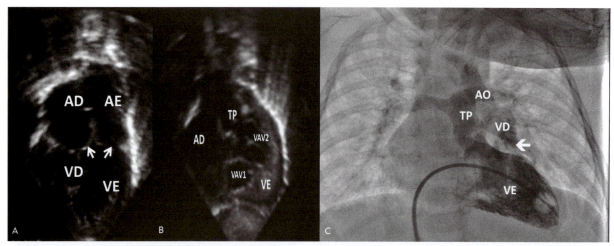

FIGURA 14 A: Cortes ecocardiográficos. Corte paraesternal de quatro câmaras mostrando as duas valvas atrioventriculares conectadas à cavidade do ventrículo morfologicamente esquerdo, caracterizando dupla via de entrada de VE. B: Corte subcostal transversal que mostra as duas valvas atrioventriculares dentro da cavidade do ventrículo morfologicamente esquerdo e o tronco pulmonar emergindo do VE. Coração univentricular. C: Cineangiografia em VE na projeção anteroposterior cranial – atresia da valva AV esquerda. VD hipoplásico anterior e à esquerda; o VE neste caso é o ventrículo dominante ou funcional. Conexão ventriculoarterial discordante.

Ao: aorta; AV: atrioventricular; tronco pulmonar; VD: ventrículo direito; VE: ventrículo esquerdo. Seta: CIV restritiva.

gio-RM cardíaca tornam-se necessárias para obter informações importantes para o planejamento cirúrgico não esclarecidas pelo ecocardiograma O cateterismo cardíaco é indicado principalmente para avaliar a resistência vascular pulmonar (RVP) em pacientes com hiperfluxo pulmonar, com apresentação tardia e realizar intervenções percutâneas como oclusão de vasos colaterais e reabilitação da árvore pulmonar com o implante de *stents*.

Cirurgia

Esse grupo de cardiopatia requer tratamento estagiado para eventual operação de Fontan. É uma cirurgia conceitualmente paliativa, estadiada, que pode vir a necessitar de procedimentos cirúrgicos ou percutâneos ao longo da vida. A época e o tipo de intervenção dependem da idade do diagnóstico e da presença ou ausência de estenose pulmonar.

Primeira etapa

Consiste na realização de:

1. Cerclagem pulmonar: para crianças com hiperfluxo pulmonar (sem EP ou com EP leve). Está indicada entre 4-6 semanas, preferencialmente antes dos 3 meses de vida.
2. *Shunt* sistêmico pulmonar Blalock-Taussig modificado ou implante de *stent* no canal arterial: para crianças com hipofluxo pulmonar (EP importante ou atresia pulmonar).

Segunda etapa

Glenn bidirecional ou anastomose cavopulmonar parcial está indicada entre 6-2 meses de vida.

Terceira etapa

Complementação de Fontan ou anastomose cavopulmonar total. Está indicada entre 2-4 anos de vida. Para sua realização, recomenda-se pressão média em AP < 15 mmHg, RVP < 3 UI/m^2, pressão diastólica final do VE < 12 mmHg, valva atrioventricular com função normal, artérias pulmonares com diâmetro adequado. Caso um ou mais desses parâmetros não sejam atendidos, o risco cirúrgico torna-se aumentado e requer fenestração no tubo da anastomose.

Acompanhamento

Todos os pacientes com coração univentricular requerem acompanhamento ao longo da vida. Várias complicações podem ocorrer no pós-operatório, como disfunção ventricular, piora da cianose, arritmias, insuficiência de valva atrioventricular, trombose e eventos tromboembólicos, enteropatia perdedora de proteínas, bronquite plástica, disfunção hepática e insuficiência crônica do Fontan.

DRENAGEM ANÔMALA TOTAL DE VEIAS PULMONARES

Na drenagem anômala total de veias pulmonares (DATVP), os pacientes com a forma obstrutiva apresentam quadro grave no período neonatal, com cianose e desconforto respiratório importantes. Já na forma não obstrutiva a cianose é discreta ao nascimento, e os pacientes podem ser detectados no teste de triagem pela oximetria de pulso ou, posteriormente, por sintomas de IC em consequência do hiperfluxo pulmonar.

Tipos anatômicos (Figura 15):

- Supracardíaca: 45-50%.
- Cardíaca: 15-20%;
- Infracardíaca: 26-27%.
- Mista: 5-8%, quando as veias drenam em dois sítios diferentes.
- Radiografia de tórax: na forma obstrutiva, chama a atenção o grau importante de congestão pulmonar (Figura 16). Na forma supracardíaca, a radiografia de tórax pode apresentar o clássico aspecto de "boneco de neve" (Figura 17).
- Angiotomografia e RM: ambos são excelentes para acompanhar os trajetos das veias e suas conexões com grandes detalhes.

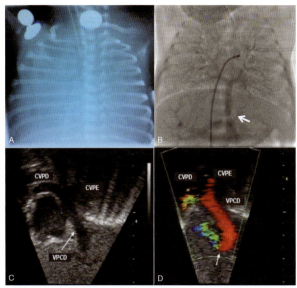

FIGURA 16 Drenagem anômala total das veias pulmonares infradiafragmática – forma obstrutiva. A: Radiografia de tórax mostrando importante congestão pulmonar bilateral. B: Arteriografia pulmonar – no retorno venoso, observa-se que as veias pulmonares direitas e esquerdas se juntam em um coletor comum descendente (veia pulmonar comum descendente). A seta mostra importante obstrução do coletor ao entrar no hilo hepático. C e D: Cortes ecocardiográficos subcostais que mostram as coletoras das veias pulmonares direitas e esquerdas e a veia coletora comum descendente. O estudo com Doppler mostra mosaico que corresponde ao ponto de obstrução (seta) na entrada do hilo hepático.

CVPD: conexão das veias pulmonares direitas; CVPE: conexão das veias pulmonares esquerdas; VPCD: veia pulmonar comum descendente.

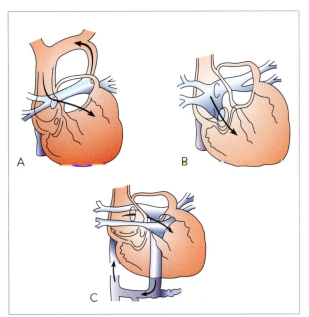

FIGURA 15 Drenagem anômala total de veias pulmonares. A: Supracardíaca – via veia vertical para a veia inominada. B: Cardíaca – as veias pulmonares reúnem-se atrás do coração e, em seguida, drenam diretamente para o átrio direito ou através do seio coronariano. C: Infracardíaca – as veias pulmonares drenam para o átrio direito por intermédio das veias hepáticas (fígado) e da veia cava inferior. Neste tipo, as veias pulmonares unem-se atrás do coração e, em seguida, drenam para baixo, conectando-se ao sistema portal de veias do fígado. O fluxo sanguíneo se dissipa por meio do leito vascular do fígado e drena no átrio direito.

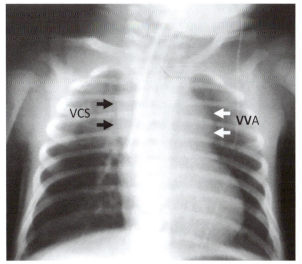

FIGURA 17 Drenagem anômala total das veias pulmonares supracardíaca – aspecto radiológico de "boneco de neve". Observa-se a dilatação das veias – VVA dilatada (setas brancas) e VCS dilatada (setas pretas).

VCS: veia cava superior; VVA: veia vertical ascendente.

TRATAMENTO

Todos os pacientes necessitam de tratamento cirúrgico.

- Forma obstrutiva comumente encontrada na drenagem infracardíaca. O quadro é grave, requer estabilização inicial com oxigênio diuréticos, ventilação com pressão positiva. A cirurgia é indicada imediatamente.
- Forma não obstrutiva: requer cirurgia precoce nos primeiros meses de vida.

ESTENOSE PULMONAR CRÍTICA DO RECÉM-NASCIDO

Manifesta-se habitualmente na primeira semana de vida e cursa com cianose, e por vezes associada a sinais de IC e baixo débito cardíaco. O orifício da valva pulmonar nestes casos é mínimo, sendo a circulação pulmonar dependente do canal arterial.

- ECG: é variável pode mostrar sobrecarga de átrio e VD. Outras vezes demonstra dominância do VE ou VD e infradesnivelamento do segmento ST.
- Radiografia de tórax: mostra área cardíaca normal ou aumentada nos casos com insuficiência tricúspide e hipofluxo pulmonar.
- Ecocardiograma: mostra dilatação do átrio direito, VD hipertrofiado, podendo ser dilatado, normal ou hipoplásico. A valva pulmonar apresenta folhetos espessados, abertura em dome e mínimo fluxo anterógrado. A artéria pulmonar pode ser normal ou apresentar certo grau de hipoplasia.

Tratamento

O tratamento clínico inicial consiste em estabilização temporária com prostaglandina e tratamento para IC.

Requer tratamento no período neonatal. A valvoplastia pulmonar percutânea com balão é o tratamento de escolha (Figura 18). Nos casos com VD pouco desenvolvido pode ser necessário o implante de *stent* no canal arterial para adequação do fluxo pulmonar, até que o VD melhore sua função e consiga manter um fluxo pulmonar adequado.

ATRESIA PULMONAR COM SEPTO VENTRICULAR ÍNTEGRO

Doença rara, caracteriza-se por obstrução completa da via de saída do VD, graus variados de hipoplasia da valva tricúspide e cavidade do VD. Fístulas entre o VD e as artérias coronárias podem estar presentes. Tais características impactam nas decisões terapêuticas.

Quadro clínico

Apresenta com cianose nos primeiros dias de vida, sendo a circulação pulmonar dependente do canal arterial. A

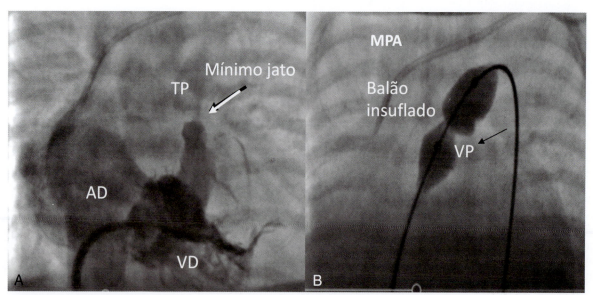

FIGURA 18 Estenose pulmonar crítica. A: VD tripartite de tamanho adequado, hipertrofiado, com infundíbulo pérvio e valva pulmonar estenótica com orifício mínimo permitindo um fino jato do VD para o TP. B: Balão de valvoplastia sendo insuflado, com cintura formada no sítio da valva pulmonar.

AD: átrio direito; VD: ventrículo direito; VE: ventrículo esquerdo; VP: valva pulmonar; VT: valva tricúspide.

ausculta cardíaca revela segunda bulha única, sem sopro, ou se pode ouvir sopro decorrente da patência do canal arterial e insuficiência tricúspide.

- ECG: geralmente mostra eixo do QRS entre 0 e +90° com sobrecarga de átrio direito e não raro mostra forças reduzidas do VD com onda S dominante em V_1. Infradesnivelamento do segmento ST pode ser observado consequente a isquemia subendocárdica.
- Radiografia de tórax: cardiomegalia está presente quando há dilatação do átrio direito secundária à insuficiência tricúspide. O fluxo pulmonar é diminuído (hipofluxo).
- Cateterismo cardíaco: é essencial para identificar anormalidades coronarianas. Necessário determinar se a perfusão coronariana é ou não dependente do VD. Caso seja dependente, está contraindicada a descompressão do VD (Figura 19).
- Ecocardiograma reconhece a valva pulmonar atrésica com septo ventricular íntegro. Fornece informações morfológicas referentes ao tamanho e à função do VD, da valva tricúspide e a presença ou não de fístulas coronário-cavitárias, estas mais comum quando há hipoplasia importante da valva tricúspide e da cavidade do VD.

Tratamento clínico

É necessária a administração de prostaglandina para manter o canal arterial pérvio.

Estratégias terapêuticas

Variáveis e dependem do grau de hipoplasia do VD. Incluem: correção biventricular, univentricular, 1,5 ventrículo e transplante cardíaco. Nos casos com VD bem desenvolvido, o tratamento de escolha é a perfuração da valva pulmonar, usualmente por radiofrequência seguida por valvoplastia pulmonar com balão com ou sem necessidade de implante de *stent* no canal arterial. Casos com VD inadequado, não funcional, seguem as etapas terapêuticas de coração univentricular.

ANOMALIA DE EBSTEIN

É uma cardiopatia rara, caracterizada por deslocamento inferior em direção ao ápice cardíaco da coaptação dos folhetos septal e posterior da valva tricúspide em relação ao plano do anel da valva mitral, e graus variados de comprometimento do folheto anterior, o que leva à atrialização de parte da cavidade do VD.

Quadro clínico

A manifestação clínica pode ocorrer em qualquer idade. No feto e no período neonatal o prognóstico é ruim, enquanto pode ser assintomática em crianças maiores, adolescentes e adultos. No neonato manifesta-se com cianose secundária de *shunt* direito-esquerda por meio do forame oval, além do fato de que a insuficiência tricúspide leva a atresia pulmonar funcional (hipofluxo pulmonar), associado a quadro de IC ou baixo débito cardíaco. A manifestação tardia se caracteriza por cianose, cansaço, dispneia, palpitações, edema e ascite. Na ausculta é comum o achado de desdobramento da segunda bulha nos casos com bloqueio do ramo direito, e múltiplos estalidos durante a sístole (ritmo triplo ou quádruplo), atribuídos ao movimento do folheto anterior, além de sopro sistólico em BEEB decorrente de insuficiência tricúspide.

- ECG: mostra sobrecarga de átrio direito, distúrbio de condução do ramo direito, complexo QRS de bai

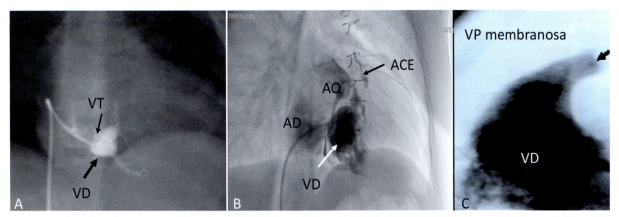

FIGURA 19 Atresia pulmonar com septo íntegro. A: VD unipartite. B: VD bipartite e com fístulas coronário-cavitárias com sítios de estenose no trajeto da artéria coronária esquerda (ACE). C: Ventrículo direito tripartite, com cavidade bem desenvolvida.

ACE: artéria coronária esquerda; AD: átrio direito; Ao: aorta; VD: ventrículo direito; VE: ventrículo esquerdo; VP: valva pulmonar; VT: valva tricúspide.

xa voltagem. O intervalo PR pode ser normal, curto quando associado a síndrome de Wolff-Parkinson-White (WPW) e prolongado nas grandes dilatações do átrio direito pelo retardo de condução intra-atrial (Figura 20). Episódios de taquicardia supraventricular, fibrilação ou *flutter* atrial, mais frequentes em adultos.

- Radiografia de tórax: apresenta desde área cardíaca normal a cardiomegalia importante secundária a dilatação do átrio direito. O fluxo pulmonar pode ser normal ou diminuído nos casos graves (Figura 21).
- Ecocardiograma: diagnosticado quando a distância de deslocamento da coaptação dos folhetos da valva tricúspide for ≥ 8 mm/m² em relação à posição do anel da valva mitral. Avalia o tamanho da porção atrializada, e do VD funcional, grau de insuficiência tricúspide. Associação com CIA ou forame oval patente e com *shunt* bidirecional são achados comuns. Mais bem visto no corte apical quatro câmaras (Figura 22).
- Ressonância magnética: fornece avaliação quantitativa e funcional do VD, importantes para planejamento cirúrgico.
- Cirurgia: a cirurgia está indicada nos pacientes com baixa capacidade física, cianose, dilatação progressiva ou disfunção do VD. São várias as técnicas cirúrgicas para o reparo da valva tricúspide, dentre elas a cirurgia do cone (da Silva), que permite restaurar a valva tricúspide próximo a sua anatomia.

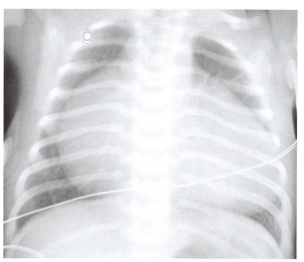

FIGURA 21 Recém-nascido portador de anomalia de Ebstein – observa-se grande cardiomegalia à custa de dilatação do átrio direito.

TRUNCUS ARTERIOSUS

É uma cardiopatia rara, que se caracteriza por um vaso único saindo do coração, através de uma valva semilunar única que cavalga o septo ventricular e supre a circulação sistêmica, coronariana e pulmonar. A valva truncal frequentemente tem folhetos espessados, pode ser uni, bi, tri, quadricúspide, é estenótica em grau variável e às vezes

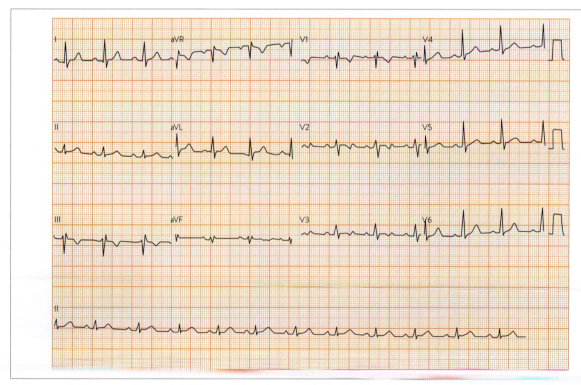

FIGURA 20 Criança com 8 anos de idade portadora de anomalia de Ebstein. Observam-se prolongamento do intervalo PR e distúrbio de condução do ramo direito.

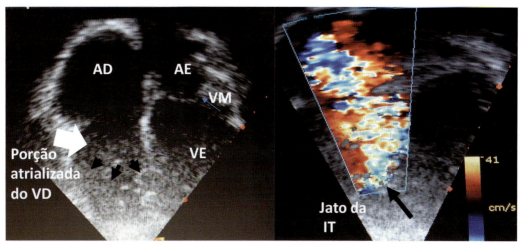

FIGURA 22 Criança com 8 anos de idade portadora de anomalia de Ebstein. Corte ecocardiográfico de 4 câmaras mostrando folhetos septal e mural da valva tricúspide com inserção baixa em relação ao plano do anel da valva mitral. AD dilatado.

AD: átrio direito; AE: átrio esquerdo; IT: insuficiência tricúspide; VD: ventrículo direito; VE: ventrículo esquerdo; VM: valva mitral.

incompetente. Uma CIV subarterial está sempre presente. O arco se faz para a direita em 25% dos casos. As classificações mais frequentemente usadas são a de Collet e Edwards e a de Van Praagh (Figura 23).

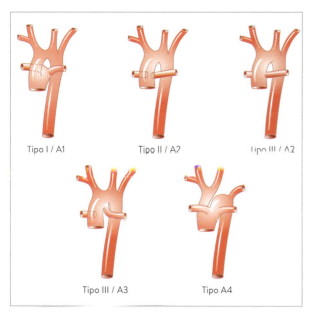

FIGURA 23 Classificação de *truncus* tipos I a III, segundo a classificação de Collet e Edwards, e A1 a A4, segundo a classificação de Van Praagh.

Quadro clínico

IC importante se instala nas primeiras semanas de vida A cianose costuma ser discreta. Os pulsos são amplos, à ausculta observa-se uma segunda bulha única e hiperfonética, um clique de ejeção é comum, um sopro sistólico ejetivo em borda esternal esquerda alta e um sopro diastólico de insuficiência da valva truncal, quando presente.

- Radiografia de tórax: mostra cardiomegalia com dilatação das cavidades esquerdas, hiperfluxo pulmonar e caracteristicamente com ausência do segmento do tronco pulmonar.
- ECG: mostra sobrecarga biatrial e biventricular.
- Ecocardiograma: mostra a via de saída única através de um tronco arterial comum que cavalga o septo ventricular (identifica o tipo) e uma CIV subarterial, as características morfológicas e função da valva truncal.
- Cirurgia: está indicada para todos os pacientes, usualmente entre 3-6 semanas, uma vez que pode ocorrer rápida deterioração clínica em decorrência de IC de difícil controle clínico.
- Angiotomografia e RM: complementam os achados ecocardiográficos, principalmente quanto aos ramos pulmonares e à origem das artérias coronárias.

O QUE AS DIRETRIZES RECOMENDAM

- Baumgartner H, De Backer J, Babu-Narayan SV, Budts W, Chessa M, Diller GP, et al.; ESC Scientific Document Group. 2020 ESC Guidelines for the management of adult congenital heart disease. Eur Heart J. 2020 Aug 29:ehaa554.

- Stout KK, Daniels CJ, Aboulhosn JA, Bozkurt B, Broberg CS, Colman JM, et al. 2018 AHA/ACC guideline for the management of adults with congenital heart disease: a report of the American College of Cardiology/American Heart Association Task Force on Clinical Practice Guidelines. Circulation. 2019;139:e698.

SUGESTÕES DE LEITURA

1. Backer CL, Russell HM, Deal BJ. Optimal initial palliation for patients with functionally univentricular hearts. World J Pediatr Congenit Heart Surg. 2012;165-70.
2. da Silva JP, Baumgratz JF, da Fonseca L, Franchi SM, Lopes LM, Tavares GM, et al. The cone reconstruction of the tricuspid valve in Ebstein's anomaly. The operation: early and midterm results. J Thorac Cardiovasc Surg. 2007;133(1):215-23.
3. Donofrio MT, Moon-Grady AJ, Hornberger LK, Copel JA, Sklansky MS, Abuhamad A, et al. Diagnosis and treatment of fetal cardiac disease: a scientific statement from the American Heart Association. Circulation. 2014;129(21):2183-242.
4. Dorfman AT, Marino BS, Wernovsky G. Critical heart disease in the neonate: presentation and outcome at a tertiary center. Pediatr Crit Care Med. 2008;9(3):1-10.
5. Eckersley L, Sadler L, Parry E, Finucane K, Gentles TL. Timing of diagnosis affects mortality in critical congenital heart disease. Arch Dis Child. 2016;101:516.
6. Ewer AK, Middleton LJ, Furmston AT, Bhoyar A, Daniels JP, Thangaratinam S, et al. Pulse oximetry screening for congenital heart defects in newborn infants (PulseOx): a test accuracy study. Lancet. 2011; 378(9793):785-94.
7. Hoffman JI, Kaplan S. The incidence of congenital heart disease. J Am Coll Cardiol. 2002;39(12):1890-900.
8. Oster ME, Lee KA, Honein MA, Riehle-Colarusso T, Shin M, Correa A. Temporal trends in survival among infants with critical congenital heart defects. Pediatrics. 2013; 131(5):e1502-8.
9. Wilkinson JL, Anderson RH. Anatomy of functionally single ventricle. World J Pediatr Congenit Heart Surg. 2012;3(2):159-64.

71

Cardiologia fetal

Paulo Zielinsky
Simone Rolim Fernandes Fontes Pedra

DESTAQUES

- A introdução da cardiologia fetal foi possível graças ao desenvolvimento da ecocardiografia fetal, ferramenta fundamental para o diagnóstico cardiológico intrauterino. Noventa por cento das malformações cardíacas ocorrem em fetos sem qualquer fator de risco.

- A Diretriz de Cardiologia Fetal da SBC, publicada em 2019, recomenda que o coração fetal necessita ser sistematicamente examinado em todas as gestações, sendo essa recomendação classe IA.

- Embora tecnicamente seja viável a realização do ecocardiograma fetal a partir da 14ª semana de gestação, tem-se recomendado o encaminhamento a partir da 18ª semana até o termo, quando é possível a identificação completa de todas as alterações estruturais ou funcionais do coração fetal.

- Podem ser identificadas cardiopatias estruturais, arritmias cardíacas, doenças do miocárdio e tumores cardíacos.

- Um número crescente de bebês tem sido beneficiado com intervenções cardíacas ainda durante a vida fetal. Algumas situações específicas podem ter a sua história natural modificada por intervenções percutâneas realizadas no 2º trimestre gestacional, melhorando o prognóstico e, por vezes, impedindo o óbito fetal.

INTRODUÇÃO

A introdução da cardiologia fetal foi possível graças ao desenvolvimento da ecocardiografia fetal, ferramenta fundamental para o diagnóstico cardiológico intrauterino, que passou a ser um instrumento indispensável para a avaliação fetal, tanto pelo ultrassonografista obstétrico, que tem o primeiro contato com o feto, como pelo especialista, o cardiologista pediátrico, que vai confirmar ou excluir a presença de cardiopatia e assim viabilizar, mediante o diagnóstico precoce, o estabelecimento de condutas salvadoras antes do nascimento e no período neonatal imediato.

O encaminhamento ao cardiologista para avaliação fetal habitualmente ocorre em razão de fatores de risco para anormalidades cardíacas identificadas no pré-natal, como aumento da translucência nucal, anormalidades cromossômicas, alterações do ritmo cardíaco fetal, história familiar de cardiopatias congênitas, uso de drogas teratogênicas, uso de anti-inflamatórios no terceiro trimestre, colagenoses maternas, restrição do crescimento intrauterino, oligodrâmnio ou polidrâmnio (Quadro 1). Entretanto, deve ser ressaltado que 90% das malformações cardíacas ocorrem em fetos sem qualquer fator de risco. Em concordância com as novas perspectivas da medicina contemporânea, a prevenção de complicações a partir da detecção precoce de cardiopatias, especialmente em gestantes de baixo risco nos exames de rotina, é um dos maiores objetivos dessa ferramenta propedêutica, que deve alcançar toda a população, independentemente da presença de fatores predisponentes.

QUADRO 1 Fatores de risco para cardiopatia fetal

- Translucência nucal aumentada
- Ultrassonografia obstétrica alterada
- Anomalias cromossômicas fetais
- Diabete melito prévio ou gestacional
- Alterações do ritmo cardíaco fetal
- História familiar de cardiopatia congênita
- Uso de drogas potencialmente teratogênicas
- Uso de anti-inflamatórios no 3° trimestre
- Infecções virais no 1° trimestre
- Colagenose materna
- Oligodrâmnio/poli-hidrâmnio
- Retardo do crescimento fetal

EPIDEMIOLOGIA

A prevalência de malformações cardíacas varia de 3,5-13,7/1.000 nativivos, sendo 10 vezes maior em natimortos. Considerando as alterações fetais estruturais, funcionais, miocárdicas, metabólicas e do ritmo cardíaco, a prevalência global de anormalidades cardíacas fetais é de aproximadamente 5%, ou seja, de 50 em cada mil gestações. Essa prevalência tem sido sistematicamente confirmada no "Dia F" – Dia de Atenção ao Coração Fetal –, rastreamento de cardiopatias fetais após 20 semanas na população geral, de "baixo risco", realizado anualmente pela Unidade de Cardiologia Fetal do Instituto de Cardiologia do Rio Grande do Sul. Nesse programa preventivo, a prevalência média de cardiopatias fetais observada em mais de 11 mil gestantes examinadas ao longo dos últimos 22 anos é de 5,09%, sendo incluídas as arritmias, as doenças miocárdicas e as alterações estruturais ou funcionais. Em cerca de 100 mil ecocardiogramas realizados pelo mesmo grupo de forma assistencial desde o ano de 1986, observou-se uma prevalência de 5% de exames anormais, independentemente da presença de fatores de risco.

ECOCARDIOGRAMA FETAL

A Diretriz de Cardiologia Fetal da SBC, publicada em 2019, recomenda que o coração fetal necessita ser sistematicamente examinado em todas as gestações, sendo essa recomendação classe IA. Embora tecnicamente seja viável a realização do ecocardiograma fetal a partir da 14ª semana de gestação, tem-se recomendado o encaminhamento a partir da 18ª semana até o termo, quando é possível a identificação completa de todas as alterações estruturais ou funcionais do coração fetal. Pelo ecocardiograma fetal, acompanhado da utilização do sistema Doppler e do mapeamento em cores, devem ser avaliados o *situs* cardiovisceral; a posição cardíaca; a presença ou ausência de derrame pericárdico;

as conexões venosas sistêmica e pulmonar, assim como a anatomia e o fluxo das veias cavas e pulmonares; a morfologia atrial, do septo atrial, patência e direção do fluxo através do forame oval; a conexão atrioventricular (AV); a morfologia, dimensão e análise comparativa das valvas atrioventriculares, dos ventrículos e respectivas vias de entrada e saída; a integridade do septo interventricular (SIV); a conexão ventriculoarterial; a morfologia, dimensão e análise comparativa das valvas semilunares e das grandes artérias; a projeção de 3 vasos e 3 vasos e traqueia; a morfologia dos arcos aórtico e ductal, o ducto venoso, a veia umbilical e finalmente a artéria umbilical. A necessidade de repetir o exame ao longo da gestação deve ser considerada à luz da evolução das doenças cardíacas na vida fetal, seja para avaliação de crescimento de câmaras cardíacas e simetria entre elas e/ou no comportamento do ritmo cardíaco e modificações do fluxo sanguíneo nos diversos vasos e cavidades.

A introdução da ecocardiografia fetal tri e tetradimensional (3D/4D) trouxe grande avanço ao diagnóstico cardiológico fetal e é hoje um instrumento importante na avaliação pré-natal das alterações cardíacas. A ecocardiografia fetal apresenta alta sensibilidade e especificidade, e é capaz de fazer uma avaliação completa da morfologia, da hemodinâmica e da função do coração e da circulação na vida fetal.

PRINCIPAIS CARDIOPATIAS FETAIS ESTRUTURAIS OU FUNCIONAIS

Para fins práticos, é interessante considerar as alterações cardíacas detectadas na vida fetal de acordo com seu comprometimento funcional e significado clínico. Elas estão dispostas a seguir, conforme suas manifestações intrauterinas, neonatais e após esse período.

Cardiopatias fetais com manifestação hemodinâmica após o período neonatal

Este grupo de cardiopatias estruturais não costuma se manifestar clinicamente durante o período intrauterino e neonatal imediato. Trata-se de doenças congênitas cuja apresentação pós-natal se dá com hiperfluxo pulmonar pela presença de curto-circuitos esquerda-direita, como comunicação interventricular (CIV), comunicação interatrial (CIA), persistência do canal arterial (PCA) e defeito do septo atrioventricular (DSAV). Também pertencem a esse grupo algumas malformações complexas sem obstrução aos fluxos sistêmico e pulmonar, como corações univentriculares; dupla via de saída do ventrículo direito (DVSVD); tronco arterioso comum (TAC) e drenagem anômala total das veias pulmonares (DATVP) não obstrutiva, que pode se manifestar mais tardiamente. As cardiopatias obstrutivas leves, como tetralogia de Fallot

(T4F) sem obstrução significativa da via de saída do VD e estenose aórtica ou pulmonar não graves, também são incluídas nesse grupo.

Dificilmente, a CIA é diagnosticada na vida fetal pela patência fisiológica do forame oval. As CIV de via de entrada e musculares são facilmente identificadas, e nesses casos o fluxo colorido, mesmo que de baixa velocidade, aparece entre as bordas do defeito. Por outro lado, CIV perimembranosas e infundibulares, quando pequenas, podem não ser detectadas, pois o fluxo nessas regiões pode ser confundido com aquele das vias de saída (Figura 1).

No DSAV fetal chama a atenção a ausência da parte baixa do septo interatrial associada ou não a CIV de via de entrada. A valva atrioventricular é comum, com ou sem regurgitação. Ao mapeamento de fluxo em cores, pode ser observado o "sinal do H", com visualização simultânea dos fluxos pelas comunicações interatrial e interventricular, com ambos os componentes da valva AV comum abertos (Figura 2).

A PCA é impossível de ser predita pelo eco (ecocardiograma), fetal já que a patência do ducto arterioso é um pré-requisito para uma dinâmica circulatória normal e está presente fisiologicamente. A DVSVD é caracterizada quando aorta e artéria pulmonar emergem preferencialmente do VD. Existem várias formas de DVSVD, sendo que as que se manifestam tardiamente são aquelas que cursam com hiperfluxo pulmonar (com CIV subaórtica sem obstáculo ao fluxo pulmonar) ou com hipofluxo pulmonar (tipo T4F – Figura 3).

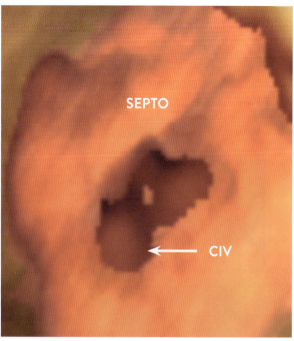

FIGURA 1 Imagem ecocardiográfica tridimensional com Power Doppler de uma grande comunicação interventricular muscular trabecular, com uma visão "em face" do septo interventricular a partir do ventrículo esquerdo. Neste caso, as bordas são irregulares e se vislumbram (em tom mais escuro), através do defeito, as estruturas musculares do ventrículo direito, do outro lado do septo.

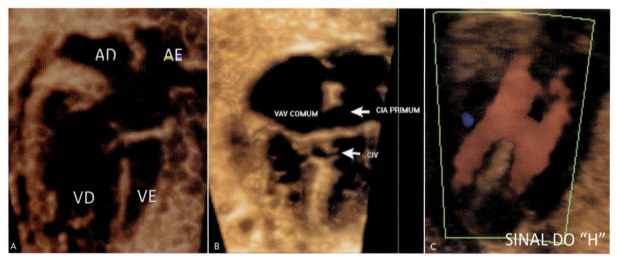

FIGURA 2 Imagens ecocardiográficas bidimensionais no defeito septal atrioventricular completo. A: Observam-se neste caso uma grande comunicação interatrial tipo *ostium primum* e uma pequena comunicação interventricular de via de entrada, havendo também alguma desproporção dos diâmetros ventriculares, com o VE menor que o VD, o que caracteriza "dominância direita". B: Outro caso de defeito septal atrioventricular completo com predomínio do componente atrial, mas com ventrículos bem balanceados. C: Ao mapeamento de fluxo em cores, observa-se o "sinal do H", pela demonstração simultânea dos fluxos interatrial e interventricular, com fluxos diastólicos para ambos os componentes da valva AV.

AD: átrio direito; AV: atrioventricular; CIA: comunicação interatrial; CIV: comunicação interventricular; VD: ventrículo direito; VE: ventrículo esquerdo.

Se, ao contrário, a aorta é o vaso anterior e a artéria pulmonar acavalga o SIV em mais de 50% do seu anel, sendo assim a CIV subpulmonar, na ausência de estenose pulmonar associada, está caracterizada uma situação clínica funcionalmente equivalente à transposição dos grandes vasos com CIV, sendo essa forma de dupla via de saída do ventrículo direito chamada de "anomalia de Taussig-Bing" (Figura 4).

No TAC se identifica um único grande vaso acavalgando o septo trabecular (CIV mau alinhamento ampla), que dá origem às artérias pulmonares (Figura 5). A valva truncal pode ser displásica e disfuncionante. As artérias pulmonares

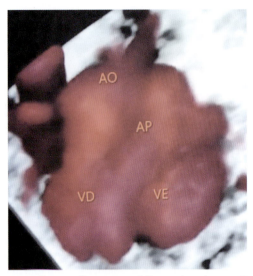

FIGURA 3 Ecocardiograma tridimensional com Power Doppler em modo de renderização em uma dupla via de saída do ventrículo direito com aorta posterior ("tipo Fallot"), embora, neste caso específico, a imagem mais chamativa seja o maior calibre da aorta em relação ao da artéria pulmonar, que é bem desenvolvida, por se tratar de estenose pulmonar leve.

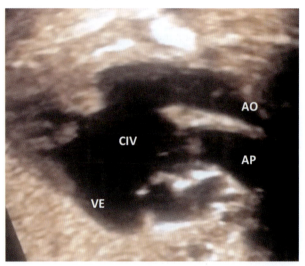

FIGURA 4 Ecocardiograma bidimensional de um caso de dupla via de saída do ventrículo direito com aorta anterior e grande comunicação interventricular subpulmonar, sem estenose pulmonar, caracterizando a anomalia de Taussig-Bing. A artéria pulmonar acavalga o septo interventricular, sendo essa situação funcionalmente equivalente a uma transposição dos grandes vasos com comunicação interventricular (CIV).

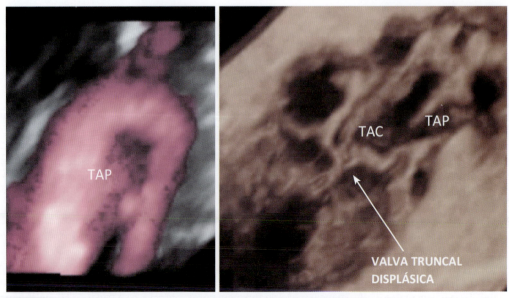

FIGURA 5 Ecocardiograma tridimensional em um caso de tronco arterioso comum tipo I. A: Imagem 3D com Power Doppler mostra a via de saída única do coração, com a origem proximal da artéria pulmonar, logo após a emergência do tronco comum. B: Imagem 3D do tronco arterioso comum, com emergência da artéria pulmonar imediatamente acima do plano valvar. A valva truncal é espessa e displásica.

podem nascer de um tronco comum (tipo I), separadas, lado a lado (tipo II) ou distantes entre si (tipo III). Os casos que cursam com interrupção do arco aórtico já entram no grupo de anomalias de apresentação neonatal e têm alta associação com a síndrome de Di George.

A DATVP pode ser difícil de ser diagnosticada ao ecocardiograma fetal, pois o retorno venoso pulmonar na vida intrauterina é escasso. A principal dica diagnóstica é a observação do aumento da distância entre o AE e a aorta descendente na projeção de 4 câmaras. A veia pulmonar comum costuma justamente ocupar esse local, e pode se abrir de diferentes formas para o AD (ferradura venosa, no seio coronário ou através de uma veia vertical para a região infradiafragmática). Nessa anomalia, as técnicas de fluxo (Doppler colorido ou Power Doppler), assim como o ecocardiograma 3D/4D, facilitam muito seu diagnóstico e classificação (Figura 6).

Os corações com conexão AV univentricular são facilmente identificados na projeção de 4 câmaras, quando se identificam dois átrios se abrindo para uma cavidade ventricular principal ou ausência de conexão AV direita (atresia tricúspide) ou esquerda (atresia mitral – bastante rara). As manifestações clínicas dessas doenças vão depender dos defeitos associados. Muito importante atentar para o fluxo do forame oval nos casos de ausência de conexão AV. Se, por um lado, forame oval restritivo raramente ocorre na atresia tricúspide, por outro lado ele é bastante frequente na atresia mitral e pode necessitar de ampliação nos primeiros dias de vida.

A principal característica da T4F é o desvio anterossuperior do septo infundibular, estreitando a via de saída do VD. A aorta aparece dilatada e acavalga o SIV graças a uma grande CIV. O anel pulmonar pode ter bom tamanho ou ser hipoplásico, e a morfologia e o calibre das artérias pulmonares são de particular importância considerando o prognóstico cirúrgico. A avaliação com Doppler auxilia na identificação de anormalidades desses vasos (Figura 7).

Nas estenoses pulmonar (Figura 8) e aórtica (Figura 9), o diagnóstico pré-natal irá orientar quanto à gravidade da lesão, necessidade de terapêutica neonatal imediata ou eventual intervenção intrauterina. Devem ser avaliados espessamento, mobilidade, número de cúspides e alterações dos fluxos transvalvares, quantificando-se os gradientes. A avaliação das dimensões, morfologia e função das respectivas cavidades ventriculares complementa o exame.

Cardiopatias fetais com comprometimento funcional neonatal

São cardiopatias complexas e graves, que necessitam de atendimento cardiológico neonatal imediato, mas não costumam apresentar repercussão funcional significante na vida intrauterina. Esse grupo de cardiopatias tem necessidade absoluta de nascer em ambiente cardiológico para atendimento imediato e pode ser subdividido em três grupos principais.

Cardiopatias com circulação sistêmica dependente do canal arterial

São anomalias que cursam com graves obstruções ao fluxo sistêmico, sendo os principais exemplos a síndrome de hipoplasia de coração esquerdo (SHCE), a coartação da aorta (CoAo), a estenose valvar aórtica crítica (EAoC) e interrupção do arco aórtico. Em comum, elas dependem da patência do ducto arterioso para manutenção do fluxo

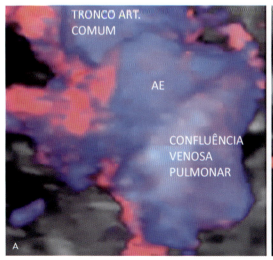 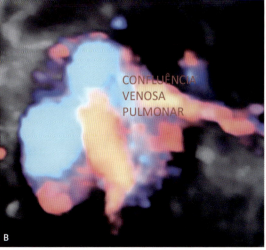

FIGURA 6 Drenagem venosa pulmonar anômala total, avaliada pelo ecocardiograma 3D com Power Doppler direcional. A: Observa-se a presença de uma câmara venosa pulmonar posterior e adjacente ao AE, dele completamente separada, sem continuidade. B: A confluência venosa pulmonar desemboca em uma veia vertical que se conecta com o seio coronário.
AE: átrio esquerdo.

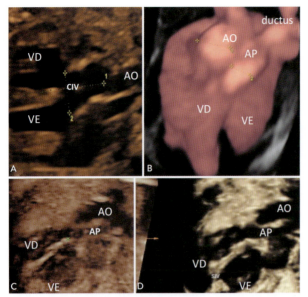

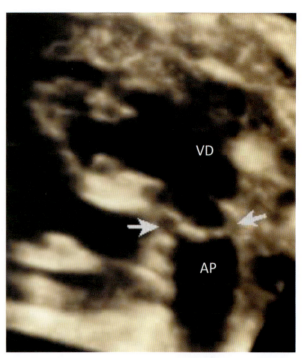

FIGURA 7 Tetralogia de Fallot. A: Imagem ecocardiográfica 3D com Power Doppler. A artéria pulmonar é o vaso anterior e mostra a diminuição do calibre em relação à aorta, que está dilatada. B: Imagem 2D clássica da aorta calibrosa acavalgando o septo interventricular em cerca de 50% do seu anel, por desvio anterossuperior do septo infundibular. C: Ecocardiograma 2D da via de saída do ventrículo direito estreitada, com importante estenose infundibular e artéria pulmonar hipoplásica. D: Em paciente diferente, estenose subpulmonar menos acentuada que a mostrada no quadro anterior, sendo a artéria pulmonar de calibre menos desproporcional em relação à aorta.

FIGURA 8 Estenose valvar pulmonar, imagem ecocardiográfica 2D. As setas mostram a valva pulmonar espessada, que não se abre adequadamente na sístole, fazendo movimento em cúpula.

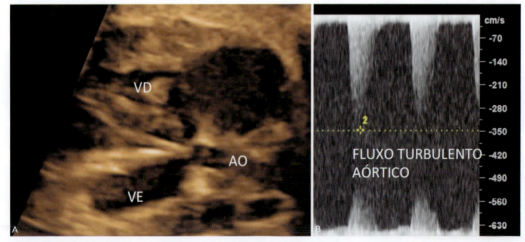

FIGURA 9 Estenose valvar aórtica grave. A: Ecocardiograma 2D mostrando abertura muito inadequada da valva aórtica, com importante diminuição do calibre da aorta ascendente. O ventrículo esquerdo é hipertrófico e já apresenta sinais de fibroelastose endocárdica. Este caso tem potencial para tratamento percutâneo intrauterino. B: Doppler pulsado evidenciando importante turbulência e aumento da velocidade do fluxo pela valva aórtica (3,5 m/s, gradiente ao redor de 50 mmHg), o que neste caso sugere que, se o ventrículo esquerdo ainda tem capacidade funcional suficiente para gerar esse gradiente, pode haver viabilidade para valvoplastia intrauterina, buscando o "salvamento" do VE e a possibilidade de futura correção biventricular.

VE: ventrículo esquerdo.

sistêmico. O fechamento fisiológico do canal arterial nesse grupo leva a choque cardiogênico e rápida evolução para o óbito. Por isso, o diagnóstico pré-natal constitui-se no principal fator de modificação do prognóstico, propiciando o uso precoce da prostaglandina para manutenção da permeabilidade do canal e pronto encaminhamento para tratamento cirúrgico ou intervencionista.

A SHCE é de fácil diagnóstico no feto pela evidente desproporção entre o tamanho das câmaras e as reduzidas dimensões do ventrículo esquerdo (VE). Chama a atenção que a aorta costuma ter dimensões bastante reduzidas. Há escasso ou nenhum fluxo através das valvas mitral e aórtica, sendo o fluxo para o arco aórtico e aorta ascendente reverso (Figura 10). O *septum primum* está abaulado para o AD, sendo o fluxo interatrial esquerdo-direito.

O diagnóstico de CoAo é um dos "calcanhares de Aquiles" do cardiologista fetal, e normalmente é baseado na junção de alguns marcadores clássicos: desproporção entre as câmaras ventriculares (VD > VE) e grandes artérias (AP > Ao), aumento da distância entre os vasos da croça aórtica e formação da prateleira posterior no istmo aórtico. O ecocardiograma 3D/4D trouxe grande avanço no diagnóstico ecocardiográfico dessa doença (Figura 11).

No caso da interrupção do arco aórtico, observa-se com grande frequência uma CIV com desvio posterior do septo infundibular reduzindo o trato de saída do VE. Além disso, no corte dos 3 vasos e traqueia não se consegue observar a união entre a aorta ascendente e a descendente. A aorta ascendente tem curso "reto", e na sua porção transversa pode ser interrompida logo após artéria subclávia esquerda

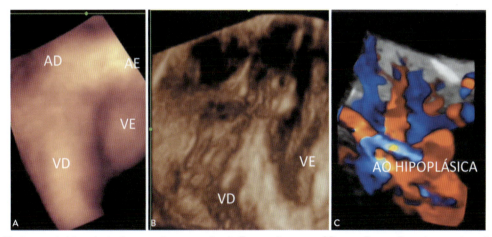

FIGURA 10 Síndrome da hipoplasia do coração esquerdo. A: Ecocardiograma 3D com Power Doppler mostrando a cavidade ventricular esquerda hipoplásica, com muito grave desproporção em relação ao ventrículo direito. B: Imagem 3D renderizada em 4 câmaras, mostrando o ventrículo esquerdo com grave hipoplasia e importante fibroelastose endocárdica. C: Color Doppler 3D, observando-se a aorta com hipoplasia grave e fluxo retrógrado a partir do *ductus*.

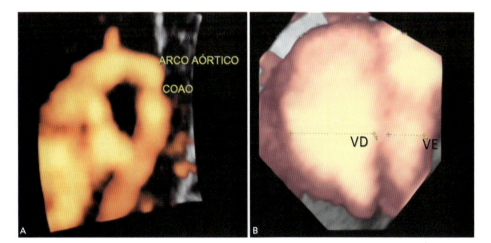

FIGURA 11 Coarctação aórtica, ecocardiograma 3D com Power Doppler. A: Visão longitudinal do arco aórtico, observando-se o *shelf* na região ístmica, com estreitamento da luz da aorta altamente suspeito de coarctação. B: Importante desproporção ventricular, com aumento do ventrículo direito em relação ao esquerdo, muito frequentemente detectado nessa doença e indicativo formal de buscar confirmar ou afastar coarctação aórtica.

(tipo A), entre carótida e subclávia esquerdas (tipo B) ou logo após o tronco braquiocefálico (tipo C). O tipo B tem alta associação com síndrome de Di George e pode vir com origem aberrante da artéria subclávia direita (Figura 12).

Cardiopatias com fluxo pulmonar dependente do canal arterial

Neste grupo, as anomalias cursam com atresia ou estenose crítica da valva pulmonar e a circulação pulmonar é nutrida pelo canal arterial.

A atresia pulmonar com septo íntegro (APSI) pode cursar com graus variáveis de hipoplasia do VD e da valva tricúspide. Geralmente o AD é aumentado em razão da insuficiência tricúspide. Quanto mais hipoplásico o VD, menor é o tamanho das valvas tricúspide e pulmonar, menor é a regurgitação tricúspide e maior é a chance de identificar fístulas coronário-cavitárias ou sinusoides (Figura 13). Em casos com hipoplasia discreta ou moderada, tem se preconizado a abertura da valva pulmonar intraútero visando promover o crescimento dessa câmara. A estenose valvar pulmonar crítica (EPVC) se comporta de forma semelhante à APSI com VD pouco hipoplásico, sendo possível observar alguma passagem de fluxo através da valva. Nessas anomalias, o fluxo no canal arterial é retrógrado, isto é, direcionado da aorta descendente para o tronco pulmonar.

Na atresia pulmonar com comunicação interventricular, há uma imagem ecocardiográfica semelhante à da T4F, com aumento do calibre da aorta ascendente, valva aórtica acavalgando o septo trabecular, comunicação interventricular subaórtica e via de saída do VD cega, isto é, não patente (Figura 14). A circulação pulmonar pode ser nutrida pelo canal arterial (neste caso geralmente as artérias pulmonares têm bom calibre) ou por colaterais sistêmico-pulmonares que normalmente nascem da aorta descendente, podendo também se originar da base das artérias subclávias e até das artérias coronárias.

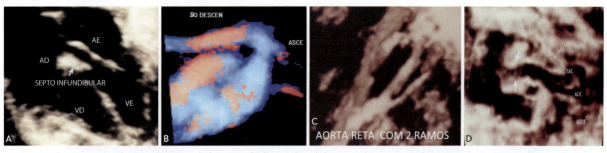

FIGURA 12 Interrupção do arco aórtico. A: Imagem bidimensional do coração mostrando a característica comunicação interventricular alta com desvio posterior do septo infundibular em direção à via de saída do ventrículo esquerdo, estreitando-a. B: Power Doppler direcional da via de saída do ventrículo direito e grande canal arterial dirigindo-se para a aorta descendente, em que se vê a origem da artéria subclávia esquerda, sem a definição do istmo aórtico, em razão da interrupção entre a artéria carótida esquerda e a subclávia esquerda. C: Ecocardiograma 3D em modo de inversão, observando-se a imagem da aorta ascendente reta, com calibre diminuído e bifurcando-se (no caso, em tronco braquiocefálico e artéria carótida esquerda), após o que está interrompida. D: Ecocardiograma 3D em modo de renderização, identificando-se também a porção ascendente da aorta retificada, bifurcada e com interrupção entre a carótida esquerda e a artéria subclávia esquerda.

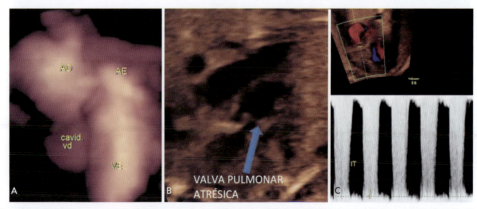

FIGURA 13 Atresia pulmonar com septo intacto. A: Power Doppler 3D mostrando a cavidade ventricular direita hipoplásica, desproporcional ao ventrículo esquerdo. B: A valva pulmonar é atrésica, não sendo observada sua abertura durante a sístole, sendo esse dado melhor avaliado no exame dinâmico. C: Doppler colorido e pulsado evidenciando importante regurgitação tricúspide.

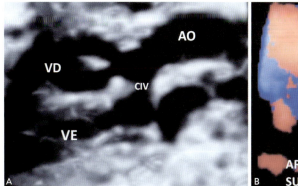
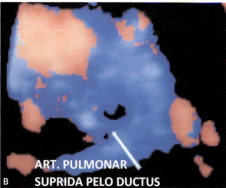

FIGURA 14 Atresia pulmonar com comunicação interventricular (ou tetralogia de Fallot com atresia pulmonar). A: Corte longitudinal 2D, observando-se ampla comunicação interventricular subaórtica e uma aorta calibrosa acavalgando o septo interventricular trabecular em cerca de 50% do seu anel. B: Como a via de saída do ventrículo direito está fechada, por desvio anterossuperior extremo do septo infundibular, a suplência da circulação pulmonar é realizada pelo *ductus*, o que está bem demonstrado nesta imagem 3D com Power Doppler direcional.

Cardiopatias com circulação pulmonar e sistêmica em paralelo

A transposição das grandes artérias com septo interventricular íntegro (TGA simples) é uma cardiopatia caracterizada por conexão atrioventricular concordante e discordância ventriculoarterial, com consequente circulação em paralelo (Figura 15). A saturação sistêmica depende exclusivamente da mistura entre a circulação arterial e venosa, sendo o plano atrial o local ideal para a mistura acontecer. O principal marcador ecocardiográfico é o achado da saída paralela das grandes artérias, em vez de entrecruzadas, que ocorre no coração normal. A aorta é o vaso anterior e tem origem no VD, e a artéria pulmonar, com sua caraterística bifurcação, é o vaso posterior, originando-se do VE. Em aproximadamente 30% dos casos de TGA há uma CIV, frequentemente subpulmonar (TGA complexa – Figura 16). Outros defeitos associados são estenose sub e valvar pulmonar e CoAo. Três aspectos adicionais são muito importantes na avaliação ecocardiográfica fetal da TGA simples: anatomia e dimensões do forame oval e potencial de restrição ao fluxo esquerdo-direito ao nascimento; dimensões e fluxo do canal arterial e origem e trajeto das artérias coronárias (nem sempre é possível total esclarecimento desta última anatomia na vida fetal). O principal fator de risco para persistência do padrão fetal com grave hipoxemia e choque cardiocirculatório neonatal é a associação de forame oval restritivo e constrição ductal.

Cardiopatias que cursam com hipertensão pulmonar precoce

A DATVP obstrutiva, entidade relativamente rara e de diagnóstico difícil durante a vida intrauterina, deve estar na mente do cardiologista fetal quando diante de um feto com aumento das câmaras direitas, em que se identifica uma confluência venosa pulmonar junto ao AE sem comunicação com este, especialmente ao se utilizar o mapeamento do

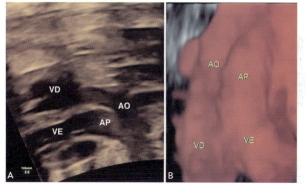

FIGURA 15 Transposição dos grandes vasos. A aorta e a artéria pulmonar são paralelas, em vez de entrecruzadas, e há discordância ventriculoarterial. A: Corte longitudinal bidimensional. B: Ecocardiograma 3D com Power Doppler mostrando de forma "anatômica" os vasos paralelos.

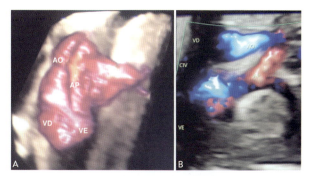

FIGURA 16 Transposição dos grandes vasos com comunicação interventricular. A: Ecocardiograma 3D com Power Doppler mostrando os vasos paralelos, com discordância ventriculoarterial. B: Ecocardiograma 2D com Power Doppler direcional mostrando a grande comunicação interventricular e a origem discordante dos grandes vasos, que são paralelos na sua origem.

fluxo com Power Doppler. Na presença de obstrução em algum ponto do trajeto da veia vertical oriunda da confluência venosa pulmonar, pode ser identificada a turbulência venosa, especialmente ao mapeamento em cores. Essa cardiopatia constitui emergência cirúrgica neonatal, pelo grave comprometimento clínico, com congestão pulmonar massiva e hipertensão pulmonar, especialmente na drenagem venosa pulmonar total obstrutiva infradiafragmática para o sistema porta.

Cardiopatias fetais com comprometimento funcional intrauterino

Este grupo é o que tem maior perspectiva de ser beneficiado com o avanço das técnicas invasivas de terapêutica pré-natal e do tratamento via transplacentária.

A anomalia de Ebstein da valva tricúspide é uma das malformações de pior prognóstico durante a vida fetal. Há displasia e deslocamento apical da valva tricúspide e cardiomegalia massiva em razão do grande dilatação do AD. A regurgitação tricúspide é muito importante. Pode haver atresia pulmonar funcional por incapacidade do VD de gerar pressão (Figura 17). Nestes casos há risco de desenvolvimento de *shunt* circular, condição gravíssima que acaba em hidropisia e óbito fetal. Diante desse diagnóstico, em que há insuficiência pulmonar, baixa pressão ventricular direita e diástole zero ou negativa no fluxo da artéria umbilical, pode-se medicar a mãe com anti-inflamatório não hormonal – particularmente a indometacina. O intuito é provocar constrição ductal para reduzir o roubo de fluxo da aorta para a artéria pulmonar e cessar o *shunt* circular. Outra grave manifestação clínica dessa anomalia é o aparecimento de arritmias atriais. Nesse caso, deve-se medicar a gestante com digital e/ou sotalol via transplacentária. O prognóstico é muito reservado. A terapêutica pós-natal constitui-se na administração de óxido nítrico, com a finalidade de acelerar a queda da resistência pulmonar e assim promover o fluxo anterógrado na artéria pulmonar. As opções cirúrgicas envolvem transplante cardíaco, fechamento do anel tricúspide e artéria pulmonar (cirurgia de Starnes), e cirurgia "do cone", em que é feita uma reconstrução do anel tricúspide.

Na EAoC há risco de morte intrauterina por insuficiência cardíaca, especialmente nos casos em que há insuficiência mitral importante associada. A história natural dessa doença mostra que, quando a estenose é crítica nos dois primeiros trimestres gestacionais, a chance de evolução para SHCE é próxima a 100% (Figura 18). Fluxo escasso através da valva aórtica, disfunção ventricular esquerda, enchimento esquerdo monofásico, fluxo esquerdo-direito no plano atrial e fluxo reverso no arco transverso são considerados sinais clássicos que predizem essa evolução. Quando o diagnóstico é feito no segundo trimestre e o VE é capaz de gerar pressão (velocidade de fluxo acima de 2,5 m/s pelo refluxo mitral ou fluxo aórtico), há grande benefício em realizar a valvoplastia aórtica fetal. O principal objetivo da intervenção é permitir que o VE não pare de crescer.

Malformações complexas com bloqueio atrioventricular total (BAVT) apresentam mortalidade de cerca de 85%, especialmente quando há hidropisia fetal. Nesses casos, havendo viabilidade fetal, pode-se planejar a interrupção da gestação para colocação do marca-passo no período neonatal imediato.

Forame oval restritivo pode causar insuficiência cardíaca grave, com dilatação das câmaras direitas e insuficiência tricúspide. O tratamento clínico é feito com diuréticos para diminuir a hidropisia, e pode-se considerara a atriosseptostomia fetal com ou sem implante de *stent* (Figura 19).

A constrição ductal persistente fetal resulta em aumento da camada média da artéria pulmonar, gerando aumento secundário da resistência vascular pulmonar intrauterina. O aumento sustentado da pós-carga do VD é capaz de levar a alterações morfológicas, funcionais e histológicas do seu miocárdio. Essa situação, quando associada ao uso materno de medicamentos ou outras substâncias inibidoras das prostaglandinas, pode ser completamente revertida após

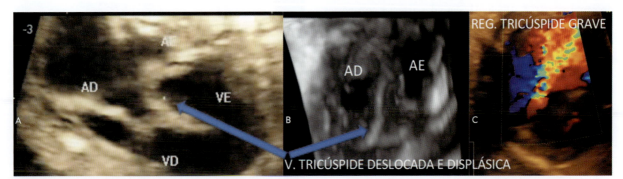

FIGURA 17 Anomalia de Ebstein. A: Corte 2D de 4 câmaras, observando-se a valva tricúspide displásica e deslocada apicalmente, sendo evidente o grande átrio direito. B: Ecocardiograma 3D em modo de renderização demonstrando também o deslocamento apical da valva tricúspide, que é espessada, displásica e com folhetos acoplados. C: Color Doppler mostrando importante jato de regurgitação tricúspide, que se inicia apicalmente, bem abaixo da junção atrioventricular.

CAPÍTULO 71 ■ CARDIOLOGIA FETAL   671

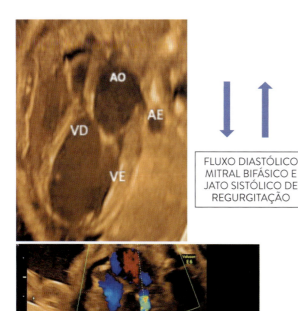

sua suspensão. Em casos graves, sem reversão do quadro, deve-se considerar a antecipação do parto se houver viabilidade fetal. A evolução clínica pós-natal depende da gravidade da insuficiência ventricular direita intrauterina e da resposta ao aumento da resistência vascular pulmonar.

O diagnóstico ecocardiográfico de constrição ductal fetal é baseado na presença de fluxo turbulento no ducto, com aumento da velocidade sistólica (maior que 1,4 m/s), aumento da velocidade diastólica (maior que 0,3 m/s) e redução do índice de pulsatilidade (menor que 2.2). Com o aumento da pós-carga secundária à constrição ductal, o coração mostra aumento da proporção das câmaras direitas, aumento da relação entre a artéria pulmonar e a aorta e abaulamento do septo interventricular para o VE (Figura 20). É importante salientar que o diagnóstico de constrição ductal e a avaliação de sua gravidade não podem ser estabelecidos unicamente em termos de variáveis categóricas, tipo "sim" ou "não", mas baseiam-se em variáveis contínuas, com um espectro de repercussão (leve, moderada ou grave).

Classicamente, o uso materno de indometacina e/ou outros medicamentos, como os anti-inflamatórios não esteroides (Aine), interfere no metabolismo das prostaglandinas, causando constrição ductal. A ação anti-inflamatória, especialmente dos polifenóis, quando ingerida no 3º trimestre gestacional, influencia a dinâmica do ducto arterioso fetal. As Diretrizes de Cardiologia Fetal da Sociedade Brasileira de Cardiologia recomendam a restrição do uso durante o 3º trimestre gestacional de drogas Aine (nível de evidência I, classe de recomendação A) e de alimentos ricos em polifenóis (nível de evidência IIa, classe de recomendação C).

FIGURA 18 Estenose aórtica crítica. A: Ecocardiograma 2D mostrando o anel aórtico reduzido, com a valva estenótica, sendo o ventrículo esquerdo dilatado, com alguma deposição de fibroelastose endocárdica já visível. B: Doppler pulsado mitral, observando-se que o fluxo anterógrado diastólico é ainda bifásico, mas com tendência a monofásico, e o jato de regurgitação é largo, mas com velocidade ainda alta, sugerindo capacidade funcional contrátil do ventrículo esquerdo ainda preservada.

ARRITMIAS CARDÍACAS FETAIS

Para identificar o ritmo cardíaco fetal, deve ser determinada a sequência de eventos que caracteriza as relações entre as sístoles atriais (A) e as ventriculares (V). Para isso, pode-se utilizar o modo M, passando o cursor do

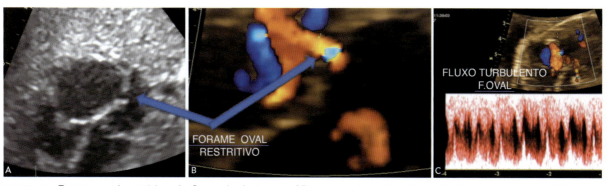

FIGURA 19 Forame oval restritivo. A: Corte de 4 câmaras 2D mostrando o diâmetro reduzido do forame oval. B: Color Doppler por meio do forame oval restritivo, com fluxo estreito turbulento. C: Doppler pulsado pelo forame oval restritivo, com fluxo turbulento de alta velocidade.

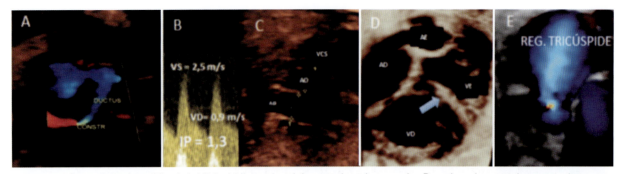

FIGURA 20 Constrição ductal fetal. A: Visão bidimensional do arco ductal com color Doppler, observando-se estreitamento localizado do *ductus*, com fluxo turbulento através deste. B: Doppler pulsado através do *ductus* constrito, com aumento das velocidades sistólica (VS = 2,5 m/s) e diastólica (VD = 0,9 m/s), assim como diminuição do índice de pulsatilidade (IP = 1,3). C: Corte bidimensional dos 3 vasos mostrando artéria pulmonar com aumento desproporcional em relação à aorta. D: Corte 3D renderizado de 4 câmaras mostrando aumento das dimensões do ventrículo direito e abaulamento do septo interventricular para a esquerda. E: Color Doppler 3D mostrando importante jato de regurgitação tricúspide.

ecocardiograma pelo AE (A) ou direito e a aorta (V), ou o Doppler simultâneo das vias de entrada e de saída do VE [fluxos mitral (A) e aórtico (V)], ou o fluxo da veia (A) e da artéria pulmonares (V), ou ainda da veia cava superior (A) e da aorta (V). Se a frequência cardíaca (FC) estiver entre 110-180 bpm e a condução a AV for 1:1, o ritmo é usualmente sinusal (Figura 21). O Quadro 2 resume as principais arritmias fetais.

O diagnóstico das arritmias permite a instituição de tratamento. As taquicardias atriais sustentadas são tratadas administrando-se para a mãe digital e/ou sotalol (via transplacentária). Caso não haja resposta satisfatória e o feto apresente insuficiência cardíaca, está indicada administração de amiodarona por cordocentese. Havendo maturidade fetal, deve-se considerar a antecipação do parto e cardioversão elétrica neonatal. O tratamento das taquicardias ventriculares se baseia no uso de procainamida, mexiletine ou sulfato de magnésio via materna, transplacentária.

O BAVT é uma arritmia fetal grave cuja mortalidade fetal está em torno de 30-40% quando secundário à presença de autoanticorpos maternos (situação mais frequente) e de 80% quando secundário a cardiopatias estruturais, como isomerismo atrial esquerdo e transposição corrigida das grandes artérias. No caso de fetos com frequência ventricular < 55 bpm, pode-se introduzir o salbutamol ou outros simpaticomiméticos com o intuito de aumentar a FC e reduzir o risco de hidropisia. A antecipação do parto para implante neonatal de marca-passo pode ser uma opção para fetos hidrópicos viáveis. O marca-passo fetal poderá ser uma alternativa, mas ainda se constitui em conduta de caráter experimental. Embora o uso de corticoides seja controverso, alguns grupos o preconizam com o intuito de prevenir agravos miocárdicos pelos autoanticorpos.

Gestantes portadoras de colagenoses devem ser avaliadas semanalmente pela ecocardiografia fetal no período

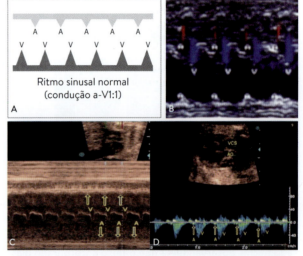

FIGURA 21 Ritmo sinusal, demonstrando-se a sequência atrioventricular 1:1, com frequência cardíaca normal. A: Modo M color: a atividade atrial (a) é identificada pelo movimento da parede atrial e a atividade ventricular (v) pelo fluxo em azul na via de saída. B: Modo M: a atividade atrial (a) é identificada pelo movimento da parede atrial e a atividade ventricular (v), pelo movimento da parede ventricular. C: Doppler pulsado simultâneo da VCS e da AO: a onda "a" do fluxo pré-sistólico na veia cava superior corresponde à atividade atrial, e a onda "V", do fluxo sistólico aórtico, à atividade ventricular.
VCS: veia cava superior; AO: aorta.

entre 16-26 semanas. O exame tem como objetivo medir o intervalo PR mecânico, regando-se o Doppler pulsado, simultaneamente dos fluxos das vias de entrada e saída do ventrículo esquerdo, ou, alternativamente, da veia e artéria pulmonar ou da veia cava superior e aorta, como já explicitado. A função miocárdica deve ser monitorada

QUADRO 2　Arritmias cardíacas fetais

Taquicardia sinusal	Ocorre quando a condução atrioventricular é 1:1 e a FC se encontra entre 160-190 bpm. Sua causa mais frequente é o uso materno de substâncias estimulantes, como simpaticomiméticos, chás, café e vasoconstritores nasais
Bradicardia sinusal	Secundária à modificação no tono vagal por hipóxia ou compressão do cordão umbilical, frequentemente durante a ecografia obstétrica ou ecocardiograma fetal, sendo a sequência AV 1:1, com FC menor que 100 bpm
Extrassístoles supraventriculares	Identificação de um batimento atrial precoce, seguido de uma onda de atividade ventricular. Quando a onda A ocorre precocemente no ciclo cardíaco e é seguida por uma onda V, trata-se de uma extrassístole atrial conduzida. Quando a onda A precoce não é seguida por uma onda V, o diagnóstico é de extrassístole atrial bloqueada (Figura 22). Risco de evoluir para taquicardias atriais sustentadas. Por esse motivo, é muito importante que o ecocardiograma fetal seja repetido na evolução
Extrassístoles ventriculares	São infrequentes e também não têm indicação de tratamento. Entretanto, quando ocorrem em salvas, podem ser caracterizadas como taquicardia ventricular intermitente e devem ser tratadas
Taquicardia atrial sustentada	Decorre em aproximadamente 95% das vezes, da reentrada ao nível da junção atrioventricular (AV). É reconhecida pela presença de condução AV 1:1, com FC acima de 220 bpm (Figura 23)
Flutter atrial	No *flutter* atrial ocorre um movimento do estímulo elétrico "circular" nos átrios, sendo caracterizado por frequência atrial de 400-500 bpm, com condução AV frequentemente 2:1, sendo a frequência ventricular de 200-250 bpm, podendo a condução AV ser variável tipo 3:1; 3:2 (Figura 24)
Taquicardia ventricular	É uma arritmia grave e infrequente, sendo a frequência ventricular variável, entre 100-400 bpm, mas com atividade atrial independente, dissociada da ventricular. A frequência ventricular é maior que a atrial. Quando alternada com períodos de bradicardia, pode corresponder à da síndrome do QT longo, manifestando-se com taquicardia ventricular monomórfica (*torsades de pointes*), disfunção ventricular, insuficiência valvar atrioventricular e hidropisia fetal
Bloqueio atrioventricular total	Dissociação completa entre a atividade atrial e a ventricular, sendo a frequência ventricular menor do que a atrial, habitualmente em torno de 60 bpm (Figura 25)

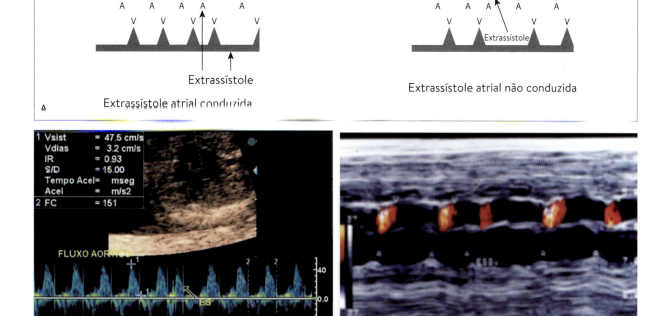

FIGURA 22　A: Extrassístole atrial conduzida, observada no Doppler pulsado mitral e aórtico simultâneo: a extrassístole atrial é seguida imediatamente por uma atividade ventricular. B: Extrassístole atrial não conduzida, demonstrada no modo M *color*: após a atividade atrial ectópica, não há condução para o ventrículo.

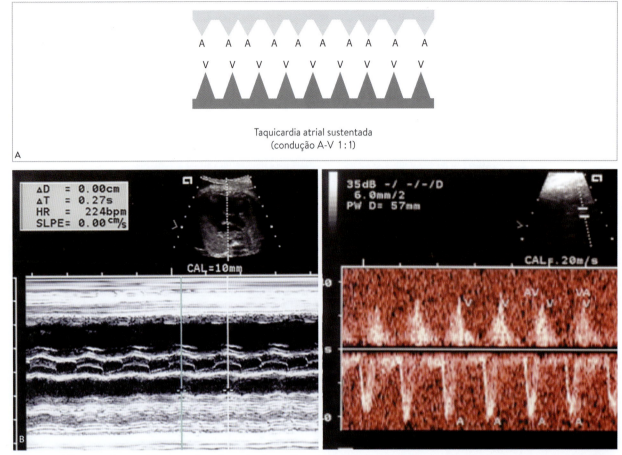

FIGURA 23 Taquicardia atrial sustentada: a frequência cardíaca é de 224 bpm, sendo a condução atrioventricular 1:1. A: Modo M, com a atividade atrial demonstrada pelo movimento da parede atrial esquerda, e a ventricular pelo movimento da valva aórtica. B: Doppler pulsado mitroaórtico, com o fluxo mitral correspondendo à atividade atrial e o fluxo aórtico, à ventricular.

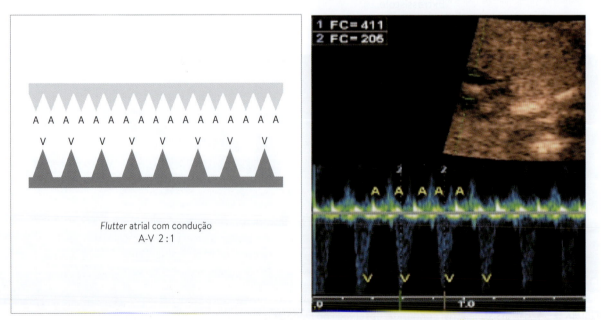

FIGURA 24 *Flutter* atrial com condução atrioventricular 2:1. A frequência atrial (fluxo mitral) é 411 bpm, e a frequência ventricular (fluxo aórtico), 206 bpm.

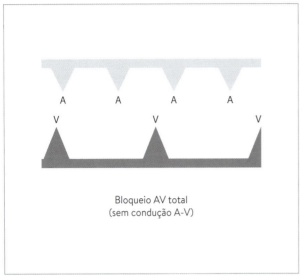
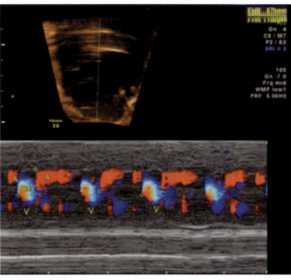

FIGURA 25 Bloqueio atrioventricular total, exemplificado no M color. Os ritmos atrial (mitral, em vermelho) e ventricular (aórtico, em azul) estão dissociados.

a cada 4 semanas, até o nascimento. Nos casos em que o intervalo AV ultrapassar 150 milissegundos ou aumentar progressivamente ao longo dessa avaliação seriada semanal, é possível iniciar dexametasona na dose de 4-8 mg por via oral (Figura 26). Essa medida ainda gera alguma controvérsia, mas tem classe de recomendação I, com nível de evidência C nas Diretrizes Brasileiras de Cardiologia Fetal.

CARDIOMIOPATIAS

Um grupo importante de cardiopatias de apresentação fetal corresponde ao das anormalidades que envolvem o miocárdio, o endocárdio e o pericárdio. Essas anomalias cardíacas fetais podem ocorrer e priori e isoladas, com fatores etiológicos definidos, ou como consequência de outras anormalidades fetais sistêmicas ou de problemas maternos.

Cardiomiopatia dilatada

A cardiomiopatia dilatada no feto pode ser primária, por disfunção miocárdica isolada ou secundária a alto débito cardíaco (anemia fetal, fístulas arteriovenosas), a lesões miocárdicas diretas, como infecções virais (Coxsackievírus, Parvovírus B19, Herpesvírus tipo I, HIV), parasitárias (*Toxoplasma gondii*), além de hipóxia, exposição a toxinas, a drogas e a outros agentes externos. A cardiomiopatia dilatada fetal secundária a distúrbios do ritmo é chamada de taquicardiomiopatia, mas também ocorre por bradicardia grave, como no BAVT.

Na presença de transfusão feto-fetal, o feto receptor pode apresentar sinais de cardiomiopatia dilatada, com cardiomegalia importante, regurgitação mitral e tricúspide e déficit funcional contrátil. Posteriormente surgem

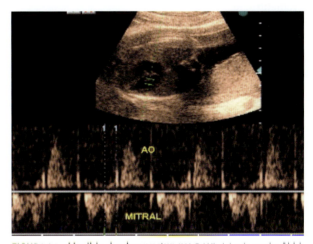

FIGURA 26 Medida dos intervalos AV e VA. O intervalo AV é medido desde o início da atividade atrial (onda A do fluxo mitral) até o início da ejeção sistólica aórtica (onda V do fluxo aórtico), e o intervalo VA, do início da atividade ventricular até o início da atividade atrial.
AV: atrioventricular; VA: ventriculoarterial.

hipertrofia e sinais restritivos, aumento atrial importante e disfunção diastólica. Outro possível substrato para a cardiomiopatia dilatada é o aneurisma congênito do VE, cuja etiologia permanece obscura, mas que já foi associado à fibrose miocárdica, isquemia miocárdica e fatores hereditários. Usualmente é uma lesão isolada, localizada no ápice, mas pode envolver os músculos papilares e a região subaórtica.

Os sinais ecocardiográficos evidentes incluem a cardiomegalia, que pode ser às custas da dilatação das 4 câmaras cardíacas ou preferencialmente de um ou outro lado; disfunção sistólica dos ventrículos; regurgitação das valvas AV; diminuição da fração de ejeção, relaxamento diastólico comprometido e sinais de fibroelastose endocárdica. Além da redução das frações de encurtamento e ejeção de um ou outro ventrículo, observa-se alteração dos padrões e Doppler das valvas AV, dos fluxos venosos, com aumento nos picos pré-sistólicos reversos nas veias hepáticas e cava inferior, ducto venoso com onda "a" reversa e pulsações na veia umbilical. O índice Tei, que leva em consideração os tempos de contração e relaxamento isovolumétricos e de ejeção, e, o escore cardiovascular descrito por Huhta também são usados na avaliação quantitativa do feto com cardiomiopatia dilatada. Técnicas de *strain* e *strain rate*, que quantificam a deformação miocárdica, vêm sendo cada vez mais aplicadas no feto.

A administração de diuréticos e de digital por via materna pode ser uma opção no tratamento da insuficiência cardíaca fetal. O prognóstico depende da etiologia, mas frequentemente é reservado. A antecipação do parto deve ser balizada entre o risco do óbito intrauterino e da prematuridade.

Cardiomiopatia hipertrófica

Caracteriza-se pelo aumento primário da espessura miocárdica de um ou ambos os ventrículos, isto é, não relacionada ao aumento da pós-carga como ocorre nas estenoses aórtica ou pulmonar (Figura 27). A cardiomiopatia hipertrófica pode ser uma das manifestações de doenças genéticas ou síndromes dismórficas, como a síndrome de Noonan e de Leopard. Possíveis formas de apresentação da cardiomiopatia hipertrófica fetal são as doenças familiares com dominância autossômica, de rara manifestação pré-natal, com grave desarranjo miocárdico e hipertrofia septal assimétrica, às vezes com obstrução subaórtica, e a cardiomiopatia hipertrófica observada no gêmeo receptor na síndrome da transfusão feto-fetal em gestações monozigóticas.

A forma mais frequente de hipertrofia miocárdica observada no período pré-natal é a que ocorre em fetos de mães diabéticas. A hipertrofia miocárdica fetal está presente como complicação do diabete materno prévio ou gestacional em cerca de 25-30% dos casos. O SIV é preferencialmente afetado, mas as paredes livres dos ventrículos direito e especialmente do esquerdo podem também estar envolvidas. A hipertrofia é facilmente detectada pelo ecocardiograma fetal comparando a espessura septal com nomogramas já estabelecidos, considerando-se anormal uma espessura maior do que dois desvios-padrão para a idade gestacional. Os achados histológicos incluem aumento na massa nuclear e do sarcolema, assim como vacuolização e hidropisia das células miocárdicas. A etiologia da hipertrofia miocárdica em fetos de mães diabéticas está associada com hiperinsulinismo fetal. Embora a macrossomia seja um achado comum em filhos de mães diabéticas, não foi estabelecida associação com o desenvolvimento de hipertrofia miocárdica fetal. Por outro lado, já foi demonstrado que o aumento da espessura septal durante a gestação está associado ao aumento dos níveis do fator de crescimento da insulina-1 (IGF-1).

A hipertrofia miocárdica de filhos de mães diabéticas é uma doença transitória, com regressão espontânea nos primeiros 6 meses de vida pós-natal, relacionada à normalização dos níveis de insulina sérica. Apesar de as manifestações clínicas da disfunção diastólica intrauterina serem discretas, a hipertrofia miocárdica com redução da complacência ventricular esquerda pode ser a responsável por cardiomegalia e insuficiência respiratória no período neonatal imediato.

Cardiomiopatia restritiva

A cardiomiopatia restritiva é a forma menos frequente de doença miocárdica no feto. Classicamente, está representada pela fibrose endomiocárdica. Seus achados fisiopatológicos incluem um tamanho normal ou levemente alterado dos ventrículos, grande aumento dos átrios, às vezes com diâmetros maiores que os dos ventrículos, contratilidade normal e função diastólica comprometida, com um enchimento ventricular rápido na diástole precoce e praticamente sem fluxo de enchimento no restante do período diastólico. A apresentação clínica pré-natal é caracterizada, além dos achados ecocardiográficos descritos, por regurgitação mitral e tricúspide muitas vezes importante, por arritmias diversas e por sinais de insuficiência cardíaca fetal, com

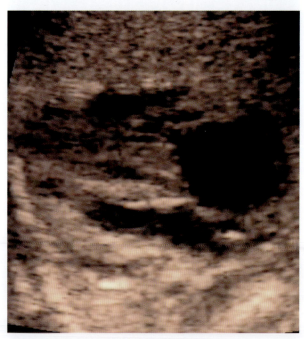

FIGURA 27 Cardiomiopatia hipertrófica. Corte bidimensional de 4 câmaras, observando-se importante hipertrofia concêntrica do ventrículo esquerdo.

ascite, derrame pleural e pericárdico, edema de pele e tecidos moles e sinais de sofrimento fetal.

Uma forma de cardiomiopatia com características restritivas que tem sido descrita também durante a vida fetal é a cardiomiopatia não compactada. Nessa, o miocárdio ventricular é espessado e muito trabeculado, e existe importante déficit contrátil. Embora em sua fase mais tardia a apresentação possa ser a de uma cardiomiopatia dilatada, a fisiologia é tipicamente restritiva na maior parte da evolução. O prognóstico da cardiomiopatia restritiva de apresentação fetal é pobre e o tratamento clínico surte pouco efeito, sendo justificada a antecipação do parto (considerando a maturidade pulmonar) para tratamento intensivo neonatal.

Tumores cardíacos fetais

Os tipos mais frequentes de tumores cardíacos de apresentação fetal são os rabdomiomas (60%), os teratomas (25%), os fibromas (12%) e os hemangiomas (3%). Muito mais raramente, podem estar presentes mixomas e neurofibromas.

Os rabdomiomas são geralmente múltiplos, localizados principalmente nos ventrículos e no septo interventricular, embora possam estar presentes em qualquer localização. São massas com aspecto homogêneo, geralmente volumosas, bem circunscritos e não encapsulados (Figura 28). Quando intramiocárdicos, podem desencadear arritmias. O seu crescimento intracavitário pode causar obstrução valvar. Aproximadamente 50% dos casos são acompanhados de esclerose tuberosa. Em mais de 80% dos rabdomiomas há diminuição espontânea do seu tamanho ou até desaparecimento ao longo da infância. Drogas inibidoras da mTOR (Sirulimos e Everolimus) têm sido empregadas com sucesso para diminuir rabdomiomas volumosos obstrutivos, compressivos ou infiltrativos que possam estar causando arritmias.

Os teratomas são o segundo tipo mais frequente de tumores cardíacos fetais, sendo que o intrapericárdico é a apresentação habitual. São geralmente massas únicas, hiperecoicas, heterogêneas, com áreas císticas e calcificações. Habitualmente, situam-se no lado direito do coração, na cavidade pericárdica ligada ao AD ou à artéria pulmonar. Costumam ser grandes, encapsulados ou lobulados, podendo atingir grandes proporções. É muito frequente o derrame pericárdico associado, que pode levar à compressão e obstrução das estruturas adjacentes. Sua evolução pós-natal é variável, mas pode levar à morte súbita.

Os fibromas são raros, únicos, localizados na parede livre do VE ou no septo, hiperecoicos ou isoecoicos, com necrose central, calcificações e degeneração cística, de tamanho variável, não encapsulados e muitas vezes acompanhados de hipertrofia ventricular. Mesmo sendo intramurais, podem atingir grandes proporções, frequentemente desencadeiam arritmias e podem ocasionar derrame pericárdico.

Os hemangiomas são também muito raros, constituindo-se em massas únicas, com ecogenicidade mista, podendo localizar-se em qualquer cavidade, com tamanho variável e limites bem definidos. Dependem de vaso supridor, e também podem desencadear arritmias e derrame pericárdico, às vezes de grande proporção, chegando até a ocasionar tamponamento (Figura 29).

ANÉIS VASCULARES

São anormalidades frequentes, que podem ser detectadas à ecocardiografia fetal e que têm importância clínica, pois podem apresentar sintomas de compressão traqueoesofágica pós-natal, cuja incidência é variável (2-30%), sendo mais precoces e mais graves no duplo arco aórtico. Seu reconhecimento pré-natal permite a vigilância desses sintomas pelo pediatra, desde o período neonatal até os primeiros meses ou anos de vida, sendo os mais frequentes respiração ruidosa, vômitos recorrentes e disfagia. A associação com deleção do cromossoma 22q11 ocorre em cerca de 20% dos casos, sendo necessário discutir com a família a pesquisa genética (FISH ou *microarray*).

As formas mais frequentes de anomalias vasculares fetais são: arco aórtico à direita com canal arterial esquerdo e artéria subclávia esquerda aberrante (ASEA) se originando de um divertículo de Kommerell; artéria subclávia direita aberrante com arco aórtico à esquerda (marcador pré-natal de trissomia do cromossoma 21); duplo arco aórtico e *sling*

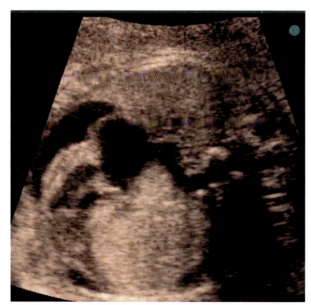

FIGURA 28 Rabdomiomas. Imagem bidimensional de feto com múltiplas massas tumorais coalescidas no ventrículo esquerdo (septo e parede posterior, cavidade ventricular, anel atrioventricular com protrusão para o AE).

AE: átrio esquerdo.

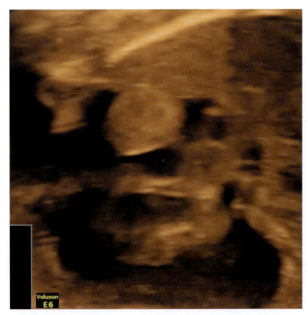

FIGURA 29 Hemangioma. Imagem bidimensional de massa sólida de grande tamanho, homogênea e bem delimitada, aderida ao coração, com derrame pericárdico importante.

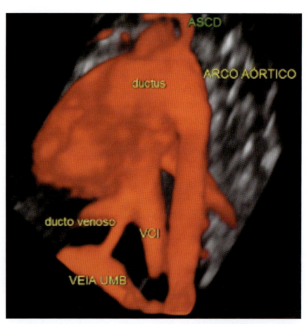

FIGURA 31 Visão tridimensional com Power Doppler do arco aórtico mostrando que a artéria subclávia direita origina-se distalmente, após os demais vasos do arco transverso, e se dirige para a direita, sem formar anel vascular.

da artéria pulmonar. No primeiro, os principais achados ecocardiográficos fetais são a identificação de um anel vascular ao redor da traqueia (sinal do "U"), traqueia e esôfago abraçados pelo arco aórtico direito e pelo ducto arterioso esquerdo, o "divertículo de Kommerell", segmento vascular retroesofágico e traqueal ao qual se conectam a artéria subclávia esquerda e o *ductus* (Figura 30).

Na artéria subclávia direita aberrante com arco aórtico à esquerda, observa-se no corte dos 3 vasos e traqueia a saída de um vaso da aorta descendente para o lado direito (Figura 31).

No duplo arco aórtico, observam-se os sinais do "o" e do "duplo Y" (anterior e posterior), com 2 vasos braquicefálicos originando-se de cada arco e mais frequentemente *ductus* esquerdo (Figura 32). No *sling* da artéria pulmonar, a artéria pulmonar esquerda se origina da direita e cruza para a esquerda, envolvendo posteriormente traqueia e esôfago. É a forma menos frequente de anel vascular.

AGENESIA DO DUCTO VENOSO

A agenesia do ducto venoso é uma malformação do sistema venoso sistêmico, em que a veia umbilical desemboca

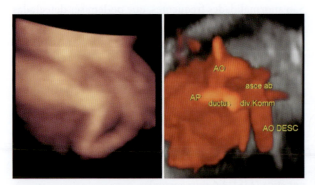

FIGURA 30 A: Arco aórtico à direita com *ductus* esquerdo, divertículo de Kommerell e artéria subclávia esquerda aberrante. A: Imagem bidimensional com Power Doppler. B: Visão 3D com Power Doppler mostrando anel vascular ao redor da traqueia (sinal do "U"), com arco aórtico à direita, *ductus* esquerdo, presença de divertículo de Kommerell e artéria subclávia esquerda aberrante.

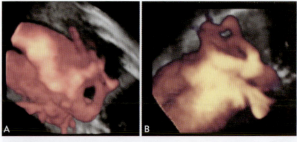

FIGURA 32 Duplo arco aórtico. A: Imagem tridimensional com Power Doppler mostrando o "sinal do O" formado pelos dois arcos ao redor da traqueia e do esôfago. B: Imagem 3D com Power Doppler evidenciando o "sinal do duplo Y" (AO ascendente – dois arcos – aorta descendente).

AO: aorta.

diretamente na veia cava inferior, no sistema porta, no seio coronário ou diretamente no AD (Figura 33). O ducto venoso, com seu calibre reduzido quando comparado à veia umbilical, controla o volume de fluxo que chega ao coração. Na sua ausência, observam-se sobrecarga hemodinâmica com cardiomegalia, dilatação do VD, insuficiência tricúspide, podendo evoluir para hidropisia fetal.

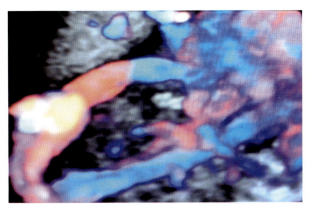

FIGURA 33 Agenesia do ducto venoso: imagem tridimensional com Power Doppler direcional, observando-se o curso anômalo da veia umbilical, sem continuidade com o ducto venoso. Como não há o "mecanismo de esfíncter" dessa estrutura, a drenagem venosa se faz diretamente no átrio direito.

INTERVENÇÕES CARDÍACAS FETAIS

Um número crescente de bebês tem sido beneficiado com intervenções cardíacas ainda durante a vida fetal. Algumas situações específicas podem ter sua história natural modificada por intervenções percutâneas realizadas no 2º trimestre gestacional, melhorando o prognóstico e, por vezes, impedindo o óbito fetal. Para tais procedimentos, é necessária uma equipe multidisciplinar que consiste em cardiologista fetal, especialista em cirurgia fetal, intervencionista pediátrico, obstetra e anestesista.

Valvoplastia aórtica fetal

Indicada em casos de EAoC com sinais de evolução para SHCE, a saber: valva espessada, com mobilidade muito reduzida e mínimo fluxo anterógrado por meio dela associada a fluxo reverso no arco transverso, fluxo esquerdo-direito no plano atrial, enchimento ventricular esquerdo monofásico (traçado de Doppler pela valva mitral mostrando onda de enchimento única, denotando aumento da pressão diastólica final do VE) e disfunção do VE moderada ou grave. Idealmente, o comprimento do VE (eixo longo) deve estar acima do valor mínimo para a idade gestacional (escore Z > −2), o que significa que o VE não é hipoplásico ainda. Ocasionalmente, pode-se realizar a valvoplastia aórtica em casos cujo VE já se encontra com algum grau de hipoplasia (escore Z > −4 < −2) com o intuito de permitir algum fluxo aórtico anterógrado melhorando o crescimento da aorta ascendente, e os fluxos coronário e encefálico, mesmo sabendo que as chances de recuperação completa do VE são pequenas.

Outro grupo importante que pode se beneficiar da valvoplastia aórtica fetal é o subgrupo EAoC com AE gigante em decorrência da insuficiência mitral massiva. Esses casos cursam com dilatação do VE, fluxo reverso no arco transverso e algum grau de disfunção ventricular esquerda. Geralmente o forame oval é restritivo. Dada a grave insuficiência mitral, é frequente a evolução para hidropisia fetal. Nesses casos a valvoplastia aórtica deve ser realizada o mais breve possível com o intuito de tratar a hidropisia e evitar o óbito fetal. Alguns grupos associam a atriosseptostomia ao procedimento.

Atriosseptostomia fetal

A SHCE ou variantes com forame oval restritivo impedindo o esvaziamento adequado do AE têm mortalidade neonatal criticamente mais elevada. No ecocardiograma se observa mínimo ou nenhum fluxo através do septo interatrial e fluxo bidirecional na veia pulmonar com desaparecimento do padrão trifásico clássico e fluxo reverso proeminente. A abertura do septo interatrial com balão por via percutânea pode propiciar melhora do fluxo e diminuição da pressão no AE, com melhora no padrão do fluxo venoso pulmonar. Alternativamente à atriosseptostomia, tem-se utilizado o implante de *stent* no septo interatrial.

Valvoplastia pulmonar fetal

A valvoplastia pulmonar fetal está indicada na atresia pulmonar membranosa com folhetos pulmonares identificáveis, com SIV íntegro, associada a mínimo ou nenhum fluxo pulmonar anterógrado. Nesses casos se observa inversão de fluxo no ducto arterioso (aorta – tronco pulmonar), algum grau de hipoplasia do VD, anel tricúspide com algum grau de hipoplasia ou evidência de não crescimento da VD em um período de observação de 2-4 semanas. Casos com o diagnóstico de fístulas coronárias significativas para o VD devem ser excluídos.

Hiperoxigenação materno-fetal

O uso materno de oxigênio durante a gestação tem sido aplicado de forma diagnóstica e terapêutica. O aumento da tensão de oxigênio na circulação fetal produz vasodilatação pulmonar, sendo observado aumento do fluxo na artéria pulmonar e do retorno venoso pulmonar para o AE. Sendo assim, pode ser útil para mimetizar o comportamento de algumas cardiopatias durante a circulação transicional neonatal, como anomalia de Ebstein da valva tricúspide (observar o potencial de abertura da valva pulmonar com a queda da resistência vascular pulmonar); na TGA simples (observar o comportamento do *septum primum* após a expansão dos pulmões e se ele reduz a comunicação interatrial); para evidenciar maior enchimento do VE nos casos de grandes aneurismas do *septum primum* que se sobrepõem à valva mitral; avaliar se há reatividade vascular pulmonar nos casos de SHCE com CIA restritiva, entre outras. Alguns estudos demonstram que a hiperoxigenação materno-fetal crônica pode levar ao crescimento das estruturas esquerdas e doenças obstrutivas com coração esquerdo de dimensões *borderline*.

O QUE AS DIRETRIZES RECOMENDAM

- American Institute of Ultrasound in Medicine. AIUM practice guideline for the performance of fetal echocardiography. J Ultrasound Med. 2013;32(6):1067-82.

- Donofrio MT, Moon-Grady AJ, Hornberger LK, Copel JA, Sklansky MS, Abuhamad A, et al; American Heart Association Adults With Congenital Heart Disease Joint Committee of the Council on Cardiovascular Disease in the Young and Council on Clinical Cardiology, Council on Cardiovascular Surgery and Anesthesia, and Council on Cardiovascular and Stroke Nursing. Diagnosis and treatment of fetal cardiac disease: a scientific statement from the American Heart Association. Circulation. 2014;129(21):2183-242. **Ver Quadro 3.**

- Pedra SRF (coord.), Zielinsky P (coord.), Binotto C, Martins C, Fonseca E, Guimarães ICB, et al. Diretriz Brasileira de Cardiologia Fetal – 2019. Arq Bras Cardiol. 2019 (no prelo).

QUADRO 3 Drogas antiarrítmicas

Droga	Dose terapêutica	Nível sérico terapêutico e efeito	Toxicidade
Digoxina	Ataque: 0,5 mg (2 cp) a cada 8 horas por 48 horas – 1,5 mg /dia por 2 dias	0,7-2,0 ng/mL	Náusea/vômitos, bradiarritmia sinusal ou BAV, pró-arritmia
	Manutenção: 0,25-0,75 mg ao dia Dose IM fetal: 88 mcg a cada 12 horas; repetir duas vezes	Náusea, fadiga, perda de apetite, bradicardia sinusal, BAV de primeiro grau, BAV tipo Wenckebach noturno (raro)	IM fetal: lesão do nervo ciático ou laceração da pele causada por injeção
Sotalol	160-480 mg/dia a cada 8-12 horas; repetir duas vezes	Níveis não monitorados	Náusea/vômitos, tontura, QTc ≥ 0,48 s, fadiga, BCR, pró-arritmia materna ou fetal
		Bradicardia, BAV de primeiro grau, alargamento de P e QRS, QTc ≤ 0,48 ms	
Amiodarona	Ataque: 1.800-2.400 mg/dia divididos a cada 6 horas (VO)	0,7-2,0 mcg/mL	Náusea/vômitos, disfunção de tireoide, *rash* por fotossensibilidade, trombocitopenia, BCR, QTc ≥ 0,48 s, pró-arritmia materna e fetal, *torsades* com SQTL, bócio fetal, problemas do desenvolvimento neurológico
	Manutenção: 200-600 mg/dia (VO)	Bradicardia sinusal materna e fetal, perda de apetite, BAV de primeiro grau, alargamento de P e QRS, QTc ≤ 0,48 s	
	Descontinuar a droga e fazer transição para outro agente quando o ritmo for convertido ou a hidropisia estiver resolvida		
Propranolol	60-320 mg/dia divididos a cada 6 horas (VO)	25-140 ng/mL	Fadiga, bradicardia, hipotensão, BAV, restrição do crescimento fetal, aumento do tônus uterino

(continua)

QUADRO 3 Drogas antiarrítmicas (continuação)

Droga	Dose terapêutica	Nível sérico terapêutico e efeito	Toxicidade
		BAV de primeiro grau, bradicardia, aumento do tônus uterino	
Lidocaína	Ataque: 1-1,5 mg/kg EV seguido de 1-4 mg/minuto EV contínuo	1,5-5 mcg/mL	Náusea, vômitos, sintomas neurológicos e pró-arritmia
Mexiletina	600-900 mg/dia divididos a cada 8 horas (VO)	0,5-2 mcg/mL	Náusea, vômitos, sintomas neurológicos e pró-arritmia
Sulfato de magnésio	Ataque: 2-6 g EV por 20 minutos seguidos de 1-2 g/hora	< 6 mEq/L	Fadiga, sintomas neurológicos Se perda do reflexo patelar e/ou níveis > 6 mEqQL, interromper a infusão
	Não se recomenda tratamento por mais que 48 horas Nova dosagem pode ser considerada, se houver recorrência da TV	Monitorar reflexo patelar	Níveis > 5 mEq/L associados com alterações no ECG materno e pró-arritmia

BAV: bloqueio atrioventricular; BCR: bloqueio completo de ramo; cp: comprimido; ECG: eletrocardiograma; EV: via endovenosa; IM: via intramuscular; SQTL: síndrome do QT longo; TV: taquicardia ventricular; VO: via oral.
Fonte: adaptado de Donofrio et al., 2014.

SUGESTÕES DE LEITURA

1. Pedra SR, Peralta CF, Crema L, Jatene IB, da Costa RN, Pedra CA. Fetal interventions for congenital heart disease in Brazil. Pediatr Cardiol. 2014;35(3):399-405.
2. Vian I, Zielinsky P, Zilio AM, Schaun M, Brum C, Lampert KV, et al. Increase of Prostaglandin E2 in the reversal of ductal constriction after polyphenol restriction. Ultrasound Obstet Gynecol. 2018;52(5):617-22.
3. Wacker-Gussmann A, Strasburger JF, Cuneo BF, Wakai RT. Diagnosis and treatment of fetal arrhythmia. Am J Perinatol. 2014;31(7):617-28.
4. Zielinsky P, Busato S. Prenatal effects of maternal consumption of polyphenol-rich foods in late pregnancy upon fetal ductus arteriosus. Birth Defects Res C Embryo Today. 2013;99(4):256-74.
5. Zielinsky P, Piccoli AL Jr. Myocardial hypertrophy and dysfunction Early Hum Dev. 2012;88(5):273-8.

NOTA DOS EDITORES

Este capítulo possui referências bibliográficas adicionais, recomendadas pelos autores, na plataforma digital complementar do livro. Por motivos de compactação, somente algumas delas estão aqui contempladas. Utilize o QR code abaixo para ter acesso a esse conteúdo:

Insuficiência cardíaca na infância

Estela Suzana Kleiman Horowitz
Sílvia Casonato

DESTAQUES

- A insuficiência cardíaca na criança é um diagnóstico clínico.
- A idade de início pode determinar a etiologia.
- O principal objetivo do manejo agudo é otimizar o débito cardíaco.
- Manejo cirúrgico ou percutâneo são os únicos tratamentos definitivos para cardiopatias congênitas estruturais.
- Tratamento farmacológico a longo prazo objetiva reduzir os processos mal adaptativos, manejar sintomas e possivelmente reverter a causa subjacente.

INTRODUÇÃO

A insuficiência cardíaca (IC) na criança é uma síndrome clínica complexa, podendo resultar de algum defeito estrutural ou funcional do coração, que cause disfunção ventricular, com sobrecarga de pressão ou volume, de forma isolada ou combinada. A IC é uma causa importante de morbidade e mortalidade na pediatria, levando a significativo impacto socioeconômico.

Quando comparadas a adultos, as crianças têm amplo espectro etiológico, fisiologia cardíaca distinta, modos de apresentação clínica e de mecanismos compensatórios. A etiologia pode ser determinada pelo momento do início do quadro de IC, principalmente no 1º ano de vida. Seu reconhecimento clínico baseia-se no conhecimento dos mecanismos fisiopatológicos que levam ao desequilíbrio entre a capacidade cardíaca e as demandas sistêmicas. Manifesta-se por um conjunto de sinais e sintomas típicos, como baixo ganho ponderal, dificuldade na alimentação, desconforto respiratório, intolerância ao exercício físico e fadiga.

A maioria dos casos ocorre por cardiomiopatia ou cardiopatia congênita, porém outras causas cardíacas e não cardíacas também são reconhecidas. O avanço na terapêutica cirúrgica e percutânea mudou a história natural da IC por cardiopatia congênita. Entretanto, a terapêutica medicamentosa para IC em crianças tem sido extrapolada das diretrizes de adultos, e, apesar da evolução dos estudos na faixa etária pediátrica, ainda são insuficientes para a uniformização de condutas.

EPIDEMIOLOGIA

A incidência e a prevalência de IC na criança são difíceis de estimar. Em recém-nascidos (RN) e lactentes com cardiopatias congênitas, a correção cirúrgica precoce ocorre antes do início dos sintomas de IC. A incidência de IC em pacientes submetidos a cirurgias paliativas ou corretivas tem aumentado, bem como a sobrevida.

A incidência de cardiopatias congênitas estruturais é aproximadamente 8-10 por mil nascidos vivos. Em torno de 1/3 a metade desses defeitos são graves o suficiente para causar sintomas que necessitem de tratamento percutâneo ou cirúrgico, ou que possam levar ao óbito no 1º ano de vida. A incidência anual de IC por cardiopatia congênita é em torno de 0,1-0,2% dos nascidos vivos. Estudos americanos e europeus descrevem uma incidência anual de cardiomiopatia geral de 2-8 casos por 100 mil habitantes e uma prevalência de 36 casos por 100 mil habitantes. Ressalta-se que a maioria dos estudos inclui crianças até 18-20 anos. A Academia Americana de Pediatria considera crianças indivíduos até 21 anos.

Adolescentes e adultos com cardiopatia congênita operada podem evoluir para IC ao longo de sua existência, e, por apresentarem uma fisiologia diferente, necessitam de abordagem especial. Estima-se que na Europa e no Estados Unidos existam em torno de 1 milhão de adultos com IC por cardiopatia congênita.

ETIOLOGIA, FISIOPATOLOGIA E MANIFESTAÇÕES CLÍNICAS

Inúmeros fatores levam à IC na infância. As cardiopatias congênitas têm importante papel etiológico no 1º ano de vida, sendo as cardiopatias adquiridas mais comuns na criança maior. Os períodos clássicos de apresentação de um quadro de IC por cardiopatia estrutural são os primeiros dias de vida, quando ocorre fechamento do canal arterial (CA), e as primeiras 4-6 semanas, quando ocorre queda da resistência vascular pulmonar (RVP).

A etiologia, a fisiopatologia e o quadro clínico variam de acordo com a faixa etária. É possível dividir a IC na população pediátrica em quatro períodos: fetal, neonatal, lactentes, crianças e adolescentes. Define-se IC como síndrome clínica complexa, cujo suprimento de sangue para a circulação é inadequado, secundário ao mau funcionamento ou a alterações estruturais do coração, levando a sinais e sintomas resultantes da ativação neuro-hormonal e molecular, e dos sistemas adrenérgico, angiotensina-aldosterona, com consequente remodelamento cardíaco.

Insuficiência cardíaca fetal

A IC fetal pode resultar de alterações cardiovasculares e não cardiovasculares (Quadro 1). Existem algumas peculiaridades da circulação fetal que são fundamentais para a compreensão da IC fetal, como: a circulação fetal ocorre em paralelo, com pressões semelhantes nos circuitos pulmonar e sistêmico; existem 4 *shunts* fisiológicos: a placenta, o ducto venoso, o forame oval e o CA, imprescindíveis para o adequado funcionamento da circulação fetal.

A manifestação clínica da IC fetal é a hidropisia fetal, ou seja, edema generalizado com derrame pleural, pericárdico e ascite. Alguns estudos indicam que 26% dos casos de hidropisia fetal estão associados a causas cardíacas. A fisiopatologia da hidropisia fetal é a elevação da pressão venosa. Mesmo pequena elevação da pressão venosa no feto pode induzir ao edema, e vários fatores contribuem para esse acúmulo de líquido: grande coeficiente de filtração capilar, elevada permeabilidade capilar para proteínas, baixa pressão coloido-osmótica e elevada complacência do espaço intersticial.

QUADRO 1 Etiologia de insuficiência cardíaca fetal	
Etiologia cardiovascular	**Etiologia não cardiovascular**

Cardiopatia estrutural
• Regurgitação significativa de valva AV
• Ventrículo único funcional com disfunção
• Obstrução de via de entrada bilateral
• Obstrução de via de saída bilateral
• Regurgitação grave de valva semilunar
  · Isomerismo atrial esquerdo com bloqueio AV total
  · Displasia tricúspide com FA ou TS
  · Tumores cardíacos
• Constrição ductal ou restrição prematura do FO
	Situações de alto débito
	• Anemias fetais primárias
	• Transfusão fetofetal ou fetomaterna aguda
	• Malformação arteriovenosa
	  · Aneurisma de veia de Galeno
	  · Teratoma sacrococcígeno
	  · Malformação arteriovenosa hepática
	  · Corioangioma
	• Agenesia de ducto venoso
	• Gêmeos acardíacos

Arritmias • Taquicardias supraventriculares: · FA, taquicardia atrial ectópica, ritmo atrial caótico, taquicardia juncional ectópica • Taquicardias ventriculares • Bloqueio AV: autoimune ou isolado	Enchimento ventricular alterado • Malformação adenomatosa cística • Hérnia diafragmática • Teratoma pericárdico • Derrame pleural bilateral • Ectopia *cordis*
Doença miocárdica primária • Distúrbios genéticos, mitocondriais cromossômicos • Infecções maternofetais • Diabete materno • Autoanticorpos maternos • Transfusão fetofetal	Alteração da pós-carga ventricular • Insuficiência placentária grave

AV: atrioventricular; FA: *flutter* atrial; FO: forame oval; IC: insuficiência cardíaca; TS: taquicardia supraventricular.

Insuficiência cardíaca neonatal e no lactente

As alterações cardiocirculatórias que ocorrem no período neonatal têm importante impacto nos mecanismos compensatórios fisiológicos e neuro-hormonais. A remoção da placenta aumenta a resistência vascular sistêmica (RVS) e o consumo de oxigênio duplica. O miocárdio neonatal é menos complacente, trabalha no limite superior da curva de Frank-Starling com pouca reserva, tolerando mal as alterações volumétricas e da frequência cardíaca (FC), sendo mais vulnerável a desenvolver IC.

A IC ao nascimento pode resultar das mesmas lesões estruturais que causam sobrecarga atrial direita no feto (Quadro 2). Algumas cardiopatias estruturais apresentam baixo débito cardíaco (DC) ao nascimento associado a hipóxia, como drenagem venosa pulmonar total obstrutiva (geralmente infradiafragmática), transposição simples dos grandes vasos com comunicação interatrial restritiva e síndrome da hipoplasia do ventrículo esquerdo (SHVE) com comunicação interatrial restritiva. Entre o 1º e o 3º dias de vida a IC resulta de lesões obstrutivas do lado esquerdo, sendo a circulação sistêmica dependente do CA.

Lesões por *shunt* intracardíaco não costumam causar sintomas de IC no período neonatal precoce, exceto *shunts* por malformações arteriovenosas sistêmicas. Em RN prematuros, a presença de CA patente pode causar IC na 1ª semana de vida. As cardiopatias com *shunt* esquerda-direita (E-D) não costumam causar sintomas antes da 2ª até a 4ª semana de vida, quando a RVP começa a cair. Entretanto, em prematuros, isso ocorre mais precocemente e a clínica de IC pode se manifestar logo após o nascimento.

As manifestações clínicas de IC neonatal variam de acordo com a etiologia e o ventrículo envolvido. IC esquerda com elevação da pressão diastólica final causa congestão venosa pulmonar, resultando em taquipneia (> 60 mrpm) e dispneia com aumento do esforço respiratório evidenciado por retrações (subcostal, intercostal ou supraesternal), gemência e batimentos de asa de nariz. À ausculta pulmonar, sibilos são mais frequentes do que estertores crepitantes. Compressão brônquica por aumento das artérias pulmonares ou outras estruturas cardíacas também podem causar angústia respiratória ou até insuficiência ventilatória.

IC direita, manifesta-se por congestão sistêmica. Se existir hidropisia fetal, ascite, derrame pleural e pericárdio e edema de pele vão persistir. Aumento do tamanho e consistência do fígado é mais comum do que edema periférico e turgência jugular. Pode-se observar edema palpebral. O aumento da FC de repouso > 160 bpm compensa a redução do volume minuto e é um sinal de comprometimento cardíaco. Quando esse mecanismo compensatório falha, sinais de baixo DC com hipotensão surgem. Quando a FC de repouso > 220-230 bpm, deve ser considerada a possibilidade de taquiarritmia. Bloqueio atrioventricular (AV) total com FC < 55 bpm tem maior

---

QUADRO 2 Etiologia da insuficiência cardíaca com início no período neonatal e lactente		
	Neonatal	**Lactente**
Cardiopatias estruturais	• Regurgitação tricúspide (Ebstein) • Regurgitação pulmonar (agenesia de válvula pulmonar) • Fístula arteriovenosa • Persistência do canal arterial • *Truncus arteriosus* • Estenose aórtica crítica • Coarctação da aorta • Interrupção do arco aórtico • Hipertensão arterial sistêmica • Hipoplasia de VE • Atresia tricúspide • Estenose pulmonar crítica • DV anômala pulmonar total obstrutiva • Tumores cardíacos	• Comunicação interventricular • Defeito septal atrioventricular • Corações univentriculares sem obstrução ao fluxo pulmonar • Persistência do canal arterial • Janela aortopulmonar • *Truncus arteriosus* • Estenose aórtica • Coarctação da aorta • Estenose mitral • DV anômala pulmonar total não obstrutiva
Disfunção miocárdica	• Alterações metabólicas* • Anemia ou policitemia • Sepse, asfixia perinatal • Miocardite ou cardiomiopatia	• Miocardite ou cardiomiopatias • Origem anômala da coronária • Kawasaki • Doenças metabólicas (Pompe)
Arritmias	• Taquicardia supraventricular • Bloqueio AV total	• Taquimiocardiopatia
Doenças não cardíacas	• Anormalidades renais • Hipertensão arterial sistêmica • Hipertireoidismo • Insuficiência adrenal	• Hipoventilação • Hipo ou hipertireoidismo • Insuficiência adrenal

* Hipóxia, hipoglicemia, hipocalcemia e outras alterações eletrolíticas.
AV: atrioventricular; DV: drenagem venosa; VE: ventrículo esquerdo.

associação com sintomas de IC e disfunção miocárdica, principalmente se associado a cardiopatia estrutural. RN com asfixia neonatal grave pode apresentar FC de repouso entre 90-100 bpm.

A ausculta cardíaca pode evidenciar um ritmo de galope, que nessa faixa etária pode ser difícil de apreciar pela FC elevada. Sopro holossistólico paraesternal esquerdo ou direito nesse período costuma ser relacionado a regurgitação de valva AV. Um sopro to-and-fro no bordo esternal esquerdo sugere tetralogia de Fallot com agenesia de valva pulmonar. Sopros contínuos ou zumbidos podem ser auscultados na fontanela e no fígado, sugerindo fístulas arteriovenosas. Cianose pode ser secundária a cardiopatia congênita, pneumopatia, sepse, hipoglicemia, policitemia ou baixo DC. Palidez pode estar relacionada a anemia. Extremidades frias, pálidas, moteadas com redução da amplitude do pulso e enchimento capilar são sinais clássicos de baixo DC em qualquer idade. Neonatos com IC de alto DC têm pulsos centrais amplos. Tremores e até mesmo convulsões podem estar associados à hipocalcemia ou à hipoglicemia.

Durante a 1ª semana de vida, as cardiopatias com circulação sistêmica canal-dependentes geralmente se apresentam com taquipneia, taquicardia, diminuição dos pulsos e piora da perfusão com evolução rápida para choque cardiogênico e, muitas vezes, são confundidas com choque séptico. Ao examinar um neonato, é importante observar o grau de conforto, o aspecto geral, padrão respiratório, nível de consciência, cor e perfusão, além de anormalidades genéticas.

Na SHVE e na estenose aórtica grave todos os pulsos costumam ser simetricamente reduzidos e com a mesma oximetria nos quatro membros, enquanto na coarctação e interrupção do arco aórtico os pulsos das extremidades superiores são preservados e diminuídos ou ausentes em membros inferiores. A oximetria pediosa pode ser útil para identificar fluxo D-E pelo CA.

As cardiopatias com circulação pulmonar canal-dependentes também costumam se apresentar nesse período, porém com clínica de hipóxia. Podem apresentar sopro holossistólico de insuficiência tricúspide ou até sopro ejetivo em foco pulmonar. Muitas vezes se ausculta sopro contínuo de CA pérvio ou colaterais sistêmico-pulmonares.

Em neonatos prematuros, principalmente < 1.500 g, a persistência do CA pode levar a quadro de IC com cardiomegalia, pulsos amplos e sopro contínuo. RN com asfixia perinatal apresentam clínica de choque cardiogênico. Quando há vasoconstricção pulmonar persistente, a clínica é de IC direita, com angústia respiratória, hepatomegalia e sopro de regurgitação tricúspide. Doenças sistêmicas (p. ex., hipertireoidismo e insuficiência adrenal) podem levar a colapso circulatório.

Após a 2ª semana de vida, as lesões que causam IC são aquelas com shunt E-D, decorrente da queda da RVP. As cardiopatias que mais frequentemente apresentam descompensação nesse período são: comunicação interventricular (CIV), defeito septal atrioventricular forma completa, ja-

nela aortopulmonar, drenagem venosa anômala pulmonar total não obstrutiva e CA pérvio. Pacientes com shunts em vários níveis apresentam sintomas mais precoces. Outras cardiopatias que podem apresentar descompensação nesse período são: coarctação da aorta, doenças que afetam o músculo cardíaco como Pompe, fibroelastose ventricular, cardiomiopatias, origem anômala da artéria coronária esquerda a partir do tronco pulmonar com disfunção ventricular secundária a isquemia e/ou infarto, que ocorre quando o fluxo pela coronária se torna retrógrado secundário a queda RVP. Esses pacientes costumam apresentar períodos de extrema irritabilidade (angina), principalmente durante as mamadas. Ao exame físico ausculta-se sopro de regurgitação mitral.

É extremamente importante avaliar o padrão das mamadas desses lactentes. Dificuldade e cansaço às mamadas é o sintoma que mais chama a atenção nesse período, uma vez que essa é uma das atividades que mais exigem esforço. Na IC, o tempo das mamadas é prolongado (> 30 min), associado a sudorese, taquipneia, taquicardia, engasgos e tosse. O aumento das catecolaminas circulantes resulta em taquicardia, palidez e sudorese durante as mamadas. Irritabilidade com a mamada pode ser secundária a isquemia miocárdica. Congestão venosa sistêmica envolvendo o trato gastrointestinal pode causar edema, hipomotilidade e absorção anormal, o que leva a desconforto, intolerância alimentar ou êmese, resultando em baixo ganho ponderal. A ausculta geralmente apresenta sopro sistólico, que varia conforme a cardiopatia, acompanhado de rolar mesodiastólico que traduz hiperfluxo importante. Um ritmo de galope e precórdio hiperdinâmico podem estar presentes quando houver lesões com sobrecarga volumétrica.

Nos lactentes, pode ocorrer com as mesmas lesões acima descritas para o neonato após a 2ª semana de vida (Quadro 2). A coarctação da aorta é uma lesão que pode ter apresentação mais tardia. Pacientes com cardiopatias com shunt E-D podem apresentar piora da IC desencadeada por infecções respiratórias. Algumas lesões obstrutivas da via de saída ventricular esquerda, como estenose subaórtica e síndrome de Shone, podem se manifestar com IC nessa faixa etária. Nesse período, as cardiopatias adquiridas como miocardites e Kawasaki podem causar IC, sendo maior o risco de lesões coronarianas quando ocorre antes do 1º ano de vida.

O quadro clínico nas cardiopatias com shunt E-D costuma ser muito semelhante ao acima descrito para neonatos, mas o que mais chama a atenção é o hipodesenvolvimento ponderoestatural. A correção das cardiopatias estruturais deve ser feita antes que ocorra desnutrição grave.

Insuficiência cardíaca na criança e no adolescente

A IC na criança maior e no adolescente resulta de cardiopatias adquiridas ou associadas a resíduos e sequelas de procedimentos cirúrgicos ou percutâneos. As cardiopatias congênitas não operadas que podem levar a IC nessa faixa etária incluem grandes defeitos do septo interatrial, insuficiência tricúspide grave na anomalia de Ebstein, regurgitação tricúspide e disfunção do ventrículo direito sistêmico em transposição congenitamente corrigida, insuficiência aórtica por prolapso de valva aórtica como mecanismo de fechamento de CIV, além de arritmias.

IC direita associada a Eisenmenger pode ocorrer em pacientes mais velhos. Pacientes operados ou paliados podem evoluir para IC com sobrecarga pressórica ou volumétrica crônica e progressiva. Nesse grupo estão incluídos aqueles com fisiologia univentricular e regurgitação de válvula AV, obstrução de veia pulmonar, obstrução de arco aórtico, obstrução de tubo de Fontan. O desenvolvimento tardio de regurgitação da valva AV esquerda no pós-operatório tardio de defeito septal atrioventricular, insuficiência aórtica pós-valvoplastia cirúrgica ou percutânea, cirurgia de Ross ou correção de *truncus* podem resultar em IC esquerda. Disfunção de próteses valvares pode levar a IC. Insuficiência pulmonar progressiva após correção de tetralogia de Fallot pode resultar em IC direita. Pacientes operados de transposição de grandes vasos em plano atrial podem cursar com disfunção do ventrículo direito sistêmico. As arritmias do pós-operatório tardio podem levar a quadros de IC.

As cardiopatias adquiridas que causam IC na criança e no adolescente incluem febre reumática, cardiomiopatia dilatada, miocardite, arritmias, agentes tóxicos, drogas, Kawasaki e cardiotoxicidade. Alterações endocrinológicas como hipo ou hipertireoidismo podem estar associadas a IC de baixo ou alto débito. Doença renal ou hipertensão arterial podem resultar em disfunção ventricular esquerda. Hipertensão pulmonar ou fibrose cística podem resultar em *cor pulmonale* com IC direita.

As cardiomiopatias dilatada, restritiva, constritiva e hipertrófica constituem importante causa de IC e transplante cardíaco nessa faixa etária. Endocardite infecciosa (EI) pode complicar tanto a evolução de uma cardiopatia simples como válvula aórtica bicúspide, assim como de alguma situação mais complexa. A EI pode provocar uma alteração estrutural abrupta, levando a IC aguda por sobrecarga volumétrica, como ocorre na insuficiência aórtica ou mitral aguda.

A história é fundamental para detectar os sintomas de IC. Intolerância aos esforços é uma das principais queixas, mas deve-se ficar atento para a progressão desse tipo de sintoma. Modificações no peso, tanto ganho ponderal como perda de peso, devem ser avaliados. Dor abdominal é uma queixa que deve ser valorizada, pois pode estar relacionada à distensão por congestão hepática e ascite. Alguns pacientes relatam dispneia paroxística noturna e sudorese excessiva. Edema de membros inferiores é raro, mas edema periorbital é uma queixa frequente.

Alguns pacientes que estão com terapêutica otimizada podem descompensar quando apresentam alguma intercorrência do tipo infecção respiratória, anemia, distúrbios eletrolítico ou metabólico, aumento do consumo de líquidos ou sal. Os achados de exame físico incluem taquicardia, taquipneia, hepatomegalia, extremidades frias, má perfusão periférica. Nas crianças menores, sibilos são mais frequentes do que estertores crepitantes. Ascite é mais comum que edema periférico. Achados auscultatórios dependem da etiologia de base, mas um ritmo de galope costuma estar presente quando há clínica de IC.

CLASSIFICAÇÃO DA INSUFICIÊNCIA CARDÍACA E MÉTODOS DIAGNÓSTICOS

A classificação da IC em crianças é difícil, em razão da larga diferença de faixa etária e da variedade de etiologias e fisiopatologias. A classificação de Ross foi desenvolvida para avaliação funcional da IC em lactentes e crianças, tendo sido adotada desde 1994 pela Sociedade Cardiovascular Canadense como sistema oficial de classificação funcional da IC em crianças. Em adolescentes e adultos, a classificação mais utilizada é a da New York Heart Association (NYHA), que aborda a capacidade funcional fundamentada nos graus de restrição à atividade física, estratificando-a em quatro classes (Quadro 3).

QUADRO 3	Classificação da insuficiência cardíaca	
	Classificação de Ross para lactentes e crianças	**Classificação NYHA para adolescentes e adultos**
Classe I	Pacientes assintomáticos	Pacientes assintomáticos e sem limitações para atividade física cotidiana
Classe II	Taquipneia leve ou sudorese às mamadas em lactentes. Dispneia aos esforços em crianças maiores	Pacientes com sintomas desencadeados por atividades cotidianas, resultando em leve limitação à atividade física
Classe III	Taquipneia importante ou sudorese às mamadas em lactentes. Tempo de mamada prolongado com retardo do crescimento por insuficiência cardíaca. Em crianças maiores, dispneia importante aos esforços	Pacientes com sintomas desencadeados por atividades menos intensas que as cotidianas e resultando em moderada a importante restrição à atividade física
Classe IV	Sintomas do tipo taquipneia, retração intercostal, grunhido e sudorese em repouso	Pacientes com sintomas em repouso, resultando na inabilidade de realizar qualquer atividade física com desconforto

NYHA: New York Heart Association.

A International Society for Heart and Lung Transplantation criou um grupo de estudos em IC pediátrica e publicou um consenso entre cardiologistas americanos e canadenses que pode ser considerado a 1ª diretriz para o manejo da IC pediátrica. Esse grupo propõe uma classificação da IC em lactentes e crianças em estágios baseada no sistema de estágios da IC publicado nas diretrizes de adultos com IC pela AHA/ACC (Quadro 4). Os principais métodos disponíveis para o diagnóstico complementar da etiologia da IC e suas principais indicações estão listados no Quadro 5.

TRATAMENTO

O sucesso da terapêutica depende da adequada compreensão da etiologia da IC. A terapêutica da IC na criança e no adolescente pode ser dividida em medidas gerais, farmacológicas e cirúrgicas.

Medidas gerais

A. Sedação, controle de temperatura ambiental, posição no leito e repouso.

QUADRO 4	Estágios da insuficiência cardíaca crônica	
	Lactentes e crianças	Adolescentes e adultos
Estágio A	Pacientes com risco aumentado de desenvolver IC, porém com função cardíaca normal e sem evidências de sobrecarga volumétrica das câmaras cardíacas	Pacientes sem lesão cardíaca, assintomáticos, mas sob risco de desenvolver IC
Estágio B	Pacientes com morfologia ou função cardíaca anormal, sem sintomas de IC, prévios ou atuais	Pacientes com lesão cardíaca subjacente, mas ainda assintomáticos
Estágio C	Pacientes com cardiopatia estrutural ou funcional adjacente e sintomas prévios ou atuais de IC	Pacientes com lesão cardíaca subjacente e sintomas de IC atuais ou pregressos
Estágio D	Pacientes com IC em fase terminal, necessitando de infusão contínua de agentes inotrópicos, suporte mecânico à circulação, transplante cardíaco ou internação domiciliar	Pacientes com lesão cardíaca avançada e sintomas refratários a tratamento convencional e com demanda de intervenção especializada (transplante cardíaco, diálise, suporte circulatório mecânico, internação domiciliar)

IC: insuficiência cardíaca.

QUADRO 5	Métodos diagnósticos na insuficiência cardíaca
Métodos diagnósticos	Mecanismos de ação
Radiografia do tórax	Avalia cardiomegalia, congestão venocapilar e alveolar pulmonar, derrame pleural
Ecodopplercardiografia	Permite o diagnóstico estrutural e funcional das cardiopatias, além de ser um método seguro, rápido e disponível. É o exame de escolha para rastreamento de lesões residuais no pós-operatório e para avaliação da função ventricular
Avaliação laboratorial	Permite identificar as condições clínicas associadas como anemia, distúrbios eletrolíticos, disfunção renal e hepática, provas específicas como no caso da febre reumática, além da dosagem do BNP e NT-proBNP
Eletrocardiograma	Tem importância na avaliação dos distúrbios do ritmo cardíaco, no diagnóstico de síndromes de pré-excitação, no diagnóstico de cardiopatias como a origem anômala da coronária esquerda
Estudo hemodinâmico	Tem importância na terapêutica percutânea de lesões críticas, como estenose aórtica do recém-nascido, bem como na avaliação de resistência vascular sistêmica e pulmonar, no índice cardíaco no pré-transplante e no tratamento de lesões residuais no período pós-operatório
Cardiologia nuclear	Avaliação da função ventricular, da viabilidade miocárdica e dos processos inflamatórios. O gálio-67 e o indium-11 têm sido utilizados no rastreamento do miocardite. O I231-MIBG avalia a inervação adrenérgica cardíaca e permite estimar prognóstico nas cardiomiopatias. Na origem anômala da coronária esquerda, o tecnécio 99m avalia a perfusão miocárdica e áreas de isquemia ou necrose
Ressonância magnética cardíaca	É mais precisa na avaliação da função ventricular biventricular e cardiopatias estruturais. Permite diagnóstico de miocardite e outras cardiomiopatias, como displasia arritmogênica de VD. Em crianças necessita de anestesia geral, o que limita sua utilização de rotina
Tomografia computadorizada	Método complementar ao ecocardiograma na identificação de defeitos cardíacos estruturais. A vantagem em crianças menores é que, por ser de rápida aquisição, pode ser realizada sem anestesia geral

BNP: peptídeo natriurético cerebral; NT-proBNP: fragmento terminal do peptídeo natriurético cerebral; VD: ventrículo direito.

B. Dieta: em lactentes deve ser fracionada, em crianças maiores e adolescentes a restrição de sal e líquidos deve ser adotada. Em situações especiais, considerar alimentação por sonda. A restrição hídrica é uma tarefa difícil em pediatria; deve-se evitar o excesso ou a escassez.
C. Correção de complicações e associações como infecções respiratórias, anemia e distúrbios metabólicos e eletrolíticos.
D. Oxigenoterapia: é recomendada quando a taquipneia for importante. Evitar o uso em RN com fluxo sistêmico ou pulmonar CA dependente.
E. Terapia-suporte: ventilação mecânica precoce; diálise peritoneal ou equivalente.

Terapêutica cirúrgica e percutânea

O avanço no manejo cirúrgico e percutâneo em neonatos, lactentes e crianças com cardiopatia congênita e a redução da mortalidade pós-operatória nessa faixa etária permitiram que essas intervenções fossem realizadas precocemente. A escolha entre terapêutica cirúrgica e percutânea depende do tipo de lesão, do grau de IC e das opções disponíveis.

Nas cardiopatias por hiperfluxo, a correção cirúrgica pode ser realizada em qualquer faixa etária, especialmente se houver má resposta a terapêutica medicamentosa e o hipodesenvolvimento for significativo. A escolha do procedimento a ser realizado e o momento cirúrgico variam conforme a cardiopatia de base. Em muitas situações é necessário um procedimento paliativo inicial para que oportunamente seja realizada a correção definitiva. Vários procedimentos percutâneos podem ser realizados em cardiopatias congênitas com IC, sendo o maior impacto no período neonatal.

Tratamento farmacológico

O tratamento farmacológico tem papel limitado nas cardiopatias estruturais, para os quais tratamento cirúrgico efetivo é disponível. Permite melhorar as condições clínicas antes da correção cirúrgica. Em neonatos com circulação sistêmica ou pulmonar canal-dependentes, a infusão de prostaglandina mantém a permeabilidade ductal e é uma medida que deve ser instituída assim que o diagnóstico é feito, aliviando imediatamente os sinais e sintomas de IC aguda com baixo débito. Em RN prematuros com IC por CA, pode-se tentar o fechamento medicamentoso com indometacina ou ibuprofeno. Na IC sem cardiopatia estrutural, o tratamento farmacológico tem papel mais importante. Pode-se dividir a terapêutica de acordo com a situação, se aguda ou crônica.

IC aguda (ICA): antes de iniciar o tratamento é importante avaliar se o paciente está congesto ou não, bem ou mal perfundido. Os padrões de apresentação da ICA podem ser representados num diagrama 2 × 2 e divididos em grupos A, B, C, D (Figura 1). Com a terapêutica, podem migrar de um grupo para outro, de acordo com o perfil hemodinâmico. Essa proposta de avaliação da IC já foi validada em adultos e tem sido extrapolada para crianças com o objetivo de instituir uma terapêutica mais racional.

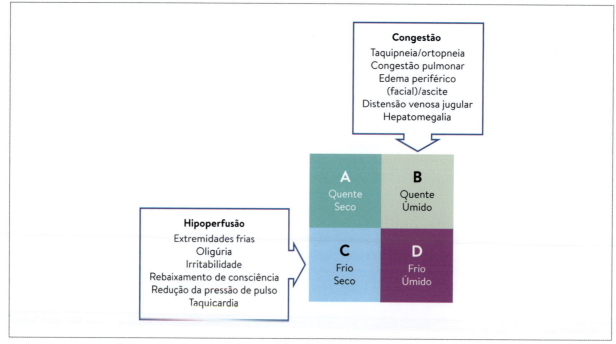

FIGURA 1 Formas de apresentação da insuficiência cardíaca aguda, baseadas na presença ou na ausência de congestão e hipoperfusão.

O algoritmo da Figura 2 é uma forma simplificada para tomada de decisão na ICA. A milrinona tem sido o inotrópico de escolha em pacientes com disfunção ventricular moderada a grave, com sintomas respiratórios e mal perfundidos. Os trabalhos iniciais com o levosimendana em crianças têm demonstrado que pode facilitar o desmame das catecolaminas. O nesiritide, um análogo sintético do BNP, tem sido utilizado, mas sua segurança e eficácia ainda não estão completamente comprovadas. Na Quadro 6, estão listadas as principais drogas para uso na ICA.

IC crônica (ICC): os avanços no tratamento farmacológico da ICC em crianças têm sido extrapolados de pesquisas em adultos. Apesar das evidências favoráveis nessa estratégia terapêutica, deve-se considerar que existem diferenças significativas entre adultos e crianças e entre crianças de diferentes faixas etárias com relação aos receptores miocárdicos, ao desempenho miocárdico, à resposta medicamentosa, à farmacocinética e principalmente ao substrato da disfunção ventricular, que raramente é isquêmico. Além disso, existe um aspecto prático com relação à não disponibilidade de medicamentos em formulação líquida para crianças. Assim, existe uma importante limitação e potencial risco nessas extrapolações, necessitando-se de ensaios clínicos randomizados para definir a melhor terapêutica. As recomendações para o tratamento da ICC devem ser baseadas nos estágios da doença, conforme a Figura 3. É importante salientar que a resposta terapêutica é lenta e que nem todas as drogas podem ser iniciadas ao mesmo tempo. O ideal é iniciar a terapêutica com paciente internado, individualizando os casos. No Quadro 7 estão listados os principais medicamentos para uso na ICC.

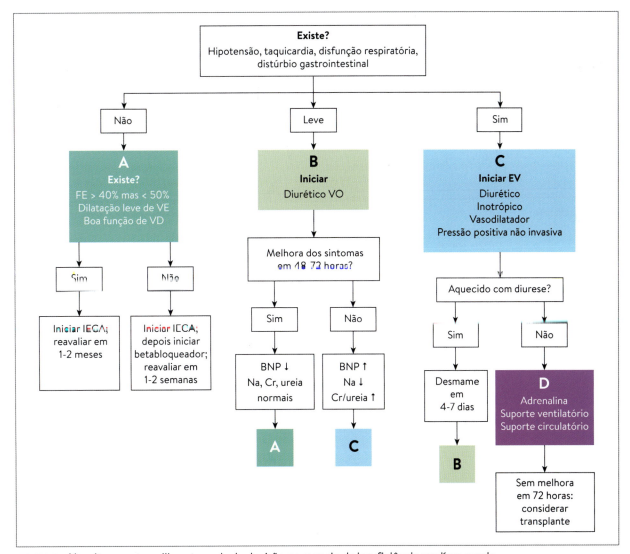

FIGURA 2 Algoritmo para auxiliar a tomada de decisão no manejo da insuficiência cardíaca aguda.

BNP: peptídeo natriurético cerebral; EV: endovenoso; FE: fração de ejeção; IECA: inibidor da enzima conversora de angiotensina; VD: ventrículo direito; VE: ventrículo esquerdo; VO: via oral.

SEÇÃO XI ▪ CARDIOLOGIA PEDIÁTRICA E CARDIOPATIAS CONGÊNITAS DO ADULTO

QUADRO 6 Principais drogas para insuficiência cardíaca aguda

Categoria	Droga	Dosagem	Comentários
Agonista beta-adrenérgico	Dobutamina	2-15 mcg/kg/min	Doses baixas promovem vasodilatação renal. Doses altas promovem taquicardia
	Adrenalina	PCR 10 mcg/kg SC/EV/IM IC 0,01-0,1 mcg/kg/min	Primeira escolha se baixo débito com hipoperfusão de outros órgãos
	Dopamina	IC 1-20 mcg/kg/min	Doses baixas promovem vasodilatação renal. Doses altas causam vasoconstrição
Inibidores da fosfodiesterase III (inodilatador)	Milrinona	Ataque: 50 mcg/kg, infusão por 15 minutos IC 0,25-0,75 mcg/kg/min Dose máxima 1,1 mg/kg	Droga de primeira escolha na IC aguda com indicação de suporte inotrópico moderado. Pode ser associada a dobutamina ou adrenalina se necessário Reduzir dose na IR. Efeitos pró-arrítmicos
Vasodilatadores	Nitroglicerina	IC 0,5-10 mcg/kg/min	Apenas em síndrome isquêmica aguda
	Nitroprussiato de sódio	0,5-4 mcg/kg/min Dose máxima: ▪ Neonato 6 mcg/kg/min ▪ Crianças 12 mcg/kg/min	Primeira escolha na IC aguda com vasoconstrição periférica. Vasodilatador balanceado (arteríolas e veias). Início de ação em 2 minutos e duração de 1-10 minutos
	Nesiritida	Dose ataque: 1 mcg/kg IC 0,01 mcg/kg/min Aumentar 0,005 mcg/kg/min a cada 3 horas até máx 0,03 mcg/kg/min	Atividade lusitrópica positiva e participação ativa no remodelamento cardíaco reverso. Diminui os níveis endógenos de noradrenalina, renina, aldosterona e endotelina-1
Sensibilizador dos canais de cálcio	Levosimedana	Dose ataque: 12 mcg/kg IC 0,05-0,1 mcg/kg/min por 24-48 horas	Melhora a contratilidade miocárdica, facilita a redução e retirada dos inotrópicos. Pouca experiência em crianças
Diuréticos de alça	Furosemida	EV 0,5-2 mg/kg/dose a cada 6-12 horas VO 1-2 mg/kg/dose a cada 6-12 horas IC 0,1-04 mg/kg/h	Primeira escolha em sintomáticos com DC ainda preservado. Efeitos adversos: hipoK, ototóxico, nefrite intersticial, aumento da ureia
Diuréticos tiazídicos	Hidroclorotiazida	1-4 mg/kg/dia Máximo 50 mg	Potencializa efeito do diurético de alça Ineficaz se TFG < 30 mL/min
Medicamentos que agem no canal arterial	Prostaglandina E1	0,025-0,5 mcg/kg/min	Ligação aos receptores da prostaglandina, causando vasodilatação direta sobre a musculatura do canal arterial
	Indometacina	0,2 mg/kg seguido de 2 doses de acordo com a idade	Pode ser uma alternativa ao tratamento cirúrgico do canal arterial em prematuros. Risco de IR e hepática

DC: débito cardíaco; EV: endovenoso; hipoK: hipopotassemia; IC: infusão contínua; IM: intramuscular; IR: insuficiência renal; PCR: parada cardiorrespiratória; SC: subcutâneo; VO: via oral; TFG: taxa de filtração glomerular.

QUADRO 7 Principais drogas para insuficiência cardíaca crônica

Categoria	Droga	Dosagem	Comentários
Diuréticos de alça	Furosemida	0,5 a 1 mg/kg/dose a cada 8 horas A dose máxima é 6 mg/kg/dia	Doses baixas de diurético costumam ser suficientes. Risco de desequilíbrio hidreletrolítico
Diurético tiazídico	Hidroclorotiazida	0,5-1 mg/kg/dose a cada 12 horas	Risco de hiponatremia importante
Antagonista da aldosterona	Espironolactona	1-4 mg/kg/dia dose única ou q12 h	Risco de hipercalemia. Monitorizar ginecomastia em meninos Geralmente associado ao uso de furosemida como poupador de K
Inibidores da enzima de conversão da angiotensina (IECA)	Captopril	0,6-4 mg/kg/dia q8 h ou q12 h	▪ Primeira escolha < 5 anos ▪ Dose-teste 0,2 mg/kg ▪ Dose-alvo 3 mg/kg/dia ▪ Monitorizar K e função renal ▪ Tosse é principal para efeito
	Enalapril	0,1-0,6 mg/kg/dia q12 h	Primeira escolha > 5 anos

(continua)

QUADRO 7 Principais drogas para insuficiência cardíaca crônica (*continuação*)

Categoria	Droga	Dosagem	Comentários
Vasodilatadores periféricos	Hidralazina		Podem ser utilizados em pacientes com intolerância a IECA
Bloqueadores dos receptores da angiotensina II (BRA)	Losartana	0,5-1,5 mg/kg/dia	Deve ser utilizado apenas se não tolerar IECA. Não afeta a resposta vascular à bradicinina, nem induz a tosse e angioedema
Betabloqueadores	Carvedilol	0,1 mg/kg/dia BID Dobrar a cada 2 semanas até 0,8-1 mg/kg BID Adolescentes iniciar com 6,25/dose BID e aumentar até o máximo de 25 mg/dose BID	• Primeira escolha na IC com PA normal • Crianças < 4 anos, sugere-se utilizar 8 horas • Hipotensão e bradicardia devem ser monitorizadas
	Metoprolol	0,5 mg/kg/dia q12 h até o máximo de 4 mg/kg/dia	Primeira escolha na IC com PA sistólica baixa
	Propranolol	1-6 mg/kg/dia q 6-8 h	Recomendado para taquiarritmias, cardiomiopatia hipertrófica mas não para disfunção ventricular

Glicosídeo cardíaco inotrópico oral: digoxina

Idade	Dose inicial oral (mcg/kg)	Dose inicial E (mcg/kg)	Manutenção oral (mcg/kg/dia)	Manutenção EV (mcg/kg/dia)
Neonatos pré-termo	20	15	5-8	3-4
Neonatos a termo	30	20	6-10	5-8
1 mês – 2 anos	40-60	30-40	10-12	7,5-12
2-5 anos	40-40	20-30	7,5-10	6-9
5-10 anos	20-30	15-30	5-10	4-8
> 10 anos	10-15	6-12	2,5-5	2-3
Adultos	0,75-1,5	0,5-1	0,125-0,5	0,1-0,4

Já foi amplamente utilizada. Atualmente tem indicações restritas, apenas em casos com necessidade de controle da FC ou em reinternações frequentes quando outros medicamentos já não têm maior efeito

Categoria	Droga	Dosagem	Comentários
Suplemento metabólico	Levocarnitina	Neonatos: Nutrição parenteral: 10/20 mg/kg/dia Crianças: Oral: 50-100 mg/kg/dia, a cada 2-3 doses. Dose máxima: 3 g/dia Crianças/adultos: EV: dose inicial: 50 mg/kg, seguido por 50 mg/kg/dia a cada 4-6 horas Dose máxima: 300 mg/kg/dia	
Outros medicamentos que atuam na circulação pulmonar	Sildenafila	Neonatos: Inicial: 0,5 mg/kg/dose, a cada 8-12 horas. Máximo 1 mg/kg/dose, a cada 8 horas Lactentes e crianças: 0,25-1 mg/kg/dose, a cada 6-8 horas	• Inibidor da fosfodiesterase V • Capacidade vasodilatadora pulmonar seletiva, diminuindo a pressão atrial esquerda e promovendo redução moderada da pós-carga
Drogas que controlam a FC	Ivabradina	0,2 mg/kg q12h	Inibidor da corrente no nodo sinusal, capaz de reduzir a FC sem interferir na contratilidade ventricular. Recente estudo pediátrico demonstrou tendência a melhora da função ventricular
Antiarrítmicos	Amiodarona	Após dose de ataque de até 20 mg/kg/dia, a dose de manutenção varia de 5-7,5 mg/kg/dia	Pode ser utilizada em pacientes com arritmias ventriculares
• Anticoagulantes • Antiagregante plaquetário	Varfarina Enoxaparina AAS		• Nas cardiomiopatias com risco de trombos e eventos tromboembólicos • A enoxaparina tem suas restrições quanto à forma de administração e custo elevado • Em crianças pequenas tem sido utilizado AAS pelo menor risco de eventos hemorrágicos

AAS: ácido acetilsalicílico; BID: 2 vezes ao dia; EV: endovenoso; FC: frequência cardíaca; IECA: inibidor da enzima de conversão da angiotensina; K: potássio; PA: pressão arterial.

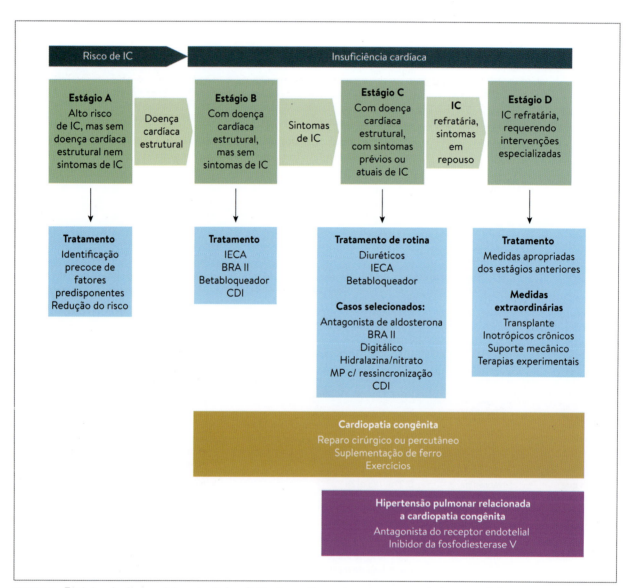

FIGURA 3 Estágios de desenvolvimento de insuficiência cardíaca e terapia recomendada por estágio.

BRA II: bloqueador dos receptores da angiotensina II; CDI: cardioversor desfibrilador implantável; IC: insuficiência cardíaca; IECA: inibidor da enzima conversora de angiotensina; MP: marca-passo.

O QUE AS DIRETRIZES RECOMENDAM

- Bocchi EA, Marcondes-Braga FG, Ayub-Ferreira SM, Rohde LE, Oliveira WA, Almeida DR, et al. Sociedade Brasileira de Cardiologia. III Diretriz Brasileira de Insuficiência Cardíaca Crônica. Arq Bras Cardiol 2009;93(1 supl.1):1-71.
- Hussey AD, Weintraub RG. Drug treatment of heart failure in children: focus on recent recommendations from the ISHLT guidelines for the management of pediatric heart failure. Paediatr Drugs. 2016;18(2):89-99.
- Kantor PF, Lougheed J, Dancea A, McGillion M, Barbosa N, Chan C, et al. The Children's Heart Failure Study Group. Presentation, diagnosis, and medical management of heart failure in children: Canadian Cardiovascular Society guidelines. Can J Cardiol. 2013;29(12):1535-52.
- Ponikowski P, Voors AA, Anker SD, Bueno H, Cleland JGF, Coats AJS, et al.; ESC Scientific Document Group. 2016 ESC Guidelines for the diagnosis and treatment of acute and chronic heart failure: The Task Force for the diagnosis and treatment of acute and chronic heart failure of the European Society of Cardiology (ESC) Developed with the special contribution of the Heart Failure Association (HFA) of the ESC. Eur Heart J. 2016 Jul 14;37(27):2129-2200.
- Stout KK, Broberg CS, Book WM, Cecchin F, Chen JM, Dimopoulos K, et al; American Heart Association Council on Clinical Cardiology, Council on Functional Genomics and Translational Biology, and Council on Cardiovascular Radiology and Imaging. Chronic heart failure in congenital heart disease: a scientific statement from the American Heart Association. Circulation. 2016;133(8):770-801.
- Yancy CW, Jessup M, Bozkurt B, Butler J, Casey DE Jr, Drazner MH, et al. 2013 ACCF/AHA guideline for the management of heart failure: a report of the American College of Cardiology Foundation/American Heart Association Task Force on Practice Guidelines. Circulation. 2013;128:e240-e327.

 SUGESTÕES DE LEITURA

1. Hinton RB, Ware SM. Heart failure in pediatric patients with congenital heart disease. Circ Res. 2017;120(6):978-94.
2. Kantor PF, Mertens LL. Heart failure in children. Part I: clinical evaluation, diagnostic testing, and initial medical management. Eur J Pediatr. 2010;169:269-79.
3. Kantor PF, Mertens LL. Heart failure in children, Part II: current maintenance therapy and new therapeutic approaches. Eur J Pediatr. 2010;169:403-10.
4. Masarone D, Valente F, Rubino M, Vastarella R, Gravino R, Rea A, et al. Pediatric heart failure: a practical guide to diagnosis and management. Pediatr Neonatol. 2017;58(4):303-12.
5. Yuan SM. Cardiomyopathy in the pediatric patients. Pediatr Neonatol. 2018;59(2):120-8.

NOTA DOS EDITORES

Este capítulo possui referências bibliográficas adicionais, recomendadas pelos autores, na plataforma digital complementar do livro. Por motivos de compactação, somente algumas delas estão aqui contempladas. Utilize o QR code abaixo para ter acesso a esse conteúdo.

Arritmia e morte súbita na cardiopatia congênita

Lânia Romanzin Xavier
Tiago Luiz Luz Leiria

DESTAQUES

- Morte súbita cardíaca (MSC) é uma das principais causas de morte em pacientes com cardiopatia congênita, especialmente naqueles com lesões cianóticas reparadas e obstrutivas no coração esquerdo.
- A incidência anual global de morte súbita cardíaca é estimada em 0,09% ao ano.
- Os fatores de risco identificados têm alta sensibilidade, mas baixo poder preditivo devido à combinação de baixa taxa de eventos e especificidade moderada.
- O estudo eletrofisiológico não está indicado como triagem de rotina em pacientes no pós-operatório tardio de tetralogia de Fallot (POTTF) assintomáticos ou sem fatores de risco associados (p. ex., QRS > 180 ms ou grande densidade de ectopias no Holter).
- A disfunção ventricular do ventrículo subaórtico é um importante fator de risco potencial para MSC.
- A terapia profilática com cardioversor desfibrilador implantável pode ser benéfica em pacientes selecionados de alto risco.
- A transposição das grandes artérias é a segunda cardiopatia congênita (CC) cianótica mais comum, vindo após a tetralogia de Fallot.
- A ablação por cateter de taquicardias supraventriculares e ventriculares, bem como a ressincronização cardíaca, são ferramentas promissoras em CC.
- Os fatores relevantes para MSC são disfunção ventricular, arritmia, troca de valva atrioventricular no momento da cirurgia de Fontan (CF) e pressão do Fontan pós-operatório > 20 mmHg. O ritmo sinusal presente no pré-operatório é considerado fator protetivo.

INTRODUÇÃO

Atualmente, um dos maiores desafios tanto para o cardiologista pediátrico como para aqueles que acompanham pacientes com cardiopatia congênita (CC) adultos é a estratificação de risco de morte súbita cardíaca (MSC). Predizer e prevenir esse evento súbito maligno envolve uma missão áspera e complexa. As inovações na terapêutica intervencionista e a compreensão do dano miocárdico determinaram uma mudança no cenário das CC ao longo dos anos. O aumento na longevidade, embora bom para o paciente, traduz-se em maior risco cumulativo de eventos adversos em decorrência das mudanças estruturais e da necessidade de múltiplas intervenções que esses pacientes venham a sofrer.

Pacientes no pós-operatório tardio de CC (POTCC) apresentam complicações diversas e prognósticos variados. A MSC nesse cenário ocorre em decorrência de arritmias cardíacas malignas. Contudo, outras causas, como insuficiência cardíaca, tromboembolismo, endocardites e lesões e *shunts* residuais, podem também estar associados a esse desfecho adverso.

Este capítulo tem por finalidade abordar a MSC no POTCC pontuando os mecanismos, fatores de risco e recomendações terapêuticas.

MECANISMOS DA MORTE SÚBITA CARDÍACA

MSC engloba morte com documentada ou presumível arritmia, na ausência de causas não arritmogênicas na autopsia, ou abrupta perda de consciência sem pulso na ausência de diagnóstico não arrítmico, que ocorre em menos de 1 hora após o início dos sintomas, em indivíduo sem qualquer condição clínica prévia potencialmente fatal, ou assintomático nas últimas 24 horas antes do óbito, em caso de morte não testemunhada.

O risco tardio de MSC varia com a lesão congênita específica, bem como com a idade do paciente. Silka et al. encontraram, em uma população não selecionada de CC, uma incidência anual de MSC em pacientes com estenose aórtica reparada (0,54% ao ano), transposição completa das grandes artérias (TGA; 0,49% ao ano), tetralogia de Fallot (T4F; 0,15% por ano) e coarctação da aorta (0,13% ao ano). Aproximadamente 73% desses eventos foram decorrentes de episódios arrítmicos. As curvas de sobrevida de coortes de pacientes com CC demonstram um aumento do risco de MSC por evento arrítmico em torno de 15-20 anos após o reparo, fazendo com que esses eventos ocorram em sua grande maioria na idade adulta.

Fatores sobrepostos e cumulativos são responsáveis pela gênese do substrato arritmogênico no POTCC. O gatilho se faz com um insulto primário com anormalidades na perfusão, sobrecarga de pressão e volume, trauma cirúrgico direto e predisposição genética. Na sequência, há o envolvimento de catecolaminas, peptídeo natriurético e sistema renina-angiotensina-aldosterona, ativando os fibroblastos, dando origem a fibrose miocárdica. Um miocárdio fibrótico desencadeia anormalidades na contração, relaxamento cardíaco e condução do estímulo elétrico, deflagrando a disfunção sistodiastólica e a dilatação das cavidades. Por fim, cria-se o substrato arritmogênico com impacto direto na mortalidade. Forma-se um círculo vicioso com um efeito deletério progressivo no miocárdio. Esse efeito devastador é acelerado na presença de lesão residual. Outro ponto importante a ser notado é que, usualmente, esses pacientes necessitam ao longo de suas vidas de múltiplas intervenções cirúrgicas e de uma relação direta entre o número prévio de procedimentos e maior risco de eventos adversos arrítmicos no seguimento.

Taquicardia ventricular é a causa mais incidente de MSC arrítmica, seguida por taquicardias confinadas no átrio e pelas bradicardias. Todavia, outras etiologias também podem ser responsáveis pela MSC de causa não arrítmica nos pacientes no POTCC. Elas são a falência circulatória, as embolias sistêmicas e pulmonares, entre outras. A Figura 1 demonstra a prevalência dessas diferentes causas de morte súbita cardíaca nos pacientes com transposição das grandes artérias, tetralogia de Fallot, estenose aórtica congênita e coarctação de aorta.

A relação entre a taquicardia ventricular e a MSC tem sido bem documentada em pacientes com CC. As alterações elétricas e mecânicas presentes no miocárdio ventricular são responsáveis pelo acontecimento dessa arritmia no POTCC. A agressão sofrida pelo miocárdio desencadeia a interposição de fibrose em meio aos miócitos, o que compromete a despolarização, a repolarização e a condução elétrica. As zonas de condução lenta e as barreiras elétricas originam circuitos de reentrada, e isso ocorre normalmente próximo às cicatrizes cirúrgicas. Tal mecanismo é responsável pela maioria das taquicardias ventriculares.

As taquicardias supraventriculares no POTCC podem ser decorrentes de vários mecanismos, como mediadas por uma via acessória, reentrada atrioventricular nodal, duplo nó atrioventricular, circuitos de reentrada atrial e foco automático. A taquicardia intra-atrial incisional por reentrada é a taquicardia supraventricular mais comum no POTCC. Taquicardias confinadas no átrio têm sido identificadas como fator de risco para MSC, especialmente em CC cianóticas, devido ao potencial deflagrador de arritmias ventriculares malignas. A condução atrioventricular rápida de uma taquicardia confinada no átrio se depara com um ventrículo hemodinamicamente incapaz de tolerar tal frequência, desencadeando uma instabilidade elétrica com degeneração para uma taquicardia ou fibrilação ventricular. Isso explica a necessidade de abordagem terapêutica agressiva nas taquicardias atriais. Es-

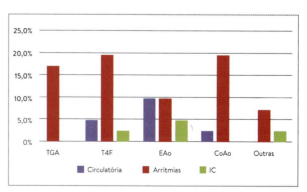

FIGURA 1 Frequência das causas de morte súbita após correção cirúrgica dos defeitos cardíacos congênitos mais frequentes.

TGA: transposição de grandes artérias; T4F: tetralogia de Fallot; EAo: estenose aórtica congênita; CoAo: coarctação de aorta; IC: insuficiência cardíaca.

Fonte: adaptada de Khairy et al., 2004.

tudo de coorte com seguimento superior a 20 anos, realizado em nosso país, identificou que a ocorrência tanto de fibrilação atrial como de *flutter* atrial foi associadas a maior mortalidade em pacientes com tetralogia de Fallot no POTCC.

As bradicardias estão presentes no POTCC e são desencadeadas por desordens no nó sinusal, nó atrioventricular, sistema His-Purkinje e distúrbios na propagação da condução elétrica intramiocárdica. A disfunção do nó sinusal deflagra uma sequência catastrófica para o desempenho global do coração. Com a ausência do ritmo sinusal há perda do sincronismo atrioventricular, falha na contribuição da contração atrial e dilatação das cavidades. Por outro lado, a lentidão nos batimentos cardíacos gera uma dispersão elétrica, que pode se deparar com istmos arritmogênicos, preparados para fechar um circuito de taquicardia, originando a síndrome "braditaqui".

Pacientes portadores de marca-passo apresentam risco em potencial para MSC. A manifestação da bradicardia reflete um miocárdio já deteriorado. Essa deterioração pode ser acelerada diante da escolha indevida do modo de estimulação ou programação do dispositivo. A ausência do sincronismo atrioventricular, no caso de marca-passo exclusivo ventricular, causa efeitos deletérios para um coração dependente da contribuição atrial. A taquicardia produzida pela programação da frequência cardíaca elevada, ou sensor de reposta de frequência alto, pode desencadear taquicardiomiopatia. O intervalo atrioventricular deve ser otimizado individualmente para melhor desempenho miocárdico.

Neste capítulo, são abordadas as CC de maior risco para eventos malignos, como tetralogia de Fallot, transposição das grandes artérias com correção atrial e coração univentricular.

TETRALOGIA DE FALLOT

A tetralogia de Fallot é a CC cianótica mais comum e é uma síndrome que inclui estenose pulmonar, hipertrofia de ventrículo direito, comunicação interventricular subaórtica e destroposição da aorta.

As anormalidades eletrofisiológicas e hemodinâmicas levam esse grupo a maior incidência de taquicardia ventricular e MSC dentro das CC (Figura 2). A mortalidade no POTTF é 1,2 a 3/mil pacientes por ano ou 1,2-3% por década no adulto.

As cirurgias cardíacas paliativas com *shunts* sistêmico-pulmonares são utilizadas em um grupo seleto de pacientes. Essa abordagem cirúrgica aumenta o fluxo pulmonar, resultando em sobrecarga de volume das câmaras esquerdas, que, acrescido à hipóxia prolongada, desencadeia lesão miocárdica precoce.

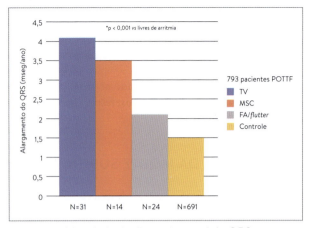

FIGURA 2 Velocidade de dispersão anual do QRS e eventos arrítmicos em tetralogia de Fallot.
POTTF: pós-operatório tardio de tetralolgia de Fallot; TV: taquicardia ventricular; MSC: morte súbita cardíaca; FA: fibrilação arterial.
Fonte: adaptado de Gatzoulis et al., 2000.

Quando a anatomia é favorável, os pacientes são submetidos à correção definitiva como abordagem inicial. Essa cirurgia inclui a colocação de *patches* transanulares em via de saída de ventrículo direito, interposição de *patches* para o fechamento da comunicação interventricular e ressecção subpulmonar.

Dentro dos mecanismos envolvidos na gênese da arritmia no POTTF, a fibrose é o fator mais importante e decorre principalmente da abordagem cirúrgica. A ventriculotomia, colocação de *patches* e correção do anel produzem istmos com barreiras na condução elétrica e, consequentemente, canais críticos capazes de suportar macrocircuitos. É previsto no seguimento dos pacientes que a técnica cirúrgica de correção total pode desenvolver uma insuficiência da valva pulmonar, o que culmina em sobrecarga de volume de ventrículo direito e processo cicatricial com piora da fibrose miocárdica.

FATORES DE RISCO PARA MORTE SÚBITA CARDÍACA

Os fatores de risco para MSC devem sem analisados em conjunto, uma vez que isoladamente não predizem um risco acurado.

Em 2008, Paul Khairy publicou pela primeira vez um escore de risco para ocorrência de eventos arrítmicos graves nos pacientes no POTTF baseados na análise dos eventos ocorridos em seus desfibriladores. Foram analisadas as variáveis envolvidas no aparecimento do desfecho principal do estudo (arritmia ventricular com necessidade de intervenção do CDI). Esse escore contemplou uma pontuação baseada na presença de *shunt* paliativo prévio, indução de taquicardia ventricular sustentada, duração do QRS ≥ 180 ms, presença de ventriculotomia, taquicardia ventricular não sustentada e pressão diastólica final de ventrículo esquerdo ≥ 12 mmHg. Em relação à largura do QRS, o estudo em questão utilizou como divisor o critério encontrado por Gatzoulis, que observou uma incidência maior de síncope e de MSC naqueles com QRS de duração superior a 180 ms.

Na sequência foram adicionados outros fatores relevantes para a estratificação de risco para MSC em POTTF, como prolongamento do QT, dispersão e fragmentação do QRS, entre outros (Figuras 2 e 3). Atualmente, a ressonância magnética cardíaca alcançou um lugar de destaque na estratificação, devido à demonstração da fibrose nesses pacientes. Outro fator importante a ser identificado na ressonância é a relação entre massa e volume do ventrículo direito e função sistólica dessa câmara. Outro dado fornecido pela ressonância é o detalhamento de possíveis lesões residuais. O Quadro 1 exemplifica alguns dos fatores clínicos, hemodinâmicos e de testes adicionais associados a um risco maior de eventos adversos em POTTF.

A presença de um estudo eletrofisiológico invasivo com desencadeamento de arritmia ventricular por estimulação programada está associada a um risco 6 vezes maior de morte e 3 vezes maior de evento arrítmico grave no seguimento. A fisiopatologia dessas arritmias iniciadas no estudo eletrofisiológico ocorre pela presença de istmos de condução lenta, entre as barreiras naturais e cirúrgicas. Habitualmente, encontra-se o circuito de reentrada na via de saída de ventrículo direito em torno do *patch* de ampliação dessa região, ou em volta da cicatriz da ventriculotomia ou ao redor do fechamento da comunicação interventricular (CIV). O mapeamento eletroanatômico tem auxiliado na identificação desses circuitos.

O estudo eletrofisiológico não está indicado como triagem de rotina em pacientes POTTF assintomáticos ou sem fatores de risco associados (p. ex., QRS > 180 ms ou grande densidade de ectopias no Holter). O estudo eletrofisiológico (EEF) auxilia na definição de risco daqueles pacientes que apresentam fatores associados e piora na evolução (Quadro 1).

QUADRO 1 Fatores de risco para taquicardia ventricular e morte súbita cardíaca
Variáveis clínicas padrão
▪ Idade avançada no momento do reparo
▪ Idade cronológica maior
▪ Síncope recorrente/episódio prévio de MSC abortada
Fatores cirúrgicos
▪ Cirurgias com *shunts* paliativos prévios
▪ Cicatriz de ventriculotomia
▪ Interposição de *patches* transanulares
Parâmetros morfofuncionais
▪ Insuficiência pulmonar residual
▪ Estenose pulmonar residual
▪ Aumento importante do VD
▪ Função do VD deprimida
▪ Função do VE deprimida
Variáveis eletrocardiográficas
▪ Ectopia ventricular de alto grau ou TVNS em Holter ou teste ergométrico
▪ Duração prolongada do QRS no eletrocardiograma (> 180 ms)
Teste avançados
▪ Estimulação ventricular positiva no estudo eletrofisiológico
▪ Grande tamanho de VD na RMC (relação massa/volume)
▪ Grande fração regurgitante pulmonar na RMC
▪ Presença de fibrose marcada no realce tardio da RMC

RMC: ressonância magnética cardíaca; VE: ventrículo esquerdo; VD: ventrículo direito; TVNS: taquicardia ventricular não sustentada; MSC: morte súbita cardíaca.

TRANSPOSIÇÃO DAS GRANDES ARTÉRIAS

A forma mais comum de transposição das grandes artérias (TGA) é a destrotransposição, e se caracteriza pela discordância ventrículo-arterial, o que resulta em circulações pulmonares e sistêmicas paralelas e independentes.

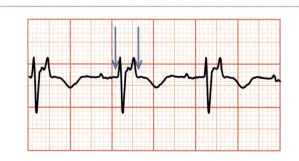
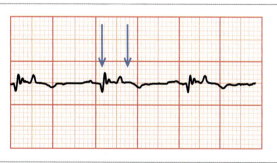

FIGURA 3 O traçado eletrocardiográfico demonstra um prolongamento do intervalo QRS e fragmentação na porção final do QRS. As setas azuis indicam o início e o término do QRS.

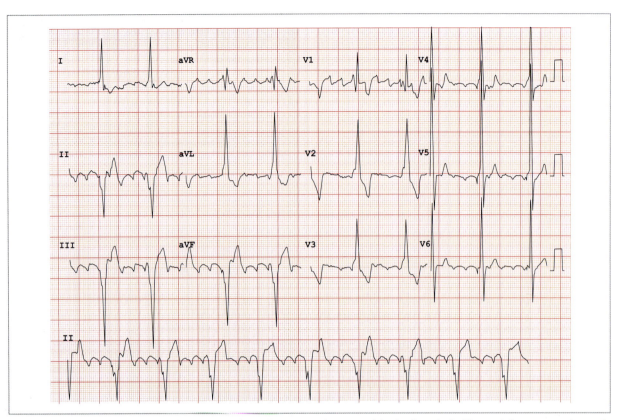

FIGURA 4 Eletrocardiograma de 12 derivações de paciente em pós-operatório de cirurgia de Mustard demonstrando taquicardia intra-atrial incisional reentrante com bloqueio atrioventricular total. O ritmo de escape é de QRS largo.

O paciente sobrevive pela mistura dessas circulações através de comunicações interatriais ou interventriculares.

A TGA é a segunda CC cianótica mais comum, vindo após a tetralogia de Fallot.

A técnica cirúrgica de escolha para a TGA com septo interventricular íntegro é a correção anatômica ou cirurgia de Jatene. Essa cirurgia apresenta um prognóstico mais favorável, por isso não será contemplada neste capítulo.

Quando a correção anatômica não é possível, outras cirurgias são realizadas, como as cirurgias de Mustard e Senning. Nesses procedimentos, ambas as circulações são redirecionadas no nível atrial para os respectivos ventrículos, mantendo a discordância ventrículo-arterial.

A técnica de correção atrial detém a maior mortalidade na TGA, com uma incidência de MSC em torno de 4-5 por mil pacientes ao ano.

Fatores de risco para MSC

O detalhamento da técnica cirúrgica é de fundamental importância para a compreensão dos mecanismos na gênese da arritmia e, consequentemente, do prognóstico dos pacientes de pós-operatório de TGA.

A cirurgia de Mustard realiza ampla abordagem atrial com atriotomia, linhas de sutura e interposição de *patches* intra-atriais. As diversas suturas espalhadas pelos átrios constroem verdadeiras ilhas de miocárdio viável alternando com fibrose miocárdica. Isso produz uma dispersão elétrica, áreas de condução lenta, diminuição do suplemento arterial, redução na capacidade de contração atrial e sobrecarga do ventrículo morfologicamente direito. Esses fatores culminam em disfunção do nó sinusal e em taquicardias atriais e ventriculares. A taquicardia mais comum na transposição das grandes artérias com correção atrial (TGACA) é a taquicardia intra-atrial incisional reentrante. A Figura 5 demonstra uma ablação desse tipo de taquiarritmias com o uso de sistema de mapeamento tridimensional, no qual podemos definir de maneira muito clara a anatomia dos *patches* (*baffle*) do conduto que comunica as veias cavas para o átrio que se comunica com o ventrículo esquerdo e a artéria pulmonar. Observa-se nesse caso uma linha de aplicação de radiofrequência na junção do *baffle* com o átrio e a veia cava inferior, com término das taquiarritmias.

Deve-se ter em mente que o ventrículo sistêmico na TGACA é morfologicamente direito, com uma expectativa de falência mais precoce quando comparada a outras CC. A incapacidade funcional desse ventrículo culmina em severa dilatação e disfunção. A reserva miocárdica é muito limitada, e frequências cardíacas atriais elevadas, sejam elas desencadeadas por uma taquiarritmia ou mesmo por uma taquicardia sinusal, podem degenerar em arritmias ventriculares malignas. Esse fator corrobora com maior mortalidade desses pacientes durante a atividade física. Por outro lado, na presença de taquicardias atriais com baixa resposta ventricular, deve-se suspeitar de doença no nó atrioventricular, o que levaria o paciente a uma condição de alta mortalidade (Figura 5).

Na estratificação de risco para MSC TGACA, os fatores mais relevantes são a fração de ejeção de ventrículo direito sistêmico ≤ 35%, síncope inexplicada, duração do QRS ≥ 140 ms, classe funcional NYHA ≥ II, arritmia ventricular complexa e severa insuficiência da valva atrioventricular sistêmica (Quadro 2).

A estimulação ventricular programada parece não ter valor para a estratificação de risco para MSC em pacientes assintomáticos com TGACA. O EEF tem como objetivo avaliar a presença de taquicardia atrial e documentar as propriedades da condução atrioventricular.

CORAÇÃO UNIVENTRICULAR

O coração univentricular refere-se a um grupo de CC no qual o coração é composto por somente um ventrículo com competência funcional ou fisiológica.

O tratamento cirúrgico para o ventrículo único tem como finalidade redirecionar o fluxo sanguíneo venoso direto para artéria pulmonar. A conexão completa das cavas com a artéria pulmonar é o procedimento definitivo, e é chamado de cirurgia de Fontan (CF). A clássica CF ou

QUADRO 2 Fatores de risco na estratificação de risco para MSC na TGACA

Fatores cirúrgicos
▪ Idade avançada no momento da reparação cirúrgica
▪ Baixo peso no ato cirúrgico
▪ Anatomia com maior complexidade, ou seja, associações com outras cardiopatias
Parâmetros clínicos
▪ Sintomas de arritmia
▪ Síncope
▪ História de taquicardia atrial
▪ Classe funcional NYHA ≥ II
Parâmetros eletrocardiográfico e eletrofisiológico
▪ Ritmo não sinusal – ritmo atrial, juncional ou ventricular de escape
▪ Aumento na dispersão/duração da onda P
▪ Duração do QRS ≥ 140 ms
▪ Prolongamento do intervalo QT ou JT
▪ Taquicardia intra-atrial incisional não sustentada
▪ Bloqueio atrioventricular
▪ Indução de taquicardia atrial sustentada no estudo eletrofisiológico
▪ Período refratário/ponto de Wenckebach anterógrado curto do nó atrioventricular basal ou com infusão de isoproterenol

(continua)

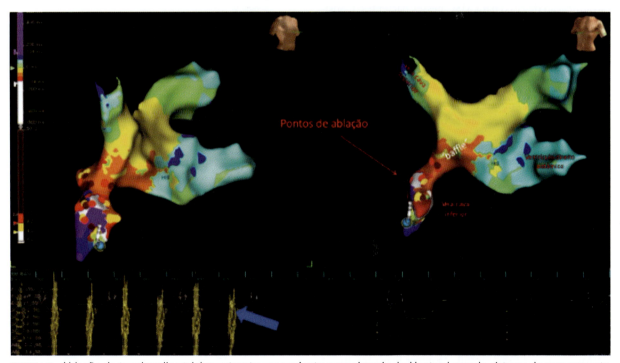

FIGURA 5 Ablação de taquicardia atrial reentrante em paciente com cirurgia de Mustard usando sistema de mapeamento tridimensional (caso do Instituto de Cardiologia do Rio Grande do Sul). O traçado intracavitário em amarelo (seta) mostra o término da taquicardia com a linha de ablação feita na junção da veia cava inferior com átrio junto à anastomose do conduto (baffle).

QUADRO 2 Fatores de risco na estratificação de risco para MSC na TGACA (continuação)

Parâmetros morfofuncionais

- Disfunção sistólica do ventrículo sistêmico
- Insuficiência da valva tricúspide
- Resposta anormal da saturação de oxigênio ao teste ergométrico
- Resposta da pressão arterial hipotensiva ou sem incremento ao teste ergométrico
- Intolerância ao exercício
- Obstrução ao retorno venoso sistêmico ou pulmonar/ obstrução do tubo intra-atrial
- Pressão capilar pulmonar aumentada
- Hipoperfusão miocárdica

MSC: morte súbita cardíaca; TGACA: transposição de grandes artérias com correção atrial; NYHA: New York Heart Association.

conexão atriopulmonar foi idealizada na década de 1960, e apresentou limitações no seguimento. Modificações na técnica cirúrgica levaram à criação da conexão cavopulmonar por meio da interposição de um tubo lateral, e a técnica mais contemporânea, com um tubo extracardíaco, sendo o átrio completamente isolado do circuito do Fontan. As mudanças ocorreram com a finalidade de melhorar o desempenho cardíaco e diminuir as complicações.

O risco de MSC em pacientes submetidos a CF é em torno de 5%, e aumenta após 5-10 anos de seguimento.

Compreender a fisiologia da CF é fundamental para a estratificação de risco para MSC nesses pacientes. Consideram-se a pressão diastólica final do ventrículo e a resistência vascular pulmonar e neoportal os grandes pilares no prognóstico da CF.

Ao longo do seguimento, a cascata de complicações dessa circulação direciona os pacientes à falência do Fontan, com impacto direto na mortalidade. Cerca de 75% dos óbitos na CF são pacientes que apresentam falência do Fontan preexistente. A disfunção sistólica ventricular é um marcador para a rápida deterioração da circulação do Fontan, seguida por arritmia, disfunção vascular pulmonar (pressão de artéria pulmonar elevada), problemas mecânicos e tromboembólicos. Outras complicações são falência renal, hipóxia, hepatomegalia com fibrose, cirrose ou carcinoma hepático, falência do sistema linfático, enteropatia perdedora de proteína, bronquite plástica, fístulas e colaterais venovenosas e arteriovenosas.

A circulação do Fontan desenvolve ao longo dos anos um aumento da pressão intra-atrial com estiramento atrial crônico e hipertrofia da parede, além de apresentar uma extensa cicatriz no miocárdio atrial com fibrose. Esse conjunto de fatores deflagra um remodelamento eletromecânico difuso, gerando taquicardias intra-atriais incisionais reentrantes.

As arritmias comuns no período tardio de CF são a taquicardia intra-atrial incisional, seguida por disfun-

ção do nó sinusal, e, menos comum, taquicardia ventricular primária.

Os fatores relevantes para MSC são disfunção ventricular, arritmia, troca de valva atrioventricular no momento da CF e pressão do Fontan pós-operatório > 20 mmHg. O ritmo sinusal presente no pré-operatório é considerado um fator protetivo (Quadro 3).

A estimulação elétrica programada na estratificação de risco para MSC em CC, sem ventriculotomia prévia, parece ter um valor preditivo desconhecido. A indução de taquicardia ventricular durante o estudo eletrofisiológico em pacientes como CF parece não predizer o evento clínico. O EEF nesses pacientes tem como objetivo atestar a vulnerabilidade atrial, em relação à presença de taquicardia atrial, e acessar as características fisiológicas da condução atrioventricular.

TERAPÊUTICA FARMACOLÓGICA

A terapia farmacológica para controle das taquiarritmias em CC tem sido desapontadora.

QUADRO 3 Fatores de risco na mortalidade da cirurgia de Fontan

Fatores cirúrgicos

- Idade avançada no momento da CF
- Presença de heterotaxia/isomerismo atrial esquerdo
- Valva atrioventricular comum
- Ventrículo direito dominante
- Técnica cirúrgica utilizada; o túnel lateral apresenta menor índice de complicações
- Troca da valva atrioventricular no momento do Fontan

Parâmetros clínicos

- Tempo de acompanhamento acima de 10 anos
- Sintomas de arritmia/síncope
- História de hospitalização por qualquer causa
- Taquicardia atrial ou ventricular
- Classe funcional NYHA ≥ II
- Síndrome perdedora de proteína
- Disfunção hepática
- Uso de medicação: principalmente diuréticos
- Aumento do índice cardiotorácico
- Baixos níveis de saturação de oxigênio em repouso
- Teste de nitrogênio de ureia no sangue elevado
- Elevado peptídeo natriurético tipo B
- Osmolaridade sérica diminuída/hiponatremia
- Alteração da albumina e da noradrenalina
- Necessidade de marca-passo

(continua)

QUADRO 3 Fatores de risco na mortalidade da cirurgia de Fontan (*continuação*)
Parâmetros eletrocardiográfico e eletrofisiológico
• Ritmo não sinusal – ritmo atrial, juncional ou ventricular de escape
• Aumento na dispersão/duração da onda P
• Taquicardia atrial não sustentada
• Indução de taquicardia atrial sustentada
Parâmetros morfofuncionais
• Disfunção ventricular
• Disfunção da valva atrioventricular
• Elevada pressão atrial
• Elevada pressão em artéria pulmonar
• Aumento no volume diastólico final ventricular
• Intolerância ao exercício
• Hipoperfusão miocárdica

CF: cirurgia de Fontan; NYHA: New York Heart Association.

O objetivo do tratamento é prover o controle do ritmo cardíaco, a manutenção do ritmo sinusal ou a diminuição da resposta ventricular nas taquicardias atriais.

A seleção do fármaco deve ser feita com base na função do nó sinusal e atrioventricular. A terapêutica com antiarrítmicos pode se deparar com o efeito deletério de bradicardia, principalmente em pacientes com disfunção do nó sinusal latente ou firmada. Outros fatores a serem considerados são a presença de disfunção ventricular, terapias associadas, comorbidades e efeito pró-arrítmico.

A amiodarona deve ser a primeira escolha no tratamento de arritmia potencialmente fatal. Quando associada a betabloqueador, mostra-se mais eficaz que o sotalol no controle de taquicardia supraventricular; em contraproposta, pode apresentar maior efeito colateral.

Cabe a lembrança de evitar antiarrítmicos da classe I nos pacientes com CC, por serem relacionados a um aumento da mortalidade.

ABLAÇÃO POR CATETER

A CC é uma doença progressiva, o que determina uma alta recorrência nos procedimentos de ablação desses pacientes. Todavia, interromper o circuito atual tem um impacto positivo na morbidade e na mortalidade.

A ablação por cateter deve ser considerada em pacientes com taquicardia supraventricular recorrente, sintomática e refratária à terapia farmacológica.

Nos casos de taquicardia atrial, como terceira linha de terapia, a ablação por cateter do nó atrioventricular e implante de marca-passo pode ser realizada, quando os pacientes forem sintomáticos e refratários a tratamento medicamentoso.

A ablação por cateter é indicada como terapia coadjuvante, em pacientes com CC portadores de CDI, que apresentam taquicardia ventricular monomórfica recorrente, tempestade elétrica ou em casos de múltiplos choques apropriados, sem sucesso por meio da reprogramação do dispositivo ou pela terapêutica farmacológica. Nas CC com CDI a ablação pode ser considerada, em pacientes com taquicardia ventricular monomórfica sustentada sintomática, como alternativa a drogas.

A indicação de ablação é aceitável em pacientes com CC e taquicardia ventricular não sustentada, ou hemodinamicamente pouco tolerada, assim como em pacientes com ectopias ventriculares frequentes associadas a deterioração miocárdica.

DISPOSITIVOS ELETRÔNICOS

O planejamento do implante de dispositivos na CC é individualizado. Variações nos defeitos estruturais congênitos e detalhes cirúrgicos devem ser meticulosamente estudados, para o planejamento adequado do procedimento. Fatores relevantes são a drenagem do acesso venoso, a presença de condutos, tubos, *patches* e comunicações residuais.

A programação deve ser focada nas características e necessidades distintas de cada paciente. A otimização da programação tanto da função antibradicardia como das terapias de choque é fundamental para diminuir efeitos deletérios causados pelo dispositivo, como disfunção miocárdica ocasionada pela estimulação elétrica indevida e choques inapropriados.

É importante enfatizar que o fundamental não é oferecer frequência cardíaca aos pacientes com bradicardia e CC, mas restaurar a sincronia atrioventricular e, se possível, minimizar a dissincronia intraventricular.

Como prevenção secundária, o CDI está indicado em pacientes de POTCC sobreviventes de parada cardíaca, secundária a fibrilação ventricular ou taquicardia ventricular hemodinamicamente instável, após afastar causas reversíveis, ou em pacientes com taquicardia ventricular espontânea sustentada, submetidos a avaliação hemodinâmica e eletrofisiológica.

Pontuar fatores de risco dentro de uma população totalmente heterogênea, enfrentar as diversidades dentro da mesma cardiopatia e a incidência não linear de MSC culminam em grande dificuldade na indicação de prevenção primária de CDI.

Considera-se adequada a indicação de CDI em POTTF com múltiplos fatores de risco para MSC, como disfunção sistodiastólica de ventrículo esquerdo, taquicardia ventricular não sustentada, duração do QRS ≥ 180 ms, extensa fibrose ou indução de taquicardia ventricular durante o estudo eletrofisiológico.

Para os pacientes portadores de coração univentricular ou ventrículo direito sistêmico, o CDI pode ser considerado, quando apresentam fração de ejeção ventricular < 35%, particularmente na presença de fatores de risco, como arritmia ventricular complexa, síncope inexplicada ou fibrilação ventricular induzida no estudo eletrofisiológico.

O QUE AS DIRETRIZES RECOMENDAM

- Khairy P, Van Hare GF, Balaji S, Berul CI, Cecchin F, Cohen MI, et al. PACES/HRS Expert Consensus Statement on the Recognition and Management of Arrhythmias in Adult Congenital Heart Disease: developed in partnership between the Pediatric and Congenital Electrophysiology Society (PACES) and the Heart Rhythm Society (HRS). Endorsed by the governing bodies of PACES, HRS, the American College of Cardiology (ACC), the American Heart Association (AHA), the European Heart Rhythm Association (EHRA), the Canadian Heart Rhythm Society (CHRS), and the International Society for Adult Congenital Heart Disease (ISACHD). Heart Rhythm. 2014 Oct;11(10):e102-65.

- Magalhães LP et al. Diretriz de Arritmias cardíacas em crianças e cardiopatias congênitas SOBRAC e DCC-CP. Arquivos Brasileiros de Cardiologia. 2016;107(1):1-58.

 ## SUGESTÕES DE LEITURA

1. Collins KK. The spectrum of long-term electrophysiologic abnormalities in patients with univentricular hearts. Congenit Heart Dis. 2009;4(5):310-7.
2. Gatzoulis MA, Balaji S, Webber SA, et al. Risk factors for arrhythmia and sudden cardiac death late after repair of tetralogy of Fallot: a multicentre study. Lancet. 2000;356(9234):975-81.
3. Khairy P, Landzberg MJ, Gatzoulis MA, Lucron H, Lambert J, Marçon F, et al. Value of programmed ventricular stimulation after tetralogy of Fallot repair: a multicenter study. Circulation. 2004;109(16):1994-2000.
4. Khairy P, Harris L, Landzberg MJ, Fernandes SM, Barlow A, Mercier LA, et al. Sudden death and defibrillators in transposition of the great arteries with intra-atrial baffles: a multicenter study. Circ Arrhythm Electrophysiol. 2008;1(4):250-7.
5. Koyak Z, Harris L, de Groot JR, Silversides CK, Oechslin EN, Bouma BJ, et al. Sudden cardiac death in adult congenital heart disease. Circulation. 2012;126(16):1944-54.

NOTA DOS EDITORES

Este capítulo possui referências bibliográficas adicionais, recomendadas pelos autores, na plataforma digital complementar do livro. Por motivos de compactação, somente algumas delas estão aqui contempladas. Utilize o QR code abaixo para ter acesso a esse conteúdo:

74

Adolescente e adulto com cardiopatia congênita

Catarina Vasconcelos Cavalcanti
Monica Cristina Rezende Fiore

DESTAQUES

- A prevalência de adultos com cardiopatia congênita (CC) está crescendo pelo sucesso da cardiologia e da cirurgia cardíaca pediátricas em diagnosticar e tratar crianças com defeitos cardíacos congênitos nas últimas 6 décadas.
- Crianças com CC complexas têm hoje 90% de chance de atingir a idade adulta nos melhores centros.
- Atualmente, a população de adultos com CC nos EUA é maior que a população pediátrica.
- Pacientes adolescentes e adultos com CC são uma população heterogênea, com muitos defeitos anatômicos e fisiologias variadas, assim como nos reparos ou paliações cirúrgicas ou por cateterismo.
- A maioria dos adolescentes e adultos com CC não fica curada, apesar de ter se submetido a reparo cirúrgico ou hemodinâmico bem-sucedido.
- As sequelas do reparo cirúrgico ou da cardiopatia de base podem se manifestar tardiamente, daí a necessidade de acompanhamento por toda a vida.
- Os pacientes frequentemente necessitam de múltiplas reoperações: reparo de lesões residuais, troca de condutos e cirurgias para reparo ou troca de válvulas.
- Estima-se que 10% desses pacientes apresentem hipertensão pulmonar.
- Insuficiência cardíaca (IC) e arritmias são as principais causas de óbito em adultos com CC.
- A maioria das mulheres com CC pode tolerar as alterações hemodinâmicas da gravidez. No entanto, algumas situações (complexidade da cardiopatia ou estágio fisiológico) oferecem risco imediato ou tardio muito elevado para a mãe, e a gravidez está contraindicada.

INTRODUÇÃO

Adolescentes e adultos com cardiopatias congênitas (CC) constituem população crescente e heterogênea. Os avanços nos métodos diagnósticos (incluindo a ecocardiografia fetal), no manuseio clínico, nas técnicas de tratamento invasivo (cirúrgico e intervencionista), além dos cuidados de terapia intensiva no pós-operatório, associados ao melhor manuseio das complicações crônicas de pacientes não diagnosticados na infância (p. ex., hipertensão arterial pulmonar, arritmias), fazem com que os congênitos adultos formem um grupo cada vez maior, ultrapassando em número o grupo pediátrico com CC. Hoje cerca de 90% das crianças com CC chegam à vida adulta nos melhores centros. Estima-se que haja atualmente nos EUA mais de 1 milhão de pacientes adultos com CC, mais da metade deles com cardiopatias de moderada a grande complexidade. A maioria das CC não é curada após o tratamento cirúrgico e requer acompanhamento especializado ao longo da vida.

O acompanhamento de adolescentes e adultos portadores de CC deve ser feito por cardiologistas treinados, em centros especializados. Cuidar bem desses pacientes envolve diagnosticar, tratar, esclarecer, identificar fatores de risco e complicações e prevenir eventos adversos, melhorando assim sua sobrevida e qualidade de vida.

PREVALÊNCIA

Um estudo do Canadá avaliou a evolução da prevalência de adultos com CC de 1983 a 2010. Em 2010, a prevalência de CC em crianças era de 13,11/1.000 e em adultos de 6,12/1.000. A prevalência de CC aumentou 11% em crianças e 57% em adultos de 2000-2010. Em 2010, os adultos eram 66% da população de pacientes com CC.

CLASSIFICAÇÃO

O *guideline* de 2018 da AHA/ACC (*2018 AHA/ACC Guideline for the Management of Adults with Congenital Heart Disease*) estabeleceu nova classificação, baseada na anatomia e fisiologia das CC no adulto (Quadros 1 e 2).

AVALIAÇÃO CLÍNICA

Todos os adolescentes e adultos portadores de CC devem submetidos a avaliação clínica criteriosa. Devem ser acessados os relatórios de internamentos e cirurgias anteriores, sintomas pregressos e atuais, mudanças nos hábitos de vida (que podem significar adaptação à piora na classe funcional), uso adequado das medicações, além das comorbidades que podem surgir na vida adulta. No exame físico, podem ser observadas as mudanças na ausculta, na pressão arterial (PA) e a presença ou progressão da IC, de arritmias e da hipertensão pulmonar, principais complicações encontradas no grupo.

Ecocardiograma

Permanece como o exame inicial para o diagnóstico e acompanhamento dos pacientes adolescentes e adultos com CC, pois continua evoluindo com novas tecnologias, como o eco tridimensional (3D), o Doppler tecidual e seus derivados, o *strain* miocárdico, que permite melhor avaliação anatômica e funcional das cardiopatias. O recurso da via de acesso transesofágica nos adultos com

janela acústica limitada, sobretudo se associado ao 3D, resulta em imagens de melhor qualidade. Essa modalidade de exame é também usada nos procedimentos de cateterismo intervencionista e no intraoperatório de algumas cirurgias cardíacas.

Ressonância magnética

Tem ganhado importância crescente na avaliação dos adultos com CC, pois, além de não depender de "janela acústica", permite a reconstrução tridimensional do coração, além de avaliação de volumes, função biventricular e fibrose miocárdica, parâmetros de grande utilidade no acompanhamento desses pacientes. A ressonância magnética (RM) é superior ao ecocardiograma nos adultos em várias condições, entre elas avaliação do ventrículo direito (VD) e via de saída, artéria pulmonar (AP) e tubos VD-AP; quantificação da regurgitação pulmonar; avaliação de doenças da aorta (coarctação, aneurisma, dissecção); diagnóstico das anomalias das veias pulmonares; caracterização tecidual (fibrose, gordura etc.). É especialmente útil no acompanhamento de pacientes operados de tetralogia de Fallot, CoAo, TGA e cirurgia de Fontan. A RM deve ser um recurso diagnóstico disponível nos serviços que tratam adultos com CC.

Tomografia computadorizada

É mais indicada para visualizar detalhes anatômicos, como origem anômala de artérias coronarianas, avaliação de artérias pulmonares e no diagnóstico de anomalias da aorta. Em pacientes com risco baixo ou intermediário de doença coronariana obstrutiva, a angiografia coronariana por tomografia computadorizada (TC) pode ser uma alternativa ao cateterismo cardíaco.

Cateterismo cardíaco diagnóstico

Nas cardiopatias de *shunt* com pressão de AP > 2/3 da pressão sistêmica, o cálculo da resistência vascular pulmonar (RVP) deve ser realizado, e, se for elevada, impõe-se a avaliação da vasorreatividade pulmonar com óxido nítrico, de preferência, para a indicação de correção ou oclusão do defeito. A coronariografia deve ser realizada antes da cirurgia em homens acima de 40 anos, mulheres na pós-menopausa ou em pacientes mais jovens com fatores de risco para doença coronariana.

Cateterismo cardíaco intervencionista

As intervenções percutâneas têm tido papel cada vez mais significativo no tratamento das CC nos adultos, desde a oclusão de defeitos com *shunt* E-D, dilatação e implante de *stents* em vasos pulmonares ou aorta, implante de valvas percutâneas (especialmente o implante de valva

QUADRO 1 Classificação das cardiopatias congênitas segundo a anatomia

I: Simples

Doença nativa:
- Pequena CIA – defeito isolado
- Pequena CIV – defeito isolado
- Estenose pulmonar valvar leve isolada

Cardiopatias corrigidas:
- Canal arterial ligado ou ocluído
- CIA *ostium secundum* ou seio venoso corrigidas sem *shunt* residual significativo e sem aumento de câmaras
- CIV corrigida sem *shunt* residual significativo e sem aumento de câmaras

II: Moderada complexidade

Cardiopatias corrigidas ou não:
- Fístulas aorta – ventrículo esquerdo
- Conexão anômala das veias pulmonares, parcial ou total
- Origem anômala coronariana da artéria pulmonar/origem anômala coronariana do seio aórtico oposto
- Defeito do septo atrioventricular, parcial ou total
- Doença congênita da valva aórtica/doença congênita da valva mitral
- Coarctação da aorta
- Anomalia de Ebstein (leve, moderada ou grave)
- Obstrução da via de saída do ventrículo direito
- CIA *ostium primum*/CIA moderada ou grande não operada
- PCA moderada ou grande não operada
- Insuficiência da valva pulmonar moderada ou importante
- Estenose valvar pulmonar moderada ou importante
- Estenose pulmonar periférica
- Fístula ou aneurisma do seio de Valsalva
- Estenose subvalvar aórtica (excluída cardiomiopatia hipertrófica)/estenose supravalvar aórtica
- *Straddling* de valva atrioventricular
- Tetralogia de Fallot corrigida
- CIV com defeito associado ou *shunt* residual moderado/importante

III: Cardiopatias complexas

- Cardiopatias congênitas cianóticas (não corrigidas ou paliadas, todas as formas)
- Dupla via de saída ventricular
- Cirurgia de Fontan
- Interrupção de arco aórtico
- Atresia mitral
- Ventrículo único (dupla via de entrada do ventrículo esquerdo, atresia tricúspide, hipoplasia do coração esquerdo ou qualquer cardiopatia com ventrículo único funcional)
- Atresia pulmonar (todas as formas)
- Transposição das grandes artérias (d-TGA); transposição congenitamente corrigida das grandes artérias (l-TGA)
- *Truncus arteriosus*
- Outros defeitos das conexões atrioventriculares e ventrículo-arteriais: *criss-cross heart*, isomerismos, heterotaxias, inversão ventricular

CIA: comunicação interatrial; CIV: comunicação interventricular; PCA: persistência do canal arterial.

QUADRO 2 Classificação das cardiopatias congênitas segundo o estágio fisiológico

A

- Classe funcional I NYHA
- Sem sequelas hemodinâmicas ou anatômicas
- Sem arritmias
- Capacidade normal ao exercício
- Funções renal, hepática e pulmonar normais

B

- Classe funcional II NYHA
- Sequelas hemodinâmicas leves (leve dilatação da aorta, leve dilatação ventricular, leve disfunção ventricular)
- Leve alteração valvar
- *Shunt* trivial ou leve (hemodinamicamente não significativo)
- Arritmias que não requerem tratamento
- Limitação objetiva ao exercício

C

- Classe funcional III NYHA
- Lesão valvular significativa (moderada/grave), disfunção ventricular significativa (moderada/grave)
- Dilatação aórtica moderada
- Estenose arterial ou venosa
- Cianose leve ou moderada
- *Shunt* hemodinamicamente significativo
- Arritmia controlada com tratamento
- Hipertensão pulmonar não grave
- Disfunção de outros órgãos responsiva a tratamento

D

- Classe funcional IV NYHA
- Dilatação da aorta importante
- Arritmia refratária a tratamento
- Hipoxemia grave
- Hipertensão pulmonar grave
- Síndrome de Eisenmenger
- Disfunção refratária de outros órgãos

NYHA: New York Heart Association.

GRAVIDEZ E CONTRACEPÇÃO

A maioria das mulheres portadoras de CC atinge a idade fértil, e pode tolerar bem uma gravidez. Cabe ao cardiologista aconselhar sobre os riscos de uma gestação, para a mãe, considerando morbidade, mortalidade e prognóstico, e para o feto, informando a chance de sobrevida e o risco de recorrência da cardiopatia, e o melhor momento de engravidar – em algumas cardiopatias a disfunção ventricular e/ou a regurgitação valvar podem progredir com o tempo. O risco de aborto e de crescimento fetal diminuído deve ser discutido com a mãe. Cada mulher com CC apresenta características únicas, e seu cuidado deve ser individualizado para lidar com as circunstâncias de sua doença. As alterações hemodinâmicas durante a gravidez são uma sobrecarga adicional para mulheres com CC. A paciente deverá passar por uma análise clínica detalhada, com avaliação da classe funcional, que

pulmonar em pós-operatório tardio de tetralogia de Fallot ou valvotomia pulmonar) ou, ainda, mais comumente nos adolescentes, valvoplastia pulmonar percutânea ou valvoplastia aórtica.

tem boa correlação com a capacidade de tolerar bem uma gravidez. Um teste de esforço cardiopulmonar realizado antes da gravidez pode prever desfechos maternos e neonatais em mulheres com CC. Os preditores de mau prognóstico da gestação são classe funcional NYHA III ou IV antes da gravidez, saturação < 85% em ar ambiente, lesões obstrutivas esquerdas, disfunção de ventrículo sistêmico (FE < 40%) e história prévia de eventos cardíacos (p. ex., arritmias). A gestação é contraindicada e deve ser desaconselhada em pacientes com Eisenmenger, hipertensão pulmonar importante, lesões obstrutivas esquerdas importantes ou dilatações da raiz da aorta (> 4,5 cm na síndrome de Marfan e > 5 cm na aortopatia da valva aórtica bivalvular), que devem ser corrigidas antes, e deve ser desaconselhada na disfunção do ventrículo sistêmico com classe funcional NYHA III e IV (Quadro 3).

Qualquer medicação potencialmente teratogênica, incluindo os inibidores da enzima conversora da angiotensina e os bloqueadores dos receptores da angiotensina frequentemente usados em adultos com CC, devem ser suspensos antes e durante a gravidez.

Em princípio, o parto vaginal é o preferido, com menos risco para a mãe e o feto, exceto em situações de alto risco materno, como nas dilatações da raiz da aorta, aneurismas ou dissecções de aorta, uso de anticoagulantes (varfarina) nas duas semanas que antecedem o parto e lesões obstrutivas graves do VE.

QUADRO 3 Cardiopatias congênitas com riscos III e IV para gravidez
Classe III (risco materno alto de mortalidade e morbidade)
• CC cianóticas • Prótese mecânica • Ventrículo direito sistêmico • Fisiologia de Fontan • Dilatação da aorta 40-45 mm na síndrome de Marfan • Dilatação da aorta 45-50 mm na aortopatia da valva aórtica bivalvular
Classe IV (gestação contraindicada; risco materno muito alto)
• Hipertensão pulmonar, síndrome de Eisenmenger • Disfunção grave do ventrículo sistêmico (fração de ejeção < 30%, NYHA III-IV) • Estenoses mitral ou aórtica graves • Coarctação de aorta nativa grave • Dilatação da aorta > 45 mm na síndrome de Marfan • Dilatação aorta > 50 mm na aortopatia da valva aórtica bivalvular

CC: cardiopatias congênitas; NYHA: New York Heart Association.
Fonte: adaptado de Thorne S. et al.

A contracepção deve ser orientada considerando-se o tipo de cardiopatia e os riscos que cada uma delas traz.

Todos os métodos anticoncepcionais podem ser utilizados e devem ter suas indicações individualizadas. De maneira geral, os métodos de barreira são menos efetivos; as pílulas combinadas devem ser evitadas em pacientes com risco de fenômenos tromboembólicos, pela presença de estrógeno; as minipílulas (apenas de progesterona) não aumentam o risco de tromboses, mas são menos efetivas; os DIU revestidos com progesterona são contraindicados em pacientes cianóticos e nos portadores de Eisenmenger; os anticoncepcionais injetáveis podem causar retenção hídrica; os implantes subcutâneos causam menos retenção hídrica, mas pode haver problemas no local do implante (ver Capítulo "Cardiopatia congênita e gestação").

Aconselhamento genético apropriado deve ser fornecido. A taxa de recorrência de CC na prole varia de 2-50% e é mais alta quando a mãe é a portadora do defeito. O risco maior ocorre nas anomalias cromossômicas como Marfan, Noonan, síndrome de deleção 22q11 e síndrome de Holt-Oram. Para os outros defeitos, a taxa de recorrência fica entre 2-4% na média, e pode chegar a 13-18% na EAO e a 6-10% na CIV. Ecocardiografia fetal deve ser indicada em torno da 20ª semana de gestação.

ATIVIDADE FÍSICA/ESPORTIVA

A capacidade de se exercitar é um indicador fundamental de qualidade de vida; o exercício regular melhora o bem-estar de maneira geral e tem efeito positivo na percepção da capacidade de interação social, de estar apto para o trabalho e para uma vida mais próxima do normal (incluindo se sentir capaz de manter relações sexuais e ter filhos), além de reduzir o risco de cardiopatias adquiridas. Atividade física regular nos níveis recomendados pode ser realizada e deve ser incentivada na maioria dos pacientes com CC. A recomendação deve ser baseada na capacidade do paciente (*status* clínico) e nos seus interesses. A orientação sobre o tipo e a intensidade dos exercícios deve ser avaliada por teste de esforço cardiopulmonar de preferência – na ausência deste pode ser utilizado o teste ergométrico – e revisada periodicamente. Algumas condições, como disfunção do ventrículo sistêmico, lesões obstrutivas, arritmias graves ou dilatação da aorta, requerem recomendações mais cuidadosas.

CIANOSE/ERITROCITOSE/HEMODILUIÇÃO

Nos portadores de CC, a cianose é decorrente da existência de *shunt* intracardíaco ou extracardíaco da direita para a esquerda. A cianose induz a mecanismos compensatórios para melhorar o transporte do oxigênio, sendo o principal deles a eritrocitose, que é decorrente de maior produção de eritropoietina. Em pacientes com níveis normais de ferro, está inversamente relacionada à saturação de oxigênio em repouso. A cianose e a eritrocitose secundária levam a hiperviscosidade do sangue, com piora da perfusão tecidual, alterações na coagulação, por alterações nas plaquetas e fatores de coagulação e disfunção endotelial. Com a progressão da eritrocitose, podem surgir os sintomas de hiperviscosidade, que são mais frequentes se hematócrito > 65%; cefaleia, tontura, distúrbios visuais, parestesias, fraqueza e fadiga muscular são as queixas mais comuns. Na presença de eritrocitose e tais sintomas, o paciente deve ser investigado para deficiência de ferro, com dosagem de ferro, ferritina e transferrina. A deficiência de ferro – ferritina < 20 ou ferritina < 50 com saturação de transferrina < 20% – leva a microcitose, que aumenta a viscosidade do sangue, podendo ocasionar ou acentuar os sintomas de hiperviscosidade, e elevando o risco de fenômenos tromboembólicos; ela deve ser tratada com suplementação de ferro. Se o paciente apresentar sintomas moderados a graves de hiperviscosidade, na presença de hematócrito > 65% e na ausência de deficiência de ferro, poderá ser submetido à hemodiluição, que não deve ser realizada de rotina; hemodiluições repetidas estão entre as principais causas de deficiência de ferro em pacientes cianóticos. Os pacientes com eritrocitose podem apresentar hipo ou hipercoagulabilidade, com tromboses e sangramentos; epistaxes e hemoptises têm sido descritos em pacientes com síndrome de Eisenmenger. Apesar de não haver consenso, hemodiluição pode ser realizada também antes de procedimentos invasivos (cirurgias, cateterismo) para melhorar a coagulação. O procedimento pode ser repetido após 24-48 horas, se necessário, e em geral é seguido de melhora da capacidade funcional e dos sintomas de hiperviscosidade. Outras manifestações podem ser observadas, como disfunção renal, gota, infecções e osteoartropatia.

ARRITMIAS

Grande parte dos portadores de CC chega à vida adulta com alterações que predispõem ao aparecimento de arritmias, uma causa frequente de morbidade e mortalidade. A disfunção do nó sinusal está relacionada às incisões e suturas atriais; pacientes que foram submetidos a reparo de conexões venosas pulmonares anômalas, correções atriais para transposição das grandes artérias (Mustard ou Senning) e túneis de Fontan são os que mais frequentemente desenvolvem déficit cronotrópico. Evolução para bloqueio atrioventricular (BAVT) nesse grupo é mais comumente observada na transposição congenitamente corrigida das grandes artérias (TCCGA) e em pacientes com isomerismos atriais, pelo deslocamento dos tecidos de condução; o risco de BAVT na TCCGA é aproxi-

damente 2% por ano, podendo atingir 50% aos 50 anos de idade. O BAVT pós-cirúrgico pode ocorrer, e é mais frequente após correção de comunicação interventricular (CIV), defeito do septo atrioventricular (DSAV), T4F e cirurgias que envolvem a via de saída do VE. As vias acessórias são mais prevalentes na doença de Ebstein da valva tricúspide, podendo estar presentes em outros defeitos, como os isomerismos atriais, TCCGA, DSAV e corações univentriculares. Pacientes com cicatrizes nos átrios (já descritos acima), com corações univentriculares após cirurgia de Fontan, lesões residuais de cirurgias realizadas na infância (como reparo de Fallot), aqueles com cardiopatias diagnosticadas já na vida adulta, como a CIA, ou os portadores de hipertensão pulmonar, frequentemente apresentam arritmias, e seu surgimento é comumente um sinal de piora hemodinâmica. As arritmias atriais geralmente resultam de cicatrizes, *patches*/tubos utilizados em reparos e fatores hemodinâmicos, sendo a fibrilação atrial (FA) a mais comum, com risco aumentado de formação de trombos e acidente vascular cerebral (AVC). As arritmias atriais têm pior prognóstico nos pacientes com cardiopatias mais complexas – como após Fontan – que nas simples, como a CIA. A prevalência das arritmias atriais na CIA não corrigida é muito elevada; ela é reduzida após a correção cirúrgica, e, quanto mais cedo houver a correção, mais importante é essa redução. A anticoagulação, quando indicada, deve ser individualizada, porque muitos dos pacientes são cianóticos e têm risco elevado de sangramento. Apesar de os resultados de ablação por cateter serem piores nos pacientes com CC, essa opção terapêutica deve sempre ser considerada nas taquiarritmias de difícil controle. As arritmias ventriculares (TV e FV) com risco de morte súbita (MS) podem se desenvolver em pacientes com doença grave do miocárdio e fibrose extensa. Os pacientes que apresentam maior prevalência das arritmias ventriculares são os portadores de lesões obstrutivas esquerdas, transposição das grandes artérias (TGA) após correção atrial com falência do VD sistêmico, tetralogia de Fallot com disfunção grave do VD, síndrome de Eisenmenger e corações univentriculares com fisiologia de Fontan. MS é uma das três principais causas de mortalidade nos adultos com CC, junto com IC progressiva e mortalidade perioperatória; estima-se que até 20-25% das mortes desses pacientes sejam devidas a um evento súbito cardíaco. A avaliação diagnóstica e o tratamento são direcionados para o tipo de arritmia que o paciente apresenta, e devem ser programados em conjunto com o arritmologista. O tratamento medicamentoso tem potencial maior de provocar efeitos colaterais nessa população, especialmente acentuação de disfunção do nó sinusal. Estudos eletrofisiológicos, ablações de arritmias atriais e ventriculares e implantes de marca-passos devem ser realizados por profissionais com extensa experiência em CC.

ENDOCARDITE INFECCIOSA

Pacientes com CC apresentam risco aumentado para desenvolver endocardite infecciosa, condição associada com morbidade e mortalidade elevadas, apesar de avanços no tratamento com antimicrobianos e técnicas cirúrgicas. Os inúmeros *guidelines* disponíveis preconizam profilaxia com antibiótico para endocardite nas condições que apresentam maior risco de complicações. Essas condições são frequentemente encontradas em adolescentes e adultos com CC (Quadro 4).

QUADRO 4 Indicações para profilaxia da endocardite infecciosa
• Pacientes com história de endocardite prévia
• Pacientes com próteses valvares, biológicas ou mecânicas
• Até 6 meses pós-implante de material protético
• Pacientes com *shunt* intracardíaco residual no local ou adjacente a reparo prévio com material protético ou dispositivos
• Pacientes com cardiopatia cianótica não corrigida

HIPERTENSÃO PULMONAR

É definida como uma pressão média em artéria pulmonar $\geq$ 20 mmHg em repouso. Estima-se que esteja presente em cerca de 10% dos adultos com CC, e, nesse grupo, está principalmente relacionada à presença de fluxo significativamente aumentado para a artéria pulmonar, com consequente lesão endotelial arteriolar e remodelamento. Por englobar um grupo heterogêneo de doenças, os pacientes foram subdivididos em 5 grupos, conforme descrito no Quadro 5.

QUADRO 5 Classificação dos pacientes com HAP em associação com cardiopatias congênitas
• Síndrome de Eisenmenger
• HAP com persistência de *shunt* E-D
• HAP com defeitos pequenos/coincidentes
• HAP após fechamento do defeito
• Fontan com DVP

DVP: doença vascular pulmonar; HAP: hipertensão arterial pulmonar.

A síndrome de Eisenmenger é a forma mais grave e mais comum de hipertensão pulmonar nas CC; decorre da presença de grandes *shunts* da esquerda para a direita que provocam o desenvolvimento de hipertensão pulmo-

nar, com consequente inversão do *shunt* e aparecimento de cianose. A hipoxemia crônica provoca o aparecimento de eritrocitose, com consequentes alterações em todos os órgãos e sistemas. A apresentação clínica inclui (além de cianose) dispneia, fadiga, hemoptise, síncope e IC direita em estágios mais avançados. A intolerância ao esforço está presente desde cedo e resulta na adaptação crônica das "atividades normais" à intensidade mais baixa. Os pacientes portadores de síndrome de Down correspondem a cerca de 1/3 dos pacientes com síndrome de Eisenmenger; o defeito mais comum neles é o DSAVT, e eles desenvolvem doença vascular mais rapidamente que a população geral. O fechamento do defeito está contraindicado na síndrome de Eisenmenger e pode resultar em surgimento de IC direita e morte. Estudo recente demonstrou que pacientes não tratados têm sobrevida ruim em 10 anos (aproximadamente 30-40%); dois outros estudos já haviam demonstrado que melhora da classe funcional e redução dos níveis de BNP estão relacionados à melhora da sobrevida.

O tratamento da hipertensão pulmonar associada às CC sofreu grande evolução nos últimos anos, com o acompanhamento em centros especializados, a identificação dos principais fatores prognósticos (Quadro 6), me-

QUADRO 6 Fatores prognósticos na síndrome de Eisenmenger		
Fatores prognósticos	**Melhor prognóstico**	**Pior prognóstico**
Local do defeito	Pós-tricuspídeo	Pré-tricuspídeo
Tipo de cardiopatia	Simples	Complexa
Cianose	Leve (SO_2 em repouso 85-90%)	Moderada/grave (SO_2 em repouso < 85%)
Deficiência de ferro	Saturação de transferrina > 20%	Saturação de transferrina < 20%
Classe funcional NYHA	I, II	III, IV
Progressão da doença	Lenta	Rápida
Disfunção de VD	Não	Sim
Teste de caminhada de 6 minutos	> 300 m	< 300 m
BNP, PCR	< 48 pg/mL, PCR normal	> 103 pg/mL, PCR > 10 mg/L
Ecocardiograma	Tapse > 1,5, ausência de derrame pericárdico, área do AD < 25 cm²	Tapse < 1,5, presença de derrame pericárdico, área do AD > 25 cm²
Hemodinâmica	Índice cardíaco > 2,5	Índice cardíaco > 2,0

AD: átrio direito; BNP: peptídeo natriurético tipo B; NYHA: New York Heart Association; PCR: proteína C-reativa; SO_2: saturação de oxigênio.

CAPÍTULO 74 ■ ADOLESCENTE E ADULTO COM CARDIOPATIA CONGÊNITA **709**

lhor indicação dos fechamentos tardios dos defeitos (cirúrgicos ou percutâneos, em pacientes considerados com indicação "limítrofe" pelos parâmetros hemodinâmicos – PAPm e RVP) e o estabelecimento das terapias-alvo para HAP. Como esses pacientes têm risco aumentado de sangramento pulmonar (hemoptise), a anticoagulação não é consenso, mas deve ter sua indicação avaliada considerando riscos e benefícios individualmente, como a presença de trombose documentada ou arritmias (Quadro 7).

Terapias-alvo para hipertensão arterial pulmonar

Três classes de drogas direcionadas a três mecanismos fisiopatológicos principais têm sido utilizadas: antagonistas dos receptores da endotelina (ERA), inibidores da fosfodiesterase 5 (PDE-5i) e prostanoides. Os pacientes devem ser estratificados quanto ao prognóstico, e o tratamento deve ser iniciado com monoterapia em pacientes em classe funcional WHO III; na prática clínica, as drogas são associadas em sequência quando há piora dos sintomas. Medicações subcutâneas e intravenosas devem ser reservadas para pacientes refratários ao tratamento oral combinado. Demais aspectos do tratamento medicamentoso são descritos no Quadro 8.

INSUFICIÊNCIA CARDÍACA

O número crescente e o envelhecimento de adultos com CC têm levado a um substancial aumento da prevalência de insuficiência cardíaca em adultos com CC. A IC está associada a maior morbidade e mortalidade nestes pacientes. Eles apresentam ativação neuro-hormonal semelhante à da população de pacientes com IC devido a cardiopatias adquiridas. Os pacientes que apresentam o maior risco para IC são aqueles cujo ventrículo sistêmico não é o VE, como os portadores de TGA com cirurgias de *switch* atrial (Mustard ou Senning), os portadores de TC-CGA, os pós-correção de tetralogia de Fallot com insuficiência pulmonar e ainda pacientes submetidos a cirurgia com fisiologia de Fontan. Nesses pacientes, a intolerância ao esforço é um preditor de hospitalização e morte. Os *guidelines* de IC desenvolvidos para os pacientes com doença cardíaca adquirida podem ser usados nos pacientes com fisiologia biventricular e ventrículo esquerdo sistêmico, embora os adultos com CC não tenham sido incluídos nos *trials* que serviram de base para os *guidelines*. No entanto, para aqueles pacientes portadores de VD sistêmico ou ventrículo único, não há atualmente terapia baseada em evidência. A terapia com ressincronização cardíaca tem sido considerada para o tratamento de adul-

QUADRO 7 Manuseio da hipertensão pulmonar nos adultos com cardiopatias congênitas		
Síndrome de Eisenmenger (HAP com DVP grave)	**HAP com persistência de *shunt* E-D (HAP com variados graus de DVP)**	**HAP com defeito coincidente ou após fechamento do defeito (HAP com DVP)**
■ O fechamento do defeito está contraindicado ■ Investigar e tratar deficiência de ferro ■ Evitar hemodiluições ■ Avaliar anticoagulação (risco aumentado de sangramentos) ■ Tratamento direcionado para HAP (terapia combinada) ■ Transplante cardiopulmonar se piora em tratamento com doses máximas das drogas ■ Usar filtro de bolhas nas linhas venosas para evitar embolia paradoxal	■ Considerar fechamento do defeito quando RVP pouco elevada com grande *shunt* E-D, RVP < 2,3 UW e RVPi < 4 UW/m² ■ Fechamento contraindicado se RVP > 4,6 UW e RVPi > 8 UW/m² ■ Quando RVP entre 2,3-4,6 WU e RVPi entre 4-8 UW/m²: "zona cinzenta" ■ Tratar HAP e fechar o defeito pode ser feito em pacientes muito bem selecionados ■ Fechamento parcial do defeito também em pacientes selecionados (*patch* valvulado ou fenestrado) ■ Acompanhamento por toda a vida em centro especializado em cardiopatias congênitas em adultos	■ Fechamento do defeito está contraindicado ■ Considerar anticoagulação ■ Tratamento direcionado para HAP (terapia combinada) ■ Transplante cardiopulmonar se piora em tratamento com doses máximas das drogas
Para todos os subgrupos ■ Acompanhamento em centro terciário ■ Pacientes e suas famílias devem ser informados do elevado risco de uma gravidez (mortalidade de 1:3 a 1:4 e morbidade considerável). Oferecer contracepção segura ■ Orientar uma vida ativa e atividade física regular ■ Acompanhamento com teste de caminhada de 6 minutos ■ Orientar imunização contra gripe e pneumonia		

Fonte: adaptado de Brida M, Gatzoulis MA. Heart. 2018.
DVP: doença vascular pulmonar; HAP: hipertensão arterial pulmonar; RVP: resistência vascular pulmonar; RVPi: resistência vascular pulmonar indexada; UW: unidades Wood.

tos portadores de CC e IC, mas há ainda pouca evidência para definir indicações e desfechos. As recomendações para o tratamento medicamento da IC nos adultos com CC encontram-se resumidas no Quadro 9.

QUADRO 8 Tratamento medicamentoso dos pacientes com cardiopatias congênitas e HAP

Terapias-alvo para HAP nas cardiopatias congênitas	
Antagonistas dos receptores da endotelina (ERA) (primeira escolha): bosentana, ambrisentana, macitentana	• Iniciar monoterapia em pacientes com síndrome de Eisenmenger em classe funcional WHO III • Associação das outras classes de drogas em sequência, de acordo com a progressão dos sintomas
Inibidores da fosfodiesterase 5 (PDE-5i): sildenafila, tadalafila	• Iniciar mais precocemente nos pacientes com HAP após o fechamento do defeito (tratar como HAP idiopática) • Podem ser utilizados antes da cirurgia/cateterismo em pacientes com HAP, *shunt* E-D e sem cianose, candidatos ao fechamento do defeito
Prostanoides: iloprosta, epoprostenol, treprostinil, beraprosta e selexipag (menos evidências que as outras classes na síndrome de Eisenmenger)	• Não utilizar quando HAP pós-capilar (obstruções venosas pulmonares, lesões obstrutivas esquerdas) • Melhora de capacidade funcional e SO_2 com ERA e PDE-5i em pacientes univentriculares sintomáticos após Fontan
Outras drogas	
Digitais	• Podem ser utilizados em pacientes com sinais de IC direita
Diuréticos	• Podem ser utilizados em pacientes com sinais de IC direita e com muita cautela, em doses baixas nos muito cianóticos
Vasodilatadores (IECA, BRA, BCC)	• Pioram *shunt* D-E e não devem ser utilizados na síndrome de Eisenmenger • Podem ser utilizados quando há *shunt* E-D significativo (sobrecarga de volume/disfunção ventricular)
Ferro	• Uso em doses mais baixas que as habituais, para tratamento da deficiência de ferro
Anticoagulação	• Individualizar – risco de trombose (trombose documentada, arritmias) x risco de sangramentos (principalmente hemoptise)
Oxigênio	• Não há evidência de melhora de classe funcional ou sobrevida

Fonte: adaptado de Kaemmerer H et al., 2018

BCC: bloqueadores de canais de cálcio; BRA: bloqueadores dos receptores da aldosterona; HAP: hipertensão arterial pulmonar; IC: insuficiência cardíaca; IECA: inibidores da enzima conversora de angiotensina; SO_2: saturação de oxigênio.

QUADRO 9 Tratamento medicamentoso para insuficiência cardíaca relacionada à disfunção intrínseca do miocárdio

IC sistólica		
Ventrículo sistêmico		
VE morfológico (FE < 40%)	Assintomático ou sintomático	BSRAA, betabloqueadores, espironolactona, diuréticos (de alça e tiazídico), digoxina
VD morfológico (FE < 40%)	• Assintomático • Sintomático	• Nenhum tratamento medicamentoso • BSRAA, betabloqueadores, espironolactona, diuréticos (de alça e tiazídico), digoxina
Ventrículo subpulmonar		
VE ou VD morfológico (FE < 40%)	• Assintomático • Sintomático	• Nenhum tratamento medicamentoso • Diuréticos (de alça e tiazídico), espironolactona, vasodilatador pulmonar (HAP)
Ventrículo único		
Fisiologia de Fontan (FE < 40%) Ventrículo esquerdo morfológico	Assintomático	BSRAA, betabloqueadores, espironolactona, digoxina
VD morfológico VE ou VD morfológico	• Assintomático • Sintomático	• Nenhum tratamento medicamentoso • BSRAA, betabloqueadores, espironolactona, diuréticos (de alça e tiazídico), digoxina
Shunt D-E persistente	• Assintomático • Sintomático	• Nenhum tratamento medicamentoso • Diuréticos (de alça e tiazídico), vasodilatador arterial
IC com FE preservada		
	• Assintomático • Sintomático	• Nenhum tratamento medicamentoso • Diuréticos (de alça e tiazídico), betabloqueadores, BCC

BCC: bloqueadores dos canais de cálcio; BSRAA: bloqueador do sistema renina-angiotensina-aldosterona; FE: fração de ejeção; HAP: hipertensão arterial pulmonar; IC: insuficiência cardíaca; VD: ventrículo direito; VE: ventrículo esquerdo.

TRANSPLANTE

O transplante de coração é uma alternativa para o tratamento de falência ventricular intratável nos adultos portadores de CC. Transplante de pulmão com correção do defeito cardíaco ou transplante coração-pulmão são opções finais para o tratamento de pacientes com síndrome de Eisenmenger.

MORTALIDADE

A principal causa de morte nos portadores de CC cianótica é a arritmia, seguida de IC. Nos adultos com CC acianótica, a principal causa de morte até 1990 era a arritmia e, após essa data, o infarto agudo do miocárdio (IAM), evidenciando a maior sobrevida e o impacto das cardiopatias adquiridas.

CARDIOPATIAS ESPECÍFICAS

A seguir, serão abordadas de forma sucinta algumas CC e suas complicações mais frequentes na população adulta, em nossa experiência.

Cardiopatias com *shunt* E-D

A comunicação interatrial (CIA) pode frequentemente evoluir assintomática e sem diagnóstico até a idade adulta, embora a maioria desenvolva sintomas após a quarta década: dispneia de esforço, queda da capacidade funcional, palpitações decorrentes de arritmias supraventriculares e, menos frequentemente, IC direita. A pressão na AP tende a aumentar com a idade, mas doença vascular pulmonar grave é rara (< 5%), e provavelmente está associada à predisposição genética. O cateterismo cardíaco é necessário nos casos de HAP para avaliar pressões em AP e RVP e para coronariografia, quando indicada. Fechamento cirúrgico da CIA tem baixa morbidade e mortalidade e excelente evolução quando realizado na infância e adolescência, em pacientes sem HAP e/ou comorbidades. Em pacientes mais velhos e com comorbidades, a mortalidade é mais elevada. A oclusão percutânea da CIA *ostium secundum* (OS) tem sido o tratamento de primeira escolha quando factível do ponto de vista anatômico, o que ocorre em aproximadamente 80% dos casos. Complicações sérias ocorrem em < 1% dos pacientes. O fechamento da CIA após os 40 anos parece não modificar o surgimento de arritmias na evolução tardia. No entanto, há melhora dos sintomas (dispneia, capacidade funcional, IC direita), particularmente quando a oclusão é realizada por cateterismo intervencionista. A oclusão da CIA OS e a correção cirúrgica dos outros tipos de CIA (*ostium primum*, seio venoso, seio coronariano) está indicada nos pacientes sintomáticos e acianóticos,

com Qp:Qs > 1,5:1, pressão sistólica em artéria pulmonar (PSAP) < 50% da pressão sistólica sistêmica e RVP < 1/3 da resistência vascular sistêmica. Nos pacientes com idade avançada que não são candidatos para fechamento percutâneo, deve-se pesar os riscos referentes às comorbidades em relação aos benefícios da cirurgia. As comunicações interventriculares, os canais arteriais patentes e os defeitos do septo atrioventricular são menos comumente diagnosticados na vida adulta que as CIA. Na presença de repercussão hemodinâmica, esses defeitos devem ser corrigidos; se houver hipertensão pulmonar, um cateterismo para determinar a RVP deve ser realizado, e a cirurgia está contraindicada quando hiper-resistência vascular pulmonar for encontrada. O tratamento de escolha para a correção de canal arterial patente em adultos é o fechamento percutâneo, sempre que tecnicamente possível.

Lesões obstrutivas esquerdas

Podem ocorrer no nível valvar, subvalvar e supravalvar, além da coarctação da aorta. O local mais comum de obstrução é em nível valvar (75%), sendo a valva aórtica bicúspide a causa mais frequente. Os pacientes podem chegar à idade adulta já operados ou não, dependendo da gravidade da obstrução. Valvoplastia por cateter-balão pode ser indicada em pacientes com valvas não calcificadas, com anel de bom tamanho e estenose aórtica grave. Nos que apresentam calcificação valvar, o tratamento de escolha é a cirurgia, com várias opções de próteses (biológica, mecânica, homoenxerto e autoenxerto – cirurgia de Ross).

A estenose supravalvar corresponde a < 7% de todas as formas de lesões obstrutivas da VSVE. Pode se apresentar de várias formas anatômicas, sendo a forma em ampulheta a mais frequente. Pode ocorrer como parte da síndrome de Williams-Beuren e estar associada à hipoplasia difusa da aorta, estenose dos vasos da base e das artérias pulmonares. Cirurgia é o tratamento de escolha, e os pacientes em geral são operados na infância. Acompanhamento para o resto da vida é necessário, pois pode haver reestenose. A estenose subaórtica pode ocorrer como lesão isolada ou associada a CIV, DSAV e síndrome de Shone. A prevalência é de 6,5% nos adultos com CC. O tratamento cirúrgico consiste em ressecção da membrana ou do diafragma ou crista fibrosa. Se houver IAO significativa associada, a valva aórtica deve ser abordada. Coarctação da aorta com obstrução significativa se apresenta na infância, quando os pacientes devem ser operados, porém as formas leves podem se manifestar na adolescência ou na idade adulta, com sintomas como cefaleia, epistaxe, tonturas, dispneia, claudicação, fadiga nas pernas aos esforços e pés frios. Algumas complicações, como IC, hemorragia cerebral e dissecção da aorta, podem ocorrer. A CoAo pode estar associada a vários defeitos, sendo a VAO bicúspide o mais frequente (até 85%), podendo nos adultos ocorrer degeneração valvar com estenose ou insuficiência associados. O tratamento de escolha nos adultos com coarctação nativa ou recoarctação e anatomia favorável é dilatação com implante de *stent*. A cirurgia na recoarctação tem risco aumentado, e a interposição de um tubo entre aorta ascendente e aorta descendente pode ser a melhor opção nos casos mais difíceis.

Lesões obstrutivas direitas

Podem ocorrer no nível valvar, subvalvar ou supravalvar, e a apresentação clínica depende do grau de estenose. Os pacientes com obstruções leves e moderadas podem permanecer assintomáticos, embora algumas obstruções sejam progressivas. A lesão valvar é a mais frequente (80-90%) e em geral ocorre de forma isolada; pode fazer parte da síndrome de Noonan, e nesses casos a valva é displásica. As lesões subvalvares ocorrem com outros defeitos, sendo o mais comum a CIV, e as obstruções supravalvares podem ocorrer em vários níveis da árvore pulmonar. O cateterismo intervencionista é o tratamento recomendado para a estenose pulmonar valvar quando a valva não é displásica, assim como a dilatação com implante de *stent* para as estenoses periféricas de AP. A cirurgia é a opção terapêutica para as outras obstruções e para os pacientes com defeitos associados que requerem reparo cirúrgico.

Anomalia de Ebstein

Corresponde a 1% das CC, ocorrendo em cerca de 0,005% dos nascidos vivos. É uma má formação da valva tricúspide e do VD, e compreende um amplo espectro de anormalidades. O grau de comprometimento da valva tricúspide, a função do VD e a do ventrículo sistêmico, a presença e a gravidade das lesões associadas (CIA, CIV, EP) e a presença de arritmias vão determinar sua apresentação, que pode variar desde sintomas muito leves a pacientes com cianose ou IC graves. Os sintomas mais comuns, de maneira geral, são palpitações, intolerância aos esforços, sintomas de IC e cianose. Pré-excitação e arritmias são frequentes. O tratamento deve ser baseado nos sintomas: as arritmias podem ser tratadas clinicamente ou por intervenções eletrofisiológicas, quando possível; anticoagulação está indicada na presença de embolia paradoxal ou FA. A cirurgia está indicada na presença de regurgitação tricúspide pelo menos moderada e sintomas, e se houver dilatação ou disfunção progressiva do VD, mesmo na ausência de sintomas. A cirurgia atualmente é recomendada antes que apareçam sintomas de IC ou disfunção sistólica do VD. A plastia tricúspide é o método de escolha, sendo a técnica do cone a mais utilizada na atualidade, mas pode ser necessária troca valvar. CIA ou forame oval devem ser corrigidos quando presentes. Anastomose cavopulmonar bidirecional (cirurgia de Glenn) é mais comum em crianças, mas pode ser realizada durante o reparo da anomalia de Ebstein em adolescentes ou adultos se o VD for muito dilatado ou se tiver disfunção sistólica significativa. O transplante cardíaco está indicado na presença de disfunção biventricular importante.

Coração univentricular

Pacientes com fisiologia univentricular submetidos a cirurgias paliativas estagiadas resultando na cirurgia de Fontan formam um grupo muito heterogêneo. Atualmente a anastomose cavopulmonar total com um conduto intra ou preferencialmente extracardíaco entre a VCI e AP associado à anastomose da VCS e APD (Glenn bidirecional) tem substituído a anastomose atriopulmonar. Esses pacientes necessitam de avaliações pelo menos anuais, incluindo exames de imagem (ecocardiograma, ressonância magnética) e exames laboratoriais (com função renal e hepática). Eventualmente o estudo hemodinâmico será necessário na vigência de complicações. As complicações nesses pacientes são frequentes e incluem: cianose, arritmias, IC, regurgitação da valva AV, trombose, insuficiência venosa, doença pulmonar, enteropatia perdedora de proteínas, doença hepática (disfunção, cirrose) e doença renal. Taquiarritmias atriais são muito frequentes (ocorrem em até 60% dos pacientes) em decorrência de intervenções cirúrgicas com incisões e suturas nos átrios. Esses pacientes apresentam um risco aumentado para eventos tromboembólicos, com prevalência de 3-19%. Na presença de trombo atrial, arritmia supraventricular e eventos tromboembólicos, anticoagulação é recomendada. Cirurgia para conversão do Fontan atriopulmonar para um tubo extracardíaco deve ser considerada em alguns pacientes com arritmias refratárias, obstrução do Fontan ou muito baixa tolerância ao esforço em razão de fluxo anormal no Fontan. Pacientes com fisiologia de Fontan apresentam discreta dessaturação sistêmica (SatO$_2$ entre 90-95%), assim como débito cardíaco reduzido e pressão venosa sistêmica elevada. Nos últimos anos, as terapias-alvo para HAP têm sido usadas nos pacientes com baixa tolerância aos esforços. Enteropatia perdedora de proteínas é rara, mas é uma complicação importante e está associada a edema periférico, ascite e derrame pleural. A fisiopatologia não é bem compreendida; os tratamentos disponíveis têm eficácia limitada. Devem ser excluídas e tratadas as causas mecânicas de pressão venosa central elevada. O tratamento medicamentoso tem eficácia limitada. Essa condição está associada a prognóstico limitado (sobrevida em 5 anos < 50%), e o transplante cardíaco é uma alternativa e pode ser curativo.

Tetralogia de Fallot

Trata-se da CC cianótica mais comum depois do primeiro ano de vida, com incidência de quase 10% das CC. A apresentação clínica é precoce em decorrência de sopro cardíaco e cianose progressiva, e o reparo cirúrgico no primeiro ano de vida é a conduta atualmente mais adotada. A sobrevida tardia tem evoluído, mas depende da anatomia prévia e da idade em que foi realizada a cirurgia. As complicações mais comuns em adolescentes e adultos operados são: insuficiência pulmonar (IP), obstrução residual na VSVD, CIV residual, dilatação e disfunção do VD, insuficiência tricúspide, arritmias, dilatação da raiz da aorta com IAO e disfunção do VE. A IP é a sequela mais comum, e é mais precoce quando usado *patch* transanular; é bem tolerada no início, mas eventualmente leva à dilatação e a disfunção do VD, e é a causa mais frequente de reoperação na tetralogia de Fallot. A presença de sintomas, arritmias, dilatação progressiva do VD e BRD com aumento progressivo do QRS é indicador de reoperação. Apesar de inúmeros estudos e publicações, decidir o momento ideal para a substituição da valva pulmonar ainda é um desafio. Muitos estudos se baseiam no volume do VD (volume diastólico final indexado ≥ 160 mL/m^2 e volume sistólico final indexado ≥ 80 mL/m^2) para indicar substituição cirúrgica (prótese biológica ou homoenxerto) ou percutânea da valva pulmonar em casos selecionados. Obstruções residuais na VSVD podem ocorrer em qualquer nível: no infundíbulo, na valva, tronco e ramos pulmonares, e dependendo da localização, podem ser tratados com dilatação e implante de *stents*. A CIV pode ocorrer por deiscência do *patch* ou uma CIV muscular não diagnosticada previamente, com consequente sobrecarga de volume do VE. Arritmias devem ser diagnosticadas e tratadas com drogas ou ablação. O cardioversor-desfibrilador implantável é um recurso para prevenção secundária de morte súbita e pode ser usado na prevenção primária em pacientes com múltiplos fatores de risco.

Transposição congenitamente corrigida das grandes artérias (TCCGA)

Cardiopatia rara (< 1% das CC), consiste em discordância atrioventricular e ventrículo-arterial. Lesões associadas são comuns (80-90%), incluindo CIV (70%) e EP (40%). A valva tricúspide sistêmica é comumente anormal. Há também alterações na condução elétrica do coração decorrente de má posição do nó AV e do feixe

O QUE AS DIRETRIZES RECOMENDAM

- Baumgartner H, Bonhoeffer P, De Groot NM, de Haan F, Deanfield JE, Galie N, et al.; ESC Committee for Practice Guidelines (CPG), Vahanian A, Auricchio A, Bax J, Ceconi C, Dean V, Filippatos G, et al. ESC Guidelines for the management of grown-up congenital heart disease (new version 2010): The task force on the management of grown-up congenital heart disease of the European Society of Cardiology (ESC). Eur Heart J. 2010 Aug 27.
- Baumgartner H, De Backer J, Babu-Narayan SV, Budts W, Chessa M, Diller GP, et al.; ESC Scientific Document Group. 2020 ESC Guidelines for the management of adult congenital heart disease. Eur Heart J. 2020 Aug 29:ehaa554.
- Dickstein K, Cohen-Solal A, Filippatos G, McMurray JJ, Ponikowski P, Poole-Wilson PA, et al. ESC Guidelines for the diagnosis and treatment of acute and chronic heart failure 2008: The task force for the diagnosis and treatment of acute and chronic heart failure 2008 of the European Society of Cardiology. Eur Heart J. 2008;29:2388-42.
- Hirth A, Reybrouck T, Bjarnason-Wehrens B, Lawrenz W, Hoffmann A. Recommendations for participation in competitive and leisure sports in patients with congenital heart disease: a consensus document. Eur J Cardiovasc Prev Rehabil. 2006;13:293-9.
- Kaemmerer H, Apitz C, Brockmeier K, Eicken A, Gorenflo M, Hager A, et al. Pulmonary hypertension in adults with congenital heart disease: updated recommendations from the Cologne Consensus Conference 2018. International Journal of Cardiology. 2018;272:79-88.
- Kilner PJ, Geva T, Kaemmerer H, Trindade PT, Schwitter J, Webb GD. Recommendations for cardiovascular magnetic resonance in adults with congenital heart disease from the respective working groups of the European Society of Cardiology. Eur Heart J. 2010;31:794-805.
- Nishimura RA, Otto CM, Bonow RO, et al. 2014 AHA/ACC Guideline for the management of patients with valvular heart disease: a report of the American College of Cardiology/American Heart Association Task Force on Practice Guidelines. Circulation. 2014;129:e521-643.
- Stout KK, Daniels CJ, Aboulhosn JA, Bozkurt B, Broberg CS, Colman JM, et al. F. 2018 AHA/ACC Guideline for the management of adults with congenital heart disease: a report of the American College of Cardiology/American Heart Association Task Force on Clinical Practice Guidelines. Circulation. 2019;139:e698-e800.
- Warnes CA, Williams RG, Bashore TM, Child JS, Connolly HM, Dearani JA, et al. ACC/AHA 2008 Guidelines for the management of adults with congenital heart disease. Circulation. 2008;118:2395-451.

de His. Pacientes com TCCGA isolada podem ser assintomáticos até a idade adulta, quando se apresentam com dispneia ou baixa tolerância aos esforços por falência do VD sistêmico ou insuficiência da valva AV sistêmica. Há tendência progressiva ao desenvolvimento de alterações da condução AV, que é mais frequente após correção de CIV ou substituição da valva AV sistêmica (tricúspide). O ecocardiograma é o exame de escolha para o diagnóstico inicial, pois demonstra a dupla discordância AV e VA e os defeitos associados, sobretudo o grau de regurgitação da valva AV sistêmica, porém a RNM está indicada para quantificar volume, massa e função ventricular. Avaliação com Holter e estudo eletrofisiológico pode ser necessária. A regurgitação da valva sistêmica é em geral a principal causa de cirurgia nos pacientes adolescentes e adultos, que deve ser realizada antes da falência do ventrículo sistêmico. A plastia não tem bom resultado porque a valva é morfologicamente malformada. Observa-se que obstrução na via de saída do ventrículo subpulmonar melhora a regurgitação da valva AV sistêmica, por promover um desvio no septo IV em direção ao ventrículo sistêmico.

SUGESTÕES DE LEITURA

1. Amaral FT, Manso PH, Schmidt A, Sgarbieri RN, Vicente WV, Carbone Junior C. Somerville recommendations for starting a grown up congenital heart disease (GUCH) unit. J Rev Bras Cir Cardiovasc. 2015;30:373-9.
2. Budts W, Roos-Hesselink J, Rädle-Hurst T, Eicken A, McDonagh TA, Lambrinou E, et al. Treatment of heart failure in adult congenital heart disease: a position paper of the Working Group of Grown-Up Congenital Heart Disease and the Heart Failure Association of the European Society of Cardiology. Eur Heart J. 2016;37(18):1419-27.
3. Care of the adult with congenital heart disease. Presented at the 32nd Bethesda Conference, Bethesda, Maryland, October 2-3, 2000. J Am Coll Cardiol. 2001;37:1161-98.
4. Marelli AJ, Ionescu-Ittu R, Mackie AS. Lifetime prevalence of congenital heart disease 2000-2010. Circulation. 2014;130:749-56.
5. Warnes CA. The adult with congenital heart disease: born to be bad? J Am Coll Cardiol. 2005;46:1-8.
6. Williams RG, Child JS, Kuehl KS, Myerson M, Sahn DJ, Webb CL. Report of the national heart, lung and blood institute working group on research in adult congenital heart disease. J Am Coll Cardiol. 2006;47:701-7.

NOTA DOS EDITORES

Este capítulo possui referências bibliográficas adicionais, recomendadas pelos autores, na plataforma digital complementar do livro. Por motivos de compactação, somente algumas delas estão aqui contempladas.
Utilize o QR code abaixo para ter acesso a esse conteúdo:

SEÇÃO XII

CARDIOPATIA E GRAVIDEZ

75
Alterações hemodinâmicas no período gestacional

Regina Coeli Marques de Carvalho

DESTAQUES

- As principais alterações sistêmicas na gravidez incluem o aumento do volume plasmático e a redução da resistência vascular sistêmica.
- O débito cardíaco, a frequência cardíaca (FC), aumenta ao longo do período gestacional.
- O sistema renina-angiotensina (SRA) é o principal responsável pela expansão do volume plasmático na gravidez.
- O coração sofre alterações estruturais com uma hipertrofia excêntrica reversível.
- Os níveis pressóricos durante o período gestacional apresentam variações, de acordo com a idade gestacional e as características físicas e étnicas maternas, como idade, índice de massa corpórea e origem racial.
- A monitorização ambulatorial da pressão arterial (MAPA) é um método útil para a identificação de hipertensão do avental branco.
- A função pulmonar, o padrão ventilatório e as trocas gasosas são alterados na gestação.
- As alterações hemodinâmicas no parto merecem atenção nas gestantes cardiopatas.

INTRODUÇÃO

As alterações fisiológicas ocorrem na gravidez para suprir a demanda metabólica do feto em desenvolvimento e preparar a mãe para o trabalho de parto e parto.

Algumas dessas mudanças influenciam os valores bioquímicos normais, enquanto outras podem simular sintomas de doenças cardiovasculares.

É importante diferenciar alterações fisiológicas normais e patologia da doença. Este capítulo destaca as importantes mudanças que ocorrem durante a gravidez normal.

O período gestacional é um estado progressivo de profundas alterações hemodinâmicas no organismo materno, desde o momento da concepção até o puerpério. As principais adaptações são a vasodilatação primária sistêmica e a expansibilidade do volume plasmático. Hemodinamicamente, instala-se um estado hiperdinâmico com a participação de vários sistemas reguladores sistêmicos, como o SRA, os sistemas neuro-humorais, a liberação de substâncias vasodilatadoras e a atenuação de vasoconstritores endógenos (Tabela 1).

O conhecimento das mudanças fisiológicas que ocorrem na gestação é essencial para o manejo de gestantes com cardiopatias, portadoras de hipertensão crônica e na predição de risco para o desenvolvimento de doenças específicas da gestação como a pré-eclâmpsia.

TABELA 1 Alterações hemodinâmicas durante a gestação, o parto e o puerpério			
Variáveis	Gestação	Parto	Pós-parto
Débito cardíaco	↑ 30-50%	↑ 50%	↑ 60-80% nos 15-20 minutos pós-parto
Volume sanguíneo	↑ 30-50%	Adicional de 300-500 mL em cada contração uterina	Diminui aos valores basais
Frequência cardíaca	↑ 15-20 bat/min	O aumento depende do estresse e da dor	Diminui aos valores basais
Pressão arterial	↓ 5-10 mmHg na metade da gestação	O aumento depende do estresse e da dor	Diminui aos valores basais
Resistência vascular sistêmica (dyn.cm.s^{-5})	Diminui	Aumenta	Diminui aos valores basais
Consumo de oxigênio	↑ 20%	Aumenta no parto e no período de dequitação, ou delivramento, da placenta	Diminui aos valores basais
Massa de células eritrocitárias	↑ 15-20%		Diminui aos valores basais

A PLACENTA E A CIRCULAÇÃO UTEROPLACENTÁRIA

A placenta possui dois sistemas circulatórios: a circulação sanguínea materno-placentária e a feto-placentária. A termo, o fluxo sanguíneo materno para a placenta é de aproximadamente 600-700 mL/minuto. O sangue materno atravessa o espaço interviloso placentário e retorna à circulação sistêmica materna pelas veias uterinas. O fluxo sanguíneo materno-placentário é impulsionado pela pressão arterial materna devido à natureza única dos vasos uteroplacentários, que são de baixa resistência (Figura 1).

A placenta é formada a partir da implantação do blastocisto no endométrio materno. As células do endométrio sofrem apoptose e se transformam em células deciduais, fenômeno denominado reação decidual. Na 2ª semana de gestação, as células deciduais sofrem novas degenerações, gerando espaços ou lacunas, que são invadidas pelas células do citotrofoblasto, e as transformando nas primeiras vilosidades que irão formar a estrutura primária da circu-

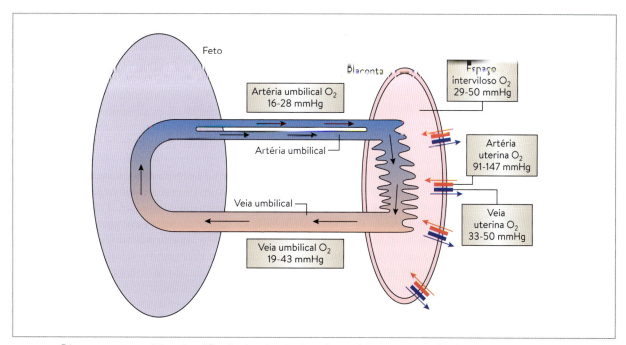

FIGURA 1 Diagrama esquemático simplificado das circulações placentárias materna e fetal.

Fonte: Nye GA, Ingram E, Johnstone ED, et al. Human placental oxygenation in late gestation: experimental and theoretical approaches. J Physiol. 2018;596(23):5523-34.

lação uteroplacentária. Na 14ª e 16ª semanas gestacionais ocorre a segunda onda de migração trofoblástica, com a remodelação das artérias espirais uterinas, transformando-as em vasos da circulação uteroplacentária, em um sistema vascular de baixa resistência e com alto fluxo, com aumento de 10 vezes o seu diâmetro luminal, passando de 20-50 mL/min para 450-800 mL/min em gestações com feto único.

SISTEMA RENINA-ANGIOTENSINA

O SRA é o principal responsável pela expansão do volume plasmático na gravidez. A ativação do SRA ocorre entre a 6ª e a 8ª semanas de gestação e aumenta progressivamente, até a 28ª ou 30ª semana, quando atinge valores de 3-7 vezes maiores que aos níveis séricos, prévios à gestação. O aumento da atividade do SRA decorre do aumento da produção de estrógeno pela placenta, que estimula a síntese hepática materna de angiotensinogênio (ANG) e, consequentemente, da angiotensina II (AII).

Na gravidez, todos os fatores do sistema renina-angiotensina estão aumentados, excluindo a enzima conversora de angiotensina (ECA). Em gestações saudáveis, apesar dos níveis elevados de ANG II, existe uma refratariedade do efeito vasopressores pela ação da progesterona e das prostaciclinas. A enzima conversora da angiotensina 2 (ECA2) é a principal via de clivagem da ANG II em ANG (1-7), um vasodilatador do SRA que é expresso precocemente, e em grande quantidade, pelas células do sinciciotrofoblasto. Os níveis de ANG (1-7) aumentam em mais de 10 vezes, tanto no soro como na urina de gestantes, em comparação com mulheres não grávidas. A ANG (1-7) atua no receptor acoplado à proteína GMas, que induz a vasodilatação sistêmica e regional, diurese e natriurese. O eixo ANG (1-7)/Mas atua como importante contrarregulador do SRA, por seu poder de vasodilatação, potencializando a ação da bradicinina, a liberação de óxido nítrico (NO) pela ativação da NO sintase endotelial (eNOS), induz diminuição da noradrenalina pré-sináptica (NE) e facilita o barorreflexo.

SISTEMA NERVOSO AUTÔNOMO

O sistema nervoso autônomo (SNA) exerce importante papel na adaptação do sistema cardiovascular na gravidez. A gestação é caracterizada por um aumento progressivo da ativação do sistema nervoso simpático (SNS), que começa nas primeiras 6 semanas de gestação, permanece elevada no 2º e no 3º trimestres e retorna aos níveis basais após 6 semanas do parto. Em gestações saudáveis, o SNS aumenta significativamente, 50-150% dos níveis pré-gravídicos. Os mecanismos exatos subjacentes a essas

alterações na modulação cardiovascular autonômica na gravidez ainda não são totalmente esclarecidos.

O barorreflexo é um importante mecanismo de regulação da pressão arterial. Na gestação, a sensibilidade do barorreflexo (SBR) é significativamente atenuada na gestação, principalmente no 3º trimestre. A função aferente dos barorreceptores no seio carotídeo e no arco aórtico está preservada, portanto e a diminuição da SBR se deve a mecanismos no SNC, mais especificamente no núcleo do trato solitário (NTS), considerado o local primordial da modulação barorreflexa no SNC. A diminuição da SBR na gestação se deve à ação de vários mecanismos hormonais: a elevação da 3-alfa-hidroxi-di-hidroprogesterona (3-alfa-OH-DHP), que parece potencializar a inibição dos receptores GABA (ácido gama-aminobutírico) no RVLM e a diminuição da ação da insulina no SNC. Outros hormônios maternos podem modular a função barorreflexa através de uma variedade de mecanismos cerebrais como a ANG II. Esta pode atuar nos receptores dos vasos sanguíneos cerebrais produzindo o NO, via óxido nítrico sintetase endotelial (eNOS) e a liberação de ácido gama-aminobutírico (GABA), que reduz a resposta barorreflexa. A avaliação da SBR é uma ferramenta bem estabelecida para a avaliação do controle autonômico do sistema cardiovascular. O índice da sensibilidade do barorreflexo é significativamente atenuado na gestação.

ALTERAÇÕES HEMODINÂMICAS NA GESTAÇÃO

As principais mudanças hemodinâmicas na gestação são a expansibilidade do volume plasmático e a diminuição da resistência vascular sistêmica (RVS). Secundariamente, aumenta a pré-carga, o débito cardíaco e a taxa de filtração glomerular (Figura 2).

A queda da RVS decorre de uma ação coordenada de vários sistemas vasodilatadores sistêmicos, como o sistema calicreína-cinina, e os vasodilatadores do SRA, da liberação endotelial de NO, das prostaciclinas e a ação hormonal da progesterona, do estrógeno e da relaxina. produzidos pelo corpo lúteo (CL), sob a estimulação da gonadotrofina coriônica humana (HCG). A vasodilatação sistêmica atinge seu limiar máximo no 2º trimestre, com queda da RVS de 35-40% em relação aos níveis pré-gravídicos, permitindo acomodar a sobrecarga do volume plasmático e manter a pressão arterial materna e o fluxo sanguíneo na unidade uteroplacentária. No 3º trimestre da gestação, com a senescência placentária e a obliteração de partes da circulação placentária, a resistência vascular sistêmica aumenta, permanecendo assim até o final da gestação. Simultaneamente, há um aumento no estresse de cisalhamento no endotélio arterial, o que evoca a liberação de NO, contribuindo para a redução da RVS. A plasticidade vascular materna durante a gestação ocorre por adaptações das células endoteliais

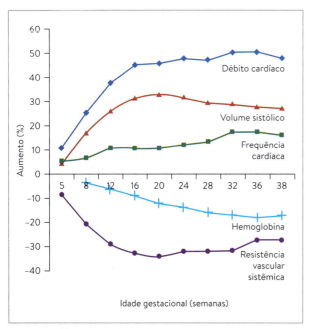

FIGURA 2 Alterações hemodinâmicas na gestação.

(CE) e das células musculares lisas vasculares (VSMC) nos vasos periféricos que facilitam a acomodação da expansão do volume plasmático e o aumento do débito cardíaco. A regulação positiva do NO na gestação contribui para a diminuição da responsividade aos vasoconstritores à ANG II, cujos níveis circulantes aumentam significativamente durante a gravidez. O aumento da vasodilatação endotélio-dependente na gestação também é devido ao aumento da produção de PGI2 e do sulfeto de hidrogênio (H2S) via regulação positiva da cistationina-betassintase nas artérias uterinas e também é um importante vasodilatador endógeno, na gestação.

O volume plasmático começa a aumentar no início da 6ª semana de gestação, com aumento de 10-15% acima do seu valor pré-gestacional, e, na 32ª semana de gestação, atinge o incremento de 30-50%, ou seja, um aumento do volume extracelular de 6-7 L e retenção de 500-900 mmol extra de sódio. O aumento do volume plasmático resulta da retenção renal acumulativa de sódio, com uma taxa de aproximadamente 2-6 mmol Na + por dia, resultando em aumento do sódio corporal total em torno de 1.000 mEq/dia. A progesterona, que é competidora da aldosterona com os receptores mineralocorticoides, excreta o excesso de sódio reabsorvido. A água sofre reabsorção passiva, acompanhando o Na+, de modo que a expansão do volume extracelular não altera a osmolaridade plasmática. A osmolalidade plasmática cai logo após a 5ª semana de gestação e atinge um nadir na 10ª semana.

O aumento do volume plasmático contribui para a redução da hemoglobina e do hematócrito da gravidez e da albumina por hemodiluição. A "anemia fisiológica relacionada à gravidez" ocorre apesar do aumento da massa eritrocitária de 20-30% pela hiperplasia medular eritroide. A complacência venosa e o diâmetro da veia cava inferior aumentam em 30 e até 70%, respectivamente, em relação aos valores pré-gestacionais, possibilitando a acomodação do aumento do volume plasmático.

A resistência vascular pulmonar, como a RVS, diminui significativamente na gravidez normal. Embora não haja aumento na pressão capilar pulmonar, a pressão coloidosmótica é reduzida em 10-15%, e o gradiente de pressão coloidosmótica/pressão capilar pulmonar é reduzido em cerca de 30%, tornando as gestantes particularmente suscetíveis ao edema pulmonar.

A diminuição da resistência vascular renal é associada ao aumento do fluxo sanguíneo renal e da taxa de filtração glomerular.

DÉBITO CARDÍACO E CORAÇÃO NA GESTAÇÃO

O débito cardíaco, definido como o produto do volume sistólico (VS) pela FC, aumenta progressivamente durante a gestação. O aumento da FC é detectável a partir da 5ª semana de gestação, e o aumento do VS ocorre um pouco mais tarde, na 8ª semana. No 2º e 3º trimestres, a FC, aumentada em 15-20 batimentos/min, torna-se a principal causa do aumento do DC. A FC aumenta de 10-15 bpm, o que se traduz em 14 mil a 21 mil batimentos extras por dia. Os aumentos no VS são causados pelo aumento do retorno venoso secundário à expansão do volume plasmático. Na 24ª semana de gestação, o DC pode chegar a aumentar 45% (p. ex., 5-7 L/min), em uma gestação com feto único e nas gestações um acréscimo aproximado de mais 15%. Na 35ª semana de gestação, o DC diminui devido a uma queda na RVS (Figura 3).

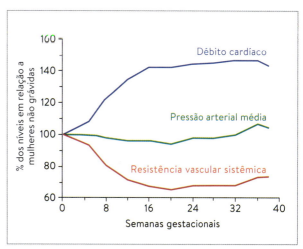

FIGURA 3 O período gestacional é marcado pelo aumento do débito cardíaco, a redução da resistência vascular sistêmica e um modesto declínio da pressão arterial média.

As alterações estruturais do coração na gestação ou a remodelação cardíaca caracterizam-se por uma hipertrofia excêntrica reversível. O fenômeno se inicia no 2º trimestre, na 14ª a 27ª semana de gestação, e atinge o máximo de modificações estruturais no 3º trimestre (28ª semana), permanecendo assim até o parto. O ecocardiograma transtorácico (ETT) é a técnica mais segura e não invasiva para avaliar a estrutura e a função cardíaca durante o período gestacional. A avaliação sequencial a cada trimestre gestacional permite avaliar a resposta adaptativa funcional do coração, principalmente nas gestantes com doenças cardíacas preexistentes ou em gestantes que venham apresentar sintomas cardiovasculares durante o período gestacional e no puerpério (Quadro 1).

A hipertrofia excêntrica do ventrículo esquerdo (VE) apresenta progressivamente, uma dilatação esférica ao longo do eixo curto, com aumento da globularidade do VE, diminuição no encurtamento longitudinal e aumento da parede posterior e da espessura septal de VE. Outras alterações estruturais cardíacas são o aumento do tamanho anular da mitral e da tricúspide, podendo apresentar regurgitação valvar leve da mitral, tricúspide e pulmonar. A função da câmara sistólica radial do VE, expressa pela fração de ejeção (FE), demonstra, na maioria dos trabalhos com ecocardiograma bidimensional (2D), que a FE permanece inalterada durante toda a gravidez. No ecocardiograma em 3D (eco-3D) *speckle tracking*, pode ser demonstrado que há uma redução sutil na deformação do miocárdio, com a modesta diminuição da FE de VE no final da gravidez.

No final da gestação, o volume diastólico final de VE aumenta em 5-10%. A massa do VE aumenta em média 40% e a espessura relativa da parede de VE em 28%, não havendo modificações nas pressões de enchimento (Quadro 1). A medição da velocidade do fluxo transmitral, pelo Doppler pulsátil, apresenta as ondas E e A, com maiores amplitudes do que em mulheres não grávidas. O aumento da onda E, a velocidade diastólica precoce e a onda A, fase de contração atrial ou velocidade sistólica atrial, estão correlacionadas com o aumento do volume plasmático (pré-carga). No entanto, a relação E/A é diminuída ao longo da gestação, pelo aumento da contração atrial por maior pressão de enchimento no átrio esquerdo. O corte apical de 4 câmaras, na região basal do septo e no anel lateral mitral, pelo Doppler tissular, apresenta um grande potencial para o estudo da contratilidade longitudinal pela análise das velocidades das ondas S' (velocidade sistólica), onda E'(diástole precoce) e da onda A' (diástole tardia de VE ou onda atriogênica). A onda S' durante o 2º trimestre é aumentada, refletindo o aumento da contratilidade do VE, pelo aumento da pré-carga; a onda E' (E'cm/s) tende a aumentar durante o 2º trimestre e diminui significativamente no 3º.

Derrames pericárdicos assintomáticos podem ocorrer em aproximadamente 40% das mulheres grávidas, sendo mais frequentes no 3º trimestre e naquelas que apresentem um aumento de peso significativo na gestação, por provável retenção de líquidos. A função diastólica do miocárdio é menos estudada do que a função sistólica durante a gravidez, mas a maioria dos estudos mostra que a função diastólica do VE é preservada.

O ventrículo direito e o sistema circulatório pulmonar se adaptam rapidamente ao aumento acentuado do volume plasmático, na gestação. De forma semelhante ao VE, o ventrículo direito (VD) aumenta de tamanho ao longo da gravidez devido à pré-carga aumentada. O diâmetro da artéria pulmonar pode aumentar de 1-10 mm (média 2 mm), especialmente entre o 2º e o 3º trimestres em comparação com o 1º trimestre, e retorna aos valores de referência pós-parto. Embora o fluxo sanguíneo pulmonar aumente significativamente, a pressão da artéria pulmonar permanece inalterada devido à queda substancial da resistência vascular pulmonar no início da gestação.

O volume do átrio esquerdo sofre um aumento moderado de 15%. A distensibilidade aórtica é aumentada e manifesta-se como um leve incremento no diâmetro aórtico durante o 2º trimestre, em comparação com mulheres não grávidas.

PRESSÃO SANGUÍNEA

Os níveis pressóricos durante o período gestacional apresentam variações, de acordo com a idade gestacional e as características físicas e étnicas maternas, como a idade materna, índice de massa corpórea e origem racial. Eram uma gestação saudável, os níveis pressóricos apresentam uma queda de 5-10 mmHg no início da gravidez (6ª a

QUADRO 1	Alterações ecocardiográficas bidimensionais (2D) durante a gestação
Dimensão e volume do VE	Aumentados
Espessura da parede posterior/parede septal do VE/massa do VE	Aumentadas
Fração de ejeção do VE	Inalterada
Volume diastólico final do VE	Aumentado
Eixo longitudinal do VE	Encurtamento
Tamanho anular da válvula mitral/velocidade de onda pelo anel valva mitral (A)	Aumentado
Relação E/A	Diminui ao longo da gestação
Diâmetro da artéria pulmonar	Aumentado
PSAP	Inalterada
Volume do átrio esquerdo	Aumentado
Distensibilidade da aorta	Levemente aumentada

PSAP: pressão sistólica pulmonar; VE: ventrículo esquerdo.

8ª semanas de gestação), atingem o limiar máximo de redução no 2º trimestre (20ª semana de gestação) e permanecem assim até a 32ª semana (3º trimestre), quando apresentam um pequeno aumento no final da gestação, com o retorno de seus valores pré-gestacionais logo após o parto (Figura 4).

Mulheres com IMC ≥ 30 apresentam responsividade vascular diminuída durante a gravidez. As que iniciam a gestação com sobrepeso ou as obesas podem apresentar valores significativamente mais elevados da pressão arterial sistólica (PAS) durante toda a gestação e aumento da pressão arterial diastólica (PAD) no 1º e 3º trimestres da gestação. Aquelas cujo ganho de peso é excessivo na gravidez apresentam a pressão arterial basal mais alta e o descenso fisiológico da pressão arterial, no 2º trimestre da gestação, é atenuado. O mecanismo pelo qual a obesidade afeta a pressão arterial na gravidez não é claramente entendido. Os mecanismos propostos incluem desregulação do SNA, resistência à insulina relacionada à adiposidade, aumento do estresse oxidativo, inflamação crônica e diminuição da responsividade endotelial, com a síntese atenuada de NO. As mulheres negras correm maior risco de desenvolver hipertensão durante a gravidez, com uma taxa 4,5 vezes maior de pré-eclâmpsia fatal que a das mulheres brancas.

A MAPA confirma a redução da pressão arterial na primeira metade da gestação, seguida de aumento progressivo até o termo. Trata-se de um método útil para determinar o diagnóstico prognóstico da hipertensão arterial na gravidez e a identificação de hipertensão do avental branco para evitar o uso inadequado de medicamentos anti-hipertensivos. Evidências recentes sugerem que a monitorização residencial da pressão arterial (MRPA) pode ser uma alternativa viável e possivelmente superior ao tratamento clínico padrão de adultos com hipertensão crônica, mas as evidências para seu uso na gravidez são limitadas.

SISTEMA RESPIRATÓRIO NA GESTAÇÃO

A função pulmonar, o padrão ventilatório e as trocas gasosas são alterados na gestação (Tabela 2). O estrogênio é um mediador dos receptores de progesterona e aumenta o número e a sensibilidade dos receptores de progesterona no centro respiratório do SNC, ao dióxido de carbono.

A ventilação por minuto aumenta progressivamente durante a gravidez, começando no 1º trimestre e chegando a 20-40% acima da linha de base a termo, o que leva a alcalose respiratória com excreção renal compensatória de bicarbonato.

As alterações no sistema respiratório na gravidez começam logo na 4ª semana de gestação, com um ligeiro aumento na frequência respiratória. A capacidade residual funcional (CRF) diminui de 10-25% a prazo. A ventilação por minuto aumenta progressivamente durante a gravidez, começando no 1º trimestre e chegando a 20-40% acima da linha de base a termo, o que leva a alcalose respiratória com excreção renal compensatória de bicarbonato (Figura 5).

A parede torácica e a complacência respiratória total são reduzidas no 3º trimestre, pelo aumento do útero gravídico. Ocorre uma elevação do diafragma e o aumento dos diâmetros torácicos anteroposterior e transversal (Figura 6).

ALTERAÇÕES HEMODINÂMICAS NO TRABALHO DE PARTO

A dor e a ansiedade relacionadas ao trabalho de parto podem promover aumento adicional do débito cardíaco da ordem de 50-60%. O trabalho de parto está associado com aumentos no débito cardíaco de 25% no primeiro estágio, 50% no segundo estágio e 80% no terceiro estágio do trabalho de parto. As contrações uterinas levam a uma autotransfusão de 300-500 mL de sangue de volta à circulação materna (Figura 7).

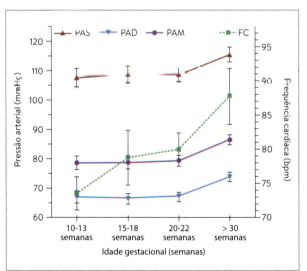

FIGURA 4 Pressão arterial e frequência cardíaca de acordo com a idade gestacional.

FC: frequência cardíaca; PAD: pressão arterial diastólica; PAM: pressão arterial média; PAS: pressão arterial sistólica.

TABELA 2 Alterações respiratórias na gestação	
Consumo O$_2$	Aumento de 20-50%
Ventilação-minuto	Aumento de 50%
Volume corrente	Aumento de 40%
Frequência respiratória	Inalterada/levemente aumentada
PaO$_2$	Aumento de 10%
PaCO$_2$	Diminuição de 10%
HCO$_3$	Diminuição de 15%
Capacidade funcional residual	Diminuição de 20%

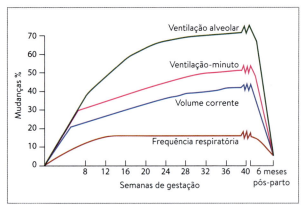

FIGURA 5 Avaliação seriada dos compartimentos dos volumes pulmonares durante a gestação. A capacidade funcional residual diminui aproximadamente em 20% na metade da gestação, em decorrência da diminuição do volume de reserva expiratória e do volume residual.

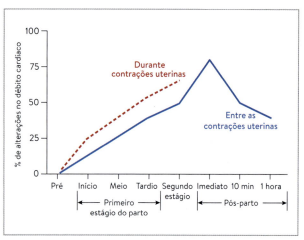

FIGURA 7 Alteração no débito cardíaco durante o período de trabalho de parto e pós-parto.

Fonte: Bonica JJ, McDonald JS. Principles and practice of obstetric analgesia and anesthesia, 2nd ed. Baltimore: Williams & Wilkins; 1994. p.62.

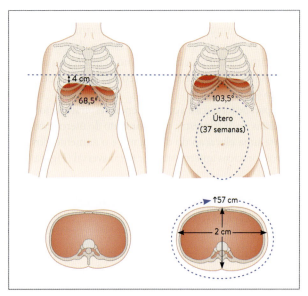

FIGURA 6 Alterações cardiopulmonares relacionadas com o aumento do útero gravídico.

As mulheres com comprometimento cardiovascular têm, portanto, maior risco de edema pulmonar durante o segundo estágio do trabalho de parto e o período pós-parto imediato. Após o parto ocorre um aumento imediato do débito cardíaco devido ao alívio da obstrução da veia cava inferior e à contração do útero. O débito cardíaco aumenta de 60-80%, seguido por um rápido declínio nos valores pré-parto em cerca de 1 hora após o parto.

A FC durante o trabalho de parto atinge valores semelhantes aos observados durante o exercício físico moderado a intenso. A PAS aumenta de 15-20 mmHg e a diastólica, de 10-15 mmHg. A magnitude dessas alterações depende da intensidade da contração uterina e está relacionada à dor, à ansiedade e à posição adotada pela parturiente. No pós-parto imediato, o aumento da pressão arterial é ainda maior, pois, com o desprendimento da placenta, a resistência vascular aumenta.

SUGESTÕES DE LEITURA

1. Brooks VL, Dampney RA, Heesch CM. Pregnancy and the endocrine regulation of the baroreceptor reflex. Am J Physiol Regul Integr Comp Physiol. 2010; 299:R439-R451.

2. Cong J, Fan T, Yang X, et al. Structural and functional changes in maternal left ventricle during pregnancy: a three-dimensional speckle-tracking echocardiography study. Cardiovasc Ultrasound. 2015; 13:6.

3. Costa MA. The endocrine function of human placenta: an overview. Reprod Biomed Online. 2016 Jan;32(1):14-43.

4. de Haas S, Ghossein-Doha C, van Kuijk SM, van Drongelen J, Spaanderman ME. Physiological adaptation of maternal plasma volume during pregnancy: a systematic review and meta-analysis. Ultrasound Obstet Gynecol. 2017; 49:177-87.

5. Ducas RA, Elliott JE, Melnyk SF, Premecz S, da Silva M, Cleverley K, et al. Cardiovascular magnetic resonance in pregnancy: insights from the cardiac hemodynamic imaging and remodeling in pregnancy (CHIRP) study. J Cardiovasc Magn Reson. 2014 Jan 3;16:1.

6. Gaillard R, Jaddoe VW. Assessment of maternal blood pressure development during pregnancy. J Hypertens. 2015 Jan;33(1):61-2.

7. Hegewald MJ, Crapo RO. Respiratory physiology in pregnancy. Clin Chest Med. 2011;32(1):1-13.

8. Knöfler M, Haider S, Saleh L, Pollheimer J, Gamage TKJB, James J. Human placenta and trophoblast development: key molecular mechanisms and model systems. Cell Mol Life Sci. 2019;76(18):3479-96.

9. Loerup L, Pullon RM, Birks J, Fleming S, Mackillop LH, Gerry S, et al. Trends of blood pressure and heart rate in normal pregnancies: a systematic review and meta-analysis. BioMed Central Med. 2019;17(1):167.

10. Macdonald-Wallis C, Silverwood RJ, Fraser A, Nelson SM, Tilling K, Lawlor DA, et al. Gestational-age-specific: reference ranges for blood pressure in pregnancy: findings from a prospective cohort. J Hypertens. 2015 Jan;33(1):96-105.

11. Melchiorre K, Sharma R, Thilaganathan B. Cardiac structure and function in normal pregnancy. Curr Opin Obstet Gynecol. 2012;24:413-21.

12. Naqvi TZ, Elkayam U. Serial echocardiographic assessment of the human heart in normal pregnancy. Circ Cardiovasc Imaging. 2012;5:283-5.

13. Osol G, Ko NL, Mandalà M. Plasticity of the maternal vasculature during pregnancy. Annu Rev Physiol. 2019; 81:89-111.

14. Rebelo F, Farias DR, Mendes RH, Schlüssel MM, Kac G. Blood pressure variation throughout pregnancy according to early gestational BMI: a Brazilian cohort. Arq Bras Cardiol. 2015;104(4):284-91.

15. Sanghavi M, Rutherford JD. Cardiovascular physiology of pregnancy. Circulation. 2014 Sep 16;130(12):1003-8.

16. Savu O, Jurcut R, Giusca S, van Mieghem T, Gussi I, Popescu BA, et al. Morphological and functional adaptation of the maternal heart during pregnancy. Circ Cardiovasc Imaging. 2012;5:289-97.

17. Soma-Pillay P, Nelson-Piercy C, Tolppanen H, Mebazaa A. Physiological changes in pregnancy. Cardiovasc J Afr. 2016;27(2):89-94.

18. Tkachenko O, Shchekochikhin D, Schrier RW. Hormones and hemodynamics in pregnancy. Int J Endocrinol Metab. 2014;12(2): e14098.

19. Vonck S, Staelens AS, Bollen I, Broekx L, Gyselaers W. Why non-invasive maternal hemodynamics assessment is clinically relevant in early pregnancy: a literature review. BMC Pregnancy Childbirth. 2016;16(1):302.

20. West CA, Sasser JM, Baylis C. The enigma of continual plasma volume expansion in pregnancy: critical role of the renin-angiotensin-aldosterone system. Am J Physiol Renal Physiol. 2016 Dec 1; 311(6):F1125-F1134.

21. Webster LM, Gill C, Seed PT, et al. Chronic hypertension in pregnancy: impact of ethnicity and superimposed preeclampsia on placental, endothelial, and renal biomarkers. Am J Physiol Regul Integr Comp Physiol. 2018;315(1):R36-R47.

76
Cardiopatia congênita e gestação

Ivan Romero Rivera
Maria Alayde Mendonça Romero Rivera
Daniel Born

DESTAQUES

- Há um número crescente de mulheres grávidas com doença cardíaca congênita.

- O espectro de doenças cardíacas congênitas no adulto é muito amplo: 45% com doença cardíaca discreta, 40% moderada e 15% complexa.

- O risco materno e fetal depende não apenas do tipo da cardiopatia congênita, mas também de fatores maternos associados (como insuficiência cardíaca ou cianose), além de fatores individuais e da qualidade da assistência.

- A classificação de risco da Organização Mundial da Saúde (OMS) é a mais utilizada atualmente para a estratificação do risco de complicações durante a gestação em mulheres com cardiopatia congênita e estabelece cinco classes de risco: I, II, II-III, III e IV.

- Escores de risco provenientes de estudos como CARPREG e ZAHARA também podem ser utilizados para maior estratificação do risco em gestantes identificadas como de risco intermediário pela Classificação de Risco da OMS (II e II-III).

- A associação menos favorável em relação ao prognóstico materno e fetal é aquela em que ocorrem graus variados de insuficiência cardíaca, hipertensão arterial pulmonar e cianose.

- Gestantes portadoras de lesões congênitas de baixo risco, ou seja, risco I e II da classificação da OMS, podem ser assistidas em centros de atendimento primário ou secundário, enquanto gestantes com risco II-III a IV devem ser transferidas a centros equipados para atendimento obstétrico de alto risco, anestesia obstétrica, UTI e neonatologia.

- O parto é de indicação obstétrica, entretanto há consenso para parto cesáreo nas seguintes situações: síndrome de Marfan com dilatação aórtica acima de 45 mm; parto pré-termo em uso de anticoagulação oral; dissecção aórtica aguda ou crônica; insuficiência cardíaca refratária e deterioração hemodinâmica abrupta em que o parto vaginal não é possível, devendo ser considerado em gestantes com síndrome de Marfan com diâmetro aórtico entre 40-45 mm, na síndrome de Ehlers-Danlos tipo IV e na vigência de hipertensão arterial pulmonar importante (síndrome de Eisenmenger), estenose aórtica importante ou insuficiência cardíaca aguda.

- Complicações fetais e neonatais podem estar presentes em 20-28% das gestações, sendo as mais importantes: prematuridade em 12-16%; recém-nascido pequeno para a idade gestacional em 8-14% e mortalidade perinatal em até 4%, o que representa 4 vezes a mortalidade perinatal observada nos países industrializados.

- Gestantes com saturação arterial de oxigênio < 85% apresentam alta probabilidade de perda fetal com baixa taxa de nascidos vivos, que pode ser de apenas 12%. Quando a saturação é > 90%, observa-se aproximadamente 10% de perda fetal.

INTRODUÇÃO

A doença cardíaca está presente em torno de 1-4% das gestações, sendo responsável por aproximadamente 15% dos óbitos maternos no mundo. Embora as doenças infecciosas, como a febre reumática crônica e suas sequelas, ainda sejam importantes fatores etiológicos nos países em desenvolvimento, gestantes com cardiopatia congênita representam um contingente cada vez maior nos países desenvolvidos.

No Brasil, a prevalência de cardiopatia na gestação é de aproximadamente 4,2%, sendo a cardiopatia reumática crônica a principal etiologia em muitas regiões, com progressivo aumento da frequência de cardiopatia congênita em outras.

Nas últimas décadas, avanços nas técnicas diagnósticas e cirúrgicas permitiram que crianças com cardiopatia congênita passassem a apresentar uma taxa de sobrevida de aproximadamente 85-95% até a idade adulta, o que determina uma prevalência atual estimada de 4 por 1.000 adultos e um crescimento anual de aproximadamente 5%. Dados de 2010 mostram que, nos EUA, aproximadamente 1,5 milhão de adultos apresentavam cardiopatia congênita, dos quais 160 mil têm uma cardiopatia complexa, e uma prevalência global de 6 por 1.000 adultos. Segundo a classificação de Bethesda, 45% destes apresentam cardiopatia congênita simples; 40% moderada e 15% complexa. Aproximadamente metade dessa população é do sexo feminino, o que explica a crescente prevalência de cardiopatia congênita entre as gestantes e o crescente interesse em definir estratégias de conduta e tratamento nessa população, mesmo em países onde as sequelas da febre reumática são ainda o principal motivo de complicação durante a gestação.

Dados do *Nationwide Inpatient Sample* dos Estados Unidos da América no período de 1998 a 2007 mostram, que dentre 39,9 milhões de nascimentos, 26.973 (0,07%) foram de partos em gestantes com cardiopatia congênita e que, enquanto o número de partos entre as gestantes sem cardiopatia congênita aumentou em 26%, o de gestantes com cardiopatia congênita aumentou em 43% no período de estudo.

ALTERAÇÕES HEMODINÂMICAS NA GESTAÇÃO

Existem diferentes alterações hemodinâmicas durante a gestação, caracterizadas principalmente por aumento do volume sanguíneo, do consumo de oxigênio, da frequência cardíaca e do débito cardíaco e por diminuição da resistência vascular periférica, que podem favorecer a descompensação hemodinâmica em gestantes com cardiopatia congênita.

No 1º trimestre, fatores não bem estabelecidos, mas provavelmente relacionados aos níveis circulantes de estrogênio, peptídeos vasodilatadores e óxido nítrico, determi-

nam redução progressiva da resistência vascular sistêmica, que pode atingir de 30 a 70% dos níveis pré-gestacionais. A pressão arterial diastólica e por conseguinte a pressão arterial média apresentam diminuição progressiva, cujo ponto mínimo é aproximadamente na 20ª de gestação.

O débito cardíaco aumenta em até 50% até aproximadamente a 25ª semana da gestação. Esse aumento se deve tanto à elevação da frequência cardíaca, que tem um incremento em torno de 10-20 bpm, atingindo seu ponto máximo no 3º trimestre, quanto ao aumento de quase 20 a 30% do volume ejetado, este último decorrente do aumento do volume plasmático circulante. O volume sanguíneo circulante pode atingir 30-50% de aumento até a 32ª semana de gestação, principalmente em razão dos incrementos do volume plasmático, com pouco aumento da massa celular, determinando a denominada anemia fisiológica da gestação.

No 3º trimestre, a compressão da veia cava inferior pelo rápido crescimento fetal pode determinar redução do retorno venoso e do débito cardíaco quando a gestante se encontra em decúbito dorsal. O posicionamento da gestante em decúbito lateral esquerdo pode aumentar o débito cardíaco de 25 a 30%.

Durante a fase ativa do parto, cada contração uterina pode aumentar o volume circulante em até 500 mL, com incremento do débito cardíaco, que pode atingir 30-50% de aumento em relação ao início do parto. Na ausência de analgesia, a frequência cardíaca e a pressão arterial aumentam principalmente decorrentes de dor, enquanto a manobra de Valsalva determina alterações na pressão venosa.

Imediatamente após a expulsão da placenta, a vasoconstrição esplâncnica determina nova transfusão de volume da placenta para o leito vascular, o que, junto à descompressão da veia cava inferior, pode determinar aumento do débito cardíaco de 60 a 80%, que pode ser balanceado pela perda sanguínea periparto. Após o parto, o retorno total para as condições hemodinâmicas pré-parto é obtido ao redor de 12-24 semanas.

AVALIAÇÃO DO RISCO CARDÍACO

Dados atuais do registro multicêntrico ROPAC, composto por 57,4% de gestantes com cardiopatia congênita, após 10 anos da observação inicial, mostraram mortalidade materna de 0,6% no grupo total e de 0,2% em gestantes com cardiopatia congênita, muito maior do que a esperada, de 0,007%, em gestantes normais.

Nesse registro, dados pré-gestacionais como sinais de insuficiência cardíaca ou CF da NYHA acima de II, fração de ejeção do ventrículo sistêmico abaixo de 40%, classe IV da classificação modificada da WHO e uso de anticoagulação foram observados como preditores de insuficiência cardíaca ou mortalidade durante a gestação. No Brasil a mortalidade estimada é de aproximadamente 2,7% para gestantes com diferentes tipos de cardiopatia e 3,6% com cardiopatia congênita.

Em gestantes com cardiopatia congênita foram descritas entre 7,6-19,4% de complicações cardíacas em estudos internacionais e em até 23% no Brasil. Essas complicações se referem principalmente à insuficiência cardíaca, presente em 1,6-4,8% das gestações, e às arritmias, presentes em 4,5-4,7% das gestações em outros países ou em até 9,1% no Brasil. Outros eventos cardiovasculares, como infarto agudo de miocárdio, acidente vascular cerebral e mortalidade, foram observados em 1,3-1,9% das gestações, principalmente em pacientes com síndrome de Eisenmenger e naquelas com cardiopatia cianótica não corrigida ou com cirurgia paliativa prévia.

Um estudo realizado exclusivamente em gestantes com cardiopatia congênita mostrou alta prevalência de edema agudo pulmonar (16,7%), arritmia sintomática (11,1%) e necessidade de intervenção de urgência em 5,6% das gestações. As malformações mais associadas a insuficiência cardíaca são: transposição completa das grandes artérias após cirurgia de *switch* atrial; transposição congenitamente corrigida das grandes artérias; tetralogia de Fallot; atresia pulmonar; fisiologia de ventrículo único, incluindo a cirurgia de Fontan; obstrução da via de saída do ventrículo esquerdo e síndrome de Eisenmenger. A endocardite infecciosa é infrequente e está presente em aproximadamente 0,2-0,5% das gestações.

As complicações obstétricas, podem ser encontradas em 11-24% das gestações, sendo as doenças hipertensivas da gestação as mais frequentes (8,7-12,2%), incluindo a pré-eclâmpsia, que ocorre em 3,2-4,4% das gestações.

A doença hipertensiva está presente em aproximadamente 8,7% das gestantes com cardiopatia congênita. Embora semelhante aos 8% de prevalência de alterações hipertensivas na população geral de gestantes, doenças como a estenose aórtica ou pulmonar, coarctação aórtica e transposição completa das grandes artérias parecem determinar prevalências mais elevadas, entre 12,8-16,3%. Eventos tromboembólicos, principalmente pulmonares, estão presentes em aproximadamente 2% das gestações, e pacientes com hipertensão arterial pulmonar e síndrome de Eisenmenger apresentam altas taxas de mortalidade, variando de 30-50%, ou 17-33% em estudos mais recentes.

Complicações fetais e neonatais podem estar presentes em 20-28% das gestações, sendo as mais importantes: prematuridade em 12-16%; recém-nascido pequeno para a idade gestacional em 8-14% e mortalidade perinatal em até 4%, o que representa 4 vezes a mortalidade perinatal observada nos países industrializados.

A síndrome de Eisenmenger determina mortalidade neonatal de aproximadamente 13%. Em gestantes com essa condição, os fatores mais relacionados a complicação neonatal são: classe funcional materna da NYHA acima de II; cianose; obstrução da via de saída do ventrículo esquerdo; gestação múltipla; uso de anticoagulante oral e tabagismo durante a gestação. A presença de pelo menos um desses fatores parece determinar mortalidade fetal ou neonatal de 4%, enquanto a ausência estaria associada à mortalidade de 2%. Outros fatores maternos associados a eventos neonatais são: uso de prótese mecânica; uso de medicação cardíaca antes da gestação e idade materna abaixo de 20 ou acima de 35 anos.

Nas gestantes com cardiopatia congênita, as seguintes orientações deveriam ser levadas em consideração em relação à gestação: avaliação cardiovascular completa antes da gestação; avaliação do risco cardiovascular; risco de anormalidade fetal; avaliação fetal completa para pesquisa de anormalidades cardíacas e extracardíacas; tipo e local do parto; risco de endocardite; cuidado periparto; supervisão cardiológica posterior em situações com risco e orientação sobre futuras gestações, incluindo contracepção (Figura 1).

Atualmente, parece existir uma tendência à redução da mortalidade das gestantes com cardiopatia congênita, quando comparadas àquelas com cardiopatia adquirida, como mostrado no estudo ROPAC. Nesse sentido, devemos lembrar que o grupo com cardiopatia congênita é muito heterogêneo e compreende desde malformações simples, com risco de complicações e de mortalidade similar ao da população normal (valva aórtica bicúspide; estenose valvar aórtica discreta; estenose pulmonar com ou sem valvotomia prévia; *shunt* esquerda-direita sem hipertensão arterial pulmonar, como comunicação interatrial, comunicação interventricular pequena ou fechada e canal arterial pequeno ou fechado; prolapso valvar mitral; tetralogia de Fallot operada com sucesso; malformação congênita operada, sem defeito residual; prótese biológica normofuncionante; coarctação aórtica operada e refluxo mitral ou aórtico moderado ou importante sem disfunção ventricular) até aquelas complexas, que determinam alta mortalidade e nas quais a gestação está contraindicada (síndrome de Eisenmenger, estenose aórtica ou mitral importante; atresia valvar; hipertensão pulmonar residual ou primária; dupla via de entrada ou de saída dos ventrículos, mal posicionamento dos vasos; uso de condutos ou prótese valvar; Fontan, Mustard, Rastelli e Senning; síndrome de Marfan com dilatação aórtica; transposição completa e transposição congenitamente corrigida, principalmente se existe disfunção do ventrículo sistêmico).

O risco materno pode ser estimado mediante a utilização de escores definidos por estudos de coorte ou registros e pela classificação de risco da World Health Organization (WHO), criada por consenso de especialistas e posteriormente modificada.

Entre os escores utilizados, o derivado do estudo CARPREG (CARdiac diseases in PREGnancy), no qual 74% das gestantes tinham cardiopatia congênita (Tabela 1), estimou o risco materno em 5, 27 ou 75%, dependendo da presença de nenhum, um, ou mais do que um fator de risco citado, respectivamente. Khairy et al., em 2006,

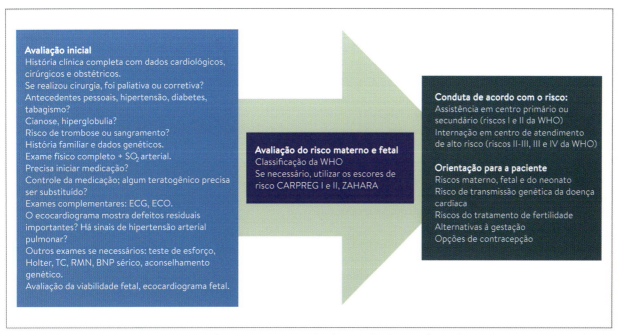

FIGURA 1 Assistência à gestante com cardiopatia congênita, desde a avaliação inicial e avaliação do risco até a conduta e orientação da paciente.
Fonte: Haberer K, Silversides CK. Congenital heart disease and women's health across the life span: focus on reproductive issues. Can J Cardiol. 2019;35(12):1652-63.

refinaram esse escore especificamente para gestantes com cardiopatia congênita, adicionando a presença de refluxo pulmonar importante e a diminuição da fração de ejeção do ventrículo subpulmonar como fatores de risco.

O estudo CARPREG II, no qual 63,7% das gestantes tinham cardiopatia congênita, determinou um novo escore com 10 preditores (Tabela 2), no qual o risco para eventos cardíacos primários definidos como morte, parada cardíaca, arritmia requerendo tratamento, edema agudo de pulmão, insuficiência ventricular direita, acidente vascular encefálico ou ataque isquêmico transitório, tromboembolismo cardíaco, infarto agudo de miocárdio ou dissecção vascular é de 5% quando o resultado da soma é de 0-1 ponto; 10% com 2 pontos; 15% com 3 pontos; 22% com 4 pontos e 41% com mais de 4 pontos. Outros aspectos citados nesse estudo, como condições cardíacas raras; uso de medicamentos, como anticoagulantes; terapia de fertilização; adesão da paciente; outras comorbidades, como hipertensão arterial,

TABELA 1 Escore de risco CARPREG

Preditor	Pontos
Evento prévio ou história de arritmia	1
CF NYHA > II ou cianose	1
Obstrução esquerda (AVM < 2 cm² AVAo < 1,5 cm² ou gradiente VSVE > 30 mmHg	1
Disfunção ventricular esquerda (FE < 40%)	1
Khairy et al.: Tabagismo. RP importante e ↓ FE do ventrículo subpulmonar	
Soma de pontos e risco:	
0 = 5% 1 = 27% > 1 = 75%	

AVAo: área valvar aórtica; AVM: área valvar mitral; CF NYHA: classe funcional da New York Heart Association; FE: fração de ejeção; VSVE: via de saída do ventrículo esquerdo; RP: refluxo pulmonar.
Fonte: Siu et al., 2001.

TABELA 2 Escore de risco CARPREG II

Preditor	Pontos
Evento cardíaco prévio ou arritmia	3
CF NYHA III-IV ou cianose (SO₂ < 90% em repouso)	3
Prótese mecânica	3
Disfunção ventricular	2
Doença valvar esquerda de alto risco ou OVSVE	2
Hipertensão pulmonar	2
Doença arterial coronariana	2
Aortopatia de alto risco	2
Ausência de intervenções cardíacas prévias	1
Atenção pré-natal tardia	1
Soma de pontos e risco:	
0-1 = 5% 2 = 10% 3 = 15% 4 = 22% > 4 = 41%	

CF NYHA: classe funcional da New York Heart Association; OVSVE: obstrução da via de saída do ventrículo esquerdo.
Fonte: Silversides et al.; 2018.

obesidade e idade materna avançada; outros resultados de testes, como teste cardiopulmonar ou RMN, e o acesso a um serviço de qualidade são citados como dados importantes no momento de se fazer uma avaliação.

Outro escore, o ZAHARA (*Zwangerschap bij Aangeboren HARtAfwijkingen*), foi derivado exclusivamente do estudo de gestantes com cardiopatia congênita (Tabela 3) e mostrou que as complicações mais prevalentes nessas pacientes foram as arritmias (4,7%) e a insuficiência cardíaca (1,6%). O risco de complicação materna utilizando esse escore é de 2,9% quando a soma dos pontos for abaixo de 0,5; de 7,5% quando 0,51-1,5 ponto; 17,5% quando 1,51-2,5 pontos; 43,1% quando 2,51-3,5 pontos e 70% quando superior ou igual a 3,51 pontos.

O estudo ZAHARA II mostrou ainda que o NT-proBNP acima de 128 pg/mL na vigésima semana de gestação poderia ser um fator preditor de descompensação hemodinâmica, principalmente quando associado à prótese valvar mecânica e disfunção ventricular subpulmonar.

Pela facilidade de uso, a classificação modificada da WHO é a mais utilizada para avaliar o risco materno durante a gestação (Quadro 1) e deve ser a primeira a ser consultada, já que discrimina muito bem os pacientes nas classes I e IV.

Estudo prospectivo recente comparando os escores CARPREG, ZAHARA e a classificação modificada da WHO mostrou que esta última discriminou melhor os eventos cardiovasculares, com valor preditivo negativo de 100% para pacientes em classe I. Para os pacientes em classes intermediárias, os escores previamente citados podem ser utilizados para obtenção de uma avaliação mais acurada. Várias alterações vêm sendo feitas nessa classificação, dependendo muitas vezes do local onde é aplicada, por exemplo, a inclusão de pacientes transplantadas no risco II-III, a taquicardia ventricular no risco III,

TABELA 3 Escore de risco Zahara

Preditor	Pontos
Arritmia	1,5
CF NYHA > II	0,75
OVSVE (AVAo < 1 cm^2 ou gradiente VSVE > 50 mmHg	2,5
Uso de medicação cardíaca antes da gestação	1,5
Refluxo moderado/importante da valva AV sistêmica	0,75
Refluxo moderado/importante da valva pulmonar	0,75
Prótese mecânica	4,25
Cardiopatia cianótica	1,0

Soma de pontos e risco:

0-0,5 = 2,9%	0,51-1,50 = 7,5%	1,51-2,50 = 17,5%	2,51-3,50 = 43,1%	> 3,50 = 70%

AVAo: área valvar aórtica; CF NYHA: classe funcional da New York Heart Association; OVSVE: obstrução da via de saída do ventrículo esquerdo; VSVE: via de saída do ventrículo esquerdo.
Fonte: Drenthen et al.; 2010.

QUADRO 1 Classificação de risco modificada da Organização Mundial da Saúde (OMS)

	Risco I: similar ao da população normal. TECM = 2,5-5% Risco II: aumento discreto da mortalidade e moderado da morbidade. TECM = 5,7-10,5% Risco II a III: dependendo da paciente e das associações. TECM = 10-19% Risco III: aumento significativo da morbidade e da mortalidade. TECM = 19-27% Risco IV: extremamente elevado. Gestação contraindicada. TECM = 40-100%	I	Defeitos pequenos, não complicados: CIV, EP, PCA, PVM Defeitos simples operados com sucesso (CIA, CIV, PCA, DAVP) Extrassistolia atrial ou ventricular isolada
II	CIA, CIV não operadas Tetralogia de Fallot corrigida A maioria das arritmias	II – III	Disfunção discreta do ventrículo esquerdo (FE < 55%) Cardiomiopatia hipertrófica Síndrome de Marfan, sem ectasia aórtica (< 40 mm) VAB com diâmetro da aorta ascendente < 45 mm CoAo operada
III	Prótese mecânica Ventrículo direito sistêmico (TGA, TCGA após Mustard ou Senning) Circulação tipo Fontan Cardiopatia cianótica não operada Malformações complexas Síndrome de Marfan com dilatação aórtica (40-45 mm) VAB com dilatação aórtica (45-50 mm)	IV	Hipertensão arterial pulmonar Disfunção ventricular importante (FE < 30%, CF NYHA III-IV) Cardiopatia periparto prévia com qualquer déficit residual da função do ventrículo esquerdo Síndrome de Marfan com diâmetro aórtico > 45 mm VAB com diâmetro aórtico > 50 mm CoAo nativa importante Estenose mitral ou aórtica importante

CIA e CIV: comunicações interatrial e interventricular; CoAo: coarctação aórtica; EP: estenose pulmonar; DAVP: drenagem anômala das veias pulmonares; EP: estenose pulmonar; FE: fração de ejeção; PCA: persistência do canal arterial; PVM: prolapso valvar mitral; TECM: taxa de eventos cardíacos maternos; TCGA: l-transposição das grandes artérias; TGA: d-transposição das grandes artérias; VAB: valva aórtica bicúspide.

a inclusão de gestantes com síndrome de Ehlers Danlos no risco IV, a estratificação de gestantes com ventrículo direito sistêmico em risco III quando apresentam boa ou discreta diminuição da função ventricular e em risco IV quando apresentam disfunção importante, a inclusão da síndrome de Turner no grupo III quando apresenta um índice de tamanho aórtico de 2-2,5 cm/m^2 e em risco IV quando acima de 2,5 cm^2, dentre outras.

Gestantes com risco I podem ter avaliação pré-natal limitada a uma ou duas visitas durante a gestação, enquanto naquelas com risco II a avaliação deve ser trimestral e nas com risco III ou IV que recusaram a interrupção da gestação, mensal ou a cada 2 meses.

De forma geral, as gestantes com cardiopatia congênita estão sujeitas a maior taxa de eventos cardiovasculares, como: insuficiência cardíaca, arritmias, eventos tromboembólicos (acidente vascular encefálico ou tromboembolismo pulmonar), entre outros; eventos obstétricos, como: hipertensão arterial gestacional, pré-eclâmpsia, placenta prévia, descolamento de placenta, hemorragia e parto precoce ou a eventos fetais como malformação ou restrição do crescimento intrauterino.

O planejamento da gravidez deve considerar aspectos como: tempo de diagnóstico da cardiopatia, classe funcional (NYHA), cirurgia prévia paliativa ou de correção, exames laboratoriais como hemograma e hematócrito, saturação de oxigênio, peptídeo natriurético, provas de função hepática e tiroidiana, entre outros, e o aconselhamento pré-gestacional ideal deveria provavelmente responder ao seguinte *checklist*:

Risco materno:

- Qual o risco estimado para a paciente na classificação modificada da WHO ou com o uso adicional de outros escores de risco?
- Existem sintomas? Qual a classe funcional?
- Existe risco de arritmia?
- Uso de marca-passo ou outro dispositivo?
- Cianose?
- Pressão arterial pulmonar normal?
- Existem lesões obstrutivas?
- Existe risco de trombose ou sangramento, de disfunção ventricular, de isquemia coronariana, de dissecção ou ruptura aórtica ou de hipertensão arterial?
- Existem drogas que necessitam ser trocadas ou descontinuadas?
- Tabagismo?
- Existem questões relacionadas à fertilidade?
- Existem questões em relação ao prognóstico em longo prazo?

Em relação ao risco fetal, o estudo CARPREG mostrou que a presença de um dos seguintes preditores: CF-NYHA acima de II, cianose (S0$_2$ basal abaixo de 85%), obstrução da via de saída do ventrículo esquerdo, tabagismo durante a gestação, gestação múltipla e uso de anticoagulantes pode duplicar a taxa de mortalidade fetal de 2 para 4%. O estudo ZAHARA acrescentou o uso de medicação cardíaca antes da gestação como fator de risco fetal adicional.

De forma geral, as complicações fetais e neonatais estão presentes em até 30% dos casos, principalmente em casos de parto prematuro e nas situações de hipoxemia materna. Nesses casos, quando a saturação arterial de oxigênio é < 85%, existem mais casos de prematuridade, baixo peso e a taxa de nascidos vivos pode ser de apenas 12%, situação muito diferente daquela observada quando a saturação é > 90%, na qual se observa aproximadamente 10% de perda fetal.

Fica claro, portanto, que a gestante com cardiopatia congênita requer um atendimento multidisciplinar, tanto para a avaliação ambulatorial materna e fetal quanto para a assistência durante o parto (Figura 2).

TIPO DE PARTO

Nas gestantes com cardiopatia congênita, o tipo de parto é raramente determinado pela malformação cardíaca, sendo quase sempre uma decisão obstétrica. O parto vaginal acarreta menor risco de complicação materna e fetal, com menor alteração de volume, menor taxa de hemorragia e de complicações tromboembólicas ou infecciosas. Por outra parte, a cesárea eletiva tem a vantagem de permitir melhor planejamento da equipe multidisciplinar.

Embora pareçam claras as vantagens do parto vaginal, existe um número cada vez maior de indicações de parto cesáreo, como mostra o aumento de 5% entre 2003-2007 nos EUA (27 para 32%), provavelmente pelo aumento de indicações obstétricas. No estudo CARPREG, 27% das gestantes teve parto cesáreo, sendo em 96% dos casos uma indicação obstétrica, e, no estudo ROPAC, dentre 872 gestantes com cardiopatia congênita, o parto cesáreo foi realizado em 38%.

De forma geral, pacientes com lesões de baixo risco, ou seja, riscos I e II da classificação da WHO, podem ser assistidas em centros de atendimento primário ou secundário, enquanto gestantes com riscos II-III a IV devem ser transferidas a centros equipados para atendimento obstétrico de alto risco, anestesia obstétrica, UTI e neonatologia.

As orientações gerais para o parto são:

1. O parto deve ser planejado com uma equipe experiente em gestantes com doença cardíaca, composta de obstetra, anestesista, enfermeira e um cardiologista disponível.
2. O parto vaginal é preferível para a maioria das pacientes, a não ser que exista indicação obstétrica para realização de parto cesáreo.
3. Em gestantes em uso de heparina, esta deve ser descontinuada pelo menos 12 horas antes da indução ou sua

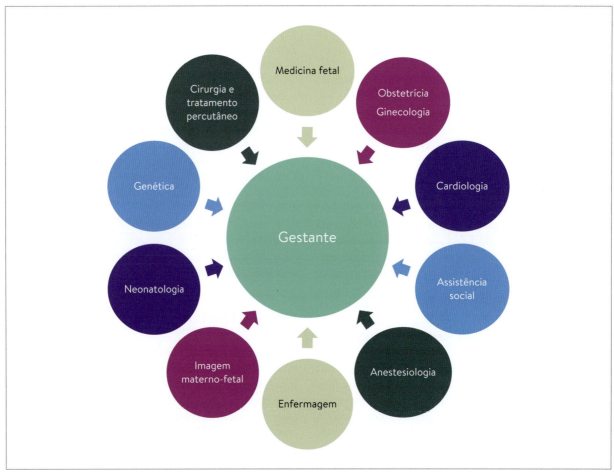

FIGURA 2 Assistência multidisciplinar à gestante com cardiopatia congênita.
Fonte: Davis MB, Walsh MN. Cardio-obstetrics. Circ Cardiovasc Qual Outcomes. 2019;12(2):e005417.

ação revertida com protamina se um parto espontâneo se inicia, e a administração deve ser reiniciada 6-12 horas após o parto.
4. O parto não deve ser induzido, exceto por indicações obstétricas.
5. A monitorização hemodinâmica invasiva não é necessária de forma rotineira em razão da possibilidade de complicações com seu uso, mas oxigênio, controle da pressão arterial e monitorização não invasiva (eletrocardiográfica e por oximetria de pulso) devem estar sempre disponíveis.
6. O acesso intravenoso deverá conter filtros de ar ou de partículas para pacientes com lesões de *shunt*, por exemplo, com comunicação interatrial, para evitar embolia paradoxal durante manobra de Valsalva ou alterações respiratórias.
7. A paciente deve ficar em decúbito lateral esquerdo durante o parto para evitar as alterações hemodinâmicas associadas às contrações na posição supina, e fórcipe de alívio deve ser utilizado quando o segundo estágio do parto é prolongado.
8. A anestesia epidural precoce é recomendada para evitar aumentos do débito cardíaco, geralmente associado com as contrações e a dor. O fentanil apresenta a vantagem de não produzir diminuição da resistência vascular sistêmica, que pode ser deletéria em pacientes cianóticas com *shunt*.
9. A profilaxia para endocardite infecciosa deve ser instaurada no início da fase ativa do parto, quando indicada, provavelmente em pacientes de risco elevado ou com sinais evidentes de infecção.
10. No puerpério, a ocitocina pode ser infundida lentamente para evitar seu efeito hipotensor e deve seguir as diretrizes obstétricas.
11. Gestantes com risco intermediário ou elevado devem ser monitorizadas por pelo menos 72 horas após o parto, principalmente aquelas com hipertensão arterial pulmonar ou cianose, nas quais o risco de mortalidade persiste por aproximadamente 7-10 dias.

As situações nas quais existe consenso para realização de parto cesáreo, independentemente das indicações obstétricas, são: síndrome de Marfan com dilatação aórtica acima de 45 mm; parto pré-termo em uso de anticoagulação oral; dissecção aórtica aguda ou crônica; insuficiência cardíaca refratária e deterioração hemodinâmica abrupta em que o parto vaginal não é possível, devendo ser considerado em gestantes com síndrome de Marfan com diâmetro aórtico entre 40-45 mm, na síndrome de Ehlers-Danlos tipo IV e na vigência de hipertensão arterial pulmonar importante (síndrome de Eisenmenger), estenose aórtica importante ou insuficiência cardíaca aguda.

RISCO DE RECORRÊNCIA DAS MALFORMAÇÕES CONGÊNITAS

Dependendo da malformação cardíaca congênita materna, o risco de recorrência no feto é de aproximadamente 3-12% para defeitos isolados, chegando a 50% quando existem alterações cromossômicas ou malformação genética autossômica dominante, como as síndromes de Marfan, Noonan e Holt-Oram. Assim, é importante a detecção precoce das malformações fetais mediante a medida da translucência nucal entre a 12ª e a 13ª semanas de gestação e a realização de ecocardiograma fetal transabdominal a partir da 18ª semana de gestação.

LESÕES ESPECÍFICAS

Cardiopatia acianótica com hiperfluxo pulmonar

A malformação cardíaca congênita mais frequente nesse grupo é a comunicação interatrial, que pode ser inicialmente diagnosticada apenas durante a gestação devido a sua evolução assintomática na infância.

Em portadoras de comunicação interatrial a instauração de hipertensão arterial pulmonar fixa é incomum, constituindo, quando presente, a única contraindicação à gestação. É importante lembrar que a sobrecarga volumétrica das câmaras direitas produzida por esse defeito é discretamente atenuada pela diminuição da resistência vascular sistêmica, permitindo uma gestação usualmente bem tolerada.

Em alguns casos, a gestação pode ser complicada por arritmias como fibrilação atrial, *flutter* atrial e taquicardia supraventricular, pela diminuição progressiva da função ventricular e por embolia paradoxal. Em casos muito sintomáticos, com dilatação das câmaras cardíacas direitas, pode ser realizado o fechamento percutâneo durante a gestação, e, se a gestação for planejada, o tratamento cirúrgico ou percutâneo prévio está indicado. Assim também foi descrito maior risco de pré-eclâmpsia e complicações fetais como baixo peso ao nascer e maior mortalidade.

Malformações como a comunicação interventricular e a persistência do canal arterial geralmente são diagnosticadas na infância, devido à ausculta muito evidente. Quando o defeito é grande, geralmente produz quadros de insuficiência cardíaca na infância, sendo operados nessa época, ou, quando não tratados, produzem hipertensão arterial pulmonar fixa com reversão do fluxo e cianose (síndrome de Eisenmenger), existindo nesses casos contraindicação à gestação. Nos casos em que o defeito é pequeno, sem dilatação das câmaras cardíacas, e a gestante é assintomática ou naqueles em que o defeito foi fechado quando criança, a gestação é bem tolerada. Não existe risco de embolia paradoxal em decorrência do alto gradiente pressórico entre as câmaras ou os vasos, mas a possibilidade de endocardite infecciosa deve ser lembrada, bem como o aumento dos casos de pré-eclâmpsia.

Em relação ao defeito do septo atrioventricular, a evolução para síndrome de Eisenmenger é quase similar à da comunicação interventricular sintomática, com contraindicação à gestação. Quando a pressão arterial pulmonar é normal, como nos casos operados previamente ou nos defeitos de tipo parcial, a presença de lesões residuais, como o refluxo da valva atrioventricular, pode levar a insuficiência cardíaca com disfunção ventricular e arritmias, especialmente *flutter* atrial. Nos casos que permitam o planejamento da gestação, a avaliação da pressão arterial pulmonar e da competência valvar deve ser efetuada previamente para definir a probabilidade de correção cirúrgica da malformação ou das sequelas antes da gestação.

Cardiopatia acianótica com fluxo pulmonar normal ou hipofluxo pulmonar

A estenose valvar pulmonar é usualmente bem tolerada durante a gestação. Gradientes superiores a 64 mmHg, porém, podem levar à disfunção ventricular, refluxo tricúspide e arritmias, sendo indicada a valvoplastia antes da gestação. Nos raros casos de estenose importante que evoluem com sintomas refratários ao tratamento, a valvoplastia percutânea durante a gestação, bem como a indicação de parto cesáreo, podem ser consideradas.

A estenose valvar aórtica é quase sempre decorrente de valva aórtica bicúspide. A gestação deve ser contraindicada em toda paciente sintomática, principalmente na presença de disfunção ventricular, sendo nesses casos indicado o tratamento cirúrgico antes da gestação. Em pacientes assintomáticas, com gradiente transvalvar abaixo de 64 mmHg ou mesmo naquelas com gradiente igual ou acima de 64 mmHg, mas com fração de ejeção do ventrículo esquerdo, teste de esforço e níveis de BNP normais, a gestação geralmente é bem tolerada. Em gestantes sintomáticas e com gradiente igual ou acima de 64 mmHg, sem intervenção cirúrgica prévia, pode ser útil o tratamento com betabloqueador e diurético, e, quando os sintomas são refratários ao tratamento clínico, deve ser cogitada a interrupção da gestação, a antecipação do parto ou o tratamento mediante valvoplastia percutânea por balão ou cirúrgico, sendo esta última opção um determinante de alta mortalidade fetal. A valva aórtica bicúspide carrega, ainda, o risco de dilatação e dissecção aórtica, sendo a cirurgia considerada quando o diâmetro aórtico supera os 50 mm.

A coarctação aórtica nativa ou operada e com gradiente e hipertensão arterial residuais ou com formação de aneurisma no local da intervenção apresenta risco elevado de ruptura de aneurismas cerebrais ou de dissecção e ruptura aórtica, principalmente quando associada a valva aórtica bicúspide. A hipertensão arterial pode ser tratada com betabloqueadores, antagonistas dos canais de cálcio ou metildopa, mas o tratamento agressivo deve ser evitado, principalmente nos casos com gradientes elevados, pelo risco de produzir hipotensão arterial importante no segmento aórtico distal à coarctação com hipoperfusão placentária. Embora a indicação de parto seja vaginal, os casos mais graves podem ter indicação de parto cesáreo.

A transposição congenitamente corrigida das grandes artérias é uma cardiopatia congênita acianótica, na qual existe discordância atrioventricular e ventrículo-arterial, com a origem da aorta do ventrículo morfologicamente direito e da artéria pulmonar do ventrículo morfologicamente esquerdo. Aproximadamente 1/3 dos pacientes apresentam disfunção primária da valva tricúspide, similar à da doença de Ebstein (Ebstein-*like*). Na maioria dos casos, os sintomas decorrem da disfunção do ventrículo sistêmico (morfologicamente direito) com refluxo progressivo da valva tricúspide e diferentes graus de bloqueio atrioventricular que evoluem para a forma total, com indicação de implante de marca-passo. Assim, a gestação deve ser contraindicada em pacientes sintomáticas, CF NYHA III-IV, fração de ejeção abaixo de 40% ou refluxo importante da valva tricúspide.

Cardiopatia congênita cianótica

Este é um grupo com muitas variáveis anatômicas e fisiológicas que tem em comum o desvio de fluxo das câmaras cardíacas direitas para as esquerdas e que compreende desde malformações com comunicação intracardíaca e graus variáveis de estenose pulmonar, como a tetralogia de Fallot, ou formas extremas, como a atresia pulmonar, até situações com mistura sanguínea em uma única câmara e hiperfluxo pulmonar importante, que pode determinar o desenvolvimento de hipertensão arterial pulmonar secundária, como as duplas vias de entrada ou de saída ventricular sem estenose pulmonar.

A mortalidade da gestante com malformações não operadas é de aproximadamente 2%, e as complicações cardíacas, incluindo arritmias, trombose sistêmica ou pulmonar, hemorragia, insuficiência cardíaca e endocardite infecciosa, podem atingir até 30% das gestações. A gestação é contraindicada quando a saturação arterial de oxigênio é inferior a 85%, devido ao elevado risco de mortalidade materna e fetal, com perda fetal superior a 85% nessa situação. Em pacientes com saturação acima de 85%, a queda da saturação no teste ergométrico pode ser utilizada como um parâmetro de contraindicação.

A tetralogia de Fallot é a malformação cardíaca cianótica mais comum na idade adulta, e o risco gestacional é baixo em pacientes submetidas a correção cirúrgica total prévia. Ainda assim, lesões residuais ou sequelas, como comunicação interventricular, obstrução pulmonar residual ou refluxo pulmonar, que pode ser importante e determinar dilatação e disfunção ventricular direita com arritmia ventricular grave e em alguns casos morte súbita, aumentam o risco de complicações e devem ser sempre consideradas na evolução da gestação. O risco geral para eventos durante a gestação deve ser considerado, incluindo a disfunção ventricular, o grau de cianose e a história de complicações cardíacas. Em pacientes não operadas ou com cirurgia paliativa prévia, por exemplo, *shunt* de Blalock--Taussig, a saturação arterial deve ser sempre considerada, bem como o hematócrito (acima de 60%) ou episódios de síncope. Essas pacientes apresentam mau prognóstico, já que provavelmente menos de 5% sobrevivem após os 40 anos de idade. Alguns estudos indicam que a mortalidade nesse grupo de gestantes é de aproximadamente 5%, com elevada incidência de complicações cardiovasculares. Nessas pacientes, situações que levem a vasodilatação periférica ou a hipotensão arterial sistêmica, durante a gestação ou no parto, podem diminuir ainda mais o fluxo pulmonar devido ao esvaziamento preferencial do fluxo do ventrículo direito para a aorta, fator que deve ser sempre levado em consideração.

A transposição completa das grandes artérias é caracterizada por discordância ventrículo-arterial e cianose importante. Durante muito tempo a correção cirúrgica utilizada foi a inversão do fluxo no nível atrial, como na cirurgia de Mustard ou de Senning, determinando uma fisiologia similar à da transposição congenitamente corrigida. Nesses casos, o ventrículo conectado com a aorta permanece sendo o direito, com disfunção sistólica e insuficiência cardíaca em 5-15% das gestantes. As taquiarritmias e a disfunção do nó sinusal podem ser frequentes e graves e a gestação deve ser contraindicada quando existe alteração importante da contratilidade do ventrículo direito. Não está claro o benefício do uso de betabloqueadores em pacientes com ventrículo direito sistêmico, e seu uso deve ser criterioso pela possibilidade de piora da bradiarritmia existente. Em gestantes com correção no nível arterial (cirurgia de Jatene), se as condições clínicas antes da gestação são boas, a gestação não apresenta risco aumentado, embora seja recomendável realizar uma avaliação que exclua isquemia miocárdica, obstrução subvalvar e disfunção da neovalva aórtica.

A doença de Ebstein pode apresentar graus variáveis de disfunção da valva tricúspide e, portanto, de refluxo valvar, podendo levar a dilatação do átrio direito, aumento da pressão atrial e desvio de fluxo do átrio direito para o átrio esquerdo através de comunicação atrial prévia ou de forame oval que fica patente pela dilatação importante do átrio direito, tendo nesses casos cianose como manifestação clínica. Em pacientes assintomáticas, sem cianose (sem *shunt* atrial) e sem insuficiência cardíaca, a gestação é bem tolerada. Pacientes sintomáticas, com cianose ou insuficiência cardíaca, devem ser orientadas para evitar a gestação ou tratadas cirurgicamente antes da gestação.

A cirurgia de Fontan e suas variantes são procedimentos paliativos para corações univentriculares, como é o caso da atresia tricúspide. O princípio básico das diferentes técnicas é a anastomose direta da circulação venosa pulmonar nas artérias pulmonares, excluindo o ventrículo direito da circulação. As pacientes são muito sensíveis a alterações de volume, com risco elevado de edema, ascite e arritmias durante a gestação. Foram especialmente descritas: arritmias em 5-21%, sangramento em 5-50% e insuficiência cardíaca em 7% dos casos. Poucas séries de

pacientes gestantes foram publicadas, mostrando risco de trombose pela circulação lenta no circuito criado e de embolia paradoxal nos casos de Fontan fenestrado, situação na qual a anticoagulação oral deverá ser sempre instituída antes e durante a gestação, o que, por outra parte, tende a aumentar o risco de sangramento.

O risco materno é elevado se a fisiologia circulatória não é eficiente, e a gestação deve ser contraindicada quando existe saturação arterial inferior a 85%, função ventricular diminuída ou enteropatia perdedora de proteína. Foi relatada perda fetal em até 50% dos casos, e existe risco elevado de ocorrer: congestão venosa sistêmica e ascite; deterioração da função ventricular; piora do refluxo da valva atrioventricular sistêmica; arritmia atrial; tromboembolismo; embolia paradoxal pela comunicação interatrial no Fontan fenestrado; aborto espontâneo, restrição do crescimento intrauterino e parto pré-termo.

É recomendável a realização de exames como ecocardiograma, Holter de 24 horas e o teste de esforço ou de caminhada com oxímetro, para detectar variações da

QUADRO 2	Recomendações da European Society of Cardiology sobre conduta na gestação em portadoras de cardiopatia, modificadas com algumas indicações específicas para gestantes com cardiopatia congênita		
I	Avaliação do risco pré-gestacional e aconselhamento de risco em todas as pacientes Todas as pacientes em idade fértil com doença cardíaca devem ser avaliadas usando a classificação da OMS Pacientes de alto risco devem ser tratadas em centros especializados Recomenda-se ecocardiografia fetal quando há risco elevado de alterações fetais Gestantes com sinais e sintomas novos ou inexplicados devem realizar ecocardiograma Uso de corticosteroides recomendado em cirurgia cardíaca entre 24-37 semanas de gestação Parto vaginal é a primeira escolha na maioria das pacientes	II a	A indução do parto deve ser considerada na 40ª semana de gestação em todas as mulheres com doença cardíaca Considerar aconselhamento genético em doença cardíaca congênita ou arritmia congênita, cardiomiopatias, doença aórtica ou malformações genéticas associadas a doença cardiovascular Considerar ressonância magnética (sem gadolínio) se a ecocardiografia for insuficiente para um diagnóstico definitivo Se idade gestacional ≥ 26 semanas, o parto deve ser considerado antes da cirurgia (se necessária) O parto cesáreo deve ser considerado para indicações obstétricas ou para pacientes com dilatação da aorta ascendente > 45 mm, estenose aórtica grave, parto prematuro durante o uso de anticoagulantes orais, síndrome de Eisenmenger ou insuficiência cardíaca grave Gestação contraindicada em doença de Ebstein sintomática com saturação arterial < 85% e em pacientes com ventrículo direito sistêmico (Mustard/Senning, I-transposição) em CF III/IV da NYHA, disfunção ventricular com FE < 40% ou refluxo tricúspide importante Anticoagulação deve ser considerada para gestantes com Fontan
II b	Quando a causa da dispneia não ficar bem estabelecida por outros métodos, a radiografia de tórax deve ser considerada O cateterismo cardíaco, bem como a tomografia e o estudo eletrofisiológico, podem ser considerados com indicações muito precisas Em casos graves com falha da terapêutica médica e não passíveis de tratamento percutâneo, a cirurgia de revascularização do miocárdio ou cirurgia valvar pode ser considerada	III	Gestação contraindicada em pós-operatório de cirurgia de Fontan com saturação arterial de O_2 < 85%, disfunção ventricular, refluxo valvar moderado a importante, arritmia refratária ou enteropatia perdedora de proteína Gestação contraindicada em pacientes com hipertensão pulmonar

Fonte: Regitz-Zagrosek V et al.; 2018.

oximetria durante esforço, bem como manter a paciente na UTI durante as 48-72 horas após o parto para monitorar uma possível descompensação, devido ao fenômeno de autotransfusão sanguínea, com entrada do sangue uterino na circulação sistêmica.

Síndrome de Eisenmenger

É caracterizada pelo aumento da pressão arterial pulmonar devido a doença oclusiva das artérias pulmonares, decorrente do hiperfluxo pulmonar importante, em cardiopatias acianóticas ou cianóticas sem estenose pulmonar e com fluxo dirigido inicialmente das câmaras esquerdas para as direitas. Quando instalada, há inversão do fluxo através do defeito, que ocorrerá agora das câmaras direitas para as esquerdas, com cianose, que apresenta correlação direta com o grau de hipertensão arterial pulmonar e com a diminuição da resistência vascular sistêmica. Nesses casos, a hipertensão arterial pulmonar é irreversível e o tratamento cirúrgico de correção da malformação cardíaca é contraindicado.

A hipertensão arterial pulmonar é definida como a pressão arterial média persistentemente acima de 25 mmHg, associada a pressão capilar pulmonar menor ou igual a 15 mmHg e resistência vascular pulmonar maior que 3 Woods. A gestação está contraindicada devido à elevada mortalidade materna, de aproximadamente 20-50%, que ocorre geralmente no 3º trimestre da gestação e nos primeiros meses após o parto, decorrente de crises hipertensivas, tromboembolismo pulmonar e insuficiência cardíaca refratária e à frequência de aborto espontâneo, que é de aproximadamente 30%, com mortalidade neonatal global estimada em 13%.

Quando a gestação ocorre, deve ser cogitada sua interrupção precoce; no caso da continuidade, deverá ser realizada monitorização rigorosa, com acompanhamento de equipe multidisciplinar, constituída por obstetra, cardiologista com experiência em cardiopatia e gestação e cardiologista pediátrico com experiência em cardiopatia congênita do adulto. Algumas orientações importantes são: prevenção do tromboembolismo; hospitalização ao mínimo sinal de atividade uterina prematura ou após a 20ª semana de gestação até o parto; administração de oxigênio e tratamento específico da hipertensão pulmonar; definição do tipo e momento da anticoagulação; prevenção da hipotensão ou hipovolemia pela possibilidade de aumentar o desvio de fluxo; prevenção da hemoconcentração, que pode piorar o estado pró-trombótico; evitar o monitoramento por cateter de Swan-Ganz pela possibilidade de ruptura de artéria pulmonar e profilaxia para endocardite infecciosa. Embora o parto vaginal seja bem tolerado, com possibilidade de diminuição do segundo estágio do trabalho de parto com uso de fórcipe, se a condição materna ou fetal deteriora, o parto cesáreo precoce deverá ser indicado, lembrando que alguns estudos sugerem que a anestesia geral é um fator associado a maior mortalidade nessas pacientes.

O QUE AS DIRETRIZES RECOMENDAM

- Avila WS, Alexandre ERG, Castro ML, Lucena AJG, Marques-Santo C, Freire CMV, et al. Posicionamento da Sociedade Brasileira de Cardiologia para Gravidez e Planejamento Familiar na Mulher Portadora de Cardiopatia, 2020. Arq Bras Cardiol, 2020; 114: 849-942.

- Regitz-Zagrosek V, Roos-Hesselink JW, Bauersachs J, Blomström-Lundqvist C, Cífková R, De Bonis M, et al., ESC Scientific Document Group. 2018 ESC guidelines for the management of cardiovascular diseases during pregnancy: the task force for the management of cardiovascular diseases during pregnancy of the European Society of Cardiology (ESC). European Heart Journal. 2018;39:3165-241.

- Warnes CA, Liberthson R, Danielson GK, Dore A, Harris L, Hoffman JIE, et al. Task force 1: the changing profile of congenital heart disease in adult life. JACC. 2001;37:1170-5.

SUGESTÕES DE LEITURA

1. Bishop L, Lansbury A, English K. Adult congenital heart disease and pregnancy. BJA Education. 2018;18:23-9.
2. Drenthen W, Boersma E, Balci A, Moons P, Roos-Hesselink JW, Mulder BJM, et al. On behalf of the ZAHARA Investigators. Predictors of pregnancy complications in women with congenital heart disease. Eur Heart J. 2010;31:2124-32.
3. Drenthen W, Pieper P, Roos-Hesselink JW, van Lottum WA, Voors AA, Mulder BJM, et al. Outcome of pregnancy in women with congenital heart disease: a literature review. J Am Coll Cardiol. 2007;49:2303-11.
4. Haberer K, Silversides CK. Congenital heart disease and women's health across the life span: focus on reproductive issues. Can J Cardiol. 2019;35:1652-63.
5. Hopkins MK, Goldstein SA, Ward CC, Kuller JA. Evaluation and management of maternal congenital heart disease: a review. Obstet Gynecol Surv. 2018;73:116-24.
6. Roos-Hesselink JW, Baris L, Johnson M, De Backer J, Otto C, Marelli A, et al. On behalf of the ROPAC investigators. Pregnancy outcomes in women with cardiovascular disease: evolving trends over 10 years in the ESC Registry of pregnancy and cardiac disease (ROPAC). Eur Heart J. 2019;40:3848-55.
7. Silversides CK, Grewal J, Mason J, Sermer M, Kiess M, Rychel V, et al. Pregnancy outcomes in women with heart disease. The CARPREG II study. JACC. 2018;71:2419-30.
8. Siu SC, Sermer M, Colman JM, Alvarez AN, Mercier L-A, Morton BC, et al. On behalf of the Cardiac Disease in Pregnancy (CARPREG) Investigators. Prospective multicenter study of pregnancy outcomes in women with heart disease. Circulation. 2001;104:515-21.
9. Zengin E, Mueller G, Blankenberg S, von Kodolitsch Y, Rickers C, Sinning C. Pregnancy in adults with congenital heart disease. Cardiovasc Diagn Ther. 2019;9(Suppl2):S416-S423.

NOTA DOS EDITORES

Este capítulo possui referências bibliográficas adicionais, recomendadas pelos autores, na plataforma digital complementar do livro. Por motivos de compactação, somente algumas delas estão aqui contempladas. Utilize o QR code abaixo para ter acesso a esse conteúdo:

77
Doença valvar na gestação

Walkiria Samuel Avila
Maria Elizabeth Navegantes Caetano Costa

DESTAQUES

- No Brasil, a doença valvar reumática é prevalente na gravidez entre as portadoras de cardiopatias.
- A fisiologia da gravidez justifica a maior frequência de complicações nas lesões valvares obstrutivas.
- Ausência de sintomas, em mulheres que apresentam lesões valvares obstrutivas importantes, não assegura bom prognóstico materno.
- Fatores complicadores (p. ex., fibrilação atrial, antecedentes de insuficiência cardíaca, tromboembolismo ou endocardite infecciosa) aumentam o risco da doença valvar durante a gestação.
- Gestante de alto risco com doença valvar não preenche os critérios para a indicação de interrupção da gestação (aborto terapêutico), uma vez que essas pacientes podem ser tratadas, tanto pela intervenção cirúrgica como percutânea, durante a gestação, após a fase de embriogênese.
- Os estudos sobre estenose mitral e gravidez permitem destacar que área valvar mitral, ritmo cardíaco, função do ventrículo direito e grau de hipertensão arterial pulmonar constituem bons parâmetros para estimar a evolução da gestação nesse grupo de pacientes.
- As lesões de insuficiência valvar são bem toleradas durante a gravidez, em razão da queda da resistência vascular periférica.
- Casos de estenose aórtica complicada, dadas as limitações de terapêutica farmacológica efetiva, determinam que o tratamento intervencionista, percutâneo ou cirúrgico, seja a conduta de primeira escolha.
- A gravidez não modifica os critérios de indicação da valvoplastia mitral por cateter-balão.
- A profilaxia da endocardite infecciosa para o parto é controversa, contudo deve ser indicada em portadoras de próteses valvares ou em pacientes com antecedentes de endocardite infecciosa.
- Existe contraindicação à gravidez em portadoras de síndrome de Turner com diâmetros de aorta acima 20-25 mm/m, síndrome de Marfan com diâmetros acima de 45 mm e valva bicúspide com diâmetro de aorta acima de 50 mm.
- Parto vaginal e anestesia peridural/raquidiana é a conduta preferível para assistência às portadoras de doença valvar com risco aceitável ou intermediário.
- Prótese biológica não requer anticoagulação, vantagem a ser considerada na escolha do substituto valvar durante a idade reprodutiva.
- A gravidez não influencia na degeneração estrutural da prótese biológica.
- Prótese mecânica requer anticoagulação com ajuste permanente na busca das metas convencionais.
- Prótese biológica calcificada e trombose de prótese mecânica correspondem às situações de emergência para intervenção durante a gravidez, independentemente da idade gestacional.
- A contracepção deve obedecer aos critérios de elegibilidade da Organização Mundial da Saúde (OMS) e aos parâmetros de eficácia do índice de Pearl.

INTRODUÇÃO

A doença valvar de etiologia reumática continua sendo a lesão prevalente entre as gestantes portadoras de cardiopatias porque tem predomínio no sexo feminino e o início da fase clínica coincide com a idade reprodutiva.

A conduta médica na doença valvar durante a gravidez requer o conhecimento básico das alterações fisiológicas que ocorrem no ciclo gravídico-puerperal, discutidas em sessão específica. As modificações cardiorrespiratórias e do sistema de coagulação fundamentam a ocorrência das complicações em portadoras de doença valvar durante a gravidez (Quadro 1).

O aumento do débito cardíaco durante a gravidez, trabalho de parto e puerpério influencia diretamente no fluxo através das valvas cardíacas com piora funcional das lesões valvar com estenose. Por outro lado, a queda da resistência vascular periférica reduz o volume de regurgitação nas valvas insuficientes. Ambos os fatores explicam a razão de as lesões valvares obstrutivas apresentarem pior evolução clínica quando comparadas às lesões de regurgitação.

QUADRO 1 Repercussão das modificações fisiológicas do sistema cardiovascular e respiratório da gravidez em portadoras de doença valvar

- Aumento do débito cardíaco e da frequência cardíaca: insuficiência cardíaca e congestão pulmonar

- Redução da resistência vascular sistêmica: hipotensão arterial

- Aumento do consumo de oxigênio: redução da capacidade funcional

- Estímulo da arritmogênese relacionado ao aumento:
1. Pré-carga e estiramento atrial e ventricular
2. Resposta adrenérgica
3. Receptores estrogênicos

- Estímulo hormonal (estrógeno, elastase circulante e relaxina): enfraquecimento da camada média vascular – dissecção arterial

- Aumento do risco tromboembólico
1. Aumento dos fatores de coagulação (V, VIII, X e fator de von Willebrand)
2. Queda dos níveis de proteína S
3. Compressão uterina da veias cava inferior e ilíaca esquerda
4. Trauma local das veias da pelve durante o trauma do parto
5. Período pós-parto de cesariana

Quadro clínico e exames subsidiários

Os sintomas das gestantes portadoras de valvopatias não necessariamente refletem o grau da lesão valvar, além do fato de que as manifestações habituais da gravidez, como dispneia e fadiga, podem ser interpretadas como incapacidade funcional. Ressalte-se, ainda, que mesmo as pacientes assintomáticas, consideradas classe funcional I/II

da New York Heart Association (NYHA) antes da concepção, não têm segurança quanto à boa evolução clínica durante a gravidez.

A semiologia da doença valvar também sofre modificações. De forma que a intensidade dos sopros das estenoses valvares aumenta por conta do aumento da volemia, enquanto a dos sopros de regurgitação valvar diminui devido à queda da resistência vascular periférica.

O eletrocardiograma tem grande valor na avaliação do ritmo cardíaco e da presença das sobrecargas de câmaras cardíacas. Na interpretação do registro eletrocardiográfico, é frequente encontrar alterações como desvio do eixo elétrico para a esquerda, inversão da onda T nas derivações DIII, V1, V2 e, às vezes, V3, onda "q" proeminente nas paredes inferior e anterolateral, aumento da duração da onda P e do intervalo QT. Medidas da duração da onda P e intervalo QT nos três trimestres da gravidez podem apresentar um prolongamento das durações da onda P no segundo trimestre e do intervalo QT máximo no termo da gestação.

O ecocardiograma é o exame mais indicado para doença valvar porque informa o tipo e a gravidade da lesão valvar, grau de dilatação das câmaras cardíacas, padrão da função ventricular, hipertensão pulmonar e defeitos cardíacos associados. A hipervolemia da gravidez propicia o aumento das câmaras cardíacas (até 20% das câmaras direitas e 10-12% das esquerdas), refluxo discreto das valvas mitral e tricúspide, aparecimento de mínimos gradientes ou aumento dos gradientes transvalvares prévios à gestação.

O ecocardiograma transesofágico é relativamente seguro e tem suas indicações convencionais destacando-se que o risco de vômito e aspiração é aumentado principalmente após 20 semanas de gestação. Essa realidade exige a presença do anestesista, que auxilia na seleção da sedação mais adequada, no controle da ventilação e da monitorização fetal durante o procedimento.

Nos períodos finais da gestação pode ser notada a presença de pequeno derrame pericárdico consequente à retenção hidrossalina que desaparece no puerpério. Esses derrames não apresentam significado patológico e geralmente são assintomáticos, contudo merecem uma reavaliação 6 semanas após o parto.

Estratificação dos riscos das doenças valvares para a gravidez

A classificação atual dos riscos da doença valvar para a gravidez e os fatores agravantes do prognóstico materno estão expostos nos Quadros 2 e 3, respectivamente.

No planejamento familiar, o aconselhamento à gravidez deve considerar o diagnóstico anatômico, etiológico e funcional da doença valvar e a investigação de fatores desfavoráveis concomitantes, que modificam o prognóstico materno. Pacientes de alto risco que tenham a intenção de programar gravidez, mesmo que assintomáticas, devem ser consideradas para a intervenção percutânea ou cirurgia a céu aberto antes da concepção.

Vale acrescentar que, em pacientes em curso de gestação, a situação de alto risco não preenche os critérios para a indicação de interrupção da gestação (aborto terapêutico), uma vez que essas pacientes podem ser tratadas, tanto pela intervenção cirúrgica como percutânea, após a fase de embriogênese.

QUADRO 2 Classificação de riscos da doença valvar à gravidez

Risco alto	Risco intermediário	Risco aceitável
Estenose mitral crítica	PB com disfunção moderada	Valvopatia discreta
Estenose aórtica crítica PB estenótica/calcificada PM com disfunção	Estenose pulmonar grave	PB sem disfunção
Hipertensão pulmonar grave	PM PM mitral > PM aórtica	Valvopatia + FE normal
Insuficiência Ao + doenças da aorta • Síndrome de Marfan (Daorta > 45 mm) • Valva bicúspide (Daorta > 50 mm)	Insuficiência Ao + Daorta • Síndrome de Marfan (Daorta 40-45 mm) • Valva aórtica bicúspide (Daorta 45-50 mm)	Valvopatia sem fatores desfavoráveis FA, HP, disfunção ventricular, antecedentes (IC, EI, trombo)
Valvopatia + FE < 35%	Anticoagulação permanente	

Ao: aorta; Daorta: diâmetro de aorta; EI: endocardite infecciosa; FA: fibrilação atrial; FE: fração de ejeção do ventrículo esquerdo; HP: hipertensão pulmonar; IC: insuficiência cardíaca; PB: prótese biológica; PM: prótese mecânica; trombo: tromboembolismo.

QUADRO 3 Condições desfavoráveis à evolução da gravidez em portadoras de doenças valvares

- Fatores complicadores: fibrilação atrial, hipertensão pulmonar, disfunção ventricular, eventos prévios (IC, trombo, EI)
- Lesões obstrutivas à esquerda de grau importante
- Doenças de aorta com diâmetros aumentados de aorta ascendente
- Síndrome de Marfan (Daorta > 40 mm)
- Valva aórtica bicúspide (Daorta > 45 mm)
- Classe funcional III/IV (NYHA)
- Doença valvar com indicação de intervenção cirúrgica ou percutânea
- Necessidade do uso de anticoagulantes (transitória ou permanente)

Daorta: diâmetro de aorta; EI: endocardite infecciosa; IC: insuficiência cardíaca; trombo: tromboembolismo; NYHA: New York Heart Association.

ESTENOSE MITRAL

Cerca de dois terços das gestantes portadoras de doença valvar reumática apresentam estenose mitral, considerada, portanto, a lesão valvar mais frequente no ciclo gravídico-puerperal. O aumento do débito cardíaco da gravidez provoca elevação do gradiente de pressão por meio da estenose da valva mitral, resultando em congestão pulmonar e até mesmo edema agudo dos pulmões, em pacientes, muitas vezes, previamente assintomáticas.

As arritmias supraventriculares são frequentes, considerando-se que a fibrilação atrial na forma recente ou paroxística deva ser revertida porque propicia a congestão pulmonar e a redução do fluxo uteroplacentário, elevando o índice de óbito fetal. De igual severidade é a presença de fibrilação atrial permanente, que muitas vezes apresenta difícil controle farmacológico da frequência cardíaca, além da necessidade da anticoagulação plena.

Os estudos sobre estenose mitral e gravidez permitem destacar que área valvar mitral, ritmo cardíaco, função do ventrículo direito e grau de hipertensão arterial pulmonar constituem bons parâmetros para estimar a evolução da gestação nesse grupo de pacientes.

INSUFICIÊNCIA MITRAL

A incidência de insuficiência mitral durante a gravidez é baixa, geralmente está associada ao prolapso da valva mitral e tem boa evolução materna. Embora a gravidez proporcione aumento da volemia, o fluxo efetivo de regurgitação através da valva insuficiente é minimizado pela queda da resistência vascular periférica. As arritmias cardíacas geralmente são supraventriculares, destacando-se o risco de tromboembolismo quando do aparecimento da fibrilação atrial.

INSUFICIÊNCIA AÓRTICA

A maioria das pacientes portadoras de insuficiência aórtica tolera bem a gestação e evolui sem complicações, não requerendo terapêutica farmacológica. Porém, a ocorrência de insuficiência cardíaca pode estar associada a complicações adicionais, como a disfunção ventricular. Os aspectos fisiopatológicos são semelhantes aos das doenças valvares por insuficiência, nas quais acontece uma adaptação fisiológica dos ventrículos ao aumento da volemia ao lado de redução do volume regurgitante pela queda da resistência vascular periférica e do aumento da frequência cardíaca.

Em contrapartida, embora rara, a insuficiência aórtica aguda é evento de má tolerância com severos desfechos maternos, como insuficiência cardíaca severa e morte materna. Entre as causas mais frequentes durante a gestação estão a endocardite infecciosa e a dissecção de aorta.

ESTENOSE AÓRTICA

Em mulheres jovens, geralmente a estenose aórtica isolada tem etiologia congênita, porque a reumática associa-se mais frequentemente à insuficiência valvar ou à disfunção mitral.

Durante a gravidez, o aumento da volemia proporciona maior fluxo transvalvar, gerando aumento do gradiente de pressão e maior consumo de oxigênio pelo miocárdio. Além disso, a manutenção adequada do débito cardíaco pode ser prejudicada em decorrência da redução do retorno venoso, particularmente no termo da gestação e no puerpério, favorecendo riscos adicionais.

A estenose aórtica discreta e moderada geralmente evolui sem complicação e as pacientes são habitualmente assintomáticas. Entretanto, o risco de insuficiência cardíaca, arritmia, síncope e morte materna aumenta quando a estenose aórtica é severa. Nesses casos a escassez de terapêutica farmacológica efetiva determina que o tratamento intervencionista, percutâneo ou cirúrgico, seja a conduta de primeira escolha.

VALVA AÓRTICA BICÚSPIDE

A valva aórtica bicúspide tem prevalência estimada em 4,6/1.000 recém-nascidos vivos, sendo menos frequente nas mulheres (1,9 *vs.* 7,1). Geralmente, a valva bicúspide não é uma lesão valvar isolada, mas faz parte de eventuais anomalias da aorta, como estenose valvar, coarctação da aorta e dissecção de aorta no adulto.

A velocidade de dilatação estimada em 0,1-0,5 mm ao ano é lenta e depende de fatores como tamanho da aorta, idade da paciente, síndromes associadas como Marfan, presença de hipertensão e defeitos congênitos como coarctação de aorta.

Portadoras de valva aórtica bicúspide com dilatação de aorta ascendente apresentam perda da arquitetura da parede do vaso, com apoptose das células musculares e degeneração da camada média do vaso. Esse dado histológico

justifica a ocorrência de dissecção de aorta durante a gravidez, que, por si só, favorece a fragilização da parede vascular consequente às modificações intrínsecas hormonais.

A gravidez não parece complicar a valva aórtica bicúspide na ausência de disfunção valvar ou dilatação da raiz de aorta. Contudo, existe contraindicação à gravidez em portadoras de síndrome de Turner com diâmetros de aorta acima 20-25 mm/m, síndrome Marfan com diâmetros acima de 45 mm e valva bicúspide com diâmetro de aorta acima de 50 mm.

PRÓTESES VALVARES

O risco da gestação em portadoras de próteses valvares está diretamente relacionado ao tipo de prótese e às condições de função prótese (Quadro 4).

As próteses biológicas têm atributos favoráveis à evolução da gravidez por não requererem anticoagulação e apresentarem morbidade e mortalidade maternofetal não significativas em comparação com outras cardiopatias. Contudo, têm durabilidade limitada com possibilidade de reoperação em curto prazo e riscos de endocardite infecciosa. A causa mais habitual de piora da classe funcional nessas pacientes é a disfunção da prótese no pós-operatório tardio. O grau de disfunção miocárdica é o principal fator de prognóstico pós-operatório, e os aumentos de débito e de frequência cardíaca no decorrer da gestação podem descompensar a insuficiência cardíaca previamente assintomática.

Os estudos têm demonstrado que a disfunção da prótese, especialmente por calcificação, têm má evolução e, devido à resistência ao tratamento clínico, resulta em maior necessidade de cirurgia em curto prazo, quando são comparadas às pacientes não gestantes em mesma situação de disfunção valvar.

Outro aspecto a ser enfatizado é que o aparecimento da disfunção valvar em curto e longo prazo não sofre influência da gravidez, afastando-se a hipótese de que esta seja considerada fator de aceleração da degeneração e/ou calcificação da prótese biológica. Na verdade, a ocorrência de disfunção de prótese biológica está relacionada com o tempo transcorrido do implante e a gravidez, e a idade da paciente na ocasião do implante da prótese.

QUADRO 4 Prótese valvar e riscos para a gravidez com fração de ejeção ventricular esquerda normal			
Prótese biológica		**Prótese mecânica**	
Risco materno	Risco fetal	Risco materno	Resultados fetais
• Risco baixo • Não requer anticoagulação	• Risco baixo	• Risco intermediário • Requer anticoagulação • Embolia sistêmica • Trombose de prótese • Hemorragia	• Alto risco • Embriopatia varfarínica • Perdas fetais • Prematuridade • Hemorragia perinatal

A gestação em portadora de prótese mecânica apresenta peculiaridades de natureza cardíaca e obstétrica. O estado de hipercoagulabilidade e a dificuldade de anticoagulação associam-se a maior risco de tromboembolismo em portadoras de próteses mecânicas durante a gestação. Torna-se obrigatório, portanto, o uso dos anticoagulantes orais no decorrer da gestação, os quais, por outro lado, estão associados à teratogenia e às perdas fetais. De fato, a incidência de perdas fetais alcança 30% e a da embriopatia varfarínica varia entre 4-29%. A exposição à varfarina durante o segundo e o terceiro trimestres da gravidez manifesta-se com retardo de crescimento intrauterino em 22% dos casos, prematuridade em 25% e morte neonatal por hemorragia cerebral em 10% dos recém-nascidos vivos.

A gravidez representa riscos peculiares para ambos os tipos de próteses valvares (Tabela 1). Os estudos são concordantes em demonstrar que na comparação entre prótese biológica e mecânica o sucesso materno e o fetal são semelhantes e não alcançam 60% das gestações. As conclusões são que fatores determinantes do prognóstico da gravidez estão relacionados ao estado funcional da prótese biológica e à eficácia da anticoagulação na prótese mecânica.

TRATAMENTO, PREVENÇÃO E PRINCIPAIS COMPLICAÇÕES

A assistência pré-natal às portadoras de doença valvar deve obedecer a uma rotina de consultas periódicas, seguindo as medidas gerais e preventivas (Quadro 5). Recomendam-se restrição moderada de sal e das atividades físicas, controle do ganho ponderal (não acima de 10 kg), suplementação de ferro após 20 semanas de gestação e controle de eventuais fatores agravantes da insuficiência cardíaca, destacando-se a anemia, infecção, hipertireoidismo e arritmias.

A prevenção do surto reumático deve ser mantida com penicilina benzatina na dose de 1.200.000 UI intramuscular a cada 21 dias, ou estearato de eritromicina 500 mg a cada 12 horas por via oral quando houver alergia à penicilina. A sulfadiazina é contraindicada. Recomenda-se a ultrassonografia (USG) seriada, que deve ser realizada nos 3 trimestres consecutivos da gravidez, repetindo-se quando necessário. O ecocardiograma fetal, quando indicado, deve ser realizado entre a 26 e a 28ª semanas de gestação.

A prevenção da endocardite infecciosa na ocasião do parto é controversa e emprega a associação dos antibióticos que visa à prevenção aos enterococos.

É preciso considerar que a quase totalidade dos fármacos de ação cardiovascular pode influenciar na embriogênese, no crescimento e desenvolvimento fetal, na dinâmica uterina e na adaptação das primeiras horas da vida extrauterina do recém-nascido. Assim, a segurança e a eficácia do tratamento farmacológico requerem ajustes periódicos da posologia, porque as diversas fases do ciclo gravídico-puerperal interferem na absorção, distribuição e excreção dos medicamentos. As doses recomendadas são fundamentadas na experiência de especialistas e em estudos observacionais.

De modo geral, a utilização de digital, diuréticos de alça e vasodilatadores como a hidralazina associada ou não a nitratos tem se mostrado isenta de efeitos colaterais nas doses habituais. Em contrapartida, os inibidores de enzima conversora de angiotensina II e os antagonistas específicos de angiotensina II são teratogênicos, portanto não devem ser indicados em nenhuma fase da gestação (Quadro 6 e Tabela 2).

Nas portadoras de estenose mitral destaca-se o uso de betabloqueadores, propranolol ou metoprolol, na prevenção e controle da congestão pulmonar, atentando-se sem-

---

QUADRO 5 Doença valvar: medidas preventivas durante a gravidez

- Restrição de atividades físicas
- Dieta hipossódica (4 g/dia)
- Etiologia reumática: profilaxia com penicilina benzatina
- Anticoagulação permanente (fibrilação atrial, prótese mecânica, antecedentes de tromboembolismo)
- Profilaxia da endocardite infecciosa (prótese valvar, antecedentes de endocardite infecciosa): ampicilina 2 g IV + gentamicina 1,5 mg/kg/dia (1 hora antes do parto)
- Consulta cardiológica quinzenal e integrada com a equipe obstétrica
- Parto/anestesia: indicação obstétrica

TABELA 1 Prótese valvar: estudo comparativo de eventos em prótese biológica (PB) *vs.* prótese mecânica (PM)

N° (%)	Insuficiência cardíaca*	Endocardite infecciosa	Tromboembolismo*	Disfunção de prótese*	Reoperação na gestação	Morte materna
PB (176 pts)	31 (17,6)	4 (2,8)	2 (1,1)	31 (17,6)	16 (9,1)	5 (2,8)
PM (84 pts)	6 (7,1)	1 (1,2)	8 (9,5)	5 (5,9)	4 (4,8)	1 (1,2)

Sucesso maternofetal: PB 58,3% *vs.* PM 46,9%.
Índice de significância estatística: * p < 0,05.

QUADRO 6 Doença valvar e gravidez: recomendações farmacológicas

Se indicado tratamento farmacológico, considerar:
- Diurético: furosemida (< 80 mg/dia)
- Betabloqueador: propranolol (< 80 mg/dia) ou succinato de metopropolol (< 100 mg/dia)
- Bloqueador dos canais de cálcio não di-hidropiridínicos: verapamil (< 240 mg/dia)
- Vasodilatador: hidralazina (< 100 mg/dia)
- Digital: digoxina (0,25 mg/dia)

Doses diárias dos fármacos não associadas a efeitos colaterais obstétricos ou fetais. Recomendações baseadas na opinião de especialistas.

pre para os efeitos colaterais perinatais, como hipoglicemia, hiperbilirrubinemia e policitemia, os quais não têm sido verificados quando a dosagem diária é de 40-80 mg ou 50-75 mg, respectivamente.

A fibrilação atrial aguda deve ser prontamente revertida por cardioversão elétrica em portadoras de valvopatia mitral, procedimento este considerado inócuo ao concepto, com a vantagem de evitar a utilização de fármacos em doses às vezes tóxicas ao binômio maternofetal. Por outro lado, batimentos ectópicos atriais ou ventriculares e eventual taquicardia atrial assintomática não exigem uso de antiarrítmicos.

A prevenção do tromboembolismo em portadoras de prótese mecânica é ainda controversa. Os fatores a serem considerados incluem: preferência da paciente, *expertise* do médico assistente, recursos no atendimento e disponibilidade de controle adequado da coagulação.

A dinâmica da anticoagulação para portadoras de próteses mecânicas deve ser fragmentada em 5 momentos: preconcepção; cada trimestre, parto e puerpério (Figura 1). O rigoroso controle da anticoagulação e as doses dos anticoagulantes devem ser ajustados de acordo com as metas convencionais (Tabela 3).

- Momento 1 – preconcepção: orientação quanto ao diagnóstico precoce da gravidez, incluindo os riscos da embriopatia, que ocorrem entre 6ª e a 9ª semanas

TABELA 2 Controle da anticoagulação e idade gestacional em prótese valvar mecânica durante a gravidez

Idade gestacional (semanas)	Anticoagulante	Controle/posição da prótese
Entre 6ª e 12ª	HBPM 1,0 mg/kg SC 12/12 h ou HNF IV 18 UI/kg/ hora em bomba de infusão (< 30.000 UI-IV)	Anti-Xa: 0,8-1,2 U/mL/ TTPa 1,5 vez a 2,0 do VR
12ª até 36ª	Varfarina na dose de acordo com INR	Aórtica INR entre 2,5-3,0 Mitral INR 3,0-3,5
Após 36ª até o parto	HBPM 1,0 mg/kg SC 12/12 h ou HNF IV 18 UI/kg/ hora em bomba de infusão (< 30.000 UI-IV)	Anti-Xa: 0,8-1,2 U/mL TTPa 1,5 vez a 2,0 do VR
Puerpério	HBPM 1,0 mg/kg SC 12/12 h HNF IV 18 UI/kg/ hora em bomba de infusão (< 30.000 UI-IV) Varfarina: alcançar INR-alvo para alta hospitalar	Anti-Xa: 0,8-1,2 U/mL TTPa 1,5 vez a 2,0 do VR INR entre 2,0-2,5

AO: prótese mecânica em posição aórtica; F. anti-Xa: fator anti-Xa; HBPM: heparina de baixo peso molecular; HNF: heparina não fracionada; INR: *International Normalized Ratio*; SC: subcutâneo; TTPA: tempo de tromboplastina parcial ativada; UI: unidades; VO: via oral; VR: valor de referência.

de gestação e o reforço sobre a obrigatoriedade da manutenção da anticoagulação.

- Momento 2 – primeiro trimestre: confirmado o diagnóstico da gravidez pelos valores do hormônio gonadotrofina coriônica beta (beta hCG) e a USG obstétrica, a varfarina deve ser substituída pela heparina, que permite conciliar a prevenção de trombose

TABELA 3 Critérios médicos de elegibilidade (OMS): métodos de anticoncepção para portadoras de doença valvar

	Contracepção hormonal combinada				Contracepção somente com progestagênio			Dispositivo intrauterino	
	Oral	Adesivo	Anel vaginal	Injetável mensal	Oral	Injetável trimestral	Implante subdérmico	Cobre	Levonorgestrel
Não complicada	2	2	2	2	1	1	1	1	1
Complicada	4	4	4	4	1	1	1	2	2

Categoria 1: não há restrição ao uso do método; categoria 2: vantagens de usar o método geralmente superam os riscos teóricos ou comprovados; categoria 3: os riscos teóricos ou comprovados geralmente superam as vantagens de usar o método; categoria 4: condição que representa um risco à saúde inaceitável se o método contraceptivo for utilizado.
Fonte: adaptado e traduzido de World Health Organization. Medical eligibility criteria for contraceptive use. 5th ed. Geneva: World Health Organization; 2015.

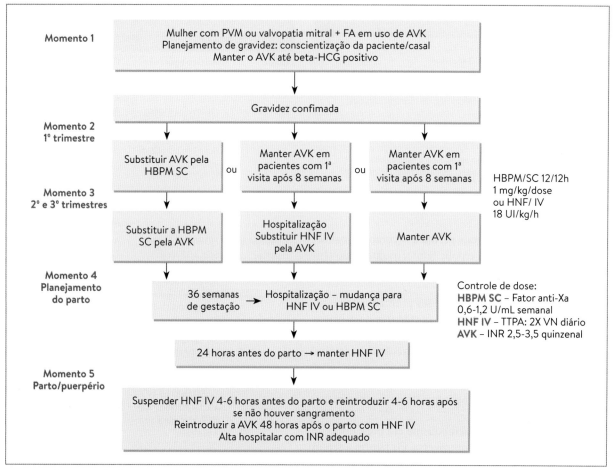

FIGURA 1 Recomendações para anticoagulação em próteses valvar mecânica durante a gestação.

AVK: antagonista da vitamina K; beta-HCG: hormônio gonadotrofina coriônica – B; FA: fibrilação atrial; INR: *International Normalized Ratio*; HBPM SC: heparina de baixo peso molecular (via subcutânea); HNF IV: heparina não fracionada via intravenosa; PVM: prótese valvar mecânica; TTPA: tempo de tromboplastina parcial ativada; UI/KG/h: unidades por quilograma de peso por hora.

materna e a ocorrência da embriopatia. Em pacientes que se apresentam na primeira visita médica com idade gestacional além da 6ª semana, a varfarina não deve ser suspensa e a informação sobre a possibilidade da embriopatia deve ser registrada em prontuário médico.

- Momento 3 – segundo trimestre: retorno à varfarina, supondo-se abreviar o uso da heparina e ter reduzido o risco da embriopatia. A proposta é manter as doses de varfarina de acordo com as metas de anteriores à gestação, com controle do International Normalized Ratio (INR) semanal ou quinzenal. A reintrodução da varfarina deve obedecer à dinâmica da transição, ou seja, simultânea à heparina de baixo peso molecular (HBPM) por via subcutânea (SC) ou à heparina não fracionada (HNF) intravenosa (IV) até o alcance da meta do INR.
- Momento 4 – terceiro trimestre: considerar a hospitalização, redirecionar para a anticoagulação parenteral e planejar o parto. A hospitalização deve ser programada na 36ª semana de gestação para o uso de HBPM- SC ou HNF-IV.
- Momento 5 – puerpério: decorridas 6 horas do parto e em ausência de complicação materna, a HNF-IV ou HBPM-SC são reintroduzidas em doses terapêuticas. A varfarina deve ser prescrita 48 horas após o parto, obedecendo à dinâmica de transição em conjunto com a heparina até o valor de 2 do INR, quando é dada a alta hospitalar.

O tratamento intervencionista durante a gravidez é indicado no momento em que as medidas preventivas e farmacológicas não conseguem boa resposta clínica, ou existe risco iminente de morte materna. Na ausência de disfunção ventricular, a desadaptação hemodinâmica é doença valvar-dependente, e a decisão da intervenção exige prudência e análise crítica quanto ao quadro clínico ser consequente à gravidez, ou à doença valvar.

Os procedimentos percutâneos devem ser preferidos à cirurgia a céu aberto, e as propostas de tratamento devem ser discutidas pelo *heart team*, compartilhada com a equipe obstétrica na tomada de decisão na doença valvar. A valvoplastia mitral por cateter-balão é segura, com resultados equivalentes aos da cirurgia a céu aberto, contudo requer critérios clássicos de indicação, tais como a ausência de trombo em átrio esquerdo, insuficiência mitral no máximo de grau discreto e escore ecocardiográfico de Wilkins ≤ 8. Em contrapartida, a valvoplastia por cateter-balão na estenose aórtica tem sido indicada quando a etiologia é congênita ou na tentativa de resgate da vida materna em casos de severidade extrema.

Admite-se que a gravidez não eleva o risco cirúrgico habitual para a mãe, contudo o feto é exposto aos efeitos intrínsecos ao ato operatório, às drogas anestésicas, à hipotermia e às oscilações de fluxo inerentes à circulação extracorpórea, com consequente risco de abortamento, prematuridade, arritmia e malformação fetal.

É, portanto, defensável evitar o tratamento cirúrgico na gravidez e, se possível, postergá-lo para o puerpério, considerando-se nessas condições a indicação do parto terapêutico para abreviar o período gestacional e possibilitar a cirurgia materna. Nas últimas décadas as técnicas percutâneas têm sido utilizadas com sucesso no tratamento da doença valvar e durante a gravidez têm as vantagens de evitar os efeitos da toracotomia e da circulação extracorpórea, dispensar drogas anestésicas e abreviar o tempo de recuperação.

ASSISTÊNCIA AO PARTO

O parto e o puerpério são momentos de risco para a portadora de doença valvar em vista do risco de instabilidade hemodinâmica causada pelas contrações uterinas, pela descompressão do sistema venoso cava inferior e plexo uterino imediatamente à expulsão fetal, e pela dequitação. Acrescem-se, ainda, os efeitos circulatórios da anestesia e a administração de fluidos para controle das variações de pressão arterial.

O planejamento do parto e da anestesia das portadoras de doenças valvares sem complicações obedece à orientação obstétrica de acordo com o conceito estabelecido de que o parto vaginal é o mais apropriado, com uso de fórcipe de alívio sob adequada analgesia e anestesia regional, seja peridural ou raquidiana. Restrições à anestesia por punção medular devem ser feitas em parturientes em vigência do uso de anticoagulantes pelo risco de hematoma extradural, recorrendo-se nessa condição à anestesia geral ou ao bloqueio dos nervos pudendos.

O aleitamento natural deve ser estimulado nas mulheres portadoras de doenças valvares, salvo nas pacientes com insuficiência cardíaca ou em uso de anticoagulante oral que tiveram seus bebês prematuros.

CONTRACEPÇÃO

A seleção dos métodos de contracepção para mulheres com doenças valvares exige a busca da segurança, eficácia, tolerância e fácil acesso. Nesse sentido, a orientação para a prescrição deve se apoiar em dois pilares:

1. Critérios de elegibilidade dos contraceptivos da OMS.
2. Índice de Pearl, que calcula a eficácia considerando o número de gravidez em 100 mulheres no primeiro ano do uso do método (Tabela 3).

Para pacientes portadoras de doença valvar a tendência atual é indicar os métodos que contenham progesterona isolada ou os combinados de progesterona com

O QUE AS DIRETRIZES RECOMENDAM

- 2018 ESC guidelines for the management of cardiovascular diseases during pregnancy. ESC Scientific Document Group. 2018;39(34):3165-241.

- Avila WS, Alexandre ERG, Castro ML, Lucena AJG, Marques-Santo C, Freire CMV, et al. Brazilian Cardiology Society Statement for Management of Pregnancy and family planning in women with heart disease – 2020. Arq Bras Cardiol. 2020;114(5):849-942.

- N2014 AHA/ACC guideline for the management of patients with valvular heart disease: a report of the American College of Cardiology/American Heart Association Task Force on Practice Guidelines. J Am Coll Cardiol. 2014;63:e57.

- Tarasoutchi F, Montera MW, Ramos AIOR, Sampaio RO, Rosa VEE, Accorsi TAD, et al. Atualização das Diretrizes Brasileiras de Valvopatias: abordagem das lesões anatomicamente importantes. Arq Bras Cardiol. 2017;109(6 Suppl 2):1-34.

estrógeno natural na forma injetável/mensal, porque são seguros, eficazes e de fácil acesso. Embora incluídos na categoria 2 (OMS), os dispositivos intrauterinos não têm sido indicados, em vista do presumível risco intrínseco que a doença valvar tem à endocardite infecciosa.

 SUGESTÕES DE LEITURA

1. Avila WS, Lobo CG Abreu SB, et al Pregnancy and heart valve prostheses: maternal and fetal outcomes: comparative study. Eur Heart Journal. 2018;39(Supp 566).
2. Federação Brasileira das Associações de Ginecologia e Obstetrícia (Febrasgo). Manual de orientação anticoncepção. Disponível em: www.febrasgo.org (acesso set 2020).
3. Sliwa K, Johnson MR, Zilla P, Roos-Hesselink JW. Management of valvular disease in pregnancy: a global perspective. Eur Heart J. 2015;36(18):1078-89.
4. van Hagen IM, Roos-Hesselink JW, Ruys TP, Merz WM, Goland S, Gabriel H, et al. Pregnancy in women with a mechanical heart valve: data of the European Society of Cardiology Registry of Pregnancy and Cardiac Disease (ROPAC). Circulation. 2015;132:132-42.
5. van Hagen IM, Thorne SA, Taha N, Youssef G, Elnagar A, Gabriel H, et al.; ROPAC Investigators and EORP Team. Pregnancy outcomes in women with rheumatic mitral valve disease. Circulation. 2018;137:806-16.
6. Vause S, Clarke B, Tower CL, Hay C, Knight M. Pregnancy outcomes in women with mechanical prosthetic heart valves: a prospective descriptive population based study using the United Kingdom Obstetric Surveillance System (UKOSS) data collection system. BJOG. 2017;124:1411-9.

78

Tromboembolismo venoso na gravidez e no puerpério

Maria Alayde Mendonça Romero Rivera
Elizabeth Regina Giunco Alexandre
Maria Cristina Costa de Almeida
Maria Elizabeth Navegantes Caetano Costa

DESTAQUES

- O tromboembolismo venoso (TEV) compreende a trombose venosa profunda (TVP) e a embolia pulmonar (EP) e permanece na atualidade como importante causa de morbidade e mortalidade maternas.
- Setenta por cento dos eventos de TEV relacionados à gestação ocorrem no puerpério, acarretando dificuldades em seu reconhecimento e tratamento.
- Apesar da baixa incidência na gravidez e no puerpério, a EP (uma das apresentações do TEV) pode ser responsável por até 30% da mortalidade materna de causa direta. O diagnóstico precoce e o tratamento com heparina reduzem essa mortalidade para 2%.
- A história prévia de TEV e as trombofilias se constituem nas causas mais frequentes de TEV na gestação e no puerpério.
- A maior parte (71%) dos casos de EP se origina de TVP, determinando a importância da realização da ultrassonografia por compressão de membros inferiores no início da investigação diagnóstica da EP na gestação e no puerpério.
- A angiotomografia computadorizada (ATC) do tórax e a cintilografia pulmonar são os exames de imagem de escolha para o diagnóstico da EP na gestação e no puerpério.
- A heparina de baixo peso molecular (HBPM) é atualmente a droga de escolha para a profilaxia e para o tratamento do TEV relacionado à gestação e ao puerpério. A heparina não fracionada (HNF) é a droga de escolha nos casos de EP associada à hipotensão e ao choque.
- Os anticoagulantes orais diretos não devem ser usados no tratamento ou na profilaxia do TEV na gestação e no puerpério (dabigatrana, apixabana, rivaroxabana, edoxabana).
- Em gestantes consideradas de risco elevado para TEV, a profilaxia deve ser feita durante toda a gestação (com HBPM) e mantida por pelo menos seis semanas após o parto (com antagonistas da vitamina K).
- O tratamento da TEV com antagonistas da vitamina K deve ser mantido por ao menos 3 a 6 meses após o parto.

INTRODUÇÃO

O tromboembolismo venoso (TEV) compreende a trombose venosa profunda (TVP) e a embolia pulmonar (EP) e permanece na atualidade como importante causa de morbidade e mortalidade maternas. Segundo a Organização Mundial da Saúde (OMS), o TEV é responsável por 3% da mortalidade geral materna no mundo.

Algumas das modificações fisiológicas e anatômicas determinadas pela gestação e pelo puerpério aumentam o risco de ocorrência de TEV em todas as gestações, dentre elas:

- Estado de hipercoagulabilidade.
- Estase venosa induzida pela progesterona.
- Compressão da veia cava inferior e das veias pélvicas pelo crescimento uterino progressivo.
- Redução da mobilidade materna.

A incidência de TEV durante a gestação (período prévio ao parto) e nas primeiras seis semanas do puerpério (período pós-parto) é de, respectivamente, 99 e 468 por 100 mil pessoas por ano, em um período médio de acompanhamento de 3,2 anos; em mulheres não grávidas, a incidência é de 61 por 100 mil pessoas-ano. O risco de TEV aumenta, portanto, cinco vezes durante a gravidez e cerca de sessenta vezes nos primeiros três meses do puerpério.

Estima-se que, atualmente, a incidência de TEV na gestação e no puerpério varie entre 50 e 200 para cada 100 mil partos/ano, nos diferentes países, enquanto a prevalência de TVP é de 1,1% e a de EP, de 0,2%.

Assim, cerca de 80% dos eventos tromboembólicos relacionados à gestação e ao puerpério correspondem à TVP, e 20% estão relacionados à EP. A TVP é mais frequente antes do parto e a EP no período pós-parto; 70% do conjunto de eventos tromboembólicos venosos ocorrem no puerpério.

Embora ocorra em menor frequência, a morbidade e a mortalidade determinadas pela EP são mais elevadas que aquelas determinadas pela TVP. Em muitos países, a EP é a principal causa de morte materna direta, respondendo por 9% a 20% dessas mortes.

A EP não tratada pode resultar em até 30% de mortalidade materna, a qual pode ser reduzida para até 2% com o diagnostico pertinente e a instituição do adequado tratamento anticoagulante.

Por essa razão, recomenda-se que todas as gestantes se submetam, no início da gravidez, a uma estratificação de risco para TEV, com instituição de anticoagulação profilática naquelas consideradas de risco elevado para eventos tromboembólicos.

Apesar de não existirem escores clínicos para estratificação do risco de ocorrência de TEV na gestação, foram identificados vários fatores que aumentam essa probabilidade. Inúmeros estudos demonstraram que a presença de ao menos um desses fatores aumenta a frequência de TEV em 0,02% a 0,05%.

FATORES DE RISCO

O mais importante fator de risco para a ocorrência de TEV na gestação e no puerpério é história de evento tromboembólico venoso prévio, associado ou não ao uso de estrógeno. Essa condição aumenta em até vinte e cinco vezes a chance de TEV na gestação e no puerpério.

Além disso, sabe-se que 50% dos casos de TEV na gestação/puerpério estão associados à presença de trombofilia hereditária, que pode aumentar em até trinta e quatro vezes a ocorrência de TEV. As trombofilias que estão associadas à elevação do risco de TEV na gestação e no puerpério são fator V de Leiden (homozigose e heterozigose), mutação da protrombina G20210 A (homozigose e heterozigose), deficiência da antitrombina, deficiência da proteína C e deficiência da proteína S.

Dessa forma, o TEV prévio (isolado ou recorrente) e o diagnóstico de trombofilia são considerados os fatores de mais alto risco para tromboembolismo em gestantes.

Os demais fatores podem ser intrínsecos à gestante, à gestação, ao parto e ainda ao feto e estão apresentados na Tabela 1, juntamente com a razão de chances de TEV que determinam e que foram identificadas em diversos estudos.

As gestantes que, desde o início da gestação, apresentam fatores considerados de alto risco para a ocorrência de TEV (TEV prévio, trombofilias, presença de anticorpos antifosfólipides, parto cesáreo), bem como aquelas que apresentam três ou mais outros fatores que reconhecidamente elevam esse risco, devem ser aconselhadas a realizar tromboprofilaxia durante a gestação e o puerpério, preferencialmente com heparina de baixo peso molecular (HBPM).

Após o parto, quando aumenta exponencialmente o risco para TEV, todas as mulheres devem ser estratificadas novamente, e a presença de dois ou mais fatores de risco para TEV determina a necessidade de tromboprofilaxia no puerpério. A nova estratificação é desnecessária àquelas que possuem um fator de alto risco para TEV.

DIAGNÓSTICO CLÍNICO

A avaliação clínica do TEV durante a gravidez é mais difícil, pois as alterações fisiológicas determinadas pela gestação favorecem frequentemente o aparecimento de queixas clínicas como taquicardia, taquidispneia, dor torácica e edema de membros inferiores (que mimetizam aquelas determinadas pelo TEV), mesmo na ausência de doença venosa.

Apesar disso, e de maneira geral, a anamnese é usualmente o primeiro instrumento de investigação a ser utilizado, devendo-se ter em mente nesse momento os fatores de risco para TEV na gravidez e no puerpério, conforme demonstrado na Tabela 1.

A taxa de recorrência de TEV durante a gestação é de 15% a 25%, portanto a identificação dos fatores de risco é tarefa fundamental para a estratificação do risco e para

TABELA 1 Fatores de risco para tromboembolismo venoso na gestação e no puerpério

Fator de risco	Razão de chances
Fatores maternos	
TEV prévio (associado ou não ao uso de estrógeno)	4,2-24,8
Trombofilia genética	0,74-34,4
Síndrome antifosfolípide	5,1-15,8
Cardiopatia	3,2-7,1
Anemia falciforme	1,3-6,7
Lúpus eritematoso sistêmico	2.3-8,7
Câncer (qualquer diagnostico prévio)	1,2-2,0
Varizes em membros inferiores	2,7-3,8
Idade > 35 anos	1,0-2,7
IMC > 30 kg/m^2	1,5-5,3
Multiparidade (> 2 gestações)	0,8-2,8
Doença intestinal inflamatória	3,5-4,6
Tabagismo	1,0-3,4
Diabete melito (DM)	1,4-2,0
Hipertensão arterial sistêmica (HAS)	0,9-1,8
Fatores da gestação, do parto e do feto	
Parto cesárea	1,8-11,2
Reprodução assistida	2,2-4,4
Gestação múltipla	0,8-2,7
Gestação gemelar	2,6
Doença hipertensiva gestacional	0,5-5,8
DM gestacional	1,7-4,1
Hiperêmese com indicação de hospitalização	4,4
Parto prematuro (< 37 semanas)	1,8-4,5
Placenta prévia	3,6
Descolamento prematuro da placenta	2.5
Natimorto	6,0-6,2
Infecção pós-parto	4,1
Hemorragia pos-parto > 1 L	4,0

a escolha de estratégias preventivas, obrigatórias em toda gestante.

Sinais e sintomas

Suspeita-se de TVP quando há edema de membros inferiores com apresentação unilateral à esquerda, pois durante a gestação há maior probabilidade de trombose do membro inferior esquerdo em razão da compressão da veia ilíaca esquerda pelo útero gravídico e pela artéria ilíaca esquerda. A trombose isolada da veia ilíaca pode se manifestar com dor nas nádegas, virilhas, flancos ou abdome.

De forma prática, a presença associada das variáveis apresentação de TVP no membro inferior esquerdo, diferença de 2,0 cm no diâmetro entre as panturrilhas e diagnóstico no primeiro trimestre reforça a hipótese de TEV. Se essas variáveis estiverem ausentes e a ultrassonografia por compressão dos membros inferiores for normal, o valor preditivo negativo dessa associação será de 100%.

Os sinais e sintomas de EP na gestação são os mesmos observados na EP que ocorre fora da gestação: dispneia, dor torácica, taquicardia, síncope, hemoptise e choque. Os estudos demonstram que a maior parte (71%) dos casos de EP é derivada de TVP.

Estratégias de previsão clínica e escores de risco

Em qualquer situação, a utilização de escores clínicos para determinar a probabilidade de EP tem um papel muito importante quando há suspeita clínica dessa doença, pois um escore que defina EP como improvável excluirá a necessidade de exames de imagem, como a angiotomografia computadorizada (ATC) e a cintilografia, bem como a necessidade do uso de anticoagulantes. Na gestação, a abolição do risco atribuído à radiação e ao uso de anticoagulantes (sobre a mãe e a criança) tem importância ainda maior.

Fora da gestação, os escores de Wells e Geneva se encontram bem estabelecidos, classificam os pacientes como de baixo, intermediário ou alto risco de ter EP e são usados como precursores dos exames de imagem; entretanto, tais escores não têm validação para o uso em gestantes. Não há, portanto, até o momento, escores clínicos de estratificação do risco de EP em gestantes e puérperas.

DIAGNÓSTICO COMPLEMENTAR

A busca da precisão diagnóstica para o TVP e a EP na gestação é imprescindível, por se tratar de patologias de elevadas morbidade e mortalidade, com implicações não só na atual, como também nas futuras gestações (Quadro 1).

Assim, seguindo fluxogramas diagnósticos validados para a investigação de TEV na população geral, adaptados para a gestação e o puerpério, a dosagem do D-dímero, a ultrassonografia por compressão dos membros inferiores, a ATC do tórax, a cintilografia pulmonar de ventilação-perfusão e a ressonância magnética (RM) podem ser realizadas em gestantes que apresentam sinais e sintomas especificamente sugestivos de TVP ou de EP.

A visualização direta da EP com métodos de imagem é frequentemente necessária para o diagnóstico dessa doença na gestação e no puerpério, em função da ausência de preditores clínicos, de escores diagnósticos e das particularidades relacionadas ao D-dímero na gravidez.

QUADRO 1 Diagnóstico complementar

Exames complementares	Considerações	Observações
D-dímero	Tem utilidade limitada na gravidez, já que, em função do estado de hipercoagulabilidade, ocorre elevação fisiológica durante toda a gestação. Dessa forma, como ocorre fora da gestação, apesar de um resultado negativo não necessariamente excluir o diagnóstico de EP, esse teste mantém elevado valor preditivo negativo na gestação e no puerpério	Na gestante com suspeita de EP, a identificação de níveis anormais de D-dímero determina a continuidade da investigação diagnóstica com ultrassonografia por compressão dos membros inferiores, garantindo-se o tratamento anticoagulante em casos positivos e tornando desnecessários exames torácicos que utilizam radiação. Em casos de D-dímero elevado e ultrassonografia por compressão dos membros inferiores negativa, a investigação diagnóstica deve prosseguir
Ultrassonografia por compressão dos membros inferiores	Método preferencial na avaliação diagnóstica de TVP, na gravidez e fora dela, com sensibilidade de 62% a 94% e especificidade de 94% a 97%. Sua utilização é de grande importância, pois a maior parte dos casos (71%) de EP se origina de TVP. Gestantes sob investigação para EP que têm TVP devem ser tratadas imediatamente, prescindindo de outros exames de imagem	Na gestação, esse exame deve ser feito com a paciente em decúbito lateral esquerdo para extrair a sombra uterina e com Doppler para análise da variação de fluxo durante a respiração, de modo a aperfeiçoar a acurácia do exame no diagnóstico da trombose pélvica. Há elevadas sensibilidade e especificidade para diagnóstico de TVP proximal com esse método e mais baixas para o diagnóstico de TVP distal e pélvica, havendo nesses últimos casos a recomendação para exames seriados de 3 e 7 dias após o primeiro exame (o que determina um valor preditivo negativo de 99,5%) (classe II-B – nível C)
ATC do tórax	Permite a visualização direta do trombo pulmonar e o diagnóstico de outras doenças, além de causar apenas pequena exposição radioativa ao feto. Na população geral, é o método avançado de imagem preferencial para investigação da EP. Na gestação, ainda há controvérsias a esse respeito, em função dos riscos da radiação	Os tecidos mamários maternos (particularmente radiossensíveis nessa fase) constituem fonte de preocupação com a radiação emitida pela ATC, de tal forma que 1 mGY de exposição está associado a aumento no risco de câncer de 1 caso para cada 50 mil mulheres. A preocupação quanto ao feto diz respeito à elevação do risco de leucemia após o nascimento
Cintilografia pulmonar	A cintilografia de ventilação/perfusão oferece imagens planares do pulmão após a inalação e injeção de isótopo radioativo. O trombo arterial pulmonar é identificado indiretamente pelas áreas de discrepância entre perfusão e ventilação	Comparada com a ATC do tórax, a cintilografia causa maior exposição fetal à radiação, porém exames de perfusão com baixa dose de radiofármaco têm taxas de detecção diagnóstica comparáveis à tomografia
Angiorressonância do tórax	Sua utilização não foi validada na investigação da EP na gestação	

Entretanto, sabe-se que os exames que utilizam radiação ionizante (ATC do tórax e cintilografia pulmonar de ventilação-perfusão) constituem preocupações especiais durante a gestação, por submeter o feto e a gestante aos seus potenciais efeitos negativos (teratogênicos para o feto e relacionados ao câncer para ambos).

Apesar dessa preocupação, os estudos realizados até o momento demonstram que o limiar de perigo para dano fetal é de 50 milisievert (mSv), e de modo geral os testes radiológicos mencionados ficam abaixo desse valor (Tabela 2), podendo assim ser utilizados segundo os fluxogramas diagnósticos para EP na gestação e no puerpério em vigência na atualidade.

D-dímero

Na população geral, é comum a utilização do D-dímero quando há suspeita de EP, pois uma concentração normal desse marcador associada a baixa probabilidade clínica

TABELA 2 Estimativa de absorção da radiação em procedimentos diagnósticos para investigação de embolia pulmonar

Teste	Radiação fetal (mSv)	Radiação materna (mSv)
Radiografia	< 0,01	0,01
Cintilografia de perfusão com Tc-99 - Dose baixa 40 MBq - Dose alta 200 MBq	0,11-0,20 0,20-0,60	0,28-0,50 1,20
Cintilografia de ventilação	0,10-0,30	< 0,01
Angiotomografia do tórax	0,24-0,66	10-70

mSv: milisievert.

de EP (traduzida como baixo risco nos escores de Wells e/ou Geneva) servem para excluir o diagnóstico e eliminam a necessidade de outros exames. Na gravidez, há um incremento de cerca de 39% na concentração do D-dímero a cada trimestre de gestação e progressiva redução no puerpério, de forma que:

- 85% das gestantes têm níveis normais no primeiro trimestre.
- 15% têm níveis normais no segundo trimestre.
- 1% tem níveis normais no terceiro trimestre.
- Entre 69% e 100% das mulheres voltam a apresentar níveis normais quatro semanas após o parto.

Em estudo prospectivo recente utilizando critérios do algoritmo YEARS (sinais clínicos de TVP, presença de hemoptise, em gestantes com provável diagnóstico de EP), associados a níveis de D-dímero, os autores avaliaram 510 gestantes com suspeita de EP. O diagnóstico de EP foi afastado na ausência de quaisquer dos critérios anteriores e com D-dímero abaixo de 1.000 ng/mL ou na presença de um ou mais critérios e D-dímero abaixo de 500 ng/mL. A associação (YEARS + D-dímero) permitiu a confirmação ou o afastamento do diagnóstico inicial de EP, levando à suspensão da realização de ATC do tórax em 32% (terceiro trimestre) a 65% (primeiro trimestre) das gestantes investigadas. A confirmação desses resultados em estudos com outras populações de gestantes poderá permitir, futuramente, a incorporação dessa estratégia nos fluxogramas diagnósticos de EP na gestação e no puerpério.

Ultrassonografia por compressão dos membros inferiores

Recomenda-se a realização de venografia por RM quando há elevado grau de suspeita de TVP e a ultrassonografia por compressão dos membros inferiores resultou negativa.

Angiotomografia computadorizada do tórax *versus* cintilografia pulmonar

Dados de uma metanálise recente demonstram que, embora as doses de radiação emitidas durante a ATC do tórax e a cintilografia pulmonar sejam difíceis de comparar, em função das diferenças entre ambas as técnicas, as doses de radiação identificadas na exposição de mãe e filho durante esses exames se encontram abaixo dos limiares máximos de segurança.

Por outro lado, um estudo que avaliou o potencial de malignidade pela exposição à radiação durante ATC de tórax e cintilografia pulmonar realizadas na gestação e no puerpério não identificou maior risco materno de câncer de mama quando comparado à população geral, em seguimento de 6 a 11 anos.

Em função dos achados anteriores, inúmeras diretrizes sobre o manuseio da EP na gestação e no puerpério orientam sobre a utilização do método avançado de imagem que se encontrar disponível no momento da investigação, para impedir o atraso no diagnóstico e tratamento, indispensáveis para a redução da mortalidade materna.

Angiorressonância

A angiorressonância é um exame que não envolve exposição à radiação e possui sensibilidade e especificidade elevadas para o diagnóstico de trombose de veia ilíaca.

Fluxograma diagnóstico da embolia pulmonar na gestação e no puerpério

Com base no resultado de inúmeros estudos, bem como das orientações advindas de diversas diretrizes que tratam da investigação diagnóstica da EP na gestação e no puerpério, foi proposto o fluxograma diagnóstico apresentado na Figura 1.

TRATAMENTO

No tratamento do TEV durante a gestação e o puerpério, utilizam-se heparinas, trombolíticos, filtros de veia cava inferior e anticoagulantes orais (Quadro 2).

PROFILAXIA

Apesar de o risco de TEV aumentar a cada trimestre da gravidez, não há até o momento nenhuma justificativa para a prevenção universal das gestantes, especialmente considerando o risco de sangramento e de outras complicações inerentes ao uso de substâncias anticoagulantes. Por outro lado, há indicação da avaliação do risco para TEV em todas as gestantes, bem como em mulheres que pretendem engravidar.

Além disso, as mulheres devem ser informadas sobre os sinais e sintomas do TEV na gestação e no puerpério e orientadas a procurar atendimento médico caso apareçam. Essa estratégia é de crucial importância, considerando que 70% do conjunto de eventos tromboembólicos venosos ocorrem no puerpério, sendo nesse período a EP mais frequente e de maior risco para mortalidade do que a TVP.

As gestantes consideradas de risco elevado para TEV devem receber profilaxia com HBPM durante a gestação e até seis semanas após o parto (com anticoagulantes orais antagonistas da vitamina K). O uso de meias de compressão também é recomendado durante a gravidez e no puerpério para essas pacientes.

Gestantes com três ou mais dos fatores de risco listados na Tabela 1 ou aquelas com dois ou mais fatores de risco no momento da admissão hospitalar devem receber HBPM por no mínimo sete dias após o parto e devem ser anticoaguladas por um período mais longo no caso da persistência de três ou mais fatores de risco. O uso de meias de compressão também é recomendado durante a gravidez e o puerpério.

Pacientes com um ou dois dos fatores de risco listados na Tabela 1, consideradas de baixo risco para TEV, devem ser mobilizadas precocemente após o parto, e deve-se prevenir desidratação. Doses recomendadas de HBPM subcutânea para profilaxia:

A. Enoxaparina: 0,5 mg/kg ao dia.
B. Dalteparina: 5.000 UI ao dia.
C. Tinzaparina: 4.500 UI ao dia.

A HNF também pode ser usada na profilaxia do TEV na dose de 5.000 U, por via subcutânea, duas vezes ao dia.

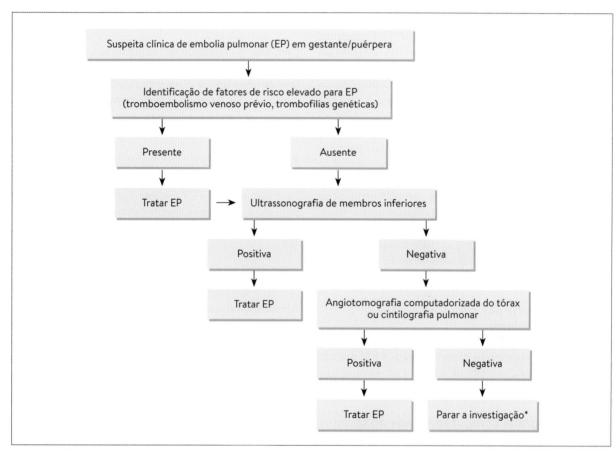

FIGURA 1 Fluxograma diagnóstico da embolia pulmonar na gestação e no puerpério.

* Antes de encerrar a investigação, alguns investigadores sugerem: a) revisão diagnóstica da angiotomografia computadorizada ou da cintilografia por especialistas em imagem; b) realização de angiotomografia do tórax caso o primeiro exame tenha sido a cintilografia pulmonar e vice-versa. Encerrar em ambos os casos quando o diagnóstico dos exames de imagem (reavaliados ou realizados) for negativo.

QUADRO 2 Considerações sobre o tratamento			
Fármaco/tratamento	**Considerações**	**Observações**	**Doses**
HBPM e heparina não fracionada (HNF)	Constituem-se em estratégias seguras e eficientes para o tratamento da maioria dos casos de TEV relacionados à gestação, pois não atravessam a placenta e se apresentam em quantidades insignificantes no leite materno	A anticoagulação plena deve ser instituída após o diagnóstico (heparinas) e mantida por três a seis meses e no mínimo seis semanas após o parto (anticoagulantes orais)	Após o parto, o tratamento com heparina deve ser reiniciado 6 horas após parto vaginal e 12 horas após parto cesárea, sendo mantido por pelo menos cinco dias, juntamente com os antagonistas da vitamina K, e então descontinuado

(continua)

QUADRO 2 Considerações sobre o tratamento (continuação)

Fármaco/tratamento	Considerações	Observações	Doses
HNF	Tem sido utilizada no tratamento da EP maciça	Quando a paciente está estável do ponto de vista hemodinâmico, a HNF pode ser substituída pela HBPM	80 U/kg seguida de infusão venosa de 18 U/kg, com monitorização através da dosagem do TTPa, tendo como alvo terapêutico 1,5 a 2,5 vezes o controle
HBPM (enoxaparina, dalteparina, tinzaparina)	Droga de escolha para o tratamento do TEV na gestação e no puerpério, em razão de sua eficácia e segurança, considerando que a utilização de HNF está mais frequentemente associada a trombocitopenia e osteoporose	Monitorização através da dosagem do anti-Xa, para atingir valores de 0,6 a 1,2 UI/mL, 4 a 6 horas após a administração. A dose deve ser calculada em função do peso da paciente no pré-natal. A utilização de analgesia epidural exige a suspensão do uso de HBPM no mínimo 12 horas antes do parto; pode ser reintroduzida entre 12 e 24 horas após a remoção do cateter	Enoxaparina: 1 mg/kg, 2 x/dia Dalteparina: 100 UI/kg, 2 x/dia Tinzaparina: 175 UI/kg
Fondaparinux	Pode ser utilizado quando a paciente apresenta alergia ou resposta adversa à HBPM		7,5 mg, 1 x/dia, em mulheres com peso normal
Antagonistas da vitamina K (varfarina, femprocumona e acenocumarol)	No manuseio do TEV, a utilização dos antagonistas da vitamina K deve ficar reservada para o período pós-parto. Devem ser iniciados no segundo dia do puerpério e prescritos por no mínimo 3 a 5 meses Durante a gestação, poderão ser utilizados caso a gestante com TEV seja também portadora de prótese mecânica cardíaca, conforme orientações em diretrizes específicas	Atravessam a placenta e, quando administrados até a 12ª semana da gestação, podem determinar abortos espontâneos e a embriopatia varfarínica, caracterizada por anormalidades ósseas e de cartilagens (condromalácia *punctata*, epífises pontilhadas, hipoplasia nasal e dos membros). Anormalidades oculares e do sistema nervoso central, abortos e natimortos podem ocorrer com a utilização dessas drogas no segundo e terceiro trimestres	Dose diária ajustada individualmente pela RNI (razão normalizada internacional), que deve ser mantida entre 2 e 3, com controle a cada 1 a 2 semanas
Anticoagulantes orais diretos (dabigatrana, apixabana, rivaroxabana, edoxabana)	Os efeitos sobre o feto são desconhecidos. Eles estão presentes no leite materno, e há relatos de caso de falhas no tratamento quando foram usadas no período pós-parto. Essas falhas foram atribuídas a uma elevação do estado metabólico renal e hepático na gestação e no puerpério imediato	Não há estudos randomizados comparando os efeitos dos novos anticoagulantes orais (dabigatrana, apixabana, rivaroxabana, edoxabana) com a HBPM na profilaxia ou no tratamento do TEV na gestação	Não devem ser usados
Trombolíticos (estreptoquinase e r-TPA)	Há poucos casos de trombolíticos (estreptoquinase e r-TPA) para o tratamento de TEV na gestação, e seus resultados sugerem que o risco de complicações hemorrágicas maternas é similar ao observado fora da gestação, a maior parte no trato genital	Os trombolíticos não atravessam a barreira placentária em quantidades significativas. Há relatos de 6% de morte fetal e de 6% de partos pré-termo com a sua utilização. Atualmente, há indicação de sua utilização apenas em casos de hipotensão grave ou choque determinados pela EP	
Filtros de veia cava inferior	As indicações para a utilização do filtro são as mesmas para gestantes e não gestantes, entretanto restringindo-se sua utilização na gestação a casos de maior gravidade	A gestação acarreta maior chance de complicações	

O QUE AS DIRETRIZES RECOMENDAM

- Avila WS, Alexandre ERG, Castro ML, Lucena AJG, Marques-Santos C, Freire CMV, et al. Posicionamento da Sociedade Brasileira de Cardiologia para Gravidez e Planejamento Familiar na Mulher Portadora de Cardiopatia – 2020. Arq Bras Cardiol. 2020;114(5):849-942.

- Konstantinides SV, Meyer G, Becatinni C, Bueno H, Geersin GJ, Harjola VP, et al. 2019 ESC Guidelines for the diagnosis and management of acute pulmonary thromboembolism. Eur Respir J. 2019;54:1901647.
  Veja a seguir **A**

- Linnemann B, Bauersachs R, Rott H, Halimeh S, Zotz R, Gerhardt A, et al. Diagnosis of Pregnancy-Associated Venous Thromboembolism - Position Paper of the Working Group in Women's Health of the Society of Thrombosis and Haemostasis (GTH). Vasa. 2016;45(2):87-101.

- Regitz-Zagrosek V, Roos-Hesselink JW, Bauersachs J, Blomström LC, Cífková R, De Bonis M, et al. 2018 ESC Guidelines for the management of cardiovascular diseases during pregnancy. Eur Heart J. 2018;39(34):3165-241.
  Veja a seguir **B**

- Royal College of Obstetricians and Gynaecologists. Thromboembolic disease in pregnancy and the puerperium: Acute Management. Green-Top Guidelines N. 37b. 2015.

	RECOMENDAÇÃO	CLASSE + NÍVEL DE EVIDÊNCIA
A	A avaliação diagnóstica com exames complementares validados é recomendada na suspeita de tromboembolismo na gestação e no puerpério.	I-B
	D-dímero, ultrassonografia por compressão dos membros inferiores, ATC de tórax e cintilografia pulmonar podem ser utilizados na investigação diagnóstica do tromboembolismo na gravidez e no puerpério.	II-B
B	A avaliação de fatores de risco para tromboembolismo é recomendada antes da gestação ou no início dela.	I-C
	A HBPM é recomendada para prevenção e tratamento do tromboembolismo na gravidez e no puerpério.	I-A
	Em mulheres de alto risco, é recomendado converter a HBPM em HNF pelo menos 36 horas antes do parto e interromper a infusão de HNF de 4 a 6 horas antes do parto antecipado. TTPa deve ser normal antes da anestesia regional.	I-C
	Em mulheres de baixo risco em HBPM terapêutica, recomenda-se a indução ou cesariana 24 horas após a última dose de HBPM.	I-C
	No tratamento da EP, os trombolíticos são recomendados apenas em casos de hipotensão grave ou choque.	I-C
	Anticoagulantes diretos não devem ser usados na gestação e no puerpério.	III-C

SUGESTÕES DE LEITURA

1. Burton KR, Park AL, Fralick M, Ray JG. Risk of Early-Onset Breast Cancer Among Women Exposed to Thoracic Computed Tomography in Pregnancy or Early Postpartum. J Thromb Haemost. 2018;16(5):876-85.

2. Cohen SL, Feizullayeva C, McCandlish CA, Sanelli PC, McGinn T, Brenner B, et al. Comparison of International Societal Guidelines for the diagnosis of suspected pulmonary embolism during pregnancy. Lancet Haematol. 2020;7(3):e247-e258.

3. Martillotti G, Boehlen F, Robert-Ebadi H, Jastrow N, Righini M, Blondon M. Treatment Options for Severe Pulmonary Embolism During Pregnancy and the Postpartum Period: A Systematic Review. J Thromb Haemost. 2017;15(10):1942-50.

4. McLintock C, Brighton T, Chunilal S, Dekker G, McDonnell N, McRae S, et al. Recommendations for the Prevention of Pregnancy-Associated Venous Thromboembolism. Aust N Z J Obstet Gynaecol. 2012;52(1):3-13.

5. Righini M, Robert-Ebadi H, Elias A, Sanchez O, Le Moigne E, Schmidt J, et al. Diagnosis of Pulmonary Embolism During Pregnancy. A Multicenter Prospective Management Outcome Study. Ann Intern Med. 2018;169(11):766-73.

6. Rybstein MD, DeSancho MT. Risk factors for and clinical management of venous thromboembolism during pregnancy. Clin Adv Hematol Oncol. 2019;17(7):396-404.

7. Tester J, Hammerschlag G, Irving L, Pascoe D, Rees M. Investigation and Diagnostic Imaging of Suspected Pulmonary Embolism During Pregnancy and the Puerperium: A Review of the Literature. J Med Imaging Radiat Oncol. 2020;64(4):505-15.

8. van der Pol LM, Tromeur C, Bistervels IM, Ainle FN, van Bemmel T, Bertoletti L, et al. Pregnancy-Adapted YEARS Algorithm for Diagnosis of Suspected Pulmonary Embolism. N Engl J Med. 2019;380:1139-49.

9. van Mens TE, Scheres LJ, de Jong PG, Leeflang MM, Nijkeuter M, Middeldorp S. Imaging for the Exclusion of Pulmonary Embolism in Pregnancy (Review). Cochrane Database Syst Rev. 2017;26(1):CD011053.

10. Wan T, Skeith L, Karovitch A, Rodger M, Le Gal L. Guidance for the diagnosis of pulmonary embolism during pregnancy: consensus and controversies. Thromb Res. 2017;157:23-8.

SEÇÃO XIII

RESSUSCITAÇÃO CARDIOPULMONAR DO BÁSICO AO AVANÇADO

Suporte básico de vida

Sergio Timerman
Thatiane Facholi Polastri
Agnaldo Piscopo

DESTAQUES

- São alarmantes os dados estatísticos de mortalidade por cardiopatias no Brasil e no mundo.
- As diretrizes de ressuscitação cardiopulmonar (RCP) consideram que a manobra de alta qualidade melhora a sobrevida na parada cardiorrespiratória (PCR).
- Descreve-se a corrente de sobrevivência como a sequência de ações críticas para atendimento de uma vítima de PCR, objetivando maximizar suas chances de sobrevivência.
- Passo a passo para avaliação, realização das compressões torácicas, ventilações e uso de desfibriladores

INTRODUÇÃO

A doença cardiovascular é o principal problema de saúde pública no mundo. Foi responsável por aproximadamente 17,8 milhões de mortes em 2017 e deverá crescer para mais de 22,2 milhões até 2030. Estima-se que nos EUA as doenças cardiovasculares tenham causado 859.125 mortes em 2017. Especificamente, a doença coronariana foi responsável por 365.914 mortes. No Brasil, os dados na literatura quanto à incidência de parada cardiorrespiratória (PCR) são escassos. Segundo o Ministério da Saúde, as doenças do aparelho circulatório foram a causa de 358.722 mortes ocorridas em 2017, de um total de 1.312.663.

A sobrevivência da PCR no ambiente extra-hospitalar em adultos é de apenas 10,8%. Destes, 9% sobrevivem sem sequelas neurológicas. O suporte básico de vida (SBV) abrange o reconhecimento e a realização precoce de manobras de ressuscitação cardiopulmonar (RCP), com ênfase nas compressões torácicas de alta qualidade e na desfibrilação precoce, utilizando um desfibrilador externo automático (DEA).

As diretrizes internacionais de ressuscitação consideram que a RCP de alta qualidade melhora a sobrevida na PCR. Seus componentes incluem: realizar compressões torácicas com frequência e profundidade adequadas, permitir o retorno do tórax entre as compressões, minimizar as interrupções das compressões torácicas e evitar a hiperventilação.

CORRENTE DA SOBREVIVÊNCIA

A metáfora "corrente da sobrevivência" descreve a sequência de ações críticas para atendimento de uma vítima de PCR, objetivando maximizar suas chances de sobrevivência. Em 2020, a American Heart Association dividiu a corrente de sobrevivência de acordo com o local de atendimento: intra ou extra-hospitalar (Figura 1).

A cadeia de sobrevivência extra-hospitalar enfatiza o reconhecimento e rápido acionamento do sistema de emergência, bem como o início das compressões torácicas, para que a vítima possa ser encaminhada a um hospital com chances de sobrevivência. Nesse sentido, é de suma importância o treinamento da população para o reconhecimento precoce da PCR, acionamento do sistema de emergência e realização de compressoes torácicas. Ainda é necessário o estabelecimento de políticas públicas eficazes em acesso público à desfibrilação. Os elos dessa cadeia são:

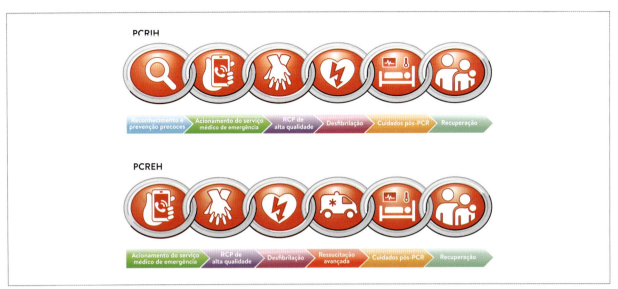

FIGURA 1 Cadeias de sobrevivência do adulto em PCR, no ambiente intra-hospitalar (PCRIH) e extra-hospitalar (PCREH). AHA, 2020.

PCR: parada cardiorrespiratória; PCREH: parada cardiorrespiratória extra-hospitalar; PCRIH: parada cardiorrespiratória intra-hospitalar; RCP: ressuscitação cardiopulmonar.

Fonte: Destaques das Diretrizes de RCP e ACE de 2020 da American Heart Association.

- Primeiro elo: reconhecimento da PCR e ativação do sistema de emergência, por meio do telefone 192 (Sistema de Atendimento Móvel de Urgência – SAMU).
- Segundo elo: realização das compressões torácicas.
- Terceiro elo: desfibrilação precoce, por meio do DEA.
- Quarto elo: suporte avançado de vida.
- Quinto elo: cuidados pós-ressuscitação.
- Sexto elo: recuperação.

Já na cadeia intra-hospitalar, o primeiro elo consiste na vigilância e prevenção da PCR. Nesse sentido, ênfase é dada à implantação de times de resposta rápida (TRR), que consistem em equipes altamente treinadas para atendimento de PCR em unidades não críticas. Os segundo, terceiro e quarto elos dessa cadeia consistem no SBV (reconhecimento da PCR, realização das compressões torácicas e desfibrilação). O quinto e o sexto elos (cuidados pós-ressuscitação e recuperação) enfatizam a importância de estabelecer protocolos sobre cuidados pós-ressuscitação e protocolos de reabilitação, a fim de reduzir sequelas neurológicas das vítimas de PCR.

SEQUÊNCIA DO SUPORTE BÁSICO DE VIDA DO ADULTO PARA PROFISSIONAIS DA SAÚDE

Em uma situação de PCR, um mnemônico pode ser utilizado para descrever os passos simplificados do atendimento em SBV:

- C: Circulação. Esta etapa compreende: checar responsividade, chamar por ajuda, checar, simultaneamente, pulso e respiração da vítima e realizar compressões torácicas (30 compressões).
- A: Abertura das vias aéreas.
- B: Boa ventilação (2 ventilações).
- D: Desfibrilação (uso do DEA).

Avalie a responsividade da vítima e chame por ajuda

Deve-se avaliar a responsividade da vítima, chamando-a e tocando-a pelos ombros. Se a vítima responder, apresente-se e converse com ela, perguntando se precisa de ajuda. Em ambiente extra-hospitalar, se a vítima estiver inconsciente, ligue para o número local de emergência (p. ex., SAMU: 192). Se houver um DEA disponível no local e você estiver sozinho, vá buscá-lo. Se não estiver sozinho, peça para uma pessoa ligar e conseguir um DEA enquanto você continua o atendimento à vítima. É possível ligar e deixar o telefone no viva-voz, a fim de que o atendente do serviço de emergência oriente sobre os procedimentos de ressuscitação.

Em um ambiente intra-hospitalar o profissional deverá avaliar a responsividade da vítima e chamar por ajuda, na tentativa de que outros profissionais o auxiliem no atendimento, bem como levar o carro de emergência até o local do atendimento. Em hospitais em que há TRR, se o paciente não apresentar respiração e pulso, o profissional deverá sinalizar que é uma PCR e acionar o código azul ou solicitar a presença dos profissionais necessários para o atendimento.

Avalie respiração e pulso simultaneamente

Após avaliar a responsividade e chamar por ajuda, cheque respiração e pulso carotídeo simultaneamente, observando se há elevação do tórax da vítima e se há pulso, em no mínimo 5 e no máximo 10 segundos. Se a vítima não respirar, ou apresentar *gasping* e o pulso estiver ausente, inicie RCP. *Gasping* pode ocorrer nos primeiros minutos da PCR e é definido como respirações agônicas ou ineficazes. A vítima pode abrir a boca e mexer a mandíbula, a cabeça ou o pescoço, com *gasping*. Nesse caso, considere que a vítima não apresenta respiração. Se o profissional tiver dúvida quanto à presença ou não de pulso, inicie a RCP. O objetivo da checagem de respiração e pulso simultaneamente é reduzir o tempo do início das compressões.

Inicie ciclos de 30 compressões e 2 ventilações, considerando que existe um dispositivo de barreira (p. ex., máscara de bolso para aplicar as ventilações). Se o profissional não possuir máscara de bolso ou não se sentir preparado para aplicar as ventilações, ele poderá realizar compressões contínuas, na frequência de 100-120 por minuto. Compressões torácicas efetivas são essenciais para promover o fluxo de sangue, devendo ser realizadas em todos os pacientes em parada cardíaca.

Caso a vítima tenha respiração e pulso, fique ao lado dela e aguarde para ver sua evolução e a chegada dos outros profissionais necessários para o atendimento (ou do serviço médico de emergência, em ambiente extra-hospitalar).

Realização das compressões torácicas

As compressões torácicas mantêm um pequeno fluxo de sangue para o cérebro e miocárdio, fornecendo-lhes oxigênio e nutrientes e aumentando a probabilidade de sucesso da desfibrilação. O socorrista deve se posicionar entre a cabeça e o tronco da vítima para fazer tanto as compressões torácicas quanto as respirações (Figura 2).

Para compressões torácicas adequadas:

- Posicione-se ao lado da vítima e mantenha seus joelhos com certa distância um do outro para ter melhor estabilidade.
- Afaste ou corte a roupa da vítima (se uma tesoura estiver disponível), para deixar o tórax desnudo.
- Coloque a região hipotenar de uma mão no centro do tórax, na metade inferior do osso esterno da vítima (Figura 3), e a outra mão sobre a primeira, entrelaçando-as (Figura 4).
- Estenda os braços e os mantenha cerca de 90° acima da vítima.
- Comprima na frequência de 100-120 compressões/minuto.
- Comprima com a profundidade de no mínimo 5 cm (evitando compressões com profundidade maior que 6 cm).
- Permita o retorno completo do tórax após cada compressão, evitando apoiar-se no tórax da vítima.
- Minimize interrupções das compressões; pause no máximo 10 segundos para a realização de duas ventilações. Considere obter uma fração de compressão torácica maior possível, tendo como objetivo um mínimo de 60%.
- Reveze com outro socorrista a cada 2 minutos para evitar o cansaço e compressões de má qualidade.

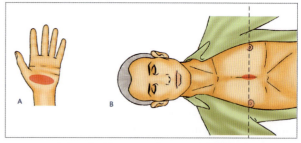

FIGURA 3 A: Região hipotenar da mão. B: Local para as compressões.

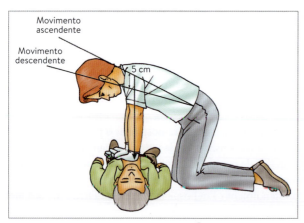

FIGURA 2 Posicionamento do socorrista para realização das compressões torácicas.

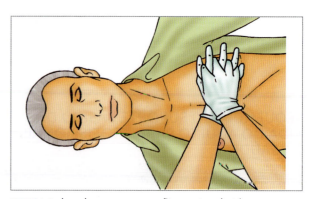

FIGURA 4 Local para compressão: centro do tórax.

- Não se mantenha apoiado sobre o tórax durante a realização das ventilações.

As manobras de RCP devem ser ininterruptas, exceto:

- Quando a vítima se movimentar.
- Durante a fase de análise do ritmo cardíaco pelo desfibrilador.
- Durante o posicionamento de via aérea avançada.
- Quando ocorrer exaustão do socorrista.

Ventilações

Os ciclos de RCP devem ser organizados na proporção de 30 compressões para 2 ventilações (de 1 segundo cada), com um ou dois socorristas, de modo a fornecer quantidade de ar suficiente para promover a elevação do tórax. A hiperventilação é contraindicada, pois pode aumentar a pressão intratorácica, diminuindo a pré-carga e o débito cardíaco e comprometendo a sobrevida. Há ainda o risco de hiperinsuflação gástrica, podendo desencadear vômitos, broncoaspiração e limitação à mobilidade do diafragma. Além disso, aumenta o risco de insuflação gástrica, podendo causar regurgitação e aspiração.

Independentemente da técnica utilizada para aplicar ventilações, será necessária a abertura de via aérea, que poderá ser realizada com a manobra da inclinação da cabeça e elevação do queixo (Figura 5A) e, se houver suspeita de trauma, a manobra de elevação do ângulo da mandíbula (Figura 5B).

Utilização de máscara de bolso (pocket mask) para ventilações

A técnica de posicionamento e vedação da máscara de bolso na face da vítima deve ser realizada rapidamente. Depois disso, deve-se abrir a via aérea e realizar as ventilações em 1 segundo cada, sem causar hiperventilação (Figura 6). Ressalta-se que o socorrista não deve atrasar as compressões torácicas em favor da ventilação.

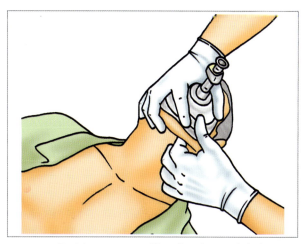

FIGURA 6 Posicionamento, utilizando máscara de bolso com hiperextensão da cabeça.

Ventilação com dispositivo bolsa-válvula-máscara/insuflador manual

Os dispositivos bolsa-válvula-máscara (BVM)/insuflador manual são constituídos por uma bolsa acoplada a uma máscara facial. A técnica requer instrução e prática e é preferida na RCP com dois socorristas, sendo um responsável pelas compressões e outro por aplicar as ventilações com o dispositivo (Quadro 1).

QUADRO 1 Passo a passo para as ventilações boca a máscara
1. Posicione-se ao lado da vítima
2. Coloque a máscara sobre o rosto da vítima, usando a ponte nasal como guia para obter a posição correta
3. Vede a máscara contra o rosto:
• Usando a mão que está mais próxima do alto da cabeça da vítima, coloque o dedo indicador e o polegar ao longo da borda da máscara
• Coloque o polegar da outra mão ao longo da borda inferior da máscara
• Coloque os dedos restantes da segunda mão ao longo da margem óssea da mandíbula e eleve-a

(continua)

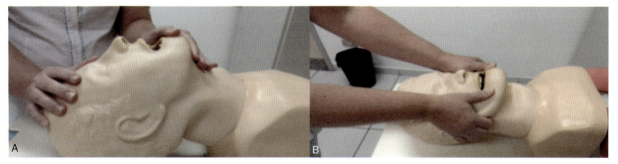

FIGURA 5 Abertura da via aérea. A: Manobra da inclinação da cabeça e elevação do queixo. B: Manobra de elevação do ângulo da mandíbula.

> **QUADRO 1** Passo a passo para as ventilações boca a máscara *(continuação)*
>
> - Execute uma manobra de inclinação da cabeça – do queixo para abrir a via aérea
> - Ao erguer a mandíbula, pressione com firmeza e por completo em torno da borda exterior da máscara para vedá-la contra o rosto
> - Sopre por 1 segundo para produzir elevação do tórax da vítima

Ventilação passiva

É a ventilação que ocorre durante as compressões na RCP por meio da entrada de ar em uma via aérea patente, facilitada pela pressão negativa intratorácica. Não é recomendado o uso de ventilação passiva rotineiramente durante a RCP convencional (realização de compressões e ventilações) em adultos. Porém, em equipes de emergência que atendem com base na prioridade, utilizando compressões torácicas contínuas e cuja resposta é dividida em diversos níveis, a ventilação passiva pode ser considerada.

Desfibrilação

O DEA é um equipamento portátil capaz de interpretar o ritmo cardíaco, selecionar o nível de energia e carregar automaticamente, cabendo ao operador apenas pressionar o botão de choque, quando indicado (Figura 7).

Assim que o DEA estiver disponível, o socorrista, se estiver sozinho, deverá parar a RCP para conectar o aparelho à vítima. Porém, se houver mais de um socorrista, enquanto o primeiro realiza a RCP, o segundo manuseia o DEA. Nesse caso, a RCP só será interrompida quando o DEA emitir um alerta verbal como "analisando o ritmo cardíaco, não toque no paciente" e/ou "choque recomendado, carregando, afaste-se do paciente". Os passos para utilização do DEA são descritos a seguir:

1. Ligue o DEA, apertando o botão *on-off* (alguns dispositivos ligam automaticamente ao abrir a tampa). Isso ativará os alertas verbais que orientarão todas as etapas subsequentes.

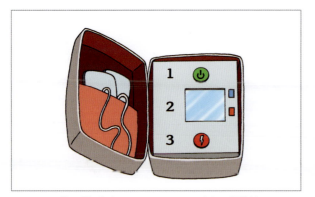

FIGURA 7 Desfibrilador externo automático (DEA).

2. Conecte as pás (eletrodos) ao tórax desnudo da vítima, observando o desenho contido nas próprias pás do posicionamento correto (selecionar pás do tamanho correto, adulto ou pediátrico, para o tamanho/idade do paciente. Remover o papel adesivo protetor das pás).
3. Encaixe o conector das pás (eletrodos) ao aparelho. Em alguns aparelhos, o conector do cabo das pás já vem conectado.
4. Quando o DEA indicar "analisando o ritmo cardíaco, não toque no paciente", solicitar que todos se afastem e observar se há alguém tocando na vítima, inclusive outro socorrista aplicando RCP.
5. Se o choque for indicado, o DEA emitirá a frase: "choque recomendado, afaste-se do paciente". O socorrista que estiver manuseando o DEA deve solicitar que todos se afastem, anunciando rápido e em voz alta uma mensagem de "isolar o paciente", "afastem-se, vou aplicar o choque no três: um, dois, três, choque" ou, simplesmente, "afastem-se". Observar se realmente não há ninguém (nem ele mesmo) tocando na vítima.
6. Pressione o botão indicado pelo aparelho para aplicar o choque, o qual produzirá uma contração repentina dos músculos do paciente.
7. A RCP deve ser iniciada pelas compressões torácicas, imediatamente após o choque. A cada 2 minutos o DEA analisará o ritmo novamente e poderá indicar novo choque, se necessário. Se não indicar choque, deve-se reiniciar a RCP imediatamente, caso a vítima não retome a consciência.
8. Mesmo se a vítima retomar a consciência, o aparelho não deve ser desligado e as pás não devem ser removidas ou desconectadas até que o SME (serviço médico de emergência) assuma o caso.
9. Se não houver suspeita de trauma e a vítima já apresentar respiração normal e pulso, o socorrista poderá lateralizar a vítima, porém deverá permanecer no local até que o SME chegue.

As pás do DEA devem ser aplicadas de acordo com as ilustrações presente nelas. Duas formas de posicionamento comuns são: anterolateral e anteroposterior.

1. Posicionamento anterolateral: afaste ou corte a roupa da vítima (se uma tesoura estiver disponível), a fim de deixar o tórax desnudo. Coloque uma pá imediatamente abaixo da clavícula direita. Coloque a outra pá ao lado do mamilo esquerdo, com a borda superior da pá alguns centímetros abaixo da axila (Figuras 8 e 9).
2. Posicionamento anteroposterior: afaste ou corte a roupa da vítima (se uma tesoura estiver disponível), a fim de deixar o tórax desnudo. Aplique uma pá do DEA no lado esquerdo do tórax, entre o lado esquerdo do esterno da vítima e o mamilo esquerdo. Aplique a outra pá no lado esquerdo das costas da vítima, próximo à coluna.

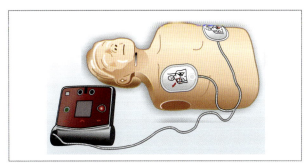

FIGURA 8 Posicionamento anterolateral das pás.

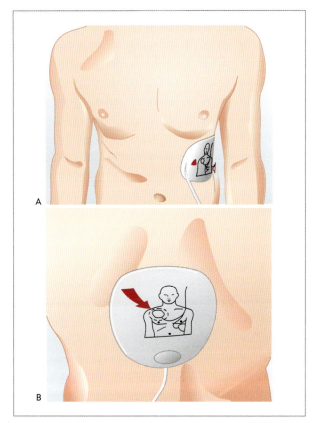

FIGURA 9 Posicionamento anteroposterior das pás. A: Aplique uma pá entre o lado esquerdo do esterno e o mamilo esquerdo e a outra (B) no lado esquerdo das costas, próximo à coluna.

Uso do desfibrilador externo automático em situações especiais

As situações especiais a seguir podem exigir que o socorrista tenha cautela na colocação das pás ao usar um DEA.

- Excesso de pelos no tórax: remover o excesso de pelos, somente da região onde serão posicionadas as pás, com uma lâmina que geralmente é encontrada no *kit* DEA; uma alternativa é depilar a região com um esparadrapo, ou com as primeiras pás, para, em seguida, aplicar um segundo jogo de pás.
- Tórax molhado: se o tórax da vítima estiver molhado, secar por completo. Se ela estiver sobre uma poça d'água não há problema, porém, se essa poça também envolver o socorrista, remover a vítima para outro local, o mais rápido possível.
- Marca-passo ou cardioversor-desfibrilador implantável (CDI): se estiver na região onde é indicado o local para aplicação das pás, afaste-as (colocar as pás logo abaixo do dispositivo implantado) ou opte por outro posicionamento das pás (anteroposterior, p. ex.).
- Adesivos de medicamentos: remover o adesivo se estiver no local onde serão aplicadas as pás do DEA; enxugue se necessário.
- Crianças com até 25 kg: utilizar o DEA com pás pediátricas e/ou atenuador de carga. Se o *kit* DEA disponibilizar somente pás de adulto, está autorizada sua utilização; porém, se o tórax for estreito, pode ser necessária a aplicação de uma pá na região anterior do tórax (sobre o esterno) e outra na região posterior (entre as escápulas), para que não se sobreponham. As pás infantis não devem ser utilizadas em adultos, pois o choque aplicado será insuficiente.
- Lactentes (até 1 ano de idade): um desfibrilador manual é preferível, mas, se não estiver disponível, utilize o DEA com pás pediátricas e/ou atenuador de carga. Se este também não estiver disponível, utilize pás de adulto, uma posicionada anteriormente (sobre o esterno) e a outra posteriormente (entre as escápulas); o prejuízo para o miocárdio é mínimo e há bons benefícios neurológicos.

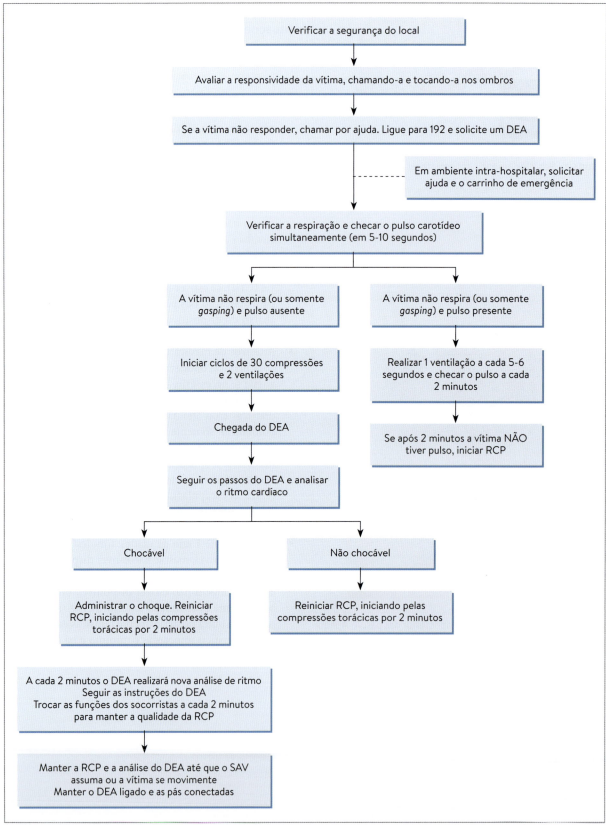

FIGURA 10 Algoritmo do suporte básico de vida para o profissional da saúde. Recomendação da diretriz. Suporte básico de vida para profissionais de saúde.

DEA: desfibrilador externo automático; RCP: ressuscitação cardiopulmonar; SAV: suporte avançado de vida.

Fonte: Bernoche et al., 2019.

O QUE AS DIRETRIZES RECOMENDAM

- American Heart Association. Destaques das diretrizes de RCP e ACE de 2020 da American Heart Association. AHA ed. 2020. Disponível em: https://cpr.heart.org/-/media/cpr-files/cpr-guidelines-files/highlights/hghlghts_2020eccguidelines_portuguese.pdf. (Acesso nov 2020.)

- Bernoche C, Timerman S, Polastri TF, Giannetti NS, Siqueira AWDS, Piscopo A, et al. Atualização da diretriz de ressuscitação cardiopulmonar e cuidados cardiovasculares de emergência da Sociedade Brasileira de Cardiologia – 2019. Arq Bras Cardiol. 2019;113(3):449-663

- Carvalho T, Milani M, Ferraz AS, Silveira AD, Herdy AH, Hossri CAC et al. Diretriz Brasileira de Reabilitação Cardiovascular – 2020. Arq. Bras. Cardiol. [Internet]. 2020 May [cited 2020 Dec 26];114(5):943-87.

- Guimarães HP, Timerman S, Rodrigues RR, Corrêa TD, Schubert DUC, Freitas AP et al. Posicionamento para Ressuscitação Cardiopulmonar de Pacientes com Diagnóstico ou Suspeita de COVID-19 – 2020. Arq. Bras. Cardiol. [Internet]. 2020 June [cited 2020 Dec 26];114(6):1078-87.

SUGESTÕES DE LEITURA

1. Olasveengen TM, Mancini ME, Perkins GD, Avis S, Brooks S, Castrén M, et al. Adult basic life support: 2020 International Consensus on Cardiopulmonary Resuscitation and Emergency Cardiovascular Care Science with Treatment Recommendations. Circulation. 2020;142(16suppl1):S41-S91.
2. Timerman S, Gonzalez MM, Mesquita ET, Marques FR, Ramires JA, Quilici AP, et al. The International Liaison Committee on Resuscitation (ILCOR). Roll in guidelines 2005-2010 for cardiopulmonary resuscitation and emergency cardiovascular care. Arq Bras Cardiol. 2006;87(5):e201-8.
3. Virani SS, Alonso A, Benjamin EJ, Bittencourt MS, Callaway CW, Carson AP, et al. Heart disease and stroke statistics – 2020 update: a report from the American Heart Association. Circulation. 2020;141(9):e139-e596.

NOTA DOS EDITORES

Este capítulo possui referências bibliográficas adicionais, recomendadas pelos autores, na plataforma digital complementar do livro. Por motivos de compactação, somente algumas delas estão aqui contempladas. Utilize o QR code abaixo para ter acesso a esse conteúdo:

80
Suporte avançado de vida

Ronaldo Altenburg Gismondi
Isabela Cristina Kirnew Abud Manta

DESTAQUES

- A ressuscitação cardiopulmonar (RCP) e a desfibrilação precoce (para FV/TV) permanecem os pilares do ACLS (Suporte Avançado de Vida Cardiovascular, do inglês *Advanced Cardiovascular Life Support*).

- A RCP deve ser iniciada imediatamente para qualquer paciente com suspeita de parada cardíaca. Outras intervenções iniciais incluem posicionamento do paciente, administração de oxigênio quando necessário, estabelecimento de acesso venoso, monitorização cardíaca, saturação de oxigênio e capnografia, e obtenção de um eletrocardiograma.

- Nos adultos, as compressões torácicas efetivas têm prioridade sobre a ventilação durante o período inicial de ACLS. Ao ventilar o paciente em parada cardíaca, deve-se fornecer 100% de oxigênio, usar taxas respiratórias baixas (aproximadamente uma ventilação a cada 10 segundos) e evitar a hiperventilação, que é prejudicial.

- Massagem cardíaca eficaz e sem interrupções é a chave para o sucesso, em especial da recuperação neurológica.

- A equipe previamente constituída para ACLS em hospitais ou clínicas deve ter um único líder designado, que solicita e aceita sugestões úteis dos membros da equipe.

INTRODUÇÃO

O primeiro atendimento a uma vítima de parada cardiorrespiratória (PCR) é realizado por meio do suporte básico de vida (SBV), composto de uma sequência de medidas que permitem a manutenção da perfusão e oxigenação cerebral e coronariana. O SBV, sem dúvida, é crucial para que tenhamos sucesso na reanimação cardiopulmonar (RCP), tanto no ambiente extra-hospitalar como no intra-hospitalar. Já o suporte avançado de vida, tema deste capítulo, envolve a utilização de recursos e dispositivos avançados, como monitorização cardíaca do paciente, desfibrilação elétrica com aparelho não automatizado, obtenção de acesso venoso, prescrição de medicações e entubação traqueal.

Diferentemente do ambiente extra-hospitalar, a maioria dos pacientes no intra-hospitalar apresenta ritmo inicial de PCR com atividade elétrica sem pulso (AESP) ou assistolia (37 e 39%, respectivamente). Isso está correlacionado com a existência de doenças e condições de base subjacente, como falaremos adiante.

No texto vamos mostrar diferentes tipos de suporte na RCP, porém é preciso ter em mente que a prioridade no suporte avançado continua sendo realizar compressões torácicas de qualidade associada à desfibrilação precoce (quando indicada).

ABCD SECUNDÁRIO

Assim que o suporte avançado de vida estiver disponível, dá-se início ao ABCD secundário, cujos componentes estão aqui discriminados e serão discutidos em detalhes adiante (Quadro 1).

A. Assegurar a via aérea. A obtenção de via aérea avançada, sendo a mais comum a entubação traqueal, tem algumas vantagens, como diminuir interrupções nas compressões torácicas e possibilitar monitorizar a qualidade da RCP por meio da capnografia por forma de onda. Na ventilação bolsa-máscara, recomendam-se 30 compressões alternadas com 2 ventilações. Na presença de via aérea avançada, as compressões são contínuas, e ventila-se uma vez a cada 6 segundos. Sua obtenção não deve interromper as compressões torácicas ou atrasar a desfibrilação. Ainda não há definição do melhor momento para sua inserção, mas em causas respiratórias de PCR, quando o dispositivo bolsa-máscara não funciona e/ou quando o médico julgar "que a RCP está prolongada", há indicação de entubação orotraqueal.

B. Boa ventilação. Após a obtenção da via aérea definitiva, deve-se garantir que o paciente tenha uma boa ventilação, por parâmetros clínicos (visualização da expansão do tórax e ausculta) e uso do capnógrafo.

C. Circulação. A massagem cardíaca de qualidade deve ser mantida, como no suporte básico, mas a avaliação secundária engloba a obtenção de acesso venoso e uso de medicações. O acesso endovenoso deve ser obtido assim que possível, de preferência em veia periférica de membros superiores. Caso não seja possível, a via de segunda escolha é a intraóssea. As principais medicações utilizadas durante a RCP são os vasopressores e antiarrítmicos, como falaremos adiante.

D. Diagnóstico diferencial. Deve-se sempre tentar identificar a causa da PCR, tentando obter dados da história a partir dos familiares ou do prontuário do paciente, sendo importante resgatar doenças prévias, uso de medicações, presença de sintomas como dor torácica ou dispneia antes da PCR, entre outras informações. A maioria das causas de PCR se encontra entre os "5H-5T", que serão discutidos em detalhes adiante.

Outro mnemônico bastante utilizado para o diagnóstico diferencial é o SAMPLE:

- Sinais e sintomas, com foco em doença cardiovascular e AVC.
- Alergias.
- Medicações.
- Passado médico (comorbidades).
- *Last meal* (última refeição, avaliar broncoaspiração).
- Eventos.

QUADRO 1	ABCD secundário no suporte avançado	
Suporte	Definição	Medidas
A	Via aérea assegurada	Considere entubação orotraqueal em: • PCR prolongada • Causas respiratórias • Ventilação bolsa-máscara ineficaz Não interrompa RCP para sua inserção
B	Ventilação e oxigenação	Ventile a cada 6 segundos e não interrompa compressões Observe elevação visível do tórax Faça uso da capnografia de onda contínua
C	Circulação	Mantenha massagem cardíaca eficaz • FC 100-120 bpm • Profundidade 5-6 cm Monitore qualidade da RCP • Evite $ETCO_2$ < 10 mmHg • Mantenha PA diastólica > 20 mmHg Obtenha acesso venoso periférico e faça uso de fármacos adjuvantes • Adrenalina, 1 mg, *bolus* • Amiodarona, 300 mg, apenas se o ritmo for FV/TV
D	Desfibrilação e diagnóstico diferencial	Analise o ritmo cardíaco • FV/TV: faça desfibrilação bifásica 200 J • AESP/assistolia: apenas adrenalina precoce e manter RCP de qualidade Busque ativamente o 5H-5T

AESP: atividade elétrica sem pulso; FC: frequência cardíaca; FV: fibrilação ventricular; PA: pressão arterial; PCR: parada cardiorrespiratória; RCP: ressuscitação cardiopulmonar; TV: taquicardia ventricular.

VIA AÉREA AVANÇADA

Durante a RCP, a ventilação e a oxigenação podem ser realizadas por dispositivo bolsa-máscara, tubo laríngeo, máscara laríngea ou tubo orotraqueal. Não há um momento bem definido para obtenção da via aérea avançada, nem evidências de que a entubação rotineira melhore o prognóstico. Sua inserção deve ser realizada em momento oportuno e não deve prejudicar as compressões torácicas ou atrasar a checagem de ritmo e desfibrilação. A via aérea avançada deve ser priorizada em casos de PCR por hipóxia ou afogamento e quando há dificuldade de ventilação com o dispositivo bolsa-válvula-máscara. Também há indicação nos casos de "PCR prolongada", mas as diretrizes não trazem um tempo que defina "prolongada".

O dispositivo mais utilizado para obtenção de via aérea avançada é o tubo orotraqueal, que deve ser inserido, de preferência, pelo médico mais experiente, a fim de evitar falhas. As compressões não devem ser interrompidas para a realização da laringoscopia, porém, se necessário, podem ser interrompidas por no máximo 10 segundos para a introdução do dispositivo e/ou para a checagem do posicionamento do tubo orotraqueal. O padrão ouro é a obtenção de curva na capnografia de onda contínua, mas, como esse dispositivo nem sempre está disponível, o método mais utilizado na vida real é a ausculta, em ordem, de 5 pontos: epigástrio, base pulmonar esquerda, base direita e ápices pulmonares. Caso haja ausculta no epigástrio, já se diagnostica uma entubação esofágica, devendo o tubo ser retirado e o paciente voltar a ser ventilado com dispositivo bolsa-válvula-máscara. Caso não haja ausculta no epigástrio e na base esquerda, mas apenas no lado direito dos campos pulmonares, trata-se de entubação seletiva, na qual o tubo está ventilando apenas o brônquio direito. Nesse caso o tubo deve ser tracionado alguns centímetros e a ausculta refeita.

Além da checagem com a ausculta, podemos observar a elevação do tórax a cada ventilação, e é recomendada uma checagem secundária com outro dispositivo, como a capnografia com forma de onda (método preferencial) ou colorimétrica, detectores esofágicos, radiografia de tórax ou ultrassom traqueal. Assim que confirmada a entubação, o tubo orotraqueal é fixado e o paciente passa a receber compressões torácicas contínuas e uma ventilação a cada 6 segundos (de forma assíncrona em relação às compressões) e não mais 30 compressões seguidas de 2 ventilações. Cada ventilação deve ser suficiente para possibilitar a expansão do tórax, sendo contraindicada a hiperventilação (frequência ou volume excessivos). Os ciclos de compressão e ventilação mantêm-se com duração de 2 minutos.

Caso o paciente apresente retorno da circulação espontânea (RCE) e não tenha sido submetido a entubação durante o atendimento da PCR, esta deve ser realizada se houver rebaixamento de nível de consciência (Glasglow < 8), hipoxemia ou insuficiência respiratória, critérios tradicionais de entubação mesmo fora da RCP.

Os dispositivos supraglóticos (ou extraglóticos) são alternativas à entubação orotraqueal, sendo a vantagem a inserção mais rápida e fácil, em especial no ambiente extra-hospitalar. Contudo, não são tão eficazes para ventilação e aspiração de secreções. Por isso, seu maior uso é quando há falha de entubação ou o paciente apresenta indicativos clínicos de via aérea difícil. Os dispositivos disponíveis são a máscara laríngea e o tubo laríngeo (Figura 1). O tubo esofagotraqueal, conhecido como Combitube, está em desuso, pois foi associado com maior risco de lesão na via aérea na inserção às cegas. Outro aspecto é que não há validação para uso do capnógrafo com esses tipos de dispositivo.

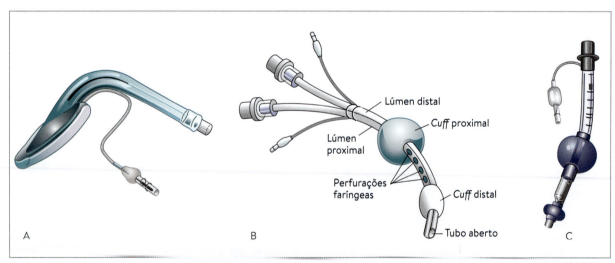

FIGURA 1 Dispositivos para obtenção de via aérea avançada. A: Máscara laríngea. B: Tubo esofágico traqueal. C: Tubo laríngeo.
Fonte: Bernoche et al., 2019.

MONITORIZAÇÃO DA REANIMAÇÃO CARDIOPULMONAR

Alguns estudos mostram que mesmo socorristas treinados podem apresentar baixa qualidade de desempenho durante a massagem cardíaca externa. Sendo assim, um ponto importante do tratamento da PCR é a monitorização da qualidade da RCP, principalmente em relação às compressões torácicas, parte crucial do tratamento. Essa monitorização pode ser feita de diversas formas.

Observação qualitativa

A observação do atendimento por outra pessoa que não a que está comprimindo pode dar algumas informações importantes, tanto em relação à frequência e profundidade das compressões quanto em relação a retorno completo do tórax entre as compressões, posicionamento do socorrista, percepção de cansaço com necessidade de troca antes de completar o ciclo de compressões, observação da elevação do tórax com a ventilação adequada, observar soltura de cabos de monitorização, entre outros. A palpação de pulso durante as compressões para avaliar qualidade de RCP não é recomendada, pois apresenta diversas falhas.

Dispositivos de *feedback*

O uso de dispositivos de *feedback* fornece dados em relação aos parâmetros mecânicos e são mais confiáveis em relação a frequência, profundidade e retorno do tórax entre as compressões, sendo recomendados em todo atendimento de PCR. Geralmente esses dispositivos são acoplados ao monitor/desfibrilador e mostram os dados em tempo real, o que permite que sejam feitas correções durante o atendimento, com melhora da qualidade das compressões.

Além desses parâmetros mecânicos, pode-se fazer uso de parâmetros fisiológicos para a monitorização da qualidade da RCP, sendo a capnografia e a pressão diastólica os dois mais estudados.

Capnografia (ETCO$_2$)

O dióxido de carbono exalado durante a RCP depende do fluxo sanguíneo pulmonar, o que reflete o débito cardíaco (Figura 2). Desse modo, além do seu uso para confirmar o sucesso da entubação orotraqueal, podemos utilizar esse parâmetro para monitorar a qualidade da RCP e otimizá-la, se necessário. Valores mantidos abaixo de 10 mmHg refletem baixa chance de sucesso de RCE, portanto deve-se tentar melhorar a qualidade das compressões torácicas. Quando esse valor é mantido abaixo de 10 mmHg

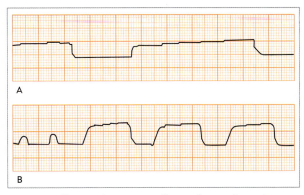

FIGURA 2 Curvas de capnografia em forma de onda mostrando boa qualidade de compressões, com ETCO$_2$ de 15 mmHg (A) e provável retorno de circulação espontânea, com aumento abrupto de ETCO$_2$ (B).

Fonte: Bernoche et al., 2019.

por mais de 20 minutos, a chance de RCE é muito baixa, e pode-se considerar a cessação dos esforços de RCP.

Quando o valor da capnografia muda de forma abrupta para valores normais (entre 35-40 mmHg), temos um indicativo de RCE. Porém, ainda se recomenda continuar com a RCP habitual até que o ciclo de 2 minutos esteja completo.

Pressão arterial diastólica

Quando o paciente se encontra monitorizado com pressão arterial invasiva durante a PCR, podemos fazer uso da pressão arterial diastólica como parâmetro de qualidade da RCP, já que seu valor se correlaciona com a pressão de perfusão coronariana e o RCE. Quando seu valor é menor que 20 mmHg, deve-se considerar melhorar a qualidade de RCP.

Dispositivos de compressão automática

Diversos estudos avaliaram se há benefício em utilizar dispositivos de compressão automática como substitutos dos socorristas para a realização das compressões torácicas. Nenhum desses estudos mostrou melhora em relação a mortalidade ou prognóstico. Sendo assim, recomenda-se o uso de compressores automáticos apenas em situações específicas:

- Disponibilidade limitada de socorristas.
- RCP prolongada.
- RCP durante PCR por hipotermia.
- RCP em ambulância em movimento.
- RCP em sala de angiografia.
- RCP durante preparação para instalação de circulação extracorpórea.

MONITORIZAÇÃO DO RITMO CARDÍACO

A chegada do monitor/desfibrilador permite ao médico identificar o ritmo de PCR. A orientação é interromper a RCP para checagem do ritmo assim que disponível. Essa interpretação não deve levar mais que 10 segundos. Há quatro opções possíveis, mas é preciso lembrar que estamos trabalhando em um cenário de um paciente sem pulso!

- Fibrilação ventricular (FV): morfologia irregular, sem formato de QRS identificável. A irregularidade pode ser fina ou grosseira, o que não modifica a conduta na PCR.
- Taquicardia ventricular (TV): complexos QRS alargados (> 120 ms) com FC > 100-120 bpm.
- Ritmo organizado (atividade elétrica sem pulso – AESP): pode ser qualquer ritmo, que não uma TV, desde que em um contexto de PCR, isto é, sem pulso.
- Linha reta: aqui é importante observar que, toda vez que houver uma linha reta no monitor, é necessário verificar o protocolo "CAGADA", conferindo CAbos, GAnho do monitor e DerivAções. Se estiver tudo certo, aí sim se confirma tratar-se de assistolia.

DESFIBRILAÇÃO

A desfibrilação é o procedimento no qual uma corrente elétrica é aplicada na parede torácica com o intuito de reverter uma arritmia ventricular maligna. A ideia é que a alta carga interrompa temporariamente toda atividade elétrica do coração e, ao retornar, os marca-passos naturais reassumam o controle. O aparelho utilizado é denominado desfibrilador e pode ser operado manualmente ou de modo automático. Vale lembrar que neste último modelo, chamado de DEA ou AED (desfibrilador externo automático), a "automaticidade" está na interpretação do ritmo e indicação do choque, mas este é sempre realizado manualmente a fim de evitar acidentes com a descarga elétrica. Em ambiente hospitalar, há espaço para uso do DEA em unidades de internação de baixa complexidade por profissionais técnicos em suporte básico de vida, até que o médico e o suporte avançado estejam disponíveis.

Indicações

- Fibrilação ventricular (FV).
- Taquicardia ventricular sem pulso (TV).

Técnica

O sucesso da desfibrilação depende não só da indicação como também da técnica de aplicação (Figura 3). As pás podem assumir duas posições:

- Anterolateral: uma pá fica na topografia do *ictus* do VE (inframamária esquerda) e próximo foco aórtico (linha paraesternal direita, região infraclavicular). As pás não devem estar muito próximas, para evitar redução da profundidade da energia.
- Anteroposterior: uma pá fica na região paraesternal esquerda baixa (entre o processo xifoide e o mamilo esquerdo) e a outra na região infraescapular esquerda.

Na presença de marca-passo definitivo, é importante não aplicar as pás diretamente sobre o aparelho. Nos modelos mais antigos, um ímã pode ser útil para colocá-lo em modo de segurança, porém os mais modernos têm proteção e o ímã pode até mesmo ser prejudicial. Caso o marca-passo esteja na região da subclávia direita, recomendam-se as pás em posição anteroposterior. Para pacientes pediátricos, há pás de tamanho apropriado.

Energia

A forma de onda da energia aplicada pode ser monofásica ou bifásica, sendo esta última mais eficaz e a mais utilizada atualmente. A carga de choque recomendada na maio-

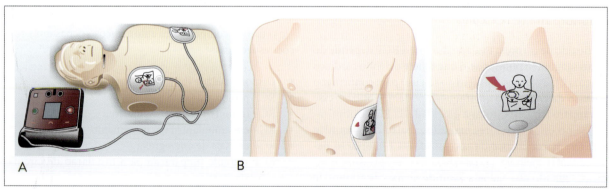

FIGURA 3 Posicionamento das pás para desfibrilação. A: Posicionamento anterolateral. B: Posicionamento anteroposterior.
Fonte: Bernoche et al., 2019.

ria dos aparelhos bifásicos é de 200 J. Contudo, aparelhos recentes já permitem choques com maior carga, e a recomendação é seguir o manual do fabricante. Na dúvida, a carga máxima deve ser utilizada. No caso dos aparelhos monofásicos, recomendam-se 360 J.

Para maior eficácia da desfibrilação, recomenda-se:

- Secar o tórax, se houver umidade.
- Remover pelos (se houver tempo).
- Usar bastante gel.
- Fazer força/peso com as pás sobre o tórax no desfibrilador manual.

Cuidados indispensáveis ao aplicar o choque:

- Utilização do gel.
- Afastar-se do paciente.
- Orientar as pessoas a se afastarem do paciente e verificar olhando ao seu redor.
- Desconectar fontes de oxigênio do paciente – sob nenhuma hipótese pode haver fluxo de oxigênio sobre o paciente!

As compressões torácicas não devem ser interrompidas durante o preparo para desfibrilação, mas apenas no momento de dar o choque. Imediatamente após o choque, as compressões devem ser reiniciadas por mais 2 minutos, conforme algoritmo que será comentado adiante. A desfibrilação rápida após a PCR e a menor interrupção das compressões estão associadas com maior sucesso no RCE.

> ## CURIOSIDADE
>
> - Ainda há espaço para soco precordial? A evidência para a eficácia e a segurança dessa manobra é mínima. Por isso, o único espaço possível ainda é durante uma PCR em FV/TV, presenciada a realização do soco precordial enquanto o desfibrilador não esteja disponível. Na diretriz brasileira, grau de recomendação IIb, nível de evidência C.

ACESSO VENOSO

O acesso venoso de escolha é o periférico, com jelco de calibre 14 ou 16 G, a fim de permitir rápida infusão de fluidos e medicações. A alternativa recomendada pelas principais sociedades internacionais é o acesso intraósseo (IO) na região da tíbia anterior. O acesso IO permite o uso de qualquer medicação e equivale, em velocidade de infusão, a um jelco 22 G. Além da tíbia, úmero, fêmur e espinha ilíaca são alternativas para acesso IO, sendo fraturas e infecções locais as contraindicações. O acesso femoral seria uma terceira alternativa, desde que sua obtenção não interrompa a RCP. Caso a via endovenosa não esteja disponível, a adrenalina e a atropina podem ser administradas pelo

tubo endotraqueal, em 2,5x a dose. A amiodarona é contraindicada por via respiratória.

Após cada administração venosa de medicações, é necessário *bolus* de solução salina com 20 mL e elevação do membro. O uso de medicações nunca deve atrasar as compressões torácicas ou a desfibrilação.

MEDICAÇÕES

Os fármacos apresentam um papel adjuvante na parada cardíaca, pois não estão associadas com aumento de sobrevida. Duas classes são recomendadas de rotina: os vasoconstritores e os antiarrítmicos. Em situações especiais, principalmente quando há uma causa reversível associada, outras medicações podem ser úteis.

Vasoconstritores

A adrenalina (epinefrina) e a vasopressina são as duas drogas disponíveis. Estudos recentes não conseguiram mostrar benefício do uso de vasopressina, de modo que a medicação de escolha atual é a adrenalina. Ela deve ser utilizada em dois cenários:

- FV/TV: nos casos refratários, isto é, após o 2º choque, com intervalos de 3 a 5 minutos, na dose de 1 mg.
- AESP/assistolia: utilização precoce, logo após início da RCP, na dose de 1 mg, com intervalos de 3 a 5 minutos.

Antiarrítmicos

A amiodarona e a lidocaína são os antiarrítmicos disponíveis, sendo a primeira mais amplamente utilizada. A PCR é a única situação na qual a amiodarona é feita em *bolus*, com primeira dose de 300 mg e uma segunda dose, após 3 a 5 minutos, de 150 mg. A lidocaína é uma alternativa, com dose inicial de 1,5 mg/kg e uma 2ª dose de 0,75 mg/kg. Estão indicados apenas se o ritmo for FV/TV, não devem ser utilizadas em AESP/assistolia. Se houver sucesso na reversão da arritmia, considere nos cuidados pós-PCR a infusão contínua de manutenção por 24 a 48 horas.

Sulfato de magnésio

O uso durante a RCP é uma exceção, apenas para casos de taquicardia ventricular polimórfica padrão *torsades de pointes*. A dose são 1 a 2 g em *bolus*.

CAUSAS REVERSÍVEIS DE PARADA CARDÍACA ("5H-5T")

Em todos os cenários de PCR devem ser procuradas causas reversíveis. Essa busca é ainda mais importante quando o ritmo é AESP/assistolia, pois as chances de retorno à circulação espontânea são mínimas se a causa de base não for identificada e corrigida. O mnemônico 5H-5T é a forma mais comum de lembrar das causas reversíveis.

1. Hipovolemia.
2. Hipóxia.
3. Hipotermia.
4. H$^+$ (acidose).
5. Hipo ou hipercalemia.
6. Toxicidade (intoxicações, toxinas e fármacos).
7. Trombose coronariana (infarto agudo do miocárdio).
8. Trombose pulmonar (tromboembolismo pulmonar).
9. Tensão no tórax (pneumotórax).
10. Tensão no pericárdio (tamponamento pericárdico).

É possível que em um mesmo paciente haja mais de uma causa para a PCR. Como exemplo, um paciente com TEP pode evoluir com hipóxia e hipotensão. Estatisticamente, hipovolemia e hipoxemia são as duas causas finais mais comuns de PCR e devem sempre ser buscadas e corrigidas.

Atualmente é possível lançar mão da ultrassonografia *point of care* para auxílio na investigação das causas de PCR, desde que realizada por médico experiente e sempre sem interrupção das compressões ou atraso na desfibrilação. Por meio dessa avaliação, é possível diagnosticar pneumotórax, derrame pericárdico, avaliar as câmaras cardíacas que podem apresentar achados indiretos de

TEP e fazer avaliação da veia cava que pode sugerir hipovolemia, entre outros achados.

O Quadro 2 mostra possíveis soluções durante uma RCP para as causas reversíveis.

ALGORITMOS NA PRÁTICA

Com a chegada do suporte avançado, além da manutenção das compressões e ventilações, deve-se, em ordem: (1) monitorar o ritmo cardíaco e identificar o ritmo em no máximo 10 segundos; (2) obter um acesso venoso periférico; (3) definir sobre necessidade de via aérea avançada; (4) considerar capnografia. De modo prático, ao monitorizar há apenas duas opções de ritmo no monitor (Figura 4):

1. FV/TV sem pulso: é indicada desfibrilação imediata, seguida do retorno das compressões torácicas e ventilação, com frequência 30:2. Após 2 minutos, deve-se interromper as compressões e checar novamente o ritmo. Se mantiver FV/TV, nova desfibrilação e retorno das compressões. A partir do 2º ciclo, inicia-se a adrenalina durante as compressões, sem atrasar a checagem do ritmo ou a desfibrilação. Como o intervalo entre as doses é de 4 minutos e os ciclos compressão-ventilação duram 2 minutos, na prática o mais comum é administrar uma droga a cada ciclo, começando com adrenalina no 2º ciclo, amioda-

QUADRO 2	Causas reversíveis de parada cardiorrespiratória	
Causa	**Identificação**	**Intervenção**
Hipovolemia	Perdas externas, livedo, taquicardia, hipotensão pré-parada	Reposição volêmica (cristaloide) Vasopressores
Hipoxemia	Doença respiratória de base Oximetria ou gasometria pré-parada	Entubação orotraqueal precoce
Hipotermia	Temperatura oral ou retal	Aquecimento externo ativo
H$^+$ (acidose)	Gasometria arterial	Bicarbonato de sódio (1 mEq/L)
Hipocalemia Hipercalemia	Dosagem sérica	Hipo: 1-2 gramas KCl/hora Hiper: gluconato de cálcio com glicoinsulinoterapia ou bicarbonato de sódio
Toxinas	História clínica	Antídoto específico Carvão ativado
Trombose coronariana	ECG Troponina	Angioplastia primária (pode ser feita concomitante com RCP) ECMO
TEP	ECG Ecocardiograma	Trombólise durante RCP pode ser considerada
Pneumotórax	Exame clínico Radiografia de tórax Ultrassonografia pulmonar	Punção de alívio: jelco no 2º espaço intercostal, linha hemiclavicular
Tamponamento pericárdico	Ecocardiograma e/ou ultrassonografia *point-of-care*	Drenagem pericárdica (punção de Marfan)

ECG: eletrocardiograma; ECMO: oxigenação por membrana extracorpórea; RCP: ressuscitação cardiopulmonar.

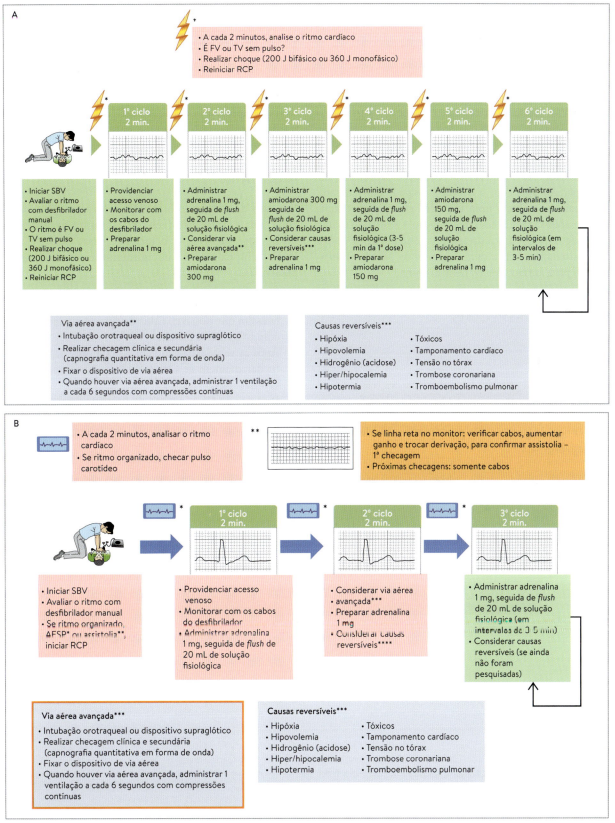

FIGURA 4 Fluxograma de atendimento à parada cardiorrespiratória (PCR) no suporte avançado de vida. A: Fluxograma do ritmo em FV/TV. B: Fluxograma do ritmo em AESP/assistolia.

AESP: atividade elétrica sem pulso; FV: fibrilação ventricular; RCP: ressuscitação cardiopulmonar; SBV: suporte básico de vida; TV: taquicardia ventricular.
Fonte: Bernoche et al., 2019.

rona no 3º ciclo, adrenalina novamente no 4º ciclo e assim por diante. Não há limite para as doses de adrenalina, sendo feitas sempre 1 mg *bolus*. Contudo, a amiodarona deve ser administrada apenas duas vezes: 300 mg na primeira dose e 150 mg se necessário repetir o *bolus*.
2. AESP/assistolia: a prioridade é reiniciar as compressões, com administração precoce de adrenalina. As causas reversíveis devem ser ativamente buscadas e o médico deve considerar precocemente uma via aérea avançada. As compressões-ventilações devem seguir o padrão 30:2 com o uso de bolsa-válvula-máscara. Quando se obtém uma via aérea avançada, as compressões são feitas sem interrupção e ventila-se a cada 6 segundos. A única droga recomendada nesse caso é a adrenalina, feita a cada 3-5 minutos. Não há indicação para antiarrítmicos nem atropina.

SITUAÇÕES ESPECIAIS

Gestantes

O atendimento à gestação traz preocupações relacionadas à sobrevida materna e do feto. O médico, além de prover uma RCP eficaz, deve decidir se há indicação de interrupção ou não da gestação. Os principais pontos de atenção em gestantes são:

- Quando o fundo uterino ultrapassar a cicatriz umbilical, deve-se pedir a um auxiliar para afastar o útero para a esquerda, de modo a descomprimir a veia cava e a aorta e melhorar o fluxo sanguíneo
- Se não houver RCE em 4 minutos e o útero estiver na altura da cicatriz umbilical ou maior (pelo menos 20 semanas), deve-se considerar cesárea de emergência. Essa medida melhora o fluxo sanguíneo materno e aumenta as chances de RCE. Deve ser realizada no próprio local de atendimento e não deve demorar mais que 5 minutos.

Afogamento

Em caso de afogamento, a vítima deve ser retirada da água o mais rápido possível, com a mínima mobilização do pescoço possível. A prioridade nesse caso é a melhora da hipoxemia, e o atendimento segue os seguintes passos:

- Administração de 5 respirações/ventilações de resgate assim que possível. Estas devem ser suplementadas com oxigênio se possível.
- Após as ventilações, iniciam as compressões e, a partir daí, mantém-se a frequência de 30 compressões: 2 ventilações.
- Para uso do DEA, o tórax do paciente deve estar seco.

Assim que o suporte avançado de vida estiver disponível:

- Caso haja ventilação espontânea após o atendimento inicial, o paciente deve receber oxigênio de alto fluxo.

O QUE AS DIRETRIZES RECOMENDAM

- Bernoche C, Timerman S, Polastri TF, Giannetti NS, Siqueira AWS, Piscopo A, et al. Atualização da Diretriz de Ressuscitação Cardiopulmonar e Cuidados de Emergência da Sociedade Brasileira de Cardiologia – 2019. Arq Bras Cardiol. 2019;113(3):449-663.

- Panchal AR, Bartos JA, Cabañas JG, Donnino MW, Drennan IR, Hirsch KG, et al. Part 3: Adult Basic and Advanced Life Support: 2020 American Heart Association Guidelines for Cardiopulmonary Resuscitation and Emergency Cardiovascular Care. Circulation. 2020;142(16 2):S366-468.

- Soar J, MacOnochie I, Wyckoff MH, Olasveengen TM, Singletary EM, Greif R, et al. 2019 International Consensus on Cardiopulmonary Resuscitation and Emergency Cardiovascular Care Science with Treatment Recommendations: Summary from the Basic Life Support; Advanced Life Support; Pediatric Life Support; Neonatal Life Support; Education, Implementation, and Teams; And First Aid Task Forces. V.140, Circulation. Lippincott Williams and Wilkins; 2019. p.E826-80.

- Soar J, Nolan JP, Böttiger BW, Perkins GD, Lott C, Carli P, et al. European Resuscitation Council guidelines for resuscitation 2015: Section 3. Adult advanced life support. Resuscitation. 2015;95:100-47.

Se mantiver com rebaixamento de nível de consciência ou com hipoxemia ou sem ventilação espontânea, deve ser entubado precocemente, que deve ser feita em sequência rápida, com pressão cricoide, para diminuir o risco de aspiração.
- Se o paciente estiver em PCR, o protocolo de RCP do suporte avançado deve ser seguido conforme mencionado em seção anterior.

Interrupção da RCP

Não há um tempo mínimo ou ideal para a RCP. A maioria das diretrizes destaca que, após 15-20 minutos sem retorno da circulação espontânea, a chance de sobrevida é mínima. Durante uma RCP, leve em consideração a causa da PCR, idade, comorbidades e cenário. Como exemplo, jovem com hipotermia extra-hospitalar reforça a indicação de RCP por mais tempo, até o reaquecimento e a chegada ao hospital. Por outro lado, uma pessoa com demência avançada, neoplasia com metástases, já hospitalizada, deve-se inclusive discutir se há indicação ou não de iniciar RCP.

SUGESTÕES DE LEITURA

1. Cardiopulmonary resuscitation quality: improving cardiac resuscitation outcomes both inside and outside the hospital a consensus statement from the American Heart Association Endorsed by the American College of Emergency Physicians and the Society of Critical Care Medicine. Circulation. 2013;128:417-35.
2. Treinamento de emergências cardiovasculares da Sociedade Brasileira de Cardiologia. Curso oficial da SBC. Barueri: Manole; 2012.

81
Cuidados pós-ressuscitação cardiopulmonar

Luís Augusto Palma Dallan
Sergio Timerman

DESTAQUES

- A lesão cerebral e a instabilidade cardiovascular são as principais determinantes de sobrevida após a parada cardiorrespiratória (PCR).

- Cuidados organizados após a PCR, com ênfase em programas multidisciplinares que enfoquem a otimização da função hemodinâmica, neurológica e metabólica (incluindo a hipotermia terapêutica), podem melhorar a sobrevivência e a qualidade de vida à alta hospitalar entre as vítimas que obtiveram o retorno da circulação espontânea após a parada cardiorrespiratória intra ou extra-hospitalar.

- A modulação terapêutica da temperatura tem como finalidade reduzir a síndrome pós-PCR, com diminuição do consumo de oxigênio cerebral, limitação da lesão miocárdica e sistêmica. Ela deve ser considerada para qualquer paciente que seja incapaz de obedecer a comandos verbais após o retorno da circulação espontânea.

- A hipertermia pós-ressuscitação cardiopulmonar deve ser evitada a todo custo, pois está associada a maiores taxas de mortalidade e pior prognóstico neurológico.

- O treinamento intensivo da equipe multiprofissional e a educação continuada nos cuidados pós-ressuscitação cardiopulmonar, bem como sua aplicação rotineira, familiarização com os dispositivos de hipotermia e *debriefing* após cada um dos atendimentos, garantem que ela se torne um procedimento cada vez mais otimizado e com benefícios sucessivos.

INTRODUÇÃO

A lesão cerebral e a instabilidade cardiovascular são as principais determinantes de sobrevida após a parada cardiorrespiratória (PCR).

Cuidados organizados após a PCR, com ênfase em programas multidisciplinares que enfoquem a otimização da função hemodinâmica, neurológica e metabólica (incluindo a hipotermia terapêutica), podem melhorar a sobrevivência e a qualidade de vida à alta hospitalar entre as vítimas que obtiveram o retorno da circulação espontânea (RCE) após a PCR intra ou extra-hospitalar.

Embora ainda não seja possível determinar o efeito individual de muitas dessas terapias, quando conjugadas em um sistema de cuidados integrados, sua implementação tem demonstrado melhoria na sobrevivência à alta hospitalar.

De acordo com estatísticas americanas, em torno de 10% dos pacientes que sofreram algum tipo de PCR assistida conseguiram ter alta hospitalar, sendo possível constatar que, entre os pacientes que foram reanimados em decorrência de taquicardia ventricular/fibrilação ventricular, a taxa de sobrevida é de aproximadamente 30%.

No entanto, entre os pacientes que apresentaram PCR em ritmo diferente de TV/FV, o índice de alta hospitalar é de somente 6%. Desse contingente de sobreviventes, uma grande parcela, cerca de 30% dos pacientes apresentaram algum grau de lesão neurológica, podendo esta variar de um déficit cognitivo a um estado de encefalopatia anóxica permanente na alta.

A modulação terapêutica da temperatura (TTM) tem como finalidade reduzir a síndrome pós-PCR, com diminuição de consumo de oxigênio cerebral, limitação da lesão miocárdica e sistêmica. Pelo fato de o controle de temperatura ser a única intervenção que demonstrou melhora da recuperação neurológica, ela deve ser considerada para qualquer paciente que seja incapaz de obedecer a comandos verbais após o retorno da circulação espontânea (RCE).

OBJETIVOS

Ao final do capítulo, você deverá:

- Reconhecer a síndrome pós-PCR.
- Saber os principais parâmetros hemodinâmicos dos cuidados pós-PCR.
- Conhecer as principais indicações e contraindicações da TTM.

RECONHECENDO A SÍNDROME PÓS-PCR

O termo síndrome pós-PCR se refere a um processo fisiopatológico complexo de lesão tecidual secundária à isquemia, com injúria adicional de reperfusão. Evidências têm demonstrado que indivíduos recuperados de PCR podem evoluir com um processo de disfunção de múltiplos órgãos, mesmo após restauração precoce da circulação espontânea. A gravidade da disfunção depende de fatores como o estado de saúde pregresso, a natureza da doença precipitante e a duração do insulto isquêmico, entre outros. O tempo envolvido no atendimento da PCR é fator essencial, sendo observada uma diminuição de 14% de boa evoluçao neurológica para cada 1,5 minuto de atraso no RCE.

Nessa síndrome, estão presentes e são reconhecidos 4 componentes principais: injúria cerebral, disfunção miocárdica, isquemia de reperfusão e a intervenção na doença precipitante (Quadro 1).

A avaliação prognóstica no cenário de hipotermia está mudando, razão pela qual especialistas qualificados em avaliação neurológica nessa população de pacientes e a integração de ferramentas de prognóstico adequadas são essenciais para pacientes, prestadores de socorro e famílias. Entre 20-50% dos sobreviventes de paradas cardíacas em ambiente extra-hospitalar e que se encontram comatosos na chegada ao hospital podem ter boa função neurológica após 1 ano (Figura 1).

Injúria cerebral

Lesão que tem início após situações de baixo fluxo sanguíneo cerebral, e contribui para o aumento da morbimortalidade em pacientes pós-PCR. Após o RCE, ocorrem liberação de mediadores químicos, excitotoxicidade de agentes como o glutamato, perda da homeostase do cálcio, liberação de radicais livres e apoptose celular, envolvidos na gênese da injúria de reperfusão característica da síndrome.

A autorregulação cerebrovascular encontra-se comprometida nessa fase, com aumento da pressão de perfusão cerebral (PPC) na tentativa de compensar a isquemia microvascular, podendo exacerbar o edema cerebral e a injúria de reperfusão. O fluxo sanguíneo cerebral (FSC) e a taxa de consumo de oxigênio cerebral encontram-se reduzidos nas primeiras 24-48 horas, mas o FSC é adequado para manter a demanda metabólica. Pode ocorrer isquemia relacionada à lesão da microcirculação ocasionada por trombose intravascular (no-reflow). Outros fatores relacionados com lesão cerebral são hipoxemia, hipotensão, hipertermia, hiperglicemia e convulsões.

Cuidados com a hipertermia devem ser instituídos precocemente, já que há intensificação da injúria cerebral pós-PCR quando a temperatura corpórea ultrapassa 37 ºC. Estudos comprovaram que ocorre aumento do risco de morte cerebral em pacientes com temperatura > 39 ºC nas primeiras 72 horas após PCR extra-hospitalar, sendo que o risco de eventos adversos aumenta para cada 1 ºC acima de 37 ºC.

Disfunção miocárdica

Evidencia-se disfunção miocárdica minutos após a RCE, entretanto estudos clínicos mostram que esse fenômeno é reversível e responsivo a terapias apropriadas. As manifestações clínicas iniciais incluem taquicardia, queda da fração de ejeção e aumento da pressão diastólica final do ventrículo esquerdo, evoluindo posteriormente com hipotensão e baixo débito cardíaco em decorrência da isquemia ("miocárdio atordoado").

A recuperação da função miocárdica ocorre a partir de 24-48 horas após o evento e é progressiva, podendo persistir algum grau de comprometimento por alguns meses.

Resposta sistêmica

A PCR corresponde à situação mais intensa de hipoperfusão tecidual sistêmica, reduzindo abruptamente a oferta de oxigênio aos tecidos. Manifestações nessa fase incluem: redução do volume intravascular; disfunção vasomotora; comprometimento da oferta/consumo de oxigênio; suscetibilidade a infecções. O insulto isquêmico

QUADRO 1	Síndrome pós-parada cardiorrespiratória		
	Fisiopatologia	**Manifestação**	**Tratamento**
Injúria cerebral	• Perda da autorregulação cerebral • Edema cerebral • Neurodegeneração pós-isquêmica	• Coma • Convulsão • Mioclonias • Perda cognitiva • Estado vegetativo persistente • Parkinson secundário • Choque medular • Morte cerebral	• Hipotermia terapêutica • Estabilidade hemodinâmica • Proteção da via aérea • Ventilação mecânica • Controlar convulsão • Adequar oxigenação (SaO_2 94-98%) • Cuidados intensivos
Disfunção miocárdica	• Disfunção ventricular global – "miocárdio atordoado" • SCA	• Redução do débito cardíaco • Hipotensão • Arritmias • Falência cardíaca	• Revascularização precoce do miocárdio • Adequação hemodinâmica • Expansão volêmica • Inotrópicos • Uso de BIA • Dispositivos de assistência circulatória • ECMO
Isquemia de reperfusão	• Síndrome da resposta inflamatória sistêmica • Perda da vasorregulação • Distúrbios de coagulação • Supressão adrenal • Queda da oferta de oxigênio aos tecidos • Queda da imunidade	• Isquemia tecidual • Hipotensão • Falência cardiovascular • Febre • Hiperglicemia • Falência de múltiplos órgãos • Infecção	• Adequação hemodinâmica • Expansão volêmica • Uso de vasopressores • Hemofiltração • Controle rigoroso da temperatura • Controle rigoroso da glicemia • Uso racional de antimicrobianos
Doença precipitante	• Doenças cardiovasculares: IAM, SCA, cardiomiopatias • Doenças pulmonares: DPOC, asma • Eventos tromboembólicos: embolia pulmonar • Intoxicação exógena • Infecções • Hipovolemia: desidratação, hemorragia	• Manifestação clínica de acordo com a doença precipitante, associada à síndrome pós-PCR	• Intervenção específica de acordo com a doença precipitante, associada à síndrome pós-PCR

BIA: balão intra-aórtico; DPOC: doença pulmonar obstrutiva crônica; ECMO: oxigenação por membrana extracorpórea; IAM: infarto agudo do miocárdio; SCA: síndrome coronariana aguda.

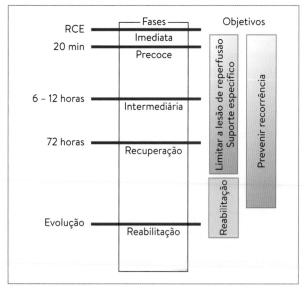

FIGURA 1 Principais fases pós-ressuscitação cardiorrespiratória.

global desencadeia um quadro de resposta inflamatória sistêmica, propiciando o surgimento de infecções com consequente disfunção de múltiplos órgãos.

Ocorre ativação de leucócitos e injúria endotelial, com produção de citocinas inflamatórias, moléculas de adesão celular, P-selectinas e E-selectinas. Instala-se um estado pró-trombótico com ativação da cascata de coagulação sem adequado funcionamento do sistema fibrinolítico endógeno, sendo um dos principais mecanismos fisiopatológicos relacionados à lesão de reperfusão e à disfunção da microcirculação.

Persistência da doença precipitante

Todas as alterações fisiopatológicas relacionadas à doença que desencadeou o evento ficam pronunciadas com a disfunção secundária à reperfusão.

Com relação às causas possíveis de PCR a serem identificadas, a doença arterial coronariana deve sempre ser considerada a principal hipótese diagnóstica. Entretanto, a ocorrência de dor torácica ou eletrocardiograma com supradesnivelamento do segmento ST são frequentes e não são bons preditores de oclusão coronariana aguda nessas situações específicas.

CUIDADOS COM O PACIENTE CRÍTICO

A abordagem multiprofissional deve ser iniciada antes mesmo da chegada do paciente à UTI. É fundamental que se realize rapidamente o reconhecimento da doença desencadeante e das comorbidades que contribuíram para a condição crítica do paciente, para que as medidas intensivas sejam instituídas prontamente e de forma adequada.

O Quadro 2 demonstra os principais tópicos a serem abordados no paciente crítico pós-PCR em ambiente de terapia intensiva.

Medidas de suporte gerais

O paciente deverá permanecer monitorizado desde o departamento de emergência, e os recursos adequados e individualizados de monitorização avançada deverão ser instituídos prontamente na UTI, fornecendo parâmetros que auxiliem o médico intensivista na tomada de decisões terapêuticas.

As principais modalidades de monitorização podem ser observadas no Quadro 3.

Otimização da ventilação e da oxigenação

Estabelecimento de via aérea avançada adequada

Após o RCE, o paciente deve ser transferido para uma UTI para que tenha acesso a tratamento especializado. Deve-se estabelecer uma via aérea avançada adequada para suporte de ventilação mecânica. Portanto, é nesse momento, por exemplo, que uma máscara laríngea colocada em regime de emergência deve ser trocada por um tubo traqueal, no caso de necessidade de ventilação mecânica prolongada.

A oxigenação do paciente deve ser monitorizada de forma contínua com oximetria de pulso. Quando disponível, o capnógrafo pode auxiliar no estabelecimento da via aérea avançada em local apropriado, sobretudo para monitorização durante o transporte do paciente. Se não houver contraindicações, a cabeceira do leito deve ser elevada em um ângulo de pelo menos 30° para que se evite edema cerebral, broncoaspiração e pneumonia associada à ventilação mecânica.

Evitar ventilação excessiva e hiperóxia

Pelos efeitos nocivos da hiperóxia após o RCE, demonstrou-se que uma saturação de oxigênio de 100% pode corresponder a um PaO_2 em qualquer ponto entre apro-

---

QUADRO 2 Cuidados no paciente crítico pós-PCR em ambiente de terapia intensiva

1. Otimização da ventilação e oxigenação
- Aquisição de via aérea avançada
- Manter a saturação de oxigênio entre 94-99%
- Evitar hiperventilação
- Utilização de capnografia se disponível

2. Otimização hemodinâmica
- Procurar manter pressão arterial sistólica superior a 90 mmHg
- Obtenção de acesso venoso/intraósseo rápido
- Administração de fluidos endovenosos
- Administração de drogas vasoativas se necessário
- Realização de eletrocardiograma de 12 derivações
- Tratar causas reversíveis de PCR, como 5 "H" e 5 "T"
- Monitorização de pressão arterial invasiva e obtenção de acesso venoso central após a estabilização inicial do paciente

3. Terapia neuroprotetora
- Considerar hipotermia para pacientes não responsivos
- Evitar hipertermia

4. Suporte de órgãos específicos
- Evitar hipoglicemia
- Considerar sedação após PCR em pacientes com disfunção cognitiva
- Considerar investigação coronariana invasiva em pacientes com suspeita de infarto agudo do miocárdio

5. Prognóstico pós-PCR
- Avaliação neurológica 72 horas após a PCR

QUADRO 3 Principais modalidades de monitorização pós-PCR

1. Monitorização em ambiente de terapia intensiva
- Oximetria de pulso
- Eletrocardiograma contínuo
- Pressão venosa central
- Saturação venosa de oxigênio central
- Débito urinário
- Pressão arterial invasiva
- Temperatura central
- Laboratório geral
- Glicemia capilar
- Proteína C-reativa
- Lactato sérico
- Radiografia de tórax à beira-leito
- Ultrassonografia à beira-leito

2. Monitorização hemodinâmica
- Cateter de termodiluição
- Cateter de débito contínuo
- Pressão arterial invasiva
- Capnometria
- Ecocardiograma à beira-leito

3. Monitorização cerebral
- Eletroencefalograma contínuo
- BIS (índice bispectral)
- Monitorização *train of four* (TOF)
- Tomografia do crânio
- Ressonância magnética do crânio

ximadamente 80-500 mmHg. Portanto, o ideal é que se mantenha a saturação de oxiemoglobina mantida de 94-99%, quando possível. Entretanto, não existem evidências suficientes para que se recomende um protocolo específico de ajuste gradual.

A hiperventilação aumenta a pressão intratorácica e, inversamente, reduz o débito cardíaco. O decréscimo na $PaCO_2$ observado em casos de hiperventilação também é responsável por uma diminuição direta do fluxo sanguíneo cerebral.

Portanto, a ventilação deve ser iniciada com 10-12 ventilações por minuto, e ajustada objetivando-se uma $PETCO_2$ de 35-40mmHg ou uma $PaCO_2$ de 40-45 mmHg.

Otimização hemodinâmica

Acesso venoso e monitorização

Após o RCE, o paciente deve permanecer monitorizado para o acompanhamento contínuo dos sinais vitais e para a identificação de arritmias cardíacas.

De modo geral, a causa mais comum de parada cardíaca é a doença isquêmica coronariana. Portanto, eletrocardiogramas de 12 derivações devem ser realizados de forma seriada e rotineira, o mais precocemente possível após o RCE, para que as alterações isquêmicas possam ser detectadas.

Quando houver forte suspeita de infarto agudo do miocárdio, protocolos específicos devem ser iniciados. Tratamentos medicamentosos ou intervencionistas devem ser realizados e não devem ser atrasados pelo estado de coma. A realização simultânea de intervenção coronariana percutânea e hipotermia é segura e apresenta bons resultados.

Após a estabilização inicial, um acesso venoso central deve ser estabelecido para eventual necessidade de administração de drogas vasoativas e para a substituição de acessos obtidos durante a ressuscitação, por exemplo, o acesso intraósseo.

Nesse momento, também é importante que seja realizada monitorização de pressão arterial invasiva, para que se possa realizar a titulação das drogas vasoativas de forma constante e adequada, evitando atrasos em condutas ou erros de medição de pressão por meio de equipamentos não invasivos.

Alguns parâmetros depreendidos por meio da monitorização da pressão arterial invasiva, por exemplo, a variação de pressão de pulso ("delta-PP"), também podem auxiliar na orientação da hidratação dos pacientes, apesar de haver evidências conflitantes em relação à melhor forma de controlar a hidratação.

Tratamento da hipotensão (pressão arterial sistólica < 90 mmHg)

Apesar de evidências clínicas limitadas, a fisiopatologia da síndrome pós-reperfusão oferece justificativa para a otimização hemodinâmica para preservar a perfusão dos órgãos. Deve-se atingir a meta de pressão de enchimento do ventrículo direito em 8-12 mmHg.

Se o paciente estiver hipotenso após o RCE (pressão arterial sistólica inferior a 90 mmHg), podem-se administrar soluções salinas endovenosas. Caso necessário, drogas vasoativas também podem ser administradas, no intuito de obter pressão arterial sistólica superior a 90 mmHg ou pressão arterial média superior a 65 mmHg.

Entretanto, mais pesquisas clínicas são necessárias para definir as metas ideais para a otimização hemodinâmica e as melhores estratégias para alcançar essas metas, como a utilização de fluidos endovenosos, drogas inotrópicas, drogas vasopressoras, suporte circulatório mecânico e outros.

Drogas vasoativas

A instabilidade hemodinâmica é comum após a parada cardíaca. A morte decorrente de falência de múltiplos órgãos está associada a baixo índice cardíaco persistente nas primeiras 24 horas após a ressuscitação.

As drogas vasoativas podem ser administradas após o RCE para melhorar o débito cardíaco. Existem poucas evidências em relação a qual seria o melhor medicamento que deveria ser administrado inicialmente, portanto o médico deve estar familiarizado com todas elas para tomar a sua decisão. Elas devem ser administradas preferencialmente através de acesso venoso central, pois o extravasamento de algumas delas (p. ex., catecolaminas) pode causar necrose tissular.

A ocorrência de isquemia/reperfusão da parada cardíaca associada a desfibrilação elétrica pode causar atordoamento miocárdio e disfunção ventricular transitória, que pode durar muitas horas, mas que pode melhorar com o uso de drogas vasoativas. A avaliação ecocardiográfica dentro das primeiras 24 horas após a parada cardíaca é útil para a avaliação da função cardíaca no intuito de guiar o tratamento.

Entretanto, não há evidências suficientes para que se indique ou não o uso rotineiro de drogas vasopressoras e/ou drogas inotrópicas para melhorar a sobrevida em pacientes adultos com disfunção cardiovascular após a ressuscitação de uma PCR.

A administração de fluidos e de drogas vasoativas (p. ex., norepinefrina), inotrópicos (p. ex., dobutamina) e inodilatadores (p. ex., milrinona) devem ser titulada conforme necessário para otimizar a pressão arterial, débito cardíaco e perfusão sistêmica (classe 1, nível de evidência B).

Embora os estudos não tenham estabelecido metas ideais para pressão arterial e saturação venosa central, uma pressão arterial média superior a 65 mmHg e uma SvO_2 superior a 70% são consideradas satisfatórias.

Na Tabela 1 encontram-se as principais drogas vasoativas e suas respectivas doses.

TABELA 1 Principais drogas vasoativas e suas respectivas doses

Droga	Dose (mcg/kg/min)
Dobutamina	2-20
Dopamina	5-10
Epinefrina	0,1-0,5
Milrinona	Ataque: 50, em 10 min; manutenção: 0,375-0,75
Norepinefrina	0,1-0,5

Administração de fluidos endovenosos

Não há evidências suficientes para que se indique ou não o uso rotineiro de fluidos endovenosos na situação de RCE após PCR. Infusão rápida de solução salina 0,9% fria ou de Ringer lactato parece ser bem tolerada quando usada para induzir a hipotermia terapêutica. Com base na fisiopatologia da síndrome pós-reperfusão, é rotineira a utilização de fluidos endovenosos como parte dos cuidados pós-PCR.

Drogas antiarrítmicas

Não há evidência suficiente para que se indique ou não a administração contínua de amiodarona ou lidocaína em pacientes com RCE após PCR. Entretanto, nos casos de PCR decorrente de fibrilação ventricular, deve-se utilizar infusão contínua de amioradona para a prevenção de fibrilação ventricular recorrente.

Deve-se prestar atenção à identificação e ao tratamento de causas desencadeadoras de parada cardíaca após o RCE. A análise dos 5 "H" e dos 5 "T" auxilia na identificação de alguns desses fatores, como pode ser observado no Quadro 4.

Suporte circulatório mecânico

Não há evidências suficientes para que se indique ou não o uso de suporte circulatório mecânico em pacientes pós-PCR que apresentam disfunção cardiovascular. Se não houver restauração da perfusão sistêmica após a ressuscitação volêmica e a administração de drogas vasoativas,

QUADRO 4 5 "H" e 5 "T"

5 "H"	5 "T"
Hipovolemia	Tensão no tórax (pneumotórax)
Hipóxia	Tamponamento cardíaco
Hipocalemia (ou hipercalemia)	Tóxicos (drogas)
Hidrogênio (acidose)	Trombose pulmonar (embolia pulmonar)
Hipotermia	Trombose coronariana

o emprego de assistência circulatória mecânica deve ser considerado, sobretudo nas primeiras 24-72 horas após a PCR, em que a disfunção ventricular transitória é mais pronunciada.

Dispositivos como o balão intra-aórtico, membrana de oxigenação extracorpórea e outros sistemas de suporte circulatório mecânico podem requerer ou não uso de radioscopia para sua introdução, permitindo inclusive o seu uso à beira-leito por meio de punções vasculares.

SUPORTE DE ÓRGÃOS ESPECÍFICOS

Todos os órgãos estão em risco durante o período crítico inicial após uma PCR, e os pacientes apresentam risco alto de desenvolvimento de disfunção de múltiplos órgãos. Portanto, o objetivo principal do período imediato pós-PCR é a otimização da perfusão sistêmica, a restauração da homeostase metabólica e a manutenção da função dos diversos órgãos, visando a aumentar as possibilidades de sobrevida sem danos neurológicos para o paciente.

Eletrólitos e equilíbrio acidobásico

A acidose metabólica inicial em pacientes de PCR geralmente é corrigida ao longo do tempo com o reestabelecimento da circulação, desde que haja ventilação e perfusão adequadas. No entanto, durante indução de hipotermia terapêutica, não é incomum para pacientes submetidos a hipotermia permanecerem ligeiramente acidóticos durante a fase de resfriamento pelo aumento do metabolismo dos lipídios, conduzindo a níveis elevados de ácidos graxos livres. A correção agressiva da acidose respiratória durante a hipotermia não é aconselhável, já que o resfriamento leva a uma redução da produção de dióxido de carbono e, finalmente, alcalose pode surgir.

Controle da glicemia

O resfriamento leva à resistência à insulina e à necessidade de doses mais elevadas de insulina, com eventual necessidade de adaptação do protocolo de insulinoterapia, a fim de controlar a hiperglicemia em pacientes submetidos a hipotermia. Por outro lado, durante a fase de reaquecimento, a dose de insulina deverá ser reduzida a fim de evitar a hipoglicemia. A dosagem de glicemia sérica deve ser monitorizada utilizando-se sangue arterial ou venoso, uma vez que a glicemia capilar não é confiável em razão da vasoconstrição periférica.

Devem ser consideradas estratégias para tratar a hiperglicemia, ou seja, valores de glicemia superiores a 180 mg/dL (10 mmol/L) em pacientes com RCE após PCR, a partir de protocolos institucionais previamente estabelecidos.

Dessa forma, estratégias que visem ao controle glicêmico moderado (glicemia entre 144-180 mg/dL, ou seja, 8-10 mmol/L) podem ser instituídas para pacientes adultos com RCE após PCR.

Tentativas de controle glicêmico com metas mais rígidas (80-110 mg/dL, ou seja, 4,4-6,1 mmol/L) não devem ser implementadas após PCR pelo maior risco de hipoglicemia.

Terapia com esteroides

O paciente pode apresentar insuficiência adrenal relativa após a PCR pelas altas demandas metabólicas do corpo. Não há evidências suficientes para que se indique ou não o uso de corticosteroides para pacientes com RCE após PCR.

Disfunção pulmonar

Inicialmente, deve-se estabelecer o diagnóstico da causa da insuficiência respiratória, através de quadro clínico, exame físico e exames complementares, com a gasometria arterial e a radiografia torácica.

A PCR pode desencadear lesão pulmonar por meio de edema pulmonar cardiogênico, pela disfunção do ventrículo esquerdo, ou edema pulmonar de origem inflamatória. Outros danos pulmonares, como atelectasias, fratura de costelas e infecção, podem se desenvolver em consequência das manobras de ressuscitação.

Os pacientes pós-PCR apresentam risco de lesão pulmonar aguda, com relação $PaO_2/FiO_2 < 300$, e síndrome do desconforto respiratório no adulto (SARA), com $PaO_2/FiO_2 < 200$, mas a hipoxemia refratária não é uma causa frequente de óbito após PCR. Portanto, não há razões para que se recomende a hiperventilação e a "hipercapnia permissiva" (hipoventilação) para esses pacientes, e o padrão deve ser a normocapnia.

Também não há dados que permitam recomendar estratégias diferentes de ventilação nessa população em relação aos cuidados habituais ofertados a outros pacientes sob ventilação mecânica com risco de lesão pulmonar aguda.

A hiperventilação com hipocapnia rotineira deve ser evitada após o RCE, pois agrava a isquemia cerebral global por vasoconstrição cerebral excessiva. O ideal é que se mantenha a saturação mantida de 94-99%, quando possível.

Hiperventilação ou volume corrente excessivo, resultando em aumento da pressão intratorácica, podem também contribuir para a redução do retorno venoso e consequente instabilidade hemodinâmica em alguns pacientes. Taxa de ventilação e o volume podem ser ajustados para manter $PaCO_2$ normal a elevada (40-45 mmHg) ou $PETCO_2$ (35-40 mmHg), evitando comprometimento hemodinâmico.

Embolia pulmonar

A RCP, em si, não leva ao aumento do risco de sangramentos. Portanto, apesar de poucas evidências, nos pacientes com suspeita de embolia pulmonar após o RCE, a terapia fibrinolítica associada à heparina pode ser considerada. A tromboembolectomia mecânica percutânea e a embolectomia cirúrgica também podem ser benéficas.

Cuidados com a sedação e a função neurológica após PCR

Pacientes pós-PCR com disfunção cognitiva podem apresentar agitação ou *delirium*, com risco de sofrer lesões físicas. Opioides, ansiolíticos e agentes sedativos ou hipnóticos podem ser usados em várias combinações para melhorar a interação paciente-ventilador.

Se a agitação do paciente prejudicar sua ventilação, agentes bloqueadores neuromusculares podem ser utilizados em intervalos curtos, sempre após sedação adequada.

Medicamentos de meia-vida curta podem ser usados em *bolus* único ou sob infusão contínua. Há poucas evidências para recomendar a sedação/analgesia rotineira imediatamente após o RCE. Seu uso prolongado pode estar relacionado a maior incidência de pneumonia.

Apesar de a minimização da sedação poder permitir melhor estimativa do estado neurológico, sedação, analgesia e relaxantes neuromusculares, ocasionalmente são utilizados para facilitar a hipotermia induzida e para controle do tremores. A duração do uso de bloqueadores neuromusculares devem ser reduzida ao mínimo ou mesmo evitada, e a profundidade do bloqueio neuromuscular deve ser monitorizada quando houver equipamento disponível.

Portanto, pode-se considerar a utilização de sedação e analgesia em pacientes críticos que necessitem de ventilação mecânica ou supressão de tremores durante a hipotermia terapêutica após PCR.

Hemodiálise

Não há evidência suficiente para que se indique ou não o uso da hemodiálise precoce pós-PCR, apesar de ter sido aventado que se trata de um método de modificação da resposta humoral que ocorre a partir das lesões de reperfusão que ocorrem após a PCR.

Intervenção coronariana percutânea

Angiografia coronariana e intervenção coronariana percutânea (ICP), quando usadas como parte de um protocolo padronizado pós-parada cardíaca, podem resultar em maior sobrevida hospitalar. Oclusão aguda da artéria coronariana é frequente em pacientes sobreviventes de parada cardíaca fora do hospital, sobretudo quando apresentam ritmo de apresentação da PCR em fibrilação ventricular ou taquicardia ventricular sem pulso.

Em pacientes com infarto agudo do miocárdio com supradesnivelamento do segmento ST (IAM com supra--ST), a terapia de reperfusão utilizando tratamento com fibrinolíticos ou ICP primária restaura o fluxo na artéria relacionada ao infarto, sendo que a ICP apresenta taxas de restauração do fluxo coronariano superiores à fibrinólise (90% *vs.* 60%). Esses dados se traduzem em redução das taxas de mortalidade e reinfarto em relação à terapia fibrinolítica, além da diminuição do risco de hemorragia intracraniana e AVE, fazendo da ICP a estratégia de reperfusão de escolha em idosos e nos pacientes com risco de complicações hemorrágicas.

Um ECG de 12 derivações deve ser realizado o mais rapidamente possível após o RCE. Após o RCE, nos casos de evidência de IAM com supradesnivelamento do segmento ST ou novo bloqueio de ramo esquerdo, deve-se realizar o tratamento adequado, incluindo angioplastia primária ou fibrinólise. O coma e o uso de hipotermia terapêutica não são contraindicações ou razões para atrasar a angioplastia ou a fibrinólise.

Para os pacientes internados em hospitais com disponibilidade de laboratório de ICP, há benefício clínico (óbito/reinfarto/AVC) em relação à fibrinólise. Há poucas evidências de aumento de benefício da ICP em relação à fibrinólise para subgrupos específicos, tais como pós-revascularização do miocárdio, ou pacientes com insuficiência renal.

A ICP é a estratégia de reperfusão preferida em pacientes com IAM com supradesnivelamento do segmento ST que podem chegar ao laboratório de hemodinâmica dentro de 90 minutos iniciais da chegada ao hospital (tempo porta-balão). Nos pacientes com apresentação tardia (ou seja, mais de 3 horas desde o aparecimento dos sintomas de infarto) e nos indivíduos com contraindicações para fibrinólise, há indicação de ICP.

Se o diagnóstico de IAM com supra-ST não está confirmado, independentemente do motivo, a angiografia coronariana seguida pela ICP é a estratégia mais adequada para diagnóstico e tratamento. Para os pacientes com choque cardiogênico, a revascularização precoce está associada com melhora da sobrevida em 6 meses, especialmente em pacientes com idade inferior a 75 anos de idade. Transferência para ICP primária, em vez da fibrinólise imediata, mostrou redução de 42% nas taxas do desfecho combinado de morte, IAM não fatal e acidente vascular cerebral.

Para os pacientes, no prazo de 12 horas do início dos sintomas e achados eletrocardiográficos compatíveis com IAM com supradesnivelamento do segmento ST, a reperfusão deve ser iniciada tão logo possível, independentemente do método escolhido.

Deve-se realizar angioplastia primária em um centro com grande volume de procedimentos dentro de 90 minutos do primeiro contato médico por um operador experiente. Isso reduz a morbidade e a mortalidade quando comparado à terapia fibrinolítica imediata.

Se a ICP não puder ser realizada dentro de 90 minutos do primeiro contato médico ou se o tempo de transferência do paciente for estimado em mais de 120 minutos, então a fibrinólise é recomendada, desde que o paciente não possua contraindicações, e deve ser realizada com tempo porta-agulha inferior a 30 minutos. Se houver contraindicações para fibrinólise, apesar do atraso na transferência, a ICP é recomendada.

Para os pacientes que apresentam IAM com supra-ST e estão em choque cardiogênico, a ICP (ou cirurgia de revascularização miocárdica) é o tratamento de reperfusão preferido, sendo a terapia trombolítica deixada apenas se houver atraso considerável para a ICP.

Já nos pacientes com suspeita de IAM sem supradesnivelamento do segmento ST, é prudente que seja realizada angiografia com intenção de ICP primária nos casos de subgrupos com alta suspeita clínica de oclusão coronariana aguda. Nesses casos, os índices de necessidade de tratamento percutâneo, ou seja, de angioplastia primária decorrente de oclusão coronariana aguda, aproximam-se de 34%.

A realização da cineangiocoronariografia parece segura tanto antes da indução da hipotermia terapêutica quanto durante essa terapia. Além disso, a realização mais liberal da cineangiocoronariografia pode ter impacto no prognóstico, com tendência a afetar positivamente a sobrevida nos indivíduos submetidos ao procedimento.

No que se refere ao tratamento farmacológico do infarto agudo do miocárdio durante hipotermia terapêutica, em especial a terapia antiagregante plaquetária, nenhuma alteração deve ser feita em relação ao tratamento habitual dessa síndrome. Deve-se, em contrapartida, atentar para eventuais ocorrências trombóticas associadas a inadequada antiagregação plaquetária no contexto da hipotermia terapêutica.

TERAPIA NEUROPROTETORA

Fisiopatologia das lesões de isquemia e reperfusão cerebral

Lesão cerebral e instabilidade cardiovascular são os principais determinantes de sobrevida após parada cardíaca. Pelo fato de a hipotermia terapêutica ser a única intervenção que demonstrou melhora da recuperação neurológica, ela deve ser considerada para qualquer paciente que seja incapaz de obedecer a comandos verbais após o RCE.

Nos últimos anos, estabeleceu-se um novo conceito de que injúria adicional desencadeada pelas lesões de reperfusão é maior do que as lesões ocorridas durante o próprio período de isquemia cerebral, sendo a principal responsável pela alta morbimortalidade após o evento, como pode ser observado na Figura 2.

Portanto, a atuação no período pós-RCP é fundamental para que as lesões de reperfusão sejam minimizadas e, dessa forma, para que as lesões neurológicas sejam reduzidas, consequentemente com preservação da função neurológica e desfechos mais favoráveis. Eis o princípio do benefício da hipotermia terapêutica na síndrome pós-reperfusão.

As lesões de reperfusão estão relacionadas ao comprometimento dos sistemas ocorrida pela reintrodução aguda de sangue oxigenado após um período de isquemia, processo que acelera a morte celular. A hipotermia terapêutica confere proteção contra a lesão de reperfusão por meio de vários mecanismos, dentre os quais se destaca que a hipotermia reduz o metabolismo celular e a demanda cerebral de oxigénio, mantendo níveis de ATP aceitáveis. Além disso, a hipotermia reduz a produção de radicais livres, melhora a troca de íons através da membrana celular e melhora o equilíbrio do pH celular. A hipotermia também reduz a apoptose celular e a produção de fatores inflamatórios.

Existem dois mecanismos consecutivos de lesão celular pós reperfusão: a disfunção celular induzida pela hipóxia e a morte celular induzida.

O primeiro caso dura poucos minutos e resulta da produção excessiva de radicais livres em um curto intervalo de tempo, gerando lesões por estresse oxidativo. Um mecanismo importante é a produção de radicais livres mitocondrial, sendo o principal alvo do tratamento através da hipotermia.

A segunda janela de oportunidade para o benefício da hipotermia após a lesão de reperfusão tem como alvo a cascata inflamatória e de morte celular, conhecida como apoptose e necrose, e dura várias horas. Dados sugerem que a alteração da permeabilidade mitocondrial seja o ponto crítico em ambas as vias de morte de células.

Necrose e apoptose são mecanismos complexos envolvendo processos bioquímicos, tais como a expressão do gene e a migração de proteína, assim como os processos biofísicos tais como colapso da camada lipídica. Ao contrário da necrose, a apoptose é dependente de ATP.

Modulação terapêutica da temperatura

Os estudos desenvolvidos em hipotermia terapêutica (HT) iniciados nas décadas de 1980 e 1990 apresentaram limitações principalmente relacionadas a dificuldades no controle da temperatura, ocorrência de sangramentos e infecções. Esse cenário apresentou mudanças com o surgimento de dispositivos e cuidados que permitem controlar a temperatura com segurança.

Dois estudos multicêntricos desenvolvidos na Europa e na Austrália ganharam repercussão em publicações no início de 2002. A hipotermia terapêutica foi uma intervenção que demostrou oferecer melhora na recuperação neurológica pós-PCR e na mortalidade. A hipotermia foi realizada em sobreviventes que apresentavam incapacidade de reconhecer comandos após o RCE.

Uma análise consistente da indicação e do uso da HT em sobreviventes de PCR nos ritmos de TV/FV foi publicada pelo grupo HACA (*Hipothermia After Cardiac*

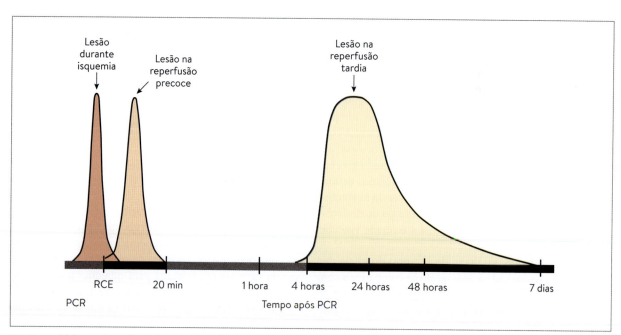

FIGURA 2 Volume de lesão celular neuronal em cada uma das fases após a parada cardiorrespiratória.

PCR: parada cardiorrespiratória; RCE: retorno da circulação espontânea.

Arrest), que randomizou 273 pacientes em 9 centros europeus, com idades de 18-75 anos, atendidos entre 5-15 minutos após o início do evento, com tempo de RCE inferior a 60 minutos, em grupos hipotermia e controle. O desfecho primário foi bom *status* neurológico à alta hospitalar. Após a randomização, no grupo hipotermia, 55% dos pacientes apresentaram bom *status* neurológico na alta hospitalar, comparados a 39% no grupo de tratamento tradicional (p < 0,05, IC: 1,09-82). Uma análise de subgrupos revelou que a taxa de mortalidade foi significativamente menor no grupo HT (14%, p < 0,05, IC: 0,58-0,95). Com isso, constatou-se que o NNT foi de 7, ou seja, necessita-se tratar 7 pacientes para que se evite um óbito. O grupo HT teve uma incidência maior de infecção, porém sem diferença estatística significativa em termos de mortalidade. Os autores concluíram ser benéfica a HT para esse grupo de pacientes.

Outro estudo multicêntrico desenvolvido na Austrália, realizado por Bernard e colaboradores, considerou critérios de inclusão semelhantes. A randomização incluiu 77 pacientes e demonstrou uma redução de risco de sequela neurológica (49% no grupo controle *vs.* 26% no grupo HT, p = 0,046).

Em 2010 o ILCOR (*International Liaison Committee on Resuscitation*) estabeleceu a hipotermia terapêutica dentre os cuidados após o RCE de eventos extra-hospitalares e manteve a recomendação para o controle de temperatura ideal de 32-34 °C. O método ganhou aceitação e seu emprego se estendeu para outros ritmos de PCR e para o ambiente intra-hospitalar.

Nielsen et al. publicam em 2013 dados do estudo randomizado *Target Temperature Management* (*TTM Trial*) com uma coorte composta por 950 indivíduos que evoluíram comatosos após o RCE extra-hospitalar e foram submetidos a hipotermia com temperaturas alvo de 33 °C ou de 36 °C. O objetivo primário foi avaliar a mortalidade por todas as causas em ambos os grupos e o secundário um evento combinado de deficiência neurológica ou morte em 180 dias. Em relação à mortalidade, o grupo submetido ao controle tradicional de 33 °C apresentou taxa de óbito de 50% comparada com 48% do grupo hipotermia a 36 °C (p < 0,05). No desfecho combinado foram observadas taxas de 54 vs 52% (p = 0,78) para o controle tradicional e o controle com temperatura de 36 °C, respectivamente. Portanto, o controle mais agressivo da temperatura (33 °C) não beneficiou essa população.

Essa publicação desencadeou um posicionamento imediato dos grupos formadores de opinião internacionais, sendo a mais evidente apoiada no fato de ser uma publicação isolada e que abriria frente a controvérsias quanto aos benefícios do controle de temperatura ideal, já reconhecida e instituída. Um dos alvos das críticas reforçou o benefício do rápido reconhecimento da PCR e do início das manobras de RCP, já que o estudo em questão foi desenvolvido na Escandinávia, onde a divulgação em massa do suporte básico de vida resultou em uma alta taxa de 73% de RCP pelo público em geral. Ressalta-se também que neste estudo houve um controle ativo da temperatura em ambos os grupos, limitando a elevação da temperatura acima de 36 °C.

Com isso, criou-se o conceito de "modulação terapêutica da temperatura" (TTM) ou "terapia de controle da temperatura", em que as evidências indicam que pacientes adultos comatosos, ou seja, que não apresentam resposta adequada aos comandos verbais, e que apresentem RCE após PCR no ritmo de TV/FV fora do ambiente hospitalar, devem ser resfriados entre 32-36 °C por 12-24 horas. O conceito de TTM foi adotado para se referir não só à indução da hipotermia, mas também ao controle ativo para que se evitem variações na temperatura durante sua realização.

Ainda há dúvidas em relação à temperatura ideal e ao tempo de manutenção da temperatura, entretanto é sabido que se devem evitar ao máximo variações de temperatura, que impactam diretamente em maiores taxas de desfechos adversos.

Após anos sem estudos específicos em pacientes pós-PCR em ritmo não chocável, realizou-se um estudo impactante denominado *HYPERION Trial* em 25 centros franceses. O estudo incluiu 584 pacientes pós-PCR apenas em ritmo não chocável dentre 2.723 pacientes pós-PCR avaliados. Vale ressaltar que 2/3 dos pacientes apresentaram PCR de origem não cardíaca, 76% dos pacientes apresentaram PCR extra-hospitalar e 24% PCR intra-hospitalar. Os pacientes foram randomizados para o grupo de hipotermia terapêutica moderada (33 °C durante 24 horas) ou normotermia controlada (37 °C). O desfecho primário de bom estado neurológico após 90 dias (definido como escore 1-2 da Categoria de Desempenho Cerebral, correlacionando-se com deficiência leve ou inexistente) foi atingido em 10,2% no grupo hipotermia moderada a 33 °C *vs.* 5,7% no grupo temperatura controlada a 37 °C (RR 1,5, IC 95% 0,1-8,9, p = 0,047). Entretanto, os demais desfechos secundários de mortalidade em 90 dias (respectivamente 81,3% *vs.* 83,2%, p = ns) ou outros eventos adversos não apresentaram significância estatística. Além disso, também não houve comparação da TTM entre 33-36 °C, portanto não se pode estabelecer uma mais eficiente em relação à outra.

A duração ideal para a hipotermia induzida leve e TTM é desconhecida, embora atualmente seja mais comumente realizada durante 24 horas. Dois estudos observacionais não encontraram diferenças significativas na mortalidade ou evolução neurológica ruim com 24 horas em comparação com 72 horas de hipotermia. O estudo TTM e o HYPERION estipularam normotermia rigorosa (< 37,5 °C) após hipotermia terapêutica por até 72 horas pós-RCE.

Indução de hipotermia

O resfriamento deve ser iniciado o mais rapidamente possível, idealmente em até 6 horas após o RCE. Deve-se almejar o mais rapidamente possível a temperatura entre 32-36 °C. Os principais procedimentos diagnósticos e terapêuticos, como exames de imagem e cateterismo, podem ser realizados conjuntamente com a hipotermia terapêutica, e não devem ser retardados.

Embora existam múltiplos métodos para indução de hipotermia, nenhum desses métodos comprovou ser totalmente eficaz de forma isolada. A recomendação é que se utilize uma combinação entre esses métodos, para que sua eficácia seja aumentada. No Quadro 5 encontram-se as vantagens e desvantagens dos principais métodos de indução e manutenção de hipotermia.

A temperatura central do paciente deve ser monitorizada de forma contínua através de termômetro esofágico, cateter vesical ou cateter de artéria pulmonar. A monitorização da temperatura oral, axilar ou retal não são adequadas para avaliação das mudanças dinâmicas da temperatura central.

A infusão rápida de fluidos endovenosos frios (30 mL/kg) ou aplicação cutânea de gelo são métodos viáveis, seguros e simples para reduzir inicialmente a temperatura central, mesmo em pacientes que não tolerem infusões volumosas de fluidos, por exemplo, pacientes com edema pulmonar. Quando as soluções salinas endovenosas são utilizadas para a indução de hipotermia, estratégias de resfriamento adicionais são necessárias para a manutenção da hipotermia.

Não há evidências para que sejam utilizadas rotineiramente drogas neuroprotetoras durante a hipotermia terapêutica, por exemplo, benzodiazepínicos e fenitoína.

Indução de hipotermia em ambiente pré-hospitalar

Estudos não mostraram nenhuma diferença na mortalidade global para os doentes tratados com resfriamento pré-hospitalar (RR, 0,98; IC de 95% 0,92-1,04) em comparação com aqueles que não receberam hipotermia pré-hospitalar. Nenhum estudo individualmente demonstrou um efeito sobre qualquer mau resultado neurológico ou mortalidade, mas sim um aumento do edema pulmonar em pacientes que receberam resfriamento pré-hospitalar (RR, 1,34; 95% CI 1,15-1,57).

Com base nessas evidências, a hipotermia terapêutica pré-hospitalar utilizando uma infusão rápida de grandes volumes de líquido intravenoso gelado imediatamente após REC não é recomendada. A infusão de fluidos intravenosos frios, onde os pacientes são bem monitorados e quando uma temperatura alvo mais baixa é o objetivo (por exemplo, 33 °C). pode ser razoável. Estratégias de início de resfriamento pré-hospitalar, exceto infusão rápida de grandes volumes de líquido intravenoso frio e resfriamento durante a ressuscitação cardiopulmonar no ambiente pré-hospitalar, não foram estudadas adequadamente. Algumas populações (p. ex., pacientes para os quais o tempo de transporte para um hospital é maior que a média) podem se beneficiar de estratégias de resfriamento, porém essa evidência permanece desconhecida e portanto não é recomendada.

Manutenção da hipotermia

A fase de manutenção tem início quando a temperatura atinge 32-36 °C, e a partir de então deve ser mantida por 24 horas. Devem ser permitidas apenas oscilações mínimas de temperatura, inferiores a 0,2-0,5 °C, e nesses casos os dispositivos mecânicos e endovasculares são mais práticos.

Controle dos tremores

Durante a fase de manutenção de hipotermia, que deve durar 24 horas, atenção especial deve ser dada ao controle dos tremores, que pode dificultar a manutenção da temperatura ideal.

Os tremores são fenômenos fisiológicos e sua ocorrência é muito comum em pacientes pós-parada cardíaca submetidos a hipotermia. Uma vez que eles produzem

QUADRO 5 Principais métodos de indução e manutenção de hipotermia		
Método	**Vantagens**	**Desvantagens**
Bolsas de gelo	Barato, muito disponível, de fácil transporte	Muita confusão, mais difícil de controlar temperatura, risco de lesões cutâneas
Mantas/ventiladores	Barato, muito disponível, de fácil transporte	Mais difícil de controlar temperatura, demora muito tempo para baixar temperatura
Fluidos endovenosos	Barato, muito disponível, de fácil transporte	Dificuldade em manter as bolsas refrigeradas na temperatura certa
Dispositivos mecânicos cutâneos	Fácil manejo, controle adequado da temperatura	Método muito caro, dificuldade de transporte
Dispositivos intravasculares de resfriamento contínuo	Fácil manejo, controle adequado da temperatura, sem risco de lesão cutânea	Método muito caro, necessidade de punção venosa central, risco de infecção, sangramento e/ou trombose

calor, pode haver a atenuação ou a supressão dos benefícios do resfriamento.

Os tremores podem ser reduzidos ou interrompidos pelo uso de sedativos, sulfato de magnésio, agentes cutâneos antiaquecimento e bloqueadores neuromusculares. Caso não se consiga controlá-los, pode ser avaliada a aplicação de bloqueadores neuromusculares, e nesses casos, como a ocorrência de convulsões é frequente, a monitorização contínua neurológica é factível, caso seja disponível.

Controle eletrolítico

O resfriamento faz com que ocorram alterações eletrolíticas, como influxo do potássio para o meio intracelular, o que pode acarretar a necessidade de reposição endovenosa de potássio para que se evitem arritmias. No entanto, é preciso ter cuidado, uma vez que o potássio sequestrado posteriormente volta para a circulação, durante a fase de reaquecimento, e pode causar toxicidade. Além disso, tanto os níveis mais baixos ou eficácia reduzida do hormônio antidiurético (ADH) durante o resfriamento podem resultar em "diurese fria" e resultar na depleção de volume e perda de potássio adicional. Os níveis de cálcio, magnésio e fosfato também precisam de dosagem frequente durante a terapia de hipotermia.

Nesta fase, o controle eletrolítico deve ser rigoroso, e deve ser realizado a cada 4-6 horas. Atentar especialmente para hipocalemia e hipomagnesemia. O controle rigoroso da hiperglicemia deve ser feito, com a instituição de protocolos de insulinoterapia endovenosa e glicemia capilar constante. Em razão da redução da imunidade e da possibilidade de infecções, pode-se instituir antibioticoprofilaxia, sempre de acordo com a orientação da Comissão de Controle de Infecções Hospitalares.

Complicações da hipotermia terapêutica

As principais complicações da hipotermia terapêutica incluem coagulopatias, arritmias e hiperglicemia, sobretudo em episódios súbitos de queda de temperatura abaixo do nível preconizado. Portanto, os sangramentos devem ser controlados antes da indução de hipotermia. A ocorrência de infecções, como pneumonia e sepse, podem ser maiores nesses pacientes, uma vez que a hipotermia por períodos prolongados reduz a imunidade do paciente. Deve-se observar a ocorrência de arritmias malignas e de sangramentos importantes, fatores que implicam a necessidade de interrupção do processo de resfriamento e a necessidade de aquecimento do paciente.

Período de reaquecimento

O fator mais importante desta fase é que o reaquecimento seja *lento*, durando de 8-12 horas, não mais de 0,5 °C por hora. Pode ser realizado de forma passiva ou ativa, com o uso de dispositivos mecânicos ou endovasculares. Nesta fase, deve-se atentar para alterações hemodinâmicas e eletrolíticas, sobretudo a correção da hipercalemia.

O reaquecimento ativo deve ser evitado nos pacientes comatosos que espontaneamente desenvolvam um leve grau de hipotermia (> 32 °C) após a reversão da PCR durante as primeiras 48 horas após o RCE.

Controle de hipertermia

A hipertermia, por meio da ativação de citocinas inflamatórias, pode desempenhar um papel muito mais agressivo e provocar uma pior evolução neurológica nos pacientes pós-PCR. Apesar de poucas evidências, pacientes que desenvolvem hipertermia (temperatura > 37,6 °C) após PCR parecem ter menor sobrevida e pior prognóstico neurológico em relação aos normotérmicos. Portanto, é rotineiro que se trate a hipertermia se ela ocorrer no período pós-ressuscitação.

Controle de convulsões

A monitorização neurológica é frequentemente preconizada, uma vez que esses pacientes são propensos a convulsões, que podem ser mascaradas pelo uso de bloqueadores neuromusculares utilizados para prevenir tremores. O monitoramento contínuo por eletroencefalografia (EEG) seria o ideal, mas não é comum pela falta de médicos treinados para realizar interpretações contínuas de EEG.

Deve-se realizar um EEG para o diagnóstico das convulsões, com pronta interpretação tão logo quanto possível, e monitorização frequente e contínua em pacientes comatosos após o RCE.

Não há evidências suficientes para que se indique ou não o uso de drogas específicas anticonvulsivantes para a prevenção ou tratamento de convulsões nos pacientes com o RCE após PCR. As mesmas drogas anticonvulsivantes utilizadas para o controle de convulsões em pacientes epilépticos por outras causas podem ser utilizadas após PCR.

Prognóstico após RCP

O objetivo das manobras pós-PCR é fazer com que os pacientes possam voltar a ter o mesmo nível de função neurológica que apresentavam antes do evento.

Não existem sinais neurológicos que possam prever pior prognóstico neurológico nas primeiras 24 horas após a PCR. Em pacientes adultos que permaneçam em coma após a PCR, que não tenham sido submetidos a hipotermia e que não tenham outros fatores associados que possam provocar uma piora da função neurológica (p. ex., hipotensão, sedativos ou bloqueadores neuromusculares), a ausência de reflexos fotomotores e reflexos corneanos 72 horas após a PCR indica mau prognóstico.

A partir da temperatura de 24 °C, o *clearance* de sedativos e de bloqueadores neuromusculares pode estar reduzido em até 30%, portanto é necessário que se respeite o período de 72 horas antes da conclusão de que o paciente não apresenta função neurológica satisfatória.

Outros sinais clínicos, por exemplo, mioclonias, não são recomendados para predizer pior prognóstico neurológico.

Após 24 horas do RCE, na ausência de fatores que possam interferir na avaliação neurológica (sedativos, hipotensão, hipotermia, bloqueadores neuromusculares, convulsões ou hipoxemia), pode-se realizar um eletroencefalograma para auxiliar na predição de pior prognóstico neurológico.

Efeito da hipotermia terapêutica sobre o prognóstico

Apesar de diversas tentativas de identificação de pacientes comatosos pós-PCR sem perspectivas de recuperação neurológica, não há provas específicas ou fidedignas para essa finalidade. Para pacientes submetidos a hipotermia terapêutica, a observação neurológica por tempo superior a 72 horas após a PCR deve ser realizada antes da avaliação do prognóstico neurológico do paciente.

Mais recentemente, ensaios clínicos têm evidenciado resultados neurológicos favoráveis em pacientes submetidos à hipotermia terapêutica pós-PCR, em detrimento da realização de outros exames neurológicos dentro do tradicional período de prognóstico de 3 dias pós-PCR.

Aconselha-se cautela nas considerações de se suspender a terapia de suporte de vida, especialmente logo após o RCE, e a identificação de pacientes sem potencial de recuperação neurológica no período pós-PCR é um grande desafio clínico que ainda requer investigação adicional.

Doação de órgãos

Dada a necessidade crescente de tecidos e órgãos para transplante, toda equipe multiprofissional que tratar pacientes pós-PCR deve implementar os procedimentos apropriados para uma possível doação de órgãos, em tempo hábil e de modo eficaz, de acordo com a vontade do paciente e dos membros da família.

Nos pacientes que evoluem com morte cerebral após ressuscitação a partir de PCR intra ou extra-hospitalar, a doação de órgãos deve ser considerada.

EDUCAÇÃO MÉDICA CONTINUADA

O uso de HT, embora benéfica, traz preocupações quanto ao risco de efeitos colaterais e efeitos adversos, que podem tornar essa terapia inútil ou até mesmo perigosa quando realizada de forma inadvertida.

A educação completa da equipe multiprofissional, sobretudo a equipe de enfermagem envolvida na operação do protocolo de HT na UTI, é necessária para que sejam evitadas complicações que possam resultar desse tipo de procedimento.

Também é muito importante que se realize o *debriefing* após cada evento pós-RCP. O *debriefing* consiste na revisão individualizada de cada um dos casos de PCR, desde o episódio do evento em si, passando pela análise do ritmo gravado no desfibrilador externo automático nos casos de PCR extra-hospitalar, até a realização ou não de hipotermia terapêutica e a resolução do caso. Tanto no caso negativo, em que há óbito ou dano neurológico grave, quanto nos casos positivos, em que há recuperação plena das funções neurológicas, a repercussão é muito grande, e serve como motivação para que a equipe multidisciplinar discuta os casos, se envolva com os protocolos e, acima de tudo, estimule a realização de novos procedimentos de ressuscitação, uma vez que todos sabem que fazem parte da equipe e são muito importantes para o seu pleno sucesso.

CONCLUSÕES E PERSPECTIVAS FUTURAS

A terapia do controle da temperatura certamente é um dos tópicos que deverá ocupar maior espaço no tratamento de pacientes sobreviventes a PCR. A valorização de um parâmetro simples: a temperatura corpórea deve ser incorporada nos cuidados médicos a pacientes críticos pós-PCR cujas altas taxas de mortalidade buscamos reduzir.

Entretanto, o mais importante é que se imponha uma cultura para que os intensivistas transformem uma ferramenta ainda muito subutilizada em instrumento de ampla aplicação, constituindo uma aliada importante no intuito de que se promova a redução da morbimortalidade em entidades tão fatais como a fase pós-PCR.

O treinamento extensivo da equipe multiprofissional e a educação continuada em hipotermia terapêutica, bem como sua aplicação rotineira, a familiarização com os dispositivos de hipotermia e o *debriefing* após cada um dos atendimentos, garantem que ela se torne um procedimento cada vez mais fácil de ser realizado e com benefícios sucessivos.

O QUE AS DIRETRIZES RECOMENDAM

- Bernoche C, Timerman S, Polastri TF, Giannetti NS, Siqueira AWS, Piscopo A, et al. Atualização da Diretriz de Ressuscitação Cardiopulmonar e Cuidados de Emergência da Sociedade Brasileira de Cardiologia – 2019. Arq Bras Cardiol. 2019;113(3):449-663.

- Dellinger RP, Levy MM, Carlet JM, Bion J, Parker MM, Jaeschke R, et al.; International Surviving Sepsis Campaign Guidelines Committee; American Association of Critical-Care Nurses; American College of Chest Physicians; American College of Emergency Physicians; Canadian Critical Care Society; European Society of Clinical Microbiology and Infectious Diseases; European Society of Intensive Care Medicine; European Respiratory Society; International Sepsis Forum; Japanese Association for Acute Medicine; Japanese Society of Intensive Care Medicine; Society of Critical Care Medicine; Society of Hospital Medicine; Surgical Infection Society; World Federation of Societies of Intensive and Critical Care Medicine. Surviving Sepsis Campaign: international guidelines for management of severe sepsis and septic shock: 2008. Crit Care Med. 2008;36(1):296-327.

- Neumar RW, Nolan JP, Adrie C, Aibiki M, Berg RA, Böttiger BW, et al. Post-cardiac arrest syndrome: epidemiology, pathophysiology, treatment, and prognostication. A consensus statement from the International Liaison Committee on Resuscitation (American Heart Association, Australian and New Zealand Council on Resuscitation, European Resuscitation Council, Heart and Stroke Foundation of Canada, InterAmerican Heart Foundation, Resuscitation Council of Asia, and the Resuscitation Council of Southern Africa); the American Heart Association Emergency Cardiovascular Care Committee; the Council on Cardiovascular Surgery and Anesthesia; the Council on Cardiopulmonary, Perioperative, and Critical Care; the Council on Clinical Cardiology; and the Stroke Council. Circulation. 2008;118:2452-83.

- Nolan J, Soar J, Cariou A, Cronberg T, et al. European Resuscitation Council and European Society of Intensive Care Medicine Guidelines for Post-resuscitation Care 2015 – Section 5 of the European Resuscitation Council Guidelines for Resuscitation 2015. Resuscitation. 2015;95(5):202-22.

- Peberdy MA, Callaway CW, Neumar RW, Geocadin RG, Zimmerman JL, Donnino M, et al. Part 9: Post-cardiac arrest care. In: 2010 International Consensus on Cardiopulmonary Resuscitation and Emergency Cardiovascular Care Science with Treatment and Recommendations. Circulation 2010;122(Suppl 3):S738-S786.

SUGESTÕES DE LEITURA

1. American Heart Association. Suporte avançado de vida em cardiologia.
2. Dallan LAP, Gonzalez MM, Giovanini GR, Timerman S. Síndromes coronárias agudas e emergências cardiovasculares. São Paulo: Atheneu; 2012.
3. Dallan LAP, Gonzalez MM, San Martin CBY, Timerman S. SAVEH – suporte avançado de vida em hipotermia. Barueri: Manole; 2013.
4. Lascarrou JB, Merdji H, Le Gouge A, Colin G, et al. Targeted temperature management for cardiac arrest with nonshockable rhythm. N Engl J Med. 2019;381(24):2327.
5. Nielsen N, Wetterslev J, Cronberg T, et al. Target temperature management at 33 C versus 36 C after cardiac arrest. N Engl J Med. 2013;369(23):2197-206.

82
Time de resposta rápida

Agnaldo Piscopo

DESTAQUES

- A parada cardíaca intra-hospitalar apresenta, na maioria das vezes, algum sinal de deterioração clínica, em até 8 horas antes do colapso. As causas mais frequentes são as respiratórias e o choque hipovolêmico detectados por taquipneia e hipotensão.
- A monitorização adequada dos sinais vitais identifica o paciente instável nas enfermarias, permitindo o acionamento de times de resposta rápida (TRR), reduzindo o número de paradas cardiorrespiratórias e a mortalidade hospitalar.
- Os TRR podem reduzir em até 50% o número de paradas cardíacas intra-hospitalares.
- Os TRR devem ser compostos por equipe multidisciplinar com enfermeiro, fisioterapeuta respiratório e médico experiente em emergências e manuseio da via aérea avançada e do paciente em choque.
- Os TRR levam cuidados intensivos a enfermarias, revertendo situações de instabilidade e deterioração clínica e evitando a parada cardiorrespiratória.

INTRODUÇÃO

As paradas cardiorrespiratórias (PCR) não esperadas são comuns em pacientes hospitalizados em áreas com menor vigilância, como as enfermarias. Apesar do esforço e do treinamento das equipes de ressuscitação cardiopulmonar (RCP) e dos times de código azul, são baixas as taxas de retorno à circulação espontânea (RCE) e alta hospitalar. As enfermarias australianas foram as pioneiras em publicações relatando sinais de deterioração clínica que precedem a PCR em pacientes internados em áreas hospitalares não críticas, como as enfermarias clínicas e cirúrgicas. Nesses estudos, foi observada a incidência de 30% de hipotensão e de 17% de taquipneia antes da PCR intra-hospitalar (PCRIH).

Em 2005, foi iniciada a campanha de 100 mil vidas do Institute for Healthcare Improvement (IHI), cujo objetivo foi prevenir as mortes hospitalares. Dentre as seis intervenções recomendadas, a primeira foi a implementação dos TRR.

Diversos hospitais implementaram o uso dos TRR ou equipes médicas de emergência (EME) com o objetivo de identificar as possíveis deteriorações clínicas e tratá-las de forma precoce, evitando a parada cardíaca de forma significativa.

A PCRIH normalmente é precedida de mudanças fisiológicas. Trabalhos mostram que 80% dos pacientes apresentaram algum sinal de deterioração clínica em até 8 horas antes da PCR. A melhora da vigilância dos sinais vitais por meio da monitorização de rotina, o uso do protocolo de acionamento das equipes de TRR para intervenção rápida e a correção das alterações como hipoxemia e choque reduzem de forma significativa as chances de PCR, sendo essa uma recomendação dos *guidelines* de ressuscitação cardiopulmonar.

Os *guidelines* da American Heart Association, de 2015, recomendam que os TRR ou EME sejam efetivos na redução da incidência de parada cardíaca em enfermarias gerais em adultos com grau de recomendação IIa, nível de evidência C. Também podem ser considerados em enfermarias gerais que internam crianças de alto risco com grau de recomendação IIb, nível de evidência C.

Vários TRR estão sendo implementados em diversas partes do mundo, como Austrália, Estados Unidos, Brasil e muitos países da Europa.

Ao atender uma PCRIH, convém se perguntar: o que teria feito de diferente se soubesse, 15 minutos antes da PCR, que?... Já é conhecido que o melhor tratamento do paciente instável é evitar a PCR corrigindo precocemente as causas evitáveis.

Neste capítulo, vamos descrever os protocolos dos TRR com o objetivo de ampliar o conhecimento e estimular a implantação nos hospitais em nosso país.

EPIDEMIOLOGIA DAS PARADAS CARDÍACAS INTRA-HOSPITALARES

As PCRIH fora das áreas de atendimento de emergência no hospital são frequentes em todo o mundo. O aumento da vigilância dos sinais vitais e de outros sinais de deterioração clínica reduzem as chances de PCR em até 50% após a implantação de protocolos de TRR, também conhecidos em alguns hospitais como código amarelo. Os registros de PCRIH mostram que até 80% dos pacientes apresentaram algum sinal de deterioração clinica nas 8 horas que antecederam a PCR e foram negligenciados pelos familiares, pela equipe de enfermagem ou mesmo pelos médicos assistentes. Suas principais causas são os comprometimentos respiratórios e o choque circulatório.

Estima-se que aproximadamente 209 mil adultos e 6 mil crianças apresentem PCRIH todos os anos nos Estados Unidos. Os Guidelines-Resuscitation Registry, analisados por Holmberg et al., mostram que a incidência de PCRIH de 2008 a 2017 continua elevada, com incidência anual de 292 mil casos em adultos e 152 mil casos em crianças.

A sobrevida reportada ainda é baixa, por volta de 25,8% em adultos e 37,9% em crianças após PCRIH, relatado por Benjamin em 2016, evidenciando que os números ainda são muito desfavoráveis, quando ocorre fora das áreas de tratamento intensivo. Isso porque, apesar dos esforços das equipes de código azul, a maioria das PCRIH é de ritmos não chocáveis (atividade elétrica sem pulso ou assistolia) com baixos índices de RCE e alta hospitalar, além dos registros de dano neurológico grave após RCE. No entanto, foi observado que hospitais que participam dos programas de ressuscitação com base nos *guidelines* da AHA obtiveram um aumento de 4% na sobrevivência de PCRIH, entre os anos de 2000 a 2009, com aumento da sobrevida de 13,7%

para 22,3%, com 80% dos pacientes apresentando condições neurológicas favoráveis na alta.

As causas reversíveis, como a hipoxemia causada por comprometimentos respiratórios e o choque circulatório por hipovolemia, são as causas mais frequentes de PCRIH, além das demais causas reversíveis, como distúrbios eletrolíticos e embolia pulmonar, as quais podem ser reduzidas por meio de protocolos de prevenção de eventos tromboembólicos e vigilância rigorosa dos distúrbios eletrolíticos, principalmente do potássio em pacientes com insuficiência renal ou em uso de medicamentos que interfiram no seu nível sérico.

Não temos registros de PCRIH no Brasil. Pode-se fazer sua análise pelo banco de dados de hospitais, porém estes não traduzem a realidade epidemiológica nacional. Ao avaliar os registros pelo banco de dados do DATASUS através da Classificação Internacional de Doenças (CID-10), utilizando o CID de PCR (CID I 46), temos dados subestimados de PCRIH inferiores a 500, anualmente. Provavelmente os registros não aparecem nas estatísticas pelo fato de o registro de morte ser a causa principal da doença que levou à internação, não considerando a PCRIH como causa e sendo ela excluída dos registros. Dessa forma, reforça-se a necessidade de se criar um registro nacional exclusivo de RCP intra e extra-hospitalar para a análise correta dos dados e possibilitar a implementação de políticas capazes de reduzir a incidência de PCR e melhorar as taxas de sobrevida.

RECONHECENDO UM PACIENTE PRÉ-PARADA CARDÍACA

Os pacientes internados em hospitais fora das áreas de vigilância intensiva, como a UTI e o departamento de emergência, ficam expostos à demora do reconhecimento dos sinais de deterioração clinica sem correção adequada, que os levam a uma parada cardíaca. Infelizmente hospitais com baixa qualidade de assistência e baixo grau de vigilância têm maior incidência de PCRIH não esperada por causas evitáveis. Foi observado, em hospitais americanos, que existem períodos em que os pacientes ficam mais vulneráveis, como nos finais de semana e durante a noite, pela piora na qualidade da vigilância.

Em um estudo observacional em enfermaria com pacientes clínicos e cirúrgicos, foi observado que 1 a cada 5 pacientes desenvolveu sinais vitais anormais antes da PCRIH, e apenas 50% desses eventos foram relatados pela enfermagem. Pacientes com sinais vitais instáveis durante a internação apresentaram o triplo de mortalidade em 30 dias.

A implantação de protocolos de acionamento dos TRR reduz de forma significativa o número de PCRIH, como já foi relatado em diversos trabalhos na literatura desde as primeiras publicações dos hospitais na Austrália. Trabalhos observacionais apontaram que mais de 50% das PCRIH foram causadas por alterações respiratórias e choque hipovolêmico, e na maioria desses eventos foram observadas alterações fisiológicas como taquipneia e hipotensão arterial, com piora progressiva até ocorrer a PCR, o que caracteriza a deterioração clínica progressiva sem intervenção em áreas hospitalares de menor vigilância. Esse cenário, quando identificado a tempo com acionamento de TRR, reduz de forma significativa as PCRIH. A melhoria da monitorização dos sinais vitais, com protocolos de detecção de pacientes instáveis em áreas hospitalares não críticas e acionamento de TRR treinados com experiência em intervenções como o manuseio das vias aéreas e o tratamento do paciente em choque, deve ser adotada em todos os hospitais para redução do número de PCRIH.

Estratégias para aumentar o reconhecimento da deterioração clínica e combater a demora na comunicação e na intervenção têm impacto direto com a redução das PCRIH. Medidas como a implantação de monitorização do ritmo cardíaco e respiratório, por meio de centrais de monitorização e/ou telemedicina, podem reduzir o número da PCRIH, além de medidas simples para a melhora da assistência, como aumentar a proporção do número de enfermeiros e pacientes assistidos e reduzir os intervalos de checagem dos sinais vitais. Quartos de enfermaria com monitorização por câmeras e presença de familiares e cuidadores podem impactar na redução da PCRIH, pois podem aumentar o grau de vigilância dos pacientes em áreas não críticas.

COMPOSIÇÃO DOS TIMES DE RESPOSTA RÁPIDA

Os TRR devem ser compostos por uma equipe multidisciplinar com médico, enfermeiro e fisioterapeuta respiratório. Grandes complexos hospitalares devem contar com equipes de plantão dedicadas somente aos chamados das enfermarias e áreas não críticas, que serão frequentes se o grau de monitorização for adequado. Os TRR podem transportar seus próprios equipamentos de intervenção, como desfibriladores com capnógrafos, equipamentos para manuseio de via aérea difícil e *point of care*, a exemplo de ultrassonografia portátil e outros equipamentos, como gasometria portátil, os quais podem fornecer dosagem de eletrólitos, além da mensuração de gases e pH de forma extremamente rápida, permitindo correções imediatas e reduzindo as chances de evolução para PCR, como hipercalemia e acidose metabólica.

Hospitais com menor número de leitos podem adaptar os protocolos de TRR com médicos das unidades do departamento de emergência ou da UTI baseados em protocolos locais com equipes híbridas que atendem, além do código amarelo, o protocolo de RCP, chamado na maioria dos locais de código azul; entretanto, é importante ressaltar que o protocolo do código amarelo e código azul seja cumprido sem atrasos por um médico experiente. Ressalta-se que médicos dos TRR originalmente não devem ser escalados em unidades fixas; porém, as adaptações de acordo com o

número de leitos e o número de médicos disponíveis podem ser consideradas, desde que sejam mensuradas as metas do tempo-resposta e da assistência aos acionamentos, por meio do controle de qualidade e segurança do hospital. Alguns hospitais escalam médicos da equipe de UTI e ou do pronto-socorro para o atendimento de TRR e PCR, que pode ser considerada avaliando-se o número de leitos e a frequência dos atendimentos.

Os TRR em grandes complexos hospitalares não assumem pacientes fixos e se dedicam exclusivamente a atender intercorrências nas enfermarias e outras áreas em que eventualmente ocorra uma emergência, com necessidade de atendimento no local, como exames complementares. Mais de uma equipe de TRR pode ser necessária, dependendo do número de leitos e das distâncias a serem percorridas dentro do complexo hospitalar – lembrando que a maioria dos protocolos preconiza que o atendimento do TRR seja feito no máximo em 5 minutos do acionamento.

PROTOCOLOS DE ACIONAMENTOS DOS TIMES DE RESPOSTA RÁPIDA

Os protocolos de acionamento dos TRR devem respeitar protocolos de monitorização dos sinais vitais que previnem a deterioração clínica, seguindo escores como o EWSS (*Early Warning System*), podendo ser utilizados para adultos e crianças com recomendação IIb e nível de evidência C.

Os protocolos de vigilância dos sinais vitais podem detectar situações de deterioração clínica, monitorizando as funções vitais e evitando as PCRIH. Os controles são feitos através da avaliação da frequência cardíaca, frequência respiratória, nível de consciência, saturação de oxigênio periférico e profissional de saúde ou familiar preocupado com o estado clínico do indivíduo. Os acionamentos podem ser automáticos, por meio de escores eletrônicos ou da equipe de enfermagem com treinamento adequado.

Os sinais vitais fisiológicos do paciente adulto devem ser checados de acordo com o protocolo da unidade, de acordo com uma rotina de horário, ou avaliados a qualquer momento em caso de necessidade ou suspeita de deterioração clínica. O Quadro 1 apresenta os critérios de acionamento de TRR com base nos sinais precoces de deterioração clínica, podendo ser adaptados ou ampliados de acordo com o perfil de gravidade e o grau de monitorização da enfermaria.

Os pacientes que recebem intervenções pelas equipes de TRR por meio do acionamento de forma precoce interrompem a deterioração clínica, reduzindo a necessidade de transferências para UTI e antecipando o encaminhamento para ela quando indicado, reduzindo também as chances da PCRIH. Um estudo mostra que cada hora de atraso do encaminhamento para a UTI de pacientes instáveis está associada a um aumento de 1,5% na mortalidade hospitalar.

QUADRO 1 Critérios de acionamento do time de resposta rápida

Disfunção respiratória
- Saturação periférica de oxigênio < 90%
- Frequência respiratória (FR) e respirações por minuto (rpm)
- FR < 6 rpm
- FR > 28 rpm

Disfunção circulatória
- Pressão arterial sistólica (PAS) e frequência cardíaca (FC), batimentos por minuto (bpm)
- PAS < 90 mmHg
- PAS > 180 mmHg na presença de sintomas: cefaleia, náuseas e vômitos e/ou alteração do *status* mental
- FC < 40 bpm (com sinais de baixa perfusão ou queda abrupta da FC)
- FC > 120 bpm

Disfunção neurológica:
- Rebaixamento do nível de consciência (alerta, voz, dor, inconsciente)
- Crises convulsivas
- Síncope
- Déficit neurológico agudo (alteração da fala, paralisia facial ou perda de força motora)

Enfermagem ou acompanhante seriamente preocupados com o estado clínico do paciente

QUADRO 2 Protocolo de ações da enfermagem no protocolo de acionamento do time de resposta rápida (código amarelo)

1. O enfermeiro, ao passar visita aos pacientes da sua unidade, deve comparecer no leito se acionado por algum colaborador com potencial sinal de deterioração clínica

2. Diante de sinais e sintomas descritos em critérios, o técnico de enfermagem deverá informar o enfermeiro da unidade imediatamente

3. O enfermeiro deverá fazer a avaliação dos sinais vitais confirmando a condição clínica do paciente e, se este apresentar alguns dos critérios do protocolo de vigilância clínica com sinal de deterioração clínica, a equipe de TRR deverá ser acionada imediatamente, por meio do ramal da equipe, que deverá atender o chamado no tempo máximo de 5 minutos

4. Enquanto a equipe do TRR não chega até o local do atendimento, o enfermeiro da unidade deve monitorizar o ritmo cardíaco, a saturação de oxigênio e a pressão arterial e providenciar um acesso venoso periférico seguro

5. A via aérea deve ser mantida pérvia, com manobra manual em caso de perda de consciência com pulso. A aspiração de secreções na boca pode ser necessária, reduzindo as chances de broncoaspiração; a utilização de cânula orofaríngea pode ser considerada na ausência de reflexos de vômitos. Ofertar oxigênio através de cateter ou máscara, conforme a necessidade de manter a saturação por volta de 95%, exceto para paciente com doença pulmonar obstrutiva crônica sem sinais de sofrimento respiratório

6. Observar o nível de consciência usando o AVDI (alerta, voz, dor e consciência) e prevenindo quedas. Em caso de confusão mental ou agitações combativas, a restrição mecânica no leito pode ser necessária

(continua)

QUADRO 2 Protocolo de ações da enfermagem no protocolo de acionamento do time de resposta rápida (código amarelo) *(continuação)*

7. Em caso de dor torácica aguda, a presença do desfibrilador é obrigatória, e o eletrocardiograma deve ser providenciado antes da chegada da equipe do TRR

8. Em caso de hipoglicemia, o protocolo de reposição de correção deve ser iniciado antes da chegada da equipe de TRR

9. O prontuário médico confirmando identificação, antecedentes patológicos, alergias e outras informações relevantes, como os últimos exames complementares e as prescrições recentes, deve ser providenciado pela equipe de enfermagem, se possível antes da chegada da equipe de TRR, para identificar possível causa da deterioração clínica

10. Estar atento à mudança do quadro. Em caso de PCR, acionar o código azul iniciando o protocolo de RCP

QUADRO 3 Ficha com critérios de acionamento dos times de resposta rápida (código amarelo) utilizada na Santa Casa de Araras, em São Paulo, adaptada às características do hospital

Quadros agudos	Padrão respiratório
( ) Dor torácica aguda	( ) Queda de saturação abaixo de 90% em AA ou se ofertado oxigênio
( ) Dor intensa de qualquer origem	( ) Aumento da FR > 28 rpm
( ) Hematêmese ou melena	( ) Redução da FR < 6 rpm
( ) Sangramento intenso de qualquer origem	( ) Cianose de extremidades
( ) Queda acidental	( ) Queixa de dispneia súbita

Padrão circulatório	Distúrbios metabólicos/eletrolíticos
( ) Pressão arterial < 90 mmHg	( ) Hipoglicemia com alteração da consciência
( ) Pressão arterial > 180 mmHg	( ) Hiperglicemia > 300 mg/dL nos últimos dois controles
( ) Aumento da FC > 120 bpm	
( ) Redução da FC < 40 bpm	( ) Hipocalemia < 2,5 mEq/L
( ) Perfusão periférica > 2 segundos ou extremidades frias	( ) Hipercalemia > 5,5 mEq/L
	( ) Hipernatremia > 148 mEq/L
( ) Débito urinário < 50 mL/hora nas últimas 6 horas	( ) Hiponatremia < 130 mEq/L

( ) Profissional ou familiar preocupado com o estado clínico do paciente

FUNÇÕES DAS EQUIPES DE TIMES DE RESPOSTA RÁPIDA

As equipes de TRR devem ter como foco a resposta rápida, com o objetivo de se anteciparem a uma PCR. Os acionamentos, na maioria das vezes, ocorrem por enfermeiras dos setores não críticos, mas podem ser solicitados por médicos residentes ou por especialidades sem o treinamento adequado para manuseio de um paciente potencialmente grave. O sistema de comunicação por ramais ou rádio comunicação (HT) pode ser utilizado para reduzir o tempo-resposta. O médico do TRR deve ser treinado e experiente em emergência com curso de Suporte Avançado em Cardiologia (ACLS), em manuseio de vias aéreas e do paciente em choque. A principal meta é interromper a deterioração clínica de forma precoce, identificando a causa e corrigindo-a de forma imediata, se possível, com medidas de estabilização, como intubação orotraqueal em pacientes com a via aérea ameaçada ou em insuficiência respiratória, bem como identificar a causa da instabilidade hemodinâmica com tratamento do choque com reposição volêmica e uso de drogas vasoativas. O diagnóstico diferencial da causa da instabilidade clínica aplica o protocolo de acordo com cada situação, como síndrome coronariana aguda, sepse e embolia pulmonar, em que o atraso das medidas impacta em piora o prognóstico. A importância de a equipe do TRR ser multidisciplinar é permitir uma assistência intensiva, quando necessário, até a estabilização do paciente, ou indicá-lo e acompanhá-lo até a UTI quando indicado. A equipe de TRR leva a UTI até a enfermaria, reduzindo as chances de PCR do paciente instável e influenciando a redução de mortalidade hospitalar.

A EXPERIÊNCIA DO TIME DE RESPOSTA RÁPIDA DO HOSPITAL DAS CLÍNICAS DA FACULDADE DE MEDICINA DE BOTUCATU: UM EXEMPLO A SER SEGUIDO

Edson Luiz Favero Junior, coordenador do TRR do Hospital das Clínicas da Faculdade de Medicina de Botucatu (TRR-HCFMB), relata que as atividades se iniciaram em março de 2018. A equipe é multidisciplinar, composta por médicos e enfermeiros estabelecendo um novo conceito de atendimento com base na resposta imediata por meio de dois códigos de acionamento: vermelho, para situações de PCR, e amarelo, para situações de deterioração clínica evidente com necessidade de intervenção precoce dos pacientes internados nos mais de 470 leitos do HCFMB.

Antes do início das atividades, foi implementado um programa de treinamento das equipes assistenciais de todos os setores assistidos pelo TRR-HCFMB, com atenção especial às equipes de enfermagem. Além da otimização dos conceitos relacionados à RCP, as equipes foram instruídas a adequado acionamento dos códigos. Nessa fase, mais de 800 profissionais foram treinados pelos profissionais do TRR-HCFMB nos dois primeiros semestres anteriores ao início das atividades.

A excelência prestada durante os atendimentos incentivou, ainda no primeiro ano de vida do TRR-HCFMB, a expansão das suas atividades para os ambulatórios de especialidade. Haja vista a possibilidade real de intercorrências graves nos pacientes acompanhados pelo serviço e reconhecendo a capacidade de atuação do TRR-HCFMB, os ambulatórios passaram a acionar para situações com necessidade de intervenção imediata, assim como observado nas enfermarias. Recentemente, o TRR-HCFMB passou a administrar as solicitações externas para a unidade de emergência do HCFMB, gerindo tanto os recursos disponíveis quanto a necessidade inerente a cada tipo de solicitação.

No fim de 2019, foram contabilizados mais de 300 códigos vermelhos e 1.200 códigos amarelos. Os resultados preliminares demonstram evidente aumento da qualidade na assistência, bem como aumento da eficiência de utilização dos recursos hospitalares. Destacamos também a capacidade que o TRR tem de se comunicar com os diversos setores do hospital, atuando de maneira a organizar recursos e gerenciar crises.

RESUMO

- Os pacientes internados em enfermarias clínicas e cirúrgicas são mais suscetíveis a apresentarem parada cardiorrespiratória (PCR) por deterioração clínica não detectada pela enfermagem.
- Os registros americanos de ressuscitação mostram uma alta incidência de PCR nas áreas de internações não críticas, como as enfermarias clínicas e cirúrgicas.
- Mais de 80% das paradas cardíacas intra-hospitalares apresentaram pelo menos um sinal de deterioração clínica, em até 8 horas antes do colapso.
- As alterações respiratórias manifestadas pela taquipneia e o choque hipovolêmico manifestado pela hipotensão são as alterações fisiológicas mais comuns que antecedem a parada cardíaca.
- A melhora da monitorização dos sinais vitais com acionamentos de times de resposta rápida (TRR) e aplicação de protocolos para a correção da deterioração clínica reduzem em até 50% o número de paradas cardíacas intra-hospitalares, reduzindo a mortalidade hospitalar.
- Os TRR devem ser compostos por equipe multidisciplinar com enfermeiro, fisioterapeuta respiratório e médico com treinamento e experiência no atendimento de pacientes graves e no manuseio de vias aéreas avançadas.
- Os TRR levarão o suporte de unidade de terapia intensiva (UTI) até as enfermarias; com isso, reduzirão as chances de PCR no paciente instável e a mortalidade hospitalar, o que justifica a sua implantação em todos os hospitais.

O QUE AS DIRETRIZES RECOMENDAM

- Kronick SL, Kurz MC, Lin S, Edelson DP, Berg RA, Billi JE, et al. Part 4: Systems of Care and Continuous Quality Improvement: 2015 American Heart Association Guidelines Update for Cardiopulmonary Resuscitation and Emergency Cardiovascular Care. Circulation. 2015;132(18 Suppl 2):S397-413.

- Carvalho T, Milani M, Ferraz AS, Silveira AD, Herdy AH, Hossri CAC et al. Diretriz Brasileira de Reabilitação Cardiovascular – 2020. Arq Bras Cardiol [Internet]. 2020 May [cited 2020 Dec 26]; 114(5):943-87.

SUGESTÕES DE LEITURA

1. Bellomo R, Goldsmith D, Uchino S, Buckmaster J, Hart G, Opdam H, et al. Prospective controlled trial of effect of medical emergency team on postoperative morbidity and mortality rates. Crit Care Med. 2004;32(4):916-21.
2. Benjamin EJ, Virani SS, Callaway CW, Chamberlain AM, Chang AR, Cheng S, et al. Heart Disease and Stroke Statistics-2018 Update: A Report From the American Heart Association. Circulation. 2018;137(12):e67-e492.
3. Buist MD, Moore GE, Bernard SA, Waxman BP, Anderson JN, Nguyen TV. Effects of a medical emergency team on reduction of incidence of and mortality from unexpected cardiac arrests in hospital: preliminary study. BMJ. 2002;324(7334):387-90.
4. Cardoso LTQ, Grion CMC, Matsuo T, Anami EHT, Kauss IAM, Seko L, et al. Impact of delayed admission to intensive care units on mortality of critically ill patients: a cohort study. Crit Care. 2011;15(1):R28.
5. Fuhrmann L, Lippert A, Perner A, Østergaard D. Incidence, staff awareness and mortality of patients at risk on general wards. Resuscitation. 2008;77(3):325-30.
6. Girotra S, Spertus JA, Li Y, Berg RA, Nadkarni VM, Chan PS, et al. Survival trends in pediatric in-hospital cardiac arrests: an analysis from Get With the Guidelines-Resuscitation. Circ Cardiovasc Qual Outcomes. 2013;6(1):42-9.
7. Hillman K, Chen J, Cretikos M, Bellomo R, Brown D, Doig G, et al. Introduction of the medical emergency team (MET) system: a cluster-randomised controlled trial. Lancet. 2005; 365(9477):2091-7.
8. Hillman KM, Bristow PJ, Chey T, Daffurn K, Jacques T, Norman SL, et al. Antecedents to hospital deaths. Intern Med J. 2001;31(6):343-8.
9. Holmberg MJ, Ross CE, Fitzmaurice GM, Chan PS, Duval-Arnould J, Grossestreuer AV, et al. Annual Incidence of Adult and Pediatric In-Hospital Cardiac Arrest in the United States. Circ Cardiovasc Qual Outcomes. 2019;12(7):e005580.
10. Knudson JD, Neish SR, Cabrera AG, Lowry AW, Shamszad P, Morales DLS, et al. Prevalence and outcomes of pediatric in-hospital cardiopulmonary resuscitation in the United States: an analysis of the Kids' Inpatient Database. Crit Care Med. 2012;40(11):2940-4.
11. Mozaffarian D, Benjamin EJ, Go AS, Arnett DK, Blaha MJ, Cushman M, et al. Heart disease and stroke statistics--2015 update: a report from the American Heart Association. Circulation. 2015;131(4):e29-322.
12. Nadkarni VM, Larkin GL, Peberdy MA, Carey SM, Kaye W, Mancini ME, et al. First documented rhythm and clinical outcome from in-hospital cardiac arrest among children and adults. JAMA. 2006;295(1):50-7.
13. Peberdy MA, Ornato JP, Larkin GL, Braithwaite RS, Kashner TM, Carey SM, et al. Survival from in-hospital cardiac arrest during nights and weekends. JAMA. 2008;299(7):785-92.
14. Subbe CP, Davies RG, Williams E, Rutherford P, Gemmell L. Effect of introducing the Modified Early Warning score on clinical outcomes, cardio-pulmonary arrests and intensive care utilisation in acute medical admissions. Anaesthesia. 2003;58(8):797-802.

83
Treinamento de emergências cardiovasculares do básico ao avançado (TECA)

Sergio Timerman
Manoel Fernandes Canesin
Thatiane Facholi Polastri

DESTAQUES

- Em 2013, a Sociedade Brasileira de Cardiologia (SBC) instituiu o novo programa de treinamento de emergências cardiovasculares, conhecido como TECA.
- A sobrevivência das paradas cardiorrespiratórias (PCR) no ambiente extra-hospitalar, em adultos, é de apenas 10,8%. Destes, 9% sobrevivem sem sequelas neurológicas.
- Os três objetivos do TECA são prevenir o evitável, ressuscitar o ressuscitável e reconhecer o fútil.
- O suporte básico de vida deve ser realizado para qualquer pessoa que apresentar uma das quatro situações de emergência: infarto agudo do miocárdio, PCR, acidente vascular cerebral e obstrução de vias aéreas.

INTRODUÇÃO

A Organização Pan-Americana da Saúde (OPAS) reconhece a necessidade de uma ação integrada contra as doenças cardiovasculares (DCV) e propôs aos países membros que estabeleçam uma meta global para reduzir a taxa de mortalidade por DCV em 20% na década de 2011-2020 em relação à década precedente.

A Sociedade Brasileira de Cardiologia (SBC), que congrega cerca de 13 mil cardiologistas, assumindo seu papel de liderança no combate às doenças crônicas não transmissíveis (DCNT), fez uma parceria com o Ministério da Saúde para programar políticas de saúde pública voltadas para a prevenção e o controle das DCNT. A educação continuada de profissionais de saúde que atuam nos diferentes níveis de complexidade do nosso Sistema Único de Saúde (SUS) oferece a base para consolidar essas ações, que impactarão na história natural dessas enfermidades, modificando sua prevalência e reduzindo suas taxas de mortalidade e morbidade.

Em 2013, a SBC instituiu o novo programa de treinamento de emergências cardiovasculares, conhecido como TECA. Ele foi desenvolvido com base na Diretriz Brasileira de Parada Cardiorrespiratória e Emergências Cardiovasculares da SBC, publicadas em 2013 e 2019, e na Diretriz mais recente do ILCOR (International Liaison Committee on Resuscitation). Dessa forma, o material foi construído com toda a credibilidade da SBC e customizado para as reais necessidades de nossos profissionais de saúde e público em geral, fazendo desse curso uma ferramenta muito útil e indispensável para unidades hospitalares e pré-hospitalares que trabalham com emergência médica no Brasil.

O TECA (Figura 1) é baseado na premissa de que a ressuscitação ideal para uma parada cardíaca é diretamente influenciada pela ressuscitação cardiopulmonar (RCP) de alta qualidade. A sobrevivência das paradas cardiorrespiratórias (PCR) no ambiente extra-hospitalar, em adultos, é de apenas 10,8%. Destes, 9% sobrevivem sem sequelas neurológicas. Historicamente, a RCP realizada

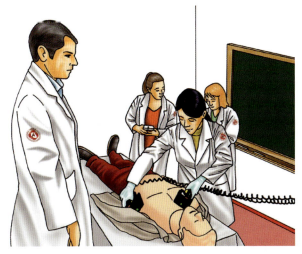

Teca A
Treinamento
de Emergência
Cardiovascular
Avançado

Teca B
Treinamento
de Emergência
Cardiovascular
Básico

Teca L
Treinamento
de Emergência
Cardiovascular
para Leigos

FIGURA 1 Treinamento de emergências cardiovasculares do básico ao avançado (avançado, básico e para leigos).

no pré-hospitalar e no hospital não tem sido adequada. Um aspecto-chave do treinamento do TECA é realizar compressões desde o momento da parada até o RCE (retorno da circulação espontânea).

Esse curso também oferece uma ferramenta conjunta para melhorar o atendimento dos pacientes em emergência cardiovascular e reduzir possíveis sequelas decorrentes de eventos agudos. Nesse sentido, o atendimento segundo protocolos preconizados e para o atendimento das emergências cardiovasculares, obedecendo à atuação dos profissionais que atuam nos diferentes níveis de complexidade do sistema, resultam em melhor qualificação da rede de atendimento ambulatorial e das urgências e emergências do SUS.

Com a *expertise* de ser a entidade pioneira na realização de cursos de emergências cardíacas e ressuscitação no Brasil, a SBC já treinou cerca de 25 mil médicos e demais profissionais de saúde desde 1997. A metodologia desenvolvida para os cursos TECA envolve a simulação realística de casos, prática de habilidades e critérios modernos de didática e treinamento, o que auxilia na fixação do aprendizado. Todo esse trabalho capacita habilidades motoras, afetivas e cognitivas dos alunos em seus ambientes de trabalho, simulando situações reais, com protocolos nacionais criados pela SBC e internacionais para otimização do aprendizado.

O curso aborda, ainda, a emergência cardiovascular de maneira inédita e customizada para o profissional brasileiro, segundo a complexidade de atuação profissional.

Os três objetivos do TECA são estes:

1. Prevenir o evitável.
2. Ressuscitar o ressuscitável.
3. Reconhecer o fútil.

CURSO TECA A

O curso TECA avançado (TECA A) aborda o atendimento em todas as fases que acometem a PCR, incluindo as modalidades descritas no Quadro 1.

QUADRO 1 TECA A	
Fase da parada cardiorrespiratória	**Foco do atendimento**
Pré-parada cardiorrespiratória (doenças potencialmente fatais)	• Arritmias potencialmente letais • Tratamento inicial do infarto agudo do miocárdio • Tratamento do acidente vascular cerebral • Tratamento da insuficiência cardíaca descompensada
Parada cardiorrespiratória	• Fibrilação ventricular e taquicardia ventricular sem pulso • Atividade elétrica sem pulso • Assistolia
Pós-parada cardiorrespiratória	• Gerenciamento da temperatura (hipotermia) • Estabilização hemodinâmica • Estabilização respiratória • Estabilização eletrolítica

Cada curso tem duração de 2 dias, para um grupo de até 32 alunos, subdivididos em grupos de 8 alunos que se revezam em 4 estações de treinamento. A aprovação pré e pós-teste e a avaliação prática são necessárias para a certificação no curso.

CURSO TECA B

Na vigência de uma PCR, a realização imediata da RCP, inclusive apenas com compressões torácicas por socorristas leigos da comunidade no pré-hospitalar, contribui sensivelmente para o aumento das taxas de sobrevivência das vítimas de parada cardíaca. O maior desafio é ampliar o acesso ao ensino de RCP, estabelecer processos para a melhora contínua de sua qualidade, além de minimizar o tempo entre a RCP e a aplicação do primeiro choque. Cerca de 60% a 80% dos ritmos de PCR no âmbito pré-

-hospitalar ocorrem em fibrilação ventricular (FV). O sucesso da ressuscitação está intrinsicamente relacionado à desfibrilação precoce, idealmente dentro dos primeiros 3 a 5 minutos após o colapso. A cada minuto transcorrido do início do evento arrítmico súbito sem desfibrilação, as chances de sobrevivência diminuem em 7% a 10%. Com a RCP, essa redução é mais gradual, entre 3% e 4% por minuto de PCR.

Programas internacionais de RCP e desfibrilação externa automática precoce realizada por leigos com taxas de sobrevivência da ordem de 49% a 74% podem servir de modelo para melhorar o manejo da parada cardíaca em outras comunidades. Portanto, as ações realizadas durante os minutos iniciais de atendimento a uma emergência são críticas em relação à sobrevivência da vítima.

O suporte básico de vida (SBV) define essa sequência de ações para salvar vidas. Por mais adequado e eficiente que seja um suporte avançado, se as ações de suporte básico não forem realizadas de maneira adequada, será extremamente baixa a possibilidade de sobrevivência de uma vítima em situação de emergência. O SBV deve ser realizado para qualquer pessoa que apresente uma destas quatro situações:

1. Infarto agudo do miocárdio.
2. Parada cardiorrespiratória.
3. Acidente vascular encefálico.
4. Obstrução de vias aéreas.

Os temas abordados são:

- Identificar as situações de emergências em adultos.
- Fortalecer a corrente de sobrevivência em adultos.
- Desenvolver as habilidades motoras para RCP e desobstrução de vias aéreas (engasgo) em adultos;
- Difundir os princípios de acesso público à desfibrilação.
- Usar com segurança o desfibrilador externo automático (DEA).

Os assuntos relacionados são expostos em aulas teóricas e práticas e em estações práticas com manuseio em manequins, desfibriladores, etc.

CURSO TECA L

Em uma situação de PCR, a realização imediata da RCP contribui muito para o aumento das taxas de sobrevivência das vítimas de parada cardíaca. Para um bom resultado, é necessário que a pessoa mais próxima à vítima reconheça a emergência, acione o 192 e inicie imediatamente as compressões torácicas.

O treinamento de emergências cardiovasculares para leigos (TECA L), da SBC, ensina o público em geral a agir em uma situação de emergência, para poder ajudar a salvar muitas vidas.

O QUE AS DIRETRIZES RECOMENDAM

- Bernoche C, Timerman S, Polastri TF, Giannetti NS, Siqueira AWS, Piscopo A, et al. Atualização da diretriz de ressuscitação cardiopulmonar e cuidados cardiovasculares de emergência da Sociedade Brasileira de Cardiologia - 2019. Arq Bras Cardiol. 2019;113(3):449-663.
- Carvalho T, Milani M, Ferraz AS, Silveira AD, Herdy AH, Hossri CAC, et al. Diretriz brasileira de reabilitação cardiovascular – 2020. Arq Bras Cardiol. 2020;114(5):943-87.
- Gonzalez MM, Timerman S, Oliveira RG, Polastri TF, Dallan LAP, Araújo S, et al. I Diretriz de ressuscitação cardiopulmonar e cuidados cardiovasculares de emergência da Sociedade Brasileira de Cardiologia. Arq Bras Cardiol. 2013;100(2):105-13.
- Greif R, Bhanji F, Bigham BL, Bray J, Breckwoldt J, Cheng A, et al. Education, Implementation, and Teams: 2020 International Consensus on Cardiopulmonary Resuscitation and Emergency Cardiovascular Care Science With Treatment Recommendations. Resuscitation. 2020;156:A188-A239.
- Nolan JP, Maconochie I, Soar J, Olasveengen TM, Greif R, Wyckoff MH, et al. Executive Summary: 2020 International Consensus on Cardiopulmonary Resuscitation and Emergency Cardiovascular Care Science With Treatment Recommendations. Circulation. 2020;142(16_suppl_1):S2-S27.
- Perkins GD, Handley AJ, Koster RW, Castrén M, Smyth MA, Olasveengen T, et al. European Resuscitation Council Guidelines for Resuscitation 2015: Section 2. Adult basic life support and automated external defibrillation. Resuscitation. 2015;95:81-99.
- Soar J, Nolan JP, Böttiger BW, Perkins GD, Lott C, Carli P, et al. European resuscitation council guidelines for resuscitation 2015: section 3. Adult advanced life support. Resuscitation. 2015;95:100-47.

Os temas abordados são:

- Reconhecer uma emergência.
- Chamar ajuda.
- Desenvolver as habilidades necessárias para realizar as compressões torácicas.
- Difundir os princípios de acesso público à desfibrilação.
- Reconhecer sinais e sintomas de IAM e AVC.
- Utilizar com segurança o DEA.

DIFERENCIAL

O ponto de destaque desses cursos TECA é o fato de esse ser o primeiro material inteiramente nacional de treinamento de emergência cardiovascular, feito com toda a credibilidade da SBC e customizado para as reais necessidades de nossos profissionais de saúde. Portanto, temos um curso feito para o Brasil e que será revisado e atualizado com a ciência nacional e internacional, conforme as mudanças necessárias.

 SUGESTÕES DE LEITURA

1. Country-Level Decision Making for Control of Chronic Diseases: Workshop Summary. Washington, D.C.: National Academy of Sciences; 2013.
2. Malta DC, Silva Jr JBD. Plano de Ações Estratégicas para o Enfrentamento das Doenças Crônicas Não Transmissíveis no Brasil após três anos de implantação, 2011-2013. Epidemiol Serv Saúde. 2014;23(3):389-95.
3. Zuercher M, Hilwig RW, Ranger-Moore J, Nysaether J, Nadkarni VM, Berg MD, et al. Leaning during chest compressions impairs cardiac output and left ventricular myocardial blood flow in piglet cardiac arrest. Crit Care Med. 2010;38(4):1141-6.

SEÇÃO XIV

CARDIOGERIATRIA

84
Impacto da síndrome da fragilidade na doença cardiovascular

Izo Helber
José Carlos da Costa Zanon

DESTAQUES

- Dados estatísticos mostram, atualmente, aumento do número de idosos na população.
- Conceito de multimorbidade.
- Evidências existentes da fragilidade em pacientes com doença cardiovascular.
- A síndrome de fragilidade é uma síndrome clínica complexa com múltiplos fatores predisponentes que refletem um estado de reserva fisiológica reduzida e vulnerabilidade a estressores.
- O fenótipo de um idoso emagrecido, de movimentos mais lentos, com maior suscetibilidade a eventos adversos e piora do estado geral, com maior prevalência de complicações.
- Medidas de fragilidade são descritas.
- Estudos multicêntricos randomizados encontram-se resumidos em síndrome coronariana aguda e insuficiência cardíaca.
- Perspectiva sobre a integração da fragilidade na prática clínica atual.
- Lacunas de conhecimento para pesquisas futuras.

INTRODUÇÃO

O envelhecimento populacional é uma das características mais marcantes da evolução demográfica mundial. A expectativa média de vida ao nascer nos EUA aumentou de 47 anos em 1900 para quase 79 anos em 2014. O segmento da população que mais cresce é a muito idosa (com 85 anos ou mais), e que deve aumentar de 6,9 milhões em 1990 para aproximadamente 25 milhões em 2050.

Os dados brasileiros também apontam para aumento da expectativa de vida. Em 1940, a população idosa representava 4,1% passou a representar aproximadamente 11% em 2010. Observa-se que a população de octogenários também apresenta projeção crescente, aumentando de 1,5% da população total em 2010 para 6,5% em 2050.

Esse envelhecimento acelerado da população mundial faz com que fique mais exposta a doenças e agravos crônicos não transmissíveis, tornado-a mais vulnerável, com redução de reserva fisiológica, declínio funcional e maior predisposição para a síndrome da fragilidade.

ASPECTOS GERAIS

Epidemiologia

A doença cardiovascular (DCV) é a principal causa de mortalidade em idosos, contudo a estratificação precisa do risco para fundamentar o manejo desses pacientes é desafiadora devido à heterogeneidade dessa população.

A avaliação convencional da DCV e do risco terapêutico baseia-se na extrapolação de diretrizes desenvolvidas a partir de evidências demonstradas em indivíduos mais jovens e apresenta falhas em discriminar quem se beneficiará ou se prejudicará por uma estratégia ou intervenção específica. Para o paciente acima de 80 anos que já alcançou sua expectativa de vida prevista, a relevância e a utilidade de prever a mortalidade em 10 anos é ocultada pela importância da qualidade de vida e manutenção da independência.

Multimorbidade

Define-se como multimorbidade a presença de duas ou mais condições crônicas que coletivamente têm um efeito adverso no estado de saúde, função ou qualidade de vida e que requerem gerenciamento para tomada de decisão. Nesse conceito se incluem doenças crônicas (p. ex., diabete melito, artrite, câncer e doença pulmonar obstrutiva crônica), mas também a prevalência de síndromes geriátricas comuns e frequentemente pouco reconhecidas, como demência, quedas, delírio, incontinência urinária ou fecal, perda de peso, sintomas depressivos e declínio do *status* funcional.

Um ponto importante é que a doença cardiovascular nos indivíduos idosos não é vista isoladamente. Aproximadamente 80% dos idosos americanos apresentam ao menos uma comorbidade, e metade pelo menos duas. No US National Health and Nutrition Examination Survey (NHANES), constatou-se que, entre 1.259 indivíduos com doença cardíaca coronariana, as comorbidades não cardíacas coexistentes incluíam artrite (57%), doença pulmonar crônica (25%), DM (25%), insuficiência renal (24%) e acidente vascular cerebral (14%). Os problemas funcionais incluíram incontinência urinária (49%), dificuldade de mobilidade (40%), quedas ou tonturas (35%) e comprometimento cognitivo (30%). A maioria dos pacientes (55%) estava tomando quatro ou mais medicamentos.

DEFINIÇÃO DA SÍNDROME DA FRAGILIDADE

A síndrome da fragilidade (SF) surge para conceituar e diagnosticar o fenótipo de um idoso emagrecido, de movimentos mais lentos, com maior suscetibilidade a eventos adversos e piora do estado geral, com maior prevalência de complicações tais como o desenvolvimento de incapacidades, institucionalização, maior número de episódios de quedas com possibilidade de fraturas, declínio cognitivo acelerado, hospitalizações frequentes e morte. Em 2001, Linda Fried tornou-se a primeira autora a definir e operacionalizar a SF, e a partir de então surgiram diversos estudos epidemiológicos

com grande variedade de critérios e resultados. Finalmente, em 2013, criou-se um consenso sobre a definição: "síndrome clínica complexa com múltiplos fatores predisponentes que reflete um estado de reserva fisiológica reduzida e vulnerabilidade a estressores. Os estressores são amplamente classificados como doença aguda ou crônica (p. ex., infarto do miocárdio) ou iatrogênica (p. ex., cirurgia cardíaca). Quando expostos a tais estressores, pacientes frágeis correm risco de descompensação acentuada e muitas vezes desproporcional, eventos adversos, recuperação prolongada, declínio funcional, incapacidade e mortalidade".

FISIOPATOLOGIA DA FRAGILIDADE

O envelhecimento tende a promover redução da carga de exercício físico, nutrição inadequada, ambiente por vezes insalubre, aumento de lesões diversas, multimorbidade e polifarmácia. Esses fatores interconectados levam à desnutrição crônica, aliados a alterações relacionadas à idade, causam perda de massa óssea e muscular esquelética (sarcopenia).

A fisiopatologia da SF se baseia na sarcopenia, que por sua vez leva a fraqueza e redução da velocidade de marcha, seguida pela diminuição de gasto energético diário causado pela lentificação nas atividades cotidianas. A baixa atividade promove menor consumo de oxigênio, que com a diminuição da massa muscular e da capacidade de realizar trabalho muscular leva à exaustão. A perda de massa muscular, assim como suas funções, são influenciadas por diversos mecanismos, conforme descrito no Quadro 1.

Consequentemente, há redução do apetite que, juntamente com a anorexia do envelhecimento, causa perda do peso corporal. A redução do peso associada ao menor desempenho físico contribui para reduções fisiológicas adicionais na capacidade de reserva funcional, levando a mais sarcopenia, promovendo ainda mais restrição da atividade física. Assim, o ciclo de fragilidade, apresentado na Figura 1, é concluído e automantido.

QUADRO 1 Mecanismos que influenciam na perda de massa muscular
▪ Falta de atividade física regular ("use-a ou perca-a")
▪ Mudanças no metabolismo de proteínas (um déficit entre síntese e degradação)
▪ Alterações hormonais, como aumento da resistência à insulina, diminuição do hormônio do crescimento, fator de crescimento (IGF) -1, testosterona e aumento de cortisol
▪ Inflamação exteriorizada pelo aumento da contagem de glóbulos brancos, interleucina 6 (IL-6) e proteína C-reativa (PCR).

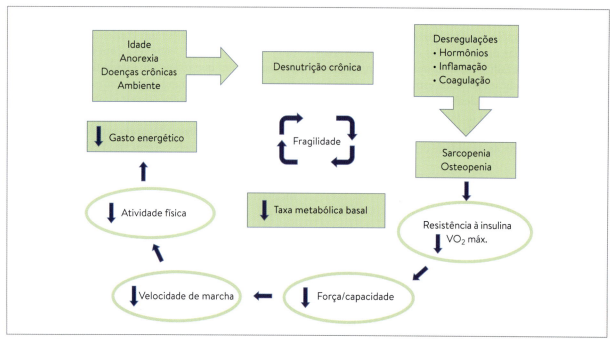

FIGURA 1 Ciclo da fragilidade.
Fonte: adaptada de Fried et al. Hazzard's geriatric medicine and gerontology, 2009.

MANIFESTAÇÕES CLÍNICAS

Clinicamente essa síndrome se caracteriza por perda de massa muscular, força, resistência, desequilíbrio e perda de peso. Concomitantemente ocorre redução na mobilidade, lentificação da marcha associada à baixa atividade física, fadiga, exaustão e potencial redução de capacidade cognitiva.

Deve-se realçar que a diminuição da velocidade da marcha representa o mais forte marcador preditivo de incapacidade em indivíduos com SF. Embora de surgimento tardio, é facilmente detectável por meio de um conjunto de testes para avaliar o desempenho físico.

Em um estado avançado da SF verificam-se, mais frequentemente, quedas ou lesões de repetição, maior incapacidade e suscetibilidade a eventos agudos, associados a uma fraca capacidade de recuperação após um evento agudo e, eventualmente, evolução rápida e progressiva para a morte (Figura 2).

DIAGNÓSTICO

As duas medidas frequentemente utilizadas são descritas no Quadro 2.

A escala FRAIL tem sido utilizada de forma ampla nos estudos e na prática clínica, em decorrência da boa correlação que apresenta com os desfechos observados pelo critério do CHS. É um questionário simples e validado, que combina os conceitos de fragilidade Fried e Rockwood e pode ser realizado por telefone ou em uma sala de espera para atendimento do paciente (Quadro 3).

SÍNDROME DA FRAGILIDADE NA DOENÇA CARDIOVASCULAR

A prevalência e a incidência de fragilidade dependem da população estudada e do instrumento utilizado para sua definição. A prevalência geral de fragilidade em adultos com 65 anos ou mais foi estimada em aproximadamente 10%. No entanto, em pacientes com DCV significativa, a prevalência pode chegar a 60%. Afilalo et al., em 2009, realizaram uma revisão sistemática para avaliar o risco de presença concomitante de fragilidade e DCV, combinando dados de 54.250 pacientes idosos em 9 estudos. Revelou-se um risco aumentado de morte naqueles que apresentavam concomitantemente fragilidade e DCV.

No *Cardiovascular Health Study* (CHS) foram avaliados 4.735 idosos residentes na comunidade. A presença de DCV foi associada a um aumento de 3 vezes na fragilidade. Anormalidades cardiovasculares subclínicas detectadas em testes não invasivos (hipertrofia do ventrículo esquerdo, anormalidade segmentar da contratilidade ventricular, hipertensão arterial sistólica, alterações da espessura íntima-média carotídea, evidência de AVC na ressonância magnética e redução do índice tornozelo braquial) foram associadas à fragilidade. A sobrevida cumulativa em 7 anos foi de 12% em pacientes frágeis em comparação com 43% em pacientes não frágeis.

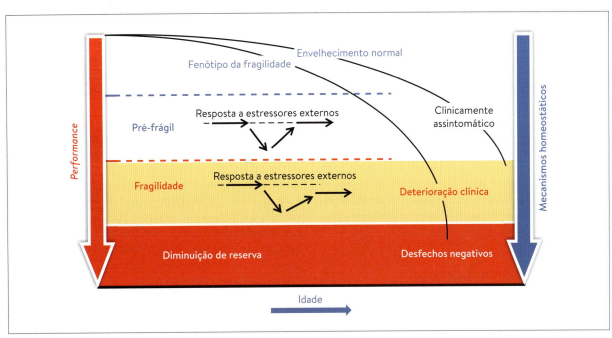

FIGURA 2 Desenvolvimento de fragilidade com o avançar da idade.

QUADRO 2 Fenótipo de fragilidade física por Fried	Sim	Não
1. Perda de peso: perda de peso não intencional igual ou superior a 4,5 kg no último ano ou ≥ 5% do peso?		
2. Exaustão: ao menos um dos dois critérios a seguir ("Eu sinto que tudo que eu faço é com esforço"; "Eu não consigo continuar").		
3. Baixo gasto energético por atividade física variada em uma semana (homens: < 383 kcal; mulheres: < 270 kcal)?		
4. Velocidade de marcha reduzida para 4,5 mts (homens: altura ≥ 173 cm: ≥ 7 segundos; altura < 173 cm: ≥ 6 segundos; mulheres: altura ≥ 159 cm: ≥ 7 segundos; altura < 159 cm: ≥ 6 segundos)?		
5. Fraqueza: medida de preensão palmar (20%) ajustado para IMC?		

Pontuação: ≥ 3 = frágil; 1 ou 2 = pré-frágil, 0 = robusto.

QUADRO 3 Escala FRAIL	Sim	Não
1. Fadiga: você se sente fadigado?		
2. Resistência: você sente dificuldade para subir um lance de escada?		
3. Aeróbico: você sente dificuldade para andar um quarteirão?		
4. (Illnesses) Doenças: você tem 5 ou mais doenças?		
5. (Loss of weight) Perda de peso: você perdeu mais que 5% do seu peso nos últimos 6 meses?		

Pontuação: ≥ 3 = frágil; 1 ou 2 = pré-frágil, 0 = robusto.

O fenótipo frágil é ainda mais frequente em pacientes com doença valvar cardíaca, principalmente na estenose aórtica calcificada (que é observada principalmente em pacientes com mais de 70 anos). Em pacientes com estenose aórtica calcificada de alto risco tratada com implante de válvula aórtica transcateter percutânea (TAVI), a prevalência de fragilidade pode atingir 86%.

Consequentemente, a fragilidade tornou-se tema de alta prioridade na DCV em razão do envelhecimento e da natureza cada vez mais complexa de nossos pacientes. As inovações técnicas em evolução permitiram que os médicos tratassem uma ampla gama de pacientes com dispositivos e procedimentos, muitos dos quais eram anteriormente considerados "inelegíveis". A incerteza

SEÇÃO XIV ▪ CARDIOGERIATRIA

quanto ao benefício individual de tais tratamentos foi acompanhada de crescentes restrições econômicas nos sistemas de saúde, de forma que o problema da seleção adequada de pacientes se intensificou. Há uma necessidade não atendida de otimizar a alocação de recursos para impedir que os pacientes recebam intervenções caras, porém fúteis.

A avaliação da fragilidade é fundamental para refinar as estimativas de risco e orientar os pacientes em direção a planos de tratamento personalizados, que maximizarão a probabilidade de um resultado positivo. Abordam-se, aqui, a fragilidade nas duas mais frequentes doenças cardiovasculares que acometem o idoso, a síndrome coronariana aguda e a insuficiência cardíaca (IC).

FRAGILIDADE E SÍNDROME CORONARIANA AGUDA

Nas duas últimas décadas, a mortalidade por síndrome coronariana aguda diminuiu devido ao desenvolvimento e aperfeiçoamento das estratégias de tratamento. Essas melhorias foram evidenciadas principalmente em estudos que contemplavam principalmente adultos jovens (idade média de 65 anos) e com menor número de comorbidades. De acordo com as diretrizes da European Society of Cardiology, American Heart Association e American College of Cardiology e do Departamento de Cardiogeriatria da Sociedade Brasileira de Cardiologia, pacientes com infarto agudo do miocárdio sem supradesnivelamento do segmento ST (IAMSST) e angina de peito instável devem ser estabilizados e avaliados para tratamento invasivo. Evidentemente, estas também são causas frequentes de internação em pacientes muito idosos e ou frágeis, os quais são bem menos propensos a receber tratamento médico invasivo, por apresentarem maior risco de eventos adversos do tratamento em relação aos mais jovens. Esse fato é comprovado na porcentagem de pacientes idosos nas faixas etárias de 65-85 anos submetidos a tratamento invasivo nos registros CRUSADE, NRMI e GRACE, respectivamente 57 *vs.* 21%; 65 *vs.* 13% e 69 *vs.* 18%.

No entanto, o estudo TACTICS-TIMI 18 designou pacientes para estratégia invasiva ou conservadora precoce. Entre os pacientes com 65 anos ou mais, a estratégia invasiva precoce comparada à estratégia conservadora produziu uma redução absoluta de 4,8 pontos percentuais (8,8 *vs.* 13,6%; $p = 0,018$) e uma redução relativa de 39% na morte ou no IM em 6 meses. Entre os pacientes com mais de 75 anos de idade, a estratégia invasiva precoce conferiu uma redução absoluta de 10,8 pontos percentuais (10,8 *vs.* 21,6%; $p = 0,016$) e uma redução relativa de 56% na morte ou no IM aos 6 meses. Esses resultados foram ratificados por uma metanálise dos ensaios FRISC II, ICTUS e RITA-3, a qual sugeriu

que pacientes com mais de 75 anos se beneficiam de uma estratégia invasiva rotineira.

Entretanto, os resultados desses ensaios merecem ampla reflexão por excluírem os pacientes frágeis, com multimorbidade e apresentarem uma proporção aproximada de 15% de octogenários.

O estudo norueguês After Eighty apresentou uma amostra de tamanho adequado que incluiu pacientes com mais de 80 anos com IAMSST e demonstrou o benefício de uma estratégia invasiva na redução do *endpoint* composto de morte ou eventos cardiovasculares em 1,5 ano. Vale ressaltar que nenhum paciente foi submetido a cateterismo cardíaco em qualquer circunstância no braço conservador desse estudo. Um fato que despertou muita atenção é que apenas 23% dos potenciais candidatos à inclusão foram randomizados, sugerindo um viés de seleção aos pacientes de baixo risco.

Recentemente, o estudo randomizado MOSCA avaliou a eficácia de uma estratégia invasiva em pacientes idosos com IAMSST e comorbidades. Embora fosse um estudo pequeno, não houve diferenças entre as estratégias invasivas e conservadora. Em análise exploratória não especificada, a estratégia invasiva reduziu a probabilidade de morte ou eventos isquêmicos aos 3 meses. Esse benefício, no entanto, desapareceu após 2,5 anos de acompanhamento. Não há informações sólidas sobre fragilidade. De fato, pacientes frágeis geralmente foram excluídos dos ensaios clínicos randomizados.

Finalmente, uma questão necessita de uma resposta assertiva: a fragilidade deveria ou não desencorajar o cardiologista de indicar tratamento invasivo?

Em um extremo os pacientes frágeis são mais suscetíveis a sangramento, nefropatia por contraste ou procedimentos desafiadores de revascularização (p. ex., em lesões calcificadas severas), além da falta de benefícios comprovado em estudos clínicos e possibilidade de maior risco de declínio funcional, promovendo maior nível de dependência. Em outro extremo, apesar da exclusão na randomização desse grupo nas diretrizes de síndrome coronariana aguda, elas são claras em indicar o tratamento invasivo e não há dados comprobatórios de que não haja benefício.

Provavelmente o MOSCA-FRAIL *Clinical trial study* poderá nos auxiliar nessa questão. E um estudo prospectivo, multicêntrico, randomizado, comparando uma estratégia invasiva e uma conservadora em pacientes idosos frágeis com IAMSST. Os critérios de inclusão são: IAMSST, idade de 70 anos e fragilidade definida por pelo menos 4 critérios da escala clínica de fragilidade. Os participantes serão randomizados para tratamento invasivo (angiografia coronariana e revascularização, se considerado anatomicamente indicado) ou conservador (tratamento médico e angiografia coronariana apenas em caso de persistência da instabilidade clínica). O objetivo primário será a sobrevida pós-alta durante o primeiro ano, conjuntamente com a morte cardiovascular, reinfarto ou revascularização após a alta.

Caso os resultados sejam favoráveis, a situação de fragilidade não deveria desencorajar o cardiologista de indicar tratamento invasivo.

FRAGILIDADE E INSUFICIÊNCIA CARDÍACA

A interação entre fragilidade e IC pode ser complexa e significativamente ligada ao envelhecimento. Quase 80% dos pacientes com IC têm mais de 65 anos, com a incidência de IC dobrando em cada década de vida, com um eventual aumento de 20% em pacientes com mais de 80 anos. Pacientes com IC têm até 6 vezes mais chances de serem frágeis, e os indivíduos frágeis têm um risco significativamente aumentado de desenvolver IC.

Em pacientes com IC, a presença de fragilidade está associada a resultados significativamente piores. A falta de reserva fisiológica em pacientes frágeis permite que estressores agudos causem rápida deterioração no estado clínico e na funcionalidade. Além de um aumento no risco de mortalidade, pacientes frágeis com IC apresentam maiores taxas de hospitalização, maior tempo de internação, altas taxas de novas internações, piora do comprometimento cognitivo e escores significativamente mais baixos de qualidade de vida.

As vias fisiopatológicas comuns à IC e à fragilidade parecem envolver uma cascata multissistêmica que inclui um mecanismo compartilhado de inflamação, disfunção metabólica e desregulação hormonal.

A presença de marcadores inflamatórios como proteína C-reativa, interleucina-6 e fator de necrose tumoral-alfa são vias comuns da fisiopatologia da IC, bem como da fragilidade. Ambas também estão associadas à resistência à insulina, padrões anormais de cortisol e deficiências de hormônios esteroides.

Como decorrência dessa cascata associada a uma perda da capacidade funcional e por vezes exacerbada por inatividade, consequente a internações hospitalares, há perda muscular (sarcopenia), bem como a proliferação de adipócitos e o acúmulo de lipídios, o que pode prejudicar ainda mais a função e a recuperação muscular, de modo que, mesmo após a resolução da IC descompensada, os pacientes continuam apresentando acentuados comprometimentos da função física e maior carga de fragilidade.

Entre os subtipos de IC, a prevalência de fragilidade é maior em pacientes com IC com fração de ejeção preservada (ICFEP) *vs.* IC com fração de ejeção reduzida (ICFER). Esse achado pode estar relacionado à idade avançada e maior carga de comorbidade entre os pacientes com ICFEP.

O estudo OPERA-HF (*Observational registry to assess and PrEdict the in-patient course, risk of re-admission and mortality for patients hospitalized for or with heart failure*) mostrou que fatores psicossociais, como depressão ou ansiedade, comprometimento cognitivo e morar sozinho, estão fortemente associados a resultados negativos durante a internação, com readmissões recorrentes não planejadas e maior mortalidade após uma internação por IC.

Pacientes frágeis com IC apresentaram maior carga de sintomas, acentuação da dispneia, maior frequência de distúrbios do sono, pior qualidade de vida e aumento de sintomas depressivos em comparação com os pacientes não frágeis.

No estudo TOPCAT (*Treatment of preserved cardiac function heart failure with an aldosterone antagonist*), os pacientes de coorte com ICFEP e alto índice de fragilidade (FI) *vs.* um baixo FI (> 0,5 *vs.* < 0,3) apresentaram risco significativamente maior de hospitalização por IC e mortalidade por todas as causas.

No estudo FRAIL-HF, entre os pacientes hospitalizados com IC, a fragilidade esteve associada a um maior risco de readmissão e mortalidade em 1 ano. Pacientes frágeis eram mais idosos, predominantemente do sexo feminino, mas não mostraram diferenças nas comorbidades crônicas, FEVE e níveis de NT-proBNP. A velocidade de marcha diminuída foi o componente mais discriminativo entre pacientes frágeis (89,2%) e não frágeis (26%).

O uso de terapias de IC direcionadas por diretrizes, como inibidores da enzima de conversão da angiotensina, betabloqueadores, antagonistas de mineralocorticoides e diuréticos, pode ser um desafio em pacientes idosos e frágeis com IC, devido à maior vulnerabilidade aos efeitos adversos desses medicamentos e à polifarmácia.

Além disso, a consideração de terapias avançadas de IC (p. ex., dispositivo de assistência ventricular esquerda e transplante cardíaco) pode ser complicada por fragilidade subjacente e preocupação com resultados clínicos. Em estudo de um grande centro de transplante, os pacientes encaminhados ou em lista de espera para transplante cardíaco foram avaliados quanto à fragilidade. Desses pacientes, 33% foram considerados frágeis. A fragilidade foi associada a sintomas de classe IV da NYHA, menor IMC, maiores pressões de enchimento ventricular, menor índice cardíaco, comprometimento cognitivo e depressão. O mais interessante é que a fragilidade não foi associada ao sexo, idade, FEVE ou duração da IC. A fragilidade foi um preditor independente do aumento da mortalidade por todas as causas. No entanto, o fenótipo de fragilidade foi melhorado em aproximadamente 50% dos idosos com IC avançada após 6 meses de suporte com dispositivo de assistência ventricular esquerda. Estratégias para aumentar a reversão da fragilidade nessa população merecem estudos adicionais.

A contribuição da sarcopenia e das deficiências funcionais para a fragilidade em pacientes com IC, intervenção direcionada, como treinamento com exercícios supervisionados e reabilitação física com múltiplos domínios, tem sido associada à melhora da capacidade de exercício e qualidade de vida em pacientes com IC. O estudo REHAB-HF (*Trial of rehabilitation therapy in older acute HF patients*) está avaliando a eficácia de uma intervenção de reabilitação física personalizada e progressiva, que começa durante a hospitalização e continua por 3 meses após a alta. A ingestão nutricional pode ser limitada em pacientes com IC devido à saciedade precoce, mau olfato e paladar, dispneia e náusea crônica, depressão e restrições alimentares específicas próprias de diversas comorbidades (p. ex., DM e doença renal). O déficit nutricional pode predispor ou agravar a caquexia e a fragilidade cardíaca nesses pacientes. O estudo PICNIC, um programa de apoio nutricional de 6 meses, demonstrou que o aconselhamento nutricional individualizado reduziu significativamente a mortalidade em 1 ano e a taxa de readmissão de IC entre pacientes desnutridos com IC.

A falta de teste padrão ouro para definir a fragilidade na IC levou a Heart Failure Association (HFA) da ESC a propor o HFA Frailty Score.

Esse novo escore considera os quatro domínios sugeridos por Gorodeski et al. – clínico, físico-funcional, cognitivo-psicológico e social – os principais determinantes da fragilidade em pacientes com IC (Figura 3).

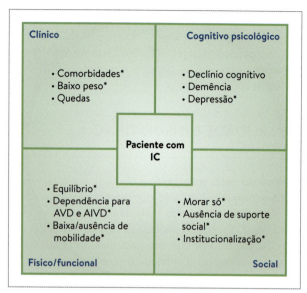

FIGURA 3 Os quatro domínios que definem o escore de fragilidade da Heart Failure Association. Variáveis reversíveis e/ou tratáveis são identificadas por asteriscos.

AVD: atividades da vida diária; IC: insuficiência cardíaca; AIVD: atividades instrumentais da vida diária.

Fonte: adaptada de Gorodeski et al.

CONCLUSÕES

A fragilidade é uma síndrome multidimensional e multissistêmica que é altamente prevalente e contribui para o mau estado funcional e piores resultados clínicos. A integração do rastreio de rotina da fragilidade na prática ambulatorial e hospitalar pode identificar pacientes idosos com DCV e fragilidade, aprimorar a estratificação de risco e facilitar novas estratégias de gerenciamento para melhorar os resultados e reduzir o ônus da fragilidade nessa população vulnerável e de alto risco.

O QUE A DIRETRIZ RECOMENDA

- Feitosa-Filho GS, Peixoto JM, Pinheiro JES, Afiune Neto A, Albuquerque ALT, Cattani AC, et al. Atualização das Diretrizes em Cardiogeriatria da Sociedade Brasileira de Cardiologia. Arq Bras Cardiol. 2019; 112(5):649-705.

SUGESTÕES DE LEITURA

1. Afilalo J, Karunananthan S, Eisenberg MJ, Alexander KP, Bergman H. Role of frailty in patients with cardiovascular disease. Am J Cardiol. 2009;103:1616-21.
2. Boyd CM, Leff B, Wolff JL, Yu Q, Zhou J, Rand C, et al. Informing clinical practice guideline development and implementation: prevalence of coexisting conditions among adults with coronary heart disease. J Am Geriatr Soc. 2011;59(5):797-805.
3. Camarano AA, Kanso S, Fernandes D. A população brasileira e seus movimentos ao longo do século XX. In: Camarano AA (org.). Novo regime demográfico: uma nova relação entre população e desenvolvimento? Rio de Janeiro: IPEA; 2014.
4. Gorodeski EZ, Goyal P, Hummel SL, Krishnaswami A, Goodlin SJ, Hart LL, et al. Geriatric Cardiology Section Leadership Council, American College of Cardiology. Domain management approach to heart failure in the geriatric patient: present and future. J Am Coll Cardiol. 2018;71:1921-36.
5. Helber I, Alves CMR, Grespan SM, Veiga ECA, Moraes PIM, Souza JM, et al. The impact of advanced age on major cardiovascular events and mortality in patients with ST: elevation myocardial infarction undergoing a pharmaco-invasive strategy. Clin Interv Aging. 2020;15:715-22.
6. Jha SR, Hanna MK, Chang S, Montgomery E, Harkess M, Wilhelm K, et al. The prevalence and prognostic significance of frailty in patients with advanced heart failure referred for heart transplantation. Transplantation. 2016;100(2):429-36.
7. Sanchis J, Núñez E, Barrabés JA, Marín F, Consuegra-Sánchez L, Ventura S, et al. Randomized comparison between the invasive and conservative strategies in comorbid elderly patients with non-ST elevation myocardial infarction. Eur J Intern Med. 2016;35:89-94.
8. Vidan MT, Blaya-Novakova V, Sanchez E, Ortiz J, Serra-Rexach JA, Bueno H. Prevalence and prognostic impact of frailty and its components in non-dependent elderly patients with heart failure. Eur J Heart Fail. 2016;18:869-75.

NOTA DOS EDITORES

Este capítulo possui referências bibliográficas adicionais, recomendadas pelos autores, na plataforma digital complementar do livro. Por motivos de compactação, somente algumas delas estão aqui contempladas. Utilize o QR code abaixo para ter acesso a esse conteúdo:

SEÇÃO XV

DOENÇAS SISTÊMICAS E ONCOLÓGICAS E O CORAÇÃO

85
O coração nas doenças sistêmicas

Estêvão Lanna Figueiredo
Epotamenides Maria Good God

DESTAQUES

- Várias doenças sistêmicas acometem o coração e o sistema cardiovascular.
- Portadores de doenças reumatológicas e autoimunes apresentam maior risco para doença coronariana precoce e acelerada.
- Pericardite e miocardite são possíveis manifestações da artrite reumatoide e do lúpus eritematoso sistêmico. Os medicamentos modificadores do curso da doença, além de estabilizarem o quadro reumatológico, podem reduzir as complicações cardiovasculares.
- De 16-35% dos pacientes < 60 anos com bloqueios atrioventriculares totais (BAVT) ou taquicardia ventricular (TV) de etiologia desconhecida têm sarcoidose cardíaca previamente não diagnosticada. A doença também se associa a cardiomiopatia restritiva.
- Anteriormente considerada doença rara, a amiloidose é hoje uma das principais causas de insuficiência cardíaca (IC) com fração de ejeção preservada (ICFEP). Muito se avançou no diagnóstico e tratamento dessa doença sistêmica.

INTRODUÇÃO

O cardiologista deve estar atento não apenas aos sintomas e sinais do comprometimento cardiovascular, mas também para identificá-los como possivelmente decorrentes de uma doença sistêmica. Este capítulo seleciona algumas doenças sistêmicas nas quais o coração pode ser envolvido e ter sua função comprometida. São abordados artrite reumatoide, lúpus eritematoso sistêmico, sarcoidose e amiloidose.

ARTRITE REUMATOIDE

Epidemiologia e manifestações clínicas

A artrite reumatoide (AR) é uma doença sistêmica autoimune do tecido conjuntivo cujas alterações predominantes ocorrem nas estruturas articulares, periarticulares e tendíneas. Manifesta-se pelos sinais cardinais de inflamação, e seu substrato anatômico mais característico está sediado na membrana sinovial. A prevalência é de cerca de 1% da população adulta, inclusive no Brasil. Há predomínio do sexo feminino, na proporção 3:1. Embora possa iniciar-se em qualquer idade, na América Latina a idade média de início é por volta dos 40 anos. A prevalência é 2-10 vezes maior entre parentes de primeiro grau de pacientes com AR. Além de ser condição com potencial para destruição articular, incapacidade funcional e redução da qualidade de vida, a AR constitui fator independente para mortalidade precoce, associada às doenças cardiovasculares (DCV). Assim, o diagnóstico e o tratamento impactam positivamente na morbimortalidade.

A AR instala-se de maneira insidiosa e progressiva, levando de semanas a meses até o seu estabelecimento completo. Os sintomas iniciais podem ser articulares e/ou sistêmicos. Em alguns pacientes, as primeiras queixas são astenia, fadiga, mal-estar, febre baixa ou dores musculoesqueléticas vagas antes do início das manifestações articulares. Em outros, consistem em uma poliartrite aditiva, simétrica, associada a edema e rigidez articular.

As alterações locais de inflamação articular são frequentes, em especial calor, edema com ou sem efusão (derrame articular), rubor (geralmente leve) e limitação de movimentos articulares. Várias deformidades aparecem com a evolução da doença.

A frequência e a gravidade das manifestações extra-articulares variam com a duração e a intensidade da doença. Nódulos reumatoides subcutâneos são as mais frequentes.

A vasculite reumatoide é complicação temida da doença, mas incomum. Acomete vasos de pequeno e médio calibre. Até 40% dos pacientes morrem dentro dos 5 anos de início da manifestação. Vários fatores predisponentes foram identificados, como certos haplótipos de HLA, sexo masculino, tabagismo e doença erosiva nodular soropositiva de longa data. A vasculite cutânea e a neuropatia vasculítica são as formas mais comuns. Pode haver ulceração da pele e pioderma gangrenoso. A visceral acomete coração, pulmões, intestinos, rins, fígado.

Estudos mostraram doença arterial subclínica, com aumento da espessura intimal das carótidas e desenvolvimento precoce de placas. Resistência insulínica e síndrome metabólica, elevações nos níveis de triglicérides e redução nos de HDL-colesterol (HDL-C) são possíveis mecanismos.

As manifestações pulmonares podem ser as iniciais na AR. A pleurite e o derrame pleural são mais comuns em pacientes do sexo masculino, com fator reumatoide (FR) em altos títulos e nódulos subcutâneos. Derrame pleural (exsudato) pode estar presente em até 70% dos pacientes, usualmente assintomático e unilateral.

Pericardite clinicamente significativa acomete 1-2% dos pacientes com AR, principalmente homens soropositivos. A pericardite constritiva pode se desenvolver após alguns meses. Na análise do líquido pericárdico, a glicose usualmente é mais baixa que no sangue. Apesar de o FR ser detectado, raramente é diagnóstico. Espessamento valvar, especialmente mitral, é frequente na análise ecocardiográfica, mas raramente com repercussões clínicas. Arritmias e distúrbios de condução não significativos são vistos em até 50% dos pacientes.

Diagnóstico laboratorial

As alterações laboratoriais da AR são inespecíficas, mas auxiliam o diagnóstico.

Podem-se citar anemia moderada, normocítica e hipocrômica ou normocrômica. Pode haver ferropenia, enquanto a ferritina pode estar elevada, por ser um reagente de fase aguda. Encontram-se, ainda, leucocitose, eosinofilia e trombocitose. As provas de atividade inflamatória, especialmente velocidade de hemossedimentação (VHS) e proteína C-reativa (PCR), embora inespecíficas, são os marcadores laboratoriais mais utilizados para avaliar a atividade da doença e a resposta terapêutica. O FR é positivo em 70-80% dos casos, podendo ser negativo em até 50% dos pacientes no início. Os anticorpos mais específicos são os anticorpos antiproteínas citrulinadas (ACPA). Sua dosagem foi otimizada mediante o uso de peptídeos citrulinados cíclicos (CCP).

Em 1987 o American College of Rheumatology (ACR) elaborou critérios para a classificação da AR (Quadro 1). Tendo em vista a menor sensibilidade para a doença precoce e a descoberta dos novos anticorpos anti-CCP, o ACR e a European League Against Rheumatism (EULAR), em 2010, desenvolveram novos critérios de classificação (Tabela 1).

Tratamento

Visa a reduzir a inflamação e inibir a destruição articular, limitar o acometimento extra-articular e prevenir as comorbidades sistêmicas. O repouso é uma das medidas mais efetivas no combate à dor e à inflamação. Por via sistêmica utilizam-se medicamentos analgésicos e os anti-inflamatórios não hormonais (AINH). Estes são classificados por seus efeitos na inibição da ciclo-oxigenase 1 (COX-1) e 2 (COX-2). Os inibidores seletivos da COX-2 apresentam menos efeitos adversos gastrointestinais. Com relação aos efeitos cardiovasculares, estudos demonstram risco aumentado, de modo que todos os AINH devem ser empregados em menor dose e tempo necessários.

Os corticosteroides são utilizados para pacientes que iniciam o uso de medicações remissivas, até que estas realizem sua atividade terapêutica, ou em períodos de piora da doença. Podem afetar negativamente alguns fatores de risco cardiovascular (FRCV) tradicionais, como resistência à insulina, hipertensão arterial sistêmica (HAS), perfil lipídico, acelerando a aterosclerose.

Tratamento modificador do curso da doença

Os medicamentos modificadores do curso da doença (MMCD) devem ser indicados a partir do estabelecimento do diagnóstico e dividem-se em três categorias.

1. Sintéticos convencionais; metotrexato (MTX), leflunomida, antimaláricos (cloroquina e hidroxicloroquina) e sulfassalazina.
2. Sintéticos alvo-específicos: tofacitinibe.
3. Biológicos:
- inibidores do TNF-alfa: adalimumabe, certolizumabe, infliximabe;
- depletor do linfócito B: rituximabe;
- bloqueador de coestimulação do linfócito T: abatacepte;
- bloqueador do receptor de IL-6: tocilizumabe.

A Figura 1 ilustra o fluxograma para o tratamento medicamentoso da AR, da Sociedade Brasileira de Reumatologia, atualizado em 2017.

SEÇÃO XV ▪ DOENÇAS SISTÊMICAS E ONCOLÓGICAS E O CORAÇÃO

QUADRO 1 Critérios do American College of Rheumatology para classificação da artrite reumatoide

Critério	Definição
1. Rigidez matinal	Rigidez matinal com duração de pelo menos 1 hora até a melhora máxima
2. Artrite de 3 ou mais áreas articulares	Ao menos 3 áreas articulares simultaneamente afetadas, observadas pelo médico (interfalangianas proximais, metacarpofalangianas, punhos, cotovelos, joelhos, tornozelos e metatarsofalangianas)
3. Artrite das articulações das mãos	Artrite em punhos ou metacarpofalangianas ou interfalangianas proximais
4. Artrite simétrica	Envolvimento simultâneo de áreas de ambos os lados do corpo
5. Nódulos reumatoides	Nódulos subcutâneos sobre proeminências ósseas, superfícies extensoras ou em regiões justa-articulares
6. Fator reumatoide sérico positivo	Presença de quantidades anormais de fator reumatoide
7. Alterações radiográficas	Radiografias posteroanteriores de mãos e punhos demonstrando rarefação óssea justa-articular ou erosões

Para a classificação como AR, o paciente deve satisfazer a pelo menos 4 dos 7 critérios. Os critérios 1-4 devem estar presentes por no mínimo 6 semanas.
Fonte: modificado de Arnett FC, Edworthy SM, Bloch DA, McShane DJ, Fries JF, Cooper NS, et al. The American Rheumatism Association 1987 revised criteria for the classification of rheumatoid arthritis. Arthritis Rheum. 1988;31:315-24.

TABELA 1 Critérios ACR/EULAR para classificação da artrite reumatoide

População-alvo (quem deve ser testado?)						
▪ Paciente com pelo menos uma articulação com sinovite clínica definida (edema)*						
▪ Sinovite que não seja mais bem explicada por outra doença						
Acometimento articular (0-5)		**Sorologia (0-3)**		**Duração dos sintomas (0-1)**		**Provas de atividades inflamatórias (0-5)**
1 grande articulação	0	FR negativo E ACPA negativo	0	< 6 semanas	0	PCR normal E VHS normal — 0
2-10 grandes articulações	1	FR positivos OU ACPA positivo em baixos títulos	2	≥ 6 semanas	1	PCR anormal OU VHS anormal — 1
1-3 pequenas articulações (grandes não contadas)	2	FR positivo OU ACPA positivo em altos títulos	3			
4-10 pequenas articulações (grandes não contadas)	3					
> 10 articulações (pelo menos 1 pequena)	5					

* Os diagnósticos diferenciais podem incluir condições como lúpus eritematoso sistêmico, artrite psoriásica e gota. Se houver dúvidas quanto aos diagnósticos diferenciais relevantes, um reumatologista deve ser consultado.

- Pontuação ≥ 6 é necessária para classificação definitiva de um paciente com AR. O domínio "acometimento articular" refere-se a qualquer articulação dolorosa ou inchada (excluindo interfalangiana distal do pé ou mão, primeira metatarsofalangiana e primeira carpometacarpena). Evidência adicional obtida por exames de imagem pode ser utilizada para confirmação dos achados clínicos. Consideram-se, para fins de classificação, como pequenas articulações as metacarpofalangiana, interfalangiana proximal, metatarsofalangiana (segunda a quinta), primeira interfalangiana e punhos, e como grandes articulações ombros, cotovelos, quadril, joelhos, tornozelos. Articulações adicionais (temporomandibular, esternoclavicular, acromioclavicular, entre outras) podem ser contadas, na avaliação de "mais de 10 articulações", desde que uma pequena articulação (ao menos) esteja acometida.
- No domínio "sorologia", considera-se o resultado de fator reumatoide ou de anticorpos antipeptídeos/proteínas citrulinadas negativo se o valor encontrado for igual ou menor ao limite superior da normalidade para o respectivo laboratório; positivo baixo se o resultado encontrado for maior que o limite superior da normalidade, mas menor ou igual a 3 vezes o limite superior da normalidade; e positivo alto quando o valor encontrado for superior a 3 vezes o limite superior da normalidade.
- O domínio "duração dos sintomas" refere-se ao relato do próprio paciente quanto à duração máxima dos sinais e sintomas de qualquer articulação que esteja clinicamente envolvida no momento da avaliação.
- Já as "provas de atividade inflamatória" (velocidade de hemossedimentação e proteína C-reativa) são consideradas normais ou anormais de acordo com o valor de referência do laboratório utilizado.

ACPA: anticorpo antiproteínas citrulinadas; ACR: American College of Rheumatology; EULAR: European League Against Rheumatism; FR: fator reumatoide.
Fonte: modificado de Aletaha D, Neogi T, Silman AJ, Funovits J, Felson DT, Bingham CO 3rd. 2010 rheumatoid arthritis classification criteria: an American College of Rheumatology/European League Against Rheumatism collaborative initiative. Ann Rheum Dis. 2010;69(9):1580-8.

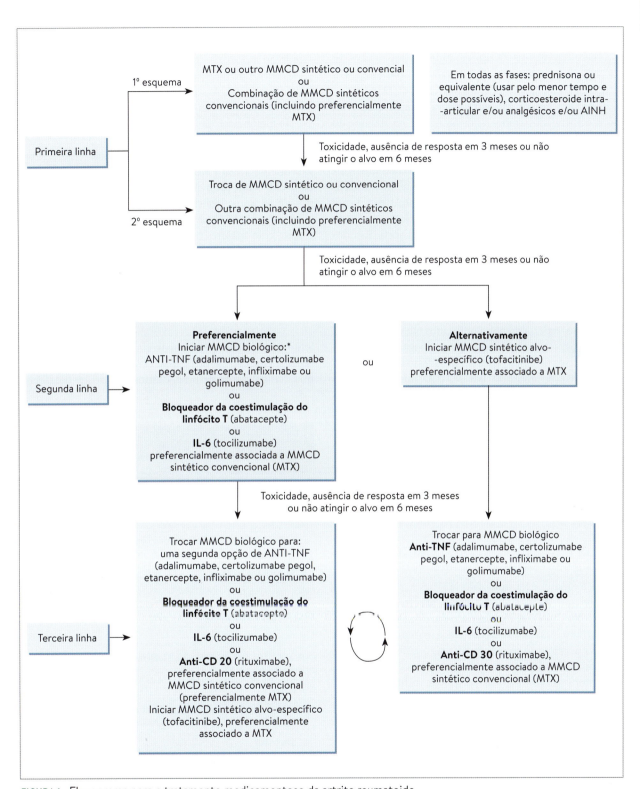

FIGURA 1 Fluxograma para o tratamento medicamentoso da artrite reumatoide.
IL-6: interleucina 6; MMCD: medicamentos modificadores do curso da doença; MTX: metotrexato; TNF: fator de necrose tumoral.
Fonte: Pinto et al., 2019.

O MTX em geral é bem tolerado, mas pode ter toxicidade hepática, renal e hematológica. Pode ter efeitos protetores no sistema cardiovascular, melhorando a função endotelial. Uma metanálise confirmou redução precoce do risco relativo de mortalidade cardiovascular em até 70% para pacientes com AR tratados com MTX, em comparação aos que receberam outros MMCD.

Os antimaláricos, de baixo custo, seguros e efetivos, são recomendados como esquema inicial no tratamento da AR, associados aos AINH e corticoides. Têm efeitos anti-inflamatórios com a inibição da síntese de IL-1 e proliferação de linfócitos. É obrigatória a avaliação oftalmológica prévia, para afastar maculopatia preexistente. Efeitos colaterais mais frequentes são náuseas, dor epigástrica e *rash* cutâneo. A hidroxicloroquina abaixa o colesterol e pode melhorar a função endotelial e a rigidez da aorta. Estudos clínicos mostraram que ela reduz eventos cardiovasculares tanto na AR quanto no lúpus eritematoso sistêmico (LES). Por outro lado, o uso prolongado pode associar-se a raros casos de cardiomiopatia restritiva. O American College of Cardiology recomenda monitoramento eletrocardiográfico rigoroso, especialmente se utilizados em conjunto com outras drogas que potencialmente prolongam o intervalo QT, pelo risco de desenvolverem *torsades des pointes*.

A utilização agressiva das MMCD minimiza o uso de AINH e corticoides. O TNF-alfa promove ativação e disfunção do endotélio vascular e pode levar à desestabilização da placa, e, assim, seu bloqueio parece uma opção terapêutica atraente. O uso dos agentes biológicos anti-TNF-alfa está contraindicado nos pacientes com IC classes III e IV da NYHA.

Há preocupações quanto à segurança cardiovascular do tocilizumabe e rituximabe.

LÚPUS ERITEMATOSO SISTÊMICO

O LES é uma doença inflamatória crônica, sistêmica, autoimune, que afeta mulheres muito mais frequentemente que homens (9:1). A incidência é de 1 a 10 por 100 mil pessoas/ano. Acomete todas as etnias, mas predomina em negros e asiáticos. O pico da incidência ocorre entre a 3ª e a 7ª décadas de vida na mulher e entre a 5ª e a 7ª no homem.

Sintomas constitucionais, de início, incluem sudorese noturna, letargia, mal-estar e perda de peso. Manifestações cutâneas frequentes são o clássico eritema malar em borboleta, úlceras orais e alopecia. Serosites, mialgias, artralgias e artropatia não erosiva também podem ocorrer. As manifestações cardíacas são relativamente raras, mas incluem pericardite, miocardite, endocardite, aortite e arterite coronariana. Tais manifestações, associadas à aceleração da aterosclerose, respondem pela maiores morbidade e mortalidade dos pacientes acometidos por LES.

A patogênese não está bem esclarecida. Defeitos na depuração das células apoptóticas resultam na exposição de antígenos nucleares a um sistema imune com hiperatividade de células B. Perda da tolerância imunológica leva à geração de autoanticorpos e imunocomplexos, que se depositam em órgãos-alvo, ativam o complemento e causam lesão tecidual.

Critérios diagnósticos foram desenvolvidos pelo ACR (Quadro 2) e pelo Systemic Lupus International Collaborating Clinics (SLICC – Quadro 3).

Há maior risco de infarto agudo do miocárdio (IAM) e acidente vascular cerebral (AVC) nos pacientes com LES, que varia de 2-10 vezes os da população geral. Provavelmente acelera a doença arterial; 67% das pacientes com LES e um primeiro evento cardiovascular têm menos de 55 anos. Pacientes lúpicos têm piores desfechos clínicos após IAM que os não lúpicos, pareados por idade e sexo, com maiores taxas de mortalidade e desenvolvimento de IC. A HAS é comum, tanto pela doença quanto pelo uso de corticoides. Muitos têm síndrome metabólica, anormalidades lipídicas, resistência à insulina.

Manifestações clínicas

Sintomas e sinais gerais ocorrem em qualquer fase da doença em 53-77% dos casos, caracterizados por adinamia, fadiga, perda de peso, diminuição de apetite, febre,

QUADRO 2 Critérios de classificação do LES do American College of Rheumatology (revisados em 1997)
1. Eritema malar
Lesão eritematosa fixa em região malar, plana ou em relevo
2. Lesão discoide
Lesão eritematosa, infiltrada, com escamas queratóticas aderidas e tampões foliculares, que evolui com cicatriz atrófica e discromia
3. Fotossensibilidade
Exantema cutâneo como reação não usual à exposição à luz solar, de acordo com a história do paciente ou com o que foi observado pelo médico
4. Úlceras orais/nasais
Úlceras orais ou nasofaríngeas, usualmente indolores, observadas pelo médico
5. Artrite
Não erosiva, envolvendo duas ou mais articulações periféricas, caracterizadas por dor e edema ou derrame articular
6. Serosite
Pleural (caracterizada por história convincente de dor pleurítica, atrito auscultado pelo médico ou evidência de derrame pleural) ou pericárdica (documentado por eletrocardiograma, atrito ou evidência de derrame pericárdico)
7. Comprometimento renal
Proteinúria persistente (> 0,5 g/dia ou 3+) ou cilindrúria anormal

(continua)

QUADRO 2 Critérios de classificação do LES do American College of Rheumatology (revisados em 1997) (continuação)
8. Alterações neurológicas
Convulsão (na ausência de outra causa) ou psicose (na ausência de outra causa)
9. Alterações hematológicas
Anemia hemolítica ou leucopenia (menor que 4.000/mm³ em duas ou mais ocasiões) ou linfopenia (menor que 1.500/mm³ em duas ou mais ocasiões) ou plaquetopenia (menor que 100.000/mm³ na ausência de outra causa)
10. Alterações imunológicas
Anticorpo anti-DNA nativo ou anti-Sm, ou presença de anticorpo antifosfolípide com base em: a. níveis anormais de IgG ou IgM anticardiolipina   b. teste positivo para anticoagulante lúpico ou   c. teste falso-positivo para sífilis, por, no mínimo, seis meses
11. Anticorpos antinucleares
Título anormal de anticorpo antinuclear por imunofluorescência indireta ou método equivalente, em qualquer época, e na ausência de drogas conhecidas por estarem associadas ao LES induzido por drogas
Um indivíduo poderá ser identificado como portador de LES se 4 ou mais desses 11 critérios estiverem presentes simultânea ou periodicamente durante qualquer intervalo de observação

Anti-Sm: anticorpo Anti-Smith; IgG: imunoglobulina G; IgM: imunoglobulina M.
Fonte: adaptado de Hochberg, 1997.

QUADRO 3 Critérios do Systemic Lupus International Collaborating Clinics para classificação do lúpus erimatoso sistêmico
Manifestação clínica
1. Lúpus cutâneo agudo: inclui eritema malar (não discoide), lúpus bolhoso e eritemafotossensível
2. Lúpus cutâneo crônico: eritema discoide, hipertrófico/verrucoso ou paniculite lúpica
3. Úlceras orais: palato, boca e língua; ou úlceras nasais
4. Alopecia não cicatricial
5. Sinovite de duas ou mais articulações, com edema ou derrame articular (ou artralgia, e rigidez matinal maior que 30 minutos)
6. Serosite: dor pleurítica típica por mais de um dia ou derrame pleural ou atrito pleural; dor pericárdica típica por mais de 1 dia ou efusão pericárdica ou atrito pericárdico ou eletrocardiograma com sinais de pericardite
7. Nefrite: relação entre proteína e creatinina urinárias (ou proteinúria de 24 horas) com mais de 500 mg de proteínas nas 24 horas, ou cilindros hemáticos
8. Neurológico: convulsão, psicose, mielite; mononeurite múltipla, neuropatia cranial ou periférica, estado confusional agudo
9. Anemia hemolítica
10. Leucopenia < 4.000/mm³ ou linfopenia < 1.000/mm³, na ausência de outra causa conhecida
11. Trombocitopenia < 100.000/mm³, na ausência de outra causa conhecida

(continua)

QUADRO 3 Critérios do Systemic Lupus International Collaborating Clinics para classificação do lúpus erimatoso sistêmico (continuação)
Alteração imunológica
1. Fator antinuclear (FAN) Hep2 positivo
2. Anticorpo anti-DNA positivo
3. Anticorpo anti-Sm positivo
4. Anticorpo antifosfolipídio positivo: anticoagulante lúpico positivo, anticardiolipina positiva (título moderado/alto – IgA, IgM, IgG), VDRL falso-positivo, antibeta 2 glicoproteína 1 positiva
5. Complemento reduzido (frações C3, C4, CH50)
6. *Coombs* direto positivo (na ausência de anemia hemolítica)

O paciente deverá preencher pelo menos 4 critérios, incluindo um clínico e um imunológico, ou ter nefrite lúpica comprovada por biópsia renal com FAN positivo ou anti-DNA positivo.
Fonte: adaptado de Petri et al., 2012.

poliadenopatias, mialgia e artralgia. São inespecíficos e podem estar ligados à atividade da doença ou a fenômenos intercorrentes, como infecção ou fibromialgia.

As manifestações musculoesqueléticas são as mais frequentes. A maioria tem poliartrite intermitente, com sintomas que podem ser discretos ou incapacitantes. O comprometimento cutâneo ocorre em 70-80% dos casos. As lesões são polimorfas e podem ser específicas ou inespecíficas, constituindo 3 dos 11 critérios do ACR (Quadro 2) e 3 dos 17 critérios do SLICC (Quadro 3) para o diagnóstico da doença.

Anormalidades nos elementos formadores do sangue, da coagulação e do sistema fibrinolítico são comuns nos pacientes com LES. As principais manifestações são: anemia, leucopenia, trombocitopenia e síndrome do anticorpo antifosfolipídio (SAF).

O envolvimento renal constitui-se em um dos principais determinantes da morbimortalidade nos portadores de LES. O acometimento pulmonar, tanto do parênquima quanto da vasculatura, da pleura e do diafragma, pode ocorrer em 50-70% dos pacientes com LES. Dor torácica ocorre em 50% dos casos, relacionada a pleurite, envolvimento muscular, dos tecidos moles ou das articulações costocondrais. A pleurite pode causar dor torácica na ausência de atrito ou derrame pleural. O derrame é, geralmente, de volume pequeno a moderado e bilateral. É comumente um exsudato, com concentração elevada de glicose, reduzida de desidrogenase láctea LDH e presença de autoanticorpos, como anti-DNA nativo e antinucleares. Há duas formas de acometimento pulmonar: a aguda, caracterizada por inflamação alveolar, e a crônica, definida como doença pulmonar intersticial.

Manifestações cardiovasculares

O envolvimento cardiovascular não é critério diagnóstico (ACR), sendo considerado somente como dano já estabelecido em longo prazo (SLICC). A pericardite é incluída no critério de serosites. Na progressão da doença, o acometimento miocárdico tem início. Também pode ocorrer envolvimento do endocárdio, das artérias coronarianas e do sistema de condução, com significativa morbimortalidade. Há prevalência de HAS em até 2/3 dos pacientes. O Quadro 4 mostra as manifestações cardiovasculares nos pacientes com LES.

Pericardite é considerada a manifestação cardíaca mais comum, precocemente observada no curso da doença e mais frequentemente encontrada em necrópsias. Geralmente ocorre associada a outros sintomas e sinais de atividade da doença, apresentando-se como episódio agudo isolado ou recorrente. Clinicamente, apresenta-se com sintomas e sinais clássicos (dor precordial e atrito pericárdico) ou, mais comumente, evolui de modo indolor e silencioso. Frequentemente, acompanha outras serosites. Aproximadamente 5-15% dos pacientes com pericardites recorrentes terão o diagnóstico de LES. O líquido pericárdico é um exsudato, com células inflamatórias crônicas, pesquisa positiva para anticorpos antinucleares e anti-DNA nativo e complemento diminuído. As complicações, como pericardite constritiva, pericardite purulenta e tamponamento cardíaco, são raras. Na maioria dos casos, um pequeno derrame pericárdico aparece ao ecocardiograma (ECO) e não requer qualquer tratamento.

Miocardite clinicamente manifesta é vista em 7-10% dos pacientes lúpicos, e alterações secundárias (vasculite de pequenos vasos, miocardite focal, fibrose e necrose miocárdica) em até 50% das necrópsias. É um fator de mal prognóstico e, por vezes, é a primeira manifestação do LES. Assim, a doença reumatológica deve sempre ser excluída nos pacientes que apresentam IC nova não explicada. O sintoma mais comum é dispneia aos esforços, de início recente, com evidência de hipóxia. Em adição ao consumo do complemento, aumento de VHS e altos títulos de anticorpos anti-DNA, elevação marcante de troponina I está presente. Alterações eletrocardiográficas são inespecíficas, como taquicardia sinusal, alterações do segmento ST e/ou das ondas T, arritmias supraventriculares e ventriculares, distúrbios de condução. O NT-pró-BNP pode estar elevado na ausência de doença cardíaca clinicamente detectável, porém indica a propensão desses pacientes a desenvolver doença miocárdica. O ECO pode identificar disfunção diastólica, hipo ou acinesia global ou segmentar, cardiomegalia e diminuição da fração de ejeção ventricular esquerda (FEVE). A disfunção miocárdica também ocorre em consequência de isquemia, HAS, doença renal (aguda ou crônica, com sobrecarga volêmica), cardiotoxicidade (especialmente ciclofosfamida e hidroxicloroquina). A ressonância magnética (RM) é capaz de detectar miocardite e fibrose miocárdica.

Alterações valvares manifestam-se como espessamento dos folhetos, massas ou vegetações, regurgitação e, raramente, estenose. Mais da metade dos pacientes, quando avaliados por ECO transesofágico, apresenta alterações valvares de pouca repercussão. Apesar disso, têm incidência maior de AVC, embolia periférica, IC, endocardite infecciosa e morte, quando comparados a indivíduos sem valvopatia. Das alterações valvares, o achado mais comum é o espessamento das valvas das câmaras esquerdas e endocardite marântica não infecciosa (Libman-Sacks), que é uma fibrose proliferativa do endotélio valvar, principalmente mitral, com risco de embolização e infecção. As lesões ativas contêm imunocomplexos, células mononucleares, corpos de hematoxilina e trombos de fibrina e plaquetas. Sua cicatrização leva a fibrose e calcificação, predispondo à regurgitação valvar. A endocardite de Libman-Sacks ocorre mais frequentemente associada à SAF. Geralmente é assintomática e pode não causar sopros. O diagnóstico diferencial é exatamente com as endocardites infecciosas (EI), possíveis nos pacientes lúpicos, em decorrência da imunossupressão. Diferentemente das EI, em que as vegetações vistas ao ECO são móveis, na de Libman-Sacks elas são fixas.

Distúrbios de condução podem ocorrer em pacientes com LES, sendo o mais característico o bloqueio congênito do lúpus neonatal. Em adultos, bloqueio atrioventricular e bloqueios de ramo são raros, geralmente assintomáticos ou se associam a sintomas leves, normalmente secundários a miocardite ou miocardiopatia isquêmica.

O grupo da Universidade Federal Fluminense propôs um esquema de utilização de exames complementares para a avaliação cardiovascular de pacientes com LES (Figura 2).

Diagnóstico laboratorial

É possível observar anemia (normocítica e normocrômica de doença crônica ou hemolítica com Coombs positivo), leuco e plaquetopenia, alterações do sedimento urinário, elevação de VHS e PCR (especialmente nas fases de atividade da doença). Autoanticorpos contra antígenos nucleares e citoplasmáticos ocorrem com grande variedade no LES. O FAN (fator antinuclear) é positivo em 90%, e o tipo Hep-2, em 99%. O anticorpo anti-DNA nativo está presente em 70-80% dos indivíduos. O anticorpo anti-Sm é específico para LES, mas só é positivo em 30% dos casos.

A SAF está presente no LES e provoca tromboses arteriais e venosas, plaquetopenia e abortos de repetição,

QUADRO 4 Manifestações cardiovasculares nos pacientes com lúpus erimatoso sistêmico	
Sítio anatômico	Apresentação clínica
Pericárdio	Derrame pericárdico, pericardite
Miocárdio	Insuficiência cardíaca, miocardite
Alterações valvulares	Endocardite (infecciosa e não infecciosa)
Sistema de condução	Bloqueio atrioventricular, taquicardia sinusal
Doença arterial coronariana	Angina estável, síndrome coronariana aguda

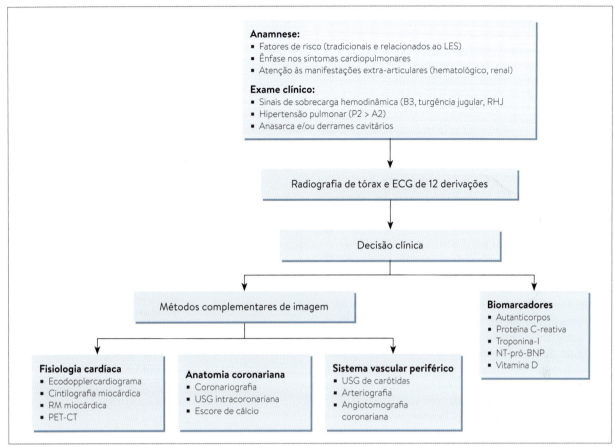

FIGURA 2 Exames complementares para a avaliação cardiológica de pacientes com lúpus erimatoso sistêmico (LES).

A2: componente aórtico da 2ª bulha; B3: 3ª bulha cardíaca; LES: lúpus erimatoso sistêmico; P2: componente pulmonar da 2ª bulha; RHJ: refluxo hepatojugular; RM: ressonância magnética; PET-CT: tomografia computadorizada com emissão de pósitrons; USG: ultrassonografia.

Fonte: Mocarzel LOC et al. Lúpus eritematoso sistêmico: revisão das manifestações cardiovasculares. Int J Cardiovasc Sci. 2015;28(3):251-61.

pré-eclâmpsia, *livedo reticularis*, valvopatia (Quadro 5). Do ponto de vista laboratorial, há positividade para o anticoagulante lúpico, presença de anticorpos anticardiolipina e anti-B2-glicoproteína-I. O termo "anticoagulante lúpico" é duplamente incorreto, pois muitos pacientes que os apresentam não têm LES e sua atividade anticoagulante é observada *in vitro*, já que *in vivo* é pró-coagulante.

Tratamento

O tratamento dependerá dos órgãos ou sistemas acometidos e da gravidade das manifestações.

Além dos antimaláricos, os corticosteroides são a classe de medicamentos mais utilizada. Usam-se, também, azatioprina e ciclofosfamida nos casos mais graves, MTX (especialmente para vasculite, serosite), micofenolato de mofetila para vasculite. O belimumabe, primeiro imunobiológico aprovado especificamente para tratamento do LES, é indicado para pacientes com autoanticorpos positivos, moderada a alta atividade da doença e que não responderam a terapias convencionais.

QUADRO 5 Manifestações cardiovasculares nos pacientes com síndrome de anticorpos antifosfolípides

Apresentação clínica	
Aterosclerose acelerada	Aterosclerose de vasos centrais e esplâncnicos
Alterações valvulares	Insuficiência mitral (frequente) e estenose (rara); espessamento de folhetos, vegetações (endocardite marântica)
Miocárdio	Hipertrofia ventricular, disfunção sistólica ou diastólica, miocardite, insuficiência cardíaca
Doença arterial coronariana	Embolização ou aterosclerose, angina, infarto agudo do miocárdio, dano microvascular
Tromboembolismo pulmonar	Embolia ou trombose de vasos pulmonares, hipertensão pulmonar
Embolia arterial sistêmica	Trombose de aorta ou artérias carótida, axilar, mesentérica, hepática, pancreática, esplênica, ilíaca, femoral ou poplítea

SAF: síndrome do anticorpo antifosfolipídeo.
Fonte: Mocarzel LOC et al. Lúpus eritematoso sistêmico: revisão das manifestações cardiovasculares. Int J Cardiovasc Sci. 2015;28(3):251-61.

SARCOIDOSE

Apresentações e manifestações clínicas

A sarcoidose é uma doença sistêmica granulomatosa, de etiologia desconhecida, caracterizada, histologicamente, por granulomas não caseificados. Evidências crescentes sugerem que seja causada por resposta imunológica a um gatilho antigênico em pessoas geneticamente suscetíveis. Acredita-se que resulte de um processo que envolve ativação de macrófagos alveolares, processamento e apresentação de antígenos, ativação de células T específicas, formação de granulomas e fibrose. Recomendamos ao leitor a literatura específica sobre essa doença, já que aqui vamos nos ater ao comprometimento cardiovascular.

A forma cardíaca clinicamente evidente ocorre em 5% dos pacientes com sarcoidose sistêmica. Muitos têm a forma cardíaca silenciosa (assintomática). A prevalência chega a 25% em séries de necrópsias. Nas últimas duas décadas a prevalência aumentou, especialmente pela melhoria no diagnóstico e conhecimento da doença. Há evidências crescentes de que a forma cardíaca possa ser a primeira manifestação da sarcoidose sistêmica. De 16-35% dos pacientes < 60 anos com BAVT ou taquicardia ventricular (TV) de etiologia desconhecida têm sarcoidose cardíaca previamente não diagnosticada. Também pode se apresentar com características semelhantes às da cardiomiopatia arritmogênica do ventrículo direito (VD).

A sarcoidose pode afetar qualquer parte do coração, incluindo os átrios, ventrículos, valvas, músculos papilares, pericárdio, sistema de condução e coronarianas. Palpitações e pré-síncope podem ser as únicas manifestações iniciais. Manifestações mais tardias incluem arritmias ventriculares, morte súbita e sintomas de IC. A Figura 3 mostra as manifestações da sarcoidose cardíaca, de acordo com sua localização. O Japanese Ministry of Health and Welfare (JMHW) elaborou as diretrizes mais recentes para o diagnóstico (Quadro 6). Nos pacientes que têm a forma cardíaca, geralmente o acometimento pulmonar e de outros órgãos é leve.

QUADRO 6 Critérios do *Japanese Ministry of Health na Welfare* para o diagnóstico de sarcoidose cardíaca

Diagnóstico histológico	Diagnóstico clínico
1. BEM revelando granulomas não caseosos e extracardíaca por critérios histológicos ou clínicos	1. Presença de sarcoidose mais a presença dos seguintes: • ≥ 2 dos 4 critérios maiores • 1 critério maior e ≥ 2 menores Critérios maiores: • bloqueio atrioventricular avançado • redução da fração de ejeção ventricular esquerda > 50% • captação positiva de gálio no coração • afinamento anormal do septo intraventricular basal Critérios menores: • ECG anormal: arritmias ventriculares, ESV multifocais ou frequentes, BCRD, desvios de eixo ou ondas Q patológicas • anormalidades ecocardiográficas: alterações segmentares da contratilidade, aneurisma, espessamento miocárdico • imagem nucelar: defeitos perfusionais na tomografia por emissão de prótons com tecnécio ou tálio • realce tardio na RM • BEM: fibrose intersticial mais que moderada e infiltração de monócitos
2. Diagnóstico histológico ou clínico de sarcoidose extracardíaca	

BCRD: bloqueio completo de ramo direito; BEM: biópsia endomiocárdica; ECG: eletrocardiograma; RM: ressonância magnética.
Fonte: adaptado de Kouranos V, Tzelepis GE, Rapti A, Mavrogeni S, Aggeli K, Douskou M, et al. Complementary role of CMR to conventional screening in the diagnosis and prognosis of cardiac sarcoidosis. JACC Cardiovasc Imaging. 2017;10:143-47.

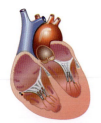 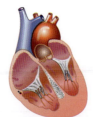 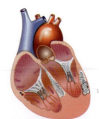 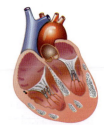

Pequenos focos de acometimento basal, usualmente assintomáticos | Grande envolvimento septal, clinicamente manifesto como bloqueios cardíacos | Circuito reentrante envolvendo áreas de granuloma/fibrose, levando à TV | Extenso envolvimento de VE e VD, manifesto como IC +/− bloqueios +/− TV

FIGURA 3 Características clínicas da sarcoidose cardíaca.
TV: taquicardia ventricular; VD: ventrículo direito; VE: ventrículo esquerdo.
Fonte: Birnie DH et al. Cardiac sarcoidosis. J Am Coll Cardiol. 2016;68(4):411-21.

Diagnóstico

Biomarcadores, como enzima conversora de angiotensina, peptídeos natriuréticos, troponina, cálcio urinário, interleucinas e interferon estão alterados, mas são inespecíficos. Estudos recentes têm investigado o papel de marcadores imunológicos, como proteínas amiloides A, micro-RNA, fator de crescimento beta na sarcoidose. Entretanto, nenhum deles se mostrou, ainda, capaz de confirmar o diagnóstico ou a atividade da doença.

A radiografia do tórax é anormal em 85-95% dos casos e a tomografia de tórax em outros 95%. Caracteristicamente, há linfadenopatia hilar bilateral, opacidades reticulares parenquimatosas e, em casos avançados, sinais de doença intersticial pulmonar e fibrose. O eletrocardiograma (ECG) está alterado na maioria dos pacientes com a forma cardíaca clinicamente evidente. As alterações mais comuns são os distúrbios de condução, especialmente bloqueio completo de ramo direito e BAVT. Na forma cardíaca silenciosa, o ECG só está alterado em 3,2-8,6%.

O ECO transtorácico é recomendado como o exame inicial para o rastreio da sarcoidose cardíaca. Geralmente é anormal na doença manifesta, mas normal na silenciosa. Alterações contráteis segmentares com distribuição não coronariana e afilamento anterobasal do septo com ecogenicidade aumentada (aspecto brilhante, indicativo de cicatriz ou inflamação granulomatosa) são muito sugestivos. O uso do *speckle-tracking* pode detectar estágios iniciais. Alterações no *strain* longitudinal do VE podem indicar infiltração granulomatosa inicial; maior grau na sua redução associa-se a desfechos cardíacos desfavoráveis e pior prognóstico. Utilizando-se o critério de disfunção sistólica do VD sem hipertensão pulmonar e/ou significativa disfunção diastólica inapropriada para a idade do paciente, o ECO tem sensibilidade de 10-47% e especificidade de 82-99%.

À RM cardíaca os achados típicos de sarcoidose, na fase aguda, incluem: distribuição não coronariana de alterações contráteis segmentares, aumento da espessura da parede miocárdica, aumento da intensidade de sinal intramiocárdico nas sequências T2 devidas às lesões granulomatosas e edema. Na fase crônica ou inativa, há afinamento da parede miocárdica ou aneurisma e baixo sinal nas imagens T2, com realce tardio do gadolíneo, sugestivos de fibrose e cicatriz. A fibrose é multifocal. A RM também auxilia na avaliação prognóstica e terapêutica. A extensão do realce tardio (> 20% da massa ventricular) correlaciona-se à morte cardiovascular, hospitalizações por IC e arritmias graves e à menor resposta à corticoterapia. O recente desenvolvimento de imagens híbridas de tomografia por emissão de prótons e RM (PET-RM) é promissor, por possibilitar avaliar simultaneamente a estrutura e função cardíaca, detectar fibrose e determinar o grau de inflamação ativa. Neste caso, utiliza-se o ^{18}-F-fluoroglicose (FDG). Esse método também possibilita a avaliação da perfusão miocárdica, frequentemente alterada na sarcoidose cardíaca.

Defeitos de perfusão podem representar áreas de cicatriz e inflamação, enquanto captação anormal do FDG representa inflamação. Há 4 padrões: fase inicial (apenas FDG positivo), inflamatória progressiva (FDG positivo e leves defeitos perfusionais), pico de atividade (alta captação de FDG e leves defeitos perfusionais) e predomínio de fibrose (FDG negativo, com defeitos de perfusão).

Em pacientes com acometimento extracardíaco, a biópsia pulmonar ou ganglionar é preferível à biópsia endomiocárdica (BEM), inicialmente. A BEM tem baixa sensibilidade (< 25%), pela natureza focal da doença. Deve ser realizada nos locais de maior captação do FDG, para aumentar a acurácia diagnóstica (chega a 50%).

Tratamento

Muitos pacientes com sarcoidose pulmonar atingem a remissão sem tratamento. As indicações usuais para tratamento são uma combinação de sintomas, piora da função pulmonar e progressão das alterações radiológicas. O tratamento da sarcoidose cardíaca é mais desafiador, já que as manifestações clínicas variam muito e não há um método diagnóstico específico para a fase inicial. Há duas abordagens terapêuticas: (1) tratamento farmacológico: inclui imunossupressão para as lesões ativas, tratamento da IC segundo as diretrizes (betabloqueadores, IECA, BRA ou sacubutril/valsartan, antagonistas dos receptores de mineralocorticoides, diuréticos) e antiarrítmicos para as arritmias; (2) tratamento invasivo: inclui implante de marcapassos e/ou desfibriladores implantáveis, terapia de ressincronização cardíaca, ablação de arritmias e transplante cardíaco. Os objetivos do tratamento precoce são reduzir a inflamação, prevenir a fibrose, preservar a função e evitar a morte súbita. A imunossupressão geralmente é feita com corticoides, embora sem evidências clínicas robustas. Não havendo melhora, associa-se MTX. A duração do tratamento ainda não está definida. Recomenda-se repetir o ^{18}F-FDG-PET/CT entre 1-6 meses para avaliar a resposta e subsequentes doses de prednisona. Pacientes devem ser monitorados por pelo menos 3 anos após reduzirem ou suspenderem o corticoide, pois a recorrência ocorre em 40% dos casos. A Figura 4 apresenta um fluxograma para a avaliação diagnóstica e o acompanhamento de pacientes com sarcoidose cardíaca. O Quadro 7 mostra situações clínicas em que o uso de imunossupressores deve ser considerado.

AMILOIDOSE

A amiloidose é uma desordem clínica decorrente da deposição extracelular de proteínas fibrilares em tecidos e órgãos. Define-se pela natureza bioquímica da proteína depositada.

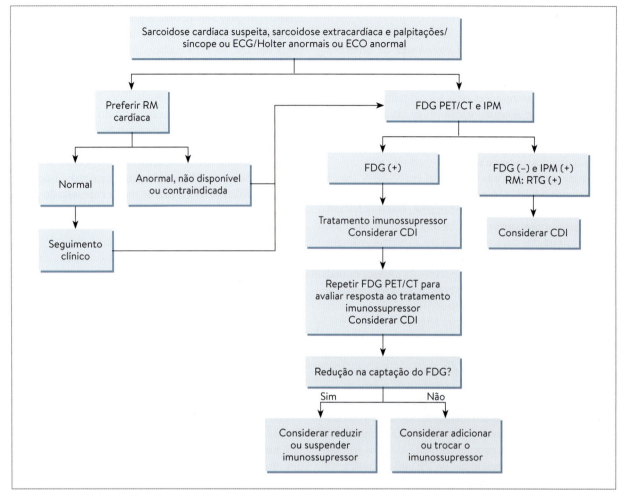

FIGURA 4 Avaliação não invasiva para o diagnóstico e acompanhamento de pacientes com sarcoidose cardíaca.
CDI: cardiodesfibrilador implantável; ECG: eletrocardiograma; ECO: ecoardiograma transtorácico; FDG: 18-F-flurodeoxiglicose; IPM: imagem de perfusão miocárdica; PET/CT: tomografia computadorizada por emissão de pósitrons; RTG: realce tardio de gadolíneo; RM: ressonância magnética.
Fonte: adaptado de Slart RHJA et al. Eur Heart J Cardiovasc Imaging. 2017 Oct 1;18(10):1073-89.

QUADRO 7 Situações clínicas em que o uso de imunossupressores deve ser considerado em pacientes com sarcoidose cardíaca
▪ BAV 2 Mobitz tipo 2° grau ou BAV total e evidências de inflamação miocárdica
▪ ESV frequentes ou TV sustentada ou não e evidência de inflamação miocárdica
▪ Disfunção VE e evidências de inflamação miocárdica

BAV: bloqueio atrioventricular total; TV: taquicardia ventricular; VE: ventrículo esquerdo.
Fonte: adaptado de Birnie et al. J Am Coll Cardiol. 2016;68:411-21.

Classificação, epidemiologia e características clínicas

Deve-se suspeitar de amiloidose sistêmica quando determinadas manifestações (macroglossia, hepatomegalia, proteinúria, IC, hipotensão ortostática, polineuropatia periférica, disautonomia ou má absorção) não são explicadas pela doença de base do paciente.

Classifica-se como amiloidose primária (AL) quando é devida à produção de proteína amiloide composta por imunoglobulinas de cadeia leve (kappa e lambda), monoclonais, sintetizadas em condições clínicas que apresentam discrasias plasmocitárias, como o mieloma múltiplo, a macroglobulinemia de Waldenström e o linfoma não Hodgkin. A AL é considerada 5-10 vezes menos frequente que o mieloma múltiplo, mas representa a amiloidose sistêmica mais comum nos países desenvolvidos. Acomete mais homens que mulheres, e a idade do diagnóstico é em torno dos 65 anos. Sintomas constitucionais, como fadiga e perda de peso, são frequentes. Há envolvimento renal em 70% dos casos, geralmente como proteinúria assintomática ou síndrome nefrótica. O envolvimento cardíaco é frequente, normalmente na forma de ICFEP, além de acometimentos variados no sistema de condução. Neuropatia periférica sensorial e motora, compressão do nervo mediano e síndrome do túnel do carpo, dismotilidade do tubo digestivo (alternância de diarreia e constipação intestinal) e hipotensão ortostática são as manifestações neurológicas mais frequentes. O acúmulo do material amiloide no fígado é frequente e cursa com hepatomegalia isolada ou associada à esplenomegalia, podendo apresentar padrão compatível com colestase. Infiltração muscular pode ocorrer, cursando com pseudo-hipertrofia, como na clássica macroglossia (vista em 10% dos pacientes). Também ocorre artropatia, em decorrência de depósitos nas articulações. A púrpura periorbitária ("sinal do guaxinim"), desencadeada pelas manobras de Valsalva, a despeito de ser um achado pouco frequente, é fortemente característica da forma AL.

A amiloidose AA pode ocorrer em qualquer idade, e sua manifestação clínica principal inicial é a proteinúria, associada ou não à disfunção renal. Representa a principal causa de síndrome nefrótica em pacientes com AR. O acometimento cardíaco é raro. A amiloidose Abeta$_2$M caracteriza-se pela deposição de beta$_2$-microglobulina, particularmente nos ossos, cartilagem articular, sinóvia, músculos e ligamentos, em pacientes renais crônicos submetidos à diálise. A prevalência elevada é proporcional ao tempo de diálise.

A amiloidose associada à transtirretina (ATTR) é a segunda forma com maior prevalência de acometimento cardíaco. A proteína precursora é sintetizada predominantemente no fígado e tem papel de transportadora de retinol e tiroxina. A ATTR existe nas formas hereditária (mutante – ATTRv) e selvagem ("*wild-type*" – ATTRwt, ou "senil").

As características clínicas da ATTR se assemelham àquelas da AL. No entanto, a existência de história familiar torna o diagnóstico de ATTR mais provável. Caracteristicamente, em cada família, a doença se inicia na mesma idade e os sintomas mais comuns compreendem neuropatia (periférica, sensitiva e motora, de membros inferiores e disautonomia, com sintomas gastrointestinais e hipotensão postural) e cardiomiopatia (IC e/ou arritmias e/ou distúrbios de condução). Opacidade do humor vítreo é patognomônica da ATTR. Transplante hepático pode remover a produção da variante TTR e retardar a progressão da doença. A sobrevida de pacientes não tratados é de 5 anos na forma senil e de 10 anos na forma hereditária.

Na forma *wild-type*, identifica-se depósito tecidual da TTR, sobretudo no miocárdio, observando-se um quadro clínico de IC. A associação com síndrome do túnel do carpo é descrita, enquanto o acometimento renal é raro. Observou-se em estudos com necrópsias que o depósito desse material amiloide no coração é um achado frequente, em especial nos pacientes previamente assintomáticos. Dados do grupo da Mayo Clinic indicam que a prevalência dessa forma entre os pacientes portadores de amiloi-

dose é de aproximadamente 8,5%, com idade média de 77 anos, sendo 82% do sexo masculino.

Estudos recentes sugerem que a cardiopatia amiloide ATTR é negligenciada como uma causa comum de doença cardiovascular em idosos, com relativa alta frequência em indivíduos diagnosticados com ICFEP, estenose aórtica de baixo fluxo e diferentes graus de hipertrofia miocárdica. Dados de necrópsias em adultos ≥ 80 anos mostraram que 25% deles têm significativos depósitos ATTR no miocárdio. Há relatos de diagnósticos de ATTRwt em pacientes desde os 47 anos. Com um método de imagem não invasivo conveniente e relativamente barato, a cintilografia óssea, tendo fortes evidências como acurada para o diagnóstico de cardiomiopatia ATTR, a condição certamente aumentará nos próximos anos.

A forma hereditária (vATTR) acomete pacientes em diferentes faixas etárias, mas predomina em uma idade média inferior à da forma selvagem. A codificação da TTR ocorre no cromossomo 18, e já foram identificadas mais de 70 mutações associadas a essa proteína. Substituições únicas representam a maioria das mutações na vATTR. A apresentação clínica é amplamente determinada pela mutação, abrangendo desde polineuropatia pura à coexistência de doença neurológica e cardíaca, até formas de cardiomiopatia isolada. Diante da suspeita de um quadro de ATTR, o sequenciamento dessa proteína, a partir de amostra de tecido ou sangue, deve ser realizado para o diagnóstico e identificação de uma possível mutação específica. Isso permite definir o curso prognóstico do paciente e orientar a investigação dos familiares. A mutação mais comum é a pontual troca da valina pela metionina na posição 30 (Val-30Met), que apresenta marcado envolvimento neurológico, aliado a acometimento cardíaco tardio e é relacionada à doença de Corino de Andrade. Também conhecida como doença dos pezinhos, cursa com polineuropatia periférica sensitivo-motora que se manifesta, especialmente, aos 20 anos de idade, caracterizando-se por parestesias, distúrbios motores e autonômicos, além de cursar com comprometimento cardíaco e renal na fase tardia da doença. A mutação da valina por isoleucina na posição 122 (Val122Ile) é mais observada em idosos e predomina no sexo masculino, apresentando, em 90% dos casos, manifestação clínica de uma cardiomiopatia.

O diagnóstico precoce da cardiomiopatia por ATTR é fundamental, já que o prognóstico piora rapidamente com a contínua deposição amiloide e subsequente avanço da disfunção orgânica. Entretanto, normalmente é tardio, em razão de desconhecimento, sua natureza multissistêmica e sobreposição de sintomas com outras doenças. Dessa forma, um elevado índice de suspeição é a chave para o diagnóstico acurado. Em uma enquete com pacientes europeus diagnosticados com cardiomiopatia ATTR, 17% de todos os respondedores relataram terem consultado 5 médicos diferentes antes de receberem o diagnóstico. Mais de 50% dos com vATTR e 39% dos wtATTR receberam um diagnóstico errado, sendo que 75% deles receberam tratamentos para essas condições. O diagnóstico mais frequentemente dado foi de cardiopatia hipertensiva. Típicos medicamentos para HAS e IC, como betabloqueadores, IECA e BRA, são ineficazes na cardiomiopatia amiloide, e drogas como a digoxina e os bloqueadores dos canais de cálcio são contraindicadas. Assim, é crucial que os médicos estejam atentos à ATTR e às possíveis pistas para o diagnóstico.

O Quadro 8 exemplifica critérios clínicos e de exames complementares para o diagnóstico de cardiomiopatia ATTR. As chamadas "bandeiras vermelhas" (*redflags*) ou pistas para possível cardiomiopatia ATTR são:

1. Redução do *strain* longitudinal, que poupa o ápice (*apical sparing*) ao ECO.
2. Discrepância entre a hipertrofia ventricular esquerda ao ECO e baixa voltagem do QRS ao ECG.
3. Bloqueio atrioventricular na presença de aumento da espessura da parede do VE.
4. Padrão ecocardiográfico de hipertrofia, associado a padrões infiltrativos, incluindo aumento da espessura das valvas atrioventriculares, septo interatrial e parede livre do VD.

QUADRO 8 Critérios clínicos e exames complementares na investigação de amiloidose cardíaca	
Categorias	**Critérios**
História Exame físico Medicamentos ECG ECO	• Idade de início da ICFEP > 60 anos • História familiar de IC inexplicada aos 60 anos • Polineuropatia periférica • Síndrome do túnel do carpo • Discrasia sanguínea • Hipotensão ortostática • Macroglossia • Lesão cutânea inexplicada • Intolerância a betabloqueadores • Intolerância a vasodilatadores • Dissociação entre baixa voltagem ao ECG com hipertrofia ao ECO • Fibrilação/*flutter* atrial • Bloqueio atrioventricular • Padrão de pseudoinfarto • Hipertrofia ventricular inexplicada • Aumento da espessura do septo interatrial • Aumento da granulação miocárdica • Aumento biatrial • Padrão restritivo de enchimento (relação E/A e E/E' aumentados) • Preservação do *strain* longitudinal • Derrame pericárdico

ECG: eletrocardiograma; ECO: ecodopplercardiograma; IC: insuficiência cardíaca; ICFEP: insuficiência cardíaca com fração de ejeção preservada.
Fonte: Mesquita et al. Amiloidose cardíaca e seu novo fenótipo clínico: insuficiência cardíaca com fração de ejeção preservada. Arq Bras Cardiol. 2017;109(1):71-80.

5. Marcante aumento do espaço extracelular, escurecimento precoce e rea lce tardio difuso à RM cardíaca.
6. Sintomas de polineuropatia ou disautonomia.
7. História de síndrome do túnel do carpo bilateral.
8. Leves elevações repetidas de troponina.

Diagnóstico

A suspeita clínica e os achados acima mencionados ao ECG, ECO e RM cardíaca devem acionar uma busca mais incisiva para a confirmação de amiloidose e definição do seu tipo. A cintilografia óssea com bifosfonatos (DPD: 2,3-dicarboxipropano-1,1-difosfonato ou pirofosfato) localiza depósitos amiloides de TTR no coração. A correlação entre a intensidade da captação do radiotraçador e a gravidade da doença cardíaca é determinada pelo escore de Perugini: grau 0, sem captação cardíaca; grau 1, captação cardíaca presente mas menos intensa que o sinal ósseo; grau 2, captação cardíaca com intensidade semelhante ou maior que a óssea; grau 3, captação cardíaca com atenuação ou ausência de captação óssea. A sensibilidade da cintilografia isoladamente é > 99%, e a especificidade, de 86%. Localização cardíaca do radiotraçador na cintilografia óssea pode ocorrer, também, em 30% dos pacientes com AL. Como a sobrevida de pacientes com AL não tratados pode ser menor que 6 meses e como existem tratamentos eficazes para tal forma, afastar essa doença deve ser uma prioridade. Isso pode ser feito medindo-se a relação das cadeias leves kappa:lambda com a eletroforese de proteínas no sangue e a imunofixação no sangue e na urina. A sensibilidade da combinação desses testes para identificar amiloidose AL é de 99%. Quando o escore de Perugini for 2 ou 3 e não houver detecção de proteína monoclonal ou de relação anormal nas cadeias leves livres, a especificidade da cintilografia óssea para cardiomiopatia ATTR é de 100%, não havendo necessidade de confirmação histológica. Por outro lado, quando se encontra proteína monoclonal ou o grau de Perugini é 1, confirmação histológica e tipagem da amiloide são requeridas. Se o grau é 0, a RM cardíaca deve ser revista quando se encontra proteína monoclonal, e amiloidose cardíaca será improvável se nenhuma proteína monoclonal for detectada.

Tradicionalmente, o diagnóstico definitivo de amiloidose é obtido com a biópsia tecidual, pela típica coloração do vermelho Congo, que mostra a patognomônica birrefringência verde dos depósitos amiloides quando vista à luz polarizante. O padrão-ouro seria a BEM, mas, por requerer *expertise* e trazer riscos, biópsias extracardíacas, como aspirado da gordura abdominal, podem ajudar. Entretanto, há altas taxas de falso-negativo na ATTR. Uma vez que não é possível distinguir entre a forma vATTR e a wtATTR, o sequenciamento genético é recomendado. A Figura 5 mostra um algoritmo para o diagnóstico da amiloidose cardíaca.

CAPÍTULO 85 ■ O CORAÇÃO NAS DOENÇAS SISTÊMICAS 823

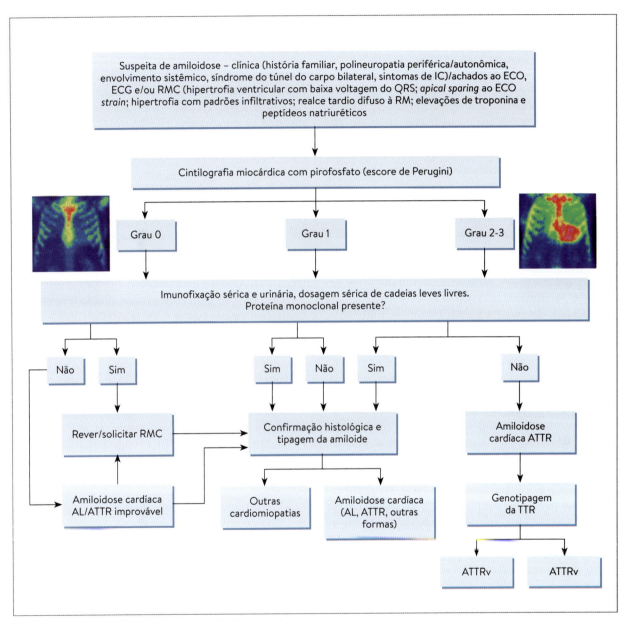

FIGURA 5 Algoritmo diagnóstico para amiloidose cardíaca.

ATTR: amiloidose associada à transtirretina; ECG: eletrocardiograma; ECO: ecocardiograma; IC: insuficiência cardíaca; RMC: ressonância magnética cardíaca.

Fonte: Vergaro et al. Keys to early diagnosis of cardiac amyloidosis: red flags from clinical, laboratory and imaging findings. Eur J Prev Cardiol. 2019;2047487319877708.

Tratamento

De forma geral, o tratamento consiste em duas abordagens: controle das complicações relacionadas ao coração pelo depósito amiloide e tratamento da doença de base para prevenir novas formações amiloides. O tratamento da amiloidose cardíaca tem como objetivo melhorar os sinais e sintomas da IC. O emprego de diuréticos em baixa dose melhora os sintomas relacionados à congestão, enquanto a combinação de betabloqueadores e IECA/BRA parece não ter eficácia na amiloidose. O emprego de digoxina não apresenta benefícios nesse grupo de pacientes, visto que o miocárdio em disfunção pelo material amiloide está mais suscetível aos efeitos tóxicos, predispondo à ocorrência de arritmias. Pacientes que desenvolvem fibrilação atrial devem ser anticoagulados. Indivíduos que apresentam bloqueios atrioventriculares avançados devem ser submetidos ao implante de marca-passo. Já o uso de cardiodesfibriladores implantáveis não está bem estabelecido. Na forma AL o transplante cardíaco pode ser indicado, mas há o risco de recorrência da doença no enxerto. Como o fígado produz a maior parte da TTR, o transplante hepático, especialmente se combinado ao cardíaco, é uma possibilidade de cura para esses pacientes. Entretanto, muito poucos conseguem.

A amiloidose da forma AL é, frequentemente, resultado de um aumento clonal dos plasmócitos na medula óssea, e dessa forma a terapia com quimioterápicos citotóxicos pode ser eficaz. A atuação do hematologista é fundamental. Pacientes que apresentam resposta hematológica ao tratamento têm melhora sintomática e dos biomarcadores cardíacos, podendo cursar com regressão do depósito amiloide, o que já é evidente logo nos primeiros 3 meses. O uso da melfalana associado à prednisona ou dexametasona (MelDex), em pacientes inelegíveis para transplante autólogo de medula óssea (melhor tratamento), apresenta resposta em torno de 70%, sendo pior nos casos com envolvimento cardíaco avançado. A doxiciclina é inibidor da matriz de metaloproteinase. Quando o coração é infiltrado por amiloide, pode ocorrer ruptura da homeostase da matriz, com espessamento miocárdico. A inibição da via da matriz de metaloproteinase pode reduzir a toxicidade das cadeias leves ao coração.

Para a ATTR, novos tratamentos que retardam ou interrompem a progressão da doença já estão disponíveis. O tafamidis é um estabilizador tetrâmero que se liga com alta afinidade e seletividade ao sítio tiroxina da TTR, retardando a dissociação dos tetrâmeros de TTR em monômeros e prevenindo a agregação de fibrilas amiloides. Ele inibe a amiloidogênese TTR não mutante de uma forma dose-dependente e estabiliza as duas mutações clinicamente mais significativas (V30M e V122Ile), com eficácia semelhante. Um estudo fase III de 441 pacientes com wtATTR e vATTR testou o tafamidis (20 mg ou 80 mg) contra placebo. O braço agrupado do tafamidis mostrou redução da mortalidade por todas as causas e hospitalização cardiovascular. Ele foi bem tolerado e associado também à melhora no teste de caminhada de 6 minutos e na qualidade de vida. Foi a primeira droga aprovada para o tratamento da cardiopatia tanto da ATTRwt quanto da forma mutante, em maio de 2019. O estabilizador seletivo da TTR AG-10 é uma molécula sintética que se liga à TTR que se liga à wtTTR com maior afinidade que o tafamidis. Em um estudo fase II ele se mostrou bem tolerado e induziu uma quase completa estabilização da TTR. Há um estudo fase III, em andamento, randomizado e placebo-controlado, prospectivo, testando a droga em pacientes com cardiomiopatia por ATTR sintomática, por 30 meses, com resultados esperados para 2023.

O patisiran é um RNA interferente de segunda geração que bloqueia a expressão tanto da wtTTR quanto vTTR. Em um estudo fase III, em uma população pré-especificada de cardiopatas, reduziu níveis de NT-proBNP e hipertrofia do VE, melhorou o *strain* longitudinal global e aumentou o débito cardíaco.

O inotersen é um oligodeoxinucleotídeo de segunda geração que reduz a produção hepática tanto da vTTR quanto da wtTTR. O medicamento também melhorou a neuropatia e a qualidade de vida na população geral e no subgrupo com cardiopatia.

O QUE AS DIRETRIZES RECOMENDAM

- Mishra PK, Adameova A, Hill JA, Baines CP, Kang PM, Downey JM, et al. Guidelines for evaluating myocardial cell death. Am J Physiol Heart Circ Physiol. 2019;317(5):H891-H922.

- Slart RHJA, Glaudemans AWJM, Lancellotti P, Hyafil F, Blankstein R, Schwartz RG, et al. A joint procedural position statement on imaging in cardiac sarcoidosis: from the Cardiovascular and Inflammation & Infection Committees of the European Association of Nuclear Medicine, the European Association of Cardiovascular Imaging, and The American Society of Nuclear Cardiology. Eur Heart J Cardiovasc Imaging. 2017;18(10):1073-89.

SUGESTÕES DE LEITURA

1. Falk RH, Hershberger RE. The dilated, restrictive and infiltrative cardiomyopathies. In: Zipes DP, Libby P, Bonow RO, Mann DL, Tomaselli GF (eds.). Braunwald's heart disease: a textbook of cardiovascular medicine single volume. 11.ed. Philadelphia: Elsevier; 2019. p.1580-601.
2. Hochberg MC. Updating the American College of Rheumatology revised criteria for the classification of systemic lupus erythematosus. Arthritis Rheum. 1997;40(9):1725.
3. Lanna CCD, Ferreira GA, Telles RW. Lúpus eritematoso sistêmico. In: Carvalho MAP, Lanna CCD, Bertolo MB, Ferreira GA (eds.). Reumatologia: diagnóstico e tratamento. 5.ed. Rio de Janeiro: Guanabara Koogan; 2019. p.398-438.
4. Mason JC. Rheumatic diseases and the cardiovascular system. In: Zipes DP, Libby P, Bonow RO, Mann DL, Tomaselli GF (eds.). Braunwald's heart disease: a textbook of cardiovascular medicine single volume. 11.ed. Philadelphia: Elsevier; 2019. p.1847-65.
5. Petri M, Orbai AM, Alarcón GS, Gordon C, Merrill JT, Fortin PR, et al. Derivation and validation of the Systemic Lupus International Collaborating Clinics classification criteria for systemic lupus erythematosus. Arthritis Rheum. 2012;64(8):2677-86.
6. Pinto MRC, Bertolo MB, Kakehasi AM, Carvalho MAP. Artrite reumatoide. In: Carvalho MAP, Lanna CCD, Bertolo MB, Ferreira GA (eds.). Reumatologia: diagnóstico e tratamento. 5.ed. Rio de Janeiro: Guanabara Koogan; 2019. p.327-58.
7. Vergaro G, Aimo A, Barison A, Genovesi D, Buda G, Passino C, et al. Keys to early diagnosis of cardiac amyloidosis: red flags from clinical, laboratory and imaging findings. Eur J Prev Cardiol. 2020;27(17):1806-15.

NOTA DOS EDITORES

Este capítulo possui referências bibliográficas adicionais, recomendadas pelos autores, na plataforma digital complementar do livro. Por motivos de compactação, somente algumas delas estão aqui contempladas. Utilize o QR code abaixo para ter acesso a esse conteúdo:

86
Prevenção da cardiotoxicidade dos quimioterápicos

Isabela Bispo Santos da Silva Costa
Stephanie Itala Rizk
Roberto Kalil Filho
Ludhmila Abrahão Hajjar

DESTAQUES

- A lesão ao sistema cardiovascular é denominada cardiotoxicidade e clinicamente pode se manifestar por: insuficiência cardíaca, hipertensão arterial, doença coronariana, arritmia cardíaca, tromboembolismo venoso e arterial, hipertensão pulmonar, doenças do pericárdio e doença valvar.

- Prevenir o dano ao sistema cardiovascular é um objetivo que deve ser sempre buscado por todo cardiologista diante do paciente com câncer submetido à terapia oncológica. Didaticamente, a prevenção é classificada em primordial, primária e secundária.

- Todo paciente que iniciará terapia com potencial cardiotóxico deve ter seus fatores de risco avaliados e controlados.

- A cardiotoxicidade clínica manifesta é definida pela queda da fração de ejeção do ventrículo esquerdo de pelo menos mais de 10 pontos percentuais em relação à fração de ejeção inicial e valor final menor que 50%.

- A incidência de eventos tromboembólicos em pacientes com câncer é elevada, sendo importante causa de morbidade e mortalidade nesses pacientes.

INTRODUÇÃO

Nas últimas décadas, a terapia oncológica vem mudando substancialmente, resultando em um aumento expressivo na sobrevida dos pacientes com câncer. Inúmeros tratamentos foram desenvolvidos e permitiram a cura para muitos pacientes. Entretanto, dentre os principais efeitos adversos dessas terapias destacam-se a lesão ao sistema cardiovascular. Estas são causas frequentes de interrupção do tratamento oncológico e ocorrência de eventos cardiovasculares maiores, como morte cardiovascular. As doenças cardiovasculares (DCV) são a principal causa de mortalidade não oncológica nos sobreviventes de câncer.

A lesão ao sistema cardiovascular é denominada cardiotoxicidade e clinicamente pode se manifestar por: insuficiência cardíaca (IC), hipertensão arterial (HAS), doença coronariana (DAC), arritmia cardíaca, tromboembolismo venoso e arterial, hipertensão pulmonar, doenças do pericárdio e doença valvar. Os agentes quimioterápicos, a radioterapia mediastinal e a imunoterapia apresentam efeitos colaterais diversos ao sistema cardiovascular. A Figura 1 sumariza os tipos de cardiotoxicidade associados às principais terapias oncológicas.

Prevenir o dano ao sistema cardiovascular é um objetivo que deve ser sempre buscado por todo cardiologista diante do paciente com câncer submetido a terapia oncológica. Didaticamente, a prevenção é classificada em primordial, primária e secundária (Quadro 1). A prevenção primordial deve ser realizada antes mesmo que a terapia oncológica seja instituída, em todos os pacientes e mantida durante todo o período de acompanhamento.

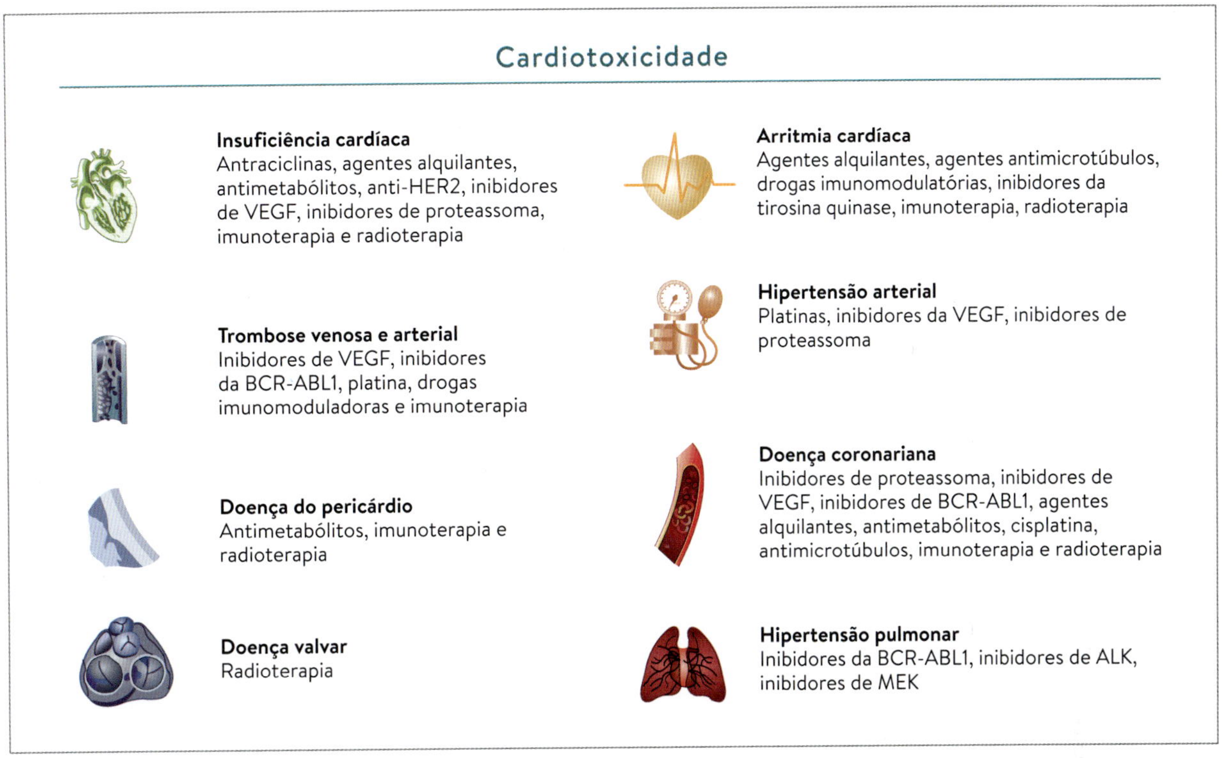

Cardiotoxicidade

Insuficiência cardíaca
Antraciclinas, agentes alquilantes, antimetabólitos, anti-HER2, inibidores de VEGF, inibidores de proteassoma, imunoterapia e radioterapia

Arritmia cardíaca
Agentes alquilantes, agentes antimicrotúbulos, drogas imunomodulatórias, inibidores da tirosina quinase, imunoterapia, radioterapia

Trombose venosa e arterial
Inibidores de VEGF, inibidores da BCR-ABL1, platina, drogas imunomoduladoras e imunoterapia

Hipertensão arterial
Platinas, inibidores da VEGF, inibidores de proteassoma

Doença do pericárdio
Antimetabólitos, imunoterapia e radioterapia

Doença coronariana
Inibidores de proteassoma, inibidores de VEGF, inibidores de BCR-ABL1, agentes alquilantes, antimetabólitos, cisplatina, antimicrotúbulos, imunoterapia e radioterapia

Doença valvar
Radioterapia

Hipertensão pulmonar
Inibidores da BCR-ABL1, inibidores de ALK, inibidores de MEK

FIGURA 1 Tipos de cardiotoxicidade e terapia oncológica relacionada.

QUADRO 1 Prevenção de cardiotoxicidade

Primordial	Primária	Secundária
■ Antes do início da terapia oncológica ■ Identificação e controle de fatores de risco cardiovasculares ■ Estímulo à prática de exercício físico	■ Durante terapia oncológica ■ Monitoramento de cardiotoxicidade ■ Diagnóstico precoce – biomarcadores e imagem cardíaca	■ Presença de lesões subclínicas ■ Intervenção precoce ■ Evitar progressão de lesão ao sistema cardiovascular

É fundamental avaliar o paciente, identificar e controlar adequadamente os fatores de risco CV, interagir com o oncologista, compreender o prognóstico oncológico e estimular a prática de exercício físico.

A prevenção primária é o monitoramento durante o tratamento oncológico objetivando a identificação precoce do dano cardiovascular. O acompanhamento de cada paciente deve levar em consideração o tratamento instituído e a intenção curativa ou paliativa da intervenção. A prevenção secundária busca o tratamento do dano cardiovascular inicial de modo a evitar a progressão para quadros clinicamente descompensados e a ocorrência de eventos cardiovasculares maiores, como síndrome coronariana aguda, IC refratária e/ou morte cardiovascular.

FATORES DE RISCO CARDIOVASCULAR

Os fatores de risco clássicos para o desenvolvimento de DCV são comuns nos pacientes com câncer, como HAS, diabete (DM), dislipidemia (DLP), obesidade, sedentarismo e tabagismo. Todo paciente que irá iniciar terapia com potencial cardiotóxico deve ter seus fatores de risco avaliados e controlados. Os pacientes devem ser estimulados a manter um estilo de vida saudável, com dieta com redução de sódio e gordura, evitar alimentos processados ou ultraprocessados, cessar tabagismo e praticar exercício físico. A Tabela 1 resume as principais recomendações para os pacientes com câncer.

O controle da HAS ganha importância quando os pacientes são submetidos a tratamento com inibidores da tirosina quinase anti-VEGF (sigla do inglês, *vascular endothelial growth factor*), como sunitinibe, sorafenibe, pazopanibe e axitinibe. Esses fármacos causam aumento da resistência vascular sistêmica e elevam a pressão arterial. Aproximadamente 60% dos pacientes que não faziam uso de nenhum anti-hipertensivo antes do início dessa terapia passam a fazê-lo já nos primeiros ciclos. Entre os pacientes hipertensos prévios, 80% necessitam de ajuste de dose de medicação e/ou associação de outros anti-hipertensivos. A elevação da pressão arterial acontece de modo mais acentuado nos primeiros ciclos de tratamento, sendo importante sua aferição nesses momentos para evitar interrupções desnecessárias da quimioterapia. A meta de

SEÇÃO XV ■ DOENÇAS SISTÊMICAS E ONCOLÓGICAS E O CORAÇÃO

TABELA 1 Metas terapêuticas para controle adequado de fatores de risco cardiovasculares

	Metas		Recomendações
	Categorias	**Valores**	
Pressão arterial	HAS estágios 1 e 2, com risco CV baixo e moderado e HAS estágio 3	< 140/90 mmHg	IA
	HAS estágios 1 e 2, com alto risco CV	< 130/80 mmHg*	IA**
Colesterol***	Colesterol total	< 190 mg/dL	IA
	HDL-C	> 40 mg/dL	IA
	Triglicérides	< 150 mg/dL	IA
	LDL-C risco baixo	< 130 mg/dL	IA
	LDL-C risco intermediário	< 100 mg/dL	IA
	LDL-C risco alto	< 70 mg/dL	IA
	LDL-C risco muito alto	< 50 mg/dL	IB
	Não HDL-C baixo	< 160 mg/dL	IA
	Não HDL-C intermediário	< 130 mg/dL	IA
	Não HDL-C alto	< 100 mg/dL	IA
	Não HDL-C muito alto	< 80 mg/dL	IB
Diabetes	HBA1c	< 7%	–

CV: cardiovascular; HAS: hipertensão arterial; LDL-C: LDL-colesterol; HDL-C: HDL-colesterol.
* Para pacientes com doenças coronarianas, a PA não deve ficar < 120/70 mmHg, particularmente com a diastólica abaixo de 60 mmHg pelo risco de hipoperfusão coronariana, lesão miocárdica e eventos cardiovasculares.
** Para diabéticos, a classe de recomendação é IIB, nível de evidência B.
*** Valores em jejum.
Fonte: adaptado de Faludi et al., 2017; Malachias et al., 2016; Sociedade Brasileira de Diabetes, 2019.

controle da pressão arterial deve seguir as recomendações atuais das diretrizes de HAS vigentes.

O controle metabólico com enfoque em controle glicêmico, níveis adequados de colesterol e perda ponderal deve ser priorizado nos pacientes que serão submetidos a terapias associados com aterosclerose acelerada, como ITQ anti-BCR-ABL1 (nilotine, ponatinibe), hormonioterapia e radioterapia mediastinal. As metas terapêuticas desses pacientes devem ser corretamente avaliadas. Na prática clínica, utilizam-se o escore de risco global e o escore americano *ASCVD Risk* para classificar o paciente quanto ao risco de apresentar eventos cardiovasculares maiores, com reavaliação periódica desses pacientes.

O exercício físico pode ser prescrito nas diversas fases do tratamento oncológico, desde o diagnóstico, durante a quimioterapia, após a identificação de fatores de risco cardiovasculares ou DCV subclínica ou mesmo após a ocorrência de algum desfecho cardiovascular. O exercício regular está associado com menor risco de desenvolvimento de vários tipos de câncer e com menores taxas de recorrência tumoral e morte nos sobreviventes, particularmente dos cânceres de mama, colo e reto. Deve ser estimulado e orientado em cada visita médica.

As recomendações da atividade física são:

■ Fazer pelo menos 30 minutos de atividade física vigorosa na maioria dos dias da semana ou 40 minutos de exercícios menos intensos.

■ Pacientes com tendência a obesidade ou com perfil familiar devem fazer 45-60 minutos de atividade física de intensidade moderada por dia; os que foram obesos e perderam peso devem fazer 60-90 minutos para evitar recuperar o peso perdido.

DISFUNÇÃO VENTRICULAR

A disfunção ventricular é complicação frequente em pacientes tratados com antraciclinas (doxorrubicina, daunorrubicina), inibidores do HER2 (trastuzumabe, pertuzumabe), inibidores do VEGF (bevacizumabe), agentes alquilantes (ciclofosfamida) inibidores proteassoma (bortezomibe e carfilzomibe) e imunoterapia. Os pacientes que serão submetidos a essas terapias devem passar por avaliação cardíaca antes do início do tratamento e reavaliação caso apresentem sintomas clínicos sugestivos de insuficiência cardíaca. O rastreio de cardiotoxicidade visando a diagnóstico precoce e tratamento adequado durante e após o tratamento quimioterápico é recomendado para pacientes em uso de antraciclinas e trastuzumabe.

Antraciclina

As antraciclinas são rotineiramente utilizadas em pacientes com câncer de mama, leucemias, linfomas e sarcoma. A incidência de cardiotoxicidade relacionada às antraciclinas é variável na literatura, de acordo com a dose de antraciclina utilizada. A cardiotoxicidade clínica manifesta é definida pela queda da fração de ejeção do ventrículo esquerdo de pelo menos mais de 10 pontos percentuais em relação à fração de ejeção inicial e valor final menor que 50%. A cardiotoxicidade é considerada subclínica quando não há a queda significativa da fração de ejeção do ventrículo esquerdo e os pacientes estão assintomáticos, mas há elevação de biomarcadores cardíacos ou redução da deformação miocárdica medida pelo *strain* longitudinal global na ecocardiografia transtorácica.

Estudos recentes estimam uma incidência de cardiotoxicidade subclínica que varia de 11,6-24,2% e clinicamente manifesta de 3,2-9,3% no acompanhamento. A mediana do tempo decorrido entre o final da quimioterapia e o desenvolvimento de cardiotoxicidade é de 3,5 meses, sendo que em 98% dos casos a cardiotoxicidade ocorreu no primeiro ano do acompanhamento. Os fatores de risco para desenvolvimento de cardiotoxicidade por antraciclina são:

- Extremos de idade (< 18 anos e > 65 anos).
- Sexo feminino.
- Presença de fatores de risco CV.
- Uso concomitante de outras medicações com potencial cardiotóxico (ciclofosfamida, radioterapia mediastinal).
- DCV prévia, fração de ejeção ventricular limítrofe.
- Dose de antraciclina > 250 mg/mg^2.

Nos pacientes de alto risco, recomenda-se a avaliação da função ventricular a cada 3-6 meses e a individualização da dosagem de biomarcadores (troponina e NT-pro-BNP). As medidas de prevenção primária que podem ser consideradas para pacientes submetidas a tratamento com antraciclinas, conforme discussão com a equipe assistente da onco-hematologia, são estas:

- Utilizar doses menores de antraciclinas.
- Optar por derivado menos cardiotóxico (p. ex., epirrubicina, idarrubicina).
- Escolher infusão contínua ao invés de infusão *in bolus*.
- Utilizar antraciclina lipossomal.
- Espaçar a administração de drogas com potencial cardiotóxico.

O uso de dexrazoxano pode ser considerado nos pacientes tratados com antraciclinas. Em metanálise com 2.177 pacientes com câncer de mama tratados com antraciclinas, o uso de dexrazoxano reduziu o risco de insuficiência cardíaca (RR 0,19; IC 95% 0,09-0,40) e de eventos cardíacos adversos (RR 0,36; IC 95% 0,27-0,49). A resposta oncológica, sobrevida e progressão de doença oncológica não foram afetadas pelo uso dessa medicação. As diretrizes atuais recomendam o uso dessa medicação em pacientes com câncer metastático que têm programação de uso de antraciclinas de > 300 mg/m^2, pacientes com sarcoma e população pediátrica. A grande limitação do uso de dexrazoxano é o custo elevado e a baixa disponibilidade.

Inibidores de enzima de conversão da angiotensina (IECA), bloqueadores de receptores da angiotensina 2 (BRA) e betabloqueadores ou diurético antagonista da aldosterona foram testados no cenário de prevenção primária de cardiotoxicidade, mas os estudos mostraram apenas resultados discretos (Tabela 2). O uso dessas medicações é recomendado como profilaxia secundária, naqueles que já apresentam lesão subclínica para evitar progressão para IC

TABELA 2 Resumo dos principais estudos clínicos randomizados que avaliaram a inibição neuro-hormonal na prevenção de cardiotoxicidade por antraciclinas e trastuzumabe					
Estudo	Medicamento/ intervenção	Amostra	Quimioterápico	FEVE (%) basal Controle/ intervenção	FEVE (%) Final do tratamento Controle/ intervenção
Akpek et al. (2015)	Espironalactona	83	Adriamicina e epirrubicina	67,7 ± 6,3/ 67,0 ± 6,1	53,6 ± 6,8/ 65,7 ± 7,4
Avila et al. (2018)	Carvedilol	192	Doxorrubicina	65,2 ± 3,6/ 64,8 ± 4,7	63,9 ± 5,2/ 63,9 ± 3,8
Bosch et al. (2013)	Enalapril e carvedilol	90	Doxorrubicina, epirrubicina, daunorrubicina	62,6 ± 5,4/ 61,7 ± 5,1	59,3 ± 1,65/ 61,5 ± 4,9
Boekhout et al. (2016)	Candesartana	206	Trastuzumabe	61 ± 6,6/ 60 ± 6,6	59 ± 10,3/ 59 ± 5,9
Cadeddu et al. (2010)	Telmisartana	49	Epirrubicina	66 ± 5,0/ 66 ± 7,0	67 ± 6,0/ 68 ± 6,0

(continua)

SEÇÃO XV ▪ DOENÇAS SISTÊMICAS E ONCOLÓGICAS E O CORAÇÃO

TABELA 2 Resumo dos principais estudos clínicos randomizados que avaliaram a inibição neuro-hormonal na prevenção de cardiotoxicidade por antraciclinas e trastuzumabe (*continuação*)

Estudo	Medicamento Intervenção	Amostra	Quimioterápico	FEVE (%) basal Controle/ intervenção	FEVE (%) Final tratamento Controle/ intervenção
Cardinale et al. (2006)	Enalapril	114	Daunorrubicina, idarrubicina, epirrubicina	62,8 ± 3,4/ 61,9 ± 2,9	48,3 ± 9,3/ 62,4 ± 3,5
Elitok et al. (2014)	Carvedilol	80	Doxorrubicina	65 ± 4,5/ 66 ± 6,1	63,3 ± 4.8/ 64,1 ± 5,1
Georgakopoulos et al. (2010)	Metoprolol ou enalapril	125	Doxorrubicina	67,6 ± 7,1/ 67,7 ± 5,0/ 65,2 ±7,1	66,6 ± 6,7/ 63,3 ± 7,4/ 63,9 ± 7,5
Gulati et al. (2016)	Candesartana e metoprolol vs. candesartana vs. metoprolol	126	Epirrubicina	62,8 ± 4,1/62,1 ± 5,0/ 62,5 ± 5,3/63,2 ± 4,4	61 ± 1,8/ 61,4 ± 1,8/ 61 ± 1,8/ 60,6 ± 1,8
Janbabai et al. (2017)	Enalapril	69	Doxorrubicina	59,6 ± 5,7/ 59,4 ± 7,0	46,3 ± 7,0/ 59,9 ± 7,8
Jhorawat et al. (2016)	Carvedilol	54	Adriamicina	67,6 ± 6,0/ 63,2 ± 7,2	60,8 ± 11,3/ 63,9 ± 8,6
Kaya et al. (2013)	Nebivolol	45	Epirrubicina Adriamicina	66,6 ± 5,5/65,6 ± 4,8	57,5 ± 5,6/ 63,8 ± 3,9
Kalay et al. (2006)	Carvedilol	50	Epirrubicina Adriamicina	69,7 ± 7,3/ 70,6 + 8,0	52,3 ± 5,0/ 69,7 ± 5,0
Pituskin et al. (2017)	Perindopril ou bisoprolol	94	Trastuzumabe	61 ±5,0/ 62 ± 5,0/ 62 ± 5,0	56 ± 4,0/ 59 ± 6,0/ 61± 4,0
Salehi et al. (2011)	Carvedilol	44	Doxorrubicina Epirrubicina	58,6 ± 3,6/ 61 ± 7,1	53,9 ± 3,8/ 56,8 ± 6,2
Nabati et al. (2017)	Carvedilol	91	Doxorrubicina	61,1 ± 5,0/ 58,7 ± 4,7	51,7 ± 6,0/ 57,4 ± 7,5
Guglin et al. (2019)	Carvedilol ou lisinopril	468	Trastuzumabe	62,2 ± 6,1/ 62,5 ± 6,6/ 63 ± 6,2	59,5 ± 0,7/ 59,3 ± 0,7/ 60,7 ± 0,7

FEVE: fração de ejeção do ventrículo esquerdo.
Fonte: adaptada de Vaduganathan et al., 2019.

clinicamente manifesta. A introdução precoce dessas medicações está associada à recuperação do dano miocárdico.

Trastuzumabe

O trastuzumabe revolucionou o tratamento dos pacientes com câncer de mama. A incidência de cardiotoxicidade por esses fármacos varia de 1-20% nos estudos. A cardiotoxicidade por trastuzumabe ocorre potencialmente com a interrupção da medicação e início de terapia para insuficiência cardíaca. Entretanto, a interrupção deve ser evitada e a reexposição pode ser considerada, uma vez que a suspensão do tratamento está associada a piores desfechos oncológicos. Os principais fatores de risco para ocorrência de cardiotoxicidade secundária ao uso de tras-

tuzumabe são: 1) uso prévio de antraciclinas e ciclofosfamida, 2) exposição prévia da radiação, 3) extremos de idade (< 18 anos e > 50 anos), 4) presença de cardiomiopatias prévias, 5) índice de massa corpórea acima (IMC) de > 30 kg/m²); 6) presença de fatores de risco para DCV (HAS, tabagismo, obesidade, DM).

As diretrizes atuais ainda recomendam a avaliação da função ventricular a cada 3 meses durante do trastuzumabe, especialmente em pacientes que foram expostos a antraciclinas previamente. Não há recomendação formal do uso de biomarcadores no cenário de detecção precoce nos pacientes em uso de trastuzumabe. IECA, BRA e betabloqueadores também foram testados na prevenção primária de cardiotoxicidade por trastuzumabe, entretanto os resultados foram discordantes na literatura (Tabela 2).

Assim como na antraciclinas, o uso dessa medicação está recomendado para prevenção secundária, objetivando recuperação da fração de ejeção do ventrículo esquerdo (FEVE) e evitar progressão da IC.

EVENTOS TROMBOEMBÓLICOS

A incidência de eventos tromboembólicos em pacientes com câncer é elevada, sendo importante causa de morbidade e mortalidade nesses pacientes. Alguns quimioterápicos potencializam o risco, tais como: inibidores VEGF (bevacizumabe e sunitinibe), inibidores BCR-ABL1 (dasatinibe, ponatinibe e nilotinibe), cisplatina, drogas imunomoduladoras (talidomida) e imunoterapia.

Na prática clínica, são utilizados escores como escore de Khorana (Tabela 3) e escore CAT (*Cancer associated thromboelism*) para estimar o risco de fenômenos tromboembólicos (TEV) em pacientes ambulatoriais com câncer. Pacientes com risco elevado de TEV podem se beneficiar de terapia medicamentosa profilática, podendo ser utilizada nesse cenário a heparina de baixo peso molecular ou anticoagulantes orais diretos (DOAC). Os DOAC testados para profilaxia de TEV foram a apixabana e a rivarobaxana, e essas drogas podem ser utilizadas em pacientes com câncer desde que não haja contraindicação e que sejam avaliadas interações medicamentosas com a terapia oncológica.

DOENÇA CORONARIANA

A DAC é outra complicação frequente nos pacientes com câncer submetidos a terapia oncológica. Diversas terapias podem predispor DAC no paciente com câncer, destacando-se: inibidores de proteassoma (bortezomibe e carfilzomibe), inibidores de VEGF (bevacizumabe e sunitibe), inibidores BCR-ABL1 (nilotinibe e ponatinibe), agentes alquilantes (ciclofosfomida e melfalana), antimetabólitos (5-fluoracil e capecitabina), cisplatina, antimicrotúbulos (paclitaxel), imunoterapia e radioterapia.

As medidas de prevenção são basicamente controle dos fatores de risco cardiovasculares e tratamento medicamentoso nos pacientes com DAC, conforme diretrizes

TABELA 3 Escore de Khorana	
Característica dos pacientes	**Escore de risco**
Sítio primário do câncer	
Muito alto risco (estômago e pâncreas)	2
Alto risco (pulmonar, linfoma, ginecológico, testicular)	1
Contagem de plaquetas pré-quimioterapia ≥ 350 x 10^9/L	1
Hemoglobina < 10 g/dL	1
Contagem de leucócitos pré-quimioterapia ≥ 11 x 10^9/L	1
Índice de massa corpórea (IMC) 35 kg/m^2	1
Escore total	**Risco de tromboembolismo sintomático**
0	Baixo (0,8-3%)
1-2	Intermediário (1,8-8,4%)
3 ou mais	Alto (7,1-41%)

vigentes. O uso de ácido acetilsalicílico é recomendado como prevenção secundária naqueles pacientes com eventos cardiovasculares prévios. A terapia com estatina é indicada para pacientes com DLP de acordo com risco cardiovascular e paciente com DAC documentada.

Pacientes tratados com 5-FU ou capecitabina apresentam incidência de cardiotoxicidade que varia entre 1-19%, sendo o principal mecanismo descrito o espasmo coronariano. Não há indicação de profilaxia primária para pacientes em uso dessas medicações. Caso o paciente desenvolva quadro de SCA, a abordagem normalmente deve incluir a avaliação coronariana. Nas SCA de baixo a moderado risco, pode-se considerar a angiotomografia de artérias coronárias ou testes funcionais; nas SCA de alto risco, deve-se realizar a estratificação invasiva. A reexposição após episódio de vasoespasmo deve ser reservada para casos em que não haja alternativa terapêutica. O tratamento profilático com nitratos e/ou bloqueadores de canal de cálcio pode ser considerado no cenário de profilaxia secundária (na reexposição), mas ainda com pouca evidência na literatura de resultados satisfatórios.

O QUE AS DIRETRIZES RECOMENDAM

- Faludi AA, Izar MCO, Saraiva JFK, Chacra APM, Bianco HT, Afiune A Neto, et al. Atualização da Diretriz Brasileira de Dislipidemias e Prevenção da Aterosclerose – 2017. Arq Bras Cardiol. 2017;109(2 Supl 1):1-76.

- Hajjar LA, Costa IBSS, Lopes MACQ, Hoff PMG, Diz MDPE, Fonseca SMR, et al. Diretriz Brasileira de Cardio-oncologia – 2020. Arq Bras Cardiol. 2020;115(5):1006-43.

- Kalil Filho R, Hajjar LA, Bacal F, Hoff PM, Diz M del P, Galas FRBG, et al. I Diretriz Brasileira de Cardio-Oncologia da Sociedade Brasileira de Cardiologia. Arq Bras Cardiol. 2011;96(2 supl.1):1-52.
Veja a seguir Ⓐ

- Malachias MVB, Plavnik FL, Machado CA, Malta D, Scala LCN, Fuchs S. 7ª Diretriz Brasileira de Hipertensão Arterial. Arq Bras Cardiol. 2016;107(3 Suppl 3):1-6.

- Sociedade Brasileira de Diabetes (SBD). Diretrizes da Sociedade Brasileira de Diabetes (2019-2020). São Paulo: Clannad, 2019.

- Zamorano JL, Lancellotti P, Rodriguez Munoz D, Aboyans V, Asteggiano R, Galderisi M, et al. 2016 ESC position paper on cancer treatments and cardiovascular toxicity developed under the auspices of the ESC Committee for Practice Guidelines: the task force for cancer treatments and cardiovascular toxicity of the European Society of Cardiology (ESC). Eur Heart J. 2016;37(36):2768-801.

MONITORAMENTO DE PACIENTES EM USO DE ANTRACICLINA

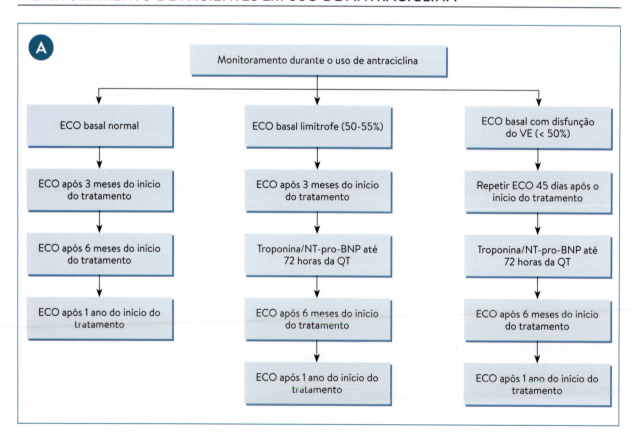

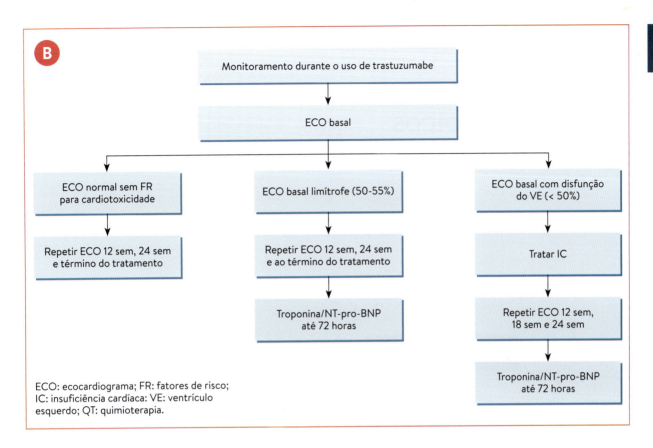

SUGESTÕES DE LEITURA

1. Avila MS, Ayub-Ferreira SM, de Barros Wanderley MR Jr., das Dores Cruz F, Gonçalves Brandão SM, Rigaud VOC, et al. Carvedilol for prevention of chemotherapy-related cardiotoxicity: the CECCY Trial. J Am Coll Cardiol. 2018;71(20):2281-90.
2. Costa IBS, Bittar CS, Fonseca SMR, Silva CMPD, Rehder MHHS, Rizk SI, et al. Brazilian cardio-oncology: the 10-year experience of the Instituto do Cancer do Estado de Sao Paulo. BMC Cardiovasc Disord. 2020;20(1):206.
3. Macedo AVS, Hajjar LA, Lyon AR, Nascimento BR, Putzu A, Rossi L, et al. Efficacy of dexrazoxane in preventing anthracycline cardiotoxicity in breast cancer. JACC CardioOncology. 2019;1(1):68-79.
4. Teske AJ, Linschoten M, Kamphuis JAM, Naaktgeboren WR, Leiner T, van der Wall E, et al. Cardio-oncology: an overview on outpatient management and future developments. Neth Heart J. 2018;26(11):521-32.
5. Vaduganathan M, Hirji SA, Qamar A, Bajaj N, Gupta A, Zaha VG, et al. Efficacy of neurohormonal therapies in preventing cardiotoxicity in patients with cancer undergoing chemotherapy. JACC CardioOncology. 2019;1(1):54-65.

87
Cardiomiopatia por quimioterápicos

Marília Harumi Higuchi dos Santos Rehder
Cristina Salvadori Bittar

DESTAQUES

- O monitoramento cardiovascular e o tratamento da toxicidade cardiovascular relacionada à terapia do câncer são pontos-chave que devem ser integrados ao curso do tratamento do câncer de cada paciente, para melhorar seu prognóstico e permitir que receba o melhor tratamento oncológico disponível.
- O acompanhamento dos pacientes com neoplasia é complexo e requer uma equipe multidisciplinar envolvendo oncologistas, hematologistas, cirurgiões, radiologistas e cardiologistas.
- Os algoritmos e as propostas de acompanhamento propostos estão de acordo com as evidências mais atuais da área, que está em constante desenvolvimento.
- As terapias mais comumente associadas à ocorrência de disfunção ventricular e insuficiência cardíaca incluem as antraciclinas, as terapias-alvo direcionadas ao fator de crescimento humano epidermal 2 (HER2), como trastuzumabe e pertuzumabe e os inibidores das vias de sinalização do fator de crescimento endotelial vascular.

INTRODUÇÃO

A doença cardiovascular (DCV) e o câncer são as principais causas de morbidade e mortalidade no mundo. Muitos pacientes com câncer apresentam comorbidades, como diabetes, hipertensão, dislipidemia e obesidade, que afetam o tratamento oncológico e os desfechos clínicos. Com os avanços na terapia antineoplásica, houve grande melhora na sobrevida em longo prazo dos pacientes. O reconhecimento dos efeitos cardiovasculares adversos das terapias oncológicas é necessário para o melhor tratamento dos pacientes com câncer.

As diretrizes dessa área enfatizam a necessidade de identificar pacientes com risco aumentado de desenvolver toxicidade cardiovascular, começando no início do tratamento e continuando por anos após o fim do tratamento do câncer. A cardio-oncologia surge como resultado do reconhecimento de que os pacientes em tratamento de câncer representam novo grupo com alto nível de risco cardiovascular e um conjunto de necessidades específicas.

DEFINIÇÃO E INCIDÊNCIA

O diagnóstico de cardiotoxicidade pode ser realizado pela confirmação de alteração cardiovascular nova durante ou após o tratamento, seja de natureza clínica e/ou alteração em biomarcadores e/ou em exame de imagem cardiovascular, tendo sido excluídas outras etiologias.

A disfunção ventricular é uma das complicações mais graves do tratamento do câncer. Aceita-se como disfunção ventricular relacionada ao tratamento oncológico a redução de 10 pontos percentuais em relação ao basal da fração de ejeção do ventrículo esquerdo (FEVE) para valores abaixo de 50% ou uma redução > 20 pontos percentuais na FEVE basal.

As terapias mais comumente associadas à ocorrência de disfunção ventricular e insuficiência cardíaca (IC) incluem as antraciclinas, as terapias-alvo direcionadas ao fator de crescimento humano epidermal 2 (HER2), como trastuzumabe e pertuzumabe, os inibidores das vias de sinalização do fator de crescimento endotelial vascular (VEGF), como sunitinibe, sorafenibe, bevacizumabe, e alguns inibidores de proteasoma, como o carfilzomibe (Tabela 1).

TABELA 1 Agentes quimioterápicos e incidência de disfunção ventricular		
	Agentes quimioterápicos	Incidência (%)
Antraciclinas (dose-dependente)	Doxorrubicina (adriamicina)	
	400 mg/m^2	3-5
	550 mg/m^2	7-26
	700 mg/m^2	18-48
Agentes alquilantes	Ciclofosfamida	7-28
	Ifosfamida	
	< 10 mg/m^2	0,5
	12,5-16 mg/m^2	2
Antimetabólito	Clofarabina	27
Agentes microtúbulos	Docetaxel	2,3-13
	Paclitaxel	< 1
Anticorpos monoclonais	Trastuzumabe	1,7-20,1
	Bevacizumabe	1,6-4
	Pertuzumabe	0,7-1,2
Inibidores de tirosinaquinase pequena molécula	Sunitinibe	2,7-19
	Pazopanibe	7-11
	Sorafenibe	4-8
	Dasatinibe	2-4
Inibidores de proteassoma	Carfilzomibe	11-25
	Bortezomibe	2-5

Fonte: adaptado de Zamorano et al., 2016.

CARDIOMIOPATIA POR ANTRACICLINAS E ANTI-HER2

As antraciclinas são fármacos comumente utilizados em pacientes com câncer de mama, leucemias e sarcomas. A monitorização seriada da FEVE durante o uso de antraciclinas mostra um percentual crescente de disfunção ventricular com o aumento da dose cumulativa de antraciclina, sendo > 7% na dose de 200 mg/m^2, > 16% na dose 400 mg/m^2 e > 20% na dose de 500 mg/m^2. O reconhecimento de FEVE reduzida relacionada ao tratamento oncológico

identifica pacientes de alto risco para o desenvolvimento de insuficiência cardíaca (IC) clinicamente manifesta após o tratamento com antraciclina.

A disfunção ventricular por antraciclinas pode se manifestar de modo tardio, após o término do tratamento. Cerca de 12% dos pacientes com FEVE normal ao término do tratamento com antraciclinas desenvolvem disfunção ventricular nos anos subsequentes. A maioria dos pacientes desenvolve cardiotoxicidade no primeiro ano após o tratamento. A injúria cardíaca relacionada por antraciclina, especialmente quando a FEVE encontra-se reduzida, é potencialmente irreversível.

O trastuzumabe é utilizado em pacientes com câncer de mama, sendo frequente seu uso em pacientes previamente expostas a antraciclinas. Na cardiotoxicidade por trastuzumabe, a avaliação seriada a cada 3 meses mostra percentual cumulativo de FEVE reduzida durante o uso de trastuzumabe de 10% em 3 meses, 19% em 6 meses e 25% em 12 meses de terapia, em pacientes com uso prévio de antraciclina. Cerca de 10% dos pacientes sem uso prévio de antraciclina desenvolverão FEVE reduzida ao completarem 1 ano de terapia com trastuzumabe. A avaliação seriada de *strain* longitudinal global (SLG) em pacientes em tratamento com trastuzumabe demonstrou valor preditivo superior para cardiotoxicidade futura em relação à avaliação de alterações na FEVE.

Abordagem inicial

Os pacientes com câncer e DCV preexistente ou fatores de risco CV têm maior risco de complicações cardíacas relacionadas ao tratamento antineoplásico. O tratamento dos fatores de risco CV é de especial importância no tratamento dos pacientes com câncer. Aspecto fundamental no cuidado do paciente oncológico candidato a terapia antineoplásica com potencial cardiotóxico é a comunicação interdisciplinar, especialmente entre a cardiologia, a oncologia e a hematologia. Em particular, o cardiologista deve ter conhecimento amplo sobre prognóstico plano de tratamento, opções terapêuticas e benefício estimado do tratamento e das toxicidades cardíacas e não cardíacas associadas ao tratamento proposto. Da mesma forma, oncologistas e hematologistas devem ser informados acerca dos fatores de risco cardiovascular dos pacientes, bem como da gravidade de alguma doença cardiovascular (CV) preexistente. A avaliação inicial do paciente oncológico deve incluir anamnese e exame físico, avaliação de fatores de risco CV e DCV preexistente, função ventricular basal e eletrocardiograma (Figura 1). As Figuras 2 e 3 mostram o acompanhamento dos pacientes em uso dessas terapias.

Prevenção

Em pacientes com DCV preexistente que estão recebendo terapia potencialmente cardiotóxica (doxorrubicina,

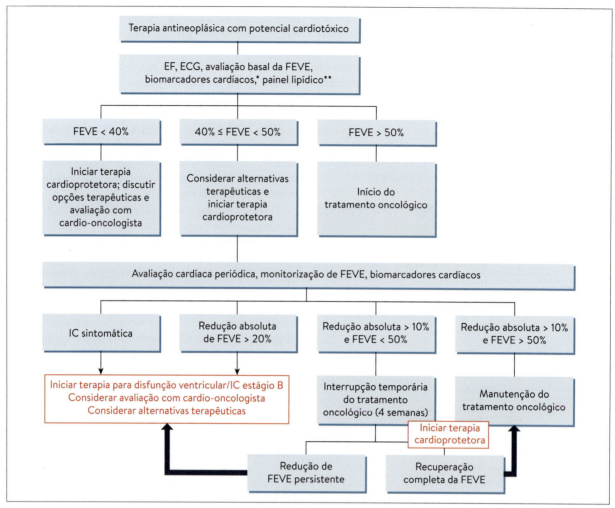

FIGURA 1 Proposta de avaliação e acompanhamento durante o tratamento oncológico.
* Biomarcadores cardíacos: troponina I e T, BNP, NT-pró-BNP. ** Considerar avaliação com cardio-oncologista em situações de alto risco.
ECG: eletrocardiograma; EF: exame físico; FEVE: fração de ejeção do ventrículo esquerdo; IC: insuficiência cardíaca.
Fonte: adaptado de Curigliano et al., 2020.

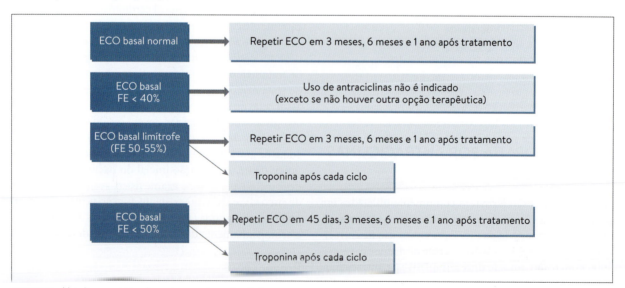

FIGURA 2 Monitoramento durante uso de antraciclinas.
ECO: ecocardiograma; FE: fração de ejeção.
Fonte: adaptado de Hajjar et al., 2020.

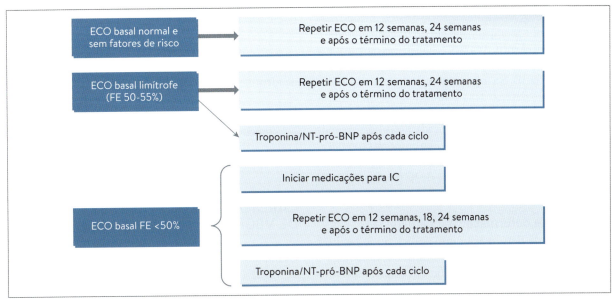

FIGURA 3 Monitoramento durante o uso de trastuzumabe.
ECO: ecocardiograma; FE: fração de ejeção; IC: insuficiência cardíaca.
Fonte: adaptado de Hajjar et al., 2020.

trastuzumabe ou ambos) geralmente há uma mudança mensurável na FEVE ao longo de 3 anos. Os pacientes tratados com essas terapias correm maior risco de desenvolvimento de IC subsequente, e a terapia direcionada à prevenção da progressão de disfunção deve ser avaliada. Há um pequeno número de estudos que sugerem que os inibidor da enzima de conversão da angiotensina (IECA), bloqueador do receptor de angiotensina (BRA) ou betabloqueador (BB), como carvedilol e nebivolol, podem ser os agentes preferidos para reduzir o risco de cardiotoxicidade.

Em pacientes com FEVE normal e fatores de risco CV e que serão submetidos a terapia anticâncer com agentes cardiotóxicos, particularmente aqueles expostos a múltiplos agentes cardiotóxicos, uso profilático de IECA ou BRA (se intolerante a IECA) e/ou betabloqueadores seletivos, podem ser considerados para reduzir o desenvolvimento de cardiotoxicidade. Os principais fatores de risco para cardiotoxicidade estão descritos na Quadro 1.

No caso de prevenção de danos pela antraciclinas, existe a possibilidade de uso do dexrazoxane, um quelante de ferro que pode reduzir a produção de radicais livres e também modifica a topoisomerase II para evitar sua ligação com a antraciclina. Essa terapia foi estabelecida por ser eficaz em crianças e é aprovada no câncer de mama metastático quando a dose total de doxorrubicina (ou equivalente) é > 300 mg/m².

Monitoramento durante o tratamento oncológico

As estratégias de monitoramento para detecção de complicações cardiovasculares podem permitir intervenções precoces e detecção de alteração subclínica que podem

QUADRO 1 Pacientes de alto risco para toxicidade cardiovascular

- Doses elevadas de antraciclina (p. ex., doxorrubicina ≥ 250 mg/m², epirrubicina ≥ 600 mg/m²)
- Doses elevadas de radioterapia (≥ 30 Gy) quando o coração está no campo de tratamento
- Terapia com antraciclina, inibidores de HER2, VEGF, proteasomas ou Bcr-Abl, na presença dos fatores abaixo:
  - idade ≥ 60 anos
  - dose baixa de radioterapia (< 30 Gy), com o coração envolvido no campo de tratamento
  - ≥ 2 fatores de risco, incluindo tabagismo, hipertensão, DM, dislipidemia, insuficiência renal e obesidade
- Doença cardiovascular prévia
- Biomarcadores cardíacos (BNP, NT-pró-BNP, e/ou troponina) elevados antes do início da terapia antineoplásica

BNP: biomarcadores cardíacos; DM: diabete melito; HER2: *human epidermal growth factor 2* (fator 2 de crescimento epidermal humano); VEGF: *vascular endothelial growth factor* (fator de crescimento endotelial vascular).
Fonte: adaptado de Alexandre et al., 2020.

evitar mudanças no tratamento oncológico e adoção de estratégias cardioprotetoras. De qualquer forma, o monitoramento cardiológico deve ser discutido com o oncologista e/ou hematologista de forma a evitar interrupções desnecessárias no tratamento e sobrecarga de exames ao paciente. O cardiologista deve otimizar o tratamento das afecções cardiovasculares, possibilitando a manutenção da melhor terapêutica oncológica para o paciente com câncer.

Avaliação da função ventricular

A avaliação quantitativa da FEVE e da função diastólica antes do início do tratamento com potencial cardiotóxico deve ser realizada. Sugere-se a utilização do mesmo método para avaliação basal e acompanhamento do paciente durante o tratamento oncológico. Análises volumétricas quantitativas de forma acurada e reproduzíveis são preferidas, como a ecocardiografia 3D. Na impossibilidade da ecocardiografia 3D, a avaliação deve ser feita pelo método de Simpson. A ressonância magnética cardíaca é reservada para pacientes com janela ecocardiográfica prejudicada. Essa avaliação pode identificar indivíduos com maior risco de futuras complicações DCV e estabelecer a FEVE basal para comparação em caso de aparecimento de sintomas de IC ou ocorrência de disfunção ventricular durante o tratamento.

Avaliação de deformação miocárdica

A avaliação da deformação miocárdica pode facilitar a detecção precoce de disfunção cardíaca subclínica e confirmar alterações encontradas em exames seriados decorrentes de variações inerentes ao método diagnóstico. A incorporação da avaliação do SLG nos protocolos de ecocardiografia da cardio-oncologia demonstrou potencial para identificação mais precoce de disfunção ventricular quando comparada à medida de FEVE isolada. Usualmente, a avaliação do SLG é realizada com ecocardiografia 2D com *speckle tracking,* que estabeleceu limites de normalidade variáveis de acordo com o aparelho (18-22%) e maior reprodutibilidade (5,5-9,5%) quando comparada à avaliação convencional de FEVE (12%-15% variabilidade). A avaliação do *strain* é mais sensível a danos sutis da ultraestrutura miocárdica, que podem ser indetectáveis pela ecocardiografia convencional.

Indicadores iniciais de disfunção ventricular como SLG podem ser úteis para identificar pacientes em risco de desenvolvimento de cardiotoxicidade por antraciclinas antes do desenvolvimento de IC. Alguns estudos mostram consistentemente reduções de SLG em pacientes submetidos a terapia com antraciclina, sobretudo com aumento da dose cumulativa. Redução ≥ 15% no SLG em relação ao basal é considerada anormal, sendo um marcador precoce de disfunção ventricular. A redução do SLG prediz queda da FEVE em 3 e 6 meses, o que pode ser importante para o início da terapia cardioprotetora antes da ocorrência da redução de FEVE.

Biomarcadores

O uso rotineiro de biomarcadores cardíacos (troponina cardíaca ultrassensível, BNP ou NT-pró-BNP) para pacientes submetidos à terapia oncológica com potencial cardiotóxico não está bem estabelecido. Entretanto, para pacientes de alto risco e com plano terapêutico para altas doses de antraciclinas, uma avaliação basal desses biomarcadores pode ser considerada. A combinação de biomarcadores e SLG podem ser utilizadas para detectar precocemente a cardiotoxicidade.

Elevações anormais de biomarcadores cardíacos parecem predizer risco aumentado de disfunção ventricular e IC em pacientes em terapia com trastuzumabe. No entanto, ainda não está estabelecido o tempo ideal de coleta desses biomarcadores. Em situações de uso associado de antraciclina e trastuzumabe, a avaliação de troponina pode auxiliar na identificação de risco de cardiotoxicidade.

Eletrocardiograma

É recomendada a realização de eletrocardiograma basal e avaliação do intervalo QT em pacientes com planejamento de terapia antineoplásica com potencial cardiotóxico.

CARDIOMIOPATIA POR INIBIDORES DE VEGF

Os inibidores de angiogênese, especialmente os inibidores de VEGF (p. ex., sorafenibe, sunitinibe, bevacizumabe, pazopanibe, axitinibe, lenvatinibe) são agentes comumente associados a aumento da pressão arterial, ocorrendo mais frequentemente em pacientes com idade ≥ 60 anos, índice de massa corporal ≥ 25 kg/m^2 e hipertensão arterial prévia. A hipertensão arterial é fator de risco conhecido para cardiotoxicidade por quimioterápicos, sendo importante seu controle nos pacientes oncológicos.

Além de indução de hipertensão, o risco de disfunção ventricular e de IC em pacientes em uso de agentes anti-VEGF. O risco de disfunção ventricular com agentes anti-VEGF parece ser maior no início da terapia, sendo que mais de 10% dos pacientes em uso de sorafenibe, sunitinibe e pazopanibe desenvolvem disfunção de VE ao longo do tratamento. O diagnóstico deve ser feito por meio de ecocardiograma transtorácico, e terapias para IC devem ser iniciadas. A descontinuação ou redução de dose de inibidor de VEGF pode ser necessária, após discussão com equipe assistente.

CARDIOMIOPATIA POR INIBIDORES DE *CHECKPOINT*

O surgimento dos inibidores de *checkpoint* imunológicos (ICI) revolucionou o tratamento de malignidades previamente associadas a prognóstico bastante reservado. Em geral, essas terapias são bem toleradas e altamente efetivas para grande número de malignidades. A toxicidade cardiovascular associada ao uso desses agentes pode ser bastante ampla, sobretudo quando existe uso combinado de agentes. As complicações incluem indução de arritmias, bloqueios atrioventriculares, pericardites, miocardites (podendo ocorrer miocardite fulminante) e síndrome Takotsubo-*like.*

Os quadros de miocardite podem causar disfunção ventricular nesses pacientes e quadros de IC. O paciente apresenta-se com dor precordial ou dispneia, e elevação dos biomarcadores cardíacos. O ecocardiograma transtorácico mostra a disfunção ventricular global ou segmentar. A ressonância magnética cardíaca pode reforçar o diagnóstico por meio da identificação de edema miocárdico e realce tardio de padrão não coronariano. A biópsia endomiocárdica é o diagnóstico definitivo e deve ser considerada sempre que possível.

PROGNÓSTICO DA CARDIOMIOPATIA INDUZIDA POR QUIMIOTERÁPICOS

A taxa de mortalidade em pacientes com disfunção ventricular e sintomas de IC induzida pela terapia antineoplásica pode ser pior que a de vários cânceres. Além disso, terapia antitumoral essencial pode ser interrompida em significativo número de pacientes pela ocorrência de IC.

Recomenda-se colaboração entre oncologistas, hematologistas, radioterapeutas e cardiologistas quando existe a necessidade de descontinuação da terapia oncológica por IC, ou quando as possibilidades terapêuticas são significativamente reduzidas em virtude da presença de DCV.

Pacientes sintomáticos com FEVE significativamente reduzida (FEVE < 50%) devem ser tratados com medicações específicas para IC de acordo com as diretrizes atuais. Em alguns casos a terapia cardiológica pode estabilizar o quadro cardiológico, permitindo a continuidade do tratamento oncológico. Entretanto, essas intervenções parecem ser mais efetivas quando iniciadas precocemente no quadro de desenvolvimento da IC. Assim, o pronto reconhecimento de sinais e sintomas de IC é vital para facilitar intervenção precoce.

O QUE AS DIRETRIZES RECOMENDAM

- Alexandre J, Cautela J, Ederhy S, Damaj GL, Salem JE, Barlesi F, et al. Cardiovascular toxicity related to cancer treatment: a pragmatic approach to the American and European Cardio-Oncology guidelines. J Am Heart Assoc. 2020;9(18):e018403.
- Curigliano G, Lenihan D, Fradley M, Ganatra S, Barac A, Blaes A, et al. Management of cardiac disease in cancer patients throughout oncological treatment: ESMO consensus recommendations. Ann Oncol. 2020;31(2):171-90.
- Hajjar LA, Costa IBSS, Lopes MACQ, Hoff PMG, Diz MDPE, Fonseca SMR, Bittar CS, et al. Diretriz brasileira de cardio-oncologia – 2020. [online]. Ahead print.
- Zamorano JL, Lancellotti P, Rodriguez Muñoz D, Aboyans V, Asteggiano R, Galderisi M, et al. 2016 ESC position paper on cancer treatments and cardiovascular toxicity developed under the auspices of the ESC Committee for Practice Guidelines: the task force for cancer treatments and cardiovascular toxicity of the European Society of Cardiology (ESC). Eur Heart J. 2016;37(36):2768-801.

 ## SUGESTÕES DE LEITURA

1. Haanen J, Carbonnel F, Robert C, Kerr KM, Peters S, Larkin J, et al. Management of toxicities from immunotherapy: ESMO clinical practice guidelines for diagnosis, treatment and follow-up. Ann Oncol. 2017;28(suppl.4):iv119-iv42.
2. Liu J, Banchs J, Mousavi N, Plana JC, Scherrer-Crosbie M, Thavendiranathan P, et al. Contemporary role of echocardiography for clinical decision making in patients during and after cancer therapy. JACC Cardiovasc Imaging. 2018;11(8):1122-31.
3. Thavendiranathan P, Poulin F, Lim KD, Plana JC, Woo A, Marwick TH. Use of myocardial strain imaging by echocardiography for the early detection of cardiotoxicity in patients during and after cancer chemotherapy: a systematic review. J Am Coll Cardiol. 2014;63(25 Pt A):2751-68.

NOTA DOS EDITORES

Este capítulo possui referências bibliográficas adicionais, recomendadas pelos autores, na plataforma digital complementar do livro. Por motivos de compactação, somente algumas delas estão aqui contempladas. Utilize o QR code abaixo para ter acesso a esse conteúdo:

SEÇÃO XVI

AVALIAÇÃO PRÉ-OPERATÓRIA DA CIRURGIA NÃO CARDÍACA

88

Avaliação pré-operatória. Estratificação de risco de complicações cardiovasculares: os métodos e suas limitações

Bruno Caramelli
Pai Ching Yu
Danielle Menosi Gualandro
Carlos Eduardo Rochitte*

DESTAQUES

- A avaliação perioperatória é uma oportunidade ímpar para identificar e orientar os pacientes sobre os fatores de risco cardiovasculares.
- A primeira etapa da avaliação pré-operatória consiste em excluir condições cardiológicas agudas, como síndrome coronariana aguda, choque cardiogênico, insuficiência cardíaca descompensada, estenose aórtica grave e fibrilação atrial com alta resposta ventricular.
- Usar algoritmos que avaliem o risco.
- Pacientes de baixo risco devem ser liberados sem exames complementares.
- Exames para avaliar isquemia miocárdica são indicados somente se a intenção for mudar a conduta, em pacientes cuja capacidade funcional não seja adequadamente estimada pela anamnese e em cirurgias de risco intermediário ou alto.

INTRODUÇÃO

O volume de cirurgias realizadas anualmente no Brasil é muito grande. No Sistema Único de Saúde (SUS), em 2018, aconteceram 3,6 milhões de operações, gerando um custo de R$ 5,5 bilhões. No sistema de saúde suplementar, foram 3,5 milhões de intervenções em menos de 25% da população brasileira, sendo que o gasto total do sistema (internações cirúrgicas e clínicas) representou R$ 75 bilhões. Com o avanço dos conhecimentos médicos e o aumento da expectativa de vida, cada vez mais pacientes idosos e com mais comorbidades estão sendo operados. Apesar do avanço nas técnicas cirúrgicas e anestésicas, a mortalidade relacionada a esses procedimentos permanece em níveis elevados.

Uma cirurgia oftalmológica de catarata, teoricamente, é uma das intervenções mais simples que existem. Demora apenas 10 minutos e pode ser realizada em um consultório médico, rotineiramente. Contudo, se o paciente tiver outras doenças, como diabete, ou for idoso com histórico anterior de infarto do miocárdio, ou apresente insuficiência cardíaca e tenha arritmias, essa cirurgia não

---

* Os autores deste capítulo agradecem a estimada colaboração da Dra. Daniela Calderaro e do Dr. Francisco Akira M. Cardozo na composição deste conteúdo.

deve ser feita ambulatorialmente, por causa do risco de complicações inerente ao paciente. Para esses indivíduos e para aqueles que serão submetidos a intervenções cirúrgicas de maior porte, a avaliação perioperatória para cirurgias não cardíacas é indispensável para determinar o risco e promover a prevenção de complicações. As atribuições do profissional médico que realiza a avaliação estão descritas no Quadro 1.

QUADRO 1 Atribuições do médico que realiza a avaliação de risco perioperatório

- Revisão e análise da história pregressa do paciente, incluindo diagnósticos e cirurgias prévias
- Exame físico completo para investigação de eventual quadro de descompensação clínica
- Estabelecimento da capacidade funcional do paciente por meio da análise de suas atividades
- Investigação da gravidade e da estabilidade do sistema cardiovascular
- Análise da relação risco-benefício da intervenção em função da taxa estimada de complicações
- Escolha da ferramenta mais adequada para determinação do risco de complicações

---

QUADRO 2 Algoritmos de avaliação de risco perioperatório, ano de publicação e características

Algoritmo	Ano	Característica
ACP	1997	Prediz a ocorrência de IAM e óbito cardiovascular
RCRI	1999	Estima o risco da ocorrência de IAM, edema agudo dos pulmões, BAV total e parada cardiorrespiratória
EMAPO	2007	O único desenvolvido no Brasil, propõe mais estratos de risco e inclui variáveis como doença valvar e aneurisma
ACC/AHA	2014	Valoriza bastante a capacidade funcional
VSG-CRI	2010	Específico para cirurgias vasculares arteriais
American College of Surgeons (ACS NSQIP) risk calculator	2013	Estima o risco global, não unicamente cardiovascular
CVRI	2019	O mais recente, desenvolvido em Beirute, tem aplicação muito fácil, mas ainda não foi amplamente validado

ACC/AHA: American College of Cardiology/American Heart Association; ACP: American College of Physicians; BAV: bloqueio atrioventricular; CVRI: *Cardiovascular Risk Index*; EMAPO: Estudo Multicêntrico de Avaliação Perioperatória no Brasil; IAM: infarto agudo do miocárdio; RCRI: índice de risco cardíaco revisado de Lee; VSG-CRI: Vascular Study Group of New England Cardiac risk index.

ESTRATIFICAÇÃO DE RISCO

Para facilitar o trabalho do médico na determinação do risco de complicações e classificar grupos que demandam maior atenção ou medidas preventivas, diversos algoritmos e fluxogramas foram desenvolvidos e validados em diferentes populações. Análises revelaram que os índices existentes, apesar de não apresentarem elevada precisão, são melhores do que o acaso na predição de eventos e devem ser utilizados na avaliação perioperatória. Todos têm vantagens e desvantagens que devem ser consideradas para sua escolha e utilização. Além disso, quando ao estimar o risco, é preciso levar em conta o desfecho que se prediz. Os principais algoritmos e os mais populares na prática clínica estão disponíveis na internet e até mesmo em aplicativos para *smartphone*. O Quadro 2 mostra alguns dos algoritmos mais utilizados, o ano em que foram publicados e suas características.

O médico que utiliza essas ferramentas de estratificação de risco deve ter em mente que elas devem complementar e nunca substituir a opinião pessoal do avaliador. Sempre que possível, o avaliador deve utilizar o algoritmo com o qual está mais familiarizado, cujas informações solicitadas fazem parte de seu conhecimento e de seu dia a dia. Além disso, recomenda-se utilizar mais de um algoritmo e descrever todos os resultados obtidos, salientando aquele que estimou o maior risco. Por outro lado, nos casos em que o médico que realizou a avaliação julgar que o índice está subestimando o risco real, isso deve ser mencionado na avaliação. Além dos índices de risco já mencionados, alguns outros aspectos relacionados ao procedimento cirúrgico e ao paciente devem ser levados em consideração na avaliação de risco de eventos perioperatórios.

Para sistematizar o processo de avaliação perioperatória, a III Diretriz de Avaliação Perioperatória da Sociedade Brasileira de Cardiologia criou um fluxograma de avaliação que é usado de rotina na Unidade de Medicina Interdisciplinar em Cardiologia do Instituto do Coração do Hospital das Clínicas da FMUSP (InCor-HCFMUSP) (Figura 1).

Na Figura 1, tem-se o fluxograma das condições a serem analisadas em uma sequência de etapas, de acordo com a relevância de cada uma delas na determinação do risco. A depender do risco estimado e da sua natureza, o fluxograma sugere intervenções para estabilização clínica por meio de terapêutica apropriada para a condição ou estratificação adicional de risco com exames comple-

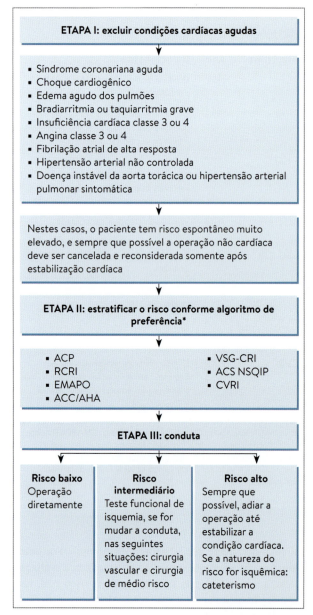

FIGURA 1 Fluxograma para avaliação cardíaca perioperatória.
ACC/AHA: American College of Cardiology/American Heart Association; ACP: American College of Physicians; CVRI: *Cardiovascular Risk Index*; EMAPO: Estudo Multicêntrico de Avaliação Perioperatória no Brasil; RCRI: índice de risco cardíaco revisado de Lee; VSG-CRI: Vascular Study Group of New England Cardiac risk index.
* Sugere-se o aplicativo para *smartphone* e *tablet* "PCV care" https://appsto.re/us/zefwbb.i.

mentares. É o caso da descompensação de insuficiência cardíaca em pacientes com cardiomiopatias, valvopatias, arritmias ou mesmo com insuficiência coronariana não estável.

Para cada uma dessas situações, recomenda-se a análise das diretrizes específicas atuais. No caso de a natureza do risco ser isquêmica e caso haja potencial de mudança de conduta, deve-se considerar prova funcional de isquemia. Além disso, para aqueles pacientes de risco intermediário ou alto, deve-se buscar ativamente a ocorrência de eventos cardiovasculares, por meio de monitorização em ambiente de semi-intensiva ou unidade de terapia intensiva (UTI). O risco de natureza isquêmica demanda monitorização eletrocardiográfica e dosagem de marcadores de injúria miocárdica, em especial a troponina, até o terceiro dia pós-operatório, período no qual se concentra a maioria dos eventos cardiovasculares. Em cirurgia vasculares arteriais, a troponina de alta sensibilidade (hs-cTnI), colhida no pré-operatório, é útil na identificação de pacientes com maior chance de complicações cardiovasculares associadas à operação. Quando a hs-cTnI não for disponível, a troponina I ou T pode ser coletada no pré-operatório para os pacientes com indicação de monitorização, para obter um valor basal, uma vez que muitos pacientes têm valores basais acima do percentil 99.

CONCLUSÕES

Finalmente, a avaliação perioperatória é uma oportunidade ímpar para a identificação e orientação dos pacientes sobre os fatores de risco cardiovasculares. Nesse período, frequentemente é possível o diagnóstico de enfermidades antes desconhecidas, as quais podem ser otimizadas para melhor evolução perioperatória e, de forma mais importante, para um melhor prognóstico a longo prazo.

O QUE AS DIRETRIZES RECOMENDAM

- Fleisher LA, Fleischmann KE, Auerbach AD, Barnason SA, Beckman JA, Bozkurt B, et al. 2014 ACC/AHA guideline on perioperative cardiovascular evaluation and management of patients undergoing noncardiac surgery: a report of the American College of Cardiology/American Heart Association task force on practice guidelines. Circulation. 2014;130(24):e278-333.

- Gualandro DM, Yu PC, Caramelli B, Marques AC, Calderaro D, Luciana S. Fornari LS, et al. 3ª diretriz de avaliação cardiovascular perioperatória da Sociedade Brasileira de Cardiologia. Arq Bras Cardiol. 2017;109(3Supl.1):1-104.

 ## SUGESTÕES DE LEITURA

1. Bertges DJ, Goodney PP, Zhao Y, Schanzer A, Nolan BW, Likosky DS, et al. The vascular study group of New England Cardiac risk index (VSG-CRI) predicts cardiac complications more accurately than the revised cardiac risk index in vascular surgery patients. (683.e1-3) J Vasc Surg. 2010;52:674-83.
2. Dakik HA, Chehab O, Eldirani M, Sbeity E, Karam C, Abou Hassan O, et al. A new index for pre-operative cardiovascular evaluation. J Am Coll Cardiol. 2019;73(24):3067-78.
3. Gualandro DM, Puelacher C, LuratiBuse G, Lampart A, Strunz C, Cardozo FA, et al.; TropoVasc and BASEL-PMI Investigators. Comparison of high-sensitivity cardiac troponin I and T for the prediction of cardiac complications after non-cardiac surgery. Am Heart J. 2018;203:67-73.
4. Lee TH, Marcantonio ER, Mangione CM, Thomas EJ, Polanczyk CA, Cook EF, et al. Derivation and prospective validation of a simple index for prediction of cardiac risk of major noncardiac surgery. Circulation. 1999;100(10):1043-9.
5. Pinho C, Grandini PC, Gualandro DM, Calderaro D, Monachini M, Caramelli B. Multicenter study of perioperative evaluation for noncardiac surgeries in Brazil (EMAPO). Clinics (São Paulo). 2007;62(1):17-22.

NOTA DOS EDITORES

Este capítulo possui referências bibliográficas adicionais, recomendadas pelos autores, na plataforma digital complementar do livro. Por motivos de compactação, somente algumas delas estão aqui contempladas.
Utilize o QR code abaixo para ter acesso a esse conteúdo:

89
Avaliação pré-operatória da cirurgia não cardíaca: AAS, clopidogrel e anticoagulantes orais para controle de problemas trombóticos e hemorrágicos

Danielle Menosi Gualandro
Pai Ching Yu
Alexandre de Matos Soeiro

DESTAQUES

- A interrupção da dupla antiagregação não deve ser feita rotineiramente.
- Sempre deve ser determinada a indicação da antiagregação.
- Manejo individualizado, sempre considerando risco *versus* benefício da manutenção *versus* suspensão dos antiagregantes.
- Sabe-se que a associação de AAS e clopidogrel no perioperatório de cirurgias cardíacas aumenta a taxa de sangramento, a necessidade de transfusão, a taxa de reoperação e o tempo de internação.
- Diante de um paciente que realizou angioplastia prévia, é fundamental obter informações sobre a data da angioplastia e o tipo de *stent*, para recomendar o manejo dos antiagregantes no perioperatório.
- O risco de tromboembolismo deve ser determinado em pacientes anticoagulados com varfarina, e a necessidade de "ponte" com heparina deve ser avaliada.
- Para síndrome coronariana aguda com *stent* implantado há menos de 1 ano, é recomendado o adiamento da operação eletiva para complementar o uso adequado da antiagregação dupla com AAS e clopidogrel.
- Procedimentos de baixo risco de sangramento podem ser realizados na vigência da varfarina, desde que o INR esteja próximo a 2.
- Pacientes anticoagulados com dabigatrana, rivaroxabana e apixabana não necessitam receber "ponte", apenas respeitar os intervalos de suspensão das medicações.

INTRODUÇÃO

Durante a avaliação perioperatória, muitas vezes nos deparamos com pacientes em uso crônico de terapia antiagregante ou anticoagulante. No manejo perioperatório desses pacientes, deve-se sempre pesar o risco de eventos cardiovasculares trombóticos ou embólicos que podem ocorrer com a suspensão dessas medicações e o risco de sangramento associado à sua manutenção no perioperatório. Para essa ponderação é fundamental o conhecimento do motivo que levou o paciente ao uso do antiagregante ou do anticoagulante.

PACIENTES EM USO DE ANTIAGREGANTES PLAQUETÁRIOS (ÁCIDO ACETILSALICÍLICO E CLOPIDOGREL)

A suspensão dos antiagregantes provoca um fenômeno rebote com aumento da atividade do tromboxano A2, diminuição da fribrinólise e aumento da adesão e da agregabilidade plaquetária. A suspensão do ácido acetilsalicílico (AAS) precede até 10,2% das síndromes cardiovasculares agudas. Em um estudo retrospectivo, o tempo médio entre a suspensão da aspirina e a ocorrência do evento foi de 8,5 dias para síndromes coronarianas agudas, 14,3 dias para acidente vascular cerebral e 25,8 dias para agudização de insuficiência arterial periférica. Em metanálise com 41 estudos que envolveram 49.590 pacientes, Burger et al. concluíram que a manutenção do AAS aumentava o sangramento em até 50%, mas sem aumentar sangramentos graves, exceto em neurocirurgias e ressecções transuretrais de próstata.

Existem na literatura apenas três estudos randomizados sobre o uso de AAS no perioperatório de cirurgias não cardíacas. Os dois primeiros estudos, publicados em 2010 pelo Oscarsson et al. e por Mantz et al. (estudo STRATAGEM) em 2011, tinham como objetivo comparar o efeito da baixa dose de AAS *vs.* placebo quanto a sua eficácia e segurança no perioperatório. Ambos os estudos foram interrompidos precocemente com número de pacientes incluídos inferior ao tamanho amostral originalmente calculado, comprometendo dessa forma seu poder estatístico. Em nenhum dos dois estudos foram encontradas diferenças em relação ao sangramento entre os dois grupos, e no estudo de Oscarsson os pacientes que mantiveram o AAS no perioperatório apresentaram uma tendência à redução de eventos cardíacos.

O estudo POISE-2, publicado em 2014, randomizou 10.010 pacientes para receber AAS ou placebo no perioperatório de cirurgias não cardíacas. Os pacientes foram classificados em dois grupos no estudo: aqueles que iniciaram uso de AAS no pré-operatório e outro com pacientes em uso prévio do antiagregante. O AAS era suspenso pelo menos 3 dias (em média 7 dias) antes do procedimento. Quanto ao desfecho primário (morte e infarto não fatal), não houve diferença estatística entre os dois grupos, independentemente de os pacientes terem iniciado o uso de AAS no perioperatório ou já virem em antiagregação prévia. Os autores concluem que o AAS não teve efeito protetor para redução de eventos no perioperatório e está relacionado ao aumento de risco de sangramentos maiores. Entretanto, ao olharmos o perfil dos pacientes incluídos no estudo, nota-se que apenas 23% dos pacientes apresentavam doença coronariana prévia, 4,7% dos pacientes apresentavam angioplastia prévia e 4,8% cirurgia de revascularização miocárdica prévia. Além disso, os pacientes com angioplastia com *stent* convencional < 6 semanas e *stent* farmacológico < 1 ano foram excluídos do estudo. Dessa forma, é incerto o papel de AAS na população de pacientes com maior risco de eventos isquêmicos perioperatórios e portadores de doença coronariana crônica.

O uso perioperatório de AAS não é inócuo. Por esse motivo, deve-se sempre considerar o benefício de sua manutenção vs. o risco de sangramento. Por isso, aos pacientes em uso de AAS para prevenção primária de eventos cardiovasculares, deve ser suspenso 7 dias antes de qualquer procedimento cirúrgico. Entretanto, aos pacientes em uso de AAS para prevenção secundária, deve ser mantido durante o perioperatório na dose de 75-100 mg, exceto em neurocirurgias e ressecções transuretrais de próstata pelo método convencional. Quando utilizada a técnica mais moderna para a ressecção transuretral de próstata, chamada aplicação de *green-light laser*, existem inúmeras evidências de que o AAS pode se mantido sem problemas.

Cabe ressaltar que não há recomendação para iniciar AAS antes de operações não cardíacas. No caso de pacientes com doença vascular estabelecida mas que erroneamente não vinham em uso de antiagregante, o início da terapia com AAS deve ser feito após a operação na alta hospitalar.

Em relação ao uso de clopidogrel, as evidências são mais escassas. Sabe-se que a associação de AAS e clopidogrel no perioperatório de cirurgias cardíacas aumenta a taxa de sangramento, a necessidade de transfusão, a taxa de reoperação e o tempo de internação. Para operações não cardíacas, existem somente relatos de casos de sangramento maiores e fatais, relacionados a operações ortopédicas, vasculares e biópsias na broncoscopia. Aos pacientes em uso de clopidogrel como prevenção primária, deve ser suspenso seu uso 5 dias antes da operação. Aos pacientes em uso somente de clopidogrel para prevenção secundária e proposta de operação de risco de sangramento moderado a alto, deve ser suspenso seu uso 5 dias antes do procedimento. Em pacientes em antiagregação somente com clopidogrel que serão submetidos a operações de baixo risco de sangramento, pode-se mantê-los no perioperatório (Figura 1).

Pacientes em uso de dupla antiagregação plaquetária após angioplastia com *stent*

Cerca de 5% dos pacientes que são submetidos a angioplastias com *stent* serão submetidos a operações não cardíacas dentro de 1 ano. A operação ativa o sistema nervoso simpático, aumenta fatores pró-coagulantes, diminui a fibrinólise e cria um estado de hipercoagulabilidade, que pode propiciar a trombose do *stent*. A trombose do *stent* é um evento raro em pacientes que fazem uso da antiagregação dupla (AAS + clopidogrel), porém está associado à alta mortalidade (entre 20-40%). Entre os preditores de trombose de *stent*, o principal é a suspensão da antiagregação dupla. Um registro incluindo mais de mil pacientes submetidos a operações não cardíacas após angioplastia com *stent* confirmou que um dos principais preditores de complicações cardíacas perioperatórias foi a suspensão da dupla antiagregação

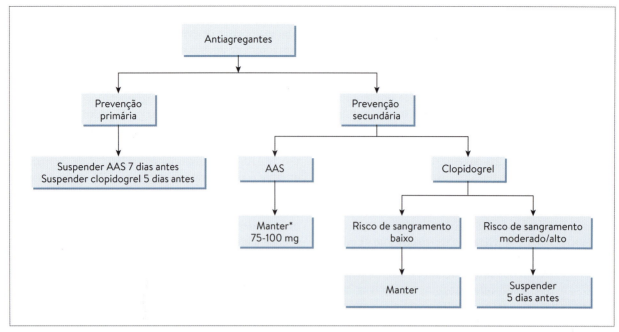

FIGURA 1 Manejo da antiagregação no perioperatório.
* Exceto em neurocirurgias e ressecção transuretral de próstata pela técnica convencional.
AAS: ácido acetilsalicílico.

por mais de 5 dias antes da operação, independentemente do tipo de *stent*. Em um trabalho muito interessante, Eisenberg et al. realizaram análise retrospectiva em 161 casos de trombose de *stent* farmacológico para determinar o tempo médio entre a parada da dupla antiagregação e a trombose. O tempo médio para ocorrência da trombose do *stent* foi 7 dias após a parada simultânea ou sucessiva do AAS e clopidogrel, enquanto, para pacientes que pararam somente o clopidogrel e mantiveram o AAS, esse tempo foi de 122 dias.

Por isso, diante de um paciente que realizou angioplastia prévia, é fundamental obter informações sobre a data da angioplastia e o tipo de *stent*, para recomendar o manejo dos antiagregantes no perioperatório. Para pacientes com *stent* convencional, a operação não cardíaca pode ser feita com segurança após 4-6 semanas. Recentemente, vários registros com *stents* farmacológicos de segunda e terceira gerações demonstraram segurança na realização da operação após um período de manutenção da dupla antiagregação por apenas 3-6 meses. Em um registro dinamarquês, 4.303 pacientes submetidos a operações não cardíacas dentro de 1 ano após o implante de um *stent* farmacológico foram comparados com pacientes com doença coronariana estável submetidos a operações não cardíacas. Os autores observaram que os pacientes com *stent* farmacológico apresentaram um aumento do risco de infarto agudo do miocárdio e morte cardíaca. Porém, essa diferença ocorreu no primeiro mês após a angioplastia. Portanto, a operação não deve ser feita no primeiro mês após a angioplastia. Na ausência de estudos randomizados específicos para o perioperatório de operações não cardíacas, para garantir a segurança dos pacientes, o intervalo ideal entre a angioplastia com *stent* farmacológico e a operação não cardíaca deve ser no mínimo de 6 meses.

Recentemente foi demonstrado que, além do tipo do *stent*, o contexto da realização da angioplastia tem um papel importante no risco de complicações perioperatórias. Holcomb et al. analisaram mais de 20 mil casos de operações não cardíacas após angioplastia coronariana (pouco mais da metade com *stent* farmacológico) e verificaram que, quando a angioplastia foi realizada no contexto de infarto agudo do miocárdio, o risco de complicações trombóticas continua maior do que nos casos em que a angioplastia foi realizada de maneira eletiva, independentemente do tipo do *stent*. Portanto, o intervalo de segurança ideal em pacientes com *stent* após síndromes coronarianas agudas permanece 1 ano.

Para pacientes com *stent* convencional há menos de 6 semanas, pacientes com *stent* farmacológico há menos de 6 meses, ou pacientes com *stents* implantados no contexto de síndrome coronariana aguda há menos de 1 ano, é recomendado o adiamento da operação eletiva para complementar o uso adequado da antiagregação dupla com AAS e clopidogrel. Após esse intervalo de segurança, o AAS deve ser mantido em todo o período perioperatório, o clopidogrel deve ser suspenso 5 dias antes da operação e reintroduzido o mais rápido possível, idealmente antes que o paciente complete 10 dias da suspensão. No caso de pacientes em uso de dupla antiagregação com prasugrel ou ticagrelor, o prasugrel deve ser suspenso 7 dias antes da operação e o ticagrelor, 5 dias antes. Cabe ressaltar que o AAS deve ser suspenso em casos de neurocirurgias e ressecção transuretral de próstata pela técnica convencional.

Em casos nos quais a operação não cardíaca é inadiável (urgências) e o paciente é portador de *stent* farmacológico há menos de 3 meses, devemos considerar o risco de sangramento inerente à operação. Se o risco de sangramento é baixo, a antiagregação dupla pode ser mantida. Porém, se o risco de sangramento é intermediário ou alto, o clopidogrel deverá ser suspenso 5 dias antes do procedimento e o AAS mantido, se possível.

A realização de "ponte" com heparina não confere proteção contra trombose de *stent* e pode até aumentar a agregabilidade plaquetária, não sendo recomendada. Uma alternativa aos pacientes nos quais a manutenção do AAS não é possível ou que possuem fatores de risco de trombose de *stent* (resultado angiográfico subótimo, idade avançada, síndromes coronarianas agudas, diabete, insuficiência renal crônica, lesões ostiais, bifurcações, *stents* longos, vasos pequenos) pode ser feita a "ponte" com tirofiban (inibidor da glicoproteína IIb/IIIa). O tirofiban tem meia-vida curta e pode ser suspenso 4 horas antes da operação, sendo alternativa nesses casos de alto risco de trombose de *stent*.

Em casos de cirurgias de emergências em pacientes em uso de dupla antiagregação, eles devem ser encaminhados para operação, não sendo indicada a realização de transfusão profilática de hemocomponentes.

Casos específicos de procedimentos oftalmológicos e endoscópicos

Procedimentos oftalmológicos

O AAS como prevenção secundária sempre deve ser mantido no perioperatório. Pacientes com dupla antiagregação plaquetária não devem realizar procedimentos oftalmológicos durante o intervalo de segurança entre a angioplatia e o procedimento. No caso de o procedimento ser urgente, a dupla antiagregação pode ser mantida em procedimentos de baixo risco de sangramento (como cirurgia de catarata e injeções intravitreais), mas o segundo antiagregante deve ser suspenso no caso de procedimentos de alto risco de sangramento (p. ex., vitrectomia e trabulectomia).

Procedimentos endoscópicos

Os procedimentos endoscópicos podem ser classificados em baixo ou alto risco de sangramento (Quadro 1). A decisão de manter ou suspender os antiagregantes depende do risco isquêmico associado à suspensão e do risco de sangramento associado a manutenção. O ASS em monoterapia como prevenção secundária pode ser mantido durante procedimentos endoscópicos, mesmo nos de alto risco. No caso particular de procedimentos como dissecção submucosa em pacientes com neoplasia gástrica e mucosectomia em tumores de cólon maiores de 20 mm, alguns estudos demostraram um aumento de sangramento com ASS. Portanto, essas situações devem ser analisadas de maneira individual de acordo com o risco de eventos trombóticos com a suspensão da aspirina. Já para pacientes em uso de dupla antiagregação, esta pode ser mantida durante procedimentos de baixo risco de sangramento, mas, em procedimentos com alto risco de sangramento, o segundo antiagregante deve ser suspenso. Portanto, a realização de procedimentos endoscópicos de alto risco deve ser evitada, sempre que possível, no intervalo de segurança entre a angioplastia e a operação.

QUADRO 1 Classificação do risco de sangramento dos procedimentos endoscópicos	
Procedimentos de baixo risco de sangramento	• Diagnósticos (EDA, colonoscopia, sigmoidoscopia flexível), incluindo biópsia em mucosa • CPRE com colocação de *stent* ou dilatação com balão sem esfincterotomia • Enteroscopia *push* e enteroscopia diagnóstica assistida por balão • Cápsula endoscópica • USG endoscópica sem biópsia por agulha fina • Colocação de *stent* intestinal • Ablação de esôfago de Barrett • Coagulação com plasma de argônio
Procedimentos de alto risco de sangramento	• Polipectomia • Esfincterotomia biliar ou pancreática • Enteroscopia terapêutica assistida por balão • Gastrostomia ou jejunostomia percutânea endoscópica • USG endoscópica com biópsia por agulha fina • Cistogastrostomia • Dilatação esofágica • Mucossectomia e dissecção submucosa • Ablação de tumores

CPRE: colangiopancreatografia retrógrada endoscópica; EDA: endoscopia digestiva alta; USG: ultrassonografia.

O QUE AS DIRETRIZES RECOMENDAM

- Gualandro DM, Yu PC, Caramelli B, Marques AC, Calderaro D, Luciana S, et al. III Diretriz de Avaliação Cardiovascular Perioperatória da Sociedade Brasileira de Cardiologia. Arq Bras Cardiol. 2017;109(3Supl.1):1-104.
Veja a seguir **A**

- Valgimigli M, Bueno H, Byrne RA, Collet JP, Costa F, Jeppsson A, et al.; ESC Scientific Document Group; ESC Committee for Practice Guidelines (CPG); ESC National Cardiac Societies. 2017 ESC focused update on dual antiplatelet therapy in coronary artery disease developed in collaboration with EACTS: The Task Force for dual antiplatelet therapy in coronary artery disease of the European Society of Cardiology (ESC) and of the European Association for Cardio-Thoracic Surgery (EACTS). Eur Heart J. 2018;39(3):213-60.
Veja a seguir **B**

- Kristensen SD, Knuuti J, Saraste A, Anker S, Bøtker HE, Hert SD, et al.; Authors/Task Force Members. 2014 ESC/ESA Guidelines on non-cardiac surgery: cardiovascular assessment and management: The Joint Task Force on non-cardiac surgery: cardiovascular assessment and management of the European Society of Cardiology (ESC) and the European Society of Anaesthesiology (ESA). Eur Heart J. 2014;35(35):2383-431.
Veja a seguir **C**

Classe de recomendação	Pacientes em uso de AAS como monoterapia
I	- Manter em prevenção secundária, na dose máxima de 100 mg. NE B - Suspender 7 dias antes em prevenção primária. NE A - Suspender 7 dias antes de neurocirurgias ou RTU de próstata pela técnica convencional. NE A
III (não recomendado)	- Iniciar AAS antes da operação. NE C

AAS: ácido acetilsalicílico; NE: nível de evidência; RTU: ressecção transuretral de próstata.

Classe de recomendação	Pacientes em uso de DAP após angioplastia com *stent*
I	- Não realizar cirurgias eletivas antes de 6 semanas após *stent* convencional (NE B), 6 meses após *stent* farmacológico (NE A) ou 1 ano após SCA (NE B) - Suspender prasugrel 7 dias antes em cirurgias de risco moderado/alto sangramento. NE B - Suspender clopidogrel ou ticagrelor 5 dias antes em cirurgias de risco moderado/alto sangramento. NE B
IIa	- Pacientes que precisam ser operados antes do término previsto da DAP após angioplastia devem receber AAS 100 mg/dia em todo o perioperatório, com suspensão do clopidogrel 5 dias antes do procedimento e reintrodução o mais precoce possível, idealmente até o 5º pós-operatório. NE C
IIb	- Pode-se considerar a manutenção da DAP para pacientes que precisam ser operados antes do término previsto da DAP após angioplastia, cujos procedimentos serão realizados em sítios compressíveis ou por técnica endovascular e com estimativa de baixo risco de sangramento, a depender de consenso multidisciplinar. NE C - Pacientes com risco muito elevado de trombose de *stent*, como os diabéticos, angioplastia em enxertos, angioplastia no contexto de insuficiência coronariana aguda ou angioplastia complicada, podem ser considerados para terapia "de ponte" com antiagregante parenteral: inibidor de glicoproteína IIbIIIa. NE B
III (não recomendado)	- Terapia de "ponte" com heparina de baixo peso molecular. NE B

AAS: ácido acetilsalicílico; DAP: dupla antiagregação plaquetária; NE: nível de evidência; SCA: síndrome coronariana aguda.

B

Classe de recomendação	
I	- Manter AAS se o risco de sangramento permitir e reintroduzir no pós-operatório assim que possível. NE B
IIa	- Após angioplastia com *stent*, cirurgias eletivas, nas quais o segundo antiagregante deva ser suspenso, podem ser consideradas após 1 mês, independentemente do tipo de *stent*, desde que seja possível a manutenção do AAS. NE B - Suspender ticagrelor pelo menos 3 dias, Clopidogrel pelo menos 5 dias e prasugrel pelo menos 7 dias antes da operação. NE B - Uma equipe de especialistas multidisciplinar deve ser considerada na avaliação pré-operatória de pacientes com DAP antes de operações eletivas. NE C
IIb	- Em pacientes após angioplastia com infarto do miocárdio recente ou outros fatores de alto risco isquêmico,* as cirurgias eletivas devem ser adiadas por 6 meses. NE C - Se os dois antiagregantes devem ser suspensos no perioperatório, uma terapia de "ponte" com um antiagregante parental pode ser considerada, especialmente se a cirurgia for realizada no primeiro mês após a angioplastia. NE C
III (não recomendado)	- Suspender a DAP durante o primeiro mês após a angioplastia com *stent* em pacientes submetidos a operações eletivas. NE B

* História de trombose de *stent* na vigência de correta dupla antiagregação, angioplastia com *stent* em artéria derradeira, doença multiarterial difusa, especialmente em pacientes com diabete, insuficiência renal (*clearance* < 60 mL/min), pelo menos três lesões tratadas com *stent*, bifurcação com colocação de dois *stents*, comprimento total do *stent* > 60 mm, tratamento de lesão totalmente ocluída.
AAS: ácido acetilsalicílico; NE: nível de evidência.

Classe de recomendação	
I	- Manter AAS durante 4 semanas após angioplastia com *stent* convencional e 3-12 meses após *stent* farmacológico, a menos que o risco de sangramento fatal perioperatório seja aceitável. NE C
IIa	- Suspender AAS em pacientes que já usam no perioperatório, em casos nos quais a hemostasia no intraoperatório seja difícil de controlar. NE B - Manter o Clopidogrel durante 4 semanas após angioplastia com *stent* convencional e 3-12 meses após *stent* farmacológico, a menos que o risco de sangramento fatal perioperatório seja inaceitável. NE C
IIb	- Manter AAS em pacientes que já usam no perioperatório, com base em decisão individual, pesando risco de complicações trombóticas e risco de sangramento. NE B - Em pacientes em uso de clopidogrel, ticagrelor ou prasugrel em programação de cirurgias, estes devem ser suspensos pelo menos 5 dias (clopidogrel e ticagrelor) ou 7 dias (prasugrel) antes da operação, se clinicamente possível, a menos que o paciente tenha um risco alto de eventos isquêmicos. NE C

AAS: ácido acetilsalicílico; NE: nível de evidência.

PACIENTES EM USO DE ANTICOAGULANTES ORAIS

Varfarina

Com o aumento da expectativa de vida houve um aumento nas doenças que necessitam de anticoagulação oral. Cerca de 10% dos pacientes em uso de anticoagulante serão submetidos a algum procedimento cirúrgico no decorrer de 1 ano. A varfarina é um anticoagulante cumarínico antagonista da vitamina K (inibe a produção dos fatores da coagulação II, VII, IX e X), com uma meia-vida de 36-42 horas e ainda é o principal anticoagulante oral utilizado no Brasil.

Durante a avaliação perioperatória de pacientes em uso de varfarina, devemos encontrar o equilíbrio entre o risco de eventos tromboembólicos e o risco de sangramento.

Além disso, devemos considerar também as consequências dessas complicações: a ocorrência de um sangramento perioperatório pode ser fatal em 8-9% dos casos, enquanto um acidente vascular encefálico (AVE) pode causar morte ou sequelas em 70% dos casos, a trombose de uma prótese valvar metálica pode causar o óbito em 15% dos casos e um tromboembolismo venoso pode ser fatal em 5-9% dos pacientes.

A Figura 2 demonstra uma sequência de perguntas que devem ser feitas em pacientes em uso de varfarina que serão submetidos a procedimentos cirúrgicos. A primeira pergunta é se a operação é uma urgência ou emergência. Se a resposta for sim, o efeito do anticoagulante deve ser rapidamente revertido para que o paciente possa ser encaminhado ao procedimento. A administração de vitamina K 2,5-5 mg endovenosa deve ser realizada para todos os

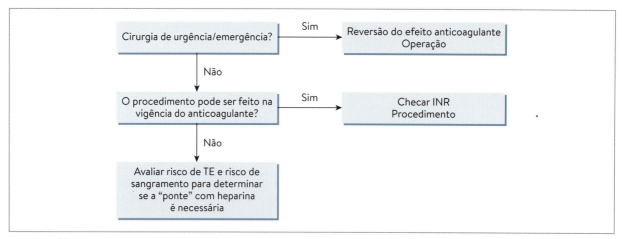

FIGURA 2 Fluxograma para manejo de pacientes em uso de varfarina que serão submetidos a procedimentos não cardíacos.
INR: índice de normatização internacional; TE: tromboembolismo.

pacientes associada à administração de complexo protrombínico (quando disponível; 25 U/kg se INR 2-3,9; 35 U/kg se INR 4-5,9 ou 50 U/kg se INR > 6) ou plasma fresco congelado (15 mL/kg). Cabe ressaltar que tanto o plasma quanto o complexo protrombínico têm meia-vida curta (em cerca de 6 horas o INR volta a aumentar), por isso a vitamina K sempre deve ser administrada concomitante a essas medicações.

Se a cirurgia não for urgente, o próximo questionamento é se o procedimento pode ser feito na vigência da varfarina. Os seguintes procedimentos podem ser feitos em pacientes anticoagulados: extrações dentárias, cirurgia de catarata, cirurgias dermatológicas e endoscopia digestiva alta, desde que o INR do dia esteja ao redor de 2. Se o INR estiver acima de 3, deve-se suspender a varfarina por 1-2 dias e reiniciar na noite da operação. Procedimentos endoscópicos de baixo risco (Quadro 1) podem ser realizados com varfarina, mas esta deve ser suspensa para procedimentos endoscópicos de alto risco. Existem evidências para essas recomendações. Bajkin et al. randomizaram 214 pacientes submetidos a extrações dentárias para continuar em uso da varfarina (INR médio de 2,4) ou suspender a varfarina e realizar "ponte" com heparina (INR médio de 1,2) e não encontrou diferenças no sangramento entre os grupos. Em outro estudo observacional os autores demonstraram que ocorreram apenas sangramentos menores em pacientes que não interromperam a varfarina. Esses sangramentos foram resolvidos com compressão local e bochecho com transamin 5% a cada 6 horas por 5 dias. Portanto, é seguro realizar procedimentos odontológicos em uso da varfarina, desde que o INR esteja na faixa terapêutica. Quanto a pacientes que serão submetidos a operações de catarata, em um registro com 48.862 operações, nas quais 2.485 pacientes estavam anticoagulados com varfarina, a manutenção do anticoagulante foi associada a um aumento do sangramento subconjuntival, mas sem diferença em sangramentos maiores ou comprometimento da acuidade visual. Em uma metanálise com 19.996 olhos, os autores demonstraram que, apesar de um aumento nos sangramentos menores (hemorragia subconjuntival), não houve diferença em sangramentos graves com comprometimento da acuidade visual. Dadas as graves consequências do tromboembolismo arterial, considerando o risco/benefício global do paciente, a varfarina pode ser mantida em pacientes que serão submetidos a operações de catarata. Em relação a procedimentos dermatológicos, tanto uma metanálise quanto um estudo que avaliou apenas procedimentos em região de face e pescoço, o mesmo resultado foi observado: existe um aumento do sangramento em pacientes operados em uso da varfarina em relação a pacientes não anticoagulados, porém que resolvem com medidas locais, sem graves repercussões.

Se o procedimento proposto não pode ser realizado em uso da varfarina, deve-se sempre levar em consideração o risco de tromboembolismo (Tabela 1), que está relacionado aos antecedentes pessoais de cada paciente e ao motivo da anticoagulação, para decidir se será necessário realizar a "ponte" com heparina ou se é seguro fazer somente a suspensão da varfarina. O objetivo da "ponte" com heparina é minimizar o tempo em que o paciente não recebe anticoagulação, visando diminuir o risco de tromboembolismo. Por outro lado, a realização da "ponte" com heparina pode estar relacionada com aumento de sangramento, principalmente se a heparina for reintroduzida nas primeiras 24 horas após o procedimento. Em um estudo em uma clínica de anticoagulação, os autores acompanharam 2.182 pacientes anticoagulados que foram submetidos a procedimentos cirúrgicos durante 11 anos e encontraram que os seguintes fatores estavam associados com a ocorrência de sangramentos perioperatórios: história de sangramento, prótese mecânica mitral, câncer ativo e plaquetas baixas, chamando esse escore de sangramento de "BleedMAP". Entretanto, o mais interessante desse estudo foi que os autores demonstraram que o reinício da heparina antes

CAPÍTULO 89 ▪ AVALIAÇÃO PRÉ-OPERATÓRIA DA CIRURGIA NÃO CARDÍACA 853

TABELA 1 Risco de tromboembolismo			
Risco de TE	Prótese valvar mecânica	FA	TEV
Alto > 10% ano TEA > 10% mês TEV	Mitral Aórtica antiga AVC/AIT < 6 m	CHADS$_2$ 5 ou 6 AVC/AIT < 3 m Doença valvar	TEV < 3 m Trombofilia grave Def. prot. C/S/antitrombina Ac. antifosf.
Moderado 5-10% ano TEA 4-10% mês TEV	Aórtica nova com FR para AVC	CHADS$_2$ 3 ou 4	TEV 3-12 m TEV recorrente Trombofilia Câncer ativo
Baixo < 5% ano TEA > 2% mês TEV	Aórtica nova sem FR para AVC	CHADS$_2$ 0 a 2 Sem AVC/AIT	TEV > 12 m

AVC: acidente vascular cerebral; AIT: ataque isquêmico transitório; FA: fibrilação atrial; FR: fatores de risco (fibrilação atrial, AVC/AIT prévios, hipertensão arterial sistêmica, diabete, insuficiência cardíaca, idade acima de 75 anos); TE: tromboembolismo; TEA: tromboembolismo arterial; TEV: tromboembolismo venoso.

de 24 horas do término do procedimento foi um preditor importante de sangramento. Outro escore de risco que foi validado como preditor de sangramento no perioperatório foi o HAS-BLED (*Hypertension, Abnormal Renal and Liver Function, Stroke, Bleedind, Labile INR, Elderly, Drugs or Alcohol*). No estudo BRIDGE, os autores randomizaram 1.884 pacientes em uso de varfarina para realizar ou não ponte com heparina e demonstraram que o uso da "ponte" não reduziu eventos trombóticos significativamente, mas aumentou os sangramentos maiores. Assim, a "ponte" com heparina não deve ser realizada indiscriminadamente para todos os pacientes anticoagulados.

Para pacientes de alto risco de tromboembolismo (Quadro 1), a varfarina deve ser interrompida 5 dias antes da operação e a "ponte" com heparina deverá ser realizada. Quando o INR estiver menor do que 2, deve-se iniciar heparina de baixo peso molecular (HBPM), por exemplo, enoxaparina 1 mg/kg subcutânea de 12 em 12 horas ou heparina não fracionada (HNF) endovenosa plena. A operação poderá ser realizada quando o INR estiver abaixo de 1,5. A HNF endovenosa deve ser suspensa 4 horas antes do procedimento. e a HBPM subcutânea, 24 horas antes. No pós-operatório, a HNF ou HBPM em dose plena deve ser iniciada após no mínimo 24 horas do término do procedimento (48-72 horas se alto risco de sangramento) e a varfarina pode ser reiniciada de 12-24 horas após o procedimento. A heparina somente deverá ser suspensa quando o INR estiver dentro da faixa terapêutica.

Para pacientes de risco intermediário de tromboembolismo, a varfarina deve ser suspensa 5 dias antes da operação e a realização da "ponte" com heparina pode ou não ser realizada, cabendo ao médico assistente do paciente tomar essa decisão.

Para pacientes de baixo risco de tromboembolismo, a varfarina deve ser interrompida 5 dias antes da operação, mas não é necessário realizar a "ponte" com heparina. A operação pode ser realizada quando o INR estiver abaixo de 1,5. Se o INR ainda estiver acima de 1,5, de 1-2 dias antes do procedimento, pode ser feito 1-2 mg de vitamina K via oral. Se indicado, de 12-14 horas após o procedimento, deve-se utilizar HBPM ou HNF profilática. A varfarina deve ser reintroduzida de 12-24 horas após o procedimento.

Outros anticoagulantes via oral

O número de pacientes em uso dos anticoagulantes orais diretos (DOAC) vem aumentando. A dabigatrana (inibidor direto da trombina), rivaroxabana e apixabana (inibidores diretos do fator Xa) estão aprovadas para o tratamento da fibrilação atrial crônica e do tromboembolismo venoso e tromboembolismo pulmonar.

Os DOAC têm algumas vantagens em relação à varfarina: a dose é fixa, o início de ação é rápido, existe menor interação medicamentosa e com a alimentação e a meia-vida é curta, não necessitando de "ponte" perioperatória. Por outro lado, não existe um exame preciso padronizado para controlar seu efeito e eles não podem ser usados em pacientes com *clearance* de creatinina < 30 mL/min.

Embora não exista um exame preciso universal para determinar o efeito do anticoagulante, os testes de coagulação convencionais podem ajudar a determinar se existe alguma ação da droga ou não (são qualitativos e não quantitativos). Em uma situação de urgência, eles podem ser utilizados. Para a dabigatrana, utiliza-se o tempo de trombina (TT) e o tempo de tromboplastina parcial ativada (TTPA): se estiver aumentado, significa que a droga ainda está circulando. Para os inibidores do fator X-a (rivaroxabana e apixabana) utiliza-se a atividade de protrombina (AP) ou o tempo de protrombina (TP). O INR não deve ser utilizado.

Em uma metanálise, os autores avaliaram a segurança e eficácia no periprocedimento de DOAC vs. varfarina em 19.500 pacientes com fibrilação atrial não valvar, com duas estratégias de manejo de anticoagulante no perioperatório:

manutenção ou suspensão. Nos pacientes que realizaram procedimentos com manutenção do anticoagulante, não houve diferença no desfecho quanto ao risco de eventos tromboembólicos (embolia ou AVE) ou morte entre os pacientes recebendo DOAC ou varfarina, mas os pacientes com DOAC apresentaram uma taxa de sangramento 38% inferior ao grupo varfarina. Nos pacientes que interromperam uso de anticoagulante, não foi observada diferença quanto ao risco de eventos tromboembólicos nem de sangramentos entre os dois grupos. Portanto, a segurança e a eficácia perioperatória entre os pacientes em uso de DOAC ou varfarina são semelhantes, exceto nos casos de manutenção perioperatória de anticoagulante oral, nos quais o uso de DOAC conferiu um risco menor de sangramento.

Em caso de cirurgia de emergência em pacientes recebendo DOAC, devemos perguntar o horário da última dose porque, se for há mais de 12 horas, provavelmente não ocorrerão problemas, em virtude da meia-vida curta dessas medicações. Pode-se realizar um coagulograma para verificar se ainda há efeito residual da droga. Não está indicada nenhuma medida "profilática" para sangramento. Para a dabigatrana, está disponível o antídoto, o idarucizumabe, que foi testado em pacientes em uso de dabigatrana com sangramento ativo e em pacientes que necessitaram de operações de urgência. O idarucizumabe foi capaz de reverter a ação da dabigatrana. Já para a rivaroxabana e apixabana está disponível o andexanet alfa, uma forma inativa recombinante do fator Xa humano, também testado em pacientes com sangramentos em uso de rivaroxabana e apixabana. Esses antídotos podem ser usados em caso de cirurgia de emergência.

Em casos de operações eletivas, até recentemente não havia estudos para determinar qual o tempo ideal de suspensão dos DOAC antes de operações eletivas e as recomendações das diretrizes e consensos foram baseadas na meia-vida das medicações, grau de eliminação renal e função renal do paciente. Entretanto, em 2019 foi publicado o estudo PAUSE, no qual os autores incluíram 3.007 pacientes com fibrilação atrial em uso de dabigatrana, rivaroxabana ou apixabana e realizaram um protocolo fixo de suspensão e reintrodução do DOAC, baseado na farmacocinética das medicações, função renal dos pacientes e risco de sangramento associado ao procedimento cirúrgico, sem utilização de testes de coagulação de rotina ou de "ponte" com heparina. Essa estratégia foi associada com baixos níveis de eventos tromboembólicos e sangramentos e pode ser utilizada na prática clínica (Figura 3). Em pacientes em programação de procedimentos de baixo risco de sangramento, o DOAC deve ser suspenso 1 dia antes da operação, e, para pacientes em programação de operações de alto risco de sangramento, o DOAC deve ser suspenso 2 dias antes da operação. No caso específico da dabigatrana, por sua alta taxa de eliminação renal, se o *clearance* de creatinina for menor que 50 mL/min, esta deve ser suspensa 2 dias antes de operações de baixo risco de sangramento e 4 dias antes de operações de alto risco de sangramento. Quanto à reintrodução no pós-operatório, o DOAC pode ser reintroduzido 1 dia após operações de baixo risco de sangramento e 2 dias após operações de alto risco de sangramento. Cabe ressaltar que, nos casos de anestesia regional com cateter epidural, deve-se aguardar pelo menos 6 horas após a retirada do cateter para a próxima dose do DOAC.

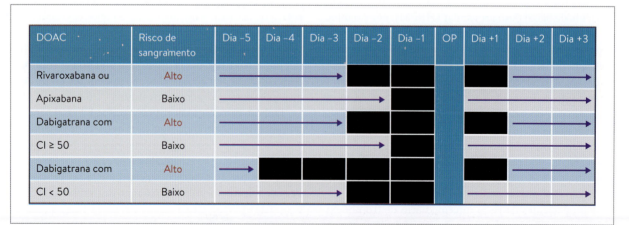

FIGURA 3 Esquema para manejo dos DOAC no perioperatório.

Os quadrados pretos indicam os dias nos quais o paciente não deve receber os DOAC. Alto risco de sangramento: qualquer operação requerendo anestesia neuroaxial ou epidural, neurocirurgia, cirurgia torácica major (lobectomia, pneumectomia, esofagectomia), cirurgia vascular major (aorta, revascularização membros inferiores, endarterectomia de carótida), cirurgia abdominal e pélvica major (ressecção de neoplasia hepatobiliar, câncer de pâncreas ou pseudocisto, neoplasia gástrica e colorretal, ressecção de doença inflamatória intestinal, neoplasia renal, de bexiga, endométrio ou ovário, prostatectomia radical), cirurgia ortopédica major (artroplastia de quadril ou fratura de quadril, artroplastia de joelho, osteotomia metatarsal), outras cirurgias major para câncer ou reconstrutivas (câncer de cabeça e pescoço).

Cl: *clearance* de creatinina; OP: operação.

O QUE AS DIRETRIZES RECOMENDAM

- Gualandro DM, Yu PC, Caramelli B, Marques AC, Calderaro D, Fornari LS, et al. III Diretriz de Avaliação Cardiovascular Perioperatória da Sociedade Brasileira de Cardiologia. Arq Bras Cardiol. 2017;109(3 Supl 1):1-104.

- Kristensen SD, Knuuti J, Saraste A, Anker S, Bøtker HE, Hert SD, et al.; Authors/Task Force Members. 2014 ESC/ESA Guidelines on non-cardiac surgery: cardiovascular assessment and management: The Joint Task Force on non-cardiac surgery: cardiovascular assessment and management of the European Society of Cardiology (ESC) and the European Society of Anaesthesiology (ESA). Eur Heart J. 2014;35(35):2383-431.

- Valgimigli M, Bueno H, Byrne RA, Collet JP, Costa F, Jeppsson A, et al.; ESC Scientific Document Group; ESC Committee for Practice Guidelines (CPG); ESC National Cardiac Societies. 2017 ESC focused update on dual antiplatelet therapy in coronary artery disease developed in collaboration with EACTS: The Task Force for dual antiplatelet therapy in coronary artery disease of the European Society of Cardiology (ESC) and of the European Association for Cardio-Thoracic Surgery (EACTS). Eur Heart J. 2018;39(3):213-60.

 SUGESTÕES DE LEITURA

1. Burger W, Chemnitius JM, Kneissl GD, Rucker G. Low-dose aspirin for secondary cardiovascular prevention: cardiovascular risks after its perioperative withdrawal versus bleeding risks with its continuation. Review and meta-analysis. J Intern Med. 2005;257(5):399-414.
2. Douketis JD, Spyropoulos AC, Duncan J, Carrier M, Le Gal G, Tafur AJ, et al. Perioperative management of patients with atrial fibrillation receiving a direct oral anticoagulant. JAMA Intern Med. 2019;179(11):1469-78.
3. Egholm G, Kristensen SD, Thim T, Olesen KK, Madsen M, Jensen SE, et al. Risk associated with surgery within 12 months after coronary drug-eluting stent implantation. J Am Coll Cardiol. 2016;68:2622-32.
4. Mantz J, Samama CM, Tubach F, Devereaux PJ, Collet JP, Albaladejo P, et al. Stratagem Study Group: impact of preoperative maintenance or interruption of aspirin on thrombotic and bleeding events after elective non-cardiac surgery: the multicentre, randomized, blinded, placebo-controlled, STRATAGEM trial. Br J Anaesth. 2011;107(6):899-910.
5. Nazha B, Pandya B, Cohen J, Zhang M, Lopes RD, Garcia DA, et al. Periprocedural outcomes of direct oral anticoagulants versus warfarin in nonvalvular atrial fibrillation. Circulation. 2018;138(14):1402-11.
6. Oscarsson A, Gupta A, Fredrikson M, Järhult J, Nyström M, Petterson E, et al. To continue or to discontinue aspirin in the perioperative period: a randomized, controlled clinical trial. Br J Anaesth. 2010;104:305-12.

NOTA DOS EDITORES

Este capítulo possui referências bibliográficas adicionais, recomendadas pelos autores, na plataforma digital complementar do livro. Por motivos de compactação, somente algumas delas estão aqui contempladas. Utilize o QR code abaixo para ter acesso a esse conteúdo:

SEÇÃO XVII

AORTOPATIA

90
Doenças da aorta

Eduardo Keller Saadi
Ana Paula Tagliari

DESTAQUES

- Apesar dos inúmeros avanços diagnósticos e terapêuticos observados nas últimas décadas, as doenças da aorta ainda constituem importante causa de morbidade e mortalidade, com etiologia multivariada e apresentação clínica e tratamento dependentes do sítio de origem.

- A possibilidade de evolução lenta e insidiosa demanda estratificação inicial e acompanhamento clínico associado a exames de imagem seriados em pacientes com determinados fatores de risco.

- Aneurismas da aorta torácica apresentam etiologia multifatorial, com evolução clínica e tratamento condicionados ao segmento acometido e à causa subjacente. A maioria dos aneurismas localiza-se na aorta ascendente. De maneira geral, o reparo cirúrgico é a terapia de eleição na presença de sintomas, rápida expansão ou diâmetro máximo ≥ 5,5 cm. Aneurismas associados a doenças genéticas, como síndrome de Marfan ou valva aórtica bicúspide (quando em associação a fatores de risco para ruptura precoce), apresentam pontos de corte distintos para a indicação de intervenção. Aneurismas da aorta torácica descendente apresentam etiopatogenia similar à dos aneurismas da aorta abdominal e são manejados preferencialmente por intervenção endovascular na presença de anatomia favorável.

- Aneurismas da aorta abdominal representam 75% dos aneurismas da aorta e compartilham fatores de risco clássicos com outras doenças cardiovasculares, como tabagismo e idade, sendo mais prevalentes no sexo masculino. O risco de ruptura é proporcional ao diâmetro do aneurisma. Intervenção está indicada na presença de sintomas, rápida expansão ou diâmetro máximo ≥ 5,5 cm visando à redução de complicações e morbidade e mortalidade. A terapia endovascular estabeleceu-se como alternativa eficaz e menos invasiva que a cirurgia aberta, com resultados comparáveis a esta, desde que realizada em pacientes com anatomia favorável e em centros experientes. Aneurismas rotos exigem correção cirúrgica imediata.

- Síndromes aórticas agudas caracterizam-se por apresentação súbita e elevada mortalidade. O envolvimento do segmento ascendente da aorta associa-se a pior prognóstico, com mortalidade chegando a 1% por hora nas primeiras 48 horas. Dissecções agudas tipo A têm indicação cirúrgica imediata. Nas dissecções agudas tipo B não complicadas em pacientes estáveis, o manejo clínico inicial é recomendado, com tratamento invasivo condicionado à presença de complicações. Mais recentemente, a terapia endovascular tem sido sugerida de maneira eletiva em dissecções tipo B não complicadas, de preferência na fase subaguda (> 14 dias), objetivando redução de mortalidade relacionada à aorta e progressão da doença.

INTRODUÇÃO

As doenças da aorta constituem amplo espectro de doenças arteriais abrangendo aneurisma da aorta, síndromes aórticas agudas (SAA), afecções inflamatórias e ateroscleróticas, além de doenças genéticas e anormalidades congênitas incluindo a coarctação da aorta. Anatomicamente, a aorta é dividida em dois segmentos principais: aorta torácica e abdominal (do hiato diafragmático à bifurcação aórtica em artérias ilíacas comuns). A aorta torácica inclui quatro segmentos: raiz aórtica (anel valvar aórtico, cúspides e seios de Valsalva), aorta ascendente (da junção sinotubular à origem do tronco braquiocefálico), arco aórtico (emergência do tronco braquiocefálico, artérias carótidas comum e subclávia esquerda) e aorta descendente (da origem da subclávia esquerda ao hiato diafragmático).

Nos casos de dissecções agudas (DA), o consenso quanto à necessidade de cirurgia imediata está bem estabelecido. Já nas doenças com dilatação da aorta ascendente, o adequado momento para intervenção nos processos degenerativos com dilatação assintomática e naqueles com envolvimento valvar aórtico ainda constituem objeto de debate. No envolvimento do arco transverso, as controvérsias estão centradas na definição de quando e em que extensão o arco deve ser incluído na reconstrução e no método de proteção cerebral. No tratamento das doenças da aorta descendente e toracoabdominal, a isquemia medular é ainda a principal preocupação, com ocorrência variável, porém significativa. Na aorta abdominal, o uso de *stents* autoexpansíveis tem modificado a tomada de decisão nos aneurismas, sobretudo nos aneurismas da aorta abdominal (AAA) infrarrenais.

Quanto ao seu diagnóstico, embora o ecocardiograma transtorácico (ETT) não seja a técnica de escolha para a avaliação completa da aorta, é útil para o diagnóstico e acompanhamento das doenças com envolvimento proximal e para a avaliação de regurgitação aórtica. Já a ultrassonografia (US) abdominal é a modalidade de escolha para triagem dos AAA. A tomografia computadorizada (TC), por outro lado, desempenha papel central no diagnóstico, na estratificação de risco e no planejamento terapêutico.

ATEROSCLEROSE AÓRTICA

A doença aterosclerótica desempenha um papel fundamental no desenvolvimento das doenças da aorta, tanto nos aneurismas verdadeiros quanto nas DA. Além disso, a aterosclerose pode provocar a formação de placas com potencial de embolização, resultando em eventos oclusivos arteriais cerebrais ou periféricos. O desenvolvimento de aterosclerose aórtica está associado à presença de fatores de risco como dislipidemia, diabete melito, tabagismo, história familiar, sedentarismo, obesidade e hipertensão arterial.

A aorta normal apresenta superfície intimal lisa com espessura < 1 mm, enquanto os ateromas são caracterizados por superfície irregular ≥ 2 mm e ecogenicidade aumentada à US. Com base em sua morfologia, os ateromas são classificados em simples ou complexos, sendo os últimos definidos como ateroma protruso com > 4 mm de espessura, elementos debris móveis ou placa ulcerada > 2 mm de superfície.

A prevalência do ateroma da aorta é alta em pacientes com doença arterial carotídea (38%), fibrilação atrial não valvular (35%), AAA (52%), estenose aórtica grave (85%), aterosclerose intracraniana e calcificação do anel valvar mitral (74%). Quanto ao diagnóstico, a US vascular tridimensional, a angiografia por TC e a angiografia por ressonância nuclear magnética (RNM) podem avaliar de forma não invasiva a morfologia e as características das placas. A TC visualiza de forma adequada toda a extensão da aorta, mas não avalia de forma adequada os componentes móveis da placa de ateroma, enquanto o ecocardiograma transesofágico (ETE) não visualiza de forma adequada a porção distal da aorta ascendente e o arco aórtico. O tratamento da doença aterosclerótica inclui mudanças no estilo de vida (dieta, abandono do tabagismo, atividade física), tratamento medicamentoso dos fatores de risco preestabelecidos, antiplaquetários, estatinas, possivelmente inibidores da enzima conversora de angiotensina (IECA) e betabloqueadores (BB).

ANEURISMAS DA AORTA

Aneurismas são dilatações segmentares anormais das artérias definidas como um aumento ≥ 50% no diâmetro arterial em comparação com os segmentos normais. São causados pelo enfraquecimento da parede arterial, especificamente da camada média. Aneurismas verdadeiros envolvem as três camadas da aorta (íntima, média e adventícia), sendo a degeneração aterosclerótica a etiologia mais comum. De maneira geral, são classificados como aneurismas da aorta torácica (AAT) ou da aorta abdominal, sendo os primeiros ainda subclassificados como aneurismas da aorta ascendente (40%), arco aórtico (10%), aorta descendente (35%) ou do segmento toracoabdominal (15%). De acordo com a morfologia, podem ser fusiformes, envolvendo uniformemente a aorta e provocando dilatação simétrica de toda a circunferência; ou saculares, na forma de abaulamento em uma das paredes da aorta.

Os AAT apresentam uma incidência em torno de 10/100 mil indivíduos-ano, sendo a maioria (95%) assintomáticos e tendo como principal etiologia a doença degenerativa. Os AAA, por sua vez, respondem por 75% dos aneurismas aórticos e afetam de 0,5% a 3,2% da população, com uma prevalência quatro a seis vezes maior no sexo masculino. A incidência dos AAA aumenta significativamente a partir dos 60 anos, com uma prevalência estimada aos 65 anos de 5% em homens e 1,7% em mulheres, e posterior aumento de 6% a cada década de vida. Tipicamente, os AAA são infrarrenais (85%), mas podem envolver os óstios da artéria renal e a aorta suprarrenal (5%), ou estender-se às artérias ilíacas (25-50%). A associação de AAA com outras doenças cardiovasculares é bem conhecida, podendo ser encontrados, em cerca de 5% dos pacientes, aterosclerose coronariana, em 9% arteriopatia periférica, e em 30% a 50% dos pacientes aneurismas poplíteos ou femorais.

Quando um aneurisma aórtico é identificado em qualquer segmento da aorta, uma avaliação completa de toda a aorta e da valva aórtica é recomendada na consulta inicial e durante o acompanhamento (recomendação classe I, nível de evidência C – diretriz de aorta da European Society of Cardiology 2014). Em casos de AAA, US para triagem de doença arterial e aneurismas periféricos também deve ser considerada (recomendação classe IIa, C). A avalição pré-operatória deve incluir eletrocardiograma (ECG), radiografia de tórax, hemograma, creatinina, ETT (principalmente na suspeita de valvulopatia associada) e exames para a detecção de isquemia miocárdica.

Embora a maioria dos aneurismas cresça lentamente, sem sintomas ou com sintomas inespecíficos, o AAT pode provocar complicações vasculares (embolias, insuficiência aórtica, insuficiência cardíaca secundária) ou efeito de massa local (disfagia, dispneia, tosse, síndrome da veia cava superior). Dor torácica ocorre em 25% dos casos e pode ser um sinal de ruptura. Já os AAA, à medida que se expandem, podem provocar dor, definida como constante, profunda, irritante ou visceral, mais proeminente na região lombossacral. Pulsação abdominal anormal proeminente ou sopro sistólico podem ser percebidos ao exame físico. A probabilidade de um paciente com massa palpável pulsátil apresentar um AAA > 3 cm é de cerca de 40%.

Aneurismas da aorta torácica

Os AAT são definidos como dilatações anormais da aorta acima do diafragma. Na maioria das vezes são assintomáticos, e o diagnóstico é feito ao acaso ou durante exames de triagem. Quanto à sua taxa de crescimento anual, os AAT descendente apresentam crescimento médio superior aos da aorta ascendente (3 mm/ano *versus* 1 mm/ano). Os AAT familiares crescem em média 2,1 mm/ano. Nos pacientes com síndrome de Marfan, apresentam crescimento de 0,5-1 mm/ano e, naqueles com síndrome de Loeys-Dietz, 10 mm/ano. Rápido aumento do risco de dissecção ou ruptura é referido quando o diâmetro excede 60 mm para a aorta ascendente e 70 mm para a aorta descendente. Indicações de intervenção são apresentadas na Tabela 1. Em pacientes com síndrome de Marfan, o uso de BB e IECA parece reduzir a mortalidade e as taxas de progressão dos aneurismas.

TABELA 1 Indicação de intervenção nos aneurismas da aorta torácica		
Recomendação para intervenção no aneurisma da aorta torácica	**Classe e nível de recomendação**	
	ESC 2014	**ACC 2010**
Em caso de AAT sintomáticos, mas não rotos, reparo urgente é indicado	I C	I C
Tratamento cirúrgico é indicado em AAT assintomáticos com diâmetro máximo da aorta ascendente	≥ 5,5 cm – I C	≥ 5,5 cm – I C
Tratamento cirúrgico é indicado para AAT assintomáticos com diâmetro máximo do arco aórtico	≥ 5,5 cm – II a C	≥ 5,5 cm – IIa B
Reparo de arco aórtico pode ser considerado em pacientes com aneurisma de arco aórtico e indicação de cirurgia para correção de aneurisma adjacente na aorta ascendente ou descendente	IIb C	
Tratamento cirúrgico é indicado para AAT assintomáticos com diâmetro máximo da aorta descendente	≥ 6 cm – IIa C	≥ 5,5 cm – I B
TEVAR é indicado para AAT assintomáticos com diâmetro máximo da aorta descendente	≥ 5,5 cm – IIa C	≥ 5,5 cm – I B
Intervenção é indicada em AAT assintomáticos com crescimento anual > 0,5 cm/ano		I C
Pacientes submetidos a reparo ou troca valvar aórtica devem ser considerados para reparo concomitante da raiz aórtica ou substituição da aorta ascendente quando diâmetro máximo da aorta	≥ 4,5 cm	≥ 4,5 cm – I C
Recomendações específicas – SBCCV 2009		
Aorta ascendente		
1. Cirurgia se sintomas compressivos, insuficiência aórtica ou diâmetro aórtico 6 cm		I C
2. Em pacientes com síndrome de Marfan, cirurgia profilática se diâmetro 5,5 cm ou 5 cm em casos com história familiar de dissecação ou morte súbita		IIa C
Aorta descendente		
1. Cirurgia se sintomas ou diâmetro aórtico 6 cm		I C
2. Implante de *stent* se diâmetro aórtico 6 cm e anatomia favorável		IIa B

(continua)

CAPÍTULO 90 ■ DOENÇAS DA AORTA 861

TABELA 1 Indicação de intervenção nos aneurismas da aorta torácica (*continuação*)	
Recomendação para intervenção no aneurisma da aorta torácica	**Classe e nível de recomendação**
Recomendações específicas – European Society of Cardiology 2014	
Aorta ascendente	
Cirurgia deve ser considerada se diâmetros:	
1. ≥ 50 mm para pacientes com síndrome de Marfan	I C
2. ≥ 45 mm para pacientes com síndrome de Marfan com fatores de risco*	IIa C
3. ≥ 50 mm para pacientes com valva aórtica bicúspide com fatores de risco**	IIa C
4. ≥ 55 mm para pacientes sem elastopatia	IIa C
5. Limiares menores para intervenção podem ser considerados de acordo com a área de superfície corporal em pacientes com pequena estatura ou em caso de progressão rápida, regurgitação aórtica, gravidez planejada ou de acordo com a preferência do paciente***	IIb C
Aorta descendente	
1. TEVAR deve ser considerado, mais que cirurgia aberta, quando a anatomia é viável	IIa C
2. Quando a intervenção está indicada, em casos de síndrome de Marfan ou outra elastopatia, a cirurgia convencional deve ser preferida	IIa C

* Fatores de risco adicionais incluem história familiar de dissecção, aumento de diâmetro > 3 mm/ano, regurgitação aórtica grave ou desejo de gravidez. Em pacientes com síndrome Loeys-Dietz, intervenção tem sido proposta para AAT > 42 mm.
** Fatores de risco adicionais incluem história familiar, hipertensão arterial, coarctação da aorta ou aumento de diâmetro > 3 mm/ano.
*** Em pacientes com pequena superfície corporal, em particular em pacientes com síndrome de Turner, diâmetro aórtico indexado de 27,5 mm/m² pode ser considerado para intervenção. Em pacientes com indicação de cirurgia valvar aórtica, limiares mais baixos podem ser usados para substituição aórtica concomitante (> 45 mm).
AAT: aneurisma da aorta torácica; ACC 2010: American College of Cardiology Foundation para diagnóstico e manejo de pacientes com doença da aorta de 2010; SBCCV 2009: Sociedade Brasileira de Cirurgia Cardiovascular para cirurgia nas doenças da aorta de 2009; TEVAR: reparo aórtico torácico endovascular.

Aneurisma da aorta abdominal

Denomina-se AAA quando a aorta abdominal atinge um diâmetro de pelo menos 1,5 vez o seu tamanho normal ou quando supera 3 cm no total. A principal etiologia é a degenerativa, embora esteja frequentemente associada à doença aterosclerótica. Outros fatores relacionados são idade avançada, hipertensão arterial, tabagismo e trombose mural. Os AAA apresentam expansão média de 0,3 a 0,5 cm/ano. Diversos fatores interferem no crescimento dos AAA, sendo o principal o diâmetro inicial do aneurisma, com taxas de crescimento entre 0,1 e 0,4 cm/ano para aneurismas < 4 cm e 0,8 cm/ano para aneurismas como diâmetros acima de 6 cm. O risco de ruptura aumenta exponencialmente com o diâmetro máximo do aneurisma (Tabela 2). A expansão rápida documentada e a presença de dor abdominal ou lombar significativa são considerados preditores de risco para ruptura, independentemente do tamanho do AAA.

TABELA 2 Risco estimado anual de ruptura nos aneurismas da aorta abdominal	
Diâmetro (cm)	**Risco anual de ruptura (%)**
< 4	0
4-5	0,5-5
5-6	3-15
7-8	10-20
> 8	30-50

Fonte: adaptada de Brewster et al., 2003.

O tratamento clínico deve ser oferecido a todos os pacientes e fundamenta-se no controle de fatores de risco, com destaque para a cessação do tabagismo. O controle e a monitorização dos níveis pressóricos e lipídicos deve seguir as mesmas recomendações utilizadas para doença aterosclerótica manifesta, por sua eficácia comprovada na redução de eventos cardíacos e cerebrovasculares e um provável efeito sobre o crescimento dos AAA. Na presença de sintomas, incluindo dor/desconforto lombar ou abdominal, embolização distal ou manifestações de compressão de estruturas adjacentes, a indicação cirúrgica é consensual. Cirurgia de emergência é indicada na suspeita de ruptura. Para pacientes assintomáticos, a indicação de intervenção deve considerar o risco de ruptura *versus* o risco operatório individual e a expectativa de vida, sendo indicado quando o diâmetro for superior a 5,5 cm, optando-se quando anatomicamente possível pela correção endovascular (EVAR).

Rastreamento em populações de alto risco

Em razão do prognóstico sombrio dos AAA rotos (mortalidade > 60-70%), da excelente sobrevida do reparo eletivo (> 95%), do curso silencioso e da possibilidade de fácil detecção à US abdominal, a triagem dos AAA é recomendada em subgrupos de alto risco (Quadro 1). Em geral, o rastreamento de AAA em homens > 65 anos foi associado a uma redução significativa de 45% na mortalidade relacionada ao AAA em 10 anos.

QUADRO 1 — Recomendação para rastreamento de aneurisma da aorta abdominal com exame físico e ultrassonografia abdominal em populações de alto risco

ESC 2014	ACC 2010
Todos os homens > 65 anos – I B	Homens ≥ 60 anos que são ou irmãos ou descendentes de pacientes com AAA – I B
Parentes de 1º grau de um paciente com AAA – IIa B	Homens tabagistas entre 65 e 75 anos – IIa B
Mulheres > 65 anos com história de tabagismo (atual ou passado) – IIb C	

QUADRO 2 — Sistemas de classificação da dissecção da aorta

Sistema de classificação de DeBakey

Tipo I: origem na aorta ascendente, estendendo-se pelo menos até o arco aórtico e, às vezes, mais adiante	Tipo II: confinado à aorta ascendente (proximal à artéria braquiocefálica).	III: origem na aorta torácica descendente, logo após a origem da artéria subclávia esquerda e estendendo-se no sentido distal ou, com menos frequência, em sentido proximal IIIa: origem distal à artéria subclávia esquerda, confinada à aorta torácica IIIb: origem distal à artéria subclávia esquerda, estendendo-se abaixo do diafragma

Sistema de classificação de Stanford

Tipo A: dissecções que envolvem a aorta ascendente	Tipo B: dissecções confinadas à aorta torácica descendente (distal à artéria subclávia esquerda)

Temporal

Aguda < 2 semanas	Crônica > 2 semanas

SÍNDROME AÓRTICA AGUDA

SAA são definidas como condições de emergência com características clínicas similares envolvendo a aorta.

Dissecção aguda de aorta

A DA é definida como separação das camadas da parede aórtica e subsequente formação de uma luz verdadeira e falsa luz, com ou sem comunicação. Na maioria dos casos, ruptura intimal é a condição inicial, resultando em extravasamento sanguíneo em um plano de dissecção dentro da camada média. A incidência de DA é estimada em 6/100 mil indivíduos-ano, sendo maior em homens e aumentando com a idade (pico de incidência entre 50 e 65 anos e entre 20 e 40 anos em pacientes com doenças congênitas do tecido conjuntivo). Apesar da maior incidência em homens, a DA apresenta pior prognóstico em mulheres, como resultado de apresentação atípica e diagnóstico tardio. No registro IRAD (International Registry of Acute Aortic Dissection), a idade média dos pacientes foi de 63 anos, e 65% eram homens.

O fator de risco mais comum associado à DA é a hipertensão arterial (65-75%). Outros fatores de risco incluem doenças aórticas preexistentes ou doença valvar aórtica, história familiar de doenças aórticas, história de cirurgia cardíaca, tabagismo, trauma torácico direto e contuso e uso de drogas (por exemplo, cocaína e anfetaminas).

Embora a DA possa originar-se em qualquer segmento da aorta, ocorre mais comumente nas áreas de maior estresse, que são a parede lateral direita da aorta ascendente (até 5 cm da valva aórtica) e o segmento proximal da aorta descendente (logo após a origem da artéria subclávia esquerda). Portanto, 65% das DA têm início na aorta ascendente, 20% na descendente, 10% no arco e 5% na aorta abdominal. Os dois principais sistemas de classificação da DA são apresentados no Quadro 2.

A dor torácica é o sintoma mais frequente da DA; quando anterior, está comumente associada à DA do tipo A, enquanto dor nas costas ou no abdômen sugere DA

tipo B. Regurgitação aórtica é a segunda causa de óbito, após a ruptura aguda da aorta. A frequência de sintomas neurológicos varia de 15% a 40%, e metade dos casos pode ser transitória como resultado de má perfusão cerebral, hipotensão, tromboembolismo distal ou compressão de nervo periférico. Pode haver, ainda, diferença na pressão arterial dos membros, por vezes > 30 mmHg, o que sugere pior prognóstico. Comparação dos principais exames diagnósticos é apresentada no Quadro 3 e indicação de tratamento no Quadro 4.

Sem tratamento, a DA apresenta uma mortalidade de 25% em 24 horas, 50% em 1 semana, 75% em 30 dias e 90% em 1 ano. Cerca de 20% dos pacientes morrem antes da chegada ao hospital. A taxa de mortalidade hospitalar para pacientes tratados é de cerca de 30% para dissecção proximal e 10% para distal. Para pacientes tratados que sobrevivem ao episódio agudo, o índice de sobrevida é de cerca de 60% em 5 anos e de 40% em 10 anos. Cerca de 1/3 das mortes tardias decorre de complicações da dissecção, e o restante, de outras enfermidades. Nas DA envolvendo a aorta ascendente, a intervenção cirúrgica deve ser imediata, objetivando evitar ruptura e morte por tamponamento cardíaco, corrigir regurgitação aórtica, evitar isquemia miocárdica, excluir o local de laceração da íntima e redirecionar o fluxo sanguíneo através da luz verdadeira para ramos supra-aórticos e à aorta descendente.

Na DA do tipo B não complicada, estabilização clínica com controle pressórico, da frequência cardíaca e da

QUADRO 3	Exames diagnósticos em pacientes com dissecção aguda da aorta
Radiografia de tórax	Alargamento mediastinal (80-90%); sinal do cálcio (calcificação do botão aórtico com > 1 cm de distância entre a íntima e demais tecidos aórticos); comparação com exames prévios; exame normal não exclui DA
ECG	Sinais de hipertrofia ventricular esquerda (30%); envolvimento da coronária direita pode ser causa de supradesnivelamento do segmento ST em paredes inferiores
Ecocardiograma	Baixo custo, pode ser realizado à beira do leito; ETT: sensibilidade (S) de 80% e especificidade (E) de 96%; ETE: S de 90% e E de 95%; o diagnóstico exige a presença de linha de dissecção separando o falso lúmen do verdadeiro, e o envolvimento da valva aórtica pode ser identificado e quantificado
Ângio-TC	De maior custo, exige certa estabilidade clínica e uso de contraste endovenoso; permite reconstrução 3D; S e E próximas a 100%; a ângio-RNM pode ser alternativa à ângio-TC
Angiografia	Informação sobre mecanismo, envolvimento de ramos viscerais e coronarianos, função ventricular e presença de comunicação entre falso e verdadeiro lúmen; uso de contraste, exposição à radiação; não recomendada

DA: dissecção aguda; ECG: eletrocardiograma; ETE: ecocardiograma transesofágico; ETT: ecocardiograma transtorácico; RNM: ressonância nuclear magnética; TC: tomografia computadorizada.

dor, além de vigilância rigorosa, visando à identificação precoce de sinais de progressão e/ou má perfusão, é indicada. Imagens seriadas são necessárias, de preferência com RNM ou TC. Na presença de DA tipo B complicada, definida como presença de dor persistente ou recorrente, hipertensão não controlada apesar de tratamento clínico otimizado, expansão aórtica precoce, má perfusão e sinais de ruptura (hemotórax, aumento do hematoma periaórtico e mediastinal), está indicada a intervenção. Nesse cenário, evidências crescentes indicam que o reparo aórtico torácico endovascular (TEVAR) apresenta vantagens sobre a cirurgia aberta, com mortalidade em 30 dias de 8%, incidência de acidente vascular cerebral (AVC) e isquemia medular de 8% e 2%, respectivamente. Segundo o registro IRAD, pacientes com DA tipo B não complicada manejados clinicamente apresentaram mortalidade intra-hospitalar de 13%, enquanto nos casos de DA tipo B complicada manejados cirurgicamente esse valor pode ser tão alto quanto 30%.

É importante citar que os resultados estendidos do estudo INSTEAD (*INvestigation of STEnt Grafts in Aortic Dissection* – INSTEAD XL) demonstraram menor mortalidade relacionada à aorta (6,9 *versus* 19,3%; p = 0,04) e progressão da doença (27,0 *versus* 46,1%; p = 0,04) após

QUADRO 4	Recomendações para tratamento na dissecção aguda da aorta		
Dissecção aórtica tipo A	**Classe e nível de recomendação**		
	ESC 2014	**ACC 2010**	**SBCCV 2009**
Em todos os pacientes com DA, terapia médica incluindo alívio da dor e controle de pressão arterial é recomendada	I C		
Em pacientes com DA tipo A, cirurgia urgente é recomendada	I B	I B	I C
Em pacientes com DA tipo A e má perfusão orgânica, terapêutica híbrida (p. ex., substituição da aorta ascendente e/ou arco aórtico associada a procedimento aórtico percutâneo ou nos ramos arteriais) deve ser considerada	IIa B		
Dissecção aórtica tipo B			
Em DA tipo B, terapia médica deve ser sempre recomendada	I C	I B	I C
Em DA tipo B complicada, TEVAR é recomendado	I C		
Em DA tipo B complicada, cirurgia pode ser considerada	IIb C		
Tratamento cirúrgico, se dor persistente/recorrente, sinais de expansão, ruptura ou má perfusão de extremidades			I C
Em DA tipo B não complicada, TEVAR deve ser considerado	IIa B		

TEVAR: reparo aórtico torácico endovascular.

5 anos em pacientes com DA tipo B não complicada que receberam intervenção endovascular associada à terapia medicamentosa, quando comparados aos que receberam

apenas terapia medicamentosa isolada. Esses dados sugerem que um manejo mais invasivo inicial, de preferência na fase subaguda (> 2 semanas), poderia ser considerado com o objetivo de prevenir complicações e reintervenções futuras em pacientes selecionados com anatomia favorável.

Hematoma intramural

O hematoma intramural (HIM) é caracterizado por sangramento dentro da camada média pela ruptura dos *vasa vasorum* sem qualquer rompimento íntimo óbvio e, portanto, sem comunicação com o lúmen verdadeiro, com ausência de fluxo sanguíneo detectável à TC. Representam até 10-25% das SAA, envolvendo a aorta ascendente e o arco aórtico (tipo A) em 30% e 10% dos casos, respectivamente, e a aorta torácica descendente (tipo B) em 60-70%. Segundo dados do registro IRAD, a mortalidade intra-hospitalar do HIM tipo A é semelhante à da DA tipo A e relacionada à sua proximidade com a valva aórtica, com evolução para DA em 30-40%, sobretudo nos primeiros 8 dias após o início dos sintomas. O HIM tipo B apresenta mortalidade intra-hospitalar semelhante à da DA tipo B (10%).

O manejo terapêutico no HMI agudo deve ser semelhante ao da DA, com cirurgia de emergência indicada em casos de HIM tipo A complicado com derrame pericárdico, hematoma periaórtico ou aneurismas grandes e cirurgia de urgência (24 horas após o diagnóstico) indicada na maioria dos demais casos. Em pacientes idosos ou com comorbidades significativas, o tratamento médico inicial com a estratégia de "esperar e observar" (terapia médica otimizada, com controle da dor e pressão arterial e imagens repetitivas) pode ser uma opção razoável, particularmente na ausência de dilatação aórtica (< 50 mm) e espessura do HIM < 11 mm. No HIM tipo B, o tratamento médico é a abordagem inicial. TEVAR está indicado na fase aguda se expansão apesar de terapia médica e ruptura da íntima com realce de contraste na TC.

Úlcera aórtica penetrante

A úlcera aórtica penetrante (UAP) é definida como ulceração de uma placa aterosclerótica aórtica que penetra através da lâmina elástica interna na média. Representa de 2% a 7% das SAA, e sua propagação pode levar a HIM, pseudoaneurisma ou mesmo DA ou ruptura aórtica. A história natural dessa lesão é caracterizada por aumento progressivo da aorta e desenvolvimento de aneurismas saculares ou fusiformes, o que é particularmente acelerado na aorta ascendente (UAP tipo A). A localização mais comum é a aorta torácica descendente média e inferior (UAP tipo B). Características comuns em pacientes afetados incluem idade avançada, sexo masculino, tabagismo, hipertensão arterial, doença arterial coronariana, doença obstrutiva pulmonar crônica e AAA. TC é a modalidade de imagem de escolha, visualizando extravasamento do meio de contraste

através de uma placa calcificada. O tratamento visa prevenir a ruptura aórtica e a progressão para DA. As indicações para intervenção incluem dor recorrente e refratária, bem como sinais de ruptura contida, como úlcera aórtica de crescimento rápido, hematoma periaórtico associado ou derrame pleural. Tem sido sugerido que UAP assintomáticas com diâmetro > 20 mm ou profundidade > 10 mm apresentam risco maior de progressão e que pudessem ser candidatas à intervenção precoce. Recomendações para intervenção no HIM e na UAP são apresentadas Quadro 5.

QUADRO 5 Recomendações para intervenção no hematoma intramural e úlcera aórtica penetrante		
Recomendação	Classe e nível de recomendação	
	ESC 2014	ACC 2010
No HIM tipo A, é indicado tratamento de urgência	I C	I C
Na UAP tipo A, cirurgia deve ser considerada	IIa C	IIa C
Em caso de HIM ou UAP tipo B, é recomendada terapia médica inicial sob vigilância	I C	IIa C
Em caso de HIM ou UAP tipo B complicada, TEVAR deve ser considerado	IIa C	
Em caso de HIM ou UAP tipo B complicada, cirurgia pode ser considerada	IIb C	

HIM: hematoma intramural; TEVAR: reparo aórtico torácico endovascular; UAP: úlcera aórtica penetrante.

Pseudoaneurisma aórtico

O pseudoaneurisma aórtico é definido como dilatação da aorta decorrente do rompimento de todas as camadas da parede, que é contido apenas pelo tecido conjuntivo periaórtico. Quando a pressão do pseudoaneurisma aórtico excede a tensão máxima tolerada da parede do tecido circundante, ocorre ruptura aórtica. Outras complicações potencialmente fatais causadas pelo aumento progressivo do tamanho do pseudoaneurisma aórtico incluem a formação de fístula e a compressão ou erosão das estruturas adjacentes. Os pseudoaneurismas da aorta torácica são comumente secundários a trauma torácico fechado, como consequência da desaceleração rápida experimentada em acidentes com veículos motorizados, quedas e lesões esportivas. As etiologias iatrogênicas incluem cirurgia aórtica e intervenções transcateter. Raramente, pseudoaneurismas aórticos são secundários a infecções aórticas (aneurismas micóticos) e úlceras penetrantes. Em pacientes com pseudoaneurismas aórticos, se possível e independentemente do tamanho, intervenção está indicada. A escolha do tipo de tratamento é comumente baseada nas características anatômicas, apresentação clínica e comorbidades.

Ruptura (contida) do aneurisma da aorta

Deve-se suspeitar de ruptura contida da aorta em todos os pacientes que apresentem dor aguda, nos quais exames de imagem detectam aneurisma aórtico com integridade preservada da parede aórtica. Em contraste com a ruptura livre (na qual a ruptura de todas as camadas da parede da aorta leva à formação de um hematoma maciço), nas rupturas contidas de aneurismas aórticos, o hematoma perivascular é contido por estruturas periaórticas, como pleura, pericárdio e espaço retroperitoneal, bem como órgãos adjacentes. A ruptura contida do AAT é uma condição que requer tratamento urgente porque, uma vez que ocorre a ruptura livre, a maioria dos pacientes não sobrevive. Tradicionalmente essa condição é tratada por reparo aberto, embora o reparo endovascular tenha surgido como tratamento alternativo a pacientes com anatomia adequada.

Lesão traumática da aorta

Lesão torácica contusa ocorre mais frequentemente como consequência de desaceleração súbita resultante de colisões frontais ou de impacto lateral, geralmente em acidentes com veículos motorizados de alta velocidade ou queda de grande altura. A desaceleração rápida resulta em forças de torção e cisalhamento em porções relativamente imóveis da aorta, como a raiz aórtica, a proximidade do ligamento arterioso ou o diafragma. Consequentemente, está localizada no istmo aórtico em até 90% dos casos. Pode ser classificada em quatro tipos:

- Tipo I: ruptura da íntima.
- Tipo II: HIM.
- Tipo III: pseudoaneurisma.
- Tipo IV: ruptura aórtica.

A lesão da aorta torácica é, depois da lesão cerebral, a segunda causa mais comum de morte em pacientes com trauma fechado, com mortalidade no local do acidente que pode exceder 80%. O momento apropriado do tratamento ainda é controverso. Em hemodinamicamente estáveis, acredita-se que a maioria das rupturas aórticas associadas a trauma contuso ocorra nas primeiras 24 horas. Por esse motivo, pacientes com ruptura livre da aorta ou grande hematoma periaórtico devem ser tratados como casos de emergência, a grande maioria por TEVAR. Para todas as demais condições, a intervenção pode ser adiada por até 24 horas para permitir a estabilização do paciente e as melhores condições possíveis para a intervenção aórtica. Um tratamento conservador inicial, com imagens seriadas, foi proposto para aqueles com lesões aórticas mínimas (laceração da íntima/lesões do tipo I), visto que a maioria das lesões permanece estável ou regride.

DOENÇAS GENÉTICAS DA AORTA

Aneurismas da aorta causados por doenças genéticas dividem-se em sindrômicos e não sindrômicos, sendo sindrômicos (síndrome de Marfan, Ehlers-Danlos, Loeys-Dietz, Turner, tortuosidade arterial, aneurisma-osteoartrite) aqueles associados a anormalidades em outros órgãos e não sindrômicos aqueles com manifestações restritas à aorta.

Síndrome de Marfan

A síndrome de Marfan é a doença hereditária do tecido conjuntivo mais prevalente (1/3.000 a 5000). Caracteriza-se por aracnodactilia, redundância ligamentar, ectopia *lentis*, dilatação da aorta ascendente e incompetência das valvas aórtica e mitral. Seu diagnóstico é baseado em critérios clínicos e na presença ou não de mutação genética (a mais conhecida é a mutação autossômica dominante no gene que regula a síntese de fibrilina-1, glicoproteína relacionada à elastina). Inicialmente, observam-se aneurismas envolvendo os seios de Valsalva e a porção tubular da aorta ascendente, podendo toda a extensão da aorta ser acometida.

Síndrome de Ehlers-Danlos

Ehlers-Danlos é uma síndrome genética autossômica dominante causadora de anomalias do tecido conjuntivo. Dentre as suas diversas variantes, todas associadas à formação de aneurismas, aquela que apresenta o risco mais pronunciado é a do tipo IV, causado por mutação do gene *COL3A1*. Os achados clínicos são pele fina e translúcida, com envelhecimento acelerado, nariz afilado, lábios finos e orelhas proeminentes. No tipo IV a mortalidade é elevada (chegando a 50% aos 48 anos). Costuma acometer vasos de grande e médio calibre, e pode-se observar dissecção sem prévia dilatação do vaso.

Síndrome de Loeys-Dietz

A síndrome de Loeys-Dietz é causada por mutações nos genes *TGFBR1* e *TGFBR2* e está associada a aneurismas na aorta e/ou demais artérias que tendem a ter um crescimento rápido e risco aumentado de ruptura. Quando associada a achados craniofaciais na infância (fenda palatina, craniossinostose, retrognatismo, exotropia e proptose), o acometimento aórtico costuma ser mais pronunciado. Achados cutâneos também podem estar presentes, como fragilidade e translucência (veias superficiais facilmente visíveis).

Síndrome de Turner

Doença causada por monossomia parcial ou completa do cromossomo X, sendo o seu diagnóstico baseado em achados clínicos e análise citogenética. Coarctação de aorta é encontrada em até 12%, e valva aórtica bicúspide, em 30% dos pacientes. Alongamento do arco aórtico e dilatação aórtica (geralmente da raiz) são observados em 30% e 33% dos casos, respectivamente. Evidências apontam que as alterações cardiovasculares podem acontecer por uma haploinsuficiência associada do gene *SHOX*.

Síndrome da tortuosidade arterial

Doença autossômica recessiva, ligada à mutação do gene *SLC2A10*, de incidência rara. Observam-se tortuosidade arterial, alongamento, estenose e aneurisma de artérias de médio e grande calibre. Outras características são face alongada, blefarofimose, nariz afilado, palato arqueado e micrognatia, além de outros achados em comum com a síndrome de Marfan. É uma doença de mau prognóstico, que atinge a mortalidade de até 40% antes dos 5 anos de idade.

Valva aórtica bicúspide

Pacientes com valva aórtica bicúspide congênita costumam ter alterações estruturais na aorta ascendente que predispõem a aneurisma e dissecção. Tais alterações podem ocorrer independentemente da presença de estenose ou insuficiência valvar. Dado o fato de que a ocorrência de valva aórtica bicúspide na população é frequente (2%), em número absoluto ela causa mais dissecções que a síndrome de Marfan. A dilatação aórtica nesses pacientes costuma acometer mais a aorta tubular do que os seios de Valsalva, diferentemente daqueles com Marfan. Novas evidências apontam para uma provável origem genética da valva aórtica bicúspide. Anormalidades no gene *NOTCH1* foram

documentadas, o qual estaria associado a uma atividade exacerbada de metaloproteinases da matriz.

DOENÇAS INFLAMATÓRIAS DA AORTA

O acometimento inflamatório da aorta, conhecido como aortite, pode se dar por etiologia autoimune ou infecciosa. As principais etiologias e características são descritas no Quadro 6.

COARCTAÇÃO DA AORTA

A coarctação da aorta (CoA) é definida como estreitamento localizado na luz da aorta, levando à hipertensão das extremidades superiores, hipertrofia do ventrículo esquerdo e má perfusão de órgãos abdominais e extremidades inferiores. A CoA responde por 6% a 8% das cardiopatias congênitas, com uma proporção homem:mulher de 2:1. Geralmente ocorre na aorta torácica proximal, próximo à origem da artéria subclávia esquerda e ligamento arterioso. Pode acontecer isoladamente ou associada a outras anomalias congênitas, tais como valva aórtica bicúspide, defeito do septo ventricular, estenose aórtica, *ductus* arterioso patente, disfunção valvar mitral, aneurisma intracerebral e síndrome de Turner.

Os sintomas variam com a gravidade da anomalia e vão desde cefaleia, dor torácica, extremidades frias, fadiga e claudicação nos membros inferiores, até insuficiência cardíaca aguda e choque cardiogênico. Achados típicos no exame físico incluem pulsos fortes e hipertensão nas extremidades superiores, diminuição ou retardo dos pulsos

QUADRO 6 Principais aortites				
Doença	**Incidência anual**	**Acometimento aórtico**	**Características clínicas**	**Diagnóstico**
Arterite de células gigantes	19 a 32/100.000	Dilatação da aorta torácica	> 50 anos, febre, anemia, artralgias, fadiga, cefaleia, alterações visuais, aorta espessada	≥ 3/5 critérios do American College of Rheumatology
Arterite de Takayasu	1,2 a 2,6/1.000.000	Dilatação e/ou estenose da aorta torácica ou abdominal	Mulheres jovens, febre, perda de peso, artralgia, claudicação de membro superior, sopro subclávio	Clínico, imagem vascular, biópsia de vasos acometidos
Doença de Behçet	0,2/100.000	Aneurisma por vasculite dos *vasa vasorum*	Uveíte, úlceras orais, úlceras genitais	Clínico
Aortite sifilítica	Rara	Aneurismas saculares por acometimento dos *vasa vasorum*. Principalmente aorta ascendente e arco	Variável; costuma ocorrer na sífilis terciária (10%)	Clínico e laboratorial (VDRL, FTA-ABS)
Aortite tuberculosa	Rara	Aneurisma, pseudoaneurisma, fístula aortoentérica	Febre, perda ponderal, acometimento em outros órgãos	Clínico; identificação do bacilo álcool-ácido-resistente

femorais e gradiente de pressão arterial com a pressão arterial baixa ou não perceptível nas extremidades inferiores. O diagnóstico é feito por ecocardiograma, TC ou RNM. O tratamento, quando indicado, pode ser realizado por angioplastia com balão, implante de endoprótese/*stent* de aorta ou correção cirúrgica. As opções cirúrgicas incluem ressecção e anastomose terminoterminal, aortoplastia e aortoplastia com "recobrimento" da artéria subclávia esquerda. A escolha da técnica cirúrgica depende da anatomia e da preferência do centro. Alguns centros preferem a angioplastia com balão, com ou sem implante de *stent*; outros preferem correção cirúrgica e reservam o procedimento com balão para a recoarctação ou para o tratamento primário de CoA discreta em crianças maiores ou adolescentes.

TRATAMENTO CIRÚRGICO DAS DOENÇAS DA AORTA

A mortalidade cirúrgica para substituição da aorta ascendente (incluindo a raiz aórtica) varia de 1,6%-4,8% e depende largamente da idade e da presença de outros fatores de risco cardiovascular. Mortalidade e AVC em cirurgias eletivas para aneurismas de arco/aorta ascendente variam de 2,4% a 3%. Nas correções do AAT descendente ou toracoabdominais, a principal preocupação é a paraplegia, cuja incidência varia de 6% a 8%. Hipotermia sistêmica permissiva (34 °C), reanastomose das artérias intercostais distais entre T8 e L1 e colocação pré-operatória de um cateter drenagem de líquido cefalorraquidiano (LCR) são algumas das medidas sugeridas para mitigar o risco dessa complicação.

TRATAMENTO ENDOVASCULAR DAS DOENÇAS DA AORTA

Em pacientes com DA tipo B, o TEVAR tem como objetivo evitar o redirecionamento do fluxo sanguíneo para a falsa luz, despressurizando-a e induzindo a um processo de remodelação aórtica com redução da falsa luz e aumento do lúmen verdadeiro. No TEVAR, complicações vasculares no sítio de acesso, complicações aórticas e neurológicas e/ou *endoleaks* são as principais complicações. As taxas de paraparesia/paraplegia e AVC variam entre 0,8-1,9% e 2,1-3,5%, respectivamente, e são inferiores às reportadas com cirurgia aberta. Dissecção retrógrada da aorta ascendente após TEVAR é relatada em 1,3% (0,7-2,5%) dos pacientes.

No reparo endovascular da aorta abdominal (EVAR), o colo da aorta proximal deve ter um comprimento de pelo menos 10 a 15 mm e não deve exceder 32 mm de diâmetro. Angulação acima de 60° no colo proximal aumenta o risco de migração do dispositivo e *endoleak*. Oclusão hipogástrica

bilateral, secundária à cobertura das artérias ilíacas internas, deve ser evitada, pois pode resultar em claudicação na região das nádegas, disfunção erétil, isquemia visceral ou isquemia medular. Complicações incluem *endoleak* (complicação mais comum do EVAR); conversão imediata para cirurgia aberta (0,6%); lesão vascular (0-3%); infecção da endoprótese (1%). As principais recomendações da ESC e das diretrizes brasileiras para utilização de endopróteses em aorta torácica descendente e abdominal são apresentadas nos Quadros 7 e 8.

QUADRO 7 Recomendações para TEVAR e EVAR, segundo a ESC 2014		
Recomendações	**Classe**	**Nível**
A indicação de TEVAR ou EVAR deve ser decidida com base individual, de acordo com anatomia, doença, comorbidades e durabilidade antecipada, usando uma abordagem multidisciplinar	I	C
Zona de ancoragem proximal e distal de pelo 2 cm é recomendada para fixação segura e duradoura em casos de TEVAR	I	C
Em casos de aneurisma, é recomendado selecionar um *stent* de diâmetro que exceda o diâmetro da zona de ancoragem em pelo menos 10% a 15% do local de referência da aorta	I	C
Drenagem de LCR preventiva deve ser considerada em pacientes de alto risco	IIa	C

EVAR: reparo aórtico endovascular; LCR: líquido cefalorraquidiano; TEVAR: reparo aórtico torácico endovascular.

QUADRO 8 Recomendações para utilização de endopróteses em aorta torácica descendente e abdominal
Recomendação no aneurisma da aorta torácica
1. Em pacientes com AAT descendente com indicação de cirurgia, deve-se optar pela cirurgia endovascular, dada sua maior eficácia e segurança quando comparada à cirurgia aberta
2. Em pacientes com dissecção de aorta do tipo B não complicada, deve-se optar pelo tratamento clínico em detrimento da cirurgia endovascular
3. Em pacientes com dissecção de aorta torácica descendente do tipo B complicada, deve-se optar pela cirurgia endovascular, considerando o caráter invasivo da cirurgia aberta
Recomendação no aneurisma da aorta abdominal
Recomendação forte, contrária à cirurgia ou EVAR, em pacientes assintomáticos com AAA < 5,5 cm
AAA entre 4 e 5,5 cm devem ser acompanhados com avaliações clínicas e exames de imagem a cada 6 meses
Em pacientes assintomáticos, com AAA > 5,4 cm, aptos aos procedimentos eletivos cirúrgico e endovascular, há recomendação forte a favor do EVAR

(continua)

QUADRO 8 Recomendações para utilização de endopróteses em aorta torácica descendente e abdominal (*continuação*)
Recomendação no aneurisma da aorta abdominal
Em pacientes assintomáticos, com AAA inflamatórios, sugerem-se controle clínico e acompanhamento semelhante aos demais AAA
Recomendação para pacientes com AAA sintomáticos: • Os pacientes com quadro agudo compatíveis com ruptura (dor de forte intensidade, hipotensão, queda do hematócrito) devem ser submetidos à cirurgia ou a implante de endoprótese em caráter emergencial • Os pacientes com sintomas leves ou moderados devem ser investigados e acompanhados para afastar o diagnóstico de expansão ou ruptura
AAA rotos estáveis, com anatomia favorável ao tratamento por EVAR (confirmada por tomografia computadorizada), devem ser tratados em caráter emergencial por cirurgia aberta ou EVAR de acordo com a experiência e disponibilidade da equipe cirúrgica e material

EVAR: reparo aórtico endovascular; TEVAR: reparo aórtico torácico endovascular.

Endoleaks

Endoleak é a complicação mais comum após EVAR. Em acompanhamento de longo prazo, os *endoleaks* têm sido demonstrados em cerca de 10% a 20% dos casos, com resolução espontânea em 40% a 50% deles. *Endoleak* é definido como persistência de fluxo sanguíneo fora da endoprótese, mas dentro do saco aneurismático (Quadro 9). *Endoleaks* tipo I e tipo III são considerados falhas de tratamento e requerem tratamento adicional para evitar o risco contínuo de ruptura, enquanto *endoleaks* tipo II são normalmente gerenciados de forma conservadora pela estratégia de "esperar e observar", evoluindo com selamento espontaneamente em cerca de 50% dos casos. *Endoleaks* tipos IV e V são indiretos e têm curso benigno, enquanto o *endoleak* tipo V requer investigação adicional.

QUADRO 9	Tipos de *endoleak*
Tipo 1	*Endoleak* no sítio de fixação da endoprótese, acima, abaixo ou entre seus componentes (Ia: proximal ao sítio de ancoragem; Ib: distal à sua ancoragem)
Tipo 2	Enchimento retrógrado do saco aneurismático via ramos simples (IIa) ou múltiplos (IIb)
Tipo 3	*Endoleak* através de um defeito mecânico da endoprótese, falha mecânica do *stent* por separação juncional do componente modular (IIIa) ou fraturas ou aberturas na endoprótese (IIIb)
Tipo 4	*Endoleak* resultante de porosidade
Tipo 5	Expansão contínua do AAA, sem evidência radiográfica de um local de vazamento

O QUE AS DIRETRIZES RECOMENDAM

- Albuquerque LC, Braile DM, Palma JH, Saadi EK, Almeida RM, Gomes WJ, et al. Diretrizes para o tratamento cirúrgico das doenças da aorta da Sociedade Brasileira de Cirurgia Cardiovascular: atualização 2009. Rev Bras Cir Cardiovasc. 2009;24(2 Suppl):7s-33s.

- Brasil. Ministério da Saúde. CONITEC. Diretriz Brasileira para o tratamento do Aneurisma de Aorta Abdominal. Brasília, DF: Ministério da Saúde; 2018. [acesso em 11 de novembro de 2020]. Disponível em: http://conitec.gov.br/images/Relatorios/2017/Relatorio_Diretriz_AneurismaAortaAbdominal_Recomendacao.pdf

- Brasil. Ministério da Saúde. CONITEC. Diretrizes Brasileiras para utilização de endopróteses em aorta torácica descendente. Brasília, DF: Ministério da Saúde; 2018. [acesso em 11 de novembro de 2020]. Disponível em: http://conitec.gov.br/images/Consultas/Relatorios/2018/Relatorio_DiretrizBrasileira_EndoproteseAorta_CP50_2018.pdf

- Brewster DC, Cronenwet JL, Hallett JW Jr, Johnston KW, Krupski WC, Matsumura JS, et al. Guidelines for the treatment of abdominal aortic aneurysms. Report of a subcommittee of the Joint Council of the American Association for Vascular Surgery and Society for Vascular Surgery. J Vasc Surg. 2003;37(5):1106-17.

- Erbel R, Aboyans V, Boileau C, Bossone E, Bartolomeo RD, Eggebrecht H, et al. 2014 ESC Guidelines on the diagnosis and treatment of aortic diseases: Document covering acute and chronic aortic diseases of the thoracic and abdominal aorta of the adult. The Task Force for the Diagnosis and Treatment of Aortic Diseases of the European Society of Cardiology (ESC). Eur Heart J. 2014;35(41):2873-926.

- Grabenwöger M, Alfonso F, Bachet J, Bonser R, Czerny M, Eggebrecht H, et al. Thoracic Endovascular Aortic Repair (TEVAR) for the treatment of aortic diseases: a position statement from the European Association for Cardio-Thoracic Surgery (EACTS) and the European Society of Cardiology (ESC), in collaboration with the European Association of Percutaneous Cardiovascular Interventions (EAPCI). Eur Heart J. 2012;33(13):1558-63.
- Hiratzka LF, Bakris GL, Beckman JA, Bersin RM, Carr VF, Casey DE Jr, et al. 2010 ACCF/AHA/AATS/ACR/ASA/SCA/SCAI/SIR/STS/SVM guidelines for the diagnosis and management of patients with Thoracic Aortic Disease. Circulation. 2010;121(13):e266-369.

 SUGESTÕES DE LEITURA

1. Chau KH, Elefteriades JA. Natural history of thoracic aortic aneurysms: size matters, plus moving beyond size. Prog Cardiovasc Dis. 2013;56(1):74-80.
2. Creager M, Beckman J, Loscalzo J, editores. Vascular medicine: a companion to Braunwald's heart disease. 3. ed. Elsevier; 2019.
3. Nienaber CA, Kische S, Rousseau H, Eggebrecht H, Rehders TC, Kundt G, et al. Endovascular repair of type B aortic dissection: long-term results of the randomized investigation of stent grafts in aortic dissection trial. Circ Cardiovasc Interv. 2013;6(4):407-16.
4. Rozado J, Martin M, Pascual I, Hernandez-Vaquero D, Moris C. Comparing American, European and Asian practice guidelines for aortic diseases. J Thorac Dis. 2017;9(Suppl 6):S551-S560.
5. Sampson UK, Norman PE, Fowkes FG, Aboyans V, Yanna Song, Harrell FE Jr, et al. Global and regional burden of aortic dissection and aneurysms: mortality trends in 21 world regions, 1990 to 2010. Glob Heart. 2014;9(1):171-180.e10.

SEÇÃO XVIII

VASCULOPATIAS

Doença arterial obstrutiva de membros inferiores

Daniel Mendes Pinto
Ari Mandil

DESTAQUES

- A doença arterial periférica (DAP) refere-se à redução da perfusão tecidual decorrente de obstruções em artérias fora do território coronariano e cerebral.
- O quadro agudo caracteriza-se por sintomas que tiveram início em até 2 semanas. Após 2 semanas, alguns autores classificam o quadro de oclusão arterial como subaguda e, após 30 dias, como isquemia crônica.
- A oclusão abrupta da perfusão em um território vascular leva a sintomas e sinais descritos como cincos "P", em língua inglesa: dor (*pain*), ausência de pulsos (*pulselessness*), palidez (*pallor*), parestesias (*paresthesia*) e paralisia (*paralysis*).
- Pacientes com DAP e índice tornozelo/braço < 0,90 têm mortalidade cardiovascular aumentada. Há uma relação direta segundo a qual, quanto menor o ITB, maior a mortalidade.
- Ângio-TC, angioRM ou arteriografia devem ser solicitadas quando há necessidade de melhor caracterização anatômica das lesões, para planejamento da revascularização do membro. A maioria dos pacientes é estudada hoje somente com o Doppler arterial.
- Além das alterações de fatores de risco e estilo de vida, a terapia medicamentosa para claudicação reduz os sintomas de dor. A droga de escolha para claudicação é o cilostazol.
- A classificação de gravidade do membro deve levar em conta a extensão da ferida, o grau de isquemia e de infecção associada. Para tanto, utiliza-se a classificação WIFI (*wound, ischemia and foot infection*).
- No segmento aortoilíaco, as cirurgias abertas têm altas morbidade e mortalidade. As angioplastias apresentam alto sucesso técnico, excelente perviedade e reduzida morbidade.
- As obstruções do segmento femoropoplíteo e infrapoplíteo são tratadas na maioria das vezes por via endovascular.

APRESENTAÇÃO CLÍNICA DA DOENÇA ARTERIAL PERIFÉRICA

A doença arterial periférica (DAP) refere-se à redução da perfusão tecidual decorrente de obstruções em artérias fora do território coronariano e cerebral. A principal causa é a aterosclerose. A classificação adequada da DAP de membros inferiores (MMII) é necessária para indicar o melhor tratamento e as intervenções, sejam cirúrgicas ou percutâneas. Neste texto, o termo DAP referir-se-á às obstruções de MMII. A DAP pode apresentar-se de maneira aguda ou crônica. Os pacientes com isquemia crônica podem ser assintomáticos, cursar com claudicação intermitente ou apresentar o grau mais avançado da doença que é a isquemia crônica ameaçadora ao membro (CLTI – *chronic limb threatning ischemia*).

Isquemia aguda dos membros inferiores

Isquemia aguda dos MMII ocorre por oclusão arterial súbita, que leva a ameaça à viabilidade do membro. O quadro agudo caracteriza-se por sintomas que iniciaram em até 2 semanas. Após 2 semanas, alguns autores classificam o quadro de oclusão arterial como subaguda e, após 30 dias, como isquemia crônica.

As principais causas são a trombose de artérias com aterosclerose de MMII (chamada de trombose nativa dos vasos), a embolia, traumatismos, aneurismas periféricos e a oclusão de enxertos (derivações arteriais com veia safena ou próteses) ou de artérias tratadas por angioplastias. Pacientes com embolia arterial, traumas e oclusões de enxertos tendem a apresentar sintomas agudos intensos de isquemia pela falta de circulação colateral. Pacientes com trombose de artérias nativas normalmente desenvolvem circulação colateral, o que leva à apresentação insidiosa dos sintomas, por vezes demorando algumas semanas para seu desenvolvimento.

A trombose arterial ocorre em locais de estenoses graves causadas por placa aterosclerótica. A progressão da doença aterosclerótica nas artérias periféricas ocorre progressivamente, o que permite o desenvolvimento de circulação colateral. O local de obstrução arterial mais frequente é a artéria femoral superficial no nível do canal dos adutores (segmento médio-distal da coxa). Nesse local há uma conjunção de fatores que implicam a progressão da obstrução arterial: (a) trata-se de um longo segmento arterial que irriga uma grande massa muscular esquelética, portanto de alta resistência periférica; (b) é um segmento arterial sujeito a forças de compressão radial (pela musculatura) e axial (pela movimentação do membro), o que leva a rupturas no endotélio.

Outras causas não degenerativas de trombose arterial são as alterações inflamatórias (tromboangeíte obliterante, vasculites), displásicas (displasia fibromuscular) e hematológicas (trombofilias).

A trombose de enxertos arteriais e de artérias tratadas por via endovascular é uma causa cada vez mais comum de oclusão arterial aguda. Ocorre em decorrência de hiperplasia miointimal, normalmente em áreas de anastomoses ou de implante de *stents* periféricos.

A maioria dos êmbolos tem origem no coração. A fonte cardiogênica de embolia periférica tem sido descrita entre 78-96% dos casos. Outras fontes de êmbolos são a aterombolia de placas ulceradas em grandes artérias ou que ocorre após intervenções vasculares, como procedimentos angiográficos ou cirurgias vasculares. Os membros inferiores são o local mais frequentemente acometido por êmbolos, sendo que a bifurcação da artéria femoral é o de ocorrência mais comum.

Classificação da isquemia aguda e orientação de tratamento

A oclusão abrupta da perfusão em um território vascular leva a sintomas e sinais descritos como cincos "P", em língua inglesa: dor (*pain*), ausência de pulsos (*pulselessness*), palidez (*pallor*), parestesias (*paresthesia*) e paralisia (*paralysis*). Esses sintomas são progressivos. A presença de paralisia significa isquemia avançada, já com lesão nervosa ou muscular estabelecida.

O aspecto mais importante nos quadros de oclusão arterial aguda é definir a ameaça à viabilidade do membro (Quadro 1). A palpação de pulsos no membro acometido orienta a topografia da oclusão. É essencial o exame com Doppler portátil das artérias do membro que não apresentam pulso. A presença de fluxo arterial ao Doppler portátil implica a viabilidade do membro.

Membros que se apresentam com perda de sensibilidade, fraqueza muscular e sem fluxo ao Doppler portátil

QUADRO 1 Classificação da isquemia aguda de membros inferiores					
Categoria	Descrição/prognóstico do membro	Achados		Sinais ao Doppler portátil	
		Perda de sensibilidade	Perda de motricidade	Arterial	Venoso
I. Viável	Não imediatamente ameaçado	Nenhuma	Nenhuma	Audível	Audível
II. Ameaçado					
a. Marginalmente	Salvável, se tratado prontamente	Mínima (nos dedos) ou nenhuma	Nenhuma	Frequentemente inaudível	Audível
b. Imediatamente	Salvável, se feita a revascularização imediatamente	Mais extensa que nos dedos, dor em repouso	Leve, moderada	Usualmente inaudível	Audível
III. Irreversível	Perda tecidual maior ou lesão nervosa irreversível	Profunda, anestesia	Profunda, paralisia	Inaudível	Inaudível

encontram-se com a viabilidade ameaçada. A presença de rigidez muscular e paralisia associadas a artérias sem fluxo ao Doppler portátil indica sinais de isquemia irreversível.

Em caso de dor súbita porém sem perda da sensibilidade, com motricidade preservada e com fluxo em artérias distais ao Doppler portátil, não há ameaça à viabilidade do membro. São opções para tratamento: anticoagulação, trombolíticos intra-arteriais e até mesmo conduta expectante em alguns casos de risco aumentado.

Para membros com oclusão aguda que se encontram com a viabilidade ameaçada devem ser instituídas medidas rápidas para a restauração do fluxo. É o caso da realização de embolectomias, trombolíticos intra-arteriais ou derivações arteriais de urgência. No caso de membros sem viabilidade (rigidez muscular, hipotermia, ausência de fluxo ao Doppler), a indicação é a amputação.

Claudicação intermitente e diagnóstico diferencial

Os sintomas das obstruções arteriais em MMII são progressivos e acompanham a evolução da doença aterosclerótica. As obstruções causam dor no grupo muscular irrigado pela artéria obstruída. Inicialmente a dor ocorre somente quando há aumento da demanda por oxigênio pelo músculo, ou seja, na deambulação ou esforço físico; se essa demanda de O_2 não é suprida pelo fluxo arterial pelas obstruções, ocorre dor. Ocorre a claudicação, que significa o ato de mancar em razão da insuficiência arterial. Como o segmento arterial que apresenta obstrução mais frequente é a a. femoral superficial na coxa, a claudicação é referida mais comumente na panturrilha.

À medida que as obstruções arteriais progridem, a dor e fraqueza muscular aumentam, até o ponto da claudicação limitante: a incapacidade de desempenhar as atividades habituais pela dor isquêmica, como andar no domicílio e no peridomicílio. A progressão da doença é para a dor isquêmica em repouso. Esta normalmente é um quadro transitório para o estágio mais grave que é a perda tecidual. Pacientes diabéticos, com neuropatia e perda da sensibilidade frequentemente não cursam com claudicação e apresentam-se já com lesões tróficas. Pacientes idosos e com degeneração articular também não apresentam claudicação.

O principal diagnóstico diferencial da claudicação intermitente é a dor irradiada em MMII decorrente de alterações degenerativas articulares: compressões nervosas por hérnia de disco lombar, estenose do canal medular, artrose em quadril e joelhos.

São causas menos comuns de dor semelhantes à claudicação: síndrome compartimental crônica do membro inferior causada por insuficiência venosa, síndrome de aprisionamento da artéria poplítea (compressão dessa artéria pelos feixes musculares da perna), vasculites, dentre outros.

Isquemia crítica ameaçadora ao membro

A isquemia crítica implica condições de fluxo reduzidas a ponto de ameaçar a viabilidade do membro (Figura 1).

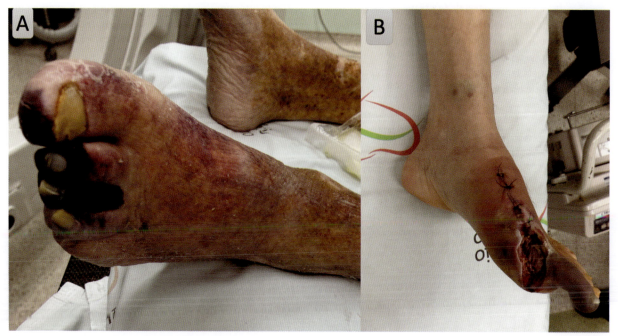

FIGURA 1 Isquemia crônica ameaçadora ao membro (CLTI). A: CLTI Rutherford 5 limitada a dedos do pé. B: CLTI Rutherford 6, perda tecidual com extensão proximal ao antepé.

Trata-se das categorias 4, 5 e 6 da classificação de Rutherford (Quadro 2). São os pacientes com dor isquêmica em repouso ou que apresentam algum grau de perda tecidual.

QUADRO 2	Classificação da DAP segundo Rutherford
Categoria	Quadro clínico
0	Assintomático
1	Claudicante leve
2	Claudicante moderado
3	Claudicante grave
4	Dor em repouso
5	Perda tecidual menor (limitada ao antepé)
6	Perda tecidual maior (proximal ao antepé)

DAP: doença arterial periférica.

EPIDEMIOLOGIA DA DOENÇA ARTERIAL PERIFÉRICA

Prevalência e fatores de risco

A prevalência da DAP varia entre 3-10%, incluindo os pacientes assintomáticos. A doença é mais comum em idosos. Alguns estudos mostram prevalência de sintomas em 15% em pacientes acima de 70 anos. Pacientes assintomáticos são diagnosticados quando apresentam o índice tornozelo/braço (ITB) < 0,90.

A DAP é menos frequente que a doença coronariana e a doença isquêmica cerebral; a associação entre esses quadros é comum. A aterosclerose periférica sintomática é mais comum em negros e ligeiramente mais frequente em homens.

Os principais fatores de risco são o tabagismo e a diabete. Alguns estudos mostram que a associação entre tabagismo e DAP pode ser mais forte que entre tabagismo e doença coronariana. A claudicação intermitente é duas vezes mais comum em diabéticos que em não diabéticos. A incidência de amputação maior (acima do nível do tornozelo) é 5-10 vezes mais frequente em diabéticos.

Outros fatores de risco para DAP são: insuficiência renal crônica, hipertensão arterial, hipercolesterolemia e hiper-homocisteinemia.

Evolução do paciente claudicante

Vários estudos populacionais mostram que, apesar de a doença aterosclerótica ser progressiva, pacientes com claudicação têm evolução estável. Somente 25% dos pacientes pioram com o tempo. A estabilização da claudicação ocorre pelo desenvolvimento de circulação colateral e, principalmente, por adaptação metabólica do músculo à isquemia. Também, o paciente passa a forçar mais os grupos musculares não isquêmicos e se adapta à fraqueza muscular. Entre 5-10% dos pacientes com claudicação necessitarão de alguma intervenção vascular no período de 5 anos, e a incidência de amputação maior nesse grupo é pequena, entre 1-5%.

Pacientes com DAP e índice tornozelo/braço < 0,90 têm mortalidade cardiovascular aumentada. Há uma relação direta segundo a qual, quanto menor o ITB, maior a mortalidade. A doença coronariana é a causa mais comum de morte em pacientes com DAP (40-60%), e a doença cerebrovascular causa 10-20%. Outros eventos cardiovasculares, como a ruptura de aneurismas aórticos, causam em torno de 10% das mortes. Causas não vasculares correspondem a 20-30% das mortes.

Evolução do paciente com isquemia crítica ameaçadora ao membro

A CLTI é uma doença grave. A mortalidade de pacientes após o diagnóstico de isquemia crítica chega a 20% no primeiro ano. Há relação direta com a redução do ITB. A revascularização de MMII é eficaz para salvamento do membro e a mortalidade em pacientes amputados é alta, chegando a 30% em 2 anos. Uma porcentagem pequena de pacientes idosos amputados consegue a reabilitação. Após uma amputação abaixo do joelho, somente 40% dos pacientes permanecem com a capacidade de andar. Em uma amputação na coxa, a reabilitação é mais difícil. A necessidade de esforço muscular é tamanha que impossibilita muitos idosos de usarem uma prótese. Com isso, o amputado permanece acamado boa parte do tempo e desenvolve atrofias musculares e complicações cardiopulmonares.

EXAME FÍSICO E PROPEDÊUTICA DO PACIENTE COM DOENÇA ARTERIAL PERIFÉRICA

Exame físico vascular

O exame físico do paciente com DAP deve ser feito com especial atenção à palpação dos pulsos. É importante retirar os sapatos e meias do paciente, fazer o exame dos pés, procurar por feridas, por sinais hipotróficos e palpar os pulsos. Sinais hipotróficos em MMII desenvolvem-se com a redução gradativa da circulação arterial: atrofia muscular, redução de pelos, unhas de crescimento lento e hipertrofiadas, deformidades articulares decorrentes de hipotrofia da musculatura intrínseca do pé.

Os pulsos são palpáveis nas carótidas, nas artérias radial, ulnar, braquial, femoral, poplíteo, pedioso (artéria dorsal do pé) e tibial posterior (no espaço retromaleolar interno) em cada membro. São graduados como 0 (ausente), 1 (reduzido) e 2 (normal). Um pulso pode ser graduado em 3 quando é amplo o suficiente para chamar a atenção para possíveis dilatações arteriais, como na artéria poplítea ou no abdome, em casos de aneurismas. O pulso pedioso, na região dorsal do pé, pode ser ausente em até 8% da população, sem que haja insuficiência arterial, por hipotrofia desta artéria. O abdome deve ser palpado para busca de aneurismas da aorta. Eventualmente são auscultados sopros em regiões de estenoses audíveis nas fossas ilíacas, região inguinal e na fossa poplítea (Quadro 3).

QUADRO 3   Componentes do exame físico vascular
• Medida de pressão em ambos os braços
• Palpação de pulsos carotídeos e ausculta à procura de sopros
• Ausculta do abdome, procura por sopros
• Palpação do abdome, avaliar pulsação da aorta
• Palpação de pulsos: radial, braquial, femoral, poplíteo, pedioso e tibial posterior
• Ausculta das artérias femorais, procura por sopros
• Retirar sapatos e meias, fazer exame dos pés, palpação de pulsos pedioso e tibial posterior

Pressão de tornozelo e índice tornozelo/braço

A medida de pressão nas artérias do pé é importante para o diagnóstico da doença arterial, para previsibilidade quanto à cicatrização de lesões nos pés e para acompanhamento evolutivo do doente.

A pressão nos pés é medida com o aparelho portátil de Doppler contínuo e esfigmomanômetro de uso habitual. O Doppler portátil é aparelho pequeno, de baixo custo, com transdutor de ultrassom de alta frequência do tamanho de uma caneta, ideal para ausculta de fluxo em artérias superficiais. Com ele é possível auscultar a artéria pediosa no dorso do pé (que é a continuidade da a. tibial anterior) e a artéria tibial posterior no nível retromaleolar (Figura 2). A divisão do maior valor da pressão sistólica nas artérias do pé pela maior pressão da artéria braquial resulta no índice tornozelo/braço (ITB). O ITB é calculado de maneira independente para cada membro inferior.

O valor de referência do ITB é de 0,90-1,30, ou seja, a pressão medida nas artérias tibiais nos pés deve ser semelhante à pressão braquial ou pouco maior. A redução do ITB abaixo de 0,90 é diagnóstica de DAP, mesmo em pacientes com pulsos palpáveis. Pacientes com claudicação importante têm ITB em torno de 0,50; casos de lesões tróficas e gangrenas ocorrem com ITB abaixo de 0,20 (Quadro 4). Reduções do ITB estão associadas a aumento da mortalidade cardiovascular.

A pressão de tornozelo é uma variável imprescindível na avaliação do doente arterial. Quando a pressão de tornozelo, medida com Doppler contínuo, está acima de 100 mmHg, a cicatrização das úlceras nos pés é muito provável de ocorrer. Já quando a pressão de tornozelo está abaixo de 80 mmHg, pode-se inferir dificuldade para a cicatrização da úlcera. Dessa forma, o valor absoluto da

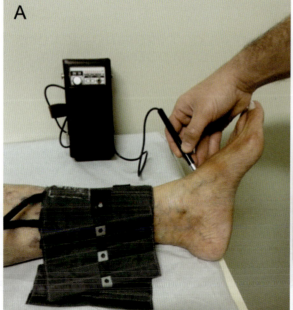
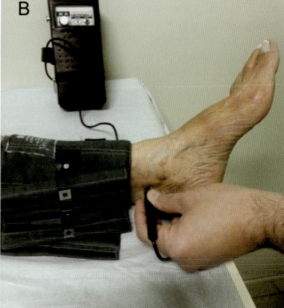

FIGURA 2 Medida de pressão de tornozelo com Doppler portátil em artéria pediosa (A) e em artéria tibial posterior (B).

> **QUADRO 4** Interpretação da pressão de tornozelo e índice tornozelo/braço
>
> Pressão de tornozelo, medida em a. pediosa ou a. tibial posterior no pé:
> - > 100 mmHg: alta probabilidade de cicatrização de feridas nos pés
> - Entre 80-100 mmHg: a cicatrização de feridas nos pés pode ocorrer, dependendo da extensão da lesão, comprometimento de estruturas profundas e cuidados tópicos
> - < 80 mmHg: baixa probabilidade de cicatrização; normalmente é necessária intervenção por via endovascular ou cirurgia convencional para melhora do fluxo arterial nos pés
>
> Índice tornozelo/braço:
> - Valor de referência: 0,90-1,30
> - Claudicação: em torno de 0,50
> - Dor isquêmica em repouso: em torno de 0,30
> - Lesões trófica ou gangrena: < 0,20
> - Valores acima de 1,30 ocorrem em artérias não compressíveis por calcificação da parede

pressão de tornozelo é muito importante para poder predizer a chance de cicatrização de uma úlcera (Figura 3).

Doppler colorido arterial

O exame de Doppler colorido arterial consiste na ultrassonografia das artérias de MMII associada à avaliação do fluxo com Doppler e codificado em cor. Também chamado de mapeamento dúplex (*duplex-scan*), fornece informações morfológicas da parede e do lúmen dos vasos, quantificação das obstruções e informação sobre a localização das lesões.

Trata-se de exame importante para diagnóstico das obstruções em MMII e de alterações da parede, como nos aneurismas periféricos.

O Doppler colorido arterial é exame que deve ser feito para o estudo do pacientes com DAP, principalmente quando há necessidade de definir se há obstruções e onde elas se localizam no membro. Quando utilizado em conjunto com a pressão de tornozelo e ITB, fornece dados importantes para o acompanhamento evolutivo do paciente.

Angiotomografia

A angiotomografia (angioTC) com reconstrução tridimensional é o exame preferencial para o estudo de aneurismas aórticos. Para estudo da circulação carotídea e cerebral, a calcificação da parede arterial dificulta a quantificação de estenoses; porém, com as técnicas de reconstrução tridimensionais, esse artefato é reduzido. O fato de a angioTC dar informações tanto do lúmen arterial quanto da parede torna-a o exame de escolha para estudo dos aneurismas periféricos e viscerais. Para a DAP, imagens de boa qualidade até os segmentos infrapoplíteo e nos pés são possíveis de serem feitas. A limitação da angioTC ocorre em pacientes com insuficiência renal crônica em razão do uso de contraste iodado, semelhante ao utilizado nas angiografias.

Angiorressonância

A angiorressonância (angioRM) fornece imagens adequadas para estudo das doenças obstrutivas em todos os territórios arteriais periféricos: cervical, aorta torácica, aorta abdominal, ilíacas e vasos infrainguinais. A técnica de angioRNM com uso de gadolínio como contraste endovenoso reduz o tempo de exame e melhora a qualidade das imagens, sendo a preferencial para o estudo arterial ou venoso. A limitação para uso do gadolínio é a insuficiência renal crônica (*clearance* de creatinina < 30 mL/min/área) pelo risco de desenvolvimento de fibrose sistêmica nefrogênica.

A angioRM com gadolínio é excelente exame para estudo da circulação carotídea e cerebral; os artefatos de calcificação arterial no nível do bulbo carotídeo, que dificultam a quantificação das estenoses pela angiotomografia, são menos importantes na angioRM. Para o segmento aortoilíaco, tanto para estudo dos aneurismas quanto da doença obstrutiva, fornece imagens inferiores à angiotomografia, pois esta caracteriza melhor a parede desses vasos.

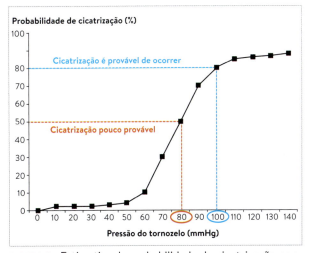

FIGURA 3 Estimativa da probabilidade de cicatrização conforme a pressão de tornozelo, medida com Doppler portátil de ondas contínuas.

Arteriografia diagnóstica

A arteriografia é o exame considerado padrão ouro para o estudo das obstruções arteriais periféricas. É o método que fornece melhores imagens para planejamento das lesões. A maior limitação do método é fato de ser invasivo, envolver o cateterismo arterial. Apesar de haver técnicas com uso de contrastes não nefrotóxicos (p. ex., angiografia com CO_2), o habitual é o uso de contraste iodado.

Atualmente, com a evolução da angioTC, da angioRM e do Doppler arterial, é pouco frequente solicitar arteriografia diagnóstica para o paciente com DAP. Normalmente, a arteriografia é o primeiro passo quando é feito o tratamento endovascular dos MMII. Portanto, a confirmação das lesões obstrutivas pela arteriografia é feita, na maioria das vezes, no início do procedimento de angioplastia periférica.

Quando solicitar angiotomografia, angiorressonância ou arteriografia para o paciente com doença arterial periférica?

AngioTC, angioRM ou a arteriografia devem ser solicitadas quando há necessidade de melhor caracterização anatômica das lesões, para planejamento da revascularização do membro. A maioria dos pacientes é estudada hoje somente com o Doppler arterial. Porém, há casos cujo estudo por ultrassom do membro não é adequado: obesidade, linfedema e alterações articulares. Nesses casos, o ultrassom vascular não é capaz de determinar adequadamente os pontos de obstrução arterial, e a anatomia dos vasos é mais bem definida por um dos outros exames.

TRATAMENTO CLÍNICO DA DOENÇA ARTERIAL PERIFÉRICA

Atuação nos fatores de risco

O controle dos fatores de risco – tabagismo, diabete, hiperlipidemia, hipertensão e obesidade – reduz a progressão da doença obstrutiva arterial. Além disso, a modificação de fatores de risco e o uso de antiplaquetário reduzem o risco cardiovascular e melhoram a sobrevida.

A interrupção do tabagismo é a medida isolada mais eficaz para evitar a progressão da DAP. Alguns estudos mostram melhora da distância de marcha após a interrupção do tabagismo, porém esse benefício ainda não está claro. O tabagismo reduz a patência das reconstruções vasculares, sejam percutâneas ou com *bypass*.

Vários estudos mostram que o controle glicêmico em pacientes com diabete reduz as complicações microvasculares como a nefropatia e a retinopatia. Entretanto, ainda é incerto se o controle dos níveis de hemoglobina A1C levam à redução de amputações. Um estudo com mais de 10 mil pacientes mostrou risco aumentado de amputações com a canaglifozina, um inibidor do cotransportador sódio-glicose 2, por um mecanismo não definido, talvez relacionado ao efeito diurético. No entanto, vários benefícios em redução de complicações cardiovasculares foram descritos com outros tipos desses inibidores em pacientes diabéticos.

Pacientes com DAP se beneficiam do controle rigoroso do nível de LDL. O limite de 100 mg/dL de LDL é o objetivo em todos os pacientes com DAP; aqueles de alto risco cardiovascular têm benefício com o limite de 70 mg/dL.

Antiplaquetários são recomendados para todos os pacientes com DAP sintomática com o objetivo de reduzir eventos isquêmicos cardíacos, neurológicos ou relacionados aos membros inferiores. O uso de aspirina em pacientes com CLTI aumenta a patência das reconstruções cirúrgicas. Houve benefício do uso isolado de clopidogrel na redução de eventos cardiovasculares em pacientes com DAP. A terapia antiplaquetária dupla associando aspirina e clopidogrel ou aspirina e ticagrelor é usada após as intervenções endovasculares por um período variável entre 1-6 meses. Estudos recentes mostram benefício em associar aspirina e rivaroxabana em baixa dosagem na redução de eventos cardiovasculares e eventos agudos relacionados ao membro na população com DAP. Anticoagulantes em dose plena para anticoagulação não têm valor para prevenção de eventos relacionados ao membro (Quadro 5).

QUADRO 5 Sumário das indicações de antitrombóticos para pacientes com DAP		
Quadro clínico	**Recomendação**	**Grau de recomendação**
DAP assintomática	Antiplaquetários não são recomendados	II B
DAP sintomática (claudicantes ou CLTI)	Aspirina 75-325 mg/ dia Clopidogrel 75 mg/ dia	I A I B
Revascularização endovascular de MMII	Aspirina + clopidogrel por pelo menos 1 mês	II B
Revascularização cirúrgica de MMII com enxerto venoso	Aspirina ou clopidogrel	II B
Revascularização cirúrgica de MMII com prótese (PTFE ou dácron)	Terapia antiplaquetária dupla (AAS + clopidogrel ou AAS + dipiridamol)	II B

AASS: ácido acetilsalicílico; CLTI: isquemia crônica ameaçadora ao membro; DAP: doença arterial periférica; MMII: membros inferiores; PTFE: politetrafluoroetileno.

Tratamento da claudicação

O principal estímulo para a melhora da perfusão arterial no membro é a contração muscular. Há inúmeros estudos prospectivos controlados que mostram que o tratamento mais eficaz para a claudicação é a reabilitação física, ou seja, o exercício físico supervisionado para deambulação. Exercícios de caminhadas forçadas em piso plano, em água ou em esteira comprovadamente aumentam a distância de marcha.

Além das alterações de fatores de risco e estilo de vida, a terapia medicamentosa para claudicação reduz os sintomas de dor. Pacientes com obstruções femoropoplíteas isoladas respondem melhor à terapia medicamentosa para claudicação. Já em casos de obstrução proximal, no nível aortoilíaco, os sintomas melhoram pouco com a medicação.

A droga de escolha para claudicação é o cilostazol. É um inibidor da fosfodiesterase-3, leva ao aumento do AMP cíclico intracelular e agrega uma série de efeitos: antiplaquetário, vasodilatador discreto que leva, portanto, a aumento da frequência cardíaca. Há estudos que mostram que a distância de marcha dobra com o uso de cilostazol em relação ao placebo. Para claudicantes leves e moderados, utiliza-se 50 mg de cilostazol duas vezes ao dia; para claudicantes graves, 100 mg duas vezes ao dia. Essa droga, como todo inibidor da fosfodiesterase-3, não deve ser usada em pacientes com insuficiência cardíaca congestiva pelo risco de morte súbita.

TRATAMENTO INTERVENCIONISTA DA DOENÇA ARTERIAL PERIFÉRICA

Indicações para revascularização dos membros inferiores

As indicações para revascularização dos MMII são: a claudicação limitante e a isquemia crítica dos membros.

Claudicantes graves são aqueles pacientes que toleram andar distâncias curtas, normalmente somente no domicílio. Sentem dor que impede a realização de atividades simples como sair de casa para compras, andar menos de um quarteirão, fraqueza incapacitante para subidas e escadas. Nos casos das obstruções proximais, no segmento aortoilíaco, o tratamento clínico com antiplaquetários, cilostazol e estatinas tem pouco resultado para melhora dos sintomas. No caso das obstruções femoropoplíteas, as mais comuns, ocorre melhora da dor com a medicação. Naqueles casos que a dor não melhora, com manutenção das limitações, a revascularização está indicada.

Na CLTI a revascularização normalmente está indicada para melhorar o fluxo no membro, pois, caso não ocorra intervenção, a evolução para amputação é provável. Esses pacientes devem ser estudados com Doppler ar-

terial e um dos exames anatômicos (angioTC, angioRM ou arteriografia) para definir a melhor maneira de fazer a revascularização. Pacientes com grande perda tecidual nos pés normalmente têm indicação para amputação primária. Os procedimentos de revascularização são feitos para tentar preservar a função de algum segmento do membro acometido.

Planejamento da revascularização do membro inferior

Para que o ocorra a cicatrização tecidual, o objetivo da revascularização é estabelecer uma linha direta de fluxo ao pé. Idealmente, o fluxo pulsátil no pé é o objetivo da revascularização.

A classificação de gravidade do membro deve levar em conta a extensão da ferida, o grau de isquemia e de infecção associada. Para tanto, a classificação WIFI (*wound, ischemia and foot infection*) tem sido usada e indicada como a melhor ferramenta para graduar a lesão isquêmica no membro inferior. A classificação WIFI culmina na definição de duas variáveis importantes: o risco de amputação em um ano e o benefício da revascularização. Conforme o grau de extensão da ferida, da isquemia e da infecção, o risco de amputação e o benefício da revascularização variam do estádio 1 (risco muito baixo) ao 4 (risco alto). Os pacientes com isquemia grave, estádios WIFI 3 e 4, devem ser submetidos a revascularização do membro. Em situações de perda tecidual avançada ou infecção, a revascularização é benéfica mesmo em grau moderado de isquemia. Contrariamente, pacientes com isquemia avançada, porém sem perda tecidual ou lesões infectadas podem ser tratados conservadoramente.

Padrão anatômico das obstruções arteriais

O padrão das obstruções arteriais ajuda a definir a melhor estratégia de revascularização. De maneira geral, o tratamento percutâneo das obstruções é o mais realizado e tentado inicialmente na maioria dos casos. A revascularização cirúrgica com veia safena é opção que implica maior trauma cirúrgico, porém apresenta maior durabilidade que o tratamento endovascular.

Revascularização do segmento aortoilíaco

No segmento aortoilíaco as cirurgias abertas têm altas morbidade e mortalidade. As angioplastias apresentam alto sucesso técnico, excelente perviedade e reduzida morbidade. O sucesso para recanalização percutânea em segmentos curtos aproxima-se de 100%, e varia entre 80-85% para as oclusões longas (Figura 4).

O tratamento endovascular nas obstruções aortoilíacas é feito, na maioria das vezes, com o uso de *stents* metálicos. *Stents* expansíveis por balão são usados em seg-

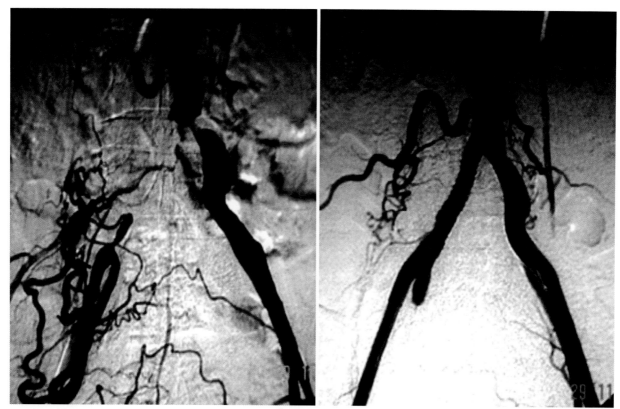

FIGURA 4 Oclusão bilateral das artérias ilíacas comuns tratada com angioplastia com implante de *stents*.

mentos arteriais fixos e retos, como na aorta infrarrenal e nas artérias ilíacas comuns. *Stents* autoexpansíveis de nitinol têm maior flexibilidade e são usados nos segmentos tortuosos e/ou com mobilidade, como nas artérias ilíacas externas. Para estenoses curtas, a perviedade a longo prazo da angioplastia isolada com balão é semelhante ao uso de *stents*. Para as oclusões da bifurcação aórtica, o uso de *stents* revestidos, chamados de *stents-grafts* ou endopróteses, apresentam perviedade maior que *stents* metálicos não revestidos.

Nas cirurgias abertas no segmento aortoilíaco, a técnica mais realizada é a derivação arterial. São as cirurgias de *bypass* aórtico ou ilíaco, dependendo da extensão da obstrução. As pontes são feitas com uso de enxertos protéticos de dácron (poliéster trançado) ou PTFE (politetrafluoroetileno). Enxertos de veia safena são pouco comuns nesse território pela diferença de calibre entre a aorta e ilíacas e a safena; porém, em casos de infecção de próteses, enxertos de safena ou de veia femoral superficial são utilizados.

Revascularização do segmento femoropoplíteo

As obstruções do segmento femoropoplíteo são tratadas na maioria das vezes por via endovascular. Lesões curtas podem ser tratadas adequadamente com angioplastia isolada com balão. Lesões longas, oclusões e dissecções no segmento femoropoplíteo são tratadas com *stents* autoexpansíveis. *Stents* farmacológicos são uma opção que apresentam maior perviedade em diabéticos e para lesões longas, porém ainda não há comprovação de superioridade em relação aos *stents* convencionais quanto aos indicadores clínicos. Balões cobertos com paclitaxel foram estudados e apresentaram perviedade maior que balões convencionais; no entanto, pelo fato de metanálises recentes mostrarem aumento da mortalidade com esses equipamentos, seu uso tem sido reduzido. Os tipos de lesões mais propícios para tratamento cirúrgico são as lesões com mais de 20 cm de extensão e aquelas que ocorrem em áreas de movimentação articular, como na região inguinal e em lesões retrogeniculares.

Revascularização do segmento infrapoplíteo

As lesões no segmento infrapoplítea são tratadas com angioplastia com balão. Não está indicado o uso de *stents* nas artérias abaixo do joelho, porque a taxa de oclusão é maior que a da angioplastia isolada com balão. Angioplastia com balões longos e finos pode ser feita em artérias tibiais, na artéria fibular e até em artérias do pé (Figura 5). Lesões longas são também tratadas por meio das derivações com enxertos venosos. Existem várias técnicas para a revascularização aberta infrainguinal: pontes com safena reversa, com safena *in situ*, uso de próteses de dácron ou PTFE e outras. A confecção de *bypass* usando a veia safena de modo reverso é a técnica mais comum. Pontes para artérias tibiais, fibular ou plantares não devem ser feitas com próteses em razão da dobra na articulação do joelho, que leva ao acotovelamento.

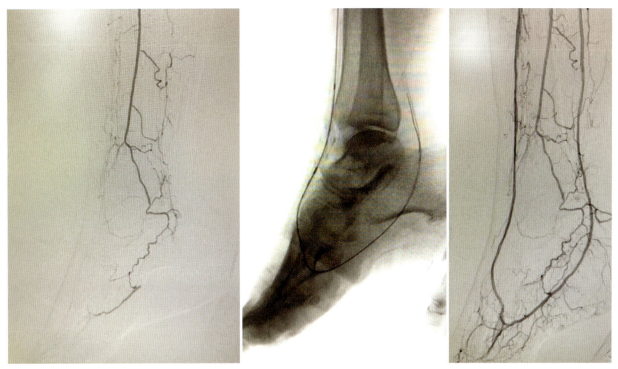

FIGURA 5 Angioplastia de artérias tibial anterior e posterior com formação do arco plantar.

O QUE AS DIRETRIZES RECOMENDAM

- Aboyans V, Ricco JB, Bartelin MEL, Björck M, Brodmann M, Cohnert T, et al. 2017 ESC guidelines on the diagnosis and treatment of peripheral arterial diseases, in collaboration with the European Society for Vascular Surgery (ESVS): document covering atherosclerotic disease of extracranial carotid and vertebral, mesenteric, renal, upper and lower extremity arteries. Endorsed by: the European Stroke Organization (ESO). The task force for the diagnosis and treatment of peripheral arterial diseases of the European Society of Cardiology (ESC) and of the European Society for Vascular Surgery (ESVS). Eur Heart J 2018;39(9):763-816.

- Gerhard-Herman MD, Gornik HI, Barrett C, Barshes NR, Corriere MA, Drachman DE, et al. 2016 AHA/ACC guideline on the management of patients with lower extremity peripheral artery disease: executive summary: a report of the American College of Cardiolgy/American Heart Association task force on clinical practice guidelines. Circulation. 2017;135(2):e686-725.

- Hinchliffe RJ, Forsythe RO, Apelqvist J, Boyko EJ, Fitridge R, Hong JP, et al. Guidelines on diagnosis, prognosis and management of peripheral artery disease in patients with foot ulcers and diabetes (IWGDF 2019 update). Diabetes Metab Res Rev. 2020;36(Suppl1):e3276.

- Mills JLS, Comte MS, Armstrong DG, Pomposelli FB, Schanzer A, Sidawy AN, et al. The Society for Vascular Surgery Lower Extremity Threatened Limb Classification System: risk stratification based on wound, ischemia, and foot infection (WIFI). J Vasc Surg. 2014;59(1):220-2.

📖 SUGESTÕES DE LEITURA

1. Anand SS, Bosch J, Eikelboom JW, Connolly SJ, Dias R, Widimsky P, et al. Rivaroxaban with or without aspirin in patients with stable peripheral or carotid artery disease: an international, randomised, double-blind, placebo-controlled trial. Lancet. 2018;391(10117):219-29.

2. Anand SS, Caron F, Eikelboom JW, Bosch J, Dyal L, Aboyans V, et al. Major adverse limb events and mortality in patients with peripheral artery disease: the COMPASS trial. J Am Coll Cardiol. 2018;71(20):2306-315.

3. Comte MS, Bradbury AW, Kolh P, White JV, Dick F, Fitridge R, et al. Global vascular guidelines on the management of chronic limb-threatening ischemia. J Vasc Surg. 2019;69:3S-125S.

4. Fowkes FG, Aboyans V, Fowkes FJ, McDermott MM, Sampson UK, Criqui MH. Peripheral artery disease: epidemiology and global perspectives. Nat Rev Cardiol. 2017;14(3):156-70.

5. Katsanos K, Spiliopoulos S, Kitrou P, Krokidis M, Paraskevopoulos I, Karnabatidis D. Risk of death and amputation with use of paclitaxel-coated balloons in the infrapopliteal arteries for treatment of critical limb ischemia: a systematic review and meta-analysis of randomized controlled trials. J Vasc Interv Radiol. 2020;31(2):2020-1.

SEÇÃO XIX

TROMBOEMBOLISMO VENOSO

92
Trombose venosa

João Fernando Monteiro Ferreira
Miguel Antonio Moretti

DESTAQUES

- A grande maioria das complicações tromboembólicas ocorre em associação com trombose venosa profunda (TVP) proximal (acometimento de veias acima do joelho).

- A anticoagulação é a base da terapia para tromboembolismo venoso (TEV) para a prevenção de trombose recorrente, embolização e morte, cujo risco é maior nos primeiros dias, semanas, 3 a 6 meses após o diagnóstico. A anticoagulação inicial durante os primeiros dias (de 0 a 10 dias) é fundamental na prevenção de recorrência e morte relacionada ao TEV. Depois disso, deve ser estendida por um período mais prolongado.

- A importância do reconhecimento dos fatores de risco está relacionada à possibilidade da realização da profilaxia.

- A ultrassonografia é o exame de primeira escolha para o diagnóstico de TVP. O critério ultrassonográfico mais preciso é a compressibilidade da veia no segmento examinado e deve ser buscado em todos os principais grupos venosos, desde a região inguinal até o tornozelo.

- A angiotomografia e/ou a angiorressonância podem ser úteis principalmente aos pacientes com trombose de veia cava inferior ou veias ilíacas.

- O dímero-D é um marcador endógeno da fibrinólise e aumenta em várias situações clínicas. É um teste útil para a exclusão de TEV, visto que a sensibilidade e o valor preditivo negativo são elevados.

- O tratamento farmacológico convencional baseia-se na anticoagulação sistêmica com uso de heparina nas suas diferentes apresentações (não fracionada, de baixo peso molecular e sintética) seguida de anticoagulação oral.

- A embolectomia percutânea ou cirúrgica é uma opção terapêutica aos pacientes com elevado risco de sangramento.

- A profilaxia mecânica envolve o uso de meias elásticas de compressão graduada (risco moderado para TEV) e aparelhos de compressão pneumática intermitente (alto risco para TEV).

- A profilaxia farmacológica pode ser realizada com heparina ou anticoagulantes orais, e a escolha do fármaco deve levar em consideração: presença de insuficiência renal, idade avançada, presença de diabetes e risco de sangramento.

INTRODUÇÃO

O tromboembolismo venoso (TEV) é comum a todas as especialidades médicas, sendo uma situação clínica por vezes negligenciada. Consiste em duas condições relacionadas: a embolia pulmonar/tromboembolismo pulmonar (EP/TEP) e a trombose venosa profunda (TVP). Os eventos tromboembólicos estão relacionados, em mais de 90% dos casos, a êmbolos originados em sítios de TVP, principalmente de veias da porção proximal dos membros inferiores e do segmento ilíaco-femoral comum.

A TVP proximal pode ser responsável por achados de 5% a 10% de TEP clinicamente importante e óbito. Nas TVP em segmentos distais, de 20% a 25% podem propagar para a veia poplítea, e 2% podem desenvolver TEP fatal. A TVP requer um diagnóstico rápido, a fim de evitar as consequências potencialmente fatais, sobretudo quando o tratamento é retardado e inadequado.

O termo "TVP não provocada" indica que nenhum evento ambiental provocador foi identificável. Por outro lado, uma TVP provocada é geralmente causada por um evento conhecido (por exemplo, cirurgia, internação hospitalar). Os eventos de TEV podem ser provocados por fatores de risco principais transitórios (cirurgia maior > 30 minutos, hospitalização ou imobilidade ≥ 3 dias, cesariana), fatores de risco menores transitórios (cirurgia menor < 30 minutos, hospitalização < 3 dias, gravidez, terapia com estrogênio, mobilidade reduzida ≥ 3 dias) ou fatores de risco persistentes. Fatores de risco persistentes incluem condições reversíveis (por exemplo, neoplasias, doença inflamatória intestinal tratável) e condições irreversíveis, como trombofilias herdáveis, insuficiência cardíaca crônica e neoplasias malignas com metástases em estágio final.

A não classificação do risco de TVP de todos os pacientes, internados ou não, a ausência de profilaxia adequada nos pacientes de risco e o diagnóstico por vezes não tão óbvio e simples resultam em tratamento de doentes que não são portadores de TVP, expondo-os aos riscos da terapêutica anticoagulante. O contrário também pode acontecer: pacientes com TVP não diagnosticados podem não receber o tratamento adequado.

A anticoagulação é a base da terapia para TEV. O objetivo é a prevenção de trombose recorrente, embolização e morte, cujo risco é maior nos primeiros dias, semanas, 3 a 6 meses após o diagnóstico. Assim, a anticoagulação inicial durante os primeiros dias (de 0 a 10 dias) é fundamental na prevenção de recorrência e morte relacionada ao TEV. Depois disso, deve ser estendida por um período mais prolongado.

ETIOLOGIA E FISIOPATOLOGIA

O desenvolvimento do trombo venoso depende da tríade descrita, em 1856, pelo patologista polonês Rudolf Ludwig Virchow. Os mecanismos responsáveis pela trombose venosa são: estase (imobilidade, repouso, varizes), lesão endotelial (trauma, lesão tecidual, inflamação) e estado de hipercoagulabilidade (trombofilias, neoplasias, gravidez, terapia de reposição hormonal).

O trombo, geralmente, origina-se na face superior da cúspide superior da cúspide valvar do sistema venoso. Ao estender-se no sentido proximal, pode se fragmentar, culminando em um evento embólico, impactando nos ramos segmentares e lombares e, mais raramente, no tronco da artéria pulmonar e em seus ramos principais. O lobo inferior direito geralmente é o mais comprometido.

A influência do tamanho do êmbolo e das doenças associadas é fundamental no prognóstico imediato, sendo, por exemplo, pior nos grandes êmbolos e nos portadores de cardiopatias ou pneumopatias prévias graves.

FATORES DE RISCO

Estima-se que cerca de 80% dos pacientes que desenvolvem TEV possuam algum fator de risco identificável que poderia ser abordado precocemente. A importância do reconhecimento dos fatores de risco se relaciona à possibilidade da realização da profilaxia. Os principais fatores de risco estão descritos no Quadro 1.

MANIFESTAÇÕES CLÍNICAS

Uma vez que a trombose é uma doença sistêmica e não necessariamente localizada, um paciente com TVP poderá apresentar sinais e sintomas inespecíficos, como febre, mal-estar, taquicardia e até taquipneia. Os sinais e sintomas mais localizados são resultado do efeito mecânico e inflamatório. A magnitude desses sinais depende do grau, da extensão e da localização da TVP.

A queixa mais frequente é a dor no local (panturrilha, coxa ou membros superiores), tipo peso, mas às vezes lembra uma sensação de câimbra. Piora com a atividade e melhora com repouso, sobretudo se elevar o membro. Pacientes idosos, restritos ao leito ou com doenças graves podem passar sem nenhum sinal ou sintoma, por isso um exame sempre minucioso deve ser realizado.

O edema unilateral e o sinal de Homans são bastante sugestivos de TVP. Nos casos mais extensos ou mais graves, pode haver sinais de isquemia regional. Quadros mais graves são menos frequentes.

DIAGNÓSTICO

A TVP é uma doença clinicamente importante e potencialmente letal, cujas complicações podem ocorrer em cerca de 50% dos casos em um período de até 3 meses na

QUADRO 1 Fatores predisponentes e sua importância para o tromboembolismo venoso e a embolia pulmonar

Importantes	Moderados	Fracos
Fratura de membros inferiores	Artroscopia de joelho	Restrição ao leito (> 3 dias)
Hospitalização por insuficiência cardíaca ou fibrilação atrial (> 3 meses)	Doenças autoimunes	Diabete melito
Cirurgia de quadril ou joelho	Transfusão de sangue	Hipertensão arterial
Trauma grave	Uso de estimulantes da eritropoese	Imobilidade prolongada*
Infarto do miocárdio (< 3 meses)	Acesso venoso central ou intravascular com *shunts*	Idoso
Lesão da medula espinal	Quimioterapia/ neoplasias	Cirurgia laparoscópica
Tromboembolismo pulmonar prévio	Doença inflamatória intestinal	Obesidade
	Infecções graves	Gravidez
	Insuficiência cardíaca ou respiratória	Varizes de membros inferiores
	Terapia de reposição hormonal; fertilização *in vitro*; contraceptivo oral; puerpério	
	Trombofilias e trombose superficial	

* Sentado, em viagens longas, por exemplo.

ausência de tratamento apropriado, existindo uma grande tendência de recorrência e uma grande morbidade associada, representada pela síndrome pós-trombótica. Os procedimentos para o diagnóstico da TVP devem ser seguros e não invasivos e apresentar relações de custo--tempo eficazes, visto que, cada vez mais, maior número de pacientes requer tais avaliações, principalmente em situações de emergência.

O grande problema no diagnóstico do TVP é que a avaliação clínica não é precisa. Em cerca de 25% a 50% dos pacientes com suspeita clínica de TVP, o diagnóstico não é confirmado pelos exames de imagem; isoladamente, o exame clínico tem baixas sensibilidade e especificidade. Nenhum dos sintomas, incluindo aumento no diâmetro da circunferência da panturrilha, dor, calor, rubor e edema, é exclusivo dos quadros de TVP. Muitas outras condições patológicas podem mimetizar a TVP: tromboflebite superficial, cistos poplíteos (cisto de Baker), aneurismas e pseudoaneurismas, trauma, ruptura mus-

cular, hematomas, síndrome pós-trombótica, compressão extrínseca, edema resultante da insuficiência cardíaca (IC), linfangite, linfedema e celulite. Por outro lado, em pacientes que não apresentam clínica ou sintomas, a TVP poderá estar presente.

A TVP dos membros inferiores é considerada distal, quando compromete somente as veias profundas da panturrilha – veias tibiais posteriores, veias fibulares, veias gastrocnêmias e veias do plexo solar – ou proximal, quando o comprometimento é do joelho para cima – veia poplítea, veia femoral (antiga veia femoral superficial), veia femoral profunda e veia femoral comum. O segmento ilíaco-cava também pode ser incluído nesse grupo. Embora usualmente a TVP tenha seu início em veias da panturrilha, na maioria dos pacientes os sintomas apresentados são decorrentes da presença de TVP proximal. Apenas 10% a 15% dos pacientes sintomáticos têm TVP restrita na região da panturrilha. A distinção entre TVP proximal e TVP distal isolada é de grande importância clínica, em decorrência do fato de que a grande maioria das complicações tromboembólicas ocorre em associação à presença de TVP proximal, raramente na presença de TVP distal. A TVP distal poderá sofrer extensão proximal em cerca de 20% a 25% dos casos não tratados adequadamente, em comparação com aproximadamente 10% dos casos tratados, podendo causar TEP fatal em até 2% dos casos. Tal progressão proximal ocorre em cerca de sete a dez dias após o início dos sintomas. Na maioria dos casos, a TVP distal apresenta resolução espontânea.

MÉTODOS DIAGNÓSTICOS

Dímero-D

O dímero-D é um marcador endógeno de fibrinólise e deve ser detectado em pacientes com trombose venosa. Pode ser achado em baixa concentração no sangue de pessoas saudáveis, indicando um equilíbrio entre a formação de fibrina e a sua lise.

Um aumento significativo nos níveis do dímero-D pode ser evidenciado em várias situações clínicas em que ocorre aumento na formação de fibrina e ela é degradada (por exemplo, infecções, tumores, trauma, cirurgias, infarto do miocárdio, doença arterial obstrutiva periférica, doenças inflamatórias e TVP). Como o dímero-D aumenta por esses vários motivos e pela presença de TVP, a especificidade do teste para o diagnóstico de TVP é muito baixa. A presença de altas concentrações de dímero-D não é de utilidade na confirmação diagnóstica da TVP; em compensação, a sensibilidade e o correspondente valor preditivo negativo são altos e confiáveis, podendo o teste ser usado para a exclusão TVP e/ou TEP.

Ultrassonografia

De todos os métodos diagnósticos por imagem, tem-se, atualmente, o exame ultrassonográfico com todas as suas modalidades de avaliação (*bidimensional mode*, Doppler pulsado e mapeamento a cores do fluxo), exame de primeira escolha para o diagnóstico da TVP. Possui grandes especificidade e sensibilidade no diagnóstico da TVP tanto proximal quanto distal, sendo considerado na atualidade como exame de referência tanto na confirmação como na exclusão do diagnóstico. É um exame não invasivo, de fácil execução e baixo custo, que pode ser realizado à beira do leito e repetido quantas vezes forem necessárias.

O critério ultrassonográfico mais preciso no diagnóstico da presença ou ausência de TVP é a compressibilidade da veia no segmento examinado: a compressibilidade total indica ausência de trombo, e uma veia semicompressível ou totalmente não compressível indica a presença de trombo parcial ou totalmente oclusivo nesse segmento examinado (Figuras 1 a 4).

O exame ultrassonográfico completo inclui a avaliação anatômica feita pelo modo de brilho (*B-mode*), no qual são obtidas imagens anatômicas bidimensionais e feitas às manobras de compressão e descompressão dos segmentos venosos examinados. Com a utilização do Doppler pulsado e Doppler com mapeamento a cores do fluxo, são obtidas informações também anatômicas, mas principalmente funcionais dos segmentos venosos examinados. O Doppler com mapeamento a cores do fluxo auxilia muito na localização das veias no segmento infragenicular, possibilitando a avaliação de veias duplicadas, triplicadas e até quadruplicadas.

O exame ultrassonográfico deverá ser realizado com uma análise completa das veias, desde o segmento proximal (veia femoral comum) até o mais distal possível, procurando estudar todos os principais grupos venosos do segmento infragenicular (veias tibiais posteriores, veias fibulares, veias do plexo gastrocnêmico e veias do plexo solar; esporadicamente, são analisadas as veias tibiais anteriores e as veias plantares). Como já mencionado, os mais altos níveis de sensibilidade e especificidade são obtidos com a utilização de critérios baseados na compressibilidade dos segmentos venosos examinados. Em um estudo de metanálise, para o segmento proximal, desde as veias ilíacas até a veia poplítea, encontrou-se sensibilidade de 97% (intervalo de confiança [IC] de 95%, 96-98%), especificidade de 98% (IC 95%, 96-99%) e valor preditivo positivo de 97% (IC 95% CI, 96-99%). Quando somente o segmento distal foi considerado, os valores foram menores: sensibilidade de 73% (IC 95% CI, 54-93%). Uma das razões para esses valores menores no segmento infragenicular é que o exame é técnico-operador-dependente. O uso do mapeamento a cores do fluxo na avaliação no segmento infragenicular aumenta a acurácia do método para esse segmento, não afetando significativamente a acurácia na avaliação do segmento proximal. Embora não exista uma padronização específica para o exame ultrassonográfico das veias, a avaliação completa, desde a região inguinal até o tornozelo, é a ideal. As veias ilíacas e a veia cava inferior também deverão ser avaliadas em casos específicos, sendo necessário, nesses casos, o preparo abdominal para a realização do ultrassom.

As limitações técnicas para a realização do exame envolvem a não possibilidade de obtenção das imagens no local (p. ex., atadura gessada, trauma, limitação de movimentos e edema importante-grave, com limitação da visibilização). Em adição, outras anormalidades que mimetizam a TVP (cisto de Baker, aneurisma, hematoma, etc.) são facilmente identificadas no exame ultrassonográfico, promovendo o diagnóstico diferencial.

Flebografia

Foi considerada, por muito tempo, o padrão-ouro no diagnóstico da TVP. Com a evolução dos métodos não invasivos e principalmente do ultrassom, as técnicas Doppler (mapeamento a cores do fluxo) e uma série de limitações inerentes ao exame flebográfico, foram sendo evidenciadas as numerosas falhas desse método. Alta discrepância inter e intraobservadores é evidenciada nos trabalhos com o uso da flebografia, técnica invasiva e de alto custo, com uma série de limitações. Um contraste iônico é injetado em veias do dorso do pé, e várias imagens são obtidas, por radiografia, do trajeto ascendente do contraste através das veias. Uma falha de enchimento da luz vascular é o achado diagnóstico do trombo. O próprio meio de contraste pode induzir a TVP em até 2% dos pacientes, e é alta a porcentagem de exames inadequados (20-30%). Morbidade e mortalidade também estão presentes. Pelo número de contraindicações e pelos potenciais efeitos colaterais, um número substancial de pessoas não pode se submeter ao estudo flebográfico. Com todas as demais possibilidades não invasivas para o diagnóstico do TEV, o dito método padrão-ouro não mais se aplica.

Angiotomografia e angiorressonância magnética

O exame ultrassonográfico pode ser não adequado tecnicamente em até 3% dos pacientes. Para esse grupo, a tomografia e/ou a angiorressonância poderão ser úteis no diagnóstico. Estudos demonstram a utilidade dos métodos, principalmente da trombose em veia cava inferior ou nas veias ilíacas, segmentos de maior limitação técnica pela avaliação com o ultrassom. Outro papel importante, tanto da angiotomografia quanto da angiorressonância, é o diagnóstico de possível trombose em veias pélvicas. Com uma sensibilidade e especificidade para o diagnóstico de TVP de 89-100% e 94-100%, respectivamente, as

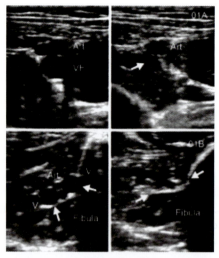

FIGURA 1 Imagem modo-B (bidimensional) fornecendo visibilização anatômica das veias femoral e fibulares. Após compressão externa feita com o transdutor do aparelho de ultrassonografia, observam-se o colabamento e a compressibilidade total das paredes das veias. Sinal indicativo da total ausência de trombo no interior das veias.

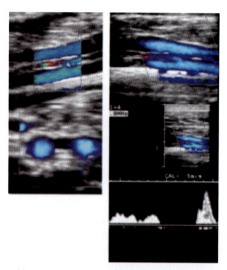

FIGURA 2 Mapeamento a cores do fluxo e Doppler pulsado de veias da panturrilha – veias tibiais posteriores e veias fibulares. As veias em pares são visibilizadas em azul, em cada lado das artérias correspondentes. Doppler pulsado mostrando pela análise espectral o fluxo espontâneo a fasicidade e o aumento do fluxo após manobras provocativas.

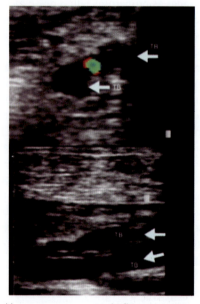

FIGURA 3 Mapeamento a cores do fluxo em corte transversal das veias fibulares e imagem bidimensional em corte longitudinal de veias do plexo solar. As veias estão trombosadas e não são compressíveis. Notar fluxo (cor) na artéria fibular e ausência de fluxo nas veias fibulares.

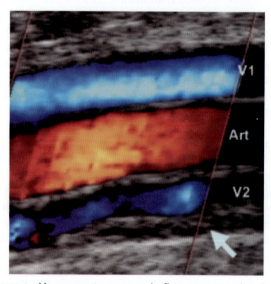

FIGURA 4 Mapeamento a cores do fluxo em corte longitudinal de veia poplítea (sistema duplicado). Uma veia poplítea (V1) totalmente compressível sem evidências de trombose. A outra veia poplítea (V2) semicompressível, pela presença de trombo tardio parcialmente recanalizado (seta).

técnicas são acuradas. Uma das desvantagens dos métodos é que são caros, não podem ser realizados à beira do leito e são limitados quando se precisa de exames seriados. No caso da angiotomografia, ainda é necessário o uso de contraste iodado e a possibilidade de alta exposição à irradiação. As técnicas também são operadores-dependentes, com diversos procedimentos no processamento das imagens.

TRATAMENTO

O tratamento geral ou específico deve ser baseado na estratificação de risco, farmacológico, não farmacológico ou combinado. Os recursos devem ser aplicados de forma criteriosa, individualizada, considerando-se os seus riscos e benefícios além da experiência dos profissionais que prestam assistência aos pacientes. Sempre que possível, devem-se compartilhar as decisões terapêuticas com os pacientes e familiares, considerando suas inerentes particularidades.

Em geral, deve-se manter o indivíduo em repouso com os membros inferiores elevados, se for o caso. Os analgésicos e anti-inflamatórios em geral não são necessários, mas podem ser utilizados. O estímulo à deambulação e o uso de meias devem ser feitos só após melhora do edema. Contudo, a base do tratamento deve ser a anticoagulação, em que o objetivo principal é prevenir o aumento ou a fragmentação do trombo.

A anticoagulação sistêmica pode ser separada em dois momentos: a anticoagulação inicial refere-se à terapia anticoagulante, que é administrada imediatamente após o diagnóstico de TEV, nos primeiros dias (normalmente de 0 a 10 dias) durante o planejamento da anticoagulação em longo prazo. A terapia em longo prazo é normalmente administrada por um período finito, em geral de 3 a 6 meses e, ocasionalmente, até doze meses. Para cada paciente, a decisão de anticoagular deve pesar o risco de morbidade e mortalidade sem anticoagulação contra o risco de sangramento na anticoagulação. A maioria dos médicos concorda que pacientes com risco de sangramento de 3 meses inferior a 2% (baixo risco) devem ser anticoagulados, e que aqueles com um risco de sangramento superior a 13% (alto risco) não devem ser anticoagulados.

Como os anticoagulantes não têm efeito trombolítico, muitas vezes isso não é suficiente para que o organismo se encarregue de dissolver o trombo. Assim, algumas vezes se pode lançar mão da remoção mecânica do coágulo/trombo, embora não haja consenso sobre a superioridade desse tipo de intervenção. O uso de fibrinolíticos por via venosa não é muito estimulado, pelas complicações hemorrágicas envolvidas frente a uma baixa eficiência. Não existem estudos prospectivos que permitam assegurar a sua utilização, apesar dos bons resultados apresentados sobretudo com o uso de cateter no local do trombo com r-TPA.

A anticoagulação inicial que se refere à anticoagulação sistêmica administrada imediatamente após o diagnóstico (entre os primeiros 0 a 10 dias), enquanto uma decisão sobre anticoagulação a longo prazo está sendo tomada. O importante é que, após a tomada da decisão de anticoagular, ela seja iniciada de imediato, pois um atraso pode aumentar potencialmente o risco de embolização com risco de vida. As opções para anticoagulação inicial incluem: heparina de baixo peso molecular (HBPM),

fondaparinux, heparina não fracionada (HNF) e os inibidores orais do fator Xa ou inibidores diretos da trombina.

Para a maioria dos pacientes com TEV e hemodinamicamente estáveis, sugerem-se HBPM, fondaparinux ou rivaroxabana/apixabana (únicos anticoagulantes orais diretos estudados e aprovados pelas agências reguladoras como monoterapia nessa fase). Na prática, essa decisão é tomada com base na experiência do médico, bem como nos riscos de sangramento, comorbidades do paciente, preferências, custo e conveniência (Quadro 2).

Nem todos os pacientes com TEV precisam ser internados para anticoagulação inicial. Vários estudos sugerem que, em populações selecionadas, a anticoagulação em casa é segura e eficaz.

QUADRO 2 Fatores que influenciam a seleção de anticoagulantes em pacientes com tromboembolismo venoso agudo

Fatores	Preferência	Observações
Neoplasia	HBPM	Principalmente se: TEV extenso, muito sintomático, presença de metástases, em quimioterapia
Não pode ser por via intravenosa	Rivaroxabana; apixabana	Varfarina, dabigatrana e edoxabana na fase inicial devem ser utilizados com heparina intravenosa
Preferência por terapia oral 1 x/dia	Rivaroxabana; edoxabana; varfarina	
Doença hepática ou coagulopatia prévia	HBPM	Dificuldade de controle do INR
Doença renal com taxa de filtração glomerular < 30 mL/min	Varfarina, HNF	
Presença de doença arterial coronariana	Varfarina, rivaroxabana, apixabana, edoxabana	Eficácia na doença arterial coronariana. A terapia antiplaquetária deve ser evitada, se possível, em pacientes com anticoagulantes, devido ao aumento da hemorragia
Dispepsia ou história de sangramento digestivo prévio	Varfarina, apixabana	Dabigatrana aumentou a dispepsia. Dabigatrana, rivaroxabana e edoxabana parecem estar associadas a mais sangramento gastrintestinal do que VKA

(continua)

QUADRO 2 Fatores que influenciam a seleção de anticoagulantes em pacientes com tromboembolismo venoso agudo (continuação)

Fatores	Preferência	Observações
Necessidade de acompanhamento	Varfarina	O monitoramento do INR pode ajudar a detectar problemas
Uso de terapia trombolítica	HNF intravenosa	Maior experiência
Necessidade de agente reversor	Varfarina, HNF, dabigatrana	
Gravidez ou risco de	HBPM	Potencial para outros agentes atravessarem a placenta
Custo, cobertura, licenciamento	Varia entre regiões e com circunstâncias individuais	

HNF: heparina não fracionada; HPBM: heparina de baixo peso molecular; INR: *international normalized ratio*.

A anticoagulação em longo prazo é administrada por um tempo finito além do período inicial, geralmente de 3 a 6 meses e, ocasionalmente, até 12 meses (ou seja, há uma data de parada programada). A anticoagulação estendida refere-se à terapia que é administrada indefinidamente (ou seja, sem data de parada programada).

As opções para anticoagulação em longo prazo incluem anticoagulantes orais (inibidores do fator Xa, inibidores diretos da trombina, varfarina e anticoagulantes subcutâneos parenterais – HPBM e fondaparinux). Os inibidores do fator Xa e os inibidores de trombina continuam sendo preferidos; porém, nessa situação, é importante lembrar que os valores e as preferências dos pacientes devem ser levados em consideração na seleção de um agente. Por exemplo, enquanto alguns desejam evitar injeções diárias, outros podem considerá-las preferíveis ao monitoramento semanal do INR. Outro exemplo: pacientes que atribuem alto valor ao custo podem optar pela varfarina, enquanto outros que atribuem alto valor a um risco menor de sangramento podem preferir os anticoagulantes orais diretos.

A anticoagulação deve ser mantida durante a transição da terapia inicial para a terapia em longo prazo (de manutenção). Interrupções devem ser evitadas durante os primeiros 3 meses de anticoagulação, porque esse é o período que apresenta maior risco de trombose recorrente. Se o fármaco escolhido para uso em longo prazo for diferente, deve-se ficar atento à transição de uma droga para outra (HNF para varfarina ou para edoxabana ou dabigatrana, por exemplo).

Os inibidores do fator Xa (apixabana, edoxabana e rivaroxabana) e inibidores diretos da trombina (dabigatrana) são os anticoagulantes orais de primeira escolha para anticoagulação em longo prazo na maioria dos pacientes, exceto para gestantes, pacientes com insuficiência renal grave ou câncer ativo (Quadro 2). Diferentemente da varfarina, não requerem monitoramento laboratorial e ajustes de dose. Eles atingem seu pico de eficácia em 1 a 4 horas após a ingestão, de modo que, diferentemente da transição para a varfarina, não é necessário um período prolongado de terapia de ponte. Podem ser iniciados quando a infusão contínua de HNF for interrompida ou quando a próxima dose de HBPM for administrada.

Grandes estudos randomizados e metanálises relataram a segurança e a eficácia desses agentes no tratamento e na prevenção de TEV recorrente. Nenhum estudo comparou diretamente esses fármacos entre si. No entanto, um estudo retrospectivo que coletou dados de dois bancos eletrônicos relatou taxas de recorrência mais baixas com apixabana em comparação com rivaroxabana, além de menor taxa de sangramento. Outra revisão sistemática de estudos realizados em ambientes do "mundo real" (totalizando mais de 24 mil pacientes) relatou que a apixabana apresentava taxas de recorrência de TEV semelhantes, mas também taxas mais baixas de sangramento grave clinicamente relevante em comparação com o rivaroxabana.

Quando a varfarina é escolhida como o agente para anticoagulação em longo prazo, deve ser iniciada no mesmo dia com HBPM ou HNF (dia 1) em uma dose inicial típica de 5 mg/dia nos primeiros dois dias (intervalo de 2 a 10 mg/dia). A dose é, então, ajustada até que o INR esteja dentro da faixa terapêutica (2 a 3; meta 2,5) por dois dias consecutivos. Doses iniciais na faixa mais baixa (2 a 5 mg/dia) podem ser consideradas nos pacientes com alto risco de sangramento (por exemplo, idosos), e doses na faixa mais alta (5 a 10 mg/dia) podem ser selecionadas em pacientes com baixo risco de sangramento. Os dados que sustentam a varfarina como anticoagulante de escolha em pacientes com TEV são derivados de estudos mais antigos que compararam a varfarina *versus* placebo ou com heparina subcutânea em baixa dose.

A HBPM é o agente preferido para aqueles em quem o tratamento com um dos agentes orais não é viável (por exemplo, pacientes com pouca ou nenhuma ingestão oral). A dose inicial é individualizada de acordo com cada produto. A dose é baseada no peso e continuada da mesma usada na anticoagulação inicial.

A duração da terapia de anticoagulação precisa ser individualizada com a presença ou ausência de eventos provocadores e fatores de risco, risco de recorrência e sangramento, bem como as preferências e os valores individuais do paciente. Em geral, a maioria daqueles com um primeiro episódio de TEV, provocado ou não, deve receber anticoagulação por um período mínimo de 3 meses, incluindo os pacientes com alto risco de sangramento. A anticoagulação pode ser estendida para 6 ou 12 meses em pacientes com fatores de risco persistentes, porém reversíveis, embora os benefícios disso não estejam comprovados.

Muitos especialistas estendem a anticoagulação a pacientes com episódios extensos ou com risco de vida em casos de TEV provocado ou fatores de risco reversíveis persistentes (por exemplo, imobilidade prolongada, uso contínuo de estrogênio), desde que o risco de sangramento seja baixo. Os estudos sugerem que o risco de recorrência continua a diminuir entre 3 e 6 meses na vigência da terapia anticoagulante. Por esses motivos, as diretrizes e muitos especialistas usam uma faixa de 3 a 6 meses para uma duração ideal da terapia para pacientes com TEV provocado e baixo risco de sangramento e nos quais o risco de recorrência ainda é avaliado pelo médico como alto.

As interrupções na terapêutica devem ser limitadas, especialmente durante os primeiros 3 meses de anticoagulação. No entanto, pode ser preciso alterar os anticoagulantes por razões médicas (p. ex., risco de sangramento) e também por preferências alteradas do paciente.

Alguns podem ter um evento tromboembólico enquanto recebem anticoagulação. Nesses casos, o diagnóstico de recorrência deve ser confirmado com testes radiológicos (p. ex., ultrassonografia por compressão repetida ou angiografia pulmonar tomográfica computadorizada). A anticoagulação subterapêutica é o motivo mais comum, embora possa haver várias outras etiologias, incluindo estímulo trombótico contínuo (p. ex., câncer).

PREVENÇÃO

A trombose venosa é um problema sério, principalmente pelo alto risco do desenvolvimento da EP e outros riscos. Além disso, nem sempre o seu diagnóstico é fácil ou realizado. Assim, são muito importantes a profilaxia baseada em grupos de risco e o tratamento precoce. A profilaxia para a trombose venosa é a mesma utilizada para a EP, por isso recomenda-se a leitura de sua profilaxia.

O QUE AS DIRETRIZES RECOMENDAM

- Kearon C, Akl EA, Ornelas J, Blaivas A, Jimenez D, Bounameaux H, et al. Antithrombotic Therapy for VTE Disease: CHEST Guideline and Expert Panel Report. Chest. 2016;149(2):315-52.

- Kearon C, Julian JA, Newman TE, Ginsberg JS. Noninvasive diagnosis of deep venous thrombosis. McMaster Diagnostic Imaging Practice Guidelines Initiative. Ann Intern Med. 1998;128(8):663-77.

 SUGESTÕES DE LEITURA

1. Fraser JD, Anderson DR. Deep vein thrombosis: recent advances and optimal investigation with CUS. Radiology. 1999;211(1):9-24.
2. Freyburger G, Irillaud H, Labrouche S, Gauthier P, Javorschi S, Bernard P, et al. D-dimer strategy in thrombosis exclusion: a gold standard study in 100 patients suspected of deep venous thrombosis or pulmonary embolism: 8 DD methods compared. Thromb Haemost. 1998;79(1):32-7.
3. Kanne JP, Lalani TA. Role of computed tomography and magnetic resonance imaging for deep venous thrombosis and pulmonary embolism. Circulation. 2004;109(12 Suppl 1):15-21.
4. Lip GYH, Hull RD. Venous thromboembolism: Initiation of anticoagulation (first 10 days). Walthman (MA): UpToDate; 2020. [acesso em 6 de março de 2020]. Disponível em: http://www.uptodate.com/
5. Lip GYH, Hull RD. Venous thromboembolism: Initiation of anticoagulation (first 10 days). Walthman (MA): UpToDate; 2020. [acesso em 5 de abril de 2020.] Disponível em: http://www.uptodate.com/.
6. Semba CP, Bakal CW, Calis KA, Grubbs GE, Hunter DW, Matalon TA, et al. Alteplase as an alternative to urokinase. J Vasc Interv Radiol. 2000;11(3):279-87.
7. Silverstein MD, Heit JA, Mohr DN, Petterson TM, O'Fallon WM, Melton LJ, et al. Trends in the incidence of deep vein thrombosis and pulmonary embolism: a 25-years population-based study. Arch Intern Med. 1998 Mar 23;158(6):585-93.

93
Embolia pulmonar

Miguel Antonio Moretti
João Fernando Monteiro Ferreira

DESTAQUES

- A repercussão da embolia pulmonar (EP) depende da carga embólica e da condição cardiopulmonar do paciente.
- A maior causa decorre da trombose venosa profunda (TVP) proximal (acometimento de veias acima do joelho).
- O dímero-D aumenta em várias situações clínicas. Mas é um teste útil para exclusão de EP.
- O quadro clínico da EP varia de nenhum sintoma a choque ou morte súbita. Os mais comuns são dispneia, seguida de dor no peito (clássica, mas nem sempre pleurítica) e tosse.
- A disfunção de ventrículo direito (VD) é avaliada pelo ecocardiograma, ressonância nuclear (RM), troponina e BNP. A angiotomografia helicoidal de tórax auxilia no diagnóstico diferencial e é capaz de visualizar trombos na circulação pulmonar em vasos até a sexta ordem.
- Em pacientes com suspeita de EP, estão indicados eletrocardiograma (ECG), radiografia de tórax, BNP, troponina e gases sanguíneos arteriais. Esses testes são mais úteis para confirmar a presença de diagnósticos alternativos ou fornecer informações prognósticas.
- O tratamento farmacológico convencional baseia-se na anticoagulação sistêmica.
- Em pacientes de alto risco (hipotensão arterial e/ou choque obstrutivo), indica-se tratamento fibrinolítico (estreptoquinase ou rt-PA).
- Nos pacientes de risco moderado (sinais de disfunção de VD), o tratamento indicado é anticoagulação ou fibrinolítico, que pode ser indicado até 30 dias após o início dos sintomas.
- O tratamento nos casos graves envolve reposição volêmica e até administração de inotrópicos e vasopressores. Na ventilação mecânica, deve-se evitar PEEP elevada.
- A embolectomia percutânea ou cirúrgica é uma opção terapêutica nos pacientes com risco hemorrágico à anticoagulação/fibrinolítico.
- O filtro de veia cava inferior está indicado nos portadores de alto risco hemorrágico, após embolectomia pulmonar e na recorrência de EP na vigência de anticoagulação oral adequada.
- A profilaxia mecânica envolve o uso de meias elásticas de compressão graduada e aparelhos de compressão pneumática intermitente.
- A profilaxia farmacológica pode ser realizada com anticoagulantes orais ou por via subcutânea. A escolha deve levar em consideração a presença de insuficiência renal, idade avançada, presença de diabete e risco de sangramento.

- Nos pacientes cirúrgicos, a escolha da profilaxia se baseia em fatores do paciente e no tipo e duração da cirurgia.

- Em pacientes clínicos, deve-se considerar profilaxia em todos os pacientes internados com doença clínica aguda, imobilização prevista para 3 ou mais dias e presença de fatores de risco adicionais.

INTRODUÇÃO

A embolia pulmonar é comum a todas as especialidades médicas, sendo uma situação clínica por vezes negligenciada. Seu diagnóstico deve ser rápido e eficiente para que a terapêutica adequada possa ser implementada, evitando sua elevada morbimortalidade. A EP é responsável por aproximadamente 20 mil óbitos por ano no Brasil, em especial nos pacientes internados. Dependendo do quadro clínico, a taxa de letalidade pode chegar a 60%.

Consiste basicamente na impactação de material orgânico ou inorgânico dentro dos ramos do leito arterial pulmonar. Os eventos tromboembólicos estão relacionados, em mais de 90% dos casos, com êmbolos originados em sítios de TVP, principalmente de veias da porção proximal dos membros inferiores e do segmento ilíaco-femoral comum. Raramente esses êmbolos são procedentes das veias renais, dos membros superiores ou do ventrículo direito, podendo ainda ser de células neoplásicas, gotículas de gordura, líquido amniótico ou substâncias exógenas.

ETIOLOGIA E FISIOPATOLOGIA

O trombo, geralmente, origina-se na face superior da cúspide valvar do sistema venoso. Ao estender-se no sentido proximal, pode se fragmentar, culminando em um evento embólico, impactando nos ramos segmentares e lombares e mais raramente no tronco da artéria pulmonar e em seus ramos principais. O lobo inferior direito geralmente é o mais comprometido. A influência do tamanho do êmbolo e das doenças associadas tem efeito direto no prognóstico imediato, sendo, por exemplo, pior nos grandes êmbolos e nos portadores de cardiopatias ou pneumopatias prévias graves.

Estima-se que cerca de 80% dos pacientes que desenvolvem EP possuem algum fator de risco identificável que poderia ser abordado precocemente para a realização da profilaxia. A forma e a intensidade da profilaxia são moduladas pela avaliação desses fatores de risco. Os principais fatores de risco para EP são basicamente os mesmos para o tromboembolismo venoso (TEV) (Quadro 1).

A EP é responsável por alterações fisiopatológicas que levam ao aumento da resistência vascular pulmonar em decorrência da obstrução, de agentes neuro-humorais e da alteração de barorreceptores da artéria pulmonar. Também provoca a alteração da troca gasosa pelo aumento do espaço morto alveolar decorrente da obstrução vascular, e da hipoxemia, decorrente da hipoventilação e do aumento do *shunt*. É responsável também pelo aumento da resistência das vias aéreas por broncoconstrição e redução da complacência pulmonar por edema, hemorragia pulmonar e perda de surfactante (Figura 1).

QUADRO 1 Fatores predisponentes, e sua importância, para tromboembolismo venoso e EP		
Importantes	**Moderados**	**Fracos**
Fratura de MMII	Artroscopia de joelho	Restrição ao leito (> 3 dias)
Hospitalização por IC ou FA (< 3 m)	Doenças autoimunes	Diabete melito
Cirurgia de quadril ou joelho	Transfusão de sangue	Hipertensão arterial
Trauma grave	Uso de estimulantes da eritropoiese	Imobilidade prolongada*
Infarto do miocárdio (< 3 m)	Acesso venoso central ou intravascular com *shunts*	Idoso
Lesão de medula espinhal	Quimioterapia; neoplasias	Cirurgia laparoscópica
TEP prévio	Doença inflamatória intestinal	Obesidade
	Infecções graves	Gravidez
	IC ou insuficiência respiratória	Varizes de MMII
	TRH; fertilização *in vitro*; contraceptivo oral; puerpério	
	Trombofilias e trombose superficial	

*Sentado, em viagens longas por exemplo.
EP: embolia pulmonar; MMII: membros inferiores; IC: insuficiência cardíaca; FA: fibrilação atrial; TEP: tromboembolismo pulmonar; TRH: terapia de reposição hormonal.

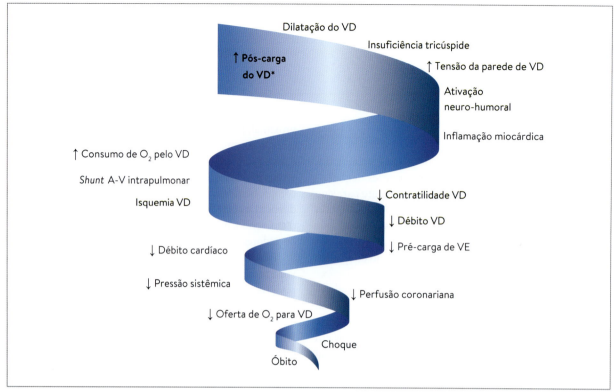

FIGURA 1 Principais fatores que contribuem para o colapso hemodinâmico e óbito na embolia pulmonar.
* A sequência exata dos eventos não é bem estabelecida.
A-V: arteriovenoso; VD: ventrículo direito; VE: ventrículo esquerdo; O_2: oxigênio.

Considerando que a repercussão da EP aguda depende da carga embólica e da condição cardiopulmonar subjacente do paciente, a classificação da EP valoriza as implicações do ponto de vista funcional. Dessa forma, existem:

- EP de risco alto ou maciça é aquela que se acompanha de colapso circulatório (hipotensão e choque).
- EP de risco intermediário ou submaciça é a que apresenta sobrecarga do coração direito, preservando a circulação sistêmica.
- EP de baixo risco não apresenta comprometimento significativo das circulações pulmonar e sistêmica.

MANIFESTAÇÕES CLÍNICAS

Não existe um quadro clínico específico ou patognomônico de EP. Portanto, faz-se necessário alto grau de suspeição clínica. Mesmo assim, uma metanálise de 19 estudos (25.343 pacientes) reforça que a impressão clínica, sozinha, apresenta uma sensibilidade e especificidade de 85 e 51%, respectivamente, para o diagnóstico de EP. Indivíduos jovens e sadios podem ter EP sem evidência clínica ostensiva, e indivíduos idosos e doentes podem ter sintomas e sinais de EP mascarados por uma doença de base. A EP não é uma doença estática, mas sim dinâmica; o equilíbrio de forças entre a formação e a lise dos trombos também interfere na sua apresentação e evolução clínica.

A EP tem grande variedade de características de apresentação, variando de nenhum sintoma a choque ou morte súbita. Embora a verdadeira incidência de EP assintomática seja desconhecida, uma revisão sistemática de 28 estudos constatou que, entre 5.233 pacientes que apresentaram TVP, 1/3 também apresentou EP assintomática. O sintoma de apresentação mais comum é a dispneia, seguida de dor no peito (classicamente pleurítica) e tosse (Tabela 1). Nos episódios submaciços podemos encontrar: taquipneia; dispneia, tosse e hemoptise; dor torácica (irritação pleural). Já nos episódios maciços em pulmões normais ou submaciços em pulmões com pouca reserva cardiorrespiratória podemos ter um quadro agudo de colapso circulatório. Apresentações menos comuns incluem arritmias ou síncopes.

Os sintomas e sinais de EP também podem evoluir ao longo do tempo, de modo que os pacientes que inicialmente apresentam sintomas leves podem se tornar cada vez mais sintomáticos ou hemodinamicamente instáveis, às vezes muito rapidamente (minutos a horas). Isso pode ser secundário à embolização recorrente ou hipertensão pulmonar progressiva secundária à vasoconstrição.

O uso de escores para determinar a probabilidade de EP de acordo com os sintomas e antecedentes do paciente tem contribuído muito para uma terapêutica melhor, mais rápida e com redução de custos, como internação ou exames desnecessários. Os dois mais importantes são o de Wells (Tabela 2) e o de Geneva (Tabela 3). Apesar de mais prático no escore de Wells, o critério "diagnóstico alternativo menos provável que TEP" é considerado muito subjetivo e por esse motivo pode fazer os resultados flutuarem a depender do médico que estiver aplicando o escore.

Por meio dos sinais e sintomas, bem como dos dados obtidos dos exames complementares, é possível classificar o risco de mortalidade e a gravidade dos casos de EP aguda (Tabela 4). Mortalidade em 30 dias segundo as escalas: original [classe I: < 65 pontos = muito baixa (0-1,6%); classe II: 66-85 pontos = baixa (1,7-3,5%); classe III: 86-105 pontos = moderada (3,2-7,1%); classe IV: 106-125 pontos = alta (4-11,4%); classe V: > 125 pontos = muito alta (10-24,5%)] e simplificada (zero ponto taxa de mortalidade 1% e ≥ 1 taxa de 10,95). Essa classificação pode ser complementada com os achados dos exames complementares (Quadro 2).

TABELA 1 Principais sinais e sintomas da EP

Principais sinais e sintomas	Frequência
Dispneia	84%
Taquipneia	92%
Dor torácica pleurítica	74%
Tosse	53%
Hemoptise	30%
Síncope	13%
Crepitações	58%

EP: embolia pulmonar.

TABELA 2 Escore de Wells simplificado

Escore de Wells	Pontos
TVP ou TEP prévios	+1,5
Frequência cardíaca > 100/min	+1,5
Cirurgia recente ou imobilização	+1,5
Sinais clínicos de TVP	+3
Diagnóstico alternativo menos provável que TEP	+3
Hemoptise	+1
Câncer	+1
Baixa probabilidade	0-1
Intermediária probabilidade	2-6
Alta probabilidade	> 7

TPV: trombose venosa profunda; TEP: tromboembolismo pulmonar.

TABELA 3 Escore de Geneva modificado

Variável	Pontos
Fatores predisponentes	
Idade > 65 anos	+1
TVP ou TEP prévios	+3
Cirurgia ou fratura no último mês	+2
Câncer ativo	+2
Sintomas	
Dor unilateral em membro inferior	+3
Hemoptise	+2
Sinais clínicos	
FC	
FC 75-94 bpm	+3
FC ≥ 95 bpm	+5
Dor em veias de membro inferior a palpação ou edema unilateral	+4
Probabilidade clínica	
Baixa	0-3
Intermediária	4-10
Alta	≥ 11

TVP: trombose venosa profunda; TEP: tromboembolismo pulmonar; FC: frequência cardíaca; bpm: batimentos por minuto.

TABELA 4 Índice de gravidade original e simplificado do paciente com EP aguda

Parâmetro	Versão original	Versão simplificada
Idade	Em anos	+1 (se > 80 anos)
Sexo masculino	+ 10	–
Presença de neoplasia	+ 30	+ 1
IC crônica	+ 10	+ 1
DP crônica	+ 10	
Pulso > 110 bpm	+ 20	+ 1
PAS < 100 mmHg	+ 30	+ 1
FR > 30 mrp	+ 20	–
Temp. < 36° C	+ 20	–
Alteração neuro/mental	+ 60	–
Sat. O_2 < 90%	+20	+1

Fonte: adaptada da Diretriz da Sociedade Europeia de Cardiologia. EP: embolia pulmonar; IC: insuficiência cardíaca; DP: doença pulmonar; PAS: pressão arterial sistólica; FR: frequência respiratória.

MÉTODOS DIAGNÓSTICOS

Os principais diagnósticos diferenciais para EP são: infarto do miocárdio, edema agudo de pulmão; pneumonia; insuficiência cardíaca; cardiomiopatia; asma/doença pulmonar

QUADRO 2 Risco de morte precoce em pacientes com EP aguda

Risco de morte precoce		Indicadores			
		Instabilidade hemodinâmica	Grau de gravidade classe III-V	Disfunção de VD	Elevação de troponina
Alto		+	+	+	+
Intermediário	Alto	–	+	+	+
	Baixo	–	+	Um ou nenhum presente	
Baixo		–	–	–	Realização do exame opcional

Fonte: adaptado da Diretriz da Sociedade Europeia de Cardiologia. VD: ventrículo direito.

obstrutiva crônica (DPOC); hipertensão pulmonar primária; pericardite; ansiedade; pneumotórax; dissecção aguda da aorta; câncer de pulmão; fratura de costela; dor musculoesquelética. Por isso, alguns exames, como a avaliação clínica, são muitas vezes direcionados para afastar esses diagnósticos.

Laboratoriais

Alguns achados de rotina, porém não específicos, incluem: leucocitose, aumento do VHS, da DHL e da TGO. A avaliação da função renal é útil para determinar a segurança de contraste nos exames de imagem. A gasometria arterial pode ser normal em até 18% dos pacientes com EP, e algumas alterações podem ser devidas ou agravadas por doenças cardiopulmonares subjacentes. As alterações mais comumente encontradas são: hipoxemia (74%), diferença A-V de O_2 aumentada (62-86%) e alcalose respiratória com hipocapnia (41%). Hipercapnia, acidose respiratória e/ou láctica são incomuns. A oximetria de pulso tem valor prognóstico; pacientes com hipoxemia ou leituras de oximetria de pulso com ar ambiente < 95% no momento do diagnóstico têm maior risco de complicações, incluindo insuficiência respiratória, choque obstrutivo e morte.

BNP/troponina

Na avaliação bioquímica, elevações da troponina indicam isquemia miocárdica, justificada pelo desequilíbrio entre a oferta e o consumo de oxigênio pelo miocárdio. Elevações da troponina > 0,01-0,10 ng/mL sinalizam pior prognóstico (mortalidade hospitalar e choque cardiogênico). Tem alto valor preditivo negativo e alta sensibilidade, entretanto com baixo valor preditivo positivo e moderada especificidade.

Já o BNP é liberado pelo coração em resposta a pressões de enchimento elevadas. Níveis > 50 pg/mL correlacionam-se com pior prognóstico (valor de corte inferior ao adotado para insuficiência cardíaca > 100 pg/mL). *N-terminal pró-BNP*: mostrou-se significativamente mais elevados em pacientes com embolia grave (> 9.000 pg/mL).

De forma semelhante à troponina, o BNP apresenta alto valor preditivo negativo e alta sensibilidade, entretanto com baixo valor preditivo positivo e moderada especifi-

cidade para predizer casos graves de EP. A combinação troponina e/ou BNP somada à disfunção do VD confere pior prognóstico.

Dímero-D

O dímero-D é um marcador endógeno de fibrinólise e deve ser detectado em pacientes com trombose venosa. Pode ser achado em baixa concentração no sangue de pessoas saudáveis, indicando equilíbrio entre a formação de fibrina e sua lise.

Um aumento significativo nos níveis do dímero-D pode ser evidenciado em várias situações clínicas em que ocorre aumento na formação e na degradação de fibrina (p. ex., infecções, tumores, trauma, cirurgias, infarto, doença arterial obstrutiva periférica, doenças inflamatórias e TVP). Como o dímero-D aumenta por esses vários motivos e pela presença de TVP, a especificidade do teste para o diagnóstico de TVP é muito baixa. Em compensação, a sensibilidade e o correspondente valor preditivo negativo são altos e confiáveis, podendo o teste ser usado para a exclusão de TVP e/ou TEP. Se utilizado com o escore pré-teste e um exame de imagem, é um importante colaborador na definição do diagnóstico de EP. Um dos problemas a serem enfrentados no uso do dímero-D é a falta de padronização nos diferentes métodos de quantificação/detecção.

Eletrocardiograma

As alterações no ECG, mesmo que frequentes nos pacientes com EP, são inespecíficas. Os achados mais comuns são taquicardia e alterações inespecíficas da repolarização ventricular (ADRV) (70%). As alterações sugestivas de EP como padrão S1Q3T3, sobrecarga de VD ou novo BRD incompleto, são incomuns (10%). Algumas alterações estão associadas a mal prognóstico: fibrilação atrial, novo BRD, bradicardia, presença de onda Q na parede inferior, ADRV e padrão S1Q3T3.

Radiografia de tórax

Pode ser normal em 12-22% dos pacientes, mas alterações inespecíficas são comuns. No geral, é realizada mais para procurar outros diagnósticos diferenciais de EP. Se o paciente for realizar uma tomografia de tórax, a radiografia de tórax pode ser dispensada.

A cunha de Hampton e o sinal de Westermark são infrequentes, mas bastante específicos quando presentes. A corcova de Hampton é uma opacidade superficial em forma de corcunda na periferia do pulmão, com sua base contra a superfície pleural e corcunda em direção ao hilo. O sinal de Westermark é a demonstração de um corte acentuado dos vasos pulmonares com hipoperfusão distal em uma distribuição segmentar dentro do pulmão.

Ecocardiografia

O ecocardiograma é um exame não invasivo, de baixo custo, prático e rápido que auxilia no diagnóstico diferencial de dispneia e avalia a sobrecarga e a disfunção de VD. Necessita, porém, de um operador preparado, pode ser limitado pela falta de "janela" adequada e tem menor acurácia que a RM e a angiografia por contraste ou radioisotópica. Os achados ecocardiográficos mais frequentes são: VD dilatado e hipocinético (especialmente a parede livre e poupando a ponta = sinal de McConnell); dilatação das artérias pulmonares; regurgitação tricúspide; desvio do septo interventricular da direita para esquerda (efeito Boerheim inverso); veia cava inferior dilatada e sem colapso inspiratório.

O registro ICOPER mostra aumento significativo da mortalidade em 30 dias nos portadores de disfunção do VD ao ecocardiograma ($16 \times 9\%$, HR 2,11). A intensidade da hipertensão pulmonar relaciona-se com o prognóstico em curto e em longo prazo. Pressões médias da artéria pulmonar > 40 mmHg determinam pior sobrevida em 2-10 anos (60 e 40%). Além da disfunção do VD, a presença de trombo, forame oval patente e efeito Berheim inverso é fator preditivo de mortalidade.

Tomografia e ressonância magnética

O exame ultrassonográfico poderá ser não adequado tecnicamente em até 3% dos pacientes. Para esse grupo, o uso da tomografia e/ou angiorressonância poderá ser útil no diagnóstico da EP. Uma das desvantagens dos métodos é que são caros, não podem ser realizados à beira do leito e são limitados quando se precisa de exames seriados. No caso da angiotomografia, ainda é necessário o uso de contraste iodado e a possibilidade de alta exposição à irradiação. As técnicas também são operador-dependentes, com uma série de procedimentos no processamento das imagens. Um papel importante tanto da angiotomografia quanto da angiorressonância é no diagnóstico de possível trombose em veias pélvicas, na presença de EP diagnosticada e exame ultrassonográfico negativo nos membros inferiores. Com o avanço tecnológico e a redução dos custos, parece que a angiorressonância será o segundo exame de escolha, após o exame ultrassonográfico.

A tomografia helicoidal do tórax é capaz de visualizar trombos na circulação pulmonar em vasos de até a sexta ordem, é um exame rápido, disponível na maioria dos hospitais e auxilia no diagnóstico diferencial. Existe, porém, a desvantagem do uso do contraste (nefrotoxicidade ou alergias). Um defeito de enchimento em qualquer ramo da artéria pulmonar (principal, lobar, segmentar, subsegmentar) que se torna evidente após o aprimoramento do contraste é diagnóstico de PE.

Cintilografia perfusão-ventilação

É um exame com poucas contraindicações e que usa baixa taxa de radiação. Mesmo sendo um teste com boa acurácia, tem limitações no diagnóstico diferencial. Um defeito de perfusão segmentar ou subsegmentar com ventilação normal é diagnóstico de PE. As imagens são interpretadas como alta, intermediária ou baixa probabilidade de PE ou normal Em pacientes com varredura V/Q normal e qualquer probabilidade clínica, nenhum teste adicional é necessário, assim como em pacientes com varredura V/Q de baixa probabilidade e baixa probabilidade clínica (p. ex., pontuação de Wells < 2). Já em pacientes com varredura V/Q de alta probabilidade e alta probabilidade clínica (p. ex., escore de Wells > 6), o tratamento imediato já está indicado.

Angiografia pulmonar baseada em cateter

A angiografia pulmonar, na qual o contraste é injetado sob fluoroscopia através de um cateter introduzido no coração direito, foi o padrão ouro histórico para o diagnóstico de EP. Com o uso da tomografia, esse procedimento é reservado para circunstâncias raras em pacientes com alta probabilidade clínica de EP, nos quais a tomografia ou a cintilografia não foram conclusivas ou em quem um diagnóstico determinará uma importante decisão clínica (p. ex., uma intervenção), pois pode combinar o diagnóstico com intervenções terapêuticas destinadas à lise de coágulos (p. ex., embolectomia direcionada a cateter e/ou trombólise)

ESTRATIFICAÇÃO E TRATAMENTO

O tratamento convencional da EP baseia-se na anticoagulação sistêmica com o uso da heparina em suas diferentes apresentações (não fracionada, baixo peso molecular e sintética – pentassacarídeo = fondaparinux), seguida de anticoagulação oral. Quando contraindicada, pode-se utilizar o filtro de veia cava inferior ou a embolectomia cirúrgica/percutânea. Os pacientes com instabilidade hemodinâmica (hipotensão, choque) são candidatos à terapia fibrinolítica. Algoritmos diagnósticos e estratificação de risco (Figura 2) são estratégias que auxiliam na orientação terapêutica (Figura 3).

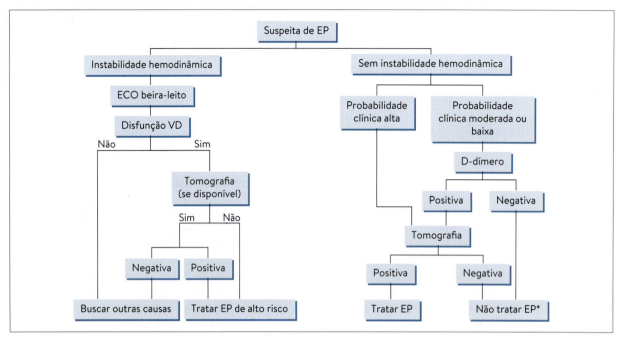

FIGURA 2 Algoritmo para diagnóstico e manuseio do paciente com EP.

* Se era paciente de alto risco clínico, reavaliar.

ECO: ecocardiograma; EP: embolia pulmonar; VD: ventrículo direito.

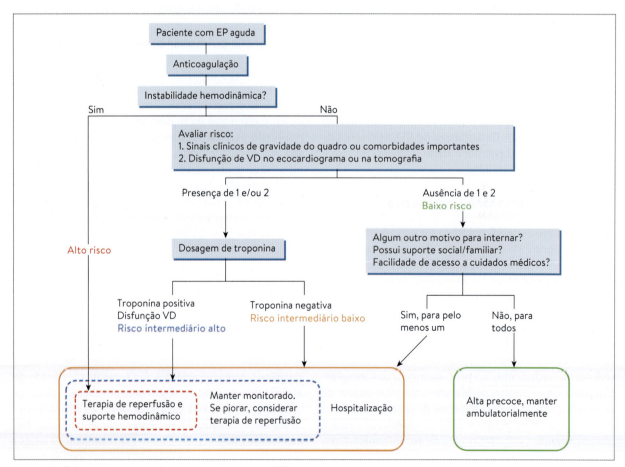

FIGURA 3 Estratégia terapêutica para pacientes com EP.

EP: embolia pulmonar; VD: ventrículo direito.

Dessa forma, nos pacientes de alto risco apresentam-se com hipotensão arterial e/ou choque obstrutivo: definido como PAS < 90 mmHg ou sua queda > 40 mmHg por mais de 15 minutos e não relacionada à hipovolemia, sepse, arritmia ou medicamentos, o tratamento indicado é a reperfusão com fibrinolítico, por exemplo. Nos pacientes de risco moderado que apresentam sinais de disfunção VD, elevação de marcadores de necrose (troponina), elevação BNP, hipoxemia, taquicardia, taquipneia e hipertensão pulmonar, o tratamento indicado é a anticoagulação ou fibrinolítico. Já nos pacientes de baixo risco a anticoagulação é o tratamento indicado.

O tratamento específico ou geral, farmacológico ou não, deve ser baseado na estratificação de risco. Os recursos devem ser aplicados de forma criteriosa, individualizada, considerando-se os seus riscos e benefícios, além da experiência dos profissionais que prestam assistência ao paciente. Sempre que possível, devem-se compartilhar as decisões terapêuticas com os pacientes e familiares, considerando suas inerentes particularidades.

No tratamento geral, o objetivo inicial é estabilizar as condições hemodinâmicas, ventilatórias, a ansiedade e a dor torácica (irritação pleural). A expansão volêmica, se indicada, deve ser cautelosa para não piorar a condição de sobrecarga do VD. Os inotrópicos e vasopressores melhoram a perfusão e o débito cardíaco, para manter a pressão arterial média maior que 70 mmHg ou a pressão arterial sistólica maior que 90 mmHg. Nos pacientes nos quais a ventilação mecânica estiver indicada, deve-se evitar PEEP elevado, procurando manter uma saturação de oxigênio maior que 95%. Depois disso, estratifica-se o paciente e inicia-se o tratamento específico. O tratamento específico com fibrinolíticos e anticoagulantes está resumido no Quadro 3.

A anticoagulação depende do risco de sangramento. O agente ideal para anticoagulação depende da presença ou ausência de instabilidade hemodinâmica, da necessidade prevista de procedimentos ou trombólise e da presença de fatores de risco e comorbidades. A heparina de baixo peso molecular pode ser a escolha para pacientes sem disfunção renal ou instabilidade hemodinâmica quando se precisa de um início rápido da anticoagulação. Já para os pacientes hemodinamicamente instáveis ou que necessitam de fibrinolítico ou embolectomia a heparina está mais indicada. Os anticoagulantes orais não vitamina K dependentes não devem ser utilizados em pacientes instáveis.

A terapia anticoagulante inicial deve ser administrada o mais rápido possível, a fim de obter rapidamente a anticoagulação terapêutica. A anticoagulação em longo prazo é administrada além da fase inicial da anticoagulação por um período finito de tipicamente 3 meses (p. ex., fatores de risco temporários para TEV) ou até 6 ou 12 meses em alguns casos (p. ex., fatores de risco persistentes ou TEV não provocado). Para alguns pacientes a anticoagulação deverá ter duração indefinida, a depender da natureza do

---

QUADRO 3 Tratamento farmacológico (fibrinolíticos e anticoagulação)

Fibrinolíticos

Estreptoquinase (250.000 UI x 30 min 100.000 UI/h x 24-120 horas) e rt-PA (10 mg rápido e 90 mg em 2 horas).
A heparina deve ser administrada ao término da infusão. O anticoagulante oral pode iniciar concomitante à heparina.
Nas complicações hemorrágicas: 1) crioprecipitado (10 unidades – rico em fibrinogênio, elevando-o > 100 mg/dl); 2) plasma fresco (4 unidades – rico em fatores de coagulação); 3) ácido epsilonaminocaproico – 4 g EV 60 min; 4) reposição de hemácias.
Principais contraindicações são as mesmas para o uso no infarto agudo do miocárdio.

Heparina não fracionada

Administrada por via endovenosa, deve ser ajustada para manter o tempo de tromboplastina parcial ativada (TTPa) entre 1,5-2,5 vezes o controle basal.

Heparina de baixo peso molecular (HBPM)

A dose é corrigida pelo peso do paciente, com efeito terapêutico previsível (atividade anti-Xa). Não requer monitoração, melhor biodisponibilidade, ação prolongada, permitindo uso subcutâneo em 1 ou 2 administrações diárias com menor risco de trombocitopenia. Dose recomendada (depende da HBPM utilizada).

Pentassacarídeo ou heparina sintética

Inibe somente o fator Xa. Baixo risco de trombocitopenia. Fondaparinux = dose única diária SC ajustada ao peso corpóreo – 5 mg (< 50 kg), 7,5 mg (50-100 kg) e 10 mg (> 100 kg). Não utilizar em pacientes com *clearance* da creatinina < 20 mL/min.

Anticoagulante oral

- O mais utilizado é a varfarina, inibe a síntese dos fatores de coagulação dependentes da vitamina K. Dose: 5 mg/dia, mantendo-se o International Normalized Relation (INR) entre 2-3 durante 2 dias consecutivos antes de suspender a heparina e manter monitoração permanente.
- Os anticoagulantes não dependentes da vitamina K, inibidores do fator Xa (apixabana, rivaroxabana, dabigatrana e edoxabana) podem ser utilizados também. É recomendada preferencialmente a varfarina. Não é recomendado para pacientes com insuficiência renal, durante a gravidez e a amamentação, ou na presença de anticorpos antifosfolípides. Somente a apixabana e a rivaroxabana podem ser utilizadas isoladamente; os demais necessitam do tratamento inicial com heparina. A dose depende do medicamento utilizado.

---

evento (provocada ou não), da presença de fatores de risco (p. ex., transitórios ou persistentes), do risco estimado de sangramento e recorrência, bem como das preferências e valores do paciente (p. ex., ocupação, esperança de vida, ônus da terapia).

A terapia trombolítica sistêmica é um tratamento amplamente aceito para pacientes com instabilidade hemodinâmica. A remoção de trombo direcionada por cateter com ou sem trombólise também pode ser utilizada em pacientes com alto risco de sangramento, naqueles com choque grave ou naqueles em que há trombólise sistêmica com falha. O fibrinolítico pode ser utilizado com até 30 dias de história clínica do início dos sintomas (por ser uma doença recorrente e dinâmica, os êmbolos apresentam diferentes fases de organização). Quanto menor o tempo de história e a administração do fibrinolítico, maior a chance de sucesso.

A embolectomia é indicada em pacientes hemodinamicamente instáveis nos quais a terapia trombolítica está contraindicada, sendo também uma opção para falha da trombólise. Os êmbolos podem ser removidos cirurgicamente ou usando um cateter. A escolha dentre essas opções depende da disponibilidade e da experiência de cada serviço, da presença ou ausência de um diagnóstico conhecido de EP e da resposta prevista a essas terapias.

Embora rotineiramente, não utilizados, a indicação primária para a colocação de filtro de veia cava inferior ocorre quando a anticoagulação é contraindicada e quando há EP recorrente apesar da anticoagulação. Também pode ser apropriado como um complemento à anticoagulação em pacientes nos quais outro evento embólico seria pouco tolerado (p. ex., reserva cardiopulmonar ruim ou comprometimento hemodinâmico ou respiratório grave). Também pode ser considerado nos pacientes em que a anticoagulação precise ser interrompida devido a sangramento.

PREVENÇÃO

Não há dúvida de que a prevenção é a forma mais eficaz, segura e custo-efetiva de reduzir a taxa de morbimortalidade da EP. Apesar das evidências e de todo o conhecimento acumulado, é importante direcionar os esforços para conscientizar médicos e profissionais da saúde sobre a necessidade da utilização de medidas profiláticas para a EP. Estudos internacionais mostram que somente cerca de 60% dos pacientes cirúrgicos e 40% dos pacientes clínicos recebem medidas profiláticas, mesmo assim muitos recebem de forma incompleta ou diferente do proposto nas diretrizes internacionais. Mesmo não sendo suficiente, a prática da prevenção tem aumentado em parte por causa do risco de processos contra médicos que não utilizam a profilaxia e por meio de medidas simples como, por exemplo, alertas na prescrição eletrônica ou utilizando outros métodos informatizados.

Diretrizes americanas, europeias e brasileiras fornecem periodicamente as orientações preventivas com várias medidas mecânicas e agentes farmacológicos. Frequentemente, diferentes ações, conjugadas ou não, estão disponíveis para cada categoria de risco. A estratificação de risco para EP em pacientes hospitalizados permite melhor utilização dessas ações. O risco pode ser avaliado com base em grupos de pacientes e/ou procedimentos. A estratificação pode ser aplicada facilmente e as opções terapêuticas são maiores, podendo até ser individualizadas se necessário. Essa abordagem consegue agregar maior número de pacientes por meio de fatores de risco inerentes ao paciente e ao procedimento, permitindo programar uma estratégia profilática mais rápida, adequada e independente do local (Quadro 4 e Figura 4).

A profilaxia pode ser dividida por medidas mecânicas ou farmacológicas ou por aplicação em pacientes cirúrgicos ou clínicos. Faz parte das medidas mecânicas o uso de meias elásticas de compressão graduada (MECG) (risco moderado de EP) ou de aparelhos de compressão pneumática intermitente (CPI) (alto risco para EP). Apesar de não estar entre as medidas mecânicas, a deambulação precoce, quando possível, deve ser sempre estimulada. As medidas mecânicas são especialmente úteis nos pacientes

QUADRO 4	Estratificação de risco, estratégia de profilaxia recomendada e duração da profilaxia por grupos de pacientes		
Grupo de pacientes	**Profilaxia**	**Duração**
• Baixo risco • Problemas médicos que levem à imobilidade ou a pequenos procedimentos cirúrgicos	Deambulação precoce	
• Moderado risco • Doença clínica aguda • Grandes cirurgias gerais, urológicas ou ginecológicas • Cirurgia de tórax ou bariátrica	HBPM; baixa dose de HNF; foundaparinux; combinação de métodos mecânicos com anticoagulantes	• Até a alta hospitalar para a maioria dos pacientes • Alguns selecionados poderão manter após a alta
• Alto risco • Artroplastia do quadril ou joelho • Correção de fratura de quadril	HBPM; foundaparinux; anticoagulantes orais	Manter entre 10-35 dias após a alta
• Alto risco • Traumas graves (inclusive de coluna)	HBPM; combinação de métodos mecânicos com anticoagulantes	Até a alta hospitalar para a maioria dos pacientes. Manter durante o período de reabilitação.
• Alto risco de sangramento	Métodos mecânicos	Duração de acordo com o risco do paciente

HPBM: heparina de baixo peso molecular; HNF: heparina não fracionada.

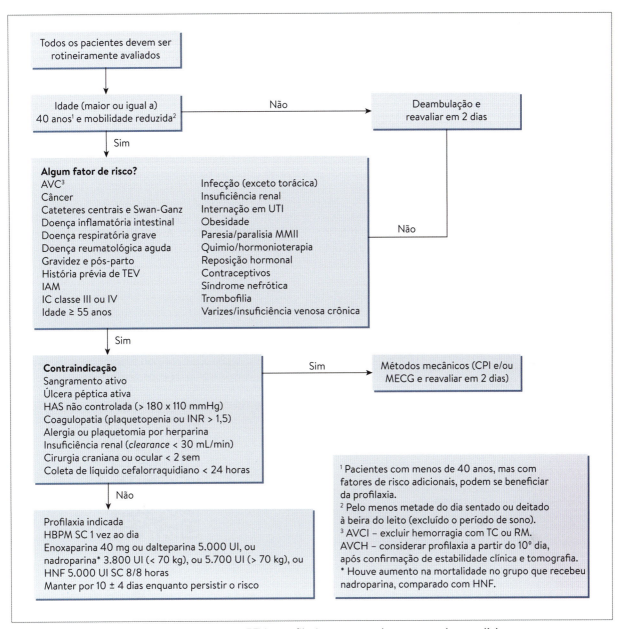

FIGURA 4 Algoritmo para avaliação do risco de TEV e profilaxia correspondente em pacientes clínicos.
AVCI: acidente vascular cerebral isquêmico: AVCH: AVC hemorrágico; HAS: hipertensão arterial sistêmica; IC: insuficiência cardíaca; MECG: meia elástica de compressão graduada; MMII: membros inferiores; sem: semana.

que possuem contraindicação absoluta a anticoagulação ou com elevada tendência de sangramento e podem ser utilizadas em combinação com as medidas farmacológicas, principalmente nos pacientes de alto risco para EP e que também tenham alto risco de sangramento.

A profilaxia farmacológica deve ser escolhida de acordo com as características do paciente e da situação. As opções incluem a HNF, a HBPM, o fondaparinux, a varfarina e os anticoagulantes não dependentes de vitamina K (inibidores do fator Xa). O American College of Chest Physicians (ACCP) não considera que o uso da aspirina seja uma forma de profilaxia significativa contra EP. Na escolha do fármaco deve ser levada em consideração a presença de insuficiência renal, idade avançada, a presença de diabete melito e o risco de sangramento. Nas cirurgias de quadril e oncológica deve-se considerar o uso prolongado da profilaxia (4 semanas). Apesar de aumentar o risco de hematoma e sangramento, esses fármacos são eficazes na prevenção de EP, mesmo nas situações de alto risco. A profilaxia em pacientes clínicos pode reverter em grandes benefícios, já que a EP fatal é uma das causas evitáveis de morte hospitalar mais comuns.

O QUE AS DIRETRIZES RECOMENDAM

- 2019 ESC Guidelines on diagnosis and management of acute pulmonary embolism. Task force on pulmonary embolism, european society of cardiology. Eur Heart J. 2019.
- André Volschan, et al. Diretriz de embolia pulmonar. Arq Bras Cardiol. 2004;(Supp 1):83.
- Geerts WH, Bergqvist D, Pineo GF, et al. Prevention of venous thromboembolism: American College of Chest Physicians evidence-based clinical practice guidelines (8th ed.). Chest. 2008;133:381S-443S.
- Konstantinides SV, Meyer G, Becattini C, et al. 2019 ESC guidelines for the diagnosis and management of acute pulmonary embolism developed in collaboration with the European Respiratory Society (ERS): The task force for the diagnosis and management of acute pulmonary embolism of the European Society of Cardiology (ESC). Eur Respir J. 2019;54.
- Terra-Filho M, Menna-Barreto SS, et al. Recomendações para o manejo da tromboembolia pulmonar. 2010 J Bras Pneumol. 2010;36(Sup 1):S1-S68.

 SUGESTÕES DE LEITURA

1. Baruzzi ACA, Knobel E, Campos PCG. Estratificação de risco e tratamento da embolia pulmonar. Rev Soc Cardiol Estado de São Paulo. 2009;19:249-59.
2. Hull RD, Lip GYH, FRCPE, FESC, FACC. Venous thromboembolism: anticoagulation after initial management. Available: www.uptodate.com. This topic last updated: Apr 5, 2020.
3. Lucassen W, Geersing G-J, Erkens PMG, Reitsma J, Moons KGM, Büller H, et al. Clinical decision rules for excluding pulmonary embolism: a meta-analysis. Ann Intern Med. 2011;155:448.
4. Stein PD, Matta F, Musani MH, Diaczok B. Silent pulmonary embolism in patients with deep venous thrombosis: a systematic review. Am J Med. 2010;123:426.
5. Tapson VF. Acute pulmonary embolism. N Engl J Med. 2008; 358:1037-52.
6. Tapson VF, Weinberg AS, MPhil. Treatment, prognosis, and follow-up of acute pulmonary embolism in adults. Available: www.uptodate.com. This topic last updated: Mar 6, 2020.
7. Thompson BT, Kabrhel C, Pena C. Clinical presentation, evaluation, and diagnosis of the nonpregnant adult with suspected acute pulmonary embolism. Available: www.uptodate.com. This topic last updated: Apr 17, 2020.

NOTA DOS EDITORES

Este capítulo possui referências bibliográficas adicionais, recomendadas pelos autores, na plataforma digital complementar do livro. Por motivos de compactação, somente algumas delas estão aqui contempladas. Utilize o QR code abaixo para ter acesso a esse conteúdo:

SEÇÃO XX

ESPIRITUALIDADE

94
Espiritualidade e saúde

Roberto Esporcatte
Álvaro Avezum
Mário Henrique Elesbão Borba

DESTAQUES

- Espiritualidade e religiosidade são recursos valiosos utilizados pelos pacientes no enfrentamento das doenças e do sofrimento.
- Cerca de 80% da população mundial possui alguma afiliação religiosa, e a fé tem sido identificada como poderosa força mobilizadora nas vidas de indivíduos e da comunidade.
- A abordagem sistematizada e estratégias de intervenção estão embasadas pelas pesquisas recentes nos campos da espiritualidade e da saúde.

INTRODUÇÃO

Espiritualidade e religiosidade são recursos valiosos utilizados pelos pacientes no enfrentamento das doenças e do sofrimento. O processo de entender a relevância, identificar demandas e prover adequado suporte espiritual e religioso beneficia tanto pacientes como a equipe multidisciplinar e o próprio sistema de saúde. Cerca de 80% da população mundial possui alguma afiliação religiosa, e a fé tem sido identificada como poderosa força mobilizadora nas vidas de indivíduos e comunidade.

O capítulo sobre espiritualidade e fatores psicossociais em medicina cardiovascular da diretriz brasileira de prevenção da Sociedade Brasileira de Cardiologia publicada em 2019 traz detalhada revisão do assunto, incluindo o racional, definições, mecanismos, estratégias de avaliação para prática clínica e pesquisa e recomendações baseadas em evidências (Quadro 1).

Sabe-se que a religiosidade e a espiritualidade têm um marcante impacto, geralmente positivo, sobre a saúde e o bem-estar, correlacionando-se com menores níveis de mortalidade geral, depressão, suicídio, uso/abuso de substâncias e melhor qualidade de vida (Quadro 2).

A maioria dos pacientes possui alguma forma de religiosidade/espiritualidade e deseja que questões relacionadas sejam conduzidas pelo profissional de saúde, especialmente o médico. Tal interação agrega maior empatia, confiança no profissional, dá ao paciente a percepção de ser mais bem acolhido e de ser colocado no centro dos cuidados mais humanizados, fortalecendo dessa forma a relação médico-paciente.

Outro motivo extremamente relevante para que a espiritualidade seja abordada diz respeito ao fato de que muitos pacientes têm sua vida pessoal, cuidados de saúde e formas de enfrentamento de dificuldades e doenças pautados por crenças e comportamentos religiosos e espirituais. Quando não atendidas, essas demandas geram maior sofrimento e conflitos, principalmente diante de doenças graves ou de longa permanência hospitalar.

DEFINIÇÕES

Para melhor entendimento e dimensão, é necessário conceituar e diferenciar aspectos relevantes de religião, religiosidade e espiritualidade (Quadro 3). Segundo outra definição, espiritualidade é "um aspecto dinâmico e intrínseco da

QUADRO 1 Práticas em espiritualidade e saúde: classes de recomendação e níveis de evidência

Recomendações	CR	NE
Rastreamento breve de espiritualidade e religiosidade	I	B
Anamnese espiritual de pacientes com doenças crônicas ou de prognóstico reservado	I	B
Respeitar e apoiar religiões, crenças e rituais pessoais do paciente que não sejam prejudiciais ao tratamento	I	C
Suporte por profissional capacitado aos pacientes em sofrimento ou com demandas espirituais	I	C
Religiosidade organizacional associa-se à redução de mortalidade	I	B
Programa hospitalar de treinamento em espiritualidade e religiosidade	IIa	C
Anamnese espiritual de pacientes estáveis ou ambulatoriais	IIa	B
Questionários DUREL, FICA, HOPE ou FAITH para avaliar a espiritualidade	IIa	B
Meditação, técnicas de relaxamento e combate ao estresse	IIa	B
Espiritualidade e religiosidade potencialmente aumentam a sobrevida	IIa	B
Técnicas de fortalecimento espiritual como perdão, gratidão e resiliência	IIb	C
Avaliar espiritualidade e religiosidade nos pacientes em situações agudas e instáveis	III	C
Prescrever orações, práticas religiosas ou denominação religiosa específica	III	C

CR: classe de recomendação; NE: nível de evidência.

QUADRO 2 Mecanismos de adoecimento e desfechos clínicos associados à espiritualidade

- Valores pressóricos mais baixos
- Melhor função cardiovascular (variabilidade de frequência cardíaca, reatividade vascular, tônus vagal, barorreflexo etc.)
- Menos dislipidemia, diabete e doença arterial coronariana e cerebral
- Menores níveis de marcadores inflamatórios, humorais e metabólicos
- Menor consumo de tabaco e álcool
- Aumento da prática de atividade física
- Menores taxas de depressão e suicídio
- Menor comportamento de aversão diante do estresse
- Maior bem-estar e menor estresse psicossocial
- Melhor interatividade com o ambiente
- Maior longevidade

QUADRO 3 Definições de religião, religiosidade e espiritualidade

Religião
- Sistema organizado de crenças, práticas e símbolos destinados a facilitar a proximidade com o transcendente ou o Divino e fomentar a compreensão do relacionamento e das responsabilidades entre uma pessoa e os outros que vivem em comunidade.

Religiosidade
- O quanto um indivíduo acredita, segue e pratica uma religião.
- Religiosidade organizacional: participação na igreja, templo ou serviços religiosos.
- Religiosidade não organizacional: rezar, ler livros ou assistir a programas religiosos por iniciativa própria.

Espiritualidade
- Conjunto de valores morais, mentais e emocionais que norteiam pensamentos, comportamentos e atitudes nas circunstâncias da vida de relacionamento intra e interpessoal. Pode ser motivada ou não pela vontade e ser passível de observação e de mensuração.

a natureza e o significativo ou sagrado. Espiritualidade é expressa através de crenças, valores, tradições e práticas".

A abordagem sistemática da espiritualidade na prática clínica ainda é pouco exercida, a despeito das recomendações, e tal fato se deve à incerteza sobre a receptividade dos pacientes, à falta de conhecimento e de treinamento formal, ao receio de ser interpretado como invasão de privacidade ou imposição de religião, a dificuldades na linguagem da espiritualidade, a divergências de crença ou mesmo à simples falta de tempo.

Existem várias formas de abordar esse tema, e o mais importante é que isso seja feito de forma sensível, sem promover a religião ou prescrever orações ou práticas religiosas. Tampouco o indivíduo deve ser coagido a adotar crenças ou práticas específicas. Idealmente, todos os profissionais da área da saúde devem estar capacitados para tal, seja na forma de rastreamento simples, de anamnese ou mesmo como suporte espiritual (Quadro 4).

O rastreamento espiritual é de breve duração e deve ser feito já no contato inicial, por todo e qualquer provedor de cuidados clínicos, por meio de questões abertas ou de escala de respostas. Algumas formas de entrevista podem ser semiestruturadas em perguntas como as propostas por Fitchett e Risk: "Religião ou espiritualidade são importantes no enfrentamento da sua doença? Se sim, quanta força/conforto você retira da sua religiosidade/espiritualidade neste momento? Se não, houve algum momento em que R/E foi importante para você? Você gostaria da visita de um capelão?".

Para a obtenção de uma história ou anamnese espiritual, faz-se necessário maior nível de conhecimento e treinamento, sendo reservado principalmente para médicos, enfermeiros ou outros profissionais capacitados como capelães. A anamnese, também de curta duração, pode ser feita na primeira abordagem ou nas visitas subsequentes por

humanidade, pelo qual as pessoas buscam significado, propósito, transcendência e experimentam relacionamento com o eu, a família, os outros, a comunidade, a sociedade,

QUADRO 4	Níveis de abordagem clínica em espiritualidade e religião			
	Contexto clínico	Duração	Tipo	Profissional
Rastreamento espiritual	Contato inicial	Curta	• Questões abertas ou escala de respostas em itens • Objetivo: identificar pacientes com necessidade de encaminhamento para cuidados em espiritualidade	Qualquer provedor de cuidados clínicos
Obtenção de anamnese espiritual	Contato inicial e reabordagens subsequentes	Curta	Questões abertas	Provedor de cuidados clínicos (médico, enfermeira ou capelão)
Abordagem espiritual	Contato inicial e reabordagens subsequentes	Longa	Entrevista com diretrizes estruturais conceituais e desenvolvimento de plano de cuidados espirituais	Capelão certificado ou profissional de cuidados espirituais com treinamento equivalente

meio de questões abertas. Permite ampliar o entendimento dos diferentes domínios da espiritualidade e religiosidade dos pacientes, que poderão afetar a evolução clínica, o enfrentamento da doença, o autocuidado e seu bem-estar físico, mental e espiritual.

A história espiritual pode ser obtida ao longo da conversa com o paciente, de maneira informal e intuitiva, ou valer-se de instrumentos estruturados, muito úteis principalmente para aqueles não familiarizados ou em processo de aprendizagem. Analisar alguns desses instrumentos, conhecidos por seus acrônimos como HOPE, FICA, CSI-MEMO e ACP, leva à progressiva familiarização com os diversos aspectos relevantes à anamnese espiritual, com maior desenvoltura, abrangência e, consequentemente, maior capacidade de atender às demandas do paciente (Quadro 5). Recomenda-se que o clínico se familiarize

QUADRO 5	Questionários HOPE, FICA, CSI-MEMO e ACP para anamnese espiritual

Questionário HOPE	Questionário FICA
H – Há fontes de esperança? Quais são suas fontes de esperança, conforto e paz? A que você se apega nos tempos difíceis? O que lhe dá apoio e faz você andar para a frente?	*F* – Fé/crença Você se considera religioso ou espiritualizado? Você tem crenças que ajudam a lidar com os problemas? Se não tem, o que dá significado à vida?
O – Organização religiosa Você se considera parte de uma religião organizada? Isso é importante? Faz parte de uma comunidade? Isso ajuda? De que formas sua religião ajuda você? Você é parte de uma comunidade religiosa?	*I* – Importância/influência Que importância você dá para a fé e as crenças religiosas na sua vida? A fé ou as crenças já ajudaram você a lidar com o estresse ou com problemas de saúde? Você tem alguma crença que pode afetar decisões médicas ou seu tratamento?
P – Práticas espirituais pessoais Você tem alguma crença espiritual que seja independente da sua religião organizada? Você crê em Deus? Qual é a sua relação com ele? Que aspectos da sua espiritualidade ou prática espiritual ajudam mais (oração, meditação, leituras, frequentar serviços religiosos)?	*C* – Comunidade Você faz parte de alguma comunidade religiosa ou espiritual? Ela lhe dá suporte? Como? Existe algum grupo de pessoas que você realmente ama ou que é importante para você? Há alguma comunidade (igreja, templo, grupo de apoio) que lhe dê suporte?
E – Efeitos no tratamento Há algum recurso espiritual do qual você está sentindo falta? Há alguma restrição para seu tratamento gerada por suas crenças?	*A* – Ação no tratamento Como você gostaria que o médico considerasse a questão R/E no seu tratamento? Indique algum líder religioso/espiritual da sua comunidade
CSI-MEMO	**História espiritual (American College of Physicians)**
1. Suas crenças religiosas/espirituais lhe dão conforto ou são fontes de estresse? 2. Como essas crenças influenciariam suas decisões médicas se você ficasse realmente doente? 3. Você tem algum tipo de crença espiritual que pode influenciar ou conflitar com suas decisões médicas? 4. Você é membro de alguma comunidade espiritual ou religiosa e ela lhe dá suporte? 5. Você tem alguma necessidade espiritual que deva ser abordada por alguém?	1. A fé (religião/espiritualidade) é importante para você nesta doença? 2. A fé tem sido importante para você em outras épocas da sua vida? 3. Você tem alguém para falar sobre assuntos religiosos? 4. Você gostaria de tratar de assuntos religiosos com alguém?

com pelo menos um deles e o aplique rotineiramente. As pesquisas e a prática clínica indicam que sua utilização leva apenas de 2 a 5 minutos.

O índice DUREL (*Duke University religion index*) é uma escala de religiosidade simples, de fácil aplicação, muito empregada em pesquisas e que também pode ser útil como ferramenta de anamnese. É composto por cinco itens que avaliam três dimensões do envolvimento religioso: religiosidade organizacional, não organizacional e intrínseca (Quadro 6).

QUADRO 6 Índice de religiosidade da Universidade de Duke (DUREL)

(1) Com que frequência você vai a uma igreja, templo ou outro encontro religioso? (religiosidade organizacional)
1. (   ) Mais de uma vez por semana
2. (   ) Uma vez por semana
3. (   ) Duas a três vezes por mês
4. (   ) Algumas vezes por ano
5. (   ) Uma vez por ano ou menos
6. (   ) Nunca

(2) Com que frequência você dedica seu tempo a atividades religiosas individuais, como preces, rezas, meditações, leitura da Bíblia ou de outros textos religiosos? (Religiosidade não organizacional)
1. (   ) Mais do que uma vez ao dia
2. (   ) Diariamente
3. (   ) Duas ou mais vezes por semana
4. (   ) Uma vez por semana
5. (   ) Poucas vezes por mês
6. (   ) Raramente ou nunca

A seção seguinte contém três frases a respeito de crenças ou experiências religiosas. Por favor, anote o quanto cada frase se aplica a você (religiosidade intrínseca).

(3) Em minha vida, eu sinto a presença de Deus (ou do Espírito Santo).
1. (   ) Totalmente verdade para mim
2. (   ) Em geral é verdade
3. (   ) Não estou certo
4. (   ) Em geral não é verdade
5. (   ) Não é verdade

(4) As minhas crenças religiosas estão realmente por trás de toda a minha maneira de viver.
1. (   ) Totalmente verdade para mim
2. (   ) Em geral é verdade
3. (   ) Não estou certo
4. (   ) Em geral não é verdade
5. (   ) Não é verdade

(5) Eu me esforço muito para viver a minha religião em todos os aspectos da vida.
1. (   ) Totalmente verdade para mim
2. (   ) Em geral é verdade
3. (   ) Não estou certo
4. (   ) Em geral não é verdade
5. (   ) Não é verdade

CONCEITO DE ENFERMIDADE MORAL

De maneira simplificada, enfermidade é o que o paciente sente e doença o que é identificado como acometimento orgânico. Enfermidade inclui não somente a experiência da saúde (possivelmente) debilitada, mas o significado conferido a essa experiência. Nesse sentido, a enfermidade não pode ser confirmada de forma laboratorial ou clínica, mas pode ser avaliada objetivamente por meio de questionários ou escalas. A moral pode ser definida como um conjunto de regras, costumes e formas de pensar de um grupo social, que marca o que devemos e o que não deveríamos fazer em sociedade. Envolve uma resposta subjetiva que afeta comportamentos e/ou relacionamentos, inclui valores, sentimentos ou atitudes associadas, podendo gerar prejuízos para si e/ou para o outro, incluindo a sociedade.

Assim, as enfermidades morais, os valores e as virtudes mostram significativas correlações com alterações bioquímicas, hormonais ou desfechos clínicos, dependendo da intensidade, da condição clínica avaliada ou do período de observação. Aspectos da psicologia positiva e comportamentais, como otimismo, gratidão e perdão, contrapõem-se aos negativos como raiva, ansiedade, depressão e hostilidade, interferindo no processo da saúde e se associando a eventos adversos clinicamente relevantes.

Algumas das limitações observadas nos estudos de espiritualidade são referentes aos mecanismos envolvidos ainda não completamente elucidados, além da indefinição quanto aos melhores instrumentos de aferição na área de sentimentos e de valores. Ainda assim, deve-se destacar, para a prática clínica e para pesquisas, as escalas de gratidão (*Gratitude Questionnaire* – GQ-6), de avaliação de atitudes em relação ao perdão (*Attitudes toward forgiveness*) e de tendência para perdoar (*Tendency to forgive scale*) (Quadro 7).

A Figura 1 demonstra que o equilíbrio entre virtude e defeitos de caráter moral participa de maneira importante na modificação dos mecanismos fisiopatológicos, contribuindo para estado de melhor saúde, gerando e acentuando tanto o processo de adoecimento como as respostas ao tratamento. Ações no domínio da espiritualidade, bem como intervenções específicas sobre tais virtudes, podem agir como importante modulador dessas respostas.

CONCLUSÕES

O cuidado centrado no paciente pressupõe a compreensão plena por parte dos profissionais de saúde sobre os aspectos diretamente envolvidos na temática da espiritualidade, não apenas no que diz respeito aos processos de manutenção da saúde e de adoecimento, mas principalmente no fato de que os pacientes e seus familiares trazem a demanda e esperam ser abordados em seus conteúdos pessoais transcendentais. Diversos questionários estão disponíveis e validados, tanto para a prática clínica como para pesquisas, para os quais se espera progressiva familiaridade com seus domínios e sensibilidade em sua utilização. A abordagem sistematizada e as estratégias de intervenção estão embasadas pelas pesquisas recentes no campo da espiritualidade e da saúde.

QUADRO 7	Escalas de avaliação de perdão e gratidão

Escala de atitudes em relação ao perdão – *Attitudes toward forgiveness* (ATF)

1 Quase sempre falso em mim	2	3 Mais frequentemente falso em mim	4	5 Mais frequentemente verdade em mim	6	7 Quase sempre verdade em mim

1. Eu acredito que o perdão é uma virtude moral
2. Justiça é mais importante que misericórdia*
3. É admirável ser uma pessoa que perdoa
4. Eu não tenho nenhum problema com pessoas que ficam com raiva daqueles que os feriram*
5. O perdão é um sinal de fraqueza*
6. As pessoas devem trabalhar mais do que fazem para se libertar do mal que sofreram

* Os itens 2, 4 e 5 são marcados inversamente

Escala de tendência para perdoar – *Tendency to forgive* (TTF)

1 Quase sempre falso em mim	2	3 Mais frequentemente falso em mim	4	5 Mais frequentemente verdade em mim	6	7 Quase sempre verdade em mim

1. Eu costumo superar rapidamente quando alguém fere meus sentimentos
2. Se alguém me magoa, frequentemente penso muito depois*
3. Tenho tendência a abrigar ressentimentos
4. Quando as pessoas me enganam, minha abordagem é apenas perdoar e esquecer

* O item 2 é marcado inversamente

Questionário de gratidão – *Gratitude questionnaire-6* (GQ-6)

1: discordo fortemente; 2: discordo; 3: discordo um pouco; 4: neutro; 5: concordo um pouco; 6: concordo; 7: concordo plenamente.

1. Eu tenho muito na vida pelo qual ser grato
2. Se eu tivesse que listar tudo pelo que me senti grato, seria uma lista muito longa
3. Quando olho para o mundo, não vejo muito pelo que ser grato*
4. Sou grato a uma grande variedade de pessoas
5. À medida que envelheço, eu me vejo mais capaz de apreciar pessoas, eventos e situações que fizeram parte da minha história de vida
6. Longos períodos podem passar antes que eu me sinta grato por algo ou alguém*

* Os itens 3 e 6 são marcados inversamente

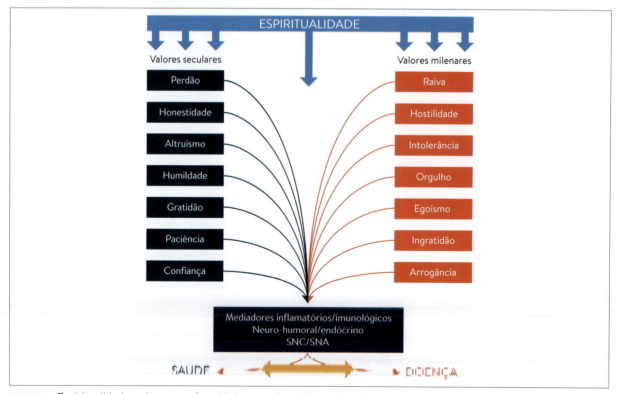

FIGURA 1 Espiritualidade, valores e enfermidades morais, saúde e adoecimento orgânico.

SNA: sistema nervoso autônomo; SNC: sistema nervoso central.

O QUE A DIRETRIZ RECOMENDA

- Précoma DB, Oliveira GMM, Simão AF, Dutra OP, Coelho OR, Izar MCO, et al. Atualização da Diretriz de Prevenção Cardiovascular da Sociedade Brasileira de Cardiologia – 2019. Arq Bras Cardiol. 2019;113(4):787-891.

SUGESTÕES DE LEITURA

1. Balboni TA, Fitchett G, Handzo GF, Johnson KS, Koenig HG, Pargament KI, et al. State of the science of spirituality and palliative care research part II: screening, assessment, and interventions. J Pain Symptom Manage. 2017;54(3):441-53.
2. Gonçalves JPB, Lucchetti G, Menezes PR, Vallada H. Complementary religious and spiritual interventions in physical health and quality of life: a systematic review of randomized controlled clinical trials. PLoS One. 2017;12(10):e0186539.
3. Koenig HG, King DE, Carson VB. Handbook of religion and health. 2nd ed. Oxford: New York: Oxford University Press; 2012. xv, p.1169.
4. Lucchese FA, Koenig HG. Religion, spirituality and cardiovascular disease: research, clinical implications, and opportunities in Brazil. Rev Bras Cir Cardiovasc. 2013;28(1):103-28.
5. Lucchetti G, Bassi RM, Lucchetti AL. Taking spiritual history in clinical practice: a systematic review of instruments. Explore (NY). 2013;9(3):159-70.
6. Lucchetti G, Lucchetti AL, Vallada H. Measuring spirituality and religiosity in clinical research: a systematic review of instruments available in the Portuguese language. Sao Paulo Med J. 2013;131(2):112-22.
7. Moreira-Almeida A, Koenig HG, Lucchetti G. Clinical implications of spirituality to mental health: review of evidence and practical guidelines. Braz J Psychiatry. 2014;36(2):176-82.
8. Puchalski CM, Vitillo R, Hull SK, Reller N. Improving the spiritual dimension of whole person care: reaching national and international consensus. J Palliat Med. 2014;17(6):642-56.
9. Steinhauser KE, Fitchett G, Handzo GF, Johnson KS, Koenig HG, Pargament KI, et al. State of the science of spirituality and palliative care research part I: definitions, measurement, and outcomes. J Pain Symptom Manage. 2017;54(3):428-40.

SEÇÃO XXI

COVID-19

95
Covid-19

Isabela Bispo Santos da Silva Costa
Gláucia Maria Moraes de Oliveira
Fernando Bacal

DESTAQUES

- Características da doença do coronavírus 19 (Covid-19).
- Transmissão por pacientes assintomáticos ou oligossintomáticos.
- Fases da doença.
- Mortalidade.
- Fatores de risco cardiovasculares.
- Idade avançada e comorbidades como preditores de risco.
- Complicações cardiovasculares.
- Abordagem e manejo.

INTRODUÇÃO

A doença do coronavírus 19 (Covid-19), que teve os primeiros casos relatados na China em 2019, é causada por um vírus de RNA denominado síndrome respiratória aguda grave coronavírus 2 (SARS-CoV-2), pela semelhança filogenética com o coronavírus responsável pela síndrome respiratória ocorrida na China em 2002-03 (SARS-CoV). A Covid-19 rapidamente ganhou proporções mundial, e em março de 2020 foi denominada pandemia pela Organização Mundial da Saúde (OMS).

O SARS-CoV-2 apresenta elevado potencial de disseminação. Estima-se que 80% da transmissão ocorra por pacientes assintomáticos. Em 6 meses da doença, já foram diagnosticados mais de 10 milhões de casos no mundo e registradas mais de 500 mil mortes pela doença. No Brasil, até a data de 13 de julho de 2020, os números registravam 1.864.681 casos e 72.100 mortes pela Covid-19.

A Covid-19 é didaticamente dividida em fases da doença. A fase I é caracterizada pelo estágio inicial da infecção, na qual o vírus entra no organismo e inicia sua replicação. Nessa fase, os pacientes apresentam-se oligossintomáticos ou apenas com sintomas constitucionais (p. ex., febre, tosse, diarreia e cefaleia). Na fase II, chamada de fase pulmonar, inicia-se a resposta imune adaptativa do organismo à presença do vírus. Já se observa comprometimento pulmonar nos exames de imagem, dispneia e hipoxemia nessa fase. Na fase III, estágio avançado, observa-se estado de hiperinflamação sistêmica da Covid-19. Essa fase caracteriza-se pela forma grave da doença, com presença de resposta inflamatória sistêmica (SIRS) e síndrome do desconforto respiratório agudo (SDRA), elevados níveis de marcadores inflamatórios e tempestade de citocinas (Figura 1). Aproximadamente 5% dos pacientes evoluem para a fase avançada da doença e 20% são hospitalizados pela Covid-19. Estima-se que

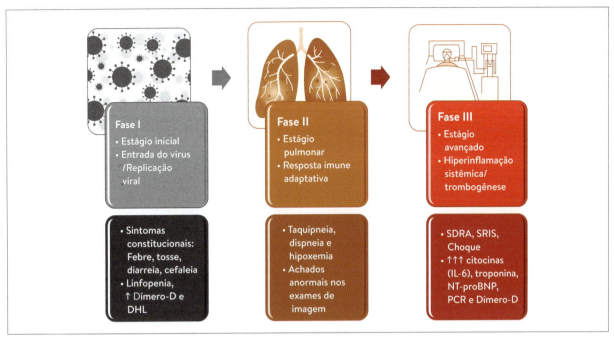

FIGURA 1 Fases evolutivas e quadro clínico da Covid-19.

DHL: desidrogenase láctica; NT-proBNP: fragmento N-terminal do peptídeo natriurético tipo B; PCR: proteína C-reativa; SDRA: síndrome do desconforto respiratório agudo; SRIS: síndrome da resposta inflamatória sistêmica; IL-6: interleucina-6.

75% dos pacientes que necessitam de internação hospitalar utilizem suplementação de oxigênio.

A taxa de mortalidade difere entre os países, bem como em relação às características epidemiológicas. Dados chineses recentemente publicados com base na análise de 44.672 casos confirmados de Covid-19 em Wuhan evidenciaram que a taxa de letalidade geral de 2,3% é maior em pacientes com doenças cardiovasculares (10,5%), diabete (7,3%) e hipertensão (6%). Dentre os pacientes hospitalizados, a mortalidade estimada é de 40%. Atualmente, a taxa de mortalidade global é de aproximadamente 4,4%.

Estudo observacional e retrospectivo realizado com o banco de dados públicos dos Cartórios de Registro Civil do Brasil da Associação Nacional dos Registradores de Pessoas Naturais (Arpen-Brasil), entre os dias 17 de março e 22 de maio, dos anos de 2019 e 2020, observou que a pandemia pelo coronavírus em 2020 aumentou o número de registros de óbitos no Brasil, aumentou o número de registros de óbitos por doenças cardiovasculares (DCV), aumentou o número de registros de óbitos por causas inespecíficas e aumentou o número de registros de mortes súbitas em domicílio. A Figura 2 demonstra a variação percentual no número de mortes entre 2019 e 2020 para síndrome coronariana aguda (SCA) e acidente vascular cerebral (AVC), e DCV não especificadas por regiões geográficas do Brasil, em 2019 e 2020, segundo notificação de óbitos pelos cartórios de Registro Civil. Esses números apontam para diminuição da notificação de óbitos por causas cardiovasculares específicas, como SCA e AVC, e aumento das causas inespecíficas (CI).

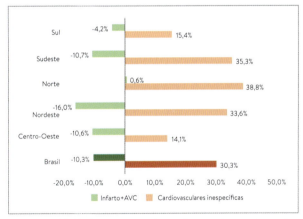

FIGURA 2 Variação percentual no número de mortes entre 2019 e 2020 para síndromes coronarianas agudas e acidente vascular cerebral, e doenças cardiovasculares não especificadas por regiões geográficas do Brasil, em 2019 e 2020.

FATORES DE RISCO CARDIOVASCULARES

O dano ao sistema cardiovascular é provavelmente multifatorial e pode resultar inicialmente de um desequilíbrio entre alta demanda metabólica e baixa reserva cardíaca associado à inflamação sistêmica e trombogênese, assim como lesão direta cardíaca pelo vírus. O vírus SARS-CoV-2 entra na célula hospedeira por meio da ligação de sua proteína de membrana *Spike* à proteína de membrana enzima conversora de angiotensina 2 (ECA 2). A ECA2 modula negativamente o sistema renina-angiotensina-aldosterona (SRAA) por meio da conversão de angiotensina 2 em angiotensina 1-7, o que se opõe à ação da enzima conversora de angiotensina (ECA). Ela é altamente expressa em tecidos pulmonares e cardíacos, e exerce funções importantes de proteção à injúria ao sistema cardiovascular. A ligação viral a essa proteína de membrana causa inibição desses mecanismos de proteção, podendo resultar em inflamação do miocárdio, edema pulmonar e insuficiência respiratória aguda.

Estudos de coortes iniciais evidenciaram nos pacientes com a forma grave da Covid-19 elevada prevalência de fatores de risco cardiovasculares como hipertensão arterial (HAS), diabete (DM), dislipidemia (DLP) e obesidade, assim como elevada prevalência de DCV. As comorbidades mais prevalentes nos pacientes com Covid-19 em estudo chinês foram HAS (17%) e DM (8%), seguidas por DCV (5%). Na população americana, comorbidades mais prevalentes foram hipertensão (56,6%), obesidade (41,7%) e DM (33,8%). Dados italianos mostram que HAS (49%) foi a comorbidade mais prevalente, seguida de DCV (21%), DLP (18%) e DM (17%). Os dados brasileiros disponibilizados até o momento mostram uma prevalência de fatores de risco de semelhantes aos demais, com HAS (22%), DM (7%) e DCV (4%), sendo as comorbidades mais prevalentes. A presença de fatores de risco cardiovasculares está associada a maior taxa de internação hospitalar, necessidade de internação em unidade de terapia intensiva (UTI), suplementação de oxigênio e maior ocorrência de complicações cardiovasculares.

A idade avançada é um preditor independente de gravidade em pacientes com Covid-19. A maioria dos pacientes apresenta idade > 60 anos, sendo a mortalidade ainda mais elevada em pacientes muito idosos (com idade > 80 anos). Esses pacientes apresentam elevada incidência de complicações da Covid-19, com maior predisposição a desenvolver complicações cardiovasculares. O espectro de complicações cardiovasculares decorrentes da Covid-19 é amplo, sendo evidenciado principalmente insuficiência cardíaca (IC), miopericardite, injúria miocárdica (IM), síndromes coronarianas agudas (SCA), eventos tromboembólicos e arritmias cardíacas (Figura 3).

COMPLICAÇÕES CARDIOVASCULARES

Injúria miocárdica e síndrome coronariana aguda

A IM identificada pela elevação de biomarcadores, especialmente a troponina, está associada a pior prognóstico em pacientes com a Covid-19. Acredita-se que a IM possa resultar da invasão viral diretamente no miócito cardíaco, bem como do processo inflamatório local em decorrência da resposta imune exacerbada do hospedeiro e hipoxemia presente nas formas graves da doença. Vários mecanismos fisiopatológicos foram propostos e podem ser resumidos em seis condições: disfunção endotelial, aumento do estresse oxidativo, hipoxemia, desequilíbrio entre oferta e demanda miocárdica de oxigênio, lesão miocárdica imunomediada e possivelmente lesão miocárdica direta pelo SARS-CoV-2 (Figura 4).

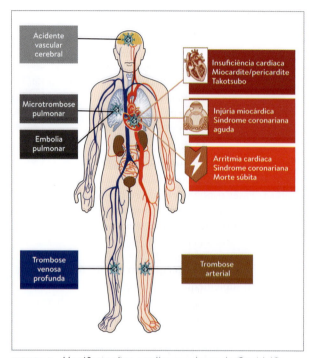

FIGURA 3 Manifestações cardiovasculares da Covid-19.

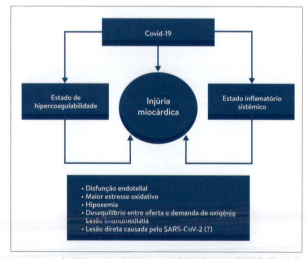

FIGURA 4 Injúria miocárdica na infecção por SARS-CoV-2. Os mecanismos de lesão miocárdica compreendem uma complexa rede de interação entre dois estados mórbidos: hipercoagulabilidade e inflamação. Admite-se também a possibilidade de lesão direta pelo novo coronavírus, embora ainda não se tenha comprovação adequada.

A incidência de IM em pacientes hospitalizados varia entre 7 e 28%, e algumas fontes sugerem correlação com piores desfechos clínicos. A incidência é ainda mais elevada quando considerados apenas pacientes com a forma grave da Covid-19. Pacientes com troponina elevada apresentam elevadas taxas de internação em UTI e SDRA. A presença de IM está relacionada a maior incidência de complicações cardiovasculares como arritmias, IC, choque cardiogênico e morte cardiovascular. Quando comparados a paciente sem IM, observa-se que os pacientes com IM são mais idosos e com maior prevalência de fatores de riscos e DCV. Estudo realizado em UTI brasileira, com 61 pacientes, maioria do sexo masculino, média de idade de 66,1 anos, reportou frequência de IM em 36% da amostra, na qual a HAS (RC 1,198, IC 95% 2,246-37,665) e o índice de massa corporal (RC 1,143; IC 95% 1,013-1,289) foram preditores de risco independentes. Valores de troponina superiores a 2,5 vezes o limite superior da normalidade (LSN), embora inferiores aos observados no IAM, foram associados com complicações cardiovasculares e mortalidade hospitalar.

Deve-se tentar diferenciar os infartos tipo 2 de SCA "primárias" (IM tipo 1). Até 39% dos pacientes portadores da Covid-19 podem apresentar eletrocardiograma (ECG) com supradesnivelamento do segmento ST sem possuir doença coronariana obstrutiva. O quadro clínico do paciente, alterações eletrocardiográficas e ecocardiograma podem ser utilizados para auxiliar o diagnóstico. Elevações discretas nos níveis de troponina (2-3x o LSN) sem curva característica sugerem IM secundária à Covid-19 ou doença crônica preexistente. Na ausência de sinais e sintomas específicos, alterações eletrocardiográficas sugestivas de isquemia aguda e/ou ecocardiograma sem alteração de contratilidade nova, não é necessária estratificação coronariana. O Quadro 1 mostra os principais exames utilizados na abordagem dos pacientes com Covid-19.

TEV e disfunção ventricular

Na Covid-19, em virtude da presença de inflamação vascular, estado de hipercoagulabilidade e disfunção endotelial, é observado aumento de eventos tromboembólicos. As manifestações incluem: embolia pulmonar, trombose venosa profunda, AVC e embolia arterial periférica. Os casos de disfunção podem ser: miocardite fulminante, IC aguda/choque cardiogênico ou síndrome Takotsubo. Clinicamente, a miocardite por Covid-19 pode se manifestar apenas como leve desconforto e palpitações no peito, que podem ser impossíveis de distinguir de outras causas na maioria dos pacientes. Alterações transitórias no ECG são comuns, como bloqueio de condução, taquiarritmias e comprometimento da função ventricular esquerda. Em alguns, no entanto, a miocardite resulta em doença fulminante. Outro estudo reportou IC em 23% dos pacientes com Covid-19, em associação aos não sobreviventes (51,9% *vs.* 11,7%). Além disso, a contribuição da disfunção ventricular prévia para aquele desfecho permanece inconclusiva. O papel da cardiomiopatia por estresse na lesão cardíaca relacionada à Covid-19 ainda não é bem conhecido, com poucos relatos até o momento.

A ocorrência de choque cardiogênico pode determinar a necessidade do implante de ECMO venoarterial, como ponte para recuperação, e deve ser considerada em pacientes com Covid-19 com lesão miocárdica aguda grave. Os diferentes mecanismos, oferta/demanda de oxigênio, aumento da pós-carga do ventrículo direito devido a acidose respiratória, hipoxemia e ventilação com pressão positiva podem causar lesão aguda do miocárdio, e a identificação precisa das causas é essencial para direcionar o tratamento adequadamente. Ocorrem casos de SDRA, que evoluem com fibro se e até mesmo indicação de transplante pulmonar. São necessários estudos posteriores para avaliar o dano

QUADRO 1	Exames complementares
Eletrocardiograma	Deve ser feito em todos os pacientes com IAM e/ou suspeita de SCA. Fundamental na pesquisa de arritmias e monitorização do intervalo QTc
Radiografia de tórax e/ou tomografia computadorizada de tórax	Utilizada para avaliar o dano pulmonar da pneumonia por Covid-19 e pode fornecer possíveis sinergias nos pacientes com dor torácica
Troponina	• Elevações importantes > 5 x LSN: infarto agudo do miocárdio tipo 1 (causa característica), síndrome de Takotsubo (ST), miocardite, choque cardiogênico • Elevações discretas 2-3 x o LSN: IM secundária à Covid-19 ou doença crônica preexistente
Ecocardiograma transtorácico	Ferramenta muito útil na sala de emergência, pode fornecer informações em diferentes cenários clínicos da Covid-19, como: instabilidade hemodinâmica, disfunção ventricular, alterações da contratilidade ventricular, hipovolemia e síndrome de Takotsubo
Angiotomografia de artérias coronarianas	Deve ser considerada apenas em pacientes estáveis hemodinamicamente e com SCA com risco baixo a intermediário
Angiografia coronariana invasiva	Está indicada para pacientes com infarto tipo 1 para diagnóstico e programação do tratamento
Ressonância magnética cardíaca	Deve ser considerada na pesquisa de miocardite e síndrome de Takotsubo. Os critérios de Lake Louise são indicados para o diagnóstico de miocardite

IAM: infarto agudo do miocárdio; LSN: limite superior da normalidade; SCA: síndrome coronariana aguda.

miocárdico (sequela de miocardite) e suas implicações futuras. Estudos de REMA cardíaca poderão ajudar nessa avaliação.

Arritmias cardíacas

Nos pacientes com Covid-19, diversos fatores podem predispor à ocorrência de arritmias cardíacas, tais como distúrbios hidroeletrólitos, hipoxemia, choque, a própria infecção, miocardite, IM, e de efeitos colaterais da terapia farmacológica. A queixa de palpitação é frequentemente reportada nesses pacientes.

A incidência de arritmia varia de acordo com as características do paciente e a gravidade do quadro clínico. O ritmo mais comum observado é a taquicardia sinusal, mas são descritas arritmias supraventriculares, fibrilação e *flutter* atriais e taquicardias ventriculares nesses pacientes. De modo menos frequente, são reportados casos de bradiarritmias e distúrbios de condução. Em estudo conduzido com 138 pacientes hospitalizados, 16,7% apresentaram arritmias, sendo mais prevalentes em pacientes internados em UTI. Em uma coorte americana de 393 pacientes, arritmias atriais foram as mais comuns relatadas, sendo mais frequentes nos pacientes em ventilação mecânica. Outros autores descreveram que 11,7% apresentavam arritmias malignas (taquicardias ventriculares ou fibrilação ventricular) em pacientes hospitalizados pela Covid-19.

Em virtude da elevada prevalência e gravidade, recomenda-se a realização de eletrocardiograma em todos os pacientes hospitalizados pela Covid-19. Em pacientes com arritmias cardíacas é recomendada a avaliação da função ventricular por meio de ecocardiograma transtorácico e a realização de marcadores de necrose miocárdica, especialmente naqueles em que a suspeita de SCA não possa ser descartada. Na ausência de arritmias cardíacas documentadas, suspeita de isquemia miocárdica ou outras indicações-padrão, o monitoramento contínuo do ECG não é necessário.

É necessária avaliação criteriosa do intervalo QTc nos pacientes de Covid-19. No geral, o QTc médio em pessoas saudáveis após a puberdade é de 420 ± 20 mseg. Em geral, os valores de QTc são de 470 mseg em homens adultos e 480 mseg em mulheres adultas. Um intervalo QTc > 500 mseg ou aumento de > 60 mseg em relação ao basal é considerado de maior risco para desenvolver *tosardes de point*. O prolongamento adquirido do QT é tipicamente reversível após a remoção da etiologia subjacente. O manejo do paciente com arritmia deve incluir identificação da etiologia, excluir complicações cardiovasculares outras como miocardite e SCA, suspender medicamentos que prolonguem o intervalo QTc, correção de distúrbios hidreletrolíticos, estabilização hemodinâmica e correção de hipoxemia. A terapia antiarrítmica, quando necessária, deve seguir as diretrizes estabelecidas para cada arritmia.

RESUMO DA ABORDAGEM E MANEJO DAS COMPLICAÇÕES PARA COVID-19

O tratamento do paciente com a Covid-19 evoluiu muito nos últimos meses, apesar de ainda haver necessidade de mais ensaios clínicos randomizados. Diversos antivirais foram testados nesse cenário, sendo o remdesivir o que apresentou resultados promissores. O uso dessa medicação foi associado a menor tempo de internação e *clearance* viral reduzido. O uso de corticoide em paciente com necessidade de suplementação de oxigênio mostrou redução de mortalidade em pacientes com Covid-19, devendo ser considerada nesses pacientes. Na miocardite fulminante foi reportado uso de corticoide em dose alta e imunoglobulina com boa resposta. Outras terapias utilizadas na fase avançada na doença que ainda estão sendo estudadas são inibidor de interleucina, imunossupressores e imunoglobulinas. O Quadro 2 resume os principais fármacos em uso no momento. As recomendações para uso de antiplaquetários e anticoagulantes são resumidas no Anexo a seguir retirados do posicionamento brasileiro.

Os pacientes recuperados da Covid-19 podem retornar a suas atividades após o período de 14 dias do início dos sintomas. As recomendações para prática de atividade física estão resumidas no Anexo deste capítulo.

QUADRO 2 Fármacos e recomendações de utilização	
Fármacos	**Recomendações**
Remdesivir	Pode ser utilizado na dose de 200 mg no 1º dia, seguida de 100 mg por 5-10 dias
Lopinavir/ritonavir	Pode ser utilizada como alternativa de tratamento em pacientes internados a combinação de lopinavir/ritonavir com *interferon* beta-1b e ribavirina
Corticoides	O uso de metilprednisona 0,5 mg/kg duas vezes ao dia por 5 dias, dexametasona 6 mg, uma vez ao dia, por 10 dias ou dexametasona 20 mg uma vez ao dia por 5 dias, seguido de 5 mg por mais 5 dias, pode ser considerado em paciente em uso de oxigenoterapia
Tocilizumabe	O tocilizumabe na dose de 8 mg/kg/dose (de uma a duas doses) pode ser considerado em pacientes com a forma grave da Covid-19 com níveis elevados de interleucina-6 ou marcadores inflamatórios
Plasma convalescente	O uso de plasma convalescente de doadores assintomáticos por > 14 dias é terapia segura e pode ser considerado terapia adjuvante em pacientes hospitalizados pela Covid-19
Hidroxicloroquina e/ou cloroquina	Deve ser evitada nos pacientes com Covid-19

O QUE AS DIRETRIZES RECOMENDAM

- Grossman GB, Sellera CAC, Hossri CAC, Carreira LTF, Avanza Jr. AC, Albuquerque PF, et al. Posicionamento do Departamento de Ergometria, Exercício, Cardiologia Nuclear e Reabilitação Cardiovascular (DERC/SBC) sobre a atuação médica em suas áreas durante a pandemia por Covid-19. Arq Bras Cardiol. 2020;115(2):284-91.

- Soeiro AM, Leal TCAT, Pereira MP, Lima EG, Figueiredo ACBS, Petriz JLF, et al. Posicionamento sobre uso de antiplaquetários e anticoagulantes nos pacientes infectados pelo novo coronavírus (Covid-19) – 2020. Arq Bras Cardiol. 2020;115(2):292-301.

- Guimarães HP, Timerman S, Rodrigues RR, Corrêa TD, Schubert DUC, Freitas AP, et al. Posicionamento para ressuscitação cardiopulmonar de pacientes com diagnóstico ou suspeita de Covid-19 – 2020. Arq Bras Cardiol. 2020;114(6):1078-7.

- Cardiology ESo. ESC guidance for the diagnosis and management of CV disease during the Covid-19 pandemic. Eur Heart J. 2020.

- Welt FGP, Shah PB, Aronow HD, Bortnick AE, Henry TD, Sherwood MW, et al.; American College of Cardiology's Interventional Council and the Society for Cardiovascular Angiography and Interventions. Catheterization laboratory considerations during the coronavirus (COVID-19) pandemic: from the ACC's Interventional Council and SCAI. J Am Coll Cardiol. 2020;75(18):2372-5.

SUGESTÕES DE LEITURA

1. Costa IBSS, Bittar CS, Rizk SI, Araújo Filho AE, Santos KAQ, Machado TIV, et al. The heart and COVID-19: what cardiologists need to know. Arq Bras Cardiol. 2020;114(5):805-16.
2. Costa IBSS, Rochitte CE, Campos CM, Barberato SH, Oliveira GMM, Lopes MACQ, et al. Imagem cardiovascular e procedimentos intervencionistas em pacientes com infecção pelo novo coronavírus. Arq Bras Cardiol. 2020;115(1):111-26.
3. Kawahara LK, Costa IBSS, Barros CCS, Almeida GS, Bittar CS, Rizk SI, et al. Câncer e doenças cardiovasculares na pandemia de COVID-19. Arq Bras Cardiol. 2020;115(3):547-57.
4. Lemke VG, Paiva MS, Mariano GZ, Lopes MA, Costa RA, Oliveira GM. Registro Brasileiro da Cardiologia Intervencionista durante a pandemia da Covid-19 (RBCI-Covid19). J Transcat Intervent. 2020;28:eA202010.
5. Nascimento JHP dOGB, do Carmo Júnior PR, et al. Covid-19 and Hypercoagulable state: a new therapeutic perspective. Arquivos Brasileiros de Cardiologia. 2020;114:823-7.
6. Oliveira GMM, Pinto FJ. Covid-19: a matter close to the heart. Int. J Cardiovasc Sci. 2020;33(3):199-202.

NOTA DOS EDITORES

Este capítulo possui referências bibliográficas adicionais, recomendadas pelos autores, na plataforma digital complementar do livro. Por motivos de compactação, somente algumas delas estão aqui contempladas. Utilize o QR code abaixo para ter acesso a esse conteúdo:

Anexo

RECOMENDAÇÃO DO RETORNO DA ATIVIDADE FÍSICA

Fui acometido pela Covid-19. Quando posso voltar à atividade física?

Qualquer que seja a atividade física regular escolhida, só deve ser reiniciada após a negativação da proteína C-reativa e liberação clínica. As atividades físico-esportivas de qualquer intensidade necessitam da avaliação médica de pré-participação, objetivando diagnóstico de possíveis sequelas.

RECOMENDAÇÕES GERAIS PARA O USO DE ANTIPLAQUETÁRIOS E ANTICOAGULANTES NO PACIENTE COM COVID-19

INDICAÇÃO	CLASSE DE RECOMENDAÇÃO	NÍVEL DE EVIDÊNCIA
Associação medicamentosa entre terapias antitrombóticas e medicações utilizadas no tratamento da Covid-19		
Em pacientes em uso de lopinavir-ritonavir, o prasugrel deve ser o antiplaquetário de escolha	IIB	B
Em pacientes em uso de lopinavir-ritonavir, caso contraindicado prasugrel, deve-se escolher clopidogrel	IIB	B
Em pacientes em uso de lopinavir-ritonavir, caso optado pelo clopidogrel, monitorização de atividade plaquetária	IIB	B
Em pacientes em uso de lopinavir-ritonavir, o uso de ticagrelor deve ser desencorajado	IIB	B
Em pacientes em uso de anticoagulação prévia e que farão uso de lopinavir-ritonavir, deve-se trocar o anticoagulante pela forma parenteral (heparinas)	IIA	B
Em pacientes em uso de anticoagulação prévia, evitar associação de rivaroxabana ou de edoxabana com lopinavir-ritonavir	III	B
Em pacientes em uso de anticoagulação prévia com varfarina, com necessidade de manutenção dessa medicação e em uso de lopinavir-ritonavir, deve-se avaliar com maior frequência o TP	IIA	B
O uso de remdesivir não tem interação medicamentosa importante com antiplaquetários e anticoagulantes	IIA	B
O uso de corticosteroides não tem interação medicamentosa importante com antiplaquetários e anticoagulantes	IIA	B
Imunoglobulinas e anticorpos anti-IL6 não tem interação medicamentosa importante com antiplaquetários e anticoagulantes	IIB	B
O uso de hidroxicloroquina ou cloroquina não tem interação medicamentosa importante com antiplaquetários e anticoagulantes	IIB	B
Em pacientes que fizerem uso de hidroxicloroquina ou cloroquina, deve-se monitorizar o intervalo QT	IA	B

(continua)

RECOMENDAÇÕES GERAIS PARA O USO DE ANTIPLAQUETÁRIOS E ANTICOAGULANTES NO PACIENTE COM COVID-19 *(CONTINUAÇÃO)*

INDICAÇÃO	CLASSE DE RECOMENDAÇÃO	NÍVEL DE EVIDÊNCIA
Uso de anticoagulantes em pacientes infectados pela Covid-19		
Profilaxia química para eventos tromboembólicos deve ser instituída em todos os pacientes internados	IIA	B
A anticoagulação plena deve ser considerada em casos especiais, pesando riscos-benefícios, por exemplo, utilizando o escore de coagulopatia induzida por sepse ou D-dímero > 6 x o limite superior da normalidade	IIB	B
Em pacientes que fazem uso de anticoagulação anteriormente, a medicação deve ser mantida sempre que possível	IIA	B
Considerar estender profilaxia química para eventos tromboembólicos até 45 dias após a alta em pacientes de risco	IIB	B
Uso de antiplaquetários em pacientes infectados pela Covid-19		
Em pacientes que faziam uso no cenário de doença coronariana crônica, a medicação deve ser mantida	IIA	C
Em pacientes em uso de dupla antiagregação no cenário pós-ATC com duração maior que 3 meses, pesando o risco de sangramento e trombose de *stent*.	IIA	B

ATC: angioplastia.

Índice remissivo

A

Abatacepte 811
Ablação
   de plexos ganglionares 479
   por cateter 388, 420, 499, 701
     de taquicardia ventricular 463
   por radiofrequência 424, 509
ACCORD 108
Acenocumarol 751
Acidente vascular cerebral 58
   hemorrágico 69
   isquêmico 70
Ácido acetilsalicílico 80, 847
Ácido bempedoico 109
Ácido docosaexaenoico (DHA) 108
Ácido eicosapentaenoico (EPA) 108
Ácido nicotínico 131
Ácidos graxos ômega-3 108
Acoplamento ventriculoarterial 349
Actinobacillus actinomycetemcomitans
   601
ACUITY 177
Adalimumabe 811
Adenosina 405
Adrenalina (epinefrina) 690, 769
Adriamicina 829
Afiliação religiosa 904
Agenesia do ducto venoso 678
Agentes alquilantes 835
Agentes microtúbulos 835
Agressão inflamatória miocárdica 291,
   300
Albuminúria 135
Algoritmo de Vereckei 394
Alirocumabe 107, 167
Alterações hemodinâmicas da gravidez
   284

Alterações valvulares 817
Amiloidose 819
   AA 821
   associada à transtirretina 821
   diagnóstico 822, 823
     e acompanhamento 820
   primária 820
   tratamento 824
Amiodarona 431, 432, 433, 434, 691,
   769
Amoxacilina 622
Amoxicilina 545
Ampicilina 545, 622
Anamnese espiritual 906
Anéis vasculares 677
Anemia 327
Aneurismas da aorta 859
   abdominal 861
   torácica 860
Angina
   atípica 216
   de peito 216
   típica 216
Angiografia invasiva 172
Angioplastia
   com implante de stent 229
   com *stent* 847
   coronariana 229
     percutânea 231
Angiorressonância 877
Angiotomografia 877
   coronariana 262
ANGPTL3 168
Anlodipino 78
Anomalia de Ebstein 657, 658, 659, 670,
   712
   quadro clínico 657
Anorexia nervosa 137

Antagonistas da vitamina K 751
Antagonistas dos canais de cálcio 208
Antagonistas dos receptores da
   endotelina 710
Antiagregantes plaquetários 847
Antiarrítmicos 499, 509
Antibióticos betalactâmicos 605
Anticoagulação 449, 884
   anticoagulantes de ação direta 452
   cardioversão elétrica 450
   doença arterial coronariana 451
   inicial 889
   sangramento 450
   sistêmica 884
Anticoagulantes 185
   orais 851, 899
     diretos 751, 853
Anticorpos monoclonais 106, 835
Antimaláricos 811
Antimetabólito 835
Antiplaquetários 185
Antitrombóticos 878
Antraciclinas 828, 835
Apixabana 448, 751, 853, 890
Apneia obstrutiva do sono 25, 36, 439
ApoB 102, 103, 105
APOC3 110
ApoC-III 108
APOE (apolipoproteína E) 164, 165
Apolipoproteína B (APOB) 100, 164
Arco corneano 165
Arritmias 251, 707
   cardíacas 383, 916
     abordagem 383
     anamnese 390
     antiarrítmicos 408
     classificação de Vaugham-Williams
       401

922 LIVRO-TEXTO DA SOCIEDADE BRASILEIRA DE CARDIOLOGIA

diagnóstico-terapêutico 406
eletrocardiograma 384
ergometria 386
estudo eletrofisiológico 387, 397
exame físico 390
exames complementares 385
farmacodinâmica 401
fetais 671, 673
investigação 389
investigação de palpitações 397
na unidade de emergência 482
reversão da fibrilação atrial 400
síncope 398
taquiarritmias 482
telefones e relógios especiais 396
teste ergométrico 395
tratamento farmacológico 401
tratamento por ablação 388
genéticas 466
supraventriculares 346
ventriculares 496
Arteriografia diagnóstica 878
Arterite de Takayasu 27
Artralgia 540
Artrite 546
reumatoide 810, 812
diagnóstico laboratorial 811
tratamento 811
tratamento medicamentoso 813
Aspirina 878
Ataque isquêmico transitório 183
Ataxia de Friedreich 250
Atenolol 433
Aterosclerose 86, 100, 872
acelerada 817
aórtica 859
precoce 164
Aterotrombose 202
Ativação do sistema renina-angiotensina-
-aldosterona 327
Atordoamento do miocárdio 215
Atresia pulmonar
com comunicação interventricular 669
com septo intacto 668
com septo íntegro 657
com septo ventricular íntegro 656
quadro clínico 656
tratamento clínico 657
Atriosseptostomia
fetal 679
por balão 652
Autossômico dominante 163, 164
Avaliação de atitudes em relação ao
perdão (Attitudes toward
forgiveness) 907
Avaliação de tendência para perdoar
(Tendency to forgive scale) 907

Axitinibe 838
Azitromicina 545

B

Baixo débito cardíaco 319
BAV do 2º grau tipo II 414
BAV do 3º grau 414
Beraprosta 710
Betabloqueadores 78, 819
adrenérgicos 433
Bevacizumabe 838
Biomarcadores 838
Biópsia endomiocárdica (BEM) 284, 290,
295
Bisoprolol 433
Bloqueadores de canais de cálcio 78,
404
não di-hidropiridínicos 433
Bloqueio atrioventricular total 673
Bloqueio AV do 1º grau 413
Bloqueio AV do 2º grau 413
tipo avançado 414
tipo I 413
tipo II 414
Bloqueio de ramo direito 267
Bloqueio de ramo esquerdo 267, 274,
527
Bloqueios atrioventriculares 267, 413
Bloqueio sinoatrial 411
Bradiarritmias 330, 391
bloqueios atrioventriculares 413
diagnóstico 416
disfunções sinusais 411
doença do nódulo sinusal 411
em sala de emergência 418
manifestações clínicas 414
tratamento 412, 416
Bradicardia sinusal 410, 411, 512
Bradicardia-taquicardia 412
Braditaquicardia 412

C

Calcificação da artéria coronária (CAC)
167
Cálcio 80
Canalopatias
cardíacas 466
eletrocardiograma 467
epidemiologia 468
fisiopatogenia 468
hereditárias 383
morte súbita 466
mutações genéticas 468

síndrome de Brugada 471
síndrome do QT curto 469
síndrome do QT longo 468
taquicardia ventricular polimórfica
catecolaminérgica 470
Câncer 834
Capnografia 767
Captopril 690
Cardiobacterium hominis 601
Cardiodesfibrilador implantável 253,
277, 463
Cardiologia fetal 661
anéis vasculares 677
cardiomiopatias 675
com comprometimento funcional
neonatal 665
com manifestação hemodinâmica após
o período neonatal 662
epidemiologia 662
fatores de risco 662
intervenções cardíacas fetais 679
Cardiomiopatia 242, 247, 675
classificação 243
Cardiomiopatia arritmogênica 273, 281
Cardiomiopatia associada a doenças
endocrinológicas 245
Cardiomiopatia de estresse 264
Cardiomiopatia de Takotsubo 256
Cardiomiopatia dilatada 248, 273, 295,
675
cocaína 250
coxsackievirus 250
Cardiomiopatia hipertrófica 475, 507,
676
Cardiomiopatia isquêmica 499
Cardiomiopatia não compactada 271,
324
Cardiomiopatia periparto 245, 249, 283,
284, 323
Cardiomiopatia por quimioterápicos 834
cardiomiopatia por antraciclinas e anti-
-HER2 835
cardiomiopatia por inibidores
de checkpoint 838
cardiomiopatia por inibidores de VEGF
838
prevenção 835
prognóstico 839
Cardiomiopatia restritiva 324, 676
Cardiopatia acianótica com fluxo
pulmonar normal ou hipofluxo
pulmonar 731
Cardiopatia acianótica com hiperfluxo
pulmonar 731
Cardiopatia congênita 694, 703
acianogênica 626
arritmias 707

atividade física/esportiva 706
cardiopatias específicas 711
cianose/eritrocitose/hemodiluição 706
classificação 705
cianótica 732
e gestação 724
  avaliação do risco cardíaco 725
  classificação de risco 728
  lesões específicas 731
  parto 729
  recomendações da European Society
    of Cardiology 733
  risco de recorrência das
    malformações congênitas
    731
em adolescentes e adultos 703
  avaliação clínica 704
  classificação 704
  prevalência 704
gravidez e contracepção 705
mortalidade 711
terapêutica farmacológica 700
tratamento medicamentoso 710
Cardiopatia isquêmica 460
Cardiopatias cianogênicas 644
no período neonatal 645
Cardiopatias com desvio de fluxo (*shunt*)
  da esquerda para a direita 627,
  711
Cardiopatias não isquêmicas 271
Cardiotoxicidade 834
dos quimioterápicos 826
  eventos tromboembólicos 831
  prevenção 826
  tipos de cardiotoxicidade e terapia
    oncológica relacionada 827
Cardioversão elétrica 439, 482
Cardioversor-desfibrilador implantável
  498
Cardite 537, 546
Carvedilol 433, 691
Cateterismo 178
Cefaleia 208
Cefazolina 622
Ceftriaxona 606, 622
Certolizumabe 811
Cessação do tabagismo 205, 209
Cetoacidose euglicêmica 150
CHIPS *Trial* 77
Choque cardiogênico 248, 288
Choque dos desfibriladores 507
Cianose 706
Cineangiocoronariografia 262
Circulação uteroplacentária 717
Cirurgia de Fontan 700
Cirurgia de revascularização miocárdica
  231, 233

Cirurgia não cardíaca 841, 846
avaliação pré-operatória 842, 846
  estratificação de risco de
    complicações cardiovasculares
    842
Cisto de Baker 886
CK-MB 174
Classes de medicamentos anti-
  -hipertensivos 21
alfabloqueadores 23
antagonistas dos canais de cálcio 23
betabloqueadores 23
bloqueadores dos receptores AT1 da
  angiotensina II 21
diuréticos 23
inibidores da enzima conversora da
  angiotensina 21
inibidores diretos da renina 23
simpatolíticos de ação central 23
vasodilatadores diretos 23
Classificação do peso corporal em
  adultos 159
Classificação do risco de TVP 885
Classificação hemodinâmica de
  Stevenson 320
Clindamicina 545, 622
Clopidogrel 847, 878
Cloroquina 811, 916
Coarctação da aorta 28, 640, 667, 866
complicações tardias 642
exames complementares 641
fisiopatologia 640
intervenção percutânea 641
quadro clínico 640
tratamento 641
Cocaína 330
Colesterol não HDL 101, 103, 105
Complicações tromboembólicas 884
Compressão pneumática intermitente
  884
Compressões torácicas 758
Comunicação interatrial 627, 662
exames complementares 628
fisiopatologia 627
quadro clínico 627
tratamento 629
Comunicação interventricular 631, 662
exames complementares 632
fisiopatologia 631
quadro clínico 632
subaórtica 645
tratamento 632
Confiança 904
Congestão 327, 332, 351
Constrição ductal fetal 672
Continuum cardiovascular 87
Controle de resposta ventricular 432

Controle glicêmico 150, 206
Coração univentricular 653, 699, 712
acompanhamento 654
cirurgia 654
diagnóstico 653
quadro clínico 653
Coreia de Sydenham 538, 547
Corrente da sobrevivência 756
Corticoides 916
Corticosteroides 811
Covid-19 912
complicações cardiovasculares 914
exames complementares 915
fatores de risco cardiovasculares 913
quadro clínico 913
tratamento 916
Crepitações 319
Crise de hipóxia 646
Crise hipertensiva 65
Critério da rede das clínicas de lípides da
  Holanda (DLCN) 164
Critério de Padua 280
Critérios ACR/EULAR para classificação
  da artrite reumatoide 812
Critérios de Brugada 384
Critérios de classificação do LES
  do American College of
  Rheumatology 814
Critérios de Lake Louise 295
Critérios do American College
  of Rheumatology para
  classificação da artrite
  reumatoide 812
Critérios do Japanese Ministry of Health
  na Welfare para o diagnóstico
  de sarcoidose cardíaca 818
Critérios do Systemic Lupus International
  Collaborating Clinics para
  classificação do lúpus erimatoso
  sistêmico 815
CRUSADE 177
Cuidados paliativos 367, 369

D

Dabigatrana 448, 751, 853
Dalcetrapibe 102
Dalteparina 751
Daptomicina 606
Daunorrubicina 829
Defeito do septo atrioventricular 629,
  662
características morfológicas comuns
  629
exames complementares 630
fisiopatologia 630

924 LIVRO-TEXTO DA SOCIEDADE BRASILEIRA DE CARDIOLOGIA

quadro clínico 630
tratamento 631
Deficiências nutricionais 122
Deformação miocárdica 838
Denervação cardíaca 499
Denervação simpática cardíaca esquerda 469
Derrame pericárdico 251, 302, 308
triagem e manuseio 310
Desfibrilação 760
Desfibrilador cardíaco implantável
causa de choque inapropriado 509
funções especiais 507
imagem radiológica 503
inconvenientes 508
indicações 503
marca-passo fisiológico atrioventricular 502
marca-passos 502
morte súbita cardíaca 505
prevenção primária 505
prevenção secundária 504
taquicardia ventricular incessante 510
Desfibriladores em crianças 507
Desfibrilador externo automático 760, 761, 768
Desidratação 150
Desordens lipídicas
em crianças e adolescentes 116, 123
genéticas 114
Diabete melito 51, 98, 115, 135, 144, 206, 327
Dieta 105
Dietilpropiona 161
Digoxina 433, 710, 741
Dilatação dos ventrículos 248
Diltiazem 405, 433
Dímero-D 884, 886
Dipiridamol 878
Disbetalipoproteinemia 127
Disfunção da microcirculação 249
Disfunção de placa 192, 197
Disfunção de prótese 740
Disfunção diastólica 347
Disfunção do nó sinusal 482
Disfunção endotelial 199
Disfunção microvascular 197, 213
coronariana 193
Disfunção miocárdica 775
Disfunção pulmonar 700
Disfunção renal 319
Disfunção sistólica 347, 349
Disfunção ventricular 208, 828
esquerda 235
Disfunções de prótese valvar 475
Disfunções tireoidianas 141
diagnóstico 141

tratamento 142
Dislipidemia(s) 105, 140, 142, 153
aterogênica 131
estatinas 106
ezetimiba 106
inibidores da PCSK9 106
poligênicas 123
secundárias 134
Dispneia 267, 284
Dispositivos bolsa-válvula-máscara 759
Dispositivos eletrônicos 701
Dissecção aguda de aorta 71, 862
exames diagnósticos 863
Dissecção de aorta 330
Dissecção espontânea de artéria coronária 193, 197
Dissincronia
cardíaca 526
intraventricular 527
Distrofia miotônica 250
Distrofia muscular de Duchenne 250
Distrofia muscular miotônica 516
Distúrbios de condução atrioventricular 526
Distúrbios de condução pelo ramo esquerdo 251
Distúrbios de condução ventricular 533
Distúrbios do metabolismo lipídico 125
Distúrbios hidroeletrolíticos 346
Diuréticos 710
Dobutamina 690, 779
Doença arterial coronariana 54, 144, 205, 442, 816, 817
avançada 234
crônica 212
Doença arterial obstrutiva de membros inferiores 872
Doença arterial periférica 144, 203, 872, 875
epidemiologia 875
tratamento clínico 878
tratamento intervencionista 879
Doença cardiovascular 2, 834
Doença cerebrovascular 144
Doença coronariana 831
Doença de Chagas 273, 290, 339, 371, 413
arritmia 375
fluxo de investigação 373
insuficiência cardíaca 376
mortalidade 378
prognóstico 377
tromboembolismo venoso 376
Doença de depósito de cistina 135
Doença de Gaucher 135
Doença de Niemann-Pick 135
Doença de von Hippel-Lindau 31

Doença do desmossomo 280
Doença do nó sinusal 512
Doença hepática obstrutiva 137
Doença hipertensiva da gestação 283
Doença isquêmica cardíaca 203
Doença juvenil de Tay-Sachs 135
Doença macrovascular 213
Doença pulmonar obstrutiva crônica 327
Doença renal
crônica 55, 237
parenquimatosa 25, 26
Doenças da aorta 574, 858
tratamento cirúrgico 867
tratamento endovascular 867
Doenças da valva 574
Doenças do pericárdio 475
Doenças genéticas da aorta 865
Doenças inflamatórias da aorta 866
Doença tireoidiana e fatores de risco cardiovascular 141
Doença valvar 738
na gestação 736
assistência ao parto 743
classificação de riscos 738
complicações 740
contracepção 743
tratamento 740
tratamento farmacológico 741
Doença vascular ateromatosa 13
Dofetilide 432
Dopamina 690, 779
Doppler colorido arterial 877
Dor definitivamente anginosa 173
Dor definitivamente não anginosa 173
Dor possivelmente anginosa 173
Dor provavelmente não anginosa 173
Dor torácica 172
Doxorrubicina 829
Drenagem anômala total de veias pulmonares 654, 655, 662
Drenagem venosa pulmonar anômala total 665
Drogas antiarrítmicas 424, 779
Drogas vasoativas 778
Dupla via de saída do ventrículo direito 662
Duplo arco aórtico 678

E

Eclâmpsia 76
Ecocardiograma fetal 662
Ecstasy 330
Edema 294
agudo de pulmão 63, 72

ÍNDICE REMISSIVO **925**

Edoxabana 447, 448, 751, 890
Eikenella corrodens 601
Eletrocardiograma de repouso 519
Elevação da Lp(a) 166
Elevação do segmento ST 256
Embolectomia percutânea ou cirúrgica 884
Embolia arterial sistêmica 817
Embolia coronariana 197
Embolia pulmonar 745, 748, 780, 893
   diagnóstico 898
   estratégia terapêutica 898
   estratificação 897
   etiologia 893
   fisiopatologia 893
   heparina de baixo peso molecular 899
   manifestações clínicas 894
   prevenção 900
   tratamento 897
   tratamento farmacológico 899
Embolização 884
Emergência hipertensiva 63, 68
Empatia 904
Enalapril 690
Encefalopatia de substância branca 89
Encefalopatia hipertensiva 69
Endocardite
   diagnóstico 609
   prognóstico 610
   tratamento 610
Endocardite infecciosa 600, 612, 619, 708, 740
   afetando dispositivos de estimulação cardíaca implantáveis 617
   após TAVI 617
   avaliação diagnóstica 604
   complicações neurológicas 614
   complicações pós-operatórias e condutas 617
   critérios diagnósticos de Duke modificados 603
   da valva tricúspide 618
   de câmaras direitas 617
   de prótese valvar 616
   diagnóstico 602, 613
   efeitos adversos potenciais da profilaxia antibiótica 622
   fisiopatologia 600
   indicações e momento para cirurgia 614
   intervenção cirúrgica 613
   microbiologia 601
   prevenção 619
   prevenção por meio da profilaxia antibiótica 620
   tratamento cirúrgico 612
   tratamento clínico 605

Endocardite no pós-operatório 608
Endoleaks 868
Enfermidade moral 907
Enfrentamento de dificuldades 904
Enoxaparina 691, 751
Ensaios ORION-10 109
Envelhecimento populacional 800
Epidemiologia cardiovascular no Brasil 4
Epinefrina 779
Epirrubicina 829
Epoprostenol 710
Ergometria 386
Eritrocitose 706
Escala FRAIL 803
Escalas de gratidão 907
Esclerodermia 250
Escore ARC-HBR 177
Escore CHA2DS2-VASc 446
Escore de cálcio coronário 87
Escore de Duke 231
Escore de fragilidade da Heart Failure Association 806
Escore de Geneva modificado 895
Escore de HASBLED 447
Escore de Khorana 831
Escore de Rassi 377
Escore de risco CARPREG 727
Escore de risco CARPREG II 727
Escore de risco Zahara 728
Escore de Wells simplificado 895
Escore ecocardiográfico de Wilkins-Block 553
Escore H2FPEF 352
Escore HFA-PEFF 352
Esmolol 433
Espessura da camada íntima-média das artérias carótidas (cIMT) 167
Espiritualidade 904
Espironolactona 690
Estado inflamatório sistêmico 350
Estase jugular 319
Estatinas 100, 106, 163
Estearato de eritromicina 545
Esteatose hepática 137
Estenose aórtica 563, 636, 739
   crítica 671
   exames complementares 565, 637
   fisiopatologia 564
   quadro clínico 564
   tratamento 569, 638
Estenose da artéria renal 27
Estenose e insuficiência da valva aórtica 592
Estenose grave 234

Estenose mitral 551, 589, 738
   critérios de gravidade 552
   exames complementares 552
   fisiopatologia 552
   implante valvar mitral transcateter 554
   indicação de intervenção 553
   manifestações clínicas 552
   tratamento farmacológico 553
   tratamento intervencionista 554
Estenose pulmonar 591, 634
   crítica 656
     do recém-nascido 656
   exames complementares 634
   fisiopatologia 634
   quadro clínico 634
   tratamento 635
Estenose subaórtica 639
   tratamento cirúrgico 639
Estenose subvalvar aórtica 637
Estenose supravalvar aórtica 637, 639
   tratamento cirúrgico 639
Estenose supravalvar e estenose periférica dos ramos pulmonares 636
Estenose tricúspide 585
   classificação clínica 586
   classificação ecocardiográfica 586
   etiologia 585
   exame físico 585
   exames complementares 586
   intervenção 586
   quadro clínico 585
   tratamento clínico 586
Estenose valvar aórtica 637
   crítica 665
   grave 666
Estenose valvar pulmonar 666
Estilo de vida 105
Estreptoquinase 751
Estudo ASCEND 109
Estudo eletrofisiológico 387, 459
Estudo FOURIER 106
Estudo IMPROVE-IT 106
Estudo ODYSSEY OUTCOMES 107
Estudo ORION-9 109
Estudo STRENGTH 109
Estudo VITAL 109
Eventos tromboembólicos 447
Evinacumabe 168
Evolocumabe 106, 167
Exame flebográfico 887
Extrassístole(s)
   atrial conduzida 673
   supraventriculares 673
   ventriculares 324, 673
Ezetimiba 100, 106, 163

926 LIVRO-TEXTO DA SOCIEDADE BRASILEIRA DE CARDIOLOGIA

F

Familiar de dislipidemia 163
Febre 540
Febre reumática 339, 536, 560
    abordagem da gestante 547
    aguda 536
    critérios de Jones 540
    erradicação do estreptococo 544
    exames complementares 542
    profilaxia 547
    quadro clínico 537
    tratamento 544, 546
Femprocumona 751
Femproporex 161
Fenilefrina 646
Fenômenos cardioembólicos 248
Fenótipo de fragilidade física por Fried
    803
Feocromocitomas 31
Ferro 710
Fibratos 108
Fibrilação
    ablação por cateter 439
    cardioversão elétrica 439
    estratégias de ablação 440
    tratamento não farmacológico 438
Fibrilação atrial 267, 350, 422, 431, 434,
    482, 495
    disfunção ventricular 446
    estratificação de risco 446
    formação de trombos intracavitários
        446
    interação medicamentosa 449
    recorrências 441
    risco de sangramento 446
    secundária 591
    terapia anticoagulante 447
Fibrilação ventricular 768
Fibrinólise intrapericárdica 309
Fibrinolíticos 899
Fibrose 496
Fitchett e Risk 905
Flebografia 887
Flutter atrial 431, 437, 440, 673
    com condução atrioventricular 674
    ecocardiograma intracardíaco 441
    mapeamento eletroanatômico 441
Fondaparinux 751, 889, 897
Forame oval restritivo 671
Forma homozigótica 164
Formas heterozigóticas 164
Fórmula de Bazzet 169
Fórmula de Cockcroft-Gault 447
Fórmula de Friedewald 103
Função tireoidiana 140
Furosemida 690, 741

G

Gene LPA 166
Gentamicina 606
Gestação 717
    alteração no débito cardíaco 722
    alterações cardiopulmonares 722
    alterações ecocardiográficas
        bidimensionais 720
    alterações fisiológicas 716
    alterações hemodinâmicas 716, 719,
        725
        no trabalho de parto 721
    débito cardíaco e coração 719
    sistema respiratório 721
GISSI 109
Glicemia 779
Glicosídeos digitálicos 433
Gluconato de cálcio 79
GRACE 176
Gratitude questionnaire – GQ-6 907

H

Haemophilus spp. 601
HBPM 750
HDL-C 102
Hemangioma 678
Hematoma intramural 864
Hemodiálise 780
Heparina 884
    de baixo peso molecular (HBPM) 889
    não fracionada (HNF) 750, 889, 899
    sintética 899
Hepatomegalia 319
Heterozigótica 163
Hidralazina 77, 78, 691, 741
Hidroclorotiazida 690
Hidroxicloroquina 811, 916
Hiperaldosteronismo 36
    primário 25, 29, 30
Hipercoagulabilidade 885
Hipercolesterolemia 117
    familiar 94, 114, 163
        heterozigota 109
    poligênica 165
Hiperemia 294
Hiperglicemia 93
    prolongada 144
Hiperlipidemia 93
    familiar combinada 127
Hiperoxigenação materno-fetal 679
Hipersensibilidade do seio carotídeo 412
Hipertensão arterial 12, 153
    alvo terapêutico 23
    causas endócrinas 29

diagnósticos possíveis 16
    em crianças e adolescentes 43
    em idosos 47
    induzida por medicações ou outras
        substâncias 32
    mascarada 37
    mecanismos fisiopatológicos 51
    medição da PA fora do consultório 13
    medição da pressão arterial no
        consultório 13
    na gestação 74, 75, 76
        tratamento farmacológico 76
    normotensão verdadeira 15
    resistente 34
    tratamento medicamentoso 19, 39
    tratamento não farmacológico 38
    tratamento não medicamentoso 18
Hipertensão do avental branco (HAB)
    15, 75
Hipertensão gestacional 74
Hipertensão mascarada (HM) 15, 75
Hipertensão pulmonar 349, 708
Hipertensão renovascular 25, 26
Hipertermia 785
Hipertireoidismo 142
    subclínico 142
Hipertrabeculação ventricular 269
Hipertrigliceridemia 97, 120, 126, 153
    familiar 127
    grave 127
    monogênica 123
    na infância 122
Hipertrofia do ventrículo direito 645
Hipertrofia ventricular esquerda 442
Hipocalcemia 250
Hipocalemia 483
Hipofosfatemia 250
Hipolipemiantes 164
Hiponatremia 319
Hipotensão 778
    arterial 346
    ortostática ou postural 47
Hipotermia terapêutica 782
Hipotireoidismo 115, 136, 142
    subclínico 142
Histerese 521
HORIZONS-AMI 177
Hormônio liberador de tireotrofina (TRH)
    140
Hormônio tireoestimulante (TSH) 140

I

Ibutilide 432
Idarrubicina 830
Iloprosta 710

ÍNDICE REMISSIVO 927

Imobilidade 885

Inclisiran 109

Incompetência cronotrópica 350

Índice de massa corpórea 159, 438

Índice DUREL 907

Indometacina 690

Infarto agudo do miocárdio 88, 172, 182, 190, 206, 230, 283
- com supradesnivelamento do segmento ST (IAMCST) 173
- investigação diagnóstica 195
- sem lesão coronariana obstrutiva (MINOCA) 190

Infliximabe 811

Inibidor da PCSK9 106

Inibidor do CTEP 102

Inibidores da fosfodiesterase 5 710

Inibidores da PCSK9 102, 106, 163

Inibidores de proteassoma 835

Inibidores de tirosinaquinase pequena molécula 835

Inibidores diretos da trombina (dabigatrana) 889, 890

Inibidores do fator Xa 890

Inibidores orais do fator Xa 889

Injúria cerebral 775

Injúria inflamatória miocárdica 292

Injúria miocárdica 914

Instabilidade hemodinâmica 482

Insuficiência aórtica 573, 738
- aguda 578
- classificação da gravidade 577
- crônica 575, 578
- exames complementares 576
- fisiopatologia 574
- história natural 577
- indicação de intervenção 579
- quadro clínico 575
- tratamento 578

Insuficiência cardíaca 53, 144, 273, 318, 339, 437, 442, 614, 709, 740, 805
- etiologia 322
- tratamento farmacológico 341
- tratamento não farmacológico 340

Insuficiência cardíaca aguda 326, 690
- descompensada 329

Insuficiência cardíaca avançada 359, 360

Insuficiência cardíaca com fração de ejeção intermediária 338

Insuficiência cardíaca com fração de ejeção preservada 338, 347, 353

Insuficiência cardíaca com fração de ejeção reduzida 338, 344, 347

Insuficiência cardíaca descompensada 333, 457

Insuficiência cardíaca fetal 683

Insuficiência cardíaca fulminante 243

Insuficiência cardíaca na criança e no adolescente 685

Insuficiência cardíaca na infância 682
- classificação 686
- fisiopatologia 683
- manifestações clínicas 683
- métodos diagnósticos 687
- terapêutica cirúrgica e percutânea 688
- tratamento 687
- tratamento farmacológico 688

Insuficiência cardíaca neonatal e no lactente 684

Insuficiência cardíaca refratária 359

Insuficiência cardíaca terminal 359

Insuficiência mitral 556, 590, 738
- acompanhamento clínico 559
- classificação 558
- exames complementares 557
- fisiopatologia 557
- história natural 558
- indicação cirúrgica 560
- manifestações clínicas 557
- plastia vs. troca valvar 562
- primária 558
- secundária 558

Insuficiência pulmonar 591

Insuficiência renal 330

Insuficiência tricúspide 581
- classificação clínica 584
- exame físico 583
- exames complementares 583
- intervenção 584
- primária 582
- quadro clínico 583
- secundária 583
- tratamento clínico 584

Interrupção do arco aórtico 668

Intervalo atrioventricular 521

Intervenção coronariana percutânea 187, 209, 229, 780

Intervenção primária percutânea 200

Intolerância à glicose 213

Intolerância aos esforços 245

IPCSK9 100

Isquemia 460

Isquemia aguda dos membros inferiores 873
- classificação 873
- diagnóstico diferencial 874
- tratamento 873

Isquemia crítica ameaçadora ao membro 874

Isquemia miocárdica 213, 216, 356, 362, 459

crônica 233

Isquemia subendocárdica 214

Ivabradina 691

J

JELIS 109

K

Kingella kingae 601

L

LAL (lipase ácida lisossomal) 165

Lanatosídeo C 433

LDL-C 101, 103, 104, 163

LDL-colesterol 101

LDLRAP-1 164, 165

Leflunomida 811

Lenvatinibe 838

Lesão de tronco de artéria coronária esquerda 235

Lesão traumática da aorta 865

Lesões de Janeway 605

Lesões estruturais e/ou funcionais a órgãos-alvo (LOA) 12

Lesões hipertensivas de órgãos-alvo 30

Lesões obstrutivas direitas 712

Lesões obstrutivas esquerdas 711

Levocarnitina 691

Levosimedana 690

Lidocaína 769

Linfangite, linfedema 886

Lipídios 100
- e lipoproteína 103
  - medição laboratorial 103

Lipidologia pediátrica 114

Lipoproteína(a) 102

Lipoproteínas 100
- de alta densidade 97
- de baixa densidade 93
- na prevenção primária 92
- ricas em triglicerídeos 101

Liraglutida 160, 161

Lomitapida 168

Lopinavir/ritonavir 916

Losartana 691

Lp(a) 102, 104

LPL 108

Lúpus eritematoso sistêmico 250, 814
- diagnóstico laboratorial 816
- manifestações cardiovasculares 815
- tratamento 817

M

Mancha de Roth 605
Manobra de Valsalva 383
Manutenção do ritmo sinusal 433
Marcadores de necrose miocárdica
(MNM) 172
Marca-passos 761
acompanhamento de pacientes 518
bloqueios atrioventriculares 512, 513
bloqueios intraventriculares 515
bradiarritmias relacionadas a doenças
do nó sinusal 512
cardiomiopatia hipertrófica 517
coração transplantado 518
crises recorrentes 516
disfunções 521
doenças neuromusculares 516
dupla-câmara 522
interferências 524
pródromos curtos 516
profissões de risco 516
pseudodisfunções 523
síncopes neuromediadas 515
síndrome de apneia obstrutiva do sono
517
síndrome do QT longo congênito 518
Máscara laríngea 766
Massas pericárdicas 302
Mazindol 161
Metildopa 78
Metoprolol 433, 691
Metotrexato 811
Microcirculação miocárdica 249
Milrinona 690, 779
Miocárdio 816, 817
atordoado 215
"hibernante" 215
não compactado
tratamento 271
Miocardiopatia 254
Miocardite 249, 290, 292
viral 291
crônica 291
tratamento 296
Monitorização ambulatorial da pressão
arterial (MAPA) 14, 35
Monitorização residencial da pressão
arterial (MRPA) 14, 35
Morfina 646
Morte súbita 274, 292, 323, 460
cardíaca 695
fatores de risco 696
cardioversor desfibrilador implantável
498
em jovens 390
epidemiologia 494

mecanismos 495
na família 424
parada cardiorrespiratória 497
triagem e prevenção 496

N

Necrose 294
Nefropatia 144
Nesiritida 690
Neuropatia 144
Nifedipino 77, 78
Nitroglicerina 77, 690
Nitroprusseto de sódio 77
Nitroprussiato de sódio 690
Nódulos de Osler 605
Norepinefrina 779

O

Obesidade 115, 157, 206, 321, 356
diagnóstico 159
fatores de risco 158
fisiopatologia 158
tratamento cirúrgico 161
tratamento farmacológico 160
tratamento não farmacológico 160
Obstrução da via de saída do ventrículo
direito 645
Obstrução da via de saída do ventrículo
esquerdo 636
exames complementares 637
fisiopatologia 637
tratamento 638
Operação de Jatene 651
Operação de Mustard/Senning 652
ORION-11 109
Orlistate 160, 161
Ortopneia 319

P

Palpitações 397
extrassistólicas 390
Parada cardiorrespiratória 495, 764,
774, 788
causas reversíveis 770
Paradas cardíacas intra-hospitalares
789
Paraproteinemia 137
Pausa sinusal 512
Pazopanibe 838
PCSK9 109
Penicilina 545, 606

Pentassacarídeo 899
Perfil lipídico plasmático 105
Perfuração miocárdica 252, 296
Pericardiectomia 311
Pericárdio 816
Pericardite 302
aguda 303
tratamento 306
associada à miocardite 314
constritiva 302, 311, 314
em crianças 312, 315
neoplásica 313
pós-traumática 303
purulenta 313
tuberculosa 313
Persistência do canal arterial 633, 662
exames complementares 633
fisiopatologia 633
quadro clínico 633
tratamento 633
Placenta 717
Planejamento familiar 288
Plasma convalescente 916
Porfiria aguda intermitente 137
Pós-operatório tardio de tetralogia de
Fallot (POTTF) 694
Precordialgia 267
Pré-diabete 148, 152
Pré-eclâmpsia 7, 74, 75
grave 74
tratamento 79
Pressão arterial diastólica 767
Pressão sanguínea 720
Prevenção cardiovascular 2
Prevenção secundária 100
Profilaxia
farmacológica 884
mecânica 884
Propafenona 431, 432, 433, 434
Propranolol 433, 691, 741
Pró-proteína convertase subtilisina kexina
9 (PCSK9) 164
Prostaglandina E1 690
Prótese valvar 739, 740
mecânica durante a gestação 742
Pseudoaneurisma aórtico 864
Pseudo-hipertensão 35
Pulso filiforme 319
Púrpura trombocitopênica trombótica
197

Q

Questionário FICA 906
Questionário HOPE 906
Quilomicronemia familiar 127

R

Rabdomiólise 106
Reanimação cardiopulmonar 767
Rebaixamento do nível de consciência 319
Receptores alfa ativados da proliferação dos peroxissomas (PPAR-alfa) 108
Reconstruções tridimensionais das cavidades cardíacas 388
REDUCE-IT 109
Religiosidade 904
Remdesivir 916
Remoção mecânica do coágulo 889
Resistência à insulina 135
Resposta sistêmica 775
Ressincronização cardíaca 253
Retinopatia 144
Retorno da circulação espontânea 774
Revascularização de urgência 229
Revascularização miocárdica percutânea 231
Ritmo juncional 495
Ritmo sinusal 672
Rituximabe 811
Rivaroxabana 447, 751, 853, 890
Rivaroxabana/apixabana 889
Ruptura (contida) do aneurisma da aorta 865

S

Sacubutril/valsartan 819
SAFEHART-RE 166
Sangramento 447
  dos procedimentos endoscópicos 849
Sarcoidose 818
  características clínicas 818
  diagnóstico 819
  tratamento 819
SARS-CoV-2 914
Sedentarismo 206
Selexipag 710
Sequenciamento de nova geração (NGS) 164
Sibutramina 160
Sildenafila 691, 710
Sinais e sintomas 895
Sinal de Homans 885
Sinal do "sapo" 391
Síncope 292, 396, 474
  avaliação inicial 476
  classificação 475
  durante exercício 477
  em pé 477

em sala de emergência 477
exames complementares 477
hospitalização 474
implante de marca-passo 479
inexplicada 498
morte 474
perda da consciência 475
psicogênica 477
reflexa 475
secundária à hipotensão ortostática 475
sentado 477
situacional 475
tratamento 477
vasovagal 516
Síndrome aórtica aguda 862
Síndrome bradi-taqui 512
Síndrome cardiorrenal 362
  tipo 1 327
Síndrome clínica da insuficiência cardíaca 284
síndrome coronariana aguda 172, 205, 804, 914
Síndrome coronariana crônica 212
Síndrome da apneia obstrutiva do sono 29
Síndrome da fragilidade 801
  diagnóstico 802
  fisiopatologia 801
  fragilidade e insuficiência cardíaca 805
  fragilidade e síndrome coronariana aguda 804
  manifestações clínicas 802
  na doença cardiovascular 802
Síndrome da hipersensibilidade do seio carotídeo 516
Síndrome da hipoplasia do coração esquerdo 667
Síndrome da tortuosidade arterial 866
Síndrome de Andersen-Tawil 468
Síndrome de Brugada 390, 466, 472, 498
Síndrome de Cushing 32, 37, 136
Síndrome de Ehlers-Danlos 865
Síndrome de Eisenmenger 708, 709, 734
Síndrome de Guillain-Barré na distrofia muscular de Becker e na distrofia muscula 516
Síndrome de hipoplasia de coração esquerdo 665
Síndrome de Jervell e Lange-Nielsen 468
Síndrome de Kearns-Sayre 516
Síndrome de Loeys-Dietz 865
Síndrome de Marfan 738, 865
Síndrome de ovários policísticos 135
Síndrome de Takotsubo 258, 283

apresentação clínica 260
  tipos anatômicos 261
Síndrome de Tietze 217
Síndrome de Timothy 468
Síndrome de Turner 865
Síndrome de Wolff-Parkinson-White 267, 388, 401, 419
  ablação cirúrgica 420
  ablação por cateter 426
  bases anatômicas e eletrofisiológicas 420
  eletrocardiograma 421
  estudo eletrofisiológico 425
  fibrilação ventricular 422
  localização das vias acessórias 424
  múltiplas vias acessórias 424
  taquiarritmias 422
  tratamento 424
"Síndrome do coração partido" 259
Síndrome do QT curto 390
Síndrome do QT longo 466, 498
  congênito 506
Síndrome do rebote 64
Síndrome do roubo da subclávia 476
Síndrome HELLP 74, 76
Síndrome hiperglicêmica hiperosmolar 148
Síndrome metabólica 98, 103, 123, 135
Síndrome nefrótica 115, 137
Síndrome pós-parada cardiorrespiratória 775, 776
  cuidados com o paciente crítico 777
  modalidades de monitorização 777
  suporte de órgãos específicos 779
  terapia neuroprotetora 781
Síndrome pós-pericardiotomia 303
Síndrome pós-trombótica 886
Síndromes arritmogênicas 396
Síndromes coronarianas agudas 71, 206
Síndromes de pré-excitação 420
Síndromes isquêmicas agudas 199, 202
Sistema nervoso autônomo 718
Sistema renina-angiotensina 718
Sobrecarga do átrio esquerdo 251
Sobrecarga do ventrículo esquerdo 251
Sorafenibe 838
Sotalol 433, 434
STAP1 (proteína adaptadora de transdução de sinal 1) 164, 165
Staphylococcus aureus 601
Streptococcus gallolyticus 601
Succinato de metopropolol 741
Sulfassalazina 811
Sulfato de magnésio 79, 769
Sunitinibe 838
Suporte avançado de vida 764
  ABCD secundário 765

930 LIVRO-TEXTO DA SOCIEDADE BRASILEIRA DE CARDIOLOGIA

afogamento 772
atendimento à parada
cardiorrespiratória 771
causas reversíveis de parada cardíaca
("5H-5T") 769
desfibrilação 768
gestantes 772
medicações 769
monitorização da reanimação
cardiopulmonar 767
monitorização do ritmo cardíaco
768
via aérea avançada 766
Suporte básico de vida 756
algoritmo do suporte básico de vida
para o profissional da saúde
762
compressões torácicas 758
corrente da sobrevivência 756
sequência do suporte básico de vida
do adulto para profissionais da
saúde 757
ventilações 759
Suporte espiritual 904, 905
Supradesnivelamento do segmento ST
172

T

Tabagismo 135, 149, 205, 321, 439
Tadalafila 710
Tamponamento cardíaco 301, 302, 309
Taquiarritmias
atriais 512
relacionadas ao marca-passo 521
ventriculares 267
Taquicardia 391
Taquicardia atrial 392
sustentada 673, 674
Taquicardia ortodrômica 392, 422
Taquicardia sinusal 495, 673
Taquicardia ventricular 267, 673, 768
alteração do cateter 461
da via de saída 459
ecodopplercardiograma 458
eletrocardiograma 457
fascicular 460
exames complementares 457
idiopática 459
manifestações clínicas 457
métodos invasivos 459
morte súbita 456
não sustentada 324
polimórfica catecolaminérgica 466
portadores de cardiodesfibrilador
implantável 457

recorrência 460, 462
relacionada à cicatriz 460
ressonância magnética cardíaca
458
sala de emergência 461
sustentada 254, 498
torsades de pointes 457
Taquicardia torsades de pointes 403
Taquicardiomiopatia 421
Técnicas de MLPA (amplificação de
sonda dependente de ligadura
multiplex) 165
Tempo porta-balão 183
Terapia anticoagulante oral de ação direta
185
Terapia antitrombótica 434
Terapia de ressincronização cardíaca 363,
526
ações preventivas 532
diagnóstico 527
dissincronia intraventricular 527
indicações 528
intervalo de estimulação
atrioventricular e
interventricular 531
monitoramento remoto contínuo
532
radiografia do tórax 528
técnica de implante 529
Terapia tripla antitrombótica 452
Terapia trombolítica 178
Teste cardiopulmonar 351
Teste de caminhada de 6 minutos 351
Tetralogia de Fallot 645, 662, 666, 694,
696, 712
cirurgia 647
com atresia pulmonar 669
exame físico 647
quadro clínico 646
TEV recorrente 890
TG 103
Time de resposta rápida 788
critérios de acionamento 791
ficha com critérios de acionamento
dos times de resposta rápida
(código amarelo) 791
protocolo de ações da enfermagem
791
protocolos de acionamentos dos times
de resposta rápida 790
TIMI 176
Tinzaparina 751
Tocilizumabe 811, 916
Tofacitinibe 811
Torção ventricular 269
Torsades de pointes 404
Toxicidade cardiovascular 837

Transplante cardíaco 363, 364
doença vascular do enxerto 365
rejeição 365
Transplante de coração 376, 711
Transposição congenitamente corrigida
das grandes artérias 713
Transposição das grandes artérias 649,
650, 697
diagnóstico 650
diagnóstico ecocardiográfico
651
estratégia cirúrgica 653
exame físico 650
quadro clínico 649
tratamento 651
Transposição dos grandes vasos 669
com comunicação interventricular
669
Trastuzumabe 830, 835, 837
Treinamento de emergências
cardiovasculares do básico ao
avançado (TECA) 794
curso TECA A 795
curso TECA B 795
curso TECA L 796
Treprostinil 710
Triglicerídeos 108
Tromboembolismo 740
pulmonar 330, 817
venoso 745, 885, 915
venoso na gravidez e no puerpério 745
diagnóstico 750
diagnóstico clínico 746
diagnóstico complementar 747
fatores de risco 746, 747
profilaxia 749
tratamento 750
tratamento 749
Trombofilias 885
Trombolíticos 751
Trombose
arterial 202
intravascular 200
recorrente 884
venosa 202
venosa profunda 745, 884, 885
Tronco arterioso comum 662
Troponina 174
Truncus arteriosus 658
classificação 659
quadro clínico 659
Tubo esofágico traqueal 766
Tubo laríngeo 766
Tumores cardíacos fetais 677
TVP não provocada 885
TVP provocada 885
TVP proximal 885

ÍNDICE REMISSIVO 931

U

Úlcera aórtica penetrante 864
Urgência hipertensiva 63, 68

V

VA-HIT 108
Valva aórtica 564, 592
  bicúspide 738, 739, 866
Valva mitral 589
  cirurgia conservadora 589
Valva pulmonar 591
Valva tricúspide 591
Valvopatias 330, 588
  tratamento cirúrgico 588
    homoenxertos 593
    implante valvar transcateter 594
    próteses biológicas (bioproteses)
      592

próteses de liberação rápida e
  sutureless 594
próteses mecânicas 593
próteses *stentless* 594
substituição valvar 592
Valvopatias tricúspides 581
Valvoplastia
  aórtica fetal 679
  mitral percutânea 590
  pulmonar fetal 679
Valvotomia mitral percutânea por
  cateter-balão 589
Valvuloplastia
  mitral por cateter-balão 554
  pulmonar percutânea 635
Vancomicina 606
Varfarina 691, 751, 851
Variantes do LDLR 164
Varizes 885
Vasculite reumatoide 811
Vasodilatadores 560

Vasoespasmo 192
  de artéria coronária epicárdica 197
Ventilações boca a máscara 759
Verapamil 78, 405, 433, 741
Vírus da imunodeficiência humana 136,
  303
VLDL 101
Volanesorsen 110

X

Xantelasmas 166
Xantomas
  de tendão 166
  estriados 128
  tendíneos 165
  túbero-eruptivos 128